KURZES HANDBUCH DER OPHTHALMOLOGIE

BEARBEITET VON

C. BAKKER-Batavia · M. BARTELS-Dortmund · C. BEHR-Hamburg · F. BEST-Dresden · R. BING-Basel · A. BIRCH-HIRSCHFELD-Königsberg i. Pr. · A. BRÜCKNER-Basel · W. COMBERG-Berlin · R. CORDS-Köln · E. CRAMER†-Kottbus · R. DITTLER-Marburg · H. DOLD-Kiel · P. EISLER-Halle · H. ERGGELET-Jena · A. FRANCESCHETTI-Basel · E. FREY-Göttingen · W. GILBERT-Hamburg · C. GROUVEN-Halle · R. HELMBOLD-Danzig · K. VOM HOFE-Leipzig · J. IGERSHEIMER-Frankfurt a.M. · A. JESS-Giessen · A. KOHLRAUSCH-Tübingen · H. KÖLLNER†-Würzburg · R. KÜMMELL-Hamburg · G. LENZ-Breslau · L. LICHTWITZ-Altona · A. LINCK-Greifswald · W. LÖHLEIN-Jena · W. MEISNER-Greifswald · H. OTTO-Halle · R. A. PFEIFER-Leipzig · F. QUENSEL-Leipzig · W. REIS-Bonn · H. RÖNNE-Kopenhagen · W. RUNGE-Chemnitz · C. H. SATTLER-Königsberg i. Pr. · F. SCHIECK-Würzburg · R. SEEFELDER-Innsbruck · H. STEIDLE-Würzburg · R. THIEL-Berlin · L. W. WEBER†-Chemnitz · O. WEISS-Königsberg i. Pr. · FR. WOHLWILL-Hamburg · M. ZADE-Heidelberg · H. ZONDEK-Berlin · M. ZUR NEDDEN-Düsseldorf

HERAUSGEGEBEN VON

F. SCHIECK   UND   A. BRÜCKNER
WÜRZBURG   BASEL

FÜNFTER BAND

GEFÄSSHAUT · LINSE · GLASKÖRPER NETZHAUT · PAPILLE UND OPTICUS

Springer-Verlag Berlin Heidelberg GmbH
1930

GEFÄSSHAUT · LINSE GLASKÖRPER · NETZHAUT PAPILLE UND OPTICUS

BEARBEITET VON

W. GILBERT · A. JESS
H. RÖNNE · F. SCHIECK

MIT 466 MEIST FARBIGEN ABBILDUNGEN

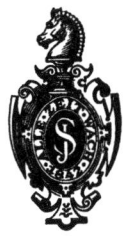

Springer-Verlag Berlin Heidelberg GmbH
1930

ISBN 978-3-540-01128-6   ISBN 978-3-662-12210-5 (eBook)
DOI 10.1007/978-3-662-12210-5
ALLE RECHTE, INSBESONDERE DAS DER ÜBERSETZUNG
IN FREMDE SPRACHEN, VORBEHALTEN.
COPYRIGHT 1930 BY SPRINGER-VERLAG BERLIN HEIDELBERG.
Softcover reprint of the hardcover 1st edition 1930
Ursprünglich erschienen bei Julius Springer in Berlin 1930.

Inhaltsverzeichnis.

Seite

Die Erkrankungen der Uvea (Gefäßhaut). Von Professor Dr. W. GILBERT-Hamburg.
(Mit 46 Abbildungen) 1
  I. Die Erkrankungen der Iris (Regenbogenhaut) und des Corpus ciliare
    (Strahlenkörpers) 1
    A. Die Entzündungen 1

      Allgemeiner Teil.
        Ätiologie S. 2. — Symptome S. 5. — Komplikationen S. 14. — Verlauf
        und Prognose S. 15. — PathologischeAnatomie S. 15. — Therapie S. 20.
      Literatur 23
      Die Folgezustände der Iridocyclitis 24
      Literatur 28

      Spezieller Teil.
      1. Die diffuse metastatische Iritis 28
        a) Die rheumatische Iritis 29
          Symptome S. 29. — Pathologisch-anatomische Befunde S. 33.
          Therapie S. 33.
        b) Die gonorrhoische Iritis 33
          Symptome S. 34. — Behandlung S. 35.
       c) Die Iritis bei akuten und chronischen Infektionskrankheiten und bei
          Eiterungen 35
          Einteilung und Symptome S. 35. — Pathologische Anatomie S. 37.
          Therapie S. 37.
          Literatur 37
      2. Die herdförmige metastatische Iridocyclitis 38
        a) Die tuberkulöse Iridocyclitis 38
          Geschichte S. 38. — Experimentelle Iristuberkulose S. 39. — Beziehungen zum Allgemeinleiden S. 40. — Diagnose S. 42. — Symptome S. 44. — Pathologische Anatomie S. 51. — Therapie S. 56.
          Literatur 59
        b) Die lepröse Iridocyclitis 61
          Symptome S. 61. — Pathologisch-anatomische Befunde S. 61.
          Therapie S. 62.
          Literatur 62
        c) Die syphilitische Iridocyclitis 62
          Symptome S. 63. — Roseola syphilitica S. 63. — Iritis papulosa
          S. 64. — Iritis gummosa S. 69. — Pathologische Anatomie S. 71. —
          Therapie S. 73.
          Literatur 73
        d) Herpes iridis 74
          Symptome S. 74. — Pathologische Anatomie S. 76. — Therapie
          S. 76.
          Literatur 76
      3. Die gichtische Iritis 77
        Symptome S. 77. — Therapie S. 78.
      4. Die Erkrankung der vorderen Uvea im Zusammenhang mit gastrointestinalen Autointoxikationen 78
        Literatur 79
      5. Die Iridocyclitis bei Erkrankungen des cardiovasorenalen Systems . 79
        Symptome S. 80.
        Literatur 80

Inhaltsverzeichnis.

	Seite
6. Heterochromie und Cyclitis	80
Symptome S. 81. — Pathologische Anatomie S. 82.	
Literatur	83
7. Die sekundäre endogene Iridocyclitis	84
Literatur	84
8. Die ektogene Iridocyclitis	85
Symptome S. 85.	
Literatur	86
B. Die Altersveränderungen der Iris und des Ciliarkörpers	86
Literatur	88
C. Die diabetische Irisepithelerkrankung	88
Literatur	89
D. Die Geschwülste und Cysten der Iris und des Ciliarkörpers	89
a) Die mesodermalen Geschwülste und das Sarkom der Iris	89
Symptome S. 90. — Pathologische Anatomie S. 91. — Therapie S. 92.	
Literatur	92
b) Das Sarkom des Corpus ciliare	92
Symptome S. 92. — Pathologische Anatomie S. 94.	
Literatur	94
c) Die primären epithelialen Irisgeschwülste	94
Literatur	95
d) Das metastatische Carcinom der Iris und des Corpus ciliare	95
Literatur	96
e) Die spontanen epithelialen Iriscysten	96
Literatur	97
f) Die Implantationscysten der Iris	97
Literatur	98
g) Die epithelialen Geschwülste des Corpus ciliare	98
Literatur	100
E. Die Verletzungen der Iris	100
Literatur	103
II. Die Erkrankungen der Chorioidea (Aderhaut)	102
A. Die Chorioiditis (Aderhautentzündung)	103
Allgemeiner Teil	103
Ätiologie S. 104. — Symptome S. 105. — Pathologische Anatomie S. 107. Therapie S. 110.	
Literatur	110
Spezieller Teil	111
1. Die diffuse metastatische Chorioiditis und die metastatische Ophthalmie	111
Symptome S. 111. — Pathologische Anatomie S. 112. — Therapie S. 112.	
Literatur	113
2. Die herdförmige metastatische Chorioiditis	113
Literatur	114
a) Die tuberkulöse Chorioiditis	114
Symptome S. 115. — Pathologische Anatomie S. 120. — Therapie S. 122.	
Literatur	123
b) Die lepröse Chorioiditis	124
Symptome S. 124. — Pathologische Anatomie S. 125. — Therapie S. 125.	
Literatur	125
c) Die syphilitische Chorioiditis	125
Einteilung und Symptome S. 125. — Gumma chorioideae S. 128. Aderhauterkrankungen bei angeborener Lues S. 128. — Pathologische Anatomie S. 130. — Therapie S. 131.	
Literatur	132

Seite

B. Die Gefäßerkrankungen der Chorioidea 132
    Symptome S. 133. — Pathologische Anatomie S. 134.
    Literatur 134
C. Die Geschwülste der Chorioidea 134
    a) Das Sarkom 134
        Symptome S. 135. — Stadien S. 137. — Pathologische Anatomie S. 140.
        Besondere Verlaufsformen S. 147. — Prognose S. 149. — Therapie S. 150.
        Literatur 150
    b) Die gutartigen Geschwülste der Chorioidea 151
        Einteilung und Symptome S. 151. — Pathologische Anatomie S. 153.
        Therapie S. 153.
        Literatur 153
    c) Die metastatischen Geschwülste der Chorioidea 154
        Symptome S. 154. — Pathologische Anatomie S. 155.
        Literatur 155
D. Die leukämische Erkrankung der Chorioidea 155
    Literatur 156
E. Die Erkrankung der Chorioidea bei Myopie 156
    Symptome S. 156. — Pathologische Anatomie S. 159.
    Literatur 162
F. Die Atrophia gyrata der Chorioidea und Retina 162
    Literatur 163
G. Die Drusen der Glaslamelle 163
    Symptome S. 163. — Pathologische Anatomie S. 164.
    Literatur 164
H. Die Amotio chorioideae 164
    Literatur 166
J. Die Verletzungen der Chorioidea 166
    Symptome S. 166. — Pathologische Anatomie S. 168.
    Literatur 169

Die Linse und ihre Erkrankungen. Von Professor Dr. ADOLF JESS-Gießen.
(Mit 115 Abbildungen.) 170
A. Entwicklung, Anatomie, Physiologie, Chemie der Linse 170
    Entwicklung S. 170. — Anatomie S. 171. — Spaltlampenbild S. 173. — Chemie S. 181. — Biologie des Linseneiweißes S. 184. — Wachstum der Linse S. 184. — Die Sklerosierung der Linse S. 185. — Ernährung der Linse S. 186. — Kältetrübungen der Linse S. 187. — Salztrübungen der Linse S. 187.
B. Die angeborenen Linsentrübungen 188
    Die Kapselstare S. 189.
    1. Die vordere axiale Embryonalkatarakt 190
    2. Der Punktstar (Cataracta punctata) 191
    3. Der vordere und hintere Polstar (Cataracta polaris anterior et posterior) 193
    4. Der Schichtstar (Cataracta zonularis sive perinuclearis) 195
        Symptome S. 195. — Pathologische Anatomie S. 197. — Genese S. 197.
        Therapie S. 200.
    5. Der Zentralstar (Cataracta centralis) 200
    6. Der angeborene Totalstar (Cataracta congenita totalis) 202
    7. Cataracta membranacea 203
    8. Der Spindelstar (Cataracta fusiformis) 205
    9. Fehlen der Linse, abnorme Kleinheit und Kugelgestalt ... 206
    10. Der Lenticonus anterior und posterior 207
    11. Das Linsenkolobom 208
        Behandlung angeborener Stare 210
C. Die erworbenen Linsentrübungen 211
    Die krankhaften Altersveränderungen der Linse 211
        Geschichtliches S. 211. — Einteilung der typischen Altersstare S. 212.

1. Die Altersstare 214
   Symptome S. 214. — Entwicklung S. 215.
   Cataracta nigra sive brunescens 222
   Linse mit doppeltem Brennpunkt 224
   Antagonismus zwischen seniler Katarakt und seniler Maculadegeneration. 225
   Pathologische Anatomie der erworbenen Linsentrübungen 226
   Pathologische Chemie der Linse 232
     Die Bedeutung des Cysteins S. 232. — Die Linseneiweiße S. 233. — Die Myeline S. 235.
   Pathogenese der Katarakt 236
   Operative Therapie des grauen Stares 244
   Medikamentöse Therapie 245
   Der Nachstar (Cataracta secundaria) 248
     Die Operation des Nachstares S. 251.
2. Der Zuckerstar (Cataracta diabetica) 253
   Vorkommen S. 253. — Pathogenese S. 254. — Veränderung des Pigmentepithels S. 255. — Einfluß auf die Refraktion S. 255. — Therapie S. 256.
3. Die Linsentrübungen infolge von innersekretorischen Störungen 256
   a) Der Tetaniestar 257
      Struma und Katarakt S. 257. — Die Tetanie S. 258. — Die Linsentrübung S. 259. — Pathogenese S. 260.
   b) Die Katarakt bei myotonischer Dystrophie 262
      Die myotonische Dystrophie S. 262. — Form des Stars S. 264.
4. Die Linsentrübungen im Anschluß an Vergiftungen 266
   a) Der Ergotinstar (Cataracta rhaphanica) 266
   b) Der Naphthalinstar 266
      Die Linsenerkrankung S. 268. — Pathologische Anatomie S. 268. Chemie des Naphthalinstars S. 269.
   c) Der Thalliumstar 270
5. Die Cataracta complicata 271
   Therapie S. 273.
6. Die Heterochromie-Katarakt 274
7. Katarakt bei Kachexie, Allgemeinleiden, erschöpfenden Blutverlusten . . 275

D. Die Linsentrübungen im Anschluß an Gewalteinwirkungen 276
  1. Der Wundstar (Cataracta traumatica) 276
     Kontusionsstar S. 276. — Perforierende Verletzungen S. 277. — Pathologische Anatomie S. 279. — Spaltlampenuntersuchungen S. 282.
  2. Fremdkörper der Linse 284
     a) Der Eisenstar (Siderosis lentis) 286
     b) Die Kupferkatarakt (Chalcosis lentis) 288
        Symptome S. 289. — Pathologische Anatomie S. 290. — Pathogenese S. 292. — Verlauf S. 292.
  3. Der Massagestar 293
  4. Der Glasbläserstar 294
     Pathogenese S. 294. — Symptome S. 295.
  5. Der Ultrarotstar 296
  6. Star durch Röntgenstrahlen- und durch Radiumschädigung 296
  7. Blitzstar 298
  8. Der Elektrizitätsstar (Cataracta electrica) 299
  9. Star durch Bienenstich, Säureverätzung 301
  10. Parasiten der Linse 301
      Pathologische Anatomie S. 302. — Parasiten der menschlichen Linse S. 303.

E. Lageveränderung der Linse (Ektopie, Luxation) 304
   Therapie S. 313.
   Literatur 314

Inhaltsverzeichnis.

Der Glaskörper und seine Erkrankungen. Von Professor Dr. Adolf Jess - Gießen. (Mit 27 Abbildungen) 325
- A. Der normale Glaskörper 325
  - 1. Entwicklung des Glaskörpers 325
    - Literatur 327
  - 2. Anatomie des Glaskörpers, Altersveränderungen, kongenitale Anomalien . 328
    - Angeborene Veränderungen S. 333. — Senile Veränderungen S. 333.
    - Literatur 337
  - 3. Physiologie und Chemie des Glaskörpers 338
    - Der Flüssigkeitswechsel S. 338. — Die chemische Zusammensetzung S. 340. Glaskörper und Kammerwasser S. 341.
    - Literatur 343
- B. Der kranke Glaskörper 344
  - 1. Trübungen des Glaskörpers 344
    - a) Fliegende Mücken 344
    - b) Trübungen bei hoher Myopie 345
    - c) Synchisis scintillans 346
      - Chemie S. 347.
    - d) Entzündliche und degenerative Glaskörpertrübungen 350
      - Die entzündlichen Glaskörpertrübungen S. 350. — Pathologische Anatomie S. 351. — Ätiologie S. 352. — Therapie S. 352.
    - e) Glaskörperblutungen 354
      - Symptome S. 354. — Die Behandlung der Glaskörperblutungen S. 359.
    - Literatur 360
  - 2. Schwankungen des Flüssigkeitsgehaltes, Verletzung, Verflüssigung, Prolaps, Schrumpfung, Ablösung des Glaskörpers; sein Verhalten bei Tumoren . 361
    - Die Menge der Glaskörperflüssigkeit S. 361. — Verletzungen des Glaskörpers S. 361. — Die „Verflüssigung des Glaskörpers" S. 364. — Vorfälle der Glaskörpersubstanz in die vordere Kammer S. 364. — Abhebungen des Glaskörpers S. 366.
    - Literatur 366
  - 3. Fremdkörper im Glaskörper mit und ohne Infektion 367
    - Nachweis der Fremdkörper S. 370. — Entfernung von Fremdkörpern S. 370. — Infektion S. 371. — Die Therapie S. 372.
    - Literatur 373
  - 4. Parasiten im Glaskörper 374
    - Der Echinokokkus S. 376.
    - Literatur 380

Die Erkrankungen der Netzhaut. Von Geheimrat Prof. Dr. F. Schieck - Würzburg. (Mit 175 Abbildungen) 381

Vorbemerkungen 381
  Anatomie S. 381. — Allgemeine pathologische Anatomie S. 383. — Die Netzhaut im Bilde des Augenspiegels S. 387. — Literatur S. 394. — Markhaltige Nervenfasern der Netzhaut (Fibrae medullares) S. 395. — Literatur S. 398.

- A. Die Anomalien des Zentralgefäßsystems der Netzhaut 399
  - 1. Anomale Verzweigung und Gestaltung der Netzhautgefäße 399
  - 2. Anomalien des Füllungszustandes und Inhalts der Gefäße 402
    - Der Blutdruck S. 402. — Hyperämische Zustände S. 403. — Ischämische Zustände S. 404. — Die Sehstörungen nach Blutverlust S. 404.
  - 3. Störungen der Blutversorgung durch Vorgänge an der Gefäßwandung und Verschluß der Gefäße. Spasmus. Sklerose. Embolie der Arterie. Thrombose der Vene 406
    - Der Angiospasmus S. 407. — Die Sklerose der Netzhautgefäße S. 409.
    - Die Embolie der Zentralarterie 410
      - Symptome S. 410. — Ätiologie S. 413.

Die Thrombose der Zentralvene 414
  Symptome S. 414. — Zusammenhang der Embolien und Thrombosen mit
  Unfällen S. 417. — Die pathologische Anatomie der Zirkulationsstörungen
  der Netzhautgefäße S. 417.
Literatur 419
4. Die präretinale Blutung 420
  (Blutung zwischen Netzhaut und Glaskörper; prävasculäre, subhyaloide Blutung)
  Pathologisch-anatomische Untersuchungen S. 421. — Symptome S. 422.
Literatur 424

B. Die Netzhauterkrankungen bei Nierenleiden und bei Blutdrucksteigerung . . . 425
  1. Die Veränderungen der Netzhaut bei essentieller Hypertonie 425
  2. Die Netzhautveränderungen bei Nierenleiden 428
     Art der Nierenleiden S. 428. — Symptome S. 428. — Pathologische Anatomie
     S. 438. — Pathogenese S. 441. — Therapie und Prognose S. 443.
     Die Retinitis albuminurica gravidarum 444
     Die Retinitis eclamptica 446
     Die urämische Amaurose 448

C. Die Retinitis pseudoalbuminurica. Retinitis stellata (TH. LEBER) 448
Literatur 449

D. Die Retinitis diabetica 450
  Symptome S. 452. — Die pathologische Anatomie S. 453. — Die Prognose
  S. 453. — Die Therapie S. 454.
Literatur 455

E. Die Netzhautablösung (Amotio, Solutio, Ablatio retinae) 455
  Anatomisch-physiologische Vorbemerkungen S. 455. — Einteilung S. 457.
  1. Die primäre, idiopathische Netzhautablösung 457
     Ätiologie S. 457. — Symptome S. 458. — Die Netzhautrisse S. 461. — Komplikation mit Uveitis S. 462. — Intraokularer Druck S. 462. — Der weitere Verlauf S. 463. — Die subjektiven Beschwerden S. 466.
  2. Die sekundäre Netzhautablösung 467
     Die pathologische Anatomie und Pathogenese der Amotio S. 472. — Die Netzhautablösung als Unfallsfolge S. 475. — Therapie S. 476. — Friedliche Methoden S. 476. — Operative Maßnahmen S. 477. — I. Methoden zur Entleerung der subretinalen Flüssigkeit S. 478. — II. Methoden zur Behebung der vom Glaskörper ausgehenden Wirkungen S. 479. — III. Methoden, die eine Verkleinerung des Bulbusumfanges anstreben S. 480. — IV. Die Ignipunktur S. 481.
Literatur 481

F. Die progressive Netzhautatrophie 483
  1. Die Pigmentdegeneration der Netzhaut 483
     Retinitis pigmentosa 483
     Ätiologie S. 484. — Symptome S. 484. — Die Therapie S. 491.
     Pigmentdegeneration der Netzhaut ohne Hemeralopie 492
  2. Die Retinitis punctata albescens 493
  3. Die Pigmententartung der Netzhaut mit ausgedehnter Aderhautatrophie . . 494
  4. Die Netzhautdegeneration bei familiärer amaurotischer Idiotie 496
     a) Die TAY-SACHSsche Form. (Infantile Form) 496
     b) Die SPIELMEYER-STOCKsche Form. (Juvenile Form) 497
  Die pathologische Anatomie der chronisch-progressiven Netzhautatrophie und
     der verwandten Zustände 498
Literatur 500

G. Die Hemeralopie (Nachtblindheit) 501
  1. Die Hemeralopie infolge allgemeiner Ernährungsstörungen 501
  2. Die Hemeralopie als Ausdruck nervöser Störungen 502
  3. Die Hemeralopie infolge lokaler Erkrankung des Auges 503
  4. Die Hemeralopie mit diffuser, weißgrauer Verfärbung des Augenhintergrundes.
     (OGUCHIsche Erkrankung) 504
Literatur 505

Inhaltsverzeichnis. XI

Seite

H. Die Mitbeteiligung der Retina bei allgemeiner Dyskrasie und bei Erkrankungen des Blutes sowie bei der hämorrhagischen Diathese 506
    Leukämische Netzhautveränderungen S. 508. — Die akute Leukämie S. 510. Die perniziöse Anämie S. 511.
    Literatur 511

J. Die Commotio retinae (BERLINsche Netzhauttrübung) 512
    Pathogenese S. 512.
    Literatur 514

K. Schädigungen der Netzhaut durch Körpererschütterung 514
    Netzhautblutung als Fernschädigung 514
    Angiopathia retinae traumatica (PURTSCHER) 514
    Pathogenese S. 515.
    Literatur 517

L. Die Retinitis exsudativa (GEORGE COATS) (Retinitis haemorrhagica externa) . . 517
    Symptome S. 518. — Pathologische Anatomie S. 520.
    Literatur 523

M. Die Netzhautveränderungen infektiösen Ursprungs 523
    1. Periphlebitis retinae tuberculosa (Juvenile Netzhaut- und Glaskörperblutung) . 523
        Ätiologie S. 523. — Symptome S. 524. — Pathologische Anatomie S. 531. Therapie S. 531.
        Literatur 532
    2. Die Tuberkulose der Netzhaut 533
        Literatur 535
    3. Die syphilitischen Netzhauterkrankungen 535
        a) Die Chorioretinitis infolge angeborener Lues (Lues congenita et tarda) . . 535
            Symptome S. 535.
        b) Die Retinitis (Chorioretinitis) e lue acquisita 538
            Symptome S. 538. — Pathologische Anatomie S. 541. — Therapie S. 541.
        Literatur 541
    4. Die Netzhauterkrankungen infolge von eitrigen Prozessen im Gesamtorganismus 541
        Metastatische septische Ophthalmie und „einfache" Retinitis septica (ROTH) 541
        Metastatische eitrige Retinitis S. 542. — Einfache Retinitis septica S. 543. Die pathologische Anatomie S. 545.
        Literatur 545
    5. Die Veränderungen der Retina bei Flecktyphus 546
        Literatur 546
    6. Die Retinochorioiditis (Retinochorioiditis juxtapapillaris [EDMUND JENSEN]) . 546
        Symptome 548. — Pathogenese S. 550.
        Literatur 551

N. Die Erkrankungsformen der Netzhautmitte 551
    Anatomische Vorbemerkungen S. 551. — Die Macula im Bilde des Augenspiegels S. 552. — Ätiologie S. 555.
    1. Die Maculaschäden bei Verletzungen und Entartungen des Bulbus 556
    2. Die isolierten spontanen Erkrankungen der Macula 563
        a) Die Heredodegeneration der Macula 563
            Die angeborene Heredodegeneration S. 564. — Die infantile Heredodegeneration S. 566. — Die virile Form der Heredodegeneration S. 570. Die präsenile und senile Heredodegeneration S. 570.
        b) Die scheibenförmige Entartung der Netzhautmitte (Degeneratio disciformis maculae luteae) 571
            Die Retinitis centralis atrophicans (KUHNT) S. 575. — Das vesiculäre Ödem der Macula (NUËL) S. 576.
        Schlußbetrachtungen 577
        Literatur 577
    3. Die Retinitis circinata (Degeneratio retinae circinata) 578
        Literatur 583

4. Die angioiden Netzhautstreifen 583
Gefäßähnliche Netzhautstreifen. Pigmentstreifenbildung der Netzhaut. KNAPPs
„angioid streaks" 583
Literatur 586
Die Retinitis striata 587
Literatur 588
Die gruppierte Pigmentierung der Netzhaut (Nävoide Pigmentierung. Melanosis retinae) 588
Literatur 589
O. Die Geschwülste der Netzhaut 590
1. Das Glioma retinae (Markschwamm, Neuroepitheliom, Neuroblastom) . . . 590
Vorkommen S. 590. — Symptome S. 590. — Die pathologische Anatomie des Glioms S. 595. — Die Therapie S. 599.
Literatur 600
Das Pseudogliom 601
Literatur 603
2. Die Angiomatosis retinae (v. HIPPELsche Erkrankung) 603
Pathologische Anatomie S. 608. — Die Differentialdiagnose S. 610. — Die Therapie S. 612.
Literatur 612
3. Augengeschwülste bei tuberöser Hirnsklerose 612
4. Seltene primäre Netzhautgeschwülste 613
Literatur 614

Die Erkrankungen der Papille und des Opticus bis zum Chiasma. Von Dozent Dr. HENNING RÖNNE-Kopenhagen. (Mit 103 Abbildungen) 615
I. Die Erkrankungen der Papille 615
A. Das ophthalmoskopische Bild der Papille 615
1. Die Begrenzung des Sehnerveneintritts 615
Literatur 620
2. Angeborene und erworbene Gefäßanomalien auf der Papille 621
Literatur 624
3. Die Pulsation der Gefäße auf der Papille 624
4. Anomale Bildungen 624
a) Pigmentflecke auf der Papille 624
b) Markhaltige Nervenfasern 625
c) Arteria hyaloidea persistens, Canalis Cloqueti persistens . . . 625
Literatur 626
d) Drusen der Papille 626
Literatur 628
5. Die Exkavation der Papille 629
Die physiologische Exkavation 629
Pathologische Exkavationen 629
Die atrophische Exkavation S. 629. — Die glaukomatöse Exkavation S. 630.
Literatur 631
6. Die Pseudoneuritis (Schein-Neuritis) 631
Literatur 632
B. Die Verletzungsfolgen an der Papille. Evulsio nervi optici und Schläfenschußverletzungen 633
Literatur 635
C. Geschwülste und geschwulstartige Bildungen an der Papille 636
Pathologische Anatomie S. 637. — Symptome S. 637. — Die Differentialdiagnose S. 637.
Literatur 638
D. Tuberkulöse Erkrankungen mit Auswirkung an der Papille 639
Literatur 640

Inhaltsverzeichnis. XIII

Seite

II. Die Erkrankungen des Sehnervenstammes 641
  A. Der Begriff und das Wesen der Neuritis nervi optici und der Stauungspapille 641
    Allgemeine Vorbemerkungen 641
    Literatur 644
    1. Die Stauungspapille 644
      Augenhintergrund S. 644. — Die subjektiven Symptome S. 647. Literatur S. 649. — Die pathologische Anatomie der Stauungspapille S. 649. — Die Pathogenese der Stauungspapille S. 652. — Literatur S. 655.
    2. Die Neuritis nervi optici simplex (interstitialis) 656
      Das Augenhintergrundsbild S. 657. — Die Differentialdiagnose S. 658. Subjektive Symptome S. 658. — Die pathologische Anatomie S. 659.
    Literatur 661
    3. Die Neuritis retrobulbaris 662
      Klinische Symptome S. 662. — Einteilung nach ätiologischen Gesichtspunkten S. 669. — Pathologische Anatomie S. 670.
    Literatur 673
  B. Das Vorkommen der Stauungspapille und der Neuritis nervi optici . . . 675
    1. Stauungspapille bei Tumor cerebri 675
      Statistisches S. 675. — Sitz des Tumors S. 675.
    Literatur 679
    Die Behandlung der Stauungspapille bei Tumor cerebri 680
    Literatur 681
    2. Symptomatische Stauungspapille und Neuritis bei anderen Gehirnleiden 682
    3. Die Stauungspapille bei Nephritis 687
    4. Stauungspapille und Neuritis nervi optici bei Anämie, Chlorose und Leukämie 687
    5. Stauungspapille bei multipler Sklerose und bei akuten Infektionskrankheiten 687
    Literatur 688
    6. Neuritis nervi optici und Stauungspapille bei Syphilis 688
      Neurorezidiv S. 691. — Differentialdiagnose S. 691. — Die Therapie S. 692. — Die Prognose S. 693.
    Literatur 693
    7. Neuritis nervi optici bei intrakraniellen Entzündungszuständen 693
    Literatur 694
    Die Sehnervenkomplikationen bei Encephalitis lethargica 695
    Literatur 695
    8. Neuritis nervi optici bei Schädelverletzungen 695
    Literatur 696
    9. Stauungspapille und Neuritis nervi optici bei intraokularen Krankheiten 697
    Literatur 698
    10. Sehnervenleiden bei Orbitalaffektionen 698
    Literatur 699
    11. Neuritis nervi optici bei Infektionskrankheiten und Autointoxikationen . 699
    Literatur 701
    12. Sehnervenleiden nach Blutverlust 702
      Differentialdiagnose S. 703. — Pathologische Anatomie S. 703. — Die Pathogenese S. 703. — Die Therapie S. 703.
    Literatur 703
    13. Neuritis nervi optici bei akuter Myelitis 704
  C. Das Vorkommen der Neuritis retrobulbaris. 705
    1. Die akute retrobulbäre Neuritis unbekannter Ursache 705
      Die ätiologischen Faktoren S. 705. — Behandlung S. 705.
    2. Die retrobulbäre Neuritis bei Nebenhöhlenleiden 705
      Therapie S. 707.
    Literatur 708

3. Die retrobulbäre Neuritis bei Geschwülsten des Stirnlappens 709
Literatur 711
4. Die Neuritis nervi optici hereditaria (Th. Leber) 711
Symptome S. 712. — Therapie S. 713. — Differentialdiagnose S. 713.
Literatur 713
5. Die Intoxikationsamblyopien 714
Pathologische Anatomie S. 716. — Therapie S. 717. — Andere Gifte S. 717. — Intoxikationsamblyopie bei Diabetes S. 718. — Die Prognose S. 719. — Pathologisch-anatomische Untersuchungen S. 719.
Literatur 719
6. Die Methylalkoholamblyopie 720
Diagnose S. 721. — Pathologische Anatomie S. 721. — Therapie S. 721.
Literatur 722

D. Die Sehnervenatrophie 722
I. Allgemeine Pathologie 722
Ophthalmoskopische Formen S. 722. — Symptome S. 723. — Augenspiegelbild S. 723. — Pathologische Anatomie S. 727.
Literatur 729
II. Spezielle Pathologie 730
1. Die Sehnervenatrophie bei multipler Sklerose 730
Symptome S. 732. — Pathologische Anatomie S. 733. — Therapie S. 733.
Literatur 733
2. Die Sehnervenatrophie bei Tabes und Paralyse 734
Symptome S. 734. — Differentialdiagnose S. 738. — Die Prognose S. 739. — Pathologische Anatomie S. 740. — Pathogenese S. 741. — Therapie S. 741.
Literatur 743
3. Die Sehnervenatrophie bei hereditären und auf Grund einer kongenitalen Anlage entstehenden Krankheiten des Zentralnervensystems 744
4. Die senile und arteriosklerotische Sehnervenatrophie 745
Literatur 746
5. Die Sehnervenatrophie bei medikamentösen Vergiftungen 747
Chininamaurose S. 747. — Optochin (Äthylhydrocuprein) S. 747. — Die Filix max - Amaurose S. 747.
6. Sehnervenleiden bei Bleivergiftung 748
Literatur 749

E. Die Verletzungen des Sehnerven 749
Literatur 751

F. Die Geschwülste des Sehnerven 751
Die intraduralen Sehnervengeschwülste 751
Sekundäre Sehnerventumoren S. 755.
Literatur 755

Namenverzeichnis 757

Sachverzeichnis 768

Die Erkrankungen der Uvea (Gefäßhaut).

Von

W. GILBERT-Hamburg.

Mit 46 Abbildungen.

I. Die Erkrankungen der Iris (Regenbogenhaut) und des Corpus ciliare (Strahlenkörpers).

A. Die Entzündungen.

Allgemeiner Teil.

Die entzündlichen Erkrankungen der Uvea stehen in engsten Beziehungen zu ihrem Blutgefäßreichtum, der ihre Neigung zur Mitbeteiligung an den meisten Infektionskrankheiten erklärt. Auch die Art der Blutverteilung bestimmt in gewissem Grade die Erscheinungsform und die Ausbreitung der Entzündungen. Es ergibt sich die häufige gemeinsame Erkrankung der beiden vorderen Abschnitte der Uvea, der Iris und des Corpus ciliare, aus der Versorgung durch das gleiche Gefäßsystem, so daß bei Entzündung der Iris fast stets mit einer Beteiligung des Corpus ciliare zu rechnen ist und das Umgekehrte für das Befallensein des Corpus ciliare gilt. Die Entzündungen des vorderen Abschnitts der Uvea werden daher zweckmäßig unter der Bezeichnung Iridocyclitis zusammen abgehandelt.

Auch die vordersten Gebiete der Chorioidea beteiligen sich infolge ihrer Blutversorgung durch rückläufige Äste, die aus den vorderen Ciliararterien stammen, oft an der Iridocyclitis. Somit kann die gemeinsame Erkrankung aller drei Teile der Uvea (Irido-Cyclo-Chorioiditis oder Uveitis) entweder auf einer gleichzeitigen oder zeitlich aufeinanderfolgenden Keimverschleppung in die verschiedenen Gefäßbezirke beruhen oder auch die Folge eines lokal weiterkriechenden Erkrankungsvorganges sein.

Während in bezug auf die Aderhaut sich die bisher übliche Einteilung der Entzündungen an die topographischen Verhältnisse anlehnte, wurde die allgemein angenommene nähere Kennzeichnung der einzelnen Formen der Iritis von der Art des Exsudates bestimmt, und man unterschied die plastisch-fibrinöse, die eitrige und die Iritis bzw. Iridocyclitis mit Präcipitaten („Iritis serosa", I. obturans nach F. SCHIECK) zu einer Zeit, in der die Anschauungen über die Ätiologie der Erkrankungen noch ganz ungeklärt waren. Diese zur schnellen Kennzeichnung der klinischen Symptome sehr wohl brauchbare Krankheitsbenennung ist indessen heute nur dann noch gerechtfertigt, wenn eine sichere Feststellung der Ursache nicht möglich ist. Im folgenden werden wir daher die *Gruppierung nach ätiologischen Gesichtspunkten* durchführen, soweit dies angängig ist.

Ätiologie. Hinsichtlich der Ursachen muß hervorgehoben werden, daß die *primäre Iritis Ausdruck einer Allgemeinerkrankung* ist, und zwar sind die Entzündungen der Uvea überhaupt vorwiegend metastatischen Ursprungs. Andere Faktoren, unter denen *Stoffwechselstörungen und Erkrankungen des kardiovasorenalen Systems* vornehmlich in Frage kommen, spielen zwar auch eine nicht unerhebliche Rolle; aber die durch sie hervorgerufenen Iridocyclitiden treten doch an Häufigkeit hinter den Entzündungen der Uvea ganz entschieden zurück, die durch *Verschleppung pathogener Keime* veranlaßt werden.

Für die Iridocyclitis galten früher Lues und Rheumatismus als Hauptursache, bis J. v. MICHEL die Tuberkulose als den wichtigsten ätiologischen Faktor aufdeckte. Die Einführung der Tuberkulin- und Wassermannschen Reaktion trugen dann das ihre dazu bei, um die große Bedeutung der Tuberkulose und der Lues, ganz besonders aber der ersteren in den Vordergrund treten zu lassen. Allerdings wurde dieser Sachverhalt zunächst nur für diejenigen Formen der Iritis erkannt, die mit der Bildung von umschriebenen Entzündungsprodukten, wie Tuberkeln, Roseolen, Papeln, Gummen, Lepromen einhergehen und nach E. KRÜCKMANN als herdförmige Entzündungen bezeichnet werden. Aber auch in der Ätiologie der in der Regel ohne solche sichtbare Herdbildung verlaufenden scheinbar diffusen, über die ganze Membran ausgebreiteten Iritis, die Verfasser als *Iritis diffusa metastatica der herdförmigen gegenüberstellte,* spielen Tuberkulose und Lues nach den neueren Erfahrungen eine bedeutende Rolle.

Die Mehrzahl der Fälle von diffuser Iritis wurde früher gern mit dem Sammelnamen der „rheumatischen Iritis" belegt, besonders dann, wenn irgendwelche Erkältungskrankheiten oder „rheumatische Beschwerden" vorlagen. Für eine große Zahl der hierher gehörigen Erkrankungsfälle lassen sich indessen bei genauer Nachforschung Infektionskrankheiten als Ursache ausfindig machen, und es sind hier neben Polyarthritis rheumatica, Angina, Influenza, Masern, Scharlach, Erythema nodosum und Pneumonie, Typhus, Paratyphus, Ruhr, Amöbendysenterie (WILLS), Rückfallfieber, Fleckfieber (E. BRAUNSTEIN), Weilsche Krankheit (E. HERTEL), kurzum fast alle Infektionskrankheiten und daneben Furunculose, Sepsis, verborgene Eiterungen, Tonsillen- und Zahnleiden, sowie chronische und akute Entzündungen der Nasennebenhöhlen zu nennen. Die Amerikaner fassen die zuletzt genannten ätiologischen Faktoren unter dem Begriff der „focal infection" zusammen.

Auch die bei Diabetikern nicht selten auftretenden Iritiden sind nicht als Folgezustände der Stoffwechselstörung selbst, sondern als durch das Grundleiden begünstigte Bakterienmetastasen anzusehen und als solche in eine Reihe mit den übrigen Furunculosen der Zuckerkranken zu stellen.

W. UHTHOFF glaubt zwar, daß die Iritis diabetica auf Grund von pathologischen Stoffwechselprodukten nicht ganz in Abrede gestellt werden könne; aber zwingende Beweise liegen für diese Auffassung nicht vor. Zeigen doch schon die von TH. LEBER veröffentlichten Beobachtungen aus dem Jahre 1885 durch das Erscheinen von Hypopyon und fibrinösen Ergüssen sowie durch den im ganzen gutartigen Verlauf das typische Bild der akuten diffusen metastatischen Iritis.

Dagegen stellt die *gichtische Iritis* eine *echte Stoffwechselerkrankung* dar. Sie ist freilich nicht so häufig und darf mit der Iritis bei anderen chronischen Gelenkerkrankungen nicht verwechselt werden, so daß ihre Diagnose nur dann gerechtfertigt erscheint, wenn der zur Sicherstellung einer gichtischen Affektion heutzutage nötige Blutspiegelbefund und das Ergebnis der Röntgenaufnahme zu ihr stimmen.

Ähnlich steht es mit der *Iridocyclitis infolge von Autointoxikation,* der nach dem Ergebnis aller neueren Forschungen nur insofern eine Rolle zugesprochen werden kann, als sie den Ausbruch einer Entzündung andersartigen Ursprungs begünstigt. Die Bedeutung *endokriner Störungen*, wie z. B. der Menopause, ist noch nicht hinreichend geklärt.

Als Ursache einer Iritis mit tuberkelähnlichen Neubildungen (A. Vossius) wurde früher auch noch von v. Michel, Horner u. a. die *Leukämie* bzw. *Pseudoleukämie* angenommen. Da aber die Blutuntersuchung, sofern sie vorgenommen wurde, keine Anhaltspunkte für das Bestehen einer derartigen Bluterkrankung darbot und höchstens eine Kombination mit Sepsis (Seligsohn) ergab, darf wohl mit Sicherheit angenommen werden, daß es sich um nicht erkannte Fälle von Tuberkulose gehandelt hat.

Bei älteren Leuten kann auch eine *chronische Nierenerkrankung* (J. v. Michel), bzw. die mit dieser einhergehende *Sklerose des Gefäßsystems* (W. Gilbert) die Ursache für eine Iritis abgeben.

Eine besondere Gruppe stellen schließlich noch diejenigen Fälle von Iridocyclitis dar, denen eine infektiöse Erkrankung des Nervensystems zugrunde liegt und die Verfasser als *Herpes iridis* bezeichnet hat. Ferner ist die *chronische Cyclitis bei Heterochromie der Iris* infolge einer Störung im Gebiete des Sympathicus zu nennen.

Also gehört zur Diagnose der Iritis nach ätiologischen Gesichtspunkten eine sehr *sorgfältige Allgemeinuntersuchung*, bei der auf überstandene akute und auf chronische Infektionskrankheiten, auf Exantheme und anderweitige Veränderungen der Haut, wie auf Erytheme und hämorrhagische Diathese (A. Löwenstein), auf Konstitutionsanomalien, Erkrankungen des Herz-Nierengefäßsystems und des Verdauungsapparates, schließlich auch auf Affektionen des Trigeminus und Sympathicus, sowie auf den Zustand der Zähne und der Nebenhöhlen der Nase, der akzessorischen Luftwege und der Hilusdrüsen zu achten ist. Diese Allgemeinuntersuchung unter Zuhilfenahme aller modernen physikalischen, chemischen und serologischen Methoden ist um so wichtiger, als das zugrunde liegende Allgemeinleiden häufig bis zum Auftreten der Augenerkrankung unbemerkt oder verkannt bleibt.

Einen Überblick über die *Häufigkeit* der wichtigsten ursächlichen Leiden sowie über die Mannigfaltigkeit der zu Iridocyclitis führenden Erkrankungen gibt die nachstehende Tabelle 1 über 500 vom Verfasser genau durchforschte Fälle.

Tabelle 1. Ätiologie der Iridocyclitis. 500 Fälle.

Tuberkulose (sichere und sehr wahrscheinliche)	228	= 45,6%	} = 62,2% herdförmige metastat. Iritis
Lues	83	= 16,6%	
Rheumatismus	15	= 3,0%	
Gonorrhöe	15	= 3,0%	
Milde Sepsis	3	= 0,6%	
Furunculose und Diabetes	4	= 0,8%	
Zahnleiden	6	= 1,2%	
Siebbeineiterung	2	= 0,4%	
Angina	6	= 1,2%	
Peliosis rheumatica	1	= 0,2%	
Influenza	8	= 1,6%	} = 14,6% diffuse metastat. Iritis
Pneumonie	3	= 0,6%	
Erysipel	2	= 0,4%	
Meningitis epidemica	1	= 0,2%	
Typhus / Ruhr / Paratyphus / Akute Enteritis } infektiöse Darmkrankheiten	1, 2, 1, 1 } 5	= 1,0%	
Weilsche Krankheit	2	= 0,4%	
Herpes zoster und Herpes iridis	15	= 3,0%	
Vaso- und Nephrosklerose	5	= 1,0%	
Gicht	5	= 1,0%	
Heterochromie	4	= 0,8%	
Unbekannt	87	= 17,4%	

Die Entzündungen der Regenbogenhaut kommen in jedem Lebensalter, ja sogar während des fetalen Lebens vor, doch ist das jugendliche und mittlere Alter besonders bevorzugt, wie die folgende Zusammenstellung erweist, die 600 eigene Beobachtungen des Verfassers an einer gemischten ländlichen und städtischen Bevölkerung der Rheinprovinz und Bayerns umfaßt. Soweit möglich, wurde das Alter berücksichtigt, in welchem das Leiden begann.

Tabelle 2.

	1—10	11—20	21—30	31—40	41—50	51—60	61—70	71—80	Zusammen
Männer	4	28	88	67	38	24	20	1	270
Frauen	7	42	100	70	45	43	21	2	330
Zusammen	11	70	188	137	83	67	41	3	600

Die Statistik von STRAUB zeigt eine ganz ähnliche Verteilung.

Im ersten Lebensjahrzehnt sind es vor allem die Auswirkungen der kongenitalen Lues und dann der im Kindesalter vorkommenden Infektionskrankheiten, wie Masern, Scharlach, Meningitis, die Iridocyclitis nach sich ziehen können, doch spielt auch hier schon die Tuberkulose eine gewisse Rolle. In der zweiten Hälfte des nächsten Jahrzehnts nimmt die Zahl der Iritiden erheblich zu, um dann entsprechend der Verbreitung von Lues und Tuberkulose im dritten Dezennium den Höhepunkt zu erreichen und im vierten sich auf fast der gleichen Stufe zu halten. Erst gegen Ende des sechsten Jahrzehnts ist eine deutliche Abnahme zu merken, weil viele Infektionskrankheiten im höheren Alter seltener werden und die dann in Frage kommenden Krankheitsursachen wie Herpes und Gefäßsklerose an und für sich nicht häufig die vorderen Abschnitte der Gefäßhaut in Mitleidenschaft ziehen.

Die Entzündungen der Regenbogenhaut treten *gern doppelseitig auf* und es steigt die Anzahl der so verlaufenden Fälle, je mehr länger in Beobachtung stehende Patienten in die Statistik aufgenommen werden. Dies ist in der nachfolgenden Aufstellung geschehen.

Tabelle 3.

	Einseitig	bzw.	Doppelseitig
Bei Männern	150		120
Bei Frauen	147		183
Zusammen	297 = 49,5%		303 = 50,5%

In der von A. ELSCHNIG veröffentlichten Zusammenstellung von 142 Fällen verlief genau die Hälfte doppelseitig. Würde man noch diejenigen Patienten hinzurechnen, die am zweiten Auge zwar keine Iridocyclitis, aber eine Chorioiditis oder Glaskörpertrübungen zeigen, so wäre der Prozentsatz der doppelseitigen Erkrankungen noch größer. Auffallend ist die aus der Tabelle hervorgehende Tatsache, daß die einseitige Iridocyclitis bei Männern wesentlich häufiger ist als die doppelseitige, während für das weibliche Geschlecht sich gerade das entgegengesetzte Verhältnis ergibt. Dies beruht wohl hauptsächlich auf dem noch zu besprechenden Vorwiegen des weiblichen Geschlechts bei der fast stets doppelseitig verlaufenden chronischen Uveitis. An der akuten Iritis und Iridocyclitis haben nämlich beide Geschlechter annähernd den gleichen Anteil. Tabelle 2, in der akute und chronische Fälle zusammengefaßt sind, weist etwa 55% Iritis bei Frauen und nur 45% bei Männern auf. Manche freilich auf erheblich kleineren Patientenzahlen beruhende Statistiken zeigen aber gerade das umgekehrte Verhältnis. So berichtet G. SCHLEICH aus Tübingen in einer Übersicht über 177 Fälle von Entzündungen der gesamten Uvea über 62% Erkrankungen von Frauen und 38% von Männern, während STRAUB an der Meeresküste unter 161 Fällen von Iritis nur 46% bei Frauen, aber 54% bei Männern fand. Wo die Tuberkulose und ihre chronischen Entzündungen doppelseitigen Verlaufs vorwiegen, ist eben das weibliche Geschlecht entschieden in der Mehrzahl, wo akute Entzündungen und solche einseitigen Verlaufes häufiger auftreten, verwischen sich die Unterschiede zwischen den Geschlechtern.

Das schon erwähnte *gehäufte Vorkommen der chronischen Uveitis beim weiblichen Geschlechte* ist vor allem an zwei Lebensabschnitte gebunden, nämlich an die *Pubertät* und dann wieder an das *Klimakterium* und die darauf folgenden Jahre. Man hat deshalb früher gemeint, daß besondere Beziehungen des weiblichen Genitalapparates zur chronischen Uveitis bestehen, doch handelt es sich bei sehr vielen dieser Entzündungen um ausgesprochene tuberkulöse Erkrankungen, und man wird daher den Zusammenhang so deuten müssen, daß die Tuberkulose und andere Schädlichkeiten sich mit Vorliebe zu einer Zeit geltend machen, zu welcher der weibliche Organismus mehr als sonst von den Entwicklungs- und Rückbildungszuständen des Geschlechtsapparates in Anspruch genommen und geschwächt wird. Ob außerdem noch eigentliche Störungen der inneren Sekretion einen Einfluß mit ausüben, kann vorerst nicht mit Bestimmtheit entschieden werden.

Gewisse *örtlich-klimatische Verschiedenheiten* im Auftreten bestimmter Gruppen von Regenbogenhautentzündungen sind deutlich erkennbar. So ist in Deutschland z. B. eine besonders starke Durchseuchung mit Tuberkulose und damit auch eine deutlich zutage tretende Häufigkeit der tuberkulösen Gefäßhautentzündungen im Tale des Rheins und seiner Nebenflüsse von Basel bis Köln, sowie auch im Maintal und in Franken bemerkenswert, während die rheumatischen Iritiden wieder mehr in den Küstengebieten vorherrschen. Die luetischen Erkrankungen sind vor allem bei der städtischen Bevölkerung zu finden, wenn schon der Unterschied zwischen Stadt und Land in dieser Hinsicht sich nach dem Krieg etwas verwischt hat, und es ist ebenso verständlich, daß in Ländern mit reichlichem Fleischgenuß, wie England, die gichtische Iritis mehr als anderswo hervortritt. Nicht minder werden die Statistiken durch die subjektive Stellungnahme der Ärzte beeinflußt, die sie der Ätiologie der Erkrankungen gegenüber einnehmen; denn nur so ist es zu erklären, daß der in Europa so oft angeschuldigten Tuberkulose in neueren amerikanischen Berichten fast gar keine Bedeutung beigelegt und dafür die „focal infection" ganz in den Vordergrund geschoben wird.

Die Symptome der Iritis lassen sich im allgemeinen aus den klassischen Zeichen der Entzündung überhaupt ableiten, die in den Begriffen „dolor, tumor, calor, rubor" erfaßt werden, ohne daß eine jede dieser Eigenschaften in jedem Falle von Iritis zum Ausdruck zu kommen braucht. Es macht sich vielmehr eine große Verschiedenheit des klinischen Bildes entsprechend der Mannigfaltigkeit seiner Ursachen geltend. Insbesondere vermissen wir häufig, und zwar nicht nur bei den chronisch verlaufenden Formen, für den größten Teil der Erkrankungsdauer das Symptom des Schmerzes. Auch ist die in der stärkeren Gefäßfüllung begründete Rötung der Membran, die zusammen mit der Grundfarbe der Iris einen Stich ins Grünliche gibt, ebenso wie die am Limbus sichtbar werdende Gefäßerweiterung bisweilen so gering ausgeprägt, daß sie nur mit den stärkeren Vergrößerungen der Spaltlampe wahrzunehmen ist. Ähnlich steht es mit der Schwellung und mit der Erhöhung der Wärme an der befallenen Stelle, die nur hin und wieder subjektiv als ein erhöhtes Wärmegefühl örtlich empfunden wird. Temperatursteigerungen kommen nur dann vor, wenn das Grundleiden dazu Anlaß gibt, wie z. B. bei septischen infektiösen Prozessen.

Schon oben wurde darauf hingewiesen, daß eine isolierte Entzündung der Iris sehr selten ist und daß meist das Corpus ciliare mit leidet, ja daß wohl kaum von einem dauernden Verschontbleiben des einen Teils der vorderen Uvea gesprochen werden kann, wenn der andere entzündlich erkrankt. Wohl aber ist das vorwiegende Befallensein eines der Abschnitte klinisch recht häufig festzustellen, und es gilt dies besonders für die Iritis. E. FUCHS hat auch anatomisch nachgewiesen, daß eine gleichzeitige Cyclitis zu Zeiten fehlen kann.

Die *Hauptsymptome der Iritis* sind: 1. Hyperämie und Ciliarinjektion. 2. Exsudation ins Gewebe und die Umgebung mit Verfärbung und Verwaschenheit der Zeichnung, sowie Ablagerung von Präcipitaten und Pupillarexsudat als Folgen. 3. Veränderung der Weite, der Form und der Reaktion der Pupille. 4. Sehstörungen und Schmerz.

Tritt eine klinisch *stärker ausgeprägte Mitbeteiligung des Strahlenkörpers* hinzu, so gibt sich diese kund durch: 1. Steigerung der Hyperämie, unter Umständen mit Austritt von Blutwasser ins Gewebe (Chemosis conjunctivae, Lidödem), 2. besonders lebhafte Exsudation mit massenhaften Beschlägen und zahlreichen Synechien, 3. Glaskörpertrübung, 4. Veränderung des Augenbinnendrucks, vor allem im Sinne einer Spannungsabnahme, 5. Schmerzhaftigkeit bei Abtasten der Gegend des Corpus ciliare.

Das *grundlegende Kennzeichen bleibt die Hyperämie und die Exsudation*, deren wechselnde Stärke das Krankheitsbild beeinflußt.

Die *Hyperämie* in Form der Erweiterung der pericornealen ciliaren Gefäßchen, sowie die Andeutung einer rosenroten ciliaren Injektion bilden die häufigsten Anzeichen im *Beginne* einer Iridocyclitis. Meist tritt die Injektion wirklich streng pericorneal, d. h. rings um den Hornhautrand angeordnet auf, bisweilen kann sie sich aber auch auf einen oder mehrere Abschnitte der Hornhautumgebung beschränken, so daß Abschnitte mit deutlicher ciliarer Rötung mit solchen wechseln, die mehr oder weniger von der Entzündung unberührt geblieben sind, wie das bei den herdförmigen Iritiden gelegentlich der Fall ist. Bei stärkerer Inanspruchnahme oder bei Reizung des Auges pflegt durch die Untersuchung jedoch eine solche scheinbar umschriebene Injektion erst ihre wahre größere Ausdehnung zu offenbaren.

Eine flüchtige, z. B. nur in den Morgenstunden auftretende Injektion kann dem vollen Ausbruch der Entzündung um mehrere Tage vorausgehen. Bisweilen bleibt es auch bei diesem Vorstadium der eigentlichen Iritis, bei der Hyperämie. Ferner ist der Typus der pericornealen ciliaren Injektion nicht immer von vornherein so ausgeprägt, daß die Diagnose einer Entzündung des vorderen Uvealtractus gleich sinnfällig wäre. Es gilt dies besonders von den akuten diffusen metastatischen Entzündungen, die in ihren Anfangsstadien lediglich oder vorwiegend eine conjunctivale Rötung ohne vermehrte Absonderung zeigen können, so daß Schwierigkeiten der Diagnosenstellung eintreten, zumal auch eine endogene Conjunctivitis dem Ausbruch der Iritis vorausgehen kann.

Auf der Höhe der Entzündung greift aber die Hyperämie und die Gewebsauflockerung und Schwellung oft über das Gefäßgebiet der Iris und des Corpus ciliare hinaus auf die Augenlider und die innere Nase, wo dann ebenfalls Schwellungszustände einsetzen. Besonders ist dies bei akuter Cyclitis der Fall.

An der Iris selbst schwellen infolge der Hyperämie einzelne Gefäßchen des Ciliarteils so an, daß sie schon bei Betrachtung mit freiem Auge als feine rote Ästchen sichtbar werden. Ihre Auflösungen in die geschwellten Verästelungen der Krause werden dagegen in der Regel erst bei Vergrößerung wahrgenommen und stellen sich als viel verschlungenes Netz von zarten, sich wechselseitig umspinnenden Gefäßchen zirkulären Verlaufs dar.

Bei den akuten diffusen metastatischen Entzündungen hält die Hyperämie oft nur kurz an oder sie nimmt nach stürmischem Beginn dank der Behandlung schnell ab, um sich bald restlos zurückzubilden. Bei chronischem Verlauf ist der Grad der Hyperämie meist geringer, der Zustand der Hyperämie bleibt aber in oft wechselnder Stärke für viele Wochen, ja Monate bestehen. Auch können zahlreiche neugebildete Gefäße auftreten, die von den vorbestehenden sich durch ihren ganz unregelmäßigen, nicht radiären Verlauf unterscheiden. Überhaupt kann in solchen Fällen das Stroma durch ein neugebildetes granulations-, ja geschwulstartiges Gewebe geradezu ersetzt werden.

Der allgemeine Blutreichtum der entzündeten Membran führt weiterhin zu einer Veränderung der Farbe der Regenbogenhaut, die sich vor allem an der hellgefärbten Iris bemerkbar macht. Die blaue oder graue Regenbogenhaut nimmt einen mehr oder weniger gesättigt grünen, die grüne einen trübgrünen Farbton an. Die dunklere braune Regenbogenhaut läßt den Farbwechsel wenig oder gar nicht hervortreten. Mit der Farbveränderung geht ein Verlust der scharfen Iriszeichnung und des Glanzes, ein Trüb- und Verwischtwerden des Reliefs der ganzen Membran Hand in Hand.

Ursache dieser Verfärbung ist neben der Hyperämie die *Exsudation*. Die Absetzung eines je nachdem an Flüssigkeit, Fibrin oder Zellen reicheren Exsudates bedingt eine allgemeine Schwellung der Membran und zieht dadurch einen Verlust der scharfen Zeichnung nach sich, so daß an Stelle des feinen zierlichen Irisgerüstes ein mit dem zunehmenden Grade der Exsudation immer weniger differenziertes Irisrelief tritt, bis schließlich ein gleichmäßig ungegliedert schwammiges Gewebe die Folge ist.

Unter dem Einfluß der entzündlichen Gewebsschwellung leidet schnell die Beweglichkeit der Membran. Das *Pupillenspiel* wird träger, hört meist überhaupt auf, indem die Iris in mehr oder weniger großer Ausdehnung an die vordere Linsenkapsel angeheftet wird. Diese Anlötung der Iris erfolgt fast stets bei enger Pupille, was auf die Schwellung und Starrheit des Gewebes und die entzündliche Reizung des Schließmuskels zurückzuführen ist. Dieser Reiz bedingt auch häufig Pupillenverengerung schon vor Ausbildung von Verklebungen (*Synechien*). Hört nun das Pupillenspiel infolge der Adhäsionen auch oft auf, so braucht die Tätigkeit der Irismuskulatur doch nicht ganz auszusetzen, und man kann unter dem Einfluß wechselnder Belichtung auch bei angeheftetem Pupillarrande Andeutung von Zusammenziehung und Entfaltung des Irisgewebes oder einzelner Abschnitte desselben beobachten. Die Pupille verliert schon früh ihre Rundung und erleidet die mannigfachsten Veränderungen ihrer Weite, Reaktion und Form. An Stelle des Rund tritt häufig ein Oval. Der Ort der Verklebung kann dabei von der Körperlage abhängig sein, die gerade zur Zeit der ins Pupillargebiet sich ergießenden Exsudation eingenommen wird, so daß bisweilen nur die eine Seite oder der untere Teil des Pupillarrandes an der Linsenkapsel haftet. Ob die Verklebung zirkulär oder nur linear saumförmig am Pupillarrande erfolgt, oder ob breitere und flächenhafte Synechien des Pupillar- und Ciliarteils oder gar Fixation der ganzen Irisfläche vorliegen, das hängt von der Form der Iritis wesentlich ab.

Für die Art und Weise, in der die einzelnen Gewebsteile der Regenbogenhaut sich an dem Zustandekommen der Verklebungen beteiligen, ist der Schwellungsgrad der entzündeten Membran, insbesondere ihres pupillaren Abschnittes von Bedeutung. Je weniger gerade der pupillare Teil geschwellt ist, um so reiner ist der Typus der sog. *Pigmentblattverklebung* (Abb. 1, bei a), bei der das Exsudat lediglich Teile des hinteren retinalen Blattes der Iris an die Linsenkapsel fixiert. Ist dagegen die Schwellung des Pupillarteils der Iris stark ausgesprochen, so verkürzt sich dieser Abschnitt pupillarwärts, bis das Stromablatt schließlich über den freien Rand des Pigmentblatts pupillarwärts hinübergleitet, ganz oder nur mit einzelnen zarten Gewebszipfelchen. Dies hat dann eine Anheftung des Stromas an der entsprechenden Stelle mit der Linsenkapsel zur Folge, die *Stromasynechie,* an deren Aufbau das ganze Irisgewebe, Vorder- wie Hinterblatt Anteil nimmt (Abb. 1, bei c und Abb. 2).

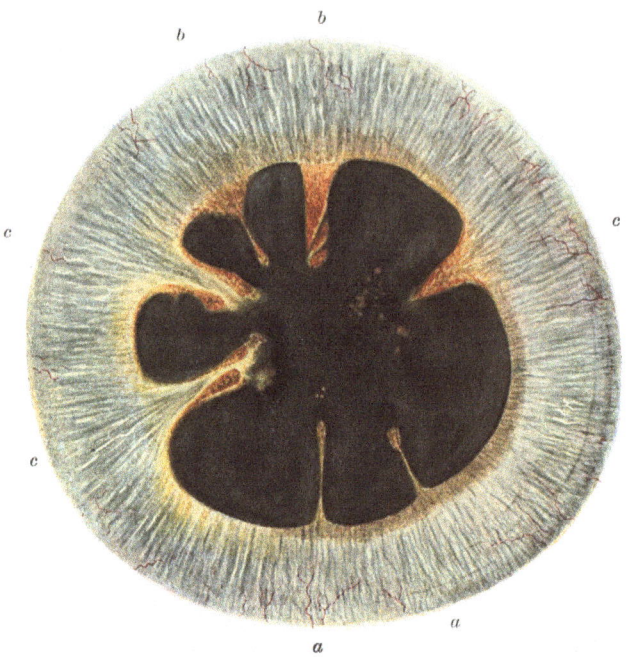

Abb. 1. Abgelaufene diffuse Iritis bei Chorioiditis disseminata eines 17jährigen Mädchens. *a* Spitz ausgezogene Pigmentblattsynechien. Das Stroma hat sich vom Pigmentzipfel fast völlig gelöst. Bei Pupillenverengerung gleitet das Gewebe über die Pigmentzipfel ganz hinüber. Bei *b* beteiligt sich das Stroma in geringem, bei *c* in stärkerem Grade am Aufbau der Synechie. Bei *b* und *c* ist der stark verkürzte Pupillarteil der Iris gar nicht oder nur angedeutet zu sehen. Beginnende Irisatrophie.

Bei den schweren Fällen chronischer oder rezidivierender Iridocyclitis kommt es schließlich auch zu *flächenhafter Anheftung der ganzen Irisrückfläche* an die Linse. Trotzdem tritt in solchen Fällen nur ausnahmsweise eine Vertiefung der Kammerperipherie ein, nämlich bei Schrumpfung, die vom Ciliarkörper ihren Ausgang nimmt. Die Regel ist vielmehr eine Abflachung der peripheren Teile, ja auch der ganzen Vorderkammer durch hochgradige Schwellung, Verdickung oder Vortreibung des Ciliarteils der Iris. Gelegentlich gibt dies auch Veranlassung zur *Entstehung vorderer Synechien,* indem nach vorübergehender Anlagerung der Iris an die Hornhautrückfläche ein feiner Gewebszipfel strebepfeilerartig die Kammer durchsetzend, eine manchmal bleibende Verbindung mit der Hornhautrückfläche herstellt; häufig reißt sie allerdings unter dem Einfluß der wiederkehrenden Irisbewegung wieder ab (vgl. P. JUNIUS).

Am häufigsten kommt eine Abflachung, ja Aufhebung der vorderen Kammer, und zwar hauptsächlich ihrer Peripherie als Folgezustand einer bleibenden zirkulären Verklebung des pupillaren Irisabschnittes zustande, indem die Iris durch die in der Hinterkammer sich ansammelnde Flüssigkeit vorgetrieben wird, ein Zustand, der als „Napfkucheniris" (iris bombée) bezeichnet wird. In anderen Fällen von aufgehobener Vorderkammer bei Anheftung der ganzen Iris an ihre Unterlage ist das ganze aus Zonula und Linse bestehende Diaphragma nach vorne gerückt, und mit der Vorderkammer sind auch mehr oder weniger große Teile der Hinterkammer aufgehoben.

Die Ablagerungsstätte des Exsudates ist also das Gewebe der Iris und des Ciliarkörpers selbst. An der Iris trägt es wesentlich zum verwischten Aussehen des Reliefs bei. Außerdem wird es aber auch auf *die Oberfläche der Membranen* abgesetzt; beim Ciliarkörper ist sogar die Oberflächenexsudation stärker als die ins Gewebe. Das Exsudat mengt sich somit schon früh dem Kammerwasser bei und gelangt auf die Linsenkapsel und die Hornhautrückfläche. In besonders schweren Fällen kann es die entzündeten Membranen ganz einhüllen, außer Vorder- und Hinterkammer auch den circumlentalen Raum und den vordersten Glaskörper erfüllen.

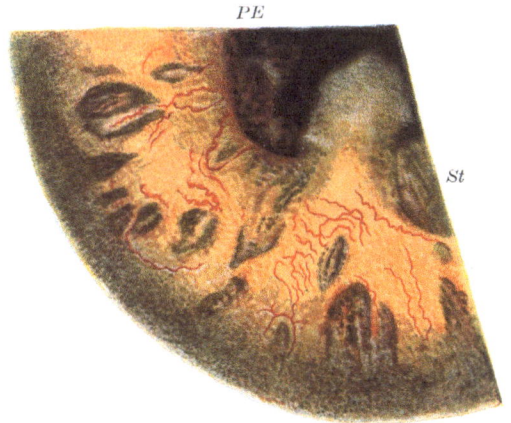

Abb. 2. Abgelaufene Iritis ungeklärten Ursprungs.
Zahlreiche, größtenteils neugebildete Gefäße, nur die Krypten freilassend.
St Stromasynechie. *PE* Pigment- und Exsudatablagerung im Pupillargebiet.

Die Exsudation in die Vorderkammer tritt zuerst in Form des von H. ERGGELET beschriebenen *Kammerstaubes* auf.

Man sieht im Kammerwasser zahlreiche feinste graue, staubartige Pünktchen, am deutlichsten vor der schwarzen Pupille. Charakteristisch für den Kammerstaub ist die mit der Wärmeströmung im Zusammenhang stehende Aufwärtsbewegung der in den hinteren Teilen der Kammer befindlichen, sowie die Abwärtsbewegung der weiter vorne im Kammerwasser schwimmenden Teilchen. Sie sind als Bausteine der häufig gleichzeitig schon vorhandenen Präcipitate aufzufassen und stellen aus Iris und Strahlenkörper ausgewanderte Zellen dar.

Die in der Form von *Präcipitaten* (Beschlägen) an der Descemetschen Membran sich ansammelnden Zellhaufen gehören zu den charakteristischsten Zeichen der Iritis. Die früher übliche Bezeichnung der Iritis „serosa" mußte aufgegeben werden, als die zellige Natur der Beschläge erkannt worden war. Wegen der häufig gleichzeitigen zelligen Verstopfung der Abflußwege wählte FR. SCHIECK die Bezeichnung „Iritis obturans". Die Beschläge sind an der Hornhautrückfläche besonders häufig in Dreiecksform angeordnet, so daß die Basis des Dreiecks unten, die Spitze oben in der Nähe der Hornhautmitte liegt. Unten am dichtesten gelagert nimmt die Zahl und Größe der Zellklümpchen in der Richtung nach oben auf die Spitze zu immer mehr ab und das obere Hornhautdrittel ist meist frei von Beschlägen. Ihre Farbe wechselt von einem lichten Grau oder Graugelb bis zu einem tiefen Braun, je nach dem Gehalt an Pigmentzellen und Körnchen.

An der Bildung dieser Beschläge ist nicht lediglich, wie früher angenommen, der Strahlenkörper beteiligt, sondern ihr geht nach FR. SCHIECK eine im Pupillarteil der Iris beginnende außerordentlich zarte Exsudatbildung voraus. Von diesem Exsudat wird dem Kammerwasser das staubförmige Material beigemengt und die Beschläge sind herdförmige Ansammlungen dieses Materials.

Neben diesen zarten punktförmigen Präcipitaten kommen bei bestimmten Formen von Iridocyclitis größere klumpige graue oder graugelbliche von speckigem Aussehen vor, die unregelmäßiger in der Form sind als die kleinen und einen Durchmesser von 1—2 mm erreichen können.

Die Beschläge überdauern wie die Hypotonie häufig die anderen Symptome der Iridocyclitis um ein beträchtliches und verschwinden in manchen Fällen überhaupt nicht restlos. Ältere Präcipitate nehmen manchmal durch relative Zunahme

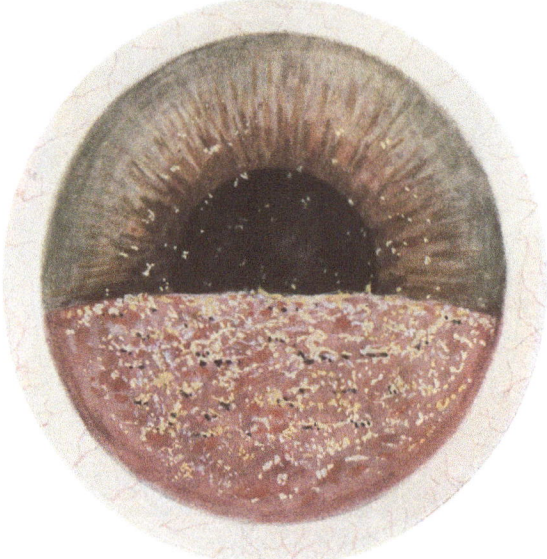

Abb. 3. Hyphaema und Cholestearinablagerung in der Vorderkammer bei Hämophthalmus.

des Pigmentgehaltes bei Zurücktreten der zelligen Bestandteile einen braunen Farbton an. Bisweilen entwickeln sich vor den Beschlägen diffuse tiefliegende fleckförmige Hornhauttrübungen von graulicher Färbung. Dann erzielt man nicht selten mit Fluorescein Grünfärbung, so daß man auf eine Schädigung des Endothels schließen kann (E. v. HIPPEL). An Stelle der Präcipitate selbst sind größere und vor allem feine Pigmenthäufchen oder allerfeinste graue Fleckchen, letztere nur mit der Spaltlampe sichtbar, noch Jahre nach Ablauf der Entzündung festzustellen.

Der Nachweis, daß diese früher in die Hornhaut selbst verlegten punktförmigen Trübungen ihrer Rückfläche nur aufliegen, ward zuerst durch ihre mehr oder weniger vollständige Fortschwemmung bei Paracentese der Vorderkammer erbracht. Sie liegen auch naturgemäß in einer Ebene und werden daher gleichzeitig und erst bei Einstellung auf die Hornhautrückfläche scharf und deutlich sichtbar.

Die Anordnung der Präcipitate in Dreiecksform am unteren Sektor der Hornhaut wurde von F. ARLT und der Wiener Schule auf die Wirkung der Zentrifugal- und der Schwerkraft zurückgeführt. Durch erstere würden sie an die hintere Wand der Hornhaut angeschleudert, der Schwerkraft folgend rückten sie dann nach unten, so daß man die größten auch meist unterhalb der kleineren anhaftend fände. Eine einwandfreiere Erklärung ergibt sich aus der von S. TÜRK zuerst nachgewiesenen *Wärmeströmung in der Vorderkammer*. Ihr zufolge ist das Kammerwasser bekanntlich in ständiger Bewegung, und zwar in aufsteigender Richtung in den tiefsten hinteren Schichten der Vorderkammer, in absteigender in den vorderen der Hornhaut zunächst liegenden Schichten des Kammerwassers. Unten an der Vorderwand in der Nähe des Wendepunktes ist die Stromverlangsamung am größten und hier ist, wie H. ERGGELET dargelegt hat, mit Wirbelbildung zu rechnen, welche die Sedimentierung spezifisch schwererer in Flüssigkeiten suspendierter Körperchen erheblich begünstigt.

Die Präcipitate stellen ein regelmäßiges Symptom der Iritis dar, das man um so seltener vermißt, je mehr man es sich zur Gewohnheit macht, den Einzelfall regelmäßig und wiederholt am binokularen Mikroskop und mit Spaltlampe zu untersuchen. Seltener kommen auch noch andere Formen von Ergüssen

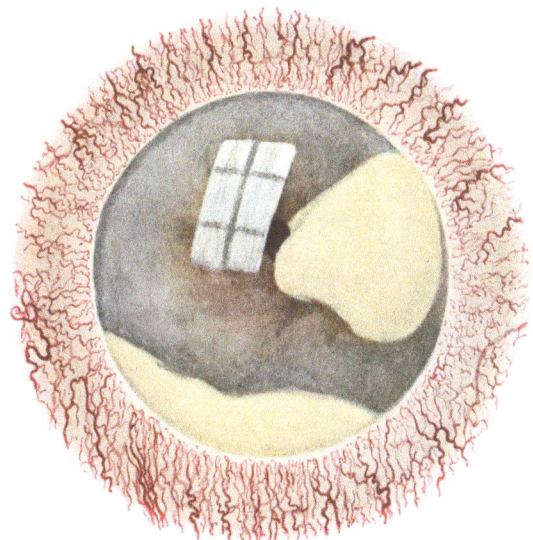

Abb. 4. Diffuse metastatische Iritis mit Hypopyon und Eiterklumpen auf der Iris. Kulturell Staphylokokken.

und Ablagerungen in die Vorderkammer vor, nämlich Hypopyon (Abb. 4), Hyphaema und Cholestearinablagerung (Abb. 3).

Das Auftreten eines *Hypopyons* (Abb. 4) bei primärer Iritis ist durchaus nicht so ungewöhnlich, wie man nach manchen Äußerungen der Literatur schließen sollte. Während große und zahlreiche Präcipitate sich besonders gern bei Iridocyclitis chronischen Ablaufes finden, tritt das Hypopyon vorwiegend bei der akuten Iridocyclitis, meist bei der diffusen metastatischen auf, ohne jedoch für diese charakteristisch zu sein, denn bei Lues und Tuberkulose sieht man es gleichfalls. Die kleinsten sichelförmigen, nur eben am Boden der Kammer sichtbaren Hypopyen sind flüchtig und verschwinden ganz schnell, um indessen nicht selten wiederzukehren. Sie wechseln ihre Lage mit der Körperhaltung. Größere Eiteransammlungen von mehreren Millimetern Höhe lassen auf eine lebhafte Beteiligung des Corpus ciliare schließen und auch sie neigen bisweilen zu plötzlichem Entstehen und Wiederverschwinden. Das Kommen und Gehen des Hypopyons beherrscht dann derart das klinische Bild, daß solche Fälle nach diesem Symptom als *Iridocyclitis mit rezidivierendem oder intermittierendem Hypopyon* beschrieben worden sind. Übrigens besteht das Hypopyon bei endogener Iritis häufig nicht oder nicht vorwiegend aus Eiterzellen, sondern aus Fibrin und ist dann richtiger als Pseudohypopyon zu bezeichnen.

Auch *Blutergüsse* in die Vorderkammer *(Hyphaema)* sind nichts Ungewöhnliches. Am häufigsten beobachtet man sie als hämorrhagische Beimengung zu einem Hypopyon, die Blutschicht setzt sich dann unter die Eiterlage ab. Bei akuter entzündlicher Hyperämie der Iris kommen aber auch lediglich hämorrhagische Ergüsse in die Vorderkammer vor, besonders wenn infolge von Erkrankungen des Blutgefäßsystems wie Plethora, Polycythämie, Arteriosklerose oder bei hämorrhagischer Diathese Neigung zu Blutungen besteht, oder bei solchen Infektionskrankheiten, die mit Hämorrhagien, z. B. in die Haut, einhergehen. Hierfür hat W. REIS eine sehr charakteristische Beobachtung von massenhaften Irisapoplexien bei Erythema nodosum mitgeteilt. Dem Erguß pflegt eine sehr ausgesprochene Hyperämie, und zwar am stärksten im Bereich der Krause vorauszugehen. Es treten alsdann Blutspritzer und Lachen auf der Irisvorderfläche auf, die sich alsbald zu größeren Blutansammlungen am Boden der Vorderkammer aufschichten. Der hämorrhagische Erguß pflegt sich je nach dem Zustand der Abflußwege in wenigen Tagen oder Wochen aufzusaugen, falls nicht stets neue Ergüsse auftreten, die schließlich zu Occlusio pupillae führen können.

Unter den genannten Bedingungen treten die Hämorrhagien gelegentlich bei den verschiedensten Formen von Iridocyclitis auf, außerdem aber sind sie ein charakteristisches und regelmäßiges Symptom bei den herpetischen Uvealentzündungen.

In enger Abhängigkeit von der durch die Hyperämie und Exsudation bedingten Zirkulationsstörung entwickelt sich sodann die *Veränderung der intraocularen Spannung*. Für die Entstehung eines sekundär glaukomatösen Zustandes im Verlaufe der Iridocyclitis ist die Beschaffenheit der Abflußwege, des Filtrationswinkels und des Schlemmschen Venenplexus in erster Linie verantwortlich zu machen. Eine Störung des Verhältnisses zwischen intraocularer Absonderung und Aufsaugung liegt nahezu immer vor; denn einer gesteigerten Absonderung pflegt erhöhte Aufsaugungskraft nur bei intakten Abflußwegen zu entsprechen. Diese sind aber häufig bei Iridocyclitis ebenfalls erheblich verändert, denn das zellreiche Exsudat trägt durch Verstopfung der Abflußwege als mechanisches Hindernis zur Verkleinerung der aufsaugenden Fläche und Räume, zur Verminderung ihrer aufsaugenden Kraft bei. Geringe Erhöhungen des Augenbinnendruckes, tonometrisch von 30—35 mm, sind daher nicht selten, z. B. bei der Iritis obturans. Erheblichere Grade von Drucksteigerung treten naturgemäß besonders bei schwereren Entzündungen langwierigen Verlaufes auf, die durch Anlagerung der Iriswurzel an die Hornhaut zu einer ausgedehnten und dauernden Verlegung des Kammerwinkels oder zur Seclusio pupillae führen. Der intraoculare Flüssigkeitsstrom wird vom Corpus ciliare hauptsächlich gespeist. Bei gewissen Formen chronischer Cyclitis ist nun die „sekretorische" bzw. filtrierende Tätigkeit des Ciliarkörpers zweifellos wenigstens zeitweise gesteigert, und zwar ist das von ihm gelieferte Produkt, das entzündliche Exsudat und Transsudat sowohl quantitativ wie qualitativ erheblich verändert, nämlich reicher an Eiweißstoffen (und Antikörpern). Unter solchen Umständen kann dann natürlich, wie schon zuvor betont, bei gleichzeitiger Blockade der Fontanaschen Räume durch das zellige Exsudat auch nach Erkrankung des Ciliarkörpers *Hypertonie* auftreten. Andererseits darf aber als sicheres Zeichen einer erheblichen Beteiligung des Ciliarkörpers eine *Hypotonie* angesehen werden. Denn eine Herabsetzung des Augenbinnendruckes durch Verminderung der sekretorischen Tätigkeit des Corpus ciliare gehört zu den wichtigsten und konstantesten Symptomen der Entzündung dieses Organs. Die Verminderung der Spannung unter Umständen bis zu wenigen mm Hg Druck kann für Monate anhalten, ja die anderen Symptome der Entzündung sogar noch überdauern, um schließlich zu einem Übergang in Atrophia bulbi oder einer Rückkehr zur normalen Spannung zu führen. Nicht mit Unrecht hat L. HEINE die Uvea mit den Meningen verglichen. Beide Häute können von den gleichen Schädlichkeiten befallen werden. So muß der hartnäckige Kopfschmerz bei manchen Fällen von Iridocyclitis nicht stets seine Ursache in der lokalen Entzündung und der durch sie bedingten Reizung des Trigeminus haben, sondern kann Symptom einer leichten begleitenden Meningitis bzw. eines Meningo-Encephalismus (W. GILBERT) sein. In Übereinstimmung hiermit fand L. HEINE in etwa $3/4$ aller Fälle von Uveitis erhöhten Lumbaldruck als Zeichen einer meningealen Reizung.

Die Beteiligung des Strahlenkörpers äußert sich weiterhin im Auftreten von *Glaskörpertrübungen*, denen man um so häufiger begegnet, je gründlicher man danach sucht. Besondere Formen der Iridocyclitis, bei denen erfahrungsgemäß die Erkrankung des Ciliarkörpers einen erheblichen Grad zu erreichen pflegt, wie das z. B. für die tuberkulöse Iridocyclitis und die chronische Uveitis gilt, zeigen diese Beteiligung zwar häufiger als andere, doch werden Glaskörpertrübungen bei keiner Form von Iritis wohl ganz vermißt. Sie sind ein sicheres Zeichen für die Teilnahme des Corpus ciliare auch an solchen Entzündungen, die wesentlich zunächst nur die Iris zu befallen scheinen.

Die feinsten staubförmigen, im vorderen Teil des Glaskörpers gelegenen Trübungen erkennt man mit der Spaltlampe als glänzende punktförmige Verdickungen der normalen, von A. GULLSTRAND zuerst beschriebenen Glaskörpermembran. Vor allem aber gestattet die Spaltlampe auch die Beobachtung von Präcipitaten an der hinteren Linsenfläche, die den Descemetschen Beschlägen entsprechen.

Häufig ist ferner eine ganz diffuse allgemeine Trübung des Glaskörpers, die zu einer Abnahme seiner Durchsichtigkeit führt. Der Augenhintergrund erscheint alsdann selbst, wenn die vorderen brechenden Medien klar sind, unscharf und verschleiert. Daneben kommt aber auch bei Iridocyclitis eine wirkliche Trübung des Sehnervenkopfes und seiner Umgrenzung infolge Teilnahme der Papille und ihrer Gefäße an der entzündlichen Hyperämie vor.

Am sinnfälligsten sind die groben geformten und geballten Trübungen, die vor allem in den vorderen Glaskörper abgesetzt werden und unter Umständen sogar als ganz kompakte hämorrhagische oder bindegewebige Massen kulissenartig hinter der Linse bei Bewegungen hin- und herschwappen.

Hand in Hand mit diesen objektiven Symptomen der Iridocyclitis und mit ihnen zu- und abnehmend geht nun eine Reihe von *subjektiven Symptomen*. Die Mehrzahl von ihnen ist allerdings für Iritis nicht gerade charakteristisch, da sie in ähnlicher Weise bei Entzündungen der Hornhaut und Lederhaut auch auftreten können. Aber sie gehören doch wesentlich zum Bilde der Entzündungen der vorderen Gefäßhaut hinzu.

Die *Lichtscheu* pflegt um so lebhafter ausgeprägt zu sein, je stärker die ciliare Injektion ist, und sie darf auf eine Reizung der Trigeminusendigungen in der Iris zurückgeführt werden. Sie gehört zu den den Kranken am meisten belästigenden Symptomen, obgleich sie meist nicht in der Stärke auftritt, die häufig bei Keratitis vorhanden ist. Infolge vermehrter Empfindlichkeit auch gegen andere das Auge treffende Reize können z. B. während der Untersuchung objektive wie subjektive Symptome zunehmen. Durch Übergreifen des Reizes auf benachbarte Äste des Trigeminus kommt es ferner zu erhöhter Tätigkeit der Tränendrüsen und in schweren Fällen von Cyclitis zu massenhafter Tränenabsonderung. Sowohl Lichtscheu wie vermehrter Tränenfluß werden vor allem bei den akut ablaufenden Iritiden beobachtet und treten um so mehr zurück, je schleichender der Verlauf ist, um in vielen Fällen von chronischer Uveitis ganz zu fehlen.

Ähnlich steht es mit den *Schmerzempfindungen*. Je chronischer der Verlauf, desto unbedeutender sind Schmerzanfälle, vorausgesetzt, daß sie nicht durch glaukomatöse Folgezustände bedingt sind. Eine mäßig lebhafte Schmerzempfindung ist aber bei akuter Iridocyclitis die Regel. Bis zu schweren neuralgischen Anfällen mit ausgesprochenen Störungen des Allgemeinbefindens kann sich der Schmerz bei heftiger Cyclitis steigern.

Die Schmerzempfindungen werden verschieden lokalisiert. Häufig wird eine Art Druckgefühl im Auge selbst angegeben. Die Betastung ist nur dann besonders unangenehm, wenn eine ausgesprochen herdförmige Erkrankung des Ciliarkörpers vorliegt. Am häufigsten wird der Schmerz als dumpfer Stirnkopfschmerz empfunden, dementsprechend besteht auch nicht selten eine ausgesprochene Neuralgie des Nervus supraorbitalis; auch bis in den Kiefer kann der Schmerz ausstrahlen.

Schließlich ist noch der *Funktionsstörung* zu gedenken, die in manchen schleichend verlaufenden Fällen den noch ahnungslosen Kranken überhaupt erst zum Arzt führt. Es kann sich zu Beginn der Iridocyclitis um eine Störung der Akkommodation handeln; während ihres Ablaufes kann vorübergehend Myopie infolge Reizung des Akkommodationsmuskels entstehen. Meist treten aber außerdem schon frühzeitig Sehstörungen auf, die teils auf einer Trübung der brechenden Medien, teils auf Veränderung der Pupillenreaktion und Form beruhen. Es handelt sich dabei stets einmal um eine Herabsetzung der zentralen Sehschärfe, eine dioptrisch bedingte Amblyopie, sodann um eine Verschleierung des ganzen Blickfeldes, beides um so ausgesprochener, je stärker die Absonderung in Vorderkammer, Pupillargebiet und Glaskörper ist. Die Klagen erstrecken sich dementsprechend anfänglich auf ein Flimmern, später auf Neblig- und Verschwommensehen.

Wegen der durch die Verklebungen oft verhinderten Pupillenerweiterung wird die Sehstörung abends in manchen Fällen am meisten empfunden. Beschwerden der Dunkelanpassung sind auf eine gleichzeitige Erkrankung der Aderhaut zu beziehen.

Unter den **Komplikationen der Iritis** sind an erster Stelle *Entzündungen der Cornea und Sclera*, sodann solche *der Retina und des Opticus*, endlich *Sekundärglaukom* und *Cataracta complicata* zu nennen.

Bei akut entzündlichen Zuständen kann die Cornea infolge ödematöser Durchtränkung ihren Glanz verlieren, daneben treten unter Umständen tiefe gittrige und streifige Trübungen auf, die wohl nur zum geringeren Teil dem Hornhautgewebe angehören mögen, hauptsächlich vielmehr durch Anlagerung von Entzündungsprodukten aus dem Kammerwasser an die Hornhautrückfläche entstehen. Die Entscheidung über Sitz und Ort einer solchen Trübung ist oft durch das allgemeine Hornhautödem sehr erschwert. Wesentlich länger andauernde und schwerere Entzündungen der Hornhautgrundsubstanz treten vor allem bei tuberkulösen und gummösen Prozessen auf (uveale Keratitis), und zwar entweder als tiefe zentrale Trübung (Keratitis profunda) oder in der Form von zungenartigen, vom Lederhautrand ins Hornhautgewebe sich fortsetzenden Trübungen. Meist liegt eine ernstere Erkrankung des Corpus ciliare zugrunde.

Flüchtige Scleritis und Episcleritis wird bei rheumatisch infektiösen und bei herpetischen Prozessen [J. MELLER (a)], hartnäckigere bei Tuberkulose und Lues beobachtet.

Die Beteiligung der Netzhaut bei Iridocyclitis ist zwar sicher nicht so häufig, wie I. SCHNABEL es angenommen hatte. Denn die von ihm beobachtete Netzhauttrübung ist häufig auf die lange Zeit andauernde feine Trübung der brechenden Mittel zu beziehen. Neuerdings hat MELLER wieder darauf aufmerksam gemacht, daß der optische Teil der Netzhaut nicht so ganz selten mit ergriffen ist, und zwar wahrscheinlich durch sekundäre Erkrankung der Netzhautvenen von primärer Uvealentzündung aus. Auch die Beobachtungen W. LIPPMANNS haben ergeben, daß die Ursache von funktioneller Schädigung des Auges in einer Funktionsstörung der Netzhaut liegen kann. Es ist also zwischen diffuser Netzhauterkrankung (I. SCHNABEL), Beteiligung der Fovea (W. LIPPMANN, W. ZEEMAN) und Periphlebitis (J. MELLER) zu unterscheiden. Auf Sehnervenbeteiligung und Neuritis retrobulbaris wurde vor allem von J. MELLER und E. KLEINSASSER hingewiesen (siehe auch SCHIECK, Netzhauterkrankungen und RÖNNE, Sehnervenleiden).

Mehr oder weniger schnell vorübergehende glaukomatöse Zustände sind als Folge besonders lebhafter Absonderung eines zell- und eiweißreichen Exsudates ins Gebiet der Vorderkammer mit Verstopfung der Abflußwege anzusehen; aber auch dauernde Drucksteigerung kann aus der Entwicklung von Krankheitsherden im Kammerwinkel hervorgehen oder sich an zirkuläre periphere vordere Synechie anschließen.

Cataracta complicata endlich stellt sich als Zeichen besonders schwerer Ernährungsstörung und Beteiligung des hinteren Augenabschnittes (Cataracta chorioidalis) oder als Folge der Einmauerung der Linse in die Exsudatmassen ein.

Verlauf und **Prognose** sind je nach der Ätiologie sehr verschieden, und deshalb ist in dieser Hinsicht auf die einzelnen Abschnitte zu verweisen. Immerhin ist aber für diese Fragen auch heute noch die früher übliche Einteilung der Iritiden in bestimmte Erkrankungsgruppen brauchbar, die eben nach der Art des Verlaufs aufgestellt worden sind. Unterscheidet man nun:

1. die akute Iridocyclitis, 2. die rezidivierende Iridocyclitis, 3. die chronische Iridocyclitis oder Uveitis, so lassen sich für diese drei Gruppen Verlauf und Vorhersage wenigstens mit einer gewissen Wahrscheinlichkeit angeben, doch sind Übergänge zwischen den einzelnen Typen häufig, so daß für die Beurteilung des Einzelfalles die ätiologische Klärung der Diagnose angestrebt werden muß.

Die akute Iritis bei Infektionskrankheiten, Eiterungen u. dgl. gibt im allgemeinen die günstigste Prognose. Denn nach einer Dauer von 3—5 Wochen ist die Rückkehr zur Norm unter Hinterlassung nur geringer Folgezustände die Regel, Rückfälle sind ungewöhnlich. Etwas weniger günstiger sind die Aussichten bei der rezidivierenden Iritis, z. B. bei Gelenkerkrankungen, häufig auch Tuberkulose und Lues, gleichgültig ob sie nun jedesmal einen akuten Verlauf nimmt, oder ob auch mehr chronische Entzündungsformen vorliegen. Die häufigen Rückfälle bedingen ein Hinschleppen des Verlaufes über Jahre, unter Umständen über Jahrzehnte; auch treten bleibende Veränderungen an der Regenbogenhaut, Trübungen im Pupillargebiet und häufig im Glaskörper hinzu.

Noch ungünstiger ist der Verlauf bei der chronischen, wahrscheinlich meist tuberkulösen Uveitis: stets über lange Jahre sich hinziehend, kommen hier zwar auch leichtere Fälle vor, bei denen die Funktion nicht allzu erheblichen Schaden nimmt, aber ebenso häufig ist der Ausgang dieses Leidens in höchstgradige Sehstörung, bzw. völlige Erblindung und Schrumpfung des Augapfels, was um so verhängnisvoller ist, als gerade diese Form der Iridocyclitis besonders häufig doppelseitig verläuft.

Die pathologische Anatomie der Iritis gibt im allgemeinen folgende Aufschlüsse.

Die primäre endogene akute Iritis ist im Anfangsstadium frischer Entzündung bisher noch kaum zur anatomischen Untersuchung gelangt. Wir sind daher zunächst auf die Befunde bei *experimenteller und sekundärer Iritis ektogenen wie endogenen Ursprungs* angewiesen.

Wie J. v. MICHEL zuerst an experimenteller Iritis gezeigt hat, kann die Entzündung beginnen mit einer Abhebung der vordersten von MICHEL noch irrtümlich als Endothelhäutchen gedeuteten Schicht durch einen fibrinösen Erguß, dem mehr oder weniger zahlreiche Zellen, meist abgestoßene zugrunde gehende Leukocyten beigemengt sind. Das Fibringerinnsel kann in verschiedener Dicke die ganze Oberfläche der Iris überziehen und die Pupille auskleiden. Es führt ferner zu den Verklebungen der Irishinterfläche mit der Linsenkapsel. Über dem pupillaren Teil der Iris ist die Fibrinausscheidung meist am stärksten.

Die Iris selbst ist geschwellt, ihre Gefäße sind strotzend mit Blut gefüllt. Das Gewebe der Iris enthält auch feine Fibrinniederschläge. Das Stroma ist von zahlreichen mono- und polynucleären Zellen sowie von kleinen Blutergüssen durchsetzt. Es kann auch zu umschriebenen knötchenartigen Ansammlungen von Entzündungszellen kommen, sowohl in den Augenkammern wie im Gewebe besonders dicht unter der Oberfläche am Übergangsteil des pupillaren in den ciliaren Abschnitt, ferner unmittelbar vor dem Pigmentblatt, das bei der akuten Entzündung wohl aufgelockert wird, aber im allgemeinen sich recht widerstandsfähig zeigt.

Lebhafte zellige Infiltration zeigen vor allem auch die FONTANAschen Räume, die Umgebung des SCHLEMMschen Kanals und der vorderen Ciliarvenen (vgl. Abb. 7, S. 18). Diese Beteiligung der die Kammerbucht begrenzenden Gewebe deutet auf die Teilnahme des Strahlenkörpers am Entzündungsprozeß hin.

Häufiger bietet sich sodann die Gelegenheit, die exogene akute Iridocyclitis bei eitrigen Hornhautentzündungen und perforierenden Verletzungen zu untersuchen.

Bei der akuten exogenen Iridocyclitis wie bei der metastatischen Ophthalmie zeigt das Corpus ciliare vorwiegend lebhafte Oberflächenexsudation, während das Gewebe insbesondere des Ciliarmuskels nahezu frei von Infiltration sein kann. Das Exsudat durchsetzt beide Epithelblätter oder trennt sie voneinander oder füllt die Buchten zwischen den Fortsätzen völlig aus.

Die bislang klaffende Lücke in der Kenntnis von Anfangsstadien der pyogenen metastatischen Erkrankungen wurde durch Befunde von MYLIUS ausgefüllt. Er konnte an einem Auge, dessen Erkrankungsbeginn höchstens 24 Stunden zurücklag, feststellen, daß die Entzündung der Iris und des Corpus ciliare bei Staphylokokkensepsis in Form streng umschriebener Abszeßbildung beginnt. Im zweiten Fall griff sie bereits auf die benachbarten Teile des Gewebes über.

Etwas spätere Stadien trifft man sodann bei *endogener metastatischer Ophthalmie*. Die Fibrinausscheidung tritt hier etwas hinter der Auswanderung von Eiterzellen zurück und die ganze Iris ist übersät mit einzelnen Leukocyten bzw. kleinen Ansammlungen von solchen, die teils frei, teils inmitten eines Gewirrs von Fibrinfäden liegen. Dieselben Zellen, polynucleäre und oft auch eosinophile Leukocyten findet man in größerer Ansammlung am Boden der vorderen Augenkammer, wo sie das beginnende Hypopyon bilden. Ferner bekleiden sie als mehr oder weniger zusammenhängender Belag, bald spärlicher, bald in größeren Haufen die hintere Hornhautfläche und stellen die von FUCHS beschriebenen Pseudopräcipitate dar (Abb. 7).

Die dritte Hauptablagerungsstelle des Exsudates neben Iris und Hornhauthinterfläche ist das Pupillargebiet und die Linsenvorderfläche. Das Fibrinnetz spannt sich, reichlich Eiterzellen enthaltend, bei frisch zur Untersuchung gelangenden Fällen mit lebhafter Exsudation von Pupillarrand zu Pupillarrand. Von der Iris wird der Pupillarrand an mehreren Stellen oder allseits durch die fibrinreiche Exsudatmasse mit der vorderen Linsenkapsel verlötet. Dabei überzieht das Exsudat oft den Pupillarteil der Iris nicht nur vorn, sondern auch rückwärts von der hinteren Kammer aus.

Die spätere Gestaltung und gegenseitige Lagerung der Gewebselemente am Pupillarrande hängt alsdann davon ab, ob das Exsudat zur Aufsaugung

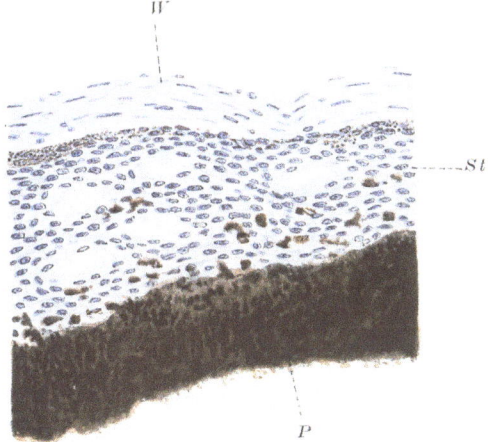

Abb. 5. Organisiertes Exsudat auf der Irisvorderfläche und Gewebsverdichtung bei abgelaufener Iritis. *W* Bindegewebige Auflagerung. *St* Verdichtetes Stroma. *P* Pigmentepithel. (Aus der Sammlung von J. v. MICHEL.)

gelangt bzw. wo sich der Zug eines sich organisierenden Exsudates geltend macht; denn in späteren Stadien erfolgt eine bindegewebige Umwandlung des Exsudats, so daß eine mehr oder weniger dicke Bindegewebsschicht Teile des Pupillargebietes und der Iris oder beide ganz überziehen kann (Abb. 5). Schrumpfung dieses neugebildeten Gewebes führt dann zur Lageveränderung der Iris bzw. zur

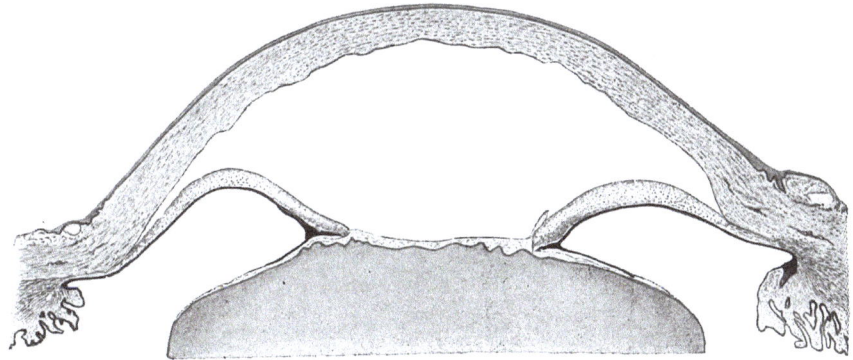

Abb. 6. Alte Iridocyclitis bei Netzhautablösung.

Verschiebung ihrer Schichten gegeneinander. Äußert sich der Zug besonders am Pupillarrande, so wird die Pigmentschicht in das Pupillargebiet hineingezogen. Erfolgt dagegen der pupillarwärts gerichtete Zug am Stroma, so ergibt sich ein *Entropium* des *Musc. sphincter*, ja es kann sogar bei Verschluß der Pupille (Occlusio pupillae) der ganze Pupillarteil durch Zug eines schrumpfenden Exsudats in der hinteren Kammer entropioniert werden. In ähnlicher Weise kann auch ein *Ectropium des Pupillarrandes* zustande kommen (siehe degenerative Veränderungen).

Eine weitere Lageveränderung bedingt die zirkuläre Anheftung des Pupillenrandes der Iris an die Linsenkapsel, die *Seclusio pupillae*. Sie führt zur sog. Napfkucheniris (Butterglockenform, iris bombée) (Abb. 6), weil der Druck des angestauten Kammerwassers der hinteren Kammer die Regenbogenhaut von hinten vorwölbt. Liegt dagegen die ganze hintere Irisfläche mit dem Strahlenkörper der vorderen Linsenkapsel an, so wird die Vorderkammer in der Peripherie vertieft, die Hinterkammer aufgehoben. Bisweilen kommt es aber auch zu einer Trennung des Pigmentblattes vom Stroma. Dann entstehen cystenartige Zwischenräume, die von einer geronnenen Flüssigkeit erfüllt sind.

An der Anheftungsstelle des Pigmentblattes an der Kapsel bzw. dem zwischengelagerten Exsudat kommt es infolge der dauernden Reizung beim mechanisch verhinderten Pupillenspiel bisweilen auch zu starker Wucherung der Pigmentepithelzellen.

Allmählich geht die Iris in den Zustand der Entartung (Atrophie) über. Dabei erfahren Stromazellen und Blutgefäße bestimmte Veränderungen. Die

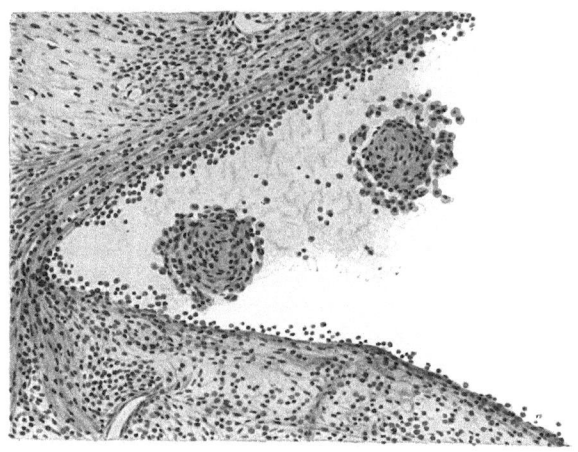

Abb. 7. Präcipitate bei chronischer Iridocyclitis (Lepra). Lymphocyten. Pigmentkörnchen. Flächenbeschläge und Haufenbeschläge.

Crhomatophoren geben ihre langgestreckte Form mit der vielfachen Verzweigung auf und verwandeln sich zu rundlichen plumpen, von Pigment erfüllten Zellen. Die Blutgefäße zeigen auch schon bei Jugendlichen eine hochgradige Wandverdickung mit hyaliner Entartung, ja häufig völligen Verschluß. Das Irisgewebe nimmt an Volumen immer mehr ab und erfährt eine fibröse Verdichtung. Bei hochgradiger Atrophie stellt die Iris schließlich nur mehr eine dünne bindegewebige Haut dar.

Leichtere Irisentartung kann auch die Folge der besonderen Form von Iritis sein, die als Teilerkrankung der chronischen Uveitis auftritt. Diese kann die einzelnen Teile der Gefäßhaut gesondert befallen. Iritis ohne Cyclitis sah Fuchs z. B. anatomisch viermal, auch Cyclitis ohne nennenswerte histologische Beteiligung der Iris kann vorkommen. Das Exsudat ist fast ausschließlich lymphocytär, doch können auch einzelne polymorphkernige Leukocyten beigemengt sein.

Als Quelle des zelligen Exsudates, das in Form von Beschlägen in die Vorderkammer abgesetzt wird, kommt in Betracht:

1. die Iris (Knies, Rubert und Baas),
2. der die Kammerbucht begrenzende Teil des Corpus ciliare (Knies),
3. der der hinteren Kammer anliegende Teil des Corpus ciliare.

Der Ciliarkörper kann nur bei Seclusio pupillae als Quelle der Beschläge ausgeschlossen werden. Auf der Oberfläche seiner Fortsätze fanden A. GROENOUW, E. FUCHS und CL. HARMS, letzterer auch auf dem flachen Teil, Auflagerungen von Zellhaufen, die den Beschlägen der Vorderkammer völlig gleichen. Nicht nur einzelne Zellen, sondern auch Zellballen können den Weg aus der hinteren in die vordere Kammer nehmen.

Anatomisch unterschied FUCHS Pseudopräcipitate und echte Präcipitate. Die ersteren bestehen zumeist aus Lymphocyten, bisweilen auch aus polymorphkernigen Leukocyten mit Beimengung von Eosinophilen und überziehen die hintere Hornhautfläche als fortlaufender Zellbelag von ungleicher Dicke (vgl. Abb. 7). Sie legen sich als einzelne Zellen an die Hornhaut an und unterscheiden sich auch durch diese Entstehung von den echten Beschlägen, die schon als geballte Zellklumpen im Kammerwasser schwimmen (Abb. 7) und sich als ganze wohl abgegrenzte Zellhäufchen an die Hornhaut anheften. Das Zusammenbacken der Zellen wird nach FUCHS durch die klebende Wirkung des Kammerwassers bei Entzündung begünstigt, doch verklumpen sich nur die Lymphocyten, nicht die Leukocyten. Daher treten auch bei den akuten Entzündungen ektogenen Ursprungs keine echten geballten Präcipitate auf. Vielleicht werden Beschläge auch manchmal durch Endothelproliferation vorgetäuscht (J. STÄHLI, J. IGERSHEIMER). Da auch die FUCHSschen Pseudopräcipitate wie die echten Präcipitate wahre Beschläge darstellen, die als Zellhaufen aus der Vorderkammer der Hornhauthinterfläche angeheftet sind, unterschied Verfasser nach der Art der Anlagerung und Form Flächenbeschläge (die FUCHSschen Pseudopräcipitate) von den Kugel- oder Haufenbeschlägen, den FUCHSschen echten Präcipitaten.

Die Haufenbeschläge bestehen aus mononucleären Lymphocyten meist mit großem Kern. Oft sind diese Zellen aufgequollen, häufig auch zu einer zusammenhängenden Protoplasmamasse zusammengebacken, in der außer den Zellen mehr oder weniger reichlich Pigmentkörnchen liegen, die wie die Pigmentkügelchen der Chromatophoren der Gefäßhaut aussehen, von denen die Zellen abstammen.

In der Mehrzahl der Fälle bilden sich die Beschläge zurück und hinterlassen nur Pigmentkörnchen. Seltener kommt bindegewebige Organisation vor. Wahrscheinlich wandeln sich die Lymphocyten in Fibroblasten um. In Fällen von spontaner und traumatischer Iridocyclitis mit Bluterguß finden sich auch Blutpräcipitate. Pigmentierte Beschläge endlich entstehen durch Abschilfern von Zellen des retinalen Irisblattes im Alter, bei Heterochromie, nach Kontusion, Staroperation, bei Diabetes und Aderhautsarkom. Vor den Beschlägen findet sich oft das Endothel sekundär geschädigt.

Die Anfangsstadien der *chronischen Iridocyclitis* kommen kaum zur mikroskopischen Untersuchung, am häufigsten noch durch Iridektomie gewonnene Stückchen. Befunde an diesen sind aber wegen der großen Schrumpfung des Materials schwer und nur mit Vorsicht zu verwerten.

Eine ganze Reihe von Augen mit chronischer Uveitis schwereren Verlaufs konnte FUCHS untersuchen. Zusammenfassend kommt er zu dem Ergebnis, daß der Reiz bei der chronischen Uveitis auf die Oberfläche der Gefäßhaut einwirkt. Je nach dem Stadium der Erkrankung ist die Iris leicht infiltriert oder entartet, zumeist bestehen hintere Synechien oder Pupillarmembran. Die Erkrankung der Iris spielt sich in erster Linie am Pupillarrande ab, sodann an ihrer Vorderfläche. Der Strahlenkörper ist im allgemeinen weniger beteiligt und antwortet auf den Reiz mit Infiltration und Exsudation, später mit Proliferation des Epithels.

In den schwereren Fällen fehlen Beschläge, es besteht ausgesprochene Irisatrophie, ausgedehnte Anwachsung der Iris und Schwartenbildung von seiten des Corpus ciliare.

Schließlich kommen seltene Fälle von spontaner chronischer Uveitis zur Untersuchung, die das *histologische Bild einer sympathisierenden Entzündung* zeigen. Wie bei dieser handelt es sich um infiltrierende Entzündungen mit meist geringer Oberflächenexsudation. Schon FUCHS lenkte auf solche Fälle die Aufmerksamkeit; eingehender wurden einschlägige Befunde von S. KITAMURA, A. BOTTERI und S. WEIGELIN mitgeteilt. Einige dieser Fälle waren auch durch Erkrankung des anderen Auges kompliziert und gaben somit Anlaß zu J. MELLERs Theorie der endogenen Entstehung der sympathischen Ophthalmie.

Auch bei diesen Entzündungen fehlte wie bei sympathisierender Ophthalmie stets Verkäsung; da aber solche auch bei tuberkulöser Uveitis sich nicht findet, ist die Annahme nicht von der Hand zu weisen, daß bei diesen Fällen doch Tuberkulose oder auch Lues im Spiele sein könnte, zumal über den Ausfall der Tuberkulin- und Wassermannschen Reaktion nirgends berichtet wird.

Schließlich gehören auch hierher die Fälle mit sehr starker Infiltration der Gefäßhaut und der Netzhaut, die von Nekrose dieser Membranen begleitet sind (E. FUCHS l. c. 437, BROWN).

Eine eigene Stellung auch auf Grund des anatomischen Befundes gebührt der *Iridocyclitis chronica („Iritis serosa") traumatica*.

Nach FUCHS, der die ersten Fälle dieser Art untersuchte, hat die traumatische Entzündung die Form der Zellen, die Art der Irisinfiltration, das Zurücktreten der plastischen Exsudation mit der sympathisierenden Entzündung gemein. Freibleiben der Aderhaut, Fehlen von epitheloiden und Riesenzellen innerhalb der Gewebsinfiltration bei der „serösen" Entzündung stellen die Hauptunterschiede dar. Ein vom Verfasser untersuchter Fall zeigte stärkere plastische Exsudation und mäßige Beteiligung der Aderhaut in der Gegend der Ora serrata und in der Nähe der Papille, der von RUBERT mitgeteilte wies jüngere entzündliche Herde in der Schicht der großen Gefäße der Aderhaut neben ausgedehnter bindegewebiger Umwandlung des Aderhautstromas auf.

Die Irisinfiltration besteht aus Lymphocyten und Plasmazellen; die Beschläge sind Anhäufungen von einkernigen Zellen, Lymphocyten, die im Kammerwasser aufgequollen sind. Größtenteils handelt es sich auch um Pseudopräcipitate oder um Fibringerinnsel mit Einschluß und Anlagerung von Exsudatzellen. Die gleichen Zellanhäufungen liegen auch der Vorderfläche der Iris auf.

Therapie. Bei der *Behandlung* der endogenen Iritis ist zunächst das Grundleiden zu berücksichtigen. Gegen diesen wichtigen Grundsatz einer Allgemeinbehandlung ist viel gefehlt worden. Keine Behandlung der Iridocyclitis, keine Bemühung um Verhütung von Rückfällen kann einigermaßen auf Erfolg rechnen, wenn der Frage des Ursprungs des Leidens nicht von vornherein genügend Aufmerksamkeit geschenkt wird.

Ob *allgemein kräftigende* oder *ableitende*, ob *physikalisch-diätetische, hydrotherapeutische* oder *medikamentöse Maßnahmen*, ob *Serum-* bzw. *Reizkörperbehandlung* oder *Bade-* und *klimatische Kuren* sowie *Bestrahlung* in Anwendung zu bringen sind, das ist in jedem Einzelfall zu überlegen, und dabei muß dem Allgemeinzustand sorgfältig Rechnung getragen werden; denn der Zustand des Auges allein darf nicht maß- und ausschlaggebend für die Wahl und Dosierung der Allgemeinbehandlung sein.

Die Anzeigen zu den verschiedenen Verfahren der Allgemeinbehandlung finden in den entsprechenden Abschnitten Berücksichtigung, doch sei auf zwei erst in jüngerer Zeit mehr in Aufnahme geratene Methoden schon hier hingewiesen, nämlich auf die *parenterale Eiweißbehandlung* und auf die *allgemeine* wie *örtliche Lichtbehandlung*.

Die intramuskuläre Einspritzung von Milch und Milchpräparaten übt bei den akuten Formen der Iridocyclitis nach den übereinstimmenden Berichten des Schrifttums (B. BERNEAUD, MASCHLER, H. LAUBER, A. PURTSCHER und CRAMER), denen sich Verfasser durchaus anschließt, sehr günstige, bisweilen geradezu überraschende Wirkungen aus. Einmalige Einspritzung genügt oft, um ein schweres Krankheitsbild in kürzester Frist umzustimmen, bis dahin gerötete Augen schnell abblassen zu lassen. Nicht ganz so in die Augen fallend sind die Erfolge der Terpentineinspritzungen nach KLINGMÜLLER (Terpichin, Olobintin).

Für die Bestrahlungsbehandlung ist das eigentliche Feld die tuberkulöse Iridocyclitis. Bei ihr wird daher die Wirkungsweise der sichtbaren wie der ultravioletten und der Röntgenstrahlen erörtert werden.

Die *örtliche Behandlung* hat zur nächstliegenden Aufgabe, die Entzündung möglichst schnell zum Ablauf zu bringen und zugleich die Ausbildung bleibender Verklebungen im Pupillargebiet zu verhüten. Dem ersten Zweck dient die Anwendung von *Wärme zur Steigerung der Hyperämie.* Früher geschah das hauptsächlich in der Form von feuchtwarmen Umschlägen. An deren Stelle ist mehr und mehr die hygienische und zweckmäßigere Anwendung *der japanischen Wärmedose, der Elektrothermophore und der Diathermie* getreten. Dem *feuchten Verband,* der mit Vorliebe für die Nacht angewandt wird, kommt außer der Wärmewirkung auch eine ausgesprochen schmerzlindernde Wirkung zu.

Bei ganz heftiger Entzündung wird die Anwendung von Wärme nicht immer vertragen. Milderung der Schmerzen wird alsdann bisweilen durch Anwendung von kühlen und Eisumschlägen erzielt. Auch wird in solchen Fällen eine günstige Wendung, ein Nachlassen der heftigsten Reizerscheinungen durch *kleine örtliche Blutentziehungen oder Schröpfköpfe* erreicht.

Das zweite Ziel, die *Lösung bzw. Verhütung von Verklebungen* der Iris mit der Linsenkapsel soll durch die pupillenerweiternden Mittel erreicht werden. Durch Verschmälerung der Iris und Verkleinerung ihrer Oberfläche wird der Blutgehalt der entzündeten Membran verringert, die Exsudation eingeschränkt und damit zugleich werden Verklebungen mehr oder weniger vollkommen gelöst, die Ausbildung neuer verhütet. Die Mydriatica kommen in wäßrigen oder öligen Lösungen, in Salbenform oder in Substanz (Kompretten) zur Anwendung, und zwar zu Beginn der Behandlung akuter Fälle zweckmäßig mehrmals schnell hintereinander, bis die Wirkung eingetreten ist. In hartnäckigen, dieser Behandlung widerstrebenden Fällen wird bisweilen, aber durchaus nicht immer, noch ein Erfolg mit dem Glaukosan (C. HAMBURGER) erzielt.

Der längere Gebrauch der pupillenerweiternden Mittel kann bei gleichzeitigem Versagen der Abflußwege eine mäßige Drucksteigerung zur Folge haben, die aber oft selbst längere Zeit hindurch vom Auge vertragen wird, so daß die Mydriatica nicht ausgesetzt werden müssen, worauf Verfasser hinwies. Aber bei lang sich hinziehender schwerer Iridocyclitis mit ernsterem Zustand von Drucksteigerung grundsätzlich die Pupille erweitert zu halten, wie LARSEN vorschlägt, scheint Verfasser zu weit gegangen. Hier ist in jedem Falle unter Druckkontrolle sorgfältig die Verträglichkeit gegen Miotica und Mydriatica zu prüfen. Bei dauernder Drucksteigerung zieht Verfasser jedenfalls wie HAGEN operatives Eingreifen vor.

Schließlich wird für die Behandlung der Iridocyclitis und zwar besonders der subakuten und chronischen Formen die zirkulationsbefördernde Wirkung der subconjunctivalen Einspritzungen nutzbar gemacht. Zumeist werden 2 bis 5% Kochsalzlösungen gewählt, doch können bei schleichenden und wenig zu Drucksteigerung neigenden Fällen auch stärkere Reizmittel angewendet werden. So haben sich Verfasser seit geraumer Zeit 1—3% Dionininjektionen (bei drohender Schrumpfung evtl. mit Zusatz einiger Tropfen Opiumtinktur) sehr brauchbar erwiesen. Diese Injektionsbehandlung empfiehlt sich besonders bei den zu lang dauernder Hypotonie neigenden Formen von chronischer Cyclitis.

Neben der konservativen Lokalbehandlung ist seit geraumer Zeit auch eine *operative Behandlung* der Iridocyclitis eingebürgert. Als einfachster schonendster und zumeist auch harmloser Eingriff kommt zunächst die Punktion der vorderen Augenkammer, die *Paracentese,* in Betracht, an deren Stelle auch wegen ihrer besseren Saugwirkung auf die Präcipitate die technisch aber nicht ganz einfache Spritzenpunktion empfohlen wurde. Schon lange wird dieser Eingriff bei chronischer Iridocyclitis mit Präcipitaten geübt, wo er unter Umständen oft wiederholt werden kann (Serienpunktion nach C. GRUNERT, vgl. auch HAMBURG); von neueren Autoren wird er aber auch bei akuter Iridocyclitis ausgeführt. Die Wirksamkeit des Eingriffs ist nicht nur mechanischer Art, sie beruht vielmehr auch auf der Hyperämisierung der vorderen Gefäßhaut nach Abfluß des Kammerwassers, sodann auf der Erneuerung des Kammerwassers. Denn durch C. WESSELYs und P. RÖMERs Versuche wurde erwiesen, daß die Antikörper, die bei der Immunisierung des Organismus im Blut auftreten, nach der Punktion in das Kammerwasser des entzündeten, ja auch des normalen Auges übergehen. So darf angenommen werden, daß die Heilfaktoren dem neugebildeten Kammerwasser in erhöhtem Maße innewohnen. Zu dem zirkulationsbefördernden und den schnellen Ablauf der Entzündung begünstigenden Einfluß der Paracentese kommt noch manchmal eine schmerzlindernde Wirkung hinzu.

Der Eingriff wurde schon von TH. SAEMISCH, E. FUCHS (a) u. a. für unbedenklich gehalten, da er abgesehen von gelegentlichen kleinen Blutaustritten in die Vorderkammer keinen Schaden verursacht und oft ausgezeichnete Erfolge ergibt. Doch äußerte W. STOCK dagegen den Einwand, daß solche operativen Eingriffe im Gewebe eingehüllte Bacillen freimachen könnten, wonach die Iritis einen viel schwereren Charakter annehme.

Verfasser sah in weit über 100 Fällen von subakuten und chronischen Entzündungen sehr gute Erfolge von Paracentesen, die zweimal wöchentlich wiederholt wurden, besonders bei Kombination mit subconjunctivalen Kochsalz- und Dionininjektionen, die dem Eingriff unmittelbar vorausgeschickt und anstandslos vertragen wurden. Aber die Berechtigung der von STOCK auf Grund von Tierversuchen geäußerten Bedenken muß Verfasser für Fälle tuberkulösen Ursprungs zugeben, da eine Verschleppung von Ciliarkörpertuberkulose in den Tagen nach der Paracentese durch flüchtiges Aufschießen von kleinsten Knötchen im Pupillarteil der Iris gelegentlich zu beobachten ist. Bleibender Schaden entstand aber nie.

Die neben der Punktion am häufigsten geübte Operation, die *Iridektomie,* soll grundsätzlich erst nach Ablauf der Entzündung vorgenommen werden, falls nicht ein bedrohlicher Zustand von Sekundärglaukom ein Abweichen von dieser Regel einmal erfordert. Denn bei Vornahme dieser Operation noch während der Entzündung droht nicht nur die schon für die Paracentese erwähnte Gefahr der Verschleppung von infektiösem Material mit dem nach vorn gerichteten Flüssigkeitsstrome, sondern die Gefahr der Weiterverbreitung des Prozesses wird gesteigert durch die operative Eröffnung des Entzündungsherdes selbst beim Fassen und Ausschneiden der Regenbogenhaut.

Eine ganze Reihe von Folgezuständen der Iritis geben die Anzeige zur Vornahme einer Iridektomie. Sie wird als Eingriff zur Verhütung von Rückfällen bei zirkulärer und flächenhafter hinterer Synechie, als Glaukomprophylaxe zur Beseitigung der durch die Blockade der Pupille und des Kammerwinkels bedingten Drucksteigerung und endlich als optische Iridektomie zur Verbesserung der optischen Verhältnisse bei Occlusio pupillae oder bei Komplikation durch Katarakt vorgenommen. Unter Umständen genügt schon das Durchstechen der vorgebuckelten Iris mit dem Schmalmesser (Transfixion).

Neben oder an Stelle der Iridektomie werden auch andere Operationen wie Iridotomie, Iridosklerotomie oder die neueren druckherabsetzenden Ersatzverfahren für die Iridektomie ausgeübt, ohne daß sie jedoch die allgemeine große Bedeutung der Iridektomie hätten erreichen können.

Literatur.
Die Erkrankungen der Iris und des Corpus ciliare.

BAAS: Über Iritis serosa. Z. Augenheilk. 9 (1903). — BERNEAUD: Über den Wert der Milcheinspritzung bei Augenerkrankungen. Klin. Mbl. Augenheilk. 61 (1918). — BOTTERI: Idiopathische Iridochorioiditis unter dem Bilde einer sympathisierenden Entzündung. Graefes Arch. 69 (1909). — BRAUNSTEIN: Augenerkrankungen bei Fleckfieber. Graefes Arch. 113 (1924). — BROWN: Über eine besondere Art proliferierender Chorioiditis. Graefes Arch. 82 (1912).

ELSCHNIG: Studien zur sympathischen Ophthalmie. 3. Teil. Graefes Arch. 78 (1911). — ERGGELETT: Klinische Befunde bei fokaler Beleuchtung mit der Gullstrandschen Nernstlampe. Klin. Mbl. Augenheilk. 53 (1914).

FUCHS: (a) Aussprache zu ZUR NEDDENs Vortrag 1906. (b) Über chronische endogene Uveitis. Graefes Arch. 84 (1913).

GILBERT: (a) Untersuchungen über die Ätiologie der schleichenden traumatischen intraocularen Entzündungen. Graefes Arch. 77 (1910). (b) Über die rezidivierende eitrige Iridocyclitis. Arch. Augenheilk. 86 (1920). (c) Über Augenerkrankungen bei Gefäß- und Nierenleiden. Verh. dei außerordentlichen Tagung der ophthalm. Ges. Wien. 1921. (d) Die Erkrankungen des Uvealtraktus. Graefe-Saemischs Handbuch. 2. Aufl. 1922. (e) Über Meningismus und Meningoencephalismus bei Augenkranken. Bericht über die 46. Heidelberg. Zusammenkunft. 1927. — GROENOUW: Anatomische Untersuchungen über Iridocyclitis serosa. Klin. Mbl. Augenheilk. 38 (1900). — GRUNERT: Über Paracentesekuren. Bericht über die 43. Vers. der dtsch. ophthalm. Ges. in Jena. 1922. — GUILLERY: Untersuchungen über Uveagifte. 5. Mitt. Arch. Augenheilk. 78 (1915). — GULLSTRAND: Die reflexlose Ophthalmoskopie. Arch. Augenheilk. 68 (1911).

HAGEN: Bemerkungen zur Arbeit von LARSEN; Graefes Arch. 115 (1925). — HAMBURG: Über Paracentesekuren bei chronischer Iridocyclitis. Z. Augenheilk. 53 (1924). — HARMS: Zur pathologischen Anatomie der Iridocyclitis mit Beschlägen auf der hinteren Hornhautwand. Klin. Mbl. Augenheilk. 42 (1904). — HEINE: Über die Höhe des Hirndrucks bei einigen Augenkrankheiten. Münch. med. Wschr. 1914. — HERTEL: Über die Augensymptome bei der Weilschen Krankheit. Graefes Arch. 94 (1917). — v. HIPPEL: Die Ergebnisse meiner Fluoresceinmethode. Graefes Arch. 54 (1902). — HORNER: Die Krankheiten des Auges im Kindesalter in Gerhardts Handbuch der Kinderkrankheiten. Bd. 5, (1886).

JUNIUS: Über spontane vordere Synechien. Z. Augenheilk. 41 (1919).

KITAMURA: Beiträge zur Kenntnis der sympathischen und sympathisierenden Entzündung mit histologischen Untersuchungen sympathisierender Augen. Klin. Mbl. Augenheilk. 45, 2 (1907). — KLEINSASSER: Gesichtsfeldstörungen bei Iridocyclitis. Z. Augenheilk. 48 (1922). — KNIES: Beiträge zur Kenntnis der Uvealerkrankungen. Arch. Augenheilk. 9 (1880). — KRÜCKMANN: Die Erkrankungen des Uvealtraktus. Graefe-Saemischs Handbuch. 2. Aufl. (1908).

LARSEN: Über Atropinbehandlung bei Iridocyclitis glaucomatosa. Acta ophthalm. (Københ.) 3, 99; Graefes Arch. 115 (1925). — LAUBER: Aussprache zu MASCHLER. Klin. Mbl. Augenheilk. 64, 555 (1920). — LEBER: Über das Vorkommen von Iritis und Iridochorioiditis. Graefes Arch. 31 (1885). — LIPPMANN: Über das Vorkommen von Zentralskotomen bei Iridocyclitis. Klin. Mbl. Augenheilk. 67 (1921). — LÖWENSTEIN: Roseolenähnliche Affektion der Regenbogenhaut neben punktförmigen Bindehautblutungen bei hämorrhagischer Diathese. Klin. Mbl. Augenheilk. 59 (1917).

MASCHLER: Erfahrungen mit Milchinjektionen an der 2. Augenklinik in Wien. Sitzg ophthalm. Ges. Wien 19. Jan. 1920. Ber. klin. Mbl. Augenheilk. 64, 552 (1920). — MELLER: (a) Zur Klinik und pathologischen Anatomie des Herpes zoster uveae. Z. Augenheilk 43. Festschrift Kuhnt (1920). (b) Chronische Iridocyclitis und Neuritis retrobulbaris. Graefes Arch. 105. Festschrift f. FUCHS (1921). — MICHEL: (a) Über Iris und Iritis. Graefes Arch. 27 (1881). (b) Zur Kenntnis der Ursachen einer primären Iritis usw. Münch. med. Wschr. 1900. — MILLS: Amoebic iritis occuring in the course of non dysenteric amoebiasis. Arch. of Ophthalm. 52, 525; Klin. Mbl. Augenheilk. 72, 260 (1923). — MYLIUS: Zur Klinik und pathologischen Anatomie der Anfangsstadien der pyogenen metastatischen Erkrankungen des vorderen Augenabschnittes. Z. Augenheilk. 60 (1926).

ZUR NEDDEN: (a) Über den therapeutischen und diagnostischen Wert der frühzeitigen Punktion der vorderen Kammer bei Iritis. Ber. 33. Heidelberg. Vers. 1906, ferner Ber. Vers. Jena 1922. (b) Aussprache zu GRUNERTs Vortrag in Jena. 1922.

REIS: Augenerkrankung und Erythema nodosum. Klin. Mbl. Augenheilk. 1906. — RIETH: Iridocyclitis bei Parotitis epidemica und anderen Speicheldrüsenschwellungen und über ihre Beziehungen zur Tuberkulose. Klin. Mbl. Augenheilk. 63 (1919). — RÖTTH: Vergrößerung des blinden Flecks bei Iridocyclitis. Ungar. ophthalm. Ges. Klin. Mbl. Augenheilk. 77, 234 (1926). — RUBERT: Iridochorioiditis serosa nach langjährigem Verweilen eines Eisensplitters im Auge. Graefes Arch. 78 (1911).

SCHIECK: (a) Über Iritis serosa. Dtsch. med. Wschr. **1919**, Nr 25, 675. (b) Das Wesen der Iritis serosa und ihre Beziehungen zur Cyclitis und zum Glaukom. Z. Augenheilk. **43**; Festschrift für KUHNT 1920. — SCHLEICH: Über die primären tuberkulösen Uvealerkrankungen. Dtsch. med. Wschr. **1916**, Nr 38. — SCHMIDT, R.: Über Proteinkörpertherapie und über parenterale Zufuhr von Milch. Med. Klin. **1916**, Nr 7. — SCHNABEL: Die Begleit- und Folgekrankheiten der Iritis. Arch. Augenheilk. **5** (1876). — SELIGSOHN: Ein Fall von pseudoleukämischen Orbitaltumoren. Z. prakt. Augenheilk. **1906**. — STÄHLI: Ein Beitrag zur Anatomie und Pathologie der Lues hereditaria tarda. oculi. Arch. Augenheilk. **1913**. — STOCK: Aussprache zu ZUR NEDDENs Vortrag 1906. — STRAUB: Über Hyalitis und Cyclitis. Graefes Arch. **86** (1913). — v. SZILY u. STERNBERG: Bakteriotherapie und Chemotherapie in der Augenheilkunde. Klin. Mbl. Augenheilk. **60** (1918).

TÜRK: Untersuchungen über die Strömungen in der vorderen Augenkammer. Graefes Arch. **64** (1906).

UHTHOFF: Zur Kataraktoperation bei Diabetikern. 35. Heidelberg. Ber. **1908**.

VOSSIUS: Über Iritis mit knötchenförmigen tuberkelähnlichen Neubildungen. Deutschmanns Beiträge. 1891.

WEIGELIN: Zur Frage der pathologisch-anatomischen Diagnosestellung der sympathischen Ophthalmie. Graefes Arch. **75** (1910).

ZEEMAN: Über Netzhaut- und Sehnervenleiden bei Iridocyclitis. Graefes Arch. **112** (1923).

Die Folgezustände der Iridocyclitis.

Wie der Verlauf und Ablauf einer endogenen Entzündung der vorderen Gefäßhaut sehr verschieden sein kann, so sind auch Art und Grad der Folgezustände sehr mannigfaltig. Dem flüchtigen Ablauf einer einmaligen leichten akuten Iritis innerhalb einer Frist von 2 bis 3 Wochen steht ein häufiges Rückfälligwerden oder ein primär bzw. sekundär außerordentlich chronischer, über lange Jahre sich hinziehender Verlauf gegenüber, und, während im ersteren Falle eine restlose Rückbildung aller Symptome ohne irgendwelche Spuren möglich ist, bestehen nach einem heftigeren Anfall oder bei längerem Hinziehen der Entzündung eine Reihe von funktionsstörenden Folgezuständen fort.

Als geringster Grad bleiben feine Beschläge an der Hornhautrückfläche oder kleine Pigmentablagerungen auf der vorderen Linsenkapsel zurück. Ist die Lösung der Verklebungen nicht völlig gelungen, so kommt dazu eine bleibende Veränderung von Pupillenform-, -weite und -spiel. Bisweilen macht sich die Entrundung der Pupille erst bei Mydriasis deutlich geltend. Infolge sehr lebhafter Exsudation oder nach wiederholten Schüben der Entzündung bildet sich schließlich eine ringförmige hintere Synechie aus, Pupillarabschluß (*Seclusio pupillae*), wozu sich noch bei Verlegung der Pupille durch eine organisierte Exsudatschwarte Pupillarverschluß (*Occlusio pupillae*) hinzugesellt.

Ist eine schwere Erkrankung des Strahlenkörpers vorausgegangen, so bleibt als Folge des Versiegens der intraocularen Flüssigkeitsabsonderung dauernde Hypotonie mit allmählichem Übergang in Atrophia bulbi bestehen.

Die Folge lang andauernder, besonders mit flächenhafter Anheftung an die Linse oder mit Drucksteigerung einhergehender Regenbogenhautentzündung ist eine ausgebreitete Degeneration der ganzen Membran (Abb. 8). Die entartete Iris zeichnet sich durch verwaschenes Oberflächenrelief und Fehlen aller Niveaudifferenzen sowie Zurücktreten der Unterschiede zwischen pupillarem und ciliarem Teil aus. An Stelle des zierlichen Irisreliefs tritt eine gleichförmige fließpapierähnliche Fläche von schwachem Glanz und schmutzig graubrauner Farbe; an einzelnen Stellen erscheinen erweiterte und neugebildete oder sklerotische Gefäße. Der Pupillarrand kann zugeschärft, ausgefranst erscheinen, ja durch Umstülpung nach hinten verschwinden. Ist eine Iridektomie vorausgegangen, so zeigt die Irisvorderfläche bisweilen eine eigentümliche Pigmentzerstreuung (VOSSIUS, Abb. 9), die am dichtesten im Pupillargebiet ist. Diese entsteht durch Verschleppung von Pigmentkörnchen des Irisepithels auf die Vorderfläche. Von der Haftstelle breitet sich dann diese Zerstreuung über die Membran weiter aus, tritt auch bisweilen an der Hornhauthinter-

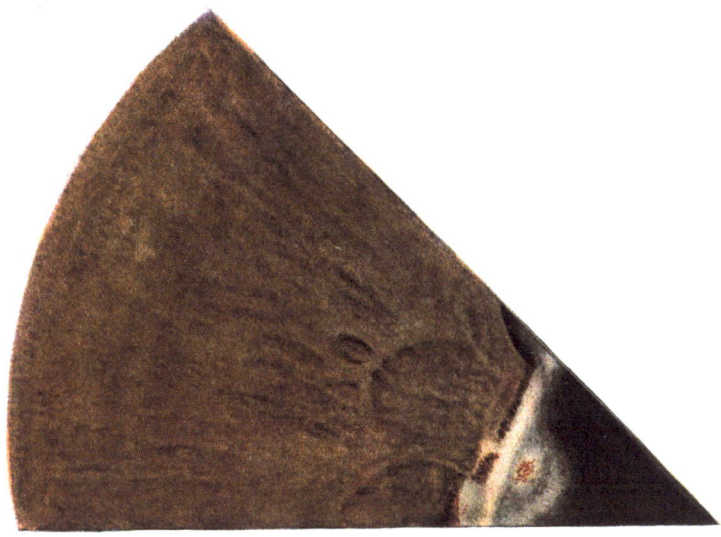

Abb. 8. Irisatrophie bei abgelaufener Iritis. Fließpapierbeschaffenheit der Iris. Pupillarexsudat.

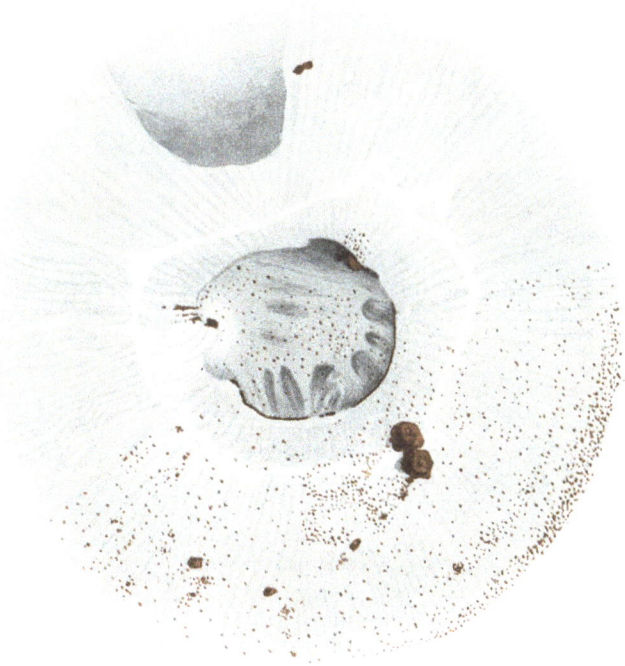

Abb. 9. Pigmentzerstreuung auf der Iris.

fläche auf. Das gleiche Bild kommt mitunter ohne vorausgegangene Operation vor, wenn die Entartung z. B. sektorenförmig die vordere Grenzschicht befällt (vgl. W. GILBERT).

Häufiger ergreift die Entartung das Stromablatt in seiner ganzen Dicke, und es kommt dann mit Vorliebe im Randteil des Ciliarabschnittes der Iris zu Lückenbildungen im Gewebe, indem bei hinterer Synechie und durch sie bedingter mangelhafter Zirkulation und Ernährung durch mechanischen Zug die Iris am dünneren Ciliaransatz abreißt (C. v. HESS, A. FRANK, CL. HARMS). So kann sich besonders bei Drucksteigerung eine spontane Iridodialyse einstellen. Die Mitwirkung der Drucksteigerung am Zustandekommen dieser Lücken ist aber nur bei DE LA VEGAs Beobachtung auszuschließen. Während diese peripheren Gewebslücken entsprechend der Zugrichtung ausnahmslos radiär gestellt sind, finden sich solche im zentralen Teil der Iris häufig konzentrisch zur Pupille angeordnet.

Am Grunde des Stromadefektes sieht man bisweilen das mehr oder weniger unversehrte Pigmentblatt freigelegt, häufiger aber entwickelt sich unter der Lücke im Stroma eine annähernd ebensogroße im Pigmentblatt der Iris, da dieses in seiner Ernährung teilweise vom Stroma abhängig ist. Seltener geht der Schwund des Pigmentblattes dem des Stromas zeitlich voraus, so daß bei Durchleuchtung dann vollkommene Lochbildung vorgetäuscht wird, während bei seitlicher Beleuchtung sich noch eine Gewebsmembran über der Pigmentblattlücke zeigt.

Etwas anders verhält sich der Gewebsschwund bei *vorderer Synechie*, die allerdings bei endogener Iritis ziemlich selten als Folge zeitweiliger Aufhebung der Vorderkammer (P. JUNIUS), nur nach fetaler Entzündung etwas häufiger beobachtet wird. Bei vorderer Synechie handelt es sich um reine Zugatrophie der Iris, die in dem am stärksten gespannten Teil eintritt. Hier bewahrt das Pigmentblatt nach FRANK eine gewisse Selbständigkeit und wird weniger in den Entartungsprozeß einbezogen, nachdem es sich vom Stromablatt getrennt hat.

In degenerierten Augen beobachtet man nicht selten eine Ektropionierung des Pigmentblattes und des Musc. sphincter nach außen. Ein geringer Grad dieser Veränderung, die unzweckmäßig als „Ectropium uveae" bezeichnet wird, findet sich häufig in Augen mit Drucksteigerung; ausgedehnter dagegen und schon klinisch sichtbar kommt sie nur in schwer geschädigten erblindeten Augen mit Degenerationserscheinungen, Ablatio retinae, intraocularen Blutungen oder mit längst abgelaufenen entzündlichen Prozessen vor. Das Pigmentblatt wandert dann am ganzen Pupillarrande auf die Vorderfläche der Iris, wenn hintere Synechien es nicht daran hindern (STERN). Die Entstehung dieses Ectropium des Pigmentblattes wurde von KNIES zuerst auf eine mechanische Zugwirkung zurückgeführt. Später fand man dementsprechend den Ciliarteil der Iris stets in wechselnd großer Ausdehnung mit der hinteren Hornhautfläche verwachsen und vom neuen Kammerwinkel aus sollte die Schrumpfung entzündlicher Produkte auf der Irisvorderfläche einen Zug ausüben (vgl. z. B. H. MEYER). Tatsächlich kann man denn auch bei manchen Fällen den Kopf der ektropionierten Pigmentlage in ein schrumpfendes Exsudat eingebettet sehen. FUCHS dagegen erblickt in einem durch Atrophie des Irisstromas entstehenden Mißverhältnis der Größe der beiden Irisblätter die Ursache für die Entstehung des Ectropium acquisitum.

Während in diesen älteren Anschauungen dem Pigmentblatt lediglich eine passive Rolle zugeschrieben wird, stellte GALLENGA zuerst eine Vermehrung und Wucherung der Pigmentepithelzellen fest. Auch W. LOHMANN erwähnt eine Anregung zur Proliferation des Pigmentepithels. Die Ursache dieser Wucherung sehen SIEGRIST und STERN in Sklerose und Schwund der Irisgefäße. Demnach würde die Wucherung des Pigmentepithels der Iris ganz analog der Entartung des Pigmentepithels der Netzhaut als eine Ernährungsstörung zu bewerten sein, nur daß es auf der Iris zu einer flächenhaften Ausbreitung der Pigmentepithelien kommt.

Das in Abb. 10 wiedergegebene Ectropium des Pigmentblattes kam in dem Auge eines 4 Jahre alten Kindes zur Beobachtung, das unter dem Bild des Pseudoglioms mit Drucksteigerung erblindet war. Die Annahme eines aktiven Hinüberwucherns des Pigmentblattes im Sinne SIEGRISTS wird hier dem Befunde am besten gerecht; denn ausgestreckt

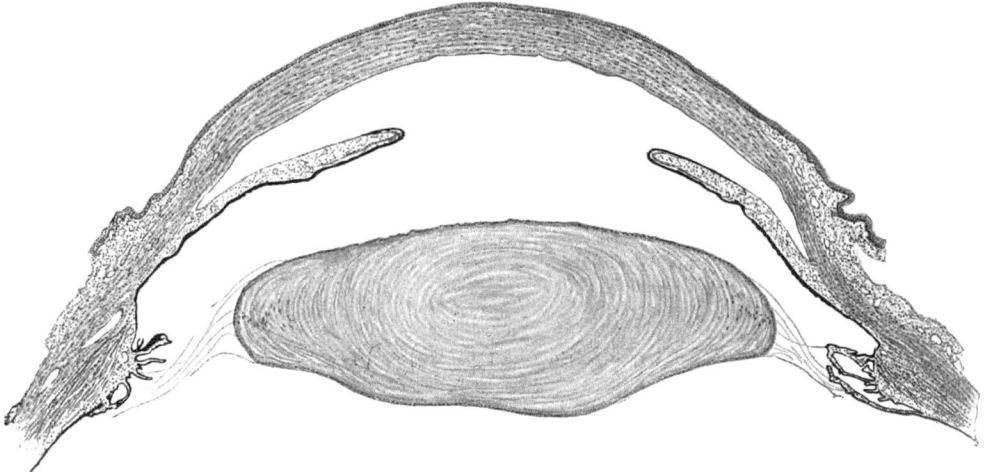

Abb. 10. Ectropium des Stratum pigmenti iridis bei Pseudogliom mit Drucksteigerung.

würde die Pigmentepithellage wie in SIEGRISTS Fällen, das Maß der normalen nicht verkürzten Irishinterfläche weit überschreiten.

Auch die Neubildung glashäutiger Substanz, die von der DESCEMETschen Membran abzweigt und auf die Oberfläche der Iris hinüberwächst, wird fast nur gleichzeitig mit

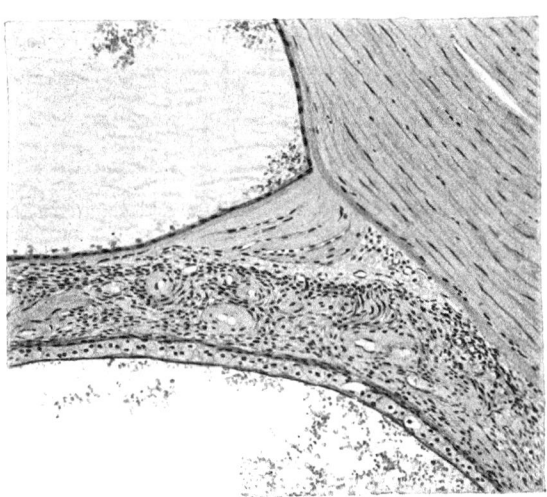

Abb. 11. Glashautbildung im Kammerwinkel. Irisentartung mit Gewebsverdichtung. Präparat depigmentiert.

einer Verlötung des Kammerwinkels in schwer veränderten Augen beobachtet (Abb. 11). Sie kann, von Endothel überzogen, auch die Rückfläche der Iris in mehr oder weniger großer Ausdehnung bekleiden (TH. AXENFELD, HALBEN). Diese Irisverglasung entsteht nach den übereinstimmenden Befunden von A. WAGENMANN, TH. WERNCKE, HALBEN u. a. durch Hinüberwuchern des Hornhautendothels und pflegt dort am meisten ausgeprägt zu sein, wo die Reizwirkung am stärksten ist.

Außer dieser Überziehung der ganzen Irisoberfläche mit glashäutigem Gewebe kommen auch umschriebene Wucherungen vor, die ebenfalls vom Hornhautendothel ausgehen, aber ganz den Charakter eines derbfibrösen homogenen, dem Kapselstar ähnlichen Gewebes tragen. Sie wurden von WAGENMANN zutreffend mit dem Namen des endothelogenen Bindegewebes belegt. Ein solches kernarmes, vom Endothel abstammendes Bindegewebe gibt Abb. 11 wieder. Es hatte sich an einem kolobomatösen Auge zwischen DESCEMETscher Membran und der auf die Vorderfläche der Iris ziehenden Glashaut im sekundären Kammerwinkel gebildet.

Schließlich kommt es bisweilen durch Zug schrumpfender Exsudatmassen auf der Rückfläche der Iris zu pigmentierten Cysten. Um Cysten im eigentlichen Sinne handelt es sich allerdings nicht, sondern entweder um ein Auseinanderweichen des retinalen und uvealen Blattes des Pigmentepithels mit Wiederherstellung des Raums der vorderen Augenblase oder um abgeschnürte Hohlräume bei hinteren Synechien, die durch eindringendes Kammerwasser erweitert werden (FR. SCHIECK, H. WINTERSTEINER).

Am Ciliarkörper äußern sich die Folgen chronischer Iridocyclitis besonders in Veränderungen des Ciliarepithels. Es kommt zu Wucherungen des Epithels in Form von kleineren und größeren Sprossen und Auswüchsen im flachen wie im gefalteten Teil, seltener an den Firsten (s. Altersveränderungen).

Literatur.
Die Folgezustände der Iridocyclitis.

AXENFELD: Zur Neubildung glashäutiger Substanz im Auge. 30. Heidelberg. Ber. 1902.
FRANK: Kasuistische Beiträge zur Irisatrophie. Arch. Augenheilk. 47 (1903). — FUCHS: Anatomische Miscellen. Graefes Arch. 29 (1883).
GALLENGA: Contributo allo studio dell ectropion uveae usw. Arch. ottalm. 12 u. 13 (1905 u. 1906). — GILBERT: Über Pigmentschwund und pigmentierte Beschläge im Verlauf von Iritis. Klin. Mbl. Augenheilk. 44, 2 (1906).
HALBEN: Ein Fall von Irisverglasung bei Buphthalmus usw. Arch. Augenheilk. 49 (1903). — HARMS: Einseitige spontane Lückenbildung der Iris ohne mechanische Zerrung. Klin. Mbl. Augenheilk. 41, 1, 552 (1903). — HESS: Ein Beitrag zur Kenntnis der nichttraumatischen Iridodialyse. Klin. Mbl. Augenheilk. 30, 103 (1892).
JUNIUS: Über spontane vordere Synechien. Z. Augenheilk. 41 (1919).
LOHMANN: Beitrag zur Kenntnis des Ectropium uveae. Klin. Mbl. Augenheilk. 48, 1 (1910).
MEYER: Über die Entstehung des erworbenen Ectropium uveae. Arch. Augenheilk. 73 (1913).
SCHIECK: Über pigmentierte Cysten an der Irishinterfläche. Klin. Mbl. Augenheilk. 42, 2 (1904). — SIEGRIST: Das Ectropium uveae acquisitum. 38. Heidelberg. Ber. 1912. — STERN: Das Ectropium uveae acquisitum. Arch. Augenheilk. 77 (1914).
DE LA VEGA: Fortschreitende Atrophie der nicht entzündeten Iris nach Chorioretinitis syphilitica. Klin. Mbl. Augenheilk. 71, 44 (1923). — VOSSIUS: Über Pigmentzerstreuung auf der Iris. 36. Heidelberg. Ber. 1910.
WAGENMANN: Weitere Mitteilung über Neubildung glashäutiger Substanz am Auge. Graefes Arch. 38 (1892). — WERNCKE: Ein Beitrag zur pathologischen Anatomie der Linsenluxation usw. Klin. Mbl. Augenheilk. 41. Festschrift für MANZ 1903. — WINTERSTEINER: Iriscysten und Implantationsgeschwülste der Iris in Erg. Path. 10 Ergänzungsband (1906).

Spezieller Teil.
1. Die diffuse metastatische Iridocyclitis.

Diese große Gruppe von Regenbogenhautentzündungen umfaßt die bei den akuten und chronischen Gelenkerkrankungen auftretenden Iritiden, seien sie nun rheumatischen, gonorrhoischen oder sonstigen infektiösen Ursprungs, ferner die Entzündungen der vorderen Uvea bei den verschiedensten akuten Infektionskrankheiten und bei herdförmigen Erkrankungen, vorwiegend Eiterungen aller Art (focal infection der Amerikaner).

Sie sind ausgezeichnet durch meist akuten Beginn und verhältnismäßig schnellen Ablauf des Einzelanfalles innerhalb weniger Wochen, teilweise auch durch sehr häufige, aber größtenteils ebenso gutartige Rückfälle, ferner durch meist nur geringe und flüchtige Beteiligung des Strahlenkörpers. An der Regenbogenhaut spielen sich die exsudativen Veränderungen hauptsächlich am vorderen

Stromablatte ab. Die Ausscheidung eines vorwiegend fibrinösen Entzündungsproduktes erfolgt an multiplen Stellen der Oberfläche des Gewebes, aber Zeichen herdförmiger Erkrankung fehlen bzw. werden selbst mit unseren heutigen Hilfsmitteln in der Regel vermißt. Daß solche umschriebene Entzündungsherde tatsächlich doch in den Anfangsstadien oft vorliegen, ist aber sicher und diese Forderung wird auch durch klinische (G. VAYDA, FR. SCHIECK) und pathologisch-anatomische Befunde (L. HEINE, K. MYLIUS) erfüllt. Die Verklebungen der Iris beschränken sich saumartig auf den Pupillarrand und das Pigmentblatt ohne Anheftung des Stromas. Die Beschläge sind zart und klein.

Ein Teil der hierher gehörigen Krankheitsfälle wurde von E. KRÜCKMANN zum ersten Male von anderen Regenbogenhautentzündungen abgetrennt und als besondere Gruppe der Oberflächeniritis klinisch scharf umschrieben. Die von KRÜCKMANN ebenfalls hierher gerechnete, ätiologisch aber anders zu bewertende gichtische Iritis schied Verfasser aus dieser Gruppe aus und stellte statt dessen die ätiologische Einheit der diffusen Entzündungen metastatischer Natur als gemeinsames Prinzip der Gruppe auf.

a) Die rheumatische Iritis.

Sie nimmt in der Gruppe der diffusen Irismetastasen den grössten Raum ein; indessen ist eine scharfe Umgrenzung des Begriffs der rheumatischen Regenbogenhautentzündung behufs Trennung von allen nicht wirklich hierher gehörigen Erkrankungsfällen erforderlich.

Dies ist um so notwendiger, als der Begriff des Rheumatismus keine einheitliche Krankheitsgruppe umfaßt. Bei der bestgekannten Form, dem akuten Gelenkrheumatismus, tritt Iritis nur ausnahmsweise auf. Die „rheumatische" Iritis ist also nicht an den akuten Gelenkrheumatismus gebunden. Ihr Hauptgebiet ist vielmehr die aus der akuten Polyarthritis hervorgegangene sekundär chronische Polyarthritis. Sie stellt sich nach zahlreichen Infektionskrankheiten ein und die bei ihnen vorkommenden Iritiden gehören zwar zu den diffusen metastatischen, aber nicht eigentlich zu den rheumatischen. Die Bezeichnung „rheumatische Iritis" im engeren Sinne verdienen nur die Fälle, die sich im Verlauf des echten chronischen Gelenkrheumatismus abspielen, der sich aus der akuten Polyarthritis oder von vornherein schleichend, oft fieberlos entwickelt. Daneben kommt aber noch eine andere wohl ebenfalls infektiöse Gelenkerkrankung, nämlich die seltenere primär chronische Arthritis in Betracht, die auch als chronisch deformierende oder rheumatoide Arthritis bezeichnet wird.

Am wenigsten geklärt sind die Verhältnisse beim Muskelrheumatismus. Soweit es sich bei ihm um echte Myalgie handelt, kann von Metastasenbildung nicht die Rede sein. Dagegen gibt es Fälle von Myositis, die der Myalgie zum Verwechseln gleichen, auch im Verlauf von Gelenkerkrankungen auftreten können und ausgesprochen entzündliche Infiltrationen zeigen. Auch hier kommen vielleicht Iritiden vor, doch fehlen bisher sichere und einwandfreie Mitteilungen.

Man achte also bei Vorgeschichte und Allgemeinuntersuchung auf akute und chronische Infektionskrankheiten, auf Sepsis, Magendarmstörungen, auch auf Zahn- und Nebenhöhlenerkrankungen. Stets sind die Tonsillen als häufiger Ausgangspunkt von Infektionen, die Haut als bevorzugter Sitz von Pusteln zu untersuchen, die einer Allgemeininfektion durch Eiterkokken ihren Ursprung verdanken können. Nur dann wird vermieden, daß die rheumatische Iritis, sowie vielfach der Rheumatismus selbst, ein Sammelbegriff wird, unter dem sich zahlreiche Regenbogenhautentzündungen verbergen, die zwar im Verlauf ähnlich sein mögen, im Ursprung aber ganz verschieden sind, was für die Behandlung berücksichtigt werden muß.

Die Iriserkrankung tritt meist nicht gleichzeitig mit den Gelenkattacken, sondern später auf. Bisweilen läßt sich ermitteln, daß ein akuter Gelenkrheumatismus einige Zeit vorausgegangen und in chronischen Gelenkrheumatismus übergegangen ist, in dessen Verlauf die Iritis dann einsetzt.

Symptome. *Die Erkrankung befällt fast ausnahmslos Personen jugendlichen und mittleren Lebensalters.* Kinder und alte Leute bleiben verschont. Sie ist häufig doppelseitig, aber bei einer Reihe von Fällen ist einseitiger Verlauf sicher gestellt und jeder Rückfall befällt dann wieder das ersterkrankte Auge.

Dem vollen Ausbruch der in der Regel akut einsetzenden Entzündung geht häufig ein mehrere Tage dauerndes Vorstadium der Hyperämie voraus, währenddessen nur leichte ciliare Injektion und Hyperämie einzelner Irisgefäßstämmchen vorliegt oder sogar nur Symptome und Beschwerden bestehen, die wie Tränen und Lichtscheu, Hyperämie der Bindehaut und unter Umständen auch geringe schleimige Absonderung auf eine Conjunctivitis schließen lassen. Sobald dieses Vorstadium abgeklungen ist, beherrscht eine fast immer sehr lebhafte ciliare Injektion das Bild. Die Cornea ist klar, dagegen zeigt das Kammerwasser gern schon früh eine ganz zarte hauchige Trübung, herrührend von Kammerstaub.

Die Iris ist stark hyperämisch, aber nur in geringem Grade geschwellt. Die Pupille ist stark verengert, reaktionslos, während im Vorstadium manchmal sogar eine geringe Mydriasis beobachtet wird. Besonders beim ersten Anfalle findet gerne eine lebhafte, ja stürmische fibrinöse oder gelatinöse Exsudation statt. Das Exsudat nimmt dann in Form einer Blase oder Linse große Teile der Vorderkammer ein und bedeckt Pupillargebiet und Pupillarteil der Regenbogenhaut (vgl. Abb. 14, S. 35). Solche fibrinöse Exsudate können in wenigen Stunden entstehen und fast ebenso schnell sich wieder zurückbilden, indem das Gewirr von Fibrinfäden schrumpft, zusammenfällt und die dazwischen liegende Flüssigkeitsmasse auspreßt. Bisweilen bildet sich nach Wegschmelzen der ersten Blase eine neue, die ebenso flüchtig ist.

Bei weniger stürmischem Beginn läßt sich der Ort der Fibrinausscheidung und Ablagerung besser beobachten. Feine Fibrinfäden und -netze liegen zerstreut als graugelbliche Fleckchen dem Irisgewebe auf, und zwar vorwiegend im pupillaren Teil und der an ihn angrenzenden Zone des Ciliarteils der Iris. Oder sie verfilzen sich zu einem zierlichen Geflecht, dessen Ausläufer von der Iris zur Linsenkapsel oder über das Pupillargebiet zu andern Teilen der Iris sich hinüber spannen können.

Gleichzeitig treten auch *Präcipitate* auf. Diese sind bei rheumatischer Iritis stets klein und von grauer bis graugelblicher Farbe. Zuweilen entsteht auch ein Hypopyon, das aber niemals besonders groß oder von längerer Dauer ist. Exakter wäre es als *Pseudohypopyon* zu bezeichnen, da es zweifellos hauptsächlich aus Fibrin mit nur unbedeutender Beimengung von Leukocyten besteht.

Charakteristisch für die rheumatische Iritis wie für die ihr nahestehenden Iritiden ist die *Art der Verklebung der Regenbogenhaut mit der Linsenkapsel. Sie erfolgt*, wie E. KRÜCKMANN zuerst gezeigt hat, *stets linear und saumförmig am Pupillenrande durch Fixierung des Pigmentsaumes.* Der Grund hierzu liegt in dem Fehlen umschriebener Entzündungsherde.

Beim ersten Entzündungsschub wird häufig nicht der ganze Pupillarrand angeheftet, sondern der jeweils tiefst gelegene Teil, also meist nur der untere, oder falls die Verklebung im Schlafe erfolgt, der nasale oder temporale. Dies tritt oft deutlich nach Atropineinträufelung hervor, wenn die nicht fixierten Teile des Pupillarrandes sich zurückziehen und nur der fixierte Abschnitt zunächst haften bleibt, bis schließlich völlige Lösung der Synechien stattfindet. Es bleiben alsdann nur einzelne Häufchen von Pigment oder ein der ursprünglichen Anheftungsstelle entsprechender Pigmentkranz auf der Linsenkapsel zurück, während das unversehrte Stromablatt mit dem derart defekten Pigmentblatt völlig zurückgleitet und die Pupille so nach einigen Tagen wieder rund und weit wird.

Ausnahmsweise kann auch einmal bei Fällen schweren Verlaufs mit starker Exsudation und häufigen Rückfällen eine breitere Anheftung des pupillaren wie ciliaren Iristeils erfolgen, so daß nach Iridektomie größere Teile des Pigmentblattes haften bleiben. Die Lösung der

Synechien gelingt aber völlig nur, wenn die Kranken frühzeitig zur Behandlung kommen und feste Verwachsungen noch nicht ausgebildet sind; bei ganz leichten Fällen kann sie auch spontan erfolgen. Bei der Erweiterung der Pupille rückt, wie E. KRÜCKMANN zuerst gezeigt hat, der Pupillenrand näher an die Krause heran und mit der Verkürzung der Iris wird der immer schmäler sich gestaltende Pupillarteil steiler, so daß schließlich bei Erreichung völliger Mydriasis der M. sphincter hinter der Krause verschwindet und unsichtbar wird.

Die Sprengung aller Synechien gelingt nicht stets, oder doch nicht stets zugleich. Wo die Verklebung bestehen bleibt, da ist der Pupillarteil der Iris breiter als in den frei gewordenen zurückgezogenen Bezirken.

Die Form des Pupillarrandes an der Stelle dauernder Verklebung hängt davon ab, ob die Pigmentschicht bei der Erzielung von Mydriasis wenigstens eingerissen und zerteilt wird oder nicht. Im ersteren Falle bleiben spitz ausgezogene Pigmentzipfel zurück,

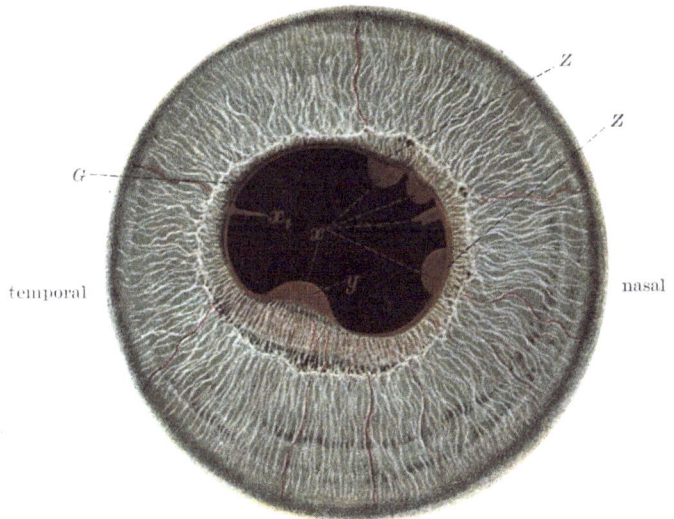

Abb. 12. Iritis rheumatica.
Z Synechienbildung. G injiziertes Gefäß. y langlinige Anheftung der bindegewebigen Kante des Pupillenrandes. x große Pigmentblattsynechie. (Nach E. KRÜCKMANN.)

die vom im übrigen zurückgezogenen Irisgewebe aus weit ins Pupillargebiet hineinragen, oder auch halbkreisartige Pigmentschollen, die dem zurückgezogenen Pupillenrande vorgelagert, ins Pupillargebiet reichen, ohne die Form des bindegewebigen Pupillarrandes der Iris wesentlich zu verändern, eben weil das Stromablatt an der Anheftung nicht teil nimmt.

Wo eine Verwachsung in größerer Ausdehnung unzerklüftet bleibt, da springt auch das Pigmentblatt halbmondförmig ins Pupillargebiet vor und mit ihm bleibt das Stroma vorgezogen, jedoch ohne daß es selbst an der Verwachsung aktiven Anteil nimmt. Wie die Pigmentablagerungen auf der Linsenkapsel häufig mit der Zeit noch aufgesaugt werden, so schrägen sich auch die halbmondförmig vorspringenden Pigmentleisten nicht selten noch ab, so daß sie und mit ihnen der Pupillarrand schließlich die Form der Sehne zum vorher gebildeten Bogen einnehmen.

Schließlich lassen sich nach häufigen Rückfällen von rheumatischer Iritis an den Pigmentablagerungen und grauen Exsudatniederschlägen auf der Linsenkapsel deutlich die Zonen erkennen, wo die Verklebungen jeweils stattgefunden haben, indem die einzelnen Anheftungsstellen dann immer Abschnitte einer unterbrochenen Kreislinie darstellen und mehr oder weniger zahlreiche konzentrische Kreislinien den Ort der Anheftung und die Zahl der Anfälle anzeigen.

Neben der linearen saumförmigen Verklebung des Pupillenrandes sieht man bei diffuser metastatischer Iritis und speziell auch bei der rheumatischen Regenbogenhautentzündung noch eine zweite Art von charakteristischen, bei anderen Iritiden nicht beobachteten Verklebungen. Diese kommen aber zum Unterschiede von der beschriebenen saumartigen Verklebung nicht bei enger Pupille, sondern nach vollzogener Pupillenerweiterung zustande. Es sind das *multipel auftretende feine Pigmentblattverklebungen, die erst nach Lösung anderer Synechien bei nahezu maximaler Mydriasis entstehen*. Sie lassen sich leicht lösen, werden aber gern rückfällig, um schließlich stets bei entsprechender Behandlung zu verschwinden.

Verfasser bezeichnete sie als *flüchtige hintere Synechien in Mydriasis*. Sie entstehen in den ersten Tagen nach Sprengung der ursprünglichen Synechien und lassen auf hohen Fibringehalt des Kammerwassers schließen. Nicht selten ist nämlich gleichzeitig ein ,,Pseudohypopyon" sichtbar. Meist treten sie gruppenförmig in der Zahl von 4—6 Verklebungen auf und nehmen nur einen Teil des Pupillenrandes ein, der dann eine ausgesprochen wellige oder ganz leicht multipel eingekerbte Form zeigt. Sie können sich aber auch noch viel zahlreicher ringsum am Pupillarrande finden.

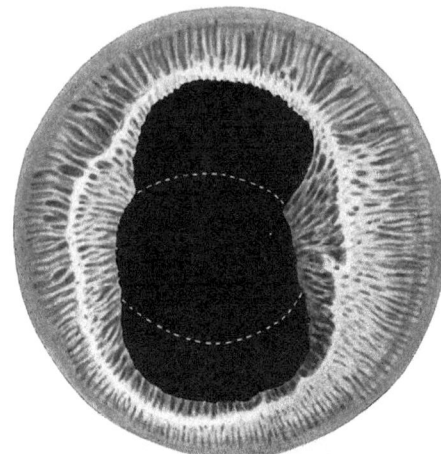

Abb. 13. Iritis rheumatica. Pupille oben und unten erweitert, weil das Fibrin nicht nach unten, sondern nach beiden Seiten verlagert wurde. Der Kranke befand sich im Bett und vermochte nicht lange auf dem Rücken zu liegen. (Nach E. Krückmann.)

Gröbere Veränderungen von seiten des Ciliarkörpers werden meist bei rheumatischer Iritis vermißt. Krückmann sieht den Grund hierfür darin, daß nur solche Gewebe von rheumatischen Affektionen heimgesucht werden, die frei von Epithelien sind oder nur von einer Endothelschicht bedeckt werden. Beides treffe für das vordere Stromablatt zu. Auch zeige es mit den Gelenkoberflächen die Übereinstimmung, daß es einen Raum abschließen helfe, in dem eine wäßrige Lösung suspendiert ist, die mit der Flüssigkeit der synovialen Höhlen immerhin eine Ähnlichkeit habe.

Indessen ist doch bei häufig rezidivierenden Fällen von rheumatischer Iritis wie bei einem von vornherein schwer und hartnäckig verlaufendem Anfall eine *Glaskörpertrübung keineswegs ungewöhnlich*, und zwar handelt es sich durchweg um eine zwar *leichte, zarte, aber doch ganz allgemeine diffuse Trübung des Glaskörpers*, die das Bild des Hintergrundes leicht verschleiert erscheinen läßt. Wahrscheinlich ist eine solche gerade im Frühstadium, wenn sie sich durch die lebhaft entzündlichen Vorgänge in der Vorderkammer der Feststellung entzieht, häufiger. Die Beteiligung des Ciliarkörpers kann auch auf beiden Augen sehr verschieden sein.

So sah Verfasser, allerdings vor der Spaltlampenzeit, an einem Auge, das innerhalb von 2 Jahren 17 Anfälle von Iritis durchgemacht hatte, den Glaskörper stets klar, während das nunmehr erst erkrankende zweite Auge von vornherein diffuse Glaskörpertrübung zeigte, die sich auch in den nächsten Monaten kaum aufhellte.

Gröbere geformte Trübungen des Glaskörpers kommen allerdings nur ganz ausnahmsweise vor, und gleichfalls vermißt man im allgemeinen Veränderungen des Augenbinnendrucks. Erwähnt sei schließlich noch, daß als Begleiterscheinung der rheumatischen Iritis gelegentlich auch Episcleritis und Tenonitis vorkommt und daß als Nachkrankheit von L. Schreiber in freilich seltenen Fällen eine exsudative Netzhautablösung mit günstiger Vorhersage genannt wird. Über diese Spätkomplikation sind aber noch weitere Erfahrungen abzuwarten, da der ätiologische Zusammenhang der Ablatio mit Rheumatismus nicht in allen seinen Fällen genügend klar gestellt erscheint.

Pathologisch-anatomische Befunde von frischer rheumatischer Iritis liegen nicht vor. KRÜCKMANN untersuchte ein Auge, das längere Zeit zuvor wegen rheumatischer Iritis behandelt worden war. Das vordere Stromablatt erwies sich sehr zellreich, das eigentliche Irisstroma, der Sphincter und das Pigmentepithel zeigten sich aber unversehrt. Dagegen bestand ein postcornealer Pannus, an dessen Aufbau sich das vordere Stromablatt beteiligte, indem es den Kammerwinkel überbrückte, um auf die Hornhauthinterfläche überzuwandern. Die dem Pannus am nächsten liegenden Irisgefäße waren verdickt, ihre Umgebung kleinzellig infiltriert.

E. KRÜCKMANN stellt diese Gefäßentwicklung den pannösen Wucherungen der Gelenkflächen bei Polyarthritis an die Seite. Doch ist zu beachten, daß ein retrocornealer Pannus auch bei anderen Iritiden zur Beobachtung kommt.

Die Voraussage der rheumatischen Iritis ist im allgemeinen günstig, da der Einzelanfall einen schnellen Ablauf innerhalb weniger Wochen nimmt und funktionsstörende Folgezustände meist nur in geringem Grade, oft gar nicht hinterläßt. Indessen gestalten häufige Rückfälle den Gesamtverlauf doch recht langwierig und beeinträchtigen die Erwerbsfähigkeit durch ihr unberechenbares Auftreten in nicht geringem Grade. Es gilt also zunächst die Ursache der Rückfälle zu ermitteln und durch Beseitigung von Eiter- und Entzündungsherden (Mundhöhle, Nasennebenhöhlen, Prostata usw.) das Übel an der Wurzel zu fassen.

Therapie. Die *Allgemeinbehandlung* der rheumatischen Iritis kennt medikamentöse, physikalische und hydrotherapeutische Maßnahmen. Wie die Anwendung der *Salicyl*präparate (Mischtabletten — Treupel, Benzosalin u. dgl.) ihre Haupterfolge beim akuten, nicht beim chronischen Gelenkrheumatismus zeitigt, so ist auch eine direkte günstige Beeinflussung des iritischen Prozesses, der ja fast ausnahmslos bei chronischer Polyarthritis auftritt, nicht zu erkennen. Dagegen scheint die Salicylbehandlung die subjektiven Beschwerden des Stirn- und Kopfschmerzes zu mildern. Daneben kommen *Schwitzkuren*, warme Bäder mit Packungen, Kopflichtbäder und zur Verhütung von Rückfällen Badekuren (Fango, Moor- und Schlammbäder und Sand) in Frage, vor allem aber im akuten Stadium die *parenterale Milchbehandlung*, die oft ein schnelles Nachlassen der Entzündungssymptome bewirkt.

Die *örtliche Behandlung* mit den pupillenerweiternden Mitteln führt um so sicherer und schneller zum Ziele, je früher sie einsetzt. Die Lösung der frischen Synechien geht gerade bei rheumatischer Iritis leicht und schnell vor sich. Zur Vermeidung der Bildung neuer Verklebungen sowie zur Bekämpfung der übrigen Entzündungssymptome ist diese Behandlung bis zum Nachlassen der entzündlichen Reizung fortzusetzen. Andererseits empfiehlt es sich aber gerade bei der rheumatischen Iritis nicht, die Atropinbehandlung allzu lange auszudehnen; denn gelingt die Pupillenerweiterung nicht bald, so pflegt sie infolge festerer Verklebung auch später nicht mehr einzusetzen und unter Umständen ist der Übergang zur operativen Behandlung, zur Iridektomie geboten. Immerhin stellt die Notwendigkeit eines operativen Eingriffs mehr die Ausnahme als die Regel bei rheumatischer Iritis dar.

b) Die gonorrhoische Iritis.

Die gonorrhoische Iritis tritt dem Grundleiden entsprechend häufiger beim männlichen Geschlechte auf als beim weiblichen, und zwar als *Zeichen der Generalisierung der Infektion, ganz überwiegend*, aber doch nicht ausschließlich *im chronischen Stadium der Gonorrhoe*.

E. KRÜCKMANN rechnet die Iritis im akuten Stadium der Urethralgonorrhoe zu den größten Seltenheiten, aber allein SIDLER-HUGUENIN berichtet über fünf Fälle von schwerer

Iridocyclitis, die kurze Zeit, zum Teil schon 14 Tage nach der Infektion oder Reinfektion bei schwer fiebernden Kranken ausbrach. Eine ähnliche Beobachtung veröffentlichte E. v. HIPPEL, und unter den 15 Fällen gonorrhoischer Iritis des Verfassers war sie ebenfalls zweimal im akuten Stadium aufgetreten.

Meist sind gleichzeitig oder schon vorher Gelenkerkrankungen nachweisbar, doch kommt auch Iritis ohne gleichzeitige Ausbreitung der Gonokokkeninfektion auf Gelenke vor.

Die Tripperiritis befällt die Patienten, und zwar besonders solche mit chronischer Prostatitis, bisweilen noch jahrelang nach Überstehen der akuten Infektion, und das hat Veranlassung dazu gegeben, die Gonorrhoe überhaupt für eine der häufigsten Ursachen der Iritis zu erklären, insbesondere nachdem sich öfter herausgestellt hatte, daß der Erreger einer als rheumatisch geltenden Iritis und der entsprechenden Gelenkerkrankungen der Gonokokkus war. Diese Anschauung darf aber nicht schlechtweg verallgemeinert werden, da es noch die verschiedensten anderweitigen Ursachen chronischer Arthritis gibt.

In dem auf Tabelle 1 mitgeteilten Material des Verfassers ist die Gonorrhoe ursächlich mit 3% vertreten und, wenn auch unter den ätiologisch ungeklärt gebliebenen Fällen noch der eine oder andere wirklich auf Gonorrhoe beruht haben sollte, so tritt dieser ätiologische Faktor ebenso wie der Rheumatismus doch ganz beträchtlich hinter der Lues, besonders aber der Tuberkulose zurück. In der Gruppe der diffusen metastatischen Iritis spielen Gonorrhoe und Rheumatismus allerdings die weitaus größte Rolle und stehen hier vor den infektiösen Erkrankungen der Mundhöhle, wobei allerdings zu beachten ist, daß manche rheumatische Iritis Folge einer Angina bzw. Tonsilleninfektion ist, womit sich das Zahlenverhältnis wieder zu deren Gunsten verschieben kann.

Im allgemeinen finden die Gonokokken in der Blutbahn keine günstigen Lebensbedingungen, und damit erklärt sich die verhältnismäßige Gutartigkeit dieser auf metastatischem Wege hervorgerufenen Uvealentzündungen gegenüber den durch Gonokokken bedingten Schleimhaut- und Bindehautleiden. Für die Regenbogenhautmetastasen tritt die *Gutartigkeit der Entzündung besonders hervor, denn trotz ihres häufig recht heftigen Einsetzens, trotz großer Schmerzhaftigkeit und sehr langwierigen Verlaufs sind die bleibenden Veränderungen in der Regel recht geringfügig.*

Symptome. Der Verlauf der Erkrankung gleicht durchaus dem der rheumatischen Iritis, doch zeichnet sich die gonorrhoische Form durch besonders hartnäckiges Verhalten, sowie recht lebhafte Exsudation im Anfangsstadium aus. Sie setzt gern unter stürmischen Entzündungserscheinungen, unter Umständen mit Chemose der Lider und der Bindehaut, sowie mit starker Erweiterung der Irisgefäße ein.

Blasige Exsudate, sowie kleine Pseudohypopyen werden hier besonders häufig gesehen. Diese Exsudate von Linsen- oder Kugelform können so dicht sein, daß sie das Irisrelief zeitweise fast völlig der Beobachtung entziehen (Abb. 14). Der Endausgang pflegt gutartig zu sein. Die Iriszeichnung zeigt keine bleibenden Veränderungen, nur einige saumförmige Verklebungen und spärliche Exsudatreste künden die überstandene Entzündung. Immerhin kommen doch genügend Ausnahmen von diesem Verhalten vor. Besonders sieht man bei dieser Art der diffusen metastatischen Iritis nicht selten recht bedeutende Glaskörpertrübungen noch mehrere Wochen bis Monate nach Einsetzen der ersten Entzündungssymptome. Schon der ausgesprochene Druckschmerz bei Betasten der Gegend des Strahlenkörpers weist auf seine Beteiligung hin. Eine nicht seltene Komplikation ist ferner eine Neuritis optici, die wie so oft bei Entzündungen des vorderen Augenabschnittes als toxische aufgefaßt werden darf.

Einen ganz ungewöhnlich schweren Fall mit Ausgang in Erblindung beschreibt E. v. HIPPEL. Die doppelseitige Erkrankung setzte vier Wochen nach der Infektion unter starker Exsudation, mit Synechienbildung und Hypotonie ein, bald darauf wurde graugelber Reflex aus dem Glaskörper und Papillitis mit großen relativen Zentralskotomen festgestellt. Hochgradige, zirkuläre Atrophie des Pigmentblattes der Iris mit Bestehenbleiben der

Mydriasis, fast aufgehobener Pupillarreaktion und hochgradiger Sehstörung durch Katarakt und Beteiligung des Sehnerven war der Ausgang.

In der **Behandlung** ist zunächst dem Urogenitalleiden volle Aufmerksamkeit zu widmen. SIDLER-HUGUENIN hat darauf aufmerksam gemacht, daß viele Kranke, die nach einer Gonorrhoe infolge metastatischer Endokarditis u. dgl. gestorben waren, bei der Sektion irgendeine Eiterung im uropoetischen System aufwiesen, und er hat bei seinen Fällen von Iritis gonorrhoica mehrfach druckempfindliche Samenbläschen festgestellt. Die Beseitigung solcher Eiterherde als Quellen der Verschleppung ist dringend anzustreben.

Bei den auf metastatischem Wege entstandenen Gonokokkenerkrankungen erzielt die Vaccinebehandlung gute Erfolge. Der günstige Ausgang einer gonorrhoischen Iridocyclitis unter Vaccinebehandlung, den auch Verfasser mehrfach gesehen hat, besagt aber wenig, da solche Heilungen ja die Regel sind. Auch E. v. HIPPEL konnte nicht zu der sicheren eigenen Überzeugung kommen, daß die Iritis durch die Vaccinebehandlung wesentlich günstig beeinflußt worden ist, während R. LAMB über Heilung eines schweren Falles mit Sekundärglaukom und ringförmiger Synechie durch Gonokokkenvaccine berichtet. Vor allem ist aber stets die parenterale *Milchbehandlung* angezeigt.

Besonders starke *Wärme*anwendung, die an und für sich wegen der Wärmeempfindlichkeit der Gonokokken angebracht wäre, wird gerade bei Fällen stürmischen Verlaufs subjektiv oft nicht vertragen.

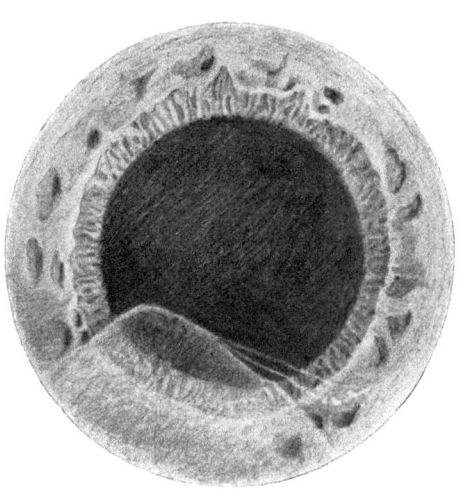

Abb. 14. Frische gonorrhoische Iritis bei einem 30 Jahre alten Mann, Ansteckung vor 8 Jahren. Gelatinöses Exsudat von Linsenform und Fibrinfäden in der Vorderkammer.

Die Scheu vor operativen Eingriffen wegen Gefahr der Verschleppung von Gonokokken auf die Bindehaut hat sich als nicht berechtigt erwiesen. SIDLER-HUGUENIN, dem auch die Züchtung des Gonokokkus aus dem Kammerwasser gelang, hat Iridektomie und Paracentese ohne Schädigung vorgenommen.

c) Die Iritis bei akuten und chronischen Infektionskrankheiten und bei Eiterungen.

Die hierher gehörigen Regenbogenhautentzündungen lassen sich nach ätiologischen Gesichtspunkten und gewissen Begleiterscheinungen des allgemeinen oder des örtlichen Verlaufs in vier größere Gruppen einreihen. Diese Einteilung ist zwar vorwiegend äußerlicher Art, sie gestattet aber doch einen gewissen Überblick über das schier unabsehbare Heer dieser Entzündungszustände.

Einteilung und Symptome. 1. An erster Stelle sind die Iritiden zu nennen, die im Verlauf von akuter oder chronischer Arthritis nicht-rheumatischen oder — gonorrhoischen Ursprungs auftreten. Meist handelt es sich um Formen von oligo- oder monartikulärer Arthritis. Die dieser Gruppe zugehörenden Fälle von Arthritis werden häufig zur rheumatischen gerechnet, haben aber mit akuter oder chronischer Polyarthritis rheumatica nichts zu tun, da die Gelenkerkrankung im Verlauf oder als Nachwehe anderer Infektionskrankheiten auftritt. Als solche sind für die akute Form der Arthritis zu nennen: Septicopyämie, Scarlatina, Morbilli, Variola, Dysenterie, Meningitis, Erysipel, Diphtherie,

Pneumonie, Parotitis, Influenza, puerperale Infektion, infizierte Wunden und schließlich unter Umständen auch Lues und Tuberkulose.

Für die chronische Arthritis kommen nach QUINCKE insbesondere chronische Eiterungen ursächlich in Frage.

Der Verlauf dieser Iritiden ähnelt insofern dem des Grundleidens als bei akuter Polyarthritis auch die Iris in einmaligem Entzündungsschub und ohne Hinterlassung von Folgezuständen die Erkrankung durchzumachen pflegt, während bei chronischer Arthritis Rückfälle und Remissionen auch der Augenerkrankung einen hartnäckigen Charakter aufprägen.

2. Nicht selten treten aber auch ohne gleichzeitige Arthritis Iritiden im Verlaufe der mannigfaltigsten Infektionskrankheiten auf. Als häufigste Ursache sind hier neben Angina tonsillaris und Influenza, Pneumonie, Scarlatina, Morbillen, Variola, Recurrens zu nennen. Schon seltener begegnet man der Iritis bei Typhus, Paratyphus, Dysenterie, vereinzelt bei Weilscher Erkrankung, Cholera, Pest und anderen Infektionskrankheiten (siehe auch Bd. VII, ZADE).

Für alle diese Iritiden der Gruppe 1 und 2 ist als gemeinsam hervorzuheben, daß sie in weitaus der Mehrzahl der Fälle als typische serofibrinöse Oberflächenerkrankung verlaufen. Dabei kommen sie aber zumeist nicht auf der Höhe der Infektionskrankheit, sondern etwas später, zur Zeit der beginnenden Genesung vor, z. B. bei Typhus und Ruhr in der dritten bis fünften Woche nach Beginn der Allgemeinerkrankung oder während eines neuen, auf ein abermaliges Kreisen der Bakterien im Blute hinweisenden Fieberanstieges. Sie klingen nach meist gutartigem Verlauf schnell in 2—3 Wochen ab.

Bakteriologische Befunde liegen nur ganz vereinzelt vor (Typhusbacillen GILLET DE GRANDMONT, Pneumokokken im Kammerwasser M. ZUR NEDDEN, Erysipelstreptokokken bei Glaskörpertrübung GILLET DE GRANDMONT). Doch dürfte so viel sicher sein, daß es sich nicht um toxische, sondern um metastatische Vorgänge handelt, und zwar ist einerseits an die besondere Empfänglichkeit des durch schwere Krankheit geschwächten Organismus für Mischinfektion zu denken (Staphylokokken ZUR NEDDEN, SCHIECK, vgl. Abb. 4 S. 11), während andererseits die erwähnten Befunde bei Pneumonie, Typhus und Erysipel lehren, daß der eigentliche Krankheitserreger auch die Metastasen hervorruft.

Von dem Bilde der rheumatischen Iritis unterscheiden sich diese Infektionen der vorderen Uvea nur wenig, da alle diese Iritiden das Fehlen umschriebener Entzündungsherde und die saumförmige Pupillenverklebung mit ihr gemein haben. Das Auftreten kleiner Hypopyen sowie gröberer Glaskörpertrübungen ist bei diesen Gruppen etwas häufiger als bei der der rheumatischen Entzündungen; die Aderhaut bleibt meistens frei, doch kommen auch schwere Infektionen der gesamten Uvea vor.

Kurz wäre noch eines Folgezustandes der Iritis bei Blattern zu gedenken. Die Entzündung selbst bietet nichts Besonderes. Doch wurden von L. MÜLLER und A. LÖWENSTEIN mehrmals bei Individuen, die früher Blattern überstanden hatten, vorwiegend im Ciliarteil der Iris zahlreiche graue Fleckchen beobachtet und als *Vitiligo iridis* bezeichnet. Diesen Fleckchen entsprechen kleine Vertiefungen der Irisoberfläche. LÖWENSTEIN nimmt eine Ansiedlung des Giftes nach Art eines Exanthems im Vorderblatt der Iris an. Die frische Erkrankung wurde bisher nur in einem von Herrn Dr. HELLER-München mir zur Verfügung gestellten Fall einer 58 Jahre alten Frau beobachtet, die während der Pflege eines geimpften Kindes an Keratitis disciformis mit schwerer begleitender Iritis, hohem Hypopyon und Synechien erkrankte. Nach Ablauf der Erkrankung wurden im Ciliarteil der Iris drei graue atrophische Fleckchen festgestellt.

3. Für die Iritiden bei chronischen Eiterungen kommen mannigfache Quellen in Frage, so langwierige verschleppte Formen von Angina und Tonsilleninfektion, Alveolarpyorrhoe, Nebenhöhleneiterung, schließlich auch Furunculose und der Eiterungen begünstigende Diabetes. Diese Gruppe ist am besten als *septische Iritis* zu bezeichnen.

Hierher gehören nach neueren Mitteilungen auch diejenigen Furunkelmetastasen, die in der Form eines richtigen Abscesses auftreten. Die Iris erscheint an einer Stelle aufgetrieben, sie schwillt immer mehr an, endlich platzt der gelbe bis gelbrötliche Herd unter Entleerung des Eiters in die Vorderkammer. Milder Allgemeinverlauf lag nur in den Fällen von FR. SCHANZ und R. KRÄMER vor, während bei den Mitteilungen von THIES, HEINE und MYLIUS schwere Sepsis ad exitum führte. Hierher gehören ferner Fälle von rezidivierender Iridocyclitis, wie sie W. SCHÜSSELE bei Streptokokkensepsis, SIDLER-HUGUENIN bei Pyonephrose beschrieben haben.

Bei der Mehrzahl aller zu diesen drei Gruppen gehörenden Erkrankungen handelt es sich bezüglich des Auges um verhältnismäßig gutartige Zustände, die selbst, wenn Eitererreger im Spiele sind, wie in den Fällen von FR. SCHANZ (Staphylococcus aureus) und W. SCHÜSSELE (Streptokokkus) einen milden Verlauf nehmen. Auf die Ausnahmen (THIES, L. HEINE, K. MYLIUS) wurde schon hingewiesen.

Einen ungünstigen Verlauf nimmt dagegen die 4. Gruppe der metastatischen Iritis als Teilerscheinung der metastatischen Ophthalmie überhaupt (s. diese S. 111). Bei ihr wird der schwerere, meist zur Erblindung und Exenteration bzw. Enukleation führende Verlauf durch die vorwiegende Beteiligung der hinteren Uvea, der Netzhaut und durch eitrige Infiltration des Glaskörpers erklärt.

Hier sind auch die seltenen Fälle von doppelseitiger Iridocyclitis zu nennen, deren eigentümlichstes klinisches Charakteristicum ein in bestimmten regelmäßigen Zwischenräumen rezidivierendes Hypopyon ist und die gern von verschiedenartigen Äußerungen der Sepsis begleitet sind. Als solche Begleiterscheinungen sind beschrieben Erythema nodosum (W. REIS, Verf.), Pyodermie, Furunculose (Verf.), Gelenkschwellungen, Abscesse, Kieferhöhlenempyem (H. WEVE), ferner geringe Temperatursteigerung. In den Fällen von Verfasser und WEVE wurden wiederholt aus dem Blute, wie aus den Eiterherden Staphylokokken gezüchtet. Da die Beteiligung der Augeninnenräume wie bei der metastatischen Ophthalmie im Vordergrunde steht, schlug Verfasser für diese langsam zur Erblindung führenden Fälle entsprechend der für Sepsisfälle milderen und hingeschleppten Verlaufes in der inneren Medizin sich einbürgernden Namengebung die Bezeichnung ,,Ophthalmia lenta" vor. Mit den von KREUTZFELD erwähnten Fällen einseitigen rezidivierenden Hypoypons teils sogar ektogenen Ursprungs hat diese ein durchaus eigenes Gesicht zeigende Erkrankung nichts zu tun.

Pathologische Anatomie. Hinsichtlich der histologischen Befunde sei auf S. 16 verwiesen, wo der Befund bei endogener metastatischer Ophthalmie besprochen ist.

Therapie. Für die *Behandlung* ist die frühzeitige Erkennung des all diesen Erkrankungen zugrunde liegenden Leidens von größter Wichtigkeit. So einfach und leicht sich die Behandlung eines einmaligen Anfalls bei den rezidivierenden Formen gestaltet, so kann doch eine Verhütung von Rückfällen nur von einer Behandlung des Grundleidens, unter Umständen von chirurgischer Entfernung des Eiterherdes (Nebenhöhlen, Tonsillen, Zahnwurzeln u. dgl.) erwartet werden. Bei den septischen Fällen ist baldmöglichst die entsprechende Serumbehandlung einzuleiten.

Literatur.
Diffuse metastatische Iridocyclitis.

GILBERT (a): Über rheumatische und metastatische Regenbogenhautentzündung. Z. Augenheilk. 37 (1917). (b) Über die rezidivierende eitrige Iridocyclitis und ihre Beziehungen zur septischen Allgemeinerkrankung. Arch. Augenheilk. 86 (1920). (c) Über chronische Verlaufsformen der metastatischen Ophthalmie. Arch. Augenheilk. 96 (1925). — GILLET de GRANDMONT: Nature microbienne des ophthalmies profondes. Arch. d'Ophthalm. 12, 625 (1892).

HEINE: Pyämische Irisabscesse. Klin. Mbl. Augenheilk. 71 (1923). — v. HIPPEL: Über einen Fall ungewöhnlich schwerer gonorrhoischer Iritis. Graefes Arch. 94 (1917). KOEPPE: Ein Fall von doppelseitigem rezidivierendem Hypopyon. Graefes Arch. 94 (1917). — KRÄMER: Episcleritis metastatica furunculiformis. Klin. Mbl. Augenheilk. 66 (1921). — KREUTZFELD: Beiträge zur Hypopyoniritis. Tagung der nordwestd. und niedersächsischen Augenärzte in Lübeck. Klin. Mbl. Augenheilk. 79, 546 (1927). — KRÜCKMANN

(a): Die Erkrankungen des Uvealtraktus. Graefe-Saemisch. 2. Aufl. 1908. (b) Einige Bemerkungen über rheumatische Erkrankungen und Wärmewirkungen am vorderen Augenabschnitt. 37. Heidelberg. Ber. 1911.
LAMB: Ein Fall gonorrhoischer Iritis nach Trauma. Ophthalm. Rec. Zit. nach Ber. Klin. Mbl. Augenheilk. 57, 22 (1916). — LARSEN: Über Atropinbehandlung bei Iridocyclitis glaucomatosa. Acta ophthalm. (Københ.) 3 und Graefes Arch. 115 (1925). — LÖWENSTEIN: Über Vitiligoflecken der Iris nach Blattern. Klin. Mbl. Augenheilk. 61 (1918).
MÜLLER: Über eine neue Anomalie der Iris (Vitiligo iridis). Deutschmanns Beitr. 7, 568 (1892). — MYLIUS: Zur Klinik und pathologischen Anatomie der Anfangsstadien der pyogenen metastatischen Erkrankungen des vorderen Augenabschnittes. Z. Augenheilk. 60 (1926).
NAKAYAMA: Beitrag zur Kenntnis der pathologischen Anatomie der sog. Hypopyonuveitis. Graefes Arch. 116 (1925). — ZUR NEDDEN: Bakteriologische Blutuntersuchungen bei sympathischer Ophthalmie und anderen Formen von Iridochorioiditis. Graefes Arch. 62 (1905).
QUINCKE: Über Rheumatismus. Dtsch. med. Wschr. 1917.
REIS: Augenerkrankung und Erythema nodosum. Klin. Mbl. Augenheilk. 44 (1906).
SCHANZ: Eine von einem Furunkel herrührende Metastase in der Iris. Z. Augenheilk. Festschrift f. KUHNT. 43 (1920). — SCHIECK: Über Staphylokokkenmetastasen der Iris nach Pneumonie. 1. Tagung der bayer. augenärztl. Gesellschaft in München. Klin. Mbl. Augenheilk. 78, 84 (1927). — SCHREIBER: Über Heilungen von Netzhautablösungen und die rheumatische Netzhautablösung. Graefes Arch. 103 (1920). — SCHÜSSELE: Ein Beitrag zur Kenntnis der milden hämatogenen Entzündungen. Klin. Mbl. Augenheilk. 47, 2 (1909).
SIDLER-HUGUENIN: Über metastatische Augenentzündungen namentlich bei Gonorrhöe. Arch. Augenheilk. 69 (1911).
THIES: Seltene Metastasen bei Staphylokokkensepsis. Klin. Mbl. Augenheilk. 69 (1922).
VAJDA: Iritis papulosa rheumatica. Ung. ophthalm. Ges. in Budapest. Sitzung 6. Januar 1924. Klin. Mbl. Augenheilk. 72, 242 (1924).
WESSELY: Über Augenveränderungen bei Allgemeinerkrankungen im Felde. 40. Heidelberger Ber. 1916. — WEVE: Über rezidivierende allergische Staphylokokkenuveitis. Arch. Augenheilk. 93 (1923).

2. Die herdförmige metastatische Iridocyclitis.

a) Die tuberkulöse Iridocyclitis.

Geschichte. Die *Geschichte* der Lehre von der Iristuberkulose ist mit derjenigen der Tuberkulose überhaupt eng verknüpft. Noch in den siebziger und achtziger Jahren des vergangenen Jahrhunderts reihte man die mit Knotenbildungen einhergehenden tuberkulösen Erkrankungen der Uvea unter die Geschwülste ein und kannte überhaupt nur eine Tuberkulose, die herdförmige Auftreibungen des Gewebes zeitigte. Das Vorkommen einer tuberkulösen Entzündung ohne Bildung wirklicher Tuberkel war etwas Unbekanntes. Außerdem war früher die Ansicht allgemein verbreitet, daß vor allen Dingen die Syphilis und der Rheumatismus als Ursache einer Iritis in Frage komme, und noch 1908 hielt E. KRÜCKMANN die weitaus größte Anzahl der Entzündungen herdförmigen Charakters für luetisch.

J. v. MICHEL wies als erster nach, daß unbeschadet des Fehlens makroskopisch wahrnehmbarer Knoten das mikroskopische Präparat Tuberkel aufdecken kann, und er bahnte eine neue Erkenntnis dadurch an, daß er zuerst den Grundsatz aufstellte, daß *die Iristuberkulose nicht als eine lokale Erkrankung aufzufassen sei, daß vielmehr die Erkrankung der Iris die hauptsächlichste und zunächst allein nachweisbare oder in den Vordergrund tretende Erscheinung der tuberkulösen Infektion des Organismus darstellen kann.*

Auch entging ihm nicht die Tatsache, daß der Uvealtraktus am häufigsten von allen Teilen des Auges von der Tuberkulose befallen wird, und zwar in allen seinen drei Abschnitten. Erst im weiteren Verlaufe der Irisinfektion und dann unter Umständen nur für kurze Zeit seien wirkliche Knötchen zu beobachten, während in vielen Fällen dies überhaupt nicht möglich sei, weil die Tuberkel wegen ihrer Kleinheit und tiefen Lage im Gewebe der Membran mit bloßem Auge gar nicht aufzufinden seien. Ebensowenig stehe die Anzahl der sichtbar werdenden Knoten in einem direkten Verhältnis zur Heftigkeit der Iritis, ja oft genug liege sogar ein Gegensatz vor. In sehr vielen Fällen entwickle sich außerdem die chronische Tuberkulose der Iris unter sehr geringen entzündlichen Erscheinungen, die nur manchmal sich in Anfällen verstärkten. Die Zahl der hinteren Synechien könne dabei eine kleine sein; denn unter diesen Verhältnissen säßen die Knoten gern im Ligamentum pectinatum und verursachten nur feinere oder gröbere Beschläge an der Hornhautrückfläche. Endlich könne eine Tuberkulose der Iris als wuchernde Granulationsgeschwulst auftreten oder es käme zum eitrigen Zerfall erweichter Tuberkel, die dann eine Art Hypopyon in der Vorderkammer hervorriefen. So kam J. v. MICHEL mit seiner Schule, größtenteils auf Grund der Erfahrungen der Würzburger Klinik, zu dem Schlusse, daß 50% der dort beobachteten Fälle von Iritis auf Tuberkulose beruhten.

Auch die Tuberkulose des Corpus ciliare hat schon v. MICHEL beschrieben. Er kennt sie in der Form einer chronischen Entzündung, die in der Regel mit Bindegewebsneubildung im vorderen Teil des Glaskörpers einhergeht, selten unter den Erscheinungen einer subakuten oder akuten fibrinös-plastischen oder fibrinös-eitrigen Entzündung verläuft. Die Exsudation erfolge dann in den Glaskörperraum. Hier und da breche ein zerfallender tuberkulöser Knoten des Corpus ciliare nach der Sclera durch und es entstehe auf diese Weise ein tuberkulöses Geschwür; oder eine Tuberkulose des Strahlenkörpers kündige sich durch eine plötzliche Glaskörperblutung an. Die Regenbogenhaut sei regelmäßig mitbeteiligt, fast immer mindestens der vordere Teil der Aderhaut.

Diese Ausführungen v. MICHELs aus dem Jahre 1891 verdienen auch heute noch an die Spitze der Erörterungen über Iris- und Strahlenkörpertuberkulose gestellt zu werden, da sie unsere ganzen heutigen Kenntnisse im Keime schon bergen und sich in bezug auf das Wesentliche vollständig bestätigt haben. Es geht aus ihnen neben der heute anerkannten großen ätiologischen Bedeutung auch die Schwierigkeit der Diagnosenstellung für ganze Gruppen der Erkrankung hervor, die es auch begreiflich erscheinen lassen, daß v. MICHELs Anschauungen solange auf Widerstand stießen.

Um die Beteiligung der Tuberkulose an den Entzündungen des Uvealtraktus festzustellen, bedarf es heute allerdings eines anderen Vorgehens, als es sich in den sonst bahnbrechenden Arbeiten der MICHELschen Schule findet. Stützen sie sich doch zum Teil wenigstens nur auf Erhebung der Vorgeschichte und auf der Tuberkulose verdächtige Krankheitsbilder.

Die experimentelle Iristuberkulose. Die weiteren Fortschritte in der Erkenntnis des Wesens der Erkrankung knüpfen an die Ergebnisse der experimentellen Forschung und an die Berücksichtigung der immunbiologischen Tatsachen an. Bei der Berücksichtigung der experimentellen Forschungen folgen wir der grundlegenden Darstellung von W. STOCK, dessen Ergebnisse mehrfach nachgeprüft worden sind (FR. SCHIECK, KRUSIUS u. a.) und, wie auch Verfasser nach eigenen Versuchen bestätigen kann, sich als im wesentlichen richtig erwiesen haben.

Die frühesten Augenveränderungen lassen sich auf Injektion einer Tuberkelbacillenemulsion in die Ohrvene des Kaninchens nach 11 Tagen, allgemeiner nach etwa 14 Tagen feststellen. Bei der ersten Überschwemmung des Blutes mit Tuberkelbacillen scheinen alle Teile der Uvea ungefähr gleich empfänglich zu sein, später wird die Äquatorgegend der Aderhaut bevorzugt.

Als erstes Symptom der *experimentellen hämatogenen* Iristuberkulose sieht man eine leichte Verdickung des ganzen Gewebes. Aus dieser heben sich 3—4 Tage später einzelne gräuliche Knötchen ohne irgendwelche Prädilektionsstellen hervor. Die Knötchen haben infolge von Fibrinausscheidung oberflächlich ein graues Aussehen und verschwinden nach 4—10 Tagen ohne weitere Spuren, als die hinteren Synechien in der Nachbarschaft pupillarer Knötchen zu hinterlassen. Später schießen neue Knötchen auf, alte vergrößern sich. Bei Ausheilung größerer Knötchen bleibt infolge Schwundes des Irisgewebes eine helle Stelle zurück.

Bei manchen Tieren treten immer neue Tuberkeleruptionen auf, die Iris wird hyperämisch und kann das Aussehen eines Granulationsgewebes annehmen mit so dichter Infiltration, daß einzelne Herde gar nicht mehr abzugrenzen sind. Erst jetzt, also viel später als bei der menschlichen Iristuberkulose, tritt auch ciliare Rötung und mit ihr eine parenchymatöse Trübung der Hornhaut hinzu.

Überträgt man nun das Material vom Kaninchenauge in die vordere Kammer eines anderen Kaninchens, so kann sich bei diesem zweiten Tiere wiederum eine schwere Iristuberkulose entwickeln, als voller Beweis dafür, daß die erste Impftuberkulose durch vollvirulente Tuberkelbacillen hervorgerufen war. Indessen schon vor W. Stock hatte Fr. Schieck nachgewiesen, daß nach Einbringung von Tuberkelbacillen in das Kaninchenauge nicht immer eine schwere Augentuberkulose sich anschließen muß, dann nämlich, wenn so wenig Bacillen eingeimpft worden sind, daß sie durch die Schutzkräfte des Körpers vernichtet werden konnten.

Nach *Verimpfung von tuberkulösem Material in die vordere Augenkammer* pflegt eine viel schwerere Form der Tuberkulose zu entstehen. Diese Augen gehen nämlich fast immer an einem verkäsenden Prozeß zugrunde, während die hämatogen erzeugte Iristuberkulose häufig große Heilungstendenz zeigt. Stock erkannte auch richtig, daß diese milde Forme der Tuberkulose nicht durch Abtötung der Tuberkelbacillen auf dem Blutwege zustande gekommen war, wie Th. Leber sich die Entstehung der ,,abgeschwächten Tuberkulose" gedacht hatte. Die Annahme eines oft milderen Verlaufs der hämatogenen Tuberkulose wegen primärer Ansiedlung der Bacillen innerhalb der Gefäße deckt sich allerdings nicht mehr mit den heutigen Kenntnissen von der verschiedenartigen Reaktion des Organismus bei den einzelnen Stadien der Tuberkulose, und diese beiden Formen experimenteller Iristuberkulose stellen ganz verschieden zu bewertende Erkrankungen vor;. die Impftuberkulose in die Vorderkammer entspricht gewissermaßen dem Primärkomplex, die hämatogene Form dagegen je nachdem einem früh- oder spätsekundären Stadium der Generalisationsepoche, die beim Tier durch die Verimpfung ins Blut hervorgerufen wird.

Einen wesentlichen Unterschied im Verlaufe der Infektion konnte Stock bei intravenöser Impfung zwischen dem Typus humanus und bovinus nicht feststellen. Nach Schieck dagegen besteht bei Verimpfung in die Vorderkammer ein weitgehender Unterschied, indem der menschliche Tuberkelbacillus Knoten erzeugt, die nur geringe Neigung zur Verkäsung, dafür aber große Tendenz zur Spontanheilung besitzen, während alle mit noch so geringen Dosen boviner Stämme geimpften Augen an totaler Verkäsung und Zerstörung zugrunde gingen. Eine wesentliche Einwirkung experimenteller einschleichender Alttuberkulin- und Bacillenemulsionsbehandlung auf den Verlauf der experimentellen Tuberkulose des Kaninchenauges konnten Fr. Schieck und Krusius nicht feststellen.

Auch das Verhalten der Antikörper ist mehrfach zum Gegenstande experimenteller Forschung gemacht worden. Die ersten in dieser Richtung angestellten Versuche A. Lebers schienen darzutun, daß komplementbindende Antikörper bei experimenteller Iristuberkulose im Kammerwasser eher nachzuweisen seien als sie im Serum vorhanden waren, daß diese Antikörper also im Bereich des tuberkulösen Herdes örtlich gebildet und von hier aus erst in die Blutbahn abgestoßen werden. Die späteren Versuche von Schieck konnten diese Ansicht indessen nicht bestätigen. Auch Schieck gelang es zwar durch Einbringung beträchtlicher Mengen abgetöteter Tuberkelbacillen in die Vorderkammer das Auftreten des fraglichen Immunkörpers im Kammerwasser zu erzwingen, aber bei der spontanen und experimentellen Iristuberkulose sind die Tuberkelbacillen nicht in solcher Anzahl vorhanden, daß das Kammerwasser irgendwelchen differential-diagnostischen Aufschluß zu geben vermag.

Beziehungen zum Allgemeinleiden. Blieb die Frage noch ungeklärt, warum die Tuberkulose am Auge einmal als Entzündung, das andere Mal als knötchen- oder gar geschwulstbildende Erkrankung verläuft, so brachte die Berücksichtigung des Stadiums der Immunität, in dem der Organismus sich befindet, Aufschluß. Denn während der verschiedenen Phasen des ganzen Tuberkuloseablaufs, die vor allem die Forschungen von E. Ranke uns kennen gelehrt haben, treten auch verschiedenartige Augenerkrankungen auf. Erst die *Eingliederung der tuberkulösen Augenerkrankung in den Rahmen des Gesamtkrankheitsbildes gestattet die richtige Würdigung des so verschiedenartigen Ablaufs.* Diese seinerzeit vom Verfasser geforderte Betrachtungsweise wird vornehmlich von Fr. Schieck und Ed. Werdenberg durchgeführt. So nennt Schieck als

Typus des *Primärkomplexes* im Augeninneren den frühsekundären Irisknoten mit umgebenden Resorptionstuberkeln. Die Erkrankung wird mit Vorliebe bei Kindern und Jugendlichen angetroffen, weil bei ihnen der zeitliche Abstand zwischen Infektion und Metastase noch nicht so groß ist, daß genügend starke Allergie das Krankheitsbild späterer Phasen herbeiführen kann. Die diffuse Iritis mit mehr oder weniger lebhaften Entzündungserscheinungen ist Vertreterin der *Überempfindlichkeitsepoche* und als solche gehört sie in der Regel einem späteren Lebensalter an. Das dritte Stadium der *Immunität* wird durch die torpid verlaufenden Iristuberkulosen mit glasigen Knötchen vor allem des Pupillarrandes repräsentiert. Hier, zumeist bei Individuen reiferen Alters, ist ein gewisser Immunitätszustand schon erreicht, und die Erkrankung ähnelt in ihrem Verlauf isolierten Tuberkulosen anderer Organe in diesem Stadium.

Also lassen sich verhältnismäßig zwanglos Beispiele für die verschiedenen Immunitätstypen der Tuberkulose an der Uvea anführen. Als Metastasen gehören aber die Iristuberkulosen, wie schon WERDENBERG betont hat und wie es dem Verfasser gegenüber auch E. RANKE ausdrücklich hervorgehoben hat, fast ausnahmslos in das sekundäre Stadium der Generalisation. Ist die Giftempfindlichkeit noch nicht erheblich gesteigert, so ergibt sich im frühsekundären Stadium ein dem Primärkomplex nahe stehendes Bild, während das spätsekundäre Stadium dem Tertiärtypus näher steht.

Es darf nicht verhehlt werden, daß sich nicht jeder Fall dem Schema einfügt, aber das wechselvolle Bild findet durch eine solche Betrachtungsweise am besten Klärung und eine längere Beobachtung des Krankheitsverlaufes wird schließlich auch in anfänglich zweifelhaften Fällen die Diagnose des Stadiums gestatten. Chronische geringfügige Abgabe von Bacillen ins Blut muß andere Bilder der Uvealtuberkulose zur Folge haben, als sie sich aus einer Periode reichlicher Metastasierung ergeben. Nach E. RANKES Ausführungen über die Drüsentuberkulose ist die Art und Größe der Knotenbildung mit der geringeren und größeren Ergiebigkeit der hämatogenen Metastasierung in Zusammenhang zu bringen: bei reichlicher Metastasierung entstehen zahlreiche kleine Knoten, bei spärlicher Metastasierung mit chronischem Ablauf entwickeln sich größerknotige Miliartuberkulosen.

Ist einmal die Metastase in die Uvea hinein erfolgt, so hängt die weitere Gestaltung aber nicht nur vom Immunitätszustand, sondern auch von den örtlichen Verhältnissen ab. Wie viele andere Äußerungen der Sekundärtuberkulose kann die Uveitis tuberculosa in Schüben verlaufen, und auf Perioden des Stillstands folgen solche erneuter Ausbreitung entweder durch abermalige Metastasen oder durch örtliche Wucherung. Macht sich zuerst die Fremdkörperwirkung der Bacillen geltend, so bildet sich im frühen Sekundärstadium der Typus des Primärkomplexes, der Epitheloidzellentuberkel. Dieser kann sich durch Kontaktwachstum („per continuitatem") vergrößern, und dann breitet sich die Tuberkulose wie bei anderen Organen vorwiegend innerhalb der befallenen Uvea aus. Durch Aufnahme der Resorptionstuberkel entsteht ferner die konglobierte Tuberkulose. Wie auch sonst im Körper alle vorhandenen Kanal- und Höhlensysteme benutzt werden, so füllt auch am Auge das wachsende Tuberkulom die Iris und Corpus ciliare umgebenden Augenbinnenräume aus.

Auf den weiteren Verlauf üben allgemein schwächende Einflüsse und konstitutionelle Faktoren in dem Sinne Einfluß, daß sie eine Ausheilung der Erkrankung verhindern oder erschweren oder, wie bei einem von FLEISCHER mitgeteilten Fall von schwerer Iristuberkulose nach Durchnässung, sogar möglicherweise die Metastasierung hervorrufen.

Trotz der großen Neigung zu örtlichen Rückfällen pflegt die Augentuberkulose kein neues Zentrum der Aussaat zu werden, wenigstens solange sie sich innerhalb der Augenkapsel hält. Anders steht es beim Durchbruch der Ciliarkörpertuberkulose nach außen durch die Lederhaut oder beim Übergreifen des Prozesses auf den Sehnerven. Die Gefahr der weiteren Ausbreitung auf die Umgebung, die Augenhöhle und die Hirnhaut, und auch die Gefahr der Metastasenbildung vom Auge aus ist dann größer und die Beseitigung des tuberkulösen Herdes durch operatives Eingreifen gerechtfertigt.

Mit einiger Einschränkung sind *diese verschiedenen Ablaufsformen der Tuberkulose für bestimmte Lebensalter charakteristisch.* Die großknotigen Tuberkulome des Primärkomplexes, die der frühen Sekundärepoche angehören, finden sich nahezu ausnahmslos nur bei Kindern und ganz Jugendlichen. Bei den Veränderungen der Spätperiode handelt es sich aber um biologische Reaktionen, die in jedem Lebensalter, unter Umständen auch neben denen der frühen Sekundärperiode einhergehen können, so daß sich die auf S. 41 erwähnten Altersunterschiede verwischen. Dieser modernen Auffassung der Tuberkulose nach E. RANKE steht der von TH. LEBER geschaffene Begriff der abgeschwächten Tuberkulose schon nahe. Nur darf die Abschwächung nicht allein in einer Virulenzabnahme der Bacillen gesucht werden, sondern die veränderte Reaktion des Organismus, beruhend auf spezifischer Allergie, bedingt den andersartigen Verlauf der Erkrankung.

Die **Diagnose** einer tuberkulösen Iridocyclitis stützt sich abgesehen von dem klinischen Befund am Auge auf den exakten Nachweis der Allgemeinerkrankung und auf die Tuberkulinreaktion. Während TH. AXENFELD und DE LA CAMP noch vielfach die Lungenerkrankung physikalisch und röntgenologisch nicht nachweisen konnten, immerhin aber früher stattgehabte Bronchialdrüsenerkrankungen annahmen, und WENDT noch 1923 bei allen röntgenologisch untersuchten Fällen Anzeichen aktiver Tuberkulose an den Lungen vermißte, stellte WERDENBERG in Übereinstimmung mit ACHERMANN eine gewisse Gesetzmäßigkeit im Abhängigkeitsverhältnis der tuberkulösen Augenaffektion von der primären tuberkulösen Allgemeinerkrankung fest im Gegensatz zu vollständig fehlenden gesetzmäßigen Verhältnissen zwischen tuberkulöser Lungen- und Augenerkrankung.

Wie irrig die früher verbreitet gewesenen Anschauungen vom „normalen Lungenbefund" waren, das zeigen die Ergebnisse ED. WERDENBERGs, der bei 130 röntgenologisch untersuchten Augentuberkulosen kein einziges Mal wirklich negativen, sondern 90 mal leichteren oder sehr leichten, aber immer positiven, 30 mal mittelschweren und schwersten Lungenbefund erheben konnte, wobei sich die schwere Lungenerkrankung auf exsudative und proliferative Augentuberkulosen nahezu gleichmäßig verteilte.

Bei sämtlichen leichteren Fällen zeigte das Röntgenbild geringgradige bis sehr ausgesprochene Veränderungen des Hilus und der Lunge mit entsprechenden physikalischen Symptomen. Bei den schweren Fällen mit oft zur Zerstörung neigenden Infiltrationen des Lungengewebes boten die Augenerkrankungen teils leichtesten, teils schwersten Charakter der Erkrankung dar.

Auch Verfasser läßt seit Jahren seine Uvealtuberkulosen vom Röntgenfacharzt untersuchen und stimmt WERDENBERG durchaus darin zu, daß stets, wenn auch oft sehr geringgradige Hilus-, Spitzen-, Unterlappen- oder Pleuraveränderungen und oft auch Zeichen einer stattgehabten hämatogenen Aussaat in der Lunge zu finden sind. Wenn das positive Röntgenbild sich auch über die Aktivität eines tuberkulösen Prozesses in Hilus oder Lunge nicht ausspricht, so sichert es doch die tuberkulöse Ätiologie der Augenerkrankung bei Ausschluß anderer Ursachen. Auf eine gewisse Aktivität des primären Krankheitsherdes läßt übrigens der wiederholte Einbruch in die Blutbahn mit Augenrezidiven schließen. Verfasser hat bei dem ätiologisch so umstrittenen bzw. unklaren Bild der chronischen Uveitis der Frauen klimakterischen Alters, das neuerdings wegen nicht nachweisbarer Tuberkulose gern mit endokrinen Störungen in Zusammenhang gebracht wird, röntgenologisch in den letzten Jahren stets

Tuberkulose feststellen und damit die geeignete Behandlung einleiten können, obwohl die physikalische Untersuchung der Brustorgane ganz negativen Befund ergeben hatte.

In gleichem Sinne ist die Anwesenheit von Drüsennarben, lupösen Prozessen, Phlyktänen, Hornhautflecken, ferner das Auftreten von Meningoencephalismus bedeutungsvoll. Mit großer Wahrscheinlichkeit kann bei Nachweis derartiger Komplikationen auf die tuberkulöse Natur einer Iritis geschlossen werden, wenn sie bei negativem Wassermann chronisch rezidivierenden Verlauf nimmt. Auch an die Möglichkeit tuberkulöser Tonsillenerkrankung ist zu denken, wie aus einer sehr charakteristischen Beobachtung von C. Jack hervorgeht.

Wie v. Michels klinische Anschauungen nur langsam, dann aber sicher sich durchgesetzt haben, so brauchten auch Tuberkulindiagnostik und -behandlung, die schon früh in A. v. Hippel einen warmen Fürsprecher fanden, geraume Zeit bis zur allgemeinen Anerkennung. Der positive Ausfall der Tuberkulinreaktion gibt der Diagnose festen Fuß. Freilich sind die einzelnen Verfahren nicht gleich zu bewerten.

So kommt wirklich entscheidende Bedeutung den percutanen Methoden von Pirquet und Moro nur bei negativem Ausfall zu, weil sie dann anzeigen, daß nicht einmal alte Herde im Organismus vorhanden sind. Ihr positiver Ausfall spricht für Iritis tuberculosa nur bei kleinen Kindern etwa bis zum fünften Lebensjahr. Bei diesen aber ist Iritis an sich recht selten, wenn sie aber vorkommt und tuberkulösen Ursprungs ist, zeigt sie meist die charakteristische knotenbildende Form, die nicht erst durch Tuberkulin sicher gestellt werden muß. Die Augenreaktion nach Wolff-Calmette, die dem Augenarzt die Dienste leisten könnte, die der Hautarzt von den percutanen Methoden hat, verbietet sich wegen der gefährlichen Folgen dieses Verfahrens für das Auge bei vorbestehender Augenerkrankung.

Das beste und sicherste diagnostische Verfahren bleibt die subcutane Einspritzung des Alttuberkulin Koch. Aber hier mahnen die Lungenbefunde Werdenbergs zu großer Vorsicht und zu einer gewissen Zurückhaltung mit Anstellung der diagnostischen Reaktion bei exsudativen Lungenprozessen; denn bei ihnen kann sie gefährlich sein, und sie wird durch das Röntgenbild ersetzt bzw. überflüssig gemacht.

Das Auftreten der *Allgemeinreaktion* beweist noch nicht einwandfrei die tuberkulöse Natur einer Iritis und sagt zunächst nicht mehr aus, als daß eben ein mehr oder weniger aktiver tuberkulöser Prozeß im Organismus sich abspielt. Immerhin sollte aber in dieser Beziehung die Kritik doch nicht allzu weit gehen, denn die Allgemeinreaktion auf diagnostische A.T.-Einspritzung spricht doch schon ganz erheblich für tuberkulöse Iritis bei negativem Wassermann, und das Augenleiden erweist sich — hierin kann Verfasser J. Igersheimers Erfahrungen durchaus bestätigen — gerade dann stets als tuberkulös, wenn schon auf kleinste Dosen Allgemeinreaktion eintritt, obgleich Vorgeschichte und Körperbefund keine oder nur geringfügige Anhaltspunkte für Tuberkulose ergeben hatten.

Ausschlaggebend ist allerdings erst eine *örtliche, sog. Herd-Reaktion*. Diese tritt freilich nicht eben häufig ein. Wer indessen während 48 Stunden nach der Einspritzung mehrmals täglich genau am Hornhautmikroskop mit Spaltlampe untersucht, wird sie doch häufiger auftreten sehen als allgemein angenommen wird. So konnte Verfasser z. B. allein 22 eigene Beobachtungen von örtlicher Tuberkulinreaktion unter 100 diagnostisch gespritzten Kranken sammeln.

Die häufigste Art der örtlichen Reaktion ist das *sichtbare Auftreten oder die sinnfällige Zunahme von Reizerscheinungen am vorderen Augenabschnitte, die etwa 6—8 Stunden nach der Injektion einsetzen und am nächsten Tage auf der Höhe der Entwicklung sich zeigen.* Es handelt sich hierbei um eine vermehrte Blutzufuhr zum tuberkulösen Herde. *Daneben sind* als Lokalreaktion *plötzliche Zunahme von Glaskörpertrübungen* durch Blutung aus dem Ciliarkörper *sowie*

Blutergüsse in die Netzhaut zu nennen. Auch kommt nicht selten eine *negative Phase der Lokalreaktion* vor, indem das heftiger gereizte Auge auf nur wenige diagnostische Injektionen auffallend schnell abblaßt, tuberkulöse Knötchen sich schnell zurückbilden, getrübter Glaskörper zusehends sich aufhellt. Schließlich berichtet v. MICHEL auch über ein schnelles Aufschießen zahlreicher Knötchen unmittelbar nach der Injektion und Verfasser (c) sah Gruppen von allerkleinsten sehr flüchtigen Knötchen („Tuberkuliden"), die schon nach einem Tag wieder zu schwinden begannen. Auch an der Bindehaut können Phlyktänen als diesen gleich zu bewertende Gebilde nach der Injektion auftreten.

Von einer den weiteren Verlauf wirklich schädigenden Wirkung der Lokalreaktion konnte sich Verfasser ebensowenig wie J. IGERSHEIMER oder E. HERTEL überzeugen. *Im Gegenteil scheint die Ausnutzung der durch das Tuberkulin erzeugten reaktiven Hyperämie einer vorsichtig dosierten Herdreaktion nicht nur diagnostisch, sondern auch therapeutisch durchaus wünschenswert, wie* HERTEL *ausführt.* Allzu starke Reaktionen sind aber durch Beginn mit kleinen Dosen ($1/10$—$1/2$ mg) zu vermeiden.

Größere modern durchgearbeitete Statistiken, in denen unter Anwendung der Röntgen-Tuberkulin- und Serodiagnose wirklich brauchbare Ergebnisse über die Beteiligung der Tuberkulose an den Entzündungen der Uvea ermittelt wären, liegen noch nicht vor. Wenn z. B. L. BACH sie in 15—20% fand, so ist diese Zahl noch 1912 ohne Zuhilfenahme der Tuberkulindiagnostik ermittelt und zweifellos viel zu niedrig ausgefallen. Die kleine Serie J. IGERSHEIMERS, umfassend 34 genau untersuchte Fälle, ergab in etwas mehr als 50% Tuberkulose als sichere oder als sehr wahrscheinliche Ursache. Das würde also der lediglich auf klinischem Wege ermittelten Zahl der MICHELschen Schule entsprechen. In der Statistik des Verfassers (S. 3) ist die Tuberkulose mit 45,6% vertreten. Sollte auch der eine oder andere als sehr wahrscheinlich tuberkulös bezeichneten Fälle tatsächlich nicht auf Tuberkulose beruht haben, so dürfte diese Zahl doch eher zu niedrig als zu hoch sein; denn unter den zahlreichen Fällen mit unbekannt gebliebener Ätiologie (17,4%), besonders denen mit dem Bilde der chronischen Uveitis, wird mancher auch auf Tuberkulose beruhen. Brachten doch erst die letzten Jahre Beweise dafür, daß ätiologisch unklare Bilder wie die proliferierende Uveitis der Wiener Schule oder die chronische Uveitis des klimakterischen Alters tatsächlich auch auf Tuberkulose zu beziehen sind. So darf heute als sicher gelten, daß mindestens die Hälfte aller Fälle von Iridocyclitis auf Tuberkulose beruht.

In den Statistiken amerikanischer Autoren des letzten Jahrzehnts (BROWN und IRONS, SCHWEIDNITZ, BULSON) spielt die Tuberkulose gar keine oder eine nur verschwindend geringe Rolle. Sie ist vollkommen durch die „Fokalinfektion, Oralsepsis" u. dgl. ersetzt. Die mit Recht von den Amerikanern betonte Wichtigkeit der systematischen Untersuchung der Mund- und Rachenorgane, sowie der Fahndung auf andere Eiterquellen wurde schon an anderer Stelle hervorgehoben. Für europäische Verhältnisse kann ich aber der Anschauung von KUBIK, daß die Tuberkulose bei uns in der Ätiologie überwertet werde, nicht zustimmen. Mag sein, daß günstige wirtschaftliche Verhältnisse die Tuberkulose in Nordamerika zurücktreten lassen. Ihr völliges Verschwinden aus den neuesten Statistiken zeigt aber, daß sie drüben ungenügend beachtet wird. Wenn neuerdings an Stelle der Fokalinfektion die nur begünstigend wirkende „Fokalaffektion" gesetzt wird, so läßt sich auch daraus entnehmen, daß man auch in Amerika die Überschätzung der „Fokalinfektion" einzusehen beginnt.

Symptome. Den Ausgangspunkt der *klinischen Darstellung* der Iristuberkulose muß die klinische Erscheinungsform des *Iristuberkels* bilden. Zwar sind Tuberkel keineswegs regelmäßig vorhanden, bzw. sichtbar, ja nicht einmal in der Mehrzahl der Fälle. Unter 120 Fällen sicherer Iristuberkulose sah Verfasser sie z. B. 39mal; indessen werden sie um so häufiger angetroffen, je gründlicher und häufiger man nach ihnen sucht. So wurde unter den 39 Fällen die Knötchenbildung dreimal erst 1—2 Jahre nach Beginn der Beobachtung festgestellt. In anderen Fällen wieder waren Knötchen nur ganz vorübergehend sichtbar.

Mit dem Nachweis eines knötchenartigen Gebildes im Irisgewebe ist die tuberkulöse Natur der Erkrankung allerdings noch nicht sicher gestellt. Tuberkulinreaktion, klinisches Bild und Allgemeinbefund gehören zur Diagnosestellung hinzu; denn einigermaßen ähnliche Gebilde kommen sowohl bei Lues wie bei sympathischer und Raupenhaarophthalmie, sogar bei Gliom vor (J. JUNG,

C. BEHR, W. MEISNER, T. W. SIJPKENS, C. PASCHEFF). Indessen gestaltet sich die Krankheitsabgrenzung gegen Lues heute, wo sie sich nicht nur auf den Erfolg einer spezifischen Behandlung, sondern auch auf die Ergebnisse der spezifischen Reaktionen stützt, wesentlich einfacher, und das klinische Aussehen der oft schwammigen sympathisch erkrankten Iris weicht doch in der Regel etwas von dem einer chronischen tuberkulösen Iridocyclitis ab. Zudem wird bei sympathischer Entzündung, wie bei Ophthalmia nodosa, die Vorgeschichte eine Klärung des Sachverhaltes gestatten. Am schwierigsten gestaltet sich wohl die Entscheidung gegenüber einem in der Form der Knötcheniritis mit Hypopyon, Präcipitaten und ciliarer Injektion auftretenden Gliom. Wichtig ist es, an diese Möglichkeit überhaupt zu denken (K. VELHAGEN; siehe auch Bd. V, SCHIECK, Netzhauterkrankungen).

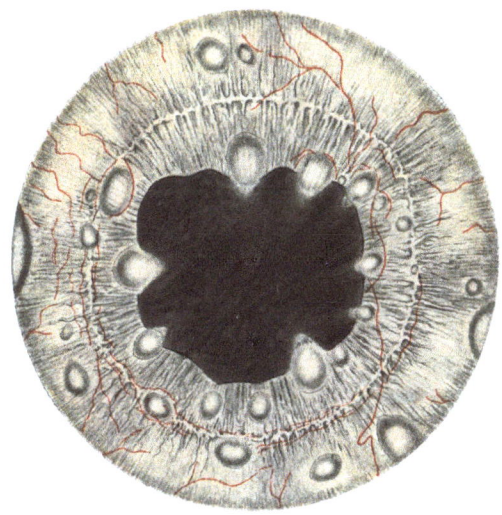

Abb. 15. Tuberkulöse Knoten im Kammerwinkel, Ciliar- und Pupillarteil, Krause und Pupillarrand der Iris. Kleinknotige Miliartuberkulose der Regenbogenhaut. Die 28 Jahre alte Frau erkrankte 1 Jahr zuvor und erblindete später fast völlig doppelseitig.

Schließlich konnte STOCK eine unter dem Bilde der Knötcheniritis verlaufende Irisentzündung beim Kaninchen experimentell durch Injektion von Pyocyaneuskulturen erzeugen. Für die menschliche Pathologie spricht aber W. STOCK selbst diesem Keim keine Bedeutung zu. Praktisch ist also mit dem Auftreten von Knötchen im Irisgewebe die Krankheitsabgrenzung vor allem Sache der Vorgeschichte und der spezifischen Reaktionen.

Die Annahme, daß Tuberkelknötchen mit Vorliebe das Ligamentum pectinatum bzw. den Kammerwinkel und das benachbarte Gewebe der Iriswurzel einnehmen und daß hierin ein wichtiger diagnostischer Unterschied gegenüber ähnlichen Veränderungen bei Lues, insbesondere den Irispapeln bestehe, ist aufgegeben, nicht zum wenigsten unter dem Einfluß der experimentellen Arbeiten STOCKs. Mußte man sich doch sagen, daß eine Erkrankung, die fast immer metastatischen Ursprungs ist, nicht an einen bestimmten Ort gebunden ist, sondern der Gefäßversorgung folgend überall im Irisgewebe sich entwickeln kann.

Immerhin mag es sich bei der Entwicklung von Tuberkelknötchen nicht stets um Verschleppung von Tuberkelbacillen aus anderen Organherden auf dem Blutwege in die Iris handeln; sondern es kommt gelegentlich auch eine örtliche Weiterverbreitung einer ihrerseits hämatogen entstandenen Tuberkulose von der Nachbarschaft aus auf die Iris zustande. So erklären sich die Wucherungen im Kammerwinkel durch Weiterverbreitung von Lederhaut und Strahlenkörper aus in und durch die Iriswurzel. Ferner kann eine Tuberkulose besonders des pupillaren Iristeils durch Verschleppung von Abfallsprodukten von einer Ciliarkörperentzündung oder -geschwulst mit dem Flüssigkeitstrome entstehen, indem bacillenhaltiges Material in die Iris aufgenommen wird und an der Stelle der Implantation eine neue Gewebsreaktion veranlaßt.

All die verschieden großen Knötchen gehören zur Gruppe der *kleinknotigen Miliartuberkulosen*, in der wieder Knötchen von submiliarer, miliarer (Abb. 15) und gut miliarer (Abb. 16) Größe unterschieden werden. Eine Ausnahme machen höchstens die seltenen Fälle konglobierter Tuberkulose, die zur großknotigen Miliartuberkulose gerechnet werden können. Die kleinsten, kaum mit freiem Auge sichtbaren grauen Knötchen finden sich gerne innerhalb des kleinen Kreises und im Sphinctergebiet (W. STOCK), während größere Knoten bis zu einem Durchmesser von 2 und mehr Millimeter den Ciliarteil bevorzugen (Abb. 16). Indessen ist für die Größe der zur Entwicklung kommenden Knoten nicht lediglich das Gefäßkaliber verantwortlich zu machen, indem die kleinsten Knoten die Gegend der den Sphincter versorgenden Capillargefäße bevorzugen sollten, während die größeren Knoten im Bereiche der noch stärkeren Gefäßstämmchen des Ciliarteils liegen, weil hier in dem weiteren Gefäßlumen ganze Bacillenklumpen haften können. Im Gegenteil ist bei großknotiger Tuberkulose nach E. RANKE gerade eine geringere Ergiebigkeit der hämatogenen Metastasenmengen anzunehmen.

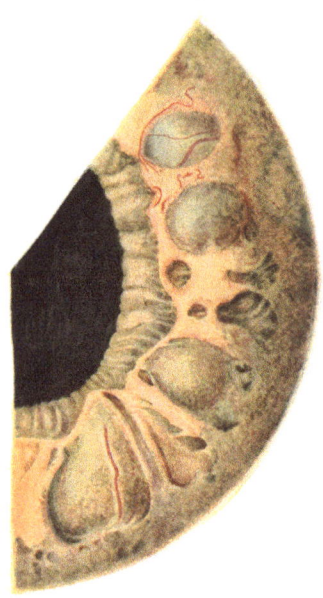

Abb. 16. Miliartuberkulose der Regenbogenhaut. Größere Knoten vgl. S. 47.

Die Entwicklung der Knoten geht in der Regel im eigentlichen Irisstroma vor sich, so daß zunächst die vordere Grenzschicht frei bleibt. Der wachsende Knoten wird von Gefäßen um- und übersponnen, die Gewebsfasern weichen seitlich auseinander (Abb. 16) und der Knoten gelangt schließlich an die Oberfläche. Hiervon abweichend entstehen bei der schon erwähnten sekundären Aussaat vom Ciliarkörper aus oberflächliche, dem Gewebe aufgelagerte Knötchen miliarer Größe, die deutlich als Auflagerung zu erkennen sind, auch das Stroma in keiner Weise verdrängen.

Die Lebensdauer der einzelnen Knötchen ist recht verschieden. Während länger dauernder Beobachtung sieht man oft einzelne Knoten kommen und gehen, andere nahezu unverändert monatelang fortbestehen. Jedenfalls spricht ein flüchtiges Aufschießen von Knoten und ihr Verschwinden schon nach kurzer Frist, über das z. B. A. VOSSIUS berichtete, in keiner Weise gegen die tuberkulöse Natur einer Erkrankung, da auch Tuberkel in Kürze restlos sich zurückbilden können.

Diese Rückbildung erfolgt durch Verkleinerung und oberflächliches Einsinken des Tuberkels, und zwar bei den kleinen miliaren Formen ohne Zurückbleiben irgendwelcher narbiger Gewebsveränderungen. Bei größeren Knoten geben aber später atrophische oder entfärbte Stellen den früheren Sitz an, und die Iris bekommt infolge Auftretens zahlreicher spindeliger kleinerer und größerer Vertiefungen oder lochartiger Lücken im Gewebe ein getigertes Aussehen (J. v. MICHEL).

Lebhafte Entzündungserscheinungen sind an die Aussaat von Tuberkelknötchen in der Iris nicht gebunden, ja diese treten oft auffallend zurück. Schwer erkrankte Augen sind oft nahezu frei von Reizerscheinungen und auch auf Belichtung tritt nur eine geringe ciliare Rötung ein, die alsbald wieder verschwindet. Auch die subjektiven Störungen sind abgesehen von der Herabsetzung der Sehschärfe unbedeutend. Die Gewebsproliferation steht dann ganz im Vordergrunde. In anderen Fällen treten aber die charakteristischen Zeichen der Entzündung hinzu. Die ciliare Injektion erreicht allerdings meistens keinen sehr hohen Grad. Um so lebhafter kann aber die Exsudation im Bereich der vorderen Kammer sein.

Gelegentlich sieht man ein Gefäßstämmchen des ciliaren Iristeils, in dessen weiteren Verlauf pupillarwärts ein Tuberkel eingeschaltet ist, stark gefüllt, ohne daß es dann aber über den das Gefäßlumen sperrenden Knoten hinaus verfolgt werden kann. Die kleinen und kleinsten Knoten lassen häufig jede stärkere Blutfüllung in ihrer Nachbarschaft vermissen.

Bei längerem Bestehen und vor allem bei größeren schon durch ihre Gewebsverdrängung wirkenden Knoten tritt aber im benachbarten Stromagebiet ausgesprochene Rötung durch stärkere Gefäßfüllung auf, die teils auf den Entzündungsreiz, teils auf Stauung zurückzuführen ist. Es kommt zu einer charakteristischen Rötung des den Knoten umgebenden Gefäßnetzes. Die neugebildeten Gefäße umspinnen den Knoten von allen Seiten, während sie seine Oberfläche oft frei lassen (Abb. 15). Am häufigsten sieht man dieses Verhalten bei den Knotenbildungen im Bereich der Krause und ihrer Nachbarschaft. Zur Gewebsproliferation ist alsdann die perifokale Entzündung (S. 55) getreten.

Abb. 16 zeigt das Beispiel einer Erkrankung, bei der die Knotenbildung ganz im Vordergrunde, die Exsudation im Anfang ganz gering war, stärkere Reizerscheinungen fehlten.

M. M. 19 Jahre alt, erkrankte vor vier Wochen an Entzündung des rechten Auges. Es ist leicht ciliar gerötet. Spärliche Präcipitate. Die Pupille mittelweit von längs ovaler Form, reagiert nur träge auf Lichteinfall. Große Knoten im Ciliarteil der Iris, nasal unten, nasal, sowie in der Kammerbucht nasal. Einige Tage später vorübergehend kleines Hypopyon. In den nächsten Wochen nimmt die Schwellung der Iris so zu, daß der Ciliarteil den Pupillarteil fast ganz überlagert. Temporal unten und mitten im Ciliarteil neue Knoten; die großen in Abb. 16 wiedergegebenen Knoten verkleinern sich langsam. Gleichzeitig am andauernd nur wenig gereizten Auge reichlichere Präcipitate, Stauungspapille mit Netzhautblutung.

Die Exsudation in die Umgebung der Knoten pflegt Hand in Hand mit dem Grade der Entzündung und der Hyperämie zu gehen und fehlt daher bei den chronisch verlaufenden Fällen zeitweise fast ganz. Mit zunehmender Hyperämie der Irisgefäße nimmt man auch exsudative Vorgänge an den Tuberkelknoten und ihrer Umgebung wahr, und zwar in Form eines Fibrinmantels oder einer Kuppe, welche die Umgebung des Knötchens dann verwischt. Am sinnfälligsten sind die exsudativen Vorgänge an den kleinen Knoten des Pupillarteils, die bisweilen während ihrer Entstehung von der Fibrinschicht nahezu verdeckt sind und deutlicher erst zum Vorschein kommen, wenn das Fibrin unter Bildung einer Synechie ins Pupillargebiet abgesetzt wird.

An dem Auftreten dieser Synechien beteiligt sich neben dem Fibrin und dem Pigmentepithel das durch das Knötchen vorgeschobene und emporgehobene Irisstroma des Pupillarteils selbst, so daß der Typ der *Stromasynechie* entsteht. Wenn auch jeder derartigen Synechie keineswegs ein Tuberkel oder ein ehemaliger Tuberkel des Pupillarteils entsprechen muß, so ist doch oft das Aufschießen pupillarer Knötchen von der Entstehung ebensovieler an den Sitz der Knoten gebundener Synechien begleitet. Manchmal sieht man auch die Knötchen des Pupillarteils ins Pupillargebiet vorquellen und durchbrechen.

Sie entleeren alsdann bisweilen ihren Inhalt ins Pupillargebiet. An dem Aufbau der Stromasynechien ist indes nicht stets nur der Pupillarteil beteiligt, sondern auch der ciliare Abschnitt der Iris kann an deren Ausbildung teilnehmen, wenn nämlich eine starke Schwellung des ciliaren Abschnittes besteht, sei es daß sich hier nun besonders große Knoten oder ein diffuses Granulationsgewebe entwickelt. Alsdann kann der geschwellte Ciliarteil über den Pupillarteil pupillarwärts hinweggleiten, einen neuen Pupillarrand vortäuschen und bei nun stattfindender Exsudation mit der vorderen Linsenkapsel verwachsen.

Hinsichtlich der zu Präcipitaten führenden Exsudation in die vordere Augenkammer siehe S. 49. Hier sei nur schon erwähnt, daß auch bei typischer tuberkulöser Iridocyclitis gelegentlich ein Hypopyon zu beobachten ist, welches sogar wiederholt rezidivieren kann (z. B. J. STÄHLI). Es tritt als Folge einer lebhaften fibrinös-eitrigen Exsudation oder einer Entleerung von Tuberkelknoten in die vordere Augenkammer ein.

Die *Knotenbildungen im Kammerwinkel* gelten im allgemeinen als Fortleitung einer Ciliarkörpertuberkulose durch Iriswurzel und Lig. pectinatum in die Vorderkammer. Nicht immer deckt sich diese Anschauung mit den tatsächlichen Befunden (s. S. 52). Diese Gebilde sprießen pilzförmig aus dem Kammerwinkel hervor und können, besonders wenn sie unten sitzen, wohl auch mit großen speckigen Beschlägen verwechselt werden. Sie erreichen bisweilen recht stattliche Größe, besonders wenn man in Erwägung zieht, daß ihr peripherster Abschnitt in der Kammerbucht sich der Beobachtung entzieht. Durch Zusammenfließen mehrerer Knoten entsteht weiter das Bild des Iristuberkuloms *(konglobierte Iristuberkulose).* So kommt es in seltenen Fällen zu einem wirklich *geschwulstmäßigen Wachstum*, einer Granulationsmasse, die aus dem Kammerwinkel vordringt, als gelbrötlicher fleischähnlicher, von Gefäßen durchzogener Tumor große Partien der Vorderkammer erfüllt und in der Gegend der Hornhautlederhautgrenze gerne zum Durchbruch führt.

Wir haben bei der bisherigen Darstellung der Iristuberkulose uns in erster Linie an das Tuberkelknötchen, sein Entstehen und Vergehen sowie an die Begleit- und Folgezustände gehalten, die mit der Aussaat der Tuberkel einhergehen. Betrachten wir nun den Verlauf der Iristuberkulose nach seiner gesamten klinischen Erscheinungsform, so trifft die vorstehende Darstellung in erster Linie für die fast durchweg chronisch und mehr oder weniger reizlos verlaufenden Erkrankungsfälle zu, die früher wegen der Bildung kleiner und größerer Knoten als tuberkulöse Geschwulstbildung abgehandelt wurden. Solche Fälle von Iris- und Ciliarkörpertuberkulose sind, wie schon J. STÄHLI erwähnt, dem 2. und 3. Lebensjahrzehnt eigentümlich; besonders verlaufen die an sich nicht häufigen Entzündungen des ersten Lebensjahrzehntes mit Vorliebe in der geschilderten Weise als klein- oder großknotige Miliartuberkulose oder unter dem Bilde der Granulationsgeschwulst, weil die proliferativen Frühstadien der Generalisation vorzüglich bei jüngeren Individuen zu erwarten sind.

Diese erste Gruppe von Erscheinungsformen der Iris- und Strahlenkörpertuberkulose, eben durch die Knötchenbildung am frühesten und leichtesten erkannt, stellt nun keineswegs die häufigste Form der tuberkulösen Erkrankung der vorderen Gefäßhaut dar, vielmehr macht ihr diesen Rang die seit langer Zeit mit dem ganz unzweckmäßigen Namen der „Iritis serosa" bezeichnete Erkrankungsform streitig, die besser als *Iridocyclitis* mit Beschlägen zu bezeichnen wäre. Zwar sind Beschläge auch bei jeder anderen Form der uvealen Tuberkulose zu verzeichnen, aber hier bestimmen sie als dauerndes wichtiges Symptom das klinische Bild und führen oft zu Drucksteigerung. Wegen der durch die Zellablagerung im Kammerwinkel bedingten Verstopfung der Abflußwege schlug FR. SCHIECK auch den treffenden Namen der „*Iritis obturans*" vor.

Nachdem die älteren heute mit Recht erledigten Vorstellungen einer „Keratitis punctata" und „Descemetitis" aufgegeben waren, galt der Strahlenkörper lange als alleinige Lieferungsstätte der Beschläge und als Sitz der Erkrankung (E. FUCHS). Die Spaltlampenuntersuchung hat aber ergeben, daß der manchmal „eigentliche Sitz der Erkrankung in die Iris zu verlegen ist" (FR. SCHIECK), denn bei fehlender oder nur angedeuteter Ciliarinjektion treten zwischen und unmittelbar vor oder hinter den Wülstchen des Pigmentsaums am Pupillarrande allerfeinste glasige grauweiße Perlchen auf, die bei den früher gebräuchlichen Untersuchungsmethoden gänzlich der Beobachtung entzogen.

Ist somit eine Beteiligung der Iris nach den neuesten Untersuchungen sicher, so darf die Miterkrankung des Strahlenkörpers, die sich nach Verfassers Ansicht bei so gut wie jeder Iritis wenigstens zeitweise findet, doch nicht außer acht gelassen werden. Die Druckerhöhung und Vertiefung der Vorderkammer, Folge der Verstopfung der Abflußwege, ist allerdings weniger in diesem Sinne zu deuten als die doch recht häufig vorhandene Exsudation, auch Blutung in den Glaskörper. Die Glaskörpertrübung kann recht erheblichen Grad erreichen und so die hochgradige Sehstörung erklären, die bisweilen im Widerspruch zu den geringfügigen Symptomen im vorderen Augenabschnitt steht. Auch die vordere Aderhaut ist nicht selten mit entzündlichen Herden beteiligt. Klinisch sieht man bei geringen Reizerscheinungen und anscheinend zurücktretender Beteiligung der Iris an der Hornhautrückfläche zahlreiche feine, aber doch mit freiem Auge wahrnehmbare Beschläge, spärlicher auf der Iris und im Pupillengebiet. Zu diesen kleineren in Dreiecksform mit Spitze nach oben angeordneten regelmäßigen und kugligrunden Beschlägen treten aber auch nicht selten größere von unregelmäßiger Form und speckigem Aussehen hinzu.

Bisweilen kommt es bei dieser chronischen Form der Ciliarkörpertuberkulose zu einer sekundären Aussaat aus dem Kammerwasser, einer Impftuberkulose der Iris, wie sich aus histologischen Befunden ergibt.

Der lang sich hinziehende bzw. rezidivierende Verlauf dieses häufig doppelseitigen Leidens macht schon die tuberkulöse Natur wahrscheinlich, wenngleich erst das Röntgenbild der Brustorgane und die Tuberkulinreaktion sichere Auskunft über den großen Anteil der Tuberkulose geben konnten. Pathognomonisch ist aber das Krankheitsbild für Tuberkulose nicht, denn es kommt auch bei sympathischer Ophthalmie und bei Lues vor. Bei Rheumatismus und Gonorrhoe (FR. SCHIECK) sah Verfasser nur Krankheitsbilder, die sehr bald einen ganz anderen Charakter annahmen.

Diese tuberkulöse Entzündung des Strahlenkörpers gehört zur sekundären Periode der Tuberkulose und tritt sowohl bei jugendlichen wie bei älteren Individuen auf, verläuft aber bei älteren Personen in etwas anderer, besonders charakteristischer Weise. Sie ist nämlich oft jenseits des 40. Lebensjahres von mehr oder weniger dichten tiefen Hornhauttrübungen begleitet, die längere Zeit hindurch bestehen, sich aber schließlich zurückbilden. Die Beteiligung der Hornhaut bei dieser Form der Iridocyclitis tuberculosa kommt zwar gelegentlich auch schon in jüngeren Jahren vor, bei älteren Individuen ist sie aber nach Verfassers Erfahrung geradezu die Regel. Auch aus diesem Verhalten kann schon mit einem erheblichen Grad von Wahrscheinlichkeit auf Tuberkulose geschlossen werden, da man ähnliches nur selten bei Iridocyclitis syphilitica, bei anderer überhaupt nicht sieht. Die Ursache hierfür dürfte in einer Ausbreitung auf die tieferen Lagen der Lederhaut sowie die den Hornhautrand erreichenden Gefäßästchen zu suchen sein.

Reine Fälle von Iridocyclitis chronica mit Präcipitaten und Glaskörpertrübungen ohne Synechienbildung pflegen durchschnittlich 2—3 Monate anzudauern, doch kommt auch ein viel schleppenderer Verlauf vor, so daß die Erkrankung unter Rückfällen sich über Jahre hinziehen kann, ohne indessen in der Regel einen besonders ungünstigen Verlauf zu nehmen.

Außerdem gelangt noch eine andere seltenere und weniger beachtete Form der Ciliarkörpertuberkulose mit nur geringer Beteiligung der Iris zur Beobachtung, die einen schnelleren und viel schwereren Verlauf nimmt. *Es bildet sich in Kürze ein größerer Erkrankungsherd im Corpus ciliare. Man erhält dann aus der Ciliarkörpergegend einen lebhaften gelben Reflex, der von einer gegen das Augeninnere sich ausbreitenden Geschwulst herrührt. Die Spannung des sehr druck-empfindlichen Auges sinkt schnell und erheblich. Unter wechselndem Auftreten von Hypopyon, Glaskörpertrübungen und Blutungen erblindet das Auge schnell und geht allmählich in Atrophie über.* Verfasser hat in drei Jahren allein 4 Fälle dieser Art, bei Individuen des 4.—6. Lebensjahrzehnts, beobachtet.

Kehren wir zu den Erkrankungen mit vorwiegender Beteiligung der Iris zurück. Bei einer weiteren Gruppe tritt *die plastische Exsudation* in den Vordergrund, d. h. es entwickeln sich schon frühzeitig zahlreiche hintere Synechien, welche die Regenbogenhaut flächenhaft an die vordere Linsenkapsel anheften. Diese Erkrankung setzt unter lebhaften Entzündungserscheinungen ein, so daß beim Fehlen sichtbarer Knötchenbildung ein der diffusen metastatischen Iritis ähnliches Bild vorliegt. Aber die schlechtere Beeinflussung der Verklebung durch Atropin sowie die flächenhafte Anlötung deuten auch ohne sichtbare Herde auf eine anders geartete Entzündung hin. Bei leichteren Erkrankungsfällen dieser Gruppe (Iritis plastica tub.) braucht der Strahlenkörper nicht erheblich beteiligt zu sein. Nach A. v. HIPPEL soll diese Erkrankung sogar ohne Glaskörpertrübung verlaufen; weit häufiger sind aber die Fälle, bei denen eine lebhafte Exsudation nicht nur in das Pupillargebiet und die Vorderkammer, sondern auch in den Glaskörper sich abspielt. Es treten dann an der Hornhautrückfläche Beschläge auf, die an Zahl oft hinter denen bei der vorigen Gruppe, der chronischen Cyclitis zurückstehen, sie aber an Größe erheblich übertreffen und auch sonst sich von ihnen wesentlich unterscheiden. Es handelt sich nämlich um die *großen gelblichen bis gelblichgrauen Beschläge* von unregelmäßiger Form und *speckigem* bzw. *bröcklig käsigem Aussehen*. Solche grobmassige Beschläge werden nur bei den herdförmigen endogenen Entzündungen beobachtet, und hier sind sie wieder am häufigsten und hartnäckigsten bei der Tuberkulose.

Während man zu Beginn der Erkrankung bei noch guter Spannung oft massige kulissenartige Trübungen im vorderen Glaskörper sieht, ist der hintere Augenabschnitt in späteren Verlaufsstadien meist infolge starker Exsudation ins Pupillargebiet der Beobachtung entzogen. Erblindung mit Pupillarabschluß und -verschluß ist der Endausgang solcher Fälle, die inzwischen aus dem Stadium lebhafterer Entzündung längst in eine chronische Verlaufsform übergegangen sind. Daß der Ciliarkörper an diesen schwersten Formen exsudativ plastischer Iritis ebenfalls erheblichen Anteil nimmt, geht abgesehen von den Glaskörpertrübungen aus der sehr ausgesprochenen Spannungsverminderung hervor, die nicht selten die späteren Stadien begleitet, und zwar trotz zirkulärer Synechie und Behinderung des freien Abflusses im Lig. pectinatum. Der Augapfel fühlt sich in diesen späten Stadien oft weich an und geht schließlich in Atrophie über, nachdem andere Komplikationen wie Katarakt und Netzhautablösung sich hinzugesellt und den letzten Rest von Sehvermögen aufgehoben haben.

Bisweilen nimmt diese plastisch exsudative Form von vornherein einen chronischen Verlauf, oder das Auge beruhigt sich scheinbar nach einem ganz akut schmerzhaften Anfall von nur wenigen Tagen, unter Umständen bei gleichzeitiger Entwicklung eines kleinen Ciliarstaphyloms, geht aber dann um so sicherer später unter den Erscheinungen der chronischen Uveitis zugrunde.

Diese Erkrankungsform tritt seltener schon im 2. Lebensjahrzehnt, meist erst nach vollendeter Pubertät auf und gehört dem Höhepunkt der Sekundärperiode an. Sie bildet eine der häufigsten Ursachen, an denen kräftige Menschen des erwerbsfähigen Alters doppelseitig erblinden. Das weibliche Geschlecht wird besonders, und zwar mit Vorliebe im dritten Lebensjahrzehnt und wieder zur Zeit der Menopause von dieser Entzündung befallen.

Übergangsformen, die zwischen der zweiten und dritten Hauptgruppe, zwischen der Iridocyclitis mit Präcipitaten (Iritis obturans) und der Iridocyclitis exsudativa plastica vermitteln, gibt es genug, auch können beide Krankheitsbilder durch das Auftreten tuberkulöser Knötchen verändert werden.

Ein charakteristisches Beispiel von Verbindung schwerster Knotenbildung mit sehr lebhafter plastischer Exsudation ist der in Abb. 15 wiedergegebene Fall einer im 27. Lebensjahre doppelseitig erkrankten Frau. Das wesentlichste Anfangssymptom war Abnahme der Sehkraft beiderseits. Eine mehrmonatliche Tuberkulinkur führte keine wesentliche Besserung herbei. Ein Jahr später fand sich im Gegenteil Verschlechterung.

Als Hauptverlaufsformen der Iris- und Ciliarkörpertuberkulose haben wir somit kennen gelernt: 1. Die miliaren kleinknotigen Iristuberkulosen einschließlich Solitärtuberkel und Granulationsgeschwulst. 2. Die Iridocyclitis chronica mit Präcipitaten (Iritis obturans). 3. Die Iridocyclitis plastica exsudativa.

Drei weitere Formen von Iriserkrankungen sind nach ihren Symptomen noch dem Gebiet der exsudativ plastischen tuberkulösen Iridocyclitis zuzuweisen, verdienen aber nach dem eigenartigen Verlauf eine gesonderte Besprechung, nämlich einmal Fälle von tuberkulöser Iritis, bei denen die plastische Exsudation nur zur Ausbildung multipler hinterer Synechien geführt hat, während die Iriszeichnung nahezu unverändert scharf bleibt, Präcipitate fehlen oder nur in ganz geringer Zahl vorhanden sind. E. KRÜCKMANN führt diese Gruppe von Iritis teils auf Tuberkulose des Strahlenkörpers, teils auf schwach virulente Bacillen, teils auf veränderte Reaktion eines bereits früher tuberkulös erkrankten Organismus gegenüber einer möglichen Neuinfektion zurück. Bezüglich der zweiten und dritten Möglichkeit sei auf S. 40 u. f. verwiesen, wonach an eine veränderte Reaktion des Organismus, aber weniger aus den erwähnten Ursachen als wegen des Verhaltens des Allgemeinkörpers gegenüber den späteren Stadien der Tuberkulose zu denken ist.

Sicher kommt aber diese Form der Iritis besonders bei Tuberkulose der anderen Teile der Gefäßhaut vor, und zwar nach Verfassers Beobachtungen nicht nur bei Strahlenkörpertuberkulose, bei der man doch häufig auch Knötchen in der Iris aufschießen sieht, sondern vorzüglich als Begleiterscheinung der Chorioiditis disseminata tuberculosa. Bei dieser tritt eine leichtere Iritis mit mehr oder weniger zahlreichen Synechien recht oft auf. Dabei fehlen gröbere Präcipitate fast immer und Knötchen desgleichen, so daß eine Fernwirkung des tuberkulösen Aderhautprozesses und zwar als perifokale Entzündung der Regenbogenhaut anzunehmen ist.

Teilweise ähnlich in Verlauf und Bewertung ist auch die Iritis, die sich zur juvenilen Periphlebitis hinzugesellt. Doch kommen hier auch primäre Erkrankungen der Regenbogenhaut vor (W. GILBERT), die sich nach histologischen Befunden vorwiegend an den Gefäßen abspielen.

Endlich hat C. HEERFORDT eine besondere Form doppelseitiger Iridocyclitis als Febris uveo-parotidea beschrieben, deren Eigenart in der Verbindung mit monatelang andauerndem Fieber, mit Parotisschwellung und Parese cerebrospinaler Nerven besteht. Blieb in einer Reihe von Fällen die Ätiologie unklar (vgl. H. WEVE), so deuteten andere, wie die von S. SCHUH, K. LEHMANN und H. GJESSING bekannt gegebenen, auf eine atypische Form der Tuberkulose hin. Das Augenleiden verläuft nämlich häufig mit Bildung von gelben bis braunroten Knötchen, deren tuberkulöse Natur in einem Falle von LEHMANN auch histologisch festgestellt wurde. Es handelt sich um eine atypische Form der Tuberkulose, die an den Speichel- und Lymphdrüsen als Lymphomatose verläuft; gelegentlich kommt auch Lues als Ursache dieser Symptomengruppe in Betracht (BERG).

Pathologische Anatomie. Die Darstellung des *histologischen Bildes* geht am besten von der knotenbildenden Form der Tuberkulose aus. Das Bild ist ein sehr verschiedenes, je nachdem die Iris oder der Ciliarkörper im Vordergrunde der Erkrankung steht.

Das mikroskopische Bild einer frischen Iristuberkulose läßt oft Rückschlüsse auf die Art ihrer Entstehung zu, indem der Sitz der Knötchen oberflächlicher oder tiefer sein kann. Schon v. MICHEL wies darauf hin, daß die oberflächlich sitzenden Tuberkel das Gewebe der vorderen Grenzschicht emporheben, während Knoten, die im Innern des Irisgewebes entstehen, die Oberfläche zunächst nicht zu verändern brauchen. Beide Gruppen von Tuberkeln deuten auf eine hämatogene Entstehung der Tuberkulose hin. Ferner ist für die Iristuberkulose auch eine Ausbreitung vom primär hämatogen entstandenen Ciliarkörperherd aus denkbar durch Einwuchern in den Kammerwinkel und die Iriswurzel. Außer diesen von MICHEL schon erwähnten Formen der Iristuberkulose kommt aber noch die Auflagerung von tuberkulösen Entzündungsprodukten auf die Irisvorderfläche durch Wandern und Verschleppung infektiösen Materials im Höhlensystem der Augenkammern vom Ciliarkörper nach vorn vor, gewissermaßen eine Form von intraocularer Impftuberkulose. So entstehen Knötchen, die dem Irisgewebe nur locker aufliegen (STRAUB, W. GILBERT).

Mit Vorliebe entwickelt sich das tuberkulöse Knötchen im Stromablatt, in der zahlreiche Gefäße führenden Gewebslage unter der vorderen Grenzschicht. Diese Knötchen wachsen dann ungehemmt gegen die Oberfläche, heben diese empor und sprießen so in die Vorderkammer hinein. Sie entwickeln sich an jeder Stelle des Irisstromas vom Kammerwinkel bis zum Pupillarteil. So zeigt Abb. 17 je einen Knoten an der Iriswurzel, im Ciliarteil und im Pupillarteil der Iris, jeden für sich zur Entwicklung gelangt.

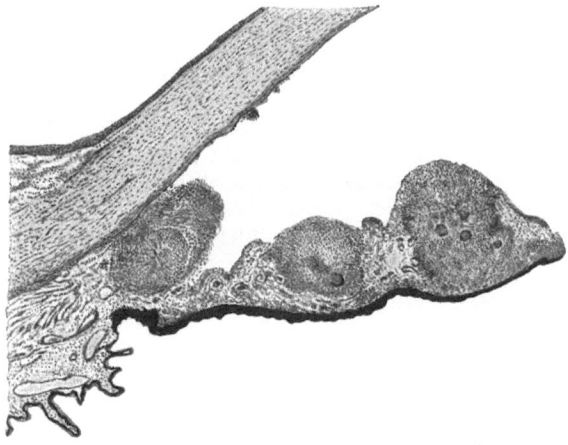

Abb. 17. Tuberkel der Iriswurzel bzw. des Kammerwinkels, des Ciliar- und Pupillarteils der Iris.

Wie die Ansiedelung der hämatogenen Tuberkulose in der Gefäßschicht mit Vorliebe vor sich geht, so ist auch der Ort der Gefäßverteilung maßgebend dafür, daß trotz aller Unregelmäßigkeit der Verstreuung der Knoten doch bestimmte Abschnitte der Regenbogenhaut etwas häufiger Ansiedlungsstelle sind als andere. Mehr noch als das Krausengebiet kommt hier der Circ. art. iridis major in Betracht. Früher galt der Sitz knötchenförmiger Gebilde im Kammerwinkel als für Tuberkulose charakteristisch. Wenn auch diese Anschauung als unberechtigt aufgegeben ist, so steht doch der Circ. art. major in engen Beziehungen zur Entwicklung von Tuberkeln im Iriswinkel. Diese wachsen somit nicht eigentlich aus dem Strahlenkörper hervor, und die mehrfach verbreitete Anschauung, daß das Aufschießen dieser Kammerwinkeltuberkel auf eine primäre Ciliarkörpertuberkulose zurückzuführen sei, entspricht nicht ganz den pathologisch-anatomischen Verhältnissen, wonach in solchen Fällen der Strahlenkörper nahezu frei von Entzündung sein kann, obgleich ja Iriswurzel und Vorderfläche des Strahlenkörpers in der Gegend des Circ. art. aneinander grenzen. Vielmehr entwickeln sich, wie Abb. 17 deutlich zeigt, selbständige Knoten in dem an den Circ. art. maj. vorne angrenzenden Gewebe der Iriswurzel und wachsen von hier entsprechend den Gesetzen der Verbreitungsart der

Tuberkulose in die benachbarte Körperhöhle, die Vorderkammer, vor, wo sie sich ohne hindernden Gewebsdruck frei ausbreiten können.

Die geschilderte Lage und Entwicklungsweise der Irisknötchen in der Gefäßschicht ist die häufigste, jedoch ist die Entstehung von Knötchen an jeder anderen Stelle der Iris namentlich in der Tiefe, dicht vor dem Pigmentepithel auch nicht ungewöhnlich. Selbst der M. sphincter kann von tuberkulösen Knötchen durchwachsen werden, ja solche können sich auch unter ihm entwickeln. Auch an anderen Stellen kommt ein Wachstum so ausgesprochen in die Tiefe hinein vor, daß das Pigmentepithel lebhaft gegen die hintere Kammer hinein vorgewölbt wird. Dabei erweist es sich sehr widerstandsfähig und verläuft intakt hinter den Knoten, denen lange Zeit die Schicht des Pigmentepithels Einhalt gebietet. Denn ein Durchwachsen von einzelnen Tuberkelknötchen in die Hinterkammer unter Durchbruch des Pigmentepithels pflegt im Gegensatz zum Durchbruch nach vorne durch die vordere Grenzschicht hindurch nicht

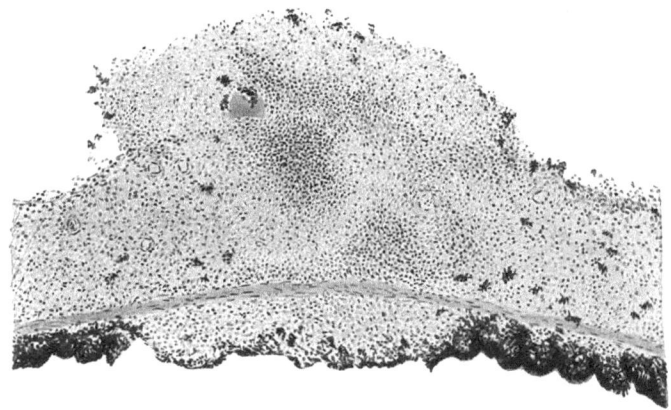

Abb. 18. Dem Pupillarteil der Iris aufgelagerter Impftuberkel bei Ciliartuberkulose. Früh- und Fernschädigung des Pigmentepithelblattes.

zu erfolgen. Dagegen wird eine ganz anders erfolgende Schädigung des Pigmentepithels unter Umständen schon frühzeitig beobachtet (L. HEINE, W. GILBERT). Unter oberflächlich gelegenen Infiltraten und Tuberkeln begegnet man nämlich bei wohl erhaltenem Stromablatt mehr oder weniger ausgesprochenen Lücken im Pigmentepithel (Abb. 18). Das Pigment kann bis auf wenige Reste schwinden, auch die Epithelien können zugrunde gehen, ohne daß Verklebungen mit der Linsenkapsel beständen. Im Hinblick auf diese Schädigung des Pigmentepithels, die nicht auf mechanische Faktoren zurückzuführen ist, erscheint von Bedeutung, daß KRUSIUS im tuberkulös sensibilisierten Auge eine depigmentierende Wirkung des Alttuberkulins, allerdings nur auf die Stromapigmentzellen, festgestellt hat.

Außer den von der Gefäßschicht nach der Irisvorderfläche drängenden und in die Vorderkammer vorsprießenden Tuberkeln findet man aber auf der Irisvorderfläche besonders bei Ciliarkörpertuberkulose noch eine zweite Art vornehmlich kleiner Tuberkel, die keinerlei Beziehungen zu den Gefäßen haben, sondern dem Irisstroma knopf- oder pilzartig (Abb. 18) aufsitzen und gerade umgekehrt von der Oberfläche aus etwas gegen die vordere Grenzschicht hinein vordringen, diese teils zur Seite drängend, teils infiltrierend.

Es handelt sich bei diesen pilzförmig aufsitzenden kleineren Knötchen um die S. 46 schon erwähnten Impftuberkel, die durch Verschleppung von Bacillen und bacillenhaltigem Material mit dem Flüssigkeitsstrom nach vorne auf die Irisoberfläche, entstehen. In solchen Fällen überzieht die Irisvorderfläche auch ein fast fortlaufender Belag von Zellen einzelner oder zu kleinen Häufchen zusammengeballter Lymphocyten.

Durch Zusammenfließen mehrerer benachbarter können schließlich größere Knoten entstehen (konfluierende oder konglobierte Iristuberkulose; Abb. 19), die im Rahmen der sonst üblichen pathologisch-anatomischen Benennung als mittel- bis großknotige Miliartuberkulosen zu bezeichnen wären.

Noch ausgedehntere und schwerwiegendere Veränderungen bietet sodann die „granulierende Form der Tuberkulose" (v. MICHEL), bei der die Erkrankung unter dem Bild der Granulationsgeschwulst auftritt. Teile der Vorderkammer und ganze Abschnitte der Regenbogenhaut gehen alsdann in der tuberkulösen Masse unter, ja schließlich kann Vorderkammer, Regenbogenhaut und Hinterkammer mehr oder weniger vollständig von der die Linse geradezu einmauernden Granulationsmasse angefüllt werden, die am Hornhautrande und über dem

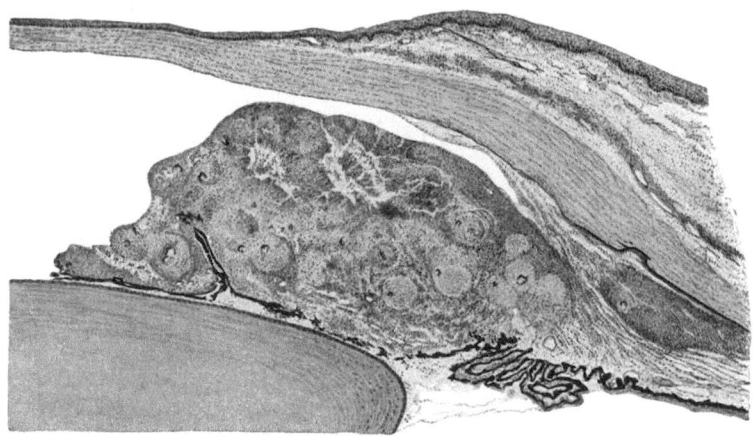

Abb. 19. Geschwulstartig wachsende Tuberkulose.

Ciliarkörper nach außen durchzubrechen pflegt. Von dem Irisstroma sieht man im mikroskopischen Bilde dann nichts mehr, vom Pigmentepithel nur mehr oder weniger zusammenhängende Reste, die allseits von dem tuberkulösen Gewebe durchwachsen sind. Auch bei stärkster Entwicklung pflegt diese Granulationsgeschwulst die Gegend der Zonula und der Ciliarfortsätze nach hinten nicht zu überschreiten. Genau das gleiche Verhältnis stellte KRUSIUS für die entsprechenden Formen der Vorderkammerimpftuberkulose fest.

Diese Granulationsgeschwülste sind meist sehr blutgefäßreich und bestehen aus massenhaften Lymphocytenhaufen, in die aber zahlreich typische Tuberkel eingelagert sind. Große Partien inmitten des Tumors verfallen auch der Nekrose.

Die Präcipitate erreichen recht stattliche Größe und finden sich als mehr oder weniger große geballte Kugeln von Lymphocyten im unteren Kammerwinkel und vorwiegend, aber nicht ausschließlich der unteren Hälfte der Hornhaut anliegend. Zwischen ihnen begegnet man aber auch dem kontinuierlichen Zellbelag der Flächenbeschläge. Die größeren Präcipitate können auch den Bau echter Tuberkel aufweisen.

Bevor wir uns nun zur dritten Form, der diffusen tuberkulösen Iritis wenden, sei noch die Tuberkulose des Ciliarkörpers besprochen. Diese verläuft ganz wesentlich als eine Erkrankung des gefalteten Teils und von diesem ist wieder seine innere Oberfläche und die der Iriswurzel angrenzende Gewebslage vorzüglich befallen. Auch hier bestimmt die Gefäßanordnung, die Auflösung der zum Verzweigungsgebiet der hinteren langen Ciliargefäße gehörenden Ästchen, die Lokalisation der Tuberkel. Kleinere Tuberkel füllen das Gewebe einzelner Ciliarfortsätze (Abb. 20) oder die Grube zwischen zwei Fortsätzen aus, auf diese Weise die Oberfläche des Ciliarkörpers verkleinernd und ausgleichend. Während im ersten Falle die doppelte Epithellage unversehrt ist, besteht im zweiten eine mehr oder weniger große Lücke des Pigmentepithels, durch die das Entzündungsprodukt auf die innere Oberfläche sich verbreitet hat.

Wie an der Iris, so können auch hier die einzelnen tuberkulösen Herde z. B. im Bereich der Fortsätze und wieder in der an den Kammerwinkel angrenzenden Gewebslage unabhängig voneinander sich entwickeln. Dies wird besonders dadurch begünstigt, daß die zwischen diese beiden Gewebspartien sich schiebenden Bündel der Ciliarmuskulatur sich außerordentlich widerstandsfähig gegen den tuberkulösen Prozeß erweisen.

Die granulierende Ciliarkörpertuberkulose pflegt mit der gleichen Form der Iristuberkulose gemeinsam, und zwar ausschließlich im kindlichen Lebens-

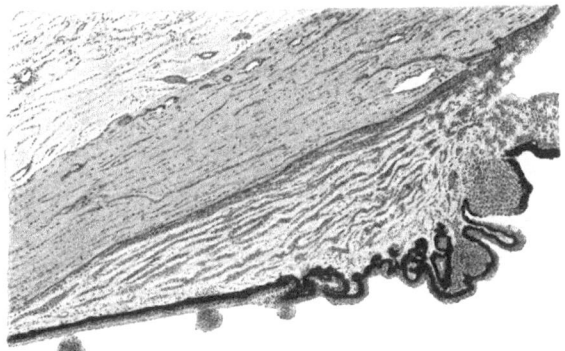

Abb. 20. Ciliarkörpertuberkulose. Präcipitate auf der Pars plana.

alter aufzutreten. Auch bei dieser Ciliarkörpertuberkulose bleibt der Ciliarmuskel lang unversehrt, während die Gewebsproliferation nicht nur an seiner Innenfläche glaskörperwärts sich ausbreitet, sondern auch an seiner Außenfläche zwischen der Muskulatur und der Lederhaut weiterkriechend Raum gewinnt. Das Gewebe der Ciliarfortsätze einschließlich der beiden Epithelblätter geht im Gegensatz hierzu schließlich völlig in der tuberkulösen Geschwulst unter, die sich, Iriswurzel, Ciliarfortsätze und den angrenzenden Glaskörper einnehmend entwickelt, aber doch wie bei der experimentellen Form auf den vorderen Bulbusabschnitt beschränkt bleibt.

Endlich bricht die Geschwulst in der Gegend der Corneoscleralgrenze nach außen durch. Dagegen hat der Prozeß keine Neigung, auf die Pars plana hinüberzugreifen; diese zeigt vielmehr nur eine mäßige Infiltration ihres Gewebes oder an ihrer Oberfläche einige Präcipitate.

Bisher stand die besondere tuberkulöse Proliferation und ihre Lokalisation, die gefäßarme tuberkulöse Neubildung in Form von größeren Bezirken epitheloiden Gewebes im Vordergrunde der Darstellung. Wie stets bei der Tuberkulose, so ist auch an der Iris das Zentrum der Neubildung, der epitheloide Kern der gesamten tuberkulösen Entzündung gefäßlos.

Wie RANKE zuerst für die Drüsentuberkulose gezeigt hat, umgibt diese gefäßlose lymphocytenarme Zone eine hyperämische, an der Uvea stets deutlich lymphocytär infiltrierte, die der „perifokalen Entzündung" (SCHMINCKE). Stellt die erstere eine Fremdkörperwirkung dar, so handelt es sich bei dieser perifokalen Entzündung um eine akute toxische

Entzündung anaphylaktischen Charakters, die um so deutlicher je schwerer die Allgemeinerkrankung ist. Demnach hält sie sich bei den weitaus meisten Uvealtuberkulosen in beschränkten Grenzen.

Die Zeichen der akuten Entzündung, Hyperämie, Exsudation, lymphocytäre Infiltration kommen auf Rechnung dieser perifokalen Entzündung. Einen sehr hohen Grad erreicht sie an der Uvea schon deswegen meistens nicht, weil die Uvealtuberkulosen in der Regel nicht bei schwer tuberkulösen Individuen sich finden, sondern bei solchen mit langsamerem Tempo der Generalisation. Indessen gelangen auch die frischen Stadien seltener zur Untersuchung.

Beide Zonen, die des epitheloiden Kerns und die der perifokalen Entzündung sind nun an Iris und Ciliarkörper durchaus nicht immer scharf getrennt, weil die Kleinheit des Organs und sein Gefäßreichtum das pathologische Geschehen eng aneinander drängt, so daß sich die Tuberkelknötchen oft inmitten der gefäßreichen infiltrierten Zone finden.

Am schönsten getrennt sind beide Typen der Gewebsveränderung bei Ciliarkörpertuberkulose zu sehen, weil dann der wesentlich produktive Teil der Entzündung sich am Ciliarkörper abspielt, während die Iris oft rein den Typ der perifokalen exsudativen Entzündung zeigt. Dies ist auch das Bild der diffusen tuberkulösen Iritis ohne Gewebsproliferation, wie sie als Fernwirkung oder pathologisch-anatomisch als perifokale Entzündung bei Tuberkulose anderer Teile der Uvea öfters beobachtet wird.

Noch häufiger kommen aber ältere Fälle von tuberkulöser Iritis wegen mancherlei Folgezuständen zur Enukleation; zum Teil handelt es sich um Augen, die unter dem Bilde der chronischen Uveitis erblindet sind.

Hier stehen die Veränderungen am Irisstroma im Vordergrunde. Auch bei solchen Augen, für die die tuberkulöse Ätiologie feststeht, bietet der pathologisch-anatomische Befund meist nichts für Tuberkulose Charakteristisches. Bestenfalls findet man noch eine diffuse Infiltration, ein Granulationsgewebe, wie es durch den Tuberkelbacillus hervorgerufen werden kann, oder man begegnet einzelnen umschriebenen Rundzellinfiltraten an verschiedenen Stellen der Iris, und zwar meist in der Tiefe vor dem Pigmentepithel, bald im Pupillarteil, bald an der Iriswurzel. Ausgesprochen perivasale Infiltration ist hierbei nicht zu bemerken. Nicht selten fehlt aber auch jede Infiltration an der Iris und etwa noch nachweisbare entzündliche Veränderungen beschränken sich auf den Ciliarkörper, wo sie dann das gleiche Bild wie an der Iris, mehr oder weniger ausgedehnte Lymphocytenhaufen teils unter dem Epithel, teils die Buchten ausfüllend, hervorrufen.

Im übrigen zeigt das Irisgewebe selbst die Zeichen der Entartung. Erwähnt sei hier nur kurz, daß die Regenbogenhaut auch bei Fällen chronischer diffuser Iridocyclitis die Formung ihrer Oberfläche einbüßt. An Stelle des lockeren durch die Krypten gegliederten Gewebes tritt eine gleichmäßige atrophische ungegliederte Fläche, die Stromapigmentzellen verlieren ihre zierliche Form und werden klumpig, der Pupillarteil kann sich flötenschnabelähnlich zuspitzen.

Besonders zu erwähnen wären noch die Veränderungen der Gefäßwände. Diese sind stark verdickt und hyalin entartet schon bei jugendlichen Individuen, alles Veränderungen, deren eine oder andere man bei diesen uncharakteristischen Formen der Iridocyclitis stets finden wird, die aber nicht für Tuberkulose allein pathognomonisch sind.

Therapie. *Bei der Allgemeinbehandlung* steht auch heute noch das Tuberkulin im Brennpunkt des Interesses.

Die ersten nicht gerade systematisch durchgeführten Versuche mit dem KOCHschen Mittel vor 30 Jahren befriedigten wie die gesamte damalige Tuberkulintherapie auch den Augenarzt nicht und so folgt wesentlich unter dem Einfluß der MICHELschen Schule eine Zeit des ablehnenden und verurteilenden Verhaltens. Es bleibt das Verdienst A. v. HIPPELs, durch sorgfältigste klinisch-therapeutische Feststellungen an lange Zeit hindurch beobachteten Patienten der Tuberkulinbehandlung eine sichere Grundlage geschaffen und für sie von neuem regstes Interesse geweckt zu haben. Dabei hielt sich A. v. HIPPEL von einer einseitig unsachgemäßen Beurteilung der Erfolge fern, und so wurde erreicht, daß diese Behandlung, die anfangs mit allzu sanguinischen Hoffnungen begrüßt und alsbald mit ebenso unberechtigtem Mißtrauen aufgegeben war, wieder langsam und vielerorts Fuß faßte, so daß heute ein stattliches Beobachtungsmaterial vorliegt.

Nehmen wir die wichtigsten Resultate vorweg, so ergibt sich, daß *wirklich dauernde, das Auge ernsthaft schädigende Folgen durch die richtig durchgeführte Tuberkulinbehandlung nicht hervorgerufen werden,* daß aber allzu starke allgemeine oder örtliche Reaktionen vermieden werden sollen, weil sie den Entzündungsprozeß zu verlängern geeignet sind. Diese Feststellungen verdienen ausdrücklich hervorgehoben zu werden, da die Furcht vor Schädigung des Auges der Hauptbeweggrund für Unterlassung der Tuberkulinbehandlung ist. Schwieriger ist die Beurteilung des wirklichen Nutzens der spezifischen Behandlung, denn hier können höchstens solche Kranke ausschlaggebend verwertet werden, die in der Lage sind, sich einer monate-, ja jahrelangen Behandlung zu unterziehen. Ein günstiger Erfolg bei leichteren Fällen will nichts besagen, da diese auch spontan, bzw. unter Anwendung der üblichen nicht kausalen örtlichen und Allgemeinbehandlung ausheilen können. A. v. HIPPEL, A. LEBER, IGERSHEIMER u. a. äußern sich nun übereinstimmend dahin, daß die *schweren und hartnäckigen Fälle von uvealer Tuberkulose unter spezifischer Behandlung einen günstigeren Verlauf nehmen,* wie E. HERTEL ganz richtig bemerkt, *besonders dann, wenn schon auf kleine Dosen diagnostischer Injektion (0,25—1,0 mg A. T.) deutliche lokale Herd-Reaktion eintritt.* Von der Wirksamkeit der Tuberkulinbehandlung gerade in diesen Fällen konnte sich Verfasser an einem großen Beobachtungsmaterial ebenso überzeugen wie von der Unschädlichkeit der vorschriftsmäßig durchgeführten Behandlung. Indessen muß hinzugefügt werden, daß nach Verfassers Beobachtung die schwersten Fälle uvealer Tuberkulose auch unter lang und geduldig von Arzt und Patient durchgeführter Behandlung schließlich doch keinen anderen Verlauf nehmen als die ohne Tuberkulin behandelten, indem es durchaus nicht regelmäßig gelingt, die schweren Folgezustände und die Erblindung zu verhindern.

Bei der Beurteilung der Tuberkulinbehandlung darf nicht aus dem Auge gelassen werden, daß das Tuberkulin eine immunisatorisch wirkende Substanz ist, und daß es daher nur dort seine Wirksamkeit entfalten kann, wo der Organismus noch kräftig genug ist, Immunstoff zu bilden und andererseits dort, wo die Tuberkulose nicht gleich zu den schwersten, einer Behandlung nicht mehr zugänglichen Veränderungen im Pupillargebiet und Glaskörper geführt hat.

Die erste Bedingung trifft nun für die Mehrzahl der Fälle von Uvealtuberkulose zu, da es sich meist durchaus nicht um körperlich stark geschwächte, sondern vielfach um geradezu blühende oder doch zum mindesten sich körperlich nicht krank fühlende Menschen handelt, deren Allgemeinzustand mit dem des Auges lebhaft im Widerspruch steht. Es sind also Frühstadien der Generalisation.

Die zweite Bedingung kann nur bei möglichst frühzeitiger Erkennung der Ätiologie erfüllt werden und bei Einleitung der Behandlung, ehe sich ein Zustand ausgebildet hat, der durch die Schwere seiner Begleitzustände die Aussichten von vorneherein herabmindert.

Sodann darf nicht außer acht gelassen werden, wie häufig die Augentuberkulose einer Spontanheilung zugänglich ist. So berichten auch die günstigsten Statistiken (vgl. HERTEL) über einen primär guten Einfluß des Tuberkulins nicht häufiger als in höchstens 50%, wobei die gewiß nicht unbeträchtliche Quote der Spontanheilung eingerechnet ist.

Neuerdings berücksichtigt man nun bei der Tuberkulinbehandlung mehr als früher den Allgemeinzustand bzw. die RANKEschen Stadien der Erkrankung (FR. SCHIECK, W. GILBERT, E. WERDENBERG). So wie der Lungenarzt Erfolge nicht bei exsudativen, sondern bei proliferativen und cirrhotischen Formen der Tuberkulose in erster Linie zu verzeichnen hat, so halten die genannten drei Autoren, von denen sich besonders WERDENBERG um die Ausarbeitung der Indikationsstellung unter Berücksichtigung des Allgemeinzustandes verdient gemacht hat, bei den akut entzündlichen Formen der Überempfindlichkeitsepoche für bedenklich, dagegen ist eine individualisierende, Lungenerkrankung und Charakter der tuberkulösen Allgemeinerkrankung berücksichtigende Kur bei frischen Iristuberkulosen vorwiegend proliferativen Charakters angezeigt. Bei der spätsekundären chronischen Uveitis können zu hohe Tuberkulindosen Rückfälle auslösen, und daher darf die positive Anergie nicht erzwungen werden.

Was die Durchführung der Tuberkulinkur anlangt, so steht HERTEL auf dem von vielen Seiten und auch vom Verfasser geteilten Standpunkt, daß der Augenarzt wegen der Wichtigkeit jedes Millimeters gesunder Substanz nicht recht daran tut, den Bestrebungen zu folgen, die von vornherein auf eine besonders langsame Heilwirkung abzielen (SAHLI, BERANECK). Erwähnt sei, daß Verfasser niemals von der lange Zeit folgerichtig durchgeführten SAHLI-BERANECKschen Kur einen nennenswerten Erfolg gesehen hat. Gerade die Augentuberkulose erfordert vielmehr eine beschleunigte Tuberkulineinwirkung und diese läßt sich nach E. HERTEL durch Ausnutzung der reaktiven Hyperämie einer vorsichtig bemessenen Herdreaktion erreichen. Da diese bei Verwendung des Alttuberkulins am deutlichsten ist und HERTEL die besten Erfolge bei den Fällen mit Herdreaktion gesehen hat, so spricht er sich für das albumosenfreie Alttuberkulin als bestes der KOCHschen Präparate aus. Auch Verfasser sah den günstigsten Verlauf der Tuberkulinbehandlung bei den Fällen, die auf diagnostische Einspritzung mit A. T. deutliche Herdreaktion zeigten, jedoch wurde die weitere Behandlung mit dem auch von anderer Seite heutzutage mehr verwerteten T. R. durchgeführt, bis Verfasser erst in den letzten Jahren wieder zur A. T.-Behandlung zurückkehrte. Besonders gerühmt wird in neuerer Zeit von SCHNAUDIGEL und R. HESSBERG die Verbindung der Tuberkulinbehandlung mit Krysolgan. Von verschiedenen Seiten wurde jüngst auch ein Teil der Tuberkulinwirkung nach Art der Reizkörperbehandlung erklärt, ob mit Recht, bleibe bei dem chronischen Charakter der meisten hier in Betracht kommenden Uvealentzündungen und bei der gegenüber anderen Eiweißpräparaten sehr viel geringeren Dosierung des Tuberkulins dahingestellt.

Die vor Einführung des Tuberkulins vielfach üblich gewesene Behandlung mit Quecksilber und Jod verdient auch heute noch bei schweren Fällen von Uvealtuberkulose herangezogen zu werden, da ihre keimschädigende bzw. aufsaugende Wirkung manchmal von Nutzen zu sein scheint, jedoch ist von einer gleichzeitigen Anwendung dieser Mittel mit dem Tuberkulin abzusehen wegen der starken Beanspruchung der Körperkräfte.

Bei Tuberkulösen, bei denen es in erster Linie auf Hebung und Stärkung des Allgemeinzustandes ankommt, sind die bei Uvealentzündungen sonst so beliebten Schwitzkuren mit Vorsicht und nur unter sorgfältiger Kontrolle des Körpergewichts und Allgemeinzustandes anzuwenden.

Schließlich sollte die Behandlung, wo irgend angängig, durch Heilstättenaufenthalt bzw. durch Höhenluftkur vervollständigt werden, damit der Gefahr der Rückfälle durch Ausheilung des Grundleidens vorgebeugt wird. Die Erfolge der klimatischen Behandlung, die zum Teil als Reiztherapie aufzufassen ist, sind um so besser, je frühzeitiger die Erkrankten dem Hochgebirgsklima überwiesen werden. Das ist um so eher angängig, als an den geeigneten Stellen heute die Einrichtungen nicht nur zur allgemeinen, sondern auch zur augenärztlichen Behandlung geschaffen sind, so daß ein Zusammenwirken der klimatischen Heilfaktoren mit der Beobachtung durch den Lungen- und Augenfacharzt die bestmöglichen Erfolge verspricht.

In neuerer Zeit sind auch die Bestrebungen, der Iristuberkulose durch örtliche *Strahlen- und Lichtbehandlung* beizukommen, von vielen Seiten aufgenommen worden. Ohne auf die verschiedenen Versuche im einzelnen näher einzugehen (F. SCHANZ, Quarzlampe, L. KOEPPE, Nernstlampe und Bestrahlungsapparat, E. SEIDEL, Sonnenlicht), sei hier doch erwähnt, daß bei Anwendung der ultravioletten Strahlen natürlich der schädigende Teil des äußeren Ultravioletts durch Verwendung des Uviolfilters und der Quarzlinsen auszuschalten ist, und daß der größte Teil der wirksamen Strahlen schon in der Hornhaut absorbiert wird. Den Nutzen bei entzündlichen Prozessen der Iris hält daher ein so erfahrener Beurteiler wie BIRCH-HIRSCHFELD für durchaus unsicher.

Auch die hart gefilterten Röntgenstrahlen dürfen nicht ohne weiteres als harmlos angesehen werden. Sie wurden zuerst auf SEEFELDERs Vorschlag mehrfach, und zwar besonders für schwere Fälle, in Anwendung gebracht (JENDRALSKI, STOCK, SCHEERER, SCHANZ, MARTENSTEIN und RICHTER). Da bei richtiger Dosierung eine Linsenschädigung zu vermeiden ist, griff Verfasser auch leichtere, aber hartnäckig verlaufende Fälle von Iridocylitis mit Präcipitaten (I. obturans) mit Röntgenstrahlen an, und zwar mit sehr gutem Erfolg. Die Wirkung trat an Augen, die vorher jedem konservativen Behandlungsversuch getrotzt hatten, regelmäßig nach der zweiten und dritten Sitzung ein und führte in allen bestrahlten Fällen zur dauernden Heilung.

Die an schmerzhafter Iridocyclitis erblindeten Augen brauchen auch nicht immer geopfert zu werden. HESSBERG hatte mit der Anwendung der Röntgentiefentherapie erfreuliche Ergebnisse, indem die weitere Schrumpfung oder auch völlige Erblindung und vor allem in der Regel die Enukleation vermieden wurden.

Hinsichtlich der örtlichen Behandlung ist auf S. 21 f. zu verweisen. Nur sei bezüglich der operativen Maßnahmen erwähnt, daß gerade bei Iridocyclitis mit Präcipitaten häufig Veranlassung zur Punktion, bei den Folgezuständen der chronischen Uveitis Indikation zur Iridektomie und deren Ersatzmethoden gegeben ist, während die Enukleation den schwersten Fällen meist kindlicher Tuberkulose der Gefäßhaut vorbehalten bleibt. Von der Ausziehung des komplizierten Stars ist abzusehen, solange das schwerkranke Auge weich ist. Bei guter Spannung und nach völligem Ablauf der Entzündung hängt der Erfolg von der Masse und Dichtigkeit der Glaskörpertrübungen, sowie von den sonstigen Begleitzuständen am hinteren Augenabschnitt ab.

Literatur.

Die tuberkulöse Iridocyclitis.

ACHERMANN: Klinisch statistischer Beitrag zur Kenntnis der Iridocyclitis tuberculosa. Schweiz. med. Wschr. **1926**, Nr 46.

BACH: Ätiologie und Verlauf der Erkrankungen des Uvealtraktus. Z. Augenheilk. **27** (1912). — BEHR: Über das unter dem klinischen Bilde der tuberkulösen Knötcheniritis verlaufende Glioma retinae. Klin. Mbl. Augenheilk. **63** (1919). — BERG: On febris uveo parotidea. Hygiea nach den Berichten in den Klin. Mbl. Augenheilk. **73**, 272 (1924). — BULSON: The etiologie and treatment of endogenous iritis etc. Trans. ophthalm. Soc. amer. **23** nach dem Bericht in dem Zbl. ges. Ophthalm. **2** (1925).

FLEISCHER: Iristuberkulose durch Erkältung. Med. Klin. **1911**, Nr 5. — FUCHS: Über chronische endogene Uveitis. Graefes Arch. **84** (1913).

GILBERT: (a) Über juvenile Gefäßerkrankungen des Auges. Arch. Augenheilk. **75** (1913). (b) Über intraokulare Tuberkulose. Münch. med. Wschr. **1914**. (c) Über chronische Uveitis und Tuberkulide der Regenbogenhaut. Arch. Augenheilk. **82** (1917). (d) Aussprache zum Vortrag von IGERSHEIMER. Heidelberg. Ber. **1922**. — GJESSING: Über Tuberkulose als Ätiologie bei der sog. Febris uveo-parotidea. Klin. Mbl. Augenheilk. **60** (1918).

HEERFORDT: Über eine Febris uveo-parotidea. Graefes Arch. **70** (1909). — HEINE: Erfahrungen und Gedanken über Tuberkulose und Tuberkulin. Med. Klin. **1912**, Nr 44 und 45. — HERTEL: Über den heutigen Stand der Behandlung tuberkulöser Augenerkrankungen. Vossius Slg. zwangloser Abh. 1914, H. 7. — v. HESS: Tuberkulose des Auges im Handbuch der Tuberkulose von BRAUER, SCHRÖDER und BLUMENFELD. Leipzig: J. A. Barth 1915. — HESSBERG: (a) Über die Verwendung des Krysolgan bei tuberkulösen Augenerkrankungen. Z. Augenheilk. 40 (1918). (b) Bestrahlungstherapie bei schleichender Iridocyclitis. 44. Heidelberg. Ber. 1924. — A. v. HIPPEL: (a) Über den Nutzen des Tuberkulins bei der Tuberkulose des Auges. Graefes Arch. 59 (1904). (b) Ergebnisse der Tuberkulinbehandlung bei Tuberkulose des Auges. Graefes Arch. 87 (1914).

IGERSHEIMER: Die ätiologische Bedeutung der Syphilis und Tuberkulose bei Erkrankung des Auges. Graefes Arch. 76, 217 (1910). — IRONS and BROWN: (a) The etiology of iritis. J. amer. med. Assoc. Ber. im Zbl. ges. Ophthalm. 12, 186 (1923). (b) Recurrence of iritis as influenced by the removal of infections. J. amer. med. Assoc. 87. Ber. Zbl. ges. Ophthalm. 17, 771 (1927).

JACK: Focal infection in the tonsil causing a tuberculous ophthalmia. Sect. ophthalm. amer. Assoc. St. Louis. Ber. im Zbl. ges. Ophthalm. 8 (1923). — JENDRALSKI: Radiotherapeutische Erfahrungen bei Tumoren und Tuberkulose des Auges und seiner Umgebung. Klin. Mbl. Augenheilk. 67, 629 (1921); ferner Graefes Arch. 110, 168 (1922). — JUNG: Beitrag zur Differentialdiagnose der tuberkulösen und gliomatösen Erkrankungen des Auges. Graefes Arch. 37 (1891).

KOEPPE: Klinische Beobachtungen mit der Nernstlampe und mit dem Hornhautmikroskop. Graefes Arch. 92 (1916). — KRÜCKMANN: Aussprache zu SCHIECKs Vortrag. Heidelberg 1911. — KRUSIUS: Experimentelle Tuberkulosestudien. Veröffentl. der R. Kochstiftung 1912, H. 5—7. — KUBIK: Über endogene Iridocyclitis nebst Bemerkungen über die Bedeutung der Oralsepsis. Med. Klin. 1926, Nr 16, 612.

LEBER ALFRED: Serodiagnostische Untersuchungen bei Syphilis und Tuberkulose des Auges. Graefes Arch. 73 (1910). — LEBER, TH.: (a) Über abgeschwächte Tuberkulose des Auges. 21. Heidelberg. Ber. 1891. — LEHMANN: Über febris uveo-parotidea. Ophthalm. Ges. Kopenhagen. Ber. Klin. Mbl. Augenheilk. 56, 302 (1916).

MEISNER: Zur Differentialdiagnose zwischen Glioma iridis und Iristuberkulose. Klin. Mbl. Augenheilk. 67 (1921). — MELLER: Intraoculare Tuberkulose nach durchbohrender Verletzung. Klin. Mbl. Augenheilk. 59 (1917). — v. MICHEL: (a) Über Iris und Iritis. Graefes Arch. 27 (1881). (b) Über die tuberkulöse Infektion des Auges. Verh. physik. med. Ges. Würzburg 1881; ferner HAAS: Inaug.-Diss. Würzburg 1898; ferner WAGNER: Münch. med. Wschr. 1891, Nr 1, 5 u. 16. (c) Über das makroskopische Aussehen der geheilten Iristuberkulose beim Menschen. Z. Augenheilk. 20 (1908).

OTSUKA: Zur Differentialdiagnose zwischen Glioma retinae und Iristuberkulose. Nippon Gangakai Zashi, zit. nach WAETZOLD: Die Gewächse des Auges. Erg. Path. 21 (1927).

PASCHEFF: Gliomatöse Präcipitate und Gliom der Iriswurzel. Klin. Mbl. Augenheilk. 73 (1924).

RANKE: Primäraffekt, sekundäre und tertiäre Stadien der Lungentuberkulose. Dtsch. Arch. klin. Med. 119 (1916). — RICHTER: Röntgenbehandlung der tuberkulösen Iridocyclitis. Ber. südostdtsch. Augenärzteverslg. Klin. Mbl. Augenheilk. 78, 91 (1927).

SCHANZ: Lichtbehandlung bei Augenleiden. Z. Augenheilk. 36 (1916). — SCHEERER: (a) Röntgenbestrahlung bei Iristuberkulose. Klin. Mbl. Augenheilk. 68 (1922). (b) Röntgenbestrahlung bei Uvealtuberkulose. Klin. Mbl. Augenheilk. 75 (1925). — SCHIECK: (a) Klinische und experimentelle Studien über die Wirkung des Tuberkulins auf die Iristuberkulose. Graefes Arch. 50 (1900). (b) Über experimentelle Iris und Chorioidealtuberkulose der Kaninchen. Dtsch. med. Wschr. 1911, Nr 16. (c) Über das Auftreten tuberkulöser Antikörper in der vorderen Kammer. 37. Heidelberg. Ber. und Dtsch. med. Wschr. 1912. (d) Das Wesen der Iritis serosa usw. Z. Augenheilk. 43; Festschrift KUHNT 1920. (e) Die Abhängigkeit des Verlaufs der tuberkulösen Prozesse am Auge von dem Stadium der Allergie des Gesamtorganismus. Graefes Arch. 105 (1921); Festschrift FUCHS. — SCHNAUDIGEL: Ein Beitrag zur Therapie der Uveitis leprosa. Münch. med. Wschr. 1923, 1047. — SCHÖN: Febris uveoparotidea. Ber. Ophthalm. Ges. Kopenhagen. Klin. Mbl. Augenheilk. 52 (1914). — SCHOU: Demonstration eines Patienten mit Febris uveo-parotidea subchronica. 64. Verslg ophthalm. Ges. Kopenhagen. Klin. Mbl. Augenheilk. 52, 281 (1914). — SEEFELDER: Beitrag zur Strahlentherapie am menschlichen Auge. 42. Heidelberg. Verslg 1920. — SEIDEL: Zur Frage der Lichtbehandlung von Augenleiden. Graefes Arch. 93 (1917). — SIJPKENS: Beitrag zur Differentialdiagnose der tuberkulösen und gliomatösen Erkrankungen des Auges. Klin. Mbl. Augenheilk. 69 (1922). — STOCK: (a) Tuberkulose als Ätiologie der chronischen Uveitis. Graefes Arch. 66 (1907). (b) Strahlenbehandlung in der Augenheilkunde. Klin. Mbl. 76 (1926). — STRAUB: Über Hyalitis und Cyclitis. Graefes Arch. 86 (1913).

VELHAGEN: Gliom und Vorderkammer. Klin. Mbl. Augenheilk. 77 (1926). — VOSSIUS: Über Iritis mit knötchenförmigen tuberkelähnlichen Bildungen. Aussprache zu LEBERS Vortrag über abgeschwächte Tuberkulose. 21. Heidelberg. Ber. 1891.

WENDT: Zur Kenntnis der Lungenbefunde bei tuberkulöser Iridocyclitis. Klin. Mbl. Augenheilk. 71 (1923). — WERDENBERG (a): Theorie und Praxis der Augentuberkulose nach Erfahrungen im Hochgebirge. Klin. Mbl. Augenheilk. 75 (1925). (b) Über Lungenbefund bei Augentuberkulose. Klin. Mbl. Augenheilk. 78, Beilageheft (1927). — WEVE: Familiäre Uveo-parotitis unbekannten Ursprungs. 1. Tagung bayer. augenärztl. Ver. München. Klin. Mbl. Augenheilk. 78, 83 (1927).

b) Die lepröse Iridocyclitis.

Die Lepra ist wie die Tuberkulose eine Erkrankung des kräftigen mittleren Lebensalters. Die Regenbogenhaut ist nach LOPEZ in etwa der Hälfte der Fälle beteiligt, in vorgeschrittenen Leprafällen hält LOPEZ die Iritis für noch weit häufiger, während nach älteren Autoren nur etwa ein Drittel der Leprakranken an Affektionen der Iris leidet.

Symptome. Die lepröse Regenbogenhautentzündung tritt als *diffuse* und als *knötchenbildende Iritis* auf. Zwischen beiden Formen kommen Übergänge zur Beobachtung. Wahrscheinlich sind die ersten Äußerungen einer Lepra der Iris die allerkleinsten Knötchen, die MORAX vor allem in der Gegend des Schließmuskels beschrieben hat. Diffuse Iritis tritt dann hinzu, oder man beobachtet im ferneren Verlauf einer anscheinend diffusen Iritis später größere Knoten.

Die diffuse Iritis nimmt einen über Jahre sich hinziehenden Verlauf, der von einzelnen akuten Anfällen unterbrochen wird. In dieser Zeit besteht dann pericorneale Injektion und Schmerzempfindung, die sonst dauernd fehlen können. Die Iritis bietet das Bild einer lebhaften exsudativen Entzündung mit reichlichen Beschlägen, Exsudat im Pupillargebiet und bei Beteiligung des Strahlenkörpers auch reichlichen Glaskörpertrübungen. Die breitbasigen Verklebungen lassen auf tiefergelegene Knötchen im Pupillargebiet schließen. Außerdem trifft man häufig infolge zu spät einsetzender Behandlung ausgedehnte flächenhafte Verklebung der Irishinterfläche mit der Linsenkapsel. Unter häufigen Rückfällen kommt es schließlich zu Pupillarabschluß und -verschluß und die Erkrankung nimmt unter Ausbreitung auf die ganze Gefäßhaut den Charakter der Uveitis chronica an. Das Auge erblindet allmählich. Wie bei Tuberkulose sieht man aber nach L. BORTHEN, wenn auch seltener, auch reine Iridocyclitis mit Beschlägen (I. obturans).

Die knötchenbildende Iritis kommt in erster Linie bei der tuberösen Lepra vor, doch kann nach BORTHEN bei der maculo-anästhetischen Form ein Irisknoten das erste Zeichen des Überganges der glatten Form in die knotige sein.

Die Lepraknoten können wie die Tuberkel in allen Teilen der Regenbogenhaut entstehen, eine besondere Bevorzugung eines Abschnittes besteht nicht. Gern entwickeln sich unmittelbar neben einem Knoten mehrere neue Knötchen, die dann zu einer größeren Masse zusammenschmelzen. Der lepröse Prozeß kann sich später von der Vorderkammer aus nach außen fortsetzen, wie auch umgekehrt eine sekundäre Ausbreitung auf die vordere Gefäßhaut von der Bindehaut und Lederhaut aus vorkommt. Die wuchernden Massen der Iris und des Strahlenkörpers erfüllen schließlich nicht selten den ganzen vorderen Augenabschnitt, und das Endergebnis ist dann eine Atrophia bulbi.

Der Verlauf ist recht langsam, wobei die Entzündungserscheinungen oft auffallend gering sind. Die kleineren Knoten, je nachdem schneller oder langsamer entstehend, sind der Rückbildung innerhalb einiger Wochen fähig; in manchen Fällen hinterläßt das Leprom eine lokale Atrophie der Iris (A. VALETTAS).

Die **pathologisch-anatomischen Befunde** wechseln sehr nach dem Grade und dem Stadium der Erkrankung. In einem vom Verfasser untersuchten Fall (vgl. Abb. 7 u. 18) besteht z. B. eine infiltrierende Iritis mäßigen Grades, bei der Irisstroma und Strahlenkörper gleichmäßig ziemlich lebhaft von Rundzellen durchsetzt sind, die hier und da kleinere Zellhaufen bilden. Daneben finden sich typische Rundzellbeschläge an der Hornhautrückfläche. Die sog. VIRCHOWschen Leprazellen, die bei den gewöhnlichen Färbungen sich als homogene ovale Klumpen darbieten, finden sich mehrfach im Strahlenkörper nahe seiner Oberfläche.

Als die zuerst angegriffene Stelle der Gefäßhaut sieht LIE die Iriswurzel, die Umgebung des Circulus art. major an, und von hier schreitet die lepröse Wucherung nach allen Seiten, nach vorn auf die Iris, nach innen durch den Strahlenkörper gegen den Glaskörper, nach außen durch die Leder- und Hornhaut auf die Augenoberfläche, nach hinten auf die Aderhaut fort. In vorgeschrittenen Fällen, wie sie auch E. FRANKE und E. DELBANCO vorlagen, sind schließlich Iris und Strahlenkörper ganz in der leprösen Wucherung untergegangen.

Das Auftreten der Irisleprome hält BORTHEN im allgemeinen für eine schlechtes Zeichen. Der allgemeine Verfall pflege nicht mehr lange auf sich warten zu lassen.

Therapie. Hinsichtlich der *Behandlung* braucht man sich heute nicht mehr auf die Bekämpfung der Symptome allein zu beschränken, nachdem HOFFMANN über günstige Erfolge der Goldbehandlung (Krysolgan) der Lepra im allgemeinen, NAAR auch besonders am Auge berichtet hat. Da es anscheinend häufig gelingt, Entzündungszustände zum Stillstand zu bringen, wird künftig wohl mit mehr Aussicht auf Erfolg der Kampf gegen die Vernichtung des Auges durch die Folgen der Lepra aufgenommen werden können.

Literatur.
Die lepröse Iridocyclitis.

BORTHEN und LIE: Die Lepra des Auges. Leipzig: Engelmann. 1899.

FRANKE und DELBANCO: Zur pathologischen Anatomie der Augenlepra. Graefes Arch. **50** (1900).

HOFFMANN: Die Goldbehandlung der Lepra. Münch. med. Wschr. **1927**, Nr 10, 405. —
HULANICKI: Die leprösen Erkrankungen der Augen. Inaug.-Diss. Dorpat 1892.

LOPEZ: Lepröse Augenerkrankungen. Arch. Augenheilk. **22** (1891).

MORAX: Einige Einzelbeiträge zur Iritis leprosa. Ann. d'Ocul. **1924**, 811.

NAAR: Augenleiden bei Lepra. Niederl. ophthalm. Ges. 2. Okt. 1927. Ber. klin. Mbl. Augenheilk. **79**, 671 (1927).

VALETTAS: Ophthalmologische Veränderungen bei Lepra. Klin. Mbl. Augenheilk. **56** (1916).

c) Die syphilitische Iridocyclitis.

Die Syphilis tritt zwar in der Ätiologie der Gefäßhautentzündungen entschieden hinter der Tuberkulose zurück, doch ist sie nach dieser unzweifelhaft das wichtigste ätiologische Moment, dessen Bedeutung kein anderes, auch nicht das der Sepsis im weitesten Sinne erreicht. So bleibt diese z. B. nach der Tabelle 1, S. 3 erheblich hinter der Lues zurück.

Früher wurde die ätiologische Bedeutung der Lues zu hoch eingeschätzt, und zwar im wesentlichen auf Kosten der Tuberkulose. J. v. MICHEL konnte seine Angabe, daß mindestens bei der Hälfte aller Iritiden die Lues in Frage komme, später selbst berichtigen und gab sie dann in etwas mehr als $10^0/_0$ als Ursache an. Von anderen Bearbeitern wurde Lues für ein Viertel bis ein Drittel aller Fälle von Iritis in Anspruch genommen. Indessen dürfte diese Zahl nach den Ergebnissen der Wa.R. noch zu hoch gegriffen sein, während andererseits die ebenfalls aus der Zeit vor der Wa.R. stammende zweite MICHELsche Zahl von $10^0/_0$ entschieden zu niedrig geschätzt ist. Die neueren Untersuchungen von V. STÜLP, B. FLEISCHER und R. HESSBERG ergeben ungefähr übereinstimmend die Lues in $20^0/_0$ der Fälle als Ursache der Iridocyclitis. J. IGERSHEIMER fand zwar früher eine erheblich geringere Zahl ($11,6^0/_0$), berichtet aber später, daß in seinem Material die Lues in etwas über $25^0/_0$ der Fälle vorlag. Unter den 500 Fällen des Verfassers konnte Lues in $14^0/_0$ als sichere Ursache ermittelt werden, jedoch war die Wa.R. nur in etwa 300 Fällen angestellt worden, so daß eine tatsächliche Beteiligung der Lues mit etwa $20^0/_0$ auch hier kaum allzu hoch gegriffen ist.

Wo an der Hand der Wa.R. erheblich höhere Zahlen ermittelt wurden, wie von A. LEBER, Berlin (30%) und SCHUMACHER, Kiel (53%), da handelt es sich um Besonderheiten, die durch die Art der Großstadt- und Hafenbevölkerung bedingt sind. Das männliche Geschlecht wird natürlich etwas häufiger befallen.

Bei der Beurteilung der Wa.R. ist stets zu beachten, daß die Serodiagnose nur eines unserer diagnostischen Hilfsmittel ist, neben dem der klinische Verlauf, das Blutbild, der Allgemeinbefund nicht außer acht zu lassen sind.

Der Spirochätennachweis im Kammerwasser oder im Papelinhalt ist noch nicht sicher geglückt. Den positiven, aber nicht einwandfreien Mitteilungen M. ZUR NEDDENS und E. KRÜCKMANNS stehen vielfache negative Ergebnisse gegenüber. An der Anwesenheit der Spirochäten im erkrankten Gewebe kann indessen nicht gezweifelt werden.

Die erworbene Syphilis kommt weit öfter ursächlich in Frage als die angeborene, doch ist unter den an sich seltenen Fällen von Iridocyclitis des ersten Lebensjahrzehntes die letztere besonders häufig. In einem großen Teil der Fälle ist der klinische Verlauf so charakteristisch, daß die ätiologische Diagnose ohnehin feststeht. Es gilt dies besonders für die Irisroseolen, Papeln und Gummen. Nicht selten entscheidet aber erst der Ausfall der Wa.R. über den Sachverhalt, obwohl nicht jede Iritis bei positivem Wassermann als luetisch angesprochen werden darf. Vielmehr können die mannigfachen Ursachen diffuser metastatischer Iritis sehr wohl auch bei Luetikern einmal eine Rolle spielen, und andererseits muß eine Iritis herdförmigen Charakters dementsprechend, selbst bei positivem Wassermann, durchaus nicht syphilitischen Ursprungs sein, besonders wenn schon einige Jahre seit der Infektion verflossen sind.

Symptome. Was die bekannten klinischen Krankheitsbilder anlangt, so spielt die Lues ganz besonders bei der akuten Iridocyclitis eine wichtige Rolle. Ebenso ist sie bei der chronischen und rezidivierenden Iritis beteiligt, dagegen nur wenig bei der Iridocyclitis mit Beschlägen (I. „serosa"). Der Ausgang ist bei rechtzeitig einsetzender Behandlung häufig günstig. Fast alle Symptome können dann ganz oder fast ganz ohne Hinterlassung von Folgezuständen schwinden. Jedenfalls sind die Folgezustände der Seclusio und Occlusio pupillae wesentlich seltener als bei der Tuberkulose. Hartnäckiger erweisen sich dagegen die häufig vorhandenen staubförmigen Glaskörpertrübungen; ein ungünstiger Ausgang ist fast nur bei gummösen Prozessen die Regel.

Die **Roseola syphilitica** ist die früheste, leichteste und auch flüchtigste Erkrankung der Regenbogenhaut bei Lues. Nach KRÜCKMANNS Schilderung meist zu Beginn der Sekundärperiode auftretend, verschwindet sie oft schon in der Frist von wenigen Tagen restlos, ohne eine ausgesprochene Entzündung mit ihren subjektiv und objektiv bemerkbaren Symptomen hervorgerufen zu haben. Daher kommt die Mehrzahl solcher Kranken beim Dermatologen und in den Abteilungen für Geschlechtskranke zur Beobachtung, so daß die eingeleitete energische Behandlung die Weiterentwicklung dieser Frühsymptome zur Iritis fibrinopapulosa verhindert.

Die ersten Frühroseolen der Regenbogenhaut können ganz zu Beginn der Sekundärepoche, gleichzeitig, ja, wie E. KRÜCKMANN hervorgehoben hat, selbst noch vor den ersten Hautroseolen auftreten. Die Färbung der Roseolen ist hellrosa. Sie stellen das injizierte oberflächliche Capillarnetz der Regenbogenhaut dar, und da diese Gefäße in der Gegend der Krause am reichlichsten entwickelt sind, bevorzugen sie deren Nachbarschaft. Zum Unterschied von den Hautroseolen handelt es sich oft nicht um rundliche gerötete Gefäßbezirke, sondern entsprechend der unregelmäßigen und nicht sehr dichten Capillarentwicklung auf der Irisoberfläche um fein verzweigte und verästelte Injektionsbezirke, in denen man ein oder mehrere Gefäßstämmchen erkennt. Hyperämien im Sphinctergebiet, das ja die meisten Capillaren besitzt, kommen wegen der tieferen Lage der durch den Muskel verdeckten Ästchen kaum zur Beobachtung.

Anderweitige Entzündungserscheinungen treten oft vollkommen zurück, so daß dieses Exanthem der Iris ohne irgendwelche andere Begleiterscheinungen am Auge als eben die Hyperämie innerhalb weniger Tage ablaufen kann und keinerlei Folgezustände hinterläßt, vorausgesetzt, daß es eben als rein maculöses Exanthem ohne Übergang zur Papelbildung abklingt.

Die von KRÜCKMANN beschriebene Roseola syphilitica ist eine offenbar sehr seltene, vom Verfasser z. B. auch bei regelmäßigem Aufsuchen dermatologischer Abteilungen noch nicht gesehene Erkrankung. Später auftretende Roseolen hat KRÜCKMANN als Rezidivroseolen bezeichnet; nach Verfassers Beobachtungen gehen sie stets in Papeln über. Jedenfalls sind diese Roseolen zum mindesten von anderen Entzündungssymptomen wie Exsudation, Synechien begleitet (Abb. 21), aber

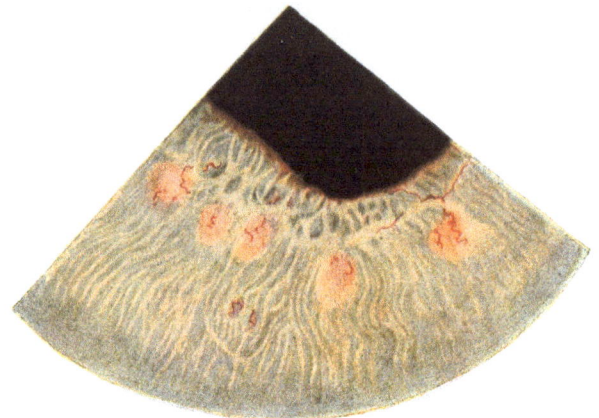

Abb. 21. Roseola syphilitica. Rezidivroseolen, die mitsamt der Synechie innerhalb weniger Tage völlig geschwunden sind.

auch diese bilden sich zurück; so wurde bei dem hier wiedergegebenen Fall von Rezidivroseolen die Pupille binnen kurzem wieder rund und gut beweglich.

Iritis papulosa. Weit häufiger sind in der Sekundärperiode die *papulösen Syphilide* der Regenbogenhaut. Die Mehrzahl der syphilitischen Iritiden gehört überhaupt hierher. Einesteils entwickeln sich aus den Roseolen, besonders den unbehandelten, gerne Papeln. Sodann muß aber außer der Iritis, die von vornherein unter Bildung papulöser Knoten auftritt, auch die Iritis fibrinosa syphilitica hierher gerechnet werden, bei der zwar Papeln makroskopisch nicht erkennbar sind, aber mikroskopische Knotenbildung sicher vorliegt und mit der Spaltlampe auch nachzuweisen ist (A. SWATIKOWA). Wie bei der Tuberkulose gilt auch hier, daß die spezifischen Entzündungsprodukte um so häufiger gefunden werden, je intensiver und mit je besserem Rüstzeug man danach sucht. Da nun auch das Aussehen der Papeln wechseln kann, je nachdem ob sie im frühen oder späteren Sekundärstadium auftreten, so unterscheidet man zweckmäßig mehrere Hauptformen syphilitischer Iritis, und zwar:

1. *Die Iritis fibrinosa,*
2. *die Frühpapeln,*
3. *die Spätpapeln.*

Übergänge vermitteln zwischen diesen Formen, doch erscheint diese einigermaßen an die KRÜCKMANNsche Einteilung sich anlehnende Gruppierung zum

Verständnis der mannigfachen entzündlichen und maculo-papulösen Syphilide am zweckmäßigsten.

Die *fibrinöse Iritis* tritt unter lebhafter ciliarer Injektion als anscheinend diffuse akute Entzündung der ganzen Membran, ihrer oberflächlichen wie tieferen Schichten auf und führt zu einer lebhaften Schwellung des Gewebes, und zwar um so mehr, je ausgesprochener die Neigung des Exsudates zur Ablagerung ins Gewebe selbst ist. Ein wesentlicher Unterschied gegenüber den sonstigen diffusen Iritiden tritt bei Einleitung der Mydriasis deutlich in Erscheinung, indem es sich nicht um eine zirkuläre saumartige Verklebung des Epithelblattes am Pupillarrande, sondern um Zackenbildung unter gleichzeitiger Anheftung des bindegewebigen Teils der Iris handelt, also um Synechien, die für herdförmige Entzündung charakteristisch sind und die Annahme gestatten, daß hier kleinste Herdchen, klinisch selbst mit der Spaltlampe nicht wahrnehmbare Papeln vorliegen.

Diese Art der Synechienbildung gestattet noch am ehesten einen Schluß auf die spezifische Ätiologie, während das Krankheitsbild, soweit die Veränderungen an der Iris in Frage kommen, wenig charakteristisch ist und alle die Symptome, die zur diffusen metastatischen Iritis gehören, wie Beschläge, Hypopyon bzw. Pseudo-Hypopyon, gelatinöses Exsudat, Vorderkammerblutung hier vorgefunden werden können.

Mehrfache Begleitsymptome trifft man aber bei dieser spezifischen Form der diffusen Iritis entschieden häufiger an als bei den diffusen metastatischen Iritiden anderweitigen Ursprungs, und diese Kennzeichen verleihen daher neben den besonderen Synechienbildungen dem klinischen Bilde ein gewisses eigentümliches Gepräge. An erster Stelle ist hier eine hauchige diffuse Trübung der Hornhaut zu nennen, aus der sich bisweilen auch umschriebene Infiltrate entwickeln. Sie nehmen gerne den peripheren Teil nur eines Hornhautsektors ein und deuten auf eine Beteiligung des Strahlenkörpers an der Erkrankung.

Im gleichen Sinne sind die recht häufigen staubförmigen Glaskörpertrübungen zu deuten, die manchmal die Periode der Entzündung noch lange überdauern. Endlich ist eine Schwellung des Sehnervenkopfes bei luetischer Iritis nicht selten.

Der Verlauf pflegt bei entsprechender Behandlung günstig zu sein, und zwar sowohl, was die eigentliche Iritis wie die Komplikationen angeht. Zwar tritt meist nicht wie bei der Roseola völlige Wiederherstellung ein, sondern eine oder mehrere Synechien deuten später noch auf die überstandene Entzündung. Indessen bleibt die Ausbildung dauernder pupillarer Exsudate aus, und damit ist der optische Ausgang der Erkrankung wesentlich günstiger als etwa bei Tuberkulose. Auch die Hornhauttrübung und die Papillenschwellung pflegen schnell und besonders die letztere restlos zurückzugehen, während sich die Aufsaugung der Glaskörpertrübungen langsamer vollzieht.

Die Papelbildung ist das charakteristischste Symptom der luetischen Iritis im Sekundärstadium. Sie als solche zuerst erkannt zu haben ist das Verdienst WIDDERS. IGERSHEIMER sah sie unter 78 Fällen von spezifischer Iritis 31 mal, Verfasser unter den 83 Fällen seiner Tabelle (S. 3) 29 mal. Sie kann je nach der Zeit ihres Auftretens ein wesentlich verschiedenes Aussehen bieten, und man unterscheidet daher entsprechend dem Verlaufe der Hautsyphilis auch *Früh-* und *Spätpapeln*. Im allgemeinen handelt es sich um graue bis graugelbliche Knoten von kugeliger Form, die in allen Teilen der Iris auftreten können, das Pupillargebiet aber bevorzugen (Abb. 22). Durch ihren Gefäßreichtum und durch die schnelle Reaktion auf die eingeschlagene Behandlung unterscheiden sie sich von den Tuberkeln.

Die Knötchen, die zeitlich am frühesten zur Entwicklung gelangen, sind die an sich recht seltenen Papelbildungen, die aus der Roseole hervorgehen. Sie haben dementsprechend oberflächlichen Sitz, und zwar ausschließlich im Pupillarteil, sind recht klein und werden als *oberflächliche Frühpapeln* bezeichnet, die ganz dem maculopapulösen Exanthem entsprechen. Die Entwicklung aus der Roseola erklärt auch, warum diese Frühpapeln eine eigentümlich rote Färbung besitzen. Entsprechend ihrer geringen Größe ragen diese Knötchen trotz ihrer oberflächlichen Lage nur wenig über das Irisrelief hinaus in die Kammer vor.

Die Frühpapeln sind im blutreichen Sphinctergebiet am häufigsten, aber nicht an dieses gebunden.

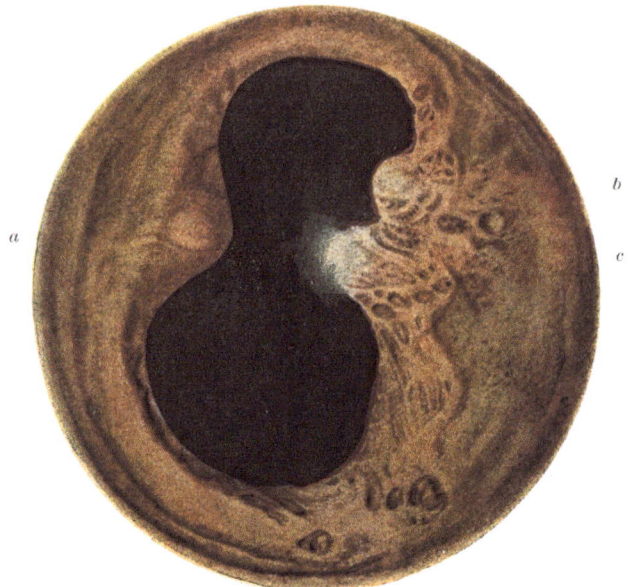

Abb. 22. Iritis papulosa. Tiefe Frühpapeln, reichliche Fibrinabsonderung. Die Papeln *a* und *b* bildeten sich nach Einleitung der Behandlung schnell und restlos zurück, die Papel *c* erst nach Auftreten reichlicher Beschläge innerhalb von 3 Wochen, wobei diese Synechie aber bestehen blieb.

Die häufigeren *tiefen Papeln* entwickeln sich unter der vorderen Grenzschicht in der Gefäßlage der Iris besonders gern im capillarreichen Sphinctergebiet. Nach ihrem klinischen Aussehen kann man deutlich Früh- und Spätpapeln unterscheiden, sofern sie eben in diesem Gebiete auftreten. Ihr Hauptunterschied liegt abgesehen von der verschiedenen Zeit der Entwicklung darin, daß die Frühformen wesentlich gefäßreicher sind; dementsprechend sind bei ihnen Hyperämie und Ödem stärker ausgesprochen.

Beim Sitz am Pupillarrande bildet sich als erstes Symptom an der Stelle der Papel eine Synechie aus, zugleich schwillt das Gewebe an umschriebener Stelle deutlich an (z. B. Abb. 22) und hebt das vordere Stromablatt in die Höhe, dessen Fasern schließlich durch den schnell sich vergrößernden Knoten auseinandergedrängt werden. Dieser stellt sich nun als ein lebhaft rotes mitunter geradezu fleischfarbenes Gebilde dar, das vom Pupillarrand bis zur Krause in radiärer Richtung sich ausdehnen kann, während es auch in zirkulärer Richtung sich erheblich vergrößert. Denn infolge des reichlichen Ödems fließen gerne mehrere Papeln zusammen (Abb. 23), so daß in vernachlässigten Fällen schließlich der ganze Pupillarteil wie ein vorspringender roter Wall die Pupille umsäumt.

Sehr häufig platzt bei diesen ödemreichen Frühpapeln die zarte, das Knötchen deckende Gewebshülle der vorderen Stromaschicht. Alsdann ergießt sich ein Fibrinstrom auf die Oberfläche und ins Pupillargebiet, und es tritt alsbald der graugelbliche Eigenfarbton der Papel deutlicher hervor. Zugleich geht die Gewebsschwellung zurück, und das Gebilde verkleinert sich schnell, doch kann

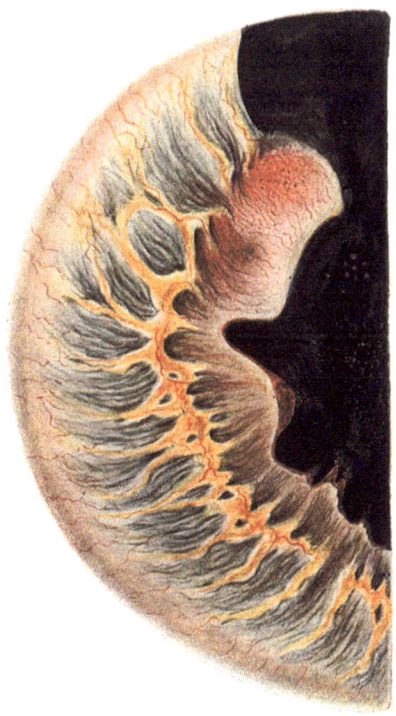

Abb. 23. Iritis papulosa. Späte, Ödem- und blutreiche Frühpapeln. Eine große Doppelpapel im Pupillarteil der Regenbogenhaut neben dem Colobom. Weiter unterhalb eine weniger hervortretende Papel des Sphinctergebietes.

der Fibrinerguß, einen großen Teil des Pupillargebietes und der Iris deckend, das Bild beherrschen. Blutungen aus den durch das spezifische Virus geschädigten Gefäßen können diesen Vorgang begleiten. Indessen nicht immer wird die Rückbildung der Papeln durch einen solchen Fibrinerguß eingeleitet. Vielmehr setzt sich nicht selten an Stelle des Ödems ein zellreicheres Exsudat, welches unter Zurücktreten der allgemeinen Gewebsschwellung die einzelne Papel als umschriebenen Knoten deutlicher hervortreten läßt, bis sie unter dem Einfluß der Behandlung ganz schwindet.

Die *Spätpapeln* treten an Häufigkeit gegenüber den Frühpapeln ganz entschieden zurück. Sie unterscheiden sich von diesen letzteren durch wesentlich geringere Hyperämie und das mangelnde Ödem. Infolgedessen nähert sich der Farbton dieser soliderer kompakten, den Tuberkeln ähnelnden Knötchen mehr dem reinen Grau oder Gelb.

Infolge geringerer Ödementwicklung wird das Irisvorderblatt über den Knoten nicht abgehoben. Diese Papeln pflegen nicht zu konfluieren, dagegen erreichen sie jede für sich eine stattliche Größe und überschreiten nicht selten unter der

Krause weiterkriechend Sphincter- und Pupillargebiet. Gerade die größten nehmen aber gerne ihren Ursprung aus dem Strahlenkörper und sprießen im Kammerwinkel vor. Diese trockenen Spätpapeln entsprechen somit einem großpapulösen Spätsyphilid. Doch sind die auf der einleitenden und begleitenden Hyperämie und dem Ödem beruhenden Unterschiede fließender Natur und daher vermitteln den Übergang zwischen den skizzierten Grenzbildern gewissermaßen die späten Frühpapeln und frühen Spätpapeln (KRÜCKMANN).

Dies Nebeneinander verschiedener Entwicklungsstadien teils ödemreicher, teils soliderer, verschiedenen Epochen der Lues zugehörender Knoten sieht man besonders gern beim *Gruppensyphilid*, bei dem mehrfache Knoten im Ciliar- und Pupillarteil gleichzeitig, mit Vorliebe aber nur in einem Sektor der Iris auftreten, wo sie im Verzweigungsbereich eines größeren Gefäßstämmchens aufschießen und alle Übergangsstufen von ödem- zu zellreichen Formen erkennen lassen. Diese Gruppensyphilide sah KRÜCKMANN besonders bei schweren vernachlässigten oder bei galoppierenden Luesformen. Sie geben eine schlechte Prognose sowohl hinsichtlich der lokalen Rückfälle wie der späteren Beteiligung des Zentralnervensystems.

Durch Aufsaugung bildet sich die Papel zurück. Soweit sich nicht der Papelinhalt in die Kammer ergießt, geschieht das durch Einsinken und Abflachung der kugligen Oberfläche unter Auftreten einer zentralen Delle auf dem Knoten. Im allgemeinen geht diese Rückbildung bei den einer Behandlung überhaupt viel leichter zugänglichen Frühpapeln wesentlich schneller und leichter, unter Umständen binnen weniger Tage vor sich, während die restlose Aufsaugung der Spätpapeln oft ebenso viele Wochen erfordert. Infolgedessen sind auch die Folgezustände nach Frühpapeln geringer und seltener anzutreffen als nach den Spätpapeln.

Auf die charakteristischen breitbasigen hinteren Synechien mit Einbeziehung des Irisgewebes in den Aufbau der Synechie, welche den ehemaligen Sitz der Papeln anzeigen, wurde schon hingewiesen. War die Fibrinbildung nicht allzu intensiv, die zeitliche Dauer der Papel nicht zu ausgedehnt, so lösen sich diese Synechien unter dem Einfluß der Behandlung noch ganz, so daß unter Umständen Folgezustände nicht zurückbleiben.

Als weitere Folge ist der Gewebsschwund zu nennen, der scharf auf den Sitz der Papel beschränkt bleibt. Zunächst gehen in den gedehnten Partien des vorderen Stromablattes die Pigmentzellen zugrunde, was eine Entfärbung des betreffenden Abschnittes zur Folge hat. Als Ursache für diesen Chromatophorenschwund kommt neben der mechanischen Inanspruchnahme des Gewebes auch die Verödung der ernährenden Capillaren in Betracht.

Erstreckt sich die Entartung auch auf die tiefere Gewebslage, so entstehen infolge Durchschimmerns des Pigmentblattes dunklere lochartige atrophische Flecken, wie sie schon bei der Tuberkulose beschrieben wurden. Besonders für Lues charakteristisch sind solche umschriebene Defekte im Pupillarteil, wo sie mehr noch durch den der Capillarverödung folgenden Muskelzellschwund des Sphincters als durch die Atrophie des vorderen Stroma bedingt sind. Die Kombination solch umschriebener rundlicher Atrophie im Sphincterbereich mit breitbasiger Synechie spricht mit Sicherheit für abgelaufene Papelbildung der Regenbogenhaut.

In seltenen Fällen kommt noch im Anschluß an fibrinöse Ergüsse aus den Knoten die Bildung von Granulationsgewebe vor, das warzen- und hahnenkammähnlich entweder als roter Knopf oder Spieß in die Kammer hinein vorragt oder den Kammerwinkel ausfüllt. Es pflegt sich restlos wieder zurückzubilden, kommt aber gelegentlich auch bei Iritiden nicht luetischen Ursprungs vor.

KRÜCKMANN beschreibt endlich noch eine ohne vorausgegangene Entzündung an braunen Regenbogenhäuten einsetzende Entfärbung durch Auftreten kleiner umschriebener heller Flecke, die er als *Leukopathie* der Regenbogenhaut dem Leukoderma syphiliticum an die Seite stellt. Die Entfärbungsperiode erstreckt sich meist auf mehrere Wochen, alsdann beginnt die Wiederherstellung der Chromatophoren.

Die seltenere *Iritis bei kongenitaler Lues* unterscheidet sich deutlich von den vorbeschriebenen Formen, indem einmal Papeln zu den größten Seltenheiten gehören, sodann eine sehr lebhafte Exsudation ins Pupillargebiet stattzufinden pflegt. Diese führt entweder zu Pupillarverschluß oder es kommt durch die Veränderungen im hinteren Augenabschnitt zu Pseudogliom und Atrophia bulbi.

Die *papulösen Prozesse am Strahlenkörper* entziehen sich der direkten Beobachtung und auf ihre Anwesenheit ist nur aus dem vermehrten Auftreten von Beschlägen und Glaskörpertrübungen zu schließen. Insbesondere darf man entsprechend der gleichen Erscheinung bei der Tuberkulose dann mit ziemlicher Wahrscheinlichkeit den Strahlenkörper als Hauptherd der Erkrankung annehmen, wenn eine diffuse fibrinös-plastische Iritis ohne besondere Herdsymptome vorliegt. Mögen auch in solchen Fällen kleinste Irispapeln unsichtbar bleiben, so ist doch auch der Gedanke nicht von der Hand zu weisen, daß der Brennpunkt der Erkrankung eben dann nicht in der Iris zu suchen ist.

Iritis gummosa. Wie J. WIDDER zuerst die wahre Natur der Iritis papulosa als der häufigen typischen Erkrankung der Sekundärepoche erkannt hat, so betonte er auch nachdrücklich, daß damit nun keineswegs die früher so häufig angenommene *Iritis gummosa* erledigt sei, daß diese vielmehr eine wenn auch viel seltenere Erkrankung der Tertiärepoche darstelle.

Die Hauptunterschiede entsprechen natürlich denen zwischen Sekundär- und tertiärsyphilitischen Produkten überhaupt. Können erstere sich zurückbilden, ohne an dem Gewebe mehr als durch die Verdrängung rein mechanisch bedingte oder atrophische Veränderungen zu hinterlassen, so ist im Gegensatz hierzu der Ausgang des Irisgumma die Vernarbung.

Aber abgesehen von diesem mehr allgemeinen Charakteristicum tertiärer Prozesse ist die Iritis gummosa an sich auch durch eine besondere Erscheinungsform gekennzeichnet. Sie tritt nämlich im Gegensatz zur Papel nicht als vorwiegende Erkrankung des Capillargebietes auf, sondern ihr Sitz ist, von vereinzelten Ausnahmen abgesehen, die Iriswurzel, die von den kräftigeren peripheren Gefäßteilen der Regenbogenhaut durchzogen wird. Somit stehen die gummösen Geschwülste der Iris fast stets in enger Beziehung zum Strahlenkörper, wo der Prozeß zunächst seinen Hauptsitz hat. Die *gummöse Erkrankung des Strahlenkörpers* soll daher zunächst besprochen werden.

Im allgemeinen handelt es sich um eine Erkrankung der frühen Tertiärperiode. So ermittelte EWETZKY den Ausbruch des Leidens schon im ersten halben Jahre nach der Infektion bei 43%, im zweiten halben Jahre bei 22%, und im dritten halben Jahre bei 8%, worauf dann bei längerem Zurückliegen der Infektion die Erkrankung viel seltener eintritt. Auch TOOKE erwähnt, daß die Geschwülste vorwiegend bei rapid verlaufender, galoppierender Syphilis zur Entwicklung kommen. Wiederholt wurden diese Syphilome bei völliger Vernachlässigung des Grundleidens gesehen. Ein Beispiel für spätere Erkrankung ist der von UHTHOFF mitgeteilte Fall.

EWETZKY sah die syphilitische Erkrankung des Strahlenkörpers einige Male mit den ersten allgemeinen syphilitischen Symptomen auftreten. In 27% gingen dem Syphilom Sekundärerscheinungen voraus, in 15% wurden gleichzeitig Tertiärerscheinungen, hauptsächlich in Form der tuberösen Hautsyphilide beobachtet. Doch ist hierbei zu bedenken, daß gerade beim Strahlenkörper nicht immer eine scharfe Scheidung von Ausbrüchen des Sekundär- und Tertiärstadiums gemacht werden kann, was auch von EWETZKY vermieden wird.

Je nach der Art des Wachstums über die Grenzen des Corpus ciliare hinaus werden *äußere und innere Gummen des Strahlenkörpers* unterschieden. Die ersteren brechen durch die Lederhaut nach außen durch, und zwar wählen sie am liebsten, den Durchtrittsstellen der Ciliargefäße folgend, die Gegend dicht am Hornhautrande, weit seltener erscheinen sie mehrere Millimeter vom Hornhautrande entfernt. Bevorzugt ist ganz entschieden, aber aus noch unbekannten Gründen, der äußere und obere äußere Teil des Hornhautrandes. Bisweilen erfolgt der Durchbruch auch an mehreren Stellen, doch liegt in der Regel nur eine Geschwulst im Strahlenkörper zugrunde, die sich aber ringwallähnlich entwickeln kann.

Die durch die Lederhaut wuchernde Geschwulst bietet sich zunächst als ein nur wenig über ihre Oberfläche erhabenes halbkugeliges Knötchen dar, das sich aber später in Breite und Höhe bis zur Größe einer Erbse oder Bohne ausdehnt, wobei die Oberfläche uneben, höckrig werden kann. Der Rand gegen die Hornhaut ist steiler als der nach der Lederhaut hin.

Die ganz verschiedenartige *Farbe* der durchbrechenden Geschwülste hängt zum Teil vom Blutgehalt der sie deckenden Gewebspartien ab, der sie mehr oder weniger stark rot gefärbt erscheinen läßt, während der Eigenfarbton der Geschwulst ein gelblicher ist. Schließlich kann die Anhäufung von Pigment in der Umgebung der Geschwulst einen bläulichen oder schwärzlichen Farbton bedingen.

Das Lederhautgumma kann sich zurückbilden und ganz verschwinden unter Hinterlassung einer meist flachen Narbe von schiefriger Färbung, oder es kommt zum vollständigen Durchbruch und zu Entleerung der zerfallenden käsigen Masse nach außen mit Ausgang in Phthisis bulbi.

Die inneren Gummen nehmen ihr Wachstum nach EWETZKY in die vordere Kammer oder richtiger in die Regenbogenhaut (KRÜCKMANN), weit seltener in den Glaskörperraum. Meist besteht infolge Durchbruchs in die Lederhaut eine Verbindung von innerem und äußerem Tumor.

Der Ausgangspunkt für die Irisgeschwulst ist in allen Fällen der vorderste Teil des Strahlenkörpers bzw. das Gewebe der Iriswurzel. Die Gummen der Regenbogenhaut sprießen direkt aus dem Strahlenkörper hervor, aber fast ausnahmslos nicht, wie EWETZKY annahm, in die Kammer hinein, sondern in das Gewebe der Iris. In der Lage entsprechen sich die äußeren und inneren Tumoren. Zeitlich geht das Gumma der Regenbogenhaut dem der Lederhaut voraus.

Das *Irisgumma* erscheint im Kammerwinkel als runde Geschwulst mit glatter oder leicht höckeriger Oberfläche von gelber bis gelbrötlicher Farbe. Die Geschwulst dringt zwischen vorderem Stromablatt und Gefäßschicht vor, und hebt das durch sie gespannte und verdünnte vordere Blatt empor. Die sichtbar werdenden Gefäße gehören teils dem Stromablatt, teils der Geschwulstmasse selbst an. Diese verengt die vordere Augenkammer, schließlich entleeren sich nach Platzen des vorderen Stromablattes beträchtliche Teile der nekrotischen Geschwulstmassen in dieselbe, erfüllen sie und täuschen so das von EWETZKY angenommene Wachstum in die Vorderkammer vor.

Während also das vordere Stromablatt teils emporgehoben, teils pupillarwärts verdrängt wird, kommt nach KRÜCKMANN die von FUCHS und VOSSIUS angenommene eigentliche Iridodialyse nicht in Betracht, weil die Gefäßschicht durch die Geschwulst nicht vom Strahlenkörper abgedrängt wird, sondern die Geschwulst sich an ihre Stelle setzt.

Die Erkrankung beginnt zumeist mit stürmischen Entzündungserscheinungen, lebhaftem Augen- und Kopfschmerz, leichtem Lidödem, Tränenträufeln und Lichtscheu. Daneben bestehen die Zeichen einer mehr oder weniger schweren Iridocyclitis, die Sehschärfe sinkt schnell auf 0, und unter Umständen muß das schmerzhafte Auge entfernt werden. Dieser Ablauf der Erkrankung dauert einige Wochen.

Seltener fehlen heftigere Entzündungserscheinungen und der Prozeß nimmt einen viel langsameren Verlauf.

Die bisweilen auftretenden gelatinösen Exsudate in der Vorderkammer sind für Lues nicht charakteristisch, das gleiche gilt von Vorderkammerblutungen. Häufiger sieht man Pseudohypopyen, die dem Zerfall der nekrotischen Geschwulst ihren Ursprung verdanken. Daneben tritt das echte, durch Exsudation entstehende Hypopyon ganz zurück.

Die vordere Augenkammer pflegt sowohl bei vorwiegendem Sitz der Geschwulst im Strahlenkörper wie in der Regenbogenhaut abgeflacht zu sein. Viel seltener ist eine teilweise Vertiefung der Kammer infolge Verdrängung benachbarter Irisabschnitte durch ein großes Gumma nach hinten.

Nach Zurückbildung der Geschwulst pflegt an den befallenen Iristeilen eine meist sehr ausgesprochene Atrophie zurückzubleiben, und dies Verhalten, das seine Ursache teils in der starken mechanischen Verdrängung des Gewebes, teils in der Nekrose des Gumma hat, bedeutet einen Hauptunterschied gegenüber den maculo-papulösen Produkten der Sekundärperiode. Ein von KRÜCKMANN abgebildeter Fall zeigt weiter, wie auch an der Regenbogenhaut die für Gummen typische Narbenbildung in äußerst charakteristischer Weise durch Bildung einer radiär gestellten Irisnarbe ausgeprägt sein kann.

Weit seltener entwickelt sich das innere Gumma sichtbar nach dem Glaskörper hin. Man sieht alsdann, vorausgesetzt daß die Untersuchung der tieferen Teile möglich ist, hinter der vorgebauchten Iris einen graugelben Tumor, daneben Glaskörpertrübungen. Eine geringere Anschwellung des Ciliarkörpers nach diesem Binnenraum hin ist natürlich weit häufiger als sie wahrgenommen wird; sie entzieht sich teils wegen der verborgenen Lage des Organs, teils wegen der Entzündungserscheinungen im Pupillargebiet der Beobachtung. Doch ist diese Art des Wachstums, die gleichzeitig mit dem Durchbruch in die Lederhaut oder in die Iriswurzel erfolgen kann, bisweilen aus der ungleichen Tiefe der vorderen Augenkammer zu erschließen.

Bei *kongenitaler Lues* erkranken Iris und Strahlenkörper viel seltener als bei angeborener Lues (RUMBAUR). Zumeist handelt es sich hier um Entzündungen, welche eine Hornhauterkrankung begleiten und der Beobachtung nicht so zugänglich sind wie eine primäre Iritis. Das gilt auch für die Fälle von Iritis bei Feten und Neugeborenen, die W. REIS und R. SEEFELDER anatomisch untersucht haben.

Pathologische Anatomie. Histologisch ist die Scheidung in Sekundär- und Tertiärperiode schwerer durchzuführen als klinisch, indem die gleichen Veränderungen, graduell verschiedenartig ausgebildet, für beide Epochen charakteristisch sind. Bei der Syphilis der Regenbogenhaut stehen wie auch sonst Veränderungen an den Blutgefäßen im Vordergrunde, und zwar handelt es sich nach J. v. MICHEL um zahlreiche kleinknotige Herde, in deren Mitte sich ein Blutgefäß befindet, dessen Adventitia von Rundzellen durchsetzt, dessen Intima an vielen Stellen gewuchert und auch von Rundzellen infiltriert ist, also Peri- und Endovasculitis syphilitica analog den bekannten HEUBNERschen Veränderungen der Hirngefäße. Daneben besteht eine mehr oder weniger ausgebreitete diffuse kleinzellige Infiltration des Gewebes, sowie Durchsetzung mit epitheloiden Zellen. FUCHS fand diese Infiltration nicht gleichmäßig, sondern zunächst in der vorderen Grenzschichte, sodann wieder in Begleitung der Gefäße; gegen den Ciliar- und Pupillarrand hin nimmt sie zu. Außerdem fand FUCHS, ebenso wie v. MICHEL, mikroskopische Knoten mehrfach an der Iriswurzel, einen auch am Pupillarrande. Der Knoten an der Iriswurzel durchsetzte die Iris in ihrer ganzen Dicke und hatte auch die vordere Grenzschicht durchbrochen. Das Innere des Knotens enthielt auch Riesenzellen. An der Stelle einer breiten

Synechie fand sich ferner ein Knoten unter dem Sphincter bzw. an dessen Stelle. Unter Durchbrechung des Dilatators und des Pigmentblattes war er unmittelbar mit der Linsenkapsel verwachsen. So charakteristisch die Gefäßwanderkrankung auch ist, so dürfen diese Befunde nicht ohne weiteres verallgemeinert werden, denn in neueren Befunden IGERSHEIMERs und ANDERSENs fehlten Gefäßveränderungen.

Die Gefäßwanderkrankung wird schon bei der diffusen Iritis gefunden und die von v. MICHEL und FUCHS beschriebenen perivasalen kleinen Knötchen stellen die mikroskopischen Gebilde dar, die es gestatten, diese Erkrankung den papulösen Prozessen der Regenbogenhaut anzugliedern (Abb. 24). Die gleiche herdförmige, perivasale kleinzellige Infiltration wurde an Iris und Ciliarkörper von IGERSHEIMER auch bei angeborener Syphilis festgestellt. Auch FUCHS (1918) fand bei angeborener Lues eine diffuse Infiltration der Iris und daneben eine Anzahl herdförmiger Zellanhäufungen, die aber nicht an die Nachbarschaft der Gefäße

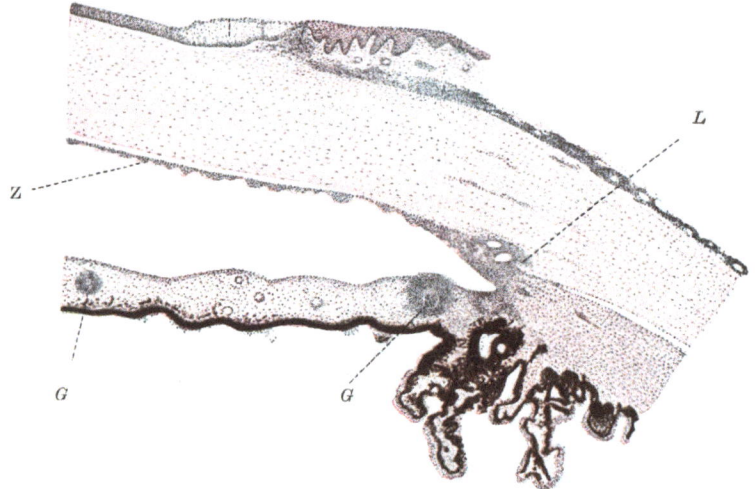

Abb. 24. Syphilitische Gefäßerkrankung der Iris. *Z* Zellige Auflagerungen an der Rückfläche der Hornhaut (Flächenbeschläge). *L* Kleinzellige Infiltration im Gebiet des Lig. pectinatum. *G* Endo- und Perivasculitis specifica. (Nach v. MICHEL: Z. Augenheilk. 18.)

gebunden waren. Der Capillarenreichtum unterscheidet die Knötchen syphilitischen Ursprungs von den blutgefäßarmen Tuberkelknötchen. Auch bei den gummösen Prozessen spielt die Gefäßwanderkrankung eine große Rolle und die Wucherung der Intimaendothelien hat mehrfach zum völligen Gefäßverschluß geführt.

Die der Behandlung so leicht zugänglichen Produkte der Sekundärperiode sind nur ganz ausnahmsweise zur anatomischen Untersuchung gelangt. Der vorerwähnte FUCHSsche Fall dürfte hierher zu rechnen sein, da mit den heutigen Hilfsmitteln der pupillare Knoten im Bereich der breiten Synechie auf der Höhe der Erkrankung gewiß nachweisbar gewesen wäre.

Bei den häufiger histologisch untersuchten *Gummen* bringt der makroskopische Befund zunächst Aufklärung über den Sitz der Geschwulst. EWETZKY wies nach, daß die Gummen des Strahlenkörpers ausgesprochene Neigung haben, große Gebiete dieses Organes zu befallen und so einen vollständigen oder teilweisen Ring zu bilden, wobei der Ort des Durchbruchs auf einen kleinen Raum beschränkt bleiben kann. Sehr wahrscheinlich hängt diese Neigung zu ringförmiger Ausbreitung mit der Bildung eines geschlossenen Gefäßringes zusammen, den die Endzweige der Art. cil. longae in der Nähe der Iriswurzel eingehen. Frühzeitig greift das Gumma über die Grenzen des Strahlenkörpers hinaus und verbreitet sich auf Iris und Aderhaut.

Histologisch zeigt das Gumma den Bau eines gefäßreichen und geschwulstartigen Granulationsgewebes, dessen Einzelheiten besonders von V. HANKE und DE LIETO VOLLARO, zuletzt von LIE beschrieben wurden. Die Randzone besteht vor allem aus Lymphocyten, zwischen denen sich zahlreiche kleine Blutgefäße mit verengtem Lumen befinden. Daneben trifft man hier, wenn auch nicht regelmäßig, Riesenzellen, auch Züge von Epitheloiden an. Frühzeitig besteht Neigung zur käsigen Entartung. Die Nekrose pflegt im Zentrum zu beginnen, wo körniger Detritus oder hyaline Massen den Zerfall anzeigen. In späteren Stadien findet man die abgestorbenen Teile resorbiert und ersetzt durch Bindegewebe, das schließlich zur Narbe wird.

Die **Therapie** *der luetischen Entzündungen* der vorderen Gefäßhaut deckt sich im allgemeinen mit der bei der sekundären und tertiären Lues üblichen, und es ist darauf zu dringen, daß neben der selbstverständlichen Lokalbehandlung diese allgemeine Therapie systematisch durchgeführt wird.

Die abortive Behandlung der Lues kommt kaum in Frage, da schon mit Auftreten der ersten syphilitischen Symptome an der Regenbogenhaut, nämlich der Roseolen, die Generalisation eingetreten ist. Für diese Erkrankungen der Sekundärperiode ist es von grundlegender Wichtigkeit, daß hier das Salvarsan eine besonders starke Wirkung ausübt durch massenhafte Vernichtung der Spirochäten, Freiwerden der Endotoxine und Überschwemmung des Organismus mit ihnen. Die Behandlung darf daher nicht mit Salvarsan beginnen, sondern es ist eine Vorbehandlung mit Wismut oder Quecksilber (1—2 Spritzen oder Einreibungskuren) bei anderweitig noch nicht behandelten Patienten ratsam. Die Weiterbehandlung geschieht mit Neosalvarsan und fortgesetzten Hg-Einreibungen in der üblichen Weise.

Für die Erkrankungen der Tertiärperiode ist diese vorsichtige Behandlung nicht nötig; eine wiederholte kombinierte Salvarsan- und Hg-Behandlung genügt. In dieser Periode ist die Erzwingung des negativen Wassermann zwecklos, während andererseits bei den Sekundärerscheinungen die Kur, die mit positivem Wassermann begonnen wird, niemals die letzte sein darf, sondern trotz negativ gewordener Reaktion stets zur Erzielung wirklicher Heilung, die ja auch in diesem Stadium noch möglich ist, Wiederholung der Kur geboten ist.

Literatur.
Die syphilitische Iridocyclitis.

ANDERSEN: Ein histologisch untersuchter Fall von papulös luetischer Iritis. Graefes Arch. 84 (1913).
EWETZKY: Über das Syphilom des Ciliarkörpers. Berlin: S. Karger 1903.
FUCHS (a): Anatomische Miscellen. Iritis syphilitica. Graefes Arch. 37 (1884). (b) Über luetische Chorioiditis. Graefes Arch. 97 (1918).
HANKE: Gummen der Iris und des Ciliarkörpers. Graefes Arch. 48 (1899).
IGERSHEIMER (a): Beitrag zur Klinik und pathologischen Anatomie der Augensyphilis. Graefes Arch. 84 (1913). (b) Syphilis und Auge. Berlin: Julius Springer 1918.
KRÜCKMANN (a): Über Iridocyclitis syphilitica. 30. Heidelberg. Ber. **1902**. (b) Die Syphilis der Regenbogenhaut. Augenärztliche Unterrichtstafeln. **1906**, H. 25. (c) Die Erkrankungen des Uvealtraktus. Graefe-Saemischs Handbuch, 2. Aufl. 1907.
LI: Syphiloma and syphil. iridocyclitis. Amer. Arch. Ophthalm. 53. Ber. Klin. Mbl. Augenheilk. 74, 816 (1925). — DE LIETO VOLLARO: Über die kondylomatösen und gummösen Veränderungen des Corpus ciliare im Verlauf der erworbenen und hereditären Lues. Neapel n. NAGEL-MICHELs Jber. **1909**.
MICHEL (a): Über Iris und Iritis. Graefes Arch. 27 (1881). (b) Über die pathologisch-anatomischen Veränderungen der Blutgefäße des Augapfels bei Syphilis. Z. Augenheilk. 18 (1907).
ZUR NEDDEN: Über den therapeutischen und diagnostischen Wert der frühzeitigen Punktion der vorderen Kammer bei Iritis. 33. Heidelberg. Ber. **1906**.
POKROWSKY: Zur Klinik der Ciliarkörpersyphilome nebst Bemerkungen über die Prognose derselben. Ber. Klin. Mbl. Augenheilk. 77, 738 (1926).

REIS: Beiträge zur Histopathologie der parenchymatösen Erkrankungen der Cornea. Graefes Arch. **66** (1907).
RUMBAUR: Ein Beitrag zur Histologie der Iritis e lue congenita. Klin. Mbl. Augenheilk. **66**, 61 (1921).
SCHUMACHER: Serumreaktion bei 110 Augenkranken. Münch. med. Wschr. **1908**. 2467. — SEEFELDER: Über fetale Augenentzündungen. Dtsch. med. Wschr. **1908**. — SWATIKOWA: Die papulöse Iritis bei Untersuchung mit der Spaltlampe. Klin. Mbl. Augenheilk. **78**, 688 (1927).
TOOKE: Pathol.-anatomische Untersuchung einer Gummigeschwulst des Ciliarkörpers. Klin. Mbl. Augenheilk. **41**. Festschrift für MANZ 1908.
UHTHOFF: Ein Fall von Gumma des Uvealtraktus usw. Klin. Mbl. Augenheilk. **1918**.
WIDDER: Über Iritis syphilitica. Graefes Arch. **27** (1881).

d) Herpes iridis.

Im Verlaufe der herpetischen Erkrankungen treten nicht selten Reiz- und Entzündungszustände der Iris und des Strahlenkörpers von gutartigem Charakter auf. Zum Herpes zoster gesellen sie sich vorwiegend bei Ansiedlung des Zosterausbruchs im Gebiet des Nasociliaris, und zwar pflegt die Iritis der Keratitis einige Tage bis Wochen nach Ausbruch der Hautaffektion als leichte Form plastischer Entzündung mit Beschlägen, seltener als reine Iritis obturans mit Drucksteigerung zu folgen. Auch Glaskörpertrübungen und in seltenen Fällen Uveitis mit Ausgang in Erblindung sind beobachtet. Ähnlich ist der zeitliche Verlauf von Keratitis und Iritis auch beim Herpes febrilis. In der Mehrzahl dieser Fälle bleiben weder Synechien noch sonstige Folgezustände zurück.

Symptome. Grundsätzlich sind diese klinisch uncharakteristischen Iridocyclitiden dem charakteristischen Symptomenkomplex gleich zu achten, den Verfasser in Anlehnung an den Herpes corneae „Herpes iridis" genannt hat. Dieser ist gekennzeichnet durch

1. *neuralgische Schmerzen,* die den Prozeß einleiten,

2. *umschriebene Irisschwellungen,* die den Zosterbläschen der Haut entsprechen und mit allgemeiner oder umschriebener, roseolenähnlicher Hyperämie der Iris, besonders innerhalb des kleinen Kreises einhergehen.

3. Folgende ein- bis mehrmalige oder häufig wiederholte *Vorderkammerblutungen.*

Diese eigenartige von jeder anderen Iritis leicht unterscheidbare Erkrankung der Regenbogenhaut wurde außer beim Herpes zoster und beim Herpes febrilis auch wiederholt bei Keratitis neuroparalytica beobachtet. Es handelt sich also um eine Symptomengruppe, die durch das Herpesgift hervorgerufen bei verschiedenartigen, nach GRÜTERS Forschungen aber einander nahe stehenden Krankheitszuständen des Trigeminus auftreten kann.

An Stelle des Hyphäma sieht man hin und wieder Hypopyen (J. MELLER) mit mehr oder weniger deutlicher Blutbeimengung. Nach Ablauf des Prozesses bleiben auch manchmal *herdförmige Atrophien* im Irisgewebe zurück. Sie sind wie das Hypopyon Ausdruck der Irisnekrose. Konstant sind in der Symptomengruppe die Hyperämie des Gewebes und die Vorderkammerblutung. Die Neuralgie fehlt bei Keratitis neuroparalytica, die umschriebenen Irisschwellungen werden öfters beim Herpes febrilis vermißt.

Auf die ältere Mitteilung von MACHEK folgte vom Verfasser die Beobachtung von 15 Fällen. Mit ihnen zum Teil genau übereinstimmende Beobachtungen haben TH. AXENFELD, J. MELLER, H. SCHÖPPE und A. LÖWENSTEIN gemacht, Fälle etwas abweichenden Verlaufs teilten außerdem J. MELLER, C. ROELOFS und H. SCHÖPPE mit.

Die Irisaffektion kommt in etwa 10—15% der herpetischen Hornhauterkrankungen vor, manchmal ist aber das gerade für leichtere Fälle so charakteristische Symptom der Irisblutung so flüchtig, daß es übersehen wird, woraus sich das lange Unerkanntbleiben der Symptomengruppe erklärt.

Auch die Bemerkung H. WILBRANDs und C. BEHRs, daß sie die Vorderkammerblutung nur einmal unter ihren Fällen gesehen hätten und daß sie ihr deswegen ausschlaggebende Bedeutung absprechen müßten, erklärt sich hieraus. Die oft so flüchtigen und nur für wenige Stunden nachweisbaren Blutungen wären wiederholt auch dem Verfasser entgangen, wenn er nicht sechs- bis achtmal am Tage nach ihnen geforscht hätte. Gerade, wenn später die von WILBRAND und BEHR betonte narbige Irisschrumpfung vorliegt, ist nach Verfassers Erfahrung stets ein hämorrhagischer Zosterherd vorausgegangen.

Die Erkrankung befällt vorwiegend Männer im vorgerückteren Lebensalter; von den 15 Herpesfällen des Verfassers betrafen z. B. nur zwei Frauen und nur drei traten im Alter von 25—30 Jahren auf. Die übrigen standen jenseits des 50. Lebensjahres und betrafen zum Teil recht hinfällige Atherosklerotiker, deren Gefäße dem Herpesgift wenig Widerstand leisten. Ein Kranker

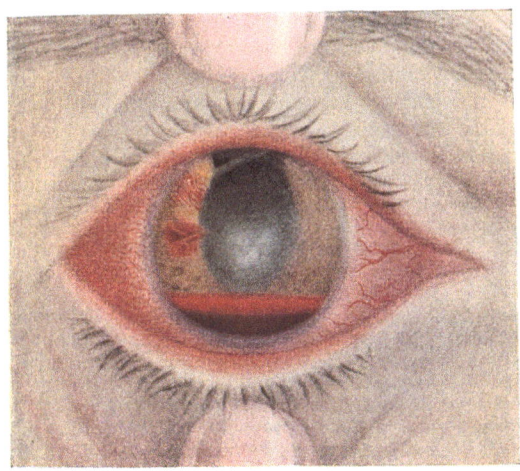

Abb. 25. Herpes iridis. 50 Jahre alter Mann. Innerhalb von 3 Monaten wurden mehr als 30 frische Blutergüsse beobachtet.

A. LÖWENSTEINs zeigte Zosterausbrüche der Iris, die sich in Anfällen über Jahre, sogar doppelseitig hinzogen.

Am reinsten ist das Krankheitsbild dort zu verfolgen, wo die Hornhaut klar ist, z. B. beim Zoster. Die dem Ausbruch der Iriserkrankung vorausgehenden heftigen neuralgischen Schmerzen werden durch eine ausgesprochene Hyperämie bzw. durch umschriebene Schwellungen im Pupillarteil abgelöst, die infolge ihrer reichlichen Vascularisation lebhaft an die Roseola syphilitica erinnern. Alsbald kommt es aus diesen Schwellungen des Pupillarteils zu Blutungen. Mit deren Auftreten hören die Schmerzen auf. Bei einem Teil der Fälle bleibt es bei der einmaligen Blutung und nach Aufsaugung des Ergusses läuft die Erkrankung mit oder ohne Hinterlassung von Synechien innerhalb einiger Wochen ab, wobei die Sehstörung durch die etwaigen Hornhauttrübungen in erster Linie bedingt wird. Es kommen jedoch auch viel schwerere und langwierigere Erkrankungen vor, bei denen während mehrerer Monate jeden zweiten bis dritten Tag, ja zeitweise jeden Tag unter leichteren oder heftigeren Schmerzanfällen immer neue Blutungen auftreten. Dabei gelingt es selten, den Erguß des Blutes aus der geschwellten Irispartie in die Kammer hinein selbst zu beobachten. Häufig genug kann man nur aus der verschiedenen, stets wechselnden Größe des Blutergusses, der unter Umständen sogar die ganze Vorderkammer erfüllen kann, sowie aus der schichtartigen Farbenabstufung des Hyphäma auf stattgehabte neue Vorderkammerblutungen schließen.

Als Beispiel einer schweren Erkrankung diene die nachstehende Beobachtung (Abb. 25): 50 Jahre alter Mann mit Herpes corneae, dendritischem Substanzverlust und kleinem Hypopyon. Vier Tage später sehr lebhafte Irishyperämie, besonders nasal. Hämorrhagische Beimengung zum Hypopyon, heftige Schmerzen. Von nun an während $3^1/_2$ Monaten zuerst fast täglich, später in größeren Zeitabständen Blutergüsse in die Vorderkammer. Schließlich temporal oben ein Naevus vasculosus. Das aphakische Auge ist innerhalb 4 Monaten an den Folgen des herpetischen Hornhaut- und Irisprozesses erblindet.

Der Endausgang dieser schweren Fälle mit häufig wiederholten Blutungen ist also Erblindung durch Pupillarverschluß und -abschluß und durch die Folgen der Irisnekrose. Nicht selten entwickeln sich an der Stelle der blutenden Gefäße kleine capilläre Naevi, oder es bleiben am früheren Sitz der hyperämischen Schwellungen helle Flecken, herdförmige Atrophien des Gewebes zurück (Verfassers Vitiligofall, ROELOFS, SCHOEPPE, LÖWENSTEIN), wie sie auch sonst nach herdförmigen Erkrankungen des Irisgewebes beobachtet werden. Manchmal nimmt die Iritis auch den Charakter einer schweren eitrigen hämorrhagischen Entzündung, beruhend auf Nekrose der Uvea an. Solchen Verlauf nahm z. B. der zweite von MELLER bekannt gegebene, auch der, dessen Krankengeschichte oben mitgeteilt wurde.

Pathologische Anatomie. *Mikroskopische Untersuchungen* der Frühstadien liegen noch kaum vor. Doch teilte H. SATTLER den allerdings wegen beginnender Sepsis nicht ganz anerkannten Befund eines Auges mit, das nach Zoster eine kleine Abschilferung des Hornhautepithels, Beschläge, Irisschwellung und Verfärbung gezeigt hatte. Anatomisch wies die Iris hochgradiges Ödem, starke Erweiterung der Blutgefäße und reichliche Auswanderung roter Blutkörperchen auf, also ein Bild, wie es wohl beim frischen Herpes iridis erwartet werden darf.

Wesentlich ältere Stadien liegen den von MELLER und Verfasser bekannt gegebenen Befunden zugrunde. Als Wesen des Herpes der Regenbogenhaut darf man hiernach wie bei anderen Zostererkrankungen einen primären Entzündungsherd des Ganglions, also hier des GASSERschen annehmen, doch kann es sich bei den am Auge ausgelösten Veränderungen nicht um rein degenerative Zustände im Bereiche der Ciliarnerven handeln, sondern man muß einen entlang der Nervenbahn sich fortpflanzenden Reiz annehmen, da er mehrfach, so auch im zweiten Fall des Verfassers, durch Neuritis und Perineuritis der Ciliarnerven diesseits und jenseits des Ciliarganglions bis in die der Chorioidea anliegenden Nervenästchen nachgewiesen ist. Aus MELLERs schwerem Fall ist besonders die ausgedehnte Zerstörung des Pupillarteils der unteren Hälfte der Regenbogenhaut bemerkenswert, die als Folge der unter plastischer Entzündung auftretenden Nekrose der Iris mit Ersetzung der Iris durch Schwartengewebe gedeutet wird. Ganz entsprechend dem klinischen Verlauf war der Ciliarteil der Iris weniger schwer, vom Ciliarkörper nur der der Iriswurzel benachbarte Teil erkrankt, während in einem weiteren Falle MELLERs die Gewebsnekrose auch den ciliaren Abschnitt der Iris betraf.

Die **Therapie** deckt sich mit der sonst bei Iridocyclitis üblichen, abgesehen davon, daß etwaige herpetische Hornhauterkrankungen berücksichtigt werden müssen. Bei Drucksteigerung und bei ausgedehnter Synechienbildung entschließe man sich nicht zu schnell zum operativen Eingreifen. Erst wenn die Entzündung wirklich abgelaufen ist, kommt am noch sehfähigen Auge eine Iridektomie in Frage. Bei zu frühzeitigem Operieren kann man Monate lang andauerndes Aufflackern des Prozesses durch häufige neue Blutergüsse erleben.

Literatur.
Herpes iridis.

AXENFELD: Aussprache zum Vortrag GILBERT. 38. Heidelberg. Ber. **1912**.
BELLWINKEL: Beitrag zur Kenntnis des Herpes iridis. Inaug.-Diss. München 1913.
GILBERT (a): Über Vitiligo und Auge usw. Klin. Mbl. Augenheilk. 48, 2 (1910). (b) Über Herpes iridis. Klin. Mbl. Augenheilk. **49**, 1 (1911). (c) Über herpetische Erkrankungen des Uvealtraktus. 38. Heidelberg. Ber. **1912**. (d) Über Herpes iridis und andere seltenere herpetische Augenerkrankungen. Slg zwangloser Abh. herausgegeben von VOSSIUS 9 (1913). (e) Klinisches und Anatomisches zur Kenntnis der herpetischen Augenerkrankung. Arch. Augenheilk. **89** (1921).
LÖWENSTEIN: Iritis herpetica. Dtsch. ophthalm. Gesellschaft in der Tschecho-Slowakei. Ber. in den Klin. Mbl. Augenheilk. **70** (1923), außerdem ebenda **71** (1923).

MACHEK: Über Herpes zoster der Regenbogenhaut. Arch. Augenheilk. **31** (1895). — MELLER (a): Zur Klinik und pathologischen Anatomie des Herpes zoster uveae. Z. Augenheilk. **43** (1920). (b) Über Perineuritis und Periarteriitis ciliaris bei Herpes zoster ophthalmicus. Z. Augenheilk. **51** (1923).

ROELOFS: Herpes zoster ophthalmicus mit Komplikationen. Sitzgsber. niederländischer ophthalm. Ges. vom 13. Juni 1920. Klin. Mbl. Augenheilk. **65**, 589 (1920).

SATTLER: Über den anatomischen Befund bei Chorioiditis serosa. Heidelberg. Ber. **1874**, ferner Aussprache zu GILBERTS Vortr. 38. Heidelberg. Ber. **1912**. — SCHÖPPE: Über Herpes iridis. Arch. Augenheilk. **92** (1923).

VERHOEFF: Die Pathologie der Keratitis punctata usw. Arch. Augenheilk. **70** (1912).

WILBRAND und BEHR: Ergänzungsband zur Neurologie des Auges. München: J. F. Bergmann 1928.

3. Die gichtische Iritis.

Von den Konstitutionsanomalien im engeren Sinne kann nur die *harnsaure Diathese* als Ursache einer Iritis aufgeführt werden, da die diabetische Iritis als Metastase bei einem zu Kokkeninfektion neigenden Diabetiker aufzufassen ist.

Da eine scharfe Trennung aller Iritiden bei chronischen Gelenkaffektionen von den bei echter Gicht vorkommenden nötig ist, kann die Diagnose der Gicht nur bei Heranziehung der modernen Methoden des Nachweises der pathologischen Stoffwechselprodukte im Blute auch wirklich als sicher gestellt gelten. Alle Iritiden bei Monarthritis, Oligo- und Polyarthritis sind als nicht hierher gehörig auszuscheiden. Bei solcher strengen Sichtung des Materials schränkt sich die Zahl der in Betracht kommenden Fälle erheblich ein. Denn die echte Gicht gehört wenigstens in den meisten Teilen Deutschlands keineswegs zu den häufigen Ursachen der Iritis; in der Statistik des Verfassers (S. 3) z. B. trifft auf sie nur $1^0/_0$.

Die gichtische Iritis ist vorwiegend — und hierin liegt ein Hauptunterschied gegenüber der rheumatischen — eine Erkrankung des vorgerückteren Lebensalters. Meist besteht schon seit längerer Zeit eine ausgesprochene Gelenkgicht, doch können die ersten Gichtanfälle sich auch an der Regenbogenhaut äußern und anderweitige Gichtanfälle erst später im Gefolge haben.

Symptome. Das klinische Bild an der Regenbogenhaut hat eine ziemlich weitgehende Ähnlichkeit mit der diffusen metastatischen Iritis. Denn es handelt sich vorwiegend um eine Oberflächenentzündung der Regenbogenhaut. Nur in hartnäckigen Fällen werden auch ihre tieferen Schichten in Mitleidenschaft gezogen.

Die eigentliche Hyperämie der Regenbogenhaut und auch die Exsudation ist verhältnismäßig gering, dagegen pflegt die Rötung der Bindehaut und Episclera sehr beträchtlich zu sein, so daß unter gleichzeitiger Chemose und unter Umständen auch Lidödem ein weit schwereres Krankheitsbild vorgetäuscht wird, als nach dem Verhalten der Regenbogenhaut selbst zu erwarten wäre. Dazu tritt ein heftiger Ciliarschmerz. Nicht selten steigert sich dieser Schmerz zu neuralgischer Höhe und tritt typisch anfallsweise auf, und zwar mit Vorliebe in der Nacht, so daß E. KRÜCKMANN von intraocularen Gichtanfällen spricht. Außerordentliche Schmerzhaftigkeit des Auges auf Berührung bei heftiger Lichtscheu und Tränenträufeln sowie sehr erheblicher conjunctivaler Injektion ist charakteristisch für einen solchen Anfall; und die Differenz zwischen den heftigen Entzündungserscheinungen der Nachbarorgane und dem Schmerz einerseits, den geringfügigeren Symptomen an der Regenbogenhaut selbst ist kennzeichnend für die Iritis urica überhaupt. Ablagerungen von Uraten und Nekrosen im Gewebe sind bisher nicht nachweisbar gewesen. Gelegentlich tritt die erhebliche Beteiligung des Strahlenkörpers, auf die schon aus der großen Schmerzhaftigkeit geschlossen werden darf, ganz in den Vordergrund, so daß ein Bild akuter Cyclitis, tiefe Vorderkammer, starke Spannungsherabsetzung und dichte Glaskörpertrübung vorliegt. Die schnelle und sichere Wirkung des Atophans kann in solchen atypischen Fällen erst auf die Diagnose führen.

Die Erkrankung neigt zu außerordentlich hartnäckigem Verlauf und vielfachen Rückfällen, so daß schließlich trotz des gutartigen Bildes an der Regenbogenhaut eine nicht unerhebliche Sehstörung zurückbleibt, die durch den jeweiligen Verklebungen des Pupillarsaums entsprechende Pigmentdepots und die Exsudatablagerungen bedingt sind. Pathologisch-anatomische Befunde liegen noch nicht vor.

Die **Therapie** muß neben der Bekämpfung des Einzelanfalles durch das übliche örtliche Eingreifen und neben der Anwendung des Atophans, der Antineuralgica und Narcotica, vor allem auf die Verhütung von Rückfällen Bedacht nehmen durch diätetische Maßnahmen und sorgfältig geregelte Bewegungsbehandlung, wie sie zur Beseitigung der Gicht auch sonst sich bewährt hat.

Literatur.
Gichtische Iritis.

KRÜCKMANN: Die Erkrankungen des Uvealtractus. Graefe-Saemischs Handbuch. 2. Aufl. 1908.

4. Die Erkrankung der vorderen Uvea im Zusammenhang mit gastrointestinaler Autointoxikation.

Auf die Bedeutung der gastrointestinalen Autointoxikation in der Ätiologie der Augenerkrankungen hat A. ELSCHNIG wiederholt nachdrücklich hingewiesen, doch ist seinen Anschauungen von mehreren Seiten entgegengetreten worden. Gastrointestinale Autotoxikosen im engsten Sinne des Wortes sind Zustände, bei denen dem normalen Stoffwechsel fremde, giftige Substanzen durch abnorme Zersetzung im Magendarmkanal entstehen und in solcher Menge aufgesaugt werden, daß sie pathologische Erscheinungen herbeiführen. Das wichtigste Symptom der genannten Art ist das Auftreten abnormer organischer Verbindungen (Phenole, Ätherschwefelsäure) im Harn, der wichtigste Indikator der Eiweißfäulnis im Darm nach ELSCHNIG die Indicanurie.

Nach ELSCHNIGS Erfahrungen sollte die gastrointestinale Autotoxikose ursächlich einmal für die besonders bei Frauen vorkommende doppelseitige schleichende Iridocyclitis mit reichlichen Beschlägen und Synechien, meist auch Glaskörpertrübungen, sodann für die rezidivierende akute Cyclitis hauptsächlich bei Männern mittleren Lebensalters in Betracht kommen. Unregelmäßigkeit in der Darmtätigkeit, meist schwere Verstopfung, ein auffallender acetonähnlicher Geruch aus dem Munde und der Nachweis von Indikan im Harn zeigen die gastrointestinale Autotoxikose an und die entsprechende Behandlung sei das einzige, was den ocularen Prozeß günstig beeinflusse. Später sah ELSCHNIG in Tuberkulose und Syphilis die Grundlage für die Autointoxikation, die ihrerseits erst Iridocyclitis erzeuge, und wieder später nahmen er und BACK an, daß Zahnaffektionen auf dem Wege einer Autointoxikation, die auch in Beziehungen zur gastrointestinalen Autointoxikation stehe, die Iridocyclitis verursache.

Nun ist der Nachweis vermehrter Indicanurie aber nach E. v. HIPPEL ätiologisch bei Augenkrankheiten nicht zu verwerten, weil eine vermehrte Indicanausscheidung bei den verschiedensten Augenleiden vorkommen kann. Den zum Teil auf breiter Basis durchgeführten Nachprüfungen von seiten E. v. HIPPELs, St. BERNHEIMERs und O. STUELPs haben also ELSCHNIGs Anschauungen nicht standgehalten, und bei diesem Sachverhalt ist es nicht angängig, bei gleichzeitigem Vorhandensein von Lues oder Tuberkulose Uveitis infolge gastrointestinaler Autointoxikation ohne exakte und eingehende Begründung dieses Zusammenhangs anzunehmen, wie das von seiten GROYERs geschieht. Für die erste der zuvor erwähnten Gruppen ist auch darauf hinzuweisen, daß die Röntgenuntersuchung der Brustorgane heute nicht selten Tuberkulose als Ursache nachweist. Immerhin muß aber doch zugegeben werden, daß unter den nicht seltenen Fällen von Iridocyclitis, bei denen die ätiologische Diagnostik auch heute noch versagt, gelegentlich auch solche vorkommen, bei denen die genaueste

Allgemeinuntersuchung zunächst kein anderes Leiden als eine hartnäckige Verstopfung mit vermehrter Indicanurie aufdeckt.

E. KRÜCKMANN hat auf einen anderen Weg hingewiesen, wie Darmstörungen zu Iritis führen können. Er denkt nämlich an die Möglichkeit des Eindringens von Darmbakterien besonders aus der Coligruppe gelegentlich krankhafter Darmzustände durch Epitheldefekte der gelockerten Darmoberfläche. Auf diesem Wege vermittelte Iritiden würden dann zum Gebiete der Autointoxikation im strengen Sinne nicht gerechnet werden können, sondern zur Gruppe der diffusen metastatischen Iritis gehören. Hier sind auch die wichtigen Befunde von L. MILLS zu erwähnen. Er fand bei 4 Fällen doppelseitiger chronischer Iritis mit gleichzeitiger starker Verstopfung zahlreiche Entamoebae dysentericae im Stuhl, nach deren Beseitigung die Iritis ausheilte.

Nachdem sich die bis dahin eingeschlagenen Wege klinischer Forschung als wenig brauchbar erwiesen hatten, suchte C. WESSELY auf experimentellem Wege der Lösung der Frage näher zu kommen. Durch intraoculare Einspritzung von gallensauren Salzen erzielte er ausgedehnte Entartung der Aderhaut. Wenn hiermit auch ein Schritt getan ist, den Fragen der Autointoxikation chemisch näher zu treten, so muß man sich doch bewußt bleiben, daß die Einbringung der Zellgifte in den Glaskörper auf diesem Wege einen ganz groben Eingriff darstellt, der mit den natürlichen Verhältnissen kaum verglichen werden kann.

Literatur.
Erkrankungen der vorderen Uvea bei gastrointestinalen Autointoxikationen.

BACK: Iridocyclitis und Zähne. Ber. in den Klin. Mbl. Augenheilk. **74**, 783 (1925). —
BERNHEIMER: Über Indicanurie und Augenkrankheiten. Wien. klin. Wschr. **410** (1912). —
ELSCHNIG (a): Über Augenerkrankungen durch Autointoxikation. Klin. Mbl. Augenheilk. **43**, 2 (1905). (b) Studien zur sympathischen Ophthalmie. III. Graefes Arch. **78** (1911). (c) Indicanurie und Augenkrankheiten. Wien. klin. Wschr. **713** (1912). (d) Ätiologie der Iridocyclitis. 10. Vers. dtsch. ophthalm. Ges. in der Tschecho-Slowakei. Ber. in den Klin. Mbl. Augenheilk. **74**, 783 (1925).
GROYER: Augenerkrankungen und gastrointestinale Autointoxikation. Münch. med. Wschr. **1905**.
E. v. HIPPEL (a): Über ELSCHNIGS Theorie der sympathischen Ophthalmie. Graefes Arch. **79** (1911). (b) Über Indicanurie bei Augenkranken. Graefes Arch. **81** (1912).
MILLS: Amoebic iritis occuring in the course of non dysenteric amoebiasis. Arch. of Ophthalm. **52**, 525 (1923) und Klin. Mbl. Augenheilk. **72**, 260 (1923).
REIS: Augenerkrankung und Erythema nodosum. Klin. Mbl. Augenheilk. **44**, 2 (1906).
STUELP: Ist die sog. gastrointestinale Autointoxikation eine häufige Ursache von Augenkrankheiten? Graefes Arch. **80** (1912).
WESSELY: Über experimentell erzeugte progressive Chorioretinalatrophie und Katarakt. Arch. Augenheilk. **79** (1916). — WIRTZ: Beitrag zur Frage der Beziehungen zwischen Autointoxikation und Augenleiden. Med. Klin. **1907**, 43.

5. Die Iridocyclitis bei Erkrankungen des kardiovasorenalen Systems.

J. v. MICHEL als erstem ist die Tatsache aufgefallen, daß die allgemeine Untersuchung der an primärer Iritis Erkrankten nicht selten eine chronische Nephritis ergibt; indessen sind die v. MICHELschen Zahlen, die zusammen für Erkrankungen der Nieren und des Zirkulationsapparates in einer kleinen Statistik fast 50% der Fälle ergab, viel zu hoch gegriffen und sie erklären sich damit, daß, wie so häufig, auch hier Tuberkulose oder andere bakterielle Erkrankungen zugrunde liegen. Iritis und Nephritis sind dann gleichgeordnete Folgen derselben Ursache.

Gleichwohl bleibt für eine geringere Zahl von Iritiden bei älteren Leuten ein chronisches Nierenleiden als alleinige Wahrscheinlichkeitsursache der Erkrankung bestehen. Für das Verständnis dieses Zusammenhanges darf darauf hingewiesen werden, daß bei Nierenkranken gar nicht selten fibrinöse Pleuritis und Perikarditis beobachtet wird, allerdings zum Unterschiede von den Iritiden erst im urämischen Endstadium des Leidens, so daß diese Erkrankungen der serösen Häute nicht ohne weiteres neben die Iritis gestellt werden können.

Weiter sind große Gruppen der früher unter dem Namen der Nephritis zusammengefaßten Nierenerkrankungen heute als Nephrosen (Nephrosklerosen) erkannt, denen also chronische Erkrankungen des Gefäßsystems zugrunde liegen.

Chronische Gefäßerkrankungen der Regenbogenhaut vermögen nun sehr wohl selbst zu entzündlichen bzw. Stauungsveränderungen an der Regenbogenhaut zu führen. Denn das Stauungsödem, das bei sklerotisch-ischämischen Prozessen auftritt, führt bei den minutiösen Verhältnissen an der Iris und Pupille zu Veränderungen, die von den eigentlich entzündlichen nicht ohne weiteres zu unterscheiden sind, so wie es erst verfeinerter moderner Diagnostik geglückt ist, die sklerotischen Nierenerkrankungen von den echt entzündlichen zu trennen. Folgen wir der in der Nierenpathologie durchgeführten Namengebung, so wäre die lediglich auf Sklerose der Irisgefäße beruhende Regenbogenhauterkrankung als *Iridosklerose* (W. GILBERT) zu bezeichnen.

Jedenfalls dürfte für das Entstehen der Iritis bei Nierenerkrankungen weniger die Zurückhaltung von Harnbestandteilen verantwortlich zu machen sein, als die mannigfaltigen Faktoren, die zu den verschiedenen Nierenerkrankungen führen, seien es nun entzündungserregende, wie etwa Tuberkulose und Sepsis, die zu Nephritis und Iritis Anlaß geben, oder degenerative wie die Vasosklerose, die Nephrosen und Iridosklerosen im Gefolge haben können.

Symptome. Das klinische Bild ist das einer sehr hartnäckigen diffusen Regenbogenhautentzündung mit zahlreichen Verklebungen, die hauptsächlich das Gewebe in der Nähe des Pupillarrandes fixieren, bei rechtzeitigem Eingreifen aber völlig gelöst werden können. Da die Erkrankung fast stets einseitig bei alten Leuten auftritt, ist Verwechslung mit Glaukom nicht ausgeschlossen. Erst in späteren Stadien werden sklerotische Veränderungen der Gefäße sichtbar, die sektorenweise oder auch in noch weit größerer Ausdehnung in weiße blutleere Bindegewebsstränge umgewandelt erscheinen. An dunkler Iris werden diese Veränderungen erst nach Schwund der vorderen Grenzschicht, die ihrerseits Folge der Sklerose ist, erkennbar.

Häufig sind diese auf primärer Gefäßerkrankung der Iris beruhenden spontanen Entzündungs- bzw. Stauungsvorgänge keineswegs, dagegen spielt die Sklerose der Irisgefäße nach Verfassers Erfahrungen eine beträchtliche Rolle unter den Entzündungszuständen nach Operationen, vor allem nach Extraktion.

Erkrankungen des Zirkulationsapparates, die mit erheblicher Blutdrucksteigerung einhergehen, können auch den Verlauf einer Iritis beeinflussen. So ist die starke Neigung der Iritiden bei Individuen mit Plethora und Polycythämie zu wiederholten Vorderkammerblutungen unverkennbar.

Literatur.
Iridocyclitische Erkrankungen des kardiovasorenalen Systems.

GILBERT: Über Augenerkrankungen bei Nieren- und Gefäßleiden. Außerordentl. Tagung der Wien. ophthalm. Gesellschaft **1921**.

LEBER: Über das Vorkommen von Iritis und Iridochorioiditis bei Diabetes mellitus und bei Nephritis. Graefes Arch. **31**, 4 (1885).

v. MICHEL: Zur Kenntnis der Ursachen einer primären Iritis auf Grund einer statistischen Zusammenstellung. Münch. med. Wschr. **1900**.

6. Heterochromie und Cyclitis.

Eine eigenartige Form von chronischer Cyclitis bei Heterochromie beschrieben fast gleichzeitig E. FUCHS und G. WEILL. „Wenn die beiden Augen verschiedene Farben haben", sagte FUCHS, „kann es geschehen, daß in einem der beiden Augen, und zwar stets in dem helleren, sich Katarakt entwickelt, dies muß man bei der Abwesenheit anderer Ursachen mit der mangelhaften

Pigmentierung dieser Augen in Verbindung bringen, indem man annimmt, daß beiden Vorgängen eine Ernährungsstörung zugrunde liegt. Über diese weiß man zwar nichts Genaues, daß sie aber vorhanden ist, erhellt daraus, daß man in solchen helleren Augen auch zuweilen chronische Cyclitis mit Präcipitaten findet."

LUTZ hat sodann festgestellt, daß die Eltern heterochromer Kinder fast stets ganz verschiedene Augenfarbe besassen, unter seinen 23 Fällen 19 mal. J. STREIFF sprach es dann deutlich aus, daß das Heterochromieproblem ein Vererbungsproblem sei und daß die Heterochromie in zahlreichen Fällen durch eine Kreuzung der Augenfarbe der Vorfahren erklärbar ist. Er wies auch auf im gleichen Sinne zu deutende begleitende Anisometropie hin. F. v. HERRENSCHWAND und STREIFF haben auch mehrfach Heterochromie mit angeborenen Anomalien vergesellschaftet gefunden. Die Bildung von Beschlägen und Linsentrübung wird von SCALINCI und STREIFF auf eine vasomotorische Störung bezogen.

Die Erkrankung scheint beim männlichen Geschlecht ebenso häufig vorzukommen, wie beim weiblichen, was deswegen Hervorhebung verdient, weil sonst bei der chronischen Iridocyclitis das weibliche Geschlecht entschieden vorwiegt. So stehen in den Zusammenstellungen von G. WEILL, E. FUCHS, E. FRANKE und F. v. HERRENSCHWAND 44 Männern 31 Weiber gegenüber. Um eine gewöhnliche Cyclitis handelt es sich auch gar nicht, wie unter anderem der reizlose Verlauf bei Ausziehung des Heterochromiestares beweist. Die Beschläge werden am häufigsten im dritten und vierten Jahrzehnt beobachtet, ihr Beginn reicht aber sicher häufig noch weiter zurück, da erst die Sehstörung infolge der Linsentrübung die Kranken zum Arzte zu führen pflegt.

Symptome. Der Farbunterschied besteht in der Regel seit der Kindheit, d. h. an Stelle von beiden Augen hat sich im Verlauf der ersten Lebensjahre nur das eine dunkler pigmentiert, und dies Ausbleiben der Pigmentierung auf dem helleren Auge geht ohne äußerlich sichtbare Zeichen der Entzündung einher. In den ausgesprochensten Fällen ist die dunklere Iris braun, die hellere blau oder grau. Auch kann von zwei braunen Irides die eine einen heller braunen Farbton aufweisen. In anderen Fällen ist die Iris beiderseits hell, aber von verschiedenem Farbton, und zwar hat dann auf der dunkleren Seite die Iris gewöhnlich einen Stich ins grünliche, was FUCHS mit einer Pigmentierung der vorderen Grenzschicht erklärt; auf der helleren ist sie reingrau oder blau. Ist das Augenpaar grau oder blau gefärbt, so ist stets das mit der blauen Iris das kranke.

Das Irisstroma selbst sieht fast immer normal aus und läßt auch nur Spuren der Atrophie vermissen, höchstens wird eine leicht verminderte Durchsichtigkeit, leichte Verschwommenheit und Trübung des Gewebes wahrgenommen. Bei herabgesetzter Pigmentierung aller Schichten fällt die Iris durch ihr eigentümlich mattes und stumpfes Aussehen auf. Die retinale Pigmentschicht weist fast regelmäßig Veränderungen auf, und zwar erscheint der Pupillenrand defekt, wie angenagt, ja er kann ganz fehlen. Auch finden sich im Pupillarteil der Iris bisweilen durch Abfallen des Pigments umschriebene Lücken, so daß die dahinter gelegene weiße Katarakt in Form von hellen Flecken durch das Irisstroma hindurchschimmert.

Die Beschläge sind meist sehr fein, von hellem Farbton und nicht allzu reichlich. Sie sind aber ein außerordentlich häufiges Begleitsymptom der Heterochromie und führten zur Entdeckung des Krankheitsbildes der „Cyclitis heterochromica", da andere Symptome der chronischen Uveitis, vor allem Glaskörpertrübungen sich durch die komplizierende Katarakt gern der Beobachtung entziehen. Feinere Glaskörpertrübungen sind aber ebenfalls häufig, wogegen gröbere Flocken seltener vorkommen. F. v. HERRENSCHWAND sah auch einmal staubförmige Glaskörpertrübungen an beiden Augen. Noch seltener gelangen kleine entzündliche Herdchen im vordersten Abschnitt der Aderhaut zur Beobachtung. Verfasser fand bei Operation der Heterochromiekatarakt wiederholt ganz ausgesprochene Glaskörperverflüssigung.

Alle Versuche, die *Ursache* des Leidens zu ermitteln, waren bislang ergebnislos. Einstweilen muß an eine trophische bzw. vasomotorische Störung gedacht werden, die in frühester Kindheit oder noch im Intrauterinleben hemmend auf die Entwicklung des mesodermalen Pigmentes der Iris wirkt und in manchen Fällen in einem späteren Stadium eine schleichende Entzündung verursacht.

Die **pathologische Anatomie** der Heterochromie sowie der bei ihr vorkommenden Cyclitis wurde zuerst von E. FUCHS, SCHLIPPE und E. FRANKE an ausgeschnittenen Irisstückchen studiert. Die Ergebnisse dieser Untersuchungen, nach denen FUCHS einen allmählichen Umbau des Irisgewebes, eine Umwandlung des protoplasmatischen Netzes in fibrilläres Bindegewebe annahm, haben sich aber nicht bestätigt und sind zum Teil auf unzweckmäßige Fixierung zurückzuführen, wie FUCHS später nach Untersuchung ganzer Augen feststellen konnte.

Die Pigmentierung der Iris ist die normaler wenig pigmentierter Augen. Die vordere Grenzschicht zeigt höchstens etwas Pigmentierung in Form feiner Pigmentkörnchen, welche frei in der Zwischensubstanz zwischen den Zellen liegen, während die Zellen selbst nur sehr selten pigmentiert sind. In tieferen Schichten findet man nur vereinzelte Reste der verzweigten Stromapigmentzellen, die aber ihre zierliche Gestalt verloren haben, plump und rundlich geworden sind. Abgesehen von den Veränderungen des Stromapigmentes besteht eine geringe diffuse Infiltration der Iris mit Lymphocyten und Plasmazellen, sowie einzelnen Eosinophilen und Mastzellen. Zweimal wurden auch von SCHLIPPE und FUCHS Herde epitheloider Zellen gefunden. Daneben besteht mäßige Oberflächenexsudation, Präcipitatbildung und Strahlenkörperauflagerung infolge Epithelwucherung. Plastische Exsudation, hintere Synechien und Pupillarmembran fehlen. Die Entzündung greift auch auf den hinteren Teil über, wie sich aus der Infiltration im Bereich der Aderhaut ergibt. Gröbere Gewebsveränderungen kommen trotz langer Dauer der Entzündung nicht zustande.

v. HERRENSCHWAND hat zuerst eine scharfe Trennung dieser FUCHSschen Heterochromie von einer anderen ohne Cyclitis verlaufenden Gruppe, nämlich der *Sympathicus-Heterochromie* durchgeführt.

Die ersten Fälle dieser ganz anders zu bewertenden Erkrankung werden von LUTZ mitgeteilt. Er beobachtete in einer Reihe von Fällen im helleren Auge eine ausgesprochene Miosis, zum Teil mit Hemiatrophia facialis oder mit anderen Symptomen der Sympathicuslähmung.

Es folgten einschlägige Beobachtungen von BISTIS, GALEZOWSKI und MAYOU teils bei einfacher Heterochromie, teils bei Komplikation mit Uveitis. Neben der Miosis kommen auch Ptosis und Enophthalmus vor, in anderen Fällen war eine Störung im Bereiche des Sympathicus nur durch mangelnde Erweiterung der Pupille beim Cocainversuch nachweisbar. Die Heterochromie wurde geradezu als viertes Symptom des HORNERschen Komplexes bezeichnet.

Auch Verfasser beobachtete 4 Fälle von einfacher Heterochromie mit Lähmungserscheinungen des Sympathicus auf der Seite des helleren Auges. Bei drei bestanden Miosis, Ptosis und Farbdifferenz seit frühester Jugend. Der vierte Fall betraf eine 54 Jahre alte Frau, die vor einiger Zeit bemerkt hatte, daß gleichzeitig mit einer sich entwickelnden Struma das rechte Auge zurücksank. Eine neue Untersuchung nach 3 Jahren ergab außer Enophthalmus und Miosis eine Hellerfärbung der rechten Iris. Ein weiterer fünfter Fall, der gleichfalls eine Reihe von Jahren in Beobachtung stand, betraf eine 28 Jahre alte Kranke mit Lungenspitzenkatarrh, aber Mydriasis auf der linken Seite. Die Iris war ganz ungewöhnlich hellgrau getönt, jedoch auf beiden Seiten gleichmäßig. Dies fiel um so mehr auf, als es sich um eine sehr dunkelhaarige Pat. handelte, deren ganz gesunde Schwester übrigens die gleichen hellgrauen Augen hatte.

Also nur in einem Fall der Heterochromie hatte sich die Entfärbung bei Sympathicuslähmung in vorgerücktem Lebensalter entwickelt. Diese vom Verfasser 1919 notierte Beobachtung besitzt eine gewisse Bedeutung, weil inzwischen von KAUFFMANN und CURSCHMANN Beobachtungen bei Cholelithiasis gemacht wurden. Der viel besprochene Fall CURSCHMANNs gehört aber gar nicht ins Gebiet der Heterochromie (HEINE). Die Entfärbung stellt sich KAUFFMANN durch chronische reflektorisch bedingte Reizzustände des Sympathicus vor, während alle bisherigen Erfahrungen nur bei Lähmung des Sympathicus gemacht worden waren, und zwar mit Ausnahme des oben mitgeteilten eigenen vierten Falles und der experimentell erzielten Entfärbungen von BISTIS und ANGELUCCI nur in den ersten Lebensjahren beim Menschen. Immerhin muß aber darauf hingewiesen werden, daß neuerdings auch die Angioneurosen nicht als Lähmung, sondern als Reizungserscheinungen aufgefaßt werden, daß also eine direkte trophische Beeinflussung des Gewebes angenommen wird, die auch an den Chromatophoren der Iris sich geltend machen könnte.

Die Heterochromie bei angeborener Sympathicuslähmung ist nach v. HERRENSCHWAND durch eine mangelhafte oder fehlende Entwicklung der vorderen Grenzschicht veranlaßt. Ihre zarten Radiärfasern treten sehr deutlich hervor, indem die sie deckenden Gewebsbalken der mehr oder weniger stark pigmentierten Grenzschicht fehlen. Der ausgebildete Teil der Iris enthält aber ebenso viel Pigment wie der entsprechende Iristeil der anderen Seite, und hierin liegt ein klinischer Hauptunterschied gegenüber der FUCHSschen Heterochromie (v. HERRENSCHWAND).

Was nun die Beziehung dieser Bildungsanomalie zur Sympathicusparese anlangt, so ist sehr bemerkenswert, daß abgesehen von ganz vereinzelten Ausnahmen, zu denen der oben mitgeteilte vierte Fall des Verfassers, sowie die Beobachtungen von KAUFFMANN und CURSCHMANN gehören, die Sympathicusparese nur dann einen Einfluß auf die Farbe des Auges ausübt, wenn ihre Wirkung zu oder vor der Zeit der Entwicklung der vorderen Grenzschicht und ihres Pigmentes einsetzt und den Grad ihrer Mächtigkeit bestimmt (v. HERRENSCHWAND).

Dem entspricht auch, daß die experimentellen Prüfungen dieser Frage (BISTIS, METZNER und WOELFFLIN, FRANKE-REINHARDT) fast durchweg ein negatives Ergebnis hatten.

In welcher Weise nun eine Sympathicusparese auf die Entwicklung Einfluß nimmt, entzieht sich noch ganz unserer Kenntnis. Gerade der Ausfall der vorderen Grenzschicht läßt v. HERRENSCHWAND daran denken, daß doch möglicherweise Beziehungen des Sympathicus zu den geforderten motorischen Ganglienzellen bestehen, die in der hinteren und vorderen Grenzschicht am dichtesten gelagert sein sollen.

STREIFF möchte die Sympathicussymptome nicht auf eine Lähmung, sondern auf einen auf Vererbung beruhenden einseitig schwächeren Tonus beziehen.

Nachdem H. LAUBER festgestellt hat, daß bei tauben Katzen mit Heterochromie das Pigment in den Zellen des perilymphatischen Bindegewebes des Gehörorganes einerseits, in den Augen andererseits nur das Pigment mesodermaler Herkunft fehlt, wird bei künftigen Untersuchungen auch auf die Funktionen des Gehörapparates zu achten sein.

Literatur.
Heterochromie und Cyclitis.

BISTIS: Über die Ätiologie der Heterochromie. Arch. Augenheilk. **75** (1913).
CURSCHMANN: Über intermittierende neurogene Heterochromie der Iris. Klin. Wschr. **1922**, Nr 46.
FRANKE-REINHARDT: Heterochromie der Regenbogenhaut und Augenerkrankung. Klin. Mbl. Augenheilk. **58** (1917). — FUCHS (a:) Lehrbuch der Augenheilk. 9. Aufl. 1912, 494. (b) Über Komplikationen der Heterochromie. Z. Augenheilk. **15** (1906). (c) Über Heterochromie nebst Bemerkungen über angeborene Anomalien. Graefes Arch. **93** (1917).
HEINE: Gibt es eine neurogene Heterochromie der Iris? Klin. Wschr. **1923**, Nr 8. — v. HERRENSCHWAND: Über verschiedene Arten von Heterochromia iridis. Klin. Mbl. Augenheilk. **60** (1918).
KAUFFMANN: Neurogene Heterochromie der Iris, ein Symptom innerer Krankheiten. Klin. Wschr. **1922**, Nr 23.
LAUBER (& ALEXANDER): Anatomische Untersuchungen über Heterochromie bei tauben unvollkommen albinotischen Katzen. Z. Augenheilk. **16** (1906). — LUTZ: Über einige Fälle von Heterochromia iridum. Z. Augenheilk. **19** (1908).

METZNER & WOELFFLIN: Klinische und experimentelle Untersuchungen über halssympathische Lähmung. Graefes Arch. 89 u. 91 (1915/16). — MÜNCH: Über die Innervation der Stromazellen der Iris. Z. Augenheilk. 14 (1905).

SCHLIPPE: Über den klinischen und anatomischen Irisbefund bei einem Fall von Katarakt bei Heterochromie. Arch. Augenheilk. 67 (1910). — STREIFF: Beobachtungen und Gedanken zum Heterochromieproblem. Klin. Mbl. Augenheilk. 62 (1919).

WEILL: Über Heterophthalmus. Z. Augenheilk. 11 (1904).

7. Die sekundäre endogene Iridocyclitis.

Die sekundäre endogene Iritis nimmt unter den Uvealentzündungen einen viel geringeren Raum ein, als die primäre; denn abgesehen von der Keratitis parenchymatosa gesellt sich Iritis zu einem anderen endogen entstandenen Augenleiden nicht allzu häufig hinzu. Auch ist eine Iritis im Gefolge entzündlicher Erkrankungen anderer Teile des Auges nicht eigentlich als sekundär im strengeren Sinne aufzufassen. Gesellt sich z. B. zu einer Tuberkulose oder Lues des Sehnerven und der Netzhaut oder zu einer schweren Aderhauttuberkulose in späteren Stadien eine Iridocyclitis, so ist dies Übergreifen der Entzündung auf Teile des Auges, die vom erst befallenen entfernt liegen, nur insofern als sekundärer Vorgang aufzufassen, als es sich um ein Ausstrahlen der Entzündung auf weitere Zonen, z. B. bei der Tuberkulose im Sinne der perifokalen Entzündung handelt.

Hierher sind denn auch die Iritiden zu rechnen, die endogen entstandene Hornhaut- und Lederhauterkrankungen begleiten, also die Iritiden bei Keratitis parenchymatosa, scrofulosa, scleroticans. Verlaufen sie als solche auch meistens nicht so schwer wie die Hornhauterkrankung, so sind sie dieser genetisch doch im allgemeinen gleich zu ordnen, da Iris und Strahlenkörper ja von denselben Gefäßen ernährt werden, deren Endästchen den Saftstrom und mit ihm die endogenen Schädlichkeiten zur Hornhaut und zur Lederhaut führen.

Alle diese Erkrankungen bieten nicht viel Charakteristisches, sondern die Regenbogenhaut zeigt das Bild einer plastischen Iritis, das allerdings sehr verschieden stark ausgebildet sein kann. Es kommen alle Stufen von der einfachen Irishyperämie bis zur bleibenden zirkulären Synechie vor, und insbesondere bei der Keratitis parenchymatosa kann auch längere Zeit hindurch eine mit reichlichen Beschlägen einhergehende Exsudation in die Vorderkammer bestehen. Dagegen gelangen herdförmige Entzündungsprodukte nur ausnahmsweise zur Entwicklung.

Echte sekundäre Erkrankung der Regenbogenhaut kommt nun bei manchen Erkrankungen der tieferen Augenteile vor, die selbst nicht stets entzündlichen Ursprungs sind, aber Störungen des intraocularen Stoffwechsels mit sich bringen, die ihrerseits entzündungserregend wirken können; hier ist in erster Linie die Iritis in späteren Stadien der Netzhautablösung zu nennen (siehe auch SCHIECK, Netzhautleiden). A. BIRCH-HIRSCHFELD sieht in ihr einen anaphylaktischen Vorgang, ausgelöst durch den Übertritt des eiweißreichen subretinalen Ergusses in den Glaskörper durch einen Netzhautriß hindurch. Ähnlich sind wohl auch entzündliche Vorgänge zu deuten, die sich an der vorderen Gefäßhaut bei Aderhautsarkom und bei intraocularen Blutergüssen, z. B. bei Leukämie und bei solchen Netzhauterkrankungen abspielen, die mit starker Exsudation oder Blutungen einhergehen (Retinitis exsudativa, von E. HIPPELs Netzhauterkrankung u. dgl. m.). Dagegen sind endlich die iritischen Symptome, die gelegentlich im Verlaufe des entzündlichen Glaukoms auftreten, als Folge der Stauungshyperämie anzusehen.

Literatur.

Die sekundäre endogene Iridocyclitis.

BIRCH-HIRSCHFELD: Zur Therapie der Netzhautablösung. Graefes Arch. 82 (1912).

8. Die ektogene Iridocyclitis.

Iritiden ektogenen Ursprungs kommen bei zwei Gruppen von Erkrankungen vor, die von der Oberfläche des Augapfels ihren Ausgangspunkt nehmen.

An erster Stelle sind hier die ektogenen *ulcerösen Hornhautprozesse* sowie *perforierende wie nicht perforierende Hornhaut-* und *Lederhautverletzungen, seltener auch heftige Bindehautentzündungen* zu nennen. Beim Ulcus serpens ist das Auftreten einer Iritis geradezu die Regel.

Die Entzündung der Regenbogenhaut wird hier durch den mit lebhafter Hyperämie der Ciliargefäße einhergehenden heftigen Reizzustand ausgelöst und beruht auf Chemotaxis, nicht etwa auf Infektion mit den Erregern des Hornhautgeschwürs. Je nach dem Grade der Entzündung schwankt das Bild zwischen dem einer einfach plastischen Iritis und der eitrigen Iritis mit Bildung großer Hypopyen, wie sie so häufig gerade beim Ulcus serpens zur Beobachtung kommen. Der Ausgang hängt im allgemeinen von dem des Hornhautgeschwüres ab und ist oft günstiger, als es bei dem bedrohlichen Bilde zunächst scheinen möchte. Häufig ist aber die Iridektomie nachzuschicken.

Auch Verätzungen mit Säuren, Laugen, Kalk, Tintenstift und dergleichen führen zu Iritiden, bei denen es aber meist nicht zur Bildung eines Hypopyons kommt.

Eine besondere Besprechung verdienen sodann die Iritiden, die sich an die Schädigung und Verletzung durch gewisse tierische und pflanzliche Stoffe anschließen. Die wichtigste ist hier die **Iritis bei Raupenhaarerkrankung** (Ophthalmia nodosa TH. SAEMISCH, Pseudotuberkulose A. WAGENMANN). K. STARGARDT unterscheidet zwei Stadien dieser Erkrankung. Im ersten sind Reiz- und Entzündungserscheinungen lediglich die Folge des mechanischen Eindringens der Haare; die Iris ist hier nur ausnahmsweise beteiligt. Das zweite Stadium wird durch die Fremdkörperwirkung der Haare ausgelöst. Hier ist die Iris wesentlich beteiligt, und zwar treten in ihr graue bis gelbrötlich gefärbte Knötchen auf, die von Tuberkeln kaum zu unterscheiden sind, aber Monate, selbst Jahre hindurch bestehen können. Intermittierende heftige Entzündungserscheinungen begleiten für lange Zeit diese Knötchenbildungen, bis schließlich die Einkapselung und Schrumpfung der Knötchen eintritt und ihre Rückbildung bis auf eine feine lineare Narbe erfolgt (siehe auch Bd. IV, SCHIECK, Bindehautleiden).

Symptome. Das klinische Bild ist durch besondere Heftigkeit der Entzündungserscheinungen sowie durch häufige Rückfälle gekennzeichnet. Die Iridocyclitis steigert sich gern bis zur Entwicklung von Seclusio und Occlusio pupillae, ja in einigen Fällen mit besonders starker Beteiligung des Strahlenkörpers kommt es zur Atrophia bulbi.

Die häufigen Rückfälle stehen jedenfalls im Zusammenhang mit dem Ortswechsel der Haare, der durch das Spiel der Iris- und Strahlenkörpermuskulatur begünstigt wird; weiterhin aber auch mit der Wirkung chemisch reizender Stoffe, die mit der von STARGARDT festgestellten teilweisen Resorption der Haare frei werden.

Die Knötchen sind in erster Linie durch die Fremdkörperwirkung der Haare hervorgerufen und stellen also Fremdkörpertuberkel dar. Es handelt sich mithin um ein Granulationsgewebe mit zahlreichen Riesenzellen, das die eingedrungenen Haare einkapselt. Die älteren an ausgeschnittenen Irisstückchen gewonnenen Befunde ergänzt aufs glücklichste eine neuere Mitteilung E. v. HIPPELs, der einen ganzen an Ophthalmia nodosa zugrunde gegangenen phthisischen Augapfel untersuchen konnte.

Die Ophthalmia nodosa wird hervorgerufen durch das Eindringen der Haare einiger Spinnerraupen, die zur Gruppe der Obst- und Forstschädlinge gehören, so die Familie der Lipariden, Bombyxarten (Brombeer- und Kieferspinner) und Cnethocampen (Prozessionsraupen)! Eingehender beschäftigen sich mit den in

Betracht kommenden Raupen und Haaren STARGARDT und TEUTSCHLÄNDER. STARGARDT unterscheidet Dornen, Borsten und Stacheln, von denen für unser Krankheitsbild *nur* die Stacheln in Frage kommen. Die Haare dringen in die Bindehaut gleich bei der Verletzung oder nach Reiben und Kneifen mit den Lidern ein. In die Hornhaut bohren sie sich speerartig ein, und zwar unter Umständen so weit, daß der Hauptteil mit der Spitze in die Vorderkammer hineinragt, während der Schaft vor der DESCEMETschen Membran abbricht und herausfällt. Solche in die Vorderkammer hineinragenden Haare können dann leicht in die Iris gelangen. Außerdem haften den Haaren möglicherweise Giftstoffe an, die schädigend wirken.

Da es sich bei der Knötchenbildung in der Regenbogenhaut infolge von Raupenhaaren im wesentlichen um Fremdkörperwirkung handelt, ist es verständlich, daß ähnliche Knötchenbildung auch sonst gelegentlich nach gewebsdurchtrennenden Verletzungen beobachtet wird. Sie ist alsdann auf das Eindringen anderer kleiner Fremdkörper zurückzuführen.

Die mehrfach beobachteten Augenerkrankungen nach Wespen- und Bienenstich betreffen vornehmlich Bindehaut und Hornhaut. Nimmt die Iris teil, so tut sie es unter dem Bilde der stürmisch verlaufenden eitrigen Iritis mit Hypopyon, die in wenigen Tagen abheilt und nicht zu Rückfällen führt.

Literatur.
Die ektogene Iridocyclitis.
HIPPEL, E. v.: Über Pseudotuberkulose durch Raupenhaare. Graefes Arch. **96** (1918).
STARGARDT: Über Pseudotuberkulose usw. Graefes Arch. **55** (1903).
TEUTSCHLÄNDER: Über die durch Raupenhaare verursachten Erkrankungen. Arch. Augenheilk. **61** (1908).

B. Die Altersveränderungen der Iris und des Ciliarkörpers.

Die normale Iris älterer Individuen zeigt bisweilen nicht so klare und scharfe Zeichnung wie die jugendlicher Augen, außerdem erweitert sich die senile Pupille oft mangelhaft und nicht gleichmäßig oder sie ist von vorneherein nicht rund. Die Ursache für diese Abweichungen des senilen, aber nicht erkrankten Auges ist in gewissen Veränderungen der Gefäße und des Gewebes zu suchen.

Zunächst sind die Gefäße in wechselndem Grade sklerotisch, und auch ohne vorausgegangene Entzündung ist ihre Media und besonders die Adventitia verdickt und oft hyalin entartet. Auch das perivasale Gewebe erleidet nicht selten eine hyaline Umwandlung.

Klinisch besonders sinnfällig sind zwei Veränderungen des Pupillarteils der Iris bzw. des Pupillarsaumes, deren erste, die hyaline Entartung des Pupillarrandes E. FUCHS schon vor geraumer Zeit anatomisch beschrieben hat.

Bei beginnender *hyaliner Entartung* zeigt sich nach TH. AXENFELD der zentrale Rand des normal sichtbaren pupillaren Pigmentsaumes mit einzelnen kleinsten grauen, resp. weißlich glasigen Erhebungen besetzt. Rigidität und zunehmende Enge der Pupille kommt erst hinzu, wenn das glasige Gewebe sich zum Kreise schließt (Abb. 26) und nun als grauweißlicher Saum den Pupillarrand der Iris bildet. Nach J. MELLER ist auch das Pigmentblatt von hinten her vielfach eingebuchtet, wie angenagt.

Histologisch nimmt nach E. FUCHS' Schilderung das hinter dem Sphincter gelegene Gewebe gegen den Pupillarrand zu eine homogene hyaline Beschaffenheit an, die zum Teil auch noch auf die in den Sphincter hineinziehenden Septen übergeht. Die Gefäße sehen wie in die starre Masse eingegraben aus, indem keinerlei Differenzierung der Gefäßwände von dem umgebenden Gewebe mehr zu sehen ist. Selbst die Endothelkerne der Gefäße sind manchmal verschwunden.

Die Hauptmasse des sklerotischen Gewebes wird nach R. SEEFELDER von den stark verdickten Gefäßwänden gebildet. Die primäre Ursache der hyalinen Entartung sieht daher SEEFELDER in einer Sklerose der Gefäße und einer damit einhergehenden Wucherung und Sklerose des perivasculären Bindegewebes. Übrigens tritt die gleiche Veränderung der hyalinen Entartung des Pupillarteils nicht nur in senilen Augen auf, sondern sie kann sich, wenn auch selten, nach schweren Entzündungszuständen auch in jugendlichen Augen entwickeln (W. GILBERT).

Außerdem kommt nicht selten die von TH. AXENFELD zuerst beschriebene selbständige Pigmentatrophie *des vorragenden retinalen Irishinterblattes* (Abb. 26)

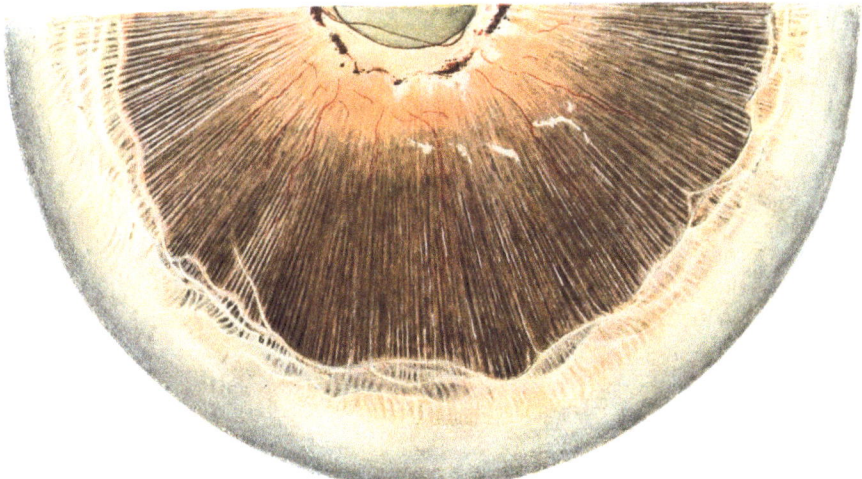

Abb. 26. Entartung des Pigmentblattes und des pupillaren Teiles der Regenbogenhaut. Mann von 57 Jahren.

vor. An Stelle des geschwundenen Pigmentes findet sich dann wieder ein durchscheinender grauweißlich schimmernder Saum. Die Farbe eines solchen pigmentatrophischen Pupillenrandes pflegt gesättigter weiß, weniger glasig, die zentrale Kontur nicht so scharfkantig wie bei einer hochgradigen Hyalinentartung zu sein. In der Nähe der defekten Partien des Pupillarsaumes wies HÖHMANN zuerst auf dem Irisvorderblatt Anhäufungen von feinstem Pigmentstaub nach, der als Zertrümmerungsprodukt der Pigmentzellen infolge andauernder mechanischer Schädigung und Sprengung dieser Zellen beim Pupillenspiel aufzufassen ist.

Die Altersveränderungen des Strahlenkörpers haben viel früher Beachtung gefunden als die der Iris. Schon E. FUCHS beschrieb die ungewöhnliche Verdickung der Ciliarfortsätze bei älteren Leuten und spricht diesen Augen eine gewisse Disposition zum Glaukom zu. C. v. HESS sah auch bei makroskopischer und Lupenbetrachtung, daß die senilen Fortsätze viel länger und mächtiger sind als die jugendlichen.

Der senile Ciliarmuskel wird dünner, kernärmer, enthält Fettablagerungen, das interfibrilläre Bindegewebe wird mächtiger, aber erst im hohen Senium homogen, hyalin.

Im Gewebe der Ciliarfortsätze beginnt nach G. ATTIAS schon früh, etwa mit dem 40. Lebensjahre, Abnahme der Bindegewebszellen, und das Bindegewebe erfährt eine immer mehr zunehmende, schließlich sehr weitgehende hyaline

Entartung, wobei inmitten der Processus entweder stark verdickte, hyalin entartete Gefäßquerschnitte sich finden oder jegliche Gefäße fehlen. Im Anschluß an die hyalin entartete Gefäßwand kann auch in älteren Augen Kalkeinlagerung in den Ciliarfortsätzen auftreten, die sich nicht auf die Gefäßwand beschränkt, sondern in das umliegende hyalin entartete Bindegewebe des Ciliarfortsatzes übergreift (KADLETZ).

Die bei älteren Individuen häufigen Wucherungen des unpigmentierten Ciliarepithels sind von H. KUHNT und KERSCHBAUMER zuerst beschrieben und haben zuletzt eine eingehende Darstellung durch FUCHS erfahren. Im hinteren Abschnitt erfährt die unpigmentierte Lage häufig eine gleichmäßige Verdickung durch Verlängerung und Zunahme der Zellen bis zu mehreren Reihen. Weiter vorn tritt die Wucherung als lokale Aussproßung auf, die sich als Knospe über die Oberfläche des Epithels erhebt. Dabei kann eine leichte Pigmentierung durch Aufnahme von Pigmentkörnchen aus der äußeren Pigmentlage stattfinden.

Literatur.
Die Altersveränderungen der Iris und des Ciliarkörpers.

ATTIAS: Über Altersveränderungen des menschlichen Auges. Graefes Arch. 81 (1912).

AXENFELD: Über besondere Formen von Irisatrophie usw. 37. Heidelberg. Ber. 1911.

FUCHS (a): Anatomische Miscellen. Graefes Arch. 30, 3 (1884). (b) Beiträge zur normalen Anatomie der menschlichen Iris. Graefes Arch. 31, 3 (1885).

GILBERT: Zur Klinik und Pathologie der angeborenen Augensyphilis. Arch. Augenheilk. 87 (1920).

HESS: Über individuelle Verschiedenheiten des Ciliarkörpers. Arch. Augenheilk. 67 (1910). — HÖHMANN: Über den Pigmentsaum des Pupillarrandes usw. Arch. Augenheilk. 72 (1912).

KADLETZ: Über das Ausbleiben der Netzhautablösung bei Aderhautsarkomen nebst Bemerkungen über Kalkablagerung im Ciliarkörper. Graefes Arch. 103 (1920). — KERSCHBAUMER: Über Altersveränderungen der Uvea. Graefes Arch. 34, 4 (1888). — KUHNT: Über einige Altersveränderungen im menschlichen Auge. 13. Heidelberg. Ber. 1881.

MELLER: Über hyaline Degeneration des Pupillarrandes. Graefes Arch. 59 (1904).

SEEFELDER: Zur pathologischen Anatomie der hyalinen Degeneration des Pupillarrandes. Z. Augenheilk. 21 (1909).

C. Die diabetische Irisepithelerkrankung.

Teile des Pigmentblattes der Iris streifen sich bei der Operation diabetischer Katarakte gerne ab. An der Spaltlampe ist bisweilen diese Lockerung und Defektbildung des hinteren Blattes der Iris zu beobachten (METZGER). Diese schon lange bekannte Veränderung fand zum erstenmal durch V. KAMOCKI ihre histologische Erklärung. Er stellte eine Aufquellung der Pigmentepithelien fest. W. REIS machte sodann darauf aufmerksam, daß keine eigentliche Wucherung der Zellen des retinalen Irisblattes, sondern nur Verschiebung durch Aufquellung und Auflockerung vorliege. Ferner wies REIS erstmals darauf hin, daß mit der Aufquellung und Pigmentlockerung eine glykogene Infiltration des Pigmentepithels Hand in Hand geht.

Die Bestätigung dieses Befundes durch F. BEST und L. HEINE ergab, daß die Infiltration des Pigmentblattes der Iris mit Glykogen eine für Diabetes charakteristische Veränderung ist, was allerdings einer gewissen Einschränkung bedarf. Außer dem Pigmentepithel ist auch die Irismuskulatur gerne von Glykogen infiltriert, sowohl Sphincter wie Dilatator (Abb. 27). BEST und HOFFMANN zeigten weiter, daß auch Hornhautepithel, Hornhautnerven, Netzhaut und Sehnerv beteiligt sind. In der Netzhaut findet sich die Glykogenablagerung vor allem in der Nervenfaserschicht und nimmt von dort bis zur Schicht des Sinnesepithels hin immer mehr ab.

Schließlich findet man Glykogentröpfchen auch in diabetischen Staren. Da dieser Befund aber auch bei anderen Staren mit großer Häufigkeit erhoben werden kann, ist er ebensowenig für Diabetes charakteristisch wie etwa die Ansammlung von Glykogenkörnchen in den Netzhautgefäßen, die J. v. MICHEL in Beziehung zur Retinitis diabetica glaubte bringen zu dürfen. Denn schon BEST hat nachgewiesen, daß bei verschiedenen Entzündungszuständen Glykogen in der Netzhaut auftreten kann. Aber auch die Bedeutung des Glykogenbefundes im Pigmentblatt der Iris bei Diabetes muß wesentlich eingeschränkt werden, denn von M. HOFFMANN und MARUO konnte aus dem Laboratorium der Münchener Augenklinik mitgeteilt werden, daß ähnliche Befunde auch bei manchen intraocularen Erkrankungen sich ergeben; insbesondere sieht man glykogene Infiltration und Quellung der Irispigmentepithelien stets bei intraocularen Tumoren, Gliomen wie Sarkomen.

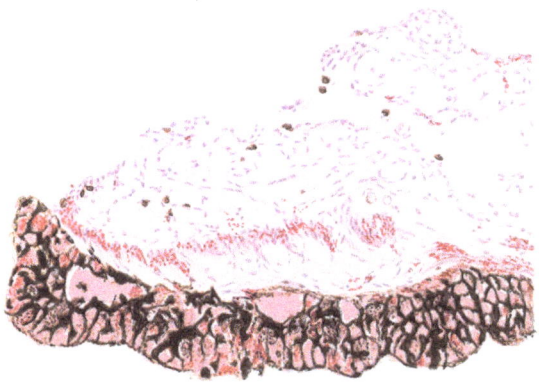

Abb. 27. Aufquellung und Infiltration des Irispigmentblattes mit Glykogen bei Diabetes. Kleinere Glykogenanhäufungen auch im Sphinctergebiet und im Stroma.

Dieser Veränderung ist beim Diabetes also nur insofern besondere Bedeutung beizumessen, als sie hier ohne lokale Ursache am Auge auf Grund einer Konstitutionsanomalie auftritt, während sonst Augenerkrankungen, vornehmlich intraoculare Tumoren vorliegen.

Literatur.
Die diabetische Irisepithelerkrankung.

BEST: Zum Glykogengehalt des Auges. 32. Heidelberg. Ber. **1905**.

HOFFMANN: Über Erkrankung der Nerven des Auges bei Diabetes mellitus. Arch. Augenheilk. **73** (1913).

KAMOCKI: Weitere pathologisch-anatomische Beiträge zur Kenntnis diabetischer Augenerkrankungen. Arch. Augenheilk. **25** (1892).

MARUO: Über die Bedeutung des Glykogens in der Augenpathologie. Inaug.-Diss. München 1913. — METZGER: Irisveränderung bei Diabetes. Klin. Mbl. Augenheilk. **69** (1922).

REIS: Zur Kenntnis eines bisher kaum beachteten Augenspiegelbildes bei Lipämie infolge schweren Diabetes. Graefes Arch. **55** (1903).

D. Die Geschwülste und Cysten der Iris und des Ciliarkörpers.

a) Die mesodermalen Geschwülste und das Sarkom der Iris.

Die *Pigmentflecke* der Regenbogenhaut, zuerst von BAAS, dann eingehender von E. FUCHS untersucht, werden zwar als Naevi der Iris bezeichnet, entsprechen aber in keiner Weise den Naevis der Haut, da sie nicht wie die Gebilde an der Haut aus fremden Elementen aufgebaut sind, sondern aus normalen Bestandteilen der Iris bestehen und gleichsam eine Insel stark pigmentierten Gewebes in einer sonst pigmentarmen Iris darstellen.

Diesen physiologischen Bildungen steht als pathologische Gewebsneubildung der *Naevus vasculosus* gegenüber. E. FUCHS fand wiederholt dies Gebilde vor allem im Sphincterteil von Augen, die eine Entzündung durchgemacht hatten, doch sieht er diesen Zusammenhang als rein zufällig an und meint, daß sich diese von ihm als *Angiome* bezeichneten Neubildungen aus einer angeborenen Anlage entwickeln, indem die Capillaren besonders in der Nähe des Sphincters durch Wucherung ihres Endothels ein Zwischengewebe bilden, in dem die Gefäßlichtungen liegen.

Das klinische Bild dieser Angiome ist noch unbekannt, denn die als solche beschriebenen Gebilde sind keineswegs als Naevi vasculosi oder Angiome sichergestellt, vielmehr handelte es sich um „Granulationsgeschwülste", traumatische Iriscysten, oder gar um Sarkome, deren Entstehung aus einem Angiom vermutet wurde, aber keineswegs bewiesen, vielmehr unwahrscheinlich ist.

Auch reine Neubildung von Gefäßen ohne Gewebswucherung kommt an der Iris vor, indem die Gefäße nicht tumorartig, sondern diffus in Form größerer Konvolute wachsen. Die vermittelnde Brücke zwischen diesen beiden von FUCHS unterschiedenen *angiomatösen und teleangiektatischen Geschwülsten* bildet der Fall von VERHOEFF, in welchem Neubildung zahlreicher weiter dünnwandiger Gefäße wie auch Gewebswucherung bestand.

Das *Sarkom* der Iris ist weitaus die seltenste Sarkomform des Uvealtraktus. Nach den Zusammenstellungen von WOOD und PUSEY, H. WINTERSTEINER und LAVEN waren bis 1910 ungefähr 130 Fälle bekannt gegeben worden. Verschiedene Statistiken rechnen ein Irissarkom auf 25—65 000 Augenkranke.

Verhältnismäßig häufig soll das Irissarkom seinen Ausgang von einem pigmentierten Naevus nehmen, z. B. nach J. HIRSCHBERG unter 16 Fällen dreimal, nach WOOD und PUSEY in reichlich 11% von 90 Fällen. FUCHS hält aber den Beweis dafür, daß Sarkome der Iris aus Naevis entstanden seien, nicht für erbracht. Der wiederholt beobachtete anders gefärbte Fleck der Iris könne schon der Beginn eines im Anfang außerordentlich langsam wachsenden Sarkoms gewesen sein.

Andererseits hat L. HEINE neuerdings den fortlaufenden Übergang eines Melanoms des Strahlenkörpers in ein Aderhautsarkom beschrieben und es damit in hohem Maße wahrscheinlich gemacht, daß solche Gebilde wie Melanom und Sarkom nicht nur nebeneinander in einem Auge vorkommen können, sondern daß unter Umständen das eine aus dem andern hervorgehen kann. Auch V. D. HOEVEs Beobachtung von zahlreichen schwarzen Flecken im Hintergrunde des rechten Auges eines Mannes, dem das linke wegen Melanosarcoma iridis entfernt worden war, ist in diesem Zusammenhang zu nennen.

Symptome. Auffallenderweise treten die Geschwülste in der Mehrzahl der Fälle, etwa im Verhältnis von 3 : 1 in der unteren Irishälfte auf, so daß man auch an irgendwelche Beziehungen zur fetalen Augenspalte gedacht hat.

Das Wachstum des Irissarkoms ist meistens außerordentlich langsam, so daß das erste Stadium der reizlosen Größenzunahme lange Jahre, ja mehrere Jahrzehnte andauern kann. Während dieser Zeit braucht der „Pigmentfleck" der Fläche nach an Größe nicht zuzunehmen, doch erhebt er sich allmählich über das Niveau der Iris als meist braunschwärzlicher Knoten (G. WILDI); nur ausnahmsweise handelt es sich um helle gelbrötliche pigmentarme Geschwülste. Auf diesem knötchenartig sich entwickelnden höckerigen Tumor sind oft deutlich Gefäße wahrzunehmen. Wiederholt kommt es auch zu Blutungen in die Vorderkammer. Schließlich erfüllt die Geschwulst immer größere Teile der Kammer, führt zu Drucksteigerung und greift auch auf das Pupillargebiet über. Auch werden manchmal an anderen Stellen der Regenbogenhaut, entfernt von der Hauptgeschwulst, neue Pigmentanhäufungen beobachtet, die als Tochtergeschwülstchen aufzufassen sind.

Von der Iris aus breitet sich der Tumor auf den Strahlenkörper und auf die vorderen Ciliargefäße aus oder gelangt, durch die Vorderkammer und dem SCHLEMMschen Kanal entlang wuchernd auf die Außenfläche des Auges, wo er dann zu mehrfachen runden Erhabenheiten führt.

Sehstörungen entstehen im ersten Stadium nur durch Übergreifen der Geschwulst auf das Pupillargebiet oder durch Blutungen.

Im allgemeinen treten aber Funktionsstörungen erst mit dem Übergang zum zweiten Stadium durch Zirkulationsstörungen, Entzündung, Glaukom und Katarakt auf. Die späteren Stadien kommen selten zur Beobachtung, da das veränderte Aussehen der Iris die Kranken frühzeitig zum Arzte führt. Auch geht das dritte Stadium des Durchbruchs bei dieser Sarkomform oft gleichzeitig mit dem ersten Stadium einher.

Die Reaktionserscheinungen des Irisgewebes gegen den langsam wachsenden Tumor pflegen auf seine nächste Umgebung beschränkt zu bleiben, so daß die ferner liegenden Teile der Iris von Trübung und Schwellung des Gewebes frei bleiben. Hierauf beruht der klinische Hauptunterschied der selteneren pigmentarmen Irisgeschwülste gegenüber den schneller wachsenden gummösen oder tuberkulösen Geschwülsten. Bei rasch zunehmenden Geschwülsten an der Regenbogenhaut jugendlicher Individuen ist jedenfalls zunächst an Tuberkulose zu denken.

Das Wachstum der Geschwulst ist vorwiegend circumscript, nur selten handelt es sich um diffuse Sarkomatose. Die bei Ciliarkörpersarkomen häufige ringförmige Ausbreitung kommt auch hier gelegentlich (M. MEYERHOF, L. LAVEN) zur Beobachtung im Gebiet des ringförmig angeordneten Gewebes der Iriswurzel, welches diese Ausbreitung begünstigt. Bisweilen breitet sich die Irisgeschwulst auch rückwärts auf Ciliarkörper und Aderhaut aus und zeigt dann in der Aderhaut ein diffuses flächenhaftes Wachstum (TH. EWETZKY).

Pathologische Anatomie. Die Mehrzahl der Geschwülste sind *reine Melanosarkome*, in denen die jüngeren unpigmentierten und die alten pigmentierten Spindelzellen miteinander abwechseln. In andern Fällen finden sich neben den Spindelzellen Rundzellen. Entsprechend der RIBBERT-SCHIECKschen Anschauung sind die Rundzellen besonders in den pigmentfreien Tumoren vertreten. Verhältnismäßig selten sind kleinere cystenartige Hohlräume, die teils mit Blut gefüllt als teleangiektatische Bildungen, teils als erweiterte Lymphspalten anzusehen sind.

Zu den Irissarkomen sind schließlich auch Geschwülste zu rechnen, die bei ihrer Beschreibung wiederholt als *Endotheliome* bzw. *Peritheliome* bezeichnet wurden. In solchen pigmentfreien Geschwülsten, wie sie u. a. von B. FLEISCHER und H. WINTERSTEINER beschrieben worden sind, finden sich die Zellen reihenförmig zu epithelialen Verbänden angeordnet, die Zellen selbst haben Zylinderform; bindegewebiges Stroma und alveolärer Bau findet sich nur in den Randpartien der Geschwulst, wo diese in die Gewebslücken eindringt und diese auseinander drängt. Aber sowohl Endotheliome, die übrigens nur vom Kammergerüstwerk ihren Ausgang nehmen könnten (FLEISCHER), wie auch Peritheliome (E. FRANKE) gelten heute nur als besondere Formen der Sarkome.

Endlich sind auch Leiomyome bzw. Myosarkome beschrieben worden (v. DUYSE), die ihren Ursprung möglicherweise von den Klumpenzellen der Iris genommen haben.

Die **Therapie** kann nur in der Entfernung der Geschwulst bestehen; jedoch besteht über die hierbei zu befolgende Methode keine Einigkeit. WOOD und PUSEY schließen ihre Zusammenstellung aus der Literatur damit, daß sie sich unbedingt für die Enukleation aussprechen und die Iridektomie überhaupt verwerfen. Diese Ansicht geht indessen zu weit, denn es sind eine Reihe von H. WINTERSTEINER zusammengestellte Beobachtungen bekannt geworden, wo die Iridektomierten jahrelang von Rezidiven und Metastasen verschont geblieben sind. *Die Enukleation muß daher zwar als Normaloperation gelten, die Iridektomie aber bleibt gewissen günstigen Ausnahmefällen vorbehalten,* bei denen das Sehvermögen noch gut ist und auch nach der Operation noch brauchbar sein wird, bei denen die Geschwulst auf die Iris beschränkt erscheint, klein, umschrieben, solitär und frei im Pupillarteil sitzt, so daß die Iridektomie technischen Schwierigkeiten nicht begegnet. Auszuschließen von der Iridektomie sind mithin alle Fälle, bei denen die Geschwulst bis in den Kammerwinkel reicht oder die Hornhaut berührt oder mit der Linse verklebt ist, oder wenn sie keine scharfen Grenzen besitzt, in der Umgebung verdächtige Knoten aufweist, oder wenn die Iris diffuse Verfärbung zeigt, die auf Ersetzung des Gewebes durch Tumormasse hindeutet. Auch Drucksteigerung und schnelles Wachstum der Geschwulst sind Gegenanzeigen. Somit sind auch von WINTERSTEINER der Iridektomie recht enge Grenzen gezogen. Innerhalb dieser verdient sie aber unbedingt angewandt zu werden, da eine ganze Reihe Beobachtungen von Dauerheilungen nach Iridektomie vorliegen. Hinsichtlich der Strahlenbehandlung siehe S. 150.

Literatur.
Die mesodermalen Geschwülste und das Sarkom der Iris.

VAN DUYSE: Leiomyome sarcomatode. Arch. d'Ophthalm. 31 (1911).
EWETZKY: Über Dissemination der Sarkome des Uvealtraktus. Graefes Arch. 42 (1896).
FLEISCHER: Iristumoren. 35. Heidelberg. Ber. 1908. — FRANKE: Ein Beitrag zur Kenntnis der Irisgeschwülste. Graefes Arch. 70 (1909). — FUCHS, E: (a) Über Naevus pigmentosus und Naevus vasculosus. Graefes Arch. 86 (1913). (b) Über Pigmentierung, Melanom und Sarkom der Aderhaut. Graefes Arch. 94 (1917).
GILBERT: Über Pigmentanomalien des Auges. Arch. Augenheilk. 88 (1921).
HEINE: Über Melanose und Sarkose des Augeninnern. Graefes Arch. 111 (1923). — HIRSCHBERG: Über die angeborene Pigmentierung der Sclera und ihre pathogenetische Bedeutung. Graefes Arch. 29 (1883). — v. D. HOEVE: Demonstration in der niederländischen ophthalm. Gesellschaft. Ber. in den Klin. Mbl. Augenheilk. 73 (1924).
LAVEN: Beitrag zur Kenntnis der primären Irissarkome. Klin. Mbl. Augenheilk. 41, 2 (1903).
MEYERHOF: Über seltenere Ausbreitungsarten und Folgezustände von Uvealsarkomen. Klin. Mbl. Augenheilk. 39, 2 (1901).
SCHIECK: Das Melanosarkom als einzige Sarkomform des Uvealtraktus. Wiesbaden: J. F. Bergmann 1906.
WILDI: Ein Fall von Melanosarkom der Iris. Klin. Mbl. Augenheilk. 73 (1924). — WINTERSTEINER: Über Irissarkom und Irisendotheliom. Graefes Arch. 69 (1908). — WOOD und PUSEY: Primäres Sarkom der Iris. Arch. Augenheilk. 47 (1903).

b) Das Sarkom des Corpus ciliare.

Symptome. Das Strahlenkörpersarkom steht nach seiner Häufigkeit in der Mitte zwischen dem Aderhaut- und dem so seltenen Irissarkom. Auf die verschiedenen Altersstufen verteilt es sich in gleicher Weise wie das Aderhautsarkom. Gewöhnlich bildet das Ciliarkörpersarkom eine stark vorspringende umschriebene Geschwulst, welche die Form, Lage und Durchsichtigkeit der Linse verändern kann, doch bleiben Frühstadien der Geschwulst unerkannt. Erst die Folgezustände an der Linse führen zum Arzt, erst das Vorsprießen in Vorder- oder Hinterkammer oder Pupillargebiet zur richtigen Diagnose.

Bisweilen verursacht die in die Vorderkammer wuchernde Geschwulst durch Abdrängung der Iriswurzel vom Strahlenkörper eine *Iridodialyse*. Dazu trat in einem Fall R. BERGMEISTERs Faltung und starke Pigmentierung des Ciliarteils der Iris. Weiter hat W. REIS darauf aufmerksam gemacht, daß bei Vorhandensein eines Ciliarkörpersarkoms eine auffallende *dunkle Verfärbung der Iris* bzw. verstreute dunkle Flächen auf ihrer Oberfläche gesehen worden sind. Diese Verfärbung scheint aber erst an eine spätere Periode der Entwicklung des Tumors geknüpft zu sein.

Die Verfärbung und Fleckung kommt nach REIS dadurch zustande, daß freie Tumorzellen in das Kammerwasser abgesetzt, sedimentiert und in der Kammerbucht sowie auf der unebenen Oberfläche der Regenbogenhaut abgelagert werden.

Diese Veränderung der Iris durch Ausstreuung der Geschwulstzellen ist an eine gewisse Größe der Geschwulst und deren Durchbruch durch das Irisdiaphragma gebunden, so daß die Geschwulst in direkte Berührung mit der Vorderkammer tritt. Sie findet sich natürlich auch, wenn ein Aderhautsarkom genügend weit nach vorne sich entwickelt — V. KAMOCKI und W. REIS erbringen hierfür Beispiele —, doch ist dies Symptom hier nicht von solcher diagnostischer Bedeutung.

Als Regel gelten bei Flächensarkomen des Strahlenkörpers im allgemeinen frühzeitiges Auftreten von Drucksteigerung durch Ausbreitung der Geschwulst auf die Kammerbucht. Indessen kommen doch genügend Ausnahmen hiervon vor, welche die Autoren teils damit erklären, daß mit der sarkomatösen Entartung des Ciliarkörpers der Zufluß des Humor aqueus ebenso herabgesetzt ist, wie der Abfluß (G. ISCHREYT), während andere wieder annehmen, daß trotz der Infiltration der Kammerbuchtendothelien und des sklerocornealen Trabekelwerks die Abflußwege doch noch nicht funktionsunfähig sind.

Die Diagnose wird weiter erleichtert durch das Auftreten *multipler melanotischer Herde über dem Strahlenkörper* jenseits des Limbus, die auf ein Durchwachsen der Geschwulst nach außen längs der vorderen Emissarien hinweisen, aber auch erst in späteren Stadien aufzutreten pflegen.

Bei Durchbruch in die Vorderkammer ist die Entscheidung, ob primäres Sarkom der Iris oder des Ciliarkörpers vorliegt, schon deswegen oft nicht möglich, weil so wie das Ciliarkörpersarkom nach vorne sich ausbreitet, ja auch Wachstum des Iristumors nach hinten vorkommt.

Im hinteren Teil des Ciliarkörpers entwickeln sich die Sarkome nach R. KERSCHBAUMER gerne zu flacheren Tumoren von Spindelform, während aus dem gefalteten mehr stark vorspringende knollige Geschwülste entstehen. Die Geschwulst breitet sich nach vorn oft unter Erzeugung einer Iridodialyse auf Iriswurzel und sklerocorneales Trabekelwerk aus und wächst in die Vorderkammer zwischen Iris- und Hornhautrand. Nach hinten breitet sie sich allmählich sich verjüngend auf die Aderhaut hin aus. Beim Wachstum nach innen zu führt sie zu Lage- und Formveränderung der Linse.

Die Knoten auf der Oberfläche der Lederhaut entsprechen im allgemeinen dem Sitz der intraocularen Geschwulst. Die Geschwulstzellen nehmen ihren Weg nach außen entlang der vorderen Ciliargefäßen, den Wirbelvenen oder durch den SCHLEMMschen Kanal.

Eine kleine Gruppe von Ciliarkörpersarkomen zeichnet sich durch eine ringförmige Ausbreitung entlang der Iriswurzel aus. Klinisch sind diese *Ringsarkome* nicht besonders gekennzeichnet, denn Verfärbung der Iris bringt jede auf sie fortschreitende Geschwulst mit sich. Pathologisch-anatomisch handelt es sich um eine den ganzen Strahlenkörper oder einen beträchtlichen Teil desselben einnehmende sarkomatöse Infiltration, die oft, aber keineswegs regelmäßig den Typ des Flächensarkoms bietet und dann nur zu einer Verdickung der befallenen Teile führt. Frühzeitig erkrankt beim Ringsarkom die Iris, und zwar entweder durch Weiterwachsen des Sarkomgewebes von der Iriswurzel (vgl. z. B. DÉJEAN) oder durch Aussaat der Geschwulstzellen von dem Kammerwasser aus. So kann es schließlich wie bei KOPETZKY v. RECHTPERGS Beobachtung zu einer völlig gleichmäßigen Durchwachsung der Iris in der vorderen Hälfte des Ciliarkörpers und Ersetzung des normalen Gewebes durch Sarkomgewebe kommen. Eine ähnlich ringförmig ausgebreitete

Neubildung, deren Ursprung der Verfasser von den Endothelien der Gegend des Ligamentum pectinatum ableitet, hat HANKE beschrieben. Im übrigen sieht BERGMEISTER die Ursprungsstätte der Ringsarkome im Bindegewebe bzw. den Chromatophoren der Pars plicata und der Iriswurzel. Das Maschenwerk der glatten Muskulatur des Ciliarkörpers bedeutet ein Wachstumshindernis und bereitet so dem Vordringen des Tumors auf Iris und Vorderkammer den Weg, während die Muskulatur des Ciliarkörpers wenigstens in der Mehrzahl der Fälle gar nicht oder wenig verändert über die Innenfläche des Tumors wegzieht. Es ist aber auch an die Möglichkeit der Verschleppung der Geschwulstzellen vermittels des Circulus arter. major und seiner zirkulär gerichteten Gewebszüge zu denken.

Das früheste Stadium eines Ciliarkörpersarkoms überhaupt untersuchte DERBY. Er fand einen Tumor von 2 mm Länge, 1 mm Dicke und 1,5 mm in der Fläche. Er leitet ihn aus den pigmentierten Stromazellen des intramuskulären Bindegewebes ab.

Weitaus die Mehrzahl der Ciliarkörpersarkome ist pigmentiert, in der GROENOUWschen Tabelle von 50 Fällen 45 = 90%, während nur 5 Fälle „Leukosarkome" waren. Für die ersteren berechnet GROENOUW das Durchschnittsalter auf etwa 45, für die pigmentfreien, besser pigmentarmen auf etwa 30 Jahre. Alle diese Zahlen entsprechen gut den von FUCHS für die Sarkome des gesamten Uvealtraktus ermittelten.

Pathologische Anatomie. Histologisch kommen sowohl Rund- wie Spindelzellen- und gemischtzellige Sarkome vor, die spindelzelligen aber entschieden am häufigsten. Die Entwicklung bis zur therapeutisch allein in Betracht kommenden Enukleation geht wesentlich schneller vor sich als beim Aderhautsarkom, am schnellsten beim rundzelligen Ciliarkörpersarkom, das durchschnittlich schon nach $7^1/_2$ Monaten zur Enukleation führt, während bei den anderen Formen die Frist etwa 1 Jahr beträgt.

Literatur.
Das Sarkom des Corpus ciliare.

BERGMEISTER: Das Ringsarkom des Ciliarkörpers. Graefes Arch. 75 (1910).
DÉJEAN: Le sarcome annulaire de l'iris et du corps ciliaire. Arch. d'Ophtalm. 41, 420 (1924). — DERBY: Ein Melanosarkom des Ciliarkörpers im allerersten Beginn der Entwicklung. Klin. Mbl. Augenheilk. 41. Festschrift für MANZ 1903.
GROENOUW: Über das Sarkom des Ciliarkörpers und seine Beziehungen zu den Sarkomen des übrigen Uvealtraktus. Graefes Arch. 47 (1899).
HANKE: Zur Kenntnis der intraocularen Tumoren. Graefes Arch. 47, 3 (1899).
ISCHREYT: Ein Fall von Ringsarkom des Ciliarkörpers. Graefes Arch. 81 (1912).
KAMOCKI: Ein Fall von disseminiertem Uvealsarkom. Z. Augenheilk. 3 (1900). —
KERSCHBAUMER: Das Sarkom des Auges. Wiesbaden: J. F. Bergmann 1900. — KOPETZKY v. RECHTPERG: Ringförmiges Sarkom der Iris und des Ciliarkörpers. Graefes Arch. 52 (1901).
REIS: Über Ringsarkom des Ciliarkörpers. Z. Augenheilk. 28 (1912).

c) Die primären epithelialen Irisgeschwülste.

Noch weit ungewöhnlicher als die mesodermalen Geschwülste der Regenbogenhaut sind Tumoren epithelialen Ursprungs. Sie nehmen ihren Ausgang von der Schicht des Pigmentepithels und scheiden sich in solide und Cystengeschwülste.

Die kleinste Wucherung, die noch nicht als solche klinisch erkannt worden war und auch histologisch noch kaum zu einer Gewebsverdrängung geführt hatte, wurde vom Verfasser mitgeteilt (a). Es hatte sich von einem offenbar angeborenen Defekt des Pigmentepithelblattes aus eine atypische Wucherung von Epithelzellen gebildet, die klinisch als Pigmentfleck der Iris imponiert hatte, histologisch sich als Melanom entpuppte und offenbar den Übergang zu den spärlich bekannt gewordenen vom Pigmentblatt der Iris ausgegangenen soliden Tumoren darstellt [E. FUCHS, ANARGYROS, W. STOCK, W. GILBERT (b)]. Diese sind sicher nicht als bösartige Geschwülste zu bezeichnen, denn sie zeigen weder Neigung zu Metastasen noch zu Rückfällen und führen auch nicht zur Zerstörung präformierten Gewebes. Teilweise hatten sie sich sogar erst auf dem Boden einer entzündlichen Wucherung entwickelt. Die Geschwülste sind rein aus epithelialen Zellen verschiedenen Pigmentgehalts aufgebaut und von einem Gefäße führenden bindegewebigen Stroma durchzogen.

Sie nehmen vom Pupillarteil wie vom Ciliarteil der Regenbogenhaut ihren Ausgang. Im ersten Fall können sie hinter dem Pupillarteil als braune Masse sichtbar werden (W. STOCK), im zweiten führen sie zur umschriebenen Vortreibung des Irisstromas, das bei infiltrierendem Wachstum schwärzlich pigmentiert sein kann [W. GILBERT (b)].

Eine besondere Stellung beanspruchen die von TH. AXENFELD und WEEKERS sowie von PASCHEFF mitgeteilten Fälle von *Glioma iridis*. Der epitheliale, insbesondere gliomatöse Aufbau der Geschwülste ist zwar zweifellos, doch spricht gegen die Herkunft vom Pigmentblatt der Iris der völlige Pigmentmangel. Für den AXENFELD-WEEKERSschen Fall ist die von M. WOLFRUM geäußerte Anschauung daher nicht von der Hand zu weisen, daß der Primärtumor doch möglicherweise nicht an der Iris, sondern an der Papille gesessen hat, wo sich ein verkalkter und verknöcherter älterer Tumor befand, der erst durch spätere Aussaat zur Entwicklung der Irisgeschwulst geführt haben kann. Der Fall von V. PASCHEFF hat doch wahrscheinlich seinen Ausgang vom Epithel des Ciliarkörpers genommen und von dort sich sekundär auf Iris und Netzhaut ausgebreitet. Die sekundäre Ausbreitung von Netzhautgliomen auf die Regenbogenhaut und die Gebilde der vorderen Kammer wurde schon S. 44 erwähnt (siehe auch SCHIECK, Netzhauterkrankungen).

Glia und Pigmentepithel der Iris sind aber gemeinsam zu einer Geschwulst vereinigt, die R. SEEFELDER beschrieben hat. Sie hing stielförmig von der Regenbogenhaut in die Vorderkammer und hatte ihren Ausgangspunkt wohl in einem Pigmentsporn der Gegend der Iriswurzel. Diese Geschwulst stellt ein Mittelding zwischen einem Melanom und einer Gliose des retinalen Pigmentblattes der Iris dar.

Der von J. HIRSCHBERG und BIRNBACHER als Schwammkrebs der Irishinterfläche beschriebenen Geschwulst geht der eigentliche Charakter als Carcinom ab, doch rechnet sie FUCHS wegen der Aussaat kleiner weiterer Geschwülstchen zu den bösartigen Tumoren und stellt sie den Geschwülsten vom Baue embryonaler Netzhaut, den Diktyomen des Ciliarepithels nahe.

Literatur.
Die primären epithelialen Irisgeschwülste.

ANARGYROS: Melanoma iridis. Arch. Augenheilk. 46 (1903). — AXENFELD: Glioma iridis. 34. Heidelb. Ber. 1907.

FUCHS: Melanoma iridis. Arch. Augenheilk. 11 (1882).

GILBERT: (a) Über Pigmentanomalien des Auges. Arch. Augenheilk. 88 (1921). (b) Über Cysten und Geschwulstbildung des Pigmentepithels der Iris. Klin. Mbl. Augenheilk. 48, 1 (1910).

HIRSCHBERG und BIRNBACHER: Schwammkrebs der Irishinterschicht. Zbl. Augenheilk. 20 (1896).

PASCHEFF: Gliomatöse Präcipitate und Gliom der Iriswurzel. Klin. Mbl. Augenheilk. 73 (1924).

SEEFELDER: Ein Beitrag zu den Geschwulstbildungen des retinalen Epithels der Regenbogenhaut. Graefes Arch. 105 (1921). — STOCK: Ein epithelialer Tumor der Iris, vom hinteren Pigmentepithel ausgehend. Klin. Mbl. Augenheilk. 43, 1 (1905).

WEEKERS: Glioma iridis. Klin. Mbl. Augenheilk. 46, 1 (1908). — WOLFRUM: Die Cysten des Irisstromas. Erg. Path. Ergänz. 16 (1914).

d) Das metastatische Carcinom der Iris und des Corpus ciliare.

Metastatische Iriskrebse sind außerordentlich selten. Diese Geschwülste beginnen als kleine Knötchen im Gewebe der Iris oder sie sprießen vom Corpus ciliare aus im Kammerwinkel vor. Sie wachsen zunächst langsam, dann aber viel schneller als es von Sarkomen bekannt ist. Drucksteigerung und Iridocyclitis infolge Nekrose der Geschwulst kennzeichnen den späteren Verlauf. Diese Komplikationen können die Diagnose erschweren, besonders wenn der Primärtumor unerkannt geblieben ist.

Da die Kranken in spätestens einem Jahre zum Exitus zu kommen pflegen, ist die Entfernung des Auges nur im Falle starker Schmerzen angezeigt. PROCTOR und VERHOEFF haben sogar ein isoliert in der Iris sitzendes Geschwulstknötchen durch Iridektomie entfernt. Zweck hatte aber auch dieser Eingriff nicht, denn die Kranke starb schon nach wenigen Wochen.

Literatur.

Das metastatische Carcinom der Iris und des Corpus ciliare.

PROCTOR und VERHOEFF: Ein Fall von metastatischem Carcinom der Iris. Arch. Augenheilk. **59** (1908).

UHTHOFF: Ein Beitrag zum metastatischen Carcinom des Ciliarkörpers. Dtsch. med. Wschr. **1904**, 1423.

e) Die spontanen epithelialen Iriscysten.

Die cystischen Geschwülste entwickeln sich an der Irishinterfläche oder im Gewebe. Auch sie nehmen ihren Ursprung vom Pigmentepithel bzw. von Abkömmlingen der sekundären Augenblase. Für die gern multipel auftretenden Cystchen der Irishinterfläche (F. SCHIECK, H. WINTERSTEINER, A. PAGENSTECHER, W. GILBERT, C. BLIEDUNG, M. FISCHER, E. REMKY) ist diese Genese leicht verständlich. Sie entstehen nämlich durch Trennung des Pigmentblattes vom Gewebe. Soweit es sich hier um Folgezustände von Entzündungen handelt (z. B. SCHIECK), ist auf S. 28 zu verweisen.

Als Inhalt der Blase finden sich nur feine netzförmige Gerinnsel und pigmentierte Kugeln, die abgestoßenen Epithelien entsprechen. Die Blasenwand besteht aus einer oder mehreren Lagen von pigmentierten Epithelien. Solche multiple Cystchen kamen in GILBERTS Fall neben einer soliden Geschwulst des Pigmentepithels vor, so daß auch an eine Entstehung aus der wuchernden Cystenwand zu denken ist.

Die spärlich vorliegenden Beobachtungen sind bisher klinisch als Cysten nicht erkannt worden, vielmehr wurde durchweg die Diagnose eines Melanosarkoms der Iris oder des Strahlenkörpers gestellt, da die Bläschen den Eindruck ganz solider undurchsichtiger Knoten machten, spontan aufgetreten und meist auch unbeweglich waren. Die disclerale Durchleuchtung wurde in den ersten Fällen nicht angewendet, weil die Diagnose eines Sarkoms gar nicht in Zweifel gezogen worden war. Ein klares differential-diagnostisches Ergebnis ist aber von der Durchleuchtung auch nicht zu erwarten; denn die Cyste ist in den Fällen von FISCHER und REMKY ebenso undurchleuchtbar gewesen, wie wenn es sich um eine solide Geschwulst gehandelt hätte.

Punktion bzw. *Iridektomie* ist bei Stellung der klinischen Diagnose natürlich möglich, aber ein Dauererfolg ist von diesen Maßnahmen kaum zu erwarten. Drucksteigerung wird schließlich in der Regel zur *Enukleation* führen.

Die *Cystenbildung im Gewebe der Regenbogenhaut* wird durchweg und wie M. WOLFRUM ausführt, auch mit gutem Grunde neuerdings auf Epithelkeime zurückgeführt; denn im Stroma der Regenbogenhaut bleiben bei der Entwicklung der Muskulatur undifferenzierte Elemente liegen, die unter Umständen spontan ihren Pigmentgehalt einbüßen können.

Die endotheliale Theorie, wonach diese Cystchen zum Teil durch Verschluß von Lymphräumen der Iris entstehen sollten (A. SCHMIDT-RIMPLER), hat neuerdings keine Anhänger mehr gefunden (WOLFRUM).

Selten ist ein unmittelbarer Zusammenhang der epithelialen Cystenwand mit der Lage des Pigmentepithels (GALLEMAERTS), häufiger ist der Ausgangspunkt wohl mit WOLFRUM in den KOGANEISchen Klumpenzellen zu suchen.

Diese spontanen serösen Cysten des Irisstromas kommen vorwiegend angeboren bei jugendlichen Individuen als ovale oder rundliche, die Vorderkammer zum Teil füllende Gebilde von grauer oder lichtbrauner Farbe vor. Sie sind wiederholt (z. B. JUSELIUS) durch Iridektomie total entfernt worden, wobei aus der punktierten Cystenwand gelblicher Inhalt ausfließt. Günstigen Einfluß scheint auch auf diese Cysten die Strahlenbehandlung zu haben (J. JENDRALSKI).

Literatur.

Die spontanen epithelialen Iriscysten.

BLIEDUNG: Eine spontane intraepitheliale Iriscyste. Klin. Mbl. Augenheilk. **67** (1921).
FISCHER: Ein neuer Fall einer spontanen pigmentierten Cyste der Irishinterfläche. Klin. Mbl. Augenheilk. **65** (1920).
GALLEMAERTS: Cyste séreux congénitale de l'iris. Soc. française d'ophtalm. Dtsch. Ber. Klin. Mbl. Augenheilk. **45**, 1, 562 (1907). — GILBERT: Über Cysten- und Geschwulstbildung des Pigmentepithels der Iris. Klin. Mbl. Augenheilk. **48**, 1 (1910).
JENDRALSKI: Strahlentherapie der Iriscysten. Klin. Mbl. Augenheilk. **68**, (1922). —
JUSELIUS: Die spontanen Iriscysten und ihre Entwicklung. Klin. Mbl. Augenheilk. **46**, 2 (1908).
PAGENSTECHER: Multiple Cysten an der Irishinterfläche und am Corpus ciliare. Graefes Arch. **74** (1910).
REMKY: Spontane Cysten der Irishinterfläche und des Corpus ciliare. Klin. Mbl. Augenheilk. **70** (1923).
SCHMIDT-RIMPLER: Zur Entstehung der serösen Iriscysten. Graefes Arch. **35** (1889).
WOLFRUM: Die Cysten des Irisstromas in LUBARSCH-OSTERTAGS Ergebn. **16** (1914). Erg.-Band.

f) Die Implantationscysten der Iris.

Die traumatischen Iriscysten sind zweckmäßiger als Implantationscysten bzw. -Geschwülste zu bezeichnen, denn sie stellen nicht eigentlich Cysten dar, sondern eine Einpflanzung von Epithel in die vordere, unter Umständen auch in die hintere Augenkammer.

Das Epithel kann entweder von der Hornhaut oder Bindehautoberfläche nach perforierenden Verletzungen oder Staroperationen in die Tiefe wuchern (STÖLTING) und die ganze vordere Augenkammer förmlich auskleiden, so daß Hornhautrückfläche und Irisvorderfläche mit der Epithelschicht austapeziert sind. Oder aber es werden bei der Verletzung Epithelpartikel vom Auge und von seiner Umgebung ins Innere des Auges verlagert (BUHL-ROTHMUNDsche Theorie), worauf dann dieses Epithel ohne Zusammenhang mit der Oberfläche in der Vorderkammer oder unter Umständen auch, wie z. B. URMETZER berichtet hat, im Stroma der Regenbogenhaut weiter wuchert.

Die Epithelauskleidung ist nicht selten ein histologischer Nebenbefund in verletzten oder operierten Augen, die infolge des mehr oder minder großen Abschlusses der Kammerbucht an Glaukom zugrunde gegangen sind. Diese Auskleidungen entziehen sich meist infolge Durchsichtigkeit des Epithels oder Trübung der Medien der Diagnose. Erst die Spaltlampe wird in geeigneten Fällen die Beobachtung einer sich entwickelnden Epithelauskleidung gestatten (R. SALUS).

Häufiger aber ist noch die Epithelcyste als ein graues Gebilde von Blasen- oder Kugelform zu sehen (Abb. 28), oder mehrere Cysten wachsen nebeneinander, bis sie große Teile der Vorderkammer oder auch diese selbst ganz erfüllen. Andererseits kann das Wachstum auch frühzeitig aufhören. So sah WOLFRUM jahrelang in erheblicher Menge multiple Cystchen als weiße Partien unverändert auf der Regenbogenhaut. Im allgemeinen ist das Wachstum recht langsam, und unter Umständen machen sich die Cysten erst nach Jahren störend bemerkbar.

Als *Perlcysten* oder Epidermoidome werden die noch selteneren Implantationsgeschwülste bezeichnet, die vom Epithel der Haut bzw. der Haarwurzelscheiden abstammen. Sie sind durch eine außerordentliche Verhornung gekennzeichnet, wie sie dem Hornhautepithel nicht eigentümlich ist, so daß das Cysteninnere von lamellär geschichteten verhornten Epithelien angefüllt ist. Erwiesen wird der Ursprung von versprengten Epithelkeimen der Haut, wenn gleichzeitig Cilien in der Vorderkammer gefunden werden.

Die gelegentliche Rückbildung der Cysten nach Zerreißen ihrer Wand hat zur einfachsten operativen Behandlung geführt, nämlich zur *Punktion der Cyste* oder zur ausgiebigeren *Spaltung der Cystenwand* (Transfixion). TH. AXENFELD (vgl. W. FRÜCHTE) gibt dieser gegebenenfalls zu wiederholenden schonenden Behandlung bei den serösen Cysten den Vorzug vor der viel eingreifenderen und doch gleichfalls nicht stets zum Ziele führenden Radikaloperation, dagegen ist bei den Perlcysten *Totalexstirpation* mit großem Hornhautschnitt und Umschneidung des Tumors zu empfehlen (FRÜCHTE).

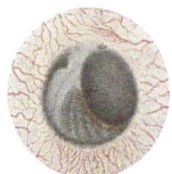

Abb. 28. Traumatische Iriscyste bzw. Vorderkammerabsackung.

Bei den epithelialen Cysten der ersten Gruppe ist man neuerdings auf AXENFELDs Anregung zur Strahlenbehandlung übergegangen. Sowohl die Röntgenstrahlen wie die radioaktiven Substanzen haben sich nach BIRCH-HIRSCHFELD in der Behandlung der Iriscysten bewährt und, da auch M. HANDMANN und R. SALUS bei zwei Fällen über völligen Rückgang von traumatischen Iriscysten bzw. Epithelauskleidungen nach Röntgenbestrahlung berichten, wird man künftig damit rechnen können, manches sonst dem Untergang geweihte Auge mit einem Teil der Funktion erhalten zu können.

Literatur.
Die Implantationscysten der Iris.

AXENFELD: Weitere Erfahrungen über intraoculare Strahlentherapie. 41. Heidelberg. Ber. **1918**.

BIRCH-HIRSCHFELD: Die therapeutische Verwendung der strahlenden Energie in der Augenheilkunde. 100-Jahrfeier der Verslg dtsch. Naturforsch. u. Ärzte. **1922**. — BUHL und ROTHMUND: Über Cysten der Regenbogenhaut. Klin. Mbl. Augenheilk. **1872**.

FRÜCHTE: Über Iriscysten besonders ihre Therapie. Klin. Mbl. Augenheilk. **44**, 2 (1906).

HANDMANN: (a) Vollständige Rückbildung einer traumatischen Iriscyste nach Röntgenbehandlung. Klin. Mbl. Augenheilk. **72**, 111 (1924). (b) Vorstellung eines Kranken mit traumatischer Iriscyste usw. Vereinigung mitteldeutscher Augenärzte. Klin. Mbl. Augenheilk. **74** (1925).

SALUS: Geheilte Epithelauskleidung der Vorderkammer. Südostd. Augenärzte-Vereinigung. Klin. Mbl. Augenheilk. **78** (1926). — STÖLTING: Die Entstehung seröser Iriscysten. Graefes Arch. **31**, 3 (1885).

URMETZER: Über Epitheleinwanderung und Entwicklung von Epithelcysten im Auge. Graefes Arch. **68** (1908).

g) Die epithelialen Geschwülste des Corpus ciliare.

Die genauere Kenntnis der seltenen Geschwülste des Ciliarepithels verdanken wir E. FUCHS. Diese Geschwülste können aus der inneren unpigmentierten, wie der äußeren pigmentierten Epithellage oder auch aus beiden hervorgehen, doch ist die Bestimmung der Ursprungsschicht nicht immer möglich.

Die gutartigen Geschwülste, zu denen die entzündlichen und senilen Wucherungen des Ciliarepithels nicht gerechnet werden dürfen, wurden von TREACHER COLLINS als *Adenome* bezeichnet, obgleich ihnen jedes bindegewebige Stroma und auch das Einwachsen des Epithels in das umgebende Gewebe abgeht. LAGRANGE bezeichnet sie als Epithelioma benignum oder Endothelioma. Sie kommen nur bei bejahrten Individuen jenseits des 50. Lebensjahres vor. Diese Geschwülste sind rundlich, erreichen kaum einen größten Durchmesser von 1 mm und entziehen sich daher in der Regel der klinischen Beobachtung. Nur ausnahmsweise (COATS) wächst eine solche Geschwulst zu erheblicherer Größe und kann dann zu Glaukom führen oder täuscht ein Ciliarkörpersarkom vor.

Die Geschwulst geht aus der unpigmentierten Epithellage hervor und ist daher selbst unpigmentiert. Die beiden Epithellagen werden umgestülpt. Die unpigmentierte Zellage erhebt sich nun in Form von Falten in das Innere der so im First des Strahlenkörpers entstandenen Höhle hinein; in dem Spaltraum zwischen den Zellreihen befindet sich kein bindegewebiges Stroma, sondern eine homogene Masse unbekannter Natur.

Auch bei den bösartigen Geschwülsten des Ciliarepithels ist die klinische Diagnose bisher nicht möglich gewesen, da sie wie die meisten epithelialen Tumoren der Iris und des Ciliarkörpers durchweg für Sarkome gehalten worden sind. FUCHS unterscheidet:

1. Geschwülste mit der Struktur embryonaler Netzhaut (*Diktyome*).
2. Geschwülste, die nicht die Netzhaut im ganzen, sondern höchstens das einreihige Ciliarepithel nachbilden.

Ganz allgemein kommen die außerordentlich seltenen Geschwülste der ersten Gruppe nur bei jugendlichen Individuen vor. Sie sind ungefärbt, wachsen zunächst flächenhaft, indem sie die Oberfläche des Ciliarkörpers und der Iris, die hintere Fläche der Hornhaut und die vordere Fläche der Linse überziehen und hierdurch Drucksteigerung hervorrufen. Weiterhin entfalten sie ihren zerstörenden Charakter durch Eindringen ins Gewebe.

Histologisch bestehen diese Geschwülste aus Membranen mit mehreren Lagen von Kernen, die in unregelmäßigen Reihen angeordnet senkrecht zur Oberfläche stehen, mit nur angedeuteten Zellgrenzen. Dabei ist kein Geschwulstbindegewebe vorhanden, so daß die Zellbänder ganz dem Querschnitte einer noch nicht in einzelne Schichten differenzierten Netzhaut entsprechen.

Andere in Falten sich erhebende Membranen entspringen wieder der unpigmentierten Lage des Ciliarepithels, ja mehrfach konnte der Übergang dieser Lage in die Geschwulst verfolgt werden (C. EMANUEL, VERHOEFF), womit allerdings für die Entstehung des Tumors noch nichts bewiesen ist. Gleichwohl hält auch FUCHS, der an LAGRANGEs Präparaten dasselbe sah, die Zellen der Pars ciliaris retinae für die Ursprungsstätte der Geschwulst, die wahrscheinlich aus einer fehlerhaften embryonalen Anlage hervorgeht und dem Gliom nahe steht. Metastasen sind bisher nicht beobachtet. Vom morphologischen Standpunkt verdienen diese Ciliarkörpergeschwülste, die vorwiegend aus embryonaler Netzhaut bestehen, den Namen Diktyome.

Noch spärlicher sind die Befunde, die in die 2. FUCHSsche Gruppe gehören. TREACHER COLLINS beschrieb eine Geschwulst, die aus der pigmentierten Lage des Ciliarepithels hervorging, ihre Bösartigkeit durch Eindringen ins Gewebe der Iris und des Ciliarkörpers erwies und von den vorbeschriebenen Diktyomen sich durch ihren Pigmentgehalt unterschied. Hierher gehört wohl auch der Fall von GREEVES, da die zerstörend wachsende Geschwulst aus der unpigmentierten Zellreihe entsprang.

FUCHS selbst hat endlich einen Fall von multiplen auf entzündlichem Boden entstandenen Geschwülsten beschrieben, die aus Zellschläuchen bestehen und an deren Aufbau beide Lagen des Ciliarepithels beteiligt sind. Der gleichfalls aus der FUCHSschen Klinik stammende und auch in einer entzündlichen Wucherung wurzelnde Fall SCHLIPPs steht ihm nahe. Das Gemeinsame all dieser im histologischen Aufbau voneinander abweichenden Geschwülste der Gruppe 2 besteht eben darin, daß sie nicht embryonale Netzhaut, sondern Ciliarepithel nachbilden.

Literatur.
Die epithelialen Geschwülste des Corpus ciliare.

COATS: An unusual form of cyst of the iris. London ophthalm. Hosp. Rep. **17**, 143 (1907). — COLLINS, TREACHER: The glands of the ciliary body. Trans. ophthalm. Soc. U. Kingd. **1**, 63 (1891); **14**, 83 (1894).

EMANUEL: Gliom der Pars ciliaris retinae. Virchows Arch. **161** (1900).

FUCHS: Wucherungen und Geschwülste des Ciliarepithels. Graefes Arch. **68** (1908).

GREEVES: A rare case of primary malignant growth of the ciliary body. Trans. ophthalm. Soc. U. Kingd. **1911**.

LAGRANGE: Traité des tumeurs de l'oeil **1**, 729 (1901).

SCHLIPP: Über einen epithelialen Tumor des Ciliarkörpers. Graefes Arch. **48** (1899).

VERHOEFF: A rare tumor from the pars ciliaris retinae. Trans. amer. ophthalm. Soc. **1904**.

WAGNER: Zur Kasuistik der intraokularen Tumoren. Z. Augenheilk. **14** (1905).

E. Die Verletzungen der Iris.

Die Verletzungen des Auges durch stumpfe Gewalt rufen an der Regenbogenhaut nicht selten eine Abreißung vom Ciliaransatz, eine *Iridodialyse*

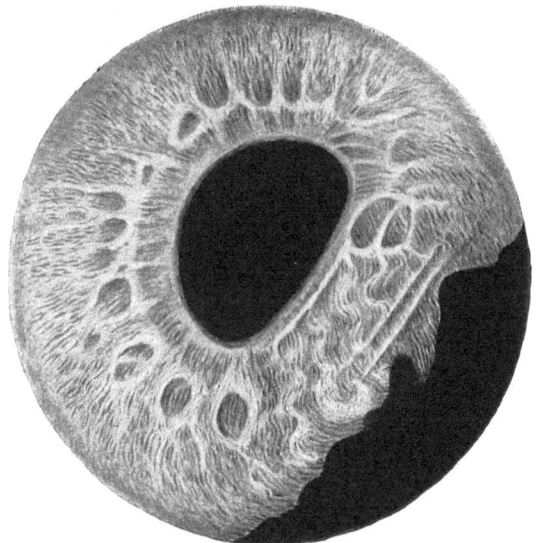

Abb. 29. Traumatische Iridodialyse. Faltenbildung des abgelösten Iristeiles.

hervor. Nach den Einrissen des Sphincters am Pupillarrand ist dies überhaupt die häufigste an der Iris beobachtete Gewebszerreißung bei Prellung. Direkt und indirekt entstehende Iridodialyse wird unterschieden, je nachdem die Prellung unmittelbar vor der Stelle der Ablösung, also am Limbus oder dem darüberliegenden Teil des Augenlides stattgefunden hat, oder der Angriff der Gewalt entfernt von der Ablösung, über der Hornhautmitte oder gerade gegenüber der Iridodialyse erfolgt. Auch Verletzung der knöchernen Augenhöhlenwand ohne direkte Beteiligung des Auges sowie Einwirkung starken Luftdruckes kann zur Iridodialyse führen.

Die Größe der Ablösungen schwankt von den kleinsten kaum nachweisbaren bis zu den größten der Aniridie schon nahestehenden. Am häufigsten handelt es sich um Ablösungen von etwa 4—8 mm Länge. Sie können sich an jeder Stelle des Umkreises der Iris finden, nur selten kommen an demselben Auge mehrere Rupturen vor. Neben anderweitigen Verletzungen an der Iris wie Sphincterrissen, Anomalien der Form, Weite und Reaktion der Pupille kommen oft auch Zerreißungen an anderen Membranen, an Zonula, Aderhaut und Netzhaut, sowie Linsenverlagerungen vor.

Die Iriszerreißung setzt zunächst einen größeren Bluterguß, der die Lücke verdecken kann, so daß erst nach Aufsaugung des Blutes die schwarze oder bei Durchleuchtung rote Lücke sichtbar wird, die kaum zuheilt, sondern als dauerndes Loch bestehen bleibt.

Die abgelöste Regenbogenhaut überspannt die Lücke zumeist in Form eines Bogens, der häufig nicht glatte Ränder besitzt, sondern durch einzelne in die Lücke hineinragende Gewebsfetzchen unregelmäßig gezackt erscheinen kann (Abb. 29). Bisweilen schlägt sich auch der periphere Rand der Iris nach vorne um, so daß das Pigmentblatt der abgelösten Partie vorn liegt und andere Teile der Iris deckt. Das abgelöste Irisstück erscheint oft gefaltet (Abb. 29), entartet und besonders das Stromapigment schwindet schnell, so daß die abgerissene Partie hellere Färbung annimmt.

Ein regelmäßiges Begleitsymptom der Iridodialyse ist die Formänderung der Pupille. Über der abgelösten Partie, wo der Schließmuskel seinen Widerstand verloren hat, schrägt sich der Pupillarrand zur Sehne ab; dabei besteht häufig infolge der Prellung Mydriasis und Verlagerung der Pupille im ganzen.

Der *Ausgang* hängt von den Begleiterscheinungen an Linse und Augenhintergrund ab. Die Iridodialyse selbst hat zumeist keine Funktionsstörung, nur bei besonderer Größe Blendung und unter Umständen auch monoculares Doppeltsehen zur Folge.

In seltenen Fällen ist Heilung, d. h. Wiederanlegung des abgelösten Abschnittes durch kräftige Atropinisierung erzielt worden, auch ist der Versuch zur Einheilung im Hornhautschnitt durch Vorziehen der Iris und Naht gemacht worden. Indessen bleiben dies Ausnahmen. In vielen Fällen verbietet auch Wiederholung der Blutergüsse die Atropinisierung. Daher genügt im allgemeinen Verband und Ruhe.

Der Abriß der Iris pflegt hart am Ciliaransatz vor dem Skleralsporn in der Gegend des Lig. pectinatum zu erfolgen. A. WAGENMANN (a) fand bei einem 1 Jahr nach der Verletzung untersuchten Fall das Rißende ohne deutliches Narbengewebe nur durch eine Endothelschicht bedeckt. Seitlich von der Iridodialyse kann sich in dem ganzen Umkreis Einriß des Kammerwinkels, Durchreißung des Lig. pectinatum mit spaltförmiger Gewebstrennung bis in den Ciliarkörper hinein finden.

Bei einem vom Verfasser beobachteten Fall handelte es sich um eine indirekte Iridodialyse, die gegenüber der Stelle einer perforierenden Limbusverletzung mit teilweiser Herausreißung der Iris entstanden war. Hier lag eine völlige Abreißung der Iris genau gegenüber der Perforationsstelle vor. Nach beiden Seiten setzte sich der Riß, nur teilweise das Stroma durchtrennend, noch ziemlich weit fort und, da das Auge schon 10 Tage nach der Verletzung zur Enukleation kam, zeigte sich das Irisgewebe nach beiden Seiten in großer Ausdehnung durchblutet.

Einklemmung der vorgefallenen Iris in eine Hornhautnarbe nach perforierender Verletzung mit Verlagerung abgelöster Pigmentblatteile an die Oberfläche des Auges ist ein häufiges Ereignis.

Erheblich seltener als die Iridodialyse kommt bei Kontusionen, etwas häufiger bei Bulbusruptur, perforierenden Verletzungen und nach Operationen eine vollständige Abreißung der Iris vom Ciliarkörper vor: *traumatische Aniridie*. Beim Trauma rollt sich dann die abgelöste Iris in Vorderkammer oder Glaskörper zusammen und verfällt der Schrumpfung. Bei Eröffnung der Bulbuskapsel wird sie dagegen herausgerissen.

Eine regelmäßige Begleiterscheinung dieser Verletzung ist ein großer, meistens die ganze Vorderkammer füllender Bluterguß. Auch der Glaskörper ist oft durchblutet und gelegentlich ist Blutfärbung der Hornhaut die Folge. Im übrigen finden sich dieselben Komplikationen wie bei Iridodialyse.

Die Diagnose kann oft erst gestellt werden, wenn die Vorderkammerblutung sich aufzusaugen beginnt; die Untersuchung des Augenhintergrundes ist jedoch infolge dauernder Glaskörpertrübung vielfach unmöglich. Bei seitlicher Beleuchtung sieht man hinter dem großen schwarzen Pupillargebiet die glänzende

Bogenlinie des Linsenrandes, öfters auch die Ciliarfortsätze. Ein der traumatischen Aniridie ähnlicher Zustand kann durch *Einsenkung oder Umstülpung der Iris nach hinten (Inversion, Retroflexion)* hervorgerufen werden, doch sind in diesem Falle die Ciliarfortsätze niemals sichtbar und meistens beschränkt sich auch die Umstülpung der Iris auf einen Teil des Umkreises.

Histologisch fand H. WINTERSTEINER die Iris samt einem geringen Anteil aus den vordersten Partien der Ciliarfortsätze glatt am Ansatz abgerissen und auch die hintere Wand des SCHLEMMschen Kanals durchbrochen, womit die in der ersten Zeit nach der Verletzung wiederholt auftretenden Blutergüsse erklärt sind.

Die Einrisse der Regenbogenhaut am Pupillarrande und die *Sphincterrisse* sind die häufigste Kontusionsverletzung der Iris. Es handelt sich entweder um kleine Einkerbungen nur des Pupillenrandes oder um größere klaffende, auch den Sphincter betreffende Risse. Die Schenkel der Spalte weichen klaffend auseinander, so daß dem Pupillarrand mehr oder weniger zahlreiche spitzbogenartige Einkerbungen aufsitzen. Gern liegen die Risse der Anprallstelle gegenüber und daher mit Vorliebe oberhalb der Pupille.

Der Einriß des Pupillarrandes ist stets mit Pupillenerweiterung verbunden, die nicht nur als direkte Folge der mit der Einkerbung verbundenen Pupillenvergrößerung, sondern auch als Folge einer Sphincterlähmung aufzufassen ist. Die Erweiterung ist dauernd, wenngleich ihr Grad nicht selten nach einiger Zeit etwas nachläßt.

Die Einrisse sind von lebhafter Vorderkammerblutung begleitet, heilen aber ohne hintere Synechie. Als einzige Funktionsstörung hinterbleibt, falls Komplikationen fehlen, nur eine durch die Mydriasis bedingte Blendung.

Bisweilen erstrecken sich die Risse erheblich über den Sphincter hinaus in den Ciliarteil der Iris, was eine breite klaffende Gewebslücke zur Folge hat. Viel seltener als diese vom Pupillarrand ausgehenden Risse sind radiäre Einrisse des Gewebes bei Erhaltung des Pupillenrandes. Sie bilden, falls nicht Verheilung erfolgt, eine neue Pupille und verursachen monoculare Diplopie.

Auch das Pigmentblatt der Iris kann für sich gesondert einreißen, so daß die Iris bei seitlicher Beleuchtung durchscheinend wird. Solche weiter reichende Pigmentblattdefekte kommen auch, wie Verfasser an dem S. 101 mitgeteilten Fall feststellen konnte, bei Iridodialyse ausgehend von der Rißstelle vor, indem am erhaltenen Irisstroma das Pigmentblatt auf eine Strecke hin fehlt.

Sehr häufig treten schließlich nach Prellung auch primäre *Veränderungen der Pupillenweite und -reaktion* ohne Gewebszerreißung der Regenbogenhaut auf, aber gerne verbunden mit Subluxation oder Luxation der Linse und dann auch mit Irisschlottern.

Die Pupillenerweiterung ist häufig nicht gleichmäßig, die Pupille vielmehr oval oder birnförmig; sie reagiert auf verengernde und erweiternde Mittel nur unvollkommen.

Gewöhnlich bleibt diese Mydriasis dauernd bestehen und verändert sich nur ihrem Grade nach. Eine geringe Reaktion pflegt sich wieder einzustellen, manchmal bleibt aber totale, nur selten reflektorische Pupillenstarre zurück. Dagegen läßt die vornehmlich auf Sphincterkrampf, auf Irishyperämie und Transsudation beruhende Miosis innerhalb weniger Tage nach und macht entweder normalen Verhältnissen oder einer Mydriasis Platz.

Hinsichtlich der Mechanik der bei Kontusion vorkommenden Veränderungen am vorderen Augenabschnitt sind mehrfache Theorien aufgestellt worden [vgl. WAGENMANN (b)].

ARLT sieht die Erweiterung des Corneoskleralringes als wichtiges mechanisches Moment besonders bei die Hornhaut treffender stumpfer Gewalt an. Auch die Verengerung der Pupille im Momente der Prellung mag bei der Genese der Iridodialyse mitbeteiligt sein. Eine wichtige Rolle spielt schließlich für die Iridodialyse und mannigfache andere Verletzungen an Iris, Linse und Zonula das Ausweichen des Kammerwassers nach hinten, wobei die Irisperipherie an der Linse keine Stütze findet und dem unter erhöhtem Druck andringenden Kammerwasser nachgibt.

Literatur.
Die Verletzungen der Iris.

WAGENMANN: (a) Zur pathologischen Anatomie der Aderhautruptur und Iridodialyse. 30. Heidelberg. Ber. 1902. (b) Die Verletzungen des Auges. Graefe-Saemisch. 2. Aufl. 9. Abt. 5, 1910. — WINTERSTEINER: Beiträge zur pathologischen Anatomie der traumatische Aniridie und der Iridodialyse. Graefes Arch. 40 (1894).

II. Die Erkrankungen der Chorioidea (Aderhaut).
A. Die Chorioiditis (Aderhautentzündung).
Allgemeiner Teil.

Wie an Regenbogenhaut und Strahlenkörper, so stehen auch an der Aderhaut die entzündlichen Erkrankungen in den innigsten Beziehungen zu den Gefäßen, und, da gewisse Formen von Aderhautentzündungen sich in unmittelbarer Abhängigkeit von der Gefäßverteilung entwickeln, so sei auf diese in Kürze hingewiesen.

Die Versorgung der Aderhaut durch die unweit von der Papille in sie eintretenden Art. ciliares post. breves führt zur lebhaftesten Aufästelung der Arteriolen in der Äquatorgegend. Die Blutströmung ist also physiologisch dort etwas träger, und unter pathologischen Verhältnissen kann sie daher dort leicht stocken. Hierdurch wird die Ansiedlung endogener Schädlichkeiten in der Äquatorgegend begünstigt und es wird verständlich, warum die Gegend des hinteren Poles sich häufig längere Zeit hindurch gar nicht oder verhältnismäßig wenig an Erkrankungen beteiligt, die ihren Hauptsitz in der Äquatorgegend haben.

Der an der Ora serrata hinten angrenzende vorderste Abschnitt der Aderhaut wird aber auch durch rückläufige Äste der Iris und Strahlenkörper versorgenden hinteren langen Ciliararterien gespeist, so daß die Beteiligung der vordersten Aderhaut bei Iridocyclitis in dieser gemeinsamen Versorgung wohl erklärt ist.

Besondere Äste der hinteren kurzen Ciliararterien umspinnen schließlich in der Lederhaut die Papille und geben auch Äste in den der Papille unmittelbar angrenzenden Teil der Aderhaut ab, ja treten auch in Beziehungen zu Ästchen des Zentralgefäßsystems. So ist es wiederum in der Blutversorgung begründet, daß manche Fälle von Aderhautentzündung vornehmlich in der Papillenumgebung sich abspielen und daß gerade diese gern mit Neuritis vergesellschaftet sind.

Die im klinischen Bild zutage tretende scheinbare Regel- und Gesetzlosigkeit im Aufschießen der Aderhautherde bald hier bald dort läßt sich also wenigstens teilweise auf die verschiedenen Quellen der Blutversorgung zurückführen.

Noch inniger sind die Beziehungen der Venen der vorderen Gefäßhaut zu denen der Aderhaut, da der größte Teil der Venen der Iris und des Ciliarkörpers die Aderhaut auf dem Wege zu den Sammelbecken der Wirbelvenen durchsetzen, so daß eine venöse Hyperämie der Chorioidea bei Iridocyclitis leicht auftritt.

Auch der Flüssigkeitsstrom im Auge ist für die Pathogenese der Aderhautentzündung von Bedeutung. Da der Hauptstrom von hinten nach vorne gerichtet ist, so gesellt sich zur Aderhautentzündung häufig in späteren Stadien auch Entzündung des Strahlenkörpers und der Regenbogenhaut, wobei Verschleppung bakterienhaltigen Zellmaterials von Bedeutung sein kann. Andererseits wird das Übergreifen eines Entzündungsprozesses von vorn nach hinten mehr durch die geschilderte Gefäßversorgung begünstigt. Diese Weiterverbreitung anfänglich nur auf einen Teil der Gefäßhaut beschränkter Entzündungen auf andere benachbarte Abschnitte erfolgt aber nicht nur auf dem Blutwege und mit dem Saftstrome, sondern kann auch im Gewebe selbst durch Weiterkriechen erfolgen. Das Auftreten einer die gesamte Membran in Mitleidenschaft ziehenden Iridocyclochorioiditis, meist als Iridochorioiditis oder Uveitis bezeichnet, ist also durch die mannigfachsten Faktoren begünstigt.

Die eingebürgerte Einteilung der Aderhautentzündungen nach topographischen Verhältnissen ist hier soweit möglich durch Trennung nach ätiologischen Gesichtspunkten ersetzt. Bei der althergebrachten Namengebung (Chorioiditis disseminata, centralis, areolaris usw.) ist jedenfalls zu beachten, daß sie vielfach ätiologisch verschieden geartete Erkrankungen zusammenfaßt. Mechanisch degenerative Veränderungen wie die myopischen und die senil-familiäre Chorioiditis gehören überhaupt nicht hierher.

Hinsichtlich des *Alters* und *Geschlechtes* gilt im wesentlichen das bei den Erkrankungen der vorderen Gefäßhaut Gesagte auch hier. Am häufigsten wird das jugendliche und mittlere Lebensalter befallen, doch bleiben weder Greisen- noch Kindesalter verschont; besonders das letztere ist wie bei der Keratitis parenchymatosa beteiligt, da die Lues congenita eine erhebliche Rolle spielt. Wesentliche Unterschiede hinsichtlich des Geschlechtes bestehen nicht.

Ätiologie. Unter den *Ursachen* der Aderhautentzündung spielt die bakterielle Metastase eine noch größere Rolle als bei der Iridocyclitis. Denn eine Reihe der bei den Erkrankungen der vorderen Gefäßhaut gewürdigten Momente, wie Herpes, Gicht, Autointoxikation treten bei der Aderhautentzündung sehr zurück oder die durch sie bedingten Erkrankungen verlaufen ohne sichtbare Entzündungserscheinungen, z. B. die bei den Erkrankungen des Herz-Gefäß-Nierensystems. Ein weiterer Unterschied liegt darin, daß die Erreger der diffusen metastatischen Iritis, also die Erreger der Gelenkerkrankungen, der Eiterungen und der akuten Infektionskrankheiten weit seltener zu einer auf die Aderhaut beschränkten Entzündung führen, und daß diese, wenn überhaupt vorhanden, so günstig zu verlaufen pflegen, daß sie mehr als zufällige Nebenbefunde zur Beobachtung gelangen. Auch ist der klinische Unterschied zwischen diffuser und herdförmiger Entzündung nicht in allen Fällen ein scharfer, und, während bei den Erkrankungen der Regenbogenhaut der diffuse Charakter der Entzündung klinisch die kleinen metastatischen Herde in der Regel nicht zur Beobachtung kommen läßt, deckt gerade an der Aderhaut der Augenspiegel nicht so ganz selten kleine ältere Herdchen auf, die sich zwar von den größeren und zahlreicheren Herden der eigentlich herdförmigen Aderhautentzündung unterscheiden, aber doch immerhin auf eine örtlich begrenztere Einwirkung der Erreger hinweisen. Noch mehr als bei den Erkrankungen der Iris und des Strahlenkörpers macht daher die Gruppe der Erreger herdförmiger Entzündungen den Hauptanteil an den metastatischen Entzündungen der Aderhaut aus.

Vor Einführung der spezifischen Reaktionen wurde die Bedeutung der Tuberkulose für die Entzündungen der Aderhaut, insbesondere für das Krankheitsbild der Chorioiditis disseminata im allgemeinen unterschätzt. Der Umschwung im Sinne der J. v. Michelschen Anschauungen vollzog sich auch auf diesem Gebiet nur langsam und kommt u. a. deutlich in der Arbeit von J. Igersheimer zum Ausdruck, die der Tuberkulose die ihr gebührende Stelle gibt.

In 50 Fällen von Chorioiditis disseminata Erwachsener fand Verfasser die Tuberkulose mit 70%, mögliche Lues mit 8% beteiligt, ungeklärt blieben 22%. Ob die Fälle von Chorioiditis disseminata bei nachgewiesener Lues wirklich syphilitischen Ursprungs sind, ist noch nicht erwiesen. Verfasser steht jedenfalls auf dem auch von Igersheimer vertretenen Standpunkt, daß das typische Bild der Chorioiditis disseminata wohl kaum bei erworbener Lues vorkommt.

Daß auch andere Faktoren in die Ätiologie der Aderhautentzündung hineinspielen, lehren klinische wie vor allem experimentelle Beobachtungen. Von klinischen Befunden sei die Mitteilung J. Komotos erwähnt, der bei einem Vitiligokranken einen allgemeinen Pigmentschwund und diffuse Pigmentbestäubung feststellte. Wahrscheinlich gehört diese Beobachtung ins Gebiet der endokrinen Störung und die Aderhautveränderung ins Gebiet der Aderhautartung. Auch die von Wessely vorgenommene Einspritzung gallensaurer Salze rief Aderhautartung hervor. Dagegen gelang es Guillery, durch Einspritzung verschiedener Fermentlösungen zahlreiche ophthalmoskopisch sichtbare weiße

Flecken in der Aderhaut zu erzeugen, denen histologisch Rundzellwucherungen in der Gefäßhaut und Pigmentschädigungen entsprachen. Ähnliche Veränderungen erhielt er auch durch Einführung dieser Gifte in die Blutbahn.

Unklar ist noch die Genese der Chorioretinitis juxtapapillaris. Nach B. FLEISCHER handelt es sich um eine von den Gefäßen der Netzhaut ausgehende entzündliche Erkrankung, während andere Beobachter wie A. WAGENMANN, W. GILBERT (b), A. LÖWENSTEIN den Ursprung in die Aderhaut verlegen oder gleichzeitige Erkrankung beider Häute annehmen. Während ferner die meisten Beobachter sie ins Gebiet der Tuberkulose verweisen, glaubte FLEISCHER, daß Beziehungen zur multiplen Sklerose in Betracht kämen.

Symptome. Die unkomplizierte Aderhautentzündung ist eine auf den Augenhintergrund beschränkte Erkrankung. Bei *frischer Aderhautentzündung* bietet der Herd das Bild eines graugelblichen Fleckens von rundlicher bis ovaler Form, ganz verschwommen in den Grenzen und ohne jedwede Zeichnung. Infolge umschriebener Anschwellung der Aderhaut im Bereiche des Herdes erscheinen die über ihn verlaufenden Netzhautgefäße nicht selten geschlängelt, oft ist auch der eigentliche entzündliche Herd der Aderhaut durch eine leichte, entzündliche Trübung der Netzhaut selbst verdeckt, die am leichtesten bei Untersuchung im rotfreien Lichte sichtbar wird. Hierbei ist häufig über dem frischen chorioiditischen Herde eine ödematöse Durchtränkung der Netzhaut festzustellen. Diese begleitende Trübung der Netzhaut ist aber nicht von langer Dauer und pflegt sich restlos zurückzubilden, so daß nach kurzer Zeit der Aderhautherd selbst im Eigenfarbton sichtbar wird.

Alsdann gewinnt er schon in Kürze ein etwas anderes Aussehen, das durch den Übergang der entzündlichen Veränderungen in mehr oder weniger schnell sich ausbildende atrophisch-degenerative, bzw. regenerative bestimmt wird. Die Begrenzung des Aderhautherdes, über den die Netzhautgefäße nunmehr wieder unverändert hinwegziehen, wird schärfer; im Farbton schwindet je nach dem Grade des Unterganges des Aderhautgewebes das Rot immer mehr und macht einer gelben, gelbweißen bis reinweißen Farbe Platz.

Diese Veränderung des Bildes wird dadurch überhaupt erst möglich, daß die Deckschicht des Pigmentepithels sich lichtet und die darunter liegende Aderhaut dem Beschauer nun bloßgelegt wird. Gehen Pigmentepithel und Choriocapillaris ganz zugrunde, so liegen die Gefäße der Gefäßschicht frei und sind als mehr oder weniger ausgesprochene sklerotische Stränge mit feinem zentralem Blutfaden oder als gelbweiße Stränge sichtbar. Geht außer der Choriocapillaris auch die Gefäßschicht zugrunde, so entsteht durch Freilegung der Lederhaut der charakteristische weiße Fleck des Herdes bei *abgelaufener Chorioiditis*. Bisweilen ist dieser Farbton auch durch eine an Stelle der atrophischen Aderhaut bzw. subretinal zur Entwicklung gelangte bindegewebige Narbe verursacht, was allerdings meistens sich der klinischen Feststellung entzieht.

Die Erkrankung der Choriocapillaris bedingt nun gleichzeitig Veränderungen der Netzhaut, die das Augenspiegelbild der abgelaufenen Aderhautentzündung vervollständigen und zu der vielfach eingebürgerten Bezeichnung *Chorioretinitis* geführt haben. Die Netzhautveränderungen sind aber lediglich sekundär. Die Zirkulationsstörung der Aderhaut hat nämlich schwere Ernährungsstörung für das Pigmentepithel und die äußeren Netzhautschichten zur Folge, indem die Pigmentepithelien mehr oder weniger ausgedehnt zugrunde gehen, ihr Pigment verschleppt wird, bzw. in die Netzhaut einwandert (siehe Abb. 32, S. 108). Auf diese Weise entstehen die *schwarzen Flecke, Säume, Kränze,* die die Aderhautherde teils einfassen, teils decken, oder sich über deren Mitte entwickeln. Aber auch bei weit vorgeschrittener Erkrankung finden sich meist noch

Inseln normalen Aderhautgewebes erhalten, seltener ist der Folgezustand einer diffusen Atrophie.

Häufig wird die Aderhautentzündung von *Glaskörpertrübung* begleitet, und zwar um so mehr, je mehr ihre vorderste an den Strahlenkörper angrenzende Zone (vgl. PRESSBURGER) und dieser selbst oder die Umgebung der Papille ergriffen sind.

Diese Glaskörpertrübung pflegt außerordentlich zart, staubförmig zu sein und fällt bei lichtstarkem Spiegel zunächst nur durch leichte Verschleierung des Hintergrundes auf. Bei peripapillärem Sitz der Herde tritt vornehmlich Trübung des Glaskörpers in seinem hinteren Abschnitte, und zwar in Form von Flocken und Fäden auf, die mitunter noch deutlichen Zusammenhang mit der Papille zeigen. Nicht selten verdanken diese groben massigen Flocken Blutungen ihren Ursprung und brauchen geraume Zeit zu ihrer Rückbildung.

Zumeist handelt es sich aber bei der Glaskörpertrübung um ein Symptom einer begleitenden Cyclitis. Besonders regelmäßig findet sich Glaskörpertrübung bei der chronischen Uveitis, wo die Feststellung chorioiditischer Herde teils durch diese Trübung, mehr aber noch durch die Veränderungen im vorderen Augenabschnitt behindert wird.

Neben der sekundären Beteiligung kommt auch eine *primäre Erkrankung der Netzhaut wie der Papille* vor, was teils auf die Verbindung mit kleinen Sehnervengefäßchen durch den Circulus arteriosus nervi optici, teils auf gleichzeitige Metastasierung in die Zentralgefäße, teils auch auf ein unmittelbares Übergreifen gewisser Erkrankungen von einer Membran auf die andere in der Papillenumgebung zurückzuführen ist. (Bild der Ret. exsudativa externa. E. WIEGMANN.) Im ersteren Fall der kollateralen Hyperämie der Papille vom Circ. arteriosus nervi optici aus pflegt die Rötung schnell abzuklingen. Auch flüchtige Zustände von Lederhautentzündung begleiten die Chorioiditis manchmal oder gehen ihr voraus, besonders bei peripherem Sitz.

Von weiteren Begleiterscheinungen und Folgezuständen sind schließlich noch *Iridodialyse* (Chorioidal-) *Cataract, Subluxatio lentis, Synchysis scintillans, Ablatio retinae, Nystagmus* und, als Zeichen überstandener meist skrofulöser oder luetischer Hornhautentzündungen, *Hornhautflecken* zu nennen.

Die *subjektiven Erscheinungen* sind, wenn die Erkrankung tatsächlich auf die Aderhaut beschränkt ist, um so geringfügiger, je weniger die Gegend des hinteren Poles und dafür die Peripherie befallen ist. Ja sie können bei weniger gut sich beobachtenden Kranken ganz fehlen, so daß eine längst abgelaufene, dem Kranken ganz unbekannt gebliebene Erkrankung bisweilen rein zufällig noch nach Jahren als Nebenbefund festgestellt wird. Bei guter Beobachtung werden indessen auch in solchen Fällen gewisse subjektive Zeichen nicht vermißt. Die Geringfügigkeit der Symptome pflegt besonders beim Sitz der Veränderungen in einer mittleren Zone zwischen Äquator und hinterem Pole auffallend zu sein. Am häufigsten ist zu Beginn der Erkrankung die Klage über ein eigentümliches sehr lästiges Flimmern, über Blitze-, Flammen-, Funkensehen (Photopsien) oder über einen Schleier von dunklen Punkten. Dabei ist die Sehschärfe, selbst bei Beteiligung der Netzhautmitte, oft nur in überraschend geringem Maße herabgesetzt, zumal wenn die Funktion bei vollem Tageslichte geprüft wird. Alsdann ist anzunehmen, daß die Erkrankung auf die Aderhaut beschränkt geblieben ist und die Sinneszellen der Netzhaut nicht gelitten haben. Damit stimmt überein, daß man bei Lokalisation einer Chorioiditis in der Maculagegend den Foveolarreflex sehr wohl noch sehen kann, selbst zwischen zwei Maculaherdchen der Aderhaut (HAAB).

Bei längerem Bestehen der Erkrankung leidet die Netzhaut natürlich auch; es kommt zur Herabsetzung der Sehschärfe, zu der sich oft infolge Aufgabe der regelmäßigen Lagerung der Stäbchen und Zapfen Mikroskopie und Metamorphopsie gesellt. Eine Herabsetzung des Akkommodationsvermögens ist ebenfalls häufig. Doch verbirgt die Verminderung der Sehschärfe oft das Hinausrücken des Nahepunktes, so daß erst der noch geraume Zeit nach Ablauf der Entzündung erfolgende Zuwachs an Akkommodationsbreite diese Störung aufdeckt. Ein ganz regelmäßiges Frühsymptom der Aderhautentzündung ist sodann die Herabsetzung der Lichtempfindlichkeit der Netzhaut. Sie geht der Störung der zentralen Sehschärfe oft voraus und macht manchen Kranken auf sein Leiden zuerst aufmerksam (FÖRSTER, STARGARDT). In vorgerückteren Fällen von Aderhautentzündung erreicht diese Nachtblindheit einen Grad, wie er von der Pigmententartung der Netzhaut bekannt ist.

Die äußere Gesichtsfeldgrenze ist bei frischen Fällen nicht verändert, bei älteren dagegen nicht unbeträchtlich hereingerückt, wobei die Schädigung der Blauempfindung besonders hervortritt. Die ältere maculare Aderhautentzündung führt zum relativen und absoluten Skotom. Der Nachweis von Gesichtsfeldausfällen, die den einzelnen Herden entsprechen, gelingt nicht bei jedem Kranken. Am besten treten diese multiplen disseminierten Skotome wie Adaptationsstörungen bei Dunkelperimetrie zutage (Abb. 30).

Schmerzen treten als Begleiterscheinung der Aderhautentzündung nicht auf; wo Augen- oder Kopfschmerz vorliegt, ist er auf gleichzeitige Erkrankung der vorderen Gefäßhaut mit Beteiligung der Ciliarnerven oder auf leichteste Meningitis bzw. Meningoencephalismus zurückzuführen.

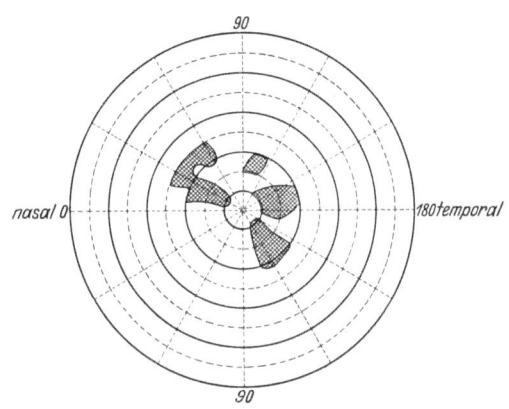

Abb. 30. Disseminierte Skotome bei alter Chorioretinitis disseminata. Untersuchung nach PRIESTLEY SMITH.

Diese Begleitsymptome sind in leichterer Form bei frischer tuberkulöser oder luetischer Chorioiditis häufiger als bisher angenommen.

Differentialdiagnostische Schwierigkeiten können in mehrfacher Beziehung sich geltend machen. Einmal ist nicht stets ein entzündlicher Prozeß scharf von einer Geschwulst zu unterscheiden (S. 120), sodann können, besonders bei älteren Herden der Hintergrundmitte, Zweifel bestehen, ob die Netzhaut (z. B. senile Entartung) oder die Aderhaut der eigentlich primär erkrankte Teil ist; in letzterem Fall wieder, ob Entzündung oder ungewöhnliche Form der Drusenbildung vorliegt (M. NITSCH).

Pathologische Anatomie. Die *histo-pathologischen* Veränderungen spielen sich zunächst ausschließlich in der Aderhaut selbst ab. Auch später pflegt die eigentliche entzündliche Infiltration deren Grenzen zwar sowohl nach innen wie gelegentlich nach außen zu überschreiten, aber es kommt doch nur zu kleinen entzündlichen Abhebungen, nicht zur eigentlichen Infiltration der Netzhaut.

Hierin liegt ein durch die anatomischen Verhältnisse begründeter Unterschied gegenüber den Entzündungen der vorderen Gefäßhaut, die nicht nur auf Aderhaut und Hornhaut gern übergreifen, sondern auch ihr Exsudat reichlich in die Augenbinnenräume absetzen. Die Lamina elastica chorioideae bietet dem Übergreifen der Entzündung nach innen lange Halt und erst nach ihrer Zerstörung besonders bei eitrigen Prozessen kommt es zur Infiltration der Netzhaut und weiterhin auch des Glaskörpers. Gerade bei den exsudativen (klinisch chronischen) Entzündungen erweist sie sich besonders widerstandsfähig, während sie bei den

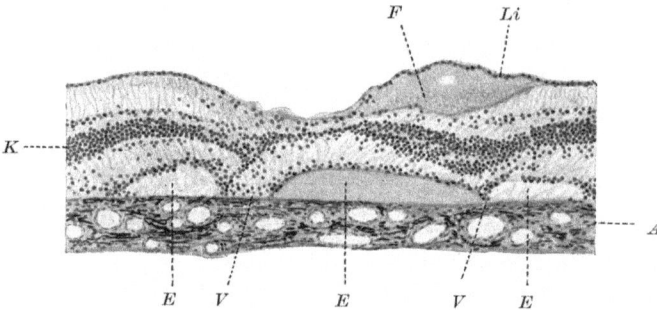

Abb. 31. Verwachsung der Netzhaut mit der Aderhaut, chorioretinale Synechie. Die Pigmentschicht ist nur noch stellenweise erhalten und an diesen Stellen atrophisch, die Stäbchen- und Zapfenschicht ist ganz zugrunde gegangen. Die übrigen Netzhautschichten sind größtenteils atrophisch; die innere Körnerschicht ist durch ein Ödem auseinander gedrängt. Die Netzhaut ist unter Verlust der Stäbchen und Zapfen an verschiedenen Punkten mit der Aderhaut fest verwachsen, dazwischen ist sie durch ein eiweißreiches Exsudat abgehoben. Ebenso ist streckenweise die Limitans interna durch Exsudatmassen abgehoben. Die Gefäße der Aderhaut sind stark gefüllt. VV Verwachsungsstellen. E Exsudat zwischen Aderhaut und Netzhaut. Stäbchen und Zapfen sind zugrundegegangen. A Aderhaut. K Körnerschicht. E Exsudat zwischen Aderhaut und Netzhaut. F Exsudat zwischen Netzhaut und abgehobener Membrana limitans interna (Li).

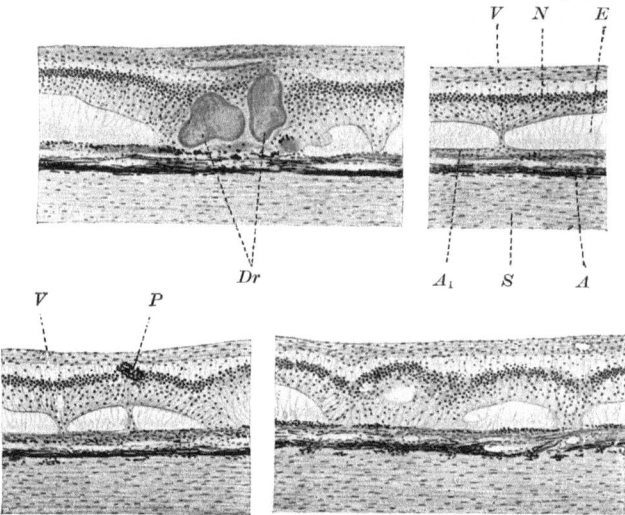

Abb. 32. Folgezustände chronisch-entzündlich-degenerativer Vorgänge in der Aderhaut und den äußeren Netzhautschichten. Vergr. 40 : 1. Die Netzhaut ist im Zustand einer fortschreitenden Atrophie begriffen, Ganglienzellen und Nervenfaserschicht sind nicht mehr abzugrenzen. Die Körnerschichten sind unregelmäßig gruppiert und ödematös, stellenweise haben sich kleine Cysten in der Körnerschicht entwickelt, die Stäbchen-Zapfenschicht fehlt. Es haben sich hyaline Drusen gebildet, welche zum Teil von ihrem Mutterboden der Glaslamelle der Aderhaut losgetrennt haben und in die Netzhautschichten gewandert sind. Die Membrana limitans externa ist mit der Aderhaut verschiedentlich flächenhaft verwachsen; an einzelnen Stellen ist die M. l. ext. nur an einzelnen Punkten adhärent; die angrenzende Netzhautschicht ist aufgelockert und die Glia in senkrechter Richtung gewuchert. Zwischen Aderhaut und Netzhaut hat sich ein eiweißreiches Exsudat angesammelt, die Pigmentschicht ist völlig atrophisch geworden (multiple Netzhautabhebungen). Dr Drusenbildung (die Drusen haben sich von der Lam. vitrea losgelöst und sind in die Netzhaut verlagert). E Exsudat zwischen Aderhaut und Netzhaut. N Netzhaut. S Sclera. P In die Netzhaut ausgewandertes Pigment. $A A_1$ Aderhaut. V Verwachsungsstelle der Membr. limitans ext. mit der Aderhaut) die Pigmentepithelschicht ist völlig atrophisch, ebenso die Stäbchen-Zapfenschicht.

eitrigen Entzündungen öfters durchbrochen wird, was die Ausbreitung des Prozesses nach innen begünstigt (Ophthalmia metastatica).

Die zellige Infiltration nimmt bei der exsudativen Chorioiditis vorwiegend die Schicht der großen Gefäße, sodann auch die der mittleren Gefäße ein.

Zunächst um die Gefäße herum auftretend erfüllt die Infiltration bald die an sich geringen Zwischenräume zwischen den Gefäßen und führt schließlich durch thrombotische, endo- und perivasculitische Prozesse teils zu ihrem Untergang, teils zur Sklerosierung.

Wo die Exsudation nach innen zwischen Aderhaut und Netzhaut sich ergießt, da kommt es zu einer Reihe von vorwiegend sekundären und degenerativen Veränderungen, die den *chorioretinitischen Herd* ausmachen (Abb. 31 und 32). Je nach Art und Stärke der vorliegenden Entzündung handelt es sich um ein mehr zelliges oder eiweißreiches Exsudat. Durch dieses wird die Netzhaut stellenweise arkadenartig abgehoben (Abb. 31). Daneben besteht an den Fußpunkten der Arkaden, bei Untergang der Pigmentschicht und Stäbchen und Zapfen umschriebene Verwachsung zwischen Ader- und Netzhaut, *die chorioretinale Synechie* (Abb. 31 und 32). Doch sind im Bereich der älteren chorioretinitischen Herde auch nach E. Fuchs die Netzhautveränderungen stets viel ausgedehnter als die in der Aderhaut, die man bis auf stellenweises Fehlen der Choriocapillaris intakt finden kann, obgleich der Prozeß zweifellos meistens in der Aderhaut beginnt. Wo solche auf Entzündung folgende Verwachsung in größerer Ausdehnung besteht, da entwickelt sich fortschreitende Aderhaut- und Netzhautentartung, und in Abhängigkeit von Störung und Ausfall der Aderhautzirkulation kommt es zur *Drusenbildung* des Pigmentepithels (Abb. 33). Zum Untergang des Pigmentepithels und der Stäbchen und Zapfen gesellen

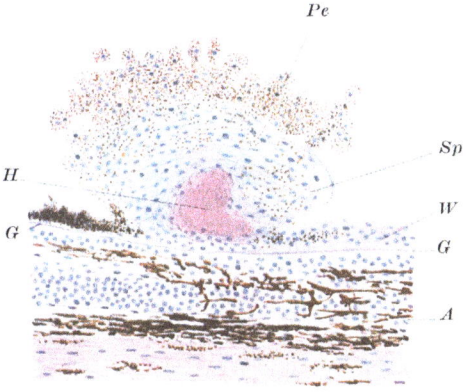

Abb. 33. Drusenbildung bei Chorioiditis. *A* Aderhaut. *G* Glashaut. *W* Wucherung fuscinfreier Pigmentepithelien. *H* Hyaliner Kern der Druse. *Sp* Wucherung der Pigmentepithelien zu spindelförmigen Elementen. *Pe* Fuscinhaltige Pigmentepithelien auf der Oberfläche der Druse.

sich dann Veränderungen in den inneren Netzhautschichten. Teils handelt es sich um Einwanderung von Pigment längs der Glia und Anlagerung an die Gefäße, oder auch um Einlagerung von Drusen, teils geht die regelmäßige Lagerung der Elemente verloren, indem sie durch Ödem und Wucherungsvorgänge umgruppiert werden.

Wie im klinischen Teil das ätiologisch nicht einheitliche Krankheitsbild der Chorioiditis disseminata eingehender zu berücksichtigen ist, so ist an dieser Stelle noch der histopathologischen Veränderungen zu gedenken, die sich bei dem gleichfalls ätiologisch nicht einheitlichen, zum Teil noch unklaren Bilde der *chronischen Uveitis* finden.

Was die *Ätiologie* dieses Krankheitsbildes anlangt, so müssen wir trotz des häufigen Fehlens von für Lues und Tuberkulose charakteristischen Veränderungen besonders der Tuberkulose eine weit bedeutendere Rolle zuschreiben, als früher angenommen wurde [E. v. Hippel, Gilbert (a)].

Die chronische Uveitis stellt zumeist eine wirkliche Irido-Cyclo-Chorioiditis dar, wenngleich sowohl der Ciliarkörper wie die Aderhaut gelegentlich histologisch sich frei erweisen können. Auf die Veränderungen im Bereich und in der Umgebung der vorderen Uvea wurde schon auf S. 19 hingewiesen. Besonders im vordersten Teil der Aderhaut finden sich bisweilen frische Lymphocytenherde oder Zeichen abgelaufener Chorioiditis. In anderen Fällen, bei denen die Erkrankung wahrscheinlich als Chorioiditis begann und später erst zur Uveitis geführt hatte, sind die Zeichen der Chorioiditis und vielfache Verklebungen mit der Netzhaut über die ganze Aderhaut ausgebreitet. In schweren Fällen, die klinisch mit Atrophia bulbi endigen, kann es zu mächtiger Schwartenbildung unter Umständen mit Ausbildung einer Knochenschale im Augeninnern kommen, die gerne von der Pars plana des Ciliarkörpers ihren Ausgang nimmt. In anderen Fällen steht wieder Gewebsproliferation und Nekrose des Infiltrates so im Vordergrunde des Befundes, daß von der Wiener Schule eine besondere Form proliferierender Chorioiditis angenommen wurde, eine Anschauung, für die E. v. HIPPEL die zulängliche Begründung noch vermißt.

Die *Verknöcherung* tritt in der Regel in den der Aderhaut aufgelagerten Bindegewebsmassen, weit seltener in der Aderhaut selbst auf und findet sich vornehmlich in verletzten Augen, nur ausnahmsweise bei der endogenen Uveitis.

Therapie. An dieser Stelle kann nur von den *allgemeinen Grundsätzen der Behandlung* die Rede sein.

Die Erfolge einer früh eingeleiteten Behandlung sind oft überraschend. Erhebliche Sehstörungen gehen schon in kurzer Zeit zurück und eine sehr befriedigende Funktion wird wieder hergestellt. Indessen ist bei der Bewertung der Behandlung doch zu berücksichtigen, daß die Verhältnisse hier wesentlich. anders als etwa bei der Iridocyclitis liegen. Bei dieser führt die Behandlung selbst zweifellos oft durch Bekämpfung und Beseitigung der Folgezustände im Pupillargebiet zu Heilungen, die dem ärztlichen Handeln unmittelbar zuzuschreiben sind. Solche leicht zu beeinflussende Folgezustände liegen aber bei der einfachen Chorioiditis nicht vor. Der häufig beobachtete gute Erfolg der Behandlung ist daher nicht ohne weiteres den örtlichen ärztlichen Maßnahmen, sondern mindestens ebenso sehr der mit der Behandlung verbundenen körperlichen Ruhe, Schonung des Organs, sowie der Hebung der Ernährung zuzuschreiben.

Tatsächlich werden auch bei frischer Chorioiditis diese Erfolge bei den verschiedensten Behandlungsmethoden erreicht. So sah Verfasser in früheren Jahren die heute von den meisten Augenärzten aufgegebene Blutentziehungskur nach HEURTELOUP bei frischer Chorioiditis oft von bestem Erfolg begleitet. Mögen über die Berechtigung dieser, eine sekundäre Hyperämisierung bezweckenden Behandlung die Ansichten auseinander gehen, jedenfalls ist die strenge mit ihr früher durchgeführte Dunkelkur zu verwerfen und an ihre Stelle Schonung des Organes und Fernhaltung stärkerer Reize zu setzen.

Das Hauptziel, die Zirkulation aufrecht zu erhalten bzw. anzuregen, wird heute am besten durch subconjunctivale Kochsalzinjektionen erreicht. Die durch sie gesetzte Hyperämie trägt auch zur Aufsaugung der entzündlichen Exsudate und der Glaskörpertrübungen bei. Daneben gelangen die Resorbentien zur Anwendung, während von Schwitzkuren besser abzusehen ist. Bei lebhafter Exsudation und besonders bei starker Glaskörpertrübung kommen außerdem Reizkörpertherapie und Absaugung bzw. Punktion des Glaskörpers nach M. ZUR NEDDEN in Betracht.

Wegen der großen Neigung zur Wiederkehr ist nach Behandlung des einzelnen Anfalls das Hauptaugenmerk auf Verhütung der Rückfälle zu richten. Dies geschieht, abgesehen von den aus der Ätiologie sich ergebenden besonderen Maßnahmen des Einzelfalles, durch Regelung der Lebensweise, Hebung des Kräftezustandes und durch geeignete Badekuren.

Literatur.
Die Chorioiditis: Allgemeiner Teil.

BRÜCKNER: Cytologische Studien am menschlichen Auge. Graefes Arch. **101** (1919). — FLEISCHER: Zur Pathogenese der Chorioretinitis juxtapapillaris. Ber. 43. Vers. dtsch. ophthalm. Ges. Jena **1922**. — FÖRSTER: Lichtsinn bei Krankheiten der Chorioidea und Retina. Heidelb. Ber. Klin. Mbl. Augenheilk. **1871**. — FUCHS: Über Chorioretinitis. Ber. außerordentl. Tag. Wien. ophthalm. Ges. Berlin: Karger 1921.

GILBERT: (a) Über chronische Uveitis und Tuberkulide der Regenbogenhaut. Arch. Augenheilk. 82 (1917). (b) Aussprache zu FLEISCHER. — GUILLERY: Über Fermentwirkungen am Auge und ihre Beziehungen zur sympathischen Ophthalmie. Arch. Augenheilk. 72 (1912).
HAAB: Augenspiegelstudien. Arch. Augenheilk. 81 (1916). — E. v. HIPPEL: Über tuberkulöse, sympathisierende und proliferierende Uveitis unbekannter Ätiologie. Graefes Arch. 92 (1917).
IGERSHEIMER: Syphilis und Auge. Berlin: Jul. Springer 1918.
KOMOTO: Über Vitiligo und Auge. Klin. Mbl. Augenheilk. 49 (1911).
LÖWENSTEIN: Zur Klinik der Augentuberkulose. Klin. Mbl. Augenheilk. 76 (1926).
ZUR NEDDEN: Über Glaskörperabsaugung. Ber. außerordentl. Tag. Wien. ophthalm. Ges. Berlin: Karger 1921. — NITSCH: Zur Differentialdiagnose zwischen Drusen der Aderhaut und zentraler Chorioiditis. Z. Augenheilk. 59 (1926).
PRESSBURGER: Über einzelne periphere chorioiditische Herde. Z. Augenheilk. 61 (1927).
STARGARDT: Über Störungen der Dunkeladaptation. Graefes Arch. 73 (1910). — STRAUB: Über Hyalitis und Cyclitis. Graefes Arch. 85 (1913).
WAGENMANN: Aussprache zu FLEISCHER. — WESSELY: Über experimentell erzeugte progressive Chorioretinalatrophie. Arch. Augenheilk. 79 (1915). — WIEGMANN: Ein der Retinitis exsudativa ähnlicher Prozeß bei Chorioiditis disseminata. Nieders. Augenärztl. Vergg. Sitz. 28. 2. 1925. Klin. Mbl. Augenheilk. 74 (1925).

Spezieller Teil.
1. Die diffuse metastatische Chorioiditis und die metastatische Ophthalmie.

Bei den Gelenkerkrankungen und akuten Infektionskrankheiten treten die Entzündungen der Chorioidea an Häufigkeit und Bedeutung erheblich hinter denen der vorderen Uvea zurück, bzw. sie kommen infolge ihrer geringen Symptome erheblich seltener zur Beobachtung.

Der Charakter der diffusen Erkrankung tritt nun besonders bei einer Gruppe von Fällen zutage, deren auffallendstes Symptom eine plötzlich einsetzende Funktionsstörung ist. Solche Beobachtungen einer akut beginnenden *Nachtblindheit* wurden z. B. bei Typhus von HERSING, bei Masern von MIKAMI gemacht. Verfasser sah dasselbe bei einem fünfjährigen Kind nach Scharlach. Die anfänglich hochgradige Funktionsstörung pflegt allmählich zurückzugehen, doch bleibt eine Herabsetzung des Lichtsinnes bestehen. Der toxische Ursprung dieser Erkrankung läßt sich zwar nicht ganz ausschließen, doch scheint der Spiegelbefund, der neben einer diffusen Entpigmentierung oder einem gefleckten Aussehen vor allem in der Peripherie des Hintergrundes kleinste weiße Herdchen ergibt, mehr für metastatische Vorgänge zu sprechen.

Ganz ausgesprochen diffusen Charakter zeigen aber die Entzündungen, die bisher schon ganz allgemein als *metastatische Ophthalmie* bzw. Uveitis bezeichnet wurden und als Ausdruck einer eitrigen Infektion des hinteren Augenabschnittes zu bewerten sind. Nach TH. AXENFELDs Untersuchungen ist das Auge für kompaktere Pfröpfe als wenig empfänglich, dagegen der Capillarembolie als zugänglich anzusehen, und zwar kann jede Art von pyämischer Infektion zur metastatischen Ophthalmie führen. Streptokokken, gelbe Staphylokokken, Pneumokokken werden häufig als Erreger gefunden; eine ätiologische Trennung des im allgemeinen einheitlich verlaufenden Leidens ist aber nicht angezeigt.

Die früher wichtigste Form der metastatischen Ophthalmie, nämlich die puerperale, ferner die chirurgisch-traumatischen Formen treten heute dank der Anti- und Asepsis hinter der kryptogenetischen und der Ophthalmie bei inneren Infektionskrankheiten zurück.

Symptome. Die Erkrankung pflegt mit starken Allgemeinerscheinungen von seiten des Augapfels wie des Körpers überhaupt zu beginnen. Neben Temperaturanstieg und Pulsbeschleunigung tritt Neigung zum Erbrechen ein. Nur in seltenen Ausnahmefällen treten die Allgemeinerscheinungen fast ganz zurück. Lebhafte Rötung und Schwellung, ja Ödem der Bindehaut und Lider mit schleimiger

Absonderung sind die anfänglichen akuten Symptome. Dazu kommt eine schnell, ja binnen weniger Stunden bis zur völligen Blindheit sich steigernde Sehstörung und bisweilen ist zu Beginn der Erkrankung aus dem Glaskörper gelber Reflex von den ins Augeninnere abgesetzten oder dahin durchgebrochenen Eitermassen zu erhalten. Meist aber erschweren Mattigkeit der Hornhaut, Trübung des Kammerwassers, sowie diffuse Trübung des Glaskörpers den Einblick ins Augeninnere. Es entwickelt sich dann in der Regel das Bild der eitrigen Panophthalmie, die häufig mit Tenonitis vergesellschaftet ist und nach Durchbruch des Eiters zur Phthisis bulbi führt. Ein milderer Verlauf und Ausgang in Pseudogliom, meist bei Kindern, wird nicht selten nach Meningitis cerebrospinalis epidemica beobachtet.

Die Entscheidung, von welcher Membran die Augenmetastase ihren Ausgang genommen hat, ist klinisch überhaupt nicht zu treffen. Diese Frage muß auch histologisch in manchen vorgeschrittenen Fällen offen bleiben. Die nichts vorwegnehmende, für diese ganze Krankheitsgruppe eingebürgerte Bezeichnung als metastatische Ophthalmie ist daher auch heute noch gerechtfertigt. Die Mitbeteiligung der Retina in Form der Retinitis septica ist im Abschnitt SCHIECK, Netzhauterkrankungen, ausführlich geschildert.

Pathologische Anatomie. Frühe Stadien sind besonders von TH. AXENFELD bei Streptokokkenembolie pathologisch-anatomisch und bakteriologisch untersucht worden.

Während in der Mehrzahl der Fälle die Netzhaut der primär infizierte Teil ist, in anderen Netz- und Aderhaut nebeneinander ergriffen sind, kommen doch auch genügend, nach AXENFELD besonders einseitig verlaufene, Fälle vor, bei denen die Gefäßhaut der alleinige Sitz der Metastase ist.

Unter vier vom Verfasser untersuchten Fällen war z. B. die Netzhaut zweimal Sitz der Metastase bei einseitiger Ophthalmie nach fieberhafter Krankheit. Bei einer tödlich verlaufenen doppelseitigen Ophthalmie infolge von Thrombophlebitis nach Abort war neben der Netzhaut wahrscheinlich auch die Aderhaut primär beteiligt. Alleiniger Sitz der Metastase war die Aderhaut nur bei dem vierten, einem wieder einseitig verlaufenen Fall nach Appendicitis.

Im Glaskörper wie in den Augenhäuten erfahren die Streptokokken eine außerordentlich üppige Vermehrung, auch sind verhältnismäßig große intravasculäre Kokkenmassen zu finden. Die mit Kokken erfüllten Capillaren zeigen einen nekrotischen Hof, der wieder von einer Infiltrationszone umgeben ist. Solche konzentrierte Wirkungen und Nekrosen zeigt nach AXENFELD die Pneumokokkeneiterung weniger. Die Pneumokokken verteilen sich vielmehr früh aus dem infizierten Gefäß ins Gewebe, hier zur diffusen Entzündung führend, und besonders tritt hier auch die Phagocytose stark hervor.

Hie und da trifft man, vorzüglich an Iris und Strahlenkörper, isolierte Herde, an der Aderhaut aber begegnet man, wenigstens zur Zeit der Untersuchung, meist einer diffusen über große Abschnitte der Membran ausgebreiteten Entzündung. Die Infiltration ist dann außerordentlich dicht, erfüllt alle Schichten der Aderhaut, meist von der Suprachorioidea nach der Choriocapillaris hin zunehmend, besteht aus Lymphocyten und Leukocyten und führt zu mehr oder weniger völliger Vernichtung der Aderhaut. Es kommt dann zur Einschmelzung der Glashaut, zum Durchbruch des Eiters sowie zur Entwicklung eines subretinalen oder eines Glaskörperabscesses.

Therapie. Erhaltung des Auges ist möglich beim Übergang in Atrophie. Als *Behandlung* kommt später für die nicht in Atrophie ausgehenden Fälle von metastatischer Ophthalmie nur die Enukleation bzw. Exenteration in Frage, da bei der geringen Widerstandsfähigkeit des Glaskörpers gegen eitrige Infektionen eine Serumbehandlung selbst da keinen Erfolg brachte, wo es gelang, die Art der Erreger frühzeitig festzustellen.

ZUR NEDDENs Erfolge bei der Behandlung frischer perforierender Verletzungen lassen es heute geraten erscheinen, bei ganz frischen Fällen wenigstens den Versuch der gegebenenfalls zu wiederholenden Glaskörperpunktion zu machen, der besonders bei Verbindung mit Reizkörperbehandlung doch einige Aussicht, wenn auch nicht auf Rettung der Funktion, so doch wenigstens des Organs an sich bietet. Auch bei schweren Fällen ist Erhaltung eines erblindeten Auges beim Übergang in Atrophie möglich.

Literatur.
Die diffuse metastatische Chorioiditis und die sympathische Ophthalmie.

AXENFELD: (a) Über die eitrige metastatische Ophthalmie. Graefes Arch. 40 (1894). (b) Die Bakteriologie in der Augenheilkunde. Jena: Gust. Fischer 1907.

GOH: Beiträge zur Kenntnis der Augenveränderungen bei septischen Allgemeinerkrankungen. Graefes Arch. 43 (1897).

HERSING: Ringförmiger konzentrischer Gesichtsfelddefekt. Graefes Arch. 18 (1872).

MIKAMI: Ein Fall von Chorioiditis diffusa nach Masern. Ber. Mbl. Augenheilk. 52 (1914).

ZUR NEDDEN: Über Glaskörperabsaugung. Verhandl. der außerordentl. Tag. Wien. ophthalm. Ges. Berlin: Karger. 1922.

2. Die herdförmige metastatische Chorioiditis.

Dieselben Ursachen, die an der vorderen Uvea zu klinisch scheinbar diffus verlaufender Entzündung führen, geben an der Chorioidea zur Entwicklung kleiner Herde Veranlassung. Man beobachtet nämlich an der Aderhaut nach verschiedenen Infektionskrankheiten manchmal umschriebene, herdartige, entzündliche Veränderungen. Infolgedessen wurden als Ursache der Chorioiditis disseminata, unter welcher Form die herdförmigen Metastasen auftreten können, z. B. von MAIER und PRÜMM, die verschiedensten Infektionskrankheiten genannt. Auch nach TH. AXENFELD entstehen Herde ähnlich denen bei Chorioiditis disseminata durch Ansiedlung von schwach virulenten Mikroorganismen, z. B. Pneumokokken. Indessen kann man doch nur von einer gewissen Ähnlichkeit sprechen, weil eine Reihe gewichtiger Unterschiede diese Gruppe milderer Metastasen von den häufigen Hauptvertretern der herdförmigen Entzündung, der Tuberkulose, Lepra und Lues trennen.

Die Unterschiede liegen teils in Zahl und Größe der Herde, teils in Verlauf und Ausgang der Erkrankung. Es handelt sich nämlich durchweg, z. B. bei der Pneumokokkeninfektion der Aderhaut (A. PETERS, FRÄNKEL) um vereinzelte, 1—2, höchstens 3 benachbart liegende Herdchen, während die ganze übrige Aderhaut frei bleibt oder doch sichtbare Veränderungen vermissen läßt. Diese capillaren Embolien treten auf der Höhe der Erkrankung oder auch etwas später, zur Zeit der beginnenden Genesung auf; sie spielen sich wohl ausnahmslos in der Choriocapillaris ab. Die kleinen runden, gelblichen Herde können sich restlos zurückbilden, sofern das Pigmentepithel unversehrt bleibt; oder es entwickelt sich bei Lichtung des Pigments ein kleiner gelbrötlicher Herd, indem die Intervascularräume sich gut von den größeren Gefäßen abheben. Stärkere Pigmentierung pflegt aber auch dann nicht aufzutreten. Vor allem aber handelt es sich um eine einmalige gutartig ablaufende Erkrankung, ohne die bei den sonstigen herdförmigen Entzündungen so häufigen Schübe und Rückfälle.

Am häufigsten werden solche Herde bei Pneumonie, dann auch bei Typhus, Influenza beobachtet. Man sieht im Augengrunde vereinzelte kleine, in der Regel nicht oder kaum pigmentierte chorioiditische Herdchen, die zweifellos den von TH. AXENFELD und GOH erhobenen pathologisch-anatomischen Befunden entsprechen. Indessen ist im Schrifttum nicht überall scharf zwischen der „Retinitis septica" (siehe Beitrag SCHIECK, Netzhauterkrankungen) und der metastatischen Chorioiditis durch Pneumokokken unterschieden. Bei Ansiedlung der Erkrankung in der Aderhaut ist die Funktion nur beim Sitz am hinteren Pole zeitweilig gestört. Der Verlauf ist gutartig, doch kommt gerade bei Pneumonie auch Übergang der exsudativen Form der Entzündung in die eitrige Ophthalmie vor, so daß durch Glaskörpertrübung und Iritis die weitere Beobachtung abgeschnitten wird.

Diese Herdchen capillarer Embolie stellen etwas wesentlich anderes dar als die weiterhin zu beschreibenden bei Tuberkulose, Lepra und Lues. Denn es fehlt eine ausgebreitete Gewebsschädigung, wie schon das klinische Bild lehrt, und eben deswegen sind die zurückgebliebenen Veränderungen und Störungen geringfügig oder fehlen ganz. Auch tritt wohl nur ein kleiner Teil dieser gutartigen chorioidealen Embolien ophthalmoskopisch in Erscheinung, denn solche Erkrankungen verlaufen bisweilen ohne sichtbare Schädigung des Pigmentepithels (W. STOCK, E. v. HIPPEL). Pathologisch-anatomisch fanden TH. AXENFELD und GOH bei Pneumokokkenmetastasen die Entzündung auf kleine Herde beschränkt ohne weiter reichende Infiltration. Der Sitz ist die Choriocapillaris. Die kleinen Rundzellherde enthalten die Mikroorganismen entweder frei im Gewebe oder inmitten einer zellerfüllten Capillare.

Eine örtliche Behandlung dieser meist erst in der Genesung nach Infektionskrankheiten beobachteten gutartigen Affektion kommt nicht in Frage.

Literatur.
Die herdförmige metastatische Chorioiditis.

AXENFELD: Über mildere und gutartige metastatische Augenentzündung. 25. Heidelberg. Ber. **1896**.
FRÄNKEL: Augenspiegelbefund bei Pneumonie. Graefes Arch. 48 (1899).
E. v. HIPPEL: Über tuberkulöse Uveitis usw. Graefes Arch. **92** (1917).
MAIER: Zur Ätiologie der Chorioiditis disseminata. Inaug.-Diss. Tübingen 1903.
PETERS: Über Veränderungen im Augenhintergrunde bei Pneumonie. Klin. Mbl. Augenheilk. 39. I (1901). — PRÜMM: Beiträge zur Pathologie und Therapie der Chorioiditis disseminata. Inaug.-Diss. Gießen 1902.
STOCK: Tuberkulose als Ätiologie der chronischen Entzündungen usw. Graefes Arch. **66** (1907).

a) Die tuberkulöse Chorioiditis.

Wie an der vorderen Uvea so gehören auch an der Aderhaut die tuberkulösen Entzündungen der Sekundärepoche der Tuberkulose an und sind Zeichen einer Generalisierung der Infektion. Die häufigen miliaren und disseminierten Formen sind als Ausdrucksformen des Höhepunktes der Sekundärperiode vor allem dem mittleren Lebensalter eigentümlich, während die tuberkulösen Geschwülste der frühen Sekundärepoche das kindliche und jugendliche Alter zu befallen pflegen.

Die miliare Tuberkulose der Aderhaut tritt in zwei nach Verlauf und Ausgang wohl unterscheidbaren Formen auf, nämlich einmal als Teilerscheinung der *akuten Miliartuberkulose* fast ausnahmslos bei schwerkranken Individuen kurze Zeit vor dem Tode. Die Generalisierung der Infektion steht bei diesen Erkrankungen ganz im Vordergrunde, das Augenleiden entzieht sich vielfach der Kenntnis der Kranken und wird oft nur als diagnostisch wichtiger Nebenbefund vom Arzt festgestellt, der meist recht junge Stadien der Erkrankung vorfindet. Sodann kommt sie als anscheinend nur das Auge betreffendes Leiden bei sonst verhältnismäßig sich gesund fühlenden arbeitskräftigen Menschen vor; sie wurde daher z. B. von LIEBRECHT früher als „lokale Tuberkulose" bezeichnet. Es handelt sich aber auch hier um generalisierte Tuberkulose bzw. Folgen der Bacillämie, wenn auch um gutartige Formen, die keine oder nur geringe Allgemeinerscheinungen machen und als *chronische Miliartuberkulose* der Aderhaut bezeichnet werden können. Lediglich die Sehstörung, und diese oft erst geraume Zeit nach Beginn der Erkrankung, führt die Betroffenen zum Arzte. Daher kommen diese Fälle im Gegensatz zu denen der anderen Formen oft unter dem Bild einer schon weit vorgeschrittenen Chorioiditis disseminata zur Beobachtung.

Die überwiegende Mehrzahl aller dem Augenarzt zugehenden Fälle von Aderhauttuberkulose verläuft nämlich als disseminierte Aderhautentzündung, und die Tuberkulose steht weitaus an erster Stelle unter den ätiologischen Faktoren, die dies Krankheitsbild hervorrufen. Hinsichtlich der allgemeinen und spezifischen Diagnostik ist daher auf S. 104 zu verweisen. Beide Geschlechter werden annähernd gleich häufig befallen. Im ersten Lebensjahrzehnt noch selten, steigt die Erkrankungszahl im zweiten schnell an, um im dritten Jahrzehnt ihre Höhe zu erreichen und dann allmählich an Häufigkeit wieder abzunehmen. Wo im Material des Verfassers die Erkrankung bei Individuen über 50 Jahren festgestellt wurde, handelte es sich stets um alte Erkrankungsfälle, die zum Teil rein zufällig zur Beobachtung kamen. Die Feststellung des Beginnes der Erkrankung ist häufig gar nicht möglich, weil die Erkrankten infolge peripheren Sitzes der ersten Veränderungen oft erst geraume Zeit, ja Jahre nach Beginn der Entzündung zum Arzt kommen. Sind doch die subjektiven Symptome bisweilen so gering, daß selbst bei parazentralem Sitz der Herde weniger aufmerksame Kranke ihnen keine Beachtung schenken.

Das Neuauftreten einer tuberkulösen Aderhautentzündung im höheren Lebensalter soll zwar keineswegs geleugnet werden, solche „Alterstuberkulose" der Aderhaut ist aber zweifellos recht selten. Denn die Chorioiditis disseminata tub. ist als typische Früherkrankung der Sekundärepoche dem jüngeren und mittleren Lebensalter eigentümlich. Bei den oft kräftig und blühend aussehenden Menschen wurden bis dahin auffallende Zeichen der Tuberkulose vermißt und nur einige Hornhautflecken, Drüsennarben u. dgl. mahnen an früher überstandene tuberkulöse Erkrankungen. Indessen sei auch hier an die so wichtigen Lungenbefunde E. WERDENBERGs bei Augentuberkulose erinnert.

Symptome. Die Erkrankung ist in der Regel doppelseitig, doch beginnt sie nicht stets auf beiden Augen zugleich, manchmal folgt das zweite Auge dem ersten erst bei einem weiteren Schub der Generalisation nach. Über die Häufigkeit eines beiderseits gleichzeitigen Beginnes sind deswegen so schwer wirklich einwandfreie Angaben zu machen, weil viele Fälle nicht frisch zur Beobachtung kommen, sondern infolge des häufigen peripheren Beginnes der Erkrankung erst, wenn nach längerem Bestehen die Gegend des hinteren Poles ergriffen wird.

Den Beginn der Erkrankung verfolgt man daher am besten, wenn frische Herde in der Gegend der Macula und Papille zur Entwicklung gelangen. Es schießen zahlreiche Herde von runder oder ovaler Form von scheinbarer Linsen- bis Bohnengröße in der Aderhaut auf, und diese Herde verlieren sich ganz unscharf begrenzt in die Umgebung (Abb. 34). Im Bereich des frischen Herdes besteht anfangs eine umschriebene Verdickung der Aderhaut, kenntlich daran, daß ein darüber verlaufendes Netzhautgefäß deutlich gewellten Verlauf nimmt.

Die Netzhaut selbst scheint in frischen Fällen manchmal ganz unbeteiligt, doch deckt besonders die Untersuchung im rotfreien Licht häufig auch in ihr eine zarte schleierartige Trübung auf, die vom entzündlichen Ödem herrührt. Diese Periode der frischen, im wesentlichen auf die Aderhaut beschränkten Entzündung kann einige Wochen andauern, gegen Ende der dritten Woche spätestens pflegt aber eine Veränderung im Spiegelbilde aufzutreten: an irgendeiner Stelle wird eine Pigmentierung des Herdes sichtbar, und zwar zuerst fein und staubförmig (Abb. 35). Eine besondere Regelmäßigkeit in der Anordnung des Pigmentes ist hierbei nicht festzustellen. Bisweilen tritt es in der Randzone des Herdes auf, saumförmig den hellen Fleck umrahmend, in anderen Fällen beginnt die Pigmentierung mehr zentral über dem Herde. Es bilden sich nun schnell „Pigmentzentren" aus, indem das Pigment das Bestreben zeigt, an gewissen Stellen des Herdes sich zu sammeln und zu verdichten (Abb. 35). Gleichzeitig ändert sich auch im übrigen der Farbton des Herdes, die Schwellung der Aderhaut geht zurück. Blutungen sieht man zwischen den chorioiditischen Herden nur ganz selten. Die Entfärbung durch Schwund bzw. Verdeckung der Aderhaut infolge von Auflagerungen braucht noch nicht weit gediehen zu sein. Im weiteren Verlauf entwickelt sich dann das für den älteren chorioiditischen Herd charakteristische Bild: an Stelle der unscharfen Begrenzung des gelbrötlichen Herdes tritt ein scharf gegen die Umgebung abgegrenzter Herd mit verändertem Farbton. An Stelle des Gelb ist ein mehr oder weniger gesättigtes

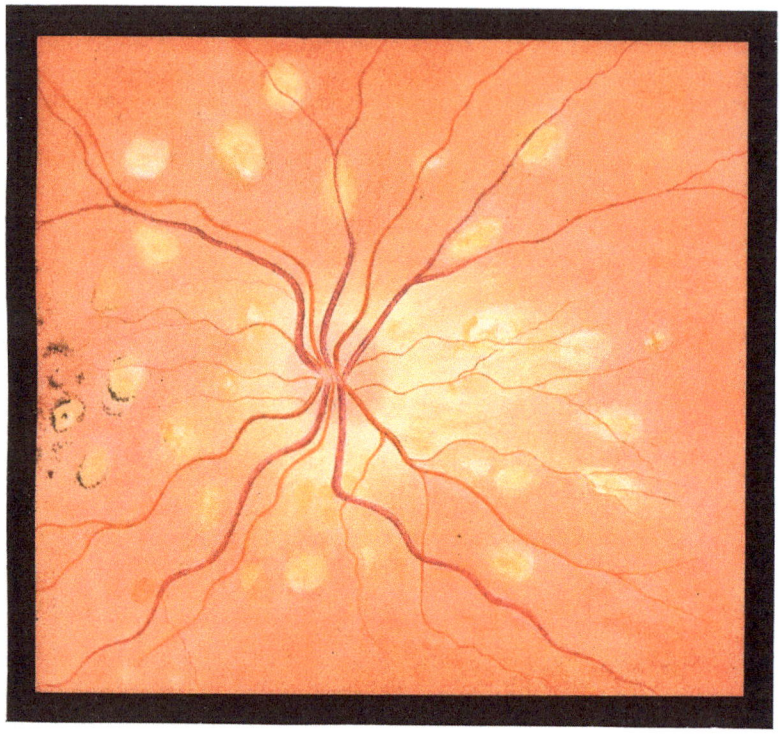

Abb. 34. Frische Miliartuberkulose der Aderhaut, doppelseitig bei einem 16jährigen Mädchen aufgetreten. Beginn der Sehstörung (0,1) schon vor einigen Monaten. Dementsprechend schon stellenweise beginnende Pigmentierung. Staubförmige Glaskörpertrübung. Kurz nach Zeichnung große Glaskörperblutung.

Weiß getreten, das mit dichten schwarzen Pigmentklumpen eingesäumt oder besprenkelt ist (Abb. 36 S. 118). Die weiße Färbung des Herdes kann ganz verschiedene Ursachen haben. Teils handelt es sich nämlich im Vernarbungsstadium um epichorioideale Auflagerungen bindegewebiger Natur, teils aber — und das trifft häufiger zu — ist der Schwund der Aderhaut hierfür verantwortlich zu machen. Die freigelegte Lederhaut verursacht dann den weißen Farbton. Dies ist sicher, wenn Teile von Aderhautgefäßen im Bereich des Herdes sichtbar werden, und somit keine den eigentlichen Aderhautherd deckende Bindegewebslage vorliegen kann.

In anderen Fällen sieht man wieder ganz andere Spiegelbilder. Die einzelnen Herde können zusammenfließen, so daß schließlich nur ganz schmale unbedeutende Inseln wenig oder unveränderter Aderhaut übrig bleiben. In solchen vorgeschrittenen Fällen pflegt auch die Pigmentierung sehr reichlich zu sein. Oder man sieht an Stelle der rundlichen bis ovalen Herde rhombische, quadratische, polygonale Figuren, mit denen der ganze Augenhintergrund wie besät erscheint. Bei einem vom Verfasser beobachteten Fall zeigten sämtliche Herde diese eigenartige charakteristische Form und mattgelbliche Farbe. Dabei war die Randzone überall frei von Pigment, die Pigmentierung nirgends grobklumpig, sondern überall fein staubartig.

Nicht selten sieht man ältere und jüngere chorioiditische Herde zugleich, die jüngeren dann am Rande oder in dichter Nachbarschaft der älteren. Auch gewinnt das Bild dadurch sehr an Mannigfaltigkeit, daß bisweilen nur ein

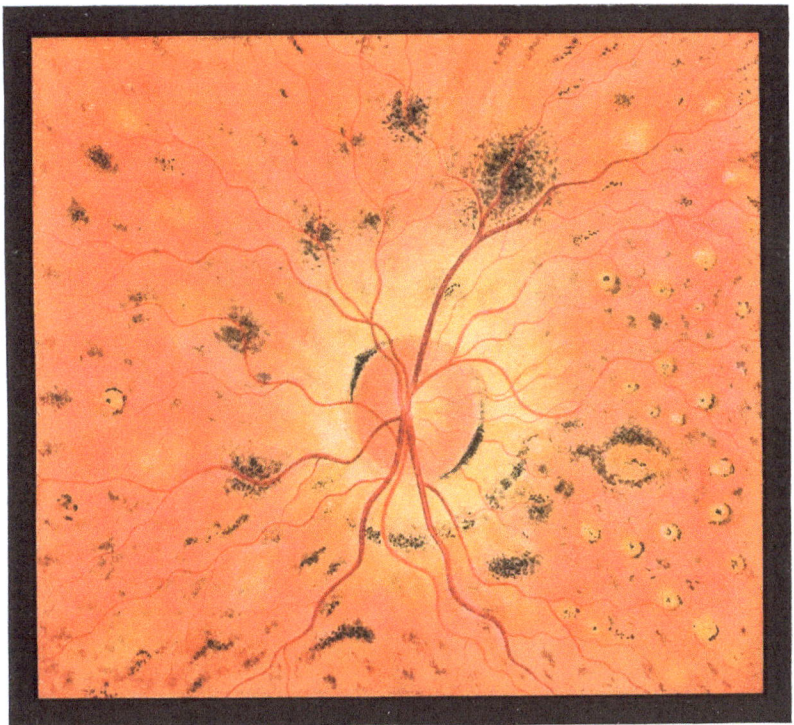

Abb. 35. Ältere Miliartuberkulose der Aderhaut. Der linke Augenhintergrund derselben Kranken, von deren rechtem Auge Abb. 34 stammt. Die Zeichnung wurde drei Monate nach der des rechten Auges angefertigt, da dort die weitere Beobachtung durch Glaskörperblutung abgeschnitten wurde. Das Augenspiegelbild entsprach zu Beginn der Beobachtung ganz dem des rechten Auges (vgl. Abb. 34). Pigmentierung weiter vorgeschritten. Die Entzündung aber noch nicht abgelaufen.

bestimmter Gefäßbezirk oder die Macula oder die Papillenumgebung befallen sind (Chorioiditis macularis, juxtapapillaris).

Bei frischen Fällen sieht man bisweilen eine *Trübung der Netzhaut in der Umgebung der Papille* und eine mehr oder weniger ausgesprochene *Schwellung des Papillenkopfes* mit starker entzündlicher Hyperämie der Zentralgefäße (vgl. Abb. 34). Geringgradige Erscheinungen dieser Art mögen bei vorwiegend peripapillärem Sitz der chorioidalen Herde sekundärer Natur sein; häufiger liegt aber eine gleichzeitige primäre tuberkulöse Erkrankung des Sehnerven oder seiner Häute zugrunde. Die Entzündungserscheinungen am Sehnervenkopf und seiner Umgebung zeigen ausnahmslos flüchtigen Charakter und haben sich schon zurückgebildet, wenn sich der Übergang der frisch entzündlichen Aderhautherde in das Bild älterer chorioiditischer Herde vollzieht.

Lediglich auf die Papillenumgebung beschränkt bleibt die von JENSEN zuerst beschriebene *Chorioretinitis juxtapapillaris*, bei der sich ein weißliches, leicht vorspringendes Infiltrat von etwa Papillenumfang unmittelbar neben der Papille in Netzhaut und Aderhaut entwickelt. Diese genetisch und ätiologisch noch keineswegs geklärte Erkrankung glaubt B. FLEISCHER in Beziehung zur multiplen Sklerose bringen zu können. Andere und auch Verfasser halten sie für eine vorwiegend tuberkulöse, gelegentlich auch luetische Erkrankung, die sich im Bereich des Circulus arteriosus nervi optici abspielt (siehe das Kapitel Retinochorioiditis im Beitrag SCHIECK, Netzhauterkrankungen).

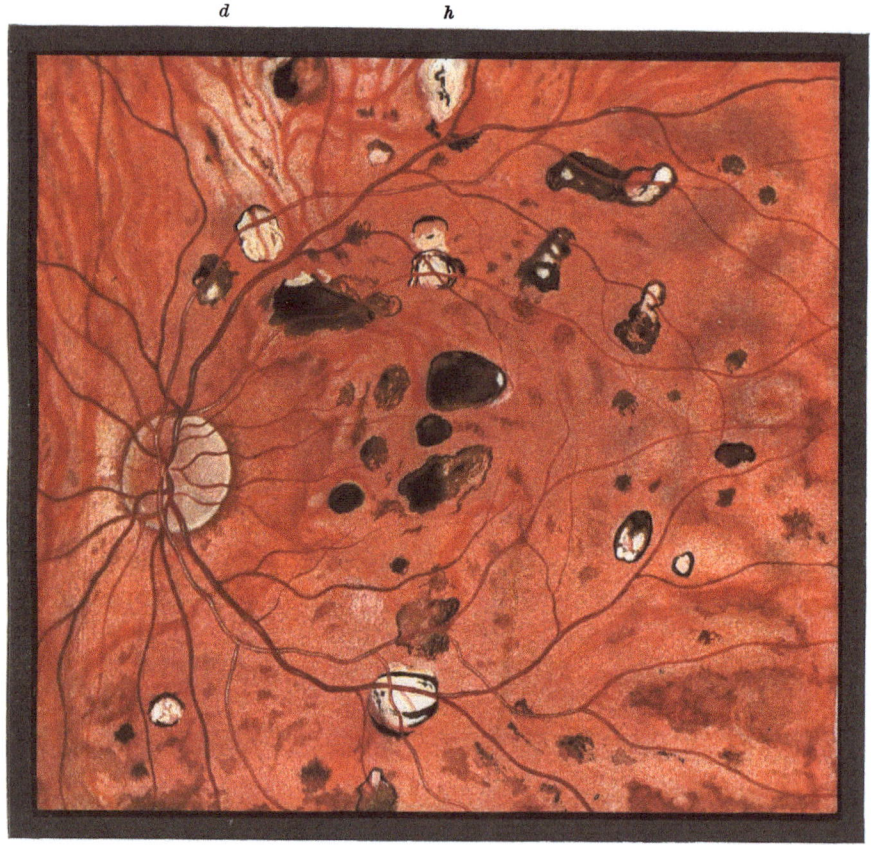

Abb. 36. Abgelaufene Miliartuberkulose der Aderhaut. Chorioretinitis disseminata. Die sichtbaren Entzündungserscheinungen sind abgelaufen. An ihre Stelle ist stärkere Pigmentierung, herdförmige (*h*) und diffuse (*d*) Aderhautentartung getreten.

Eine Beteiligung des Strahlenkörpers am Prozesse ist durchaus nicht die Regel. Immerhin werden Glaskörpertrübungen oft genug beobachtet, und zwar nicht nur zu Beginn der Erkrankung gleich nach der Metastasierung in die Uvea, sondern auch gelegentlich bei den späteren Schüben. Seltener sind gröbere Glaskörpertrübungen, aber bei dem in Abb. 34 und 35 abgebildeten Fall eines 16 jährigen Mädchens trat rechts kurz nach Anfertigung der Zeichnung des Hintergrundes eine so massige Blutung auf, daß der Fundus für Monate der Beobachtung entzogen war.

Bei der Mehrzahl der Fälle von Aderhauttuberkulose bleibt die Iris vom Erkrankungsprozesse frei, die Metastasierung ist nur in die hinteren kurzen

Ciliargefäße erfolgt. Indessen kommt auch häufig genug das entgegengesetzte Verhalten vor. Etwa auftretende Entzündungen der Regenbogenhaut verlaufen fast ausnahmslos als leichtere diffuse Iritis (perifokale Entzündung). Nur selten sieht man auch an der Iris Tuberkelknötchen.

Von weiteren Komplikationen ist noch *Lederhautentzündung* meist gutartigen und flüchtigen Charakters zu nennen, doch berichtete ST. HEYDER auch über Lederhauttuberkel. Bei älteren Fällen von Aderhautentzündung tritt nicht selten ein hinterer *Pol-* oder *Rindenstar* auf, bisweilen handelt es sich auch um einen schnell quellenden Totalstar. Zu diesen entzündlichen Veränderungen der Aderhaut gesellen sich häufig in späteren Stadien sehr auffällige Veränderungen an den Gefäßen selbst. Es bildet sich nämlich an ihnen eine ausgesprochene Sklerose aus, so daß einzelne Abschnitte oder auch die gesamte Aderhaut von den in gelblich weiße Stränge verwandelten Gefäßen durchzogen sind.

Das Allgemeinbefinden ist in den meisten Fällen gar nicht gestört, gelegentlich lassen sich aber doch Anzeichen für Metastasen in andere Astgebiete der Carotis feststellen. So klagen manche Kranke zu Beginn der Aderhautentzündung über recht hartnäckigen wochenlang andauernden Kopfschmerz, der auf eine leichtere Beteiligung der Hirnhäute in Form einer leichtesten Meningitis bzw. auf einen Meningoencephalismus [W. GILBERT (c)] zurückzuführen ist und schließlich ohne Hinterlassung dauernder Störungen zurückgeht. In gleichem Sinne ist der von HEINE (a) nachgewiesene erhöhte Lumbaldruck zu bewerten. Bei anderen beobachtet man ein deutliches Anschwellen der Halsdrüsen, meist aber fehlen alle Zeichen anderweitiger tuberkulöser Erkrankungen außer den bekannten Hilus-, Spitzen-, Unterlappen- und Pleuraveränderungen (E. WERDENBERG), deren Häufigkeit erst das Röntgenbild aufgedeckt hat.

Das *Tuberkulom* (konglobierte Aderhauttuberkulose) nimmt einen wesentlich anderen Verlauf als die tuberkulöse disseminierte Aderhautentzündung, und zwar gleichgültig, ob die Erkrankung auf den hinteren Augenabschnitt beschränkt ohne äußerlich sichtbare Entzündungserscheinungen als eigentliche konglobierte oder Solitärtuberkulose verläuft oder ob heftige Entzündungserscheinungen von seiten der vorderen Gefäßhaut dem Verlauf auch klinisch rein äußerlich schon einen anderen Stempel aufdrücken und das Krankheitsbild der Panophthalmie nähern.

In der Mehrzahl der Fälle führt ein schwerer entzündlicher, auf keine Weise zu beeinflussender Zustand den Kranken zum Arzt. Die Entzündung setzt unter Chemosis und Lidschwellung, Hornhauttrübung und Iridocyclitis ein, wozu aus der Tiefe ein weißlicher Reflex kommt oder auch eine Glaskörpertrübung, die den Überblick über den Hintergrund verwehrt. Bisweilen steigern sich die Symptome bis zu einer milden, ja sogar einer heftigen Panophthalmie. Die letzten Fälle dieser Art wurden von W. STOCK und A. KÄGI bekannt gegeben. Auf dieses Stadium akuter Iridocyclitis folgt Durchbruch der Wucherung entweder nach außen durch die Lederhaut mit buckliger Vortreibung oder in der Umgebung des Sehnerven nach hinten in die Augenhöhle mit folgender Protrusio bulbi. In anderen Fällen kann auf das Stadium der akuten Entzündung Übergang in langsam fortschreitende Phthisis erfolgen (A. WAGENMANN). Auch für die ätiologisch bisher noch unaufgeklärte „proliferierende Uveitis" der Wiener Schule kann nach neueren Befunden E. v. HIPPELs wohl Tuberkulose als Ursache angenommen werden.

Das Tuberkulom bietet in mehrfacher Beziehung differential-diagnostische Schwierigkeiten. Einmal herrscht zeitweise das Bild einer schweren Lederhautentzündung vor, sodann unterscheidet sich der Verlauf keineswegs immer von dem intraocularer Geschwülste. Diese tuberkulösen Geschwülste kommen aber vorwiegend gegen Ende des ersten und im zweiten Lebensjahrzehnt vor, also in einem Alter, das sowohl für Gliome wie für Sarkome recht ungewöhnlich ist. Zum Unterschied von den Geschwülsten hat aber diese Form der Aderhauttuberkulose das Bestreben, schon frühzeitig nach außen durchzubrechen.

Bisweilen treten bei der tuberkulösen Aderhautgeschwulst die Entzündungserscheinungen von seiten der Gefäßhaut fast ganz zurück, und es liegt das Bild einer linsen- oder bohnengroßen Geschwulst vor, die unter Abhebung der Netzhaut in den Glaskörper hinein vorragt (EMANUEL, FEJÉR). Diese unter dem Spiegelbilde eines größeren Herdes am hinteren Pole oder einer Aderhautgeschwulst verlaufenden Fälle zeigen unter Umständen neben der scharf begrenzten Geschwulst noch kleine miliare Knötchen. Der Prozeß ist einer Rückbildung wohl zugängig und nach mannigfach wechselndem Bilde mit zeitweisem Auftreten von Netzhauttrübung und Blutungen entsteht an der Stelle des Solitärtuberkels ein mehrere Papillendurchmesser haltender chorioiditischer Herd, der in Heilung begriffen ist (siehe SCHIECK, Kap. Netzhautablösung).

Die Aussaat der Herde bei disseminierter Chorioiditis erfolgt während der Sekundärperiode der Tuberkulose durch Verschleppung der Bacillen auf dem Blutwege. Für den weiteren Verlauf der Erkrankung kommen verschiedene Verbreitungsmöglichkeiten in Betracht. Zunächst bei häufiger Speisung der Aderhaut mit Tuberkelbacillen aus der Blutbahn die wiederholte Metastasierung. Dann aber vor allem auch die örtliche Weiterverbreitung (per continuitatem). Auf diese lassen sowohl klinische wie pathologisch-anatomische Befunde schließen. Klinisch sieht man nämlich bisweilen in fast unmittelbarer Nachbarschaft älterer Herde frische aufschießen. Und auch histologisch findet man in alten Herden noch weiter glimmende Entzündung, so daß Rückfälle durch örtliches Weiterkriechen erklärt sind. In gleicher Weise kann auch der Prozeß von der hinteren auf die vordere Gefäßhaut übergreifen, doch kommt für diese Übertragung auf die Regenbogenhaut auch Verschleppung von infektiösem Material mit dem Flüssigkeitsstrom nach vorn in Betracht. Dagegen greift die Tuberkulose der vorderen Uvea nach rückwärts lediglich durch die örtliche Ausbreitung innerhalb der Gefäßhaut bzw. durch Verschleppung der Keime in neue Gefäßbezirke über. Der ganze Entzündungsprozeß spielt sich primär ausschließlich im Aderhautgewebe ab, wobei aber dessen Gefäße und die Nachbarschaft erheblich in Mitleidenschaft gezogen werden. Es kommt zu sklerotischen Wucherungen der Gefäße, zu Schwund und Lichtung des Pigmentepithels und schließlich zu Einwanderung von Pigmentkörnchen in die Netzhaut. Erst diese letzteren Vorgänge, die zum eigentlichen Wesen der ursprünglichen Erkrankung nicht gehören, geben die Berechtigung von einer Chorioretinitis zu sprechen, falls man von örtlichen begleitenden Veränderungen an den Netzhautgefäßen absieht, die toxischen Ursprungs gelegentlich auch über Aderhautherden beobachtet werden. Eine gleichzeitige Ansiedlung der Erreger in Netzhaut und Aderhaut ist auf Grund des Spiegelbildes und des sektorenartigen Gesichtsfeldausfalles vielleicht bei der Chorioretinitis juxtapapillaris anzunehmen.

Pathologische Anatomie. Zur *mikroskopischen Untersuchung* kommen die frühen Stadien der disseminierten Aderhauttuberkulose fast ausschließlich bei allgemeiner zum Tode führender Miliartuberkulose. Isolierte Knoten sind selten, meist handelt es sich um mehr oder weniger zahlreiche Knötchen von etwa 0,5—3,0 mm Durchmesser. Im Bereich der einzelnen Herde ist die Aderhaut auf dem Durchschnitt spindelförmig verdickt, während sie zwischen den Infiltraten nahezu das gewöhnliche Volum aufweist. Die diese Anschwellung ausmachende Infiltration pflegt auch die Suprachorioidea zu erfüllen und sich gegen die innersten Lederhautlamellen auszubreiten, dagegen bleibt die Netzhaut zunächst unversehrt.

Inmitten des Knotens findet sich zumeist ein Gefäß, das schwere Veränderungen aufweist, und zwar sowohl weitgehende Schädigung der Gefäßwand mit Auffaserung und Zerstörung der elastischen Elemente, wie auch mehr oder weniger vollständige Thrombosierung des Gefäßlumens. Das kann bis zur völligen Durchwachsung des Lumens und totaler Zerstörung der Wand durch den organisierten Thrombus führen. Die Tuberkelbacillen wurden öfters in der Wand, und zwar in der Adventitia des obliterierten Gefäßes oder in den benachbarten nekrotischen Gewebspartien, von BOTTERI auch im Gefäßlumen gefunden.

In frischen Fällen ist der zentrale Gefäßdurchschnitt von einem dichten Mantel massenhafter Zelltrümmer umgeben, in dem Rund- und epitheloide Zellen nur schwer zu unterscheiden sind. Dieser Befund weitgehender Nekrose der Infiltrationsmassen wird besonders in den Fällen erhoben, die kurze Zeit nach Entwicklung der Chorioiditis an Miliartuberkulose im anaphylaktischen Stadium der Erkrankung zugrunde gegangen sind [A. BOTTERI, W. GILBERT (b)]. Das chorioideale Pigment schwindet inmitten des Knotens, am Rande kann es vermehrt sein. Das Pigmentepithel ist aufgelockert durch einwuchernde Lymphocyten, pflegt dagegen in diesem Stadium größere Defekte und Unterbrechungen noch nicht zu zeigen.

Die musivische Schicht der Netzhaut ist völlig frei von Entzündungserscheinungen.

Ein wesentlich anderes Bild bieten Fälle, die nicht oder erst geraume Zeit nach Auftreten der Aderhauterkrankung durch miliare Tuberkulose der inneren Organe kompliziert sind. Hier ist der ganze Charakter des Ablaufs der histologischen Veränderungen ein langsamer; die Gewebswucherung gewinnt die Oberhand gegenüber den Nekrosen. Die Tuberkel bestehen dann überwiegend in typischer Weise aus Riesenzellen mit umgebender Randzone von epitheloiden und lymphoiden Zellen. Auch hier durchsetzen die Knoten die ganze Dicke der Aderhaut, die Lamina vitrea zeigt sich bisweilen durchbrochen, vor allem ist das Pigmentepithel durch ein zelliges Exsudat teils verdrängt und emporgehoben, teils in weitgehendem Zerfall begriffen. Die leitenden Netzhautschichten bleiben auch hier frei vom Erkrankungsprozeß. An älteren Herden kann man auch mehr oder weniger weit vorgeschrittene Ausheilung beobachten (S. GINSBERG), indem die Randzone des Knotens unter Schwund der Aderhaut von Bindegewebe gebildet wird; solche Knoten sind epichorioideal von einem pigmentierten Granulationsgewebe bzw. jungem Bindegewebe und Exsudat bedeckt. Auch in der Tiefe solch älterer Herde wird das proliferierte Gewebe teils durch Bindegewebe ersetzt, teils kommt es zu schließlichem Schwunde mit Untergang der Aderhaut.

Bisweilen tritt auch eine stärkere Pigmentierung der Netzhaut, besonders entlang den Gefäßen hinzu, so daß man nunmehr von einer sekundären Beteiligung der Netzhaut reden kann. Am eigentlichen Entzündungsprozesse nimmt die Netzhaut dagegen nicht teil; dieser bleibt auch histologisch auf die Aderhaut beschränkt. Streng genommen kann daher von einer Chorioretinitis tuberculosa bei primärer Aderhauttuberkulose nicht die Rede sein zum Unterschiede von den Verhältnissen bei primärer Netzhauttuberkulose, bei der ein frühes Übergreifen des Prozesses von der Netzhaut auf die Aderhaut unter Durchbrechung der Lamina vitrea die Regel ist.

Ähnlich wie bei den Sarkomen kommen bei der *konglobierten Tuberkulose zwei verschiedene pathologisch-anatomische Bilder* vor. WAGENMANN unterscheidet sie als *chronische circumscripte und diffuse Aderhauttuberkulose*. Bei der ersten und häufigeren handelt es sich um eine wohl abgegrenzte, oft pilzförmig ins Augeninnere vorspringende tuberkulöse Geschwulst, bei der zweiten um ein diffus infiltrierendes über große Teile der Aderhaut ausgebreitetes

Wachstum, das Verfasser in Analogie zum Flächensarkom als *Flächentuberkulose* zu bezeichnen vorschlägt.

Den Geschwulstcharakter zeigt am sinnfälligsten die erste Form, bei der der ergriffene Teil der Aderhaut auf das Vielfache verdickt unter Abhebung der Netzhaut ins Augeninnere vorsprießt. An Stelle der Aderhaut ist hier ein tuberkulöses Granulationsgewebe getreten, aufgebaut aus massenhaften Lymphocyten, Epitheloiden sowie eingelagerten Riesenzellen bei fehlenden Gefäßen, so daß meist eine weitgehende zentrale Nekrose besteht. Die Lamina vitrea kann lange widerstandsfähig bleiben, bis sie doch schließlich durchbrochen wird, und dann geht die Netzhaut über der Geschwulst in die Granulationsmassen auf (vgl. z. B. Brüsselmanns). In der Nachbarschaft der Geschwulst kann entzündliche Hyperämie und Infiltration der Aderhaut bestehen. Auch kommen in manchen Fällen außerhalb der Geschwulst in der Aderhaut noch kleine knötchenförmige Infiltrate vor, ausgedehnte Teile der Aderhaut können aber auch ganz unbeteiligt bleiben.

Frühzeitig sucht sich die tuberkulöse Granulationsgeschwulst zum Unterschied von den eigentlichen Geschwülsten des Augeninnern einen Weg nach außen unter Aufsplitterung der Lederhautlamellen, seltener auch durch den Sehnerven.

Bei der zweiten diffusen Form wächst die tuberkulöse Infiltration flächenförmig, führt zur mehrfachen Verdickung der ganzen oder großer Teile der Aderhaut, die so wie bei den Flächensarkomen als schalenartige Geschwulst zwischen Lederhaut und Netzhaut sich ausbreitet und nicht große Neigung hat, die Grenzen der Aderhaut zu überschreiten. Übergangsbilder zwischen beiden Formen kommen vor. Insbesondere kann man eine schalenartige Infiltration bisweilen auch durch Zusammenfließen mehrerer Herde bei disseminierter Aderhauttuberkulose beobachten.

Bei der zuerst von Lüttge beschriebenen *tuberkulösen Panophthalmie* trifft man zwei ganz verschiedene histologische Bilder. Entweder ergab sich der typische Befund einer intraocularen Tuberkulose, bei der vorwiegend Iris und Strahlenkörper befallen sind (Demaria) oder Uvea und Netzhaut gehen in dem tuberkulösen Granulationsgewebe mehr oder weniger ganz unter (de Lieto Vollaro, M. Kellermann) oder aber die exsudative Entzündung tritt mit leukocytärer Infiltration und Nekrose in den Vordergrund, und dann gelingt auch der Tuberkelbacillennachweis (W. Stock und A. Kägi).

Therapie. Gegenstand der *Behandlung* ist die Aderhauterkrankung im Endstadium der Miliartuberkulose nicht. Bei der disseminierten Chorioiditis kann es sich nur darum handeln, den Entzündungsprozeß möglichst schnell ohne zu weit gehende Beeinträchtigung der Netzhautfunktion zum Abklingen zu bringen, und diesem Zwecke dienen in erster Linie die hyperämisierenden Verfahren. In diesem Sinne wirken auch die früher gerade bei dieser Chorioiditis vielfach angewandten Blutentziehungen nach Heurteloup. Sie sind heute zumeist durch die subconjunctivalen Einspritzungen verdrängt. Beide Methoden erreichen bei gleichzeitiger Schonung, Ruhe und guter Ernährung in noch nicht zu alten Fällen, ja unter Umständen selbst bei solchen innerhalb mehrerer Wochen oft einen ganz überraschenden Erfolg durch wesentliche Hebung der Funktion. Jedoch sind spätere Verschlechterungen durch Rückfälle häufig. Neben der örtlichen Subconjunctivalbehandlung geht die Tuberkulinkur; doch scheint Verfasser gerade bei Aderhauttuberkulose erstere wegen ihrer schnelleren Wirksamkeit erfolgreicher.

Von der durch zur Nedden eingeführten Glaskörperabsaugung sah Verfasser wiederholt befriedigende Erfolge, wennschon bei Neigung zu Blutungen entschieden vor ihr zu warnen ist. Auch Reizkörperbehandlung (Milch, Terpentin) führt bisweilen noch deutliche Besserung herbei. Da entzündliche Herde auch bei veralteten Fällen noch vorkommen können, empfiehlt sich selbst in ganz alten Fällen noch der Versuch einer Beeinflussung des Leidens (HEINE). Eine Besserung zeigt sich in der zweiten bis dritten Behandlungswoche.

Von verschiedenen Seiten (WETTERSTRAND, R. SCHEERER, W. STOCK) wurde auch eine Röntgenbehandlung der Chorioiditis tuberculosa in Angriff genommen, jedoch ohne befriedigenden Erfolg. Ein gutes zu weiteren Versuchen ermutigendes Ergebnis hatten erst BRAUN und HERRNHEISER mit häufigerer Verabfolgung kleiner Teildosen in kurzen Zeitabständen. Bei frischen Knötchen genügte sogar eine einzige Teilbestrahlung, um vollständige Rückbildung zu erzielen. Ältere Prozesse reagieren weniger sicher und benötigen zur Abheilung längerer Zeit und größerer Gesamtdosis.

Das Tuberkulom kommt durch konservative Tuberkulin- und klimatische Behandlung nur ausnahmsweise mit Erhaltung der Funktion zur Heilung. In der Regel sind bisher diese Augen der Erblindung und meist auch der Enukleation verfallen. Bei ihrer Ausführung ist besonders auf Vermeidung der Fensterung an den vom Durchbruch bevorzugten Stellen des Äquators und der hinteren Polgegend zu achten. Erst in jüngster Zeit hat J. PETROVIC aus der ELSCHNIGschen Klinik über günstige Erfolge mit der schon von FROMAGET angeratenen chirurgischen Behandlung des Herdes bei der verkäsenden Form der Aderhauttuberkulose berichtet.

In einem leichteren Fall der Art genügte die einfache Eröffnung des genau örtlich bestimmten Herdes zur guten funktionellen Erhaltung des Auges. Bei einem schwereren Fall mit rascher Verkäsung wurde der Herd nach KRÖNLEINscher Resektion freigelegt, eröffnet und mit dem Chalazionlöffel ausgeräumt.

Da die Enukleation des ja so gut wie niemals primär erkrankten Auges heute aus allgemein therapeutischen Erwägungen durchaus nicht immer ausgeführt werden muß, ist hiermit der konservativen Augenchirurgie erfolgreich ein neues Feld gewonnen worden.

Literatur.
Die tuberkulöse Chorioiditis.

BOTTERI: Beitrag zur pathologischen Anatomie der Miliartuberkulose der Chorioidea. Klin. Mbl. Augenheilk. 47, 1 (1909). — BRAUN und HERRNHEISER: Röntgenbehandlung der Chorioiditis tuberculosa. Klin. Mbl. Augenheilk. 79 (1927). — BRÜSSELMANNS: Etude clinique et microscopique d'un tuberculome conglomere de la chorioide. Arch. d'Ophtalm. 43 (1926).

DEMARIA: Endogene Mischinfektion des Auges mit Tuberkulose und Pseudodiphtheriebacillus. Panophthalmitis tuberculosa. Klin. Mbl. Augenheilk. 43, 2. Beilageheft (1905). — DERKAČ: Beitrag zur chronischen geschwulstartigen Aderhauttuberkulose. Z. Augenheilk. 54 (1925).

EMANUEL: Über intrabulbäre Tuberkulose bei Kindern und Bemerkungen über Differentialdiagnose zwischen Tuberkulose und Netzhauttumoren. Klin. Mbl. Augenheilk. 40, 2 (1902).

FEJER: Ein seltener Fall von Solitärtuberkel der Aderhaut. Zbl. Augenheilk. 1908. — FLEISCHER: (a) Diskussion zum Vortrag von GILBERT 1918. (b) Zur Pathogenese der Chorioretinitis juxtapapillaris. 43. Heidelberg. Ber. 1922. — FROMAGET: Tuberculose cutaneé et tuberculose du tractus uveal etc. NAGEL-MICHELs Jahresber. 1902.

GILBERT (a): Über tuberkulöse Gefäßhautentzündung. 41. Heidelberg. Ber. 1918. (b) Zur Klinik und pathologischen Anatomie der disseminierten Aderhauttuberkulose. Arch. Augenheilk. 84 (1919). (c) Über Meningismus und Meningo-Encephalismus bei Augenkranken. 45. Heidelberg. Ber. 1927. — GINSBERG: Zur Kenntnis der chronischen herdförmig disseminierten Aderhauttuberkulose. Graefes Arch. 73 (1910). — GROENOUW: Beziehungen der Allgemeinleiden und Organerkrankungen zu Veränderungen und Erkrankungen des Sehorgans. GRAEFE-SAEMISCH. 3. Aufl. 1920.

HEINE: (a) Über die Höhe des Hirndrucks bei einigen Augenkrankheiten. Münch. med. Wschr. 1914. (b) Einige langdauernde Krankenbeobachtungen von Tuberkulose, Lues und symp. Ophthalmie. Klin. Mbl. Augenheilk. 71 (1923). — HEYDER: Multiple Tuberkel der Chorioidea und Sclera. Ung. ophthalm. Ges. Ber. Klin. Mbl. Augenheilk. 75, 253 (1925). — v. HIPPEL: Ein neuer Fall von proliferierender (tuberkulöser) Uveitis usw. Graefes Arch. 117 (1926).

JENSEN: Retinochorioiditis juxtapapillaris. Graefes Arch. **69** (1908).
KÄGI: Zur Kenntnis der sog. Panophthalmitis tuberculosa. Z. Augenheilk. **52** (1924). —
KELLERMANN: Über tuberkulöse Panophthalmie im Anschluß an ein Puerperium. Z. Augenheilk. **20** (1908).
LAGRANGE: La tuberculose du tractus uveal etc. Paris: Gaston Doin 1924. — LIEBRECHT: Die verschiedenen Formen der Aderhauttuberkulose. Münch. med. Wschr. 1897, 22.
DE LIETO VOLLARO: Contributo clinico ed anatomo pathologico alla tuberculosi bulbare. Lavori della clinica oculistica de Napoli. 5 (1897). — LÜTTGE: Panophthalmitis tuberculosa in puerperio. Graefes Arch. **55** (1903).
MELLER: Über tuberkulöse Aderhautentzündung. Z. Augenheilk. **48** (1922).
PETROVIC: Zur pathologischen Anatomie und Therapie der Solitärtuberkel der Chorioidea. Klin. Mbl. Augenheilk. **77** (1926).
SCHEERER: Röntgenbestrahlung der Uvealtuberkulose. Klin. Mbl. Augenheilk. **75** (1926).
STOCK: (a) Über metastatische Ophthalmie durch Tuberkelbacillen. Klin. Mbl. Augenheilk. **70** (1923). (b) Strahlenbehandlung in der Augenheilkunde. Klin. Mbl. Augenheilk. **76**, 542 (1926).
WAGENMANN: Beitrag zur Kenntnis der tuberkulösen Erkrankungen des Sehorgans. Graefes Arch. **34** (1888). — WERDENBERG: Über Lungenbefunde bei Augentuberkulose. Klin. Mbl. Augenheilk. **77**. Beilageheft. 1927. — WETTERSTRAND: Zur Kenntnis der Röntgentherapie bei Augentuberkulose. Acta radiol. (Stockh.) **7**, 639 (1926).

b) Die lepröse Chorioiditis.

Während noch von E. FRANKE und E. DELBANCO die Befunde von Augenhintergrundserkrankungen bei Lepra angezweifelt wurden, ergaben die systematischen Untersuchungen von RUBERT, daß trotz Unstimmigkeiten im einzelnen die von TRANTAS und BISTIS gemachten Mitteilungen über Chorioiditis leprosa zu Recht bestehen.

RUBERT fand im Gegensatz zu älteren Mitteilungen, nach denen der Entzündungsprozeß nur ausnahmsweise auf den hinteren Bulbusabschnitt übergriff, unter 202 Leprakranken 47 mal den Augenhintergrund verändert. In Wirklichkeit ist aber eine noch häufigere Beteiligung des Augenhintergrundes anzunehmen, da in späteren Stadien bei schweren Fällen die Augenspiegeluntersuchung ja unmöglich ist.

Symptome. Die Aderhautveränderungen sollen nach RUBERT zum Typus der Chorioiditis disseminata gerechnet werden. Sie treten bei beiden Formen der Lepra, der tuberösen wie der anästhetischen auf. Ihr charakteristisches Merkmal ist die Anordnung der Herde in der äußersten Peripherie des Augenhintergrundes. Meist sind es weiße atrophische Flecken von runder oder ovaler Gestalt. Eine unregelmäßige Form, aus diesen entstehend, wird seltener beobachtet. Bisweilen sieht man neben diesen atrophischen Herden auch einzelne frische, diffus umgrenzte von rötlich-gelblicher Farbe, wobei das Pigment entweder völlig fehlt oder in sehr geringem Maße vorhanden ist. Die Größe der Herde gibt RUBERT zwischen Stecknadelkopfgröße und mehr als dem achtfachen Durchmesser der Papille an. Die Veränderungen beschränken sich in der Regel auf die Peripherie, und zwar auf einen oder mehrere Quadranten, äußerst selten überschreiten sie den Äquator nach hinten. Hierin liegt aber ein so bemerkenswerter Unterschied gegenüber der im allgemeinen über den ganzen Hintergrund ausgebreiteten disseminierten Chorioiditis, daß abzuwarten bleibt, ob RUBERTs Urteil hinsichtlich der Ähnlichkeit mit Chorioiditis disseminata nicht noch der Nachprüfung bedarf.

Gewöhnlich sind die Herde von Pigment begleitet, das sie umgibt oder innerhalb der Flecken sich entwickelt. Fälle, in denen der ganze Herd von Pigment eingenommen wäre, hat RUBERT nie beobachtet.

Die Aderhautentzündung verläuft ebenso häufig ein- wie doppelseitig. Sie kann als durchaus selbständige Erkrankung unabhängig von solchen des vorderen Augenabschnittes auftreten und zwar häufiger bei der tuberösen als bei der maculo-anästhetischen Form. Der Verlauf ist ziemlich günstig, Komplikation durch Glaskörpertrübung selten, die Sehstörung gering, solange der gelbe Fleck nicht befallen ist.

Außerdem kommt noch eine Erkrankung der peripheren Teile des Augenhintergrundes vor, die den kongenital-luetischen und atypischen Formen der Retinitis pigmentosa ähnelt. Aller Wahrscheinlichkeit nach sind auch bei dieser Retinitis die wichtigsten anatomischen Veränderungen in der Gefäßhaut und nicht in der Netzhaut zu suchen, die erst sekundär erkrankt.

Charakteristisch sind also die beobachteten Krankheitsbilder für Lepra nicht, da sie zum Teil frühen, peripher beginnenden Formen der Chorioiditis disseminata, zum Teil der Retinitis pigmentosa atypica, zum Teil schließlich den Bildern bei kongenitaler Lues gleichen.

Pathologische Anatomie. *Mikroskopische Untersuchungen* frischer Fälle von Aderhautlepra liegen nicht vor, vielmehr handelt es sich in mehreren Beobachtungen um Weiterleitung schwerer lepröser Prozesse von der Hornhaut nach hinten. Hierbei war entsprechend dem primären Sitz der Erkrankung in der äußeren Augenhaut besonders die Suprachorioides befallen durch ausgesprochene Verbreiterung infolge ödematöser Durchtränkung und Auflockerung mit geringer Zellinfiltration. Charakteristisch für Lepra sind die von E. Franke und E. Delbanco beobachteten Veränderungen an den durch den vorderen Teil der Suprachorioidea hindurchtretenden Ciliarnerven in Gestalt von zelliger Infiltration und Anhäufungen von Bacillenmassen, die als periphere Neuritis zu deuten sind. Auch Lie fand die Nerven der Aderhaut sehr bacillenreich, selbst wenn die Aderhaut normal aussieht. In den tieferen Schichten der Aderhaut, besonders der Choriocapillaris, fand Lie inmitten rundzelliger lepröser Infiltration die Bacillenansammlungen mehr an die Gefäße gebunden.

Therapie. Da die symptomatische Behandlung kaum mehr als vorübergehende Erfolge zu erzielen vermag, ist die auch sonst gegen Lepra mit Erfolg geübte Goldbehandlung, die Schnaudigel in einem Falle schon mit gutem Erfolg vorgenommen hat, zu versuchen.

Literatur.
Die lepröse Chorioiditis.

Bistis: Über zwei Fälle von lepröser Chorioretinitis. Zbl. Augenheilk. 1899. — Borthen und Lie: Die Lepra des Auges. Leipzig: Engelmann 1899.

Franke und Delbanco: Zur pathologischen Anatomie der Augenlepra. Graefes Arch. 50 (1900).

Rubert: Über Veränderungen des Augenhintergrundes bei Lepra. Mitt. Augenklinik von Fejer. H. 2. 1904.

Schnaudigel: Ein Beitrag zur Therapie der Uveitis leprosa Münch. med. Wschr. 1923.

Trantas: Lésions ophthalmoscopiques chez les lépreux. Ann. d'Ocul. 121, 366 (1899).

c) Die syphilitische Chorioiditis.

Bei den syphilitischen Erkrankungen der Aderhaut spielt zum Unterschied von denen der vorderen Uvea die angeborene Lues eine erhebliche Rolle. Die Aderhautentzündung bei der kongenitalen Lues verdient daher eine gesonderte Besprechung.

Einteilung und Symptome. Will man ein klares Bild von der Häufigkeit der luetischen Aderhautentzündung im Verhältnis zur tuberkulösen gewinnen, so ist es jedenfalls nötig, *die angeborenen und erworbenen luetischen Prozesse scharf voneinander zu trennen*. Die früher als hauptsächliche Ursache der Chorioiditis disseminata angeschuldigte Lues kommt nämlich beim Erwachsenen verhältnismäßig selten in Frage. Dies geht schon aus älteren serologisch nicht geprüften Untersuchungsreihen hervor. J. Igersheimer hält unter 60 Fällen von Chorioiditis disseminata 85% mit größter Wahrscheinlichkeit nicht für luetisch und erklärt die Zahl von 15% für möglicherweise noch zu hoch. Verfasser fand unter 50 Fällen von Chor. diss. in 8% positive Wa.R., hält aber auch hier die Lues als Ursache nicht für einwandfrei erwiesen. Bei Chorioiditis und Chorioretinitis der Erwachsenen überhaupt fand IGERSHEIMER die Lues mit 16% beteiligt.

Geradezu umgekehrt liegen die Verhältnisse im Kindesalter. Nach HIRSCHBERGs und SIDLER-HUGUENINs klinischen Erfahrungen kommt für gewisse Erkrankungen der Aderhaut die Lues in diesem Alter einzig und allein ursächlich in Betracht, und IGERSHEIMER sieht nach den Ergebnissen der Wa. R. mindestens etwa 65% als luetisch an. Indessen versagt die Wa.R. in diesem Alter häufig und gerade bei der Mehrzahl sicher kongenital luetischer Individuen fällt sie nach dem 10. Lebensjahr negativ aus. Unter Berücksichtigung dieser Tatsache nimmt auch IGERSHEIMER bei fast 83% kongenitale Lues als Ursache der Chorioiditis des Kindesalters an.

Bei den syphilitischen Aderhauterkrankungen ist eine lebhafte Beteiligung der Netzhaut die Regel. Und zwar handelt es sich nicht nur um die von der Choriocapillaris ausgehende sekundäre Schädigung der Netzhaut, sondern häufig um gleichzeitige primäre Erkrankung beider Häute. Deshalb ist auch im Abschnitt über die Erkrankungen der Netzhaut von diesen Veränderungen die Rede (Beitrag SCHIECK). Die Spärlichkeit pathologisch-anatomischer Befunde erschwert die Entscheidung, von welcher Membran die Erkrankung ihren Ausgang genommen hat, so daß die Wertung der in Betracht kommenden retinalen und chorioidealen Erkrankungen oft schwierig und bis zu einem gewissen Grade willkürlich ist.

Zunächst beteiligen sich Aderhaut und Netzhaut nicht selten an der Iridocyclitis syphilitica (J. SCHNABEL). Dies wird entweder durch eine den Medientrübungen nicht mehr entsprechende Sehstörung oder durch stärkere Glaskörpertrübung erkannt, letzteres besonders bei Ergriffensein der vordersten Abschnitte der Aderhaut. Klärt sich der Glaskörper auf, so nimmt man eine leicht gewölbte unscharf begrenzte, später eine blasse Papille sowie einzelne pigmentumsäumte chorioiditische Herde wahr. In manchen Fällen nimmt diese zur *chronischen Uveitis* gehörende Erkrankung durch Aufhellung des Glaskörpers einen günstigen Ausgang, in anderen führt sie zur Netzhautentartung oder bei schwerer Beteiligung des Strahlenkörpers zur Atrophia bulbi und Netzhautablösung.

Die anderen funktionell und ophthalmoskopisch sich bemerkbar machenden Chorioretinitiden syphilitischen Ursprungs verlaufen unter dem Bilde einer Reihe bekannter Hintergrunderkrankungen.

E. KRÜCKMANN hat den Versuch gemacht, diese Erkrankungen syphilidologisch einzuteilen und gliedert die frühere FÖRSTERsche Chorioiditis syphilitica in diffuse und herdförmige Prozesse, die letzteren wieder in disseminierte und gruppierte Formen. Hiernach wiederholt sich, was auch an der Erkrankung der vorderen Uvea festzustellen war, daß nämlich auch bei den herdbildenden Metastasen die Herde nicht immer abzugrenzen sind und die Erkrankung klinisch zunächst als diffuse Entzündung verläuft.

Diffuse Chorioiditis nennt KRÜCKMANN eine ausschließlich flächenhafte Erkrankung der Choriocapillaris, die in den ersten Monaten nach der Infektion auftreten und durch bläulichgraue Verschleierung des Hintergrundes sowie Fehlen einer feinstreifigen Trübung von der gleichartigen Netzhautentzündung sich unterscheiden soll. Die Erkrankung gehe bei rechtzeitiger Behandlung ohne Folgen zurück, hinterlasse aber doch auch oft als Zeichen circumscripter Prozesse einzelne oberflächliche atrophische Flecke. Anderweitige Mitteilungen über diese Erythem- und roseolenähnliche Erkrankung der Aderhaut, die übrigens nach KRÜCKMANN selbst schwer zu diagnostizieren sein soll, sind bisher nicht erfolgt, und IGERSHEIMER erwähnt sie in seiner zusammenfassenden Darstellung der Lues des Augengrundes nicht.

Glücklicher erscheint der Versuch, die *herdförmigen syphilitischen Entzündungen den papulösen Syphiliden an die Seite zu stellen.* Es handelt sich hier im allgemeinen um Späterscheinungen der Sekundärperiode, die wieder bei lebhafter mit Netzhauttrübung einhergehender Exsudation als Frühformen, ohne solche als Späteruptionen zu bezeichnen sind. Zugleich deckt sich die erste Form mit der disseminierten, die zweite mit der gruppierten Aderhautentzündung.

Ein für Lues charakteristisches Augenspiegelbild zeigen diese Erkrankungen nicht und sie sind als Syphilide erst auf Grund der Allgemeinuntersuchung und der Wa.R. zu bezeichnen. Speziell ist für die disseminierten Formen auf die Ähnlichkeit mit der Tuberkulose, für die gruppierten auf die erwähnten ähnlichen Bildungen bei Typhus und Pneumonie hinzuweisen.

Daß die syphilidologische Einteilung der Aderhauterkrankungen des Sekundärstadiums bisher nicht recht Fuß gefaßt hat, findet seinen Grund darin, daß man die Mehrzahl der Fälle erst im späteren Stadium der Folgezustände zur Beobachtung bekommt. Deshalb ist auf diese einzelnen Bilder noch näher einzugehen.

Bei *der Chorioiditis disseminata syphilitica* ist im Gegensatz zu anderen Erscheinungsformen der Lues des Augenhintergrundes der Ursprung der Erkrankung mit Sicherheit in die Aderhaut zu verlegen, und Netzhautveränderungen, seien es nun Pigmentierungen oder Gefäßsklerosen, sind als sekundär aufzufassen.

Zur Chorioiditis disseminata syphilitica wurden vielfach auch Krankheitsfälle gerechnet, die FÖRSTER erstmals als Chorioiditis, besser *Chorioretinitis specifica* hervorgehoben hat. Diese für Lues charakteristische Erkrankung des späteren Sekundärstadiums setzt ausnahmslos mit einer staubförmigen Trübung besonders der hintersten Glaskörperschichten ein. Die Erkrankung pflegt Aderhaut und Netzhaut gleichzeitig zu befallen und daher findet man in frischen Fällen die Papille gerötet, undeutlich begrenzt, die umgebenden Netzhautpartien leicht getrübt. Schwellung der Papille ist sehr wahrscheinlich, aber wegen der Glaskörpertrübung nicht sicher nachweisbar. Häufig finden sich frühzeitig herdförmige Veränderungen, und zwar mit Vorliebe in der Gegend der Macula lutea in Form von gruppenweise angeordneten hellroten und weißlichen Fleckchen, die aber recht unscheinbar sind. Von den subjektiven Symptomen sind zu Beginn am meisten charakteristisch die durch den Sitz in der Macula bedingten, nämlich die hochgradige Herabsetzung der zentralen Sehschärfe bei geringfügigem Spiegelbefund, Photopsie, Mikropsie und Metamorphopsie, später Hemeralopie und häufig Ringskotome.

Die Erkrankung tritt bisweilen einseitig, dabei aber häufig rückfällig auf und ist durch voraufgehende Iritis kompliziert. Später führt sie zu einem kleinfleckigen Pigmentschwund und zur Bildung unregelmäßiger Pigmentmassen, wozu dann als besonders charakteristisch das Bild der Netzhautentartung und der wachsgelben Sehnervenatrophie hinzutritt.

So bietet diese Erkrankung in späteren Stadien eine gewisse Ähnlichkeit mit der Retinitis pigmentosa, von der sie aber doch die herdförmigen Veränderungen in der Aderhaut, die unregelmäßige Anordnung der dem Verlaufe der Netzhautgefäße meist nicht folgenden Pigmentansammlungen unterscheiden.

Recht häufig ist die *Chorioiditis peripherica* (aequatorialis, anterior) syphilitischer Natur. Da sie gern als Teilerscheinung der Iridocyclitis sowie besonders bei Keratitis parenchymatosa und bei Lues congenita auftritt, soll sie bei dieser eingehender besprochen werden. Sie kommt aber auch bisweilen bei erworbener Lues vor, indem die Peripherie kleinfleckig verändert erscheint und so ein dem Pfeffer- und Salzfundus ähnelndes Bild entsteht. Die juxtapapilläre Form der Erkrankung, die im Beginn gern als Papilloretinitis auftritt, kann sowohl in der Aderhaut wie in der Netzhaut ihren Ursprung nehmen.

Mit gleicher Sicherheit läßt sich der Ursprung anderer Krankheitsbilder nicht in die Aderhaut verlegen. Das gilt z. B. für die Chorioretinitis centralis, bei der sich in der Gegend der Macula ein größerer weißlicher Herd, bedingt durch Netzhauttrübung findet, das gilt auch für die seltene zentrale rezidivierende Retinitis syphilitica, deren Ursprung Uhthoff freilich wegen langdauernden negativen ophthalmoskopischen Befundes und geringer Sehstörung in die Aderhaut verlegt, während Fuchs die ophthalmoskopisch sichtbare Trübung in die Netzhaut, vor die Schicht der Stäbchen und Zapfen lokalisiert und eine Erkrankung der perimacularen Capillaren als Ursache der Affektion ansieht.

Gumma chorioideae. Die viel selteneren *gummösen Prozesse* der Aderhaut zeichnen sich durch ein mehr geschwulstmäßiges Wachstum mit Vorwölbung der erkrankten Partie ins Augeninnere hinein aus. Da das Gumma der Aderhaut aber meist verbunden mit dem des Ciliarkörpers vorkommt (Ewetzky, W. Uhthoff), so stehen lebhafte Trübung des Glaskörpers und andere heftige Entzündungserscheinungen von seiten der vorderen Gefäßhaut im Vordergrunde der Beobachtung. Dazu kommt dann häufig als Zeichen des sich vorbereitenden Durchbruchs nach außen eine Vorwölbung der Lederhaut. Damit ist das Schicksal des Auges in der Regel besiegelt. Schnelle Erblindung mit folgender Enukleation oder Phthisis bulbi ist der Ausgang. Nur bei der viel selteneren Ansiedlung in der Äquator- und Polgegend ist öfters ein günstiger Ausgang mit Erhaltung der Funktion und Form beobachtet.

Die **Aderhauterkrankungen bei angeborener Lues** stehen denen bei erworbener an Wichtigkeit, Häufigkeit und vor allem auch an Mannigfaltigkeit nicht nach, ja sie sind relativ noch häufiger. Antonelli und J. Hirschberg haben sich zuerst eingehender mit der kongenitalen Lues des Augenhintergrundes beschäftigt. Schon beim Säugling sind von Hirschberg und Sidler-Huguenin chorioretinitische Prozesse beobachtet worden, und zwar in der Regel in der Form von peripher gelegenen, kleinen gelben und gelbweißen Herdchen. Die Entwicklung des Pfeffer- und Salzfundus, den Übergang der frischen Chorioiditis in den pigmentierten Zustand konnte J. Igersheimer schon zwischen dem ersten und zweiten Lebensjahr beobachten. Auch die anderen noch zu besprechenden Formen dürften auf die ersten Lebensjahre zurückgehen, obgleich sie öfter erst nach dem Hinzutreten einer Keratitis parenchymatosa entdeckt wurden. Immerhin kann auch nach jahrelangem Stillstand eine weitere Ausbildung der Hintergrundveränderungen sich entwickeln, so daß aus einer in frühester Jugend aufgetretenen peripheren Chorioiditis eine allgemeine ausgebreitete Chorioiditis entsteht. Schon Hirschberg hat den Formenreichtum der angeborenen Lues des Augenhintergrundes zu ordnen versucht. Wir folgen hier der von Sidler-Huguenin gegebenen Darstellung, nach der die vielfachen Bilder der angeborenen Lues des Augenhintergrundes in vier wohl unterscheidbare Typen gruppiert sind, die hier in drei Gruppen zusammengefaßt werden. Bei allen ist die Aderhaut beteiligt, wenngleich sie nicht überall im Vordergrunde der Erscheinungen steht.

Typus I: feinfleckige, gelbrötliche Sprenkelung neben feiner punktförmiger, brauner Pigmentierung (Abb. 37) (Pfeffer- und Salzfundus).

Die rundlichen gelbroten Flecken heben sich von einem fein braun getüpfelten Hintergrund ab, der wie mit Schnupftabak bestreut aussieht. Die Peripherie des Hintergrundes ist gern bleigrau verfärbt. Die gelbroten Flecken setzen sich gegenüber ihrer Umgebung deutlich ab, die viel kleineren Pigmentpünktchen sind im umgekehrten Bilde gerade noch wahrzunehmen.

Die Erkrankung ist bisweilen nur auf einzelne Quadranten beschränkt und wird dann besonders bei Freibleiben der Netzhautmitte als zufälliger Nebenbefund entdeckt. Die leichteren Fälle entsprechen den von Antonelli als „Stigmates ophthalmoscopiques rudimentaires" bezeichneten Bildern.

Schwere Fälle dieses Typus verursachen aber Herabsetzung der Sehschärfe, Gesichtsfeld- und Lichtsinnstörung. Hier tritt bei leichter atrophischer Verfärbung der Papille und Verengerung der Netzhautgefäße die Sprenkelung und

Tüpfelung bis hart an die Papille heran. Nach der Peripherie zu werden die Herdchen gern etwas umfangreicher, doch fehlen größere helle chorioiditische Herde. Der Glaskörper bleibt frei. Die Erkrankung wird schon in den ersten Lebenswochen beobachtet, ist also wahrscheinlich oft angeboren. Das Bild verändert sich nach SIDLER-HUGUENIN später nicht.

Die sichtbaren Veränderungen scheinen sich ausnahmslos in der Netzhaut abzuspielen, doch liegt vermutlich eine Erkrankung der Choriocapillaris zugrunde.

Typus II umfaßt die *grobfleckige Chorioretinitis* hauptsächlich peripheren Sitzes. Zahl, Farbe und Größe der chorioiditischen Herde wechseln sehr stark (Abb. 37). Durch Zusammenfließen entstehen hand- und blattförmige Figuren.

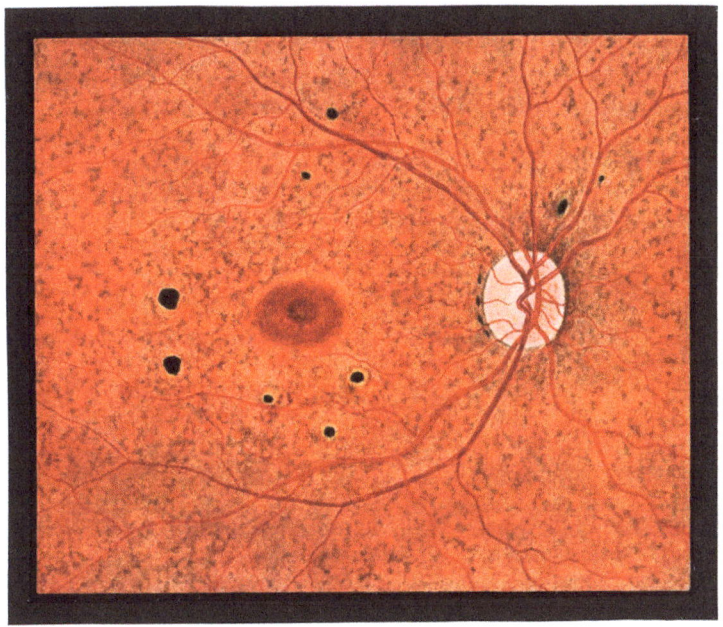

Abb. 37. Chorioretinitis e lue congenita. Verbindung von Typus 1 (Pfeffer- und Salzhintergrund) mit Typus 2 (pigmentierte Herde). Mädchen von 13 Jahren.

Die hellen chorioiditischen Herde werden von einem zarten Pigmentring eingefaßt oder das Pigment entsteht auch im Innern des Fleckens (Schießscheibenfigur). Bei beiden Typen finden sich häufig Glaskörpertrübungen, auch ist oft Keratitis parenchymatosa vorausgegangen. Dagegen bleiben Sehnerv und Netzhautgefäße unversehrt. Verminderung der Funktion ist nur bei Vorrücken der Herde gegen den hinteren Pol zu erwarten. Die einmal abgelaufene Erkrankung neigt nicht zu Rückfällen.

Eine Gruppe des Typus II von SIDLER-HUGUENIN ist vorwiegend durch *reichliche Pigmentmassen* charakterisiert, welche die Peripherie bevorzugen und ohne voraufgegangene Entzündung in der Netzhaut sich entwickeln. Möglicherweise liegt wie bei der Durchschneidung der Ciliargefäße eine Erkrankung der Choriocapillaris zugrunde, während die sichtbaren Veränderungen vorwiegend retinale sind. Diese Form verbindet sich häufig mit einer anderen (Typus III von SIDLER-HUGUENIN), bei der sich vorwiegend chorioideale Veränderungen finden, und zwar stehen hier entzündliche Prozesse und ihre rein atrophischen Folgen mehr im Vordergrunde als die sekundäre Pigmentierung: kleinere oder größere weißliche runde Herde in der Peripherie des Hintergrundes mit Neigung zur Verschmelzung, von wo aus dann in Abständen Ausbuchtungen sowie isolierte kleinere Herde gegen den hinteren Pol zu sich ausbreiten. Auch diese hellen Flecke können jahrelang unverändert bleiben oder es tritt entsprechend den Vorgängen bei der Chorioiditis disseminata eine sekundäre Pigmentierung ein. Die Pigmentherde sind im Gegensatz zu Typus II zackig und miteinander verzweigt. Doch stehen diese pigmentierten Fälle des SIDLER-HUGUENIN-Typus III, wie auch IGERSHEIMER betont, zweifellos denen seines Typus II nahe, so daß es zweckmäßiger erscheint, wie hier geschehen, beide Gruppen als Typus II zusammenzufassen, da ihr in der Pigmentierung gelegener Hauptunterschied kein wesentlicher ist.

Typus III (IV von SIDLER-HUGUENIN) zeigt neben einer Erkrankung des Pigmentepithels, neben gröberen chorioretinitischen Herden eine *Erkrankung des Sehnerven und der Netzhautgefäße* mit entsprechender Verminderung der Funktionen. Hierunter finden sich die Fälle, die wegen einer gewissen Ähnlichkeit öfters mit der *Retinitis pigmentosa* verwechselt worden sind.

Die Gegend des hinteren Pols ist bleigrau verfärbt, die Pigmentfiguren sind gern zackig. Die gesamten Pigmentveränderungen beruhen auf einem flächenhaften Schwund (helle Flächen), auf flächenhafter Wucherung des Pigmentepithels (bleigrauer Grund) und auf einer herdförmigen Pigmentierung. Die Veränderungen an der Papille und am Netzhautgefäßsystem sind als Folgen der Pigmententartung aufzufassen.

Bei dieser schwersten Krankheitsform glaubt SIDLER auch eine allgemeine degenerative und Dekadenzwirkung der Lues annehmen zu sollen.

Die drei verschiedenen Typen gehen nach SIDLER nicht ineinander über, dagegen kommen gelegentlich Mischformen vor, und zwar kombiniert sich gerne Typus I mit beiden Formen des Typus II. Letztere Formen findet man mit Vorliebe nach Keratitis parenchymatosa, und bei Mischung mit Typus I kann dann angenommen werden, daß II sich zu dem vorher bestehenden Typus I hinzugesellt hat.

Die Netzhautveränderungen bei diesen kongenitalen Leiden sind im Abschnitt Netzhauterkrankungen (SCHIECK) geschildert.

Pathologische Anatomie. Die Versuche, eine Chorioiditis luetica auf dem Blutwege zu erzeugen, sind schließlich von Erfolg gekrönt gewesen. IGERSHEIMER sah am Tage nach der intraarteriellen Einspritzung von Spirochätenreinkultur meist typische Veränderungen am Augenhintergrund des Kaninchens, bestehend in graulichen, unscharf begrenzten oder mehr weißen, scharf umrandeten Herden von verschiedener Anzahl. In wenigen Tagen verschwinden die verwaschenen Grenzen, es wandert Pigment ein und es kommt dann entweder zu einer Chagrinierung des Fundus an der Herdstelle, die kaum noch als pathologisch zu erkennen ist, oder es entstehen ausgesprochene chorioretinitische Flecken, die unverändert bestehen bleiben.

Indessen ist doch bei der Bewertung dieser Versuche zu berücksichtigen, daß es sich bisher um Veränderungen handelt, die der Einspritzung unmittelbar folgten und möglicherweise nicht als reine Spirochätenwirkung aufzufassen sind. Viel seltener sah IGERSHEIMER Aderhautveränderungen nach einer gewissen Latenzperiode auftreten, so einmal nach 3 Monaten in der Nähe der Markflügel eine große Zahl gelber chorioretinitischer Herdchen, deren anatomische Unterlage lediglich in Veränderungen des Pigmentepithels bestand. In einem anderen Fall fand sich 6 Monate nach der Einspritzung teils diffuse, teils herdförmige Lymphocytenanhäufung um die Gefäße.

Die so häufige Frage, von welcher Membran die luetische Chorioretinitis ihren Ausgang nehme, ob weiter Chorioiditis ohne Retinitis vorkomme und umgekehrt, ist durch klinische, anatomische und experimentelle Forschung hinsichtlich der Aderhaut so weit geklärt, daß diese allein und völlig unabhängig von einer Erkrankung der Netzhaut befallen werden kann. Ein frischer exsudativer Prozeß in der Aderhaut kann schnell degenerative Vorgänge in den äußeren Netzhautschichten hervorrufen, sich selbst aber völlig zurückbilden. Aller Wahrscheinlichkeit nach können sowohl die FÖRSTERsche wie die disseminierte Form der Chorioretinitis auf primäre Aderhauterkrankung zurückgeführt werden. Auch die Chorioretinitis pigmentosa bei angeborener Lues (Typus III) ist nach IGERSHEIMER auf primäre Aderhauterkrankung zu beziehen, während das für die anderen Typen nicht so sicher feststeht.

Die anatomischen Veränderungen bei frischer luetischer Chorioiditis sind die einer infiltrierenden Entzündung ohne ein eigentlich typisches Bild. Eine bald diffuse, bald herdförmige Infiltration ergreift hauptsächlich die inneren Schichten der Aderhaut, ja von NETTLESHIP wurde der Beginn der Entzündung in der Choriocapillaris beobachtet. In einigen bei FUCHS erwähnten Fällen fanden sich zusammenfließende Herde aus Lymphocyten mit Epitheloiden und Riesenzellen in der Mitte, wieder in andern nekrotische und degenerative Veränderungen, wie sie aber ebenso bei Tuberkulose und sympathisierender Entzündung vorkommen. Außerdem besteht oft eine Erkrankung der Arterien, kenntlich an Wucherung der Adventitia und Intima.

Infolge der Aderhauterkrankung leidet das Pigmentepithel, so daß es stellenweise schwindet oder wuchert. Die Netzhaut kann in Mitleidenschaft gezogen werden oder auch primär luetisch erkranken; so fand z. B. NETTLESHIP die entzündeten Stellen in der Netzhaut nicht mit denen in der Aderhaut örtlich zusammenfallend.

Bei der angeboren-luetischen Chorioiditis kann der Beginn der Erkrankung in manchen Fällen schon in die Fetalzeit verlegt werden. Dies ergibt die Untersuchung von nur wenige Monate alten Kindern, bei denen die Entzündung bereits zur Atrophie geführt hatte. Auch die kongenitale luetische Chorioiditis beginnt mit dieser Rundzellinfiltration, vorwiegend in der Choriocapillaris sowie mit Gefäßveränderung. In anderen Fällen, besonders bei erworbener Lues, findet sich Bildung von straffem Bindegewebe und Verödung von Gefäßen. IGERSHEIMER sah stärkere Infiltration nur im vordersten Abschnitt der Aderhaut an der Ora serrata. In älteren Fällen kann die Aderhaut selbst unversehrt erscheinen, und dann weisen nur die Folgezustände an der Netzhaut wie Pigmentwucherung und Einwanderung in die Netzhaut, sowie Schwund der äußeren Netzhautschichten auf die überstandene Aderhauterkrankung.

Bei den gummösen Prozessen bildet sich ein Granulationsgewebe, dessen Ausdehnung je nach dem Zeitpunkt der Untersuchung sehr verschieden sein, unter anderem das ganze Augeninnere ausfüllen kann; stets aber pflegen große Teile von Netzhaut, Aderhaut und Lederhaut in der Neubildung aufzugehen. Riesenzellen, Nekrosenherde, perivasale entzündliche Infiltration und stellenweise bindegewebige Umwandlung vervollständigen das histologische Bild.

Therapie. Eine energische spezifische *Behandlung* ist am aussichtsreichsten bei frischen Fällen *erworbener* Syphilis im Sekundärstadium; für sie gelten die auf S. 73 dargelegten Grundsätze. Besonders günstig sind die Erfolge bei der FÖRSTERschen Chorioretinitis diffusa, weniger beim Aderhautgumma, doch kommt auch hier bei Beschränkung des Prozesses auf die Aderhaut Heilung mit guter Funktion vor.

Die *kongenital* luetischen Uvealerkrankungen sind, soweit es sich um Fälle der Typen I—II handelt, an sich prognostisch nicht ungünstig; einer Besserung durch spezifische Behandlung sind sie indessen nicht immer zugänglich. Sehr befriedigende Erfolge sah HIRSCHBERG von lange fortgesetzten Inunktionskuren.

Neben der spezifischen ist die allgemein roborierende Behandlung nicht zu vernachlässigen.

Literatur.
Die syphilitische Chorioiditis.

ANTONELLI: Les stigmates ophtalmoscopiques rudimentaires de la syphilis héréditaire. Paris 1897.
EWETZKY: Das Syphilom des Ciliarkörpers. Berlin 1904.
FÖRSTER: Zur klinischen Kenntnis der Chorioiditis specifica. Graefes Arch. 20, 1 (1874).
FUCHS: (a) Ein Fall zentraler rezidivierender syphilitischer Netzhautentzündung. Zbl. Augenheilk. 40 (1916). (b) Über luetische Chorioiditis. Graefes Arch. 97, 1 (1918).
HANSSEN: Gumma der Aderhaut. Klin. Mbl. Augenheilk. 56 (1916). — HIRSCHBERG: Über Netzhautentzündung bei angeborener Lues. Zbl. Augenheilk. 19 (1895).
IGERSHEIMER: Experimentelle Untersuchungen zur Syphilis des Auges. 38. Heidelberg. Ber. 1912. (b) Syphilis und Auge. Berlin: Jul. Springer 1918.
KRÜCKMANN: Beitrag zur Kenntnis der Lues des Augenhintergrundes, 31. Heidelberg. Ber. 1903.
NETTLESHIP: On the pathologic changes in syphilitic chorioiditis and retinitis. Ophthalm. hosp. rep. 11. London 1886.
SCHNABEL: Die Begleit- und Folgekrankheiten der Iritis. Arch. Augenheilk. 5 (1876).
SIDLER-HUGUENIN: Über die hereditär-syphilitischen Augenhintergrundsveränderungen usw.. Deutschmanns Beitr. z. Augenheilk. 6 (1901). — STÄHLI: Ein Beitrag zur Anatomie und Pathologie der Lues hereditaria tarda oculi. Arch. Augenheilk. 74 (1913).
UTHHOFF: Ein seltener Fall von zentraler rezidivierender Retinitis syphilitica. Klin. Mbl. f. Augenheilk. 50, 1, 475 (1912). (b) Ein Fall von Gumma des Uvealtraktus mit Durchbruch nach außen. Klin. Mbl. Augenheilk. 60 (1918).

B. Die Gefäßerkrankungen der Chorioidea.

Eine *Embolie* von Aderhautgefäßen mit Luft oder mit Injektionsmasse kann bei chirurgischen Eingriffen an den Lungen und Pleuren, beim Auffüllen von Thoraxfisteln mit Wismutpaste auftreten. Als Begleiterscheinung mehr oder weniger schwerer Kollapse werden dann die Pupillen weit, bleiben unter Umständen auch bis zum Tode starr. In dem von R. SEEFELDER mitgeteilten, gut ausgelaufenen Falle dauerte die Erblindung vier Tage, um dann allmählich nahezu völliger Wiederherstellung der Funktion Platz zu machen. Die Spiegeluntersuchung ergab nach einiger Zeit Veränderungen des Augenhintergrundes, die mit Sicherheit auf eine Schädigung des Pigmentepithels, der Netzhaut und der Aderhaut schließen ließen, und zwar handelte es sich um runde Herde von blendendweißer oder gelbrötlicher Farbe und der Größe des Zentralvenenstammes. SEEFELDER reiht die weißen stark lichtreflektierenden Herdchen in die Gruppe der Drusenbildungen ein; bei den gelben und gelbrötlichen Herdchen nimmt er eine Depigmentierung oder Nekrose des Pigmentepithels ohne drusige Wucherung an.

Bei ausgedehnterer Zirkulationsstörung in den Aderhautgefäßen ist nach TH. LEBER Pigmenteinwanderung in die Netzhaut zu erwarten, und L. SCHREIBER ist es auch gelungen, beim Kaninchen nach Durchschneidung einer hinteren Ciliararterie in deren Versorgungsbereich eine Drusenbildung und weitgehende Entartung der Netzhaut hervorzurufen.

Die *Sklerose* der Aderhautgefäße tritt sowohl als *primäre Gefäßerkrankung* wie auch *sekundär im Verlaufe schwerer entzündlicher und degenerativer Vorgänge* in der Aderhaut auf. Diese letzteren führen durch Endovasculitis und Thrombose zur mehr oder weniger völligen Ausschaltung ganzer Gefäßgebiete; sklerotische Inseln von verschiedenster Ausdehnung sind daher ein häufiger Befund bei Aderhautentzündungen tuberkulösen oder luetischen Ursprungs, weiter aber auch bei der Pigmententartung der Netzhaut, die sogar in manchen Fällen in Abhängigkeit von dieser Gefäßsklerose sich entwickelt.

Die Bedeutung der Erkrankungen der Aderhautgefäße für die Pathologie des Augenhintergrundes ist durch die bekannten Versuche A. WAGENMANNs ins rechte Licht gesetzt, wonach Entartung der Netzhaut mit Pigmenteinwanderung infolge gestörter Aderhautzirkulation auftritt.

Die primäre Sklerose der Aderhautgefäße befällt vorwiegend, aber keineswegs ausnahmslos Individuen im vorgerückteren Lebensalter, hauptsächlich im 6. und 7. Lebensjahrzehnt. Aber wie die Gefäßsklerose als Altersabnutzungserscheinung bei verschiedenen Individuen zu ganz verschiedener Zeit einsetzt, so begegnet man der Aderhautsklerose auch in einzelnen Fällen in wesentlich

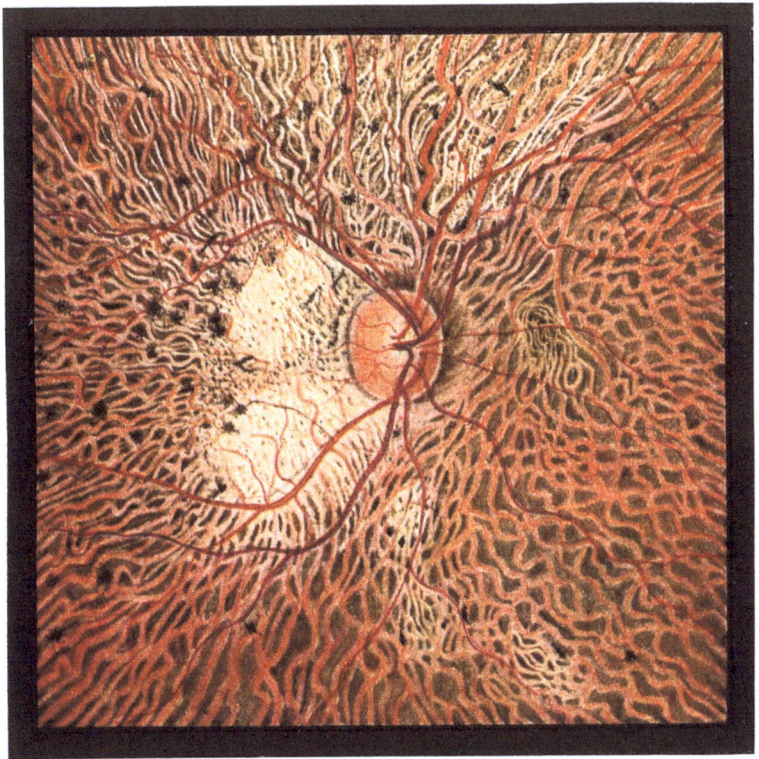

Abb. 38. Sklerose der Aderhautgefäße mit beginnender chorioretinaler Entartung. Mann von 57 Jahren.

früherem Lebensalter, ja man kann sie bis ins 3. Lebensjahrzehnt zurückverfolgen. Dabei sind gewisse familiäre Beziehungen, hereditäre Minderwertigkeit des Gefäßsystems gelegentlich unverkennbar.

Eine besonders ausgeprägte Erkrankung der großen Körperstammgefäße ist in der Regel nicht zu verzeichnen, sondern wie so häufig bei der Hirngefäßsklerose zeigen diese nur ziemlich geringfügige Veränderungen.

Symptome. Die Erkrankung beginnt subjektiv mit einer allmählich einsetzenden, aber stets zunehmenden Verminderung der zentralen Sehschärfe, zu der in der Regel auch eine Abnahme des Lichtsinns sich hinzugesellt. Ophthalmoskopisch entziehen sich die Anfänge der Erkrankung der Beobachtung. Erst wenn der Schwund des Pigmentepithels einsetzt, treten die Veränderungen deutlich hervor. Die Gefäße stellen sich als gelblichweiße im Kaliber sehr verschieden starke Stränge dar. Zum Teil zeigen sie noch eine schmale zentrale Blutsäule, doppelt eingefaßt von weißem Saum. Dabei ist diese ophthalmoskopisch sichtbare schwere Veränderung der Gefäßwand unter Umständen in den Verlauf eines solche Zustände sonst nicht zeigenden Gefäßes eingeschaltet.

Mit Vorliebe ist der Sitz dieser Veränderung die den Sehnervenkopf umgebende Aderhautzone (Abb. 38); auf diese kann die Sklerose überhaupt eingeengt bleiben. Es handelt sich dann um eine auf den Circulus vasculosus nervi optici beschränkte Sklerose. Diese ist als Altersveränderung gar nicht selten und stellt Beginn und Grundlage einer die Papille umgebenden senilen Aderhautentartung, den Halo senilis dar.

Weit auffallender ist aber das Bild, wenn sich die Sklerose über den ganzen hinteren Pol erstreckt und große Teile des Augenhintergrundes von den weißen Strängen durchzogen werden. Dabei ist aber fast stets die nächste Papillenumgebung mitbeteiligt, wie alle bisher bekannt gegebenen Abbildungen zeigen, bei denen die Sklerose die Papille rings umgibt. Am stärksten ausgeprägt entwickelt sie sich aber temporal von der Papille, wo die zahlreichen Gefäßstämmchen sich verzweigen. Nur ausnahmsweise bleibt gerade die vom Circ. arteriosus nervi optici versorgte circumpapilläre Aderhautzone frei. Hie und da kommen noch sklerotische Inseln entfernt vom Hauptherde vor. In fortgeschrittenen Fällen hat die Sklerose eine diffuse Entartung der Aderhaut zur Folge (Abb. 38, temporal von der Papille). Die Anhäufung von Pigment in den äußeren Netzhautschichten in Form kleiner Klümpchen oder sternförmiger Figuren pflegt im allgemeinen nicht sehr hochgradig zu sein (Abb. 38). Die Netzhautgefäße sind meist unverändert, dagegen zeigt die Papille öfters das Bild der wachsgelben Atrophie.

Pathologische Anatomie. Die Veränderungen betreffen alle drei Schichten. Adventitia und Media sind fibrös verdickt, und Intimawucherung führt zur Verengerung, schließlich zum Verschluß der Gefäßlichtung.

Literatur.
Die Gefäßerkrankungen der Chorioidea.

Schreiber: Über Drusenbildung des Pigmentepithels nach experimenteller Ciliararteriendurchschneidung beim Kaninchen. 35. Heidelberg. Ber. 1906. — Seefelder: Ein klinischer Beitrag zur Frage der Embolie von Aderhautgefäßen. Z. Augenheilk. 41 (1920).

Wagenmann: Experimentelle Untersuchungen über den Einfluß der Zirkulation usw. Graefes Arch. 36 (1891).

C. Die Geschwülste der Chorioidea.
a) Das Sarkom.

Das Sarkom der Aderhaut gehört zu den selteneren Augenerkrankungen. In den größeren Statistiken wird die Häufigkeit auf etwa 0,03—0,06% aller Augenkranken berechnet. Es kommt vorwiegend im vorgerückteren Lebensalter vor, erreicht seine absolute Häufigkeit an der Wende des fünften und sechsten Lebensjahrzehntes, um im Greisenalter an relativer Häufigkeit noch zuzunehmen. Die an und für sich recht seltenen Beobachtungen im ersten Lebensjahrzehnt erfahren noch dadurch eine erhebliche Einschränkung, daß wiederholt Verwechslung mit Gliom vorlag. Sichere Sarkome im zweiten Jahrzehnt sah Verfasser z. B. unter 85 eigenen Fällen nur zweimal.

Ein wesentlicher Unterschied zwischen den Geschlechtern besteht nicht; denn das geringe Überwiegen des männlichen Geschlechtes in den größeren Zusammenstellungen — H. Wintersteiner zählt 467 Fälle bei Männern, 414 bei Weibern — entspricht der zahlenmäßigen Verteilung der Geschlechter bei größeren Krankenzahlen überhaupt. Entsprechend den sonstigen Erfahrungen in der

Pathologie der Geschwülste kommt das primäre Sarkom fast ausnahmslos einseitig vor. Unter den 881 Fällen WINTERSTEINERs waren nur 4 doppelseitig, also ein Verhältnis von 1 zu 220.

Symptome. Der erste Beginn der Erkrankungen verläuft völlig symptomlos, wie zufällige histologische Befunde mit Sicherheit ergeben haben. Möglicherweise dauert dieses langsame symptomlose Wachstum in manchen Fällen eine lange Reihe von Jahren an. Eine Ausnahme machen nur die Sarkome, die sich am hinteren Pole entwickeln und frühzeitig zu Funktionsstörungen führen können. Diese gleichen den bei frischer Aderhautentzündung beobachteten (Photopsien, Metamorphopsien und Skotomen) und beruhen auf Reizung und Schädigung der äußeren Netzhautschichten. Ophthalmoskopisch besteht eine

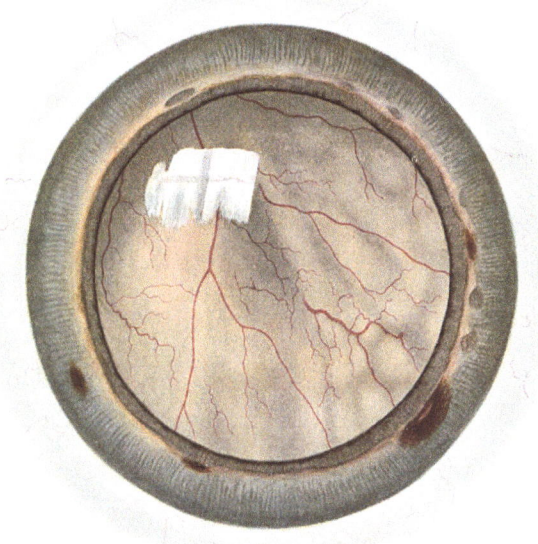

Abb. 39. Netzhautablösung bei Aderhautgeschwulst.

umschriebene Vorwölbung der Netzhaut um mehrere Dioptrien. Die Farbe der vorgewölbten Partie kann graurot, grau- oder gelbgrünlich oder bläulichweiß sein je nach Durchsichtigkeit der Netzhaut, oder gelblichbräunlich bis schwärzlich, wenn oberflächliches Geschwulstpigment durchschimmert (Abb. 39).

In solchem Frühstadium kann die Netzhautabhebung in Form einer umschriebenen soliden Vorwölbung von Blasen- oder Kugelform charakteristisch sein (s. Abb. 40, S. 136), die sich steil und scharf abgesetzt erhebt, infolge Anliegens an der Geschwulst nicht flottiert und keine Falten zeigt. In der unmittelbaren Nachbarschaft der Geschwulst können, wohl entsprechend der Wucherungszone, kleine pigmentierte Herde in der Aderhaut oder infolge Einreißens der stark gespannten Membran Netzhautrisse auftreten.

Dieses Bild bietet sich indessen nur vorübergehend dar. Bei weiterem Wachstum kommt es zu serösen oder hämorrhagischen Ergüssen aus der Geschwulst und damit zur mehr oder weniger totalen Netzhautablösung.

Ein wichtiges, allerdings nur selten beobachtetes Frühsymptom sind die von O. FEHR und PURTSCHER beschriebenen Pigmentbeschläge und kaffeesatzartigen Ablagerungen in der Vorderkammer, die auf einer Wanderung von losgelösten Pigmentzellen in den vorderen Augenabschnitt beruhen und differentialdiagnostisch gegenüber dem hämorrhagischen Glaukom besonders ins Gewicht fallen. Dagegen kann vermehrter Gehalt des Kammerwassers an Zellen und auch an Blutkörperchen bei beiden Erkrankungen vorkommen und daher diagnostisch nicht verwertet werden.

Noch bei Ansiedlung an einer anderen Stelle wird die Geschwulst unter Umständen direkt und ohne Benutzung des Augenspiegels sichtbar, nämlich bei äquatorialem Sitz und weiterem Wachstum nach vorn gegen den Strahlenkörper zu und nach innen glaskörperwärts. Dann sieht man die Geschwulst als je nach

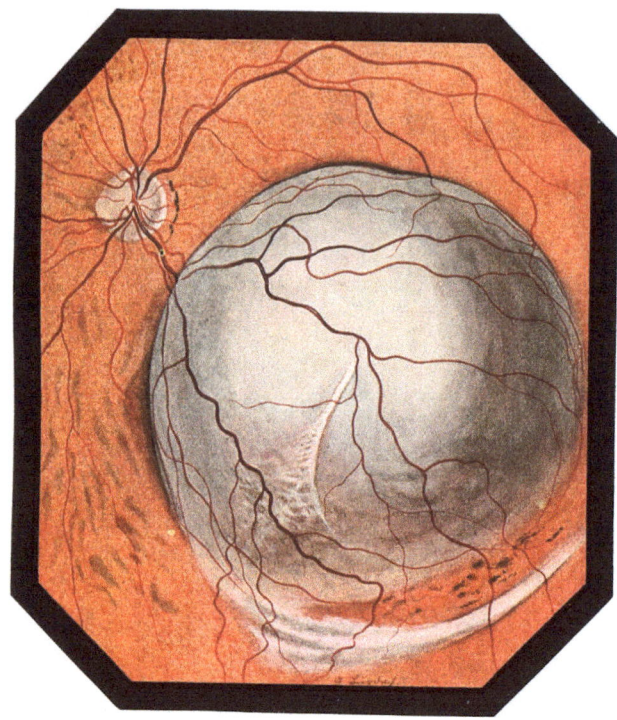

Abb. 40. Kugelartige Netzhautabhebung bei Sarcoma chorioideae eines 70 Jahre alten Mannes. Sehstörung seit 4 Monaten. S = 5/35. T = 10. Auf dem anderen Auge (Glaucoma simplex) T = 45 mm Hg.

ihrem Pigmentgehalt gelbliche oder bräunliche solide Masse, überzogen von der ihr anhaftenden Netzhaut, bei fokaler Beleuchtung einen Teil des Glaskörperraumes einnehmen. Bisweilen sieht man die Gefäße der Geschwulst in anderen Ebenen hinter den Netzhautgefäßen verlaufen.

Indessen entspricht eine solche Beobachtung doch schon einer größer gewachsenen Geschwulst und die charakteristische Funktionsstörung führt auch bei peripherem Sitz die Erkrankten oft schon früher zum Arzt, ehe das Wachstum bis zur Sichtbarkeit des Tumors bei seitlicher Beleuchtung gediehen ist. Die Kranken klagen über einen Schatten im Gesichtsfeld, der sich, dem Sitz der Geschwulst entsprechend, von der Seite her vorschiebt und langsam, unter Umständen auch plötzlich an Ausdehnung zunimmt. Die Untersuchung ergibt alsdann eine begrenzte oder allgemeine Netzhautablösung (Abb. 39), die im ersten Falle wie S. 135 erwähnt, solide ist und fest der Geschwulst anliegt, im anderen beweglich ist und unter Umständen zu Fehldiagnosen Veranlassung gibt.

Stadien. KNAPP hat zuerst die allgemein angenommene Einteilung in *vier Stadien* durchgeführt. All die bisher geschilderten Zustände gehören dem *1. Stadium des reizlosen Verlaufes* an.

Dessen Zeitdauer ist außerordentlich verschieden; das Wachstumstempo, wie vor allem die Lage des Sarkoms, sind hier von Bedeutung. So können z. B. schon recht kleine Sarkome weit früher als große Knoten Drucksteigerung hervorrufen und damit ins 2. Stadium übergehen, wenn sie nämlich durch die Art ihres Sitzes frühzeitig Stauung im Augeninneren hervorrufen. Die Geschwülste der hinteren Polgegend sind hierzu am wenigsten geeignet, da sie den Wirbelvenen lange Zeit den Weg nicht versperren. Die genaue Dauer des 1. Stadiums ist schwer zu ermitteln. Im allgemeinen darf angenommen werden, daß die erste Entwicklung sehr langsam vor sich geht und der Beobachtung sich häufig entzieht. FUCHS berechnet die durchschnittliche Dauer auf 21 Monate, doch wurde auch eine 5—10jährige Dauer festgestellt.

Es folgt das *2. glaukomatöse oder entzündliche Stadium*.

Schon während des ersten Stadiums kommen gelegentlich Prodromalerscheinungen, vorübergehende Schmerzen, Stauung in den vorderen Ciliargefäßen vor. Alsdann setzt mehr oder weniger plötzlich und anfallsweise der Zustand des Sekundärglaukoms ein.

Die Drucksteigerung kommt teils durch die Vermehrung des Augeninhaltes infolge wachsender Geschwulst und serös hämorrhagischer Ergüsse, teils je nach Lage und Ausdehnung der Geschwulst durch Behinderung des Abflusses in den Wirbelvenen und der Kammerbucht zustande.

In diesem Stadium, das recht oft durch die bedrohlichen Symptome den Kranken erst zum Arzt führt, ist die Diagnose manchmal schwer zu stellen und oft nur unter sorgfältiger Erhebung der Anamnese und längerer Beobachtung möglich. Erblindung vor Auftreten des Glaukomanfalles, Stauung der Gefäße vornehmlich nur in einem, und zwar dem Sitz der Geschwulst entsprechenden Abschnitt spricht für Geschwulst, desgleichen völliges Versagen der Behandlung bei einseitigem Glaukom, sowie Drucksteigerung bei gleichzeitiger Netzhautabhebung.

Der Augenspiegelnachweis ist durch die Medientrübung oft erschwert, immerhin läßt ein grauer Reflex aus der Gegend des Geschwulstsitzes auf die sekundäre Natur des Glaukoms schließen.

In einer Minderzahl von Fällen entwickelt sich im 2. Stadium statt des Sekundärglaukoms das Bild einer heftigen Iridocyclitis. Nekrosen im Innern der Geschwulst geben hierzu die Veranlassung. Auch hier erblindet das Auge in kürzester Frist im Gegensatz zur spontanen Iridocyclitis, die erst nach wiederholten Schüben zur Erblindung führt. Nach zeitweiliger Spannungsvermehrung pflegt das Weichwerden des Auges den Übergang in schnelle Schrumpfung, Atrophia bulbi anzuzeigen. Bisweilen schließt sich auch noch sympathische Entzündung des anderen Auges an (Näheres siehe S. 149).

Zeitweilig kann aber auch in diesem Stadium neben starker Lidschwellung und Chemosis Vortreibung des Augapfels vorliegen. Diese ist aber nicht durch extrabulbäres Wachstum der Geschwulst, sondern durch Tenonitis bedingt, die infolge Diffusion der Toxine aus dem nekrotischen Tumor längs der perivasculären Gewebsspalten der Wirbelvenen zustande kommt (INOUYE).

Die Dauer des 2. Stadiums ist kürzer als die des ersten; durchschnittlich veranschlagt FUCHS sie auf etwa 1 Jahr.

Das 3. Stadium der extrabulbären Wucherung wird eingeleitet durch buckelartige Vorwölbungen der Lederhaut, die an nachgiebigen Stellen gegen Ende des 2. Stadiums als interkalare oder äquatoriale Staphylome entstehen.

Die Geschwulst schimmert als schwärzliche Masse durch die verdünnte Lederhaut hindurch. Die fehlende Nachgiebigkeit dieser soliden Knoten unter der verdünnten Lederhaut unterscheidet diese Staphylome von den auf entzündlicher Basis entstandenen. Es folgt nun bald der Durchbruch nach außen längs der Emissarien und hiermit zunächst ein Nachlassen der heftigen glaukomatösen Schmerzen. Nun bilden sich meist multiple episclerale Knoten in der Ciliar- und Äquatorialgegend. Früher, da die meisten Augen erst in diesem Stadium zur Enukleation kamen, wurden auch infolge Zirkulationsstörungen und sekundärer Infektion eitriger Zerfall der Hornhaut mit Durchbruch und Vorwuchern des Augeninhaltes, besonders der Geschwulstmassen beobachtet.

Schließlich umwächst die Neubildung mauerartig den ganzen Augapfel hinten, an den Seiten und vorne, und zerfällt an der Oberfläche durch Geschwürsbildung und Jauchung, ein Bild, das bei uns heute kaum mehr zur Beobachtung kommt.

Am leichtesten ist die Diagnose naturgemäß bei Perforation in der Ciliargegend. Bei Durchbruch in der Äquatorialgegend ist die Beschränkung der Beweglichkeit nach der betreffenden Seite, die Verdrängung nach der entgegengesetzten ein wichtiges Symptom.

Am unsichersten ist die Frühdiagnose des Durchbruchs, wenn er am hinteren Pole in der Nähe des Sehnerven erfolgt. Das Nachlassen der glaukomatösen Symptome kann die Aufmerksamkeit auf dies Ereignis lenken, falls nicht schon vorher durch Schrumpfungsvorgänge Spannungsverminderung eingetreten war. Zumeist führt erst der durch retrobulbäre Wucherung bedingte Exophthalmus zur richtigen Diagnose. Nun füllt die Geschwulst schnell die Augenhöhle, durchbricht deren knöcherne Wand, um in die Nebenhöhlen zu gelangen und kriecht längs der Sehnervenbahn in die Schädelhöhle, wo Traktus und Chiasma zuerst ergriffen werden; Lähmungen anderer Gehirnnerven sowie allgemeine Hirnstörungen und auch Erkrankung der anderen Augenhöhle folgen.

Auch die örtlichen Rückfälle im Gebiet der Augenhöhle nach Enukleation oder nach Exenteratio orbitae gehören dem 3. Stadium an. Schließlich folgt, zeitlich nicht scharf vom 3. Stadium getrennt, *das 4. Stadium der generalisierten Sarkomatose* oder der *Metastasenbildung*.

Die Aussaat der Metastasen ist wohl ausnahmslos schon beim Durchbruch während des 3. Stadiums erfolgt, häufig genug hat sie aber schon früher stattgefunden, wie die Metastasen beweisen, die sich auch nach der Enukleation entwickeln, die während des 2. oder gar des 1. Stadiums vorgenommen wurde.

Der Beginn dieses Stadiums kann auch nicht annähernd bestimmt werden, da die Knoten oft lange Zeit bis zur Entwicklung deutlicher Symptome brauchen. Schwellung der präaurikularen Drüsen findet sich verhältnismäßig früh, doch pflegt die Ausbreitung im allgemeinen durch die Blutbahn zu erfolgen. Kachexie und die entsprechenden Organsymptome sichern die Diagnose.

Bei weitem am häufigsten ist die Leber Sitz der Metastasen, es folgen nach der Zusammenstellung H. WINTERSTEINERs im weiten Abstand Gehirn und Hirnhäute, Magen, Lunge, Lymphdrüsen, Knochen und Nieren, schließlich vereinzelt alle möglichen anderen Organe.

Nach FUCHS kann man mit einer gewissen Wahrscheinlichkeit annehmen, daß nach einem metastasenfreien Zwischenraum von 4 Jahren Verallgemeinerung nicht mehr allzusehr zu befürchten ist. Indessen ist sowohl örtlicher Rückfall wie Tod an Sarkomatose in manchen Fällen erst nach geraumer Zeit, ja nach 11 Jahren aufgetreten.

Es wurde schon darauf hingewiesen, daß Übergänge zwischen den verschiedenen Stadien vermitteln. Es können aber auch ganze Perioden der Entwicklung übersprungen werden. So finden sich z. B. bei günstiger Lage des

Tumors in der Nähe der Emissarien große epibulbäre Knoten, ohne daß glaukomatöse Zustände vorausgegangen wären. BALLABAN teilt hierfür zwei charakteristische Beispiele mit. Fällt hier also das zweite Stadium aus, so laufen andererseits die Perioden des extrabulbären und des metastatischen Wachstums gewiß häufig nebeneinander her.

Im ersten Stadium kann die *Netzhautablösung* diagnostische Schwierigkeiten machen. Denn ihr durch die Geschwulst bedingter Ursprung wird nicht stets richtig erkannt. Diese Schwierigkeiten wachsen, wenn sich die Geschwulst gerade in einem hochgradig kurzsichtigen Auge entwickelt oder wenn es sich nicht um Vorwölbung einer durch die Geschwulst selbst emporgehobenen Netzhaut, sondern um eine ihn komplizierende seröse, unter Umständen sogar totale Ablösung handelt. Drucksteigerung hierbei spricht natürlich für eine durch Geschwulst bedingte Ablösung, Druckherabsetzung aber nicht immer gegen Geschwulst. Als ein sehr wertvolles Hilfsmittel zur Diagnose hat sich die zuerst von SACHS eingeführte Lederhautdurchleuchtung bewährt. Sie klärt fast stets, zum mindesten bei wiederholter Anwendung die Sachlage auf. Doch beachte man den Rat HOLTHs mit schwächerer Lichtstärke zu arbeiten, die nur gerade die Pupille rot aufleuchten läßt, wenn das Lämpchen in Berührung mit geschwulstfreien Teilen des Auges ist. Versager auch dieser Methode kommen vor, z. B. bei pigmentarmem sog. Leukosarkom (R. SEEFELDER) oder bei intraocularer Scheingeschwulst, Pseudosarkom durch hämorrhagische Netzhautablösung (W. REIS) oder subchorioideale Blutung (SEEFELDER). Deswegen verdienen in zweifelhaften Fällen noch weitere Hilfsmittel zur Diagnose herangezogen zu werden. So gelang J. HIRSCHBERG und GRUNMACH als ersten der Nachweis der Geschwulst auf der Röntgenplatte. Die Betastung des Auges mit der Sonde rühmt H. SCHMIDT-RIMPLER; sie ergibt nämlich über der Geschwulst stärkeren Widerstand. Hinsichtlich der diagnostischen Punktion nach MEISNER siehe S. 140.

Neben der Netzhautablösung kann im ersten Stadium auch noch das Tuberkulom der Aderhaut Anlaß zu diagnostischen Irrtümern geben. Aber die häufigen entzündlichen Veränderungen neben der tuberkulösen Geschwulst sowie der schnellere Wechsel im Augenspiegelbild (vgl. z. B. M. HANDMANN) leiten hier bald auf die richtige Diagnose. Auch bei noch mangelnder Netzhautablösung und bei chorioiditischen Herdchen in der Nähe der „Geschwulst" ist doch noch eine gewisse Vorsicht mit der Diagnose geboten, besonders bei noch funktionstüchtigen Augen. Dies zeigt eine Mitteilung von J. MELLER, der das klinische Bild einer kleinen bräunlich-schwarzen, deutlich erhabenen „Geschwulst" unweit von der Papille anatomisch nicht durch das vermutete Sarkomgewebe, sondern durch eine mächtige, von massenhaften Pigmentzellen durchsetzte Schwarte bedingt fand.

Vom *Cysticercus* unterscheidet sich das Sarkom meist durch das Fehlen der bei diesem fast regelmäßig vorhandenen massigen Glaskörpertrübungen, vom gelegentlich ähnliche Bilder gebenden Gliom nahezu stets durch das verschiedene Lebensalter der Betroffenen.

Auch das 2. Stadium bietet nicht selten erhebliche und praktisch hochbedeutsame Schwierigkeiten für die Diagnose, und zwar kommt hier das *Glaukom*, besonders *hämorrhagisches und absolutes Glaukom* in Frage. Deswegen ist die genaue Erhebung der Vorgeschichte von Wichtigkeit (E. FUCHS); denn bei Aderhautsarkom ist das Auge schon nahezu oder ganz durch Netzhautabhebung erblindet, ehe der Glaukomanfall einsetzt, während beim Primärglaukom doch bis zum ersten Anfall ein leidliches Sehvermögen vorhanden zu sein pflegt.

Schwierig gestaltet sich auch die Diagnose bei größeren Blutungen aus der Geschwulst in den Glaskörper, die schließlich das charakteristische Bild des hämorrhagischen Glaukoms auch mit reichlichen Blutungen in die Vorderkammer vortäuschen können. Praktisch ist gerade in diesem Falle die Unterscheidung beider Krankheitsbilder, wenigstens abgesehen von der Vorhersage, kaum von ausschlaggebender Bedeutung, da doch in der Regel das schmerzhaft erblindete Auge entfernt werden wird.

Übrigens können ältere Blutergüsse aus der Geschwulst auch zur *örtlichen Fehldiagnose* eines Aderhautsarkomes Anlaß geben. So war in dem von W. REIS mitgeteilten Falle die braune Masse in der Ciliarkörpergegend als Geschwulst angesprochen worden, während sich beim Aufschneiden des Augapfels ergab, daß hier ein festes abgekapseltes Blutgerinnsel lag und die tatsächlich vorhandene Geschwulst am hinteren Pol sich entwickelt hatte.

Vor operativen Eingriffen zur Klärung der Diagnose zwischen Primärglaukom und Sarkom, wie sie früher als Punktion oder Iridektomie vielfach üblich waren, warnt REIS, da nicht nur an der Punktionsstelle Spätrezidive in der Bindehaut, sondern auch rasche extrabulbäre Weiterentwicklung und allgemeine Metastasierung einer bis dahin auf das Augeninnere beschränkt gewesenen Geschwulst beobachtet worden ist. Die gleichen Bedenken wurden auch MEISNER entgegen gehalten, der die Spritzenpunktion mit Untersuchung des Zellgehaltes des Punktates befürwortete und wiederholt mit Erfolg diagnostisch verwertet hat.

Da bisher über das von vielen Seiten angewandte MEISNERsche Verfahren nichts Gegenteiliges bekannt geworden ist, sind die Bedenken für dieses wohl als mehr theoretisch zu bezeichnen. Damit die Geschwulstzellen sich der Untersuchung nicht entziehen, wird das Punktat zweckmäßig vor der Untersuchung zentrifugiert. Die Punktionsflüssigkeit enthält in jedem Falle, wo der Netzhautablösung ein nachweisbares Aderhautsarkom zugrunde lag, mit bloßem Auge nicht sichtbare Zellen oder Zellanhäufungen, die gefärbt ohne weiteres als Sarkomzellen angesprochen werden konnten, so daß die baldige Enukleation berechtigt ist.

Im 3. und 4. Stadium ergeben sich diagnostische Unklarheiten höchstens insofern, als nicht mehr immer sicher entschieden werden kann, ob die Geschwulst vom Auge oder seinen Nachbarorganen ihren Ausgang genommen hat, und ob das Auge Sitz eines Primärtumors oder einer Metastase ist. Die Sarkomknoten lagern sich in allen Augenkammern auf die schon vorhandenen Gewebe wie Iris und Netzhaut auf. In den Randteilen findet Dickenzunahme durch Zellvermehrung statt, im Zentrum tritt Nekrose auf.

Mit besonderer Vorliebe wachsen aber die Sarkomzellen entlang irgendwelchen festen Gewebszügen, überziehen die vordere oder hintere Linsenkapsel und breiten sich von der Linse entlang den Fasern der Zonula zur Ora serrata hin aus.

Diese Neigung der Sarkomzellen zur Anlagerung an feste Körper erscheint als das wichtigste Ergebnis der Experimente J. RUBENS hinsichtlich der Art der Ausbreitung des ganzen intraocularen Tumors wie auch der Form der einzelnen Zellen. Wo solche Gewebszüge nicht vorhanden sind, wie z. B. in Berührung mit dem nicht fibrinhaltigen Kammerwasser wachsen die Tumormassen geschlossen in die Flüssigkeit ein, indem sie sich durch Auflagerung auf die eigene Oberfläche vergrößern, und die einzelnen Zellen nehmen dabei eine kuglige Form an.

Manche Eigentümlichkeiten des Wachstums der Aderhautsarkome des Menschen, z. B. das Umwachsen nekrotischer Partien findet in ähnlicher Weise seine Erklärung. Die Bildung sich durchflechtender Sarkombündel, die Durchwachsung von Sarkombündeln durch jüngere mit Entstehung von Scheingerüsten (FUCHS) erklärt sich ebenfalls dadurch, daß an der Oberfläche älterer Sarkomzüge andere jüngere entlang gewachsen sind.

Pathologische Anatomie. Über die Ursache der *Entstehung* des Aderhautsarkoms herrscht, wie über die Ursachen der Entstehung bösartiger Geschwülste überhaupt noch keine einheitlich gesicherte Auffassung. Im allgemeinen wird heute angenommen, daß es wie die Mehrzahl der echten Geschwülste aus unverarbeitetem embryonalem oder verlagertem funktionell minderwertigem Zellmaterial seinen Ursprung nimmt und, wie RIBBERT gezeigt hat, nur aus sich selbst heraus wächst, ohne für sein Wachstum auf die Zellelemente der Umgebung zurückgreifen zu müssen. Wie nun der eigentliche Übergang dieser gewissermaßen ruhenden Zellgruppe zur Geschwulstentwicklung sich vollzieht, das ist noch völlig dunkel. Zweifellos trifft die Anschauung EHRLICHS das richtige, daß die Verlagerung der Keime an sich durchaus nicht ausreicht, um zu Neubildungen zu führen. Es muß noch ein zweites Moment hinzukommen, welches EHRLICH als die Herabsetzung des normalen Charakters der Atrepsie bezeichnet, wobei unter Atrepsie der Mangel eines für jede Geschwulstentwicklung unentbehrlichen Wachstumsstoffes verstanden wird.

Die zu bestimmter Zeit gesteigerte Wucherungsfähigkeit der Geschwulstzellen gegenüber den normalen Körperzellen wird von EHRLICH und ALBRECHT auf eine verschiedene Avidität zu den Nährstoffen zurückgeführt. ALBRECHT denkt besonders an eine Steigerung der Avidität der Geschwulstzellen durch irgendwelche Momente, während EHRLICH mehr eine Verringerung der Avidität der normalen Körperzellen annimmt. Gerade diese letztere Auffassung, der zufolge die Geschwulstmutterzellen die Oberhand gewinnen, läßt das Auftreten der Geschwulst in höherem Lebensalter verständlich erscheinen.

Die von RUBEN vorgenommene Übertragung von Rattenspindelzellensarkom aufs Rattenauge ist als experimentelle Metastase zu bewerten und kann als solche natürlich über die Histogenese des Sarkoms keinen Aufschluß geben, sondern nur über das formale Wachstum. In wenigen Wochen erreichen die Geschwülste im Auge eine Ausbreitung, die von den Spontangeschwülsten erst nach Monaten oder Jahren erlangt wird. Die Augenwand bildet für diese Rattensarkome ebenso wie für die des Menschen zunächst eine Schranke. Das glaukomatöse Stadium äußert sich in einer Vergrößerung des Rattenauges. Die Wand wird erst durchbrochen, wenn das ganze Augeninnere von Geschwulstmassen ausgefüllt ist.

Im Vordergrunde der Sarkomtheorien steht seit zwei Jahrzehnten RIBBERTs Lehre vom *Chromatophorom*, von SCHIECK insbesondere für das Melanosarkom der Aderhaut weiter geführt. RIBBERT läßt die melanotischen Geschwülste ausnahmslos ihren Ursprung in den Chromatophoren nehmen und bezeichnet sie daher als Chromatophorome. Ontogenetisch entwickeln sich die Chromatophoren aus unpigmentierten Jugendzuständen, diese jugendlichen Zellen nehmen allmählich Pigment auf und werden schließlich zur weitverzweigten pigmentbeladenen Chromatophore, während im Frühstadium Zellausläufer und Pigmentierung fehlen.

Das gleiche Verhalten der Sarkomzellen erklärt nun den wechselnden Pigmentgehalt dieser Geschwülste. Die unpigmentierten Geschwulstteile, bestehend aus Rundzellen und noch nicht pigmentierten Spindelzellen, entsprechen den Jugendzuständen der Chromatophoren, und wenn sich eine Geschwulst nur aus solchen zusammensetzt, so liegt nach RIBBERT ein unpigmentiertes Jugendstadium des Melanosarkoms vor, welches metastasierend aber wieder als pigmentierter Tumor auftreten kann. Die einzelnen Teile einer Geschwulst können auf jeder Stufe der Reihe — Rundzellen, unpigmentierte Spindelzellen, Chromatophoren — verharren, und so zeigt unter Umständen dieselbe Geschwulst die verschiedensten Wachstumszustände.

Während somit RIBBERT noch von den unpigmentierten Sarkomen spricht, bezeichnet SCHIECK das Melanosarkom als die einzige Sarkomform der Gefäßhaut, weil sich in all seinen eigenen, anscheinend unpigmentierten, Fällen doch Pigment nachweisen ließ. Auch die Leukosarkome der Literatur enthielten immer noch Pigment, und deswegen lehnt SCHIECK den Begriff des „Leukosarkoms" ab.

So bestechend nun auch die RIBBERTsche Lehre bei ihrer Anwendung auf das Aderhautsarkom ist, indem sie eine einleuchtende Erklärung für den wechselnden Pigmentgehalt der Geschwülste und ihrer einzelnen Teile wie für den Formenreichtum der Zellen gibt, so läßt sich doch eine Reihe von histopathologischen Befunden gerade in den jüngsten Stadien des Sarkoms schwer mit ihr in Einklang bringen (E. FUCHS).

Es sind gerade die allerjüngsten Zellen eines Aderhautsarkoms, wie sie in der später zu erwähnenden Proliferationszone oder in den allerkleinsten Aderhautgeschwülsten gesucht werden müssen, in der Mehrzahl der Fälle pigmentiert, entsprechend der Tatsache, daß überhaupt pigmentierte Aderhautsarkome häufiger als unpigmentierte sind. Weiter sind die jüngsten Sarkomzellen häufig Spindelzellen, und aus der Teilung solcher Zellen können auch gleich wieder Spindelzellen entstehen ohne Vorstadium von neuen unpigmentierten Zellen. FUCHS kommt daher wiederholt zu dem Schlusse, daß die aus solchen Anfängen hervorgegangene Geschwulst in den meisten Fällen wahrscheinlich ihre ursprüngliche Form beibehält, von Anbeginn also histologisch ungefähr sich so verhält, wie sie sich auch später darstellt.

Verfasser wies dann darauf hin, daß Zellform und Pigmentierung unter Umständen auf ein im embryologischen Sinne verschiedenes Alter der Geschwulst hinweisen können, da die Chromatophore der Aderhaut ja zumeist ein Stadium der Rundzelle, dann der pigmentfreien Spindelzelle durchläuft, so daß die RIBBERTsche Auffassung in diesem Sinne beibehalten werden kann.

Zum Studium des *Ursprungsortes* des Sarkoms, der aber über die Histogenese nichts aussagt, eignen sich am besten die in letzter Zeit häufiger zur Untersuchung gelangten kleinsten Sarkome, Geschwülste von etwa 0,15—2,5 mm Ausdehnung. Die Mehrzahl dieser meist zufällig gefundenen Geschwülstchen ist am hinteren Augenpol zur Entwicklung gelangt; mehrfach waren sie außerdem mit Gehirngeschwülsten vergesellschaftet, so daß möglicherweise eine Metastase vorlag. Fast durchweg handelt es sich bei diesen kleinsten Geschwülsten um solitäre Gewächse, nur FUCHS beschrieb einmal multiple Anlagen.

Der Ursprung dieser kleinsten Geschwülste und damit des Aderhautsarkoms überhaupt ist in der Schicht der großen Gefäße zu suchen. Die kleinsten Herde findet FUCHS auf die Schicht der großen Gefäße beschränkt, die etwas größeren dringen bereits in die Schicht der mittleren Gefäße, teilweise auch in die Choriocapillaris vor. Bei H. WINTERSTEINER und M. WOLFRUM ist die Geschwulst im Suprachorioidealraum bereits ausgebreitet, während sie in die Schicht der mittleren Gefäße erst einzudringen beginnt. Glasmembran und Pigmentepithel sind stets unbeteiligt.

Es liegen aber hier lediglich räumliche Beziehungen zur Schicht der großen Gefäße vor, aus denen keineswegs auf die Abstammung der Geschwulstzellen geschlossen werden darf. Denn auch in den frühesten Stadien der Geschwulstentwicklung handelt es sich stets schon um fertiges charakteristisches Geschwulstgewebe, und das histologische Studium darf nicht den Anspruch erheben, auch die noch so lückenhaften Kenntnisse der Histogenese zu fördern.

Die Elemente, welche diese kleinsten Geschwülstchen ausmachen, weisen nach FUCHS stets mehr oder weniger Abweichungen von der Struktur normaler Chromatophoren auf. Die Zellen besitzen vorzugsweise Spindelform und haben wechselnden Pigmentgehalt. WOLFRUM fand die Kernkörperchen vergrößert. Mangels Beobachtung von Mitosen nimmt WOLFRUM direkte Kernteilung an.

FUCHS notiert unter sechs kleinsten Sarkomen 5 als pigmentiert, nur eins als unpigmentiert, ein Verhältnis, das ungefähr dem der späteren Stadien entspricht und dagegen ins Feld zu führen ist, daß die jüngsten Sarkomzellen in der Regel unpigmentiert seien.

Neben diesen zwar kleinen aber doch echten Geschwülsten liegen noch vereinzelte klinische und anatomische Befunde vor, die unter der Diagnose „Pigmentnaevus" der Aderhaut veröffentlicht, besser den von E. FUCHS ihnen verliehenen Namen der *Melanome* verdienen (FOSTER, MOORE, J. MELLER, A. v. SZILY). Diese grauschwärzlichen, bis zu Papillendurchmesser großen Fleckchen der Aderhaut wurden zum Teil über Jahre beobachtet, ohne daß während dieser Zeit irgendeine Veränderung an ihnen zu bemerken gewesen wäre. Dies spricht nicht gerade für einen späteren Übergang der Melanome in Sarkome. Nur L. HEINE hat bisher für einen Fall die Entstehung eines Sarkoms aus einer angeborenen Melanose erwiesen.

Die melanotische Verdickung des Strahlenkörpers ließ sich in L. HEINEs Fall von den Fortsätzen aus ununterbrochen bis zum hinteren Augenpol verfolgen, wo sie in das Sarkom ausmündete. Die Pigmentierung des Strahlenkörpers war zum Teil als zweifellose Melanose, d. h. als gutartige Ansammlung von Chromatophoren ohne jeden Sarkomcharakter aufzufassen, besonders in der Gegend der

Proc. ciliares. Schon nach dem Äquator zu änderte sich der Charakter: Zellform und Pigmentierung nahm Sarkomcharakter an.

Das *Wachstum* der Geschwulst geschieht in den Anfängen von einem Zentrum und aus sich selbst heraus, zunächst in der Richtung des geringeren Widerstandes, d. h. in der Schicht der großen Gefäße und in der Suprachorioidea, während die Lederhaut nach außen und zunächst auch die Glashaut nach innen ein gewisses Halt gebieten. Die lockeren Gewebsmassen der Suprachorioidea sind dem raschen Weiterwachstum der Geschwulst besonders günstig; hier schiebt sie sich oft am weitesten vor. Allein die durch dieses anfängliche Flächenwachstum gegebene Form des *Flächensarkoms* (vgl. Abb. 41) wird bei den allermeisten Sarkomen nur vorübergehend innegehalten. Es erfolgt vielmehr das Weiterwachstum unter Bildung eines oder mehrerer in den Binnenraum halbkugelartig vorspringender Knoten, die mehr oder weniger breitbasig oder mit steilem und überhängendem Rande

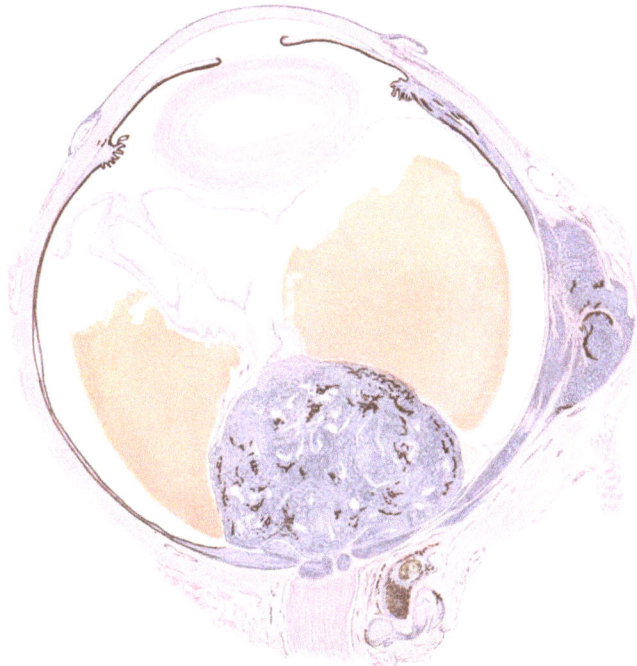

Abb. 41. Aderhautsarkom. Verbindung von kugelförmigem und flächenhaftem Wachstum. Einwuchern der Geschwulst in den Sehnerven. Durchbruch durch die Lederhaut parapapillär und äquatorial. Netzhautablösung, Sekundärglaukom.

sich aus der Aderhaut erheben (Abb. 41). Die Geschwulst ist dann entweder von der Choriocapillaris und der Glashaut überzogen, mit denen die Netzhaut verwachsen sein kann, häufig ist dieser Überzug in eine mehr oder weniger derbe bindegewebige Kapsel verwandelt. Oder aber es besteht Netzhautablösung und die Geschwulst reicht frei in den subretinalen Raum hinein (Abb. 41). Bisweilen ist auch die der Geschwulst anliegende Netzhaut völlig von ihr durchwachsen und die Geschwulst ragt dann frei in den Glaskörper vor, oder ihre Kuppe durchbricht die Netzhaut und dann pflegt die weiterwachsende Geschwulst die Netzhaut zu spalten, was meist in der Zwischenkörnerschicht vor sich geht (vgl. KADLETZ).

Die *Geschwulstform* ist vor allem durch das Verhalten der *Glashaut* gegeben, diese kann lange widerstandsfähig bleiben und bedingt dann ein mehr flaches, kuchenförmiges Wachstum. Später erfolgt aber die Sprengung der Glashaut über der Geschwulstkuppe regelmäßig, und dann hängt es vom Zeitpunkt des Durchbruches ab, wie der Fuß der Geschwulst aussieht, von der Größe des Durchbruchs, ob der Geschwulsthals mehr oder weniger eingeschnürt ist (Abb. 42 Pilzform).

Seltener als die Verbreitung der Geschwulst im Binnenraum in der Kontinuität ist die *Aussaat kleiner Geschwulstpartikelchen* fern vom eigentlichen Krankheitsherde auf die Innen- oder Außenfläche der Netzhaut, je nachdem ob die Geschwulstoberfläche in den subretinalen oder den Glaskörperraum hineinragt.

Der Durchbrechung der Augenhüllen geht zwischen Aderhaut und Lederhaut die Verwachsung und Verödung des Suprachorioidealraumes voraus, denn Aderhautabhebung pflegt nur ausnahmsweise vorzukommen. Nun dringen auch allmählich Geschwulstzellen in die innersten Lederhautlagen. Der eigentliche *Durchbruch der Neubildung* erfolgt im allgemeinen aber nur auf den *vorgebildeten Wegen*, also einmal *entlang der Bahn der Blutgefäße und Nerven, oder in der Gegend des Sehnerven und seiner Scheiden* (Abb. 41), sowie endlich, besonders bei Sarkomen des Ciliarkörpers und der Iris, *in der Gegend der Hornhaut-Lederhautgrenze*, wobei das Ligamentum pectinatum und der SCHLEMMsche Kanal die Bahn für den Durchbruch weisen. Am häufigsten dienen die Emissarien der Wirbelvenen und der vorderen Ciliarvenen den Sarkomzellen, die sie wie ein Mantel einhüllen, als Straße zur Augenoberfläche, und da besonders die Wirbelvenen die Lederhaut sehr schräg durchsetzen, entsprechen Ort und Lage der extra- und intraocularen Geschwulst oft nicht einander.

Der Einbruch in den Sehnerven kann auf mehrfache Weise erfolgen. Einmal indem die Geschwulstmasse unmittelbar von der Aderhaut aus auf den Zwischenscheidenraum sich ausbreitet, wobei zunächst der Nerv selbst unbeteiligt bleiben kann; oder die Geschwulstzellen dringen von der vorher infiltrierten Netzhaut in das Papillengewebe vor

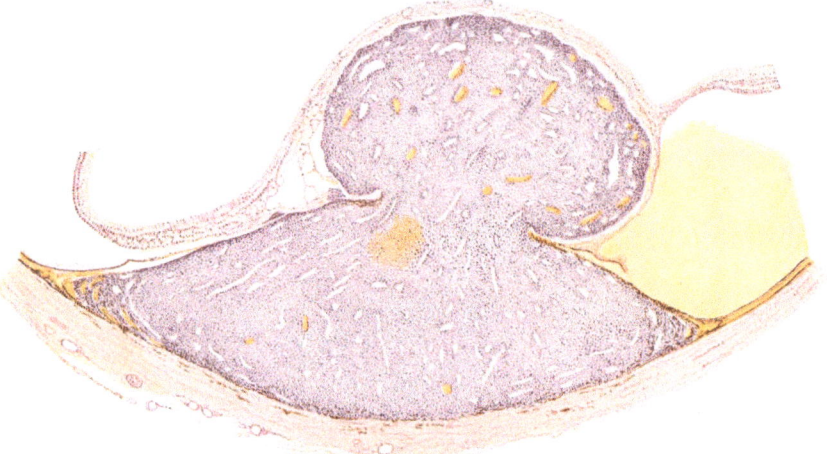

Abb. 42. Pilzförmiges Sarkom der Aderhaut mit Schnürfurche an der Durchbruchsstelle der Glashaut.

oder schließlich — und das ist am häufigsten der Fall — die Geschwulst sitzt der ausgehöhlten Papille auf, füllt den Papillenkopf und dringt von hier aus in das Nervengewebe vor (Abb. 41). Seltener erfolgt auch noch die Infiltration des Sehnervenstammes von einem extrabulbären, neben dem Sehnerven zur Entwicklung gelangten Knoten aus, indem die Geschwulst von hier aus in die Scheiden und den Nerven selbst vordringt.

Der Zeitpunkt des Durchbruchs ist außerordentlich verschieden. Er kann sehr früh bei recht kleinem intraocularem Tumor erfolgen, oder auch erst, wenn der ganze Binnenraum von Geschwulstmassen erfüllt ist. Eine Rolle spielt bei der Zeit des Durchbruchs zweifellos das Verhalten der Geschwulstbasis zu den Emissarien.

Im allgemeinen pflegt der Zellcharakter der extraocularen Geschwulstteile dem der ursprünglichen Aderhautgeschwulst zu entsprechen, jedoch finden sich oft auffallende Unterschiede des Pigmentgehaltes, so daß eine intraocular pigmentarm wachsende Geschwulst stark pigmentierte extrabulbäre Knoten bildet; desgleichen sind oft erhebliche Unterschiede im Gefäßreichtum und damit wohl im Zusammenhang stehend auch in der Lebensfähigkeit der Geschwulst unverkennbar, so daß jüngere äußere Knoten unter Umständen früher der Nekrose anheimfallen.

Übrigens kann auch ein im retrobulbären Orbitalgewebe entstandenes Sarkom von außen in die Aderhaut hineinwachsen und ein flaches Aderhautsarkom vortäuschen (MULOCK HOUVER).

Was nun die Beziehungen der Sarkome zu den Gefäßen anlangt, so sind alle als Angiosarkome, Peritheliome und Endotheliome beschriebenen Geschwülste, ja auch die als Gliome der Erwachsenen bezeichneten nach SCHIECK nichts anderes als verkappte Melanosarkome. Der alveoläre Typus wiegt deswegen so vor, weil die jungen Chromatophoren der günstigsten Ernährungsbedingungen halber sich gerne längs der Gefäße vorschieben. Endotheliome können in der Aderhaut schon deswegen nicht vorkommen, weil sie keine Endothelien enthält (WOLFRUM), und aus demselben Grunde könnte von Peritheliomen nur gesprochen werden, wenn damit lediglich die Lagebezeichnung und Anordnung der Zellen um die Gefäße herum, nicht aber der Ursprung von der Gefäßwand gemeint ist. Auch FUCHS läßt Angiosarkome und Peritheliome nur als besondere Wachstumformen des Sarkoms gelten, bedingt dadurch, daß die Sarkomzellen überall da, wo sie mit anderem Gewebe, sei es nun Bindegewebe oder Gefäßwand, in Berührung kommen, Basalzellen bilden. Umgeben solche Zellschläuche die Gefäßlumina, so ergibt sich der von FUCHS sog. Typus des tubulösen Sarkoms.

Histologisch besteht ein ganz außerordentlicher Formenreichtum: ungefärbte Rund- und Spindelzellen, gefärbte Spindelzellen, epitheloide Zellformen, schließlich sternförmig gefärbte Zellen stellen die Hauptzellformen dar, unter denen die Spindelzellen bei weitem am häufigsten sind; alveoläre, angiosarkomatöse, fibrosarkomatöse, ja annähernd gliomatöse Bauart, ergeben die verschiedenartige Anordnung der Zellen zum Geschwulstganzen; schließlich kann auch das Pigment feinkörnig oder klumpig, eisenfrei- oder haltig entgegentreten. Der Reichtum von hieraus sich ergebenden histologischen Bildern wird endlich noch durch das Auftreten von degenerativen Prozessen verschiedener Art vervollständigt.

Als Bindeglied zwischen all diesen Formen ergibt sich die gemeinsame Wucherung pigmentierter Stromazellen, der Chromatophoren zu Geschwulstzellen. Es kann daher, wie schon oben ausgeführt, von Endotheliomen und Peritheliomen überhaupt nicht, von angiosarkomatösen Tumoren nur insoweit die Rede sein, als damit die Anordnung der Tumorzellen um die Gefäße herum, nicht etwa ihr Ursprung von Elementen der Gefäßwandung verstanden wird.

Mit der histologischen Struktur der Sarkome hat sich an der Hand eines sehr großen Materials am eingehendsten FUCHS beschäftigt. In vielen Fällen liegen die Zellen scheinbar regellos nebeneinander, bei anderen, besonders bei Spindelzellensarkomen besteht eine Gruppierung der Zellen zu Bündeln, *faszikuläres* Sarkom.

Im einfachsten Fall bildet dann das Geschwulstgewebe im ganzen eine kompakte Zellenmasse, in der die Zellen entweder geradlinig zu Kernbändern oder bogenförmig zu Kernguirlanden oder schließlich in rundlichen Gruppen zu Zellhaufen vereinigt sind.

Die Kernbänder sieht FUCHS als Querschnitte kernhaltiger Platten an, welche eine erhebliche Flächenausdehnung besitzen und durch Teilung der Kerne in ein und derselben Richtung entstanden sind.

Häufiger als diese geradlinige Plattenanordnung ist die bogenförmige Kernguirlande, in der mehrere Kernreihen zu kurzen Bögen vereinigt sind. Auch hier handelt es sich um kernhaltige, mehr oder weniger regelmäßig abgegrenzte Platten, die nicht in der Ebene sich ausbreiten, sondern gebogen sind.

Bei der dritten Form stehen die Zellen in rundlichen, durch etwas größere Zwischenräume getrennten Gruppen beisammen. Grenzen sich nun größere Zellgruppen gegen die benachbarten unter Bildung einzelner Bündel stärker ab, so entstehen die faszikulären Sarkome, deren Bündel bald parallel miteinander verlaufen, bald sich kreuzen und durchflechten. Bisweilen unterscheiden sich benachbarte Bündel durch verschieden starke Pigmentierung.

Wieder eine andere Wachstumsform mit runden Zellsträngen, durch zarte Gerüstfasern mit Gefäßen und Chromatophoren getrennt, bezeichnet FUCHS als Sarcoma funiculatum. Manche Sarkome lassen eine Art Scheingerüst erkennen, das aus Sarkomelementen gebildet wird. Der Alveoleninhalt kann z. B. aus unpigmentierten, die Scheidewand aus pigmentierten Spindelzellen bestehen. Es scheint dann nur das Gerüst der Geschwulst pigmentiert zu sein. Doch ist wirkliches Bindegewebe nur spärlich, verdeckt von den Sarkomzellen in den Scheidewänden vorhanden.

Während also manche Sarkome in allen ihren Teilen von gleichartiger Beschaffenheit sind, weisen andere in den einzelnen Abschnitten verschiedene Zellformen und Strukturen auf. Diese können gleichsam parallel nebeneinander heranwachsen oder es gewinnt ein Geschwulstteil das Übergewicht über den anderen. Der rascher wachsende Teil durchwächst den weniger rasch wachsenden und so kommt es zu Strukturen, wo die beiden Geschwulstteile wie Parenchym und Stroma sich zu einander verhalten.

Die Sarkome wachsen also nach FUCHS in allen ihren Teilen immerfort, zwar wie die Durchwachsung einzelner Gebiete durch andere zeigt, in verschiedenem Tempo, aber doch sowohl in den zentralen wie in den randständigen Abschnitten.

Die Frage der *Pigmentbildung* ist deswegen von besonderem Interesse, weil sie ganz allgemein für alle Sarkome der Gefäßhaut Bedeutung hat. Wie

Schieck, so hat auch Fuchs in seinen großen Untersuchungsreihen keine wirklich pigmentfreien, sondern höchstens pigmentarme Geschwülste gefunden, die streng genommen den Namen des Leukosarkoms nicht verdienen. Das gleiche gilt auch für die übrige Literatur, soweit genügende histologische Angaben vorliegen, sowie für die 85 Fälle, die Verfasser bearbeiten konnte. Allerdings ist, wie Wolfrum hervorgehoben hat, hierbei zu berücksichtigen, daß Geschwulstzellen als Phagocyten das histologische Aderhautpigment aufnehmen, mithin selbst reichlicher Pigmentgehalt noch nicht auf Pigmentbildung von seiten der Geschwulstzellen hinzuweisen braucht.

Das pathologisch-anatomische Interesse an der Herkunft der Pigmentierung hat freilich erheblich nachgelassen, seitdem wir wissen, daß die Bösartigkeit mit der Pigmentierung nichts gemein hat und daß die weißen Geschwülste und Geschwulstteile als Ausdruck einer gesteigerten Zellneubildung eher noch größere Beachtung verdienen als die gefärbten, daß ferner hämatogenes Pigment bei der Pigmentierung der Sarkome keine nennenswerte Rolle spielt und daß endlich das von Leber für bedeutungsvoll angesehene Pigment der retinalen Epithelien in den Aderhautsarkomen nur die Rolle zufällig verschleppter Beimengungen hat (F. Schieck).

Auf Grund der von E. Fuchs (c) und M. Wolfrum ausführlich berichteten experimentellen und chemischen Erfahrungen könnte man sich den Vorgang der Pigmentbildung nun so denken, daß das Melanin ein Produkt des Zusammenwirkens einer melanogenen Substanz und eines Melanoenzyms ist. Zu dieser Hypothese berechtigt auch der Fuchssche Versuch, wonach über Wasser im Brutofen gehaltene, ungefärbte Geschwulststückchen sich in drei Tagen schwarz färben. Der Ausfall dieses auch mit anderen Sarkomen angestellten Versuches bestätigt die Ribbertsche Anschauung von der *grundsätzlichen Wesensgleichheit der unpigmentierten und der pigmentierten Sarkome.*

Histogenetisch wird heute das Pigment als im Protoplasma entstehender Abkömmling der Kernsubstanz angesehen. Der von Rössle angenommene Entwicklungsgang der Pigmentzelle deckt sich sogar einigermaßen mit Ribbertschen Anschauungen. Die chromatin- und pigmentreiche, jugendliche, runde Chromatophorenzelle verliert mit zunehmender Reife an Nucleolarsubstanz, nimmt längliche und verzweigte Form an, stößt alsdann die Nucleolarsubstanz ins Protoplasma aus, wo sie in Pigment umgewandelt wird.

Fuchs hat sich eingehend mit dem Pigmentierungsvorgang am Rande von nekrotischen Geschwulstteilen beschäftigt, wo das Pigment mit Vorliebe in der, den nekrotischen Herd umgebenden, von Sarkomzellen abstammenden Phagocytenzone auftritt. Da in der nekrotischen Zone fast kein Pigment vorhanden ist, sei es innerhalb der Fortsätze der Phagocyten entstanden zu denken. Die Pigmentbildung erfolgt also nach Fuchs intraprotoplasmatisch durch Aufnahme einer Substanz, des Melanogens, aus der nekrotischen Zone. Im Protoplasma wird diese Substanz in Pigment umgewandelt. Wolfrum hat darauf hingewiesen, daß hier nur ein scheinbarer Gegensatz der Auffassungen vorliegt, indem es sich höchst wahrscheinlich um Kernreste aus der nekrotischen Zone handelt. Die melanogene Substanz bleibt also auch hier Kernabkömmling.

Nicht nur die einzelnen Geschwülste unterscheiden sich voneinander durch ihren wechselnden Pigmentreichtum, sondern die Verteilung innerhalb der Geschwulst ist auch ganz verschieden. Wie in der Umgebung der Nekrosen können sich auch einzelne Teile des lebenden Sarkomgewebes durch einen stark pigmentierten Ring von der übrigen Geschwulstmasse abgrenzen, wobei die Umwandlung der Sarkomzellen in lange schmale, dem Bindegewebe ähnliche, pigmentierten Zellen mit feingeschweifter Zwischensubstanz zeitlich und räumlich allmählich vor sich geht. Auch an diesen Stellen wird also das eigentliche Sarkomgewebe durch eine stark pigmentierte Schwiele ersetzt, die nun entweder an Stelle ganzer Geschwulstteile tritt oder solche nur als pigmentierte Scheidewand voneinander trennt.

Die Pigmentbildung in den Sarkomzellen und deren Umwandlung zu Phagocyten sieht Fuchs als Ausdruck einer gesteigerten Lebenstätigkeit an. Den Anlaß zu dieser bietet die chemische Einwirkung nekrotischer Massen, an der Oberfläche vielleicht die Bespülung mit Flüssigkeit.

Die sekundäre mehr nebensächliche Rolle des nur in die Geschwulst verschleppten Pigmentes der retinalen Epithelien wurde schon bei der Pigmentbildung erwähnt.

Außerdem kommen ohne Zusammenhang mit den übrigen Sarkomzellen in der Geschwulst häufig große, runde mit grobkörnigem Pigment erfüllte Zellen vor, von Fuchs als *freie Pigmentzellen* bezeichnet. Sie liegen vor allem in tubulösen und faszikulären Sarkomen im freien von Flüssigkeit erfüllten Raum zwischen den Zellen einzelner Tubuli.

Endlich ist noch der regressiven Veränderungen innerhalb der Sarkommassen zu gedenken.

Die *Nekrose* ist ein mit der zunehmenden Größe der Sarkome auch an Häufigkeit zunehmender Vorgang. So fand FUCHS unter 150 Fällen 62 mal Nekrosen, worunter 19 mal die Geschwulst ganz oder nahezu ganz nekrotisch war. Die nekrotischen Herde, manchmal als dunkle Fleckchen innerhalb der helleren Geschwulst kenntlich, liegen meist unregelmäßig inmitten des sarkomatösen Gewebes. Am leichtesten verfallen gestielte Geschwülste der Nekrose, doch sind Flächensarkome nicht ausgeschlossen.

In der Regel treten die ersten Nekrosen in der größten Entfernung von den Gefäßen auf, greifen dann immer weiter um sich, so daß schließlich die Gefäße in einer nekrotischen Masse, umgeben von Mänteln noch lebender Zellen wie herauspräpariert liegen, bis schließlich auch diese mit den Gefäßen untergehen.

Die Nekrose ist als Ausdruck der Abnahme vitaler Zellenergie anzusehen. Schlechtere Ernährung durch ungenügende Zufuhr von Sauerstoff bei größerer Entfernung von den Gefäßen spielt hierbei auch insofern eine Rolle, als die in ihrer Lebensenergie herabgesetzten Zellen dort zuerst zugrunde gehen, wo ihre Ernährungsbedingungen am schlechtesten sind.

Der frische nekrotische Herd ist bei Hämatoxylin-Eosinfärbung infolge Mangels der Kerne rot. In der Zerfallsmasse erkennt man noch hier und da Zellschatten. Später erhält der Herd eine durch ihre Pigmentierung sehr auffallende Begrenzung durch die bei den Pigmentierungsvorgängen schon geschilderte Phagocytenzone. Zu deren Ausbildung bedarf es aber einer gewissen Zeit, so daß sie bei ganz frischer Nekrose fehlt. Auch bei sehr ausgedehnter Nekrose kann die pigmentierte Grenzzone fehlen, wenn es nämlich infolge heftiger Entzündung zu umgebender eitriger Infiltration kommt. Andererseits entstehen in größeren nekrotischen Knoten aus der Phagocytenzone um den Herd stark pigmentierte dunkle Ringe. In dem Maße wie die umgebende Zone der Phagocyten und des pigmentierten Bindegewebes sich vergrößert, verkleinert sich der nekrotische Herd langsam, bis er endlich mehr oder weniger völlig durch eine pigmentierte Schwiele ersetzt ist. Diese bindegewebige Schwarte ist am stärksten entwickelt, wenn sich an ihrem Aufbau das Gewebe der Augenwand, besonders die Lederhaut beteiligt.

Der Nekrose der Geschwulst folgt eine Nekrose der Augenhäute, doch pflegt diese nicht vollständig zu sein; die Zirkulation bleibt erhalten. Durch die toxischen Vorgänge kommt es zur plastischen Entzündung, zu Einhüllung des nekrotischen Gewebes in Schwarten mit folgender Phthisis bulbi. In zwei Fällen konnte FUCHS (d) einen völligen Untergang der Geschwulst nachweisen, so daß an eine Spontanteilung zu denken war, falls Metastasen noch nicht ausgesät waren.

Eine andere Art des Unterganges der Zellen, nämlich ihre Erwürgung durch Scirrhusbildung, ist bei den Aderhautsarkomen selten. Gelegentlich kommen auch noch weitere Formen regressiver Veränderungen vor, so *cystoide* und *schleimige Entartung* („Myxosarkom"). Auch die mehrmals beobachtete *Ossification* inmitten von Aderhautsarkomen ist nicht als eigentliches Chondro- und Osteosarkom, sondern als Zeichen entzündlicher Vorgänge anzusehen, die sich in phthisischen Augen schon vor der Sarkombildung oder auch als deren Folgen abgespielt haben.

Besondere Verlaufsformen. Von E. FUCHS wurde zuerst der großen Mehrzahl der circumscripten Geschwülste eine besondere Gruppe von diffusen Sarkomen gegenübergestellt, die sich durch ein diffuses, große Teile der Aderhaut infiltrierendes Wachstum auszeichnen. MITVALSKY führte für diese den inzwischen eingebürgerten Namen des *Flächensarkoms* ein. Diese Geschwülste entwickeln sich mit Vorliebe am hinteren Pol und infiltrieren von dort aus diffus die ganze Aderhaut, oft auch den Strahlenkörper und die Iris. Sie führen zu einer schalenförmigen Verdickung der Aderhaut von meist nur 1—3 mm Dicke, der die Netzhaut anzuhaften pflegt und brechen schon früh am Sehnerven oder am Äquator, seltener an der Hornhautlederhautgrenze durch, verbreiten sich alsdann rasch im TENONschen Raum und neigen zu schneller Metastasenbildung.

Als weitere Ausbreitungsweisen sind beschrieben Mischung von kugelförmigem und flächenartigem Wachstum nach Einbruch in die Lederhaut und in den Sehnerven, ferner von M. MEYERHOF rasche Entwicklung im vorderen Augenabschnitt mit Freilassen von Strahlenkörper und Iris, staphylomatöser Vorwölbung der Lederhaut oder Durchbruch an der Hornhautlederhautgrenze, intraoculare Aussaat erfolgt schließlich in Strahlenkörper und Regenbogenhaut.

Eine besondere Form des Flächenwachstums, nur durch ihren besonderen Standort gekennzeichnet, sind die *circumpapillären Sarkome*. Die Ursprungsstelle dieser Neubildungen liegt nahe der Papille und, wenn die Geschwulst ihren Fuß bis an die Papille vorgeschoben hat, so hindert sie zunächst die gegen die Papille gedrängte Glashaut am Hinein- und Überwachsen auf den Sehnervenkopf und dieser wird allseits flach umwachsen. Zum Unterschiede von den peri- oder circumpapillären flachen Sarkomen bezeichnet FUCHS die neben der Papille in Kugel- oder Pilzform emporwachsenden Geschwülste als *juxtapapilläre Sarkome*.

Auch in der Frage der *Sarkome im atrophischen Auge* gehen unsere Kenntnisse auf die FUCHSsche Darstellung (a) zurück. Wiederholt wurde in atrophischen Augen bei der späteren Untersuchung ein Sarkom gefunden, so daß an die Möglichkeit einer bösartigen Geschwulst im verkleinerten und blinden, schmerzhaften Auge gedacht werden muß, besonders wenn keine Verletzung vorliegt und das andere Auge keine Entzündungserscheinungen aufweist. Nicht immer war es leicht zu entscheiden, was der primäre Vorgang ist, d. h. ob das Sarkom sich erst in einem atrophischen Auge entwickelt hat oder ob es infolge des Sarkoms zur Atrophie kommt. Diese Frage klärten EWETZKY, sowie TH. LEBER und KRAHNSTÖVER zuerst auf. Sie wiesen an eigenen Fällen und an der Hand der Literatur nach, daß die *Geschwulstentwicklung zweifellos der Atrophie vorausging* und nun die Erkrankung mit Netzhautablösung einsetzte, dann zu Drucksteigerung und Iridochorioiditis und in deren Verlauf zur Atrophie führte.

In der Regel ist die Atrophie Folge einer im 2. Stadium der Geschwulst auftretenden sekundären Iridochorioiditis. Der von A. v. GRAEFE angenommene eitrige Hornhautdurchbruch mit Ausgang in Phthise ist von viel geringerer Bedeutung.

Einige diagnostische Merkmale hat GRAEFE festgelegt: das Sarkom im atrophischen Auge verrät sich durch starke Schmerzanfälle, während das Auge beim Betasten wenig oder gar nicht schmerzt, das Auge ist in der Sagittalachse stark verkürzt, während der Äquatorumfang nur wenig verkleinert ist; auch weist auf eine Geschwulst hin, wenn das Auge nicht entsprechend seiner Verkleinerung in die Augenhöhle eingesunken, sondern in annähernd der gleichen Frontalebene wie das gesunde Auge steht. Dies ist natürlich der Fall bei Durchbruch der Geschwulst nach hinten und Vordrängen des atrophischen Auges nach vorne.

Leicht ist die Diagnose, wenn eine Durchbruchsstelle mit subconjunctivalem Pigmentfleck besteht (M. MEYERHOF). Jedenfalls ist bei schneller Schrumpfung eines Auges infolge spontaner Entzündung, wenn andere Ursachen für diese nicht nachweisbar sind, immer an die Möglichkeit einer Aderhautgeschwulst zu denken.

Ein weitgehender Zerfall von Sarkommasse mit folgender Entzündung ist das Mittelglied zwischen der vorausgegangenen Geschwulstentwicklung und der nachfolgenden Schrumpfung.

Die Atrophie übt aber nach EWETZKY keine hemmende Wirkung auf den Zustand des Sarkoms aus, es wächst unter Umständen schnell weite . So teilt EWETZKY einen charakteristischen Fall mit, in dem eine langsam wachsende, mit Sehstörung beginnende Geschwulst erst nach 4 Jahren zu Schmerzen und Entzündung, nach 6 Jahren zur Atrophie und schließlich erst im 12. Jahre zu starkem Wachstum und Durchbruch geführt hatte.

Indessen sind doch auch einige Fälle bekannt geworden, in denen Phthisis bulbi der Geschwulstbildung zweifellos geraume Zeit vorausgegangen war und deswegen die Entstehung der Geschwulst entgegen TH. LEBER und A. KRAHNSTÖVER als rein zufälliges Ereignis ohne inneren Zusammenhang mit der vorbestehenden Phthisis zu betrachten ist. Wo sich aber zwischen Einsetzen der Phthisis bulbi und Sarkomentwicklung nur eine kurze Spanne Zeit nachweisen läßt, da ist viel eher als an eine traumatische Entstehung des Sarkoms daran zu denken, *daß die zur Phthisis bulbi führende Verletzung ein Auge betroffen hat, in dem ein Aderhautsarkom latent vorhanden war.* Ein treffendes Beispiel für diese Auffassung liefert der Fund eines kleinen Ciliarkörpersarkoms in einem Auge, das wegen Ulcus serpens mit folgendem Glaukom enukleiert werden mußte (G. DERBY). Wo aber eine solche Vermutung nicht zutrifft, da ist angesichts der für die traumatische Entstehung von Geschwülsten wenig günstigen Bedingungen im Auge zu berücksichtigen, daß die Entwicklung einer Aderhautgeschwulst nach Verletzung aus einem Melanom nach den sonstigen Erfahrungen der Pathologie wohl verständlich wäre. In der Tat hat dieser LEBERsche Erklärungsversuch für den Zusammenhang zwischen Trauma und Sarkom am meisten für sich. Hiernach würde die Verletzung den Anstoß zur Entwicklung der Geschwulst aus einem noch ruhenden Melanom geben und Phthisis wie Sarkom wären voneinander unabhängige Folgen der Verletzung, wobei allerdings hervorzuheben ist, daß die Entstehung von Aderhautsarkomen aus Melanomen bisher nur in einem Falle L. HEINES erwiesen ist.

Das Auftreten der sympathischen Ophthalmie bei Aderhautsarkom ist eine große Seltenheit. Im ganzen sind bisher 20 Fälle veröffentlicht, unter denen die letzten von J. MELLER und W. REIS bekannt gegeben wurden. Da bei einer ganzen Reihe von diesen Fällen die vordere Augenkapsel intakt geblieben, die Geschwulst nicht nach außen durchgebrochen war, und somit niemals Verbindung des Augeninneren mit der Außenwelt vorlag, baut MELLER auf diesen Fällen seine Theorie der endogenen Entstehung der sympathischen Ophthalmie auf, der REIS nach seinen Beobachtungen zustimmt.

Verhältnismäßig noch am häufigsten wurde der Ausbruch der sympathischen Ophthalmie bei solchen Fällen beobachtet, wo in dem sarkomatösen Auge Iridochorioiditis und Atrophia bulbi sich hinzugesellt hatten.

Da die spontane Iridocyclitis nur nach jahrelanger Dauer und vielen Rückfällen das Auge zur Schrumpfung zu bringen pflegt, ist bei rasch einsetzender Phthisis immer an die Möglichkeit eines Aderhautsarkoms und bei Iridocyclitis des anderen Auges nicht ohne weiteres an „spontane" Iridocyclitis, sondern auch an die Möglichkeit der sympathischen Ophthalmie bei Aderhautsarkom zu denken.

In solchen Sarkomen pflegt es zu regressiven Veränderungen, zu Nekrosen im Gewebe zu kommen und auf dem so vorbereiteten Boden siedeln sich dann die Erreger der sympathischen Ophthalmie an. Andere Erklärungen schuldigen anaphylaktische Vorgänge an.

Der Zerfall der Geschwulst kann so weit gehen, daß dichte Schwarten als Zeichen der plastischen Entzündung die spärlichen erhalten gebliebenen Zellreste des Tumors einschließen und dieser auch am aufgeschnittenen Auge nur mit Mühe zu erkennen ist.

Die sympathisierende Infiltration besetzt mit Vorliebe die zu beiden Seiten an der Geschwulst hinaufziehenden, von letzterer noch nicht ergriffenen Aderhautschichten, und in diesen Grenzgebieten begegnet man auch vereinzelten Inseln sympathisierender Infiltration inmitten sarkomatösen Gewebes. In dem REISschen Fall von Flächensarkom und sympathisierender Entzündung läßt sich innerhalb der Geschwulst das typische Bild der sympathisierenden Infiltration nachweisen. Diese entwickelt sich alsdann aus den gewucherten Chromatophoren des Sarkoms (siehe auch Bd. IV. Sympathische Ophthalmie).

Die **Prognose** ist bei der ausgesprochenen Bösartigkeit des Leidens stets ernst und oft ungünstig, im allgemeinen trotz mancher gegenteiliger Äußerungen in der Literatur um so ungünstiger, je später der Erkrankte Hilfe aufsucht. Nur frühzeitige Enukleation kann also vor der Verallgemeinerung und damit vor dem tödlichen Ausgang schützen. Bei der nur zu oft erwiesenen überaus frühen Aussaat der Metastasen ist nämlich auch nach Enukleation im ersten Stadium die Vorhersage noch stets zweifelhaft zu stellen, bis ein rückfall- und metastasenfreier Zwischenraum von etwa 4 Jahren die Wahrscheinlichkeit der endgültigen Heilung erheblich vergrößert. Denn im allgemeinen entwickeln sich die

Metastasen in den ersten der Operation folgenden Jahren schon zu deutlichen Symptomen; doch sind genügend Fälle von viel späteren Metastasen und auch von Lokalrezidiv bekannt.

Therapie. Nach einigen Befunden von FUCHS (c) kann es auch nicht mehr zweifelhaft sein, daß gelegentlich eine wirkliche *Spontanheilung* eines Aderhautsarkoms vorkommt. Es handelt sich hier um Geschwülste, die unter heftiger plastischer Entzündung nekrotisch geworden waren. Die Untersuchung in Serienschnitten ergab den zweifellosen völligen Untergang aller Sarkomzellen und Abkapselung der ganzen nekrotischen Masse und damit Spontanheilung, falls noch keine Metastasen ausgesät waren. Indessen können solche seltene Ausnahmefälle die sonst durchaus ungünstige Vorhersage nicht wesentlich beeinflussen. Deswegen ist *unter allen Umständen die Geschwulst möglich frühzeitig und radikal zu beseitigen,* d. h. bei der Enukleation soll ein möglichst großes Stück des Sehnerven entfernt werden. Lederhautektasien werden nach Möglichkeit unter sorgfältiger Schonung der umgebenden Bindehaut mitentfernt. Stellt sich heraus, daß die Geschwulst schon durchgebrochen war, so ist die *Exenteratio orbitae* mit galvanokaustischer Zerstörung verdächtiger Stellen im Grunde der Augenhöhle anzuschließen, da zurückbleibende Geschwulstmassen schnell schrankenlos zu wuchern pflegen. WÄTZOLDs Vorschlag, grundsätzlich die Exenteratio orbitae vorzunehmen, wird kaum allgemeiner befolgt werden. Auch Strahlennachbehandlung ist angezeigt, doch pflegt diese die Sarkom massen nicht so günstig zu beeinflussen wie etwa Gliome, und selbst bei diesen sind die Ergebnisse noch durchaus anfechtbar und unsicher.

Der von STUMPF mit Röntgenstrahlen behandelte und zur anatomischen Heilung gebrachte Fall intraocularen Sarkoms von SALZER zeigt auch, daß ein funktionsfähiges Auge selbst bei günstigstem Ausgang, d. h. bei völliger Zerstörung der Geschwulst kaum zu erwarten ist. Denn die Nekrose der Geschwulstmassen führt doch zur Erblindung durch Iridocyclitis. E. v. HIPPEL kommt daher mit Recht zu dem Schlusse, daß der Versuch der Röntgenbehandlung einstweilen nur bei Einäugigen zu wagen ist.

Eine andere als die operative Behandlung entbehrt also zur Zeit noch jeder Berechtigung. Zwar ist bisweilen nach Enukleation eines Auges, das eine nur recht kleine Geschwulst beherbergt, überraschend schnell der Tod an Sarkomatose eingetreten (O. LANGE) und auch sonst wird in der Pathologie nach Entfernung der Primärgeschwulst öfter ein schrankenloses Wachstum der Metastasen beobachtet. Aber hieraus Schlüsse auf eine lediglich abwartende Behandlung oder auf Einleitung der beim Sarkom wenig bewährten Strahlenbehandlung zu ziehen (vgl. W. REIS, W. UHTHOFF, A. BIRCH-HIRSCHFELD) wäre nach obigen Darlegungen völlig verfehlt. Denn es stehen solchen vereinzelten Beobachtungen von schneller verallgemeinerter Sarkomatose genügend andere gegenüber, wo der von der Primärgeschwulst Befreite jahrzehntelang sich des besten Wohlbefindens erfreut und schließlich im hohen Alter an anderen Erkrankungen gestorben ist. Auch ist für die Beobachtung O. LANGEs, der die konservative Behandlung gewisser Sarkomfälle zur Erörterung stellte, durchaus die Möglichkeit gegeben, daß in dem operativ entfernten Auge selbst sich nur eine Metastase, gar nicht die Primärgeschwulst befunden hat.

Literatur.
Das Sarkom der Chorioidea.

BALLABAN: Intraoculares Sarkom. Graefes Arch. **63** (1906). — BIRCH-HIRSCHFELD: Die Strahlentherapie maligner Tumoren in der Ophthalmologie. Dtsch. med. Wschr. **1924**, 401.

DERBY: Ein Melanosarkom des Ciliarkörpers im allerersten Stadium der Entwicklung. Klin. Mbl. Augenheilk. **41**. Festschr. Manz 1903.

EWETZKY: Weitere Studien über intraoculare Sarkome. Graefes Arch. **45** (1898).

FEHR: Pigmentbeschläge auf Iris und Descemet als Frühsymptom eines Aderhautsarkoms. Zbl. Augenheilk. **1902**. — FORSTER-MOORE: Four cases of melanoma of the choriod. London ophth. hosp. reports **19**, 3 (1919). — FRANZ: Hypotonia bulbi bei intraocularem

Tumor. Klin. Mbl. Augenheilk. **64** (1920). — FUCHS, E.: (a) Das Sarkom des Uvealtraktus. Wien: Braumüller 1882. (b) Über sympathisierende Entzündung. Graefes Arch. **61** (1903). (c) Über Sarkom der Aderhaut nebst Bemerkungen über Nekrose der Uvea. Graefes Arch. **77** (1910). (d) Nachtrag zur Arbeit über Sarkom der Aderhaut. Graefes Arch. **81** (1912). (e) Über Pigmentierung, Melanom und Sarkom der Aderhaut. Graefes Arch. **94** (1917). GILBERT: Zur Histologie des Aderhautsarkoms. Graefes Arch. **105** (1921). — v. GRAEFE, ALB.: Zusätze zu intraoculären Tumoren. Graefes Arch. **14** (1862).
HARTMANN: Über krankhafte Veränderungen am vorderen Augenabschnitt als Hilfsmittel zur Erkennung von Geschwülsten in den hinteren Teilen des Auges. Klin. Mbl. Augenheilk. **69** (1922). — HEINE: Über Sarkose und Melanose des Augeninnern. Graefes Arch. **111** (1923). — HIRSCHBERG und GRUMNACH: Über Röntgenbilder von Geschwülsten des Augeninneren. Zbl. Augenheilk. **1900**. — HOLTH: Chorioidealsarkom und diasclerale Durchleuchtung. Klin. Mbl. Augenheilk. **76** (1925).
INOUYE: Zur Kenntnis der Pathologie der Tenonitis nebst Bemerkungen über Tenonitis bei nekrotischem Aderhautsarkom. Graefes Arch. **81** (1912).
KADLETZ: Über das Ausbleiben der Netzhautablösung bei Aderhautsarkomen nebst Bemerkungen über Kalkablagerung im Ciliarkörper. Graefes Arch. **103** (1920).
LANGE: Zur Lehre vom Sarkom der Aderhaut. Klin. Mbl. Augenheilk. **51**, 2 (1913). — LEBER und KRAHNSTÖVER: Über die bei Aderhautsarkomen vorkommende Phthisis bulbi. Graefes Arch. **45** (1898).
MEISNER: Zur Diagnose des Aderhautsarkoms. Klin. Mbl. Augenheilk. **70** (1923). — MELLER: (a) Intraoculares Sarkom und sympathisierende Entzündung. Graefes Arch. **72** (1909). (b) Kleines Aderhautsarkom usw. Zbl. Augenheilk. **40**, 108 (1916). (c) Über Pseudosarcoma chorioideae. Z. Augenheilk. **49** (1923). — MEYERHOF: Seltenere Ausbreitungsarten und Folgezustände von Uvealsarkomen. Klin. Mbl. Augenheilk. **39**, 2 (1901). — MITVALSKY: Zur Kenntnis der Aderhautgeschwülste. Arch. Augenheilk. **28** (1894). — MULOCK HOUVER: Ein merkwürdiger Fall von extraocularem Sarkom. Klin. Mbl. Augenheilk. **72** (1924).
PALICH-SZANTO: Über das Auftreten einer Sehnervenentzündung bei Chorioidealsarkomen. Arch. Augenheilk. **84** (1919). — PURTSCHER: Zur Erkennung von Aderhautsarkomen. Zbl. pr. Augenheilk. **1906**.
REIS: (a) Intraoculare Blutung und Aderhautsarkom. Z. Augenheilk. **20** (1908). (b) Sog. intraoculares Pseudosarkom. **35**. Heidelberg. Ber. **1908**. (c) Zur Frage nach dem histologischen und ätiologischen Charakter der sympathisierenden Entzündung. Graefes Arch. **80** (1911). (d) Über Ringsarkom des Ciliarkörpers. Z. Augenheilk. **28** (1921). — RIBBERT (a) Geschwülste. Bonn: Cohen 1904. (b) Beiträge zur Entstehung der Geschwülste. Bonn: Cohen 1906. — RUBEN: Über intraoculare Transplantation von Rattensarkom. Graefes Arch. **81** (1912).
SALZER: Über den Verlauf eines seit 3 Jahren mit Röntgenstrahlen behandelten Aderhautsarkoms. Münch. med. Wschr. **1921**. — SCHIECK: Das Melanosarkom als einzige Sarkomform des Uvealtraktus. Wiesbaden: J. F. Bergmann 1906; ferner Graefes Arch. **60** (1906). — SCHMIDT-RIMPLER: Über intraoculare Geschwülste bezüglich ihrer Diagnose und Prognose. Münch. med. Wschr. **1904**, 1574. — SEEFELDER: (a) Beitrag zur Strahlentherapie am menschlichen Auge. **42**. Heidelberg. Ber. **1920**. (b) Irrtümliche Diagnose eines Aderhautsarkoms, vorgetäuscht durch eine retrochorioideale Blutung. Arch. Augenheilk. **97** (1926). — v. SZILY: Klinisch und anatomisch untersuchter Fall von Melanom der Aderhaut. **42**. Heidelberg. Ber. **1920**.
UHTHOFF: Beitrag zur Bestrahlungstherapie bei doppelseitigem Glioma retinae usw. Klin. Mbl. Augenheilk. **62** (1919).
WÄTZOLD und KATSUTO GYOTOKU: Zur Pathogenese des Aderhautsarkoms. Graefes Arch. **120** (1920). — WINTERSTEINER: (a) Sarkom der Aderhaut in SCHWARZ Enzyklopädie der Augenheilk. Leipzig: Vogel 1902. (b) Demonstration kleinster Aderhautsarkome. Z. Augenheilk. **19** (1908). — WOLFRUM: Die Geschwülste des Uvealtraktus in LUBARSCH-OSTERTAGS Ergebnissen. Erg.-Band **1914**.

b) Die gutartigen Geschwülste der Chorioidea.

Einteilung und Symptome. Gutartige Geschwülste der Aderhaut sind selten, besonders wenn man Tuberkulome und Gummen, die zeitweilig reizlos wachsen können, ihnen nicht zurechnet. Es bleiben dann Geschwülste, an deren Aufbau sich das Bindegewebe, die Gefäße oder die Chromatophoren der Aderhaut vorwiegend beteiligen. In der Regel handelt es sich hier um histologische Zufallsbefunde an Augen, die wegen anderer Zustände enukleiert werden. So beschreibt OPIN ein *Fibrom* in einem Auge, das wegen Sekundärglaukom entfernt worden war, und KNIGHT berichtet über ein *Neurofibrom*, das in der Gegend des hinteren Augenpoles zu einer 6—8 fachen Verdickung der Aderhaut geführt hatte. In dem Bindegewebe dieser Verdickung fanden sich reichlich Ganglienzellen. Diese Geschwulst kam in einem hydrophthalmischen Auge eines Kranken zur Beobachtung, der am übrigen Körper keine Neurofibromatose aufwies.

Über die von den Chromatophoren ausgehenden gutartigen Geschwülste, die früher mit dem Namen des Pigmentnaevus der Aderhaut bezeichnet wurden, heute zweckmäßiger nach FUCHS als *Melanome* geführt werden, ist wegen der mutmaßlichen Beziehungen zum Sarkom bereits S. 149 das Nötige gesagt.

Wesentlich zahlreicher, aber immer noch selten genug sind die Beobachtungen von *Angiomen* der Aderhaut. Fast ausnahmslos handelt es sich bei den bisher beschriebenen etwa 30 Fällen um zufällige histologische Befunde an Augen, die wegen schmerzhafter Drucksteigerung und Erblindung zur Enukleation gelangt waren. Nur ganz vereinzelte Augenspiegelbefunde dieser Geschwulst liegen vor (J. HIRSCHBERG, O. FEHR, W. REIS, SALUS, MULOCK HOUWER).

In diesen 4 Fällen etwa 20 Jahre alter Individuen fand sich eine grauweißliche oder hellgelbliche bis weißgrünliche Vorwölbung in der Mitte des Augenhintergrundes oder, was auch nach histologischen Befunden häufiger der Fall zu sein scheint, neben der Papille. HIRSCHBERG fand die Geschwulst nach Form und Farbe vom Aderhautsarkom abweichend und beobachtete das Auge bis zum Auftreten von Komplikationen 11 Jahre. Aus den Untersuchungen von REIS und MULOCK HOUWER geht nun hervor, daß das, was dem Untersucher als alleinige und wesentliche krankhafte Veränderung am Hintergrunde erschienen war, sich lediglich als eine Reihe sekundärer akzessorischer Vorgänge von seiten einer kleinen Netzhautpartie herausstellte, während der dieser zugrunde liegende eigentliche Krankheitsprozeß, das ausgedehnte Angiom der Aderhaut sich dem Augenspiegel gar nicht zu erkennen gegeben hatte.

Die Augenspiegeldiagnose „Angiom der Aderhaut" war bei keinem dieser vier Fälle möglich gewesen, aber alle vier Beobachter nehmen Stellung zu dieser Frage. HIRSCHBERG fand die grauweiße Farbe und Form der Geschwulst vom Aderhautsarkom so verschieden, daß er von der Enukleation Abstand nahm und die Diagnose auf eine gutartige (fibromatöse) Geschwulst stellte. Der bräunlich-gelblichen Farbe des Sarkoms stehe, so sagt FEHR, die durch die fibröse Hülle bedingte bläulich weiße Farbe des Angioms gegenüber.

SALUS glaubt eine gewisse Wahrscheinlichkeitsdiagnose ebenfalls auf Grund der Abweichung des Farbtons stellen zu können und weist außerdem auf das fast vollkommene Fehlen reaktiver Veränderungen in der Umgebung der Angiome sowie auf die enorme Erweiterung der Aderhautgefäße in großer Ausdehnung um die Geschwulst hin, die bei schwächer ausgesprochenem Pigmentepithel sehr wohl gesehen werden könne. MULOCK HOUWER betont außerdem den in der Regel juxtapapillären Sitz und die begleitende Maculaentartung.

Demgegenüber äußert sich REIS bestimmt dahin, daß das Aderhautangiom als solches sich dem Augenspiegelnachweise vollkommen entzieht und das eigenartige Spiegelbild durch sekundäre Veränderungen wie die fibröse Hülle oder die auch bei Sarkom vorkommende cystoide Entartung der Netzhaut bestimmt wird. Dies trifft auch für den neueren Fall MULOCK HOUWERS zu.

Wägen wir das Für und Wider ab, so werden wir REIS zugeben müssen, daß es ein wirklich für Angiom charakteristisches Augenspiegelbild nicht gibt, denn auch die von SALUS und MULOCK HOUWER angezogenen Momente des Fehlens von Reizerscheinungen am Rande der Geschwulst, sowie der Erweiterung von Aderhautgefäßen, des juxtapapillären Sitzes und der Maculaentartung sind entweder nicht stichhaltig oder erfahren zu oft Ausnahmen, als daß man auf sie die Diagnose gründen könnte.

Aber es ergeben sich eine Reihe anderer Anhaltspunkte, die wohl für die Diagnose Aderhautangiom in die Wagschale gelegt werden können, wenn das

Spiegelbild einer wenig umfangreichen, flächengeschwulstartigen Netzhautabhebung von weißlichbläulichem, graulichem oder grünlichem Farbton vorliegt.

In erster Linie ist hier das *jugendliche Alter der Kranken* zu nennen. Unter 17 Fällen der Literatur, die sich gleichmäßig auf männliches und weibliches Geschlecht verteilen und bei denen das Alter bekannt ist, befanden sich 11 im Alter von 8—20 Jahren, oder es konnte der Beginn des Leidens mit Sicherheit bis in das zweite Lebensjahrzehnt zurückverfolgt werden. Die übrigen Fälle mit Ausnahme derer von PANAS und FEHR konnten sicher bis in den Anfang oder die Mitte des dritten Lebensjahrzehntes verlegt werden. Dieser Tatsache entspricht, daß wir Angiome überhaupt auf angeborene Anlagen zurückführen. Schließlich ist auch das gleichzeitige Vorkommen von Teleangiektasien in der Gesichtshaut zu erwähnen. Diese fanden sich bei etwa $1/3$ der beschriebenen Fälle. Richtet man das Augenmerk auf das Vorkommen von Naevi vasculosi am Körper, so mögen sie noch häufiger gefunden werden; so sah WAGENMANN (1903) einen ganz kleinen Naevus am Manubrium sterni.

Pathologische Anatomie. Die Geschwulst hat in weitaus der Mehrzahl der Fälle ihren Sitz am hinteren Pol, wo sie in der Nähe der Papille sich ausbreitet. Eine Ausnahme hiervon machen nur die Fälle von SCHIESS-GEMUSEUS und NORDENSON, bei denen die Geschwulst in der vorderen Augenhälfte bzw. in der Peripherie des Hintergrundes sich ausdehnte.

Die Größenmaße der Geschwulst sind sehr verschieden. Am häufigsten erreicht sie einen Längendurchmesser von 10—20 mm und eine Dicke von 1—3 mm, doch zeigen die Beobachtungen von STOEWER und STEFFENS, daß auch beträchtlich höhere Dickenmaße von 7 und 9 mm vorkommen. Die Form der Geschwulst wird mit wenigen Ausnahmen als spindel-, scheiben- oder schalenartig bezeichnet, wie das auch den angegebenen Maßen, bei denen die Höhe sehr hinter der Flächenausdehnung zurücktritt, entspricht. Als Geschwülste von schärfer umschriebener bohnen- oder erbsenartiger Form stellten sich die Beobachtungen von NORDENSON und PANAS dar.

Histologisch handelt es sich teils um kavernöse Angiome, bestehend aus weiten unregelmäßigen blutführenden Räumen, die durch dünne bindegewebige Zwischenräume getrennt werden, oder um Teleangiektasien (Angioma simplex), die aus zahlreicheren kleineren und größeren Gefäßen mit eigenen Wandungen bestehen. Die Geschwulst pflegt von einer derben fibrösen Hülle bedeckt zu sein, die öfters auch Verknöcherungen aufweist. Nur in MELLERs und REIS' Fall war die deckende Gewebsplatte epithelialer Abstammung und von den gewucherten Pigmentepithelien abzuleiten.

Therapie. *Abwartende Behandlung* und Beobachtung der weiteren Entwicklung ist also wohl gerechtfertigt, wenn mehrere der erwähnten für die Angiomdiagnose zu verwertenden Gesichtspunkte gegeben sind. Jenseits des dritten Lebensjahrzehntes wird man aber mit der konservativen Behandlung um so eher zurückhalten, als auch die mit Angiom behafteten Augen ja schließlich wegen schmerzhafter Erblindung zur Enukleation kommen.

Literatur.
Die gutartigen Geschwülste der Chorioidea.

FEHR: Über das Angiom der Aderhaut. Zbl. Augenheilk. **29** (1905).

KNIGHT: A critical survey of neoplasmas of the choroid. Amer. J. Ophthalm. 8, 791 (1925).

MELLER: Ein Fall von Angiom der Chorioidea. Z. Augenheilk. 17 (1907).

MULOCK HOUWER: Beitrag zur pathologischen Anatomie und zur klinischen Diagnose des kavernösen Angioms der Chorioidea. Klin. Mbl. Augenheilk. 75 (1925).

OPIN: Tumeur benigne de la chorioide. Ann. d'Ocul. **1917**, 724.

REIS: Zur Kenntnis des Angioma chorioideae. Z. Augenheilk. **26** (1911).

SALUS: Angiom der Aderhaut. Z. Augenheilk. 30 (1913). — STEFFENS: Über ein Angiom der Aderhaut mit ausgedehnter Verknöcherung. Klin. Mbl. Augenheilk. 40, 2 (1902). STOEWER: Ein Fall von Angiom der Aderhaut. Klin. Mbl. Augenheilk. 46, 2 (1908).
WAGENMANN: Über ein kavernöses Angiom der Aderhaut bei ausgedehnter Teleangiektasie der Haut. Graefes Arch. 51 (1900). (b) Angioma cavernosum chorioideae. 31. Heidelberg. Ber. 1903.

c) Die metastatischen Geschwülste der Chorioidea.

Das *metastatische Carcinom und Adenocarcinom der Aderhaut* gehört zu den recht seltenen Erkrankungen; das erklärt sich aus der auch sonst in der Pathologie wohlbekannten Tatsache, daß Organe, die gerne an Primärgeschwülsten erkranken, wenig Neigung zur Bildung von Metastasen haben, außerdem entziehen sich aber auch kleinere Geschwülste leicht der Kenntnis, wie mehrfache Zufallsbefunde bei Sektionen beweisen.

Am häufigsten hat die primäre Geschwulst ihren Sitz in der Mamma, was von LAGRANGE zuerst durch die Ähnlichkeit im feineren Bau der Chorioidea mit dem der Mamma begründet wird; denn Metastasen gedeihen besonders dort gut, wo sie ein dem Mutterboden ähnliches Gewebe vorfinden.

Nach einer Tabelle, die Verfasser aus der Arbeit von ULLMANN zusammengestellt hat, war der Sitz der Primärgeschwulst unter 66 Fällen: Mamma 39, Magendarmkanal 9, Lunge 4, Leber 3, Trachea und Bronchien 2, Thyreoidea 2, Mediastinum 2, Nebenniere 1, Unbekannt 4.

Infolge des Lieblingssitzes in der Mamma stellt das weibliche Geschlecht den Hauptanteil; 45 Frauen der Tabelle stehen nur 20 Männer gegenüber, einmal ist das Geschlecht nicht mitgeteilt. Relativ selten ist die zu Sarkommetastasen so prädisponierte Leber Sitz der Primärgeschwulst.

Manchmal führt erst die Augenerkrankung zur Stellung der richtigen Diagnose. Das zeitliche Intervall zwischen Primärgeschwulst und Metastase läßt sich bei Mammacarcinom am besten feststellen, meist beträgt es etwa 1, selten mehr als 2—3 Jahre, hin und wieder schließt sich die Metastase auch erst an ein Rezidiv der Primärgeschwulst an; ferner werden häufiger als beim primären Aderhautsarkom beide Augen befallen.

Symptome. Die Augenmetastase ist nur ein Ausdruck allgemeiner Metastasierung.

Die Sehstörung führt die Erkrankten zum Arzt; sie ist bedingt entweder durch den Sitz der Geschwulst am hinteren Pol, oder wenn sie weiter vorne liegt, durch ihre Größe und die Verdrängungserscheinungen der Nachbarorgane wie der Linse, oder endlich durch eine komplizierende Iridocyclitis. Alle diese Eigentümlichkeiten teilt das Aderhautcarcinom mit dem primären Sarkom. Für die Diagnose ist daher, wie WOLFRUM ausführt, die Pigmentarmut und vor allem die Aufdeckung der Primärgeschwulst nutzbar zu machen.

Die Erkrankung pflegt zum Unterschied vom primären Sarkom einen sehr raschen Verlauf zu nehmen. HIRSCH berechnet die durchschnittliche Lebensdauer der an Aderhautcarcinom Erkrankten auf noch etwa 7, WOLFRUM auf nur 5 Monate. Denn die allgemeinen Metastasen führen bald zum Exitus. Dementsprechend sind die Kranken beim Aufsuchen des Augenarztes häufig schon im kachektischen Stadium. Wiederholt ist kurz vor dem Tode eine Wiederanlegung der abgelösten Netzhaut beobachtet worden. Die Enukleation kommt bei der Aussichtslosigkeit des Grundleidens nur zur Befreiung von Schmerzen in Frage.

Noch viel seltener ist das metastatische *Aderhautsarkom*. Es wurde einigemal bei Sarkomen gesehen, die von der Nachbarschaft des Auges ihren Ursprung nahmen, z. B. von den Lymphspalten des Zwischenscheidenraums des Sehnerven oder vom Gehirn (M. WOLFRUM). Doch kommt es auch bei entfernterem Sitz der Primärgeschwulst vor. Gelegentlich ist es auch zweifelhaft, ob die Aderhautgeschwulst als primäre oder als metastatische Geschwulst aufzufassen ist. Das gilt z. B. für die Beobachtung von LANGE, dessen Kranker $^3/_4$ Jahr nach Enukleation des eine nur kleine Geschwulst bergenden Auges an ausgedehnten Metastasen zugrunde ging, unter denen sich vielleicht doch die Primärgeschwulst befunden hatte. Als Sarkom stellte sich auch die doppelseitige Metastase der Uvea heraus, die W. STOCK bei Hypernephrom beschrieben hat.

Pathologische Anatomie. Sitz der Geschwulst ist meistens die Aderhaut, der Ciliarkörper ist selten, die Iris nur ausnahmsweise befallen. In der Regel handelt es sich um einen Herd. W. UHTHOFF und M. WOLFRUM berichten von multipler Aussaat; die kleineren Herde können alsdann zusammenwachsen. Die Geschwulst nimmt gerne eine flache Gestalt an im Gegensatz zu dem prominierenden Sarkom. Gelegentlich geht die Geschwulst auch auf den Sehnerven und seine Scheiden über.

Histologisch kommen die beiden verschiedenen Bauarten der Krebse auch im Aderhautcarcinom zur Geltung, das zellreichere medulläre Carcinoma simplex wie der bindegewebsreichere Scirrhus. Meist kommen beide Formen innerhalb der Geschwulst nebeneinander vor. Reine Formen beider Arten sind seltener, besonders aber rein scirrhöse. An den häufigen Pigmentzellen erkennt man, daß die Chorioidea das bindegewebige Stroma der Geschwulst abgibt. Auch hämatogenes Pigment wird als Rest von Blutungen in der Geschwulst angetroffen. Hämorrhagien und Nekrosen kommen häufig in der Geschwulst vor. Isoliert steht bisher die von MULOCK HOUWER beschriebene Metastase eines malignen Chorionepithelioms in die Aderhaut.

Literatur.
Die metastatischen Geschwülste der Chorioidea.

HIRSCH: Die prognostische Bedeutung des metastatischen Aderhautcarcinoms. Prag. med. Wschr. **1911**.
LAGRANGE: Traité des tumeurs de l'oeil. Paris 1901. — LANGE: Zur Lehre vom Sarkom der Aderhaut. Klin. Mbl. Augenheilk. **51**, 2 (1913).
MULOCK HOUWER: Metastase eines malignen Chorionepithelioms im Auge. Niederl. ophthalm. Ges. Ber. Klin. Mbl. Augenheilk. **77**, 226 (1926).
STOCK: Ein doppelseitiges metastatisches Hypernephrom der Uvea. Klin. Mbl. Augenheilk. **78**, Beilageheft (1927).
UHTHOFF: Zur Lehre vom metastatischen Aderhautcarcinom. 33. Heidelberg. Ber. **1906**.
ULLMANN: Ein Fall von metastatischem Carcinom der Chorioidea. Inaug.-Diss. Heidelberg 1921.
WOLFRUM: Die Geschwülste des Uvealtraktus. LUBARSCH-OSTERTAGs Ergebnisse. Erg.-Bd. **1911**.

D. Die leukämische Erkrankung der Chorioidea.

Die Grundlage der heutigen Kenntnisse der Leukämie bildet die Einteilung von EHRLICH, die nach dem Blutbilde zwei Formen, die lymphatische und die myeloische Leukämie unterscheidet. Bei beiden ist nach KÜMMELL die gesamte Farbe des Augenhintergrundes ebenso oft verändert wie normal; vom normalen über den etwas helleren Augenhintergrund bis zum organgegelben, grauweißlichen oder graugrünlichen finden sich alle Übergänge unabhängig davon, ob die Aderhaut infiltriert gewesen ist oder nicht. Klinische Unterschiede zwischen beiden Formen im Verhalten der Aderhaut liegen nicht vor.

Anatomisch dagegen zeigt die mit Lymphombildung einhergehende lymphatische Leukämie eine diffuse Infiltration der Aderhaut, die von hinten nach dem Äquator zu allmählich abnimmt, so daß der Strahlenkörper nur ausnahmsweise zellig durchsetzt ist. Die Zellen liegen außerhalb der Gefäße im Aderhautgewebe, die Gefäßfüllung selbst zeigt keine Veränderung. Die Aderhaut schwillt durch die Lymphombildung um ein Mehrfaches ihres Volumens an und bietet schließlich das Bild einer flächenhaften Geschwulst (geschwulstartige Infiltration, Lymphosarkom). In ganz akut tödlich verlaufenden Fällen kann die Aderhautinfiltration vermißt werden.

Bei der myeloischen Form der Leukämie fehlt diese Infiltration völlig, die Gefäße sind vielmehr prall mit Blut vollgepfropft. Die Aderhaut wird gleichfalls aufs stärkste verdickt und die Gefäßwandungen verschwinden unter Umständen unter den massenhaften Zellanhäufungen, so daß der intravasculäre Sitz der Zellen erst durch Elastinfärbung nachzuweisen ist.

Daneben kommen noch großzellige Formen der Leukämie vor, die weder der lymphatischen noch der myeloischen entsprechen, durch aggressives Wachstum charakterisiert sind und deshalb auch als Leukosarkome bezeichnet werden. Die Aderhautinfiltration besteht hierbei aber nicht immer aus großen, sondern vielfach aus kleinen Zellen, die also nicht aus dem Blute stammen. Überhaupt teilt R. KÜMMELL J. MELLERs Ansicht, daß die Zellmassen nicht aus dem Blute kommen, jedenfalls nicht durch Diapedese aus den Aderhautgefäßen an Ort und Stelle abgelagert sind. Vielmehr bilden sich diese geschwulstähnlichen Zellhaufen als heterotopische Lymphome in einem von Lymphocyten freien Gewebe, möglicherweise aus den Adventitialzellen.

Literatur.
Die leukämische Erkrankung der Chorioidea.
KÜMMELL: Über leukämische Augenveränderungen. Graefes Arch. **95** (1918).
MELLER: (a) Die lymphomatösen Geschwulstbildungen in der Orbita und im Auge. Graefes Arch. **62** (1905). (b) Über die Beteiligung der Orbita und des Auges an den lymphomatösen Prozessen. Z. Augenheilk. **15** (1906).

E. Die Erkrankung der Chorioidea bei Myopie.

Auf den besonderen Bau des kurzsichtigen Auges, die Veränderungen seiner Größenmaße, Häute und Binnenräume, die Eiform des hinteren Abschnittes bei Staphyloma posticum einzugehen, ist hier nicht der Ort, wo nur die Erkrankungen der Aderhaut bei Myopie darzustellen sind (s. Bd. II). Kurz sei aber auf die Veränderungen im Bereich der vorderen Uvea hingewiesen. Der Ansatz des Ciliarmuskels am SCHLEMMschen Kanal pflegt durch Dehnung verschoben zu sein. Iriswurzel und Ciliarmuskel sind rückwärts gezogen, was zur Vertiefung der vorderen Kammer führt. Auch der Bauch des Ciliarmuskels ist rückwärts verlagert und in Fällen höhergradiger Myopie tritt dazu auch eine Verringerung der Maße des Muskels.

Symptome. Die Veränderungen der Aderhaut sind, wenn wir von den Vorgängen bei der Sichelbildung zunächst absehen, in zwei ihrem Wesen nach verschiedene Prozesse einzuteilen, nämlich in die *diffuse und in die herdförmige Atrophie des Augenhintergrundes.*

Die allgemeine Größenzunahme des kurzsichtigen Auges und mit ihr der Aderhaut bedingt auch eine Flächenvergrößerung der Gefäßzwischenräume. Die Gefäße selbst erscheinen spärlicher. Nur teilweise findet das aber seine Erklärung durch das Auseinanderrücken und den gestreckten Verlauf der Gefäße, sondern es kommt noch hinzu, daß Gefäße zugrunde gehen. Dazu tritt noch ein Schwund des Stromapigments. So bildet sich durch räumliches Auseinanderrücken und Atrophie das Bild der diffusen Entartung des Augenhintergrundes. Sein ganzer hinterer Abschnitt erscheint heller, licht hellrot, pigment- und gefäßarm, wobei dann eine offenbar gleichzeitige diffuse Atrophie des Pigmentepithels die einzelnen Aderhautgefäße und die lichten Intervascularräume deutlicher hervortreten läßt (vgl. Abb. 43—45).

Zu dieser diffusen, früher oder später in jedem Auge mit nur etwas erheblicher Kurzsichtigkeit auftretenden Veränderung gesellt sich besonders bei den höheren Graden von Myopie, aber nicht ausschließlich auf sie beschränkt der eigentliche *Entartungsherd,* der als höherer Grad der Atrophie

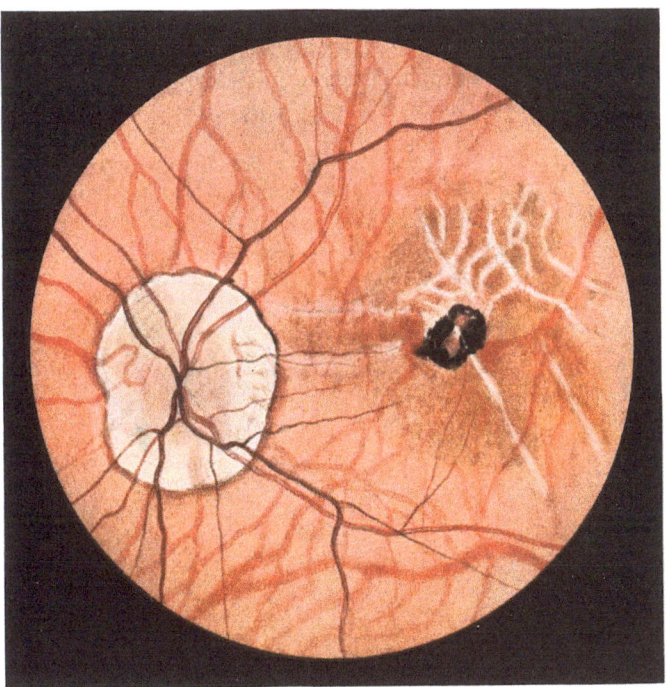

Abb. 43. Exzessive Myopie mit Fuchsschem schwarzem Fleck und Blitzfigur der Macula. Mädchen von 21 Jahren.

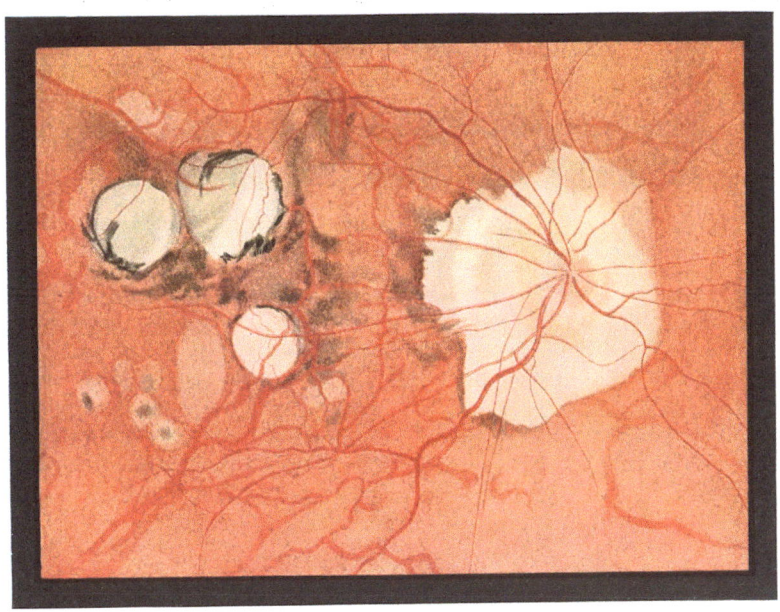

Abb. 44. Maculare und circumpapillare Aderhautentartung bei Myopie von 15 Dioptrien. Frau von 59 Jahren.

an umschriebener Stelle zur diffusen hinzutritt. Sein Lieblingssitz ist die Umgebung der Papille und die Macula, nur ausnahmsweise finden sich diese Veränderungen weiter nach vorn.

Während die diffuse Atrophie schon mit der fortschreitenden Entwicklung der Kurzsichtigkeit sich deutlich zeigt, treten die herdförmigen Veränderungen zwar nicht ausnahmslos, aber doch vorwiegend erst in etwas späterem Alter auf, wenn die Entwicklung der Kurzsichtigkeit ihrem Ende entgegengeht oder schon abgeschlossen ist, und zwar im allgemeinen um so häufiger und früher, je höher die Kurzsichtigkeit, je größer die Dehnung und Spannung der Aderhaut ist. Dabei ist ein lang sich hinziehender, fortschreitender Verlauf aus unscheinbaren Anfängen unter wiederholten Schüben unverkennbar, der

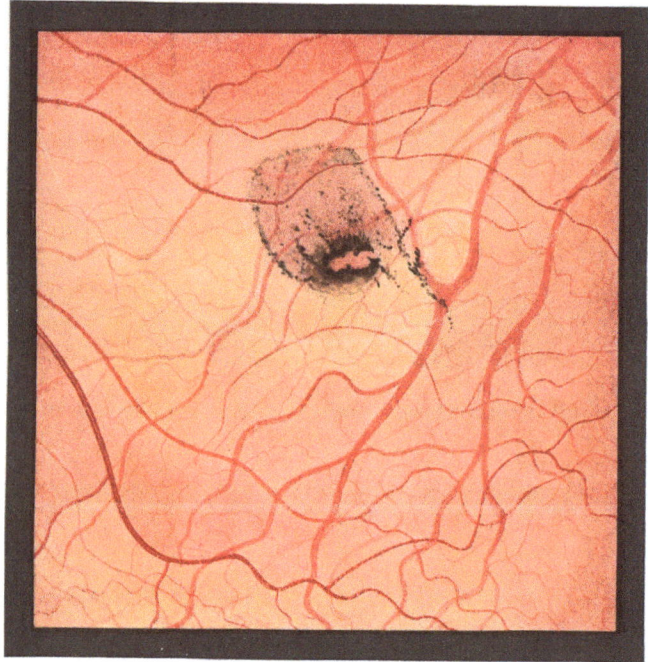

Abb. 45. Diffuse Atrophie der Aderhaut bei Myopie von 12 Dioptrien. Beginnender schwarzer Fleck der Macula. Frau von 36 Jahren.

erst dann zum Arzte führt, wenn die Fovea selbst ergriffen wird. So mögen manche parafoveale Herde in ihrer Entstehung schon weiter zurückliegen und noch in die Zeit des Fortschreitens fallen, während erst der foveale Herd die Aufmerksamkeit des Betroffenen auf diese verhängnisvolle Folge der Kurzsichtigkeit lenkt.

Den Beginn der Veränderungen bilden Anomalien der Pigmentierung, die Pigmentlage erscheint schütter und neben hellere Flecken treten kleine Anhäufungen von Pigment, so daß eine feine Sprenkelung oder eine netzartige Zeichnung entsteht. Der Grund des Herdes wird allmählich lichter und nach Schwund der Choriocapillaris werden die größeren Gefäße freigelegt, die bandartig den Grund des Herdes durchziehen, bis auch diese schwinden und die Aderhautatrophie vollständig geworden ist.

Der ausgebildete Entartungsherd stellt oft einen kreisrunden (Abb. 44), in anderen Fällen ganz unregelmäßig lappig gestalteten weißen Fleck mit mehr oder weniger stark ausgeprägter Pigmentumrahmung dar, oder, was seltener ist, der Herd ist durch Pigmentmassen völlig verdeckt.

Nicht selten sieht man bei hochgradiger Kurzsichtigkeit die von M. SALZMANN zuerst beschriebenen Lacksprünge oder Blitzfiguren in der Macula (Abb. 43), ein System verzweigter und netzförmig verbundener hellglänzender Spalten, die teils in den Konus münden, teils blind endigen und Rissen der Glashaut entsprechen.

Eine besondere Stellung unter den macularen Veränderungen bei Myopie beanspruchen der *zentrale schwarze und grüne Fleck* (E. FUCHS, K. STARGARDT).

Etwas seltener als die gewöhnlichen macularen Veränderungen beobachtet man einen scharf umschriebenen rundlichen schwarzen Fleck, der im Lauf der Zeit ganz bestimmte Veränderungen durchmacht. Die Erkrankung beginnt meist mit plötzlich einsetzender Sehstörung. Alsdann ist der Fleck fast stets noch kleiner als die Papille, später nimmt er an Größe erheblich zu, verliert aber oft in den zentralen Partien seine schwarze Färbung (Abb. 43, 45), die dann einem schiefergrauen bis bläulichweißen Tone Platz macht. Aderhautstroma oder Lederhaut kommen aber inmitten des Flecks niemals zum Vorschein. Die Umgebung kann entweder anderweitige chorioretinale Herde aufweisen oder frei sein. Doch pflegt sich bei längerem Bestehen um den Fleck eine Entfärbung des Augenhintergrundes einzustellen. Gelegentlich werden im Beginn oder auch im späteren Verlauf der Erkrankung kleine Blutaustritte in der Nachbarschaft wahrgenommen, so von FUCHS unter seinen 50 Fällen neunmal. Doch sind diese eine Begleiterscheinung, nicht etwa die Grundlage der Erkrankung. Diese sieht FUCHS vielmehr entsprechend dem histologischen Befunde von LEHMUS in einer Wucherung des Pigmentepithels, die wieder stellenweise durch ein aufliegendes, die hellere Färbung bedingendes Exsudat verdeckt wird.

Weit seltener begegnet man bei hochgradiger Kurzsichtigkeit einem zentralen grünen Fleck, den STARGARDT auf Wucherung des Pigmentepithels zurückführt, das bei dieser Wucherung den größten Teil seines Pigmentes verliert. Die gewucherte Zellmasse ruft dann in derselben Weise den grünen Farbton hervor, wie es das farblose Tapetum cellulosum bei fleischfressenden Säugetieren tut (siehe auch SCHIECK, Netzhauterkrankungen).

Der beginnende *Konus* stellt sich nur in Ausnahmefällen als weiße, meist leicht gelbrötlich getönte, hier und da Pigment und Gefäße führende Sichel dar, die erst mit der Zeit und der allmählich zunehmenden Aderhautentartung eine rein weißliche Tönung gewinnt und sich bei höheren Graden von Kurzsichtigkeit rings um die Papille entwickelt (Ringkonus, Atrophia chorioideae circa papillam). Die seltene Verbindung von schwarzem und grünem Fleck der Macula mit zentraler myopischer Lochbildung wurde von DEUTSCHMANN beschrieben.

Pathologische Anatomie. Die Anatomie der Aderhautveränderungen bei Kurzsichtigkeit ist am besten an solchen Herden zu studieren, die nicht in räumlichem Zusammenhang mit dem Konus stehen, da dieser die Verhältnisse genetisch wie formal kompliziert. Der chorioretinale Entartungsherd bei Kurzsichtigkeit ist besonders von SALZMANN untersucht worden, dessen Befunde im wesentlichen von HEINE und BEHSE bestätigt wurden. Er unterscheidet diffuse und herdförmige Veränderungen.

Als diffuse Veränderung zeigt die Aderhaut des kurzsichtigen Auges eine auf Rechnung der Dehnung zu setzende allgemeine Verdünnung. Über den spärlich vorhandenen größeren Gefäßen fehlen die Capillaren, so daß die Aderhaut einen Aufbau aus nur drei Schichten, der Glashaut, der Gefäßschicht und der stark verdünnten Suprachorioidea zeigt, ja in vorgeschrittenen Fällen stellt sie nur ein ganz dünnes atrophisches Häutchen mit spärlichen Resten von Stroma dar. Glashaut und Pigmentepithel werden von dieser Verdünnung der Aderhaut zunächst nicht beeinflußt.

Im Bereich dieser diffusen Veränderungen treten nun die umschriebenen in Form kleiner oder größerer Herde auf. Der Beginn des ganzen Vorgangs, der schließlich zum ausgebildeten Entartungsherd führt, ist in der Glashaut zu suchen.

Alle Glashautveränderungen wie Dehnung, Verdünnung, Lückenbildung sind letzten Endes auf eine mechanische Ursache, auf ein Mißverhältnis zwischen Spannung der Glashaut und ihrer Tragfähigkeit zurückzuführen. Die früheste Veränderung an der Glashaut ist ihre Verdünnung, und diese ist nicht lediglich durch Dehnung bedingt, sondern die äußere elastische Lamelle hört auf, während die innere cuticulare Lamelle sich weiter fortsetzt, ja bisweilen sogar verdickt ist, so daß gar keine Verdünnung der gesamten Membran vorzuliegen scheint.

Weit auffallender aber ist die Bildung offener Lücken, vollständiger Unterbrechungen des Zusammenhangs der Glaslamelle, die sich an verdünnte Partien oder auch an solche von normaler Dicke anschließen kann. Die auf dem Gewebe lastende Spannung verhindert die Umrollung des Lamellenrandes. Gelegentlich sind die Lücken auch durch eine neugebildete Ersatzmembran gedeckt.

Am ausgesprochenen Entartungsherde sind von den eigentlichen primären Veränderungen in der Aderhaut die sekundären Folgezustände in der Netzhaut zu unterscheiden.

Das Wesentlichste an den Aderhautveränderungen ist der auf die Lückenbildung in der Glashaut folgende Schwund der Capillaren, der genügt, um die sekundären Veränderungen an der Netzhaut hervorzurufen; außer den Capillaren gehen aber auch die größeren Gefäße zugrunde. So baut sich denn der Entartungsherd in der Aderhaut aus Resten des physiologischen Gewebes auf; aber Neubildung von bindegewebiger Narbe kommt daneben auch vor, und zwar nach Verfassers Untersuchungen doch nicht so selten, wie M. Salzmann annimmt, indem besonders am Rande des Herdes Bindegewebsbildung in der Aderhaut einsetzt.

Schließlich stellt die Aderhaut an der Stelle des Herdes ein verhältnismäßig dichtes pigment- und gefäßloses Gewebe dar, das der Hauptsache nach aus elastischen Fasern, pigmentlosen Zellen und allenfalls noch kümmerlichen Resten von Stroma und Pigmentzellen besteht.

Der höchste Grad von Aderhautatrophie wird erreicht, wenn die Kontinuitätstrennung sich nicht auf die Lücke der Glashaut mit Capillarschwund beschränkt, sondern auch auf das Aderhautgewebe übergreift, so daß eine förmliche Ruptur, ein Loch der Aderhaut vorliegt, in das die Netzhaut dann hernienartig vorzufallen bzw. hineingezerrt zu werden pflegt. Die äußere Körnerschicht endet alsdann am Rande des Loches oder schlägt sich ektropioniert um den Rand des Loches in die Aderhaut um. Die innere Körnerschicht kann so weit vorfallen, daß sie der Lederhaut anliegt, die andern Schichten sind entsprechend verlagert.

Entzündliche Infiltration wird nur selten und in geringem Maße angetroffen. Wo sie sich aber findet, am Rande der Aderhautlöcher oder in der Nähe des Endes der Körnerlage am Rande der Sichel, ist sie als Folge nicht als Ursache der degenerativen Aderhautveränderungen aufzufassen.

Von den sekundären Netzhautveränderungen ist hier nur zu erwähnen, daß sie in der Regel vom Pigmentepithel bis zur äußeren retikulierten Schicht reichen, vornehmlich aber das Pigmentepithel betreffen, das in seiner normalen Gestalt über dem ganzen atrophischen Herd infolge Verödung der Capillarschicht fehlt. Nicht selten kommen aber auch im Inneren des Herdes nach Lage, Form und Inhalt veränderte Pigmentepithelien vor; dies sind gewucherte Zellen, die durch die Glashautlücken in den atrophischen Aderhautherd einwandern und sich auch andererseits in der entarteten Netzhaut vorfinden. Sie bilden die Grundlage der schwarzen Flecken und Ränder der atrophischen Herde. Überall, wo ein Defekt des Pigmentepithels vorliegt, fehlt auch die Schicht der Stäbchen und Zapfen.

Die Aderhautveränderungen in der *Umgebung der Papille*, im Bereiche des **Conus**, sind insofern etwas anders und schwieriger zu beurteilen, als hier die Verhältnisse durch die Mechanik der Sichelbildung und die damit geschaffenen Verhältnisse kompliziert werden.

In manchen Fällen liegt der Sichel eine *Distraktionssichel* im Sinne STILLINGS oder eine *Hineinzerrung einer Sehnervenfalte* zugrunde, die nach HEINE bei der Zurückziehung der Lamina dieser folgt und durch Druck zur Atrophie der Aderhaut beitragen kann. Im allgemeinen ist aber die Sichel durch eine auf ihr Gebiet beschränkte Aderhautatrophie mit folgendem Pigmentepithelschwund bedingt, die wie die übrigen Aderhautherde auf die Dehnung zurückzuführen ist und der hier an Stelle der Lückenbildung tretenden Retraktion der Lamina folgt. Faltenbildung durch Hineinzerren von Sehnervenfasern kann sich hiermit verbinden, ist aber zum Zustandekommen des ophthalmoskopischen wie anatomischen Bildes der Sichel keineswegs erforderlich.

Jedenfalls geht die Sichelbildung Hand in Hand mit der Retraktion der Lamina elastica. Die Glashaut ist am weitesten verschoben; sie und die Grenze des Pigmentepithels geben den Rand der Sichel ab, die übrigen Schichten sind um so weniger verschoben, je weiter sie nach außen liegen und so kann am Papillenrande die Aderhaut völlig fehlen. Reste des atrophischen Aderhautstromas sind im übrigen im Bereich der Sichel oft nachzuweisen, wie das auch der häufig nicht völlig weißen Färbung der Sichel entspricht. Auch Bindegewebsentwicklung infolge entzündlicher Infiltration kommt gelegentlich, und zwar besonders am Rande der Sichel vor (BEHSE, Verf.).

Wie nun bei der Supertraktion die Glashaut und mit ihr Teile des atrophischen Aderhautstromas auf die Papille hinübergezogen werden, so ziehen sich andererseits beim Übergang der temporalen Sichel zur circumpapillären Atrophie, zum Ringconus, Lamina und Aderhautstroma, erstere wiederum am weitesten auch nasal von der Papille zurück.

SALZMANN faßt den Ringconus überhaupt nicht als weitere Entwicklung der temporalen Sichel, sondern als circumpapillär gelegenen Aderhautherd auf und sieht die hellen die Papille umgebenden Felder als Kombination von Sichel und circumpapillärem Herde an. Zweifellos gehen auch nicht selten Sichel und Aderhautherd ineinander über, indessen vor allem doch auf der temporalen Seite, wo der circumpapilläre Herd gelegentlich in einen macularen mündet. Deswegen wäre es aber nicht zutreffend, den auch klinisch öfter zu sehenden Übergang von der temporalen Sichel in den Ringconus zu leugnen. Denn anatomisch können sich nasal dieselben Verhältnisse wie temporal finden, sowohl die Verzerrung einer Nervenfaserfalte, wie auch Schwund des Pigmentepithels und der Aderhaut bei Retraktion der Lamina ohne Nervenfaserzerrung. Dagegen ist der Aderhautschwund nasal oft nicht so vollständig und auch nicht so ausgedehnt wie auf der temporalen Seite, auch das entsprechend dem klinischen Verhalten.

Literatur.

Die Erkrankung der Chorioidea bei Myopie.

BEHSE: Über den anatomischen Bau des Conus und der Aderhautveränderungen im myopischen Auge. Graefes Arch. 68 (1907).

DEUTSCHMANN: Über Lochbildung in der Macula. Z. Augenheilk. 27 (1912).

FUCHS: Der zentrale schwarze Fleck bei Myopie. Z. Augenheilk. 5 (1901).

GILBERT: Zur Anatomie der myopischen Augenhintergrundsveränderungen. Arch. Augenheilk. 86 (1920).

HEINE: Beiträge zur Anatomie des myopischen Auges. Arch. Augenheilk. 38, 40, 43, 44, 49 (1899—1903).

LEHMUS: Die Erkrankungen der Macula lutea bei progressiver Myopie. Inaug.-Diss. Zürich 1875.

SALZMANN: (a) Die Chorioidealveränderungen bei hochgradiger Myopie. 29. Heidelberg. Ber. 1901. (b) Die Atrophie der Aderhaut im kurzsichtigen Auge. Graefes Arch. 54 (1902).

STARGARDT: Der zentrale grüne Fleck bei Myopie. Z. Augenheilk. 27 (1912).

F. Die Atrophia gyrata der Chorioidea und Retina.

Diese zuerst von FUCHS beschriebene seltene Hintergrunderkrankung hat unleugbare Beziehungen zur Pigmententartung der Netzhaut, aber auch zur Kurzsichtigkeit. Meist handelt es sich um Mitglieder einer Familie oder Abkömmlinge blutsverwandter Eltern, bei denen die Nachtblindheit schon in der Kindheit aufgetreten, die Sehschärfe stark herabgesetzt, das Gesichtsfeld allseitig eingeengt ist. Die in allen Fällen beobachtete Kurzsichtigkeit meist höheren Grades und eine besondere Art der Aderhautatrophie sind die wesentlichen Unterschiede von der Pigmententartung.

Die Aderhautatrophie tritt zuerst an einzelnen Stellen in Form runder scharfumschriebener heller Flecken auf, die sich stets vergrößern, bis sie endlich zusammenstoßen. Sie verschmelzen dann entweder vollkommen mit einander oder bleiben durch schmale Streifen normal pigmentierten Augenhintergrundes getrennt. Die atrophischen Flecken nehmen eine Zone ein, welche die Papille zum Mittelpunkt hat und so breit ist, daß sie von der Äquatorgegend bis nahe an die Papille heranreicht. Der der Papille zugewandte Rand dieses Gürtels ist gelappt, indem die einzelnen runden Felder, aus denen sich der Gürtel zusammensetzt, verschieden weit nach rückwärts sich erstrecken. Im Verlauf der Erkrankung schiebt sich dieser Rand gegen die Papille immer mehr vor und engt dadurch das Gebiet des normalen Augenhintergrundes immer mehr ein, bis zuletzt nur mehr ein ganz schmaler Ring um die Papille übrig bleibt; auch in der Maculagegend kann eine kleine Insel normalen Augenhintergrundes ausgespart bleiben. Schließlich kann die Papille selbst von circumpapillärer Aderhautatrophie oder von einer gleichfalls gelappten weißen Fläche eingefaßt werden, die an einzelnen Stellen mit der breiten weißen Zone zusammenstößt (eine Abbildung findet sich im Beitrag SCHIECK, Netzhauterkrankungen).

Nach vorn ist die atrophische Zone nicht scharf begrenzt, hier nehmen die Pigmentflecke immer mehr zu, so daß der Augenhintergrund in der äußersten Peripherie fast schwarz aussehen kann. In der Mehrzahl der Fälle besteht sternförmiger hinterer Rindenstar.

Dieser von E. FUCHS gegebenen Darstellung hatten die folgenden Beobachtungen von BEDNARSKI, WERNICKE, KOMOTO und BÖHM nichts wesentlich Neues hinzuzufügen. Zu erwähnen wäre nur der von BÖHM gegebene Stammbaum, der unter sechs Abkömmlingen aus zwei Verwandtenehen einer Familie je einmal Retinitis pigmentosa, Atrophia gyrata und Epilepsie aufweist, auch bei JACOBSOHNs und BECKERSHAUS' Beobachtungen bestand Beziehung zur Retinitis pigmentosa. Die Erkrankung ist auch unter den verschiedenen Formen der progressiven Netzhautatrophie im vorliegenden Bande beschrieben.

Fuchs sucht die Ursache der Erkrankung in Analogie mit der Pigmententartung in einer Zirkulationsstörung in den innersten Schichten der Aderhaut.

Literatur.
Die Atrophia gyrata der Chorioidea und Retina.
Beckershaus: Totale Atrophie der Retina und Chorioidea. Klin. Mbl. Augenheilk. **76** (1926). — Bednarski: Über einen Fall von Atrophia gyrata chorioideae et retinae mit Sklerose der Aderhaut. Arch. Augenheilk. **40** (1900). — Böhm: Über einen eigentümlichen Fall von Retinitis pigmentosa mit Atrophie der Aderhaut. Klin. Mbl. Augenheilk. **63** (1919) (hier die übrige Literatur).

Fuchs: Über zwei der Retinitis pigmentosa verwandte Krankheiten. Arch. Augenheilk. **32** (1896).

Jacobsohn: Ein Fall von Retinitis pigmentosa atypica. Klin. Mbl. Augenheilk. **26** (1888).

Komoto: Über die sog. Atrophia gyrata chorioideae et retinae. Klin. Mbl. Augenheilk. **52** (1914).

Wernicke: Atrophia gyrata chorioideae et retinae. Arch. Augenheilk. **62** (1909).

G. Die Drusen der Glaslamelle.

Auf der Glaslamelle der Aderhaut, einem Abkömmling des Pigmentepithels finden sich häufig bei älteren Leuten, seltener schon in jugendlichem Alter eigenartige warzige Auswüchse, die als *Drusen* bezeichnet werden.

Symptome. Sie bilden auf dem Augenhintergrunde sonst durchaus normaler Augen besonders im hinteren Abschnitt in der Macula- und Papillenumgebung kleine hellgelbliche bis gelblichrote runde Herdchen, die oft ganz dicht beieinander liegen und sich auch gegenseitig ein wenig abplatten. Sie heben sich scharf begrenzt deutlich gegen die Umgebung ab und sind frei von Pigment. Das Pigmentepithel ist über ihnen in der Regel unversehrt, und daher gelten die Drusen auch im allgemeinen als harmloser Nebenbefund, der die Funktion des Auges nicht herabsetzt. Indessen kommen von dieser Regel doch auch Ausnahmen vor. Zum Beispiel können sich beim Sitz in der Maculagegend Sehstörungen ergeben, weil die Drusen gegen das Pigmentepithel vordringen und dieses schädigen. So sind die Pigmentepithelien über der Kuppe der Drusen, wie Nitsch histologisch feststellen konnte, oft schon von Pigment entblößt. Eine derartige mechanische Schädigung und Ernährungsstörung des Pigmentepithels tritt aber erst nach geraumer Zeit ein, weil die Drusen langsam wachsen.

Differentialdiagnostisch kommt die Unterscheidung von der zentralen Chorioiditis und von der senilen Maculaentartung in Betracht. Schwierigkeiten gegenüber der zentralen Chorioiditis können sich ergeben, wenn bei Fehlen von entzündlichen Erscheinungen kleine scharf umschriebene gelbliche Fleckchen bestehen. Begleitende Netzhauttrübung oder Trübung des Papillengewebes spricht dann für Chorioiditis. Wie einerseits das Auftreten der Drusen bei jugendlichen Tuberkulösen oder ihre besonders schnelle Entwicklung auch bei älteren Tuberkulösen zur Fehldiagnose einer zentralen Chorioiditis führen können, das zeigt an mehreren Beispielen Nitsch. Die Schwierigkeiten werden besonders groß, wenn mehrere benachbarte Drusen zu einem größeren Herde etwa von Papillendurchmesser zusammenfließen und wenn sich am Rande eines solchen größeren Herdes ein zarter Pigmentsaum findet. Gegenseitige Abplattung der Herdchen spricht für Drusen, akut entstehende Sehstörung und rascher Wechsel im Augenspiegelbilde für Chorioiditis, da die Drusen nur selten in schneller Aufeinanderfolge entstehen.

Die Abgrenzung gegen die Maculaentartung kann deswegen schon Schwierigkeiten machen, weil beide Vorgänge dem Senium vornehmlich eigen sind. Die Lage der Gebilde hinter Netzhautgefäßen und Pigmentarmut spricht für Drusen. Beide Altersveränderungen können sich auch nebeneinander entwickeln. So sah Hesse zu typischen und photographisch festgehaltenen Drusen später ausgebreitete zentrale Veränderungen mit Netzhautblutungen hinzutreten. Schon zur Zeit der Drusenfeststellung hatte Sehstörung bestanden. HESSE denkt an die Möglichkeit der Abhängigkeit der senilen Maculaveränderung von den Drusen. Sie wären in solchem Falle also nicht als so ganz harmlos zu bezeichnen und auch nicht scharf von der Maculaentartung zu trennen.

Pathologische Anatomie. Völlige Klarheit über die Entstehung der Drusen besteht noch nicht. Ihre Lagerung auf der Innenfläche der Glaslamelle hat zu ihrer Benennung geführt. Doch dürften sie kaum von der Glaslamelle selbst abstammen. Nach den Tierversuchen L. SCHREIBERs wurde angenommen, daß die Drusen wie die Glaslamelle selbst vom Pigmentepithel gebildet werden.

Beim SCHREIBERschen Versuch wucherten nämlich die Pigmentepithelien über der Stelle der Verletzung einer kleinen Ciliararterie, zahlreiche Pigmentzellen gerieten in Wanderung und diese zeigten ebenso wie die über der Glaslamelle noch befindlichen Pigmentepithelien Drusenbildung. HANSSEN möchte dagegen die gesamten Veränderungen der Glashaut, Verdickungen mit oder ohne bindegewebige Elemente, mit Knochengewebe, geschichteten Konkrementen einheitlich, und zwar als Produkte der Aderhaut auffassen, bei denen das Pigmentepithel nur eine passive Rolle spielt. Ausdrücklich sei hier erwähnt, daß die Drusen, die langwierigen Entzündungen des Augeninneren endogener wie ektogener Natur ihren Ursprung verdanken, hinsichtlich der Entstehung grundsätzlich anders aufzufassen sind als die hier besprochene spontane Drusenbildung.

Eine Behandlung der Drusenbildung kommt nicht in Betracht.

Literatur.
Die Drusen der Glaslamelle.

HANSSEN: Zur Frage der Glashautdrusen der Aderhaut. Klin. Mbl. Augenheilk. **58** (1917). — HESSE: Über Drusen der Chorioidea und senile Maculaveränderungen. Z. Augenheilk. **24** (1910).

NITSCH: Zur Differentialdiagnose zwischen Drusen und Chorioiditis. Z. Augenheilk. **59** (1926).

SCHREIBER: Über Drusenbildung des Pigmentepithels nach experimenteller Ciliararteriendurchschneidung beim Kaninchen. 33. Heidelberger Ber. **1906**. — SILVA: Über Drusen der Chorioidea und Retina. Klin. Mbl. Augenheilk. **49**, 2 (1911).

H. Die Amotio chorioideae.

Weit häufiger als früher angenommen tritt in der ersten Zeit nach Star- und Glaukomoperationen Ablösung der Aderhaut auf. Sie bildet sich in kurzer Zeit zurück, so daß zumeist bei der Entlassung der Operierten schon nichts mehr auf die überstandene Ablösung hindeutet. E. FUCHS beobachtete dies Vorkommnis in etwa 5% der Fälle, nach Glaukomiridektomie in 10% und J. MELLER stellte es sogar nach LAGRANGEs Sklerektomie unter Einrechnung der leichtesten Fälle in mehr als 22% fest, während er später für LAGRANGEs und ELLIOTs Operation gleichermaßen etwa 7% errechnete. Es handelt sich hier um Mindestzahlen, da geringe Grade der Aderhautabhebung in der nächsten Umgebung des Ciliarkörpers und wieder andere wegen Medientrübung mit dem Augenspiegel nicht aufzufinden sind, während die klinischen Erscheinungen fast mit Sicherheit auf das Vorhandensein einer Abhebung hinweisen. So fand denn auch HAGEN bei diascleraler Durchleuchtung weit höhere Zahlen, z. B. 76% nach ELLIOT bei Glaucoma simplex. Am häufigsten tritt die Aderhautabhebung zwischen dem 2. und 8. Tage nach der Operation, nur sehr selten erst einige Monate später auf. Sie findet sich sowohl nach glattem Operationsverlauf, wie nach kompliziertem, in letzterem Fall vielleicht etwas häufiger.

Das Ereignis kündet sich in der Regel dadurch an, daß ohne Zeichen von Wundsprengung die seit der Operation hergestellte Kammer wieder seichter oder ganz aufgehoben ist bei gleichzeitig herabgesetztem Augenbinnendruck, doch läßt die Kammertiefe keinen sicheren Schluß auf Vorhandensein oder Fehlen einer Aderhautabhebung zu und auch die Druckherabsetzung scheint ein ständiges

Zeichen nur bei dieser postoperativen Aderhautabhebung, nicht dagegen bei der spontanen zu sein.

Bei seitlicher Beleuchtung oder im umgekehrten Bilde sieht man dann bei klaren brechenden Medien die abgelöste Aderhaut in Form rundlicher, in den Glaskörperraum vorragender Erhebungen. Bei seitlicher Beleuchtung bieten sich die abgelösten Partien vorwiegend nasenwärts, seltener schläfenwärts, niemals unten als gelbliche bis bräunliche Buckel von glatter Oberfläche dar, ohne sichtbare Gefäße, ohne Falten, ohne Schwappen. Bisweilen erscheinen die Buckel durch Blutansammlung unten dunkler (BOIT). Meist liegen sie ziemlich weit nach vorn, als ob sie bis an den Strahlenkörper reichten. Bei Durchleuchtung schiebt sich der Buckel als schwarzer Schatten vor den Augenhintergrund. Oft ist die Ablösung von nur 2—3tägiger Dauer, nur selten wird sie länger als acht Tage beobachtet, sie bildet sich dann rasch innerhalb weniger Tage unter Herstellung normalen Druckes und normaler Kammertiefe wieder zurück.

Als Unterscheidungsmerkmal der serösen von der hämorrhagischen Abhebung führt S. HAGEN an, daß bei diascleraler Durchleuchtung die Lederhaut umfangreich aufleuchtet, wenn der Zwischenraum zwischen Aderhaut und Lederhaut mit seröser Flüssigkeit erfüllt ist.

J. MELLER unterscheidet verschiedene Formen von Aderhautabhebung, deren häufigste, die postoperative Frühabhebung des Ciliarkörpers und der Aderhaut dem oben beschriebenen Bilde entspricht. Die postoperative Spätabhebung ist viel seltener und pflegt bei längerem Bestande einen ungünstigen Einfluß auf das Augeninnere auszuüben und durch Verbindung mit Netzhautabhebung zum Untergang des Auges zu führen. Die im unmittelbaren Anschluß an die teilweise Entleerung des Auges bei der Operation auftretende blutige Abhebung kann zu der gefürchteten *expulsiven Blutung* führen.

Den postoperativen Abhebungen stehen die spontanen gegenüber. Sie gehen entweder gleichfalls vom Strahlenkörper aus und schreiten nach hinten fort oder treten von vornherein als hintere Aderhautabhebung auf. Diese verbindet sich oft mit seröser Netzhautabhebung und ist wahrscheinlich bei der Entstehung der myopischen Netzhautabhebung beteiligt, wird aber hinter dieser nur schwer oder gar nicht erkannt. Die spontane Aderhautabhebung geht gleichfalls meist mit Druckverminderung einher, dabei besteht nicht selten Vertiefung der Vorderkammer. Die Ablösung muß dann nach B. FLEISCHER auf Verminderung des Glaskörperinhaltes bezogen werden. Manchmal kommt aber auch normaler Druck (MEISNER) oder auch Drucksteigerung vor.

Die Einteilung in die verschiedenen Formen der Aderhautabhebung, wie sie J. MELLER und vor ihm E. FUCHS nach etwas anderen Gesichtspunkten vorgenommen hatte, beruht schon auf den *Ergebnissen pathologisch-anatomischer Untersuchung*: FUCHS nahm 4 Gruppen an, die sich durch eine ganz verschiedene Entstehungsweise unterscheiden, nämlich Aderhautablösung 1. durch Eindringen von Kammerwasser unter die Aderhaut bei offener Verbindung mit dem Suprachorioidealraum vermittels eines Einrisses oder einer Lückenbildung in der Anheftung des Ciliarkörpers. 2. Zug cyclitischer Schwarten und Zug der abgelösten Netzhaut am vorderen Ende der Aderhaut in der Gegend der Ora serrata (bei Entzündungen, Sarkom). 3. Blutungen aus den Aderhautgefäßen. 4. Selten durch entzündliches Exsudat oder durch venöse Stauung.

J. MELLER nimmt für die häufigste, die erste Gruppe, die mit seiner postoperativen Frühabhebung sich deckt, nicht ein Durchsickern des Kammerwassers durch den von FUCHS geforderten und in mehreren Fällen auch histologisch festgestellten Einriß in der Anheftung des Strahlenkörpers an, sondern läßt den nach Eröffnung der Vorderkammer durch die einsetzende enorme sekretorische Tätigkeit des Ciliarkörpers hervorgerufenen Flüssigkeitsstrom die Richtung gegen den Suprachorioidealraum einschlagen. Hierzu kommt weitere Begünstigung der Aderhautabhebung durch Verlust von Augeninhalt und Vorrücken des Linsendiaphragmas, während Vorbedingung der Abhebung die Aufhebung der Vorderkammer durch Wundsprengung ist. Die serösen Abhebungen entstehen nicht so plötzlich wie die hämorrhagischen, da die Transsudation eine gewisse Zeit erfordert (E. FUCHS).

A. MEESMANN prüfte die Entstehung der Aderhautabhebung auf experimentellem Wege. Er fand bei allen ausgedehnten Abhebungen stets ein Zusammentreffen zweier Vorgänge, und zwar starke Druckverminderung und Entzündung der Aderhaut mit Bildung eines entzündlichen Exsudates. Eine Bestätigung für die Annahme einer aktiven Tätigkeit des Strahlenkörpers oder für rückwärtige Stauung seines Sekretes ergaben die Versuche nicht.

Zur primären spontanen Aderhautabhebung dürfen natürlich die Fälle nicht gerechnet werden, die im Gefolge schwerer Entzündungen durch Zug cyclitischer Schwarten entstehen. Sie stehen nach ALBR. V. GRAEFE und J. MELLER in innigen Beziehungen zur Netzhautabhebung, indem sie sich mit Exsudation auf die innere Oberfläche der Aderhaut verbinden, die zur Netzhautabhebung und häufig zur Schrumpfung des Auges führt.

Die *Prognose* ist für die postoperative Frühabhebung günstig, da sie sich stets bald mit der Wiederherstellung der Kammer zurückzubilden pflegt. Als *Behandlung* rät TH. AXENFELD zum Druckverband, der die Rückbildung günstig beeinflußt. Die spontanen und die operativen Spätabhebungen sind der Behandlung wenig zugänglich und führen durch Verbindung mit Netzhautabhebung oft zum Untergang des Auges.

Literatur.
Die Amotio chorioideae.

AXENFELD: Zur operativen Ablösung der Aderhaut nebst einer Bemerkung zur Wirkung der Glaukomoperationen. Klin. Mbl. Augenheilk. 41, 1 (1903).

BOIT: Zur Frage der Aderhautabhebung nach Star- und Glaukomoperationen. Slg. Abh. VOSSIUS 9 (Halle: Marhold).

FLEISCHER: Über spontane Aderhautablösung. Klin. Mbl. Augenheilk. 86 (1921). —
FUCHS: (a) Ablösung der Aderhaut nach Staroperation. Graefes Arch. 51 (1900). (b) Ablösung der Aderhaut nach Operation. Graefes Arch. 53 (1902). (c) Über eine angeborene Abnormität der Netzhaut nebst Bemerkungen über Scleraleinbuchtung und Aderhautabhebung. Graefes Arch. 94 (1917). (d) Über Pigmentierung, Melanom und Sarkom der Aderhaut. Graefes Arch. 94 (1917).

v. GRAEFE, ALBR.: Zur Lehre von der Netzhautablösung. Graefes Arch. 4 (1858).

HAGEN: Die seröse postoperative Aderhautabhebung. Klin. Mbl. Augenheilk. 66 (1921).

KRAUTHAUER: Über vorübergehende Chorioidealabhebung aus orbitaler Ursache. Klin. Mbl. Augenheilk. 78 (1927).

MEESMANN: Experimentelle Studien zur Frage der Aderhautabhebung. Arch. Augenheilk. 90 (1921). — MEISNER: Über spontane Aderhautablösung mit normaler Tension im Verlauf einer sympathischen Ophthalmie. Klin. Mbl. Augenheilk. 78, Beilageheft (1927). —
MELLER: (a) Über postoperative und spontane Chorioidealabhebung. Graefes Arch. 80 (1911). (b) Über die Sklerektomie nach LAGRANGE und die Trepanation nach ELLIOT. Klin. Mbl. Augenheilk. 52 (1914).

J. Die Verletzungen der Chorioidea.

Infolge von Quetschung und Prellung können als gröbere Veränderungen an der Aderhaut *Gefäßrupturen, Blutungen, flächenhafte Schädigung des Gewebes mit chorioretinaler Narbenbildung, Aderhautabhebung und Ruptur* auftreten. Bluterguß in die Suprachorioidea führt dann zur Aderhautabhebung, Erguß auf die innere Oberfläche der Aderhaut zur umschriebenen oder auch ausgedehnten Netzhautabhebung oder, bei gleichzeitiger Verletzung der Netzhaut, zur Blutung in den Glaskörper.

Symptome. Abgegrenzte Blutung zwischen Aderhaut und Netzhaut erkennt man nach A. WAGENMANN an der dunkelroten rundlichen Vorwölbung, über der die Netzhaut leicht getrübt erscheint. Während kleine Aderhautblutungen restlos verschwinden können oder nur einen leichten Entfärbungsherd hinterlassen, bleiben von größeren später immer chorioretinale Degenerationsherde mit Entfärbung und Pigmentierung zurück, die durch Zerreißungen, durch Thrombosierung der Gefäße, Blutungen und Ödem mit folgender Schädigung des Pigmentepithels bedingt sind.

Infolge von Blutungen in den Glaskörper kann häufig nur eine Wahrscheinlichkeitsdiagnose gestellt werden und die Aderhautblutung wird erst nach Aufhellung des Glaskörpers sichtbar.

Die *Prognose* hängt ganz von dem Sitz der Veränderung und der Beteiligung der Netzhaut ab, indem Maculablutungen stets erhebliche Sehstörung hinterlassen, periphere Ergüsse aber besonders nach der durch subconjunctivale Injektionen beförderten Aufhellung des Glaskörpers weitgehender Besserung fähig sind.

Die häufigste und praktisch wichtigste unter den Aderhautverletzungen ist die *Ruptur,* die als direkte, die Peripherie des Augenhintergrundes betreffende im allgemeinen selten, als indirekte wesentlich häufiger, und zwar am hinteren Augenpole in der Nähe der Papille vorkommt.

Die *direkten Rupturen,* hauptsächlich nach Schußverletzungen und daher besonders zahlreich im Kriege, seltener bei anderweitiger seitlicher Quetschung der Bulbuskapsel beobachtet, sind unter Umständen flächenhaft ausgedehnt und nur zum Teil sichtbar, da ihre periphere Lage sie der Untersuchung entzieht. Sie sind von ganz unregelmäßiger Form, vielfach verzweigt und hinterlassen breite Defekte. Der direkte Aderhautriß ist oft mit Netzhautrissen und mit großen Blutergüssen in den Glaskörper kombiniert. Die eingerissene und zeitweise abgelöste Netzhaut pflegt mit der Narbe zu verwachsen, so daß nach Abschluß der Vernarbung mit Pigmentierung eine ausgedehnte weiße, bläuliche oder schiefrige Narbe vorliegt, der ein Ausfall im Gesichtsfelde entspricht, während die zentrale Sehschärfe nicht selten durch Blutungen oder Lochbildung in der Macula leidet.

Viel häufiger, wenigstens bei Friedensverletzungen, sind die *indirekten Rupturen,* entstehend durch von vorne mit erheblicher Kraft auffliegende Fremdkörper wie Schnee- und Tennisbälle, durch anderweitige Prellungen, Verletzung der knöchernen Augenhöhlenwand oder auch durch Schußverletzungen des Gesichtes und Projektile, welche die Augenhöhle hinter dem Bulbus passieren.

Anfänglich verdecken Medientrübungen, vor allem Glaskörperblutungen das Bild des Hintergrundes. Erst nach deren Aufhellung deckt der Augenspiegel einen Riß auf, der nahezu regelmäßig als mehr oder weniger großer Teil eines Kreisbogens konzentrisch zur Papille verläuft (Abb. 46) und diese gelegentlich sogar fast ringsum umgreift. In der Mehrzahl der Fälle liegt die Ruptur temporal von der Papille, zwischen dieser und der Macula, oder sie geht durch die Macula oder verläuft endlich noch weiter temporal. Aderhautgefäße fehlen im Bereich des Risses meist vollständig, so daß die Ruptur frisch als gelblicher oder gelbweißlicher Streifen erscheint, über den Netzhautgefäße unverändert verlaufen können. Die Netzhaut pflegt also nicht oder jedenfalls nicht ganz mit einzureißen. Bisweilen zeigen Netzhaut und Aderhaut in der Umgebung des Risses Blutergüsse, die sich allmählich aufsaugen. Der Rand der Risse pigmentiert sich später oft, so daß der Streifen von schwärzlichem Saum eingefaßt, seltener von Pigmentmassen teilweise gedeckt wird.

Die bogenförmigen Risse besitzen nach A. WAGENMANN eine durchschnittliche Länge von 3—5 Papillendurchmessern, wobei die Mitte am breitesten, die

Enden am wenigsten breit zu sein pflegen. Recht häufig zeigt der Riß eine Knickung, seitliche Abzweigung oder gabelförmige Teilung.

Handelt es sich um mehrere Risse, so liegen sie meist konzentrisch zu einander auf derselben Papillenseite, wobei ein Riß die anderen an Größe zu übertreffen pflegt; seltener liegt ein Riß temporal, der andere nasal.

Schrumpfung und Vernarbung der Rißränder können zu Aderhaut- oder Netzhautablösung führen, auf weitgehende Aderhautschädigung weist schließlich eine ausgedehnte chorioretinitische Veränderung hin.

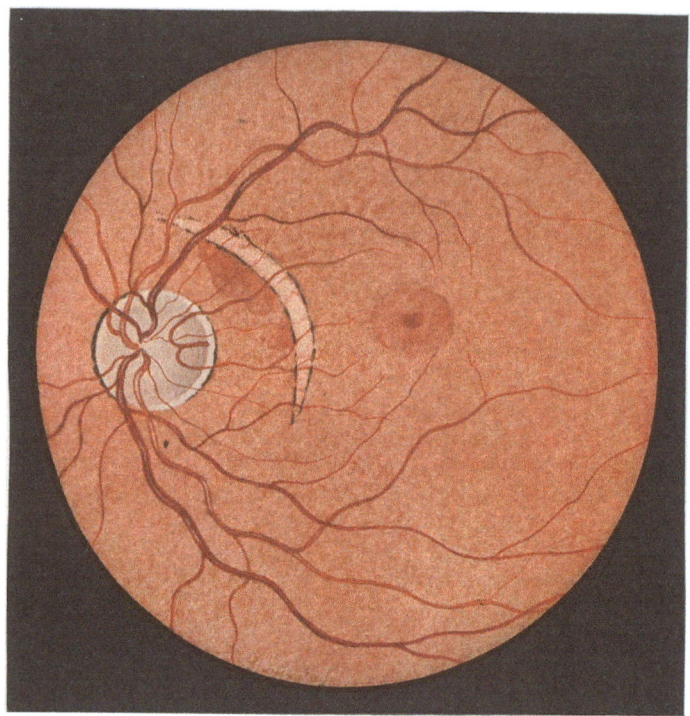

Abb. 46. Ruptur der Aderhaut. Bluterguß größtenteils aufgesaugt. Beginnende Pigmentierung der Rißstelle.

Die bleibende Funktionsstörung hängt einesteils von den etwaigen Komplikationen der Verletzung an Iris und Pupille, Vorderkammer und Linse, Glaskörper und Netzhaut, anderenteils von der Lage und Ausdehnung des Risses ab, wobei die macularen und paramacularen Rupturen natürlich die ungünstigste Prognose geben. Die Blutungen sowie die Lochbildung der Macula führen auch bei peripherem Sitz der Ruptur zu hochgradiger Herabsetzung der Sehschärfe und zu Skotomen.

Pathologische Anatomie. Histologisch stehen bei frischer Ruptur Blutungen, bei älterer Narbenbildung im Vordergrunde. A. WAGENMANN fand Unterbrechung des Pigmentepithels, der Lamina vitrea und der inneren Aderhautschichten bei unveränderter Erhaltung der Suprachorioidea. Die Lücke in Aderhaut und Netzhaut war durch Einlagerung von Narbengewebe geschlossen.

Die *Mechanik* der indirekten Aderhautruptur hat schon früh Interesse erregt und zur Aufstellung einer Fülle von Theorien Veranlassung gegeben. Die älteste von SAEMISCH aufgestellte sah die Ursache der Rupturen sowohl am hinteren Pol wie an der Ora serrata in festerer Verbindung der Aderhaut mit der Lederhaut, die an diesen Stellen durch den Eintritt zahlreicher Gefäße erfolgt. Dieser Erklärungsversuch fand durch einen anatomischen Befund WAGENMANNs Bestätigung, der gerade über der Eintrittsstelle einer dicken Ciliararterie einen Riß beginnen sah. Doch erklären diese anatomischen Verhältnisse wohl die Lage, nicht aber den Mechanismus der Rupturen.

Während nun die älteren Theorien, wonach z. B. eine von der Verletzungsstelle sich fortpflanzende Kompressionswelle durch Contrecoup, oder ein Gegendruck bei Verschiebung des Auges gegen den Orbitalrand wirken sollen, aufgegeben sind, und andere Theorien, die Einstülpung des Sehnerven in den Bulbus oder Zerrung beim Rückstoß ursächlich geltend machen, zur Erklärung mancher Fälle mit herangezogen werden können, sucht W. LOHMANNs Theorie der Gegengewebsdehnung einheitlich allen, auch den atypischen Fällen gerecht zu werden. Wenn die quetschende Gewalt eine Eindrückung des Augapfels bewirkt, so werden die Binnenmembranen in der Richtung des Eindrucks nach innen gedrängt und die benachbarten Teile meridional dahin verzerrt. Schließlich findet an dem der Eindrückung gegenüberliegenden Punkte die Zerrung der Gewebshäute nach zwei entgegengesetzten Seiten statt. Die Anheftung der Netzhaut und Aderhaut am Sehnerven beeinflußt die Gegendehnung, so daß der Punkt der Wirkung ohne Rücksicht auf den Angriffspunkt in die Nähe des Sehnerven verlegt wird. Die lebendige Kraft der Gewalteinwirkung setzt sich nun in der Aderhaut zufolge der Elastizität dieser Membran in elastische Dehnung um, die, wenn zu groß, an der Stelle der Gegendehnung zur Ruptur führt. Die Gegend des hinteren Pols liegt meistens der quetschenden Gewalt gegenüber und so kommt es hier, unterstützt durch die Fixierung der Aderhaut am Sehnerven und an der Lederhaut durch die Ciliargefäße (TH. SAEMISCH) zur Ruptur.

Literatur.
Die Verletzungen der Chorioidea.

LOHMANN: Über Commotio retinae usw. Graefes Arch. **62** (1905).

SAEMISCH: Traumatische Ruptur der Retina und Chorioidea. Klin. Mbl. f. Augenheilk. 5 (1867).

WAGENMANN: (a) Zur pathologischen Anatomie der Aderhautruptur und Iridodialyse. 30. Heidelberger Ber. **1902**. (b) Die Verletzungen des Auges. Graefe-Saemisch, 2. Aufl. Bd. 9, 5. Abt., 1910.

Die Linse und ihre Erkrankungen.

Von

ADOLF JESS-Gießen.

Mit 115 Abbildungen.

Seitdem im Jahre 1911 die dritte Auflage der *„Pathologie und Therapie des Linsensystems"* von CARL V. HESS im Handbuch von GRAEFE-SAEMISCH erschienen ist, hat eine zusammenfassende Darstellung über diesen Gegenstand nicht mehr stattgefunden, wenn man von den Neuauflagen älterer und von neuerschienenen Lehrbüchern absieht, die aber naturgemäß in knappster Form nur das für das Schulwissen des Studenten und des praktischen Arztes Notwendige vermitteln. Die letzten achtzehn Jahre haben nun aber unsere Kenntnisse auch auf dem Gebiet der Linsenforschung wesentlich erweitert. Die Spaltlampenmikroskopie hat eine Fülle bisher unbeachteter bzw. mit den früheren Methoden nicht erkennbarer Einzelheiten der normalen und der pathologisch veränderten Linse aufgedeckt, sie hat unsere Ansichten über die Ätiologie der Stare nicht unwesentlich beeinflußt. Dasselbe gilt von der Vererbungs- und Konstitutionsforschung und von der Lehre der inneren Sekretion und ihrer Störungen. Auch chemische und serologische Arbeiten haben ganz neue Ausblicke eröffnet. Unter den Wundstaren ist der Kupferstar klinisch und histologisch als Neuerscheinung eingehend erforscht, wichtige Arbeiten über Schädigungen der Linse durch Strahlen verschiedener Wellenlänge, über Veränderungen der Kapsel, der Zonula, der Zonulalamelle u. a. sind erschienen und vielfach diskutiert. Eine Bearbeitung des Stoffes unter Berücksichtigung aller wesentlichen neuen Erkenntnisse scheint deshalb eine dankbare Aufgabe zu sein.

Es würde dem Rahmen des kurzen Handbuches der Ophthalmologie nicht entsprechen, wenn in dieser Darstellung die überaus reichliche Kasuistik der Literatur lückenlos aufgeführt würde. Ich habe mich darauf beschränkt, nach Möglichkeit zusammenfassende und besonders wichtige Einzeldarstellungen mit dem Namen des Autors zu erwähnen und die betreffende Literaturstelle im Anhang aufzuführen. Der Literaturübersicht sind eine Anzahl von zusammenfassenden Werken vorangestellt, die von mir benutzt wurden und die zum Teil die ganze Kasuistik der in den letzten drei Jahrzehnten erschienenen Linsenarbeiten enthalten, insbesondere sei auf die kritischen Sammelreferate von PETERS hingewiesen.

A. Entwicklung, Anatomie, Physiologie, Chemie der Linse.

Entwicklung. Die Linse des Auges entwickelt sich aus der *Keimschicht des Ektoderms*[1]. Das hat vor bald 100 Jahren zuerst HUSCHKE entdeckt. In der Folgezeit sind zahlreiche Arbeiten erschienen, die sich mit dem interessanten Vorgang der Linsenbildung und -abschnürung von ihrem Mutterboden beschäftigen; genannt seien nur die Namen v. KOELLIKER, KESSLER, VAN BAMBECKE und HIS. In ausführlichster Weise untersuchte Ende vorigen Jahrhunderts

---

[1] Einzelheiten über die embryonale Entwicklung der Linse sind im Kapitel Entwicklungsgeschichte (SEEFELDER) in Band 1 des Handbuches zu finden.

Rabl die Entwicklung der Linse bei Selachiern, Amphibien, Reptilien, Vögeln und Säugetieren, in einigen Stadien auch die des Menschen. Im Handbuch von Graefe-Saemisch-Hess behandelte 1908 Nussbaum mit der Entwicklungsgeschichte des menschlichen Auges auch die der Linse. Im Jahre 1911 erschien der Atlas zur Entwicklungsgeschichte von Bach-Seefelder, der uns eine Fülle ausgezeichneter Abbildungen histologischer Schnitte durch die Linsenanlage in verschiedensten Embryonalmonaten verschaffte und die bis dahin noch vorhandenen Lücken ausfüllte. Danach findet sich zwischen dem 15. und 18. Tage des Embryonallebens die *erste Linsenanlage als Verdickung des Ektoderms* über der nur leicht eingestülpten Augenblase. Diese „Linsenplatte" besteht aus einschichtigem Epithel, sie bildet ungefähr am 22. Tage die sog. Linsengrube, die sich allmählich zum Linsensäckchen vertieft. Etwa am 29. Tage beginnt *die Abschnürung zum Linsenbläschen,* das anfangs noch mit dem Ektoderm zusammenhängt, bis mesodermales Gewebe sich dazwischen schiebt und beide voneinander trennt. Noch jetzt sind die sog. v. Lenhosséksche Linsenkegel zu erkennen, das sind feine Verlängerungen der der Augenblase zugekehrten Zellen, die schon früh auftreten und zarte Fäserchen zu den unter der Linsenanlage liegenden Mesenchymzellen aussenden. Neuerdings ist der Verdacht aufgetaucht, daß es sich hier um Kunstprodukte handelt. *Die Zellen der proximalen Wand wachsen in die Länge und füllen das Lumen des Linsenbläschens aus, sie werden zu Linsenfasern, während die Zellen der vorderen Wand das Linsenepithel bilden.* Das anfangs mehr dreieckige Linsenbläschen verwandelt sich bis zum 45. Tage in die solide und kugelige Linse, deren Wachstum dann nur noch durch Apposition vor sich geht.

Die *Linsenkapsel* entwickelt sich als ein *Produkt der Epithelzellen.* Die *Zonulafasern* sind ebenfalls *ektodermaler* Herkunft.

Anatomie. Die *Linse des Neugeborenen* nimmt, aus dem Kranz der Zonulafasern entfernt, *Kugelform* an [1]. Im *Laufe des Lebens* aber ändert sich ihre Gestalt immer mehr, sie nähert sich allmählich einer *Scheibenform* mit vorne geringer, hinten stärker gewölbter Fläche. Der Linsenrand ist abgerundet, aber nicht ganz glatt, sondern bei älteren Linsen mit kleinen buckelförmigen Erhebungen besetzt, die den Ciliarkörperfortsätzen entsprechen und durch den Zug der Zonulafasern bedingt sind. Man kann diese sanfte Schlängelung des Linsenrandes bei Aniridie sehr gut im lebenden Auge studieren und auch feststellen, daß bei Defekten der Zonula dort, wo die Aufhängefasern fehlen, der Rand glatt geworden ist. Der äquatoriale Durchmesser der Linse beträgt im mittleren Alter etwa 9 mm, der sagittale schwankt nach ophthalmometrischen Messungen von 2,9—5,1 mm, beträgt im Durchschnitt 3,7 mm. Weitere Einzelheiten der wechselnden Maße der ständig wachsenden und ihre Form ändernden Linse finden sich bei Salzmann und Hess. Sorgfältige Messungen an der *lebenden* Linse mit Hilfe der Spaltlampenapparatur, wie sie von Vogt bereits begonnen sind, werden uns über individuelle Verschiedenheiten der Linsenmaße, wie über pathologische Änderungen derselben noch wertvolle Aufschlüsse geben können; alle Messungen an gehärteten und fixierten Linsen sind wertlos, da stets erhebliche Schrumpfungen und Gestaltsveränderungen eintreten; aber auch die frisch herausgenommene Linse ändert ihre Form, sobald sie aus ihren natürlichen Bedingungen gelöst ist; bessere Resultate ergibt die v. Pflugksche Methode der Einfrierung, obgleich auch bei dieser Irrtümer unterlaufen (F. Fischer).

Die Linse ist durch die Zonulafasern an den Ciliarkörper befestigt, durch das Ligamentum hyaloideo-capsulare steht sie mit dem Glaskörper in Verbindung. Die *Linsenkapsel,* eine strukturlose kräftige Glashaut, umgibt die ganze Linse, sie ist elastisch und rollt sich bei Verletzungen nach außen um. Eine *dünne Lamelle am Äquator,* welche die Ausläufer der Zonulafasern trägt, und sich bei der Härtung des Präparates leicht ablöst, wurde von Berger *Zonulalamelle,* von Retzius perikapsuläre Membran genannt. Die Dicke der Kapsel ist regional verschieden, sie nimmt mit steigendem Alter zu. Die dünnste Partie ist stets am hinteren Pol, die dicksten Stellen finden sich in zwei zum Äquator konzentrischen Zonen zwischen diesem und den beiden Polen und zentralwärts von den Ansatzstellen der Zonulafasern gelegen. Am Äquator ist die Kapsel dicht hinter der Epithelgrenze am schwächsten.

Das *Linsenepithel* findet sich nur unter der *vorderen* Kapsel und erstreckt sich etwas über den Äquator hinaus. Die am vorderen Linsenpol im Sagittalschnitt 11—17 μ breiten, 5—8 μ hohen Zellen mit elliptischem Kern werden nach dem Linsenrand zu merklich dünner und höher, die Kerne rücken an die Basis und sind runder. Die im Flächenpräparat zentral regellos nebeneinanderliegenden Zellen ordnen sich peripher zu meridionalen Reihen. Die Äquatorialzellen wachsen sich zu anfangs konkav nach außen gekrümmten Linsenfasern aus, wobei das an der Kapsel gelegene Ende der Zellen nach hinten abgedrängt wird, während der basale Teil sich nach vorn zwischen das Epithel und die alten Linsenfasern vorschiebt. Die Kerne der jetzt zu jungen Linsenfasern gewordenen Epithelzellen bilden im Linsenschnitt eine unregelmäßige Linie, den bekannten Beckerschen Kernbogen.

---

[1] Näheres über die Anatomie der Linse ist in Band 1 des Handbuches in dem Kapitel von Eisler zu finden.

Die *Linsensubstanz* setzt sich aus den in vielfachen Lagen übereinandergeschichteten Fasern zusammen. Die ältesten, zentralen Fasern bilden den Linsenkern, sie lassen keine bestimmte Anordnung erkennen, während die auf sie folgenden Übergangs- und Hauptfasern eine radiäre Richtung gegen die beiden Linsenpole zu einnehmen. Sie treffen an der vorderen und hinteren Linsenfläche in den sog. Linsensternen zusammen, welche in den Neugeborenenlinsen hinten einem umgestürzten, vorn einem aufrechten Ypsilon gleichen, bei der Alterskernoberfläche aber aus sechs, neun, ja zwölf Strahlen zusammengesetzt sind, die mannigfache Form zeigen. Die einzelnen Linsenfasern sind sechseckige, flachgedrückte, bandartige Zellen, die bei ihrer Endigung an einem Arme des Linsensternes sich etwas verbreitern. In der Peripherie zeigen sie auf dem Querschnitt eine sehr regelmäßige Anordnung, während sie nach dem Zentrum zu immer unregelmäßiger werden. Der Kern der oberflächlichen jungen

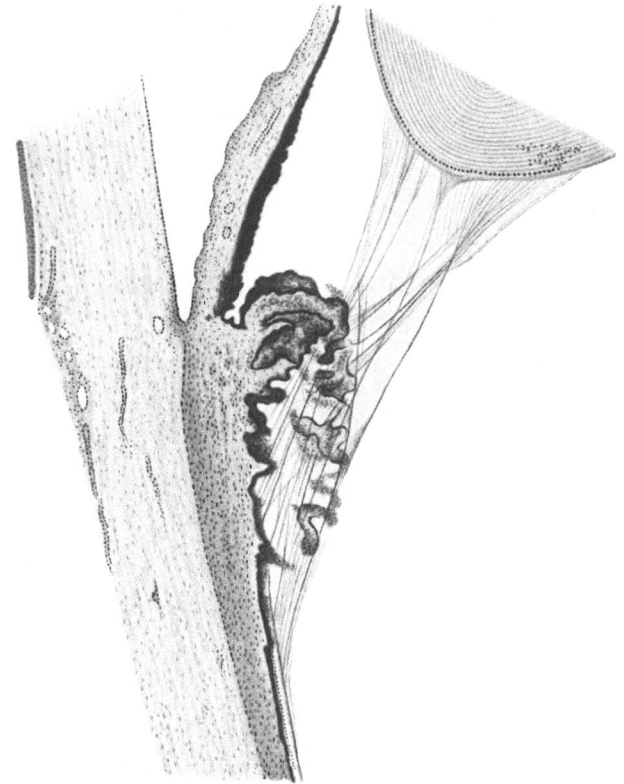

Abb. 1. Zonula Zinnii. (Nach BACH-SEEFELDER.)

Fasern geht allmählich zugrunde, je tiefer die Fasern infolge neuer Apposition zu liegen kommen; er zerfällt zu kleinen, anfangs intensiv färbbaren Partikeln, die schließlich völlig verschwinden. Während die jungen Fasern mit glatten Kanten aneinanderliegen, zeigen die älteren eine feine Zähnelung. Zwischen den Fasern nimmt man eine besondere Kittsubstanz an, die sich durch Silbernitrat darstellen läßt und anscheinend auch in den Sternstrahlen vorhanden ist.

Die *Zonula ciliaris* stellt ein System feinster, glasheller, kernloser Fädchen dar, welche die Linse mit dem Ciliarkörper verbinden (s. Abb. 1). Sie entspringen am Orbiculus ciliaris, an den Seiten und in den Tälern der Ciliarfortsätze und lassen sich nach SALZMANN bis zur inneren Glashaut, der Fortsetzung der Limitans interna retinae verfolgen. An der Linse inserieren sie in drei Portionen, von denen die eine zur Vorderfläche, die andere zur Hinterfläche, die dritte, schwächste, direkt zum Linsenäquator zieht. Die alten Anatomen nannten den von den vorderen und hinteren Fasern gebildeten Raum „Canalis Petiti" in der Annahme, daß die Zonula aus zwei zusammenhängenden Lamellen bestehe. Die vorderen Fasern sind die stärksten, sie entspringen nach hinten zu am Orbiculus und setzen sich direkt vor dem Äquator an die Kapsel an, mit deren oberster Schicht sie eine innige Verbindung eingehen, nachdem sie sich in feinste Ausläufer geteilt haben. Die hinteren Fasern sind teilweise etwas länger, sie entspringen zum Teil vor den Ciliarfortsätzen, kreuzen die vorderen Fasern und befestigen sich in etwas größerer Entfernung vom Äquator, während die mittleren, kürzesten, direkt zum Linsenrande ziehen und unmittelbar am Äquator inserieren. Außer diesen „typischen" Zonulafasern finden sich noch einzelne „atypische", die zum Teil aus dem Glaskörpergerüst kommen, zum Teil als rückläufige die Zonulablätter durchkreuzen, sich zwischen den einzelnen Ciliarfortsätzen als feinste Fäserchen ausspannen oder als zirkuläre Fasern in der Fossa patellaris des Glaskörpers verlaufen. In chemischer und färberischer Beziehung stehen die Zonulafasern offenbar den elastischen und Neurogliafasern nahe (CARLINI).

Spaltlampenbild. Eine ganz außerordentliche Förderung und Bereicherung hat die Erforschung der normalen und der pathologisch veränderten Linse durch die GULLSTRANDsche Spaltlampe in Verbindung mit dem Hornhautmikroskop erfahren. Je unbefriedigender die Untersuchung der Linse im histologischen Schnitt sich wegen der unvermeidlichen künstlichen Veränderungen durch Fixierung und Härtung des Organs gestaltet, um so mehr ist es zu begrüßen, daß diese neue klinische Beobachtungsmethode uns gleichsam eine Histologie der lebenden Linse im Auge ermöglicht. Es ist das besondere Verdienst von VOGT und seiner Schule, durch ausgedehnteste Untersuchungen zahlloser normaler Linsen jeden Alters und kataraktöser Linsen jeder Ätiologie unsere Kenntnisse in ganz hervorragendem Maße erweitert zu haben. Sein im Jahre 1921 erschienener Atlas der Spaltlampenmikroskopie des lebenden Auges (Verlag von J. Springer) gewährt an der Hand zahlreicher guter Bilder einen Überblick über die gewonnenen Resultate, die im folgenden kurz wiedergegeben seien. Neuerdings ist von MEESMANN (im Verlag v. Urban und Schwarzenberg) ein weiterer Atlas der Spaltlampenmikroskopie erschienen, der neben ausführlicher Beschreibung der Apparatur und Methodik auch zahlreiche typische Linsenbilder bringt.

Auf die *Technik der Spaltlampenuntersuchung* im einzelnen einzugehen, würde an dieser Stelle zu weit führen, es sei nur hervorgehoben, daß anstatt des Nernstfadens jetzt wohl überall die hellere Nitralampe benutzt wird, deren Bild in der Blendenöffnung der Beleuchtungslinse gelegen ist, wodurch nach VOGT das Lichtbündel an Schärfe und Homogenität gewinnt. Der Spalt der Lampe muß besonders für eine exakte Tiefenlokalisation auf 0,5 mm und weniger verengt werden können. Die Blende der Beleuchtungslinse soll ein Rechteck von 10:16 mm darstellen, eine seitliche Abschneidung der Linse gestattet den Lichteinfall in einem möglichst spitzen Winkel zur Mikroskopachse, was für die Beobachtung der hinteren Linsenschichten, vor allem aber des Glaskörpers von Wichtigkeit ist. VOGT empfiehlt für die gewöhnlichen Untersuchungen eine 24fache Vergrößerung (Ok. 2. Obj. d2), für feinere Einzelheiten eine 86fache Vergrößerung (Ok. 5. Obj. a3). Zur genauen Messung pathologischer Veränderungen ist das Meßokular nicht zu entbehren, mit dem genügend sichere Werte ermittelt werden können, wenn man berücksichtigt, daß die Vergrößerung durch die vorderen Augenmedien im Gebiet der Pupille etwa $1^{1}/_{12}$—$1^{2}/_{12}$fach, in den hinteren Linsenschichten kleiner als $1^{1}/_{2}$fach ist. Ein Winkelmesser, neuerdings von HENKER auf Vorschlag von VOGT am Binokularmikroskop angebracht, soll es möglich machen, den Winkel zwischen einer der beiden Objektivachsen und der Längsachse des Lichtbüschels festzulegen. Es wäre dann bei geeigneter Anordnung möglich, eine ausreichend genaue Schätzung der Dicke der Hornhaut und der Linse, sowie der Tiefe der Vorderkammer vorzunehmen, um Vergleichswerte zu erhalten.

Als Beobachtungsmethoden seien genannt:

Die Beobachtungen im fokalen Licht, im durchfallenden, d. h. von hinteren Teilen reflektierten Licht, die Untersuchung bei direkter seitlicher Beleuchtung spiegelnder Flächen und die Betrachtung bei indirekter seitlicher Belichtung.

Im Spiegelbezirk des vorderen Linsenbildes beobachtet man die sog. vordere „Chagrinierung", welche v. HESS, an dessen Klinik schon vor der allgemeinen Einführung der GULLSTRANDschen Apparatur eine ähnlich wirkende helle Nernstfadenlampe verwendet wurde, zuerst eingehend beschrieb und abbildete. Wenn von v. HESS angenommen wurde, daß lediglich das *Linsenepithel* diesen „Chagrin" verursacht, so glaubte VOGT aus seinen Untersuchungen schließen zu dürfen, daß auch die vordersten *Linsenfasern* sich an seinem Zustandekommen beteiligen. Er sah nämlich vielfach, wie die Chagrinierung der Linsenfaserrichtung folgte und wie sie im Bereich der Linsennähte ausfiel, vor allem aber konnte er bei Einstellung der Linsenhinterfläche einen ganz ähnlichen Chagrin beobachten, obwohl hier ja kein Epithelbelag vorhanden ist. Der Chagrin zeigt nach VOGT große individuelle Verschiedenheiten, besteht bald aus sehr feinen langgestreckten, bald aus gröberen unregelmäßigen und rundlichen Höckern, die einen charakteristischen Glanz aufweisen. Er ist im allgemeinen bei Kindern zarter als bei Erwachsenen. Nicht selten ist die vordere Chagrinierung auch bei jungen und völlig klaren Linsen durch eigenartige runde und dunkle Flecke in sehr wechselnder Zahl unterbrochen, die VOGT als „Chagrinkugeln" beschrieben hat (s. Abb. 2), deren Grundlage noch nicht sicher gedeutet ist, die aber nichts mit den gewöhnlichen Linsenvakuolen gemeinsam haben. Sie stellen nach SCHÜRMANN, der sich eingehend mit ihnen beschäftigte, anatomisch kugelförmige Gebilde zwischen Epithel und Kapsel dar.

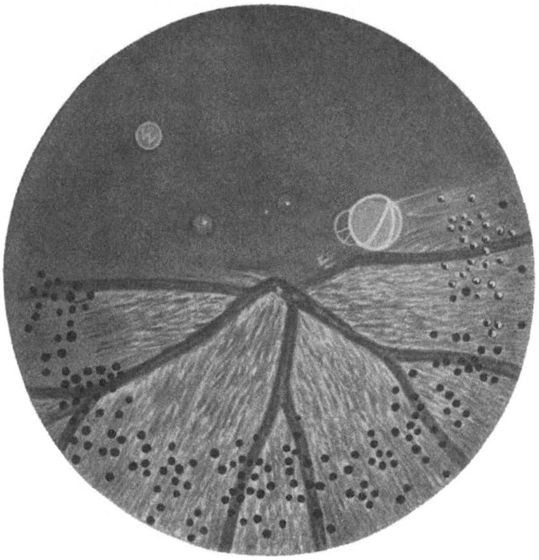

Während ältere Autoren annahmen, daß im normalen Auge der Brechungsindex der Linse von der Rinde zum Zentrum *ganz allmählich* zunehme, konnte C. v. HESS nachweisen, daß dies jenseits des 20.—25. Jahres nicht der Fall ist. Er sah bei seitlicher Beleuchtung mit Hilfe eines Osmiumfadenlämpchens, daß neben den beiden PURKINJE-SANSONschen Linsenbildchen, an deren Zustandekommen Kapsel, Epithel und Rindenfasern beteiligt sind, auch noch zwei Kernbilder vorhanden waren. Diese beweisen, daß der Übergang vom Rinden- zum Kernindex nicht allmählich, sondern sprungweise erfolgt. Vorher hatten A. v. SZILY u. a. gelegentlich erwähnt, daß sie in einzelnen Fällen neben den Rindenbildchen auch Kernbilder beobachten konnten.

Abb. 2. Linsenchagrin mit Chagrinkugeln. (Nach A. VOGT.) (Spaltlampenbild.)

VOGT hat nun mit Hilfe der Spaltlampe eine große Anzahl von „*Diskontinuitätsflächen*" in der Linse entdeckt (s. Abb. 3), welche deutliche Reflexbilder geben und für die Orientierung im Linseninneren von größter Wichtigkeit sind. Diese konzentrisch angeordneten, verschieden lichtstarken Flächen sind zum Teil schon in frühester Jugend vorhanden. In der Abbildung bezeichnet der Pfeil das sog. zentrale Intervall, eine sehr lichtschwache Partie, welche von zwei Diskontinuitätszonen begrenzt wird, die zusammen etwa Bohnenform haben; sie wurden von VOGT als zentrale Embryonalkernflächen bezeichnet und sind schon bei Neugeborenen und Feten nachweisbar. Sie zeigen das einfachste Nahtsystem: vorn ein aufrechtes, hinten ein umgekehrtes Y meist ohne Verzweigungen. Die zwei nächsten, bei den meisten Personen vorhandenen, weniger lichtstarken Flächen (4 und 7) besitzen ebenfalls noch sehr einfache Sternstrahlen, sie haben die Namen *periphere Embryonalkernflächen* erhalten. Auch sie sind zur Zeit der Geburt schon vorhanden. Auf diese folgen die beiden Alterskernflächen (3 und 8) mit bereits weitverzweigtem Nahtsystem. Sie werden etwa im 10. Lebensjahr erkennbar, nehmen mit dem Alter an Helligkeit bedeutend zu und zeigen später eine charakteristische Reliefbildung. Dicht unter der Linsenoberfläche findet sich vorn und hinten eine dünne Zone, die Abspaltungszone (2 und 9) genannt wurde; sie scheint axial bisweilen in der Oberfläche zu verschwinden. Im Gegensatz zu allen anderen wird sie im höheren Alter undeutlicher. Die äußersten Zonen sind die Vorderkapselepithelrindenfläche und die Hinterkapselrindenfläche. Alle peripheren Zonen zeigen infolge der zentralen Abplattung der Linse in den axialen Teilen einen größeren Radius als in den äquatorialen. Im optischen Schnitt divergieren sie nach dem Linsenrande zu, wo jede einzelne sich mit der entsprechenden der anderen Linsenhälfte vereinigt. Die Ursache der verschiedenen Reflexion in diesen einzelnen Zonen dürfte in *anatomischen* Differenzen der Linsenfaserschichten verschiedenen Alters zu suchen sein, die in *histologischen Schnitten* deutlich zu erkennen sind. Der große Vorteil der genauen Kenntnis dieser Diskontinuitätszonen besteht darin, daß wir krankhafte Veränderungen der klaren Linsensubstanz genau lokalisieren und daraus auch Schlüsse auf ihre zeitliche Genese ziehen können. Bei der Besprechung der einzelnen Startypen werden wir auf diese Verhältnisse immer wieder zurückkommen müssen. Wenn auch individuelle Verschiedenheiten in der Deutlichkeit der reflektierenden Flächen vorkommen, so scheinen doch die beiden Linsen *desselben* Menschen stets übereinstimmende Verhältnisse erkennen zu lassen.

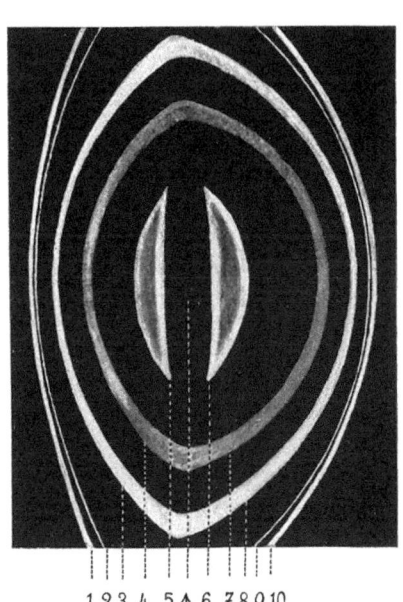

Abb. 3. Diskontinuitätszonen der Linse. (Nach A. VOGT.)

Von besonderem Interesse ist das *Nahtsystem* der verschiedenen Linsenschichten, das an der Spaltlampe gut zu studieren ist. Da pathologische Veränderungen sich gerade an diesen „Sternstrahlen" zuerst zeigen, ist die Kenntnis ihrer Anordnung von Wichtigkeit. Die Naht der vorderen Embryonalkernfläche entspricht, wie gesagt, einem aufrechten, die der hinteren einem umgekehrten Ypsilon, dabei erscheint die erste Naht lichtschwächer als die zweite, beide stehen mitunter etwas schräg, die hintere trägt an den unteren Enden oft bereits eine Gabelung. Die *Oberflächennähte* zeigen schon bei der Geburt mehrere Ansätze zu Verzweigungen, die stets dichotomisch, aber in verschiedenster Anordnung erfolgen. Je älter die Linse wird, um so mannigfaltiger und länger werden die Sternstrahlen. Jede einzelne Faser setzt sich mit einer Verbreiterung an die zugehörige Naht an, die um so stärker sein muß, je ausgedehnter das Nahtsystem entwickelt ist. Da diese Verbreiterung notwendigerweise auch mit einer dorsoventralen Abplattung einhergeht, ist es erklärlich, daß entsprechend den reichlichen Sternstrahlen älterer Linsen auch der sagittale Durchmesser derselben verhältnismäßig geringer, die anfangs kugelige Linse allmählich platter wird (näheres s. VOGT: *Atlas der Spaltlampenmikroskopie*, S. 66/67). Jenseits des 40. Jahres zeigen die Alterskernoberflächen bei den meisten Leuten eine Reliefbildung wechselnder Gestalt (VOGT und LÜSSI), die aus Höckern, Firsten und Wällen besteht und stets axial stärker ausgebildet ist als peripher (s. Abb. 4). Ein dioptrisches Hindernis bedeutet dieses Relief aber nicht, es ist im durchfallenden Licht unsichtbar, und das Sehvermögen kann trotz stärkster Reliefbildung normal bleiben. Auch auf der vorderen

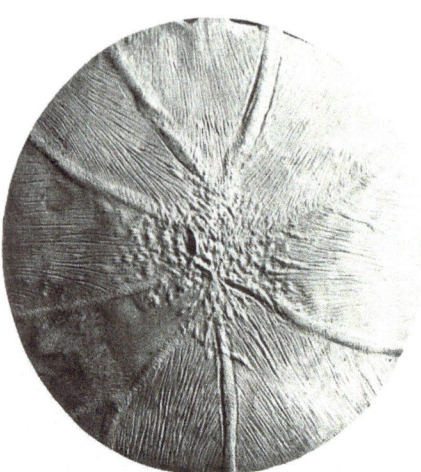

Abb. 4. Alterskernrelief. Spaltlampenbild 24fache Vergrößerung. (Nach A. VOGT.)

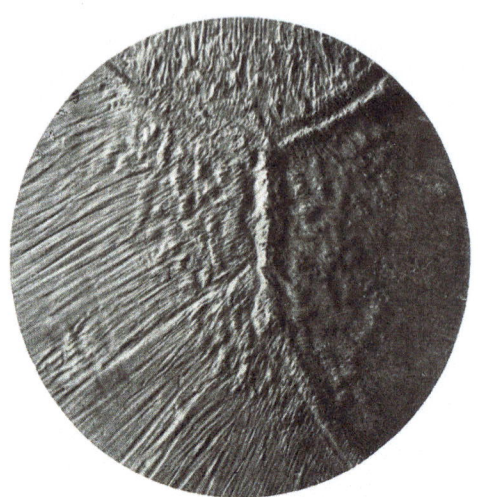

Abb. 5. Embryonalkernrelief. Spaltlampenbild 24fache Vergrößerung. (Nach A. VOGT.)

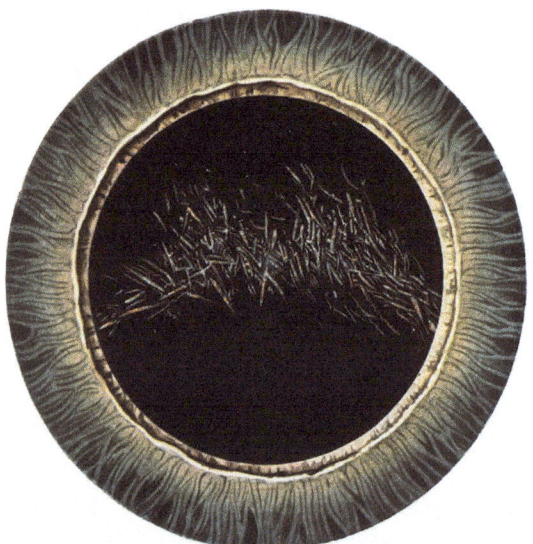

Abb. 6. Krystallwolke in einer sonst klaren Linse eines Siebzigjährigen.

Embryonalkernoberfläche fand VOGT vereinzelt in höheren Jahren ähnliche Veränderungen (s. Abb. 5).

Eine Zunahme der *diffusen inneren Reflexion* findet im Alter ebenso statt wie eine Verstärkung der Reflexion an den verschiedenen Diskontinuitätsflächen. KOEPPE hat jene auch für gewisse Formen von Hemeralopie verantwortlich gemacht. Gelegentlich kann man in sonst völlig klaren Linsen in Spektralfarben glänzende Partikel auffinden, die den Eindruck von Krystallen erwecken. In spärlicher Zahl sind sie bei maximaler Pupillenerweiterung selbst in jugendlichen Linsen nicht ganz selten, in größeren Massen, wie es Abb. 6 zeigt, finden sie sich nur in höherem Alter. Ob es sich bei diesen wie Christbaumflitter irisierenden Nädelchen und Plättchen um echte Krystallbildungen handelt, ist noch nicht einwandfrei festgestellt.

Ferner zeigt die genaue Durchmusterung der Linse mit Spaltlampe und Mikroskop vielfach Reste der Tunica vasculosa lentis, des embryonalen Gefäßsystems, das von hinten durch die Arteria hyaloidea, von vorn durch direkte Abzweigung aus Iris- und Ciliarkörpergefäßen gespeist wurde. Einzelne, mehr oder weniger pigmentierte Stränge ziehen über die vordere Linsenfläche, oft netzartig verteilte Reste der Gefäße sind zu erkennen, die von der Iriskrause entspringen, auch membranöse Reste, welche die Form der embryonalen Gefäße wiedergeben, vielfach besetzt mit sternförmigen, braun bis gelblichweißen Auflagerungen werden beobachtet. Auf der hinteren Kapsel sieht man fast stets

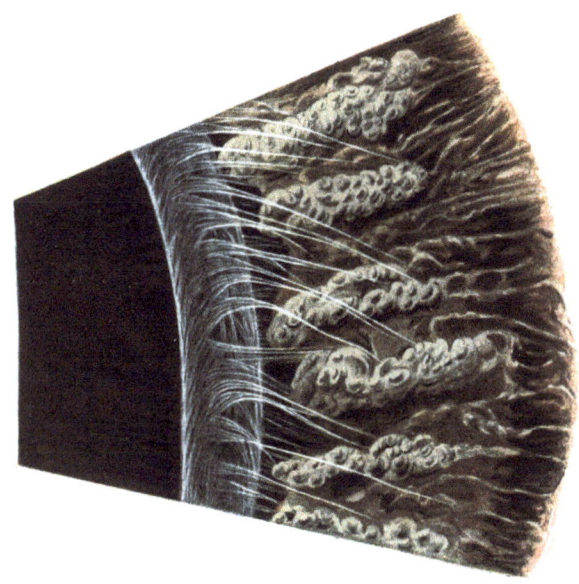

Abb. 7. Zonulalamelle bei Luxatio lentis, von der Glaskörperseite gesehen.

noch leichte Spuren der embryonalen Gefäße als graue, zarte, nicht pigmentierte Fädchen in mannigfaltiger Schlängelung. Der Ansatz der Arteria hyaloidea findet sich immer etwas nasal vom hinteren Pol, wie SEEFELDER es auch anatomisch bereits festgestellt hat. Er ist bei den meisten Menschen in irgendeiner, wenn auch oft in angedeuteter Form nachweisbar. Häufiger als man vor Einführung der Spaltlampe glaubte, findet sich auch noch ein feiner, im Glaskörper flottierender Faden, welcher von dieser Ansatzstelle ausgeht; doch ist es notwendig, diese feinen Gebilde außerhalb des Spiegelbezirkes zu suchen, da sie sonst durch das helle Licht verdeckt werden. Ferner beobachtete VOGT häufig zarte graue kreisförmige Linien um den Hyaloidearest herum, in denen er das distale Ende des embryonalen, die Gefäße begleitenden Canalis hyaloideus vermuten möchte.

Die Zonulafasern sind an der Spaltlampe bei Irisdefekten und bei Linsenluxationen gut zu übersehen. MEESMANN konnte in einem Fall traumatischer Subluxation feststellen, daß sämtliche Fasern des oberen Randes mitsamt der Zonulalamelle BERGERs abgerissen waren. Letztere sah er als grauweißes, schmales, bandartiges Gebilde am oberen Rand der maximal erweiterten Pupille.

Ich konnte eine ähnliche Beobachtung an einem luxierten Kupferstar machen. Es ist damit der Nachweis erbracht, daß die Fasern mit einer besonderen zirkulären Lamelle der Kapsel anhaften, wie BERGER es nach Macerationsversuchen angenommen hatte. Es erklärt sich hieraus auch, daß in der Kapsel extrahierte oder aus dem Bulbus luxierte Linsen oft keine Spur von Zonulafäden mehr besitzen. MEESMANN spricht die Vermutung aus, daß die Zonulalamelle ein

Tabelle 1. Gewichte normaler Rinderlinsen im Alter von 3 Wochen bis zu 16 Jahren.

Nr.	Alter	Gew. des Tieres Ztr.	Gewicht der Linsen g	Differenz des Gewichtes beider Linsen	Nr.	Alter Jahre	Gew. des Tieres Ztr.	Gewicht der Linsen g	Differenz d. Gewichtes beider Linsen
1	3 Woch.	0,9	0,9180 / 0,9150	0,0030	26	5	6	2,2306 / 2,2125	0,0181
2	3 Woch.	1,0	0,9448 / 0,8956	0,0492	27	5	6	2,3845 / 2,3701	0,0144
3	3 Woch.	1,0	0,9870 / 0,9367	0,0503	28	5	4,75	2,4734 / 2,4704	0,0030
4	5 Woch.	1,25	0,9309 / 0,9284	0,0025	29	5—6	7	2,2749 / 2,2692	0,0057
5	5 Woch.	1,25	0,9497 / 0,9369	0,0128	30	5—6	4,75	2,4205 / 2,4158	0,0047
6	11 Mon.	2,25	1,5963 / 1,5877	0,0086	31	6	5,4	2,3088 / 2,2820	0,0268
7	1 Jahre	3	1,6425 / 1,5741	0,0684	32	6	6	2,3348 / 2,3263	0,0085
8	1,5	3	1,8522 / 1,8585	0,0064	33	6	6,5	2,4057 / 2,3615	0,0442
9	1,5	5	1,9017 / 1,8788	0,0229	34	6	7	2,5502 / 2,5373	0,0129
10	1,5	4	2,0251 / 2,0161	0,0090	35	6,5	7	2,4146 / 2,3679	0,0467
11	2	3,5	1,7072 / 1,6876	0,0196	36	7	5	2,3554 / 2,3456	0,0098
12	2	3,5	1,9671 / 1,9343	0,0328	37	8	4	2,5315 / 2,4804	0,0511
13	2	5	2,0002 / 1,9835	0,0167	38	9	5	2,4210 / 2,3923	0,0287
14	2	4	2,1106 / 2,1066	0,0040	39	9	4	2,5645 / 2,5269	0,0376
15	2—2,5	4	2,1042 / 2,1017	0,0025	40	10	4	2,4637 / 2,4245	0,0392
16	3	4,25	1,8836 / 1,8727	0,0109	41	10	4,5	2,7618 / 2,6642	0,0976
17	3	3,5	2,0952 / 2,0859	0,0093	42	12	3,5	2,3399 / 2,2834	0,0565
18	3,5	4,5	1,9728 / 1,9715	0,0013	43	12—13	5	2,2533 / 2,2457	0,0076
19	3,5	4,5	2,0079 / 1,9825	0,0254	44	13—14	4	2,4874 / 2,4299	0,0575
20	4,0	4	2,0440 / 2,0134	0,0126	45	14	3	2,4282 / 2,3733	0,0549
21	4	5	2,0630 / 2,0508	0,0122	46	14	4,5	2,6190 / 2,5997	0,0193
22	4	6	2,1515 / 2,1460	0,0055	47	16	3,5	2,6110 / 2,5477	0,0633
23	4	6	2,2215 / 2,1983	0,0232	48	16	3,5	2,6788 / 2,6584	0,0204
24	5	6,5	2,0500 / 2,0372	0,0128	49	16	4	2,7944 / 2,7598	0,0346
25	5	6	2,1624 / 2,1570	0,0054	50	16	4	2,8322 / 2,7000	0,1322

Produkt der Zonulafasern selbst sei. Abb. 7 läßt die den Äquator der Linse umfassende Zonulalamelle bei Betrachtung von der Glaskörperseite her gut erkennen. Das Bild stammt von einem Auge, das wegen enormen Hornhautstaphyloms der Enukleation verfiel. Nach Aufschneiden des in 10% Formol einige Tage fixierten Bulbus durch einen Äquatorialschnitt fand sich die Linse total in die erweiterte vordere Kammer luxiert. Sämtliche Zonulafasern inserierten an einer konzentrisch zum Ciliarkörper verlaufenden äußerst zarten Hohllamelle, von der ein Ausschnitt wiedergegeben ist.

Im Verlaufe des Lebens ändert sich nicht nur die Größe und die Gestalt der Linse, sondern auch ihre Konsistenz und ihre Färbung. Wie andere epitheliale Organe, die Haut, die Nägel, die Haare, so wächst auch die Linse bis ins höchste Alter hinein, ohne jedoch die Möglichkeit zu besitzen, wie jene die ältesten Zellen nach und nach abzustoßen. Da vielmehr am Äquator immer neue Epithelzellen sich zu Linsenfasern umwandeln und sich schichtförmig über die älteren Fasern lagern, bleiben diese im Inneren der Linse eingeschlossen.

Das Gewicht der Linse des Menschen steigt nach PRISTLEY-SMITH von 0,174 g im 3. auf 0,266 g im 9. Jahrzehnt, also um 47%, nach HEINE von 0,157 auf 0,244 g = 55%, nach E. V. JÄGER von 0,163 auf 0,279 g im 8. Jahrzehnt = 71%. Wenn bei solchen Wägungen auch die Fehler individueller Schwankungen, postmortaler Veränderungen und des Gewichtsverlustes durch Wasserverdunstung die einzelnen Zahlen nicht ganz einwandfrei erscheinen lassen, so ergibt sich doch aus ihnen, daß *nach* Vollendung des allgemeinen Körperwachstums die Linse allmählich noch bis über die Hälfte ihres Gewichtes zunimmt. Meine systematischen Wägungen von 100 Rinderlinsen verschiedensten Alters, die dem lebensfrischen Auge entnommen wurden, ergaben unter Vermeidung der beiden letzten Fehlerquellen ganz ähnliche Verhältnisse.

Wir sehen aus Tabelle 1, mit welcher großen Regelmäßigkeit das Linsenwachstum im Rinderauge erfolgt, ferner, daß nicht etwa das Gewicht des Tieres, sondern lediglich das *Alter* für das Linsengewicht von Bedeutung ist. Denn die Linsen von 6 Zentner schweren Tieren im 5. Lebensjahr sind erheblich leichter als die der alten 14—16jährigen Rinder von nur 3—4 Zentnern. Dabei ist nicht zu übersehen, daß die beiden Linsen *desselben* Exemplares in geringen Grenzen untereinander variieren können. Darauf haben auch RÖMER und FREYTAG hingewiesen.

Das Wachstum der menschlichen Linse erfolgt vor allem im äquatorialen Durchmesser, der nach PRISTLEY-SMITH von 8,67 mm im 3. auf 9,62 mm im 9. Jahrzehnt, also um 11% ansteigen kann; auch im sagittalen Durchmesser erfolgt eine allerdings verhältnismäßig geringe Zunahme. Hier fehlen noch zuverlässige Messungen, die jedenfalls durch die VOGTsche Methode der Messung an der Spaltlampe zu erhalten sein dürften. Das spezifische Gewicht der Linse nimmt mit dem Alter entsprechend dem Wasserverlust etwas zu. Während ältere Wägungen bald nach dem Tode dem Auge entnommener Linsen, welche DEUTSCHMANN 1879 ausgeführt hat, eine relative Abnahme des Wassergehaltes und eine gewisse Zunahme der Trockensubstanzen ergaben, fand COLLINS (1889) im Gegenteil eine leichte Vermehrung des Wassergehaltes und entsprechend eine geringe Verminderung der Trockenbestandteile. Die Tabellen beider Autoren enthalten aber nur je 6 Wägungen von Linsen aus dem 3.—63. resp. dem 10. bis 64. Lebensjahr, weshalb schon LEBER zufällige Schwankungen nicht für ausgeschlossen hielt und neue Untersuchungen für nötig erklärte. Da es aus begreiflichen Gründen unmöglich ist, eine große Anzahl normaler menschlicher Linsen *sofort* nach dem Tode den Augen zu entnehmen und zu wiegen, habe ich wiederum an *Rinderlinsen*, die ja *lebensfrisch* in jeder Menge zu erhalten sind, den Eiweißgehalt durch Stickstoffbestimmung errechnet und aus ihm und aus dem Totalgewicht der Linsen den Wassergehalt festgestellt. Der Gehalt an Lipoiden, der nach meinen Ätherextraktionen sich in jüngeren und älteren Linsen ziemlich gleichmäßig zeigte, und die Menge anorganischer Substanzen wurden dabei mit 0,5% in Rechnung gestellt. Tabelle 2 läßt erkennen, wie der Eiweißgehalt von etwa 32% auf 36—37% steigt, der Wassergehalt dagegen von 67% bis 62—63% sinkt. Soweit man von Tierlinsen auf menschliche Linsen Schlüsse

Tabelle 2. Berechnung des Gesamteiweißes und des Wassergehaltes normaler Rinderlinsen im Alter von 3 Wochen bis 16 Jahren.

Nr.	Alter	Gewicht des Tieres Ztr.	Gewicht der Linse g	Eiweiß		Wasser	
				Prozentgehalt	Absol. Gehalt	Prozentgehalt	Absol. Gehalt
1a	2 Wochen	1	0,9870	32,17	0,3175	67,33	0,6646
b			0,9367	32,07	0,3004	67,43	0,6316
2a	5 Wochen	1,25	0,9497	33,05	0,3139	66,45	0,6311
b			0,9369	33,01	0,3093	66,49	0,6229
3a	11—12 Mon.	2,25	1,5877	34,49	0,5475	65,01	1,032
b			1,5963	34,61	0,5526	64,89	1,036
4a	1 Jahr	3	1,5741	34,25	0,5392	65,25	1,027
b			1,6425	34,05	0,5592	65,45	1,075
5a	1—1,5	5	1,9017	34,46	0,6554	65,04	1,237
b			1,8788	35,24	0,6621	64,26	1,207
6a	2	5	2,0002	34,65	0,6930	64,85	1,297
b			1,9835	34,05	0,6754	64,48	1,279
7a	2—2,5	4	2,1042	35,20	0,7406	64,30	1,322
b			2,1017	34,29	0,7206	65,21	1,370
8a	3—3,5	4,5	2,0079	34,43	0,6913	65,07	1,306
b			1,9825	34,62	0,6863	64,88	1,286
9a	3,5—4	4,5	1,9728	34,81	0,6867	64,69	1,276
b			1,9715	34,41	0,6784	65,09	1,283
10a	4	6	2,1460	35,45	0,7606	64,05	1,375
b			2,1515	35,71	0,7684	63,79	1,372
11a	4	6	2,1983	35,57	0,7820	63,93	1,405
b			2,2215	35,30	0,7841	64,20	1,426
12a	5	4,75	2,4734	34,80	0,8608	64,70	1,600
b			2,4704	35,41	0,8748	64,09	1,583
13a	5—5,5	4,75	2,4158	35,43	0,8560	64,07	1,548
b			2,4205	36,15	0,8750	63,35	1,533
14a	6	6,5	2,4057	35,72	0,8593	63,78	1,534
b			2,3615	35,93	0,8485	63,56	1,501
15a	7	5	2,3456	34,50	0,8092	65,00	1,525
b			2,3554	34,52	0,8117	64,98	1,528
16a	8	4	2,4804	35,32	0,8761	64,18	1,592
b			2,5315	35,46	0,8978	64,04	1,621
17a	9	4	2,5269	36,59	0,9246	62,91	1,627
b			2,5645	36,34	0,9321	63,16	1,620
18a	10	4	2,4637	35,76	0,8811	63,74	1,570
b			2,4245	36,20	0,8777	63,30	1,535
19a	12	5	2,2533	35,91	0,8092	63,59	1,433
b			2,2457	35,29	0,7925	64,21	1,442
20a	13—14	4	2,4874	36,87	0,9170	62,63	1,558
b			2,4299	36,86	0,8957	62,64	1,522
21a	14	4,5	2,5997	36,46	0,9479	63,04	1,639
b			2,6190	36,10	0,9454	63,40	1,660
22a	14	3	2,4282	36,49	0,8861	63,01	1,530
b			2,3733	37,05	0,8794	62,45	1,482
23a	16	4	2,5004	36,01	0,9003	63,49	1,588
b			2,5539	35,35	0,9028	64,15	1,638

zu ziehen für erlaubt hält, würde ich demnach den DEUTSCHMANNschen Wägungen den Vorzug geben. Immerhin ist es wünschenswert, solche Wägungen auch an möglichst vielen Menschenlinsen verschiedenen Alters nachzuholen, sofern solche *lebensfrisch* und *unbeschädigt* bei Enukleationen zu gewinnen sind.

Chemie. MÖRNER hat seinerzeit festgestellt, daß aus der Linse ein wasserunlöslicher Eiweißkörper neben drei verschiedenen wasserlöslichen Proteinen zu gewinnen ist. Wiederholt wurde die Existenz dieses wasser*un*löslichen Eiweißkörpers bestritten. Es ist aber leicht nachzuweisen, daß ein großer Teil des Linseneiweißes sich weder in Wasser noch in Salzlösungen löst. Ich habe bei Menschen- und Tierlinsen das immer wieder bestätigt gefunden. MÖRNER nannte diesen Eiweißkörper *Albumoid*. Die wasserlöslichen Eiweißkörper nannte er α- und β-Krystallin; außer ihnen fand er noch eine Spur einer albuminähnlichen Substanz. Die Mengenverhältnisse gab er bei einem Durchschnittseiweißgehalt der Linse von 35% auf:

17% unlösliches Albumoid,
11% α-Krystallin,
6,8% β-Krystallin,
0,2% Albumin

an. Nach meinen quantitativen Bestimmungen des löslichen und des unlöslichen Eiweißes normaler Rinderlinsen schwankt das Mengenverhältnis erheblich entsprechend dem Lebensalter. Während einige Wochen nach der Geburt die Verhältniszahlen etwa 80 für lösliches und 20 für unlösliches Eiweiß betrugen, änderten sich die Zahlen im Alter bis auf 41:59, d. h. das ursprünglich nur $1/5$ der ganzen Eiweißmenge ausmachende Albumoid nahm in den ersten Jahren schnell, dann langsamer zu, bis fast $3/5$ des Eiweißgehaltes aus wasser*un*löslichem Protein bestand (s. Tabelle 3). Bei der Besprechung der chemischen Zusammensetzung der kataraktösen Linse werden wir auf diese Verschiedenheit noch ausführlich zurückkommen.

Tabelle 3. Bestimmung des löslichen und des unlöslichen Eiweißes in normalen Rinderlinsen verschiedenen Alters.

Nr.	Alter	Gewicht der Linse	Totaleiweiß	%	Lösliches Eiweiß	%	Albumoid	%	Verhältnis des lösl. Eiw.: Album.
1a	5 Wochen	0,9309	0,3009	32,33	0,2322	24,95	0,0687	7,37	77:23
b		0,9284	0,2884	31,06	0,2364	25,46	0,0521	5,60	82:18
2a	1½	1,8522	0,6390	*34,5	0,3691	19,93	0,2699	14,57	58:42
b		1,8458	0,6368	34,5	0,3566	19,32	0,2802	15,18	56:44
3	3½	2,0525	0,7184	*35,0	0,3815	18,59	0,3369	16,41	53:47
4	4	2,0508	0,7022	34,24	0,3981	19,41	0,3041	14,83	57:43
5a	5	2,1624	0,7677	*35,5	0,3608	16,68	0,4069	18,82	47:53
b		2,1570	0,7657	35,5	0,3774	17,50	0,3883	18,00	49:51
6	6	2,5416	0,9129	*36,0	0,4479	17,62	0,4650	18,38	47:53
7	12	2,6720	0,9510	35,59	0,4727	17,69	0,4782	17,90	49:51
8	12	2,2704	0,8526	37,55	0,3484	15,34	0,5042	22,21	41:59
9	13	2,5000	0,9001	*36,0	0,4313	17,25	0,4688	18,75	48:52
10	15	2,3538	0,8709	*37,0	0,4147	17,62	0,4562	19,38	48:52
11a	16	2,6788	0,9778	*35,5	0,4313	16,10	0,5465	20,40	44:56
b		2,6584	0,9703	36,5	0,4479	16,85	0,5224	19,65	46:54
12a	16	2,7944	1,0200	36,5	0,4230	15,14	0,5970	21,36	41:59
b		2,7598	1,0030	36,35	0,4106	14,88	0,5924	21,47	41:59
Durchschnittswert für lösliches und unlösliches Eiweiß:						18,22%		17,10%	

Die von mir durchgeführte *Aufspaltung der Linseneiweißfraktionen* MÖRNERs nach der EMIL FISCHERschen Estermethode für die Monoaminosäuren und der KOSSEL-KUTSCHERschen Methode für die Diaminosäuren ergab die in Tabelle 4 wiedergegebenen Zahlen, die als Vergleichswerte gewisse Schlüsse erlauben. Es zeigt sich aus ihnen die bemerkenswerte Tatsache, daß in allen drei Eiweißfraktionen keine Spur von *Glykokoll*, diesem sonst so sehr weit verbreiteten Eiweißbaustein zu finden war. Ferner war der Gehalt des *Albumoids* an *Valin* und *Alanin* auffallend gering, während das β-Krystallin sehr wenig *Leucin* und Isomere, andererseits aber eine größere Menge von *Valin* aufwies. Bemerkenswert ist der *Tyrosin*reichtum aller drei Eiweißfraktionen, was vielleicht für die Farbstoffbildung der alternden Linse, insbesondere aber für die als Cataracta brunescens bekannte tief dunkel gefärbte Starform von Bedeutung ist; entwickelt sich doch bei Oxydationsvorgängen in Gegenwart von Tyrosin eine ähnliche Färbung. Von besonderer Bedeutung ist zweifellos ferner das *Fehlen von Cystein im Albumoid*, welches sich der Nitroprussidnatriumreaktion gegenüber vollkommen negativ verhält, während das α-Krystallin diese für Cystein charakteristische Reaktion in geringem, das β-Krystallin aber in *stärkstem* Maße erkennen läßt.

Tabelle 4. Bausteine des Linseneiweißes.

Lfde. Nr.		α-Krystallin	β-Krystallin	Albumoid
1	Glykokoll	0	0	0
2	Alanin	3,6	2,6	0,8
3	Valin	0,9	2,1	0,2
4	Leucin und Isomere	5,7	2,8	5,3
5	Asparaginsäure	1,2	0,4	0,5
6	Glutaminsäure	3,6	2,7	4,6
7	Tyrosin	3,5	3,7	3,6
8	Prolin	1,8	1,4	1,9
9	Phenylalanin	5,5	4,1	4,6
10	Serin	+	+	+
11	Tryptophan	+	+	+
12	Cystin	} 2,3	} 4,9	3,1
	Cystein			—
13	Histidin	3,6	2,6	2,7
14	Arginin	7,8	7,5	10,3
15	Lysin	3,7	4,6	3,8
16	Ammoniak	7,1	11,4	6,0
17	Melanin	1,1	0,1	0,6

Früher hat man die beiden *Krystalline* als *Globuline*, das *Albumoid* als *Gerüsteiweiß* oder *Protenoid* aufgefaßt. Nach dem Resultat der Aufspaltungen des Linseneiweißes würde man die *Krystalline* am besten in die Gruppe der *Albumine* zählen, da sie wasserlöslich sind, kein Glykokoll, etwa 15% Arginin, Lysin und Histidin und demnach 85% Monoaminosäuren besitzen. Das *Albumoid* würde einen *Übergang* zu den *Globulinen* bilden, da es in Wasser und verdünnten Säuren unlöslich, nur in Alkalien und verdünnten Neutralsalzen löslich ist. Es fehlt ihm allerdings auch der leichte *Glykokollgehalt*, der für Globuline sonst charakteristisch sein soll. Jedenfalls paßt das Albumoid nach dem neueren Einteilungsprinzip der Eiweiße keineswegs mehr in die Gruppe der Gerüsteiweiße oder Protenoide, die wie das Elastin, die Grundsubstanz des elastischen Gewebes, das Keratin der Haut, Haare und Nägel, das Neurokeratin der Nerven und das Reticulin des retikulären Bindegewebes fast ausschließlich aus *Monoaminosäuren* zusammengesetzt und dabei besonders *reich an Glykokoll* sind, weshalb für sie auch der Name *Glycinamine* vorgeschlagen worden ist.

Über den Gehalt an *ätherlöslichen* Substanzen in der Linse liegen verschiedene Angaben vor. GROSS hatte seinerzeit angegeben, daß der Gehalt an ätherlöslichen Stoffen im allgemeinen und von Cholesterin im besonderen in den Linsen alter Kühe und junger Kälber annähernd der gleiche sei. Ich selbst hatte bei Ätherextraktionen pulverisierter klarer Rinderlinsen verschiedenen Alters Schwankungen von 0,14% bei jungen, bis zu 0,63% des Linsengewichtes bei alten Linsen feststellen können; dabei war die *Cholesterinprobe* nach SALKOWSKY bei Linsen bis zu 2 Jahren negativ, bei 3—10 jährigen Linsen positiv, bei älteren Linsen zum Teil stark positiv.

GOLDSCHMIDT hat bei fraktionierter Extraktion der Lipoide mit Alkohol-Petroläther-Aceton-Benzol festgestellt, daß in menschlichen Linsen der *Hauptteil der Lipoide* mit zunehmendem Alter *sich vermehrt*. Er war geneigt, anzunehmen, daß diese *Lipoidvermehrung* im höheren Alter der *Cysteinabnahme* vikariierend entgegenwirke und die durch letztere gefährdete innere Atmung der Linse, die an das Wechselspiel zwischen Cystein und Cystin gebunden sei, erleichtere, da die Lipoide als Sauerstoffixatoren, als Oxydasen und Peroxydasen wirken. In weiteren Studien über Altersveränderungen der Linse fand GOLDSCHMIDT, daß Linsen des ersten Dezenniums sich von solchen des 7. Dezenniums vornehmlich durch ihren *Elektrolytgehalt* unterscheiden, der um 28% zunimmt, besonders das *Calcium* soll sich um 15%, der *Phosphor* um 26% vermehrt haben. Dadurch könnte eine Änderung der Löslichkeitsverhältnisse der Aminosäuren zustande kommen, die mit den Elektrolyten Additionsprodukte liefern. GOLDSCHMIDT teilt mit, daß er eine Verschiebung der Aminosäuren nachweisen konnte, und zwar habe er mit dem Verfahren von VAN SLYKE den *Cystinstickstoff* um 39,2%, den *Ammoniak-N* um 11,3%, den *Arginin-N* um 10,8% *gesunken*, den *Histidin-N* um 63%, den *Lysin-N* um 132% *vermehrt* gefunden. Nach ihm gehen mit der Linsensklerose folgende physiologisch-chemische Vorgänge parallel: „Abnahme der inneren Atmung (Cysteinverarmung), Lipoidanreicherung, Ca-Vermehrung, Wasseranreicherung und Verschiebung der quantitativen Zusammensetzung der Aminosäuren". BÜRGER und SCHLOMKA, die neuerdings im Rahmen einer Arbeit über die physiologische Chemie des Alterns der Gewebe auch die Rinderlinse in den verschiedenen Altersstufen untersuchten, bestätigten die aus meiner oben wiedergegebenen Tabelle 2 ersichtliche Abnahme des Wassergehaltes. Sie fanden ihn in der gesunden Rinderlinse von 68,5% im ersten Lebensjahr auf 63,4% im Beginn des 4. Lebensquinquenniums herabgesunken. In der gleichen Zeit sahen sie den Stickstoffgehalt von 5,04% auf 5,89% steigen, was meinen Angaben über die Zunahme des Eiweißgehaltes entspricht. Auf die Trockensubstanz der Linse berechnet zeigte der N-Gehalt in den ersten zehn Jahren eine Erhöhung von 16% auf 16,5%, dann wieder eine Abnahme auf 16,1%. Dies ist offenbar zu erklären durch Vermehrung von Lipoiden, die nicht N-haltig sind, denn der Cholesteringehalt wurde von 40 mg% der Kalbslinse auf 222 mg% bei 15 jährigen Tieren vermehrt gefunden. In der Asche, die sich prozentual im höheren Alter nicht vermehrt zeigte, sollen nur Spuren von Calcium gefunden sein.

Die *Menge* an anorganischen Bestandteilen der Linse ist äußerst gering (nach GOLDSCHMIDT 2,62—3,16% der Asche), steht jedenfalls hinter der der ätherlöslichen Stoffe erheblich zurück; es wäre wünschenswert, wenn von verschiedener Seite an größerem Material vergleichende Bestimmungen aller anorganischen Stoffe normaler Linsen jeden Alters durchgeführt würden. *Zucker, Harnstoff, Harnsäure* sind in *normalen* Linsen bisher nicht nachgewiesen worden, KNIES hat seinerzeit durch Verdauungsversuche festgestellt, daß *Keratin* in der Linse nicht vorhanden ist.

Biologie des Linseneiweißes. Seit den Mitteilungen UHLENHUTHS über die sog. Organspezifität des Linseneiweißes haben die Linsenproteine das besondere Interesse der *biologischen* Forschung gefunden. Bekanntlich hatten UHLENHUTHS Versuche ergeben, daß die Linse des Auges ein *blutfremdes* Eiweiß enthielt, welches in der ganzen Wirbeltierreihe offenbar von einer gewissen Gleichwertigkeit war. Diese durch die Präcipitationsmethode gewonnenen Ergebnisse konnte RÖMER durch das Komplementbindungsverfahren bestätigen, und auch im anaphylaktischen Versuch zeigte sich, daß mit Linseneiweiß vorbehandelte Tiere wohl auf Reinjektion der gleichen oder anderer *Linsen*proteine, nicht aber auf Reinjektion von Serum desselben Tieres mit Temperatursteigerung und Shock zu reagieren pflegten. Weitere Forschungen in dieser Richtung haben aber ergeben, daß eine, wenn auch geringe *Artspezifität* dem Linseneiweiß doch zukommen dürfte. KRUSIUS glaubte aus seinen Versuchen den Schluß ziehen zu können, daß die *organspezifische* Wirkung der Linse den *Kernpartien*, die artspezifische aber den *Rindenschichten*, also den jüngeren Fasern zukomme. Er nahm an, daß eine allmählich zugleich mit der Sklerosierung des Linsenkerns einhergehende Denaturierung des Eiweißes der zentralen Linsenfasern als Ursache der Organspezifität aufzufassen sei. RÖMER und GEBB haben allerdings bei sorgfältiger Nachprüfung der KRUSIUSschen Arbeiten seine Resultate *nicht* bestätigt. Während RÖMER früher schon annahm, daß die Organspezifität der Linse das Primäre sei, daß aber die Differenzierung zur Artspezifität hier ausbleibe, hatte wiederum v. SZILY unabhängig von KRUSIUS die Ansicht ausgesprochen, daß das Linseneiweiß jeder Tierspezies seine anfangs zweifellose Eigenart allmählich verliere, wenn die kernhaltigen Linsenzellen sich in die kernlosen Zentralfasern mit ihrem trägen Stoffwechsel umwandeln. Nach gemeinsam mit ARISAWA angestellten Versuchen über die spezifischen Eigenschaften der Augengewebe im embryonalen und erwachsenen Zustand, wobei stets Präcipitation, Komplementbildung und Anaphylaxie parallel geprüft wurden, kam v. SZILY zu dem Schluß, „daß den Organen mehrere Antigeneigenschaften innewohnen können. Von diesen sind primär schon beim Embryo in erster Linie die Träger der artspezifischen Eigenschaften vorhanden. Daher kommt es, daß man mit embryonalen Geweben nur eine artspezifische Antikörperproduktion anregen kann. Mit der Funktionsübernahme der einzelnen Organe treten in diesen selbst Umwandlungen ein, die das Protoplasma ihrer Zellen derart verändern, daß dieselben andere, neue antigene Eigenschaften erhalten. Diese neu hinzukommenden Substanzen, die in Organen der verschiedenen Tierspezies mit identischer Funktion die gleichen sein können, sind ebenfalls zu einer Antigenproduktion befähigt. Sie sind es, die im biologischen Versuch die Produktion der sog. organspezifischen Antikörper anregen".

Wachstum der Linse. Neben den Veränderungen in der Größe und dem Gewicht macht die Linse auch in ihrer *Form* im Laufe der Jahre erhebliche Änderungen durch. Die aus dem Auge herausgenommene Linse des Neugeborenen ist, wie oben schon kurz erwähnt, kugelig, die des Greises dagegen eine vorn weniger und hinten stärker gewölbte Scheibe mit abgerundetem Rand. Es kommen hier offenbar individuelle Verschiedenheiten vor, auch ist die im Alter oft auftretende Übersichtigkeit wohl zum Teil durch diese senile Linsenabflachung bedingt. Der ständige Zug der Zonulafasern in Verbindung mit der zunehmenden Sklerose der Linse ist jedenfalls für die Formveränderung verantwortlich zu machen. Nach NORDENSON nimmt die Krümmung der Linsenfläche im Ruhezustand nach der Peripherie zu deutlich ab. Neuerdings hat RAEDER mit Hilfe eines Meßverfahrens, bei welchem man im Mikroskop durch entsprechend angebrachte Prismensysteme gleichzeitig auf Hornhaut und Linsenfläche resp. vordere und hintere Linsenfläche scharf einstellen und die Niveaudifferenz der beiden Einstellungsobjekte berechnen kann, genaue Messungen sowohl der Lage als auch der Dicke der Linse in den verschiedensten Lebensaltern vorgenommen. Da diese Messungen am *lebenden* Auge stattfanden, sind sie älteren an Sektionsmaterial ausgeführten jedenfalls vorzuziehen. Der Abstand des vorderen Linsenpols von der Hornhaut verringert sich mit steigendem Alter ganz allmählich. Bei *Emmetropen* wurde dementsprechend eine Abnahme der Vorderkammertiefe von 3,7 mm im 15. bis zu 3,0 mm im 70. Lebensjahr festgestellt. Die Ursache der Kammerabflachung findet sich in der *Dickenzunahme* der Linse, deren *sagittaler* Durchmesser von 3,92 mm im 2. auf 4,84 mm im 7. Jahrzehnt wächst. Diese Zahlen von RAEDER stimmen auffallend mit den von PRISTLEY-SMITH früher an herausgenommenen Linsen ermittelten Werten überein. Beim Hyperopen liegt der vordere Linsenpol der Hornhaut im allgemeinen etwas näher, beim Myopen aber etwas ferner. Der *äquatoriale* Durchmesser der Linse nimmt entsprechend ihrem unaufhaltsamen Wachstum ganz erheblich zu, nach COLLINS von 3,3 mm im 4. bis 5,75 mm im 9. Monat; nach DUB bis zu 8,8 mm im 12. Jahr und nach PRISTLEY-SMITH bis zu 9,62 mm im 9. Jahrzehnt. HESS fand an der Linse eines 79jährigen Mannes sogar einen *Äquatorialdurchmesser* von 10 mm, und PRISTLEY-SMITH gibt an, bei älteren Linsen *sagittale* Durchmesser von 6,0 und 6,5 mm gefunden zu haben.

Die Farbe der Linse ist schon beim Neugeborenen leicht *gelblich,* sie wird mit steigendem Alter immer dunkelgelber bis bräunlichgelb. Dabei sind nicht selten die zentralen Partien besonders dunkel, während die peripheren Teile allmählich oder mit plötzlichem Übergang hellbräunlich oder hellgelb erscheinen. Für das *Farbensehen* ist diese zunehmende Gelbfärbung der Linse im Alter von Bedeutung, da sie einen verschiedenen Grad von Blaublindheit bedingt, der bei Malern und Färbern störend werden kann. v. HESS hat einen sinnreichen Apparat zur „Xanthometrie" der lebenden Linse angegeben, welcher die von der Gelbfärbung abhängige Durchlässigkeit der Linse für blaue Strahlen zu bestimmen gestattet. Er konnte durch zahlreiche Untersuchungen feststellen, daß zwar erhebliche individuelle Verschiedenheiten der Gelbfärbung vorkommen, daß aber ihre Zunahme mit steigendem Alter deutlich zum Ausdruck gebracht wird. Auch an herausgenommenen Linsen bestimmte er mit Hilfe eines rötlichgelben Prismas die spezifische Absorption und fand die im lebenden Auge festgestellten individuellen und vom Alter abhängigen Schwankungen durchaus bestätigt. Um objektiv am lebenden Auge den Grad der Gelbfärbung zu schätzen, empfiehlt v. HESS die Fluorescenz der Linse im blauen Licht zu beobachten. Diese ist um so intensiver, je ausgesprochener die Gelbfärbung vorhanden ist. VOGT benutzt die Fluorescenz, um bei verdeckendem Pupillarexsudat das Vorhandensein der Linse nachzuweisen.

Die Sklerosierung der Linse, ihre physiologische Verhärtung im Alter ist früher wohl mit der Verhornung des Epithels verglichen worden. Sie hat aber mit diesem Vorgang offenbar nur eine äußere Ähnlichkeit. Bei der normalen Verhornung an den Oberflächen des Körpers treten in den Riffzellen des Rete Malpighi glänzende, wahrscheinlich aus dem Kernchromatin entstandene Keratohyalinkörnchen auf (Stratum granulosum), die bald einer homogenen Durchtränkung des ganzen Zelleibes mit Eleidin Platz machen (Stratum lucidum). Dann entsteht in den äußeren Zellschichten unter Auftreten feinster Körner das gegen Verdauung resistente Keratin, während der Rest des Protoplasmas vertrocknet und der Kern verschwindet (v. GIERKE). Von diesen Vorgängen ist beim Sklerosierungsprozeß der Linse bisher keinerlei Andeutung festzustellen gewesen. Auch hat, wie schon oben erwähnt, KNIES (1878) nachgewiesen, daß selbst stark sklerosierte Linsen durch Pepsin völlig verdaut werden, also kein Keratin enthalten. Bei der Sklerosierung platten sich die zentralen

Linsenfasern immer mehr ab, werden härter, verlieren Wasser und vielleicht auch lösliche Eiweißstoffe. Sie bilden den sich immer mehr vergrößernden Kern, der von der weichen Rindensubstanz leicht zu trennen ist, wenn man die frisch dem Auge entnommene Linse zwischen den Fingern zerdrückt. Der Brechungsindex der sklerosierenden Linse erfährt eine allmähliche Zunahme.

Je weiter die Sklerosierung nach der Peripherie zu fortschreitet, um so mehr verliert die Linse die Fähigkeit, sich bei Nachlassen der Zonulaspannung zu wölben, die Akkommodation wird verringert und schließlich aufgehoben. Die klinische Erfahrung lehrt, daß dieser Vorgang im allgemeinen mit großer Regelmäßigkeit vor sich geht, bemerken doch fast alle Emmetropen um das 45. Lebensjahr herum zuerst ihre beginnende Presbyopie. Es liegen allerdings auch beim Sklerosierungsprozeß geringe individuelle Schwankungen vor.

Messende Untersuchungen von VOGT und seinem Schüler GALLATI ergaben, daß die axiale *Rindendicke* im Alter im Verhältnis zur Gesamtdicke der Linse zunimmt, daß entsprechend die Kerndicke verhältnismäßig geringer wird. Dieses anfangs paradox erscheinende Resultat zeigt, daß zwischen Kern im optischen Sinne und Kern in der üblichen Auffassung als der sklerosierten Linsensubstanz ein Unterschied besteht. Die Sklerose erreicht allmählich die Kapsel, die Alterskernflächen aber bleiben in ihrer Lage vollkommen unabhängig vom Sklerosierungsprozeß.

Die *histologischen Veränderungen der alternden Linse* sind ebenfalls nicht gleichmäßig. Während man nicht selten in senilen, aber noch klaren Linsen die zentralen Fasern ihrer Zähnelung beraubt und zu einer homogenen Masse zusammengebacken findet (BECKER), können in anderen die Fasern noch deutlich voneinander getrennt werden und zeigen keine wesentliche Änderung außer ihrer Abplattung. Das Kapselepithel ist mitunter stellenweise blasig aufgetrieben, nach BECKER sind im allgemeinen die Epithelzellen im Alter flacher als in der Jugend, die Kerne hier und da geschrumpft, der Kernbogen schmäler. Die Linsenkapsel dagegen nimmt an Dicke deutlich zu. Die Zonula, in den ersten Jahren äußerst fein und im äquatorial aufgeschnittenen Auge kaum zu erkennen, zeigt im Alter gröbere, unregelmäßigere und hier und da zusammenliegende Fasern, die man schon ohne Vergrößerung sieht.

Über die **Ernährung der Linse** sind die Ansichten noch nicht ganz geklärt. Während ältere Autoren einen „Nährstrom" annahmen, der in der Umgebung des Äquators eintreten, die Linsensubstanz in vorgebildeten Lymphbahnen durchsetzen und durch die vordere Kapsel austreten sollte, bestritt v. HESS energisch diese durch nichts bewiesene Ansicht. Allgemein wird jetzt angenommen, daß die Ernährung der Linse durch Diffusion und Osmose erfolgt, und zwar dürfte die Aufnahme von Nährstoffen und die Abgabe von Stoffwechselprodukten wohl auf allen Seiten erfolgen. LEBER sprach sich dahin aus, „daß die ernährungsbedürftigen Linsenelemente ihren Bedarf überall aufnehmen werden, wo der Stoffzutritt zur Linse frei ist, also vermutlich nicht nur am Äquator, sondern auch von der Hinterfläche her, während der Anteil der vorderen Fläche zweifelhaft bleibt". v. HESS betonte demgegenüber jedoch, daß die reichliche Versorgung der Vorderfläche der embryonalen Linse mit Blutgefäßen die Annahme rechtfertigt, daß auch hier Nahrungsaufnahme erfolge, zumal eine solche aus der die Vorderfläche umspülenden Flüssigkeit leichter sein werde als aus dem schmalen Spaltraum zwischen Linsenhinterfläche und Glaskörper. Diese Auffassung, welche auch PETERS teilt, scheint mir durch die neuerdings bekannt gewordenen Bilder der langsamen Verkupferung der lebenden Linse bei Anwesenheit von Messingsplittern im Glaskörperraum und ebenso durch die Lokalisation der Anfangstrübungen des Naphthalinstares gestützt zu werden. Bei der Ablagerung von Kupferderivaten sehen wir, daß gerade im Bereiche der

Pupille, wo die Linsenkapsel ständig mit der kupfersalzhaltigen Flüssigkeit in Berührung steht, die reichlichste Diffusion von Kupfercarbonat erfolgt, und bei beginnendem Naphthalinstar pflegen frühzeitige Trübungen unter der *vorderen* Kapsel im Bereiche der Regenbogenhaut, also in unmittelbarer Nähe der die linsenschädliche Substanz führenden Blutgefäße aufzutreten. Gewiß ist es nicht ganz einwandfrei, aus dem Verhalten fremder diffusibler Stoffe im Auge bindende Schlüsse auf die normalen Ernährungsverhältnisse der Linse zu ziehen, es wäre aber jedenfalls gezwungen, eine normale Diffusion dort zu leugnen, wo sie unter pathologischen Verhältnissen vor allen anderen Stellen stattfindet.

Kältetrübungen der Linse. Die auffallende Erscheinung, daß die Linsen im jugendlichen Alter schon bei einer Abkühlung auf etwa 18^0 C eine dichte zentrale Trübung erhalten, die bei Ansteigen der Temperatur restlos wieder verschwindet, bedarf einer besonderen Erwähnung. Diese Kältetrübung, welche sowohl bei *erwachsenen* menschlichen als auch tierischen Linsen *nicht* zur Entwicklung kommt, läßt erkennen, daß offenbar bestimmte physikalische und chemische Unterschiede der Zusammensetzung der zentralen Linsenfasern jugendlicher und älterer Linsen vorhanden sind. Welcher Art sie sein könnten, entzieht sich noch unserer genauen Kenntnis. RITTER hat 1876 zuerst die Aufmerksamkeit auf diese Erscheinung gelenkt. HENLE nahm eine feinverteilte fettartige Substanz innerhalb der Zentralfasern an, die er in Schnitten als minimale Kügelchen vom Zentrum nach der Peripherie an Zahl und Größe abnehmend beobachtete. Er sah sie regelmäßig in der Linse von Katzen und Kaninchen noch am 8. Tage nach der Geburt, einmal auch in der Linse einer 14 Tage alten Katze, ferner in den Linsen neugeborener Ziegen und Kälber und eben ausgeschlüpfter oder dem Ausschlüpfen naher Hühnchen.

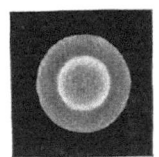

Abb. 8. Kältetrübung einer jungen Rattenlinse.

BECKER (1883) bestätigte die Befunde von HENLE an Kalbsembryonenlinsen, er sah die Tröpfchen vom Zentrum gegen die Peripherie an Größe abnehmen und endlich verschwinden. Er hielt es nach den ausgeführten Reaktionen dieser Tropfen für wahrscheinlich, daß sie aus einer fettartigen Substanz von niedrigem Schmelzpunkt bestehen, wenn auch eine nähere Bestimmung nicht möglich war. v. HESS beschreibt diese Kältetrübung als schichtstarähnlich, dabei sah er sektorenartige Verdichtungen, der Anordnung der Linsennähte entsprechend. Ich kann diese Angaben nach vielfachen Versuchen an zahlreichen jungen Linsen verschiedener Tierarten durchaus bestätigen. Sie tritt auch bei älteren Kalbslinsen noch auf, pflegt aber bei Erwärmen über 18^0 C regelmäßig zu verschwinden. Natürlich handelt es sich bei diesem reversiblen Prozeß lediglich um ein physikalisch-chemisches Phänomen. Es dürfte sich wohl lohnen, mit Hilfe neuerer Methoden der Ursache dieses Phänomens endlich auf den Grund zu kommen. Bei älteren Linsen trübt sich die Linse beim Gefrieren bei einer Temperatur von $-0,5^0$ allmählich von der Peripherie zum Zentrum, um bei 4—5^0 völlig schneeweiß zu werden. Die Aufhellung beim Erwärmen geht ebenfalls von der Peripherie aus. Sie kann bei verschiedenen Tierarten in verschiedener Weise erfolgen (v. MICHEL). Abb. 8 zeigt eine typische reversible Kältetrübung der jugendlichen Linse einer weißen Ratte, die fast einem Schichtstar ähnelt (4 fache Vergrößerung). Durch neuere Arbeiten von GOLDSCHMIDT haben wir erfahren, daß eine solche Kältetrübung bei vitaminfrei ernährten Jungtieren, die allgemein körperlich reduziert sind, auch noch in einem Alter auftreten kann, in dem die Linsen normaler Tiere sich schon nicht mehr durch die gleiche Abkühlung trüben lassen.

Salztrübungen der Linse. Legt man eine frisch dem Auge entnommene, völlig intakte Linse in hypertonische Salzlösungen, so sieht man je nach der Konzentration der Lösung mehr oder weniger intensive Trübungen der Linse auftreten, die wie die Kältetrübungen reversibel sind, d. h. nach Zurückbringen in isotonische Lösung wieder verschwinden. Auch im Tierversuch kann man ähnliche vorübergehende Linsentrübungen durch Übersättigen des Blutes mit Kochsalz oder durch Einbringen von Kochsalz in den Bindehautsack oder in die vordere Augenkammer erzielen. Die Linse verliert dabei anfangs an Gewicht durch Wasserabgabe, um später wieder eine Gewichtszunahme zu erfahren. Neben einer zarten subcorticalen Trübung zeigen sich im Beginn der Salzeinwirkung zahlreiche subkapsuläre Vakuolen verschiedener Größe, nach längerer Dauer entwickelt sich unter Aufhellung der Rindentrübung eine Kerntrübung. Interessant ist die Beobachtung von v. HESS, daß vorheriges Massieren der Linse die oberflächliche Salztrübung nicht entstehen läßt, und daß die schon vorhandene Trübung durch Massieren zur Aufhellung gebracht werden kann. Wie Kochsalzlösungen wirken auch andere Salz-, sowie auch Zuckerlösungen. Über die hier zugrunde liegenden Vorgänge wird uns wohl die physikalische und Kolloidchemie einmal die nötigen Erklärungen geben können. Hierher gehört vielleicht auch die Linsentrübung, die EWALD 1898 an erstickten Kaninchen 10—20 Stunden nach dem Tode im Pupillargebiet beobachtete. Sie war durch Druck mit einer Sonde auf die Cornea wieder zum Verschwinden zu bringen.

B. Die angeborenen Linsentrübungen.

Angeborene Linsentrübungen treten häufig als *vererbte* Anomalien auf, ebenso wie eine Disposition zur Entstehung von juvenilen und senilen Starformen sich zweifellos durch Generationen hindurch fortpflanzen kann. Dabei wird auch das Überspringen einer Generation beobachtet. Schon in der älteren Literatur finden sich zahlreiche Mitteilungen über das Vorkommen ganz bestimmter Starformen in mehreren Generationen; sie sind von GROENOUW bis zum Jahre 1913 im Handbuch von GRAEFE-SAEMISCH aufgeführt worden. Die neuere Literatur, zum Teil wertvoller durch die Berücksichtigung der modernen Erblichkeitsforschung findet sich bei CLAUSEN in seinem Sammelreferat über Vererbungslehre und Augenheilkunde[1].

Auf Einzelheiten soll hier nicht eingegangen werden, nur soviel sei erwähnt: Der Vererbungsmodus scheint meistens der dominante zu sein, dabei können Schicht-, Pol-, Spindel- und Zentralstare nebeneinander in einer Familie vorkommen, während andererseits eine auffallende Übereinstimmung der Form der vererbten Stare bei allen Familienmitgliedern gefunden worden ist. Auch atypische angeborene Starformen sind durch mehrere Generationen hindurch beobachtet, so unter anderem doppelseitiger Sternstar (ZIRM), Cataracta zonularis pulverulenta (POOS), kreisförmige, zwischen Linsenkern und hinterem Pol gelegene Trübung (NETTLESHIP und OGILVIE), scheibenförmige Katarakte (PRISTLEY-SMITH), Cataracta koralliformis (NETTLESHIP) und Cataracta floriformis (KOBY). Bei weißen Ratten gelang es mir, eine sich ebenfalls dominant vererbende *Punktkatarakt* festzustellen, die ich wegen der Anordnung der zahlreichen feinen Pünktchen in der vorderen Rinde als „Bienenschwarmkatarakt" bezeichnete (s. Abb. 9). Da diese Form sich stets nur vorn, niemals hinten befand, scheint es möglich, daß sie ähnlich, wie es unten für den vorderen axialen Embryonalstar der Menschen ausgeführt ist, mit Störungen in der Ausfüllung des Linsenhohlraumes in Zusammenhang zu bringen ist.

Bemerkenswert ist, daß angeborene Stare gelegentlich mit anderen Anomalien sich gleichzeitig vererben, so mit Strabismus, Amblyopie, Nystagmus,

---

[1] Eine nähere Darstellung findet sich im Kapitel FRANCESCHETTI, Vererbungslehre, Bd. 1 dieses Handbuches.

Aniridie, Defekten an den Gliedmaßen, Knochenwachstumsstörungen und psychischen Abnormitäten (ANDRASSY); auch sind in verschiedenen Familien in der älteren Generation senile, in den jüngeren präsenile, juvenile, ja angeborene Stare beobachtet worden. Die sorgfältige Aufstellung weiterer zuverlässiger Stammbäume von Familien mit erblichen Staren jeglicher Art ist auf jeden Fall sehr wünschenswert, um über manche noch unbeantwortete Frage des Erbganges Klarheit zu erhalten, z. B. darüber, ob die Stare mehr durch Männer oder durch Frauen und mehr auf diese oder jene übertragen werden u. a. m.

Unsere klinischen Kenntnisse der angeborenen Linsentrübungen haben sich durch systematische Untersuchungen mit Spaltlampe und Hornhautmikroskop bei maximal erweiterter Pupille ganz erheblich verbessert. Wir wissen, daß neben den typischen Pol-, Schicht-, Spindel- und Totalstaren der alten Lehrbücher noch zahlreiche angeborene oder in den ersten Lebensmonaten oder Jahren erworbene Trübungen verschiedenster Art vorkommen, die bei ihrer Kleinheit und häufig exzentrischen Lage mit den alten Beobachtungsmethoden nicht erkennbar waren. Völlig klar, wie wir es von einer guten Linse eines Mikroskops oder eines photographischen Objektivs verlangen, ist fast keine Linse, selbst im Kindesalter. PELLATON untersuchte 164 normale Kinderaugen und fand punkt- und staubförmige Trübungen in fast allen Linsen, peripher gelegene größere in 24,4%. Farbig glänzende Pünktchen, die für Cholesterinkrystalle gehalten werden, fanden sich in 28%, äquatoriale Hakentrübungen, den Reiterchen ähnlich in 9,7%, vordere axiale Embryonalkatarakt in 27%, punktförmige Trübungen im luciden Intervall in 20,7%, im Bereich der hinteren Naht 9,75%. In 6% der Fälle wurden andersartige Trübungen, in 3% pigmentierte Auflagerungen auf der hinteren Linsenkapsel festgestellt.

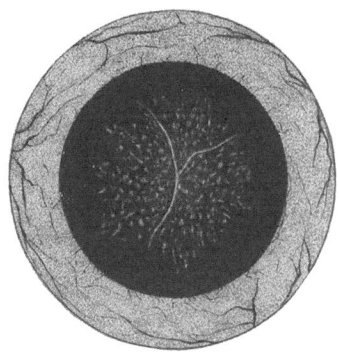

Abb. 9. Angeborener Rattenstar (Bienenschwarmkatarakt). (Nach JESS: Klin. Mbl. Augenheilk. 74, 52.)

Inwieweit alle diese Trübungen der kindlichen Linse wirklich bei der Geburt schon vorhanden waren, wie viele von ihnen sich in den ersten Jahren entwickelten, ist natürlich schwer zu sagen, aber von untergeordneter Bedeutung. Bemerkenswert ist, daß die typische Coronarkatarakt, die man in gewissem Sinn als allerersten Vorläufer der senilen Involution auffassen könnte, vor dem 12. Lebensjahr nicht beobachtet werden konnte.

Kapselstare.

Angeborene Auflagerungen auf die vordere Linsenkapsel als Reste der Pupillarmembran, insbesondere die einzeln oder in Grüppchen zusammenliegenden sternförmigen, meist dreieckigen Pigmentpartikelchen seien hier nur erwähnt. Eingehende Erörterung nach Spaltlampenbeobachtungen findet sich bei VOGT. Gelegentlich sieht man *unter* ihnen umschriebene graue Kapseltrübungen geringer Ausdehnung, vordere Kapselstare, die bald als einzelne Flecke, bald zu mehreren in Gruppen vereinigt an verschiedenen Stellen der vorderen Kapsel zu finden sind. Sie sind nicht selten etwas prominent, in ihrer Umgebung zeigt das Linsenchagrin kleine Defekte. Echte angeborene isolierte *hintere* Kapselstare, d. h. wirklich innerhalb der dünnen Kapsel gelegene Trübungen sind selbst mit der Spaltlampe schwierig zu diagnostizieren. Sie sind auf jeden Fall sehr selten und können leicht mit Auflagerungen auf die Kapsel verwechselt werden. Häufiger findet man mit vorderen und hinteren *Poltrübungen* kombinierte *Kapselstare*.

Abb. 10 stammt von einer 37 jährigen Patientin, die angab, daß nach Aussage ihrer Eltern schon bald nach der Geburt ein weißer Fleck in der Pupille des rechten Auges bemerkt worden war, der sich in der Folgezeit nicht änderte. Das Auge hat auch von jeher schlechter gesehen als das linke. Es fand sich eine fleckförmige intensive grauweiße *Kapseltrübung* im Pupillargebiet, an die sich eine zartere größere Trübung anschloß. Unter diesem

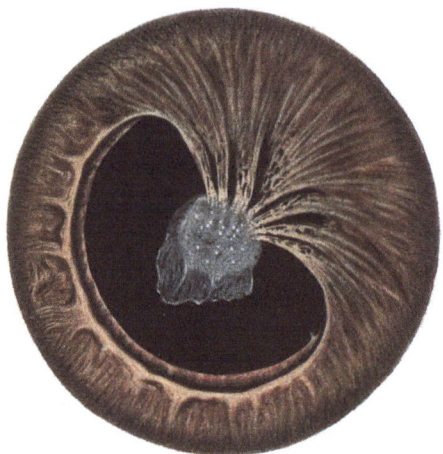

Abb. 10. Vorderer Kapselstar. Verwachsung mit der Iriskrause.

typischen *Kapselstar* war das *Linsenparenchym* bis auf einzelne weiße *Pünktchen in der Rinde am vorderen Pol* vollkommen klar. Daß es sich hier um eine *angeborene* Erscheinung handelte, wurde auch dadurch bewiesen, daß von der *Iriskrause* aus eine breite, aus mehreren Strängen sich zusammensetzende Irisgewebsfalte über den Pupillarrand hinweg zum Rand des Kapselstares zog, wie man es ähnlich auch von Resten der Pupillarmembran beobachten kann.

1. Die vordere axiale Embryonalkatarakt.

Auch diese früher nicht beobachtete Trübungsform ist als eine häufige (25%) angeborene Anomalie zuerst von VOGT eingehend studiert. Es handelt sich um eine Anzahl zerstreuter weißer punkt- oder auch strichförmiger Trübungen, die im Bereich der vorderen Grenze des zentralen Intervalls, selten innerhalb desselben zu finden sind. Sie folgen oft der aufrechten Y-Naht der vorderen Embryonalkernfläche, sind auch bisweilen bukettartig durch zarte Schleiertrübungen (s. Abb. 11) miteinander verbunden oder zeigen bandförmiges und gefiedertes Aussehen, gelegentlich von farbglänzenden Kryställchen besetzt oder von einem zarten helleren Hof umgeben. Trotz ihrer axialen Lage verursachen sie infolge ihrer Kleinheit keinerlei Sehstörungen, auch stellen sie eine absolut stationäre Form dar. VOGT vermutet, daß ihre Entstehung in die erste Zeit nach der Abschnürung des Linsenbläschens fällt. Außer diesen punktförmigen Trübungen findet man ausgedehntere Nahttrübungen der vorderen und hinteren Embryonalkernoberfläche, die weißlich oder auch, wenn sie sehr dünn sind, zart bläulich erscheinen und durch seitliche Einschnürungen ein girlandenartiges Aussehen bekommen können (s. Abb. 12). Auch fleckige unregelmäßige Trübungen verschiedenartigster Gestalt sind als zweifellos angeborene Kataraktformen des Embryonalkerns vielfach beobachtet worden. GALLEMAERTS glaubt, daß alle diese Trübungen ihre Entstehung Zellrudimenten verdanken, die sich in dem zur soliden Linse auswachsenden Linsenbläschen innerhalb des Cavums im histologischen Schnitt vorfinden können. CLAUSEN sprach sich wegen der außerordentlichen Häufigkeit dieser Trübung dahin aus, daß sie „eine normale, noch innerhalb der physiologischen Grenzen gelegene Erscheinung ist, entstanden durch eine nicht immer gleichmäßige und vollständige Resorption des Linsenbläschenhohlraums". Eine besondere Form von familiär auftretenden blumenkronenähnlichen Trübungen im Bereich der vorderen und hinteren Embryonalkernnaht hat KOBY unter dem Namen „Cataracta floriformis" beschrieben (s. o.).

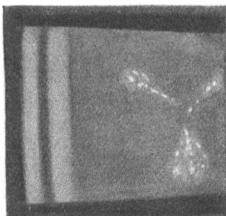
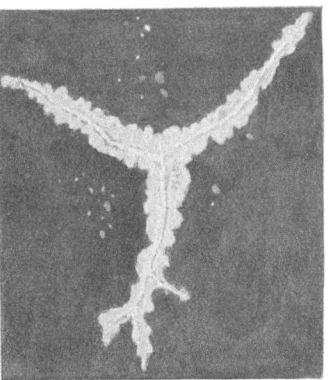

Abb. 11. Vordere axiale Embryonalkatarakt. (Nach A. VOGT.)

Abb. 12. Vordere axiale girlandenförmige Embryonalkatarakt. 24 fache Vergrößerung. (Nach A. VOGT.)

2. Der Punktstar (Cataracta punctata).

Spärliche minimale *punktförmige* graue oder leicht *bläulich* reflektierende Trübungen findet man, wie oben ausgeführt, in fast allen jugendlichen Linsen bei maximaler Mydriasis in den verschiedensten Partien. Von einem *Punktstar* werden wir erst dann sprechen, wenn diese Punkttrübungen auffallend zahlreich und gleichmäßig in der Linse verbreitet sind, ohne nach ihrer *Anordnung* etwa der als Cataracta pulverulenta bezeichneten Form des Zentralstars oder dem Schichtstar zuzugehören. Auch muß man sich vor Verwechslungen mit der Cataracta coronaria hüten (VOGT), die ja schon frühzeitig mit zum Teil punktförmigen und oft leicht bläulichen Trübungen in der Gegend des Linsenäquators beginnt. Der echte *angeborene* Punktstar ist *nicht* häufig; daß man ihn zur anatomischen Untersuchung erhält, bedeutet einen ganz besonderen Zufall. Es sei darum hier der von v. HESS selbst klinisch und anatomisch genau beobachtete mit Cataracta stellata kombinierte *Punktstar* abgebildet (s. Abb. 13) und mit den Worten des Autors selbst geschildert. Die Angabe des Patienten, daß das Sehvermögen in den letzten Jahren allmählich abgenommen habe, spricht allerdings dafür, daß nicht *nur* angeborene stationäre Trübungen vorhanden waren, immerhin scheint mir doch die Einreihung dieses Falles an dieser Stelle gerechtfertigt. v. HESS schreibt:

„Herr K., 33 Jahre alt, gibt an, bis vor 10 Jahren leidlich gut gesehen zu haben; seitdem habe sein Sehvermögen allmählich abgenommen. Er lernte erst mit $2^{1}/_{2}$ Jahren laufen, hat rachitische Zähne und Turmschädel, litt angeblich nie an Krämpfen. Vor 15 Jahren habe ein Augenarzt „angeborenen Star" diagnostiziert. Die rechte Linse ist anscheinend in allen Schichten durchsetzt von zahlreichen sehr kleinen bräunlichen Pünktchen, zwischen welchen sich in geringer Menge, aber doch noch ziemlich zahlreich, etwas größere rundliche, bläulichgraue Flecke finden; am vorderen und am hinteren Pole ist eine kreidigweiße strahlige Figur zu sehen. Die Trübungen in der Linse gehen so weit peripherwärts, daß auch bei maximaler Mydriasis keine trübungsfreie Randpartie zu sehen ist. Der physiologische Chagrin des Vorderkapselepithels ist in normaler Weise sichtbar. Am linken Auge sind ähnliche, nur viel zahlreichere und intensivere Trübungen vorhanden, wie rechts; zwischen den Punkten sieht man hier auch einige strahlige Trübungen. Der

Sternstrahl an beiden Linsenpolen ist ähnlich wie rechts sichtbar, man hat den Eindruck, als sei die Linse sehr dünn. Bei der Extraktion gelingt es, diese auf einen Wurf so vollständig zu entbinden, daß (ohne Schlittenmanöver) weder unmittelbar nach der Extraktion noch während der ganzen Nachbehandlungszeit eine Spur von Rindenmasse im Pupillargebiete gefunden werden konnte. Vordere und hintere Poltrübung waren an der extrahierten Linse noch gut zu sehen. Die Dicke der letzten betrug nur 2 mm, ihr äquatorialer Durchmesser 9 mm.

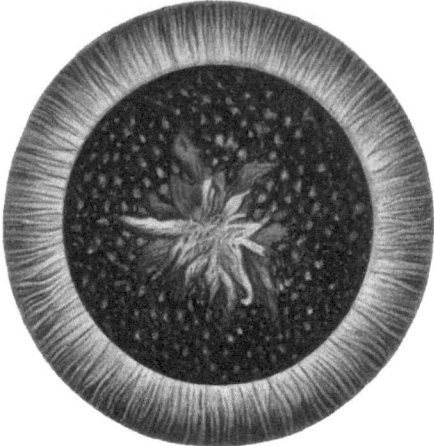

Abb. 13. Cataracta stellata und punctata. (Nach C. v. HESS.)

Die mikroskopische Untersuchung (s. Abb. 14) sagittaler Schnitte zeigt die Linse in ihren zentralen Partien von zahlreichen, mit Hämatoxylin intensiv gefärbten unregelmäßigen, ziemlich großen Herden durchsetzt, die zum Teil wieder kleine hellere Hohlräume enthalten; die Menge dieser Herde nimmt im großen und ganzen peripherwärts etwas ab. Nahe der Peripherie sieht man am Linsenäquator eine Schicht, die von zahllosen kleinsten, fast punktförmigen,

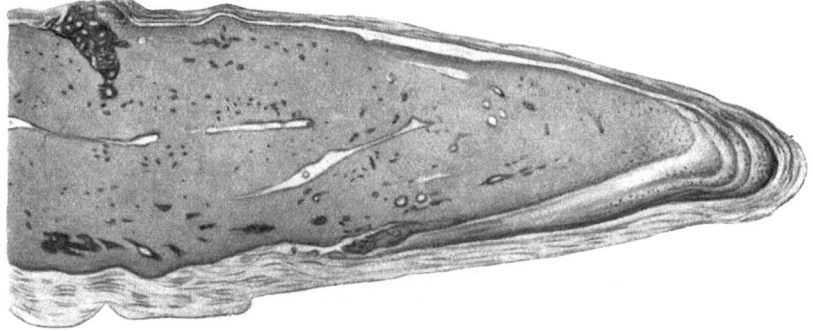

Abb. 14. Cataracta stellata und punctata. (Nach C. v. HESS.)

mit Hämatoxylin stark gefärbten Herdchen durchsetzt ist, deren Menge gegen die Pole hin rasch abnimmt. Noch weiter peripherwärts findet man eine Schicht, die verhältnismäßig nur sehr geringe (zum Teil wohl auf die Konservierung zu beziehende) Veränderungen zeigt. Vom hinteren Pole aus erstreckt sich eine mit Zerfallsmasse gefüllte, unregelmäßig begrenzte Lücke bis fast zur Kernmitte. Auf äquatorialen Schnitten zeigt sich, daß die den Kern durchsetzenden Herde in der Kernmitte und in einer etwas peripher gelegenen Zone reichlicher sind als in der dazwischen gelegenen Partie. Der Kern ist von einzelnen kleinen, zum Teile unregelmäßigen, zum Teile angenähert konzentrisch verlaufenden und mit Zerfallsmasse gefüllten Spalten durchsetzt. In der Peripherie ist die oben beschriebene Zone der zahlreichen feinsten Degenerationsherde gut zu sehen, ebenso die angenähert normale Rindenschicht. Man sieht auch hier, wie bei anderen von mir auf äquatorialen

Schnitten untersuchten Starlinsen, daß die Degenerationsherde nicht in bestimmten Beziehungen zu Radiärlamellen stehen, sondern sich ziemlich gleichmäßig in Linsenschichten gleichen Alters verteilt finden."

3. Der vordere und hintere Polstar.
(Cataracta polaris anterior et posterior.)

Unter Polstaren in weiterem Sinn versteht man jegliche Art von Trübung der Linse im Bereich des vorderen und hinteren Poles; im engeren Sinn würden nur Kapselverdickungen, Epithelzellenwucherungen und corticale Faserdestruktionen in der Nähe der Pole als echte Polstare zu bezeichnen sein. Man hat diese Polstare auch in Cataracta spuria und vera eingeteilt.

Reste der Tunica vasculosa lentis, ferner umschriebene und zapfenartige Überbleibsel der Arteria hyaloidea würden als Cataracta spuria zu bezeichnen sein, sie sind aber nicht selten von echten Linsentrübungen an den Polen begleitet.

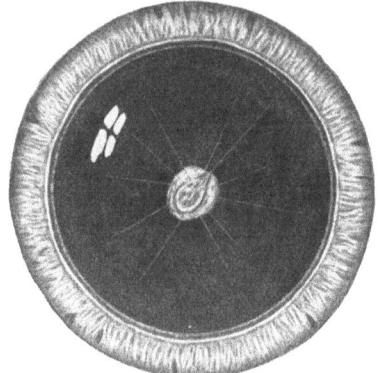
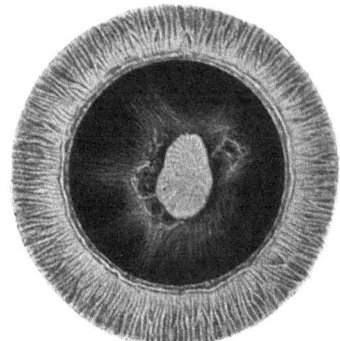

Abb. 15. Vorderer Polstar. Pupille erweitert.   Abb. 16. Vorderer Polstar mit terrassenförmigen tieferen Trübungen.

Der *vordere* angeborene Polstar stellt sich als ein bald minimales, oft nur mikroskopisch sichtbares, bald größeres weißes Pünktchen in der Mitte der Pupille dar. Meist rundlich und scharf umschrieben (s. Abb. 15) ist er schon bei oberflächlicher Betrachtung leicht zu erkennen und veranlaßt die Eltern der betreffenden Kinder frühzeitig, augenärztlichen Rat einzuholen. Bei stärkerer Vergrößerung sieht man unmittelbar unter der Kapsel die Trübungszone in wechselnder Gestalt und Dichte bis in die vorderen Rindenschichten reichen, mitunter gehen feine Striche von ihr in radiärer Anordnung aus. Nicht selten sieht man fädige Reste der Pupillarmembran vom Polstar ausstrahlen. Diese Membran hängt ja bekanntlich am vorderen Pol besonders innig mit der Linsenkapsel zusammen. Die ein- oder doppelseitige Poltrübung kann isoliert, aber auch mit Schicht-, Spindel- und Zentralstar kombiniert vorkommen. Sie hat mitunter eine zapfenartige Fortsetzung nach hinten, oder aber eine breitere vordere Poltrübung liegt vor einer in den Rindenschichten sich ausbreitenden, zarteren, oft sternförmig oder baumartig verzweigten weiteren Trübung. Auch terrassenförmig übereinander liegende Trübungen sind beschrieben (s. Abb. 16). Hat jedes Auge eine vordere Poltrübung, so können diese weitgehend differieren und oft sehr bizarre Formen erkennen lassen. Abb. 17a und b zeigen solche vorderen angeborenen Polstare in beiden Augen *einer* Patientin. Die eine Form ist in ihrer sternartigen und mehrschichtigen Anordnung nicht eben selten, die andere mit ihren unregelmäßigen und kraterförmigen Trübungen aber sehr ungewöhnlich. Sie könnte leicht zu falschen Deutungen veranlassen, wenn nicht die Doppelseitigkeit und die bestimmte Angabe der Eltern, daß die Trübungen gleich nach der Geburt bestanden, jeden Irrtum ausschlössen. Denn sie ähnelt z. B. den von SALZER als parasitäre Linsentrübungen beschriebenen Wurmstaren.

Gewiß ist auch ein Teil der echten Polstare in ähnlicher Weise wie Schicht- und Zentralstare durch Störungen bei der Abschnürung des Linsenbläschens zu erklären, aber auch intrauterin überstandene Entzündungsprozesse können zweifellos Poltrübungen verursachen, genau so wie im späteren Leben gelegentlich Hornhautgeschwüre, sowohl gonorrhoischer Art bei Neugeborenen, als auch anderer Ätiologie bei Erwachsenen typische Polstare im Gefolge haben. Dabei ist es durchaus nicht erforderlich, daß eine Perforation des Geschwürs und eine Berührung des Linsenpols mit der Hornhauthinterfläche stattgefunden hat. Ebenso können bei intraokularen Entzündungen Poltrübungen der Linse entstehen, wenn Auflagerungen von Rundzellen im Pupillargebiet angereichert sind und hier usurierend zu wirken vermögen.

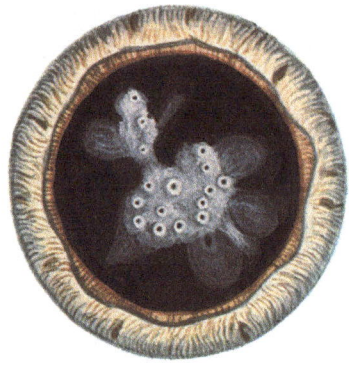 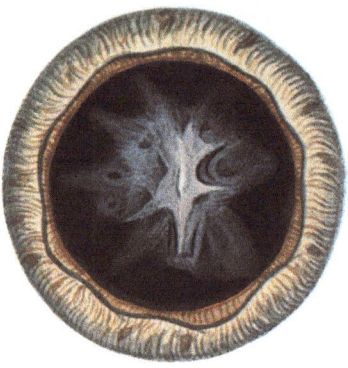

a b
Abb. 17a und b. Atypische vordere Polstare in beiden Augen derselben Patientin.

Wenn auch die angeborenen, wie erworbenen Polstare meist stationär bleiben, sind doch Fälle beschrieben, in denen bei späteren Untersuchungen sich weitere Trübungen, ja Totalstare (v. HESS) ausgebildet hatten.

Die Sehstörungen beim Polstar richten sich nach seiner Größe, sind oft auffallend gering. Mitunter wird über Tagblindheit geklagt, was aus der Verschlechterung der optischen Bedingungen bei Pupillenverengerung infolge heller Beleuchtung verständlich ist. Eine schmale, nicht bis zum Kammerwinkel reichende Iridektomie genügt zur Verbesserung des Sehens. Eine totale Linsenentfernung wird nur bei sehr ausgedehntem Polstar oder bei Kombination mit Schicht- und Zentralstar in Frage kommen können.

Eine besondere Form des vorderen Polstares stellt der *Pyramidalstar* dar, bei dem ein grauweißer Zapfen dem Pol aufsitzt und mehr oder weniger weit in die vordere Augenkammer hineinragt, mitunter sogar mit der Cornea durch einen feinen Faden in Verbindung steht. Offenbar ist er öfter noch als der gewöhnliche Polstar als Folge überstandener Entzündungsprozesse der Hornhaut zu betrachten, selbst wenn Spuren dieser Entzündungen nicht mehr mit Sicherheit nachweisbar sind.

Im histologischen Bilde finden sich am vorderen Pol Kapselverdickungen, Wucherungen der oft spindelig ausgezogenen Epithelzellen und mehr oder weniger umschriebener Faserzerfall der vorderen Rindenschicht; am hinteren Pol kann die Kapsel ebenfalls verdickt, bisweilen auch auffallend dünn sein, die Linsenfaserdestruktionen sind oft geringfügig und im Schnittpräparat kaum nachweisbar, doch können auch deutliche Zerfallserscheinungen, Myelinschollen u. a. vorhanden sein. BERNHEIMER sah in beiden Augen eines totgeborenen Kindes als Grundlage eines makroskopisch festgestellten Polstares unter der hinteren Kapsel eine „krümelig homogene Masse", in deren Umgebung die Fasern stark verändert waren, „zerfallen, wie angefressen, teils gequollen, teils durch Myelinkugeln und Vakuolen auseinander gedrängt".

Der Pyramidalstar zeigt oft eine feinlamelläre Struktur und Epithelwucherungen an der Basis der Pyramide. Pigmentklümpchen und bindegewebsartige Zellauflagerungen deuten bisweilen die entzündliche Genese an.

4. Der Schichtstar.
(Cataracta zonularis sive perinuclearis.)

Zu den häufigsten angeborenen oder wenigstens in den ersten Lebensjahren sich entwickelnden Staren gehört der *Schichtstar*.

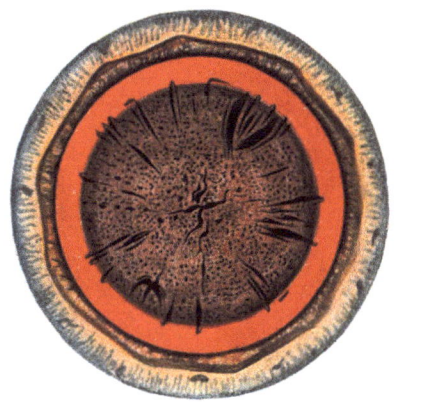 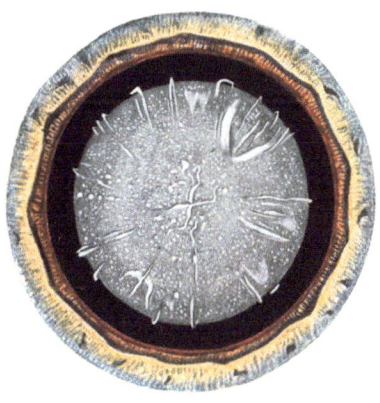

a   b
Abb. 18a und b. Großer Schichtstar (im durchfallenden und auffallenden Lichte).

Symptome. Wir verstehen darunter eine intermediäre Schichttrübung, welche eine klare, oder fast klare Kernpartie umfaßt und selbst von klarer Corticalis umgeben ist. Die Lage dieser beiden, einer vorderen und einer hinteren Schichttrübung, welche äquatorial zusammentreffen, wechselt sehr, so daß wir die verschiedensten Größen eines solchen Schichtstares beobachten können. Der Durchmesser schwankt etwa zwischen 2 und 8 mm. Auch die Art der Trübung ist äußerst abwechslungsreich. Neben zartesten grauen Punkttrübungen sehen wir die Schichtstare sich zusammensetzen aus hellgrauen bis weißen vielgestaltigen Trübungen, die oft dem ganzen Star eine fast künstlerische Architektonik verleihen (s. Abb. 18a und b). Dabei können Doppelkonturen vorhanden sein, die entweder nur stellenweise als sog. Reiterchen von größerer oder geringerer Breite den Äquator des Hauptstares umgreifen oder einen vollständigen zweiten, meist zarteren peripheren Schichtstar darstellen. Sogar Andeutungen einer ähnlichen dritten Schichttrübung sind beschrieben. Bei genauerer Durchforschung des Linsenkerns mit Spaltlampe und Hornhautmikroskop sieht man nicht selten, daß auch diese bei oberflächlicher Betrachtung klar erscheinenden Partien von feinen Punkttrübungen durchsetzt sind, so daß es sich eigentlich um eine Kombination von Schicht- und Zentralstar handelt. In anderen Fällen aber ist der Kern vollkommen klar. Im durchfallenden Licht erscheint die Äquatorzone des Stares dunkler als das Zentrum. Der *Schichtstar* ist fast stets doppelseitig und dann meist in beiden Augen gleichartig entwickelt. Einseitige Schichtstare sind äußerst selten, aber zweifellos beobachtet worden; in einem Teil solcher Fälle handelt es sich um später erst aus verschiedenen Ursachen entstandene Trübungen (s. u.). Hier und da sind rudimentäre Schichtstare beschrieben, bei denen nur ein isolierter Trübungssektor vorhanden war. Die doppelseitigen Fälle sind entweder vor der Geburt entstanden oder haben sich in den ersten Lebenszeiten entwickelt. Es besteht, wie schon oben ausgeführt, Anlage zur Vererbung; wiederholt ist über Familien berichtet, in denen Schichtstare in mehreren Generationen, oft in großer Anzahl beobachtet wurden, daneben fanden sich aber auch Pol- und Kernstare. Wenn auch Ausdehnung und Dichte des Schichtstares für gewöhnlich unverändert bleiben, kann doch in Ausnahmefällen die Trübung sich verdichten und das schon vorher schlechte Sehvermögen weiter verringern. Die Akkommodation der Schichtstarlinse wurde von BECKER als herabgesetzt, von KNIES beim Spindelstar hingegen als erhöht angegeben. v. HESS macht

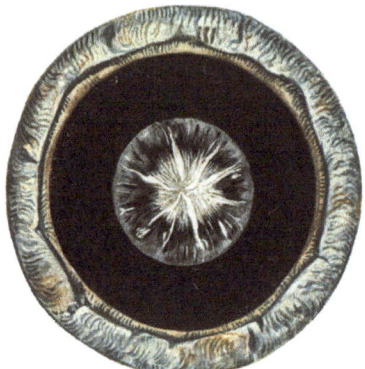
Abb. 19. Kleiner Schichtstar.

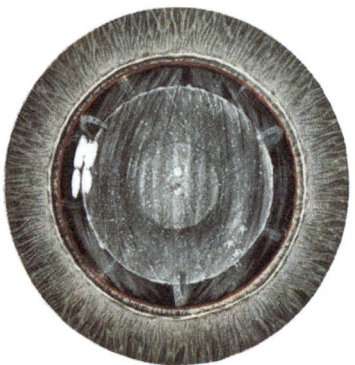
Abb. 20. Schichtstar mit Zentralstar.

demgegenüber mit Recht darauf aufmerksam, daß durch stenopäisches Sehen zwischen Trübungen hindurch die Ergebnisse entsprechender Untersuchungen gefälscht werden könnten. Vorwiegen einer Brechungsanomalie bei mit Schichtstar behafteten Augen infolge Verlängerung oder Verkürzung der Augenachse ist nicht erwiesen; emmetrope, hyperope und myope Augen scheinen im gewöhnlichen Verhältnis ihres Vorkommens Schichtstare aufzuweisen. Gelegentlich finden sich Schichtstare durch Mikrophthalmus, Irideremie, Reste der Pupillarmembran, Kolobome und andere Mißbildungen kompliziert, auch können gleichzeitig Pol- und Pyramidal- und kleinere Zentralstare bestehen.

Die Abb. 19—22 zeigen die verschiedensten Formen des Schichtstars: einen auffallend kleinen, nur den Embryonalkern umfassenden (Abb. 19), einen größeren, unter der Alterskernfläche gelegenen mit einzelnen hakenförmigen Reiterchen ausgerüsteten Schichtstar (Abb. 20), der in sich einen den Embryonalkern völlig einnehmenden totalen Zentralstar beherbergt. Ferner sehen wir einen größeren Schichtstar mit auffallender blütenförmiger Oberfläche (Abb. 21) und einen anderen mit keilförmigen radiären klaren Spalten und dünnen, langausgedehnten Reiterchen, die stellenweise genau den klaren Spalten entsprechend angeordnet sind (Abb. 22). Mit diesen wenigen Bildern ist aber die große Mannigfaltigkeit aller Schichtstarformen bei weitem nicht erschöpft, und selbst der erfahrenste Ophthalmologe wird immer wieder von neuen, ihm bisher noch nicht bekannten Abarten des Schichtstars überrascht werden können.

Pathologische Anatomie. Das mikroskopische Bild des Schichtstares ist oft beschrieben worden. Man findet entsprechend der klinisch sichtbaren Schichttrübung eine den Kern umgreifende, mehr oder weniger breite Zone kleiner und größerer Degenerationsherde, die teils scharfrandig, teils mehr fleckförmig mit detritusartiger Substanz angefüllt sind, hier und da einen geschichteten Bau aufweisen. Sie liegen sowohl innerhalb der Fasern wie besonders zwischen ihnen, sie etwas auseinanderdrängend. Auch drusenartige Bildungen und Kalkeinlagerungen sind zu finden, mitunter zierlichen kleinen Perlen vergleichbar. Mit Hämatoxylin und anderen Farbstoffen färben sich die in den Herden gelegenen Substanzen meist intensiver als die umgebenden normalen Fasern, doch kann auch das Umgekehrte der Fall sein. Von den im Bereich der Trübungszone außerdem oft noch vorhandenen längsovalen Spalten ohne Inhalt läßt sich nicht sicher entscheiden, wieweit sie postmortale Veränderungen darstellen. Ähnliche Degenerationsherde finden sich in spärlicher Zahl auch in den Kernfasern, gelegentlich sogar in den Corticalfasern, doch können Kern und Rinde auch

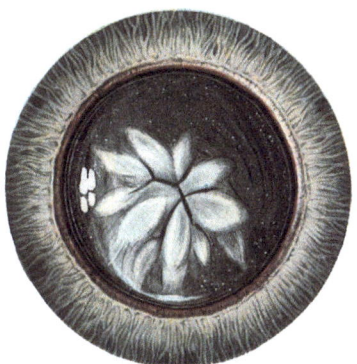 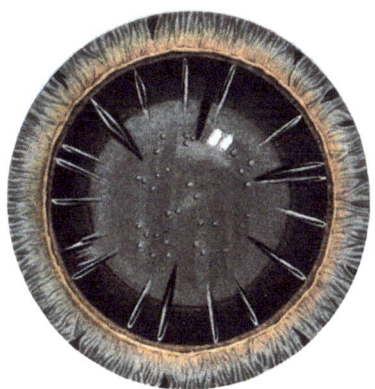

Abb. 21. Schichtstar mit blütenförmiger Trübung der Vorderfläche.

Abb. 22. Schichtstar mit klaren Spalten. Reiterchen und Punkttrübungen.

völlig intakt sein. Der ganze Kern, umgeben von der Schichtstarzone, kann nach dem hinteren Linsenpol zu verlagert sein, selten nach dem vorderen zu.

Genese. Über die Entstehung des Schichtstares ist vielfach diskutiert worden. Wie schon erwähnt, ist man sich darüber einig, daß er sowohl während des Fetallebens als auch nach der Geburt zur Ausbildung gelangen kann. Ältere Autoren betonten die Häufigkeit des Schichtstares bei rachitischen Kindern, andere die Erwähnung von Krämpfen in der Anamnese. Nach TREACHER COLLINS sollte in Ländern mit wenig Rachitis der Schichtstar selten sein, auch v. HESS ist dieser Ansicht nach Beobachtungen in Italien. Er war geneigt, einen allerdings noch völlig unklaren Zusammenhang zwischen Rachitis und Schichtstar anzuerkennen, betonte aber, daß auch dann noch nicht die Rachitis als *Ursache* des Schichtstares bewiesen sei. Die in der Anamnese von Schichtstarpatienten oft erwähnten Krämpfe glaubte man in früherer Zeit direkt zu einer mechanischen Erklärung der Schichtstargenese heranziehen zu können in der Annahme, daß die heftigen Erschütterungen des ganzen Körpers eine Lockerung des Kernes von der Rindensubstanz und dadurch die intermediäre Schichttrübung verursacht hätten. SCHIRMER erklärte den Schichtstar damit, daß irgendeine noch unbekannte Schädlichkeit eine gewisse Zeitlang auf die sich zu Linsenfasern ausbildenden Zellen einwirke und die Entstehung von Vakuolen hervorrufe, während nach Aufhören des schädigenden Einflusses wieder normale Fasern sich um die erkrankte Zone lagern. Daß derartige Appositionen klarer

Fasern ältere geschädigte nach innen drängen, konnte später WESSELY experimentell an Massagestaren des Kaninchens beweisen. PETERS, der Degenerationen im Ciliarkörperepithel ähnlich wie bei einem Fall von Tetaniestar gefunden hatte, hielt eine Ernährungsstörung der Linse mit einer durch sie bedingten Kernschrumpfung für möglich, wobei Tröpfchen aus den Fasern ausgepreßt und Lücken zwischen Kern und Rinde verursacht werden sollten. Auch BESELIN hatte einer Kernschrumpfung und dadurch bedingten Spaltbildung ausschlaggebende Bedeutung zugemessen, andere Autoren, darunter auch GREEFF betonen, daß solche Spaltbildungen aber durchaus keine regelmäßigen Befunde sind.

v. HESS fand im Auge eines 150 Stunden alten Hühnerembryo eine auffallende Störung in der Abschnürung des Linsenbläschens, die zu einem Zerfall zahlreicher Linsenfasern geführt hatte. Er nahm an, daß bei einer später doch

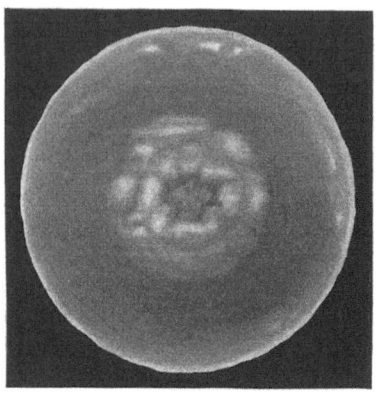 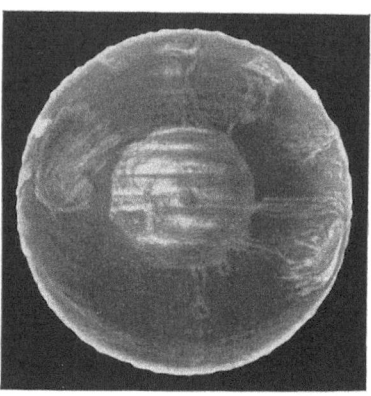

a
b
Abb. 23a und b. Schichtstare beim Hunde.

vielleicht noch eingetretenen Abschnürung diese älteren degenerierten Fasern von neuen normalen überlagert worden wären und daß dann ein schichtstarähnliches Bild entstehen könnte. Es ist gewiß möglich, daß einmal auch beim Menschen ähnliche Vorgänge zu angeborenen Linsentrübungen nicht nur nach Art des Schichtstares, sondern auch des Zentralstares, Polstares und Spindelstares führen dürften. Auch manche Besonderheiten des Schichtstares, die nicht seltenen Kernveränderungen, die Verlagerung des ganzen Kerns mit der Trübungsschicht nach hinten würden sich durch diese Entstehungsart erklären lassen. Für alle Schichtstare dürfte sie allerdings wohl kaum in Frage kommen können, wie schon HOSCH mit Recht eingewendet hat. STEIN hat später einen ähnlichen Schichtstar mit Verlagerung des Kerns nach hinten in einem Schweineauge beschrieben.

Schichtstarähnliche Linsentrübungen sind wiederholt auch bei Tieren beobachtet worden. Abb. 23a und b zeigen solche Schichtstare, die frisch aus den enukleierten Augen eines Hundes entnommen und auf schwarzer Unterlage an der Binokularlupe gezeichnet wurden. Während die eine Linse eine rosettenartige Konfiguration des Schichtstares erkennen läßt, findet sich in der anderen ein kleinerer Schichtstar mit glatter Oberfläche und breiten schalenförmigen Rindentrübungen.

Über diese beim Hunde vorkommenden Trübungen hat WESTHUES eingehend berichtet. Sie sind häufiger als man bisher angenommen hat, kommen wie beim Menschen in verschiedensten Größen und Formen, auch partiell und in

Schichtstar. (Cataracta zonularis s. perinuclearis.)

mehrfacher Schichtung vor, zeigen auch bisweilen radiär gestellte Fortsätze, seltener den sog. Reiterchen ähnliche Trübungen. Gelegentlich sind gleich-

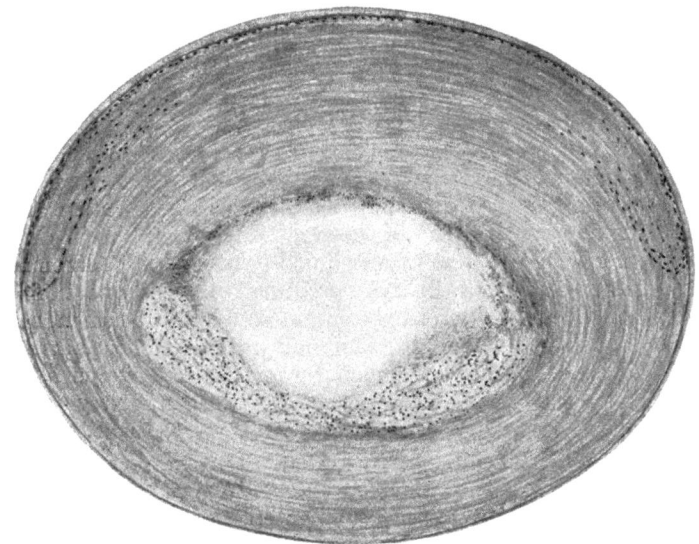

Abb. 24. Schichtstar des Hundes. (Nach M. WESTHUES: Arch. Tierheilk. 54, 561.)

zeitig Reste der Pupillarmembran vorhanden. Von besonderem Interesse ist bei diesen Hundeschichtstaren das histologische Bild (s. Abb. 24). Der ganze Star zeigt sich etwas der hinteren Kapsel genähert, die hintere Schicht ist breiter als die vordere und zeigt die Anordnung eines Flügelpaares. Als anatomisches Substrat des Trübungsbandes ergaben sich nach WESTHUES dicht gelagerte punktförmige, tröpfchen- oder bläschenartige Gebilde von scharfer Kontur. Auch wurden in der hinteren Hälfte des Schichtstares zellkernartige Gebilde in größerer Anzahl gefunden, die auch die für Zellkerne typische Nuclealfärbung von FEULGEN[1] gaben. Auffallend ist die hochgradige Vererbbarkeit dieses Hundeschichtstares.

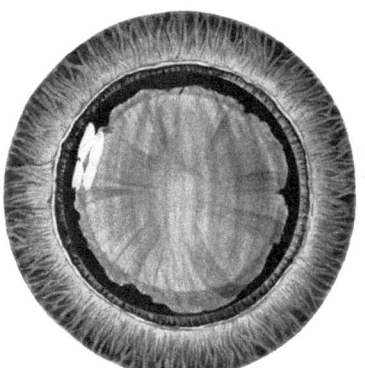

Abb. 25. Einseitiger Schichtstar.

PETERS Verdienst ist es, auf die Tetanie und ihren Zusammenhang mit Linsentrübungen, insbesondere auch schichtstarähnlichen hingewiesen zu haben (s. auch innere Sekretion und Star, S. 256). E. v. HIPPEL konnte durch Röntgenbestrahlung von Kaninchenfeten in utero Schichtstar erzeugen.

Erwähnt sei endlich, daß einseitige totale oder partielle Schichtstare nach Iritis, perforierendem Ulcus corneae, nach Kontusions- und nach durchdringenden Verletzungen wiederholt beobachtet wurden. Abb. 25 zeigt einen solchen einseitigen Schichtstar, den ich bei einem 13jährigen Mädchen extrahierte, welches im 2. Lebensjahr eine Nadelstichverletzung der Cornea, Iris und Linse erlitten hatte. Nach allem ergibt sich, daß *eine einheitliche Schichtstargenese* nicht

---

[1] Z. physiol. Chem. **135**, 203.

angenommen werden kann. Die Ähnlichkeit oder Gleichheit einer krankhaften Erscheinung darf eben selbst bei einer so markanten morphologischen Übereinstimmung uns nicht dazu verleiten, immer eine einheitliche Genese anzunehmen; das ist von v. HESS, v. HIPPEL, PETERS u. a. auch stets betont worden.

Therapie. Die Behandlung des Schichtstares richtet sich nach seiner Größe und Dichte. Bei zarten Schichtstaren kann die Sehstörung trotz größerer Ausdehnung des Stares so gering sein, daß man auf jeden Eingriff verzichtet, insbesondere wenn es sich um Kinder handelt, die voraussichtlich ihr ganzes Leben lang gröbere Handarbeit, etwa in der Landwirtschaft, zu leisten haben werden. Hier würde der Vorteil einer um wenige Zehntel besseren Sehschärfe durch den Nachteil der Notwendigkeit starker Gläser und des Verlustes des Akkommodationsvermögens aufgehoben werden. In anderen Fällen wird man bei kleinen Staren mit einer stenopäischen optischen Iridektomie auszukommen suchen, bei größeren je nach dem Lebensalter eine Diszission mit nachfolgender Linsenablassung oder aber eine Totalextraktion vornehmen. Soweit nicht Nystagmus, Strabismus mit Amblyopie oder andere Anomalien vorliegen, wird nach gutem Gelingen der Operation und normalem Heilverlauf der Erfolg stets zufriedenstellend sein.

Wenn bei kleinen Schichtstaren die Patienten jede Operation scheuen, kann man ihnen auch durch regelmäßige geringe Atropingaben helfen. So berichtet v. HESS über einen 69jährigen Patienten, der über 20 Jahre lang eine Atropinlösung mit sich führte und sich durch ständige Einträufelungen eine für seinen Beruf taugliche Sehschärfe verschaffte.

5. Der Zentralstar.
(Cataracta centralis.)

Der angeborene Zentralstar oder Kernstar besteht in einer bald zarten, bald dichteren grauweißen Trübung der Kernfasern, die im auffallenden Licht

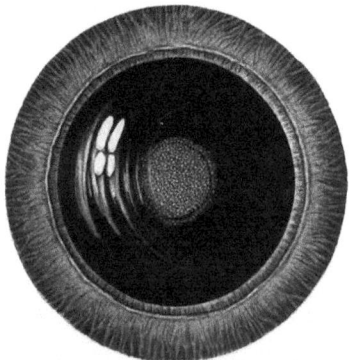
Abb. 26. Schneeballartiger Zentralstar. (Cat. pulverulenta.)

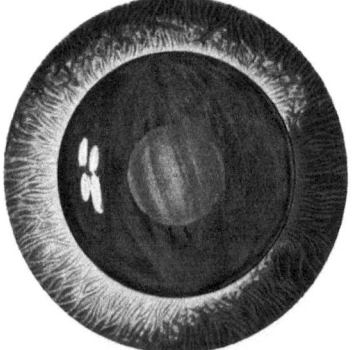
Abb. 27. Angeborener Zentralstar (partielle Heterochromie).

wie eine grauliche Kugel innerhalb der sonst klaren Linse gelegen ist. Er ist meistens doppelseitig und dann fast immer von gleicher Art in beiden Augen. Nur selten sind einseitige Zentralstare beobachtet. Seine Größe schwankt erheblich; er ist, wie der Schichtstar, mit dem er oft kombiniert vorkommt, im allgemeinen stationär. Vererbung durch mehrere Generationen ist erwiesen. Im durchfallenden Licht sieht man eine ziemlich gleichmäßige dunkle Scheibe sich im Zentrum des Pupillargebietes von dem roten Hintergrund abheben.

Die durch sie bedingte Sehstörung ist meist beträchtlich. Im Spaltlampenbild läßt sich der Star oft in äußerst zahlreiche minimale Punkttrübungen auflösen, die wie Stäubchen im Sonnenstrahl erscheinen (Cat. pulverulenta) (Abb. 26), aber auch gröbere fleckförmige und Strichtrübungen kommen vor. Die Begrenzung ist meistens schärfer als bei den mit einer Zentraltrübung beginnenden Altersstaren. Schon klinisch kann man bisweilen eine Verlagerung des Linsenkerns mit samt der Trübung nach dem hinteren Linsenpol zu erkennen, und im mikroskopischen Bild bestätigt sich diese schon beim Schichtstar besprochene Eigentümlichkeit. v. HESS sieht darin einen Beweis dafür, daß auch diese Starform wie der Schichtstar durch Störungen in der Abschnürung des Linsenbläschens verursacht werden könne. Die histologischen Veränderungen ähneln im allgemeinen denen, die wir in der Trübungszone des Schichtstares finden. Degenerationsherde in und zwischen den Kernfasern, kleine Vakuolen und Spaltbildungen mit geronnener Flüssigkeit oder Detritus gefüllt, bilden die Grundlage der Trübung.

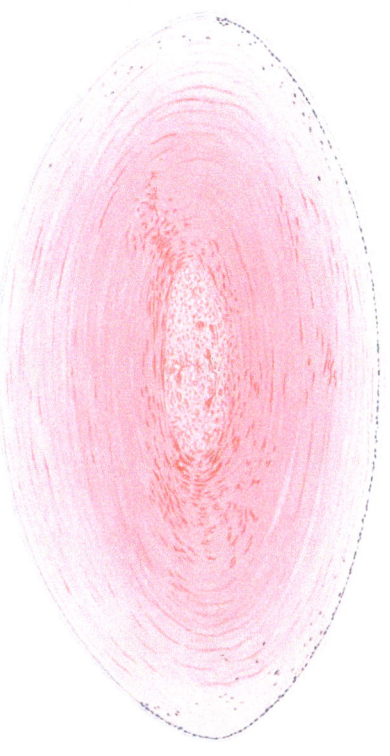

In der Literatur sind wiederholt Linsentrübungen beschrieben, die, obwohl vom echten kongenitalen

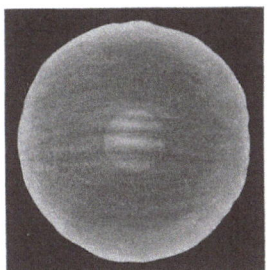

Abb. 28. Kongenitaler Zentralstar.

Abb. 29. Angeborener Zentralstar.

Zentralstar vielfach abweichend, doch durch die Lokalisation der Haupttrübung im Zentrum der Linse ihre Besprechung an dieser Stelle rechtfertigen. Es handelt sich in diesen Fällen um mehr oder weniger rudimentär entwickelte, auch mit Kolobomen versehene, abgeflachte oder im Zentrum eingedellte Linsen (v. HESS, VOSSIUS, BECKER, TREACHER COLLINS), die im anatomischen Schnitt starke Schrumpfungsveränderungen der Kapsel an beiden Polen, Wucherungen der Epithelzellen wie beim Kapselstar, Schwund der normalen Linsenfasern aufweisen, welch letztere nur in den äquatorialen Partien einigermaßen gut erhalten sind. Wahrscheinlich sind ein Teil dieser Katarakte Folgezustände fetaler Entzündungsprozesse; dafür spricht, daß auch intravital entstandene Stare, z. B. nach Cornealeiterungen mitunter ähnliche Gestaltung zeigen können.

WESSELY hat durch Diszission der Linsen neugeborener Kaninchen ein dem Zentralstar ähnliches Bild erzielen können, wobei allmählich klare Auflagerungen junger Linsenfasern um die zentralen getrübten Partien herum zur Ausbildung gelangten. Bemerkenswert ist, daß die so lädierten Augen kleiner blieben, also experimentell Mikrophthalmus erzeugt wurde.

Kongenitale Kernstare sollen sich gelegentlich durch besondere Härte des Kerns auszeichnen, welche die Diszission der Linse erschwert und durch feste Verklebung der Kern- und Rindenpartien auch die Extraktion nicht leicht macht (PETERS).

Den in Abb. 27 wiedergegebenen Zentralstar konnte ich klinisch und anatomisch genau untersuchen. Es handelte sich um das Auge einer 60jährigen Patientin, das wegen hämorrhagischen Glaukoms schließlich der Enukleation verfiel. In beiden Augen war ein scharfrandiger dichter, den ganzen Embryonalkern umfassender Zentralstar sichtbar, den nach Aussagen der Patientin ihre Eltern gleich nach der Geburt bemerkt hatten. Auch zeigten beide Augen eine auffallende partielle Depigmentierung der Regenbogenhaut, wie sie auf der Abbildung erkennbar ist. Sie läßt vielleicht auf eine in der Fetalzeit überstandene Entzündung des inneren Auges schließen, die dann auch die Ursache der Zentralstare sein könnte. Die Peripherie der Linse war vollkommen klar, was sich auch nach der Enukleation bestätigte, als ich die herausgenommene Linse auf dunklem Grund betrachtete (s. Abb. 28). Der histologische Schnitt (s. Abb. 29) ließ erkennen, daß das ganze Zentrum der Linse in einem ovalen Bezirk von 2 mm Länge und etwa 0,8 mm Dicke aus einem sich von normalen Linsenfasern ganz scharf absetzenden Degenerationsbezirk bestand, in dem nur Detritus, amorphe Massen und größere und kleinere Vakuolen sich befanden. In der näheren Umgebung dieses zentralen Zerfallsbezirkes waren zwar eine Anzahl kleiner Spalten, deren Inhalt sich mit Eosin stärker gefärbt hatte, vorhanden, jedoch fehlten deutliche Zerfallserscheinungen, so daß die Annahme berechtigt erscheint, daß es sich hier um Kunstprodukte handelt, wie sie bei ganz normalen Linsen infolge der Fixierung und Härtung des Präparates niemals vermißt werden.

6. Der angeborene Totalstar.
(Cataracta congenita totalis.)

Der angeborene Totalstar ist verhältnismäßig selten. Er soll sich nach v. HESS in einem Teil der Fälle nur dem Entwicklungsgrade nach vom Zentral- und Schichtstar unterscheiden, indem alle bis zur Geburt gebildeten Fasern, ja auch noch die späteren krankhaft verändert sind. Das klinische Bild ist wechselnd. Neben vollständiger homogener Weiß- und Graufärbung der ganzen Linse findet man unregelmäßige Trübungen verschiedener Dichte; neben in Gestalt noch gut erhaltenen Staren verkleinerte, abgeflachte, geschrumpfte, ja zu Membranen zusammengesinterte total getrübte Linsenrudimente. Oft sind sie auf beiden Augen gleichmäßig ausgebildet, während andererseits auch auf dem einen Auge ein wohlgestalteter Totalstar, auf dem anderen eine typische Cataracta membranacea beobachtet wird.

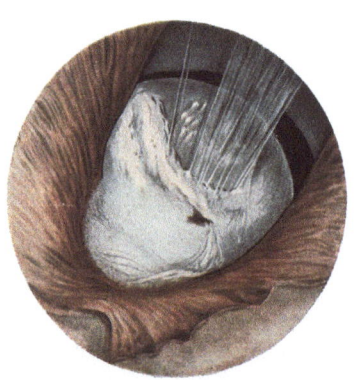

Abb. 30. Zerrung der Zonulafasern bei geschrumpfter Cataracta cong. totalis.

Für die Ätiologie kommen hereditäre Einflüsse, intraokulare Entzündungen während der Fetalzeit, schädigende Einwirkungen durch abnormes Verhalten der Tunica vasculosa lentis und der Arteria hyaloidea mit Rupturen der Linsenkapsel und anderweitige Mißbildungen des Auges in Betracht. Abb. 30 zeigt einen angeborenen Totalstar mit Schrumpfungsvorgängen und Subluxation der Linse bei einem 40jährigen Patienten. In der Jugend war eine optische Iridektomie nach außen oben gemacht worden. Durch das Kolobom hindurch sah man am Linsenrand vorbei sehr gut den Fundus. Der Glaskörper war vom Linsenrand durch einen optisch leeren Spalt getrennt. Durch Schrumpfungsvorgänge am Äquator waren die Zonulafasern offenbar zum Teil abgerissen und spurlos verschwunden, eine Anzahl aber hatte sich, zu langen Fäden ausgezogen, erhalten.

v. HESS konnte einen Totalstar eines $^1/_2$jährigen Kindes histologisch untersuchen, welches 28 Stunden nach der Diszission der Linse des anderen Auges durch Pneumonie ad exitum gekommen war (Abb. 31). Allerdings waren die Augen erst 28 Stunden nach dem Tode enukleiert und fixiert, sodaß einzelne postmortale Veränderungen immerhin möglich sind. Das Charakteristische war die völlige Umwandlung der Rindenschichten in eine homogene getrübte Masse, in der nur am Äquator, von den völlig normalen Epithelien ausgehend, eine schmale Schicht zum Teil krankhaft veränderter Linsenfasern zu erkennen war. Der Kern, scharf begrenzt, ließ noch konzentrisch gelagerte Fasern erkennen, die aber dicht besetzt waren mit zahlreichen rundlichen Degenerationsherden und außerdem schollige und drusenartige, mit Hämatoxylin stark färbbare Einlagerungen aufwiesen. Ähnliche histologische Befunde sind schon von BECKER, MAGNUS u. a., neuerdings von JAENSCH, erhoben worden. BECKER sah auch in einem Falle den Kern durch Resorption vollkommen verschwunden. Einen derartigen Fall konnte ich klinisch beobachten und operieren.

Es handelte sich um ein Kind von 6 Monaten mit einem gleichmäßig graubläulich schimmernden Totalstar der einen und typischer Cataracta membranacea der anderen Seite. Bei der Diszission des Totalstars entleerte sich eine in der Farbe an verdünnte Milch erinnernde Flüssigkeit, die mit dem Kammerwasser neben der Diszissionsnadel abfloß.

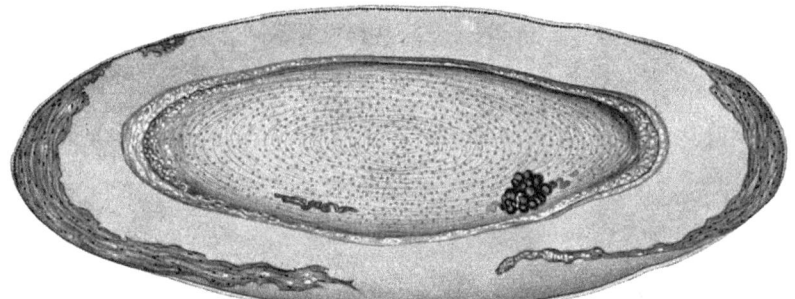

Abb. 31. Angeborener Totalstar. (Nach v. HESS.)

Der vollkommen entleerte Kapselsack fiel zusammen und bot nach einigen Tagen das Bild eines membranösen Stars mit einer Anzahl grauweißer und strichförmiger Einlagerungen. Diese Starform mit völlig homogen verflüssigtem Kapselinhalt ist auch als *Cataracta fluida* bezeichnet worden.

Gelegentlich sind Totalstare beobachtet worden, die sich erst nach der Geburt völlig ausbildeten, nachdem anfangs nur partielle Trübungen bestanden. Insbesondere bei Wucherungsvorgängen im Bereich der Arteria hyaloidea und der Tunica vasculosa können sich die Trübungen später entwickeln.

Es sei noch erwähnt, daß bei Fohlen, jungen Hunden, Kaninchen, Katzen und Hühnchen kongenitale Totalstare beobachtet worden sind.

7. Cataracta membranacea.

Wie der soeben erwähnte Fall von *Cataracta totalis* des einen und Cat. membranacea des anderen Auges eines Kindes vermuten läßt, steht der sog. angeborene *Membranstar* offenbar genetisch dem Totalstar nahe. Er kann sich leicht aus ihm entwickeln, wenn das mehr oder weniger verflüssigte Linsenparenchym schon intrauterin vollständig resorbiert wird. Die Kapsel fällt dann zu einer oft faltigen, dünnen grauweißen bis kreidigweißen Scheibe zusammen oder überzieht wie eine zarte Haut die Hinterfläche der Iris und das Pupillargebiet. Nicht selten ist dieser häutige angeborene Star doppelseitig und mit anderen Anomalien, mit Nystagmus und Strabismus verbunden. Die auffallend tiefe vordere Kammer, Schlottern der Iris infolge des Linsenschwundes sichern leicht die Diagnose. In einem Teil der Fälle sind zweifellos intrauterin überstandene Iridocyclitiden die Ursache des Membranstares, was durch Synechien mit dem Pupillarrande (Cataracta membranacea accreta), Schwarten und glashäutige Substanzen, die in Verbindung mit der Hornhaut stehen, bewiesen wird. Kongenitale Lues scheint hier häufig ätiologisch in Frage zu kommen.

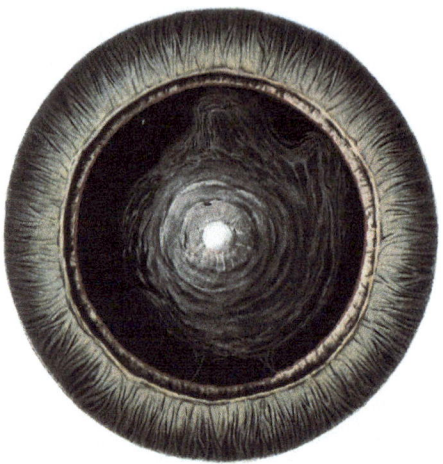
Abb. 32a. Angeborener Pol und Zentralstar.

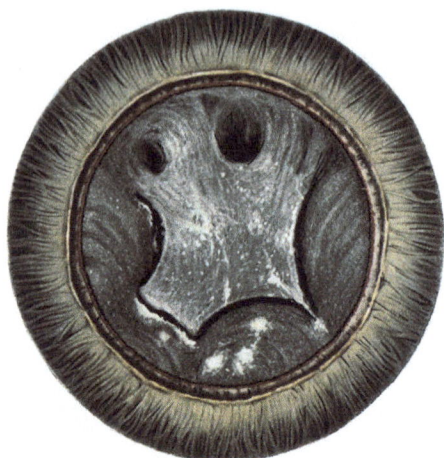
Abb. 32b. Angeborener Membranstar.

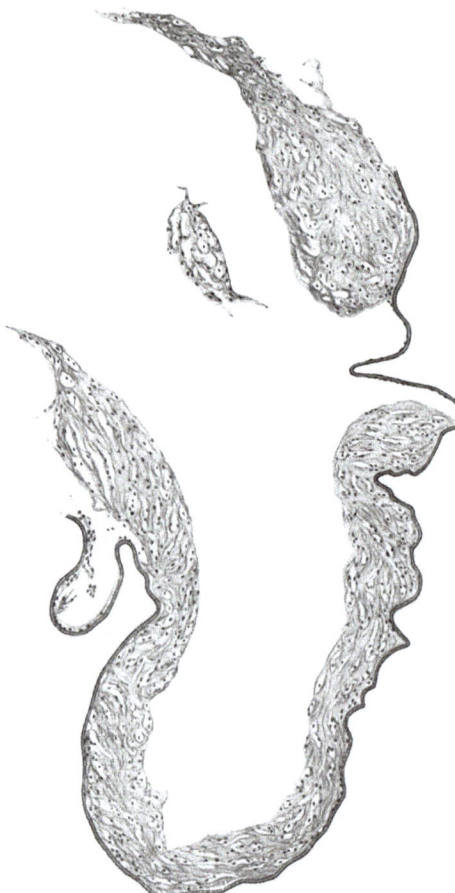
Abb. 33. Angeborener Membranstar.

Auch Hornhauttrübungen, Mikrophthalmus, Restieren der Pupillarmembran sind beim *Membranstar* beobachtet, der auch mit dem Namen *Pseudophakia fibrosa* ausgezeichnet wurde. Gelegentlich scheinen auch hintere *Kapselrupturen* bei Persistieren der Glaskörperarterie einen Membranstar zu verursachen. Abb. 32a und b zeigt beide Augen eines 4jährigen Kindes mit kongenitalem rechtsseitigem vorderen Pol- und Zentralstar, die miteinander in Verbindung standen und linksseitigem *Membranstar*. Das mikroskopische Bild weist innerhalb der zusammengefallenen und gefalteten Kapsel stellenweise Schwund, stellenweise Wucherung des Epithels, Zerfall der spärlichen Linsenfaserrudimente, Kalkeinlagerungen, bindegewebsähnliche Schwarten, oft mit Blutgefäßchen durchsetzt, Pigmentzellen wechselnder Gestalt auf. Die Therapie besteht in vorsichtiger Entfernung der ganzen Membran nach Lanzenschnitt mit Hilfe der Kapselpinzette oder, bei erheblichen Verwachsungen mit der Iris, in Durchschneidung des häutigen Stares mit der Scherenpinzette. Abb. 33 zeigt die total extrahierte Membrankatarakt im histologischen Bild.

Bemerkenswert ist, daß man nach Naphthalinfütterung eines Muttertieres mehr oder weniger totale Aufsaugung des Linsenparenchyms der jungen Kaninchen unter Zusammenlegung der Kapsel nach Art eines Membranstares beobachten kann.

8. Der Spindelstar.
(Cataracta fusiformis.)

Bedeutend seltener noch als der kongenitale Totalstar wird der Spindelstar (Cataracta fusiformis) beobachtet. Er zieht sich, im Kern mehr oder weniger aufgetrieben, spindelförmig vom vorderen zum hinteren Linsenpol, gelegentlich

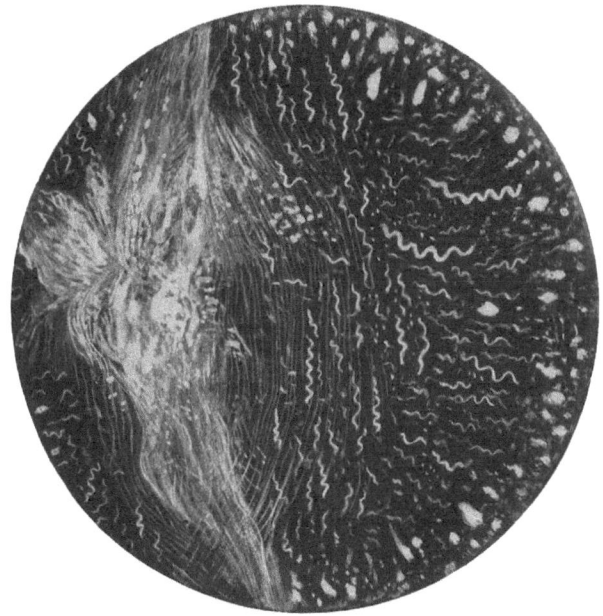

Abb. 34. Spirochätenartige Linsentrübungen. (Spaltlampenbild nach E. KOEPPE.)

kann auch nur der vordere oder hintere Teil der Spindel vorhanden sein. Je nach der Größe und Dichte der zentralen ampullenförmigen Trübung ist die Sehstörung bei enger Pupille verschieden stark, unter Umständen kann sie eine optische Iridektomie notwendig machen. Andererseits gibt es auch annähernd fadenförmige Spindelstare, die selbst im hellen Licht keine wesentliche Herabsetzung des Sehvermögens bedingen und bei dem absoluten Stationärbleiben dieser Starform niemals einen Eingriff erfordern. Der Spindelstar ist meistens doppelseitig und oft auf beiden Seiten gleichmäßig ausgebildet. Von besonderem Interesse sind die Fälle, welche einen Spindelstar der einen, einen typischen Schichtstar der anderen Seite aufweisen, und für die Frage der Ätiologie ist es bemerkenswert, daß in derselben Familie Mitglieder mit Zentralstar, andere mit Schichtstar und wieder andere mit typischem Spindelstar beobachtet worden sind. Hereditäre Einflüsse, eine Minderwertigkeit der Keimanlage können, vielleicht durch äußere Momente bedingt, anscheinend alle drei Arten angeborenen Stars verursachen. Daneben soll nicht bestritten werden, daß auch Störungen in der Abschnürung des Linsenbläschens im Sinne von v. HESS gelegentlich Spindelstare oder spindelstarähnliche Linsentrübungen verursachen können. Vielleicht gehören in das Gebiet der letzteren auch die von GIFFORD als „Spießkatarakt" beschriebenen tannenbaumartigen Trübungen, deren Basis im Linsenzentrum lag, während die Spitzen die vordere und hintere Kapsel am Linsenpol berührten.

Weitere angeborene oder juvenile Trübungen sind bandartige unregelmäßige, scharf begrenzte graue Streifen, die VOGT im Bereich der hinteren Alterskernfläche fand (Abb. 232 u. 233 des VOGTschen Atlas), spirochätenähnliche, korkzieherartig gewundene Strichtrübungen (s. Abb. 34) im Bereiche des Alterskerns, die stellenweise radiäre Anordnung zeigen, ferner spießförmige, schneeflockenartige und korallenähnliche Trübungen. Alle diese Trübungen lassen oft jegliche Beziehung zum normalen Aufbau der Linse völlig vermissen.

A. v. SZILY beschrieb eine seltene Form von angeborenem Star bei vier Nachkommen einer sonst starfreien Familie. Die Linse bildete einen wulstigen Ring, einem *Rettungsgürtel* vergleichbar, während die zentralen Partien von einer in wechselnder Dichte ausgebildeten Membran eingenommen waren. Vielleicht handelt es sich hier um einen ähnlich geschrumpften kongenitalen Star, wie ihn v. HESS auf Seite 197 seines Linsenwerkes abgebildet hat, und die wir beim Zentralstar erwähnten. Die einem roten Blutkörperchen ähnlich gestaltete Linse zeigte eine hochgradige zentrale Verdünnung, in der vordere und hintere Kapsel nur von einer schmalen Schicht kapselstarartigen Gewebes getrennt waren. Bei völligem Schwund dieser dünnen Zentralmembran können dann mehr oder weniger deutliche *Ring-* oder *Lochlinsen* entstehen.

9. Fehlen der Linse, abnorme Kleinheit und Kugelgestalt.

v. HESS schrieb seinerzeit: ,,Einwandfreie Fälle von angeborenem, vollständigem Fehlen der Linse sind mir nicht bekannt". HARDY äußerte 1915, daß die bisher in der Literatur beschriebenen Fälle der Prüfung nicht standhielten. PETERS widerspricht aber der Behauptung, daß es sich stets um Schwund oder Luxation bei Mißbildungen gehandelt habe, und weist darauf hin, daß MANN bei einem menschlichen Embryo keine Spur einer Linse, sondern nur eine kleine epitheliale knopfartige Verdickung fand ohne Einsenkung der Ektodermoberfläche. LÖER hat aus der Literatur eine größere Anzahl anatomisch untersuchter Fälle von angeborenem Fehlen der Linse zusammengestellt. Es ergab sich, daß ein Teil derselben schwere Defekte der von der Augenblase abstammenden Augenteile, der Netzhaut und des Sehnerven zeigten, während andere Mißbildungen der Hornhaut und Iris erkennen ließen. Meist handelte es sich um mikrophthalmische Bulbi, vielfach von Cysten und anderen Anomalien begleitet. Man muß annehmen, daß entweder der mangelhaft sich entwickelnde Augenbecher dem Ektoderm nicht den normalen Anreiz zur Linseneinstülpung gab, oder daß der Grund für das Ausbleiben der Linsenbildung in einer Störung des Ektoderms zu suchen ist. Ein von LÖER klinisch beobachteter Fall anscheinend angeborener doppelseitiger Aphakie bei einem 8 jährigen Mädchen mit Nystagmus und Amblyopie erlaubte keine eindeutige Erklärung, da graue membranöse Gebilde am Pupillarrande auch eine überstandene fetale Entzündung der Uvea als Ursache frühzeitiger Linsenresorption zu vermuten gestatteten.

Abnorme *Kleinheit* der Linse und abnorme *Kugelgestalt* fand FLEISCHER bei zwei Geschwisterpaaren. Er bringt beides mit Anomalien der Zonulafasern in Zusammenhang.

Über hochgradige Myopie durch angeborene kleine Kugellinse (Mikrophakie) berichtete SAEGER nach einer Beobachtung der Freiburger Klinik. Da in diesem Fall keinerlei Verlagerung der Linse vorlag, konnte man in Atropinmydriasis den ganzen Rand der nur 8,3 mm im frontalen Durchmesser großen Linse mit allen hier besonders zarten Zonulafasern deutlich übersehen. Die Linse näherte sich der Kugelform. Die Refraktion, skiaskopisch bestimmt, ergab zentral —18,0, merkwürdigerweise peripher —24 bis —25 Dioptrien, was offenbar durch eine positive sphärische Aberration zu erklären ist. Ähnliche Fälle, allerdings zum Teil mit Ektopie der Linse sind von AXENFELD, MUTENDAM, CORDIALE veröffentlicht. SAEGER glaubt, daß unter Umständen eine Aplasie der Zonula mit abnorm feinen und verlängerten Fasern die Ursache der Kugelform der Linse sein könne.

10. Der Lenticonus anterior und posterior.

Beim *Lenticonus* besitzt die vordere oder die hintere Linsenfläche eine mehr oder weniger *kegelförmige* Gestalt. Diese Krümmungsanomalie ist im vorderen Linsenbereich viel seltener als an der Hinterfläche der Linse. RIEDL erwähnt acht bisher in der Literatur beschriebene Fälle von *Lenticonus anterior* und beschreibt einen weiteren doppelseitigen von ELSCHNIG bei einem 36jährigen Mann beobachteten vorderen Lenticonus. Die abnorme Linsenwölbung, welche im durchfallenden Licht ein ähnliches Lichtbrechungsphänomen wie beim Keratoconus zeigte, konnte durch genaue Untersuchung des vorderen Kapselbildchens bestätigt werden. In ihrem Bereich bestand eine Myopie von 7 Dioptrien bei Emmetropie in der Linsenperipherie. Der vordere Lenticonus kann als angeborene, aber offenbar auch als später erworbene Anomalie beobachtet werden. Im ersten Fall sind Bildungsfehler oder intrauterine Entzündungen, im zweiten Fall eine Herabsetzung der Widerstandsfähigkeit der Linsenkapsel in der Pubertät oder bei

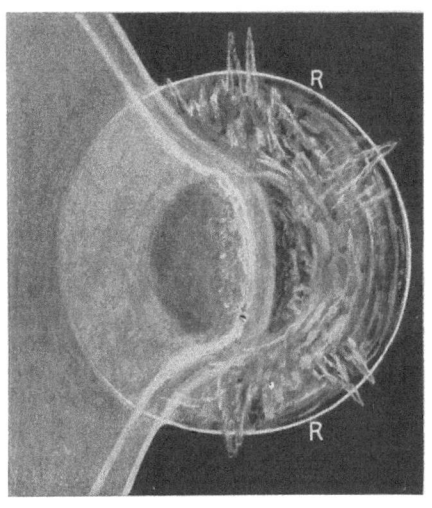

Abb. 35. Lenticonus posterior. (Nach A. VOGT.) 1:24.

Allgemeinleiden als Ursache anzusehen. JAWORSKI fand bei einem 32jährigen Nephritiker eine doppelseitige, kugelförmige Vorwölbung der Linsenvorderfläche, die nach 8 Monaten verschwunden war und einer oberflächlichen Trübung der Linse Platz gemacht hatte. Er glaubte an eine vorübergehende Quellung der Linsenepithelzellen. Eine Erklärung dieser seltenen Anomalie wird erst zu erwarten sein, wenn sorgfältige Beobachtungen an der Spaltlampe eine umfangreichere Kasuistik ermöglicht haben.

Bedeutend häufiger ist der *Lenticonus posterior* klinisch und auch pathologisch-anatomisch beschrieben worden. RIEDL nennt im ganzen 33 Fälle. Die Vorwölbung kann bald mehr halbkugelig (*Lentiglobus* posterior, ELSCHNIG), bald umschriebener kegelförmig sein. Meist bestehen gleichzeitig Trübungen am hinteren Pol, auch finden sich häufig Reste der Glaskörperarterie. Die Anomalie scheint beim weiblichen Geschlecht häufiger vorzukommen. Ihre Erkennung ist bei sorgfältiger Untersuchung nicht schwer. KNAPP verglich die bei Durchleuchtung auftretenden Reflexerscheinungen mit denen, welche ein der Linse aufsitzender Öltropfen verursachen würde. Die Beobachtung des hinteren Kapselbildes, das im Bereich des Lenticonus kleiner erscheint als in der Peripherie (nach der Methode von ELSCHNIG), die bei der Skiaskopie leicht festzustellende zentrale höhere Refraktion, vor allem aber genaue Einstellung des hinteren Linsenpols an der Spaltlampe sichern die Diagnose. VOGT konnte hierbei einen deutlichen *Ringreflex* (s. Abb. 35) am Rande der Ektasie feststellen, die bei passendem Büscheleinfall isoliert rot aufleuchtete. Früher beschrieb schon LANG den Keratoconus als Scheibe mit heller Begrenzung. RIEDL sah eine Verdickung der Rinde etwa um ein Drittel am hinteren Pol ohne Trübungen und ohne deutliche Abgrenzbarkeit der verdickten Partie. Über die Entstehung des Lenticonus posterior sind die Ansichten ebenfalls noch sehr geteilt. Ein Teil ist sicher als angeborene Anomalie, ein anderer vielleicht als später erworbene zu bezeichnen. Nicht selten finden sich gleichzeitig sonstige Entwicklungsstörungen. v. HESS nahm einen Zusammenhang mit Störungen in der Rückbildung der fetalen gefäßhaltigen Linsenkapsel als wahrscheinlich an, zumal seine und anderer Autoren (BACH) anatomische Untersuchungen von Tieraugen mit ähnlichen Formveränderungen der Linse in etwa 60% der Fälle Reste einer persistierenden Arteria hyaloidea ergaben. VOGT betont allerdings, daß die *polare* Lage des Linsenkegels gegen eine Entstehung durch Zugwirkung von seiten dieser stets etwas nasal inserierenden Arterie spräche. Er schließt in seinem Fall, daß das völlige Intaktbleiben des embryonalen Kernes und der Übergang der vordersten Trübungsblätter des Conus in die *Alterskernfläche* für eine spätfetale oder früh erworbene Genese spräche. ELSCHNIG vermutet, daß anormale Ansatz-, Lage- und Spannungsverhältnisse der Fasersysteme der *Zonula Zinnii*, vielleicht verbunden mit geringerer Widerstandsfähigkeit der polaren Kapselpartien zu asphärischen vorderen und hinteren Linsenkrümmungen bei der Bildung oder während des Wachstums der Linse führen können.

Als ,,falschen" Lenticonus bezeichnet v. HESS eine erworbene Anomalie des senilen Linsenkernes bei normaler Linsenform, die aber schon durch das Verhalten des hinteren Linsenbildchens zu unterscheiden ist. ATTIAS fand bei einem 19jährigen Patienten Blasenbildung am hinteren Pol, die einen Lenticonus vortäuschte. Auch darf man durch eine Linse mit doppeltem Brennpunkt sich nicht zur Diagnose Lenticonus posterior verleiten lassen. PETERS hält eine solche Verwechslung im oben erwähnten Fall von JAWORSKI für möglich. Dem Lenticonus ähnliche Gestaltveränderungen infolge einer Verlagerung des Kerns nach hinten sind von v. HESS, E. v. HIPPEL und anderen wiederholt in Schweine- und Kaninchenaugen anatomisch untersucht. Hierbei fanden sich als offenbare Ursachen der Anomalie Rupturen der hinteren Kapsel, vielleicht Folgen fetaler Entzündungsprozesse. Bei solchen Befunden ist besondere Vorsicht geboten, wenn die Anomalie nicht intravital oder am frisch eröffneten Auge festgestellt wurde, da durch die Härtungsflüssigkeiten mitunter ähnliche Bilder vorgetäuscht werden können (E. v. HIPPEL, WINTERSTEINER). Zwei von PERGENS wiedergegebene anatomische Untersuchungen angeblicher hinterer Lenticoni *beim Menschen*, die der Verfasser als Wucherung der Linsensubstanz, Phakom, deuten wollte, wurden aus diesem Grunde mit Recht angezweifelt, desgleichen ähnliche Befunde von ALEXANDER und GOURFEIN-WELT, die sich nicht auf vorherige klinische Untersuchungen stützen konnten. Auch GULLSTRAND beschrieb neuerdings einen Fall von echtem Lenticonus posterior und die dabei zu beobachtenden optischen Phänomene eingehend, ebenso STRUPOFF. MÖLLER fand eine axiale Refraktionssteigerung, wie sie dem Lenticonus eigen ist, in einem Fall bedingt durch eine eigenartige Vorwölbung der Oberfläche des *Alterskerns*, welche die Hinterfläche der Linsenkapsel vorn und hinten berührte.

11. Das Linsenkolobom ($\kappa o \lambda \acute{o} \beta \omega \mu a$ = Verstümmelung) [1].

Echte *Kolobome der Linse*, als isolierte Mißbildungen selten, sind bei gleichzeitig vorhandenen Iris- und Aderhautkolobomen zweifellos häufiger, als man

---
[1] Siehe auch das Kapitel SEEFELDER, Mißbildungen in Bd. 1 dieses Handbuches.

früher angenommen hat. Je sorgfältiger man in solchen Fällen mit Spaltlampe und Hornhautmikroskop untersucht, um so öfter wird man Andeutungen von Linsenkolobomen erkennen können. Diese sind oft nur als leichte Abschrägungen des Linsenrandes, dann aber auch als seichte und tiefere, sattelförmige, herzförmige oder unregelmäßige Einkerbungen im Bereich des Irisdefektes festzustellen. Durch einen kleinen Höcker in der Tiefe des Defektes wird mitunter das Kolobom in zwei Teile geteilt. Die Linsensubstanz kann vollkommen klar sein, häufig jedoch findet man in der Nähe des Koloboms oberflächliche und tiefer gelegene Trübungen, die nicht selten in der Richtung der Einkerbung sich zentralwärts fortsetzen oder mit perinucleären und anderen Trübungen vergesellschaftet sind. Durch diese, wie auch durch einen unregelmäßigen Astigmatismus der Linse, kann die Sehschärfe erheblich beeinträchtigt werden. Die Zonulafasern fehlen nicht selten im Bereich des Koloboms in größerer oder kleinerer Ausdehnung, können aber auch vollkommen intakt gefunden werden. Die Linse kann leicht nach oben oder seitlich verschoben sein. Gelegentlich sieht man am schärfer vorspringenden Rand des Koloboms eine Verdichtung der Zonulafasern. Die ganze Linse kann eine leicht ovale, nach dem Kolobom sich zuspitzende Form, auch deutliche Verdünnung in der Gegend des Koloboms und eine Abhebung der Kapsel aufweisen. Man sieht aber auch gelegentlich trotz deutlichen Zonuladefektes einen normalen Linsenrand hinter dem Iriskolobom. In selteneren Fällen findet man kolobomartige Unregelmäßigkeiten auch an anderen Stellen als dem unteren Linsenrand. In einer Zusammenstellung von BOCK finden sich bei 37 Personen 9mal doppelseitige und 28mal einseitige Linsenkolobome. Von diesen 46 Linsenverstümmelungen waren 41 nach unten und 5 nach oben gerichtet. Die Verstümmelung war nicht immer gerade in der Medianlinie gelegen, sondern oft nach einer der beiden Seiten verschoben. 11mal waren gleichzeitige Linsentrübungen vorhanden, 8mal war trotz des Linsenspaltes die Zonula Zinnii unverändert. Von anderen Mißbildungen fanden sich: 19mal Kolobom des Uvealtraktus, 3mal Kolobom des Sehnerven, 1mal Reste fetaler Glaskörpergefäße, 3mal Überreste der Pupillarmembran, 1mal Korektopie, 3mal beträchtliche Verkleinerung des Augapfels.

KÄMPFFER hat später (1899) aus der Literatur 132 Fälle von Linsenkolobom zusammengestellt. Hier fanden sich 24 Kolobome in anderer Richtung als nach unten, einige mit gleichgerichteten Irisdefekten vergesellschaftet. Von den nach unten gerichteten Linsenkolobomen waren etwas mehr als die Hälfte mit typischen Kolobomen anderer Teile des Auges kombiniert, der Rest der Fälle zeigte ein isoliertes Linsenkolobom. Anatomische Untersuchungen von Linsen mit Kolobomen sind von BOCK und v. HESS angestellt worden. Da es sich um kataraktöse Linsen handelte, sind die Befunde nicht einwandfrei zu verwerten, um über den Linsenfaserverlauf und andere histologische Einzelheiten in der Umgebung des Koloboms sicheren Aufschluß zu erhalten. Darauf hatte E. v. HIPPEL hingewiesen, worauf ihm v. HESS widersprach, da in seinem Fall die der Einkerbung anliegenden Linsenteile selbst klar gewesen seien. Im HESSschen Fall war aber außer dem Kolobom eine sehr ausgedehnte Schichtstarbildung vorhanden, wodurch sich das Mißverständnis wohl erklärt.

v. HESS fand mikroskopisch Epithel, Wirbel und Kernbogen an der Einkerbung ganz ebenso wie an den angrenzenden Partien, auch die Linsenfasern ließen keinerlei Veränderungen erkennen. Das Kolobom war hier nicht typisch, sondern nach innen gelagert, hatte etwas unregelmäßige Sattelform, vielleicht bedingt durch ungleichen Zug der hier spärlicheren und weniger regelmäßigen Zonulafasern. Abb. 36a und b zeigt die vorderen Abschnitte der Augen eines in einer Irrenanstalt verstorbenen Patienten von einigen siebzig Jahren mit doppelseitigem Kolobom des Uvealtraktus und der Linse. Das linke Auge war mikrophthalmisch. Beide Linsen waren tief dunkelbraun gefärbt und zeigten im Bereich des sektorenförmigen Bezirkes, der genau dem Uvealkolobom entsprach, eine deutliche Verdünnung der Linse ohne eigentliche typische Einkerbung des Randes. Im Bereich dieses nach unten gerichteten Sektors waren kataraktöse Zerfallserscheinungen schon makroskopisch erkennbar. Mikroskopisch zeigte sich außerdem eine Pseudoepithelbildung an dieser Stelle bis an den hinteren Pol.

Über die Entstehung der Linsenkolobome, wie auch der sonstigen Kolobome, sind viele mehr oder weniger begründete Ansichten ausgesprochen worden. Gewiß ist ihre Ätiologie nicht einheitlich. Die früher von LEBER vertretene Annahme der ätiologischen Bedeutung entzündlicher Vorgänge ist ziemlich allgemein verlassen, ebenso die MANzsche Hypothese einer Gefäßhypertrophie. Zweifellos können Defekte der Zonula Einbuchtungen des wachsenden Linsenrandes verursachen. Das ist nach in frühester Jugend vorgenommenen Iridektomien, die zu Läsionen des Aufhängebandes führten, wiederholt beobachtet,

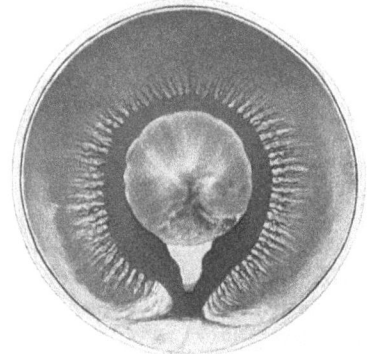 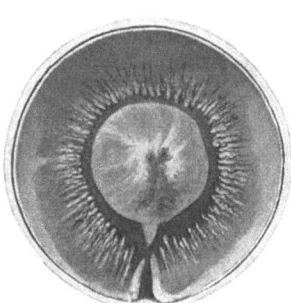

R. A. a b L. A.
Abb. 36a und b. Doppelseitiges Linsenkolobom' mit Iris-, Ciliarkörper- und Aderhautkolobom Links Microphthalmus congen.

auch konnte WESSELY durch Zonulotomie junger Kaninchenaugen experimentell Kolobome der Linse hervorrufen. Andererseits kann das Persistieren einzelner Gefäße oder Gefäßbezirke der fetalen Linsenkapsel durch Druck auf den Linsenrand das Wachsen der Linse an umschriebener Stelle rein mechanisch behindern, worauf v. HESS hingewiesen hat. Durch diese beiden Entstehungsarten fände das Auftreten von Kolobomen an beliebiger Stelle des Äquators seine Erklärung. Die typischen nach unten gerichteten und meistens mit anderen Kolobomen des Augapfels verbundenen Einbuchtungen des Linsenrandes sind jedenfalls mit Störungen von seiten des durch die Augenblasenspalte eindringenden Mesodermgewebes zu erklären. Wenn in späteren Stadien Reste solchen Gewebes nicht mehr klinisch oder anatomisch nachweisbar sind, so spricht das nicht gegen diese Ätiologie, da Mesodermstränge ebenso wie länger persistierende Linsengefäße sich noch zurückbilden können, nachdem sie die Ursache der Linsenverstümmelung abgegeben haben.

Behandlung angeborener Stare.

Bei *angeborenen Staren* ist Art, Größe und Dichte der Linsentrübung und die von ihr abhängige Sehstörung maßgebend für unser Verhalten. Ist bei Neugeborenen die Trübung *total* und so dicht, daß jedes qualitative Sehen ausgeschlossen ist, so werden wir schon im ersten Halbjahr wenigstens *eine* Linse durch Diszission zu entfernen suchen, zumal erfahrungsgemäß andernfalls auch die geistige Entwicklung des Kindes zurückbleibt. Bei älteren Kindern mit *Schicht-* und anderen *partiellen* Staren ist maßgebend, ob das Sehvermögen zunächst den Anforderungen der Schule, später denen des erwählten Berufes gewachsen ist. Wenn es irgend möglich ist, werden wir versuchen, mit einer kleineren oder größeren *optischen Iridektomie* auszukommen, um das lästige Tragen schwerer Stargläser zu vermeiden, die Akkommodationsfähigkeit zu erhalten und um die Entwicklung des Auges nicht zu stören, das nach Entfernen der Linse leicht im Wachstum zurückbleiben kann.

Im allgemeinen kommen wir zur Entfernung der kongenital getrübten Linse mit einer ausgiebigen *Diszission* aus, nur wenn die stark quellenden Linsenfasern Glaukom verursachen, muß in den nächsten Tagen die Ablassung der Linsenmassen erfolgen. KRÜCKMANN schlug vor, beim Schichtstar mit dem Diszissionsmesser die Kapsel und die Corticalis ausgiebig in zwei aufeinander senkrecht stehenden Richtungen zu spalten und dann mit dem durch die klaren Randpartien der Linse hinter die getrübte Zone gebrachten Messerchen nach Möglichkeit den ganzen Kern in die vordere Kammer zu luxieren, während BEHR neuerdings empfohlen hat, nach breitem Lanzenschnitt mit einem langspitzigen Cystitom die Linse zirkulär zum Trübungsäquator zu diszidieren und dann den Schichtstar in toto mit dem von ihm umschlossenen Kern, der umschnittenen vorderen Kapsel und Corticalis zu entbinden. Es bleibt dann nur der vorne breit geöffnete Kapselsack mit äquatorialen und hinteren Corticalismassen zurück, die ausgiebig vom Kammerwasser durchsetzt werden können und bald der Resorption anheimfallen.

Näheres über die Technik der Operationen angeborener Stare findet sich in der Operationslehre dieses Handbuches.

C. Die erworbenen Linsentrübungen.
1. Die krankhaften Altersveränderungen der Linse.

In seinem vor 18 Jahren in der dritten Auflage im Handbuch v. GRAEFE-SAEMISCH erschienenen Linsenwerk nennt v. HESS als senile Veränderungen ohne eigentliche *Trübung* der Linse die folgenden drei Formen von Linsenaffektionen: 1. die sog. Cataracta nigra, 2. die Bildung meist *spaltförmiger* oder mehr *kugeliger,* mit klarer Flüssigkeit gefüllter *Hohlräume* in der Linse, durch die eine unregelmäßige Strahlenbrechung veranlaßt werden kann, 3. die sog. Linse mit *doppeltem Brennpunkt.*

Wenn er diese drei Abarten auch von den verschiedenen Formen des Altersstares mit ihren charakteristischen grauweißen und schon mit den damals gebräuchlichen klinischen Methoden sofort kenntlichen Trübungen absondert und für sich behandelt, so läßt er doch durchblicken, daß auch diese Affektionen häufig mit zarten diffusen Trübungen einhergehen können. Die inzwischen Allgemeingut gewordene Untersuchung mit Spaltlampe und Hornhautmikroskop hat das durchaus bestätigt. Immerhin rechtfertigen aber doch die besonderen Eigentümlichkeiten der Cataracta brunescens und der Linse mit doppeltem Brennpunkt ihre gesonderte Besprechung, die am Schlusse dieses Abschnittes nach Abhandlung der typischen Altersstare erfolgen wird. Die an zweiter Stelle genannten Spalt- und Vakuolenbildungen werden jedoch besser in die Besprechung der Anfangserscheinungen des kataraktösen Trübungsprozesses eingereiht werden.

Geschichtliches. Nach HIRSCHBERG haben die *hippokratischen* Schriften keine Starlehre überliefert. Es wurden nur unter den Krankheiten der Greise „Verbläuungen" (in der Pupille) aufgezählt, welche GALEN in seinem Kommentar zu dieser Stelle als Hypochyma, also Star erklärt. Die Griechen übten in der alexandrinischen Zeit den Starstich (Parakentesis); den

14*

grauen Altersstar nannten sie Hypochyma, da sie die in der Pupille sichtbare Trübung auf einen geronnenen Erguß zwischen Pupille und Krystall bezogen. Die Starlehre der Griechen wurde von den Arabern übernommen, von diesen dem europäischen Mittelalter überliefert und bis zum Anfang des 18. Jahrhunderts allgemein anerkannt. Erst zu dieser Zeit, die nach HIRSCHBERG die Wiedergeburt der Augenheilkunde einleitet, gelang es BRISSEAU (1706) und MAITRE-JEAN ANTOINE (1707) nach schwerem Kampf die alte „galenische" Theorie zu stürzen und die Erkenntnis durchzusetzen, daß die durch den Starstich heilbare Erblindung anatomisch durch eine *Trübung des Krystallkörpers* bedingt sei. Daß diese Wahrheit erst so spät erkannt wurde und so schwer sich durchsetzte, lag, abgesehen von der Scheu vor anatomischen Untersuchungen, an dem fest verankerten Glauben, die Linse sei das Organ des Sehens selbst. Erst 1748 unternahm JACQUES DAVIEL zum ersten Male die *Ausziehung* der getrübten Linse aus einem Lappenschnitt, die zu GALENs Zeiten allerdings hier und da bei weichen Staren auch schon versucht worden ist, später aber nicht mehr gewagt wurde. Den griechischen Namen *Hypochyma* (Heruntergegossenes), den die Araber mit nuzul el-ma (Herabsteigen des Wassers) übersetzten, übernahmen CONSTANTINUS AFRICANUS (1045—1087) mit dem griechisch-lateinischen Ausdruck „*Cataracta*", GERARDUS CUEMONENSIS (1147—1197) *aqua, quae descendit in oculo vel cataracta*". „So haben wir", schreibt HIRSCHBERG, „aus der Hand eines Arabisten für die wichtigste Augenkrankheit die latinisierte Form eines griechischen Wortes empfangen, das zwar von griechischen Ärzten niemals in diesem Sinne angewendet, aber heute bei den Ärzten aller Kulturländer allgemein gebräuchlich geworden ist und nur von wenigen durch den Namen der Muttersprache ersetzt wird.

Neuerdings hat der Philologe KALBFLEISCH ein griechisches Zeugnis für den Starstich aus dem 3. vorchristlichen Jahrhundert aufgefunden. In dem Kommentar des *Simplicius* zu den Kategorien des Stoikers CHRYSIPP findet sich ein Satz, aus dem hervorgeht, daß dem CHRYSIPP Star und Starstich, wie auch die später üblichen Bezeichnungen bereits geläufig gewesen sein müssen.

Für die **Einteilung der typischen Altersstare** hatte v. HESS weiterhin vorgeschlagen, eine subkapsuläre, eine supra- und eine intranucleäre Katarakt zu unterscheiden. ELSCHNIG wollte demgegenüber die rein supranucleären Stare als *Rindenstare ohne Kerntrübung* zusammenfassen und sie den *Nuclearstaren* gegenüberstellen. Beide hielt er als nichtstationäre Formen für Übergänge zum eigentlichen senilen Totalstar mit seinen regressiven Metamorphosen. Zum Kernstar rechnet er die Kernsklerose, welche die Linse mit doppeltem Brennpunkt verursacht, während die Cataracta brunescens oder nigra als besonderer Typ für sich allein steht. Nach seinen Untersuchungen an 224 frisch extrahierten Starlinsen in physiologischer Kochsalzlösung auf abwechselnd weißem und schwarzem Grund kam er zu dem Resultat, daß der typische subkapsuläre Rindenstar ohne sichtbare Kerntrübung außerordentlich selten sei, er fand ihn nur in 5% seiner Fälle. VOGT konnte bei seinen ausgedehnten Spaltlampenuntersuchungen sich nicht von dem häufigen Beginn der Altersstartrübungen unmittelbar unter der Kapsel überzeugen, im Gegenteil fand er die periphersten Faserschichten im allgemeinen klar, weshalb auch er die Bezeichnung des subkapsulären Altersstars als häufigste Form im Sinne von v. HESS ablehnte. Die außerordentlichen Verfeinerungen unserer Untersuchungstechnik, wie sie der Spaltlampe und dem Cornealmikroskop zu verdanken sind, haben hier den neueren Untersuchern recht gegeben. In der Tat beginnt der typische senile Rindenstar nicht unmittelbar unter der Kapsel, resp. dem Epithel, sondern in mäßiger Entfernung von der Kapsel, nämlich in den mittleren und tieferen Rindenschichten. Der unmittelbar subkapsuläre Sitz der ersten Trübungen ist vielmehr charakteristisch für Zuckerstare, Blitzstare, Tetaniestare und manche andere Formen, die man als komplizierte Stare im weiteren Sinne zusammenfassen kann.

Die systematische Durchforschung zahlloser Linsen aller Lebensjahre mit Spaltlampe und Hornhautmikroskop hat uns aber weiterhin gelehrt, daß *nach dem 40. Lebensjahr nur selten noch vollkommen klare Linsen aufzufinden sind*; wenn man in Mydriasis untersucht, erkennt man selbst in noch jüngerem Alter, abgesehen von der unten näher besprochenen typischen Coronarkatarakt VOGTs, hier und da Punkt- und Streifentrübungen, vereinzelte Kugeln des vorderen

Chagrins und auch gelegentlich ein leichtes Farbenschillern des vorderen und hinteren Spiegelbezirkes, ohne zu sprechen von den umschriebenen, meist weißeren und scharfrandigen Trübungen, die uns als kongenitale und juvenile stationär bleibende Formen bekannt sind. Es ist schwer, hier die Grenze zwischen normalem und schon pathologisch zu nennendem Zustand zu ziehen, und es ist nicht möglich, auch klinisch eine exakte Trennung anzugeben, die für die Bezeichnung beginnender Altersstare maßgebend sein soll. NORDMANN schlägt vor, hier die Funktionsstörung entscheiden zu lassen und von Katarakt erst dann zu sprechen, wenn bereits eine Herabsetzung des Sehvermögens eingetreten ist.

Wenn man aber bedenkt, daß trotz ausgedehnter peripherer Rindentrübung bei auch nur minimalen klaren Partien im Pupillargebiet das Sehvermögen ungestört sein kann, so wird man diese Einteilung für nicht ganz korrekt halten. Eher könnte man vielleicht sagen, daß wir dann von grauem Star sprechen müssen, wenn Zahl und Ausdehnung der vorhandenen Linsentrübungen über das durchschnittliche Maß für das betreffende Alter physiologischer Trübungen hinausgehen. Auch diese Definition ist natürlich keine durchaus exakte.

Interessante statistische Beiträge lieferten GEROCK und SCHMITT aus der Tübinger Klinik, Statistiken, welche sämtliche Stare aus den Jahren 1876 bis 1900 (GEROCK) und 1901—1919 (SCHMITT) umfaßten. In dieser zweiten Periode kamen 8604 Patienten mit unkompliziertem Star = 5,6% aller Patienten zur Untersuchung. Hiervon waren 553 = 6,4% aller Stare kongenitale und zonulare Formen, 561 = 6,6% juvenile, d. h. bis zum 40. Lebensjahr entstandene, so daß 7490 reine Altersstare zurückblieben = 5,1% aller 147061 Patienten. Die regionären Verschiedenheiten im Vorkommen des Altersstares zeigt demgegenüber eine Zusammenstellung von BECKER:

ARLT, Wien	unter 8451 Kranken:	5,1%
BECKER, Heidelberg . . .	,, 11827 Kranken (in 5 Jahr.)	3,7%
KNAPP, Heidelberg	,, 10498 Kranken (in 5 Jahr.)	5,7%
KNAPP, New York	,, 6379 Krankheiten	2,8%
PAGENSTECHER, Wiesbaden	,, 14619 Krankheiten	6,3%
STEFFAN, Frankfurt . . .	,, 44210 Krankheiten	3,0%
v. WECKER, Paris	,, 13290 Kranken	14,5%
HORNER, Zürich	,, 5000 Kranken	3,6%

Die Gruppierung nach dem Geschlecht soll nach SCHMITT ein Überwiegen der Frauen ergeben haben (4,9% ♂ : 6,3% ♀), wenn man das Verhältnis der starkranken Männer und Frauen zur Gesamtfrequenz der männlichen und weiblichen Patienten betrachtet. Bei GEROCK ist dies Verhältnis 5,9% ♂ : 6,5% ♀. Es scheint mir aber doch bedenklich, aus diesen Zahlen weitgehende Schlüsse zu ziehen und etwa in einer angeblichen Bevorzugung des weiblichen Geschlechtes eine Stütze für die innersekretorische Ätiologie des Altersstars zu suchen, wie SCHMITT es tut.

Man muß doch bei derartigen Statistiken bedenken, weshalb die *männlichen* Patienten trotz des Überwiegens der weiblichen Bevölkerung in größerer Zahl die Klinik aufsuchen. Der bisher in stärkerem Ausmaße erwerbstätige männliche Teil des Volkes sucht eben häufiger wegen äußerer Entzündungserscheinungen, wegen Verletzungen und anderer Berufskrankheiten die Kliniken auf, so daß das Verhältnis der männlichen Starpatienten zur größeren Zahl der gesamten männlichen Patientenschaft kleiner sein muß als bei den Frauen. Eine neue Statistik von BIRCH-HIRSCHFELD zeigt unter 1224 Starpatienten ein Überwiegen des männlichen Geschlechtes (51,8% : 48,2%).

Auch die angebliche Bevorzugung der *rechten Seite* (bei 9663 Patienten 53,22% rechte, 46,78% linke Stare) scheint mir etwas fragwürdig. Dieser an sich schon geringe Unterschied erlaubt vielleicht auch eine andere Erklärung.

Es wäre aus psychologischen Gründen nicht undenkbar, daß hier und da ein Starpatient, dessen rechtes Auge zuerst befallen wird, mit diesem ihm wertvoller dünkenden Auge eher eine Klinik aufsucht, als ein anderer, dessen linkes Auge ausfällt und der sich bei gutem rechten Auge bereitwilliger behilft. Die Ansicht, daß das rechte Auge analog der rechten Hand von größerem Wert sei, kann man gelegentlich im Volke hören. Es scheint doch reichlich gezwungen, wenn man mit v. MICHEL in der verschiedenen Anordnung der Arteria anonyma und der Carotis communis sinistra eine höhere Disposition des rechten Auges zur Starerkrankung infolge allgemein ungünstigeren Ernährungsbedingungen der rechten Seite erblicken will.

Anders ist es wohl mit der Refraktion, jedenfalls ist die Tatsache, daß hochgradig hyperope Augen seltener an Altersstar erkranken als emmetrope und myope Bulbi, schon durch die allgemeine Beobachtung gesichert, daß kaum höhere Stargläser als solche von 12—14 Dioptrien zur Korrektion der Aphakie notwendig werden. Auch die Statistiken von GEROCK und SCHMITT beweisen das. Die alte Ansicht von SCHÖN, daß Akkommodationsanstrengungen zum Star disponieren, wird durch diese Beobachtung schon widerlegt, denn sonst müßten ja gerade die Hyperopen das Hauptkontingent der Starpatienten stellen; auch höherem Astigmatismus kann kein Einfluß zukommen. Die Starmorbidität in den verschiedenen Dekaden ergibt, daß bis zum 80. Lebensjahr die Zahl der Starfälle im Vergleich zu den entsprechenden Bevölkerungszahlen allmählich steigt, um dann plötzlich abzunehmen, doch ist bei dieser Berechnung als Fehlerquelle gelten zu lassen, daß Leute über 80 Jahre aus psychischen Gründen, die in ihnen selbst und in ihrer Umgebung zu suchen sind, viel schwerer zur augenärztlichen Konsultation, geschweige denn zur Staroperation sich einfinden. Mehrmals sah ich 90jährige Greise, die schließlich nach doppelseitiger totaler Starerblindung erst von ihren Angehörigen gebracht wurden, nachdem sie schon 10 Jahre fast völlig erblindet waren. Der Gedanke an das doch nahe bevorstehende Lebensende hatte sie und ihre Angehörigen bisher verhindert, schon früher ärztliche Hilfe aufzusuchen, erst die vollkommene Hilflosigkeit konnte sie dazu veranlassen. Die in 2. und 3. Generation erkrankten Starpatienten weisen meist ein jüngeres Erkrankungsalter auf als ihre Vorfahren. Bevorzugung bestimmter Berufsklassen beim reinen *Altersstar* konnte nicht festgestellt werden. Die häufigere Starbildung bei Feuerarbeitern kann als traumatische Form hier nicht berücksichtigt werden. (Siehe auch CRAMER, Verletzungen, Bd. 4 dieses Handbuches.)

MARUO brachte eine Statistik aus Japan, nach der ebenfalls die Starbildung im *rechten* Auge häufiger sein soll als im *linken,* während die Beteiligung der Geschlechter fast gleich erschien. Nach Untersuchungen von SMITH sollen Rassenunterschiede in Indien keine Rolle für die Häufigkeit des Stares spielen.

Über den Ort des Starbeginns sind schon in der Zeit vor Anwendung der Spaltlampe statistische Untersuchungen vorgenommen. HANDMANN fand den Rindenstar nach einer Statistik über 845 Fälle vorwiegend im *unteren nasalen Abschnitt* beginnend. Er nahm an, daß pathologische Produkte, der Schwere folgend, sich unten in der intraokulären Flüssigkeit anreichern und hier zuerst die Linse schädigen könnten. Seine Angaben sind später von HAUBACH an der Hand von 120 Fällen von Cataracta incipiens bestätigt.

1. Die Altersstare.

Symptome. Die *subjektiven Störungen beim beginnenden Altersstar* sind Schleiersehen, Flockensehen, monokuläres Doppeltsehen besonders bei Fixation von kleinen Lichtquellen, gelegentlich leichtes Blendungsgefühl, Änderungen der Refraktion, die unter Umständen einen vorhandenen Fehler geringer erscheinen lassen können, Nacht- oder Tagblindheit je nach dem Sitz der Trübungen, welche bei wechselnder Pupillenweite das Sehvermögen in verschiedenem Maße beeinträchtigen. Meistens allmählich, oft sehr langsam, mitunter aber auch recht schnell nehmen die Sehstörungen zu und führen den Patienten zum Arzt.

Die *objektiven Symptome* sind im auffallenden und durchfallenden Lichte, ihre ersten Anfänge und ihre genaue Lokalisation nur mit der Spaltlampe und mit dem Hornhautmikroskop festzustellen. Die im auffallenden Lichte grauen, im durchfallenden Licht schwarz vor dem Augenhintergrund sich abhebenden Trübungen haben beim typischen beginnenden Rindenstar oft ausgesprochene Speichenform, die sich im Pupillargebiet einander nähern oder sich berühren. Diese Speichen können jahrelang stationär bleiben (s. Abb. 37 a und b), bis sie plötzlich sich verbreitern, konfluieren und in den allgemeinen Faserzerfall aufgehen. Der typische zentrale Kernstar ist im auffallenden Bilde infolge seiner

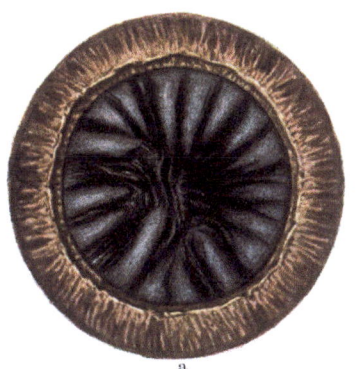 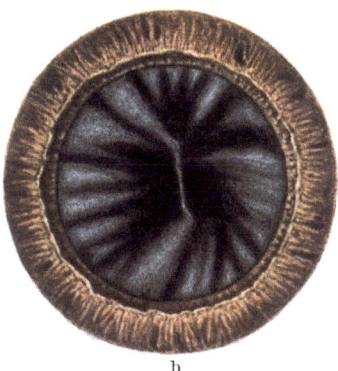

Abb. 37a und b. Cataracta incipiens.

tiefen Lage oft kaum sicher zu erkennen, besonders wenn die Gelbfärbung der alternden Linse stark ausgeprägt ist und sich der braunen Farbe der Cataracta brunescens nähert. Im durchfallenden Licht und bei erweiterter Pupille erkennt man aber leicht den meist unscharf begrenzten zentralen Trübungsbezirk.

Ganz anders ist man in der Lage, alle Trübungen nach Form, Farbe und Lokalisation genau zu bestimmen, wenn man mit Spaltlampe und Hornhautmikroskop die Linse durchmustert. Die ausgedehnten und mühevollen mit dieser Methode durchgeführten Untersuchungen VOGTs und seiner Schüler (s. VOGTs Spaltlampenatlas) haben hier nicht nur eine Fülle neuer nennenswerter Einzelheiten aufgedeckt, die bei der früher üblichen gröberen Untersuchung gar nicht zu erkennen waren, sie erleichtern auch eine genaueste Lagebestimmung, vorzüglich bei Anwendung des auf 0,5 mm verschmälerten Lichtbüschels und unter Zugrundelegung der durch die Diskontinuitätszonen gegebenen Topographie.

Entwicklung. *Der Starbeginn kennzeichnet sich fast regelmäßig durch eine Volumenszunahme der Linse.* Im ersten Stadium erscheint durch Vortreibung der Iris die vordere Kammer leicht abgeflacht. Die Linsensubstanz selbst zeigt ein Auseinanderweichen der Nähte, es bilden sich die radiär gestellten, wasserklaren Rindenspalten (s. Abb. 38), die im durchfallenden Licht klar, im auffallenden sich schwarz in der leicht grau reflektierenden Rinde abheben. Sie lassen sich im Spaltlampenlicht auch an der *Kernoberfläche* nachweisen. v. HESS hat, wie gesagt, diese „*Wasserspaltenbildung*" als eine besondere Form der Linsenerkrankung von den Trübungsformen abgesondert; die Wasserspalten sind aber als typische *Vorläufer* des Altersstars zu betrachten, ebenso wie die mit klarer Flüssigkeit gefüllten Vakuolen. Allmählich zeigen sich in den Spalten kleine Tröpfchen, die sich trüben, so daß nunmehr die beginnende Katarakt zum Vorschein kommt.

Nach VOGT und SCHÜRMANN sind die auch bei klaren Linsen zu beobachtenden „*Chagrinkugeln*", die zwischen Vorderkapsel und Epithel liegen, beim sich entwickelnden Star oft zahlreicher zu beobachten. Sie dürfen aber nicht mit den gewöhnlichen Linsenvakuolen (s. Abb. 39) verwechselt werden und sind nur bei sorgfältiger Einstellung des Chagrins erkennbar.

Von besonderem Interesse ist es, daß neben diesen, die eigentliche *Altersstarentwicklung* einleitenden Veränderungen von VOGT eine sehr verbreitete

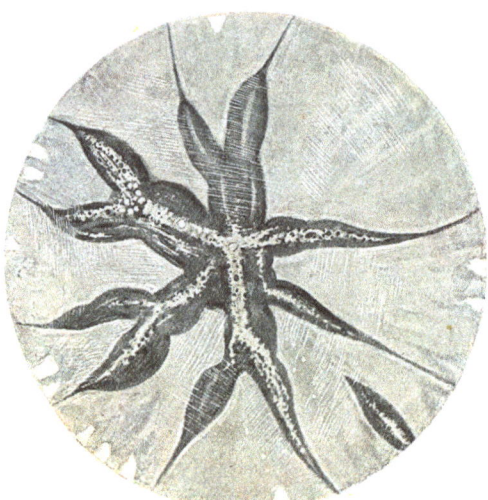

Abb. 38. Wasserspalten. 1:24. (Nach A. VOGT.)

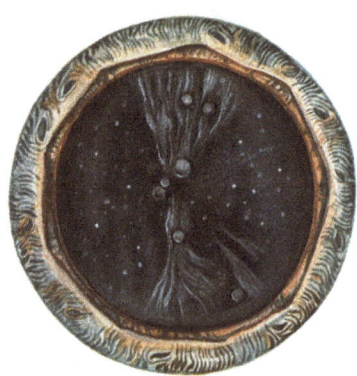

Abb. 39. Cataracta incipiens mit Vakuolen.

Trübungsart aufgefunden wurde, die sich bereits nach dem 20. Lebensjahr bei vielen Menschen (25%) nachweisen läßt, während sie in den ersten beiden Jahrzehnten noch fehlt. Diese sog. „*Cataracta coronaria*" (s. Abb. 40) besteht aus keulen- oder lanzettförmigen, radiär gestellten dünnsten Trübungen von bläulicher, leicht grünlicher oder auch grauer Farbe, welche den *Kernäquator umfassen*, auch noch von fleckförmigen Trübungen und feinen konzentrischen Spalten begleitet sein können. Inwieweit sie als früheste Vorboten eines späteren Altersstars anzusehen sein dürften, ist schwierig zu entscheiden. Bei älteren Leuten können zahlreiche Punkttrübungen und eine konzentrische Schichttrübung den Coronarstar komplizieren. Da alle im Beginn peripher gelagert und sehr zart sind, wurden sie früher kaum beachtet, vielfach auch für kongenitale Trübungen gehalten.

In ähnlicher Weise wie die Coronarkatarakt bilden sich *im höheren Alter flächenhafte keilförmige Trübungen* (s. Abb. 41), die aber dichter und weißer erscheinen und sich axial auszubreiten pflegen. Sie scheinen sich hauptsächlich unten innen zu befinden, während der Anfang der Coronarkatarakt sehr verschieden lokalisiert sein kann.

Als *lamelläre konzentrische Zerklüftung* bezeichnet VOGT faltenähnliche, parallel verlaufende Linien (s. Abb. 42), die in der Rinde, in fortgeschrittenen Fällen aber auch an der Kernoberfläche sichtbar sein können. VOGT nimmt an, daß diese Figuren durch Auseinanderdrängen der einzelnen Lamellen infolge der Wasseraufnahme des beginnenden Stars zu erklären sind.

Die bisher erwähnten Veränderungen können einzeln oder kombiniert die Starentwicklung einleiten, aber auch andere weniger charakteristische Anfangsstadien, flächenhafte,

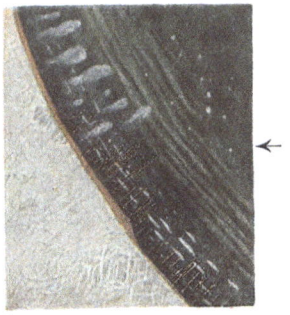

Abb. 40. Coronarkatarakt.
(Nach A. Vogt.)

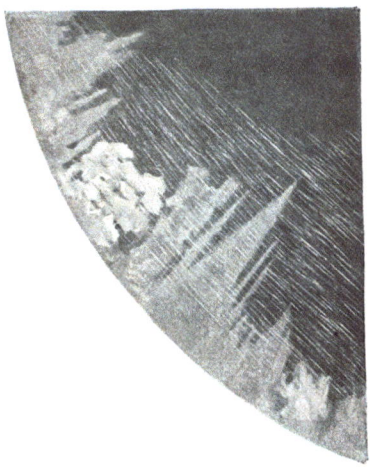

Abb. 41. Keilförmige senile Äquatortrübungen.
1:24. (Nach A. Vogt.)

mit Vakuolen durchsetzte graue und gelbliche Trübungen, Schalentrübungen in der hinteren Rinde, rosettenförmige, wolkige, streifenförmige und unregelmäßig gestaltete Trübungen können sich uns bei beginnendem Altersstar darbieten. Vogt hat den Versuch einer schematischen Darstellung der

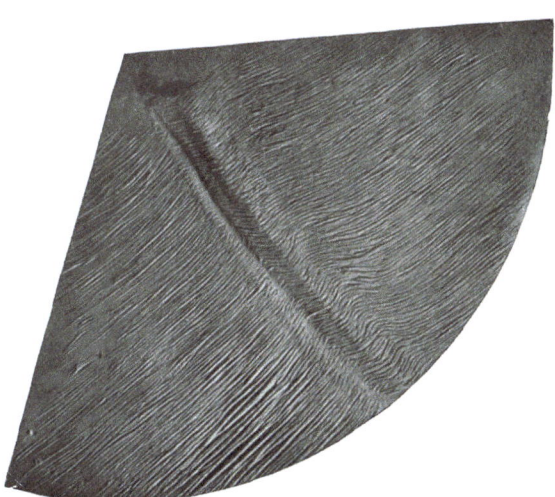

Abb. 42. Konzentrische lamelläre Zerklüftung. 1:24. (Nach A. Vogt.)

Verteilung der häufigsten Trübungstypen auf bestimmte Linsenzonen gemacht (s. Abb. 43). Achermann hat kürzlich eine doppelseitige, axial gelegene pilzförmige Trübung der Alterskernoberfläche eines 60jährigen beschrieben, die er als seltene senile Erscheinung auffaßt, da ihre Lage und gleichzeitig aufgetretene andere typische senile Trübungen gegen eine kongenitale Anomalie sprechen.

Bisweilen findet man in sonst noch klaren Linsen nadel- oder plättchenförmige, leicht irisierende Krystalle, meist in geringer Anzahl. In älteren Staren sind solche Krystalle aber häufiger, wenn man bei weiter Pupille und wechselnder seitlicher Beleuchtung untersucht.

Beim Rindenstar sehen wir die Anfangstrübungen, wie gesagt, insbesondere die keilförmigen und Spalttrübungen, auffallend oft im inneren unteren Quadranten beginnen, dabei zeigt sich nicht selten eine gewisse Symmetrie in beiden Augen. Der Kern kann trotz hochgradigen Rindenzerfalls oft noch vollkommen klar gefunden werden, ja nach dem histologischen Bilde mancher

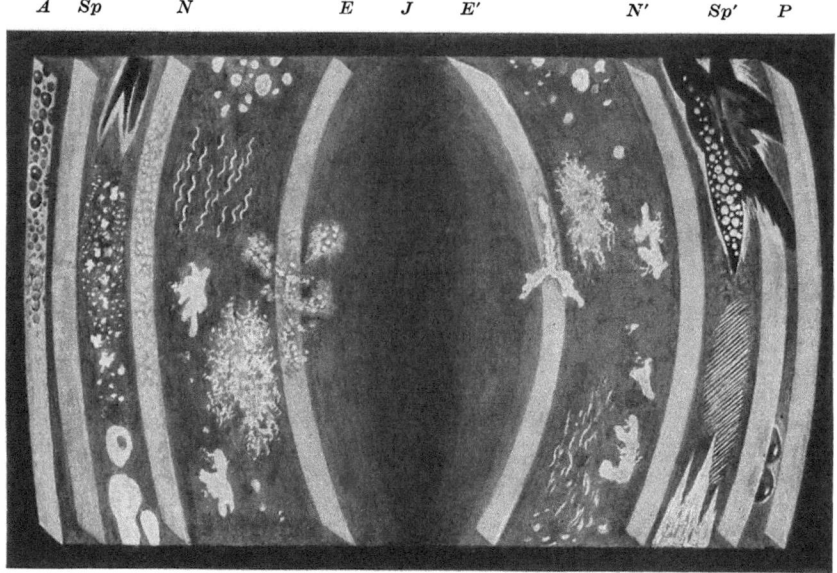

Abb. 43. Schematische Verteilung der häufigsten Trübungstypen auf bestimmte Linsenzonen. Die vordere axiale Embryonalkatarakt ist bis jetzt die einzige häufigere Starform, die nicht in beiden homologen (i. e. vorderen und hinteren) Zonen auftreten kann. A vordere, P hintere Linsenoberfläche. Unter der vorderen oben subkapsuläre Vakuolen. Sp vordere, Sp' hintere Abspaltungsfläche. Auf Sp' unten zwei Vakuolen. N vordere, N' hintere Alterskernfläche, N mit physiologischem Relief. Zwischen Sp und N: oben Rindenwasserspalte, axial Punkttrübungen, unten Coronartrübungen. Zwischen P und N': oben die ganze Rindendicke durchsetzende Wasserspalte mit weiß reflektierenden Vakuolen (beginnende Speichenbildung!), axial und nach unten lamelläre Zerklüftung (Zwischen N' und Sp'), unten sich anschließend: Cataracta cuneiformis (flächenhaft keilförmige periphere Trübung). E vordere, E' hintere Embryonalkernfläche. In E vordere axiale Embryonalkatarakt, in E' Cataracta stellata posterior. Zwischen E und N bzw. E' und N': Cataracta dilacerata (axial), ferner Spiralfadentrübungen und (oben) rundfleckige Kerntrübung. J zentrales Intervall. Nicht dargestellt sind: Schichtstar, Polstar und seniler Kernstar. (Nach VOGT.)

völlig intakt scheinender Linsenkerne extrahierter Starlinsen darf man vermuten, daß selbst bei völlig reifem Rindenstar ausgedehnte Kernpartien noch klar bleiben können. Hat die kataraktöse Trübung schließlich die äußersten Linsenfasern erreicht, sie überall gleichmäßig durchsetzend, so spricht man vom reifen Star, bei dem der Schlagschatten der Iris auf ein Minimum reduziert ist, auf welches Symptom man bekanntlich früher Wert gelegt hat, als zur Operation die völlige Reife des Stares gefordert wurde.

Beim *Kernstar* (s. Abb. 44) ist eine völlig *gleiche* Entwicklung auf beiden Augen sowohl dem Aussehen als auch dem Zeitpunkt nach viel häufiger als beim Rindenstar. Seine Entstehung pflegt sehr langsam zu sein, doch verfällt er der frühzeitigen Sehstörung entsprechend meistens einer baldigen Operation, so daß man seine Ausreifung zum Totalstar selten zu beobachten Gelegenheit hat.

Diese von BECKER als *Cataracta nuclearis,* von v. HESS als *Intranuclearstar* bezeichnete Form beginnt oft schon bald nach dem 40. Lebensjahr mit einer zarten wolkigen Trübung, welche im auffallenden Licht schwierig zu erkennen, oft nur eine Erhöhung der Linsenreflexion anzudeuten scheint. Im

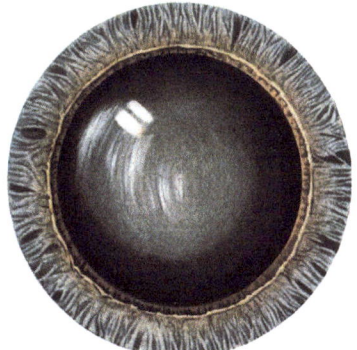

Abb. 44. Kernstar.

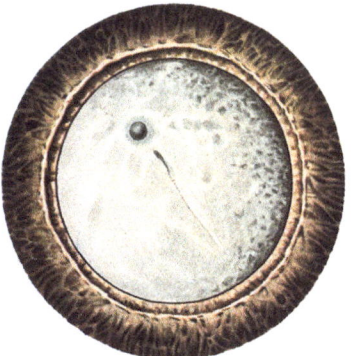

Abb. 45. Cataracta senilis matura mit großer subkapsulärer Vakuole und tuffsteinähnlichem Faserzerfall.

durchfallenden Licht aber erkennt man den hauchartigen Schleier, der den Kern gegen die rotaufleuchtende Linsenperipherie abhebt. An der Spaltlampe sieht man in der Regel die vordere und hintere Hälfte des Embryonalkerns zuerst von einer staubförmigen gleichmäßigen Trübung besetzt, das lucide Intervall kann noch klar sein. Bald aber trübt sich auch dieses ebenso wie die den Embryonalkern umgebenden Schichten, und schließlich schreitet die Trübung, ständig intensiver werdend, gegen die Alterskernoberfläche und über sie hinaus fort.

Schon BECKER machte darauf aufmerksam, daß bei hochgradig myopen Augen derartige typische Kernstare öfter zu beobachten seien, ebenso findet man sie gelegentlich als Cataracta complicata bei Amotio retinae und Iridocyclitis. Stets unterscheidet sich die Art des Kernzerfalls schon klinisch erheblich von dem der Linsenrinde. Infolge der derberen Konsistenz der Kernpartien kommt es nie zur Bildung großer Vakuolen und zur völligen Verflüssigung der sklerotischen Fasern.

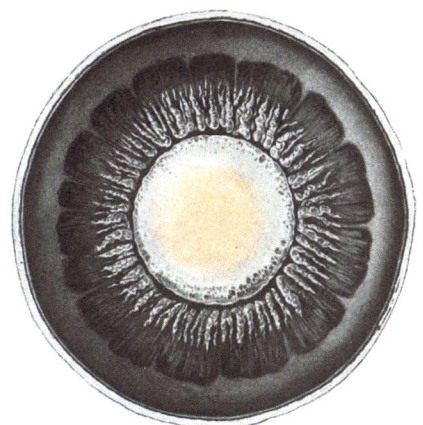

Abb. 46. Reifer Altersstar, vakuolärer Zerfall am Äquator, gelblicher Kern etwas gesunken. (Von hinten gesehen.)

Die Rinde kann bei diesen langsam fortschreitenden Kernstaren lange Zeit völlig klar sein oder nur geringe und ganz anders geartete Trübungen aufweisen.

Je weiter sowohl der Rinden- als auch der Kernstar *fortschreiten,* desto stärker *schrumpft die Linse,* wobei Kapselflecke, Kapselfaltungen und Verdickungen, Verschiebungen der immer mehr zerfallenden getrübten Linsenfasern, Vakuolenbildungen, das Auftreten von Lücken und vielerlei andere Veränderungen beobachtet werden können (s. Abb. 45). Es würde zu weit führen, auf die zahllosen bei diesem Zerfallsprozeß auftretenden wechselnden Bilder näher einzugehen. Der Vogtsche Atlas bietet von ihnen eine bunte Auswahl, die in ihrer künstlerischen Ausführung einen hohen Genuß für das Auge des Fachmanns bedeutet. Auch im Archiv für Ophthalmologie, Band 108, Seite 192 u. f., sind eine Anzahl besonderer Zerfallsformen beschrieben und abgebildet. In Abb. 46 sehen wir einen reifen Altersstar von der Glaskörperseite her im frisch enukleierten und sofort eröffneten Auge einer Greisin. Derartige Präparate sind naturgemäß nur äußerst selten zu gewinnen und deshalb von besonderem Interesse, erhält man doch nur auf diesem Wege einen totalen Überblick über einen Altersstar

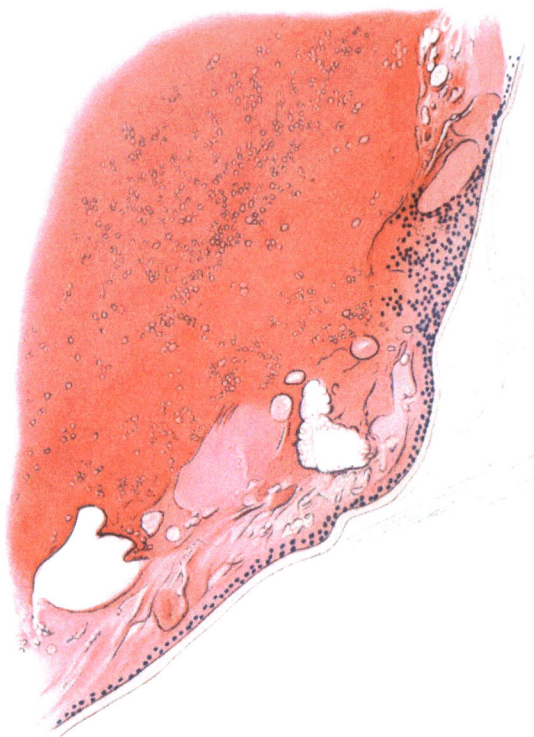

Abb. 47. Äquator der Linse in Abb. 46, Vakuolen zwischen den Fasern, Epithelzellenwucherung.

in situ. Bemerkenswert ist der hochgradige vakuolige Zerfall der *Äquator*zone, den wir auch im histologischen *Bild* (s. Abb. 47) erkennen. Hier fällt auch eine lebhafte Proliferation des Kapselepithels am Äquator auf.

Die Farbe des *reifen Altersstars* schwankt vom hellen Weiß (s. Abb. 48) bis zum dunklen Grau und zum mehr oder weniger gesättigten Gelb, von dem aus alle Übergänge bis zur rotbraunen, braunen, ja schwarzen Farbe der unten noch besonders besprochenen Cataracta brunescens sich finden. Dabei ist zu bemerken, daß der Star sich in der Regel um so weicher bei der Extraktion erweist, je heller seine Farbe im auffallenden Licht erscheint. Hervorgehoben sei nur noch, daß es gelegentlich innerhalb der zerfallenden Linsenmassen zu Bewegungen einzelner kleiner Partikelchen, insbesondere in Vakuolen und Spalten kommen kann, die offenbar zum Teil durch Gestaltsveränderungen der von weichen kataraktösen Massen angefüllten Linsenkapsel bei Kontraktionen des Ciliarmuskels ausgelöst werden können. Bei der als *Cataracta lactea* bezeichneten

Form kann die ganze Linsensubstanz in einen mehr oder weniger dünnflüssigen Brei verwandelt sein, von dem sich ein eigentlicher Kern nicht mehr abhebt. Andererseits aber kann sich in der milchigen Rinde der bräunliche Kern flottierend zeigen, eine als *Cataracta Morgagniana* bekannte Erscheinung (s. Abb. 49), bei der wir den oberen Rand des Kernes im Pupillargebiet durchschimmern sehen. Kommt es in solchen Fällen zur spontanen oder traumatischen Kapselruptur, so kann nach Entleerung und Resorption der verflüssigten Rinde der braune Kern auf dem Boden der vorderen Kammer gefunden werden, von wechselnder Größe und oft von Verkalkungsherden durchsetzt. Bei Morgagnistaren auftretende *Glaukome* (KNAPP) wurden von den Autoren bald auf toxische Produkte der degenerierenden Rinde, bald auf mechanische Reizung durch den beweglichen Kern zurückgeführt. In seltenen Fällen kommt es zu einer äquatorialen Spaltung des Kerns, offenbar durch einen Auseinanderfall im Bereich

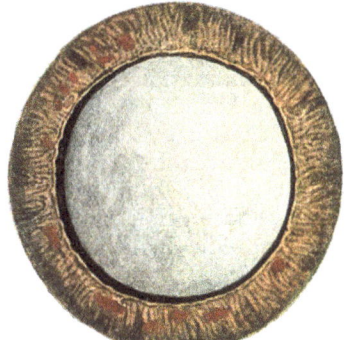
Abb. 48. Cataracta senilis matura.

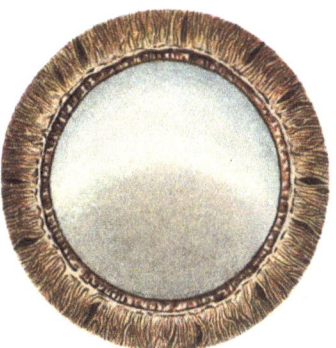
Abb. 49. Cataracta Morgagniana.

des luciden Intervalls (VOGT). So dürften sich die Mitteilungen von dem Austreten zweier Linsen bei der Extraktion von Staren erklären lassen.

Kommt es nicht zur ausgesprochenen Verflüssigung der Rinde, so schrumpft die ganze Linsensubstanz allmählich unter oft erheblicher Reduktion des Linsenvolumens (Cat. hypermatura), was bereits intravital an einer deutlichen Vertiefung der vorderen Kammer zu erkennen ist. Dabei können die schon klinisch sichtbaren Kapselverdickungen und Kapselfaltungen großen Umfang annehmen. Das Gewicht derartiger in der Kapsel extrahierter Stare ist stets erheblich gegenüber dem gleichalteriger klarer Linsen herabgesetzt. Diese von NAGEL, PRISTLEY-SMITH u. a. gemachten Angaben habe ich an Altersstaren von Menschen, Rindern, Hunden und Katzen wiederholt bestätigen können.

Die geschrumpften, derben, zu einer flachen Scheibe reduzierten Stare neigen selbst nach sehr langem Bestehen nicht zur *Spontanresorption*, wie man sie beim Rindenstar in überalterten Fällen wohl sieht und wie sie vielfach in der Literatur beschrieben werden (s. ELKES). Bei solchen „Selbstheilungen" des grauen Stars findet man, sofern nicht eine Luxation oder Subluxation oder echte Wiederaufhellung einzelner Trübungen als Ursache in Frage kommt, die vordere und hintere Wand des leeren Kapselsackes zusammengefallen, ein Rudiment des Kerns vielleicht noch im unteren Teil desselben, oft aber auch keine Spur der Linsensubstanz mehr. In einem Teil dieser Fälle scheinen vorangegangene entzündliche Prozesse der Uvea die Aufsaugung beeinflußt zu haben, andere waren mit Glaukom kompliziert, wobei die Ansichten darüber auseinandergehen, ob das Glaukom hier als primäre oder sekundäre Erkrankung aufzufassen sei, wie auch manche Autoren eine die Aufsaugung begleitende Iritis als durch die zerfallenden Eiweißmassen der Linse bedingte *toxische* Erscheinung betrachten.

Der histologische Befund ergab manchmal ein völliges Fehlen des Kapselepithels, in anderen Fällen war dieses aber erhalten. Nach der Linsenaufsaugung ist das Auftreten einer Synchisis scintillans beobachtet worden (WEILL). In ganz seltenen Fällen scheint auch die Linsenkapsel, insbesondere bei Luxation der Linse in den Glaskörper im Auge mehr oder weniger vollständig resorbiert zu werden.

Cataracta nigra sive brunescens.

Die Bezeichnung *Cataracta nigra* wird neuerdings allgemein durch den Ausdruck *Cataracta brunescens* ersetzt, der zuerst von BECKER vorgeschlagen wurde. Wir verstehen darunter eine auffällige, meist doppelseitige braunrote bis braunschwarze Verfärbung der senilen Linse (s. Abb. 50), welche in extremen Fällen bei der Extraktion sich wie eine schwarze „Salmiakpastille" entbinden läßt. Fast immer handelt es sich um Augen, die auch sonst abnorme Verhältnisse darbieten, nicht selten um hochgradig myope Bulbi. Häufig ist der Glaskörper auffallend verflüssigt und jedem Kliniker ist bekannt, daß der Heilungsverlauf nach Extraktion einer Cataracta brunescens nicht selten kompliziert, die Prognose immer etwas zweifelhaft zu stellen ist. Die Neigung zur postoperativen Infektion ist auffallend, sind doch Fälle bekannt, in denen zuerst das eine Auge nach der Extraktion vereiterte und dann nach Jahren auch das andere auf dieselbe Weise zugrunde ging, obwohl vor, bei und nach der Operation alle sonst wirksamen Vorsichtsmaßregeln auf das Gewissenhafteste eingehalten wurden (s. ROLLET und BUSSY)[1]. Es handelt sich um eine extreme Sklerosierung der ganzen Linse, verbunden mit einer Durchtränkung der Fasern mit einem amorphen braunrötlichen Farbstoff, der meist im Kern am intensivsten vorhanden, in der

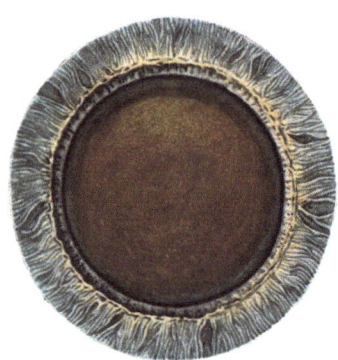

Abb. 50. Cataracta brunescens.

Peripherie weniger stark vertreten ist. Über die Herkunft und Natur dieses Farbstoffes sind die verschiedensten Ansichten geäußert worden. Es lag nahe, hier an Derivate des Blutfarbstoffes zu denken, zumal der Durchtritt gelösten Blutfarbstoffes durch die intakte Linsenkapsel nach Kontusionsverletzungen mit intraokularen Blutungen und auch nach Unterbindung der Wirbelvenen im Tierexperiment wiederholt beobachtet wurde. Sichere Beweise dafür haben sich aber bisher nicht erbringen lassen. Älteren positiven Angaben stehen neuere Untersuchungen von v. HESS, SPECIALE-CIRINCIONE, ELSCHNIG und v. ZAYNEK gegenüber, welche ein völlig negatives Ergebnis hatten. Neuerdings fand HERZFELD in einem Fall von VOGT Spuren von Bilirubin und Hämochrom, während Melanin, Urobilin, Hämatoporphyrin, Hämatin nicht nachgewiesen werden konnten. TAKEISHI erzielte mit Chlor, übermangansaurem Kali und Oxalsäure eine Entfärbung und kam auf Grund seiner Untersuchungen wiederum zu dem Schluß, daß eine dem Melanin ähnliche Substanz vorliegen dürfte. Wahrscheinlich handelt es sich um eine intensive Steigerung des Prozesses, welcher normalerweise schon im Laufe der Jahre zu einer allmählichen Gelbfärbung der alternden Linse führt. Die neuerdings wiederholt geäußerte Ansicht (BURDON-COOPER u. a.), daß hier langsame Oxydationsprozesse zu einer Farbstoffbildung aus dem Eiweißbaustein Tyrosin

---

[1] Nach den Erfahrungen der beiden Herausgeber darf die Beobachtung, daß eine Cataracta nigra zur postoperativen Infektion neigt, nicht verallgemeinert werden.

führen, hat viel für sich, zumal meine Hydrolysen der Linseneiweißarten das reichliche Vorkommen von Tyrosin in der Linse feststellen konnten.

An der Spaltlampe sieht man im optischen Schnitt sehr schön die oft enorme Zunahme der Braunfärbung im Zentrum der Linse, erkennt aber außerdem nicht selten auch noch *diffuse graue Trübungen des Kerns,* die neben der Lichtabsorption durch die Braunfärbung zur Sehstörung beitragen dürften.

Vogt beschreibt das Spaltlampenbild (s. Abb. 51) einer Cataracta brunescens wie folgt:

„Das Nitrabüschel dringt axial nur bis in die Gegend der vorderen Embryonalnaht und erlischt dort, nachdem es tiefdunkelrote Färbung erlangt hat, in der Tiefe des schwarzen Kernes. Auch das Mikrobogenbüschel dringt nicht wesentlich weiter vor. Im einzelnen ergeben sich für das rechte Auge folgende Verhältnisse: Die ganze vordere Rinde von *A* (Vorderkapsel) bis *J* (Intervall zwischen lamellärer Zerklüftung *D* und Kernoberfläche *N*) ist von normaler diffus graublauer Farbe. Die Zone lamellärer Zerklüftung ist (*D*) stellenweise von Vakuolen durchsetzt. Das Kernrelief *N* ist grünlichgelbgrau, von ungewöhnlicher Schärfe und Lichtstärke, so daß sein Spiegelbezirk sogar denjenigen der vorderen Chagrinisierung an Intensität übertrifft.

Das Relief der Kernoberfläche wirft nach der Tiefe zu unregelmäßige Schattenstreifen (Zone *F*). Die an das Relief sich anschließende Zone *F* ist lebhaft gelb. Durch ein lichtschwaches Intervall von ihr getrennt ist die dünne orangegelbe Zone *O*. Wieder scheidet sich letztere durch ein dunkles Intervall von der hochmennigroten Zone *K*, deren

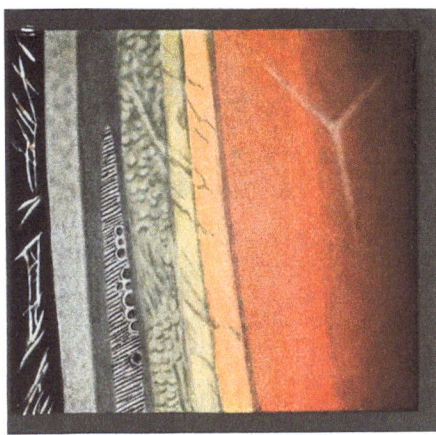

Abb. 51. Cataracta nigra im Spaltlampenbild. (Nach A. Vogt.)

rechte Seite als tiefes Dunkelrot bis Schwarzrot ziemlich rasch in das vollkommene Schwarz des embryonalen Zentrums sich verliert. Aus dem Dunkelrot tritt als gelbliche Abbildung die vordere Embryonalnaht hervor.

Es beschränkt sich somit bei dieser Cataracta nigra die reine Schwarzfärbung auf die mittleren Partien des Embryonalkernes. Die äußeren Kernpartien weisen ein gesättigtes Rot auf, das nach der Kernoberfläche hin zunächst in Orange, dann in Gelb und schließlich in Grüngelb übergeht.

Die Rinde ist von vollkommen normaler Farbe und zeigt gewöhnliche Altersveränderungen."

Histologisch zeigen die fest aneinandergepreßten Linsenfasern keine oder nur spärliche Zerfallserscheinungen. Rollet und Bussy beschreiben eine Längsstreifung an verschiedenen Stellen der Fasern. Das Linsenepithel kann völlig intakt sein, die Kapsel soll bisweilen an der Hinterfläche sich leicht verdickt zeigen. Neuerdings hat Busacca einzelne Fetttröpfchen in der Peripherie und eine auffallende Protoplasmastruktur der Kernfasern als charakteristisch beschrieben.

Die Größe des „Kernes" der stark sklerosierten Cataracta brunescens bedingt bei der Operation einen etwas größeren Schnitt, die Gefahr des Glaskörperverlustes bei Verflüssigung erfordert besondere Aufmerksamkeit. Aber auch bei günstigem

Linse mit doppeltem Brennpunkt.

Eine verhältnismäßig seltene Altersveränderung stellt die Linse mit doppeltem Brennpunkt dar (Abb. 52). Sie ist zuerst von DEMICHERI im Jahre 1895 beschrieben worden, der in drei Fällen eine hochgradige Sehstörung durch eine deutliche Brechungszunahme zentraler Linsenpartien entstehen sah. Die verschieden brechenden Linsenzonen waren durch eine deutliche Grenzschicht voneinander getrennt, die besonders deutliche Kernbilder entstehen ließ. Es wurden Refraktionsunterschiede bis 10 und 16 Dioptrien beobachtet. Skiaskopisch fand sich im Zentrum entgegengesetzte Schattenbewegung wie in der Peripherie. Diese Erscheinungen ähnelten den beim Lenticonus vorkommenden, weshalb DEMICHERI auch von „falschem Lenticonus" sprach. Nach v. SZILY sen., der eine

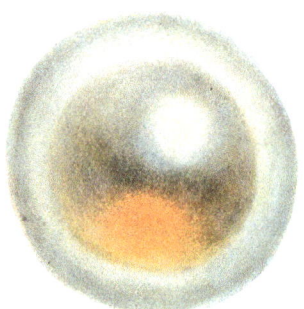

Abb. 52. Linse mit doppeltem Brennpunkt. (Präparat von F. SCHIECK.)

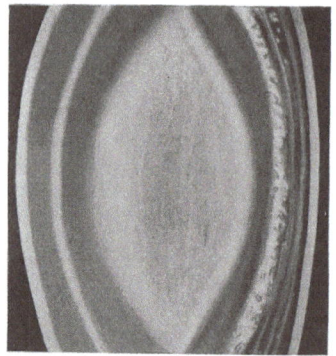

Abb. 53. Linse mit doppeltem Brennpunkt. (Nach A. VOGT.)

große Anzahl solcher Fälle zusammenstellte, beginnt die Sehstörung anscheinend ziemlich plötzlich und steigt schnell, die zentrale, stärker brechende Partie erreicht einen Durchmesser von 4—5 mm. Es läßt sich durch geeignete Untersuchungen subjektiv wie objektiv leicht zeigen, daß zentral hohe Myopie, in der Peripherie der Linse aber Emmetropie oder gar Hypermetropie vorhanden ist. HALBEN hat für diese Linsenveränderung den Namen „*Scheinkatarakt*" vorgeschlagen.

v. HESS rechnete, wie gesagt, seinerzeit die Linse mit doppeltem Brennpunkt zu den Altersveränderungen ohne eigentliche Trübung, wenn er auch betonte, daß „hier wohl auch häufig eine mehr oder weniger ausgesprochene diffuse *Kerntrübung* hinzukommt". VOGT, der neuerdings fünf Linsen mit doppeltem Brennpunkt an der Spaltlampe genau analysierte, fand aber stets eine *diffuse Trübung des Embryonalkerns* von etwa 2—2,3 mm sagittalem und 4—5 mm äquatorialem Durchmesser (Abb. 53). Diese Trübung war durch ein lucides Intervall von 0,3—0,4 mm getrennt von der Alterskernoberfläche, sie war im Lichtbüschel der Spaltlampe deutlich als Trübung zu erkennen, blieb dagegen bei der Durchleuchtung entweder unsichtbar oder erzeugte nur einen unbedeutenden Schatten. Die Indexerhöhung kommt demnach durch eine pathologische Veränderung der Linsensubstanz, die mit feinkörniger Trübung einhergeht, zustande, sie ist um so wirkungsvoller, als sie nur den Embryonalkern mit seinen stärker gekrümmten Grenzflächen betrifft. Ob die auffallenden staubförmigen und fetzigen Glaskörpertrübungen, die VOGT in zwei Fällen feststellte, mit der Linsenerkrankung in irgendeinem Zusammenhang stehen, bedarf noch der Aufklärung, wie auch die Ätiologie der ganzen merkwürdigen Erscheinung.

VOGT stellte einen früher nachweislich emmetropen Patienten vor, bei dem sich in wenigen Jahren infolge Brechungszunahme des Kerns eine Myopie von —14 Dioptrieen entwickelt hatte.

Therapeutisch kommt, falls die Indexerhöhung und Trübung sehr intensiv sind, die Extraktion der Linse mit doppeltem Brennpunkt in Frage, die vielfach mit sehr gutem Resultat ausgeführt wurde. Mikroskopische Untersuchungen der extrahierten Linsen haben bisher keine charakteristischen Befunde ergeben (HALBEN), nur eine ungewöhnliche Kernhärte und deutliche Schichtung ließen sich feststellen. KYRIELEIS hat ähnliche dioptrische Verhältnisse wie bei der Linse mit doppeltem Brennpunkt bei doppelseitigem rudimentären Spindelstar beobachtet: im Zentrum Myopie —2 und —3,5, in der Peripherie aber Hyperopie von +1,5 Dioptrien. Bemerkenswert ist, daß neuerdings KISTLER aus der VOGTschen Klinik mitteilte, daß auch bei senilen Hunden Linsen mit doppeltem Brennpunkt vorkommen, die dieselbe gesteigerte Opazität der inneren Zone erkennen lassen.

Antagonismus zwischen seniler Katarakt und seniler Maculadegeneration.

Die Frage, ob ein gewisser Antagonismus zwischen seniler Katarakt und seniler Maculadegeneration besteht, hat in letzter Zeit wiederholt zur Diskussion gestanden. Bekanntlich hatte der holländische Ophthalmologe VAN DER HOEVE einen solchen Antagonismus aus seinem Material ableiten zu können geglaubt. Zwar war nach seiner Ansicht der Antagonismus durchaus nicht absolut (schon HAAB hatte ja gesagt, daß „zuweilen das Resultat schönster Staroperationen durch eine Maculadegeneration unangenehm getrübt werden kann"), aber er war doch geneigt anzunehmen, daß die Kombination von Maculadegeneration und Star relativ selten, das Vorkommen nur einer dieser beiden Altersveränderungen die Regel sei. Bekanntlich suchte VAN DER HOEVE in den ultravioletten Strahlen die Ursache beider Erkrankungen. Die individuell verschiedene Fluorescenz und optische Heterogenität der Linse sollte bald durch Absorption und Ablenkung der ultravioletten Strahlen zur Schädigung des Ciliarkörpers und der Linse, bald nach Passieren der Strahlen ohne Linsenschädigung zur Maculadegeneration Veranlassung geben. GJESSING, der an 2104 Personen mit 4115 Augen die Angaben VAN DER HOEVEs nachprüfte, kam, wenn auch seine Prozentzahlen andere waren, ebenfalls zu dem Schluß, daß ein relativer Antagonismus wohl bestehe, wenn auch die Kombination beider Krankheitsformen nicht so selten sei. BEHR äußerte in einer Besprechung dieser Verhältnisse schon Zweifel an der Richtigkeit der Annahme VAN DER HOEVEs, und auch FISCHER, der unter 1101 staroperierten Augen der MELLERschen Klinik in 3,83% der Fälle senile Maculadegeneration fand, sieht hierin ein Argument gegen die Wahrscheinlichkeit eines Antagonismus. Ebenso hat sich neuerdings BIRCH-HIRSCHFELD auf Grund seines Materiales der Königsberger Klinik, welches in nicht weniger als 6,5% Star mit Maculadegeneration kompliziert ergab, gegen VAN DER HOEVEs Ansicht ausgesprochen. Man wird aber VAN DER HOEVEs Vorschlag, weitere Beobachtungen und statistisches Material auch an anderen Kliniken zu sammeln, nur unterstützen können, selbst wenn man der Theorie der Ultraviolettschädigung als Ursache beider Erkrankungen von vornherein ablehnend gegenübersteht.

Pathologische Anatomie der erworbenen Linsentrübungen.

Die *histologische* Untersuchung kataraktöser Linsen begegnet großen Schwierigkeiten. Handelt es sich nur um die aus der Kapsel entbundenen Kerne, so fehlen große Teile der Rinde, welch letztere ja bei den meisten Staren der eigentliche Sitz der krankhaften Veränderungen zu sein pflegt. Aber auch bei total, d. h. mitsamt der ganzen Kapsel extrahierten Starlinsen ergeben sich mannigfache Schwierigkeiten. Daß nur ganz frisch gewonnene Stare, also aus dem *lebenden* Auge extrahierte Linsen, einigermaßen zuverlässige Bilder abgeben, ist selbstverständlich, da nur in solchen Linsen die schnell auftretenden postmortalen Veränderungen fehlen. Jedoch ergeben sich auch bei diesem Material noch *Fehlerquellen*. Zunächst wird durch jede, auch die schonendste Extraktion das innere Gefüge der erkrankten Linse gestört, Verschiebungen der Schichten untereinander, Spaltbildungen zwischen den Fasern und Quetschungen der einzelnen Elemente sind nicht zu vermeiden. Noch mehr gilt das von der Herstellung histologischer Schnitte zur mikroskopischen Untersuchung. Schon die *Fixierung* und Härtung des Organs verursacht *Schrumpfungs- und Lockerungsvorgänge*, Austritt von Flüssigkeit, Eiweiß und anderen Produkten aus den Fasern in intravital nicht vorhandene Lücken. Beim Schneiden des meist sehr spröden Organs sind weitere Kunstprodukte nicht zu vermeiden, welche schließlich durch die Manipulationen des Färbens, Differenzierens und Entwässerns der Schnitte, endlich bei der Einbettung derselben noch ganz unkontrollierbar vermehrt werden.

Aus diesen Gründen sind früher wiederholt Veränderungen kataraktöser Linsen, Lücken, Spaltbildungen, Abhebungen der Kapsel, Epithel- und Faserläsionen beschrieben und abgebildet, welche zweifellos intravital nicht oder jedenfalls nicht in solchem Ausmaß und in gleicher Art bestanden haben. Man findet dieselben oder ähnliche Kunstprodukte auch bei der histologischen Untersuchung intravital ganz klarer Linsen. Bemerkenswert sind in dieser Richtung die unter PETERS' Leitung von HIKIDA angestellten Untersuchungen über den Einfluß der Härtung und des Absterbens auf die Linse. Es zeigte sich, daß im Innern oder in der Form gänzlich intakte Linsen mit keiner Konservierungsmethode zu erhalten waren. Das Schneiden ließ sich, was auch mir sich in vielen Versuchen bestätigte, am besten durchführen, wenn man die Linsen nicht zu lange dem Alkohol aussetzte. Schon bei makroskopischer Betrachtung fielen in gefärbten und ungefärbten Präparaten hellere und dunklere Zonen auf, oft von ansehnlichen Spalträumen durchsetzt, die leer waren oder einen besonders stark gefärbten Inhalt aufwiesen. Leere Spalten hielt HIKIDA für einfache Rißbildungen infolge der auf die Fixierung folgenden Alkoholhärtung, während er den stark färbbaren Inhalt anderer Spalten für eiweißhaltiges Material ansprach, welches unter dem Einfluß des Fixierungsmittels aus den Linsenfasern in deren Zwischenräume übergetreten sei. Sogar einzelne MORGAGNIsche Kugeln konnten festgestellt werden.

Schon HENLE hatte darauf hingewiesen, daß selbst in eben getöteten Tieren entnommenen Linsen Vakuolenbildung der äußeren Fasern, Austritt von Eiweißkugeln aus denselben und Auseinanderdrängen der Fasern fast stets beobachtet werden. Besonders in den Nähten der Linse sammeln sich solche Eiweißtropfen an, sie zu Spalten erweiternd, wenn sie in härtenden Flüssigkeiten gerinnen. Immerhin erlaubt eine vergleichende Untersuchung auf dieselbe Art behandelter klarer und getrübter Linsen eine große Anzahl typischer histologischer Veränderungen festzustellen, die uns die pathologisch-anatomischen Vorgänge des Linsenzerfalls vor Augen führen. Für jeden, der sich mit der pathologischen Anatomie der verschiedenen Kataraktarten vertraut machen will, bietet der Atlas des Altmeisters OTTO BECKER, der vor mehr als 40 Jahren erschienen ist, eine Fülle der Belehrung und Anregung. Sehr viele dieser ausgezeichneten Beobachtungen haben ihre Geltung bis in unsere Zeit behalten. Beherzigenswert sind auch jetzt noch folgende Worte aus seiner dem Werke mitgegebenen Vorrede:

„Wesentliche Fortschritte in der Anatomie der Linsenkrankheiten lassen sich nur erwarten, wenn mit der Linse auch das Auge, in welchem sie erkrankt ist, zur Untersuchung gelangt. Möchten sich die pathologischen Anatomen bereit finden lassen, bei der Beschaffung des so schwer zu erlangenden Materials hilfreiche Hand zu bieten!" Und ferner: „Wichtiger noch für die Pathologie der Linse ist die Beantwortung der chemischen Fragen, auf die ich gegebenen Ortes hingewiesen habe. Dabei ist ganz besonders auf den erkrankten Glaskörper Rücksicht zu nehmen. Dann wird voraussichtlich auch die mikroskopisch-chemische Untersuchung des Linsenkörpers, welcher ich vielleicht zu wenig Aufmerksamkeit geschenkt habe, neue Aufschlüsse zu liefern vermögen."

Um die *pathologischen* Befunde richtig zu beurteilen, sind außer den postmortalen und artifiziellen Erscheinungen auch diejenigen Veränderungen der Linse zu beachten, die durch das ständige Nachwachsen neuer Linsenfasern aus Epithelzellen am Linsenäquator, also das normale Linsenwachstum, sich ergeben, und schließlich auch die normalen Altersveränderungen seniler, aber sonst klarer Linsen. *Kernteilungsfiguren findet man auch in späterem Alter ohne charakteristische Anordnung auf der ganzen Vorderfläche der Linse verteilt.* Die Epithelzellen sind nach dem Äquator zu höher, ihr kugeliger Kern geht in eine ovale Form über, die allmählich länger und platter wird. Die Kernstruktur geht verloren, Kernteilungsfiguren findet man hier nicht mehr. Schließlich treten Vakuolen im Kerninneren auf, die Konturen der Kerne werden undeutlicher und verschwinden schließlich gänzlich, sobald die neue Linsenfaser vorn und hinten den Linsenstern erreicht hat, also völlig ausgebildet ist. Im Greisenalter nimmt die Höhe der Epithelzellen sowohl an der Vorderfläche als auch am Äquator ziemlich gleichmäßig ab, bis man schließlich das Protoplasma so zusammengeschrumpft findet, daß Zell- und Kerngrenzen fast zusammenfallen; der basale Durchmesser ändert sich dagegen kaum. Schließlich treten auch Lücken im Zellbelag auf, was besonders gut im Flächenpräparat zu studieren ist, auch zeigen sich einzelne Zellen blasig aufgetrieben. Die Zellkerne färben sich schlechter und zeigen häufig ähnliches Verhalten, wie wir es eben an den Kernen der Äquatorialzellen kennen gelernt haben. Zu Fasern auswachsende Epithelzellen drängen die älteren Linsenfasern immer mehr zusammen unter erheblicher Veränderung ihres chemischen, physikalischen und morphologischen Verhaltens.

Die älteren Fasern nehmen an Breite und Dicke ab und erhalten zackige Ränder, die ineinander greifen und die einzelnen Fasern fester verbinden. Offenbar handelt es sich hier um Schrumpfungserscheinungen. Die Fasern werden härter, gelber und nehmen an Brechungsvermögen zu. Abgabe von Wasser und von wasserlöslichem Eiweiß nach außen dürfte die Ursache sein; inwieweit das Linseneiweiß selbst chemische Umsetzungen erfährt, ob insbesondere eine Umwandlung der sog. Krystalline in das Albumoid stattfindet, ist noch unbekannt. Daß in den alternden inneren Linsenfasern auch noch andere chemische Veränderungen auftreten, beweist schon die auffallende Erscheinung der reversiblen Kältetrübung des Kernes junger Linsen, die schon bei 15—18° C auftritt, im höheren Alter aber nicht mehr hervorzurufen ist. Sie wird, wie schon HENLE und BECKER fanden, verursacht durch doppelbrechende runde Tröpfchen, die in den zentral gelegenen Fasern am größten sind, nach der Peripherie immer zarter werden und deren Ursache vielleicht in einer fettähnlichen Substanz von niedrigem Schmelzpunkt zu suchen ist.

Diese noch unbekannte Substanz muß schon frühzeitig aus den älter werdenden Zentralfasern entweder vollkommen verschwinden oder aber sich derartig verändern, daß sie auf Temperaturerniedrigungen nicht mehr durch Änderung ihres physikalisch-chemischen Zustandes reagiert.

Die Linsenkapsel nimmt schon normalerweise bei steigendem Alter an Dicke zu, als Produkt der Epithelzellen wächst sie durch Apposition neuer Substanz, ohne daß dabei eine Struktur zutage tritt. Sie bleibt stets vorne dicker als hinten, erreicht am vorderen Pol eine Stärke von 16 μ, am hinteren 7 μ, am Äquator 8 μ und läßt in kurzer Entfernung hinter dem Äquator, dem Ansatz der Zonulafasern entsprechend, eine regelmäßige Verdickung bis auf 10—12 μ erkennen. Durch Anwendung von Säuren und Alkalien, durch 10% Kochsalzlösung und übermangansaures Kali, ferner durch Trypsinverdauung läßt sich ein lamellärer Zerfall der Kapsel erreichen.

Unter pathologischen Verhältnissen kann es sowohl zu einer Verdünnung als auch zu allgemeiner und partieller Verdickung der Linsenkapsel kommen.

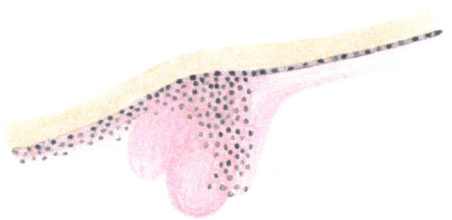

Abb. 54. Wucherung des Kapselepithels (Druse). (Aus J. v. Michels Sammlung.)

Besonders bei alten verkalkten Staren findet man gelegentlich eine deutlich verdünnte Kapsel, während bei gewöhnlichen Staren nicht selten auffallende Zunahmen der Schichtdicke ohne eigentliche Auflagerung beobachtet werden kann. Außerdem aber kommt es auch zu flächenhaften oder umschriebenen Auflagerungen, die durch eine Trennungslinie von der eigentlichen Kapsel sich abheben, aber von der gleichen glashäutigen Beschaffenheit wie diese, nur meistens sehr viel dünner sind.

Vielgestaltet sind die an den Kapselepithelien vorkommenden Veränderungen kataraktöser Linsen. Degenerationsprozesse wechseln mit Proliferationsvorgängen, die an mit der Kapselpinzette gewonnenen Stückchen im Flächenpräparat gut zu studieren sind. Die Zellen zeigen sich oft auf das Vielfache vergrößert, wie aufgebläht, ihr Protoplasma färbt sich schwach, der Kern tritt kaum hervor, feine Ausläufer erstrecken sich zwischen die benachbarten Zellen (v. Hess). Vakuolen verschiedener Größe und streifenförmige Dehiszenzen trennen die einzelnen Zellen resp. ganze Zellgruppen voneinander. An anderen Stellen sind die Zellgrenzen verschwunden, die Zellkerne aber treten kreisrund, intensiv gefärbt, jedoch auffallend verkleinert hervor. Wieder andere Partien zeigen Zerfallserscheinungen der Kerne selbst, die oft in mehrere Bruchstücke aufgelöst sind, Einschnürungen und Vakuolen erkennen lassen.

Bei überreifen Staren, geschrumpften und zum Teil resorbierten Linsen kann es auch zu vollkommenem Schwund des Kapselepithels kommen. Andererseits finden sich als *Kapselkatarakt* bezeichnete Wucherungsvorgänge, wobei die Epithelzellen, zum Teil vergrößert und in mehreren Reihen übereinanderliegend, von der Kapsel durch ein bindegewebsähnliches *mehrschichtiges Gewebe getrennt sind.* Auch Neubildung echter glashäutiger Substanz von seiten der gewucherten Epithelien wird beobachtet, ebenso das Auftreten drusenartiger, z.T. homogener Auflagerungen auf der Innenfläche der Kapsel (Abb. 54). Regressive Veränderungen, Kalkinkrustation, Cholesterinablagerung und Abscheidungen amorpher Massen zwischen den einzelnen Schichten dieser „Kapselstare" sind nicht selten.

Bei manchen Staren, besonders den komplizierten Formen, kommt es zu einem Hinüberwachsen der Epithelien über den Äquator hinaus bis weit auf die hintere Kapsel, die bei älteren Staren einen kontinuierlichen Epithelbelag aufweisen kann, wie er sonst nur unter der vorderen Kapsel vorhanden ist. Allerdings pflegt das Epithel hier niemals die Gleichmäßigkeit und Regelmäßigkeit der vorderen Epithelien aufzuweisen. Es wird vielfach als „Pseudoepithel" bezeichnet und gibt gelegentlich zu erheblichen Wucherungen Anlaß. v. HESS erwähnt, daß er von WINTERSTEINER zufällig gewonnene Präparate einer anscheinend sonst normalen Kinderlinse erhalten habe, welche ganz isolierte Epithelinseln in der Nähe des hinteren Linsenpols aufwiesen, die offenbar nirgends mit dem Äquator in Zusammenhang standen. BERTHOLD (zit. v. HESS) hatte früher ähnliches beobachtet, und BECKER beschrieb isolierte Epithelzellen am hinteren Pol einer Hundelinse mit Corticalkatarakt. Ich selbst sah in einer kataraktösen Kolobomlinse eine umschriebene Zone von Epithelzellen an der hinteren Kapsel dort, wo in einer an das Kolobom sich anschließenden zum hinteren Pol ziehenden Furche die kataraktösen Linsenfaserveränderungen besonders stark ausgeprägt waren.

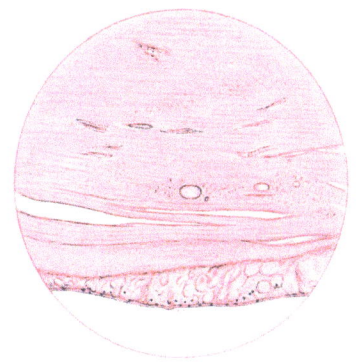

Abb. 55. Kataraktöse Veränderungen an der Hinterfläche der Linse. Pseudoepithel, Bläschenzellen.

Gerade das sog. Pseudoepithel der hinteren Kapsel hat die Neigung zu einer bläschenartigen Vergrößerung der einzelnen Zellen (Abb. 55). BECKER sprach von einer „hydropischen Umwandlung". Allgemein geworden ist die Bezeichnung „WEDLsche Blasenzellen". Die Zellen, gelegentlich auch jüngere Linsenfasern am Äquator, quellen unter erheblicher Vergrößerung auf, nehmen kugel- oder schlauchförmige Gestalt an, verlieren schließlich ihren Kern und zerfallen, worauf der Inhalt benachbarter Zellen zusammenfließen kann. Solche Blasenzellen finden sich bei Staren nicht selten in mehreren Schichten, werden auch unter der vorderen Kapsel, besonders aber am Äquator beobachtet. Kernteilungsfiguren sind dabei in menschlichen Linsen nicht vorhanden, wie sie GEUNS seinerzeit in reichlicher Menge im Pseudoepithel von Kaninchenlinsen fand, die nach Wirbelvenenunterbindung kataraktös geworden waren.

Die Veränderungen an den Linsenfasern pflegen um so ausgesprochener zu sein, je peripherer die kataraktöse Erkrankung gelegen ist. Die zentralen älteren Fasern widerstehen im allgemeinen dem kataraktösen Zerfall bedeutend länger. Selbst bei ausgesprochenen Kernstaren sind die anatomischen Veränderungen äußerst geringfügig im Vergleich zu den enormen Zerstörungen, die bei typischen Rindenstaren die peripheren jüngeren Fasern erkennen lassen (Abb. 56).

Die ersten Veränderungen der Rindenschichten bestehen in Unregelmäßigkeiten der Form der Fasern, die ihre schlanken gleichmäßigen Konturen verlieren, verbreitert, stellenweise aufgequollen erscheinen oder sich in ihrem Inneren ungleichmäßig färben. Bald treten Spaltbildungen zwischen den Fasern auf, die von einer homogenen eiweißreichen Flüssigkeit (s. Abb. 57) oder von krümeligen und scholligen, oft kugeligen Elementen angefüllt sind. In den Fasern selbst sieht man zahlreiche, oft scharfrandige helle Vakuolen neben ähnlich geformten, runden oder ovalen Degenerationsherden, die von einer feinkörnigen Substanz angefüllt sind, welche sich meist dunkler färbt, als die normale Fasersubstanz. Schreitet der kataraktöse Zerfall fort, so verfallen die Fasern immer mehr einer höchstgradigen degenerativen Metamorphose. Ganze Faserbündel sind in runde, oft eng zusammenliegende und gegeneinander

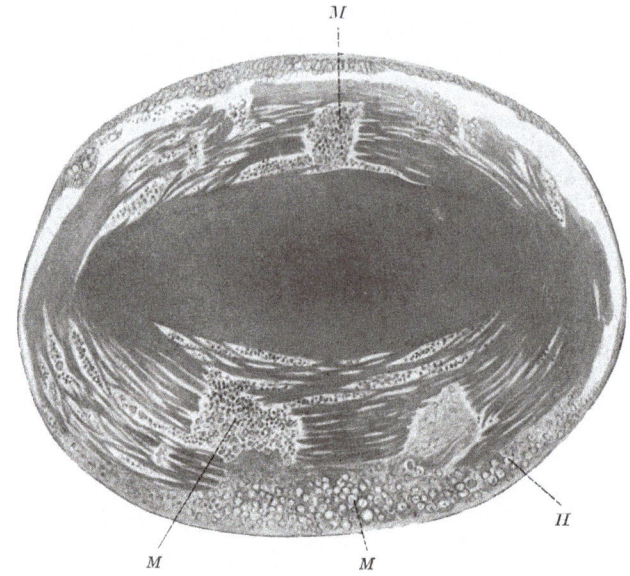

Abb. 56. Kataraktöser Linsenzerfall. Myelinkugeln (M) und Vakuolen (H).
(Aus der Sammlung von J. v. MICHEL.)

abgeplattete sog. Myelinkugeln aufgelöst, die hier und da eine scharfe Doppelkontur erkennen lassen. Reihenweise hintereinander liegende Lücken mit geronnener Flüssigkeit sind früher als sog. Algenbilder beschrieben worden. Schließlich geht die Destruktion so weit, daß ausgedehnte Corticalmassen

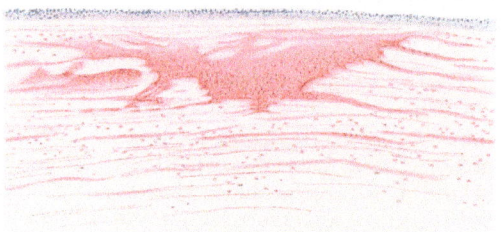

Abb. 57. Subkapsuläre Linsenfaserzerfall.

nur noch aus Myelinkugeln, körnigem Detritus und eiweißreicher Flüssigkeit bestehen, zwischen denen nur hier und da einzelne Faserfragmente mit zerfransten Enden und angefressenen Rändern gefunden werden können. Dabei kann der Kern der Linse noch auffallend gleichmäßige und in ihrer Gestalt kaum veränderte Linsenfasern erkennen lassen, die sich mit scharfer Grenze gegen die zerfallenen Rindenschichten abheben. Doch sieht man nicht selten die äußeren Kernfasern bereits von zahlreichen kleinen runden und ovalen Lücken durchsetzt, die bei starker Vergrößerung entweder leer oder mit krümeligem Detritus und doppelbrechenden Tröpfchen angefüllt scheinen. Sie können hier und da konfluieren und über mehrere Fasern sich erstreckende Höhlen bilden, die mit scholligen Elementen vollgestopft sind. Über die Natur dieser Detritusmassen und Tröpfchen sind vielfache Untersuchungen angestellt und verschiedenste Ansichten geäußert. Es handelt sich zweifellos um alle möglichen Abbaustufen des Linseneiweißes, vermischt mit Fetten und Lipoiden, die bei dem hydrolytischen Zerfall der Fasern frei werden und mit anorganischen Substanzen, insbesondere Kalkkonkrementen durchsetzt sind, die bei alten Staren (s. Abb. 58) in oft ausgedehntem Maße vorhanden sein können und durch intensiv dunkelblaue Färbung mit Hämatoxylin sich auszeichnen. Gelegentlich sind auch echte krystallinische Körper zu finden, die Ähnlichkeit mit Tyrosin und Leucinkrystallen besitzen oder auch wie Drusen mit konzentrischer Schichtung erscheinen, ebenso können Cholesterinkrystalle nachgewiesen werden. Bei reinen Kernstaren kann im mikroskopischen Bilde die Peripherie völlig normal gefunden werden oder nur spärliche der oben genannten Zerfallserscheinungen darbieten. Aber auch die Kernfasern erweisen sich oft auffallend wenig verändert, ihre regelmäßige Gestalt kann völlig erhalten sein. Im Protoplasma der Fasern aber finden sich mehr oder weniger zahlreiche teils runde, teils ovale scharfrandige kleine Herde, deren Inhalt sich optisch anders verhält als die Umgebung. In anderen Fällen wieder fehlen selbst diese Substrate der klinisch wahrnehmbaren Trübung und nur eine auffallende Homogenisierung der ganzen Kernpartie ist festzustellen, so daß die Fasergrenzen nicht mehr auseinander zu halten sind, was schließlich aber auch in sehr alten, klinisch klaren Linsen gelegentlich zu beobachten ist. Vom allgemein pathologischen Standpunkt aus handelt es sich bei der kataraktösen Erkrankung der Linse sowohl um *regressive* als auch um *progressive* Veränderungen. Erstere herrschen vor und kommen in Störungen der Morphologie, des physikalischen und chemischen Aufbaues der Zellen und Fasern zum Ausdruck. Die progressiven Veränderungen beschränken sich auf das Linsenepithel, das zur Zellvermehrung und Wucherung über seine normale Ausdehnung hinaus neigt, und gelegentlich auch auf die Linsenkapsel, welche eine Zunahme ihrer Dicke erkennen lassen kann.

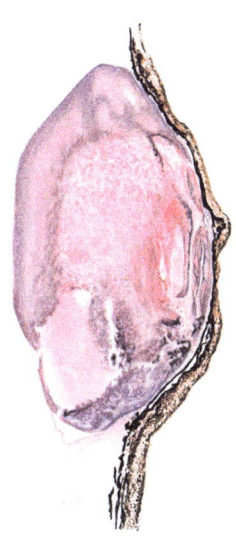

Abb. 58.
Überreifer geschrumpfter und verkalkter Altersstar.

Die regressiven Veränderungen der Zellen und Fasern der kataraktösen Linse entsprechen in manchem den auch an anderen Körperzellen bekannten Erscheinungen der Nekrobiose. Der Kernzerfall (Karyorrhexis) der Epithelien, der bis zum Kernschwund führen kann, die an die sog. „tropfige Entmischung", die „vakuolige Degeneration" und die „trübe Schwellung" mit ihrem vermehrten Wassergehalt erinnernden Linsenfaserveränderungen gestatten Parallelen zu anderen der allgemeinen Pathologie geläufigen Zellveränderungen, wie das von älteren Autoren in zum Teil allerdings zu weitgehendem Maße zu tun versucht worden ist (KNIES). Ebenso ist die chemische Desorganisation der Linsenfasern vielfach durch das Auftreten isotroper und anisotroper Substanzen gekennzeichnet, welche in ähnlicher Art bei der Glycerinester- und Lipoidverfettung anderer Organe beobachtet werden. Inwieweit es sich hier aber um Erscheinungsformen echter Verfettungen oder aber um das Auftreten von fettähnlicher Substanz infolge autolytischer fermentativer Prozesse handelt, ist noch nicht geklärt. Der Zelltod der Linsenelemente kann schließlich ähnlich dem Bilde der

Koagulationsnekrose, der Kolliquation und des Zerfalls in molekulare Partikel (Detritus) vor sich gehen, wobei es schließlich auch zur Imprägnation mit Kalksalzen kommen kann.

Pathologische Chemie der Linse.

War das Studium der pathologischen *Morphologie* der Linse durch die Unmöglichkeit der Darstellung künstlich nicht veränderter Schnitte von jeher erschwert, so waren andererseits exakte *chemische* Untersuchungen von Starlinsen durch die Schwierigkeiten der Gewinnung eines einwandfreien und genügend großen Materials behindert. Die Extraktion der Katarakte *aus* der Kapsel heraus lieferte allenfalls eine Menge mehr oder weniger großer getrübter Linsen-*kerne*, es fehlten aber stets Teile der *Rindenfasern*, die doch vielfach die wesentlichsten krankhaften Veränderungen aufzuweisen pflegen. Ältere *quantitative* Untersuchungen über den Gehalt an Wasser, Eiweiß, Lipoiden und anorganischen Bestandteilen von Starlinsen sind deshalb sämtlich wertlos, soweit sie sich auf Analysen derartiger *Starrudimente* stützen. Das gilt leider außer von vielen anderen auch von den Analysen von BALLING, wie es schon die großen Spannungen seiner Maximal- und Minimalwerte beweisen. Quantitative chemische Untersuchungen sollten in Zukunft nur an völlig intakten Linsen vorgenommen werden, die man lebensfrisch zur Untersuchung bekommen kann, wie ich es oben bei der Besprechung der normalen Chemie der Linse geschildert habe und wie ich es in einer Anzahl kataraktöser Rinderlinsen zur Durchführung bringen konnte.

Die Bedeutung des Cysteins. Im Jahre 1912 entdeckte V. REIS, daß die sog. *Cysteinreaktion,* die bei normalen Linsen sehr stark positiv ist, bei Starlinsen mehr oder weniger negativ wird. Diese neue Eiweißfarbreaktion (NPR), die in einer Rotfärbung des Eiweißes bei Zusatz von Nitroprussidnatrium und Ammoniak besteht, ist zuerst von HEFFTER 1907 beim Ovalbumin beobachtet, später von ARNOLD an einer größeren Menge von Eiweißkörpern studiert worden.

Die meisten Organe (Leber, Thymus, Muskeln) geben positive NPR, eigentliches Bindegewebe (Sehnen, Fascien, Knorpel) läßt sie vermissen. Am schönsten erhält man sie mit normaler Linsensubstanz. Da von allen *Eiweißbausteinen* lediglich das *Cystein* diese Farbreaktion gibt, hat man in ihr ein ausgezeichnetes Mittel, diese Aminosäure qualitativ nachzuweisen. REIS fand nun, daß bei Altersstaren die in normalen Linsen so augenfällige Reaktion mehr oder weniger verschwunden war. Er kam zu dem Schluß: ,,daß in einer senilen Starlinse den Linsenelementen die reagierenden Cysteingruppen fehlen müssen. Ob aber dieser negative Ausfall der Cysteinreaktion der erkrankten senilen Linse dem Mangel an Cysteingruppen in den Eiweißkörpern der Linse zuzuschreiben ist, ob er vielleicht im allgemeinen von der Verminderung des Eiweißgehaltes bei Katarakt (CAHN) oder fast völligem Verschwinden des Eiweißes im Kern des Stares (MICHEL), oder endlich von degenerativen Fettveränderungen der Linsenfasern (TOUFESCO) abhängt, kann nicht mit Bestimmtheit gesagt werden". Meine Nachprüfungen der REISschen Angaben bestätigten seine Befunde, nur konnte ich nachweisen, daß bei *alten traumatischen* Staren·die NPR schließlich auch negativ wird, während ich sie anfangs, wie auch REIS, positiv bleiben sah. Die Abb. 59 zeigt diese Cysteinreaktion in den verschiedensten normalen und krankhaft veränderten Linsen, wie man sie sehr anschaulich erhält, wenn man die Linsen auf dem Gefriermikrotom schneidet und die Schnittfläche mit Nitroprussidnatrium und Ammoniak benetzt. In der ersten Reihe sehen wir neben der normalen, gleichmäßig rot gefärbten Linse die im Zentrum weiße, aber mit einem breiten roten Rand versehene unreife Katarakt. Sodann folgt der reife Star, bei dem nur noch eine schmale Randzone rotgefärbter Linsenfasern vorhanden ist, und schließlich eine sog. Butzenscheibenkatarakt, die im Zentrum entsprechend der scharf umschriebenen klinisch sichtbaren Kerntrübung ungefärbt blieb, während die übrigen Linsenteile sich intensiv röteten. In der zweiten Reihe ist eine frische *traumatische* Katarakt mit totaler Rotfärbung abgebildet, ein 7 Monate alter *Wundstar* mit geringer Rötung des Zentrums, sowie ein 6 Jahre bestehender mit totalem Fehlen der NPR bis auf einen schmalen Randstreifen, ganz ähnlich wie beim reifen Altersstar. Interessant sind auch die Ergebnisse an experimentellen *Naphthalinstaren* in der dritten Reihe. Ein frischer Naphthalinstar verhält sich noch wie eine normale Linse, bei einem über drei Monate alten Star findet sich eine konzentrische breite Entfärbungszone, bei einem 6 Monate alten totalen Star wieder nur noch eine schmale rote Randzone. *Je älter und weiter fortgeschritten also*

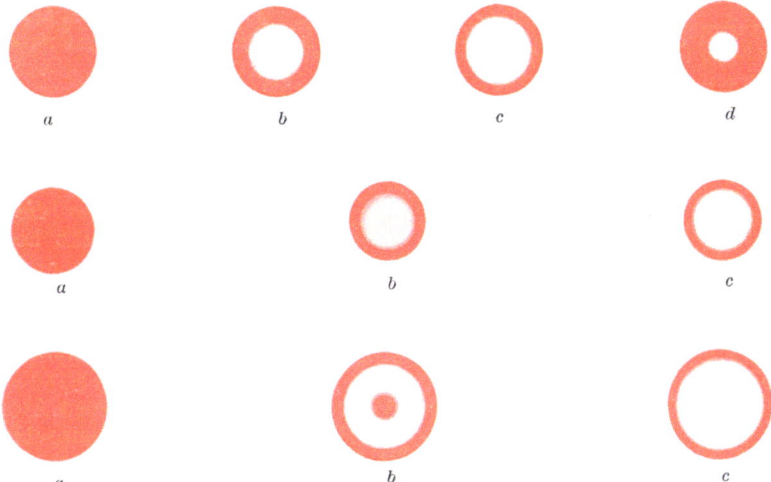

Abb. 59. Cysteinreaktion in normalen und kataraktösen Linsen.
1. Reihe: *a* normale Linse, *b* unreifer Star, *c* reifer Star, *d* Butzenscheibenkatarakt. 2. Reihe: *a* frischer, *b* 7 Monate alter, *c* 6 Jahre alter Wundstar. 3. Reihe: *a* frischer, *b* 3 Monate alter, *c* 6 Monate alter Naphthalinstar.

in allen Fällen die kataraktöse Umwandlung der Linsensubstanz ist, in um so größerem Umfang verschwindet die NPR.

Die Linseneiweiße. Meine weiteren Untersuchungen haben dann ergeben, daß von den drei Linseneiweißarten Mörners das *Albumoid die NPR überhaupt nicht, das α-Krystallin in geringem, das β-Krystallin aber in sehr intensivem Ausmaß gibt.* Das *Albumoid* enthält demnach keine reagierenden Cysteingruppen, während das *β-Krystallin* besonders reich an solchen sein muß. Sowohl die aus Rinderlinsen, als auch die aus menschlichen Linsen gewonnenen Eiweißfraktionen verhielten sich auf diese Weise. Es schienen danach die beiden Krystalline, insbesondere das *β-Krystallin* aus der Starlinse zu verschwinden oder in das cysteinfreie Albumoid überzugehen. Quantitative Untersuchungen an einzelnen, in der Kapsel lebensfrisch gewonnenen Altersstaren von Rindern bestätigten sodann, daß die allgemeine Reduktion der kataraktösen Linse abgesehen von erheblichem Wasserverlust vor allem durch *Abnahme der cysteinhaltigen wasserlöslichen Krystalline* zu erklären war, während das Albumoid relativ und einmal sogar absolut zugenommen hatte. Skizze 60 verdeutlicht in schematischer Form diese Verhältnisse. Das nur in verschwindender Menge vorhandene *Albumin* Mörners (0,2% der Linse) konnte allerdings hierbei nicht berücksichtigt werden. Es hat sich also als sicher herausgestellt, daß *die kataraktöse Linse, je totaler ihre Trübung wird, um so mehr nur aus dem wasserunlöslichen und cysteinfreien Albumoid besteht.* Die Krystalline sind offenbar mehr oder weniger aus der Starlinse verschwunden. Daß hier etwa eine Umwandlung der Krystalline durch Abspaltung gewisser Bausteine in das Albumoid stattgefunden habe, scheint nach meinen oben erwähnten Hydrolysen der Linseneiweißarten nicht wahrscheinlich, fand ich doch im Albumoid zwar einen geringeren Gehalt von Valin und Alanin neben dem vollkommenen Fehlen des Cysteins, dafür aber mehr Arginin als in beiden Krystallinen und eine größere Leucinfraktion als im *β-Krystallin*. Wir wissen ja über die Möglichkeit der Umwandlung einer Eiweißart in eine andere innerhalb des Organismus nichts Sicheres, durch einfache Abspaltung einzelner Bausteine könnten wir uns aber in unserem Falle eine hypothetische Bildung von Albumoid aus den Krystallinen *nicht* erklären.

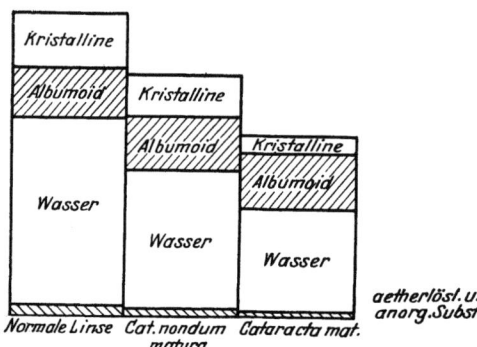

Abb. 60. Schematische Darstellung der chemischen Zusammensetzung der normalen Linse, des unreifen und des reifen Stares.

GOLDSCHMIDT fand bei in der Kapsel extrahierten *kataraktösen* Menschenlinsen eine *Abnahme der Lipoide,* dabei soll die Rinde lipoidreicher gewesen sein als der Kern. Er stellte zur Diskussion, inwieweit eine ,,partielle Lipoid- und Cysteinabnahme die Entstehung der Katarakt bedingen oder selbst bereits Folgezustände eines gestörten Stoffwechsels darstellen".

Ferner hat GOLDSCHMIDT das ,,*Glutathion*" von HOPKINS auch in der Linse nachgewiesen. HOPKINS isolierte diese Substanz, eine Verbindung der Glutaminsäure mit dem Cystein, aus Hefe, Leber und Muskel. Sie erfüllt die Bedingungen eines Reduktions- bzw. Oxydationsträgers der Zelle. Ähnlich wie HOPKINS beim Muskel stellte GOLDSCHMIDT an der Rinderlinse fest, daß nach Entfernung des Glutathions aus dem Linseneiweiß durch Extraktion mit Wasser oder n/10 H_2SO_4 das Eiweiß noch stark Nitroprussidnatriumreaktion gibt. Es muß also ebenfalls eine SH-Gruppe besitzen, die durch H_2O und n/10 H_2SO_4 nicht extrahierbar ist. Verfasser schließt aus bestimmten Versuchen, daß das *Cystein* des *Glutathion* und das *Cystein* im *Eiweißmolekül* biologisch verschiedene Bedeutung besitzen. Durch Extraktion des Linseneiweißes verschwand sein Reduktionsvermögen, es konnte durch Zusatz von Cystin wiederhergestellt werden. Der extrahierte Linsenbrei muß also die Fähigkeit besitzen, Cystin in Cystein umzuwandeln. Durch Siedetemperatur wurde das Reduktionsvermögen der ausgewaschenen Linsensubstanz nicht zerstört, ebensowenig durch sehr tiefe Temperaturgrade, wie sie durch Eintauchen in flüssige Luft zu erhalten waren. Dieses *thermostabile Reduktionssystem* hat schon HOPKINS am Muskel der Ratte gefunden. Durch Sauerstoffeinwirkung wurde dieses System so verändert, daß nach Zusatz von Cystin Methylenblau nicht mehr reduziert wurde. Im Versuch zeigte sich, daß die Linsenkapsel, der Glutathiongehalt und die Langsamkeit der Diffusion als Schutzfaktoren des Reduktionssystems gegenüber dem Sauerstoff wirkten. Das System *glutathionthermostabiles Reduktionssystem-Methylenblau* war bei einer Wasserstoffionenkonzentration = 8,3—7,5 *nicht* erschöpfbar. Mit Abnahme der H-Ionenkonzentration (7—6) fand eine Verschiebung des Systems nach der oxydierten Form Cystein → Cystin und eine

Zerstörung des Cystins statt. Im Linseneiweiß wird also die Reversibilität zwischen Reduktion und Oxydation und damit die innere Atmung durch die H-Ionenkonzentration entscheidend beeinflußt, durch Säuerung erschwert oder unmöglich gemacht. GOLDSCHMIDT stellte auch an normalen menschlichen Linsen fest, daß sie wie die Rinderlinse die Fähigkeit der Reduktion besitzen, welche durch Cystin starke Beschleunigung erfährt. Im Gegensatz zur Rinderlinse zeigte sich aber, daß bei menschlichen Linsen die NPR negativ geworden war, sobald das Reduktionsvermögen im Versuch sich erschöpft zeigte, auch wenn Cystinzusatz erfolgte. Ein thermostabiles Reduktionssystem ist demnach in der menschlichen Linse nicht so leicht nachweisbar wie in der Rinderlinse. Entweder wird es mit dem Glutathion extrahiert, oder es wird während der Extraktion oxydiert. Bei pathologisch veränderten Linsen konnte aber doch ein solches Reduktionssystem erwiesen werden. Gegen H-Ionenkonzentrationsveränderung zeigte sich die *menschliche* Linse wesentlich *empfindlicher* als die Rinderlinse. Schon bei $p_H = 7{,}0$ war das Reduktionsvermögen der menschlichen Linse vollkommen erloschen. Die Sauerstoffassimilation war bei $p_H = 8{,}3—7{,}5$ optimal, nahm rapid bei einer relativen Säuerung ab. Die untersuchten kataraktösen menschlichen Linsen, ohne Kapsel extrahiert und geprüft, teilt GOLDSCHMIDT in drei Gruppen ein. In der ersten finden sich Stare, welche ohne Cystinzusatz sehr langsam, mit Cystin schneller reduzieren; in der zweiten solche, bei denen das Reduktionsvermögen ohne Cystinzusatz (primäres Reduktionsvermögen, an das Vorhandensein des Glutathions gebunden) vollkommen aufgehoben, während nach Cystinzusatz ein verlangsamtes Reduktionsvermögen vorhanden war. In der dritten Gruppe wird weder ohne noch mit Cystinzusatz Methylenblau entfärbt, das primäre sowohl wie das sekundäre Reduktionsvermögen waren also verschwunden. Hier handelte es sich meist um hypermature Katarakte. Der Kern einer MORGAGNIschen Katarakt und ebenso zwei Fälle von *Cataracta brunescens* ließen sich, auf die gleiche Weise geprüft, in eine dieser drei Gruppen einteilen. Demnach wäre die Cataracta brunescens im Gegensatz zur Ansicht von C. v. HESS durchaus zu den echten Starformen zu rechnen. GOLDSCHMIDT zieht aus seinen Versuchsergebnissen folgende Schlüsse: „Die tierische und die menschliche Linse bedürfen für die Aufrechterhaltung ihrer inneren Atmung, ihrer Versorgung mit Nährstoffen und somit zur Wahrung ihrer anatomischen Struktur dreier Faktoren: einer H-Ionenkonzentration von etwa $p_H = 7{,}5$, einer gewissen Menge Glutathion und des Reduktionssystems." In einer Veränderung der H-Ionenkonzentration, in einer allerdings bisher noch nicht nachgewiesenen Organsäuerung vermutete GOLDSCHMIDT den ersten Anstoß zur Starbildung. Eine Folge dieser Veränderung ist die Verlangsamung der Oxydationsvorgänge in der Linse, die sich in einer beginnenden Trübung äußert. Glutathionoxydation und Vernichtung des thermostabilen Reduktionssystems bedingen die weitere Ausschaltung der inneren Atmung.

Die Myeline. Schon METTENHEIMER hatte 1858 in kataraktösen Linsen doppelbrechende Substanzen nachgewiesen, die er als *Myeline* auffaßte, auch sah er neben diesen tröpfchenartigen Myelinen Cholesterinkrystalle. TOUFESCOU gab an, histologisch fettige Degeneration der zerfallenen Linsenfasern besonders am Äquator gefunden zu haben, was nach v. HESS durch Nachprüfungen seines Assistenten HACK allerdings nicht bestätigt wurde. HOFFMANN beschäftigte sich dann näher mit diesen sog. *Myelinen*, die er nicht nur in Altersstaren, sondern auch bei vereinzelten traumatischen Staren, beim Zonularstar und Chorioidealstar mit dem Polarisationsmikroskop bestätigte und als doppelbrechende kugelige oder geschlängelte Gebilde beschrieb, die mit Osmiumsäure Graufärbung annahmen. In normalen Linsen fand er diese *Myeline* nicht, wohl aber glaubte er sie zu beobachten, wenn er die Linsen der *Autolyse* unterwarf, und er zog daraus den Schluß, daß eine Analogie bestehe zwischen dem intravitalen kataraktösen Zerfallsprozeß und dem postmortalen autolytischen. In der Literatur finden sich außerdem noch eine Anzahl von Mitteilungen über *doppelbrechende* und *krystallinische* Einlagerungen, die gelegentlich intravital oder histologisch zur Beobachtung kamen. Sie sind von KRANZ zusammengestellt, der auf meine Veranlassung sich eingehender unter Benutzung des Polarisationsmikroskops, mikrochemischer Reaktionen und spezieller Färbemethoden mit diesen Fragen beschäftigte. Er untersuchte verschiedenartige Katarakte im frischen Zustand, d. h. in Abstrich- und Zupfpräparaten, nach Fixierung mit 2% Formalin in Gefrierschnitten, ferner normale Linsen und solche, die der Autolyse unterworfen waren. Es fanden sich im Abstrichpräparat myelinartige, doppelbrechende Gebilde und vereinzelt auch Cholesterinverbindungen bei Cataracta senilis und Cataracta traumatica nach stumpfer Verletzung, sie fanden sich *nicht* bei Cataracta traumatica nach perforierender Verletzung und in gequollenen Schichtstarmassen. Im fixierten Präparat wurden die eben genannten Myeline nicht gefunden, dagegen *doppelbrechende Lipoide* und optisch positive flüssige *Sphärokrystalle* bei Cataracta senilis, auch brunescens und Wundstar nach stumpfer Verletzung. In normalen klaren Linsen fanden sich keine doppelbrechenden Lipoide, auch nicht nachdem sie der Autolyse unterworfen waren. Die hier zu beobachtenden *myelinähnlichen* Gebilde zeigten keine Doppelbrechung. Die Annahme von HOFFMANN, daß sie identisch seien mit den in kataraktösen Linsen gefundenen lipoiden Substanzen, scheint demnach nicht berechtigt. Bemerkenswert ist, daß mit dem Polarisationsmikroskop in den Kernpartien sowohl bei getrübten, als auch bei klaren älteren Linsen *Kalkablagerungen* beobachtet werden konnten.

Pathogenese der Katarakt.

Zahlreiche Theorien sind aufgestellt worden, die zur Klärung der Kataraktentwicklung dienen sollen. Immer wieder schwanken die Ansichten zwischen den beiden Annahmen, daß entweder *die Ursache der Trübung der Linse in ihr selbst* zu suchen sei, oder aber daß *von außen an sie herantretende Schädigungen* die Linse zum langsamen Absterben bringen.

Als erster hat BECKER eine ungleichmäßige Sklerosierung als Beginn der Starbildung angenommen. Eine Unterbrechung des stetigen Fortschreitens der Sklerosierung der Linse, die von innen nach außen im Laufe der Jahre vor sich geht, sollte zu einer Lockerung der dem ganzen Kern zunächst liegenden Schichten Veranlassung geben. Die vom schrumpfenden Kern ausgehende Zugwirkung müsse, so glaubte BECKER, gerade in der Äquatorgegend, in der sehr häufig die ersten Trübungen sich zeigen, zu Zerrungen der Linsenfasern führen und ihre normale Ernährung behindern. DEUTSCHMANN schloß sich im wesentlichen dieser Anschauung an, die er noch durch die Annahme erweiterte, daß die vom sklerosierenden Kern abgegebene Flüssigkeit, welche einer regelmäßig und gleichmäßig sklerosierenden Linse unschädlich sei, die mangelhaft und unregelmäßig diesen Prozeß durchmachende Linse durch Quellung ihrer Faserelemente schädige. SCHÖN wiederum suchte die Gestaltsveränderungen der Linse bei der Akkommodation für die Kataraktentwicklung verantwortlich zu machen und sah in der Hypermetropie und dem Astigmatismus des Auges disponierende Momente für die Starentwicklung. Er ging bekanntlich von einer irrigen Annahme über den Akkommodationsmechanismus aus und glaubte, daß eine andauernde starke Zerrung an den Zonulafasern die Kapsel in kleinen Fältchen abhebe und zu Wucherungen des Kapselepithels führe. Die Epithelzellen sollten sich sodann in Bläschenzellen umwandeln und in die Corticalis gedrängt werden. Ablösung der Kapsel am Äquator verursache Ernährungsstörungen, welche zur Weiterentwicklung der Katarakt führe. v. HESS wies demgegenüber darauf hin, daß ganz abgesehen von der falschen Vorstellung SCHÖNs über die Akkommodation und über „partielle Ciliarmuskelkontraktionen" zum Ausgleich des Astigmatismus, weder bei Übersichtigen, noch bei Stabsichtigen häufiger Katarakt beobachtet werde, als bei Emmetropen. Jedoch hat neuerdings wieder BURDON-COOPER für eine gewisse Anzahl von Staren, die er „Refraktionskatarakte" nennt, einen Zusammenhang mit Hyperopie und Astigmatismus betont. MAGNUS brachte ebenfalls die Sklerosierung in ätiologische Beziehung zur Starbildung. Er nahm an, daß durch sie eine Stauung von Nährflüssigkeit an ihren Eintrittsstellen in die Linse zu beiden Seiten des Äquators und am hinteren Pol verursacht würde, da die Härte des Kerns das Vordringen dieser Nährflüssigkeit behindere. Außerdem glaubte er aber auch an eine Veränderung in der Widerstandsfähigkeit der alternden Linsenfasern gegen die sich stauende Nährflüssigkeit und ferner an Änderungen in der chemischen Beschaffenheit der Linsennährflüssigkeit selbst.

MÖRNER sprach auf Grund seiner Eiweißuntersuchungen der Linse die Vermutung aus, daß eine fortschreitende Umwandlung des löslichen Eiweißes in das wasserunlösliche Albumoid die Entstehung der Katarakt verursache, „indem die Linse nach Verlust der löslichen Eiweißkörper das Licht nicht mehr in hinreichendem Maße hindurchzulassen vermag." In neuerer Zeit hat ELSCHNIG sich dahin geäußert, daß in einem Exzeß der physiologischen Kernsklerose und dem Ausbleiben der regeneratorischen Tätigkeit der Linsenepithelien die Ursache der Altersstarbildung zu suchen, daß diese eine reine Alterserscheinung sei, und mit besonderer Energie haben SALUS und VOGT die Ansicht verfochten, daß lediglich in der Linse selbst und der im Greisenalter zurückgehenden Vitalität der Linsenelemente der Grund zur Kataraktentwicklung liege.

PETERS widmete dem Diffusionsaustausch zwischen Linse und der sie umgebenden intraokularen Flüssigkeit besondere Aufmerksamkeit, und seine und seiner Schüler zahlreiche Arbeiten gipfeln in der Anschauung, daß eine mangelhafte Zufuhr normalen Nährmaterials zunächst die zentralen Schichten mit Schrumpfungserscheinungen reagieren lasse. Bedingt sah er die mangelhafte Nahrungszufuhr durch Störungen der osmotischen Beziehungen zwischen Linse und Kammerwasser, welche durch Konzentrationsvermehrung des letzteren zustande kommen sollten. Altersveränderungen der Ciliarepithelien schienen ihm die Ursache einer veränderten Absonderung der intraokularen Flüssigkeit, und schon geringe Zunahme des Salzgehaltes dieser Flüssigkeit hielt er für geeignet, den normalen Stoffaustausch zwischen ihr und dem Linseninneren herabzusetzen. In ähnlicher Weise äußerte sich später MAWAS. RÖMER betonte dieser neuen Hypothese gegenüber, daß sie im Vergleich mit der BECKERschen Sklerosierungstheorie jedenfalls einen Fortschritt bedeute, da sie wichtigen Momenten der Zellphysiologie, den osmotischen Druckverhältnissen, Rechnung trage. Er kam aber auf Grund seiner Versuche zu der Annahme, „daß die Linse offenbar den physiologischen osmotischen Druckschwankungen im Kammerwasser ebenso angepaßt ist, wie die Blutzelle denen des Serums". Auch schien ihm nicht bewiesen, daß zur ungestörten Ernährung der Linsenzellen ständige Druckschwankungen zwischen dem Kammerwasser und der Linse notwendig seien, ja er hielt sie gar nicht einmal für wahrscheinlich, da auch die Blutzelle mit dem umgebenden Plasma sich im osmotischen Gleichgewicht befindet, ohne daß dadurch der Stoffaustausch behindert ist. PETERS hat darauf erwidert, daß man „doch wohl einen Unterschied machen müsse zwischen den Schwankungen, welche von den normalen Zellen des Organismus ertragen werden müssen und der dauernden Konzentrationszunahme des Kammerwassers, wie sie durch die Erkrankungen des Ciliarepithels geschaffen werden können". Doch betont demgegenüber RÖMER, daß eine wirklich dauernde molekulare Konzentrationszunahme im Kammerwasser durch erkrankte Ciliarepithelien überhaupt nicht geschaffen werden kann, da nach den Gesetzen der Osmoselehre wieder ständig ein Ausgleich mit dem Blute stattfinden müsse. Die nicht zahlreichen Messungen der elektrischen Leitfähigkeit des Kammerwassers, aus denen PETERS auf Salzvermehrung des Kammerwassers schloß, sind überdies nicht überzeugend.

Während PETERS mit der Annahme krankhaft veränderter Ciliarepithelien und der Produktion einer abnormen intraokularen Flüssigkeit die Ursache der Starentwicklung bereits außerhalb der Linse vermutete, gingen v. HESS und mit ihm RÖMER weiter, indem sie darauf hinwiesen, daß zum mindesten in einem Teil der Starfälle die letzte Ursache nicht nur außerhalb der Linse, sondern auch außerhalb des Auges, also in krankhaften Veränderungen des Gesamtorganismus zu suchen sein dürfte. Gegenüber der lange Zeit vorherrschenden Lehre der Kernschrumpfung im Sinne BECKERs gewann damit wieder eine weitgehende Berücksichtigung der allgemeinen Konstitution an Bedeutung. Diese war allerdings beim Starproblem niemals ganz außer acht gelassen worden. Schon in den ältesten Zeiten hatte die so sehr häufige Doppelseitigkeit des Stares dazu veranlaßt, Störungen des Gesamtorganismus verantwortlich zu machen. Gegen die „dyskrasische" Ursache standen noch in der ersten Hälfte des 19. Jahrhunderts, wie RÖMER hervorhebt, antiphlogistisch ableitende, antiarthritische, antirheumatische Kuren, Vesikatoren, Haarseile usw. in hoher Blüte. Auch die galvanische Behandlung spielte damals eine Rolle, wie man sie neuerdings wieder hier und da in der amerikanischen Literatur als Heilmittel angepriesen sieht. Selbst BECKER hat trotz seiner lokalen Schrumpfungstheorie den Gesamtkörper des Starkranken durchaus nicht unbeachtet gelassen und wiederholt hervorgehoben, daß gerade die Doppelseitigkeit des sog. Altersstares für manche seiner Formen an eine von außen herantretende Schädigung wie beim diabetischen Star denken lasse. Wenn er schrieb: „die flüssigen Medien des Auges können auf doppelte Weise eine abnorme Zusammensetzung erhalten. Entweder es kreist abnormes Blut im ganzen Körper und übt seinen Einfluß auch auf die Flüssigkeiten des Auges, oder es weichen die Zirkulations- und Transsudationsverhältnisse im Auge selbst von der Norm ab", so müssen wir darin schon Hinweise auf die späteren Anschauungen von PETERS, v. HESS und RÖMER erblicken.

Arteriosklerotische Gefäßveränderungen schienen v. MICHEL eine Rolle bei der Starentwicklung zu spielen, insbesondere glaubte er das bald ein-, bald doppelseitige Auftreten der Katarakt auf ein- oder doppelseitige *Carotissklerose* zurückführen zu können, durch welche die Blutzirkulation des entsprechenden Gebietes und damit die Ernährung des Auges und besonders auch der Linse behindert würden. Nachuntersuchungen anderer Autoren erbrachten aber keine Bestätigung der MICHELschen Annahme. DEUTSCHMANN wiederum wollte den Altersstar mit *nephritischen* Prozessen in Zusammenhang bringen. Seine Befunde von häufiger Albuminurie bei Starkranken haben aber ebenfalls von anderer Seite (EWETZKY) keine Bestätigung erfahren, wie auch Nierenfunktionsprüfungen Kataraktöser (FRENKEL) keine Beweise für diese Hypothese zu erbringen vermochten. Hier dürften Wiederholungen der Untersuchungen mit Hilfe moderner Methoden sehr erwünscht sein. GRILLI glaubte der bei alten Leuten häufigen *Nierensklerose* eine gewisse Bedeutung zusprechen zu müssen und nahm in solchen Fällen eine Hypertension der intraokularen Flüssigkeit an, die Wasserentziehung der Linse zur Folge habe.

BOUCARUT schloß aus angeblich verringerter Toxizität des Urins Starkranker auf Zurückhaltung linsenschädlicher Stoffe und KUWABARA nahm eine verminderte Ammoniakausscheidung und Bildung schädlicher Ammoniumverbindungen im Organismus als Ursache der Kataraktentwicklung an, zumal er im Reagensglas mit schwachen Lösungen von Ammoniumcarbonat und Ammoniumbicarbonat Linsentrübungen erzielen konnte.

BURDON-COOPER glaubt neuerdings ebenfalls, daß eine gewisse Insuffizienz der Niere beim Altersstar eine Rolle spiele. Er fand Herabsetzung der Molekularkonzentration und Zunahme der Oberflächenspannung des Kammerwassers Starkranker gleichzeitig mit denselben Veränderungen des Urins, woraus er überdies auf eine gleichartige Funktion des Sekretionsorgans des Auges und der Niere schloß. SCALINCI, der für die Cataracta diabetica eine Säurevermehrung im Blute vermutete, wollte auch andere Starformen auf ähnliche Weise, und zwar durch Zunahme von Harnsäure erklären.

POSSEK schloß aus dem eigenartigen biologischen Verhalten des Linseneiweißes, daß die Linse zur Ernährung ganz spezifischer Nährstoffe benötige und daß eine Beeinflussung derselben im krankhaft veränderten Gesamtorganismus die Linse infolge gestörter Ernährung sich trüben lasse, eine Vermutung, die auch v. HESS bereits ausgesprochen hatte.

POSSEK schreibt dabei Störungen der inneren Sekretion eine Rolle zu, in der Annahme, daß bei solchen normale regulatorische Einflüsse durch die Inkrete in Fortfall gekommen seien.

A. LEBER wiederum ging von der Annahme aus, daß alternde Linsen, insbesondere Starlinsen, an Lecithin und Cholesterin besonders reich seien, und da er für lipoidlösliche Stoffe wie Aceton, Chloroform, Phenol, Anilin schnelles Eindringen bis in die zentralen Linsenteile fand, hielt er es für möglich, daß Aceton, Harnstoffderivate oder ähnliche lipoidlösliche Substanzen, die im Blute unter normalen oder pathologischen Verhältnissen vorkommen, einen schädlichen Einfluß auf die Linse ausüben könnten, der zur Kataraktentwicklung führe. GROSS konnte weder eine direkte Zunahme von Cholesterin und ähnlichen Stoffen in alternden Rinderlinsen, noch in kataraktösen Menschenlinsen, ebensowenig eine Acetonvermehrung im Urin Starkranker feststellen, doch ergaben ja die oben erwähnten neueren Untersuchungen von GOLDSCHMIDT eine Lipoidvermehrung alternder Linsen.

C. v. HESS faßte seine Anschauungen über die Entstehung des Altersstares, die er sich auf Grund seiner klinischen und experimentellen Linsenforschungen gebildet hatte, dahin zusammen, daß Störungen des Gesamtorganismus als Ursache der Linsentrübung ihm viel wahrscheinlicher schienen, als etwa die noch ganz unbewiesene pathologische Kernschrumpfung. Er betonte aber dabei, daß der klinische und zum Teil auch anatomische große Unterschied der einzelnen Stare unbedingt an die Möglichkeit *wesentlicher ätiologischer* Unterschiede der verschiedenen Katarakte denken lasse. Deshalb machte er den Vorschlag, bei Untersuchungen über die Ursachen des Stares die drei Hauptformen auseinanderzuhalten, als welche er, wie anfangs erwähnt, den subkapsulären Rindenstar, den supranuclearen und intranuclearen Star bezeichnete. Gerade der erstere, der subkapsuläre Rindenstar mit seiner Ähnlichkeit im klinischen und anatomischen Verhalten mit gewissen experimentellen Starformen, dem Massage-, Blitz- und Naphthalinstar, spreche für die Annahme einer von außen an die Linse herantretenden Schädigung. Als erste anatomisch nachweisbare Veränderung der gesamten experimentellen Katarakte fand v. HESS einen mehr oder weniger ausgedehnten Zerfall bzw. Absterben des Vorderkapselepithels und er vermutete hierin die wesentliche Ursache der Linsentrübungen. Ebenso fand er beim subkapsulären Rindenstar ausgedehnte Zerfalls- und nachfolgende Wucherungsvorgänge im Epithel und im Anschluß daran Degenerationsvorgänge in den äußeren Teilen der Linsenrinde. Auch klinisch waren hier wie dort ähnliche Erscheinungen, insbesondere die glasklaren, nicht getrübten Speichen in der

Linsenrinde festzustellen. v. HESS schreibt: „Alles dies legt es nahe, zu untersuchen, ob nicht bei der hier in Frage kommenden Form des Altersstares ähnliche Momente wirksam sein können wie dort. In der Tat scheint es mir, daß alle bisher anatomisch und klinisch beobachteten Erscheinungen dieser Altersstarform (das ist des subkapsulären Rindenstares) sich befriedigend erklären lassen durch die Annahme, daß auch hier unter der Einwirkung von außen in die Linse eindringender Schädlichkeiten zunächst die Epithelzellen der Vorderkapsel in größerem oder geringerem Umfange absterben und daß durch diese Änderung der Verhältnisse die zur Trübung führenden Vorgänge in den Rindenfasern eingeleitet werden." Ob dabei nur die Epithelien oder auch die äußeren Fasern der Linse *primär* erkranken, läßt v. HESS unentschieden, er hebt aber die anatomische und biologische Verwandtschaft beider Zellgruppen hervor und betont gegenüber KUWABARA, daß er eine scharfe und unvermittelte Trennung der Linsenelemente nicht für angängig halte, zumal sowohl beim Altersstar als auch bei der Naphthalinkatarakt die jüngsten, kernhaltigen Linsenfasern am Äquator frühzeitigen und ausgiebigen Untergang finden.

Diese v. HESSschen Anschauungen bildeten vor 25 Jahren den Ausgangspunkt für RÖMERs eingehende und mühevolle Versuche, mit Hilfe der damals in höchster Blüte stehenden Serologie und Immunitätsforschung Licht in die dunkle Frage der Kataraktentstehung zu bringen. RÖMER sprach die Vermutung aus, daß die subkapsuläre Form des Altersstares vielleicht ebenfalls eine Stoffwechselerkrankung der Linse darstelle wie die Cataracta diabetica, und durch seine ganzen Arbeiten zieht sich wie ein roter Faden das Forschen nach biologischen Veränderungen des Serums Starkranker, von der Hypothese ausgehend, „daß bei der regressiven Metamorphose des Organismus im Alter, beim Versagen von Regulationsvorrichtungen des intermediären Stoffwechsels Produkte im Blutserum erscheinen sollen, die vielleicht für die Linse schädlich wirken könnten". Es kann hier auf alle Einzelheiten der Arbeiten RÖMERs und seiner Schule nicht eingegangen werden, nur kurz sei hervorgehoben, daß er weiter von der Annahme ausging, daß zur Entwicklung des Stares, der ja nicht jeden alternden Menschen befällt, vielleicht noch eine Schädigung des Sekretionsorgans des Auges nötig sei, um die spezifischen Cytotoxine durchzulassen, und endlich das Vorhandensein von korrespondierenden Receptoren im Protoplasmamolekül der Linse, um diese Cytotoxine zu binden und ihren schädlichen Einfluß zu ermöglichen.

In Anlehnung an Untersuchungen von WESSELY, welche ergeben hatten, daß die im Blute immunisierter Tiere neugebildeten Agglutinine und Hämolysine normalerweise nicht in das Kammerwasser übertreten, stellte RÖMER nach Bestätigung der WESSELYschen Befunde das Gesetz der Cytotoxinretention durch den sekretorischen Apparat des Auges auf. Danach sollen normalerweise Zellgifte des intermediären Stoffwechsels nicht in das Augeninnere gelangen können; erst wenn krankhafte Veränderungen, insbesondere durch das Altern bedingte, die Gefäße und Zellen des Ciliarkörpers geschädigt haben, sollen diese Autocytotoxine in die intraokulare Flüssigkeit übergehen, mit dem Linsenprotoplasma in Bindung treten und durch ihre vergiftende Wirkung die Entwicklung der senilen Katarakt verursachen. Daß eine solche Bindung an die Linsenzellen möglich sei, schien nach RÖMERs Arbeiten sich aus dem Vorhandensein bestimmter Aufnahmeapparate, der Receptoren erster, zweiter und dritter Ordnung im Sinne EHRLICHs zu ergeben.

Gegen diese RÖMERsche Theorie hat SALUS Stellung genommen. Schon im klinischen Verhalten des Altersstares sah er gewichtige Gegengründe. So scheint es ihm zweifelhaft, ob bei den vielfachen Übergängen der einzelnen Starformen ineinander das Prinzip der ätiologischen Trennung der Typen, wie sie v. HESS vorgeschlagen hatte, überhaupt gerechtfertigt werden könne. Auch die so häufige Einseitigkeit des Altersstares und die fast regelmäßige große Verschiedenheit in der Progredienz der Linsentrübung nötigte zu der etwas gezwungenen Annahme, daß die Altersveränderungen des Ciliarkörpers sich ganz ungleichseitig ausbilden. Und schließlich schien SALUS auch die „exquisite Erblichkeit des Altersstares", der sich oft in ganz bestimmter Form in mehreren Generationen findet, gegen RÖMERS Theorie zu sprechen.

Bei der Nachprüfung der Versuchsresultate RÖMERS konnte SALUS sich nicht davon überzeugen, daß in der Linse wirklich Receptoren im Sinne EHRLICHS vorhanden seien. Auf Receptoren 1. Ordnung hatte RÖMER aus der Fähigkeit der Linse, Tetanolysin zu binden, geschlossen. SALUS konnte aber nachweisen, daß die alkohollöslichen Bestandteile der Linsensubstanz es sind, welche die Tetanolysinbindung veranlassen, wie auch durch die fettartigen Bestandteile der nervösen Organe die besondere Affinität des Zentralnervensystems zum Tetanusgift erklärt wird. Auch das Vorhandensein von Receptoren 2. Ordnung, von echten Agglutininen, ist nach SALUS nicht bewiesen, da die nur bei herabgesetzter Temperatur agglutinierende Substanz der Linse, deren Vorhandensein für Kaninchenerythrocyten SALUS allerdings bestätigen konnte, keine *wirkliche Bindung* erkennen ließ. Durch sorgfältiges Waschen der verklumpten roten Blutkörperchen unter kräftigem Schütteln war die Agglutination wieder aufzuheben. Auch ließ sich das „Agglutinin" der Linse durch Behandlung mit Erythrocyten fast gar nicht erschöpfen, was bei spezifischen Agglutinationen leicht gelingt. Und schließlich erhob SALUS gegen die von RÖMER angenommenen Receptoren 3. Ordnung, die komplementophilen, den Einwand, daß die Hemmung der Hämolyse der Kaninchenblutkörperchen durch Menschenserum gar nicht spezifisch für die Linsensubstanz sei, sondern vielen Eiweißkörpern, aber auch Lipoiden, Bakterienextrakten usw. zukomme. Auch zeigte sich wiederum, daß die komplementbindende Wirkung der alkohollöslichen Substanzen eine ebensogroße, vielleicht noch größere war, als die der gesamten Linsensubstanz. SALUS hielt demnach den von RÖMER angenommenen Receptorenaufbau der Linse für widerlegt.

Er kam bei kritischer Betrachtung der RÖMERschen und aller anderen Theorien zu dem Schluß, daß allen „Ansichten, die die letzte Ursache des Altersstares im Gesamtorganismus suchen, jede Berechtigung abzusprechen ist und daß die Auffassung des reinen Altersstares als einfache Alterserscheinung bei weitem die meiste Wahrscheinlichkeit für sich hat". Zu einer ähnlichen Überzeugung war auch GREEFF früher auf Grund seiner pathologisch-anatomischen Untersuchungen über das Wesen des Trübungsprozesses in der Linse gelangt. RÖMER hat sich trotz aller Fehlschläge, die er selbst zugibt, nicht von seinem Grundgedanken abbringen lassen, den er mit bewunderungswürdiger Zähigkeit verfolgte. Immer wieder versuchte er, mit Hilfe biologischer Methoden irgendwelche Unterschiede im Verhalten des Serums normaler und starkranker Personen gegenüber dem Linseneiweiß herauszufinden. Seine zum Teil mit GEBB gemeinsam durchgeführten weiteren Arbeiten über das Verhalten des Blutserums bei der jugendlichen Form der Cataracta diabetica, über das Verhalten des Trypsins zur Linse und den Antitrypsingehalt des Blutserums bei Altersstar, über die Anwendung der Verfahren der passiven Anaphylaxie und der ABDERHALDENschen Methoden haben leider, so anregend sie wirkten, unsere Kenntnisse über die Stargenese nicht entscheidend zu klären vermocht, sie sind teilweise nicht ohne schwerwiegende Widersprüche geblieben, insbesondere konnten ABDERHALDEN und E. v. HIPPEL die RÖMER-GEBBschen Untersuchungen nicht bestätigen, und v. SZILY entgegnete, daß der beim Meerschweinchen nach intraperitonealer Injektion von Linseneiweiß und Diabetikerserum beobachtete Temperatursturz auch lediglich durch eine allgemeine toxische Wirkung bedingt sein könne.

Gegen die v. HESS-RÖMERsche Anschauung der Genese eines Teiles der sonst unter dem Bilde des Altersstares zusammengefaßten Katarakte hat sich dann neuerdings VOGT mit Lebhaftigkeit ausgesprochen. Er wendet sich, wie oben bereits erwähnt, insbesondere gegen die Annahme eines unmittelbar subkapsulären Beginns der meisten Stare, den er bei seinen ausgedehnten Spaltlampenstudien nicht bestätigen konnte und für den er auch in der vorliegenden Literatur keinen eindeutigen Beweis erbracht sah. Er kam vielmehr auf Grund seiner und seiner Schüler zahlreichen statistischen Arbeiten und sorgfältigen klinischen Beobachtungen zu dem Schluß, daß der graue Star als typische senile Erscheinung aufzufassen sei, der jeder verfällt, wenn er alt genug wird. Und er erklärte die verschiedenartigen Formen des grauen Stares lediglich durch „die Vielgestaltigkeit der Erscheinungen, welche das Senium an den beliebigsten Organen hervorruft".

Vielfach sind die *ultravioletten Lichtstrahlen*, denen angesichts ihrer zweifellosen chemischen Wirkung von manchen eine fast mystische Bedeutung zugedacht wurde, als Ursache der Starentstehung angeschuldigt, obwohl doch allein die Tatsache, daß die Bewohner von Gebirgsgegenden, die ihr ganzes Leben lang dem viel ultraviolettreicheren Höhenlicht ausgesetzt sind, nicht häufiger als alle anderen Menschen an Star erkranken, gegen diese Annahme sprechen sollte. v. D. HOEVE erklärte den von ihm angenommenen Antagonismus von Star und seniler Maculadegeneration dadurch, daß infolge einer individuell wechselnden optischen Beschaffenheit der Linse die kurzwelligen Strahlen entweder im Linsenparenchym zu den Ciliarfortsätzen abgelenkt würden, diese schädigten und dadurch Star verursachten, oder zur Retina durchdringen könnten, um dann hier ihre verderbliche Wirkung zu entfalten. SCHANZ hat einmal in einem Autoreferat seine immer wieder mit großer Lebhaftigkeit verfochtene Theorie der Ultraviolettschädigung wie folgt präzisiert:

„SCHANZ hat sich, als er die Fluorescenz der Linse das erste Mal gesehen, die Frage vorgelegt, wie kommt es, daß wir an der Linse keine Veränderungen kennen, die durch diese Fluorescenz veranlaßt werden. Bei der Fluorescenz handelt es sich doch um eine Umwandlung einer Strahlung höherer Energie in eine solche geringerer Energie. Es müßte ein Energieverlust stattfinden, wenn dabei die Linse nicht verändert würde. Da ein Energieverlust in der Natur nicht vorkommt, so hat SCHANZ die Veränderungen, die sich bei allen Menschen im Laufe des Lebens an der Linse zeigen (die Verhärtung des Linsenkerns und den Altersstar) als Folge dieses Prozesses angesprochen. Wirksam sind dabei allein die Strahlen, die von den Linsen absorbiert werden und die Fluorescenz erzeugen. Die Fluorescenz beginnt im Blau und wird besonders intensiv im Ultraviolett. Als SCHANZ diese Wirkung des Lichtes auf das Linseneiweiß erkannt hatte, sagte er sich, daß diese Feststellung ganz besondere Bedeutung erlangen würde, wenn sich zeigen ließe, daß auch andere Eiweißkörper lichtempfindlich sind. Er prüfte deshalb in gleicher Weise Lösungen von Serum- und Eiereiweiß und fand dabei dieselben Veränderungen. Da das Plasma der Zelle vor allem aus Eiweiß besteht, so kam SCHANZ zu dem Schluß, daß das Licht auf die lebende Substanz ebenso wirkt wie auf die Augenlinse. Wenn wir in der Natur sehen, daß auch langwelliges Licht biologisch wirksam wird, so bedarf es dazu der Gegenwart von Sensibilisatoren. Die Wirkung der Sensibilisatoren war im lebenden Organismus schon eingehend studiert. SCHANZ hat gezeigt, daß sich dieselben Vorgänge auch am lebenden Eiweiß feststellen lassen. Bei der Assimilation der Pflanzen handelt es sich um einen Sensibilisationsprozeß. Bisher fehlte der Nachweis, daß das Stroma des Chlorophyllkerns, das aus Eiweiß besteht, lichtempfindlich ist. Erst durch die Arbeiten von SCHANZ ist der Nachweis erbracht, daß es sich tatsächlich um einen Sensibilisationsvorgang dabei handelt. In neuester Zeit ist es SCHANZ gelungen, auch die physikalischen Vorgänge bei der Sensibilisation aufzuklären. SCHANZ glaubt, seine Arbeiten über die Wirkung des Lichtes auf die Linse nicht besser stützen zu können als durch den Nachweis, daß das Licht allenthalben in der Natur in gleicher Weise wirkt, wie er dies zuerst an der Linse erkannte. Wenn man gegen die Anschauungen von SCHANZ eingewandt hat, daß der Altersstar meistens in der Peripherie der Linse beginnt, so möchte SCHANZ immer wieder betonen, daß das Licht zunächst die Verhärtung des Linsenkernes veranlaßt. Der Akkommodationsmuskel arbeitet dabei weiter an der Linse und lockert damit mechanisch das Gefüge in der Peripherie. Daß die ersten Trübungen unten in der Linse auftreten, hat SCHANZ nicht auf die größere Menge des Lichtes, das auf diese Linsenpartie wirkt, sondern auf den größeren Reichtum dieses Lichtes an ultravioletten

Strahlen bezogen. Das vom Boden reflektierte Licht, das auf die obere Linsenhälfte wirkt, hat durch wiederholte Reflektion sehr erheblich an Ultraviolett verloren gegenüber dem Himmelslicht, das auf die untere Linsenhälfte wirkt." —

Später hat SCHANZ (1922) zur Stütze seiner Theorie auch Arbeiten von CHALUPECKY herangezogen, der durch Ultraviolettbestrahlung von Schweinelinsen die sog. Cysteinreaktion aufgehoben haben wollte.

Da Arbeiten von JESS erwiesen hatten, daß die Cysteinreaktion der Linse lediglich an das α- und besonders das β-Krystallin gebunden ist, daß das wasserunlösliche *Albumoid* diese *Reaktion nicht* gibt, glaubte CHALUPECKY hier die *Umwandlung* der löslichen Linseneiweiße in das unlösliche Albumoid durch die Ultraviolettstrahlen erwiesen zu haben. Da nun das Albumoid in der Starlinse vorherrscht, hätte SCHANZ sich mit einem gewissen Recht auf CHALUPECKY berufen können, wenn zuverlässige Nachprüfungen dessen Angaben und auch gleiche Ergebnisse, die SCHANZ veröffentlichte, bestätigt hätten. Das war aber *nicht* der Fall. Eingehendere Versuche, die ich mit KOSCHELLA unternahm, brachten im Gegenteil den Beweis, daß Ultraviolettstrahlen die Cysteinreaktion in keiner Weise zu beeinflussen vermögen. CHALUPECKY war offenbar einem Versuchsfehler verfallen, und diese neue Stütze der Ultraviolettheorie des Altersstars brach zusammen. Man hat jetzt fast allgemein diese Theorie aufgegeben. Neuere Angaben von BURGE, nach denen durch Ultraviolettbestrahlung Katarakt bei Fischen und Fröschen erzeugt werden konnte, wenn die Versuchstiere in 0,1% Lösung von Magnesium- oder Natriumsalz oder Natriumsilicat sich aufhielten, nicht aber in salzfreiem Wasser, bedürfen noch der Nachprüfung.

BIRCH-HIRSCHFELD lehnt auf Grund seiner Erfahrungen die „Ultraviolettheorie" des Alterstares ab und neigt, wie NORDMANN und SIEGRIST, eher zu der Annahme, eines Zusammenhanges mit endokrinen Störungen.

Vielfachen Angaben älterer Autoren gegenüber, welche einen *Verlust an Wasser* bei der Katarakt annahmen und in ihm die Trübungsursache erblickten, verteidigte L. DOR die Lehre von der Wasseraufnahme der starkranken Linse, welcher ein Verlust an löslichem Eiweiß gegenüberstehe. Er stützte sich unter anderem auf die SALFFNERschen Wägungen normaler und naphthalinstarkranker Kaninchenlinsen, welche eine Gewichtszunahme bei gleichzeitiger Wasseraufnahme ergeben hatten. Diese „Hydratation" schrieb er dem Einfluß von „ferments hydratants ou cytolytiques" zu, welche sich im Serum Starkranker befinden müßten und deren Eindringen in die Linse durch gewisse Alterationen der Linsenepithelien ermöglicht sein sollte. Die primäre Zellschädigung, die sich auch an den Epithelzellen des Ciliarkörpers finden könne, sollte dann wiederum durch „poisons vaso-constricteurs" hervorgerufen sein. Bei Cataracta nigra werden von ihm im Gegensatz hierzu „Oxydationsphänomene" angenommen. L. DOR faßt seine Auffassung von der Cataracta senilis zusammen in die Worte: „La cataracte est une maladie et non une degénérescence senile".

Zum Schlusse sei noch hingewiesen auf die Versuche, den Altersstar, ebenso wie es mit Recht beim Tetanie-, Myotonie- und Zuckerstar geschieht, auf innersekretorische Störungen zurückzuführen. JOH. FISCHER und TRIEBENSTEIN untersuchten eine größere Anzahl von Altersstarkranken und glaubten in nicht weniger als 88,2% Anzeichen latenter Tetanie feststellen zu können, wie sie bei Schichtstarkindern ebenfalls nicht selten sind. Sie schlossen deshalb auf eine Störung der Funktion der Nebenschilddrüse als Ursache des Altersstars. Nachuntersuchungen aber haben ihre auffallend hohen Prozentzahlen nicht bestätigen können. HESCHELER fand unter 50 Patienten mit präsenilem oder Altersstar nur ein einziges Mal latente Tetanie. Ich selbst habe am Material der Gießener Klinik, das ich zeitweise in Gemeinschaft mit dem Neurologen FISCHER auf Tetanie untersuchte, nur äußerst selten sichere tetanoide Symptome bei Altersstarpatienten feststellen können, wie das bei Schichtstarkranken häufiger gelang. TRON suchte neuerdings wieder die angebliche Bedeutung der Epithelkörperchen für die Pathogenese des Altersstars zu klären. Er unternahm neben einer Prüfung auf latente Tetanie noch eine Bestimmung des Kalkgehaltes im Blutserum, weil bekanntlich eine Verminderung des Ca-Gehaltes des Serums nach Epithelkörperchenverlust bewiesen ist. Aber weder die Untersuchung auf Tetanie, noch die Bestimmung des Blutserumkalkspiegels konnten irgendwelche Anhaltspunkte für die Bedeutung der Nebenschilddrüsen in der Ätiologie des Altersstars ergeben. Durchaus hypothetisch sind auch die Ansichten, daß die Involution der Geschlechtsdrüsen die Linsentrübungen des Alters bedingen. Hier ist wohl eher von einem Nebeneinander als von einem kausalen Zusammenhang zu sprechen, was sich mit einiger Sicherheit schon daraus ergibt, daß Kastration weder beim Mann noch bei der Frau zur Starbildung führt (s. Kapitel über Star und innere Sekretion S. 256). NORDMANN (Contribution à l'étude de la Cataracte acquise; Paris 1926) hat neuerdings versucht, Beweise durch die Steinachsche Verjüngungsoperation an starkranken Tieren zu erbringen. Man kann nicht sagen, daß sein einziger eigener Versuch an einem alten Hund sehr überzeugend ist. SIEGRIST hat sich eingehender mit dieser Frage befaßt; wir werden beim Kapitel „Katarakt und innersekretorische Störungen" auf sein umfangreiches Buch: „Der graue Altersstar, seine Ursachen und seine nichtoperative Behandlung" (1928) noch zurückkommen. Eine neue Anschauung über die Entstehung des Altersstars sei noch erwähnt, die LÖWENSTEIN nach Bekanntwerden der lamellären Absplitterungen oberflächlicher Kapselschichten beim Glasbläserstar (ELSCHNIG u. a.) plausibel zu machen suchte. Er möchte ähnliche Kapselalterationen auch beim Altersstar als das Primäre annehmen und in der erhöhten Durchlässigkeit der Kapsel, welche den das Linseneiweiß fällenden Krystalloiden des Kammerwassers das Eindringen gestattet, die gemeinsame Ursache des Alters-, Wund- und Glasbläserstars erkennen.

Auf Grund ihrer Arbeiten über das Linseneiweiß, die sich auf den Ergebnissen von MÖRNER, JESS, UHLENHUTH aufbauen, deuteten WOODS und BURKY eine neue Theorie der Entstehung von Linsentrübungen an. Sie fanden zunächst, wie das auch schon ihre Landsleute HEKTOEN und SCHULHOF angegeben hatten, wie es aber von den deutschen Forschern DOLD, FLÖSSNER und KUTSCHER bestritten war, daß die Eiweißfraktionen α- und β-Krystallin präcipitatorisch different seien, ferner daß eine β-Krystallinlösung zur spontanen Ausfällung besondere Neigung habe. Diese Spontanpräcipitierung soll nun bei Anwesenheit von α-Krystallin in der Lösung verhindert werden, und WOODS und BURKY sind geneigt anzunehmen, daß auch in der lebenden Linse durch Verminderung des als Schutzkolloid wirkenden α-Krystallins, die sie durch die Arbeiten von JESS bewiesen sehen, eine Ausfällung des löslichen β-Krystallins zustande kommen könne, die klinisch als lokalisierte oder allgemeine Linsentrübung imponiere.

Die von GOLDSCHMIDT aufgestellte Theorie der Kataraktgenese ist bei der Besprechung der pathologischen Chemie der Linse bereits angeführt worden (S. 235).

Operative Therapie des grauen Stares.

Es kann an dieser Stelle nicht näher auf die Geschichte und die Methoden der Kataraktextraktion eingegangen werden, da die operative Therapie in einem besonderen Bande des Handbuches zur Darstellung gelangt. Jedoch ist es notwendig, die Indikationen zur Vornahme des operativen Eingriffs in kurzen Zügen zu erörtern.

Bei der *Indikationsstellung* zur Staroperation spielt für uns die „Reife" des Altersstares, auf welche in älteren Zeiten soviel Wert gelegt wurde, keine Rolle mehr. Da mit unseren heutigen Methoden unreife Stare ebensogut und ebenso gefahrlos operiert werden können wie totale, ist für die Vornahme der Operation lediglich die *Sehstörung* maßgebend. Ist diese so groß, daß der Altersstarpatient seinem Beruf nicht mehr ohne Schwierigkeiten nachgehen kann oder daß seine Lebensgewohnheiten darunter leiden, so werden wir mit gutem Gewissen zur Operation raten. Bei einseitigem Altersstar operieren wir, falls das andere Auge bereits über das gewöhnliche Maß hinausgehende Linsentrübungen ebenfalls besitzt, oder wenn der Patient die Operation selbst wünscht, um die Beruhigung zu besitzen, bei späterer Starerkrankung des anderen Auges nicht einige Zeit völlig hilflos zu sein. Natürlich drängt hier die Operation nicht, und wir werden bei sehr hohem Alter, allgemeinem Marasmus, hohem Blutdruck, Diabetes oder sonstigen das Allgemeinbefinden störenden Komplikationen den Starkranken zunächst beruhigen und ihm raten, sich fürs erste mit seinem zweiten, noch genügend sehtüchtigen Auge zufrieden zu geben. Es dürfte nicht richtig sein, einen *einseitig* Starblinden, dessen körperlicher Zustand uns mit großer Wahrscheinlichkeit annehmen läßt, daß seine Lebenstage gezählt sind, noch den psychischen und körperlichen Schwierigkeiten der Operation zu unterziehen, solange das andere Auge ausreicht. Andererseits ist sehr hohes Alter an sich keine Gegenindikation, sofern alle Vorsichtsmaßnahmen getroffen werden können.

Mein ältester Starpatient war 98 Jahre alt, er war fast 10 Jahre auf beiden Augen erblindet und geistig schon sehr zurückgegangen. Die Angehörigen hatten in der ständigen Erwartung des baldigen Ablebens des Patienten die notwendige Operation immer wieder hinausgeschoben. Der körperlich noch verhältnismäßig gut erhaltene alte Mann lebte nach doppelseitiger, gut verlaufener Staroperation in erstaunlicher Weise auf und hat sich noch 2 Jahre des wiedergewonnenen Lichtes erfreuen können.

Medikamentöse Therapie.

Mancher Augenarzt hat wohl schon die Erfahrung gemacht, daß eben beginnende Linsentrübungen, die im auffallenden und im durchfallenden Licht deutlich sichtbar waren, bei einer späteren Untersuchung viel schwächer hervortraten, ja sogar verschwunden schienen. Auch vorübergehende Spaltbildungen der Linsen werden beschrieben (HIRSCH). Besonders bei traumatischen Trübungen ist es eine durchaus bekannte und nicht einmal sehr seltene Erscheinung, daß sie, auch ohne wesentliche Resorption von Linsensubstanz, an Umfang abnehmen oder völlig zurückgehen, wie es unter anderem schon E. FUCHS und MAGNUS bei Kontusionstrübungen der Linse, sowohl bei der sternförmigen hinteren Corticalis- als auch bei vorderen subkapsulären Trübungen beschrieben haben. Es besteht aber kein Zweifel, daß auch nichttraumatische Linsentrübungen sich zurückbilden können. Schon BECKER hatte sich davon überzeugt, daß eine von ihm vorher selbst diagnostizierte Katarakt in beiden Augen der 60jährigen Frau eines Kollegen wieder verschwand. O'CONNOR stellte aus der Literatur 143 Fälle von *Aufhellung oder Verschwinden von Linsentrübungen* zusammen, die von 50 Beobachtern mitgeteilt waren, und v. HESS äußerte sich dahin, daß derartige Aufhellungen beginnender Altersstare zwar äußerst selten, aber nicht zu bestreiten seien. Auch sieht man beim experimentellen Arbeiten an Tieraugen, vor allem denen des Kaninchens, durch Intoxikationen oder Verletzungen hervorgerufene Linsentrübungen sich oft ganz erheblich aufhellen.

Diese Beobachtungen haben ebenso wie die Tatsache, daß auch ziemlich erhebliche Trübungen der gleichfalls gefäßlosen Hornhaut sich aufhellen und verschwinden können, zu vielfachen Versuchen einer medikamentösen Therapie des Altersstares Anlaß gegeben. Insbesondere die Verabreichung von Jod per os, wie auch seine Anwendung als Augensalbe, in Tropfen, Augenbädern und in subconjunctivalen Injektionen ist seit langer Zeit vielfach empfohlen worden, zuerst und vorwiegend von französischen Autoren. GONDRET in Paris scheint als erster im Jahre 1828 Jodkali innerlich zur Behandlung des beginnenden Stares benutzt zu haben. Er berichtete über günstige Resultate ebenso wie später der Italiener PUGLIATTI, RAU in Bern und GUÉPIN in Nantes. Auch ARLT glaubte in drei Fällen durch Einreiben von Jodkaliumsalbe in die Haut um beide Augen eine Aufhellung von Linsentrübungen erzielt zu haben. Nach dem Zeugnis seines Schülers H. PAGENSTECHER benutzte er auch für sich selbst dieses Mittel, als er gegen Ende seines Lebens an beginnendem Altersstar litt. In neuerer Zeit haben dann der Franzose BADAL und seine Schule die

Jodtherapie wieder aufgegriffen und angeblich vielfache Erfolge bei frühzeitigem Beginn der Behandlung gesehen. Sie benutzten 2,5% Jodkalilösung zum Einträufeln und Baden der Augen und Salben von gleicher Stärke. Experimentelle Untersuchungen ergaben das Eindringen von Jod in das Kammerwasser und in den Glaskörper, konnten es jedoch nicht in der Linse selbst auffinden. WÜRDEMANN, DUFOUR, VERDEREAU, DE WECKER, LAFON u. a. bestätigten die günstigen Erfahrungen, zum Teil angeblich auch bei vorgeschrittenen Fällen. In Deutschland hatte v. PFLUGK sich der Jodtherapie angenommen. Er versuchte nach ermutigenden klinischen Erfahrungen mit subconjunctivalen Injektionen von Jod mit Acoinzusatz eine experimentelle Grundlage der Therapie zu schaffen und studierte in zahlreichen Tierversuchen den Einfluß einer Jodmedikation auf Naphthalinstare verschiedensten Alters. Das Eindringen von Jod in die Linse selbst glaubte v. PFLUGK durch die Palladiumchlorürreaktion nachgewiesen zu haben, und vergleichende mikroskopische Untersuchungen des Linsenepithels in Flächenpräparaten überzeugten ihn davon, *„daß die Epithelien aller Naphthalinlinsen, denen zu therapeutischen Zwecken die Jodkaliumlösungen in der nötigen Verdünnung beigebracht worden waren, sich in geringerem Grade verändert zeigten, als die Epithelien der nicht mit Jodkalium behandelten anderen Augen derselben Tiere"*. Allerdings schienen nur kleine Dosen, in großen Zwischenräumen gegeben, eine deutliche Schutzwirkung auf das Linsenepithel auszuüben, größere hingegen Schädigungen zu veranlassen.

Eine tabellarische Übersicht der klinischen Ergebnisse von BADAL und seinen Schülern, von VERDEREAU und von v. PFLUGK selbst, gemessen an der Sehschärfe vor und nach der Jodbehandlung zeigte bei 239 Augen in der weitaus größeren Zahl Stehenbleiben oder Besserung, zum Teil sogar erhebliche Besserung, wobei offenbar die subconjunctivalen Jodkalium*einspritzungen* der Behandlung mit Einträufelung und Bädern überlegen zu sein schienen. Die Beobachtungszeit erstreckte sich bis zu 4 und 5 Jahren. v. PFLUGK kam auf Grund seiner Arbeiten zu dem Resultat, daß der Augenarzt nicht nur berechtigt, sondern sogar verpflichtet sei, bei beginnenden Linsentrübungen die Jodtherapie zur Anwendung zu bringen. Sie habe in leichteren Fällen sich auf Jodkaliumeinträufelungen und Jodkaliumbäder nach BADAL zu beschränken, in weiter fortgeschrittenen, aber in subconjunctivalen Einspritzungen von 1% Jodkaliumlösungen nach Cocainanästhesie der Bindehaut zu bestehen, wobei nachträgliche Anwendung von 1% Acoinöl völlige Schmerzlosigkeit verbürge.

v. PFLUGK fand allerdings den energischen Widerspruch RÖMERs, der in einem kritischen Referat schrieb, „daß die Experimente von v. PFLUGK methodisch unzureichend, seine Beobachtungen unrichtig und die aus denselben gezogenen Schlußfolgerungen unhaltbar seien". Zu diesem Urteil kam RÖMER durch Nachprüfungen, welche an seiner Klinik von LÖHLEIN durchgeführt worden waren. LÖHLEIN konnte bei den von v. PFLUGK angewandten Konzentrationen niemals den Übergang von Jod in die Linse selbst nachweisen, ebensowenig aber auch bei wiederholten Injektionen einer 5% Lösung. Desgleichen vermochte POSSEK eine günstige Einwirkung von Jod auf experimentelle Starformen nicht zu bestätigen, und H. E. PAGENSTECHER steht der medikamentösen Beeinflussung des Altersstares durch die Jodtherapie auf Grund eigener klinischer Nachprüfungen sehr skeptisch gegenüber; ebenso verhalten sich andere Autoren.

Doch fehlt es andererseits nicht an zustimmenden Urteilen. MAYWEG war Anhänger der Therapie, die er in der Form von Einreibungen einer 30—40%igen Jothionsalbe in die Brusthaut zur Anwendung brachte. Unter 9 genau beobachteten Starkranken konnte er eine bedeutende Sehschärfeverbesserung in einigen Fällen von $^5/_{20}$ auf $^5/_5$ feststellen, wobei er Aufhellen der Trübung aber nur in den *Zwischenräumen* der Trübungsspeichen, nicht in diesen selbst beobachtete.

Auch Dor, der *Jodcalcium* dem Kalium- und Natriumsalz vorzieht, glaubte in über 100 Fällen zum mindesten einen Stillstand der Kataraktentwicklung erzielt zu haben; ähnlich günstig äußerten sich Chevallereau, Verderau, die Russen Katz, Walter u. a., die zum Teil aber nur über einzelne Fälle oder ein so geringes Material verfügten, daß auf deren Resultate nicht weiter eingegangen werden soll. Scheube (1915) und Inglis Pollock (1922) haben eingehend darüber berichtet.

In Deutschland hat seit 1913 bis in die letzte Zeit Meyer-Steineg die Jodtherapie des beginnenden Altersstars fortgeführt, die er nach v. Pflugks Vorbild mit Dionineinträufelungen kombinierte. Er berichtet im ganzen über 876 behandelte Augen, welche 3 bis höchstens 9 Jahre beobachtet wurden. Augen, die bereits unter $1/6$ Sehschärfe besaßen, wurden nicht behandelt. Meyer-Steineg gibt 58% Besserung, 28% Stillstand und 15% Verschlechterung an, bemerkt, daß die Besserung stets durch Sehprüfung und Spiegeluntersuchung, in zahlreichen Fällen durch mehrfache Zeichnung des Befundes festgestellt wurde, und kommt zu dem Schluß, daß der Altersstar, allerdings nur der ,,subkapsuläre Rindenstar", nicht der Kernstar, in frühem Stadium einer medikamentösen Behandlung durchaus zugängig sei. Er beginnt seine Therapie mit täglich zweimaligen Einträufelungen einer 0,15—0,2%igen Jodnatrium-Jodkaliumlösung, zu denen jeden 2. Tag einige Tropfen 1—3% Dioninlösung kommen, welche eine deutliche Chemosis der Conjunctiva bulbi erzielen sollen. Nach dieser 2—4wöchentlichen häuslichen Vorbereitung folgen 10—12 subconjunctivale Injektionen einer kombinierten Lösung von Jodsalzen (Jodnatrium-Jodkalium āā 0,1), Kochsalz (0,75%) und tierischem Linseneiweiß (Phakolysin), an welche sich wiederum eine Nachbehandlung mit Jodeinträufelung anschließt. Wenn Meyer-Steineg als überzeugter Anhänger der Jodtherapie es beklagt, daß trotz zahlreicher günstig urteilender Veröffentlichungen noch immer ein starker Zweifel an der Wirksamkeit des Verfahrens besteht, so bemerkt demgegenüber Axenfeld mit Recht, ,,daß mit der nichtoperativen Therapie des Stares vielfach ein großer Mißbrauch getrieben ist und daß gar manche Behauptungen von Heilerfolgen, welche über die natürlichen Schwankungen und Verlaufsmöglichkeiten, über die Subjektivitäten der Untersuchung, der Sehprüfung und Angaben, sowie über die Mitwirkung etwaiger komplizierender Umstände angeblich hinausreichten, nicht kritisch waren und bei fachmännischer Kontrolle nicht bestätigt werden konnten." Gerade die anfangs betonten Möglichkeiten der Gestaltsveränderungen und spontanen partiellen Aufhellungen eben beginnender Startrübungen und die vielfachen klinischen Erfahrungen über jahrelangen Stillstand der Kataraktbildungen mahnen sehr zur Vorsicht bei der Beurteilung anscheinender therapeutischer Erfolge. Das gilt ebenso wie für die Jodbehandlung auch für die mannigfachen anderen Versuche, auf nichtoperativem Wege die Starerkrankung zu beeinflussen. Römers Hoffnung, durch innerliche Applikation von Linseneiweiß in Gestalt seiner Lentokalintabletten die Entwicklung des Stares hintanzuhalten, hat sich nach seinen eigenen Angaben schließlich doch nicht erfüllt, obwohl die ersten statistischen Zusammenstellungen von 200 sorgfältig beobachteten Linsen mit subkapsulärem Rindenstar in 46% der Fälle Stillstand, in 39% langsamen und nur in 15% schnellen Fortschritt erkennen ließen und somit ein etwas günstigeres Bild boten, als ähnliche Zusammenstellungen völlig unbehandelter Stare von Handmann und Possek. Siegrist hat in seinem umfangreichen Werk: ,,Der graue Altersstar, seine Ursachen und seine nichtoperative Behandlung" sehr ausführlich über das letztere Thema referiert. Auch die besonders in der neuerdings sehr reichlichen amerikanischen Literatur auftauchenden Berichte über günstige Beeinflussung beginnenden Stares durch Dionin, Fibrolysin, Quecksilber, Resorcin und andere Medikamente, durch

Schilddrüsenextrakt, den elektrischen Strom und durch Radium, oder durch besondere diätische oder hygienische Maßnahmen dürften unter den hier angedeuteten Gesichtspunkten zu beurteilen sein. Neueste klinische Nachprüfungen der Jodbehandlung der Katarakt durch GILBERT kamen wiederum zu einem durchaus negativen Resultat, experimentelle Versuche von STEINDORFF ebenfalls.

Schon bei kritischem Lesen von Arbeiten wie die von DAVIS, ,,Serum and lens-antigen extract treatment for the prevention and cure of cataract" muß man zu dem Schluß kommen, daß der begreifliche Wunsch, den Star zu verhüten oder aufzuhalten und selbst auf Kosten einer langwierigen Behandlung die Staroperation zu vermeiden, oft zu einer Polypragmasie führt, welche in vielen Fällen nur den wirtschaftlichen Verhältnissen des Arztes zugute kommt. Gerade der Umstand, daß fast alle älteren Linsen mehr oder weniger deutliche Trübungen aufweisen, daß aber nur ein minimaler Bruchteil der Menschen starblind wird, und die bekannten Beobachtungen der spontanen Änderung und des spontanen Verschwindens solcher Trübungen mahnt zur größten Vorsicht in der Beurteilung jeder nichtoperativen Therapie.

In einer kritischen Besprechung der ,,medikamentösen Behandlung des beginnenden Altersstars" kommt SALUS zu denselben Schlüssen. Er weist insbesondere auf die von MEYER-STEINEG so absolut vernachlässigten zahlreichen Fehlerquellen hin, die bei einer Beurteilung des Starverlaufes hauptsächlich nach der vom Patienten angegebenen Sehschärfe immer vorhanden sind; sowie auf die jeder vernünftigen theoretischen Grundlage entbehrenden ,,Phakolysin"-therapie, die er mit Recht als ,,unwissenschaftliche Versuche mit untauglichen Mitteln" bezeichnet. Ebenso sagt STEINDORFF: ,,Die pharmakologischen Voraussetzungen dieser ,,operationslosen Starbehandlung" sind vollkommen unzulänglich und entbehren jeden wissenschaftlichen Wertes". In richtiger Erkenntnis dessen hat inzwischen auch die chemische Fabrik GANS, welche das Phakolysin herstellte, sich zur Aufgabe dieses nutzlosen Medikamentes entschlossen (mündliche Mitteilung des wissenschaftlichen Mitarbeiters Prof. HIRSCH). Auch eine Arbeit von KUSCHEL (Monographie, Oldenburg: O. Schultze), der zur Verhütung des eben beginnenden Stares Mineralsalztrinkkuren propagiert und in 98% seiner Fälle Erfolge verzeichnet, muß unter dem Gesichtspunkt der Unzulänglichkeit einer Beurteilung der Besserung der Starerkrankung lediglich nach der Sehschärfe betrachtet werden.

Auf neueste Hoffnungen (SIEGRIST u. a.), durch hormonale Einflüsse mit Hilfe von Keimdrüsenpräparaten oder gar durch Überpflanzung von Keimdrüsen oder durch die STEINACHsche Operation wie andere senile Erscheinungen so auch den Altersstar günstig zu beeinflussen, sei hier nur hingewiesen.

Der Nachstar (Cataracta secundaria).

Bei der in europäischen Ländern fast allgemein üblichen Extraktion der Linse *aus* der Kapsel bleiben regelmäßig Linsenfaserreste und Epithelzellen mit der Kapsel zurück. Je nach der Sorgfalt der Operation, insbesondere der Entfernung weicher Corticalismassen mit der Schaufel nach Austreten des harten Kernes pflegt ein mehr oder weniger ausgedehnter Nachstar sich auszubilden (Abb. 61). Nach Entfernung eines möglichst großen Stückes der vorderen Kapsel mit der Kapselpinzette ist er seltener sehstörend als nach einfachem Aufreißen der Kapsel mit dem Cystitom. Besteht er in der Hauptsache oder wenigstens im Zentrum lediglich aus der hinteren Kapsel, so kann er ein nennenswertes optisches Hindernis nicht bedeuten, da in der Regel eigentliche *Kapseltrübungen* fehlen. Nur wenn Schrumpfungsprozesse die Kapsel in Falten legen und eine unregelmäßige Strahlenbrechung bedingen oder wenn Blutungen und organisierte Exsudate sie bedecken, kann auch ein solcher dünnhäutiger Nachstar das Sehvermögen behindern und einen zweiten operativen Eingriff notwendig machen. Nicht selten aber haften auf der hinteren Kapsel noch dünne Schichten Rindensubstanz, welche allmählich aufquellen, sich trüben und einen dichten undurchsichtigen Belag der hinteren Kapsel bilden; oder aber die am Äquator meist reichlicher zurückgebliebenen jüngeren Linsenfasern und die zur Proliferation neigenden Kapselepithelien schieben sich allmählich bis zur Mitte vor, so daß die anfangs schwarze Pupille wieder durch graue Nachstarmassen getrübt erscheint. Klinisch bietet das Bild eines solchen Nachstares die größte Mannigfaltigkeit. Neben zarten grauen oder leicht irisierenden, nur hier und da von dichteren weißen Flecken besetzten Membranen (s. Abb. 62) finden sich dünne und dichtere Scheiben teils noch in Quellung begriffener grauer Linsensubstanz, deren Randpartien meist erheblich verdickt erscheinen. Anfangs ist das Gefüge der vielfach

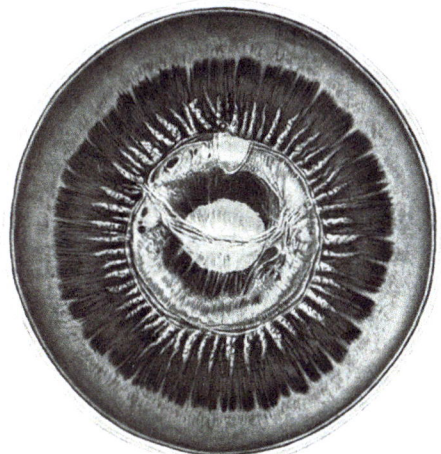
Abb. 61. Kapsel- und Faserreste, 3 Wochen nach Kataraktoperation mit peripherer Iridektomie (von rückwärts gesehen).

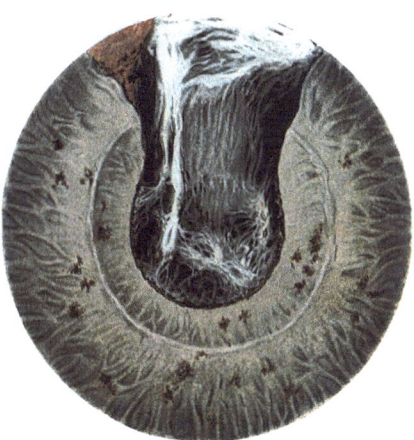
Abb. 62. Nachstar (von vorn gesehen).

zerfetzten und verschlungenen Fasern sehr locker, oft sieht man sie in zahlreiche kleine weiße Kügelchen zerfallen, die traubenartig aneinanderhängen. Allmählich aber schrumpfen die Linsenreste zu einer festen grauen Membran zusammen, die oft so dicht sein kann, daß sie die Pupille ebenso verschließt wie vorher die getrübte Linse. Andererseits ist man oft erstaunt, wie schnell mitunter ein anfangs dichter und umfangreicher Nachstar sich auflöst und die Pupille freigibt. Seltenere Befunde sind glitzernde krystallähnliche Partikel, die vielleicht aus Cholesterin oder Kalk bestehen, und einzelne größere und kleinere klare Tropfen, die sich gegenseitig abplatten können, wenn sie in größerer Anzahl zusammenliegen (ELSCHNIG).

Auch die sog. Pigmentnachstare (s. Abb. 63) gehören, wenigstens in dem Ausmaße, wie ihn die Abbildung wiedergibt, zu den Seltenheiten. Sie entstehen, wenn die Pigmentzellen des Pupillensaumes und der Irishinterfläche in größerem Umfang platzen und ihren Inhalt entleeren, oder auch, wenn die pigmentierten Ciliarepithelien stark wuchern (FUCHS, BRÜCKNER). Eine dichte bräunliche Membran, die Linsenkapsel, übersät mit zahllosen feinen Pigmentkörnchen, deckt dann das Pupillar- und Kolobomgebiet und verwehrt jeden Einblick in das Augeninnere. Bekanntlich sind Pigmentausschwemmungen besonders bei Cataracta diabetica zu beobachten. Abb. 63 stammt allerdings von einem nicht diabetischen unkomplizierten Altersstar, der erst vor kurzem operiert wurde. Ein ähnliches Bild hat BRÜCKNER veröffentlicht; der Pigmentnachstar wurde in seinem Fall 34 Jahre nach der Operation eines Wundstares beobachtet.

Hat man Gelegenheit, ein staroperiertes Auge anatomisch zu untersuchen, so findet man im äquatorial aufgeschnittenen und von hinten betrachteten Bulbus, daß die Randteile der Linse, die in vivo auch bei erweiterter Pupille hinter der Iris verschwanden, meist auffallend stark erhalten sind. Man nennt dieses Linsenrudiment *Soemmeringschen Krystallwulst* (s. Abb. 61 u. 64). Die Zonulafasern inserieren oft noch vollständig wie an der intakten Linse, sind aber entsprechend dem infolge der Schrumpfung des Linsenrestes größeren circumlentalen Raum vielfach in die Länge gezogen und verlagert, wobei dann auch die Ciliarfortsätze durch Zugwirkung deformiert sind. Reißen die

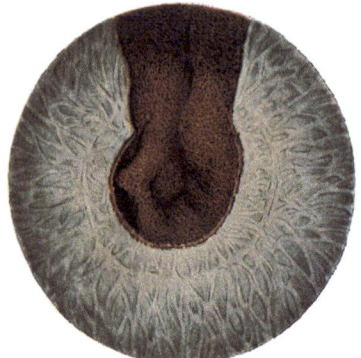
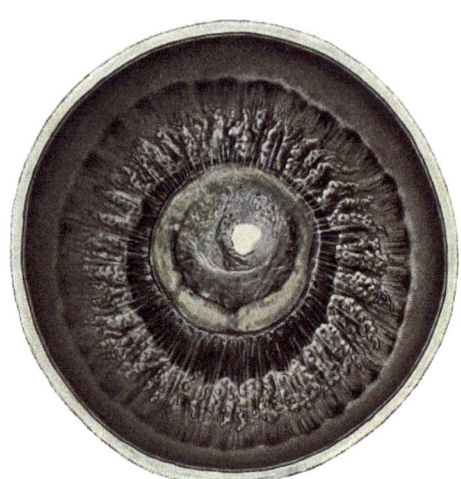

Abb. 63. Pigmentnachstar.   Abb. 64. SOEMMERINGscher Krystallwulst (von hinten gesehen).

gedehnten Zonulafasern hier und da, so kann das Linsenrudiment verlagert werden oder hin und her schlottern. Ja eine völlige Luxation eines solchen SOEMMERINGschen Krystallwulstes in den Glaskörper, wo er hin und herflottierte, ist beobachtet worden (WESSELY); auch Luxationen in die vordere Kammer sind möglich.

Unter dem Mikroskop erkennt man an solchen Nachstaren (s. Abb. 65), daß größere Teile der vorderen und die ganze hintere Kapsel der Linse erhalten sind, hier und da sogar Verdickungen zeigen können. Auch vom Linsenepithel finden sich oft noch ausgedehnte regelmäßige Partien wohlerhalten; am Äquator kann der Kernbogen angedeutet sein, zahlreiche zu Fasern ausgewachsene, aber vielfach gequollene und deformierte Zellen schließen größere und kleinere Hohlräume ein, die mit einer geronnenen Flüssigkeit angefüllt sind. Das Epithel deckt oft in unregelmäßigen niedrigen Zügen die ganze hintere Kapsel. Auch bindegewebsähnliche Partien kommen vor, besonders wenn Blutungen in den leeren Kapselsack bei der Extraktion stattgefunden haben, wie das ja nicht selten geschieht.

Die neben den degenerativen Veränderungen der zurückgebliebenen Linsenfasern vorkommenden, oft nicht unbedeutenden Regenerationserscheinungen verdienen auch deshalb besonderes Interesse, weil bei niederen Tieren, Tritonen und Eidechsen bekanntlich ein totaler Linsenersatz möglich ist (WOLFF, FISCHEL, v. UBISCH u. a.). Der grundlegende Unterschied ist aber der, daß in diesem Fall nach völliger Entfernung der Linse ein benachbartes ganz anderes Gewebe, nämlich das Pigmentepithel der Iris ein neues Säckchen bildet, von dessen hinterer Wand typische Linsenfasern ausgehen. Es kann so bei jugendlichen

Individuen eine neue Linse gebildet werden. Eine solche Regeneration ist beim Menschen und Säugetier unmöglich. Ein gewisser angedeuteter Ersatz kann hier nur dadurch erfolgen, daß die zurückgebliebenen Epithelzellen wie sonst sich durch Teilung vermehren und am Äquator zu Linsenfasern auswachsen, die sich zentralwärts vorschieben. Auch das über die hintere Kapsel vorgeschobene ,,Pseudoepithel" kann zu Wucherungen Anlaß geben. Gerade die oben erwähnten durchsichtigen Kügelchen auf der Nachstarmembran bestehen nach ELSCHNIG (S. 249) aus gewucherten Epithelzellen, die, da sie nicht unter dem Binnendruck der Linse mehr stehen, nicht zu Fasern auswachsen, sondern kugelige Gestalt, den Bläschenzellen ähnlich annehmen, in größerer Zahl zusammen liegen und ihren Kern allmählich einbüßen. Ähnliche, mit ausgeschiedener Kapselsubstanz umgebene Zellkonglomerate sind früher wohl auch als eine Art Linsen-

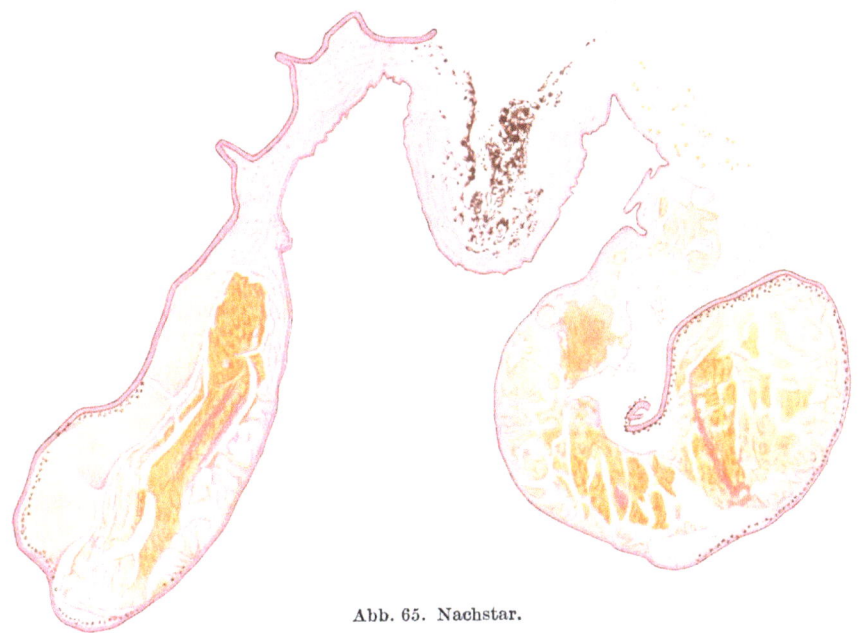

Abb. 65. Nachstar.

regeneration beim Menschen und Säugetier beschrieben worden. Bei jüngeren Patienten pflegen diese ,,Linsenregenerationserscheinungen" reichlicher zu sein als bei alten Leuten. RANDOLPH sah sie bei Kaninchen besonders lebhaft auftreten und WESSELY konnte nach Discission und Ablassen der getrübten Linsenfasern neugeborener Kaninchen sogar eine fast klare ziemlich umfangreiche Linse aus den übrig gebliebenen Zellen auswachsen sehen.

Die Operation des Nachstares ist in der Regel einfach und ungefährlich. In der voraseptischen Zeit war sie gefürchtet, weil manches Auge, das die Extraktion glücklich überstanden, noch nachträglich durch Vereiterung nach Discission zugrunde ging. Man begnügte sich deshalb mit geringen Sehschärfen und ließ nicht zu dichte Nachstare lieber unberührt. Heutzutage wird man selbst bei einer Herabsetzung des Sehvermögens um wenige Zehntel sich nicht scheuen, nochmals operativ vorzugehen, wenn die offenbare Ursache der Sehverminderung in einem auch noch so zarten Nachstar besteht.

Die Frage ist, *wann und wie soll man operieren*. Nach allgemeinen Erfahrungen *nicht zu früh*. Gewiß kann man nach völlig normalem Extraktions- und Heilverlauf ein dünnes Häutchen schon nach 14 Tagen ohne Gefahr durchschneiden, aber bei dichteren Nachstaren wartet man besser etwas länger, entläßt den Patienten zunächst, wenn es seine äußeren Verhältnisse irgend gestatten, und bestellt ihn zu einem späteren Zeitpunkt wieder. Denn erstens kann ein anfangs umfangreicher Nachstar nach einigen Wochen erheblich reduziert sein und Lücken zeigen, welche jeden Eingriff ersparen, und zweitens kann bei zu früh discidiertem Nachstar durch Wucherung der Epithelien und Fasern die anfängliche Lücke sich wieder schließen. Auch sind länger dauernde Reizzustände nach frühzeitiger Discission nicht selten. Andererseits kann bei längerem Abwarten die schrumpfende Nachstarmembran erheblich härter werden und größeren Widerstand leisten.

Die Art der Operation richtet sich nach der Beschaffenheit des Nachstares: Extraktion des ganzen oder eines größeren zentralen Teils mit der Kapselpinzette nach Lanzenschnitt (Hess) und Discission mit einer Nadel oder besser mit einem feinen Messerchen sind zu erwägen. Der erstere Eingriff ist meines Erachtens zu umfangreich, um als *Regeloperation* zu dienen. Der Lanzenschnitt schafft nochmals eine breite Kommunikation mit dem Bindehautsack, Irisprolaps ist zu befürchten, wenn die vorherige Operation mit runder Pupille gelang, und die Raffung des mit der Kapselpinzette gefaßten Stares, die Zerrung an den Zonulafasern und an evtl. vorhandenen Verklebungen mit dem Irisrande kann zu unerwünschten Komplikationen, zu Blutungen, Glaskörperverletzung, ja gelegentlich auch zur Netzhautablösung führen. Die bedeutend schonendere Operation ist zweifellos die Discission mit dem zweischneidigen Sichelmesser, das Zerrungen durch glatte Schnittführung vermeidet, wie sie auch bei den Discissionsnadeln nicht zu vermeiden sind. Ich gehe stets so vor, daß ich nach Ausspülen und Trocknen des Bindehautsackes ein Fleckchen der Conjunctiva bulbi nahe dem Limbus mit einem spitzen, in 10%ige Jodtinktur getauchten Tupferchen berühre, was stets gut vertragen wird, an dieser Stelle mit dem Instrument einige Millimeter vom Limbus entfernt unter die Bindehaut gehe, diese zum Hornhautrande vorschiebe und nun *noch in der Sclera* den Einstich vornehme, so daß die Spitze im Kammerwinkel erscheint. Einige vorsichtige Schnitte in Kreuzform durchtrennen die Nachstarmembran, worauf das Instrument schnell zurückgezogen wird. Die vordere Kammer bleibt bei diesem Vorgehen fast immer erhalten, es tritt höchstens etwas Kammerwasser unter die Bindehaut, diese blasenartig vorwölbend.

Gewiß sind nicht alle Fälle geeignet, auf diese zarteste und ungefährlichste Weise operiert zu werden. Eine gewisse Erfahrung wird dem Operateur sagen, wann er zu anderen, eingreifenderen Maßnahmen seine Zuflucht zu nehmen hat. Von solchen sind zahlreiche verschiedene angegeben; um nur einige aufzuzählen, seien der unvollständige Starschnitt nach Elschnig mit Herausschneiden eines dreieckigen Stückes des Nachstares nach Einführung der Weckerschen Schere von beiden Seiten genannt und die totale Umschneidung des Nachstares am Pupillarrand mit einem schmalen Messer von der hinteren Kammer aus, wie sie Henry Smith angegeben hat, ferner das Eingehen mit zwei Nadeln von gegenüberliegenden Limbusstellen und die Durchlochung dicker Membranen mit hierzu geeigneten Instrumenten.

Bei umfangreichen Linsenresten besonders jugendlicher Patienten können erneute Wucherungen zurückgebliebener Epithelien, Wiederauftreten von Faserquellungen, sich organisierende Blutungen auf den Kapselresten das gewonnene Sehvermögen noch nach längerer Zeit herabsetzen. Solche „Nachstarrezidive" können mehrfache operative Eingriffe erforderlich machen.

Wenn auch *Infektionen* nach Nachstaroperationen äußerst selten geworden sind, so kommen doch gelegentlich andere Komplikationen vor. Prolaps des Glaskörpers in die vordere Kammer tritt fast immer ein. Wenn er sich nur bläschenartig durch die Lücke in die vordere Kammer wölbt, ist das unbedenklich, ja erwünscht, weil dadurch der Spalt des Nachstares auseinandergehalten wird. Umfangreichere Glaskörperprolapse sind aber gelegentlich von *Drucksteigerungen* gefolgt, wie letztere auch durch stürmischere Quellung von Linsenresten hinter der Iris hervorgerufen werden können. Miotica oder im Notfall eine Iridektomie, falls eine solche noch fehlt, evtl. eine Cyclodialyse, pflegen diese postoperativen Glaukome meistens schnell zu coupieren. Verwachsungen von Glaskörpersträngen mit der Hornhauthinterfläche können zur Deformierung der Pupille führen. Gelegentlich haben sie einer intraokularen Infektion den Weg gebahnt, wenn sie in die Discissionswunde eingeklemmt waren.

2. Der Zuckerstar (Cataracta diabetica).

Vorkommen. Daß es einen *diabetischen Star*, d. h. eine durch die Zuckerkrankheit hervorgerufene Linsentrübung gibt, ist ganz zweifellos. Jedoch muß man sich natürlich hüten, jede Kataraktbildung bei Diabetikern als eine durch die allgemeine Stoffwechselstörung bedingte Linsenveränderung anzusehen. Nur die bei jugendlichen Diabetikern schnell auftretenden Stare und die bei älteren Zuckerkranken mit vorher ganz klaren Linsen in kurzer Zeit sich ausbildenden Linsentrübungen von typischer Form und Lage dürfen wir als sicher diabetische Katarakt bezeichnen. Offenbar ist man in früheren Zeiten mit der Bezeichnung „*Zuckerstar*" etwas freigiebig gewesen, indem man auch zweifellose Altersstare *bei* Diabetikern unter diese Rubrik eingereiht hat, andererseits wird die Ansicht von GALLUS, „daß die Katarakt bei Diabetes unmöglich eine Folge der Allgemeinerkrankung sein kann, daß vielmehr die Disposition zu beiden eine getrennte sein muß", sich wohl keiner allgemeineren Zustimmung in den Kreisen der Ophthalmologen erfreuen. Nachdem das Studium an der Spaltlampe uns gelehrt hat, wie häufig beginnende Linsentrübungen schon in frühen Jahrzehnten sich entwickeln, hat sich der Begriff des *präsenilen* Stares außerordentlich erweitert. Sorgfältige Spaltlampenuntersuchungen insbesondere von VOGT und seinen Schülern haben, wie S. 216 erwähnt, eine größere Anzahl in ihrer Lage und Form wohl charakterisierter Linsentrübungen festgestellt, welche als typische *senile* Veränderungen angesprochen werden müssen. Solche Trübungstypen sind, wie schon bei der Besprechung des Altersstares erwähnt wurde: die Cataracta coronaria, die konzentrischen Schichttrübungen aus Staub- und Punkttrübungen der Rinde, die flächenhafte periphere Keiltrübung, die hintere schalenförmige Katarakt, die Wasserspalten, die lamelläre Zerklüftung, der Kernstar u. a. SCHNYDER hat bei einer Untersuchung von 59 Diabetikern unter VOGTs Leitung bei den meisten Fällen, sofern die Linsen getrübt waren, nur diese wohlbekannten *Altersstartrübungen* wiedergefunden und lediglich in *einem* Falle eine andersartige Kataraktbildung feststellen können, die offenbar als echter *diabetischer Star* betrachtet werden mußte. Charakteristisch war hier eine gleichmäßige Trübung der vorderen und hinteren subkapsulären *Rinde* durch kleine flockige Trübungsherdchen, die am hinteren Linsenpol zu weißen, flächenhaften Komplexen sich verdichteten, ferner eine Verdeutlichung der oberflächlichen Faserzeichnung durch Bildung kleiner Wasserspalten und ein ausgedehnter rein subkapsulärer Zerfall. (Siehe Abb. 3, 5 und 6 der Abhandlung von SCHNYDER, Klin. Mbl. Augenheilk. 70. 45. 1923.)

Im weiteren Verlauf sah SCHNYDER unter auffallender Linsenquellung, Auftreten zahlreicher Wasserspalten und Abhebung der Linsenkapsel durch eine subkapsuläre Flüssigkeitsschicht die anfänglichen flockigen Trübungen fast völlig verschwinden, die Diskontinuitätsflächen teils undeutlicher werden, teils stärker reflektieren und schließlich eine asbestartig glänzende Rindentrübung sich ausbilden. Ein stellenweise in der subkapsulären vorderen Flüssigkeitsschicht flottierendes Häutchen schien dem von der Kapsel abgelösten Epithel zu entsprechen.

Eine solche asbestartig glänzende totale Katarakt mit auffallender breiter Zerklüftung sowohl im Gebiet der Linsennaht als auch in der Peripherie sah ich doppelseitig bei einem schwer diabetischen 24 jährigen Mädchen (s. Abb. 66). Der Star hatte sich in wenigen Wochen bis zur vollen Reife entwickelt und wurde mit gutem Erfolg durch Discission der Kapsel und Ablassen des breiigweichen Kapselinhaltes entfernt.

KOEPPE beschreibt als charakteristisch für diabetische Linsentrübungen, daß sie in der vorderen und hinteren Rinde herdförmig gezackt und netzförmig unregelmäßig konfiguriert entstehen, dabei oft starkes Farbenschillern zeigen und Cystenbildung erkennen lassen.

Weitere Untersuchungen zahlreicher Stare bei Diabetikern mit Hilfe unserer modernen Methoden sind jedenfalls notwendig, um den Typus des echten diabetischen Stares aus den zahlreichen Formen des senilen und präsenilen Stares noch deutlicher herauszuheben. Alle bisherigen Statistiken dürften für die Lösung dieser Frage unbrauchbar sein, da sie sich auf ungenügende Untersuchungsmethoden stützen. Es wird sich jedenfalls ergeben, daß der echte diabetische Star, d. h. die durch die Stoffwechselerkrankung bedingte Trübung der Linse seltener ist, als bisher vielfach angenommen wurde.

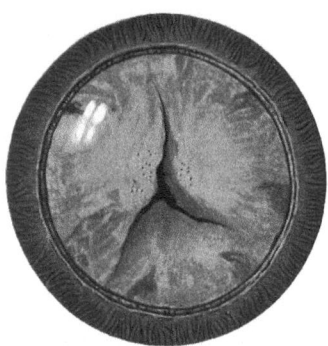

Abb. 66. Zuckerstar einer 24 jährigen Patientin.

Für die diabetischen Stare Jugendlicher betonte auch v. HESS den unmittelbar *subkapsulären* Beginn. Fast immer entwickelt sich der Zuckerstar in beiden Augen gleichzeitig, selten ist er längere Zeit einseitig. Er kann in ganz auffallend kurzer Zeit zur Ausbildung gelangen, sah doch LITTEN ihn in wenigen Stunden, SCHEFFELS in beiden Augen eines 15 jährigen Mädchens in jedesmal 24 Stunden völlig reif werden. Bei jugendlichen Diabetikern ist die Starbildung immer ein Zeichen besonders schwerer Erkrankung. *Die pathologisch-anatomischen Veränderungen* der Linse sind nicht konstant, immerhin scheinen im Beginn Degenerationsprozesse der Kapselepithelien ähnlich wie beim Naphthalinstar häufiger vorzukommen, bei fortgeschrittenen Fällen kommt es zu ausgedehntem Zerfall der Linsenfasern neben Proliferationsvorgängen von seiten des Epithels. Vorübergehende Rückbildungen von Linsentrübungen bei Diabetes sind hier und da beschrieben, unter anderem auch bei einem diabetischen Hund, bei dem EISENMENGER eine Trübung sich wiederholt zurückbilden sah. Hierin besteht eine zweifellose weitere Analogie zum Naphthalinstar, dessen Anfangstrübungen mitunter wieder spurlos verschwinden.

Pathogenese. Auf welche Weise die Stoffwechselerkrankung zur Linsentrübung Anlaß gibt, ist noch völlig unbekannt. Auch inwieweit Störungen der inneren Sekretion eine Rolle spielen, welche bei der ätiologischen Bedeutung der Pankreasdrüse für den Diabetes ja auch für die Linsentrübung nicht unwahrscheinlich sind, entzieht sich noch unserer Kenntnis. Wir können nur ganz allgemein sagen, daß entweder linsenschädliche Stoffwechselprodukte in die intraokulare Flüssigkeit gelangen oder daß krankhafte Veränderungen der Ciliarepithelien die Absonderung eines zur Linsenernährung nicht geeigneten Mediums bedingen. Allgemeiner Marasmus kann nicht die Ursache sein, da gerade bei noch kräftigen Diabetikern nicht selten Star beobachtet wird. Die Erhöhung des Zuckergehaltes des Kammerwassers ist selbst bei schweren Diabetikern nur minimal, auch unterscheiden sich die in vitro mit hochkonzentrierten Zuckerlösungen erzielten Linsentrübungen in ihrer Gestalt und Ausdehnung wesentlich vom echten Zuckerstar. Es handelt sich bei jenen lediglich um Vakuolen und Schrumpfungen der Linsenfasern infolge der Wasserentziehung, weshalb auch die entstandenen Trübungen in physiologischer Kochsalzlösung sich völlig wieder aufhellen können. In den Linsen von Diabetikern ist Zucker zwar hie und da, aber nicht konstant, vorgefunden, und CAVAZZANI fand bei einem Hund mit Pankreasdiabetes die in ihren peripheren Schichten zuckerhaltige Linse vollkommen klar.

SCHANZ, der eifrige Verteidiger der Lichtschädigung der Linse als Starursache, suchte auch den Zuckerstar durch photochemische Prozesse zu erklären, indem er den Gedanken aussprach, daß der unter Lichteinwirkung bekannte Zerfall von Aceton in Acethan und Essigsäure auch im Auge stattfinden könne. Die Essigsäure sollte dann die löslichen Eiweißstoffe der Linse im Sinne einer Umwandlung in schwerer lösliche beeinflussen.

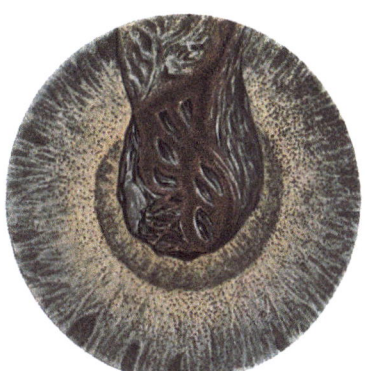

Abb. 67. Diabetischer Nachstar mit Pigmentverstreuungen.

Von Interesse ist es, daß ROEMER einmal durch intraperitoneale Injektion des mit Linseneiweiß gemischten Serums einer Diabetikerin beim Meerschweinchen schwere Vergiftungserscheinungen hervorrufen konnte, die bei Kontrollversuchen mit Serum gesunder Menschen ausblieben. Er schloß daraus auf die Fähigkeit diabetischen Serums, Linseneiweiß zu giftigen Stoffwechselprodukten abzubauen. Weitere Forschungen nach linsenschädlichen intermediären Stoffwechselprodukten der Diabetiker sind jedenfalls von großer Wichtigkeit.

Veränderung des Pigmentepithels. Das der vorderen Linsenkapsel aufliegende Pigmentepithel der Iris zeigt bisweilen starke Aufquellung seiner Zellen, die, enorm vergrößert, nur wenig Pigment zu enthalten scheinen. (Siehe Beitrag GILBERT, S. 88 dieses Bandes.) Werden sie bei der Iridektomie verletzt, so entleert sich das Pigment in das Kammerwasser und färbt es tiefschwarz, wie es wiederholt bei Extraktionen diabetischer Stare beobachtet wurde. Pigmentverstreuungen auf Irisvorderfläche und Descemetsche Membran sind nicht selten schon früh festzustellen. Offenbar handelt es sich um toxische Veränderungen auch des Pigmentepithels. Die sich nach Extraktion einer Cataracta diabetica bildenden Nachstare sind dementsprechend, wie Abb. 67 erkennen läßt, nicht selten durchtränkt von braunen Pigmentmassen.

Einfluß auf die Refraktion. Die beim Diabetes mit und ohne beginnenden Zuckerstar oft ziemlich schnell, bisweilen in wenigen Tagen auftretenden Refraktionsveränderungen beanspruchen besonderes Interesse. Wenn auch bei beginnendem Altersstar Brechungsänderungen, insbesondere Myopie vorkommen können, so pflegen sie doch nur ganz allmählich sich bemerkbar zu machen. Jede nachweislich in kurzer Zeit auftretende Refraktionsveränderung nach dem 20. Lebensjahr sollte dazu veranlassen, an die Möglichkeit eines Diabetes zu denken. Brechungszunahme und -abnahme, also Myopie sowohl als Hyperopie, resp. entsprechende Änderungen bestehender Anomalien, wurden häufig beobachtet und beschrieben, einmal auch die Entstehung eines Linsenastigmatismus. Dabei kann die Brechungsänderung klinisch sichtbaren Linsentrübungen vorausgehen, inkonstant sein und auch wieder vollkommen verschwinden, ohne daß offenbar der

Verlauf der Stoffwechselerkrankung von Einfluß ist. Auch die Akkommodationsbreite kann sich verringern, allerdings wohl meistens durch Schwächung des Akkommodationsmuskels, nicht durch Linsenänderung. Während man für die entstehende Myopie eine Zunahme des Linsenbrechungsindex verantwortlich macht, nachdem HESS erwiesen hat, daß eine Indexerhöhung des Kammerwassers etwa durch Zunahme des Zuckergehaltes nicht in Frage kommen kann, und HEINE postmortal bei einem Diabetiker Linsenindexerhöhung bestätigte, schwanken die Ansichten über das Zustandekommen der Hyperopie. HORNER nahm früher eine Verkürzung der Augenachse infolge Abnahme des Bulbusinhaltes durch Wasserverlust an, neuerdings glaubt HAGEN auf Grund seiner Beobachtungen an sechs Fällen, daß die Änderung der Diät von Einfluß sei. ENROTH machte den von ihm bei Diabetikern gefundenen starken Acetongehalt des Kammerwassers verantwortlich, fand aber den Widerspruch ELSCHNIGS, der mit Recht darauf hinwies, daß nach den HESSschen Berechnungen eine ganz unmögliche Konzentrationsveränderung des Kammerwassers erforderlich sei, um auch nur eine Refraktionsänderung von einer Dioptrie zu verursachen. ELSCHNIG (l. c.) beobachtete einwandfrei bei einem jungen Mann mit 7% Zucker und Acetonurie eine Brechungsabnahme beider Augen von 2 Dioptrien schon *vor* jeder Diätanordnung. Ferner sah er bei einer einseitig aphakischen Frau auf dem linsenhaltigen Auge eine Zunahme der Hyperopie von $+1,5$ auf $+3,5$ dptr, während das linsenlose Auge in seinem Brechungszustand ganz unverändert blieb. Hiermit wäre zum ersten Male der sichere Nachweis geführt, daß auch die *Refraktionsabnahme* beim Diabetes in der *Linse selbst* zu suchen ist; welchen physikalischen oder chemischen Veränderungen sie aber ihre Entstehung verdankt, bedarf noch der Aufklärung.

Therapie. Die operative Behandlung des Zuckerstars erfordert besondere Vorsichtsmaßregeln wegen der größeren Gefahr einer postoperativen Infektion. Wie alle Gewebe, so ist auch das innere Auge des Diabetikers Bakterien gegenüber weniger widerstandsfähig als das Auge gesunder Patienten. Diese alte Erfahrung wurde kürzlich von BIETTI auch experimentell erhärtet. Es zeigte sich, daß Vorderkammerinfektionen bei Kaninchen, die durch Adrenalin diabetisch gemacht waren, erheblich stürmischer verliefen als bei normalen Kontrolltieren. Alle bisher vorliegenden Erfahrungen bestätigen den wohltätigen Einfluß der vorherigen Insulinbehandlung auf den Heilungsverlauf nach Operation des Zuckerstars. Ich selbst habe seit Einführung einer sorgfältigen Entzuckerung des Diabetikers durch Insulin bisher nur einmal noch eine postoperative Infektion erlebt, wie sie früher selbst nach langer Vorbereitung doch öfter vorzukommen pflegte. Allerdings sollte man nicht mit der Operation die Insulingaben aufhören lassen, sondern auch während der Nachbehandlung unter sorgfältiger Kontrolle des Blutzuckers weiter Insulininjektionen vornehmen oder Synthalin verabreichen. Ganz besondere Sorgfalt in der Vorbereitung des Bindehautsackes, möglichst schnelle und exakte Ausführung der Operation mit Bindehautdeckung der Schnittwunde sind selbstverständlich außerdem beim Zuckerstar Vorbedingungen für einen günstigen Ausgang.

3. Die Linsentrübungen infolge von innersekretorischen Störungen.

Die Lehre von der hohen Bedeutung der *Drüsen mit innerer Sekretion*, die in den letzten zwei Jahrzehnten so große Fortschritte gemacht hat, befruchtete auch die Starforschung. Gerade die Erkenntnis von der Wichtigkeit der sog. Inkrete oder Hormone, d. h. der von diesen Drüsen abgesonderten Substanzen, für die Erhaltung und Funktion vieler Organe ist geeignet, uns vor Augen zu führen, daß die Ursache der Starerkrankung durchaus nicht immer in der Linse selbst zu suchen ist, sondern daß auch allgemeine konstitutionelle Schädlichkeiten Katarakt hervorrufen können. Eine Reihe von Krankheitsbildern, die mit Sicherheit oder mit großer Wahrscheinlichkeit auf Störungen der Funktion einzelner oder auch mehrerer inkretorischer Drüsen zurückgeführt werden müssen, sind mit mehr oder weniger großer Regelmäßigkeit von Linsentrübungen begleitet, die zum Teil sogar charakteristische Form und Lage anzunehmen scheinen. Als Drüsen mit innerer Sekretion — Hormondrüsen — kennen wir bisher die Schilddrüse und die Nebenschilddrüsen oder Epithelkörperchen, die Keimdrüsen, Nebennieren, die Hypophyse, die Epiphyse oder Zirbeldrüse, das Pankreas und den Thymus. Sie alle stehen in innigem Zusammenhang untereinander und mit dem vegetativen Nervensystem. Störungen des physiologischen Gleichgewichtes dieses komplizierten Apparates führen zu charakteristischen krankhaften Erscheinungen und typischen Symptomenkomplexen, von denen ein Teil auf vorwiegende Über- oder Unterfunktion *bestimmter* Drüsen zurückzuführen, ein Teil jedoch durch Erkrankung *mehrerer* Drüsen bedingt ist (pluriglanduläre Insuffizienz).

Auch Milz, Leber und vielleicht noch andere Organe beteiligen sich an der Hormonbildung.

SCHIÖTZ äußerte die Ansicht, daß die wichtigsten endokrinen Drüsen in zwei Gruppen mit im wesentlichen antagonistischer Wirkung zerfallen, und daß sämtliche Starformen durch Störungen der inneren Sekretion ihre Erklärung finden könnten, und zwar durch Hyposekretion der Parathyroidea (Tetaniestar), des Pankreas (diabetischer Star), der Genitaldrüsen (Altersstar) oder durch Hypersekretion der Nebennieren (Ergotinstar?) und der Hypophyse (Katarakt bei Diabetes insipidus). Als direkte Ursache der Linsentrübung nahm er eine Säurevergiftung und ein Kalkdefizit an. Daß eine Statistik von 300 operierten Starfällen ein früheres Auftreten der Katarakt bei Frauen erkennen läßt, könnte durch die frühere Involution der weiblichen Keimdrüsen seine Erklärung finden, eine Vermutung, die neuerdings auch GALLUS ausgesprochen hat.

a) Der Tetaniestar.

Struma und Katarakt. Schon bevor die Lehre von der inneren Sekretion Allgemeingut geworden war, hatte VOSSIUS darauf hingewiesen, daß nach seinen klinischen Beobachtungen dem Zusammentreffen von Struma und Katarakt eine Bedeutung für die Kataraktgenese zukommen dürfe. Er war geneigt anzunehmen, daß eine in ihrem Wesen noch unbekannte Funktionsstörung der Schilddrüse schädigend auf das Ciliarepithel einwirken und so mittelbar die Ernährung der Linse gefährden könne. Allerdings hatten daraufhin angestellte Untersuchungen von WERNICKE an der Freiburger und von GEROK an der Tübinger Klinik keine deutlichen Beweise für eine ätiologische Beziehung zwischen Struma und Katarakt erbringen können. WERNICKE fand zwar bei 48 Kataraktpatienten 16mal eine Struma, also in $33^{1}/_{3}\%$, bei 140 nicht Starkranken aber auch 44mal, was einem Verhältnis von $31,4\%$ entspricht; und GEROK stellte fest, daß die örtlich ziemlich scharf begrenzte *Strumagegend* des Schwarzwaldes und Unterlandes nicht mehr Stare lieferte, als das Gebiet der schwäbischen Alb und des Oberlandes, in denen der Kropf nicht endemisch vorkommt. Auch RUCH fand, daß im strumareichen Bernerland der Star nicht häufiger ist, als in kropfarmen Gegenden, und daß unter 42 Kataraktösen der Berner Klinik nicht mehr Strumaträger waren, als es der Durchschnittszahl der Bevölkerung an Kropfkranken entsprach.

Ferner lehnte POSSEK auf Grund seiner Untersuchungen an 170 Kropfkranken und unter Berücksichtigung des Nachweises, daß trotz des großen Kropfreichtums von Steiermark die *Grazer* Augenklinik keine abnorm hohen Starziffern aufweist, die Möglichkeit einer Starbildung infolge strumöser Schilddrüsenentartung ab.

Immerhin dürften weitere Untersuchungen an größerem Material nicht unerwünscht sein, wobei allerdings zu berücksichtigen wäre, daß Vergrößerungen der Schilddrüse mit regressiven Veränderungen der *Epithelkörperchen* einhergehen können. Jeder einzelne Fall von Katarakt bei Struma müßte deshalb auf Tetanie genau untersucht werden, da dieses wohlumgrenzte und experimentell erforschte Krankheitsbild als Ursache der Katarakt feststeht. Auch die in seltenen Fällen bei Basedowkranken unter tetanischen Erscheinungen sich entwickelnden Stare sind vielleicht auf Druckatrophie der Epithelkörperchen zurückzuführen.

Daß in der Anamnese von Starkranken besonders jugendlichen Alters gar nicht selten sich die Angabe wiederholt aufgetretener Krämpfe fand, war schon älteren Autoren aufgefallen, ohne daß die Art dieser Krämpfe und das sie etwa verursachende Grundleiden bekannt war. So wurde Starbildung beschrieben bei allgemeinen klonischen Krämpfen (LOGETSCHNIKOW), bei Epileptikern und angeblich Hysterischen, welche jahrelang an Krämpfen litten. Nach unseren heutigen Kenntnissen dürfen wir annehmen, daß es sich hier wohl in den meisten Fällen um *Star bei Tetanie* gehandelt hat.

Die Tetanie. Das Krankheitsbild wird hervorgerufen durch Insuffizienz der sog. Epithelkörperchen, jener kleinen Nebenschilddrüsen, welche, ein oberes und ein unteres Paar, der Schilddrüse eng angelagert sind (Abb. 68) und in der normalen Zusammenarbeit der Körperdrüsen mit innerer Sekretion eine große Rolle spielen. Wir unterscheiden eine *postoperative* und eine *idiopathische* Tetanie. Die erstere wurde früher häufiger nach Strumektomien beobachtet, als man die Wichtigkeit der Erhaltung der Nebenschilddrüsen noch nicht kannte; aber auch heute noch kann es selbst dem erfahrensten Operateur passieren, daß bei ausgedehnten Strumen und technisch schwieriger Entfernung derselben eine Zerrung, Quetschung und teilweise Zerstörung der Nebenschilddrüsen oder eine Schädigung durch Gefäßunterbindung und Narbenzug vorkommt. Schon nach wenigen Tagen kann das Bild schwerster parathyreopriver Tetanie zum Ausbruch kommen. Im Vordergrund stehen motorische Störungen, schmerzhafte, anfallsweise auftretende *tonische Krämpfe,* besonders der Arme und hier vor allem der vom Nervus ulnaris versorgten Muskeln, die zu charakteristischer Handhaltung (Geburtshelferhand) führt. Die Beinmuskulatur ist seltener, die Rumpf-, Gesichts-, Zungen-, Kau-, Rachen- und Augenmuskulatur gewöhnlich nur in schweren Fällen beteiligt. Bei ausgedehnten Fällen kommt es zur Dyspnoe mit Spasmen der Atemmuskulatur,

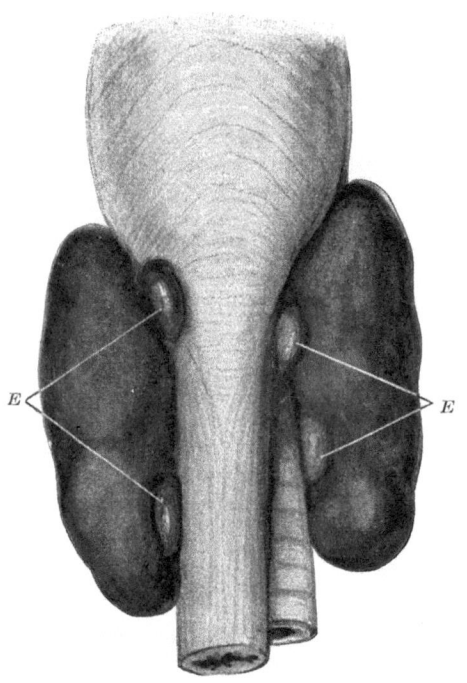

Abb. 68. Epithelkörperchen des Menschen (*E*). (Nach ZUCKERKANDL.)

beschleunigter Herzaktion, Schweißausbruch, mitunter klonischen und epileptiformen Krämpfen. Von sensiblen Störungen werden lebhafte Parästhesien empfunden. Dieser „manifesten Tetanie" stehen im anfallsfreien Intervall die typischen, experimentell auslösbaren Symptome der latenten Tetanie gegenüber: 1. Das CHVOSTEKsche Phänomen, eine mechanische Übererregbarkeit des Facialis, die sich bei Beklopfen des Nervenstammes vor dem Ohre durch blitzartige Zuckungen im Facialisgebiet, besonders des Mundwinkels und der Nasenflügel äußert. Auch bei Beklopfen des Nervus peroneus unterhalb des Fibulaköpfchens tritt ähnliches auf. 2. Das TROUSSEAUsche Phänomen, die künstliche Auslösung typischer Oberarmkrämpfe durch längeren Druck auf Nervenstämme und Gefäße im Sulcus bicipitalis internus des Oberarms. 3. Das SCHLESINGERsche Zeichen, ein Streckkrampf mit starker Fußsupination infolge Ischiadicusdehnung bei passiver starker Hüftbeugung des im Kniegelenk gestreckten Beines. 4. Die *elektrische Übererregbarkeit* der peripherischen Nerven (ERBsches Symptom), besonders des Ulnaris, Medianus und Peroneus durch den galvanischen Strom. Während die untere Grenze für die Kathodenschließungszuckung beim Ulnaris sonst bei 0,9 Milliampère, für die Anodenöffnungszuckung bei 2,5—3,0 Milliampère liegt, sinkt dieser Wert bei Tetanie bis auf 0,1 Milliampère und darunter.

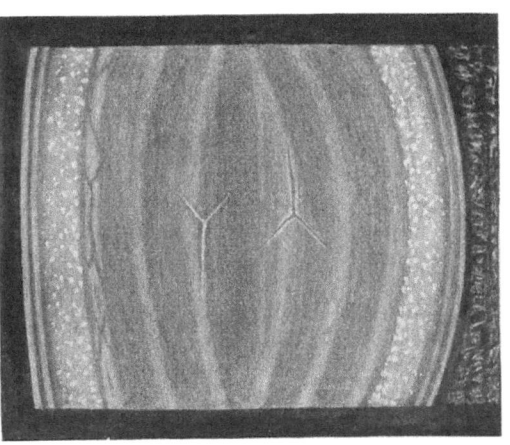

Abb. 69. Postoperative *Tetanie*katarakt (nach KNÜSEL). Graefes Arch. 114, 637. Optischer Schnitt durch die rechte Linse. Schmales Büschel. Obj. a2, Ok. 2. *1* vorderer Kapselstreifen; *2* vorderer Abspaltungsstreifen; *3* Zone der Flockentrübungen; *4* vorderer Alterskernstreifen; *5, 6* vorderer peripherer und zentraler Embryonalkernstreifen; *7* zentrales Intervall; *8* hinterer zentraler Embryonalkernstreifen; *9* hinterer peripherer Embryonalkernstreifen; *10* hinterer Alterskernstreifen; *11* hintere Zone der Flockentrübungen; *12* hinterer Abspaltungsstreifen; *13* hinterer Kapselstreifen; *14* Glaskörpergerüst.

Die *idiopathische Tetanie*, welche jedenfalls auch auf innersekretorische Störungen von seiten der vorübergehend oder dauernd ungenügend funktionierenden Epithelkörperchen zurückzuführen ist, zeigt im allgemeinen die gleichen Symptome, wenn auch meist in abgeschwächter Form und in seltenen Anfällen. Die Disposition zur Tetanie, d. h. eine leichte Insuffizienz der Epithelkörperchen, ist oft angeboren und vererbt; schädigende Momente, Infektionskrankheiten, Vergiftungen, Magendarmstörungen, Gravidität, Überanstrengung lassen aus der latenten die manifeste Tetanie entstehen. Sowohl bei der idiopathischen, als auch bei der parathyreopriven Tetanie wird *Katarakt* neben anderen trophischen Störungen, Haar- und Nagelausfall, Zahncaries, Trockenheit und rissiger Beschaffenheit, chronischem Ekzem und Pigmentierungen der Haut beobachtet. Bei jungen Frauen, die ein verhältnismäßig großes Kontingent der nachweislich auf Tetanie zurückzuführenden Stare darstellen, tritt vorzeitiges Sistieren der Menses ein.

Die Linsentrübung. Die Frage, ob der Tetaniestar eine morphologisch scharf umgrenzte und ohne anderweitige Symptome diagnostizierbare Form darstellt, wird von KAST an der Hand des Materials der VOGTschen Klinik mit gewissen Einschränkungen bejaht. Charakteristisch erschien eine dünne Schicht flächenartiger Trübungen dicht unter der vorderen und hinteren Kapsel, selten erst unter dem Abspaltungsstreifen. Diese Flächentrübungen (s. Abb. 69) waren gewöhnlich hinten stärker entwickelt als vorn und nahmen besonders hinten axial schnell zu; sie setzten sich zusammen aus zahllosen einzelnen Staubpünktchen, vermischt mit Vakuolen. Dabei trat die Linsenfaser- und Nahtzeichnung deutlich hervor. Auffallend war eine sagittale Verdünnung der Linse neben frühzeitiger ausgedehnter Sklerose, so daß bei der Operation, die übrigens eine gute Prognose gibt, die Linse in Form einer flachen Scheibe heraustritt. Gerade diese Verdünnung soll differentialdiagnostisch gegenüber dem Zuckerstar von Wichtigkeit sein, der in seinen Anfangsstadien gewisse Ähnlichkeiten mit dem Tetaniestar haben kann. Desgleichen treten bei der Cataracta complicata, die auch meist streng subkapsulär beginnt, mehr poröse, in die Tiefe der Rinde eindringende, mit Vakuolen kombinierte Trübungsformen auf. KAST widerspricht auch der Auffassung von KNÜSEL, daß der Tetaniestar vom Myotoniestar morphologisch nicht zu trennen sei, er hebt hervor, daß bei der myotonischen Dystrophie pulverige bis schneeflockenähnliche, weiße, tiefergelegene Rindentrübungen mit beigemengten glitzernden Kryställchen gefunden würden. Größere Reihen klinischer Beobachtungen werden zeigen müssen, ob in der Tat diese morphologischen Differenzen als regelmäßige anerkannt werden können.

Pathogenese. Nachdem WETTENDORFER zuerst auf den Zusammenhang zwischen Tetanie und Starbildung aufmerksam gemacht hatte, ist es das unbestreitbare Verdienst von PETERS, auf das häufigere Zusammentreffen von Katarakt und latenter Tetanie immer wieder hingewiesen zu haben. Wenn auch die Erwartungen sich nicht erfüllt haben, die vielleicht von einigen Seiten aus diesem Zusammenhang für eine einheitliche Erklärung der Stargenese geschöpft wurden, so wird eine sorgfältige allgemeine Untersuchung bei manchen Fällen sog. präseniler Katarakt doch häufig genug Symptome tetanoider Art aufdecken können, insbesondere unter Mithilfe erfahrener Neurologen, wie PETERS sie fordert. Genaue Angaben über die Technik der Untersuchung finden sich in der Arbeit von HESSE und PHLEPS. Auf welche Weise es unter dem Einfluß der Tetanie zur Trübung der Linse kommen dürfte, ist noch unklar. Wenn PETERS anfangs in Ciliarmuskelkrämpfen und dadurch bedingter Störung der Ernährungszufuhr zur Linse die Ursache sah, so modifizierte er später seine Ansicht dahin, daß eine Schädigung der Ciliarepithelien die chemische Zusammensetzung der intraokularen Flüssigkeiten ändere, wodurch die Ernährung der Linse, insbesondere die ihrer zentralen Schichten leide. Dadurch bedingte Schrumpfungsvorgänge des Linsenkernes schienen die Linsenveränderungen einzuleiten, die in Lücken- und Tröpfchenbildung verschiedener Schichten bestanden, während die Epithelien intakt waren.

Auch im Tierexperiment ist einwandfrei, zuerst von ERDHEIM und POSSEK an Ratten, nachgewiesen, daß völlige Entfernung der Epithelkörperchen schwere, teilweise Exstirpation latente Tetanie verursachen, und daß auf diesem Wege experimentelle Linsentrübungen zu erzielen sind. Andererseits fand SCHIÖTZ bei starblinden Kälbern Veränderungen der Nebenschilddrüsen. IVERSEN sah bei verschiedenen Tierarten mit chronischer Tetanie schichtstarähnliche Trübungen, dasselbe EDMUNDS und WALLER bei Hunden, HAYANO bei parathyreoidektomierten Ratten. HIROISHI hat neuerdings auf Veranlassung von SIEGRIST nochmals systematisch die parathyreoprive Starbildung bei Ratten studiert. Bei diesen Tieren finden sich zwei Hauptepithelkörperchen im oberen Drittel der Seitenlappen der Schilddrüse, außerdem aber noch unregelmäßig gelagerte akzessorische Nebenschilddrüsen. Die Entfernung letzterer ist, da sie mikroskopisch klein, nicht durchführbar, weshalb die Tetanie bei Ratten nach Entfernung der Hauptepithelkörperchen meistens milder verläuft. Nach 3 bis 4 Tagen entwickelten sich die Tetaniesymptome, 50% der Tiere gingen allerdings infolge der Schwere des operativen Eingriffs bald nach der Operation zugrunde. Von 9 Ratten zeigten 4, denen beide Nebenschilddrüsen entfernt wurden, doppelseitigen Star, eine bei Entfernung nur einer Parathyreoidea. Die ersten Anfänge wurden am 6., 7., 28. und 35. Tage beobachtet; sie zeigten sich im axialen Gebiet als feine radiäre Trübungsstreifen, die sich rasch nach dem Äquator zu vermehrten. Zu einer Totaltrübung der Linse kam es nie. Tetanieanfälle schienen nicht Vorbedingung der Kataraktbildung zu sein, da diese auch in Fällen ohne jede klonische Zuckung erfolgte. Zahn- und Haarveränderungen wurden unabhängig von den Linsentrübungen beobachtet, waren aber wenig konstant.

SIEGRIST selbst ist es möglich gewesen, bei Hunden nach Entfernung von Thyreoidea und Epithelkörperchen typische *Schichtstare* zu erzielen. Die Entwicklung dieser Stare begann in den oberflächlichsten *Rindenschichten*. Es gelang, durch geeignete Diät nach LUCKHARDT und durch intravenöse Injektion von *Calcium lacticum* (täglich 10—15 g) die Hunde $1^1/_4$ Jahre lang am Leben zu erhalten. Die Injektionen wurden 6 Wochen lang täglich, später nur noch dann gemacht, wenn sich tetanische Symptome zeigten. SIEGRIST konnte nun beobachten, wie die Rindentrübungen mehr und mehr in die Tiefe rückten und ganz nach der Schichtstartheorie von HORNER-SCHIRMER von neuen klaren Linsenfasern überlagert wurden.

Welcher Art die chemischen Änderungen der intraokularen Flüssigkeit bei der Tetanie sein könnten, die zur Linsentrübung führen, ob es sich nur um Konzentrationsänderungen schon normalerweise vorhandener organischer oder anorganischer Bestandteile oder um das Auftreten neuer schädlicher Produkte des gestörten intermediären Stoffwechsels handelt, ist noch ungeklärt.

Auf die vielfachen Diskussionen über ein hypothetisches, im Körper bei Insuffizienz der Epithelkörperchen kreisendes „*Tetaniegift*" hier ausführlicher einzugehen, verbietet der Raummangel, es sei deshalb auf die entsprechende Darstellung in BIEDLs Werk „Innere Sekretion" hingewiesen. Hervorgehoben muß aber werden, daß gewisse biogene Amine, wie das *Histamin*, welches durch Fäulnis aus dem Histidin, das *Tyramin*, welches aus dem Tyrosin entsteht, auch aus dem Mutterkorn gewonnen wurden, und daß bei der Ähnlichkeit zwischen Tetanie und Ergotismus BIEDL selbst die Ansicht aussprach, daß in diesen Aminobasen vielleicht das postulierte Tetaniegift gesucht werden müsse. Dabei bleibt es vorläufig unentschieden, ob sich diese schädlichen Stoffwechselprodukte nur infolge des Ausfalles der Epithelkörperchenfunktion bilden oder ob bei der Tetanie die *Entgiftung* dieser beim Eiweißzerfall vielleicht regelmäßig auftretenden Amine unmöglich wird.

NOEL, PATON und Mitarbeiter wiederum haben gefunden, daß die Symptome der Tetania parathyreopriva dieselben sind wie nach Vergiftung mit Guanidin und Methylguanidin, und es gelang ihnen, eine Vermehrung dieser Stoffe im Blut und Harn von epithelkörperlosen Hunden und auch von Kindern mit idiopathischer Tetanie nachzuweisen. Es ist demnach vielleicht auch mit dem Ausfall regulierender Einflüsse der Nebenschilddrüsen auf den Guanidinstoffwechsel zu rechnen.

Es sei ferner erwähnt, daß neuerdings Störungen des Calciumstoffwechsels bei der Tetanie vermutet werden, allerdings nicht in dem Sinne von STÖLTZNER, welcher für die Kindertetanie eine *Zurückhaltung* von Ca-Salzen annahm und aus der Tatsache, daß Tierlinsen in isotonischen Lösungen von Ca-Salzen sich trübten, auf Ca-*Vermehrung* der intraokularen Flüssigkeit schloß. Kontrollversuche von NELSON haben ergeben, daß zwar eine $3,37^0/_0$ige $CaCl_2$-Lösung, welche einer $0,9^0/_0$igen NaCl-Lösung äquimolekular ist, schnell eine starke bleibende Trübung verursacht, daß aber schon eine $2,25^0/_0$ige CaCl-Lösung, die einer $0,6^0/_0$igen NaCl-Lösung äquimolekular ist, selbst bei langer Einwirkung die Linsen nicht zu trüben vermag. Eine so starke Ca-Anreicherung ist aber im lebenden Auge ausgeschlossen. Vielmehr scheint es nach neuesten Erfahrungen, daß gerade eine Ca-*Verarmung* des Blutes und der Organe für die Tetanie charakteristisch ist. Jedenfalls ergaben vergleichende Analysen normaler und durch Epithelkörperchenverlust tetaniekranker Versuchstiere eine *Herabsetzung* des Gesamtcalciumgehaltes, und in Stoffwechselversuchen hatten parathyreoprive Tiere stets eine *negative* Ca-Bilanz. Auch ist bekannt, daß bei Abnahme des Ca-Gehaltes die Erregbarkeit der Muskulatur erheblich vermehrt ist. Das Fehlen des Calciums und die daraus sich ergebende relative Vermehrung seines Antagonisten Kalium führt nach KRAUS und ZONDEK zu einer lokalen Alkalosis, und das Bestehen einer Alkalosis bei der Tetanie haben FREUDENBERGER und GYÖRGY jüngst nachweisen können, die gerade in der Alkalosis das Wesen der Tetanie erblicken, welche sie erfolgreich durch Behandlung mit Säure und Salmiak unterdrücken konnten. Andererseits hat auch die Zufuhr von Calciumpräparaten offenbar einen abschwächenden Einfluß auf die tetanischen Erscheinungen. Jedenfalls zeigt diese kurze Erwähnung neuester Ergebnisse, daß wir uns hier inmitten einer in regem Fluß befindlichen Forschung befinden, und daß die Verhältnisse unendlich komplizierter sind, als man vielleicht anfänglich anzunehmen geneigt war. Weitere physiologisch-chemische Ergebnisse werden abzuwarten und auch von ophthalmologischer Seite mit Aufmerksamkeit zu verfolgen sein, bevor wir uns einer Erklärung der Symptome der Tetanie und somit auch des Tetaniestares nähern, die über den allgemeinen Begriff einer Störung der inneren Sekretion hinausgehen kann.

b) Die Katarakt bei myotonischer Dystrophie.

Als eine weitere Starform, die höchstwahrscheinlich mit einer Störung der Drüsen mit innerer Sekretion zusammenhängt, sei die erst in den letzten Jahren besonders durch FLEISCHERs Arbeiten allgemeiner bekannt gewordene *Katarakt bei myotonischer Dystrophie* genannt.

Die myotonische Dystrophie ist eine seltene Erkrankung, wurde 1909 von dem Neurologen STEINERT und gleichzeitig von BATTEN und GIBB als selbständiger Symptomenkomplex erkannt und 1911 durch HIRSCHFELD von den verschiedenen, der THOMSENschen Krankheit zugezählten Erkrankungsformen abgetrennt. CURSCHMANN, HOFFMANN, NAEGELI, FLEISCHER, LÖHLEIN u. a. verdanken wir ein lückenloses Bild dieses eigenartigen Leidens. Es handelt sich bei der myotonischen Dystrophie um eine ausgesprochen hereditär-familiäre degenerative Erkrankung, wie es unzweideutig die sorgfältigen Stammbaumforschungen FLEISCHERs ergeben haben. Sie tritt jedoch im Gegensatz zur THOMSENschen Krankheit nie angeboren, sondern erst zwischen dem 20. und 40. Lebensjahr auf und führt meist frühzeitig zum Tode. Die im vorgeschrittensten Alter bisher beobachteten Fälle dürften zwei von VOGT veröffentlichte sein, die im 60. und 61. Lebensjahre standen. Die ersten Krankheitserscheinungen zeigen sich meistens an den Handmuskeln, die ausgesprochene Myotonie erkennen lassen. Es kann die Faust wohl geschlossen, sodann aber nur mit Mühe wieder geöffnet werden. Nach mehrmaligem Wiederholen derselben Bewegung gelingt diese immer leichter. Im allgemeinen werden jedesmal nur wenige Muskelgruppen von der Myotonie betroffen, neben den Handmuskeln auch die Zunge, seltener Muskeln der unteren Extremitäten. Mechanische Erregungen, z. B. Beklopfen der myotonischen Muskeln und auch der Zunge, rufen eine längere Zeit sichtbare Dellenbildung hervor; charakteristisch ist das Fehlen der Entartungsreaktion. Bald kommt es zu ausgesprochenen Atrophien, die sich frühzeitig an den Interossei, aber auch am Opponens pollicis und anderen Fingermuskeln, sodann am Vorderarm, besonders am Supinator longus zeigen. Auch die Gesichtsmuskulatur atrophiert, und es entsteht dadurch die typische Facies myopathica, jenes mimiklose, starre Antlitz mit Parese der Ringmuskeln der Augen und des Mundes (s. Abb. 70). Ebenso atrophieren die Halsmuskeln, besonders die Sternocleidomastoidei, ferner die Kau-, Gaumen- und Schlundmuskeln, während merkwürdigerweise die Zunge verschont bleibt, obwohl sie, wie erwähnt, deutliche Myotonie erkennen läßt. Überhaupt befällt Myotonie und Atrophie offenbar selten dieselben Muskelgruppen gleichzeitig oder nacheinander. Die Sprache kann durch Atrophie entsprechender Muskeln außerordentlich undeutlich, eigentümlich gurgelnd werden, wodurch solche Patienten ähnlich wie bei der Sklerodermie sich leicht zu erkennen geben. In schweren Fällen leidet dann auch die Muskulatur des Schulter- und des Beckengürtels und der unteren Extremität, an der besonders die Peronei befallen werden. Die aufrechte Haltung

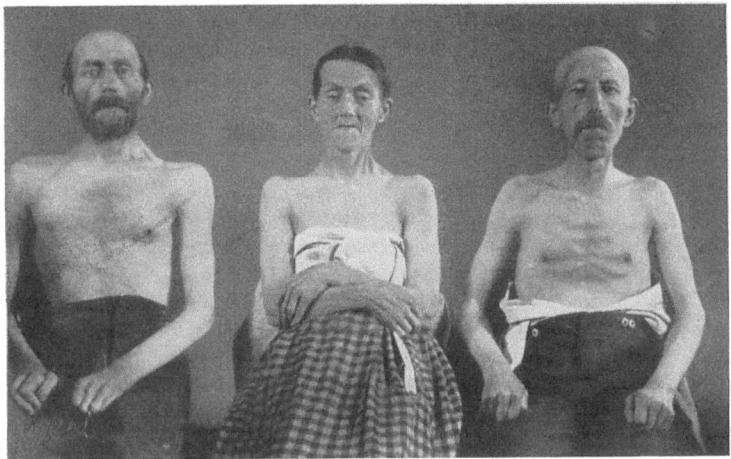

Abb. 70. Myotoniker. (Nach FLEISCHER.)

und das Gehen können dadurch hochgradig erschwert werden. Von vasomotorischen Störungen werden Cyanose der Finger und Zehen und Kältehyperästhesie erwähnt; auf innersekretorische Veränderungen wurden vorzeitiger Verlust der Libido sexualis, Atrophie der Testes und frühzeitige Zession der Menses zurückgeführt, die allerdings nicht immer auftritt (VOGT), ferner dünner Haarwuchs, Haarausfall, Stirnglatze, brüchige Nägel, Anomalien der Schweißsekretion und der Haut, die oft glatt, glänzend, anscheinend atrophisch ist. Schwere Stoffwechselstörungen, Knochenveränderungen, die an das Bild der Osteomalacie erinnern, nervöse Störungen und Psychosen können das Krankheitsbild vervollständigen. Der Anteil der Geschlechter scheint ungefähr gleich zu sein, nach FLEISCHER sollen Frauen aber in früheren Jahren als Männer erkranken. Der Verlauf ist schleichend und führt unter Steigerung der Symptome zum Tod durch allgemeine Erschöpfung oder interkurrente Erkrankungen. Für das Verständnis der Pathogenese dieser Erkrankung ist es wichtig, daß FLEISCHER bei seinen Fällen wiederholt Atrophie oder Degeneration der Schilddrüse feststellen konnte; es ist aber noch unentschieden, ob wirklich die Schilddrüse oder andere Drüsen mit innerer Sekretion allein durch Hypo- oder Hyperfunktion die Krankheitserscheinungen veranlassen oder ob vielleicht mehrere innere Drüsen gleichzeitig erkranken, weshalb NAEGELI von einer pluriglandulären Erkrankung sprach.

Wenn bei der Eigenart der Symptome auch eine Mitbeteiligung von Drüsen mit innerer Sekretion nicht zweifelhaft sein kann, so ist damit nicht gesagt, daß diese primär erkranken. Es ist durchaus möglich, daß pathologisch-anatomische Befunde des Zentralnervensystems, die noch ausstehen, Veränderungen bestimmter Systeme aufdecken, welche die Ausfallserscheinungen der Drüsen erst zur Folge haben (FLEISCHER).

CURSCHMANN vermutet, daß beide Symptomgruppen, sowohl die endokrinen Störungen, als auch die Myotonie und Amyotrophie durch krankhafte Affektionen in den zentralen trophischen Apparaten des Nervensystems bedingt sein könnten, die wir mit einiger Wahrscheinlichkeit in das ASCHNERsche Eingeweidezentrum im Hypothalamusgebiete des Zwischenhirns verlegen dürfen.

Wiederholt ist auf gewisse Übereinstimmung der Symptome mit denjenigen der Tetanie hingewiesen worden, vor allem war das Vorkommen des CHVOSTEKschen Symptoms der Übererregbarkeit des Facialis auf Beklopfen des Nervenstammes auch bei der myotonischen Dystrophie von verschiedenen Autoren festgestellt. CURSCHMANN u. a. haben auch das Auftreten der Katarakt auf eine latente Tetanie beziehen wollen. FLEISCHER weist aber demgegenüber auf die Verschiedenheiten in der *Form* beider Stare hin.

Form des Stars. Während nach allgemeinem Urteil beim Tetaniestar meistens ein großer harter Kern vorkommt und die Trübungen sehr häufig als schichtstarähnlich in der supranucleären Zone beginnen (PETERS), oder wenn sie cortical gelegen sind, vom Äquator sich nach dem hinteren Pol zuspitzen, diesen selbst aber frei lassen, fand FLEISCHER bei beginnender Katarakt bei myotonischer Dystrophie gerade den *hinteren Pol* getrübt und von ihm ausgehend sternförmige Speichen, die sich nach dem Äquator hin zuspitzten. Auch sah er hier frühzeitig feinste *punktförmige* Trübungen in der Zwischensubstanz der Linse, die beim Tetaniestar fehlten. VOGT beschreibt bei seinen Fällen von myotonischer Katarakt (8 Linsen bei 5 Personen) ein ganz besonderes Aussehen der Linsentrübung, das ihm durchaus pathognomonisch zu sein scheint, und das er nach dem Spaltlampenbild wie folgt schildert: „Die Linsentrübung besteht in massenhaften weißen, bald eckigen, bald staubförmigen, manchmal leicht glänzenden Pünktchen, die *ausschließlich der Rinde angehören* und die in auffälliger Weise mit *farbig leuchtenden*, meist roten und grünen, seltener gelben und blauen Kryställchen untermischt sind. Die Kryställchen stellen manchmal bei stärkerer Vergrößerung kleine Plättchen dar und ich halte es für wahrscheinlich, daß sie aus Cholesterin bestehen." Ebenso wie FLEISCHER und VOGT sahen auch v. SZILY und HAUPTMANN in einem Fall von myotonischer Dystrophie ähnliche weiße Punkttrübungen neben doppelseitiger Sterntrübung am hinteren Pol. Interessant ist, daß die Cholesterinprobe mit Schwefelsäure und Jod, welche VOGT mit der Rinde eines frisch extrahierten Myotoniestares anstellte, hier sehr deutlich ausfiel, während sie bei einer gleichzeitig untersuchten gewöhnlichen Katarakt negativ war. Es spricht also auch dies Verhalten für eine Anreicherung von Cholesterin in den kataraktösen Linsen bei myotonischer Dystrophie, und es wird von großer Wichtigkeit sein, durch weitere sorgfältige klinische und chemische Untersuchungen festzustellen, ob diese von VOGT betonte Spezifität wirklich vorhanden ist. Dies würde natürlich nicht nur von diagnostischer Bedeutung sein, sondern auch von besonderem Interesse für unsere Kenntnis der Chemie der Katarakt überhaupt.

Neuerdings hat LÜSSI einen weiteren Fall von Katarakt bei myotonischer Dystrophie beschrieben, bei welchem das typische Bild der glänzenden Staub- und Punkttrübungen der Linse sofort die Diagnose der Allgemeinerkrankung ermöglichte.

Allerdings hatte KNÜSEL in vier Fällen von postoperativer Tetaniekatarakt beim Menschen an der Spaltlampe ganz ähnliche Staub-, Flocken- und Krystalltrübungen festgestellt. Er glaubte, wie gesagt, daß sie sich kaum von den VOGTschen Befunden bei der Myotoniekatarakt hätten unterscheiden lassen, und er suchte in dieser Übereinstimmung der Starformen bei der chirurgischen Tetanie und der myotonischen Dystrophie eine Stütze der von neurologischer Seite aufgeworfenen Hypothese der parathyreogenen Genese der Myotonie. HEINE bezweifelte aber nach Spaltlampenbeobachtung von 5 Tetanie- und 8 Myotoniestaren, daß hier ein durchaus eindeutiges Bild vorläge. So fand er bei 2 myotonischen Patienten, Mutter und Sohn, bei ersterer subkapsuläre Trübungszonen mit Körnchenschicht, bei letzterem aber eine reine hintere Corticalkatarakt in Form eines Sterns. Ebenso sah er bei Tetaniestaren sowohl den subkapsulären Typ mit ein bis drei Trübungsschichten als auch milchige Kerntrübung bei durchsichtiger Rinde.

Zur endgültigen Entscheidung dieser interessanten Frage müssen wir jedenfalls, wie schon oben bei Besprechung des Tetaniestares gezeigt wurde, noch weitere sorgfältige morphologische Studien mit der Spaltlampe an größerem Material abwarten. Jede gute Beobachtung, die sich allerdings auf einwandfreie Technik stützen muß, dürfte hier willkommen sein.

Während anfangs die Starbildung bei myotonischer Dystrophie als verhältnismäßig selten galt — HOFFMANN schätzte 1912 ihr Vorkommen auf 10% —, vermuten HAUPTMANN und VOGT mit Recht, daß bei sorgfältiger Durchforschung der Linsen mit der Spaltlampe und bei Mydriasis eine viel größere Anzahl von Myotoniekatarakten gefunden werden dürfte. Die statistischen Ergebnisse der Tübinger Klinik in bezug auf die Häufigkeit des Stares bei myotonischer Dystrophie werden von VOGT allerdings etwas einseitig genannt, da sie hauptsächlich Leute betrafen, die eben wegen ihrer Sehstörung die Augenklinik aufsuchten; von den 38 Fällen kamen 29 wegen ihrer Katarakt in Behandlung, bei 6 weiteren wurde durch Familienuntersuchungen die Krankheit mit beginnender Katarakt, bei 3 anderen ohne solche festgestellt. Bemerkenswert ist, daß vielfach in den vorhergegangenen Generationen präsenile Katarakt in immer früherem Lebensalter *ohne* Myotonie vorhanden gewesen war. Die Vererbung der Krankheitsanlage erfolgt durch männliche und weibliche Individuen in ganz unregelmäßiger Weise. (Siehe Kapitel FRANCESCHETTI, Vererbungslehre, Bd. 1 dieses Handbuchs.)

Weitere Erkrankungen, die mit Störungen der endokrinen Drüsen zusammenhängen und gleichzeitig von Linsentrübungen begleitet sein können, sind der *Diabetes* infolge von Pankreaserkrankung, das *Myxödem* (CALLAN, DUTOIT), durch Hypofunktion der Schilddrüse bedingt, der *Mongolismus* (VAN DER SCHEER u. a.), den man als pluriglanduläre Erkrankung betrachtet, der Status thymolymphaticus, die *Sklerodermie* (VOSSIUS, v. STEKKER), die mit starker Hyperkeratose einhergehende sog. *Dariersche Krankheit* (v. SZILY und GJESSING) und die verschiedenartigen Dermatosen, wie sie von ROTHMUND schon im Jahre 1868, später von WERNER, TSCHIRKOWSKY, ANDOGSKY beschrieben wurden. Wenn der zuletzt genannte Autor den Namen *Cataracta dermatogenes* prägte, so ist daran festzuhalten, daß nicht etwa die Hauterkrankung als Ursache des Stares anzusehen ist, sondern daß die beiden embryologisch verwandten Organe durch anscheinend gleichartige Störungen der inneren Sekretion gleichzeitig oder nacheinander erkranken, wie ja auch bei der Tetanie und der mongoloiden Idiotie gerade die epithelialen Organe Haare, Nägel, Zähne, Linse gemeinsam befallen werden. Inwieweit Störungen der inneren Sekretion des Pankreas, welche bekanntlich den LANGERHANSschen Inseln zugeschrieben wird, für die beim Diabetes auftretende Katarakt verantwortlich zu machen sind, entzieht sich noch der Beurteilung.

Diese Übersicht läßt jedenfalls erkennen, von welch einschneidender Bedeutung für die normale Ernährung, das ungestörte Wachstum und demgemäß die Erhaltung der Durchsichtigkeit der Linse die regelrechte Funktion des „hormonopoëtischen" Systems mit seinen vielfachen Korrelationen ist.

Es sei auch darauf hingewiesen, daß neuerdings von verschiedenen Seiten immer wieder der Altersstar mit inneren Sekretionsstörungen der Keimdrüsen in Zusammenhang gebracht wird. Die bisher vorliegenden Angaben über Beeinflussung von senilen Linsentrübungen bei Menschen und Tieren durch die STEINACHsche Operation sind zwar noch nicht überzeugend, und auch die Hoffnungen SIEGRISTs, durch ein Hormonpräparat (Euphakin) Altersstare zu beeinflussen, bedürfen noch starker Stützen.

Ob Ergotin-, Naphthalin- und Thalliumstare durch direkte Giftschädigung oder, wie auch vermutet wurde, auf dem Umweg über eine Störung der endokrinen Drüsen entstehen, können wir noch nicht entscheiden.

4. Die Linsentrübungen im Anschluß an Vergiftungen.

a) Der Ergotinstar.
(Cataracta rhaphanica.)

Nach Ergotinvergiftungen (Raphanie), die in russischen Provinzen gelegentlich in größerer Zahl unter der Bevölkerung infolge des Genusses durch *Mutterkorn* stark verunreinigten Mehles auftraten, wurde wiederholt das gehäufte Auftreten von Staren beobachtet. Die ersten Mitteilungen über solche „Ergotinstare" stammen von IGNAZ MEYER (1862), TEPLIASCHIN (1889) und KORTNEW (1890), der den Ausdruck „*Cataracta rhaphanica*" benutzte. Sie wurden in allen Lebensjahren beobachtet, traten besonders nach der konvulsivischen Form der Ergotinvergiftung auf, sollten bei Kindern in 1—3 Monaten, bei älteren Leuten in 8—11 Monaten zur völligen Reife gekommen sein. KORTNEW, der nach einer großen Epidemie, bei der 2000 Menschen erkrankten, 37 Ergotinstare sah, beschreibt sie als rauchig graue Trübungen, die vom Zentrum zur Peripherie fortschritten. Weitere Mitteilungen finden sich in der russischen Literatur von KANZEL (1893), KARNICKI (1906) und GERMANN (1906), welch' letzterer im Gegensatz zu den früheren Berichten einen doppelseitigen Corticalstar feststellte. PETERS hat versucht, experimentell durch Ergotin Stare zu erzeugen, es gelang ihm aber nur, Veränderungen an den Ciliarepithelien zu erzielen, die ähnlich denjenigen bei Naphthalinvergiftung waren.

b) Der Naphthalinstar.

Immer wieder hat man versucht, auf experimentellem Wege auch von der Blutbahn aus Katarakt hervorzurufen. Die Entdeckung von BOUCHARD (1886), daß bei Fütterung von Kaninchen mit Naphthalin regelmäßig Linsentrübungen auftraten, die sich schnell zum Totalstar verdichteten, führte auf das eindringlichste vor Augen, welche Bedeutung eine veränderte Blutzusammensetzung für die Ernährung und die Durchsichtigkeit der Linse besitzt. Gerade die Anhänger der Ansicht eines häufigeren Vorkommens konstitutioneller Starformen mußten in dem Beispiel des Naphthalinstares eine Stütze ihrer Anschauungen vermuten, und v. HESS sagte demgemäß auch, daß nach seiner Ansicht der Naphthalinstar den „uns vor allem interessierenden Starformen beim Menschen, die wir als konstitutionelle bezeichnen, am nächsten steht". Und weiter: „Es handelt sich, wie ich glaube, auch hier, ähnlich, wie wir es für den Zuckerstar und für die häufigste Form des Altersstares annahmen, zunächst um eine Änderung der Zusammensetzung des Blutes, wodurch ein vom Ciliarkörper aus wirkender pathologischer Vorgang bedingt wird, der zu mehr oder weniger ausgedehnter Schädigung bzw. Zerstörung der lebenden zelligen Elemente der Linse führt; ich konnte zeigen, daß in den ersten Stadien der Naphthalinvergiftung ein ausgedehnter Zerfall des vorderen Kapselepithels erfolgt, der vermutlich den ersten Anlaß zu der nachfolgenden Trübung der Linse bildet."

Früher war man der Ansicht, und auch v. HESS betont es, daß Naphthalin nur bei der Verfütterung seine schädigende Wirkung auf das Auge entfalten könne. Nach meinen Erfahrungen ist das nicht richtig. Mir gelang es wiederholt, typische Naphthalinstare auch nach *subcutaner* Applikation einer 20%-igen Naphthalinparaffinemulsion zu erzielen. Allerdings dauert es dann länger. Am schnellsten kommt man zum Ziel, wenn man mit der Schlundsonde täglich eine Menge von 10—20 ccm einer 20%igen Mischung in den Magen des Kaninchens mit Hilfe einer Spritze einlaufen läßt. Manche Tiere vertragen auffallend viel Naphthalin, andere aber sind empfindlicher und gehen unter akuten Darmstörungen zugrunde, wenn man nicht Erholungspausen einfügt.

Neben den unten näher zu beschreibenden Linsenveränderungen sind es auffallende *Netzhautherde,* welche schon bald nach den ersten Naphthalingaben aufzutreten pflegen. Sie sind zuerst von DOR aufgefunden worden.

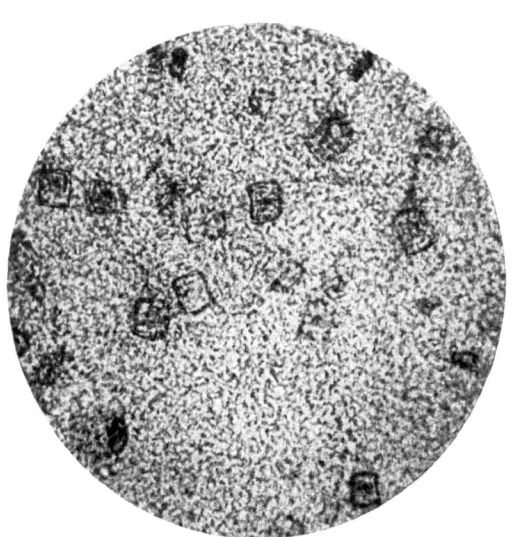

Abb. 71. Krystallausscheidungen in der Netzhaut bei Naphthalinintoxikation (Flächenpräparat).

Diese Flecke sind scharfrandig, von wechselnder Größe und erscheinen im Lichte des Augenspiegels hellweiß, bei weiteren Naphthalingaben konfluieren sie zu großen weißen Flächen. Sie treten stets in der *unteren* Hälfte des Fundus zuerst auf, finden sich schließlich aber auch *über* dem Sehnerven, während ein breites Band unter dem Sehnerven und den Markflügeln stets frei zu bleiben pflegt, wenigstens soweit die zunehmenden Linsentrübungen die Beobachtung gestatten. Außer diesen Flecken finden sich auch eigenartige Pigmentverschiebungen innerhalb der Pigmentepithelien, die dadurch zustande kommen, daß die Pigmentkörnchen in den einzelnen Zellen stellenweise alle sich an der einen Seite der Zelle angehäuft haben. Es entstehen so im Hintergrund oft zierliche kreisförmig angeordnete Linien, welche sich um ein Zentrum gruppieren, in dem sich hier und da ein Krystall wechselnder Gestalt befindet.

Diese Krystallbildungen sind eine weitere Eigentümlichkeit der Naphthalinwirkung auf das Auge. Sie entstehen bei lang dauernder Naphthalingabe fast überall im Auge; wenn auch vorwiegend auf der Oberfläche der Netzhaut, im Glaskörper und auf der hinteren Linsenkapsel, sieht man sie doch auch innerhalb der einzelnen Netzhautschichten und seltener im Pigmentepithel. Abb. 71 zeigt solche Krystalle im Flächenpräparat der Netzhaut. Es handelt sich nicht etwa um Naphthalinkrystalle, vielleicht um eine Kalkverbindung. Wo die Krystalle im Gewebe liegen, findet man oft nicht die geringste Reaktion, nur bisweilen vereinzelte Rundzellen um sie herum. Die im Augenspiegelbild weißen Herde erscheinen im aufgeschnittenen Auge betrachtet dunkler, wenn sie älter sind, sogar bräunlich. Im mikroskopischen Bild findet man zunächst circumscripte ödematöse Herde, meist in den innersten Netzhautschichten gelegen. Die Gewebselemente sind hier durch ein eiweißreiches Exsudat auseinandergedrängt. Innerhalb dieser Herde findet sich bisweilen, aber keineswegs regelmäßig, wiederum Krystallausscheidung. Ältere Herde zeigen herdförmigen Zerfall aller Netzhautschichten. Auf Einzelheiten einzugehen, verbietet der Raummangel.

An der Iris sind wiederholt Reizzustände nach Naphthalingaben beschrieben, auch eine auffallende Miosis ist nicht selten.

Die Linsenerkrankung beginnt in der Regel mit der Bildung glasklarer Spalten und Bläschen dicht unter der vorderen und hinteren Kapsel, oft schon wenige Stunden nach der ersten Fütterung. Sie können sich wieder zurückbilden, sonst verschwinden sie bei fortgesetzter Intoxikation bald zwischen den nunmehr auftretenden, bald fleckförmigen, bald speichenartigen oder auch diffusen grauen echten Trübungen, welche die ganze Linsenrinde mehr oder weniger dicht durchsetzen. Auch in diesem Stadium kann man noch Aufhellungen der Linse beobachten, wenn weitere Naphthalingaben unterbleiben.

Anderenfalls trübt sich schnell die ganze Linse, unter oft deutlicher Abflachung der vorderen Kammer, bedingt durch eine von SALFFNER festgestellte Volumen- und Gewichtszunahme, welche durch Wasseraufnahme zu erklären ist.

Durch wiederholte Punktionen der vorderen Kammer läßt sich das Auftreten des Naphthalinstares beschleunigen.

LINDBERG, der die Initialstadien des Naphthalinstares neuerdings besonders in ihrer topographischen Beziehung zur Regenbogenhaut studierte, konnte an umfangreichem Material nachweisen, daß dort, wo die Iris der vorderen Kapsel aufliegt, besonders früh und besonders dicht Linsentrübungen auftreten. Nicht nur blieb das Pupillargebiet immer am längsten klar, es zeigte sich auch bei artefiziellen Kolobomen, daß im Bereich des Koloboms anfangs keine Trübungen vorhanden waren. Ferner reichten die Trübungen in dem Auge, welches infolge von Sympathicusdurchschneidung die kleinere Pupille besaß, stets viel weiter zentral als in dem anderen mit normal weitem oder künstlich erweitertem Sehloch. Es läßt sich dies damit erklären, daß die schädigenden Stoffe, aus den Gefäßen der Iris diffundierend, direkt mit der Oberfläche der Linse in Berührung kommen und hier zuerst und am nachhaltigsten einwirken können. Nimmt man mit KLINGMANN, PETERS, KOLINSKI an, daß eine toxische Iridocyclitis die primäre Erkrankung sei, so müßte man vielleicht den Naphthalinstar als Cataracta complicata auffassen.

v. HESS hat sich allerdings gegen die allgemeine Gültigkeit einer solchen Entzündungstheorie gewandt, da er sehr oft Veränderungen des Ciliarkörpers und auch seiner Epithelien bei ausgebildetem Naphthalinstar vollkommen vermißte.

Pathologische Anatomie. Die ersten histologischen Veränderungen der Linse bestehen nach v. HESS' Untersuchungen, die SALFFNER bestätigte, und wie ich selber es ebenfalls gefunden habe, in Alterationen des Linsenepithels. Schon früh setzt ein Epithelzerfall ein, dem aber bald Regenerationsprozesse folgen. Kernteilungsfiguren sind in Flächenpräparaten zahlreich zu finden. Vom Äquator wuchern die Zellen an der hinteren Kapsel entlang, welche nach einiger Zeit von einem lückenlosen Pseudoepithel bedeckt sein kann. Hohlräume bilden sich zwischen Epithel und Linsenfasern. In diesen selbst treten anfangs Vakuolen verschiedenster Gestalt auf, die schnell an Zahl und Größe zunehmen und schließlich einem scholligen Zerfall Platz machen. Auch zwischen Kapsel und Fasern und in Hohlräumen zwischen den Fasern erscheinen krümelige Massen zerfallenen Eiweißes. Sehr alte Naphthalinstare zeigen sich schließlich hochgradig geschrumpft; das Epithel kann vollkommen verschwunden sein, und der Kapselinhalt besteht schließlich nur noch aus einer krümeligen Zerfallsmasse, in der Konfigurationen der Faserelemente überhaupt nicht mehr zu erkennen sind (s. Abb. 72). Man hat dann ein Bild vor sich, wie man es auch bei der histologischen Untersuchung alter Exemplare komplizierter menschlicher Stare finden kann.

Chemie des Naphthalinstars. Welches die eigentliche schädigende Substanz bei der Naphthalinintoxikation ist, konnte bisher nicht festgestellt werden. Daß es das Naphthalin als solches nicht war, ergab sich daraus, daß niemals Naphthalin im Auge nachgewiesen werden konnte, daß Einbringen von Naphthalin in die vordere Kammer keine Linsentrübungen verursachte und daß Linsen jahrelang klar blieben, wenn man sie in konzentriertem Naphthalinöl liegen ließ.

IGERSHEIMER und RUBEN haben α-Naphthol in der Linse von Naphthalintieren nachgewiesen. Daß aber auch dieses Oxydationsprodukt des Naphthalins nicht die wirksame Komponente ist, ergab sich daraus, daß es weder bei Verfütterung noch bei intravenöser Applikation Katarakt oder Netzhautschädigungen verursachte.

Mit zahlreichen Derivaten des Naphthalins, sowohl Oxydations- als Reduktionsprodukten und anderen, dem Naphthalin ähnlichen Chemikalien wurden Versuche unternommen; sie verliefen sämtlich negativ. Geprüft wurde z. B. Chlornaphthalin, Naphthalindichlorid, Naphthalinsulfosäure, Phthalsäure, Dioxynaphthalin, α- und β-Naphtholglycuronsäure von SALFFNER, Nitronaphthalin, β-Naphthol, Anthracen von KOLINSKI. SALFFNER konnte nur feststellen, daß die Naphthalinwirkung ganz erheblich verstärkt wurde, wenn die Tiere 4—5 Tage vorher Phthalsäure als Aufschwemmung der pulverisierten Substanz oder

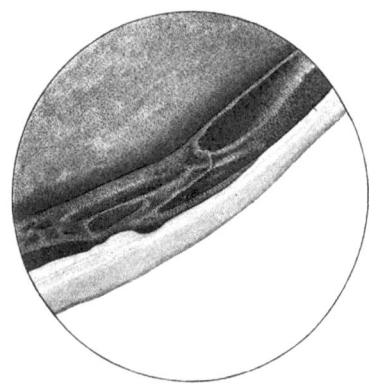

Abb. 72. Totaler Naphthalinstar. Völliger Epithelschwund und Linsenfaserzerfall. Stellenweise Kapselverdickung.

als konzentrierte Lösung des phthalsauren Natrons teils per os, teils intravenös erhalten hatten. Eine ganz rapide Kataraktentwicklung setzte ein, die in wenigen Tagen zur vollständigen doppelseitigen Linsentrübung führte. Auch die Netzhautveränderungen traten jetzt viel schneller und ausgedehnter auf. Phthalsäure allein rief nicht die geringsten ähnlichen Veränderungen hervor, vielmehr war es offenbar einer erheblichen Nierenschädigung durch diese Substanz zuzuschreiben, daß das Naphthalin viel später ausgeschieden wurde und deshalb schneller und nachhaltiger seine toxische Wirkung auf Linse und Netzhaut entfalten konnte. Es gelang dann auch nach Nierenschädigung durch Cantharidin ähnliche Verhältnisse zu erzielen.

Ich habe mich selbst lange Zeit vergeblich bemüht, mit naphthalinähnlichen Produkten Katarakt bei Kaninchen zu erzeugen, in der Hoffnung, auf diesem Wege die wirksame Komponente des Naphthalins herauszufinden. Einen Schritt vorwärts kam ich erst, als ich mit Chemikalien experimentierte, die an sich mit dem Naphthalin nichts zu tun hatten, bei denen aber eine Ähnlichkeit der Strukturformel vorlag. Das Naphthalin $C_{10}H_8$ setzt sich aus zwei kondensierten Benzolringen zusammen und hat folgende Struktur:

$$\begin{array}{c}
\text{CH} \quad \text{C} \quad \text{CH} \\
\text{CH} \diagup \quad \diagdown \text{CH} \\
\text{CH} \diagdown \quad \diagup \text{CH} \\
\text{CH} \quad \text{C} \quad \text{CH}
\end{array}$$

Das Chinolin C_9H_7N kann man als ein Naphthalin auffassen, in dem ein CH-Molekül durch ein N-Atom ersetzt ist. Es hat folgende Strukturformel:

$$\text{Chinolin-Strukturformel}$$

Mit dieser Substanz konnte ich in geringen Dosen ganz hochgradige und sehr schnell einsetzende Retinaveränderungen erzielen, die den nach Naphthalin bekannten außerordentlich glichen. Es kam auch genau wie hier zu typischen *Krystallablagerungen* in der Netzhaut und dem Glaskörper, jedoch gelang es nicht, mit Chinolin reife Stare wie mit Naphthalin zu erzielen. Nur gelegentlich kam es bei hochgradiger Intoxikation zu zarten reversiblen Spaltbildungen und Trübungen. Es kann hier nicht näher auf diese Versuche eingegangen werden, deren erste Ergebnisse aber jedenfalls zu weiterem Forschen in dieser Richtung ermutigen. VAN DER HOEVE hat mit β-Naphthol ebenfalls Netzhaut- und Linsenveränderungen geringen Grades hervorgerufen und auch beim Menschen nach therapeutischem Naphtholgebrauch Netzhauterkrankung beobachtet.

KOMURA hat neuerdings festgestellt, daß das Auge des mit Naphthalin vergifteten Tieres deutlich hypertonisch wird und daß das 2. Kammerwasser abnorm eiweißarm ist. Er schließt daraus auf eine sekretorische Störung der Ciliarepithelien. Bemerkenswert ist, daß KOMURA ebenso wie früher MICHAIL und VANCEA eine anfängliche erhebliche Blutzuckersteigerung des Versuchstieres fand.

LEZENIUS sah als einziger bisher beim Menschen nach Einnahme von 5 g Naphthalin eine perinucleäre Katarakt entstehen. Über einen tödlich verlaufenen Fall von Naphthalinvergiftung bei einem Säugling von 4 Tagen berichtete WIEDOW. Leider wurden hier die Augen nicht untersucht.

PAGENSTECHER konnte durch Naphthalinintoxikation trächtiger Kaninchen im letzten Drittel der Gravidität die verschiedensten Starformen, Zentral-, Spindel, Pol-, Cortical- und Totalstar bei den Jungen hervorrufen, also in der Zeit *nach* der Linsenabschnürung. VAN DER HOEVE fand bei 5 jungen Tieren, deren Mutter in der Gravidität mit β-Naphthol behandelt war, ebenfalls Linsentrübungen, und zwar schichtstarähnliche. BRETAGNE, LIENHART und MUTEL sahen bei den Jungen eine Aufsaugung der ganzen Linsen, der leere Kapselsack legte sich mit der Iris der Hornhauthinterfläche an.

c) Der Thalliumstar.

BUSCHKE, der, zum Teil unter Mitwirkung von PEISER, seit dem Jahre 1900 tierexperimentelle Versuche mit Thallium unternommen hatte, sah 1911 als erster nach Intoxikationen mit diesem Metall, welches zur vollständigen Haarlosigkeit der Tiere führte, bisweilen *Katarakte* auftreten.

GINSBERG hatte als Ophthalmologe zuerst Gelegenheit, diese Stare zu untersuchen. Er beobachtete fortlaufend 10 Tiere, die nach BUSCHKEs Methode chronisch mit Thallium vergiftet wurden. Der erste Beginn der Linsentrübungen zeigte sich nach GINSBERG etwa 6 Wochen nach dem Anfang der Fütterung in Gestalt zarter radiärer Trübungsstriche, feinen Sprüngen in einer Glaskugel vergleichbar. Bei seitlicher Beleuchtung mit der Zeißlupe „waren bei mehreren Tieren einige feine grauweißliche Fleckchen bemerkbar, die zum Teil einer Strecke der erwähnten Trübungslinien entsprachen, zum Teil aber auch zwischen diesen lagen".

Die weitere Entwicklung war aber sehr langsam, auch gingen bei drei Tieren die Veränderungen in 2—4 Wochen wieder vollkommen zurück. Nur bei einem der 10 Tiere war es während einer Fütterungszeit von 6 Monaten zur Ausbildung vollständiger, mit bloßem Auge erkennbarer Katarakt gekommen. Auch BUSCHKE hatte aus seinem Material die Häufigkeit der Starentwicklung mit 11% angegeben, mit einem Auftreten etwa 4—6 Wochen nach der Fütterung. Dabei hatte er auf eine familiäre Disposition der Versuchstiere hingewiesen, die GINSBERG bestätigt. Gelegentlich fand sich bei BUSCHKEs Tieren neben der Katarakt noch Iritis und Hornhautvaskularisation.

In Übereinstimmung mit BUSCHKE neigt GINSBERG zu der Ansicht, daß die Thalliumkatarakt nicht durch unmittelbare Giftwirkung auf die Linse entsteht, sondern daß sie als „Folgeerscheinung einer durch das Thallium bewirkten Schädigung der Epithelkörperchen" aufzufassen ist. Auffallend ist aber dann, daß das Hauptsymptom parathyreoidaler Erkrankung, die Tetanie, niemals auch nur angedeutet war. Jedenfalls sind weitere Untersuchungen noch sehr erwünscht, um in dieses offenbar nicht so einfach zu lösende Problem einzudringen. v. MELLIN, der an meiner Klinik eingehende Studien über die experimentelle Thalliumvergiftung durchgeführt hat, gelang es trotz sorgfältiger Anwendung der BUSCHKEschen Methode und, obwohl er in vielen Fällen vollkommene Enthaarung der Versuchstiere erzielte, niemals, typische Totalstare zu erzielen. Vielleicht war hier die schon von BUSCHKE betonte wechselnde individuelle Disposition der einzelnen Rattenstämme maßgebend.

5. Die Cataracta complicata.

Unter dem Namen *Cataracta complicata* werden alle jenen Starformen zusammengefaßt, welche im Anschluß an intraokulare Erkrankungen zur

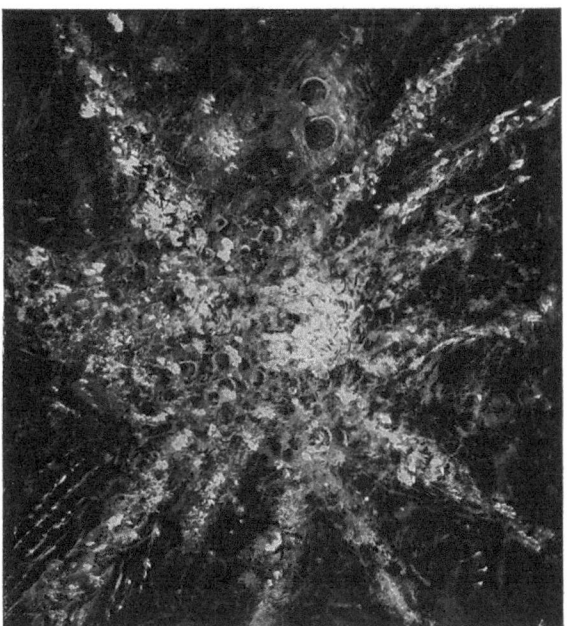

Abb. 73. Beginnende Cataracta complicata posterior. (Nach A. VOGT.)

Ausbildung gelangen. Als solche kommen in Betracht: Iritis, Chorioiditis, Iridocyclitis, Retinitis pigmentosa, Amotio retinae, absolutes Glaukom, intraokulare Tumoren, Buphthalmus, Interkalarstaphylom, degenerative Myopie. Wenn äußerlich sichtbare Symptome der komplizierenden Erkrankung fehlen, kann aus dem Anblick der total getrübten Linse nicht immer die Diagnose Cataracta complicata gestellt werden. Oft unterscheidet sich die Linsentrübung in keiner Weise von einem gewöhnlichen oder geschrumpften Altersstar, bei manchen Fällen weist aber eine eigenartige gelbe Färbung der getrübten Linse auf den besonderen Charakter des Stares hin. Auch ist Linsenschlottern infolge degenerativer Zonulaveränderung häufig, ferner Verkleinerung der Linse im sagittalen oder äquatorialen Durchmesser und Einlagerung von kreidigweißen Partikeln unter der vorderen Kapsel. Deuten Veränderungen der Iris, Atrophie ihres Gewebes, hintere Synechien, Ectropium uveae, Exsudationsschwarten in der Pupille auf überstandene entzündliche Erkrankungen hin, so bieten sich der Diagnose keine Schwierigkeiten, andernfalls kann Drucksteigerung oder Hypotonie des Bulbus, fehlende oder unsichere Lichtprojektion das Vorhandensein einer Cataracta complicata zur Gewißheit machen.

Das Spaltlampenbild der beginnenden Cataracta complicata zeigt mitunter auffallend deutliche Spektralfarbenerscheinungen (VOGT) am hinteren Pol. Es handelt sich hier wohl ebenso wie bei der Kupferkatarakt und gelegentlich, wenn auch in schwächerem Maße, beim Altersstar und Nachstar, um Farben

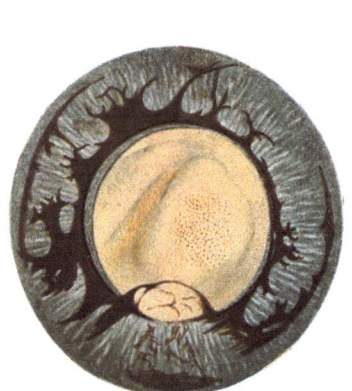
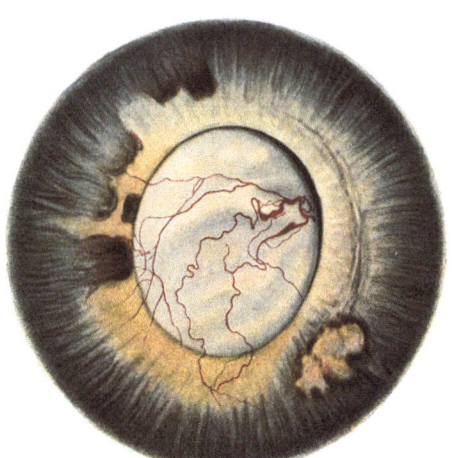

Abb. 74. Cataracta complicata nach chronischer Iridocyclitis.

Abb. 75. Cataracta complicata subluxata mit Gefäßbildung.

dünner Blättchen, die durch eine subkapsuläre Flüssigkeitsansammlung verursacht werden dürften. Die Trübungen nehmen oft Rosettenform und einen porösen tuffsteinartigen Bau an (s. Abb. 73) und bevorzugen in ihrer Lage die Nähte der Rindenschichten, hier unter Umständen schalenartig und etagenförmig hintereinander liegend. Beginnt die Trübung unter der vorderen Kapsel (Cat. compl. anterior), so finden sich bisweilen konzentrische oder auch girlandenartige nebeneinanderliegende Ringtrübungen, die VOGT auf ursprünglich vorhandene Vakuolen zurückführt. Im übrigen bietet gerade die Cataracta complicata die bizarrsten und wechselvollsten Bilder des Linsenzerfalls, auch finden sich anfangs nicht selten kleinere oder größere Niederschläge auf der hinteren Kapsel, wie sie von GULLSTRAND schon bei der Einführung der Spaltlampe (Heidelberger Bericht 1911) erwähnt worden sind.

Die klinischen Bilder des ausgebildeten komplizierten Stares sind ebenfalls äußerst wechselnd. Abb. 74 zeigt eine Cataracta complicata nach chronischer Iridocyclitis. Bemerkenswert ist die eigenartige fahlgelbe Farbe der totalen Katarakt, die Unregelmäßigkeit der Oberfläche der offenbar geschrumpften Linse und das auffallende Ectropium uveae, welches das Bild einer flächenhaften Wucherung von Pigmentepithelien auf der Irisvorderfläche darbietet.

In Abb. 75 sehen wir eine komplizierte und subluxierte Katarakt, von einem Netz feiner Gefäße überzogen, welches hinter der Iris, wohl aus dort vorhandenen entzündlichen Schwarten entspringend über die leicht gefaltete vordere Kapsel hinwegzieht und sich im Irisgewebe verliert.

Pathologische Anatomie. Es finden sich Kapselverdickungen, Aufsplitterungen der Kapsel, Epithelwucherungen (s. Abb. 76), die auf die hintere Kapsel übergreifen, Kalkeinlagerungen oft erheblichen Grades neben allen auch beim Altersstar bekannten Bildern des Linsenfaserzerfalles. Erreichen die Verkalkungen große Ausdehnung, ja nehmen sie die ganze Linse ein, so hat man auch von Cataracta calcarea gesprochen, doch finden sich solche Kalkeinlagerungen gelegentlich auch in einfachen Altersstaren, wenn auch selten in solchem Umfang wie hier.

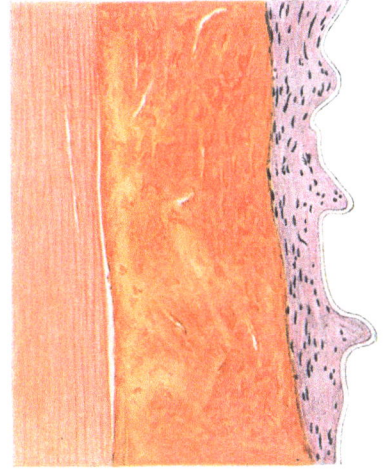

Abb. 76. Epithelwucherungen bei Cataracta complicata.

Die Cataracta complicata ist zum Teil auf Ernährungsstörungen und Toxinwirkung zurückzuführen, zum Teil aber auch mechanisch durch Zug und Druck schrumpfender entzündlicher Schwarten und dadurch bedingte Rupturen der Kapsel zu erklären.

Abb. 77 stammt von einem Auge, welches durch Netzhautablösung bei hoher Myopie erblindet war und totale Cataracta complicata aufwies. Die von hinten betrachtete Linse zeigt sich mäßig geschrumpft und von zahllosen subkapsulären Vakuolen besetzt, die intravital bei noch klarer Linse wohl das Aussehen der anfangs wiedergegebenen schalenförmigen Tuffsteintrübung geboten haben könnten.

Therapie. Es ergibt sich von selbst, daß die Operationstechnik komplizierter Stare schwieriger, die Resultate der Operation ungünstiger sind als diejenigen der einfachen senilen Katarakt. Immerhin kann aber auch in solchen Fällen wenigstens eine gewisse Verbesserung des Sehvermögens durch Entfernung der getrübten Linse erzielt werden, selbst wenn die Lichtprojektion nicht mehr nach allen Seiten prompt, die Netzhaut also nur noch teilweise funktionierend ist. Die oft vollständige Verflüssigung des Glaskörpers erfordert besondere Vorsichtsmaßnahmen; mit einer Luxation der Linse oder der Unmöglichkeit, sie aus den umgebenden Schwarten und Verwachsungen zu entbinden, ist immer zu rechnen.

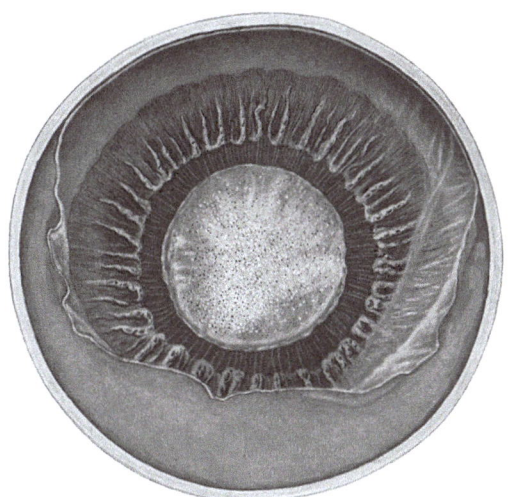

Abb. 77. Cataracta complicata bei Netzhautablösung und hoher Myopie (von hinten gesehen).

Als komplizierte Stare sind auch diejenigen anzusehen, die nach eitrigen Entzündungen der Hornhaut mit und ohne Perforation zustande kommen.

Bisweilen beschränken sich solche Stare auf umschriebene Poltrübungen, doch kann es natürlich auch zur totalen Starbildung kommen.

Einen solchen komplizierten Star stellt Abb. 78 dar, der bei schwerer Keratomalacie infolge vitaminfreier Ernährung einer weißen Ratte sich ausbildete. Die Keratomalacie heilte nach Änderung der Ernährung unter Hinterlassung eines ausgedehnten Leukoms ab, die Linse zeigte sich klinisch total getrübt, im mikroskopischen Bild war das Epithel unter der Vorderkapsel rarefiziert,

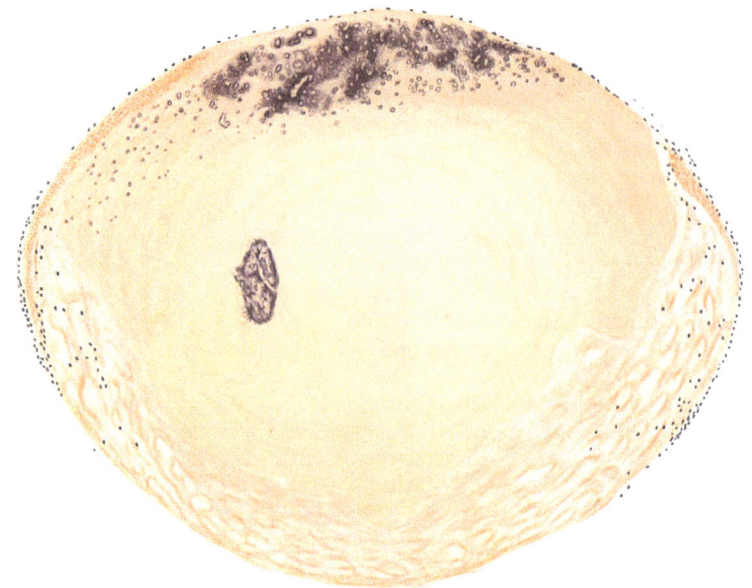

Abb. 78. Cataracta complicata bei experimenteller Keratomalacie.

am Linsenäquator und an der hinteren Kapsel gewuchert. Hochgradiger Faserzerfall der Rindenzone mit Verkalkungen (blau) vorn und nahe dem Zentrum vervollständigen das Bild dieses Stares, der als Begleiterscheinung der Keratomalacie, *nicht etwa als Vitaminstar* zu deuten ist.

6. Die Heterochromie-Katarakt.

Diese Form ist als eine *Cataracta complicata* von besonderem Typus hervorzuheben. Bei Heterochromia iridis sehen wir nicht selten auf dem *helleren* Auge Starbildung bereits in frühen Jahren auftreten. Meistens findet man gleichzeitig, resp. schon lange vorher bei völliger Reizlosigkeit des Auges feinste punktförmige Präcipitate auf der Descemet, gelegentlich auch staubförmige Glaskörpertrübungen. v. HERRENSCHWAND stellt diese *Heterochromie mit Cyclitis und Katarakt* und die sog. *Sympathicusheterochromie* als zwei grundverschiedene Krankheitsbegriffe nebeneinander. Die Ursache dieser eigenartigen, eminent chronisch verlaufenden Cyclitis mit Starbildung ist noch unbekannt. Ein gleichzeitiger HORNERscher Symptomenkomplex ist niemals vorhanden, wie andererseits bei noch so lange bestehender Sympathicusheterochromie es nicht zur Starbildung kommt. STREIFF nimmt als Ätiologie der Heterochromie eine „angeborene Entwicklungsstörung" an und führt Heterochromie und Präcipitate auf Ernährungsstörungen durch vasomotorische Schädigungen zurück.

Fuchs hat aber schon früher bei Sektionsfällen außer den Komplikationen am helleren Auge kleine entzündliche Herde in der Aderhaut des dunkleren Auges gefunden und neuerdings beschrieb v. Herrenschwand zwei *klinisch* beobachtete Fälle, die, bei typischer Heterochromie mit Katarakt und Präcipitaten auf dem rechten, von Kindheit an hellgrauen Auge, auf dem linken graugrünen, resp. graubraunen Auge ebenfalls Präcipitate und Glaskörpertrübungen ähnlicher Art, in dem einen Fall sogar feine beginnende Linsentrübungen unter der hinteren Kapsel zeigten. Man gewann den Eindruck, daß ein gleichartiger Krankheitsprozeß beide Augen befallen hatte, der auf dem dunkleren jedoch viel frischeren Datums war.

Nicht immer kann man bei Katarakt mit Heterochromie Präcipitate auffinden, es gibt offenbar Fälle, in denen sie auch fehlen können, andere, in denen sie schubweise auftreten (Kraupa) und dann nur zeitweise beobachtet werden. Zur vollen Reife kommt der Heterochromiestar meistens zwischen dem 20. und 40. Lebensjahr, doch kann er auch vor- und nachher erst störend sich bemerkbar machen. Der Beginn scheint wie bei anderen komplizierten Staren vorzugsweise unter der hinteren Kapsel sich zu entwickeln. Besondere Gestaltungsformen in der Reifungsperiode sind nicht beschrieben. Die *Extraktion* des Heterochromiestares bietet keine besonderen Schwierigkeiten und gibt nach allgemeinen Erfahrungen eine durchaus gute Prognose, wenn nicht Glaskörpertrübungen das Ergebnis beeinträchtigen. Ja man kann beobachten, daß die vor der Extraktion reichlich vorhandenen Präcipitate nach der Operation für lange Zeit nicht wieder auftreten.

7. Katarakt bei Kachexie, Allgemeinleiden, erschöpfenden Blutverlusten usw.

In der Literatur findet man häufige Angaben über Kataraktentstehung bei den verschiedensten Allgemeinleiden und Infektionskrankheiten; so sind Stare beschrieben nach *Typhus, Cholera, Malaria, Meningitis, Variola, Scharlach, Encephalitis lethargica*; ferner sollen nach anstrengenden *Lactationsperioden*, nach häufigeren und schnell aufeinanderfolgenden *Geburten*, nach schweren *Ernährungsstörungen*, bei *Hungerödem* und nach reichlichen *Blutverlusten* mehr oder weniger schnell fortschreitende Stare beobachtet worden sein, die unter dem Namen *Cataracta cachectica* in die Literatur übergegangen sind. Auch *Anämien* infolge von *Wurmkrankheiten* und *Intoxikationen* durch *Jod* werden als Ursachen von Linsentrübungen angegeben.

Bei einer kritischen Übersicht aller dieser, meist vereinzelt oder in wenigen Fällen beobachteter Stare läßt es sich nicht von der Hand weisen, daß nach unseren heutigen Kenntnissen der ätiologische Zusammenhang nicht immer völlig zweifellos ist. Bei manchen mag ein zufälliges Zusammentreffen juveniler Stare mit der betreffenden Allgemeinkrankheit, bei anderen scheinen sogar angeborene ungewöhnliche Starformen vorgelegen zu haben. Bei der Veröffentlichung weiterer in dieses Kapitel gehörender Fälle wird eine genaue Spaltlampenuntersuchung jedenfalls erwünscht sein, um die morphologisch jetzt genauer bekannten Formen kongenitaler, juveniler oder anderweitiger Katarakte auszuschließen. Auch ist immerhin zu bedenken, daß bei vielen Infektions- und anderen Krankheiten schwere *entzündliche* Veränderungen des *Augeninneren* auftreten und sodann eine Cataracta complicata aus lokalen Ursachen veranlassen können. Beim *Cholerastar* hat man die allgemeine Wasserverarmung des Körpers durch die profusen Diarrhöen als die Ursache der Linsentrübungen angegeben.

D. Die Linsentrübungen im Anschluß an Gewalteinwirkungen.

1. Der Wundstar.
(Cataracta traumatica.)

Wir unterscheiden die durch *Kontusion* entstehenden Linsentrübungen von den *eigentlichen* mit *perforierenden* Verletzungen der Bulbushüllen und der Linsenkapsel einhergehenden Wundstarbildungen.

Unter den **Kontusionsstaren** beansprucht besonderes Interesse die sog. Vossiussche *Ringtrübung,* eine dem Pupillarrande entsprechende runde oberflächliche Trübung, die im durchfallenden Licht nach künstlicher Erweiterung der Pupille deutlich erkennbar ist. Sie wurde von Vossius im Jahre 1903 zuerst beschrieben und hat sich, nachdem einmal die Aufmerksamkeit auf sie gelenkt wurde, häufig nach schweren Kontusionen des Bulbus nachweisen lassen. Die von ihrem Entdecker gegebene Erklärung, daß es sich um einen Stempelabdruck des Pupillarrandes im Momente der Kontusion handele, dürfte auch jetzt noch allgemein anerkannt werden, allerdings ist eine Eindellung der Cornea, wie Vossius sie vermutete, nicht nötig. An der Spaltlampe sieht man, daß es sich in der Hauptsache um Auflagerung von Pigmentkörnchen auf die vordere Kapsel handelt, welche aus den Pigmentepithelien des Pupillensaumes ausgepreßt werden. Der Ring ist nicht immer geschlossen. Die Ansicht von Hesse, daß hier Erythrocyten das Substrat der Trübung bilden, ist nach meinen und anderer Autoren (Behmann, Vogt) Beobachtungen nicht aufrecht zu erhalten, obwohl nicht bestritten werden soll, daß gelegentlich bei Kontusionen, die mit Blutungen in die vordere Kammer einhergehen, auch rote Blutkörperchen sich in Kreisform auf der vorderen Kapsel ablagern können. Solches beobachtete auch Zentmayer bei einer Vorderkammerblutung nach einer Nadelstichverletzung der Iriswurzel. Neben den Pigmentkörnchen finden sich oft zart grauweißliche Auflagerungen und gelegentlich auch leichte subkapsuläre Trübungen. Die ganze Erscheinung kann sehr flüchtig sein. Schon nach wenigen Tagen sah ich sie wiederholt spurlos verschwinden; nicht selten hält sie sich aber längere Zeit, auch kann man noch nach Wochen im Kammerwasser eine Anzahl der anfangs auf der Linsenkapsel fixierten Pigmentkörnchen flottieren sehen.

In einem Fall von Caspar hatte die Trübung entsprechend der verzogenen Pupille eiförmige Gestalt angenommen und in einem anderen von Steiner war die Kontusion des Bulbus von hinten durch ein Geschoß erfolgt und hatte trotzdem eine Ringtrübung hervorgerufen. Dadurch erscheint bewiesen, daß lediglich das Zusammenpressen von Pupillarrand und Linse, nicht wie anfangs angenommen wurde, auch eine Eindellung der Hornhaut erforderlich ist. Als nachträgliche Linsenveränderung nach Vossiusscher Ringtrübung beschreibt Vogt feine über das Pupillargebiet verstreute Punkttrübungen; ferner sah er noch drei Jahre nach der Entstehung der Ringtrübung die oben erwähnten zarten subkapsulären Trübungen fortbestehen.

Kommt es *nach Einwirkung stumpfer Gewalt zu umschriebenen echten Linsentrübungen oder sogar zum Totalstar,* so ist natürlich nicht mit Sicherheit auszuschließen, daß an versteckter Stelle die Kapsel geplatzt ist, es sich also nicht lediglich um die Folge einer Kontusion handelt, sondern um einen gewöhnlichen Wundstar mit Kapselruptur. Die experimentellen Erfahrungen über Klopf- und Massagekatarakt im Tierauge lehren aber, daß auch ohne Kapselverletzungen Trübungen der Linsenfasern auftreten, denen ein ausgedehnter Zerfall des Kapselepithels vorausgeht (v. Hess). Bleiben die Kontusionstrübungen, die sich oft in Gestalt rosettenförmiger Trübungen unter der hinteren, seltener unter der vorderen (s. Abb. 79) Kapsel ausbilden, stationär, so kann nach einiger Zeit eine deutliche Rückbildung eintreten. Wiederholt sah ich gerade solche Stare sich langsam wieder aufhellen und das Sehvermögen wieder vollkommen normal werden. Andererseits kann aber auch eine anfangs geringe und lange Zeit scheinbar stationäre Trübung noch nach Monaten oder Jahren zu totaler Kataraktbildung Anlaß geben, was für die Unfallbegutachtung von Wichtigkeit ist. Echte Kapselrisse bei Kontusionen des Bulbus sind wiederholt an der vorderen Kapsel (LIEBRECHT), wie auch am hinteren Pol, wo die Kapsel ja besonders dünn ist, beobachtet worden.

Bieten die *Kontusionsstare* auch häufig keine besonderen Trübungsbilder, indem mehr oder weniger schnell in uncharakteristischer Weise die ganze Linse sich trübt, so können andererseits auch seltsame Formen partieller oder totaler Wundstare beobachtet werden. Insbesondere Faltenbildungen der Kapsel

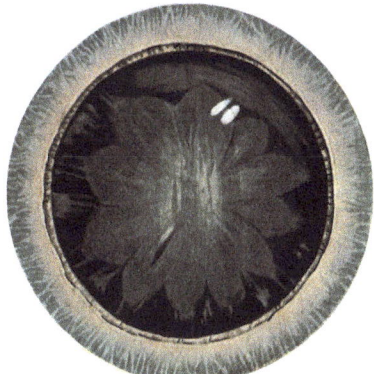
Abb. 79. Kontusionsstar. Rosette unter der vorderen Kapsel.

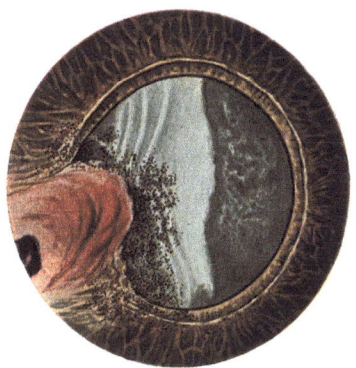
Abb. 80. Kontusionsstar mit Iridodialyse und Kapselfaltung. 4 Wochen alt.

in wechselnder Anordnung sind nicht selten. Abb. 80 zeigt einen durch Steinwurf entstandenen Kontusionsstar vier Wochen nach der Verletzung. Anfangs war die vordere Kammer fast völlig mit Blut angefüllt. Nach Resorption desselben kam eine Iridodialyse am äußeren unteren Rand zum Vorschein, eine sehr ausgedehnte Pigmentverstreuung auf der Vorderfläche der Linse und eine in parallelen Zügen angeordnete Kapselfältelung. Das ganze Bild erweckte den Eindruck, als wenn die offenbar im äußeren unteren Bulbusquadranten ansetzende stumpfe Gewalt die Iris stark nach hinten und nasal gepreßt, dabei die Iriswurzel zum Einreißen, das Pigmentepithel in großem Umfang zum Platzen gebracht hätte. Die Linsenkapsel wurde gleichzeitig von unten außen her zusammengeschoben und blieb dann in dieser Konfiguration bestehen. Abb. 81 zeigt einen älteren Kontusionsstar nach Schneeballwurf, bei dem sich eine umschriebene radiäre Kapselfaltung neben beträchtlicher Kapselverdickung annähernd in der Mitte der vorderen Linsenfläche ausgebildet hatte.

VOGT hat als *„traumatische Spätrosette"* eine zarte blattförmige Flächentrübung beschrieben, die oft erst viele Jahre nach einer Kontusion des Bulbus und meistens in der Gegend der vorderen Alterskernfläche zu finden ist. Da sie sehr dünn zu sein pflegt und stationär bleibt, ist die Sehstörung im allgemeinen gering.

Ist die Kapsel bei **perforierenden Verletzungen** *der Cornea und Sclera zerrissen,* so kann die Ausbildung des Wundstares sich sehr verschiedenartig gestalten. Größe und Lage der Kapselwunde, die Beschaffenheit der Linse, wie sie durch das Alter des Patienten bedingt ist, schließlich die Frage der Wundinfektion spielen hier eine maßgebende Rolle. Es bestehen zwischen Menschen- und Tierlinsen bemerkenswerte Unterschiede, indem z. B. Kaninchenlinsen selbst nach ausgedehnter Perforation der Kapsel sehr schwer zur totalen Trübung zu bringen sind. Bei Discissionsversuchen an ausgewachsenen Kaninchenaugen bildet sich schnell eine schützende Fibrinkappe, die beim Menschen fehlt. Vielleicht spielt hier der Unterschied in der Zusammensetzung des zweiten Kammerwassers eine Rolle, das beim ausgewachsenen Kaninchen ja viel eiweißreicher ist als das 2. Kammerwasser des Menschen. Diese Verhältnisse sind wohl weiterer Forschung wert.

Bei Durchtrennung der vorderen Kapsel pflegen *jugendliche* Menschenlinsen sehr schnell einer stürmischen Quellung und Trübung der Fasern anheimzufallen. Man sieht das Linsenparenchym oft pilzförmig in die vordere Kammer

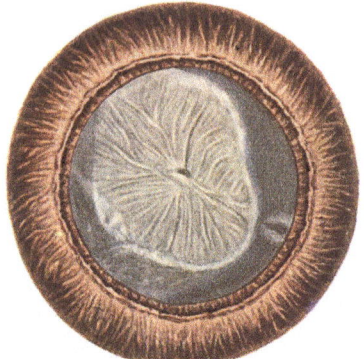
Abb. 81. Kapselfaltung bei altem Kontusionsstar.

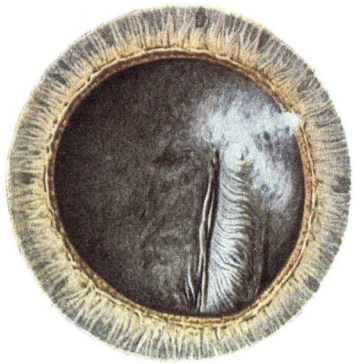
Abb. 82. Cataracta traumatica incipiens.

vorquellen (s. Abb. 82), sie mitunter schnell vollkommen ausfüllen und zu heftiger Drucksteigerung führen. Neben einfachen physikalischen Quellungsvorgängen spielen offenbar fermentative und auch celluläre Kräfte eine Rolle, ist doch das Auftreten großer Zellen, welche Bruchteile der Linsenfasern phagocytieren, dabei zu beobachten. Erfolgt die Wundstarbildung weniger stürmisch, so schlagen sich bisweilen kleine Linsenfaserflöckchen wie Präcipitate auf der Descemet nieder, wie sie von E. FUCHS zuerst unter dem Namen *Linsenpräcipitate* beschrieben wurden. Sie können unter Umständen bei ihrer Ähnlichkeit mit echten Präcipitaten die Befürchtung einer beginnenden Iritis erwecken. Jugendliche Linsen werden, wie wir es ja auch nach Discission kongenitaler Stare beobachten, nach und nach völlig aufgelöst und resorbiert, nur der Kapselsack bleibt zurück und bildet mit den Resten des Epithels einen Nachstar, der operative Behandlung erfordert. Anders ist es mit den Linsen älterer Leute. Je ausgedehnter die Linsensklerose, um so leichter bleiben traumatische Trübungen umschrieben und um so geringer sind die Quellungsvorgänge, welche sich nur auf die noch weichen Corticalisschichten beschränken. In seltenen, aber zweifellos beobachteten Fällen kann trotz Verletzung der Kapsel, ja nach Durchschlagung der ganzen Linse durch kleine Fremdkörper die Linse völlig klar bleiben oder anfangs nur eine dem Wundkanal entsprechende zarte Trübungsstraße erkennen lassen, welche allmählich wieder verschwindet. Auch nach perforierenden geringen Linsenverletzungen kommt es bisweilen zu den schon beim Kontusionsstar beschriebenen sternförmigen hinteren Corticalistrübungen, welche beträchtlicher Aufhellung fähig sind, dabei oft außerordentlich zierliche farnkrautartige Gestalt annehmen. Es ist noch unklar, ob es sich hier um eine Ansammlung von Flüssigkeit in dem Nahtsystem der Rinde und zwischen den einzelnen Fasern handelt, welche die Trübung verursacht und deren Resorption die Wiederherstellung der Durchsichtigkeit der Linse bedingt. Dies scheint wahrscheinlicher als die Annahme der Wiederaufhellung gequollener und getrübter oder der Aufsaugung zerfallener Linsenfasern. Nach anfänglicher Wiederaufhellung kann es aber selbst noch nach langer Zeit zur langsamen Ausbildung eines Totalstares kommen.

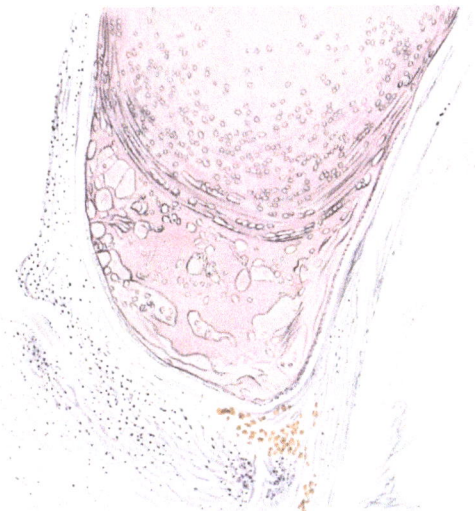

Abb. 83. Cataracta traumatica.

Pathologische Anatomie. Die Befunde (s. Abb. 83) der durch Wundstar getrübten Linsen zeigen vielfach dieselben Bilder, wie wir sie auch beim Altersstar sehen. Spaltbildungen, Flüssigkeitsansammlungen zwischen den Fasern und unter der Kapsel, Auftreibung und Zerfall der Fasern, Myelintropfenbildung und Auftreten von Bläschenzellen. An der Verletzungsstelle ist die zerrissene Kapsel nach außen umgeschlagen oder etwas aufgerollt, und das freiliegende Kapselepithel beginnt durch Wucherung, oft in mehreren Lagen, den Defekt wieder zu bedecken. Je schneller das gelingt, um so geringer fällt die Wundstarbildung aus, da dem zersetzenden Einfluß des Kammerwassers Einhalt geboten wird. Durch Auflagerung von Blutungen oder durch Verkleben der Kapselwunden mit der Regenbogenhaut kann der Verschluß beschleunigt werden. Auch die Verletzungen der hinteren Kapsel werden durch die Epithelzellen geschlossen, und zwar wuchern hier die am Äquator befindlichen Zellen an der hinteren Kapsel entlang, bis sie die Wunde erreichen, bilden hier einen Schutzwall von oft erheblicher Dicke und können auch durch Neubildung einer glashäutigen Membran den völligen Verschluß bewerkstelligen. Die Epithelzellen haben dabei ihre ursprüngliche Form oft verloren und eine den Bindegewebszellen ähnliche spindelige Gestalt angenommen. Abb. 84 zeigt eine derartige Wucherung des Kapselepithels nach Verletzung der Linse am Äquator.

Bedeutend ungünstiger sind natürlich die Prozesse für die Linse, wenn gleichzeitig mit der Verletzung Mikroorganismen in die Linse eindrangen. Das Linsenparenchym gibt bei seiner Gefäßlosigkeit und dem daraus folgenden Mangel an Schutzkräften einen besonders günstigen Nährboden für Infektionserreger ab. Wir sehen Leukocyteninfiltrationen von den benachbarten Organen durch die Kapselwunde eindringen, sich zwischen die Linsenfasern vorschieben und in ihrem Kampf mit den Eitererregern schließlich den ganzen Kapselsack durchsetzen. Es tritt Linsenvereiterung oder auch umschriebener Linsenabsceß ein, wie wir ihn bei Besprechung der Fremdkörper in der Linse noch kennen lernen werden. Kommt es gleichzeitig mit den Kapselrissen zu intraokularen Blutungen, so sehen wir gelegentlich auch Blutungen in die Linse unter die Kapsel (s. Abb. 85) und zwischen die Fasern eindringen (s. Abb. 86). Folgen einer perforierenden Verletzung chronisch entzündliche Prozesse, so kann auch Granulationsgewebe in die Linse hineinwachsen, welches später von Bindegewebe substituiert wird. Dieses wiederum kann sich in Knochengewebe differenzieren, und so erklärt sich durch Metaplasie eingedrungenen Bindegewebes die gelegentlich beobachtete echte Verknöcherung von Linsen in phthisischen Bulbis, die man *Cataracta ossea* genannt hat.

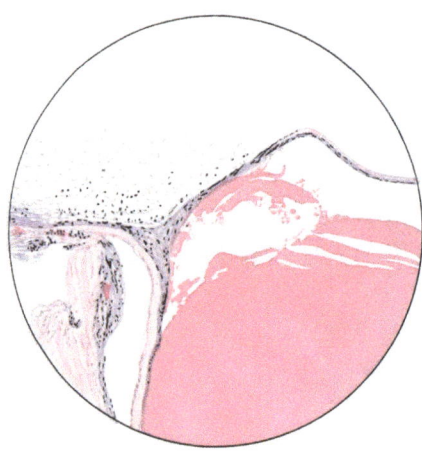

Abb. 84. Wucherung des Linsenepithels nach Verletzung der Kapsel am Äquator.

PITSCH hat kürzlich einen solchen Fall ausgeprägtester Verknöcherung der ganzen Linse in einem phthisischen Bulbus beschrieben. Hier war das Hineinwuchern von Bindegewebe aus einer die Linse umgebenden Schwarte deutlich erkennbar. Wenn andererseits REDSLOB an der Hand eines Falles, in dem bei angeblich intakter Kapsel bindegewebsähnliches Material innerhalb der kataraktösen Linse gefunden wurde, glauben möchte, daß hier eine Art Metaplasie epithelialer Zellen vorliegen kann, so sei demgegenüber auf HEINE verwiesen,

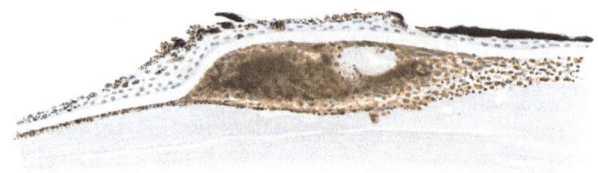

Abb. 85. Blutung unter die Linsenkapsel. (Aus der Sammlung von J. v. MICHEL.)

der hervorgehoben hat, daß aus dem morphologischen und tinktoriellen Verhalten solcher Wucherungen nicht auf ihren einwandfreien Bindegewebscharakter zu schließen sei.

In gewissem Sinne den traumatischen Linsenveränderungen zuzurechnen sind auch die partiellen und totalen Trübungen, die man bei intraokularen Tumoren beobachtet, wenn letztere auf die Linse drücken; man findet dann hier öfter ausgedehnte Kapselepithelwucherungen nach hinten und Degeneration und Zerfall größerer oder kleinerer Linsenpartien. v. HESS nimmt an, daß das rein mechanische Moment des Druckes der Geschwulst auf die Linse genügt, um diese Veränderungen hervorzurufen, doch ist auch daran zu denken, daß die zweifellosen aber noch unbekannten Umstimmungen des ganzen intraokularen Stoffwechsels bei Tumorwachstum im Augeninnern hier eine Rolle spielen können.

Kommt es bei Glaskörpereiterungen zu spontanen Rupturen der hinteren Kapsel, so dürften histolytische Einwirkungen der Leukocyten die Ursache sein. Abb. 87 stammt von einem solchen Fall. Man sieht, wie Rundzellen

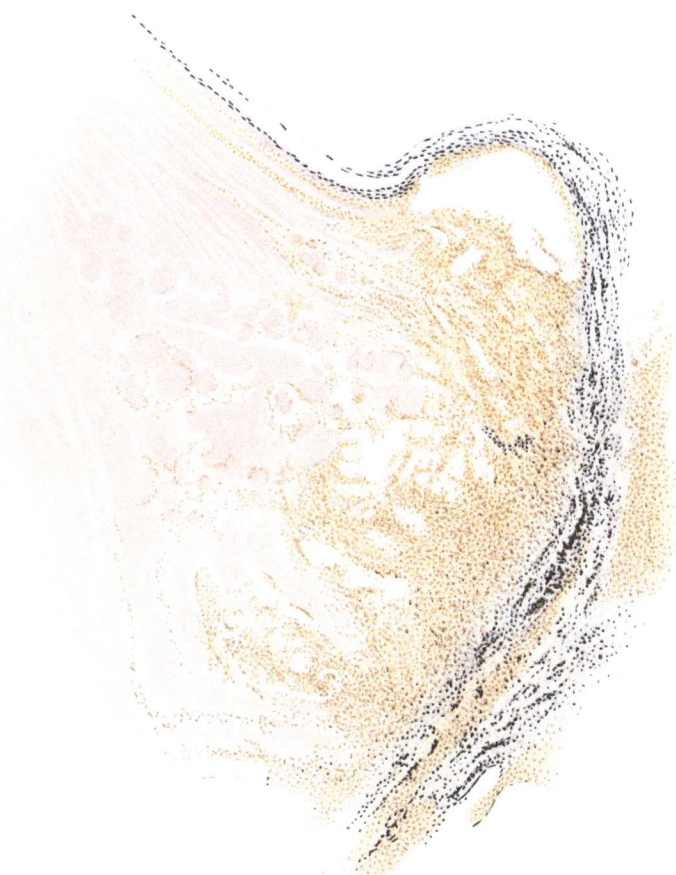

Abb. 86. Blutung in das Linsenparenchym. Faserzerfall.

durch eine Kapsellücke eingedrungen sind, und wie die Linsensubstanz in kataraktösem Zerfall begriffen ist. Spontanes Bersten der vorderen Kapsel wurde von MELLER in Glaukomaugen längere Zeit nach der Iridektomie beobachtet. Er nimmt an, daß der erhöhte Innendruck des Auges die Linse gegen die noch nicht vernarbte Wunde anpreßte und so die Kapsel zum Bersten brachte. Ähnliches sah E. v. HIPPEL nach starken Aderhautblutungen auftreten.

Zu den Wundstaren sind ferner Linsentrübungen nach Einwirkungen von Giften und Chemikalien auf die Hornhaut zu rechnen, wie sie nach Bienenstich in die Hornhaut (HUWALD) klinisch und experimentell beobachtet und von SCHMIDT, GUILLERY und FEHR nach Säureschädigung des äußeren Auges beschrieben sind. Über diese, sowie über Parasiten in der Linse, welche durch ihr Eindringen traumatische Katarakt bedingen, wird S. 301 berichtet werden.

Sorgfältige **Spaltlampenuntersuchungen** decken auch beim Wundstar manche interessante Einzelveränderung der Linse auf. So beschrieb VOGT faltenartige Bildungen des vorderen Chagrinsubstrates, die vielleicht im Epithel

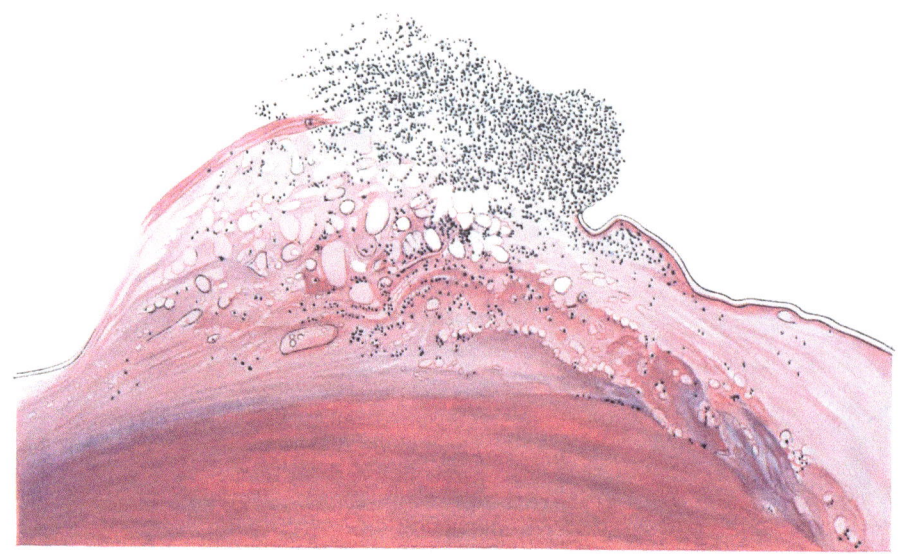

Abb. 87. Usur der hinteren Linsenkapsel bei Glaskörperabsceß. Vorquellen kataraktöser Linsensubstanz.

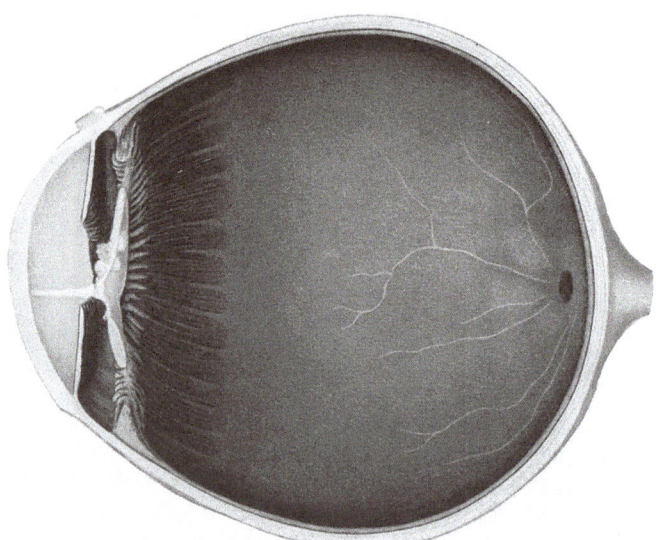

Abb. 88. Cataracta traumatica nach Stichverletzung. Strangförmige Verbindung der Linse mit der Cornea.

zu suchen sind und echte Kapselfaltungen, ferner froschlaichähnliche kugelige Gebilde am Äquator, wie sie früher schon von HIRSCHBERG als „Tropfen", von ELSCHNIG als „Kugeln" nach peripheren Verletzungen der Linse beobachtet wurden, und keulenförmig radiär gestellte Flüssigkeitsschläuche, die in ihrer Gestalt an die peripheren Coronartrübungen des Altersstars erinnern. Bei *perforierenden* Verletzungen fand er einmal einen scheibenförmigen weißlich-

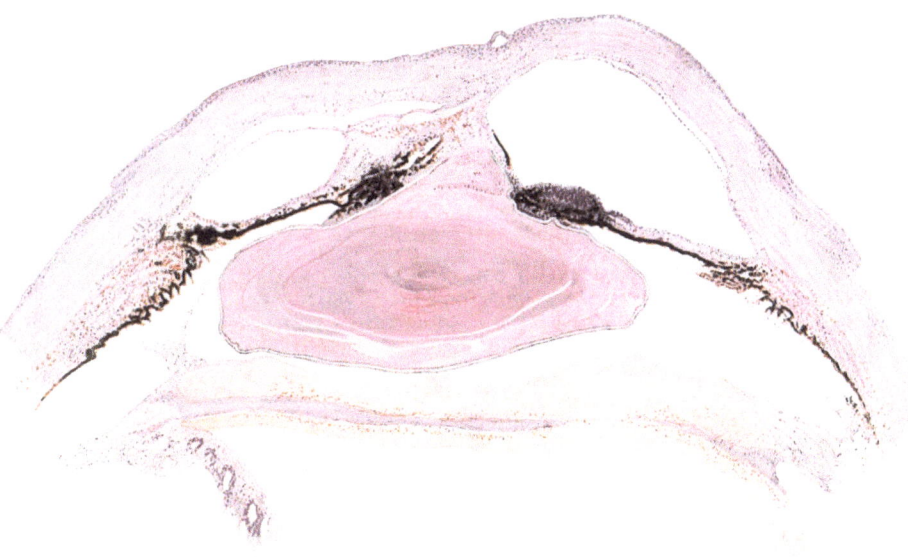

Abb. 89. Cataracta traumatica. Vordere Linsensynechie.

grauen Punktbeschlag der vorderen Kapsel, wie die VOSSIUSsche Linsentrübung der mittleren Pupillenweite entsprechend, sich jedoch durch Form und Farbe von ihr wesentlich unterscheidend. Durchschlägt ein Splitter die Linse vollkommen, so kann er Linsensubstanz aus dem Wundkanal mit sich reißen, die dann hernienartig nach hinten in den Glaskörper ragend zu sehen ist, oder nach FISCHER die Form eines Lenticonus posterior annehmen kann. Partielle traumatische Trübungen von verschiedenartigster Gestalt und Lage können im Laufe der Jahre allmählich durch neugebildete klare Rindenschichten von der Oberfläche abgedrängt werden. Auf diese Weise entstehen schichtstarähnliche Gebilde inmitten der Linse, deren Lage zu den verschiedenen Diskontinuitätsflächen wiederum Anhaltspunkte für die zeitliche Genese der letzteren gibt. Als „posttraumatische Linsenatrophie" hat VOGT eine Verdünnung der Linse in sagittaler Richtung nach Kontusions- und Perforationsverletzungen mit Linsenschädigung beschrieben. Er sucht die Erklärung dieser Erscheinung in dem Austritt oder der Resorption

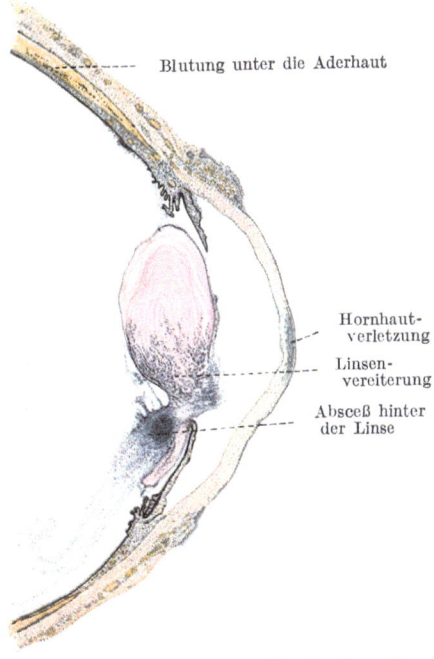

Abb. 90. Perforierende Hornhaut- und Linsenverletzung. Linsenvereiterung.

getrübter Linsenpartien oder in Wachstumsstörungen infolge von Epithelzertrümmerung.

Abb. 88 stellt eine alte infizierte Stichverletzung der Hornhaut und Linse dar. Die Linse ist bis auf eine schmale Scheibe resorbiert und steht durch einen feinen bindegewebigen Strang mit der Verletzungsstelle der Hornhaut in Verbindung (vordere Linsensynechie). Sekundär ist es zur Anlagerung der Iriswurzel an die Hornhauthinterfläche und zum Glaukom gekommen, so daß das Auge infolge totaler Sehnervenaushöhlung erblindete.

Abb. 89 zeigt eine ähnliche alte Hornhaut-Linsenverletzung mit einer solchen Linsensynechie im histologischen Bild. Nach Abfluß der vorderen Augenkammer war es hier zu einer Verklebung der Hornhaut- und Linsenwunde, später zu einer festen Vernarbung gekommen. Durch die sich langsam wieder herstellende Kammer hat die Linse, dem Zuge der Hornhaut folgend, eine hernienartige Vorstülpung im Pupillargebiet erhalten, in deren Bereich, wie auch in der ganzen Rinde, die Linsenfasern mehr oder weniger die üblichen Zerfallserscheinungen aufweisen. Bemerkenswert ist, daß es hier zu einer chronischen schleichenden Iridocyclitis gekommen ist, welche zur sympathischen Entzündung des zweiten Auges geführt hatte. Die dichten umschriebenen Rundzellenanhäufungen in der Iris am Pupillarrande lassen den gefährlichen Charakter dieser posttraumatischen Uveitis erkennen. Das prinzipiell andersartige Bild der Endophthalmitis septica, das sich unmittelbar an die Verletzung anschloß, bietet der nächste Fall.

Abb. 90 zeigt eine perforierende und infizierte Hornhaut-, Linsen- und Glaskörperverletzung, die zur Enukleation zwang. Wir sehen die Linse doppelt durchschlagen, die Kapsel nach außen gerollt, den unteren Teil der Linse schon größtenteils resorbiert mit einer Kapselfalte am Äquator, den oberen Teil der Linse in kataraktösem Zerfall und von straßenförmig die Linse durchziehenden Rundzellen angefüllt. Hinter dem infizierten Wundstar ein kleiner umschriebener Absceß im Glaskörperraum, der sonst diffus von Rundzellen durchsetzt ist.

2. Fremdkörper der Linse.

Fremdkörper jeglicher Art werden nach Perforation der Hornhaut auf der Linsenkapsel oder nach Durchschlagen der Kapsel ganz oder teilweise im Linsenparenchym vorgefunden.

In Abb. 91 sehen wir einen gezackten dreieckigen Eisensplitter von etwa 0,8 cm Länge, der bereits mehrere Tage in einer Linse nach Verletzung des Auges beim Schmieden steckte. Ein Drittel ragte noch in die vordere Kammer, die offenbar bei der Verletzung nicht abgeflossen war. Nur um die Kapselwunde herum war eine intensive Trübung neben einigen zarteren fingerförmigen Trübungen, die in die Tiefe reichten, zu sehen. Nach Extraktion des Splitters mit dem Riesenmagneten trat schnell totaler Wundstar ein.

Die Art der Splitter, ihre chemische Beschaffenheit ist neben der Ausdehnung der Verletzung und der Frage der Infektion maßgebend für das Schicksal der Linse. Minimale Splitter bleiben mitunter auf der Kapsel im Pupillargebiet haften; so sah ich kleinste Partikel eines durch die Hornhaut gedrungenen bröckeligen Steines lange Zeit unverändert der Linse aufliegen, und ähnlich kann diese bei den bekannten Bleispritzerverletzungen von glitzernden Bleistäubchen übersät sein, welche nicht die Kraft mehr hatten, die Kapsel zu durchdringen. Sitzen die Splitter im Linsenparenchym, so kommt es schnell oder allmählich zur Ausbildung einer Cataracta traumatica, die bei chemisch nicht indifferenten Splittern die bekannte Komplikation des Eisenstares und Kupferstares erkennen läßt. Von reaktionslos in der klar bleibenden Linse eingeheilten Splittern sind Stein-, Glas-, Holz-, Zink-, Kohle- und Pulverpartikelchen beobachtet. Ich sah einen etwa 3 mm langen Keil aus Stein (Quarz), der anscheinend gelegentlich einer vor vielen Jahren erlittenen Explosionsverletzung in das Auge eines 20jährigen Mannes geflogen und unter der vorderen Corticalis der bis auf einen schmalen Wundkanal ungetrübten Linse eingeheilt war (s. Abb. 92). Hierfür ist es nötig, daß die Kapselwunde nicht zu groß war und sich bald wieder schloß; es können dann auch Wundstartrübungen um den Splitter herum sich allmählich wieder aufhellen. Kleinste Kupfer- und Messingsplitter sah ich wiederholt jahrelang im ganz klar gebliebenen Linsenparenchym, doch ist bei der äußerst langsamen chemischen Veränderung solcher Splitter selbst nach Jahrzehnten noch mit Durchtränkung der Linse mit Kupferderivaten zu rechnen. WESSELY beobachtete in einem solchen Fall *isolierte* Trübung der den Messingsplitter beherbergenden Linsenfasern, wie er sie früher auch bei experimentellen Versuchen an Kaninchenlinsen hatte feststellen können.

Ich selbst sah einmal in einer sonst völlig klaren Linse nach einer vor langer Zeit erlittenen Explosionsverletzung des Auges eine ,,schillerlocken''artige, scharf umschriebene Trübung um einen plättchenförmigen, anscheinend aus Kupfer bestehenden Metallsplitter

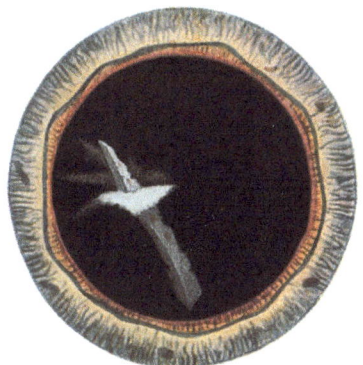
Abb. 91. Eisensplitter in der Linse. Frische Verletzung.

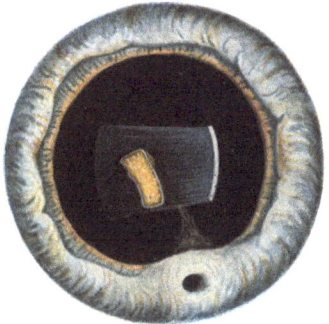
Abb. 92. Quarzsplitter in der Linse. (Ein Büschel des Spaltlampenlichts.)

(s. Abb. 93). Von einer Einkerbung des Pupillarsaumes und einer hier gelegenen durch einen weißlichen Pfropf markierten Kapselnarbe zog ein zart getrübter Wundkanal bis zu dem Splitter, der anscheinend durch seine langsam wirkende chemische Reizung das umgebende Linsenparenchym in dieser eigenartigen, dem anatomischen Bau der Linsenfasern nicht entsprechenden Form zur Trübung gebracht hatte.

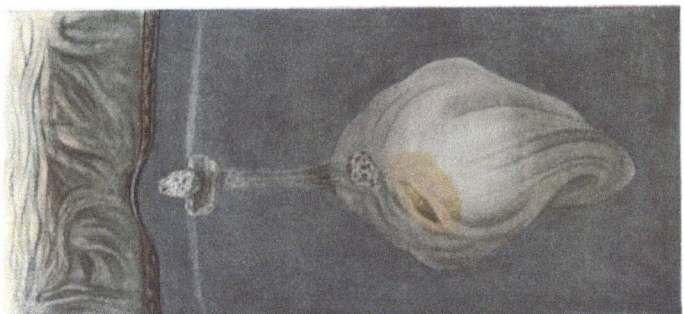
Abb. 93. Kupfersplitter in der Linse. ,,Schillerlockenartige'' Linsentrübung um den Splitter.

Gelegentlich wurden mitgerissene Cilien in der Linse gefunden.

Kommt es zur totalen Wundstarbildung, so kann besonders bei jüngeren Leuten der Kapselinhalt allmählich resorbiert werden und der Fremdkörper von Faserresten umgeben im Kapselsack verbleiben oder auch in die vordere Kammer oder den Glaskörper übertreten.

Am besten wird man versuchen, den Splitter mitsamt der sich trübenden Linse aus dem Auge zu entbinden. Gelingt das nicht, so extrahiere man ihn in einer zweiten Sitzung nach Abklingen des Reizzustandes. Bleibt die Linse klar, und handelt es sich nicht um Eisen, so empfiehlt sich natürlich kein operativer Versuch, der ja unweigerlich Wundstar verursachen würde. Eisensplitter, die anfangs keine oder nur geringe Trübungen angerichtet haben, ziehe man möglichst bald in die vordere Kammer, um sie dann mittels Punktion der Kammer aus dem Auge zu entfernen. Wiederholt ist beobachtet, daß die Trübungen dann stationär blieben oder zum Teil wieder verschwanden. Andererseits können aber auch solche lange Zeit stationären Trübungen schließlich doch noch zur Totalkatarakt führen.

War der Splitter durch Bakterien verunreinigt, so kann es zur primären Linsenvereiterung kommen, ohne daß die Wunde der Augenhüllen infiziert wurde. Die mit dem Splitter eingedrungenen Mikroorganismen locken aus den benachbarten gefäßhaltigen Organen massenhaft Eiterzellen herbei, und bald umgibt und verdeckt ein gelber Linsenabsceß den Fremdkörper. In solchen Fällen ist vor frühzeitiger Operation zu warnen, durch welche unter Umständen die Infektion im Bulbus verbreitet und Panophthalmie verursacht werden kann.

Bewirkt der in die Linse eingedrungene Splitter schnelle Quellung der sich trübenden Linse, so kann ebenso wie bei unkompliziertem Wundstar Drucksteigerung sich einstellen und sofortige Ablassung der Linsenmassen erforderlich machen.

Um einen Fremdkörper in der bereits getrübten Linse festzustellen, empfiehlt BADAL die diasklerale Durchleuchtung der Linse von hinten mit einer der SACHSschen ähnlichen Lampe.

a) Der Eisenstar.
(Siderosis lentis.)

Die charakteristische rostbraune oder mehr gelbliche Trübung der Linse, welche bei der Siderosis bulbi entsteht, und die wir Eisenstar nennen, ist schon von A. v. GRAEFE in ihrer diagnostischen Bedeutung gewürdigt. Später haben die Arbeiten von LEBER, BUNGE, E. VON HIPPEL, WAGENMANN, VOSSIUS, HERTEL, VOGT, D'AMICO und vielen anderen über die Siderosis bulbi unsere Kenntnisse weitgehend gefördert, so daß die klinischen und histologischen Erscheinungen bei der inneren Verrostung des Auges und damit auch der Linse im allgemeinen geklärt sind. Siderosis der Linse tritt sowohl bei Anwesenheit des Splitters in der Linse selbst, als auch in anderen Teilen des Auges ein. Im ersten Falle kann die Linse für längere Zeit klar bleiben, meistens kommt es aber schnell zur Ablagerung bräunlicher Eisenderivate in der Umgebung des Splitters, die von zunehmenden Trübungen begleitet werden, welche bald die ganze Linse undurchsichtig machen. H. SATTLER hob hervor, daß unter der chemischen Einwirkung des Eisens die ganze Linse dichter und kohärenter werde, so daß sie wie eine total sklerosierte Linse sich restlos entbinden lasse. ELSCHNIG konnte diese harte Konsistenz des Eisenstars aber nicht für alle Fälle bestätigen. Liegt der Splitter außerhalb der Linse, so erfolgt die Verrostung gleichmäßiger. In einem solchen Falle sah ich acht Wochen nach der Verletzung durch einen diascleral eingedrungenen und unterhalb der Linse im Ciliarkörper eingebetteten minimalen Eisensplitter an der Spaltlampe die ganze Oberfläche der Linse von allerfeinsten rotbraunen subkapsulären Pünktchen besetzt. Sie zeigten keinerlei auffallende Gruppierung, wie etwa die Kupfersalzpartikelchen des Kupferstares in ihrer merkwürdigen sonnenblumenartigen Anordnung, sondern waren ganz gleichmäßig über das Pupillargebiet und die Randbezirke der Linse verteilt. (s. Abb. 94). In einem älteren Fall (s. Abb. 95), bei dem es bereits zu totaler Katarakt und hochgradiger Siderosis der Iris gekommen war, finden wir neben gleichmäßiger Einlagerung von Rostpünktchen größere unregelmäßig verstreute braune Flecken. Solche werden nicht selten auch entsprechend dem Rande der Pupille in größerer Anzahl gefunden. Während die gleichmäßige

Pünktcheneinlagerung durch Siderosis der einzelnen noch intakten Epithelien zu erklären ist, nimmt man für die gröberen Flecke Ablagerung von Rost im gewucherten und konglobierten Kapselepithel an, wie es von AUSIN, E. v. HIPPEL u. a. als Grundlage des eigenartigen, konzentrisch zur Pupille entstehenden Rostfleckenkranzes im histologischen Schnitt nachgewiesen werden konnte. Die Diskontinuitätsstreifen der Linse und das vordere Linsenchagrin sieht man

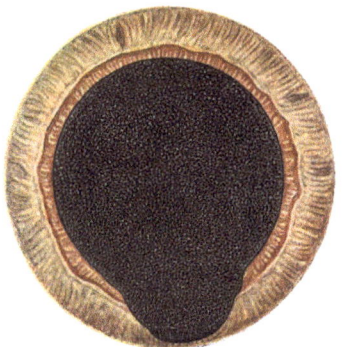

Abb. 94. Beginnender Eisenstar. Gleichmäßige bräunliche Punktierung unter der vorderen Kapsel. Operatives Kolobom.

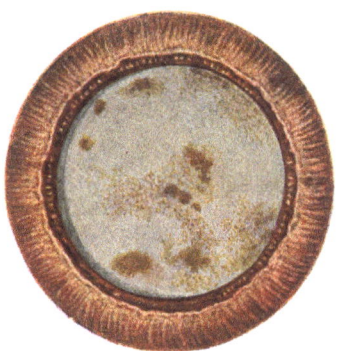

Abb. 95. Alter Eisenstar.

auffallend gelb gefärbt. Bei der anatomischen Untersuchung findet sich das Eisen, nachgewiesen durch die PERLsche oder besser noch durch die Turnbullblau-Reaktion (Schwefelammonium-Ferrocyankalium-Salzsäure), vorwiegend in den Kapselepithelien (s. Abb. 96), auch in den nach hinten gewucherten, und in der Corticalis, hier die WEDLschen Zellen und MORGAGNIschen Kugeln

Abb. 96. Eisenstar. Verrostung des gewucherten Epithels.

der zerfallenen Linsenfasern imprägnierend. Sitzt der Splitter *in* der Linse, so kann diese in allen Schichten vom Splitterbett ausgehend sich intensiv blau färben, wobei die Kittsubstanz der Fasern besonders hervortritt.

Als Spätfolge der Verrostung zeigt die Linse nicht selten hochgradige Schrumpfung, die Irisschlottern bedingt, ja es kann zur völligen Resorption der Fasern kommen, so daß nur Kapsel und einzelne Epithelien zurückbleiben (v. HIPPEL, VOSSIUS). Offenbar ist die Ursache in dem Zugrundegehen des eisenimprägnierten Kapselepithels zu suchen, welches das Eindringen des Kammerwassers in die Linse ermöglicht.

In Abb. 97 sehen wir eine typische Siderosis des ganzen Bulbus neben hochgradiger Verrostung des stark geschrumpften Eisenstars, an dem aber auch noch die vorwiegende Blaufärbung unter der vorderen Linsenkapsel auffällt. Die intensive blaue Verfärbung auf der Hinterfläche der Iris entspricht einem Teil des Splitterbettes. Man beachte neben der totalen siderotisch degenerierten Retina das Vordringen der Eisensalze in den Sehnerven, die Ablagerung

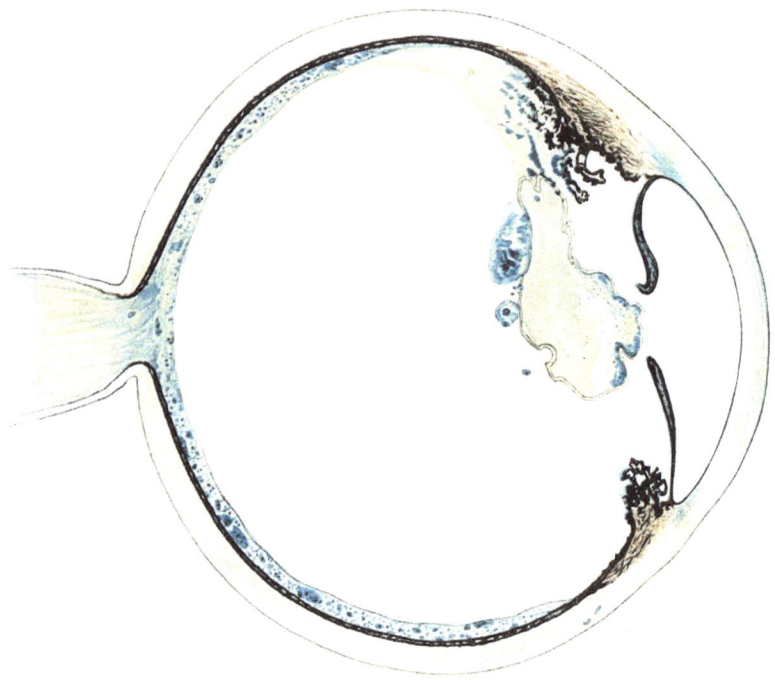

Abb. 97. Siderosis bulbi. Geschrumpfter Eisenstar.

in der Iris, im Kammerwinkel um den SCHLEMMschen Kanal und in der Hornhaut, wie sie bei Anstellung der empfindlicheren Turnbullblaureaktion gar nicht so selten gefunden werden kann.

b) Die Kupferkatarakt.
(Chalcosis lentis.)

Die eigenartige *Kupfertrübung* der Linse hat erst durch ihr gehäuftes Vorkommen infolge der zahlreichen Messingsplitterverletzungen während des Krieges und nach demselben allgemeines Interesse gefunden. Sie ist zuerst von PURTSCHER und ERTL beschrieben und als charakteristisches Anzeichen eines intraokularen Kupfersplitters erkannt worden. Als ich im Jahre 1919 einen solchen Fall klinisch beobachtete und beschrieb, konnte ich aus der Literatur erst 10 gleiche Fälle anführen, darunter eine doppelseitige Kupferkatarakt, welche UHTHOFF veröffentlicht hatte. Inzwischen sind von zahlreichen anderen Autoren eine größere Anzahl von Kupferstaren mitgeteilt worden, ich selbst konnte nicht weniger als 12 Fälle beobachten und zwei davon nach der notwendig gewordenen Enukleation des Bulbus histologisch untersuchen. Der Grund, weshalb diese eigenartige Linsenaffektion erst in neuerer Zeit häufiger beobachtet wird, liegt offenbar darin, daß infolge des großen Kupfermangels während des Krieges und auch in den Jahren nach ihm die verschiedenartigen Sprengkörper nicht mehr aus reinem Kupfer, sondern aus minderwertigen Legierungen mit sehr geringem Kupfergehalt hergestellt wurden. Gelangen nun solche *kupferarme* Metallsplitter in das Auge, so bleibt die sonst bei *reinen* Kupfersplittern bekannte stürmische Reaktion aus, und es kommt zur langsamen intraokularen *Verkupferung,* welche an der Linse in ganz typischer Weise auftritt. Die Beschreibungen aller Autoren stimmen mit geringen Abweichungen überein.

Symptome. Nach längerer Zeit, meist erst einige Jahre nach der durch Explosion von Zündern, Sprengkapseln, Handgranaten und anderen Sprengkörpern mit Messingteilen verursachten perforierenden Verletzung, die oft wegen ihrer Geringfügigkeit kaum beachtet wurde, zeigt sich in der Pupille eine zarte grünlichgraue Trübung vom Durchmesser der gewöhnlichen Pupillenweite. Sie ist im auffallenden Licht, besonders an der Spaltlampe sehr deutlich zu erkennen, hat eine zarte, samtartige Oberfläche, in der hier und da kleine runde, ungetrübte Stellen auffallen. Im durchfallenden Licht dagegen ist sie kaum zu sehen, nur in ausgeprägten Fällen hebt sie sich als feine Scheibe in der roten Pupille ab. Etwas deutlicher erschien sie mir mitunter, wenn man die SACHSsche Lampe auf die Sclera setzte und so die Linse von hinten durchleuchtete. Von dieser runden Trübungsscheibe sieht man nun nach Erweiterung der Pupille nach allen Seiten zahlreiche Randstrahlen ausgehen, die von gleicher graugrüner Farbe sind und sich allmählich nach dem Äquator zu verlieren.

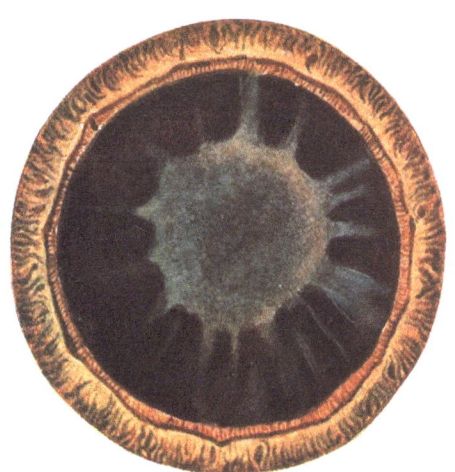

Abb. 98. Kupferstar. (Nach JESS.)

Ihre Anzahl, Breite und Länge schwankt, auch sind sie nicht immer gleichmäßig über die ganze Circumferenz verteilt; häufig aber entsteht durch diese Fortsätze das Bild einer prächtigen grünen Sonnenblume oder eines Radkranzes (s. Abb. 98). Stellt man das Spaltlicht scharf auf die Oberfläche ein und beobachtet man bei starker Vergrößerung, so erkennt man deutlich, daß die Trübung sich aus zahllosen kleinsten Pünktchen zusammensetzt, und daß die Randstrahlen durch regionäre Verdichtungen dieser Pünktchen sich von der Umgebung abheben. Ihre Lage scheint unmittelbar unter der Kapsel zu sein, weshalb man nach dem klinischen Bild an eine Durchsetzung der Epithelzellen mit Kupferderivaten denken könnte. Diese schien anfangs um so wahrscheinlicher, als die epithellose Hinterfläche der Linse eine solche grünliche Pünktchentrübung niemals erkennen ließ. Hier konnte man nur gelegentlich eine uncharakteristische graue Schalentrübung finden, die bisweilen ein leichtes Farbenschillern zeigte. Solches Farbenschillern, d. h. das Auftreten sämtlicher Spektralfarben bei seitlicher Beleuchtung war in den meisten Fällen an der Sonnenblumentrübung unter der vorderen Kapsel ganz besonders deutlich, und die ersten Beobachter glaubten, in dieser Erscheinung ebenfalls ein typisches Symptom intraokularer Verkupferung zu sehen. Das hat sich zwar nicht ganz bewahrheitet; auch bei beginnendem *Altersstar* und anderen zarten Linsentrübungen kann man gelegentlich ähnliche Farbenerscheinungen feststellen. Sie entstehen als Farben dünner

Blättchen überall da, wo entsprechend zarte Trübungsschichten irgendwelcher Art auftreten, sind allerdings bei der Kupferkatarakt oft ganz besonders prächtig.

Pathologische Anatomie. Das histologische Bild zweier solcher Linsen, die ich nach Messingsplitterverletzung untersuchen konnte, als eine 4 Jahre nach der Verletzung auftretende Iridocyclitis resp. ein nach 7 Jahren entstandenes Glaukom zur Enukleation des amaurotischen Bulbus zwang, ergab, daß eine dünne Schicht von Kupferderivaten sich in dem schmalen Spalt zwischen vorderer Kapsel und Epithelzellen angesammelt hatte. Sie entsprach in ihrer Flächenausdehnung völlig dem klinisch sichtbaren Radkranz mit seinen nach dem Äquator zu sich verlierenden Randstrahlen, war im Zentrum etwa $0,5\,\mu$, in der Peripherie kaum $0,2\,\mu$ stark und bot sich im ungefärbten Schnitt als schwach gelbliche Zone dar (s. Abb. 99), die bei 2250-facher Vergrößerung in zahllose runde und schollige Partikelchen aufzulösen

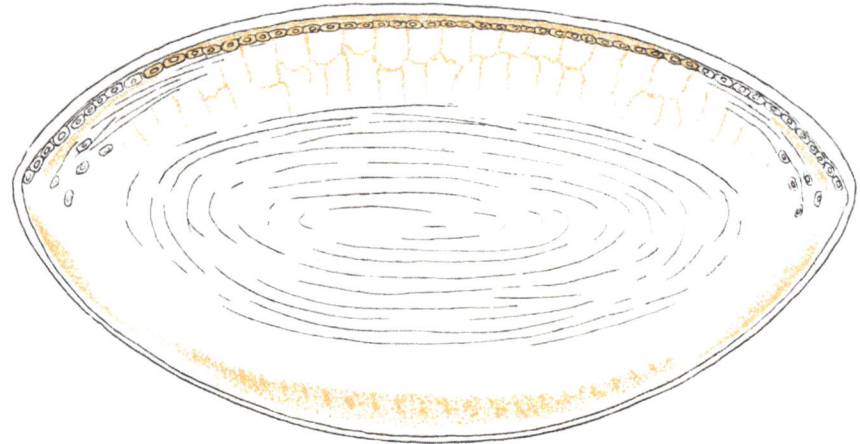

Abb. 99. Kupferreaktion in der Linse. (Braunrotes Ferrocyankupfer.) Kombinationszeichnung nach Mikrophotographien verschiedener Schnitte. (Nach A. JESS.)

war. Im Dunkelfeld trat sie als helleuchtendes Band hervor. Im gefärbten Präparat konnte man dagegen die Kupfereinlagerung weniger gut erkennen, sei es, daß sie hier durch Farbstoffteilchen verdeckt, sei es, daß sie durch die verschiedenen Flüssigkeiten zum Teil aus dem Präparat herausgezogen waren, da sie ja nicht innerhalb von Zellen lagen. Weitere ganz diffuse und zarte Kupfereinlagerungen fanden sich im ungefärbten Präparat noch in der Nähe des Äquators innerhalb der Linsenfasern und in einiger Entfernung von der hinteren Kapsel. Es fehlte aber hinten jede Ansammlung *unter der Kapsel*, wie sie *nur vorn* im Bereich der Figur der grünen Sonnenblume vorhanden war. Interessant war nun das Verhalten der Schnitte gegenüber der Kupferreaktion mit Ferrocyankalium und Essigsäure. Unter dem Einfluß dieser Chemikalien bildet sich das charakteristische braunrote Ferrocyankupfer. Es zeigte sich nun, daß auch das Protoplasma der Epithelzellen sich im Bereich der Kupferkatarakt braunrot gefärbt hatte. Überall sah man feinste braunrote Partikelchen, aus denen sich aber der Kern ungefärbt hervorhob. Außerdem fanden sich feine braunrote Kanäle innerhalb des Linsenparenchyms, die zwischen den Linsenfasern auf eine kurze Strecke nach innen führten. Weitere Braunfärbungen entstanden am Äquator und in einiger Entfernung von der hinteren Linsenkapsel. Die subkapsuläre vordere Schicht dagegen war zum Teil verschwunden oder erheblich reduziert, offenbar wie in den gefärbten Präparaten durch Herauswaschen der nur lose haftenden Partikelchen (s. Abb. 100). Nach dem positiven Ausfall der Kupferreaktion in den Epithelzellen, die im unbehandelten Paraffinschnitt kupferfrei zu sein schienen, muß mit der Möglichkeit gerechnet werden, daß die Zellen auch *intravital* bereits etwas Kupfer gespeichert hatten. Allerdings könnte man auch einwenden, daß durch die längere Behandlung der Schnitte mit Ferrocyankalium und Essigsäure es zu einer Ausschwemmung des Kupfersalzdepots unter der vorderen Kapsel und zu einer postmortalen Imbibition der benachbarten Epithelzellen mit Kupfersalz gekommen sei. Die größte Wahrscheinlichkeit spricht jedenfalls dafür, daß das klinische Bild der grünen Sonnenblume ebenso wie das Farbenschillern bedingt wird durch die dünne subkapsuläre Kupferschicht, die im unbehandelten Schnitt so deutlich sich hervorhob und in Anordnung und Ausdehnung genau der Kupferkatarakt entsprach. Abb. 101 zeigt diese Schicht in einer halbierten Kupferstarlinse

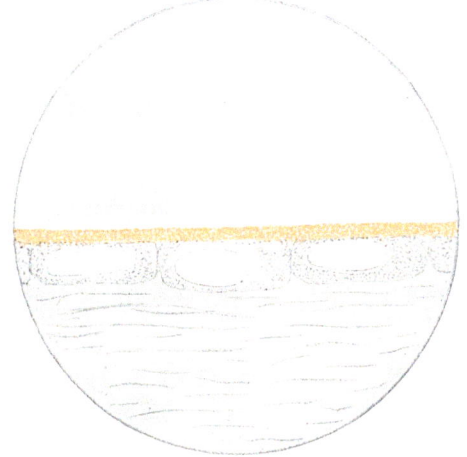 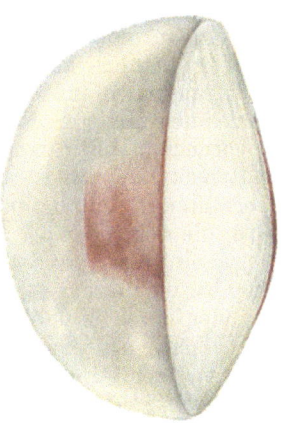

Abb. 100. Kupferhaltige Schicht zwischen Linsenkapsel und Epithel. Natürliche Farbe im ungefärbten Schnitt 1500mal vergrößert.

Abb. 101. Kupferstar (chem. Reaktion).

unter der vorderen Kapsel nach Umwandlung des grünen Kupfercarbonats in das rotbraune Ferrocyankupfer. Es scheint mir etwas gezwungen, wenn VOGT annehmen möchte, daß nur das *Farbenschillern* durch diese zusammenhängende Kupferschicht verursacht sei, daß aber das eigentliche Substrat der grünen Sonnenblume die kupferhaltigen *Epithelzellen* darstellen. Es müßten erst weitere histologische Präparate dieser seltenen Erscheinung, die im Laufe der Jahre wohl noch zu gewinnen sein werden, beweisen, daß wirklich eine intravitale Kupfersalzspeicherung der Epithelzellen stattgefunden hat, was mir nach meinen Präparaten noch unsicher zu sein scheint. Offenbar bestehen doch Differenzen gegenüber der Siderosis, bei welcher es sehr schnell zu ausgiebiger Verrostung der Epithelzellen kommt, welche die Eisensalze begierig aufnehmen, den Kupferderivaten aber Widerstand leisten, so daß hier eine Anreicherung im subkapsulären Spalt stattfindet. Nach der grünen Farbe zu urteilen, scheint es sich um basisches Kupfercarbonat zu handeln, welches durch Einwirkung von Kohlensäure bekanntlich als Patina oder echter Grünspan sich überall aus metallischem Kupfer bildet und in der kohlensäurehaltigen intraokularen Flüssigkeit leicht entstehen kann. Die eigenartige Sonnenblumenform ist jedenfalls bedingt durch die Konfiguration der Pupille und der Iris und durch die scheuernde Bewegung der Irishinterfläche auf der

Linse. Der Durchmesser des Trübungskreises entspricht stets mit 3—4 mm der durchschnittlichen Größe der Pupille.

Pathogenese. Die strahlenförmigen Randfortsätze werden vielleicht zustande kommen durch das ständige Hin- und Hergleiten des krausenartig gefalteten Pupillarrandes, der nicht überall gleich fest der vorderen Linsenkapsel aufliegt. Er kann die Ausbreitung der subkapsulären Kupfersalzschicht nach dem Äquator jedenfalls in der Art beeinflussen, daß an den Stellen geringeren Druckes stärkere Anhäufung stattfindet, als dort, wo die Krausenfalten in innigem Kontakt mit der Linsenkapsel diese etwas fester gegen das Epithel drücken. Durch das Pupillenspiel würden derartige „Wischzüge" von der in der Pupille gleichmäßig angehäuften subkapsulären Kupfersalzschicht aus wohl hervorgerufen werden können, eine mechanische Erklärung, die nicht möglich wäre, wenn die grüne Kupferkatarakt durch Imbibition der Epithelzellen und nicht in der Hauptsache durch diese lose Einlagerung vor den Zellen zustande käme. Für die Abhängigkeit der Sonnenblumenform von der Pupille, der Iriskonfiguration und -bewegung spricht meine Beobachtung, daß in einem Fall, in dem mehrere Monate die Pupille durch Atropin weit gehalten war, die vorher deutlich ausgeprägten Randstrahlen sich verloren und einer gleichmäßig graugrünen subkapsulären Trübung Platz machten, ferner der Umstand, daß in einem anderen Fall von Messingsplitterverletzung des Auges, den ich von vornherein mit Atropin behandelte, es überhaupt nicht zur Ausbildung von Randstrahlen kam, sondern eine diffuse Grünfärbung das ganze Gebiet der erweiterten Pupille einnahm. Auch eine ältere Beobachtung von HILLEMANNS, die sich mit einer neueren von mir deckt, weist darauf hin. Hier fand sich „ein olivenfarbiger Belag der vorderen Kapsel", wie HILLEMANNS die Trübung in offenbar unrichtiger Schätzung ihrer Lage beschrieb, der in seiner Ausdehnung genau der durch Wundheilung schräg verzogenen Pupille entsprach. VOGT, der im allgemeinen meine Befunde bestätigt und auch das von mir nach Dauererweiterung der Pupille beschriebene Auftreten einer zweiten peripheren Kreistrübung entsprechend der vergrößerten Pupille beobachten konnte, glaubt, daß die Randstrahlen den radiär verlaufenden Firsten der Irishinterfläche entsprechen, daß also gerade da, wo ein *inniger Kontakt* der Iris mit der Linsenkapsel besteht, die Verdichtung der Kupfersalzeinlagerung vorhanden ist. In der Tat stimmt die Anordnung der Firste ziemlich genau mit derjenigen der Randstrahlen der Kupferkatarakt überein, und man könnte demnach annehmen, daß da, wo diese Falten der Kapsel fester aufliegen, die subkapsuläre Kupfersalzschicht dichter bleibt als in den Zwischenräumen, welche den Tälern der Irishinterfläche entsprechen, und wo beim ständigen Hin- und Hergleiten der Iris die Kupferpartikelchen sich leichter verbreiten können. Wie dem auch sei, so viel ist jedenfalls sicher, daß die Konfiguration des Reliefs der Irishinterfläche für die Ausbildung der Randstrahlen von Bedeutung ist.

Diese Ablagerung von Kupfercarbonat in den verschiedenen Teilen der Linse erlaubt jedenfalls, wie schon im Anfangskapitel besprochen, Schlüsse auf die Linsenernährung zu ziehen. Die vorwiegende Anhäufung der Partikelchen im Pupillargebiet spricht dafür, daß auch von vorn Nährflüssigkeit aufgenommen wird, was von älteren Autoren bekanntlich bestritten wurde; denn es wäre gezwungen, eine normale Diffusion da leugnen zu wollen, wo sie bei Anwesenheit einer fremden diffusiblen Substanz *in der Hauptsache* stattfindet.

Verlauf. Wie sich das Schicksal der Linse mit Kupferkatarakt schließlich gestaltet, ist noch nicht bekannt. Es wird vielleicht jahrzehntelanger Beobachtung bedürfen, bis wir erfahren, ob die Kupfersalzdurchtränkung allmählich auch Zerfall der Linse und totale Trübung hervorrufen kann, wie wir es bei der Siderosis kennen. Nach meinen bisherigen Beobachtungen ist aber auch damit zu rechnen, daß die Verkupferung des inneren Auges, welche alle Organe, auch die Iris und die Cornea ergreift, nach völliger Auflösung des kupferhaltigen Splitters wieder zurückgehen kann. Die Kupfercarbonatteilchen gehen offenbar mit dem Eiweiß der Zellen keine feste Verbindung ein, wie es das Eisenoxydul tut. Deshalb wäre es möglich, daß durch Diffusionsvorgänge nach außen die Durchtränkung des Bulbus und damit auch der Linse mit Kupferderivaten ebenso langsam wieder verschwindet wie sie sich ausgebildet hat. In einem Falle konnte ich bereits ein Undeutlichwerden der Sonnenblumentrübung einwandfrei feststellen, und ZUR NEDDEN, der 10 Jahre lang ein Auge mit Kupfersplitter immer wieder beobachten konnte, berichtete schon, daß ein grüner Reflex aus dem „Linsenzentrum", den wir vielleicht identisch mit unserer damals noch unbekannten Kupferkatarakt halten dürfen, sich schließlich verlor, nachdem ein Kupfersplitter spontan in der vorderen Kammer erschienen und entfernt worden war.[1]

3. Der Massagestar.

Bekanntlich hat man früher, solange die völlige Reifung des Stares als Vorbedingung der Operation galt, durch Massage der Linse von der Hornhaut aus nach Punktion der Kammer eine schnelle Zunahme von Linsentrübungen erzielt. Es zeigte sich im Tierexperiment, daß auch klare Linsen durch eine solche Massage kataraktös gemacht werden können. v. HESS hat das Zustandekommen und die Anatomie dieses sog. Massagestars eingehend studiert, den er nach Punktion der Kammer von Kaninchenaugen durch massierende Bewegungen eines stumpfen Stiletts auf der Hornhaut erhielt. Nach seinen Ergebnissen, die später von SCHIRMER und DEMARIA bestätigt wurden, ist das klinische Bild nach dem Alter der Versuchstiere, nach Dauer und Stärke der Massage sehr verschieden. Zarte Trübungen unter der vorderen Kapsel konnten selbst bei großer Ausdehnung sich wieder zurückbilden. Meist entwickelte sich nach anfänglicher leichter Totaltrübung der Linse eine hintere Rindenkatarakt. Oft ähnelte das Bild dem des beginnenden Naphthalinstares mit äquatorialen glasklaren Speichen. Auch das mikroskopische Aussehen zeigte mit Degeneration des Kapselepithels, Epithelwucherungen an der hinteren Kapsel und Untergang der Linsenfasern große Übereinstimmung mit dem Naphthalinstar. SALFFNER konnte auch wie bei diesem eine Volumens- und Gewichtszunahme der Linse feststellen. v. HESS sieht in dem Untergang von Epithelzellen und dem dadurch bedingten Fortfall des Schutzes gegen das eindringende Kammerwasser die Ursache des Massagestares, der in diesem Sinne dem traumatischen Star ebenso wie dem Naphthalinstar zur Seite zu stellen sei. LEBER hat sich dieser Ansicht angeschlossen, und auch PETERS spricht sich dahin aus, daß diese Experimente mehr als alles andere die Schutzwirkung des Epithels beweisen.

Auch durch wiederholte Kontusionen, wie sie durch Klopfen des Auges mit einem Perkussionshammer oder auf ähnliche Weise zu erzielen sind, hat man dem Massagestar entsprechende Trübungen experimentell hervorgerufen. Alterationen des Ciliarkörpers und der Iris, die in der Abscheidung von Exsudaten und Blutungen in der Vorderkammer und im Glaskörperraum zum Ausdruck kommen, spielen hierbei zweifellos eine Rolle.

Erwähnt seien auch die experimentellen Stare durch Unterbindung der Wirbelvenen (KOSTER, VAN GEUNS), Durchschneidung der langen und eines Teils der kurzen Ciliararterien (WAGENMANN), sowie die Kataraktbildung nach Embolie von Ciliarkörperarterien (HERRNHEISER). Auch in diesen Fällen

---

[1] Inzwischen konnte ich in 5 Fällen völliges Verschwinden des Kupferstars und anderer Verkupferungserscheinungen nach 6—16 Jahren feststellen (s. JESS: Das Verschwinden der Verkupferungserscheinungen des Auges. Z. f. A. Sept. 1929).

ähneln die anatomischen Veränderungen der Linsen den mit Untergang der Linsenepithelien beginnenden Starformen, und es ist wohl der Schluß erlaubt, daß die ersten Folgen der durch die Zirkulationsstörungen bedingten Ernährungsschäden in einem teilweisen Absterben des schützenden Linsenepithels zu suchen sind.

4. Der Glasbläserstar.

Der Helmstädter Chirurg HEISTER ist nach KRAUPA der erste gewesen, der in der Literatur den Star durch Hitzewirkung, den „*Feuerstar*", erwähnte (1739), über den er in seinen „Institutiones chirurgicae" folgendes schrieb: „Haud pauci etiam et frequenti solis aut ignis inspectione suffusionem oculorum sibi contraxerunt". Vierzig Jahre später (1778) wurde von PLENK darauf hingewiesen, daß Personen, die beruflich den dauernden Einwirkungen strahlender Hitze ausgesetzt waren, häufiger als andere an Linsentrübungen erkrankten. WENZEL der J. hat 1786, BEER 1817 den Star der Glasbläser erwähnt. Seitdem ist eine sehr reichliche Literatur über diese Starform entstanden, die abgesehen von einer umfangreichen Kasuistik auch experimentelle Arbeiten über die Einwirkungen der verschiedenen Strahlen, gewerbehygienische Betrachtungen und anderes mehr enthält. Eine ausführliche Übersicht findet sich bei KRAUPA, desgleichen bei SCHNYDER. Große Statistiken wurden nach systematischer Durchuntersuchung der Belegschaften zahlreicher Glashütten aufgestellt. So fand z. B. MEYHÖFER unter 506 Glasbläsern 11,6% mit Katarakt behaftet. Die unter 40 Jahre alten Arbeiter stellten 9%, die älteren 26% Kataraktöser. MEYHÖFER erkannte auch, daß eine bestimmte Form, nämlich die hintere Rinden- oder Poltrübung als Anfangsstadium für den Glasbläserstar charakteristisch sei, und stellte fest, daß entsprechend der Haltung der Arbeiter am Glasofen das linke Auge meistens am stärksten betroffen werde. Beide Angaben sind später wiederholt bestätigt worden (näheres siehe in dem Kapitel von CRAMER in diesem Handbuch Bd. IV). Immer wieder werden *hintere Corticalistrübungen* in Schalen- und Schüsselform, in Gestalt von „Tintenklecksen", kreisförmig angeordnet, als Initialstadien beschrieben. Doch scheinen auch atypische Anfangsformen vorzukommen. Erst später treten vordere Rindentrübungen, radiäre Speichen, Flecktrübungen und Kernverdichtungen auf, so daß ältere Stadien von den gewöhnlichen Altersstarformen nicht prinzipiell verschieden sind. Frühzeitige Abnahme der Akkommodationsfähigkeit der Linse wurde wiederholt als Anfangssymptom beobachtet (LEDERER, STOEWER).

Pathogenese. Es soll hier nicht auf die ausgedehnten Kontroversen über die Ätiologie des „Strahlenstares" eingegangen werden, die, zum Teil hervorgerufen durch das große gewerbehygienische Interesse an der Verhütung dieser Starform, jahrzehntelang in der Literatur immer wiederkehren. Es sei nur hervorgehoben, daß, nachdem lange Zeit die ultravioletten Strahlen im Mittelpunkt des Interesses standen (SCHANZ, CRAMER), durch VOGTs Arbeiten die Aufmerksamkeit auf das Ultrarot gelenkt wurde, mit dem experimentelle Linsentrübungen leichter zu erzielen sind. Das in England zur Klärung dieser Frage seinerzeit zusammengetretene „Committee on Glas-workers Cataract" kam unter Berücksichtigung aller vorliegenden Erfahrungen und experimentellen Mitteilungen und gestützt auf eigene Untersuchungen zu dem folgenden Ergebnis:

1. Lichtstrahlen verursachen den Glasbläserstar nicht.
2. Ultraviolette Strahlen ebenfalls nicht, sofern eine direkte Einwirkung auf die Linse in Betracht kommt.
3. Experimentelle Untersuchungen sprechen dafür, daß den Wärmestrahlen die Hauptwirkung zukommt, hingegen
4. ist es unsicher, ob direkte oder indirekte Strahlenwirkung vorliegt.

5. Möglicherweise spielt die ultraviolette Strahlung eine Rolle durch Beeinflussung der Linsenernährung.

Andererseits hält CRAMER daran fest, daß in der Hauptsache das Ultraviolett, nicht die Wärmestrahlen verantwortlich seien, während SCHNYDER es als gesichert erachtet, daß die Strahlenstare „in erster Linie als Folge einer Wärmewirkung durch Absorption der dunklen Wärmestrahlung von λ 950—1400 $\mu\mu$ in der Linse zustande kommen". CRAMER hebt hervor, daß die viele Jahre allmählich einwirkende Strahlenschädigung im Auge des Glasmachers nicht auf gleiche Stufe gesetzt werden dürfe mit den höchstgradigen akuten Ultrarotschädigungen im Kaninchenauge; er weist auf eine Beobachtung von SCHEERER hin, der nach 5jähriger Bestrahlung eines Lupus am Auge mit der ultraviolettreichen Quarzlampe typischen Glasbläserstar entstehen sah.

Bemerkenswert ist es nun, daß sich neuerdings die Mitteilungen mehren über zum Teil glasbläserstarähnliche Linsentrübungen bei Angehörigen anderer Berufe, die ebenfalls großer, strahlender Hitze dauernd ausgesetzt sind, so bei Eisenarbeitern, Puddlern, Schmelzern, Kettenschmieden, Zinkblechwalzern, Goldschmelzern. Besonders in der englischen Literatur finden sich entsprechende Berichte, und man neigt zu der Annahme, daß auch diese Stare als Gewerbeschädigungen anzuerkennen seien, wie das für den Glasbläserstar bereits durchgesetzt ist. Auch in Deutschand wird jetzt der Glasbläserstar als gewerbliche Berufskrankheit anerkannt, und zwar ist nach den vom Reichsarbeitsminister erlassenen Richtlinien als Glasbläserkatarakt anzusehen: „Erkrankung an grauem Star, wenn sie nach einer erfahrungsgemäß zur Hervorrufung dieses Leidens hinreichenden Dauer der Beschäftigung an den Schmelzöfen von Glashütten unter Ausschluß anderer Ursachen in verhältnismäßig frühem Lebensalter auftritt — oder — bei Auftreten in höherem Lebensalter oder beim Vorliegen anderer Ursachen, wie Zuckerkrankheit, durch den als charakteristisch angegebenen Befund eines schwarzen Ringes am hinteren Linsenpol als Glasmacherstar gekennzeichnet ist." Diese zu Mißverständnissen führende Nennung eines „schwarzen Ringes" soll wohl eine kranzförmige hintere Poltrübung im durchfallenden Licht bezeichnen.

SCHNYDER (l. c.) untersuchte an der Spaltlampe 32 „Schweißer" eines Eisenwalzwerkes, welche 11—50 Jahre bei täglicher Arbeit am Schmelzofen der strahlenden Hitze großer weißglühender Eisenstücke von 1300—1500⁰ ausgesetzt waren. In 9 Fällen wurden charakteristische Linsenveränderungen festgestellt, welche bei Linsentrübungen seniler und anderer Art nicht vorkommen, sondern in ganz ähnlicher Weise nur beim Glasmacherstar bekannt sind. 9 hintere Polstare einer besonderen Form in 18 Augen und 12 Kapselabblätterungen im Pupillargebiet werden beschrieben.

Symptome. Die Poltrübungen, nach außen sehr scharf abgegrenzt, lassen sich im Anfangsstadium siebartig durchleuchten, werden mit steigendem Alter homogener und undurchsichtiger. Sie sind aus „flockigen und wolkigen Elementen zusammengesetzt, die zum Teil lebhaft glitzern" und größtenteils nicht subkapsulär liegen, sondern sich schichtenförmig rindenwärts ausbreiten, wodurch sie sich von den hinteren senilen Schalentrübungen und der Cataracta complicata unterscheiden.

Die *lamelläre Abblätterung der vorderen Linsenkapsel* gleicht bei anderen Feuerarbeitern durchaus der zuerst von ELSCHNIG bei Glasmachern beschriebenen, dann von KUBIK bestätigten partiellen Abblätterung der vorderen Kapselschicht, die von ihrem Entdecker als „Zonulalamelle" aufgefaßt worden ist, aber wohl mit der eigentlichen Zonulalamelle, d. h. dem bandartig den Linsenäquator umfassenden Ansatzgürtel der Zonulafasern nicht identisch ist.

Daß die Wärmewirkung, von dieser Kapsellamelle abgesehen, gerade am *hinteren* Linsenpol Schädigungen hervorruft, erklärt SCHNYDER durch die Konvergenz der Strahlung und dadurch, daß am hinteren Linsenpol das Fehlen einer Zirkulation den Wärmeausgleich erschwert, den das Kammerwasser mit seiner ständigen Bewegung leichter ermöglicht. BEST sieht in den verhältnismäßig schlechteren Ernährungsverhältnissen am hinteren Linsenpol die Ursache des hier vorwiegenden Starbeginns.

Die Ansichten über die Entstehung des Glasbläserstars sind also noch geteilt, desgleichen über die Einheitlichkeit des klinischen Bildes. Weitere sorgfältige klinische Beobachtungen sind hier ebenso wie Fortsetzung entsprechender experimenteller Arbeiten erforderlich. Eine gewerbegesetzliche Regelung der ganzen Frage scheint, wie KRÜCKMANN hervorhebt, zur Zeit noch nicht in durchaus befriedigender Weise möglich zu sein.

5. Der Ultrarotstar.

VOGT hat 1919 als erster mit ultrarotem Licht Linsentrübungen bei Versuchstieren erzeugt und damit den Nimbus zerstört, den bei allen Anhängern einer Theorie der Starentstehung durch Lichtschädigung bis dahin die ultravioletten Strahlen besessen hatten. Bei ausgewachsenen Kaninchen gelang es, durch dreistündige Bestrahlungsdauer mit entsprechend gefiltertem Licht einer Bogenlampe Totalkatarakt zu erzielen, bei jüngeren Tieren kam es zu partiellen Trübungen. Albinotische Tiere sollten sich widerstandsfähiger zeigen. Die Versuche sind von GINELLA und MÜLLER bestätigt. BÜCKLERS konnte nachweisen, daß durch Eisenoxydulgläser die Linse geschützt wird. KRANZ hat ebenfalls die Versuche VOGTs nachgeprüft. Auch er beobachtete das Auftreten von Linsentrübungen und Irisdepigmentierung (s. Abb. 102), kam aber nach sorgfältigen Temperaturmessungen des Brennpunktes

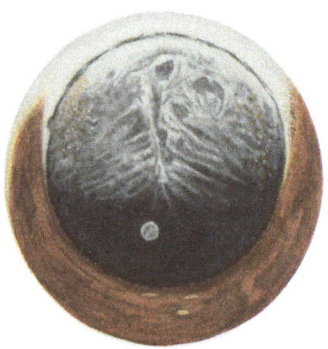

Abb. 102. Ultrarotstar.
(Nach KRANZ.)

der die Strahlen sammelnden Steinsalzlinse zu der Überzeugung, daß es sich hier lediglich um eine Koagulationsnekrose des Linseneiweißes und eine Hitzeschädigung der Iris handelt, nicht um eine spezifische, etwa chemische Wirkung der Ultrarotstrahlen, welch letztere überhaupt noch gar nicht erwiesen ist. Nach Intensitätsmessungen, die KRANZ unter Leitung des Physikers CERMAK mit der RUBENSschen Thermosäule am Galvanometer durchführte, besaß das ultrarote Strahlengebiet, welches er genau nach den Angaben VOGTs und seiner Schüler gewonnen hatte, seine höchste Intensität um $\lambda\ 700\ \mu\mu$.

Daß die ultraroten Strahlen bei Altersstar eine Rolle spielen sollten, erscheint ebenso unwahrscheinlich wie die Annahme einer Entstehung des Stares durch ultraviolette Strahlen, da eine so intensive Einwirkung wie im Tierexperiment niemals vorkommen kann. Eher wäre es denkbar, daß die ultraroten Wärmestrahlen für den Glasbläser- und ähnliche Stararten von Bedeutung sein könnten.

6. Star durch Röntgenstrahlen- und durch Radiumschädigung.

Daß die fetale Linse durch Röntgenstrahlen leicht geschädigt wird, ergibt sich aus Versuchen von E. v. HIPPEL und von PAGENSTECHER, die nach Bestrahlung trächtiger Kaninchen Kataraktbildung der Jungen feststellten.

TRIBONDEAU und BELLAY fanden bei neugeborenen Katzen nach Röntgenbestrahlung Linsentrübung und Schrumpfung, die beim ausgewachsenen Tier fehlten, auch bei erwachsenen Kaninchen nicht zu erzielen waren. ALPHONSE fand ebenfalls, daß die Röntgenschädigung der Linse um so stärker ausfiel, je jünger das Organ war, bestritt aber die Unempfindlichkeit ausgewachsener Linsen. So beobachtete auch PATON bei einem 32jährigen Lupuskranken nach Röntgenbestrahlung doppelseitige hintere Corticalkatarakt, BIRCH-HIRSCHFELD nach Bestrahlung eines Lidcancroides einen Rindenstar, STOCK bei 3 intrauterin bestrahlten Feten anatomische Veränderungen der Linsenzellen. ,,Die Zellen waren gequollen und zerfallen, ganz ähnlich wie bei Schichtstar." TREUTLER und GUTMANN berichteten über Linsentrübungen bei Angestellten von Röntgenlaboratorien.

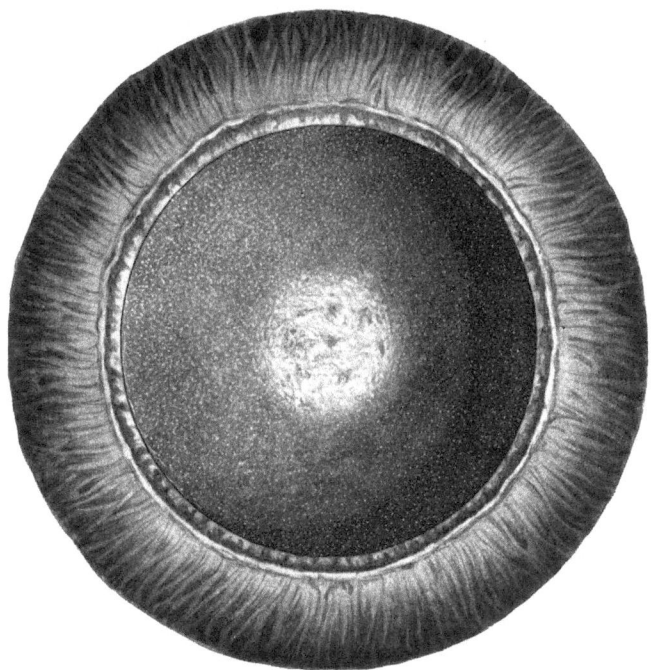

Abb. 103. Beginnender Röntgenstar am hinteren Linsenpol. (Nach JESS, Heidelberger Bericht 1928.)

Bei allen älteren Mitteilungen über Röntgenschädigungen der Linse ist zu berücksichtigen, daß früher weder eine genaue Dosierung, noch eine sorgfältige Filterung der Strahlen vorgenommen wurde, daß auch ein zuverlässiger Schutz des Auges bei Bestrahlungen seiner Umgebung oft fehlte. Die neueren Erfahrungen lehren jedenfalls, daß die Applikationen geringer Dosen ($1/10$ H.E.D. in größeren Abständen), wie sie jetzt vielfach bei Iristuberkulose (SCHEERER), ja sogar bei Aderhauttuberkulose angewendet wird, für die Linse unschädlich ist. Ich selbst habe bei einer Anzahl von bestrahlten Iristuberkulosen bisher keine Starbildung auftreten sehen und konnte jahrelang einen Fall von Angiomatose der Retina beobachten, bei dem sich trotz intensiver Bestrahlung nur eine zarte hintere *Schalentrübung* der Linse einstellte. Wenn wir auch die Behauptung von RADOS und SCHINZ, daß das Auge sehr wenig röntgenempfindlich sei, mit BIRCH-HIRSCHFELD und STOCK nur mit großer Vorsicht aufnehmen möchten, so scheint doch eine besondere Empfindlichkeit der Linse gegen *mäßige* Röntgendosen im allgemeinen *nicht* zu bestehen; dabei ist mit *individuellen* Unterschieden zu rechnen. Auch glaubt STOCK, daß Kranke mit Schädigungen der Haut, z. B. Lupus, Ekzem, chronischem Erysipel, kurz Kranke mit sog. empfindlicher Haut ganz besonders geschützt werden müssen. Daß ein *Übermaß* von Röntgenstrahlen, wie sie bei der Strahlentherapie intraokularer Tumoren notwendig ist, regelmäßig Linsentrübung veranlaßt (AXENFELD), kann natürlich nicht verwundern. Allerdings habe ich auch nach therapeutischen Bestrahlungen von *Hypophysengeschwülsten* von der Schläfe her, einmal von Rachenfibromen von der Schläfe und vom Nacken aus erst nach 5—6 Jahren zarte hintere *Schalentrübungen* der Linsen beider Augen beobachten können, die selbst bei guter Abdeckung der Augen vielleicht durch *Streustrahlen* zustandekommen können (s. Abb. 103). Es handelt sich hier stets um schalenförmige Corticalistrübungen in der Umgebung des hinteren Linsenpols, die eine gewisse Übereinstimmung mit dem Bilde des beginnenden Strahlenstars der Glasbläser erkennen lassen, entweder schärfere oder auch diffuse Begrenzungen nach dem Äquator zu aufweisen und nach vorn zu sich ziemlich scharf gegen das völlig klare Linsenzentrum abgrenzen lassen. Später treten Vakuolen, Trübungsstreifen auch unter der vorderen Kapsel auf, desgleichen krystallähnlich glänzende Partikelchen. ROHRSCHNEIDER beobachtete ebenfalls typische Strahlenkatarakte 5 Jahre nach Bestrahlung von Nasenrachenfibromen in beiden Augen eines 23jährigen Patienten. Hier ließen Anzeichen einer Röntgenschädigung an den Lidern, Hautbräunung bald nach der Bestrahlung, sowie Gefäßveränderungen der Conjunctiva, nämlich perlschnurartige Erweiterungen und Einschnürungen (BIRCH-HIRSCHFELD) vermuten, daß der Schutz der Augäpfel gegen direkte Strahlen bei der Bestrahlung ungenügend gewesen ist, doch weist auch ROHRSCHNEIDER darauf hin, daß vielleicht die Sekundär- oder Streustrahlen anzuschuldigen seien. Ein analoger Fall ist von MEESMANN veröffentlicht, der ebenfalls die große Übereinstimmung mit dem Glasbläserstar hervorhebt. Dieser Autor war auch in der Lage, eine *Radiumschädigung der Linse* zu beobachten, die nach Anwendung von Radium zur Behandlung von Bindehautgranulationen, welche 9 Jahre vorher stattfand, sich ausgebildet hatte. Sie glich im Prinzip durchaus dem Röntgenstar, war allerdings besonders stark entwickelt.

7. Der Blitzstar.

Schon aus dem Jahre 1722 stammt die erste Erwähnung in der Literatur von Blitzschädigungen der Augen (ST. YVES). LEBER hat 1882 die bis dahin gesammelten Erfahrungen zusammengestellt. Seitdem finden sich häufigere Mitteilungen. Neben Mydriasis und Akkommodationslähmungen, Netzhautblutungen, Aderhautrupturen, Sehnervenatrophie und Ptosis wurden Linsentrübungen verschiedener Art bis zur Totalstarbildung beobachtet. Auch direkte Hornhautverbrennungen werden erwähnt. In seltenen Fällen konnte eine Rückbildung zarter beginnender Linsentrübungen festgestellt werden. VOSSIUS sah unmittelbar nach dem Blitzschlag eine rezidivierende Iritis auftreten, der erst später Linsentrübungen folgten. Er glaubte deshalb den Blitzstar als eine Folge der Iridocyclitis auffassen zu sollen. Andere Autoren nahmen entweder eine direkte Zerreißung der Linsenkapsel an, die aber nie einwandfrei nachgewiesen wurde, oder eine Art katalytische Wirkung auf das Linseneiweiß, vielleicht auch einen Gerinnungsvorgang.

Auf eine sicherere Grundlage wurden unsere Anschauungen erst durch experimentelle Versuche von v. HESS gestellt, welcher im Jahre 1888 auf dem Heidelberger Kongreß über seine diesbezüglichen Arbeiten berichtete. Die wichtigsten

Ergebnisse seiner Tierversuche waren, daß neben Reizerscheinungen der äußeren Teile des Auges und einer starken Hyperämie des Corpus ciliare schon 2—4 Stunden nach der Verletzung zarte, grauweiße Trübungen am Linsenäquator auftraten, die sich rasch ausbreiteten und bald den hinteren und vorderen Pol erreichten, dabei mannigfaltige Gestalt aufwiesen. Die Trübungen konnten zurückgehen, wobei gelegentlich ein vorderer Kapselstar übrig blieb, oder sie entwickelten sich schnell zu Totalstaren. Die charakteristischen *mikroskopischen* Veränderungen bestanden in ausgedehntem Untergang der Linsenepithelien, wobei die abgestorbenen Zellen durch schollige, eiweißreiche Massen von der Kapsel abgehoben waren. Später kam vakuolärer Zerfall der Linsenfasern, besonders in den Äquatorialpartien dazu. Wenn die Trübungen sich wieder aufhellten, so zeigte sich, daß der Epitheldefekt durch Zellwucherungen wieder gedeckt war, jedoch war das neugebildete Epithel nicht normal, sondern oft in mehrfachen Zellagen kapselstarähnlich übereinander geschichtet. Die hintere Kapsel zeigte sich oft größtenteils von Pseudoepithel bedeckt. v. HESS sieht demnach den Blitzstar als eine Folge des durch die Einwirkung des elektrischen Schlages bedingten Unterganges der Epithelzellen an, welcher Erklärung sich die meisten späteren Autoren angeschlossen haben. Die hier und da geäußerte Vermutung, daß auch die Lichtwirkung eine Rolle bei der Entstehung der Linsentrübungen spielen könne, daß also eine Blendungsschädigung vorliege, erscheint wenig begründet.

8. Der Elektrizitätsstar.
(Cataracta electrica.)

Während der Star infolge Einwirkung der *atmosphärischen* Elektrizität schon lange bekannt und als Blitzstar vielfach beschrieben ist, sind Linsenschädigungen durch elektrische Schläge *industrieller* Anlagen naturgemäß erst mit der immer allgemeiner werdenden Elektrifizierung in größerem Umfange beobachtet worden. Die erste Mitteilung stammt von DESBRIÈRES und BARGY aus dem Jahre 1905.

Im allgemeinen unterscheidet sich dieser Elektrizitätsstar nicht vom Blitzstar; wie dieser pflegt er in der Mehrzahl der Fälle unmittelbar subcortical, wenn auch in verschiedenartiger Form zu beginnen.

KOEPPE schilderte nach Spaltlampenbeobachtungen zahlreiche bläschenartige Vorwölbungen der vorderen Kapsel resp. des Kapselepithels beider Linsen eines 25jährigen Monteurs, der vor drei Monaten von hochgespanntem Wechselstrom getroffen war. Er verglich das Bild mit dem Aussehen der Keratitis vesiculosa externa. Daneben fand er zahlreiche fleckige, polymorphe, weißlichgraue, oberflächliche Trübungen und eine scheinbare Abhebung der vorderen Corticalis vom Kern. Dieser selbst war stellenweise getrübt, und außerdem bestand eine beginnende Schalentrübung unter der hinteren Kapsel.

Andererseits beschreibt GJESSING an der Spaltlampe bei einem 12jährigen Knaben ein Jahr nach einem Schlag von 50 000 Volt in beiden Linsen ein Durcheinander korkzieherartig gewundener Trübungsfäden, die nicht dem Verlauf der Linsenfasern folgten und schleierartig unter der vorderen Kapsel lagen, stellenweise das Linsenchagrin verdeckend, außerdem kleine, subkapsuläre Vakuolen und dazwischen feine, glitzernde Pünktchen, die er wie VOGT bei Cataracta complicata als Cholesterinkryställchen anspricht.

FRESE wiederum, der bei einer Cataracta electrica einer 48jährigen Frau nach vier Monaten eine sternförmige Trübung sah, gibt an, daß diese bei radiärer Anordnung deutlich dem Faserverlauf folgte, 5 Hauptstrahlen und zarte Zwischenstrahlen aufwies. Außerdem fand aber auch er Vakuolen und Tröpfchen unmittelbar unter der vorderen Kapsel und punktförmige Trübungen in vorderer und hinterer Kapsel. Nach dem Vorbild von HESS und KIRIBUCHI angestellte Versuche an Kaninchen, die elektrischen Schlägen ausgesetzt wurden, ergaben nach anfänglichen starken iridocyclitischen Reizzuständen dünne, spinngewebsartige Netztrübungen unmittelbar unter der vorderen Kapsel, die sich allmählich verdichteten, außerdem aber auch Bläschen und Punkttrübungen.

SPIR sah bei einem 30jährigen Mann, der einen Schlag von 600 Volt erhielt, punktförmige Trübungen in den peripheren Rindenschichten und streifenförmige, dichtere Schichten ganz nahe der *hinteren* Kapsel. Bemerkenswert ist, daß in diesem Fall außerdem Glaskörpertrübungen, Maculaveränderungen und als funktionelle Störung ein Ringskotom festgestellt wurden.

LIESKO fand bei einem 21jährigen Patienten $^3/_4$ Jahre nach Verletzung durch einen Strom von 10 000 Volt Spannung auf der einen Seite einen reifen Star mit zahlreichen Pünktchen unter der vorderen Kapsel, die durch feinste Fädchen miteinander verbunden waren, in der anderen Linse aber nur eine Trübung der *hinteren* Corticalis.

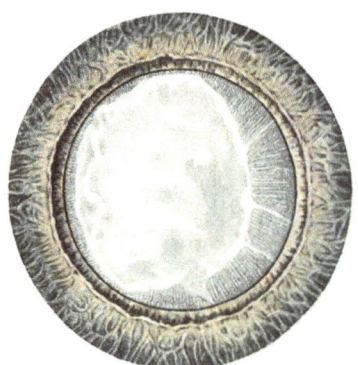

Abb. 104. Cataracta electrica, 14 Monate nach dem Unfall, mit dichtem Kapselstar.

Auch BECKER sah in seinem Fall, der später durch Glaukom kompliziert wurde, Punkttrübungen in der vorderen Rinde. Gelegentlich wurden Lockerungen der Zonula beobachtet.

Ich selbst beobachtete wiederholt Starkstromstare, die an der Spaltlampe verschiedene Arten von Trübungen darboten. Allerdings lagen sie anfänglich immer sehr dicht unter der vorderen, oft auch unter der hinteren Kapsel. Diese subkapsuläre Lage der Trübungen scheint mir nach meinen Erfahrungen und nach den in der Literatur niedergelegten Einzelbeobachtungen das charakteristische Symptom des Elektrizitätsstares ebenso wie des Blitzstares zu sein. Die Form und Ausbreitungsart der Trübungen aber wechselt und bietet nichts Typisches.

Den in Abb. 104 abgebildeten Starkstromstar fand ich bei einem 26jährigen Elektriker, der vor 14 Monaten einem Strom von 20 000 Volt ausgesetzt gewesen war und dabei schwerste Verbrennungen auf dem Schädeldach und an den Knien, der Ein- und Austrittsstelle des Stromes, davongetragen hatte. Zwei Wochen lang waren nach dem Unfall die Augen lichtscheu, dann aber hatte er keinerlei Augenbeschwerden, bis nach über einem Vierteljahr Schmerzen und Lichtscheu sich wiederholten. Damals wurde ein beiderseitiger *iritischer Reizzustand* festgestellt, und wenige Wochen später zeigten sich *rechts* zarte graue Rindentrübungen unter der vorderen und hinteren Kapsel, *links* anfangs nur unter der hinteren Kapsel. Nach $^3/_4$ Jahren waren beide Linsen total getrübt, die rechte wurde nunmehr mit Erfolg extrahiert. In der linken bildete sich eine auffallend dichte, flächenhafte Corticalkatarakt neben der allgemeinen Linsentrübung aus, wie sie die Abbildung wiedergibt. Auch dieser Star wurde extrahiert. Leider gelang es nicht, die Linsen in toto zu erhalten, sie waren zu weich.

An diesem Fall ist besonders die den Linsentrübungen vorhergehende *iritische Reizung* hervorzuheben, die an den von VOSSIUS beschriebenen Fall erinnert, und die mächtige Entwicklung der *Kapselkatarakt*, wie sie v. HESS auch bei seinen Tierversuchen gelegentlich sah und mikroskopisch bestätigte.

Die Zeit des *Auftretens* der Linsentrübungen schwankt in erheblichen Grenzen.

STREBEL unterscheidet zwischen theoretischer und praktischer Latenzzeit und versteht unter jener die Zeitspanne zwischen Unfall und erstem

Auftreten der Linsentrübungen, unter dieser die Zeit bis zur Funktionsuntauglichkeit des Auges. Die kürzeste Zeit bis zum Auftreten der ersten zarten Linsentrübungen werden wir erst sicher kennen lernen, wenn mehr als bisher jeder Fall von Starkstromverletzung sobald als möglich augenärztlich untersucht wird, ohne erst Sehstörungen abzuwarten. Jedenfalls können schon nach wenigen Tagen beginnende Trübungen nachweisbar und nach drei Wochen doppelseitige totale Stare ausgebildet sein. Andererseits kann es aber auch Monate dauern, bis die ersten Linsentrübungen festzustellen sind, und 2 Jahre und länger, bis der Star reif geworden ist.

Die Spannung des Stromes, durch die der Star verursacht wurde, schwankt in den Literaturangaben zwischen 220 und 50 000 Volt. Je näher die durch Verbrennungen schwerer Art gekennzeichneten Ein- und Austrittsstellen des elektrischen Stromes dem Auge liegen, um so schneller und intensiver scheint sich der Star auszubilden.

Die Prognose der Extraktion des Starkstromstares ist gut, wenn nicht anderweitige Komplikationen, insbesondere alte Iridocyclitis, Aderhautrupturen, Netzhaut- und Sehnervenatrophien bestehen, wie sie als Folgen der Starkstromeinwirkung ebenfalls beobachtet worden sind. Akkommodationsstörungen und Gesichtsfeldeinengungen ohne sicheren ophthalmoskopischen Befund sind als Augensymptome beschrieben worden, ohne daß gleichzeitig Linsentrübungen vorlagen.

9. Star durch Bienenstich, Säureverätzung.

Sehr selten sind Bienenstichverletzungen des Augapfels selbst beobachtet worden. Wenn hierbei der Stachel die Hornhaut durchdringt und von seinem Gift sich etwas in die vordere Kammer entleert, so kann es ohne direkte Linsenverletzung, offenbar nur durch toxische Einwirkung zu einer umschriebenen Trübung am vorderen Linsenpol kommen. HUWALD hat im Tierexperiment festgestellt, daß anfangs eine zarte Trübung durch Degeneration des Epithels und Flüssigkeitsansammlung zwischen zerfallendem Epithel und ebenfalls geschädigten Linsenfasern bedingt wird, daß in späteren Stadien dichtere Trübungen durch Kapselepithelwucherungen in mehrfacher Schicht gefunden werden. Gelegentlich kann sich auch eine Trübung am hinteren Pol einstellen. HALIECKI sah neben dieser Linsentrübung entzündliche Veränderungen an Hornhaut und Iris.

Nachdem GUILLERY bereits im Tierexperiment festgestellt hatte, daß nach anorganischer Säureverätzung der Cornea Linsentrübungen auftreten, konnten SCHMIDT und FEHR nach *Salzsäure-*, TERTSCH nach *Schwefelsäureverätzung* Katarakte entstehen sehen, die offenbar durch in die vordere Kammer diffundierende Säure veranlaßt worden waren. Bei derartigen Fällen ist es natürlich oft schwierig zu sagen, inwieweit hier etwa eine einfache Cataracta complicata infolge gleichzeitiger Iridocyclitis durch die Verätzung vorgelegen haben könnte.

10. Parasiten der Linse.

Bei Fischen werden häufig Linsentrübungen parasitären Ursprungs beobachtet, die hier wegen ihres allgemeinen Interesses erwähnt werden sollen. HOFER schreibt darüber in seinem Handbuch der Fischkrankheiten (München 1904) folgendes:

„Nicht selten tritt bei den verschiedenen Fischarten, so beim Zander, Barsch, Kaulbarsch, bei der Güster usw. in der freien Natur gewöhnlich nur bei einzelnen, ab und zu auch bei sehr vielen Individuen, in Fischteichen unter Umständen sogar bei Hunderten von Teichgenossen eine Trübung der Linse und damit ein Erblinden der Fische ein, welches von kleinen, zu den Saugwürmern gehörenden Parasiten verursacht wird. Diese kann man zu Hunderten und darüber zwischen der Linse und der Linsenkapsel umherkriechen sehen, während sie sich von dem Inhalt der Linse ernähren, so daß dieselbe dabei zerfällt und trübe wird. Die Fische zeigen dann schon äußerlich leicht erkennbare erblindete Augen, die in vorgeschrittenen Fällen eine völlig weiße Linse, ähnlich wie beim gekochten Fisch aufweisen. Die Fische sterben keineswegs an dieser Erkrankung, nur magern sie meist infolge der durch die Erblindung beschränkten Nahrungsaufnahme stark ab. Im weiteren Verlauf der Krankheit kompliziert sich dieselbe meist dahin, daß sich in der vorderen Augenkammer eine wäßrige Flüssigkeit massenhaft ansammelt, welche die Hornhaut des Auges sehr stark vorwölbt; es entsteht dann ein sog. Keratoglobus, die Cornea platzt schließlich und das Auge fließt durch die entstandene Öffnung aus. Nunmehr setzen sich sehr bald die Saprolegnien in die Augenhöhle und vollziehen dann von hier aus ihr Zerstörungswerk, so daß die Fische bald zugrunde gehen.

Die Ursache dieser Erkrankung sind die Larven verschiedener Saugwürmer, so z. B. des Hemistomum spathaceum, eines bei Wasservögeln häufigen und hier geschlechtsreif werdenden Saugwurmes. Die Larve wurde früher, bevor man den Entwicklungsgang der Parasiten kannte, als selbständige Art unter dem Namen Diplostomum volvens beschrieben. Sie ist in frühester Jugend noch drehrund, mit stark vorstehenden Saugnäpfen, später beim allmählichen Heranwachsen im Auge wird sie blattartig abgeplattet und am hinteren Körperende sackartig verlängert, am vorderen mit ohrförmigen Zipfeln ausgestattet und läßt außer den Saugnäpfen noch den Gabeldarm und hinter dem Bauchsaugnapf einen rosettenartig gestalteten Haftapparat erkennen. Andere Holostomidenlarven des Auges haben einen stets zylindrischen Körper, ohne ohrförmige und sackartige Fortsätze vorn und hinten. Heute wissen wir, daß die Larven von Hemistomum spathaceum im Darm von Wasservögeln, wie verschiedenen Mövenarten ihre Geschlechtsreife erreichen und mit dem Kot dieser Vögel ihre Eier in das Wasser verteilen. Aus diesen Eiern entwickeln sich Larven, welche auf einem noch nicht näher bekannten Wege schließlich in den Fischkörper geraten und sich zwischen der Linse und der dieselbe umhüllenden Linsenkapsel oder auch in anderen Teilen des Auges in mehr oder minder größerer Zahl in Gestalt des Diplostomum volvens ansammeln."

Pathologische Anatomie. GREEFF und SALZER verdanken wir eingehende Untersuchungen solcher „Wurmstare" der Fische. Sie zeigten makroskopisch eine mehr oder weniger ausgesprochene Linsentrübung, einer gewöhnlichen menschlichen Katarakt sehr ähnlich. Dabei war die durchsichtige Hornhaut mitunter keratoglobusartig vorgebuchtet. Die Linsen waren häufig disloziert, bald deutlich vergrößert, bald von normalem Umfang, nicht selten aber stark geschrumpft, so daß sie nur noch als kleine weiße Kügelchen am Pupillenrande pendelten oder in der vorderen Kammer lagen. Hier und da fehlte die Linse, und es zeigten sich dann Entzündungserscheinungen der Iris, oft auch Hornhautveränderungen, die auf stattgehabte Cornealperforation deuten.

Die *mikroskopische* Untersuchung deckte in den meisten Fällen neben hochgradigem Zerfall der Linsenfasern, von denen hier und da nur noch Reste der Kernregion erhalten waren, abgestorbene Wurmlarven auf (s. Abb. 105). In einem Fall aber konnte SALZER die Parasiten im lebensfrischen Zustand in der Linse auffinden. Sie lagen entweder im Epithel, oft von Wucherungen desselben eingekapselt oder dicht unter der Kapsel oder in der Rindensubstanz. Die Exemplare sind etwa $1/3$ mm lang (mit freiem Auge auf den Schnitten eben zu erkennen), von zungenförmiger, bisweilen langgestreckter Gestalt. Sie zeigen eine derbe Cuticula, einen Saugnapf am vorderen Körperende, sowie einen Bauchsaugnapf, einen gabeligen, blind endenden Darm und vereinzelte Vakuolen in dem aus Körnern bestehenden Körperparenchym. Die Linsensubstanz war in der Umgebung der Parasiten in einen weichen Brei umgewandelt. Hier und da zeigten sich von der Kapsel durch das Epithel und die Rinde bis tief in den Kern ziehende Wurmgänge, zum Teil von den Zerfallsprodukten abgestorbener Parasiten angefüllt. Das Epithel wucherte hier gelegentlich bis in die Linsensubstanz hinein und bildete ein nachstarähnliches Gewebe, ja schied stellenweise sogar neue Kapselsubstanz aus. In anderen Fällen waren durch die eröffnete Linsenkapsel mit abgestorbenen Wurmresten vermischte Linsenfasern ins Augeninnere entleert worden, so daß schließlich nur noch der stark reduzierte Kern der Linse übrig blieb. Ob diese Parasiten direkt durch die Hornhaut des Fisches in die Linse gelangen, wie LEUCKART (Die menschlichen Parasiten) es annimmt, oder ob sie auf dem Blutwege ins Auge geraten und hier die Linse bevorzugen, scheint nicht ganz klar. SALZER fand ein einziges Mal eine Larve außerhalb der Linse im Pigmentepithel nächst der Chorioidealdrüse.

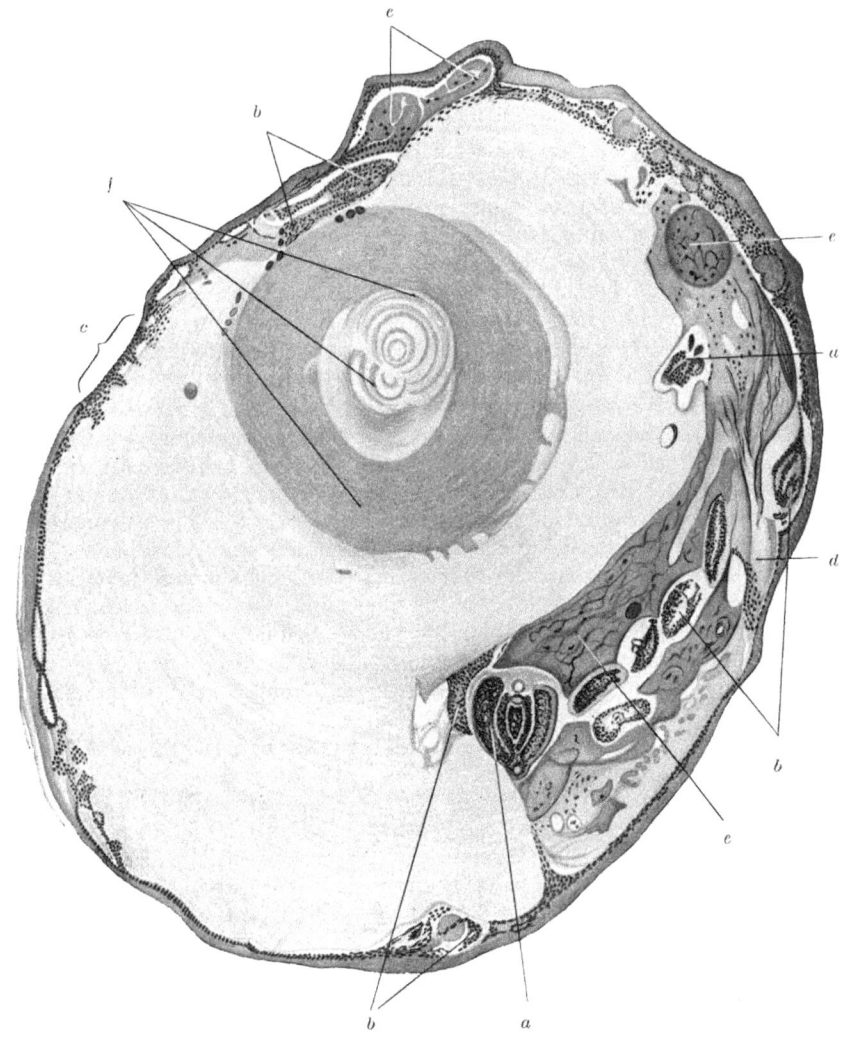

Abb. 105. Wurmstar der Fische. [Nach F. SALZER: Arch. Augenheilk. 58 (1907)].
a Lebende, *b* abgestorbene Larven, *c* Kapsellücke, *d* nachstarähnliches Gewebe, *e* umgewandelte Rindenmassen, *f* Linsenkern.

Parasiten der menschlichen Linse sind in ganz seltenen Fällen gefunden worden. Die erste Mitteilung stammt von v. NORDMANN aus dem Jahre 1832. Er sah in zwei Starlinsen drei filarienähnliche Würmer, die mitsamt ihren inneren Organen genau beschrieben wurden, und von denen der eine sogar noch lebend war. Er nannte sie Filaria oculi humani. Ferner beschrieb er in der Linse einer alten Frau 8 Monostomen, die etwa 0,3 mm lang waren und sich sehr langsam bewegten, nachdem sie in warmes Wasser gebracht waren. GESCHEIDT fand

1833 in der extrahierten Linse eines 61jährigen Mannes ebenfalls drei Filarien, die er in allen Einzelheiten beschrieb und mit den v. NORDMANNschen Exemplaren identifizierte. Außerdem entdeckte er in der Cataracta congenita eines 5 Monate alten Kindes vier Distomen, von denen zwei noch Lebensäußerungen erkennen ließen.

Es ist sehr auffallend, daß in der Folgezeit keine weiteren ähnlichen Beobachtungen von anderen Autoren gemacht wurden. KRAEMER äußerte deshalb auch in seiner Abhandlung über die tierischen Schmarotzer des Auges Bedenken gegen diese vereinzelten Befunde, die vielleicht auf zufällige Verunreinigungen der Präparate zurückzuführen sein könnten. GREEFF weist aber ebenso wie SALZER diese Zweifel an der Richtigkeit der Befunde der beiden als Parasitenforscher besonders erfahrenen älteren Autoren zurück, und zwar vor allem wegen der eben erwähnten zahlreichen Beobachtungen über Parasiten der Fischlinsen. Auch glaubte GREEFF in einer einseitigen reifen Katarakt eines 55jährigen Fischers sicher animalische Gebilde gefunden zu haben, die nach Aussehen und Größe Trematoden zu ähneln schienen. Immerhin bleibt es doch erstaunlich, daß auch jetzt, nachdem mehr als 15 Jahre überall Linsenstudien mit der Spaltlampe betrieben und zahllose beginnende Stare genau durchforscht wurden, keine neuen Beobachtungen über Entozoen bekannt geworden sind.

Nur SALZER selbst berichtete 1924 in Heidelberg über einen weiteren, allerdings nur klinisch beobachteten Fall, in dem sich im linken Auge eines jungen Mannes eine diffuse subkapsuläre Linsentrübung fand, aus der sich vier heller weiß erscheinende Knöpfchen hervorhoben, welche vorn einen oder zwei weiße Ringe mit dunklem Zentrum zeigten. VOGT weist demgegenüber darauf hin, daß er ähnliche offenbar kongenitale und vererbbare Linsentrübungen in beiden Augen einer Mutter und ihres Sohnes veröffentlicht habe, und er erinnert an vier Mitteilungen aus der englischen Literatur über „koralliforme Katarakt", die vielleicht auch hierher zu rechnen seien. Ich selbst beobachtete einmal den SALZERschen Abbildungen sehr ähnliche knopf- resp. kraterförmige Linsentrübungen zusammen mit anderen zweifellos kongenitalen kataraktösen Veränderungen.

Ein Fall von Cysticercus der Linse, den v. GRAEFE 1860 beschrieben hat, scheint nicht ganz einwandfrei, da die bei Entleerung einer weichen Katarakt zum Vorschein kommende 6 mm im Durchmesser betragende Blase vielleicht aus dem Glaskörper stammte. Dagegen haben MARQUEZ und PITTALUGA 1915 aus einem Auge eine weißliche, reiskorngroße Blase entfernt, die aus der vorderen Linsenkapsel in die vordere Kammer hineinragte. Sie wurde in zwei Teilen extrahiert und soll einen Cysticercus von Taenia solium enthalten haben.

E. Lageveränderung der Linse.
(Ektopie, Luxation.)

Angeborene Lageveränderungen der Linse werden im allgemeinen als *Ektopien* bezeichnet. Sie sind etwas häufiger, als man wohl früher angenommen hat; aber erst, wenn die Verschiebung stärkere Grade annimmt, wird der Linsenrand im Pupillargebiet sichtbar. Abflachungen des Linsenrandes, Kolobombildungen und abnorme Kleinheit der ganzen Linse können mitunter eine Ektopie vortäuschen. Maximale Erweiterungen der Pupille ermöglichen dann meistens die exakte Diagnose. Im durchfallenden Licht sieht man den freien Rand der Linse als scharfe schwarze Linie sich vom roten Fundus abheben. Durchleuchtet man die Sclera, so tritt er als glänzender Rand hervor, wie man es auch an der Spaltlampe beobachten kann (s. Abb. 106). Die Zonulafasern pflegen an diesem

Teile des Randes der Linse zu fehlen oder nur spärlich vorhanden zu sein, in anderen Fällen sieht man sie aber auch erhalten und lang ausgezogen. Fast immer ist die kongenitale Ektopie der Linse doppelseitig, die Verschiebung symmetrisch, vorwiegend nach oben mit oder ohne Seitenabweichung, seltener nach unten gerichtet. Es kommen aber auch ganz unsymmetrische Ektopien in beiden Augen vor. Gleichzeitig findet sich oft doppelseitige Ektopie der Pupille, die dann der Linsenverschiebung entgegengesetzt liegen kann, bisweilen auch Aniridie und Iriskolobom. Ektopische Linsen sind nicht selten kleiner als normale, gelegentlich auch deformiert oder mit Trübungen, z. B. Polstaren u. a. versehen. Die Linsen und mit ihnen Teile der Iris schlottern bei Augenbewegungen vielfach hin und her.

Durch die Brechungsunterschiede des linsenlosen und linsenhaltigen Pupillarteiles wird unter Umständen monokulares Doppelsehen oder binokulares Vierfachsehen bedingt.

Die Ektopien vererben sich oft mit größter Hartnäckigkeit; es sind Vererbungen durch mehrere Generationen hindurch wiederholt, ja einmal sogar durch 5 und 6 Generationen, verfolgt worden. Die Vererbung war nach CLAUSEN in den berichteten Fällen durchweg eine kontinuierliche und dominantmerkmalige. (Siehe FRANCESCHETTI, Vererbungslehre, in Band I dieses Handbuches.)

Die Ursache der Linsenektopie ist zweifellos in den meisten Fällen zurückzuführen auf Störungen beim Verschluß der fetalen Augenspalte; dafür spricht auch die vorwiegende Verschiebung nach oben.

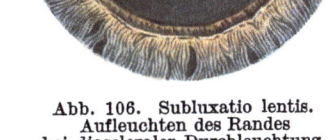

Abb. 106. Subluxatio lentis. Aufleuchten des Randes bei disoleraler Durchleuchtung.

Wiederholt wurden mesodermale Gewebsstränge gefunden, welche zwischen Linsenrand und Ciliarfortsätzen gelegen waren und die Insertion der Zonulafasern verhindert hatten.

In anderen Fällen kann eine mangelhafte Entwicklung der ganzen Zonula oder der Ciliarfortsätze und des Ciliarkörpers die Ursache abgeben. Aber auch Gewebsstränge, die vom embryonalen Gefäßnetz der Linse zurückbleiben, können Verschiebungen, und zwar hier nach beliebigen Richtungen, bedingen.

Im allgemeinen bleibt die Linsenektopie stationär, doch können sich bei weiterer Lockerung der Zonulafasern wirkliche Luxationen aus den Verschiebungen ergeben. Dann kann eine vorher ganz klare Linse sich trüben und zu mannigfaltigen Komplikationen Anlaß geben, wie sie bei den erworbenen Luxationen zu besprechen sein werden.

Unter *Luxationen der Linse* im eigentlichen Sinne versteht man Lageveränderungen von vorher normal befestigten Linsen. Sie können *spontan* oder *nach Trauma* auftreten. Geringere Grade von Verschiebungen werden als Subluxationen bezeichnet. Bei den *spontanen* Luxationen kann man allerdings nie wissen, ob nicht eine latente Ektopie schon vorher bestanden hat. Meist erfolgt die Luxation in den Glaskörper. Eine Degeneration der Zonula, Verflüssigung des Glaskörpers, gelegentlich auch entzündliche Veränderungen mit Schwarten- und Strangbildungen können die Verschiebung verursachen, die dann nicht selten durch eine heftige Kopfbewegung, Husten, Niesen oder forciertes Bücken zur Auslösung gelangt. Ist die Linse nur subluxiert, so sieht man den Rand in der Pupille evtl. erst nach künstlicher Erweiterung. Die

Zonulafasern zeigen sich entweder gestreckt noch am Rande haftend oder abgerissen in Fragmenten am Äquator hängend, oder mit der Zonulalamelle total abgelöst. In einigen Fällen wurde nämlich neuerdings eine feine, zum Linsenrand konzentrisch verlaufende, abgerissene Lamelle beobachtet (JESS, MEESMANN, STEIN), an welcher sich die Zonulafasern gehalten hatten. Es handelte sich hier also um eine Luxation der Linse aus dem sie umgreifenden Zonulaband, wie man es gewiß noch öfter finden wird, wenn man in Zukunft alle Fälle genau mit der Spaltlampe und bei maximal erweiterter Pupille untersucht. BUSACCA hat am Äquatorialrand der Linse nach Ablösung der Zonulalamelle Faltenbildung der Kapsel klinisch und histologisch beobachtet.

Bei totaler Luxation nach hinten verschwindet die Linse vollkommen im Glaskörper und wird als dunkler runder Körper in der unteren Bulbushälfte bei Durchleuchtung mit dem Augenspiegel mehr oder weniger leicht erkannt. Wiederholt ist eine solche Lageveränderung einer vorher kataraktösen Linse beschrieben, die gleichsam eine Spontanheilung des an grauem Star Erblindeten darstellte. Die klare oder kataraktöse Linse kann jahrelang in der unteren Bulbushälfte beweglich und nicht nachweisbar verändert liegen bleiben, ja bei Vornüberneigen des Kopfes auch wieder in der Pupille oder sogar in der vorderen Kammer erscheinen, andererseits kann es aber auch zu Reiz- und Entzündungserscheinungen kommen, wodurch die Linse fixiert wird und allmählicher Resorption verfällt. BRÜCKNER hat einen Fall beschrieben, in welchem die aus dem Glaskörper wieder ins Pupillengebiet aufsteigende Linse jedesmal Gelbsehen verursachte. VOGT veröffentlichte den Stammbaum einer Familie, in der gewöhnlich erst in späteren Lebensjahren spontane Linsenluxationen ohne nachweisbare vorherige Linsenektopien auftrat; 15 solcher Fälle zwischen dem 20. und 65. Lebensjahr wurden beobachtet, einige mit gleichzeitiger progressiver Myopie.

Bei spontaner Linsenluxation in die vordere Kammer sind die Begleiterscheinungen gewöhnlich schwerer. Schon in frühem Kindesalter ist das Hindurchschlüpfen vorher offenbar ektopischer Linsen durch die Pupille in die vordere Kammer beobachtet worden, in manchen Fällen begünstigt durch Kleinheit der Linse und abnorme Länge der Zonulafasern. In anderen Fällen tritt nach intraokularen chronischen Entzündungen, nach Netzhautablösung, insbesondere, wenn die Pupille des amaurotischen Auges maximal erweitert ist, die klare oder getrübte Linse in die vordere Kammer. Auch bei Tieren ist dies wiederholt beobachtet. Die klare Linse erscheint in solchen Fällen in der vorderen Kammer wie ein großer Öltropfen, der sich längere Zeit klar erhalten kann, allmählich aber doch trübe wird. Auch die Hornhaut pflegt sich an der Druckstelle, welche die durch die Iris nach vorn gepreßte Linse verursacht, mehr oder weniger zu trüben.

Häufig tritt schon frühzeitig Drucksteigerung infolge der Anpressung der Iris an die Linsenhinterfläche ein, welche die baldige Entfernung der luxierten Linse erfordert. Andernfalls kann in vernachlässigten Fällen eine Usur der Cornea von innen mit sekundärer Ulceration und Perforation der Hornhaut den Austritt der Linse aus dem Auge verursachen.

Eine besondere Erwähnung verdienen Spontanluxationen der Linse in hydrophthalmischen Augen. Hier kann es bei der zunehmenden Ausdehnung des Bulbus entweder zur Zerreißung der Zonula oder auch der Linsenkapsel kommen. In diesem Fall luxiert sich der Linsenkörper, während die Kapsel in situ bleibt. Einen solchen seltenen Fall beobachtete ich in einem hydrophthalmischen Katzenauge.

Im Anschluß an diese spontanen Luxationen sei darauf hingewiesen, daß auch durch den Druck intraokularer Tumoren, durch Druck und

Narbenzug schrumpfender Exsudate eine Lageverschiebung der Linse eintreten kann.

Die *traumatischen* Linsenluxationen können in späteren Stadien dem klinischen Bilde der spontanen Verschiebungen durchaus gleichen, im Anfange geben die mehr oder weniger heftigen Verletzungserscheinungen des Bulbus dem Krankheitsbilde sein besonderes Gepräge. Wenn nach verhältnismäßig geringem Trauma Linsen subluxiert oder luxiert gefunden werden, so kann es sich um vorher nicht bemerkte Ektopien mäßigen Grades gehandelt haben, oder um Augen, bei denen infolge von Alters-, Kurzsichtigkeits- und anderen krankhaften Veränderungen zur Luxation disponierende Verhältnisse, wie Entartung und Dehnung der Zonulafasern, Verflüssigung des Glaskörpers bereits vorhanden waren. Um in einem jugendlichen und gänzlich normalen Auge die Linse aus ihrer normalen Lage zu verschieben, bedarf es schon einer ziemlich erheblichen Gewalteinwirkung. Diese kann mit einer oder ohne eine perforierende Verletzung einhergehen, in beiden Fällen kann eine partielle oder totale Zerreißung der Zonulafasern die Verlagerung der Linse verursachen. Im Gegensatz zur spontanen Luxation findet sich bei der traumatischen viel häufiger eine *Zerreißung* der Kapsel und ein Austritt des Linsenkörpers aus derselben. Eine ausführliche Monographie über die pathologische Anatomie der erworbenen Linsenluxationen verdanken wir Ask, der die bis dahin erschienene Literatur gesammelt, besprochen und dazu eine größere Anzahl eigener Präparate eingehend beschrieben hat. Auf diese wertvolle und mit ausgezeichneten Bildern versehene Arbeit sei besonders hingewiesen.

Nicht selten findet sich bei der anatomischen Untersuchung die Linse um 180° gedreht, und zwar sowohl bei der Luxation in die vordere Kammer, als auch bei der Luxation in den Glaskörper. Es ist nicht unbedingt nötig, daß die nach hinten luxierte Linse zugleich zu Boden sinkt, sie kann sich auch im Glaskörper schwebend längere Zeit halten, wenn die Konsistenz des letzteren es erlaubt.

Die oft starke entzündungserregende Wirkung der luxierten Linse, die bisweilen ohne Anwesenheit von Bakterien einen malignen Charakter annehmen kann, wird besonders bei Luxation *aus* der Kapsel beobachtet und auf Zerfallsprodukte des sich auflösenden Linseneiweißes zurückgeführt. Andererseits muß man bei allen traumatischen Linsenluxationen mit der Möglichkeit rechnen, daß makroskopisch nicht sichtbare Bulbusverletzungen das Eindringen von Bakterien aus dem Bindehautsack gestatteten, ja es erscheint auch nicht ausgeschlossen, daß gelegentlich endogene Infektionen in dem durch das Trauma geschädigten inneren Auge günstige Bedingungen vorfinden. Schließlich ist bei dem Zusammentreffen einer intraokularen Entzündung und Linsenluxation daran zu denken, daß die Entzündung auch als primäre Erscheinung erst die Disposition zur Luxation, auch der traumatischen, abgegeben hat, also gar nicht immer die Folgeerscheinung darzustellen braucht.

Die nach Luxationen in den Glaskörper nicht seltenen Glaukome können schwerlich auf rein mechanischem Wege erklärt werden, wie die Drucksteigerungen bei Luxation in die vordere Kammer. Auch hier kann eine Reizwirkung von seiten der Linse angenommen werden, die entweder allein durch den dauernden Kontakt der luxierten Linse mit dem Ciliarkörper, oder aber durch giftige Eiweißzerfallsprodukte denkbar wäre. Eine chemisch oder physikalisch veränderte intraokulare Flüssigkeit könnte zu Obliteration im Bereich des Kammerwinkels und der Irisvorderfläche führen, sofern nicht auch eine einfache Hypersekretion normaler Augenflüssigkeit eine Drucksteigerung verursacht. Zellige Infiltrationen und Endothelwucherungen in der Kammerbucht, Verglasungen, die sich weit über die Irisvorder- und -hinterfläche erstrecken, sind in Augen mit Linsenluxation wiederholt gefunden worden.

Die histologischen Veränderungen der luxierten Linse können alle Stadien des Faserzerfalles, Epithelschwund und Wucherungen, Verkalkungen mit knochenähnlichen Strukturen erkennen lassen. Über das Verhalten der Zonula im histologischen Bild schwanken die Angaben früherer Autoren. Meistens fand sich der Linsenrand von Zonulafasern entblößt, nur selten wurden Rudimente der Fasern an der Kapsel haftend festgestellt, weshalb z. B. v. MICHEL zu der Auffassung kam, daß die Zonulafasern nur an ihrem vorderen Ende abreißen. Nach dem, was wir heute über die Existenz der Zonulalamelle wissen, erklärt es sich leicht, weshalb am freien Rande der luxierten oder subluxierten Linse so selten Faserrudimente zu sehen sind. Sie sind mitsamt der bandförmigen Äquatoriallamelle, an welcher sie inserieren, am Ciliarkörper haften geblieben. Die luxierte Linse kann ohne jede Verwachsung mit der Umgebung bleiben, nicht selten aber finden sich ausgedehnte Irritationen des anliegenden Gewebes mit festen Narbenverziehungen. An der luxierten Linse vorbei schiebt sich

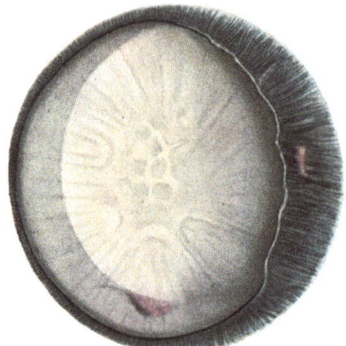
Abb. 107. Traumatische partielle Linsenluxation in die vordere Kammer.

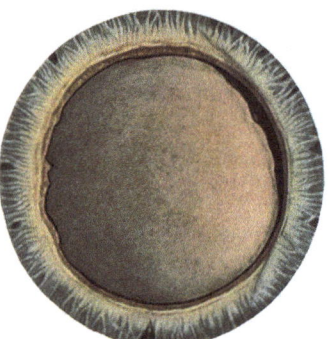
Abb. 108. Spontane Luxatio lentis. Cataracta brunescens.

Glaskörpergewebe in die vordere Kammer, wo es hernienartig vorgestülpt mit der Spaltlampe sehr oft schon in vivo zu sehen ist. Wenn die Linsenluxation durch eine perforierende Verletzung bedingt war, so werden natürlich die mehr oder weniger starken Gewebsläsionen, Blutungen, Vernarbungen und Entzündungserscheinungen das histologische Bild in mannigfaltigster Weise komplizieren.

Mitunter ist die luxierte Linse teils in der Vorderkammer, teils im Glaskörper gelegen, sie „reitet" gleichsam auf dem Pupillarrande. Hier handelt es sich meistens um traumatische Luxationen (s. Abb. 107) oder um eine abnorm kleine Linse, welche spontan luxiert wurde. Wenn die Linse in solchen Fällen noch jugendlich, also weich war, so kann sie durch den Pupillarrand biskuitförmig eingeschnürt werden.

Es sind auch Fälle beschrieben, in denen eine solche Linse, horizontal in der Pupille liegend, mit dem nach vorne gerichteten Rand die Cornea berührte, mit dem hinteren Rand an die Fossa patellaris des Glaskörpers stieß. Der vordere Rand kann dabei eine Abplattung durch die Cornea erfahren. Die ganze Linse nimmt, je jünger sie ist, eine um so größere Wölbung an, insbesondere die vordere Fläche krümmt sich stärker, bleibt aber immer noch flacher als die hintere. Die Ciliarfortsätze erleiden bei Luxationen häufig Verzerrungen; entsprechend dem abnormen Zuge von Teilen der Zonula sind sie entweder vorgezogen oder sie sind da, wo die Zonula abriß, zurückgezogen und atrophisch geworden.

Die Iris zeigt oft Verwachsungen mit der luxierten Linse, ist je nach der Lage der Linse stellenweise gedehnt, stellenweise zusammengedrückt, wobei Gewebsatrophien neben Verdickungen, insbesondere des Pigmentblattes, hyaline Degeneration der Gefäße, sowie abnorme Gefäßneubildungen festgestellt werden können. Abb. 107 zeigt eine jugendliche Linse, durch Trauma luxiert und mit der einen Kante derartig in die vordere Kammer gepreßt, daß sie mit ihrem Rand auf der Iris reitet. Sie hat sich in kurzer Zeit total kataraktös getrübt, woraus wohl geschlossen werden darf, daß es neben der Luxation auch zu einer Kapselruptur gekommen ist.

In Abb. 108 sehen wir eine in ähnlicher Weise *spontan* luxierte *Altersstarlinse*, bei der wohl eine partielle senile Zonuladegeneration mit Ruptur der Fasern als Ursache der Verschiebung in Frage kommen dürfte.

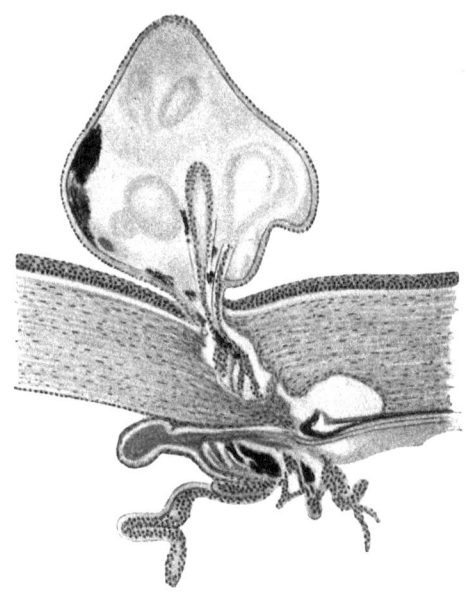

Abb. 109. Phakocele. (Aus der Sammlung J. v. MICHEL.)

Gegenüber den Luxationen der Linse innerhalb des Augapfels sind die Verlagerungen außerhalb des Bulbus größere Seltenheiten. Spontan können sie allenfalls bei Drucksteigerung und Scleralstaphylom vorkommen, wenn die verdünnte Lederhaut dem Drucke nachgebend zum Bersten kommt und die Linse heraustreten läßt. Eine andere Art gewissermaßen spontaner Linsenluxation nach außen kann entstehen, wenn nach Perforation eines großen Hornhautgeschwüres die Linse mit Teilen der Iris in den Defekt hinein fällt und nun allmählich durch die Perforation nach außen gedrängt wird. Je jugendlicher die Linse, um so leichter kann dieser als ,,*Phakocele*'' bekannte Zustand sich ausbilden, bei dem ein mehr oder weniger großer Teil der oft noch klaren Linse wie ein durchsichtiger Knopf sich nach außen vorwölbt, einer umfangreichen Descemetocele vergleichbar.

BIRNBACHER hat diese ,,Phakocele'' auch als ,,Hernia lentis'' bezeichnet, wobei der Perforationsrand der Cornea die Bruchpforte, Kapsel und Iris den Bruchsack, die Linsensubstanz den Bruchinhalt darstellen. Von KRÄMER, WAGENMANN, ISCHREYT und THIERFELDER sind derartige Fälle klinisch und anatomisch beschrieben worden.

Der Linsenprolaps erfolgt bei jugendlichen Linsen unter erheblicher Deformierung, die, wie gesagt, bis zur biskuitartigen Einschnürung des Linsenrandes durch die Hornhauträndern führen kann. Im mikroskopischen Bild sieht man (s. Abb. 109) unter Umständen den nach außen durchgepreßten Linsenteil pilzartig der Cornea aufsitzen. Bei schon stark sklerosierten Linsen ist natürlich die Deformierung stets geringer als bei weichen elastischen Linsen, doch können auch die sklerosierten Fasern deutliche Knickung an der Hornhautperforation erkennen lassen (WAGENMANN). Eine solche Hernie einer sklerosierten Linse ist in gewissem Maße rückbildungsfähig, falls der intraokulare Druck nachläßt.

Die traumatische Luxation der Linse aus dem sonst normalen Auge heraus erfordert eine erhebliche Gewalteinwirkung durch stumpfe Gegenstände. Meist handelt es sich um Kuhhornstoßverletzungen, um schwere Kontusionen des Bulbus bei Sturz auf Pfosten oder andere vorstehende Teile, um Holzscheitverletzungen u. dgl. Nach Berstung des Augapfels, meistens auf der dem Angriffspunkt gegenüberliegenden Seite, wird die Linse, oft mitsamt

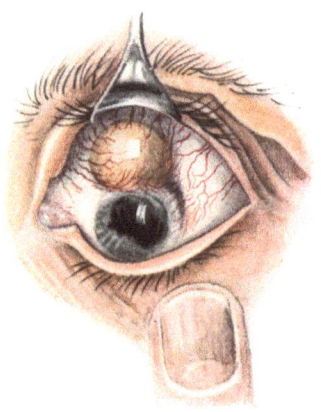

Abb. 110. Luxatio lentis subconjunctivalis.

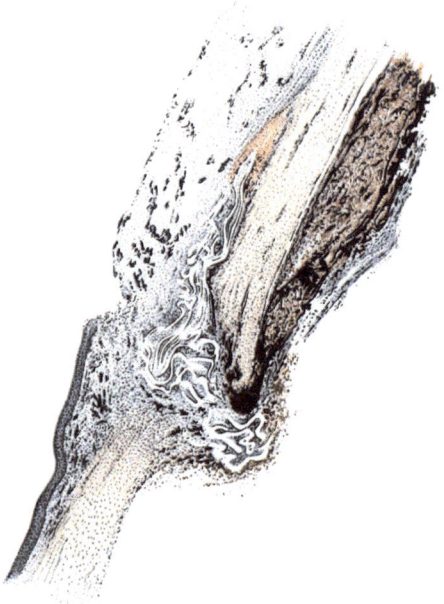

Abb. 111. Bulbusruptur nach Kontusion. Linsenkapsel in der Narbe.

Iris oder anderem Uveagewebe, falls sie nicht ganz aus dem Auge herausgeschleudert wird, *unter die Conjunctiva* oder in selteneren Fällen auch in den TENONschen Raum hineinluxiert. Sie kann nach Abreißen der Zonulafasern mitsamt der Kapsel oder nach Berstung der Kapsel gelegentlich auch ohne die letztere durch die Ruptur der Sclera nach außen gelangen. Das klinische Bild ist sehr charakteristisch. Wenn nicht ausgedehnte Blutmassen und Schwellungen der Bindehaut den Überblick verhindern, sieht man sogleich, sonst später nach Resorption des Blutes und der Ödemflüssigkeit, die Linse als mehr oder weniger gelbe kugelige Scheibe unter der Bindehaut liegen (s. Abb. 110). Je jünger die Linse, um so durchsichtiger und kugelförmiger erscheint sie vor der sich dunkel abhebenden Rupturstelle, die mitunter noch klaffend den Rand der Linse umfaßt und die meist annähernd konzentrisch zum Cornealrand verläuft. Die Linse kann auch in der Rupturstelle eingeklemmt liegen bleiben und dann Deformationen erleiden, wie sie bei der Phakocele beschrieben wurden. In Abb. 111 ist das histologische Präparat eines nach Kuhhornstoß rupturierten

Auges abgebildet, welches erst einige Wochen nach der Verletzung zur Enukleation kam. Hier fand sich die geschrumpfte, vielfach gefaltete Kapsel in der Wunde, deren Vernarbung sie verhindert hatte; von den Linsenfasern war nichts mehr zu entdecken. Abb. 112 zeigt ein ebenfalls nach Kuhhornstoß enukleiertes Auge, dessen Linse wohl nach oben in Richtung auf die Scleralruptur luxiert, jedoch vor der Wunde innerhalb des Bulbus zurückgeblieben ist. Bemerkenswert ist an diesem Präparat außer der Cornealeindellung, der totalen Netzhautablösung und den vielfachen großen Blutungen die Abdrängung des oberen Randes des Ciliarkörpers von der Sclera.

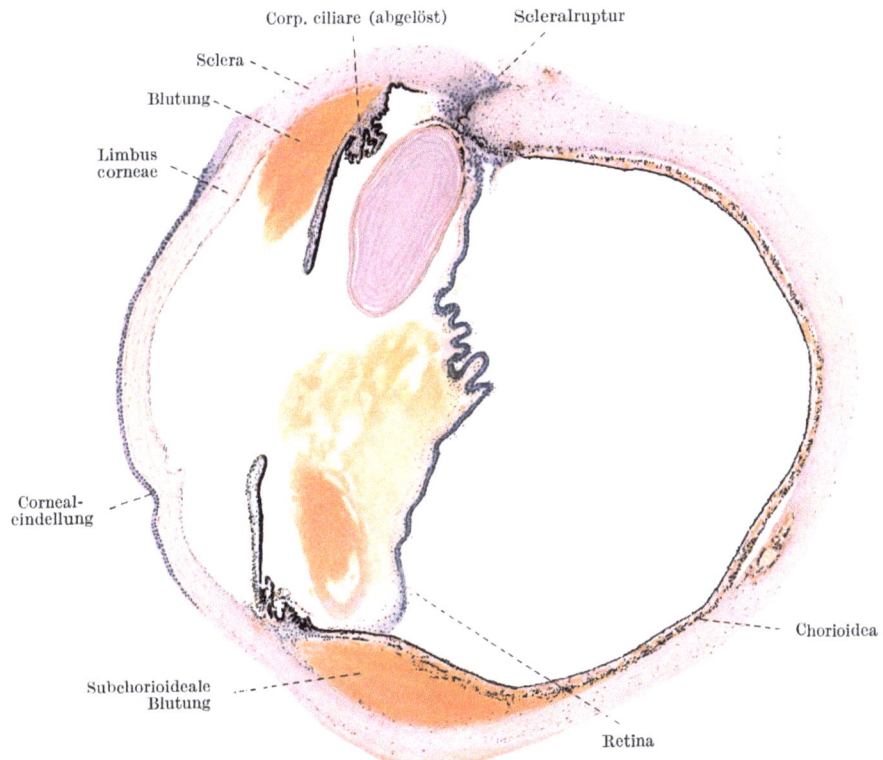

Abb. 112. Luxatio lentis nach Kuhhornstoß.

Das Schicksal der subconjunctival gelagerten Linse besteht in Resorption der kataraktös zerfallenden Fasern, so daß der leere Kapselsack zurückbleibt, oder seltener in Verkalkung des sklerosierten Kernes. Schon frühzeitig treten Verklebungen und bald feste narbige Verwachsungen mit der Umgebung ein, die eine Entfernung der subconjunctival gelegenen Linse erheblich erschweren können. Möglichst frühzeitige Operation ist deshalb geboten. Wiederholt ist nach Bulbusruptur und Luxation der Linse unter die Bindehaut nach rechtzeitiger Linsenentfernung und Deckung der Ruptur ein Erhaltenbleiben des Auges mit einigermaßen brauchbarem Sehvermögen beobachtet worden. Sobald aber ein solches nicht mehr zu erwarten ist, sollte eine rechtzeitige Entfernung des verletzten Auges die stets vorhandene Gefahr der sympathischen Ophthalmie aus der Welt schaffen. Gelegentlich ist ziemlich reizloses längeres Verweilen der Linse unter der Bindehaut beobachtet worden, so von VIEUSSE noch

15 Jahre nach dem Trauma. Andererseits kann es auch zur spontanen Abstoßung der Linse kommen. Eine Kommunikation des leeren Kapselsackes mit dem Augeninneren nach Resorption der Linsenfasern ist von MITVALSKI beschrieben.

Die Luxation der Linse in den TENONschen Raum erfolgt nach äquatorialen oder in der hinteren Bulbushälfte lokalisierten Rupturen. Sie ist nur in wenigen Fällen pathologisch-anatomisch beobachtet worden, zum Teil auch wohl deshalb, weil sie bei der Enukleation eines Haemophthalmus traumaticus leicht völliger Zerstörung anheimfällt.

SCHLODTMANN fand die luxierte Linse zwischen dem Obliquus sup. und

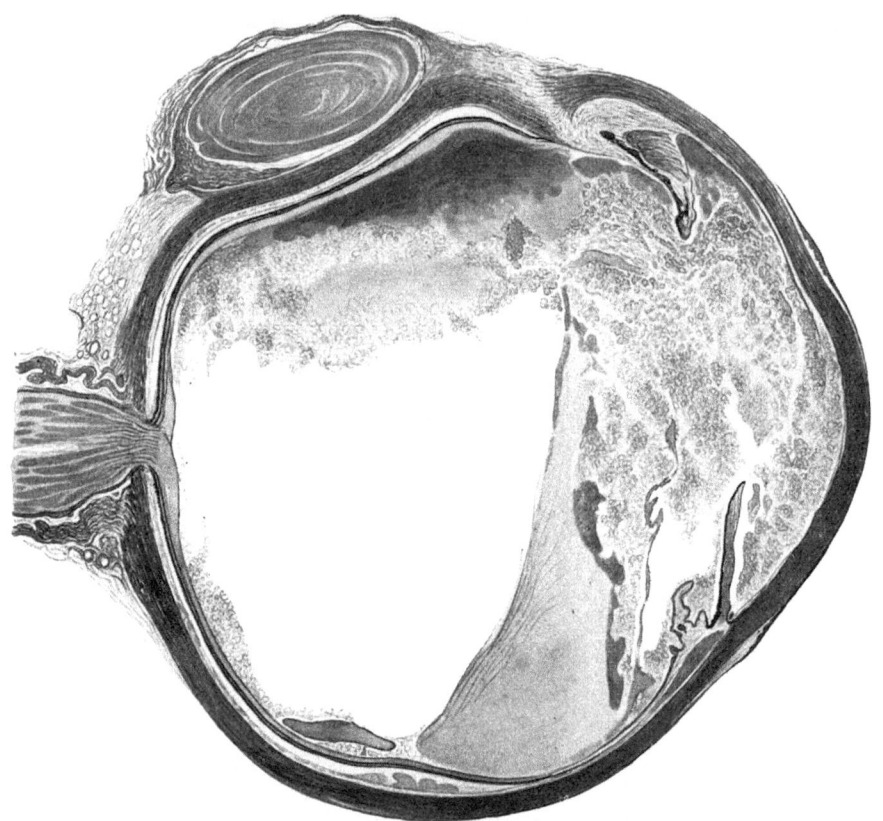

Abb. 113. Luxation der Linse in den TENONschen Raum. (Nach ASK.)

rect. ext., ASK (l. c.) unter dem M. rectus superior. Die Linse verursachte hier eine leichte Eindellung der Sclera (s. Abb. 113).

In Abb. 114 sehen wir das histologische Bild einer teilweise in die vordere Augenkammer luxierten Linse, die sich vollkommen gedreht hat, so daß die Hinterfläche der Cornea angelagert ist. Die vordere stark geschrumpfte Kapsel ragt in den Glaskörperraum, das Epithel ist an der hinteren Kapsel entlang gewuchert, die Linsenrinde kataraktös zerfallen. Bemerkenswert ist, wie hier durch den Glaskörperdruck die Iris unten an die Linse und Cornea angepreßt wird, wodurch die auch nach partieller Luxation in die vordere Kammer nicht seltenen Drucksteigerungen sich erklären.

Abb. 115 zeigt das seltene Bild eines in die vordere Kammer luxierten partiellen SOEM-MERINGschen Krystallwulstes. Der Patient war vor 42 Jahren wegen doppelseitigen angeborenen Stares erfolgreich operiert. Das hier abgebildete linke Auge war vor 15 Jahren nach schwerer Kontusionsverletzung erblindet. Das Linsenfragment hatte sich vor wenigen Wochen spontan in der vorderen Kammer gezeigt und war hier in die Pupille eingeklemmt. Der Druck des Auges war erhöht, weshalb das erblindete Auge enukleiert wurde.

Therapie. Bei angeborenen Ektopien wird man im allgemeinen keinen zwingenden Grund haben, die Linse zu entfernen. Nur wenn die monokularen Doppelbilder störend empfunden werden, oder wenn die sehr bewegliche Linse sich bald vor die Pupille legt, bald zurücksinkt und so durch den ständigen Refraktionswechsel Beschwerden verursacht, oder wenn sie gar die Neigung hat, öfter sich in die Pupille einzuklemmen oder in die vordere Kammer zu schlüpfen, empfiehlt es sich, die Linse zu beseitigen. Bei *jugendlichen* Patienten genügt ausgiebige Diszission, wobei man sich nur hüten muß, die vor der Nadel leicht ausweichende Linse nicht vollends zu luxieren, so daß sie in unverletztem Zustand auf den Boden des Glaskörpers zu liegen kommt und schließlich Glaukom verursacht. Bei älteren Linsen ist es am vorteil-

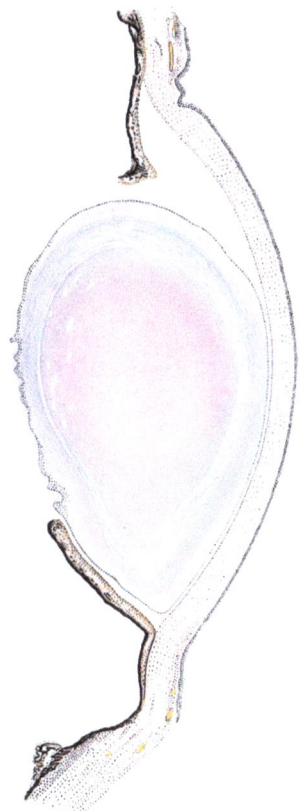

Abb. 114. Luxation in die vordere Kammer.

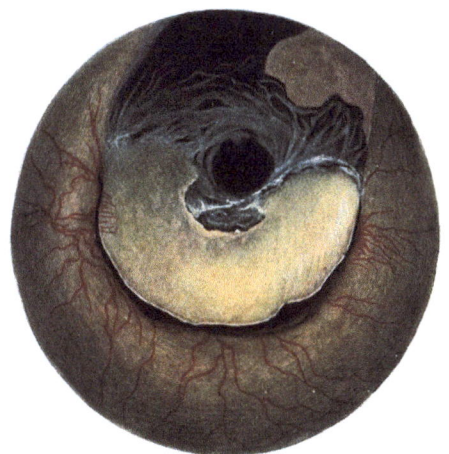

Abb. 115. Luxation eines partiellen SOEMMERINGschen Krystallwulstes in die Pupille.

haftesten, so vorzugehen, wie bei der Extraktion subluxierter Altersstare, nämlich nach Vorbereitung einer deckenden Bindehautschürze, großem Lappenschnitt und Iridektomie die ganze Linse sofort mit der Schlinge herauszubefördern. Versucht man, nach Eröffnung der Kapsel nur den Kern herauszudrücken, so kann es einem leicht passieren, daß er ebenfalls im Glaskörper verschwindet und dann in gleicher Weise schädlich wirkt wie die intakte jugendliche Linse, da seine sklerosierten Fasern der Resorption nicht oder nur in geringem Maße zugänglich sind. Bei Luxation in die vordere Kammer tut man gut, die Linse vor dem Starschnitt anzuspießen und von einem Assistenten fixieren zu lassen, worauf man das Starmesser durch Hornhaut und Linse hindurchführt. Bei Luxation in den Glaskörper kann man versuchen, nach Erweiterung der Pupille die Linse durch Vornüberhängenlassen des Kopfes hinter die Iris oder womöglich in die vordere Kammer zu leiten, um sie dann unter entsprechenden Vorsichtsmaßnahmen, evtl. sogar in Bauchlage des Patienten und mit Anspießen der Linse aus dem Auge herauszubringen. Sie direkt nach Lappenschnitt mit der Schlinge aus der Tiefe des Glaskörpers herauszufischen, wird nur äußerst selten und dann nicht ohne bedenkliche Zerstörungen im Augeninnern gelingen.

Bei Luxationen der Linse aus dem Bulbus heraus, sei es, daß sie als Phakocele durch ein perforiertes Hornhautulcus teilweise nach außen tritt oder nach Bulbusruptur in der Scleralwunde oder vor ihr unter der Bindehaut liegt, ist natürlich ihre möglichst schnelle und ausgiebige Entfernung geboten, wobei sorgfältig darauf zu achten ist, etwa zurückbleibende Kapselreste aus der Wunde zu entfernen, die sonst den Heilungsprozeß erheblich verzögern können.

Literatur.

Die Linse und ihre Erkrankungen.

Zusammenfassende Werke.

Ask: Studien über die pathologische Anatomie der erworbenen Linsenluxationen. Wiesbaden: J. F. Bergmann 1913.

Clausen: Vererbungslehre und Augenheilkunde. Zbl. Ophthalm. **13**, 9 (1925). Sammelreferat.

Groenouw: Beziehungen der Allgemeinleiden und Organerkrankungen zu Veränderungen und Krankheiten des Sehorgans. Graefe-Saemisch-Hess, 3. Aufl., 1920.

v. Hess: Pathologie und Therapie des Linsensystems. Graefe-Saemisch-Hess, 3. Aufl., 1911.

Kraupa: Der Glasbläserstar. Arch. Augenheilk. **98**, Erg.-Heft, 85 (1928).

Meesmann: Die Mikroskopie des lebenden Auges. Spaltlampenatlas. Urban u. Schwarzenberg 1927.

Peters: Kritische Sammelreferate in den Erg. Path. **10**, Erg.-Bd. (1900—1906); **14**, Erg.-Bd. (1906—1910); **16**, Erg.-Bd. (1910—1913); **21**, Erg.-Bd. (1913—1926).

Siegrist: Der graue Altersstar, seine Ursachen und seine nichtoperative Behandlung. Berlin: Urban u. Schwarzenberg 1928. — Steindorff: Chemie des Augapfels. Handbuch der Biochemie des Menschen und der Tiere von Oppenheimer, 2. Aufl., 4 III. —

v. Szily: Störungen der inneren Sekretion und ihre Bedeutung für das Sehorgan. Zbl. Ophthalm. **5**, 97, Sammel-Ref. (1921).

Terrier: Semiologie oculaire. Le cristallin. Paris: Masson et Cie. 1926.

Vogt: Atlas der Spaltlampenmikroskopie. Berlin: J. Springer 1921.

Wagenmann: Verletzungen des Auges. Graefe-Saemisch-Hess, 3. Aufl.

Achermann: Über eine axial gelegene pilzförmige Trübung der Alterskernoberfläche im Senium. Klin. Mbl. Augenheilk. **79**, 503, 1927. — d'Amico: La siderosi del globo. Ann. Ottalm. **53**, 449 (1925). — Andogsky: Cataracta dermatogenes. Ein Beitrag zur Ätiologie der Linsentrübung. Klin. Mbl. Augenheilk. **52**, 824 (1914). — Andrade: Brazil-med. **1**, 83. — Andrassy: Ein Beitrag zur Vererbung der Katarakt. Klin. Mbl. Augenheilk. **66**, 568 (1921). — Arlt: Die Krankheiten des Auges. 1854. — Arnold: (a) Über den Cysteingehalt der tierischen Organe. Z. physiol. Chem. **70**, 314 (1911). (b) Farbenreaktion von Eiweißkörpern. Z. physiol. Chem. **70**, 300 (1911). — Arruga: La cataracte et ses rapports avec la pathologie générale. Arch. Oftalm. hisp.-amer. **28**, Nr 1, 5 (1928). — Ask: Studien über die Pathologie und Anatomie der erworbenen Linsenluxation. Wiesbaden: J. F. Bergmann 1913. — Attias: Blasen in der Linse und Lenticonus. Klin. Mbl. Augenheilk. **69** II, 651 (1911). — Ausin: Das Eisen in der Linse. Diss. Dorpat 1891. — Axenfeld: (a) Staroperation und Psyche. Arch. f. Psychiatr. **74**, 193. (b) Die Spontanluxation der durchsichtigen ektp. Linse in die V. K. usw. Klin. Mbl. Augenheilk. **52** I, 195 (1914). (c) Intraokulare Strahlentherapie usw. Heidelberg. Ber. **1916**, 396. (d) Bemerkung zum Vortrag Meyer-Steinegs, Klin. Mbl. Augenheilk. **69**, 841 (1922).

Bach: Pathologisch-anatomische Studien über verschiedene Mißbildungen des Auges. Graefes Arch. **45**, 1 (1898). — Bach-Seefelder: Atlas der Entwicklungsgeschichte des Auges. Leipzig: Wilh. Engelmann 1911. — Badal: (a) Diagnostic des corps étrangers du cristallin. Rec. Ophtalm. **1903**, 317. (b) Traitement des cataractes commençantes etc. Bull. Soc. franç. Ophtalm. **19**, 422 (1902). (c) Bull. clin. Ophtalm. Bordeaux, Aug. **1901**. — Badal et Lafon: Le traitement médical des cataractes commençantes. Clin. ophtalm. **1907**, 43. — Balling: Kataraktlinsen des menschlichen Auges. Z. physiol.

Chem. **108**, 186 (1920). — VAN BAMBEKE: Contribution à l'histoire du developpement de l'oeil. Ann. Soc. Sand **1879**. — BARRAQUER: Phakoerisis. Extraction du cristallin dans la capsule à l'aide de l'erisiphake. Ann. d'Ocul. **157**, 328. — BATTEN und GIBB: Myotonia atrophica. The brain **32**, 187 (1909). — OTTO BECKER: (a) Zur Anatomie der gesunden und kranken Linse. Wiesbaden 1883. (b) Pathologie und Therapie des Linsensystems. GRAEFE-SAEMISCH Handbuch, 1. Aufl., 255. — H. BECKER: Doppelseitige totale Katarakt und doppelseitiges Quellungsglaukom nach starkem elektrischen Schlag. Ber. ophthalm. Ges. **1920**, 294. — BEER: Lehre von den Augenkrankheiten. Wien 1817. — BEHMANN: Zur Frage der VOSSIUS schen Ringtrübung. Klin. Mbl. Augenheilk. **64**, 255 (1920). — BEHR: Zur Operation der kongenitalen partiellen Katarakte, insbesondere der Cataracta zonularis. Z. Augenheilk. **54**, 347 (1925). — BERGER: Bemerkungen über die Linsenkapsel. Zbl. prakt. Augenheilk. **1882**. — BERNHEIMER: Zur Kenntnis des angeborenen hinteren Polstares des Menschen. Arch. Augenheilk. **74**, 8 (1913). — BESELIN: Ein Fall von extrahiertem und mikroskopisch untersuchtem Schichtstar. Arch. Augenheilk. **18**, 1, 71. — BEST: (a) Korreferat Glasmacherstar. Klin. Mbl. Augenheilk. **78**, 101 (1927). (b) Die Operation des Altersstars mit der Lanze. Klin. Mbl. Augenheilk. **51**, 1, 689 (1913). — BIEDL: Innere Sekretion, 3. Aufl. Urban u. Schwarzenberg. — BIETTI: Die Widerstandsfähigkeit des Diabetikers gegenüber Augenaffektionen. Experimentelle Untersuchungen mit Parasiten und Saprophyten der Bindehaut. Atti Accad. Fisiocritici Siena **12**, 767 (1920). Ref. Zbl. 8, 25. — BIRCH-HIRSCHFELD: (a) Entsteht der Altersstar durch die Einwirkung kurzwelligen Lichtes? Med. Klin. **1927**, Nr 49, 2006. (b) Zur Frage der Mitwirkung des Lichtes bei der Entstehung des Altersstars. Heidelberg. ophthalm. Ges. **1927**, 226. (c) Zur Wirkung der Röntgen-Strahlen an dem menschlichen Auge. Klin. Mbl. Augenheilk. **46**, 2, 129 (1908). — BIRNBACHER: Über Phakocele. Graefes Arch. **30**, 4 (1884). — BOCK: Die angeborenen Kolobome des Augapfels. Wien 1893. — BOUCARUT: Contribution à l'étude de l'étiologie de la cataracte usw. Thèse de Lyon **1894**. — BOUCHARD: Production artificielle de la cataracte. Rev. clin. d'Ocul. Juli **1886**. — BOUCHARD et CHARRIN: La cataracte artificielle du lapin. Bull. Soc. biol. **1886**. — BRETAGNE, LIENHARD und MUTEL: Lésions oculaires naphthaliniques expérimentales chez le lapin. C. r. Soc. Biol. **88**, 1106 (1923). — BRÜCKNER: (a) Pigment-Nachstar. Klin. Mbl. Augenheilk. **62**, 461 (1910). (b) Spontane Reposition der ektopischen Linse mit nachfolgender erneuter Luxation. Arch. Augenheilk. **54**, 186 (1906). — BÜCKLERS: Histologische Untersuchungen über die Schädigungen des Auges durch kurzwellige ultraviolette Strahlen. Graefes Arch. **117**, 1 (1926). — BÜRGER und SCHLOMKA: Beiträge zur physiologischen Chemie des Alterns der Gewebe. 2. Mitt. Untersuchungen an der Rinderlinse. Z. exper. Med. **58**, 710 (1928). — BUNGE: Über Siderosis bulbi. Verh. internat. med. Kongreß. Berlin. 10. April, **1890**, 151. — BURDON-COOPER: (a) Die Pathologie der Katarakt. Klin. Mbl. Augenheilk. **52**, 906 (1913). (b) Physiologisch-chemische Veränderungen in der Linse bei seniler Katarakt. Internat. Kongreß London **1913**. Ref. Klin. Mbl. Augenheilk. **51**, 2, 423 (1913). — BURGE: The production of cataract. Arch. of Ophthalm. **46** (1918). Ref. Klin. Mbl. Augenheilk. **64**, 866. — BUSACCA: (a) Über ein neues Spaltlampenbild in der Äquatorialregion der Linse. Anwesenheit einer Linsenkapselfalte entlang dem Äquatorrande. Klin. Mbl. Augenheilk. **79**, 518 (1927). (b) Résultat particulier de l'examen histologique d'un cas de cataracte noire. Rev. gén. Ophtalm. **39**, 439 (1925). — BUSCHKE: (a) Weitere Beobachtungen über die physiologischen Wirkungen des Thallium. Dtsch. med. Wschr. **1911**, Nr 4. (b) Über experimentelle Erzeugung von Alopecie durch Thallium. Verh. dtsch. dermat. Ges. Breslau **1901**. — BUSCHKE und PEISER: Experimentelle Beobachtungen über Beeinflussung des endokrinen Systems durch Thallium. Berl. med. Ges. 10. Mai, **1922**.

CAHN: Zur physiologischen und pathologischen Chemie des Auges. Z. physiol. Chem. **5**, 214. — CALLAN: Eye lesions in myxoedema. Trans. amer. ophthalm. Soc. **1895**, 391. — CARLINI: Über den Bau und die Entwicklung der Zonula Zinnii. Graefes Arch. **82**, 75 (1912). — CASPAR: Zur Kenntnis der ringförmigen Kontusionstrübungen der vorderen Linsenfläche. Klin. Mbl. Augenheilk. **45 II**, 425 (1907). — CAVAZZANI: Sulla presenza del glucosio etc. Ann. Ottalm. **21** (1892). — CHALUPECKY: (a) Der Einfluß der ultravioletten Strahlung auf die Augenlinse. Wien. med. Wschr. **1913**, 1901 u. 1986. (b) Die Wirkung verschiedener Strahlungen auf die Augenlinse. Wien. med. Wschr. **1914**, 1513. — CHEVALLEREAU: Les collyres jodurés dans le traitement de la cataracte. Clin. ophtalm. **18**, 289 (1912). — CLAUSEN: Vererbungslehre und Augenheilkunde. III. Die Vererbung in der Augenheilkunde. Zbl. Ophth. **13**, 9 (1925). — COLLINS: The composition of the lens in health and in cataract. Ophthalm. Rev. **8**, 321 (1889). — CONNOR: Does the opacity of incipient cataract even regain transparency? Ophthalm. Rec. **1907**, 331. — CONSTANTINESCU: Sur l'avancement de la conjonctive dans l'extraction de la cataracte. Clin. ophtalm. **6**, Nr 2, 74. — CRAMER: (a) Entstehung und klinische Besonderheiten des Glasbläserstars. Klin. Mbl. Augenheilk. **45**, 47 (1907). (b) Der Glasmacherstar und seine Verhütung. Glastechnische Ber. **1925**, H. 4, 5117. (c) Morphologie und klinische Entwicklung des Glasmacherstars. Klin. Mbl. Augenheilk. **78**, 99 (1927). — CURSCHMANN, HANS: (a) Beobachtungen und

Untersuchungen bei atrophischer Myotonie. Dtsch. Z. Nervenheilk. **53**, 114 (1915). (b) Über familiäre atrophische Myotonie. Dtsch. Z. Nervenheilk. **45**, 161 (1912). (c) Das endokrine System bei Neuro- insbes. Myoneuropathien. Erg. inn. Med. **21**, 467 (1922).
DAVIS: Serum and lens-antigen extract treatment for the prevention and cure of cataract. Arch. of Ophthalm. **54**, 172 (1925). — DEMARIA: Experimentelle Studien über die Erzeugung von Katarakt durch Massage der Linse. Graefes Arch. **59**, 3, 568 (1904). — DEMICHERI: Faux lenticone. Ann. d'Ocul. **63** (1895). — DESBRIÈRES und BAGY: Un cas de cataracte due a une décharge électrique industrielle. Ann. d'Ocul. **133** (1905). — DEUTSCHMANN: (a) Fortgesetzte Untersuchungen zur Pathogenese der Katarakt. Graefes Arch. **25**, 2, 213 (1899). (b) Über nephritische Katarakt. Graefes Arch. **25**, 4 (1879); **27**, 1 (1881); **29**, 3 (1883). (c) Untersuchungen zur Pathogenese der Katarakt. Graefes Arch. **23**, 3 (1877). — DOLD, FLÖSSNER und KUTSCHER: Biologische Untersuchungen über die Linseneiweißkörper. Z. Immun.forschg. **46**, 50 (1926). — DOR: (a) De la production artificielle de la cataracte par la naphthaline. Rev. gén. Ophtalm. Nr 1. (b) A propos du traitement médicale de la cataracte. Clin. ophtalm. **1913**, 621. (c) Le traitement abortif de la Cataracte commencante. Clin. ophtalm. **1911**, 21. — DOR, L.: Affections du cristallin. Encyclop. franç. Ophtalm. **7** (1908). — DUB: Beiträge zur Kenntnis der Cataracta zonularis. Graefes Arch. **37**, 4, 26 (1891). — DUFOUR: Du traitement médical des cataractes par les préparations jodurées. Thèse de Bordeaux **1902**. — DUTOIT: Augenstörungen bei einem Fall von Myxödem. Z. Augenheilk. **32**, 139 (1914).

EDMUNDS: Ophthalmoscope **1916**. — EISENMENGER: Rev. gén. Méd. Lect. 507. — ELKES: Zum Kapitel der Spontanresorption des Altersstars. Z. Augenheilk. **63**, 102 (1927). — ELSCHNIG: (a) Ablösung der Zonulalamelle. Klin. Mbl. Augenheilk. **76**, 66 (1926). (b) Ablösung der Zonulalamelle bei Glasbläsern. Klin. Mbl. Augenheilk. **69**, 732 (1922). (c) Augenärztliche Operationslehre. GRAEFE-SAEMISCH-HESS, 2. u. 3. Aufl., 1922. (d) Klinisch-anatomischer Beitrag zur Kenntnis des Nachstars. Klin. Mbl. Augenheilk. **49**, 1, 444 (1911). (e) Lupenuntersuchung der Reflexbildchen des Auges. Klin. Mbl. Augenheilk. **56**, 23 (1916). (f) Zur Morphologie der Cataracta senilis. Klin. Mbl. Augenheilk. **49**, 38 (1911). (g) Refraktionsänderungen bei Diabetes mellitus. Med. Klin. **1923**, 17. (h) Der gegenwärtige Standpunkt in der Therapie des Altersstars. Med. Klin. **1912**, 1097. (i) Zur Therapie der Eisensplitterverletzungen der Linse. Münch. med. Wschr. **1910**, Nr 15. — ELSCHNIG, E. und v. ZAYNEK: Cataracta nigra. Z. Augenheilk. **29**, 401 (1913). — ERDHEIM: Tetania parathyreopriva. Mitt. Grenzgeb. Med. u. Chir. **16** (1906). — ERTL: Fremdkörper (Kupfersplitter im Glaskörper). Linsenbilder in Regenbogenfarben. Z. Augenheilk. **31**, 322 (1907). — EWALD: Über eine Trübung der Krystallinse, welche durch Erschütterung wieder aufgehoben wird. Arch. f. Physiol. **72**, 1 (1898). — EWETZKY: L'albuminurie et la cataracte. Arch. d'Ophtalm. **7**, 308.

FEHR: Linsentrübung nach Salzsäureverätzung. Zbl. Augenheilk. **35**, 97 (1911). — FISCHEL: (a) Über Linsen und Augentransplantation. Klin. Mbl. Augenheilk. **55**, 528 (1915). (b) Über die Regeneration der Linse. Anat. Anz. **14**, Nr 14. — FISCHER, FERDINAND: Zur Gefrierungsmethode bei Untersuchung der akkommodierten Taubenlinse. Arch. Augenheilk. **57**, 116 (1907). — FISCHER, FRANZ: Ein Beitrag zur Frage eines Antagonismus seniler Katarakt und seniler Maculadegeneration. Z. Augenheilk. **60**, 134 (1926). — FISCHER und TRIEBENSTEIN: Untersuchungen über Tetanie und Altersstar. Klin. Mbl. Augenheilk. **52**, 441 (1914). — FISHER: A case of traumatic posterior lenticonus. Ophthalm. Rev., April **1913**. — FLEISCHER: (a) Über myotonische Dystrophie. Münch. med. Wschr. **51** (1917). (b) Über myotonische Dystrophie und Katarakt. Graefes Arch. **96**, 91 (1918). (c) Über Myotonia atrophicans und Katarakt. Heidelberg. Ber. **1916**, 441. (d) Abnorme Kleinheit und abnorme Kugelgestalt der Linse bei zwei Geschwisterpaaren. Arch. Augenheilk. **80**, 248 (1916). (e) Vererbung und myotonische Dystrophie. Klin. Mbl. Augenheilk. **67**, 306 (1921). — FRENKEL: Recherches sur la permeabilité rénale chez les personnes atteintes de cataracte senile. Arch. d'Ophtalm. **18**, 416. — FRESE: Über das Spaltlampenbild der Cataracta electrica mit experimentellen Untersuchungen am Kaninchen. Arch. Augenheilk. **91**, 278 (1922). — FREUDENBERG und GYÖRGY: Die pathogenetischen Beziehungen zwischen Tetanie und Rachitis. Münch. med. Wschr. **1922**, 422. — E. FUCHS: (a) Über Heterochromie nebst Bemerkungen über angeborene Anomalien. Graefes Arch. **93**, 4 (1917). (b) Über Komplikationen der Heterochromie. Z. Augenheilk. **15**, 191 (1906). (c) Wucherungen und Geschwülste des Ciliarepithels. Graefes Arch. **68**, 534 (1908). (d) Über Linsenpräcipitate. Beitr. Augenheilk. **3** (1891). (e) Über traumatische Linsentrübung. Wien. klin. Wschr. **1888**, 53.

GALLATI: Die relativen Dickenwerte von Rinde und Kern der menschlichen Linse in verschiedenen Lebensaltern. Z. Augenheilk. **51**, 133 (1923). — GALLEMAERTS: Cataracte embryonaire axiale antérieure. Ann. d'Ocul. **164**, 606. — GALLUS: (a) Gibt es eine Cataracta diabetica? Dtsch. med. Wschr. **1919**, 658. (b) Über die erhöhte Neigung des weiblichen Geschlechtes zur Starbildung. Arch. Augenheilk. **92**, 34 (1922). (c) Frühzeitige Starbildung mit nachfolgendem Diabetes. Arch. Augenheilk. **86,** 128 (1920). — GERMANN: Bildung von Corticalkatarakt nach Mutterkornvergiftung. Vestn. Ophtalm. 102. — GEROCK: Klinisch statistischer Beitrag zur Lehre der unkomplizierten Stare. DEUTSCHM. Beitr. **6,** 551 (1903). — GESCHEIDT: Die Entozoen des Auges — eine naturhistorische Skizze. v. AMMONs Z. Ophthalm. **3,** 405 (1883). — VAN GEUNS: Über Entstehung von Katarakt nach Unterbindung der Vv. vorticosae. Graefes Arch. **47,** 2, 249 (1899). — v. GIERKE: Pathologische Anatomie. v. ASCHOFF **1,** 390. — GIFFORD: Congenital anomalies of the lens as seen with the Slitlamp. Amer. J. Ophthalm. **7,** 678 (1924). — GILBERT: Zur Jodbehandlung der Katarakt. Z. Augenheilk. **53,** 643 (1924). — GINELLA: Experimentelle Untersuchungen über Starerzeugung mittels ultraroter Strahlen, denen Rot beigemischt ist. Graefes Arch. **114,** 483 (1924). — GINSBERG und BUSCHKE: Die Augenveränderungen bei Ratten nach Thalliumfütterung und ihre Beziehungen zum endokrinen System. Klin. Mbl. Augenheilk. **71,** 385 (1923). — GJESSING: (a) Gibt es einen Antagonismus zwischen Cataracta senilis und HAABscher seniler Maculaveränderung. Z. Augenheilk. **56,** 79 (1925). (b) A case of cataracta electrica examinated with Gullstrands Slit-Lamp. Brit. J. Ophthalm. **6,** 447. — GOLDSCHMIDT: (a) Über physiologischchemische Altersveränderungen des Auges. Heidelberg. Ges. **1924.** 137. (b) Die Autoxydation der normalen und pathologischen Linse. Graefes Arch. **103,** 160 (1924). (c) Beitrag zur Physiologie und Pathologie der Krystallinse. Graefes Arch. **93,** 447 (1917). (d) Zur Frage der Kataraktbildung bei Vitaminmangel. Klin. Wschr. **1927,** 635. (e) Die Lipoide der Linse. Verh. außerordentliche Tagg. ophthalm. Ges. Wien. **1921,** 202. — GONDRET: Mémoire sur le traitement de la cataracte **1828.** — GOURFEIN-WELT: Le lenticone posterieur chez l'homme, son diagnostic et sa pathogenie. Arch. d'Ophtalm. **1911,** 625. — v. GRAEFE, A. und C. SCHWEIGGER: (a) Cataracta traumatica und chronische Chorioiditis durch einen fremden Körper in der Linse bedingt. Graefes Arch. **6,** 1860, 134. — GREEFF: (a) Lehrbuch der speziellen und pathologischen Anatomie von Orth. Linse. Berlin: August Hirschwald 1905. (b) Neues über Parasiten der Linse. Heidelberg. Ber. **1905,** 77. (c) Über das Vorkommen von Würmern im Auge. Arch. Augenheilk. **56,** 330 (1907). — GRILLI: Cryoscopie et pathogénie de la cataracte. Bull. Soc. franç. Ophtalm. **1904;** Rec. Ophtalm., Juli **1904.** — GROENOUW: Allgemeinleiden und Sehorgan. Handbuch GRAEFE-SAEMISCH, 3. Aufl., 1920. — GROSS: Beiträge zur Linsenchemie. Arch. Augenheilk. **57,** 107 (1907). — GUÊPIN: Ann. d'Ocul. **1853,** 75. — GUILLERY: Die Hornhautverätzung durch Säuren und ihre Behandlung. Arch. Augenheilk. **63,** 258 (1909). — GULLSTRAND: Ein Fall von Lenticonus post. Sv. Läk. sällsk. Hdl. **48,** 119 (1922). Ref. Zbl. **8,** 473. — GUTMANN: Diskussionsbemerkung. Heidelberg. Ber. **1905,** 337.

HAGEN: Die seröse postoperative Chorioidealablösung und ihre Pathogenese. Klin. Mbl. Augenheilk. **66,** 161 (1921). — HALBEN: Scheinkatarakt. Graefes Arch. **57,** 277 (1904). — HALIECKI: Ein Star traumatisch-chemischen Ursprungs. Post. okul. Ref. Jber. **1910,** 729. — HANDMANN: Über den Beginn des Altersstars in der unteren Linsenhälfte. Klin. Mbl. Augenheilk. **47 II,** 602 (1909). — HARDY: Angeborene Aphakie (Ophtalm. Rec. **1915**). Klin. Mbl. Augenheilk. **55,** 405 (1915). — HAUBACH: Statistischer Beitrag zum Ort des Beginnens des Altersstars. Arch. Augenheilk. **74,** 58 (1913). — HAYANO: Zit. nach BIEDL: Innere Sekretion, 1, 4. Aufl., 205. — HEFFTER: Die reduzierenden Bestandteile der Zellen. Med. naturwiss. Arch. **1,** 81 (1908). — HEINE: (a) Beiträge zur Physiologie und Pathologie der Linse. Graefes Arch. **44,** 525 (1898). (b) Bindegewebsbildung aus Linsenepithelien. Ber. ophthalm. Ges. Jena **1922.** 30. (c) Katarakt bei Tetanie und Myotonie. Klin. Mbl. Augenheilk. **73,** 774 (1924). — HEISTER: Institutiones chirurgicae **1739.** — HEKTOEN und SCHULHOF: Further observations on lens precipitins. J. inf. Dis. **34,** 433 (1924); Ref. Zbl. **13,** 247. — HENLE: Zur Anatomie der Krystallinse. Göttingen 1878. — v. HERRENSCHWAND: Zur Heterochromie mit Cyclitis und Katarakt. Ber. Ophth. Ges. Jena **1922.** 223. — HERRNHEISER: Über experimentelle Embolien in den inneren Augenhäuten. Lotos 1902. — HERTEL: (a) Anatomische Untersuchung eines Falles von Siderosis bulbi. Graefes Arch. **44,** 283 (1897). (b) Über Siderosis bulbi, insbes. nach Kriegsverletzungen. Arch. Augenheilk. **91,** 147 (1922). — HERZFELD, s. VOGT: Präsenile und senile Linsentrübungen. Graefes Arch. **108,** 218 (1922). — HESCHELER: Tetaniekatarakt. Sitzgsber. med. Ges. Kiel. Ref. Arch. Augenheilk. **79** (1915). — v. HESS: (a) Experimentelles über Blitzkatarakt. 7. Intern. Ophth. Kongr. Heidelberg **308** (1888). (b) Über den Einfluß, den der Brechungsindex des K. W. auf die Gesamtrefraktion des Auges hat. Klin. Mbl. Augenheilk. **36,** 247 (1898). (c) Über die Naphthalinveränderungen im Kaninchenauge und über die Massagekatarakt. Heidelberg. Ges. **1887.** (d) Anatomische Untersuchungen über Linsenkolobom und Schichtstar. Graefes Arch. **42,** 3, 224. (e) Über exzentrische Bildung des Linsenkernes und die Histologie des Lenticonus posterior. Heidelberg. Ber. **1896,** 301. (f) Messende Untersuchungen über die Gelbfärbung der menschlichen Linse. Arch. Augenheilk. **63,** 2. (g) Pathologie und Therapie des Linsensystems. GRAEFE-SAEMISCH Handbuch, 2. Teil, 9. Kap., 3. Aufl., 1911. — HESSE: (a) Zur Genese der VOSSIUSschen Ringtrübung. Z. Augenheilk. **41,** 226 (1919). (b) Zur Kontusionstrübung der Linsenvorderfläche. Z. Augenheilk. **39,** 195 (1918). (c) Über das Wesen der VOSSIUSschen Ringtrübung.

Z. Augenheilk. **46** (1921), 125 u. **54** (1924), 353. — HESSE und PHLEPS: Schichtstar und Tetanie. Z. Augenheilk. **29**, 238 (1913). — HIKIDA: (a) Bemerkungen über den Einfluß der Härtung und des Absterbens auf die Linse. Arch. Augenheilk. **56**, 184 (1906). (b) Über die Veränderungen im Kaninchenauge durch Härtung, Kadaverzustand und Naphthalinvergiftung. Diss. Rostock 1905. — HILLEMANS: Über Verletzungen des Auges. Arch. Augenheilk. **32**, 202 (1896). — v. HIPPEL: (a) Die ABDERHALDENschen Methoden bei der Cataracta senilis. Graefes Arch. **87**, 563 (1914). (b) Bemerkungen zu der Arbeit von RÖMER und GEBB: Untersuchungen über das biologische Verhalten des Blutserums zum Linseneiweiß bei Katarakt. 5 u. 7. Arch. Augenheilk. **78**, 364 (1915). (c) Über Netzhautdegeneration durch Eisensplitter nebst Bemerkungen über Magnetextraktion. Graefes Arch. **42 IV**, 151 (1896). (d) Über spontane Berstung der Linsenkapsel usw. DEUTSCHM. Beitr. **1902**, H. 49, 74. (e) Über experimentelle Erzeugung angeborener Mißbildung des Auges. Zbl. Path. **1905**, 812. (f) Über experimentelle Erzeugung von angeborenem Star bei Kaninchen. Graefes Arch. **65**, 326. (g) Die Mißbildungen und angeborenen Fehler des Auges. GRAEFE-SAEMISCH Handbuch **2**, Abt. 1. (h) Über Siderosis bulbi usw. Graefes Arch. **40**, 1, 123 (1894). — HIROISHI: Über die parathyreoprive Kataraktbildung bei Ratten. Graefes Arch. **113**, 381 (1924). — HIRSCH: Vorübergehende Spaltbildung in beiden Linsen. Klin. Mbl. Augenheilk. **59**, 449 (1917). — HIRSCHBERG: (a) Geschichte der Augenheilkunde. GRAEFE-SAEMISCH-HESS. (b) Über den griechischen Kanon der Augenheilkunde. Med. Klin. **1923**, 296. — HIRSCHFELD: (a) Über myotonische Muskeldystrophie. Z. Neur. **34**, 441 (1916). (b) Myotonia atrophica. Z. Neur. **5**, 682 (1911). — HIS: Anatomie der menschlichen Embryonen. Leipzig 1880. — VAN DER HOEVE: (a) Der Antagonismus zwischen seniler Katarakt und seniler Maculadegeneration (HAAB) und die Frequenz der senilen Maculadegeneration unmittelbar nach Staroperation. Z. Augenheilk. **63**, 127 (1927). (b) Über die schädliche Einwirkung des β-Naphthols in therapeutischen Dosen auf das menschliche Auge. Graefes Arch. **53**, 74 (1904). (c) Senile Maculadegeneration und senile Linsentrübung. Graefes Arch. **98**, 1 u. 49 (1918). — HÖFER: Handbuch der Fischkrankheiten. München: Hellers Verlag. — HOFFMANN: (a) Katarakt bei und neben atrophischer Myotonie. Graefes Arch. **81**, 512 (1912). (b) Über doppelbrechende Myeline in Katarakten. Münch. med. Wschr. **1913**, Nr 14, 74. (c) Der kataraktöse Zerfallsprozeß der Linse und seine Darstellung im Reagensglase. Münch. med. Wschr. **1914**, Nr 11, 584. — HOPKINS, G.: On an autoxydable constituent of the Cell. Biochem. J. **15**, 286 (1921). — HOPKINS, G. und M. DIXON: On glutathione II. A Thermostable oxydationreductionssystem. J. of Biochem. **54**, 527 (1922). — HORNER: Sitzgsber. ophthalm. Ges. **1873**. Klin. Mbl. Augenheilk. **11**, 490. — HOSCH: Zur Ätiologie des Schichtstars. Arch. Augenheilk. **54**, 164 (1906). — HUSCHKE: Über die erste Entwicklung des Auges und die damit zusammenhängende Cyclopie. MECKELs Arch. **1832**. — HUWALD: Klinische und histologische Befunde bei Verletzung der Cornea durch Bienenstiche. Ein Beitrag zur Entstehung des vorderen Kapselstars. Graefes Arch. **59 I**, 46 (1904).

IGERSHEIMER und RUBEN: Zur Morphologie und Pathogenese der Naphthalinveränderungen des Auges. Graefes Arch. **74**, 467 (1910). — INGLIS, POLLOCK: The treatment of early opacities in the senile lens. Glasgow med. J. **99**, Nr 1, 32. — ISCHREYT: Ein Fall von eingeschnürtem Linsenvorfall. Klin. Mbl. Augenheilk. **47**, 1, 133 (1909). — IVERSEN: Zit. nach BIEDL. — JAENSCH: Anatomische Untersuchungen angeborenen Totalstars. Graefes Arch. **115**, 81 (1925). — JÄGER, E. v.: Über die Einstellungen des dioptrischen Apparates. Wien 1861. — v. JANO, A.: Lenticonus posterior. Z. Augenheilk. **38**, 192 (1917). — JAWORSKI: Ein Fall von Lenticonus anterior und über dessen Entstehen. Arch. Augenheilk. **65**, 313 (1910). — JESS: (a) Beiträge zur Kenntnis der Chemie der normalen und pathologischen veränderten Linse des Auges. Z. Biol. **1913**. (b) Das histologische Bild der Kupfertrübung der Linse, ein Beitrag zur Frage der Linsenernährung. Klin. Mbl. Augenheilk. **68**, 433 (1922). (c) Zur Chemie der Cataracta senilis. Arch. Augenheilk. **71**, 259 (1912). (d) Die Diaminosäuren der Linsenproteine. Außerordentliche Tagg ophthalm. Ges. Wien **1921**, 198 (1921). (e) Die moderne Eiweißchemie im Dienste der Starforschung. I. Teil: Graefes Arch. **105**, 428 (1921). II. Teil: Graefes Arch. **109**, 463 (1922). (f) Zur Frage der Röntgeneinwirkungen auf das Auge. Heidelberg. Ber. **1928**, 352. (g) Die Gefahren der Chemotherapie für das Auge, insbes. über eine das Sehorgan schwer schädigende Komponente des Chinins und seiner Derivate. Graefes Arch. **104**, 48 (1921). (h) Der Gehalt der Linsenproteine an Histidin, Arginin, Lysin. Z. physiol. Chem. **122**, 160 (1922). (i) Linsentrübungen bei Kupfer und Messingsplittern im Auge. Klin. Mbl. Augenheilk. **62**, 464 (1919). (k) Die Monoaminosäuren der Linsenproteine. Z. physiol. Chem. **110**, 267 (1920). (l) Über kongenitale und vererbbare Starformen der weißen Ratte usw. Klin. Mbl. Augenheilk. **74**, 49 (1925). (m) Die Verkupferung des Auges. Dtsch. med. Wschr. **1922**, Nr 4. (n) Verkupferung der Zonula und der teilweise abgelösten Zonulalamelle bei luxiertem Kupferstar. Klin. Mbl. Augenheilk. **76**, 465 (1926). — JESS und KOSCHELLA: Über den Einfluß des ultravioletten Lichtes auf die Cysteinreaktion der Linse. Graefes Arch. **111**, 370 (1923).

KAKO: Beiträge zur Kenntnis der Augenaffektionen bei Diabetes mellitus. Klin. Mbl. Augenheilk. **41 I**, 253 u. 357 (1903). — KALBFLEISCH: Ein griechisches Zeugnis für den Starstich aus dem 3. vorchristlichen Jahrhundert. Berl. philolog. Wschr. **44**, 1037 (1924). — KÄMPFFER: Coloboma lentis congenitum. Graefes Arch. **48**, 3, 588 (1899). — KANZEL: Ein Fall raphanischer Katarakt. Sitzgsber. ophthalm. Ges. Petersburg **1906**, H. 111. Ref. Z. Augenheilk. **17**, 92. — KARNICKI: Ergotinstar. Przegl. Lekarski **1906**. — KAST: Katarakt nach Strumektomie. Z. Augenheilk. **59**, 357 (1926). — KAZ: (a) Die Behandlung des beg. Altersstars mit Einträufelung von Jodsalzen in das Auge. Wien. klin. Wschr. **1910**, Nr 36/37. (b) Zur Behandlung der Cat. sen. mit Augentropfen aus Jodsalzen. Russk. Wratsch. **1910**, 693. — KESSLER: Zur Entwicklung des Auges der Wirbeltiere. Leipzig 1877. — KIRIBUCHI: Experimentelle Untersuchungen über Katarakt und sonstige Augenaffektionen durch Blitzschlag. Graefes Arch. **50**, 1 (1900). — KISTLER: Untersuchungen über die Refraktion von 105 Hunden mit Bemerkungen über senile Veränderungen des Hundeauges. Klin. Mbl. Augenheilk. **80**, 188 (1928). — KLINGMANN: Über die Pathogenese des Naphthalinstars. Virchows Arch. **149**, 1 (1897). — KNAPP: (a) Ein Fall von Lenticonus posterior. Arch. Augenheilk. **22**, 28 (1890). (b) Observations on glaucoma in morgagnian cataract. Trans. amer. ophthalm. Soc. **24**, 84 (1926). — KNIES: (a) Zur Chemie der Altersveränderungen der Linse. Unters. physiol. Inst. Heidelberg. **1**, 114 (1878). (b) Über den Spindelstar und die Akkommodation bei demselben. Graefes Arch. **23**, 1, 211 (1877). — KNÜSEL: Das Spaltlampenbild der postoperativen Tetaniekatarakt. Graefes Arch. **114**, 636 (1924). — KOBY: Cat. familiale etc. Arch. d'Ophtalm. **40**, Nr 8. — KOEPPE: (a) Die Bedeutung der Mikroskopie des lebenden Auges an der GULLSTRANDschen Spaltlampe für die Frühdiagnose gewisser Allgemeinkrankheiten. Med. Klin. **1923**, 814. (b) Über eine an der GULLSTRANDschen Spaltlampe bisher nicht beobachtete doppelseitige Katarakt nebst Bemerkungen über die intravital-histol. Differentialdiagnose der angeborenen und erworbenen Linsentrübungen. Klin. Mbl. Augenheilk. **66**, 376 (1921). (c) Die Hemeralopie als Folge einer eigentümlichen und wahrscheinlich angeborenen Linsenveränderung. Z. Augenheilk. **38**, 89 (1917). (d) Über Spaltlampenbeobachtungen bei der Cataracta electrica. Klin. Mbl. Augenheilk. **66**, 387 (1921). — KOLINSKI: Zur Lehre von der Wirkung des Naphthalins auf das Auge usw. Graefes Arch. **35**, 2, 29 (1889). — v. KÖLLIKER: Über die Entwicklung der Linse. Z. Zool. **6** (1855). — KOMURA, KURAZO: Sekretorische Störungen des Ciliarkörpers bei Naphthalinkatarakt. Graefes Arch. **120**, 766 (1928). — KORTNEW: Über Cataracta raphanica. Westaih. ophthalm. **9**, 2, 11. Ref. MICHELS Jb. **23**, 518 (1892). — KOSTER: Über die Folgen der Unterbindung der Venae vort. beim Kaninchen. Graefes Arch. **51**, 2 (1900). — KRAEMER: (a) Die tierischen Schmarotzer des Auges. GRAEFE-SAEMISCH Handbuch **10**, 18. Kap. (b) Beiträge zum Krankheitsbild der Phakocele. Graefes Arch. **67**, 41 (1908). — KRANZ: (a) Bemerkungen zur Arbeit von F. W. SCHNYDER. Graefes Arch. **117**, 219 (1926). (b) Experimentelle Untersuchungen über den Einfluß relativ kurzwelliger ultraroter Strahlen auf das Auge usw. Klin. Mbl. Augenheilk. **74**, 56 (1925). (c) Die polarisationsmikroskopische Untersuchung der kataraktös getrübten Linse. Graefes Arch. **118**, 571 (1927). — KRAUPA: (a) Der Glasbläserstar. Arch. Augenheilk. **98**, Erg.-Bd., 85 (1928). (b) Vom Wesen der Heterochromie. Klin. Mbl. Augenheilk. **72**, 670 (1924). — KRAUS und ZONDEK: Klin. Wschr. **1922**, 1773. — KRÜCKMANN: (a) Diskussionsbemerkungen. Klin. Mbl. Augenheilk. **78**, 97 (1927). (b) Über eine Methode zur Entfernung des Schichtstares. Graefes Arch. **90** (1915). — KRUSIUS: Überempfindlichkeitsversuche vom Auge aus. Beitrag zur biolog. Stellung des Linseneiweißes usw. Arch. Augenheilk. **67**, Erg.-Heft 47 (1910). — KUSCHEL: Monographie. Oldenburg: O. Schultze 1928. — KUWABARA: Experimentelle Untersuchungen über Gifteinwirkung auf die Linse. Arch. Augenheilk. **63**, 121 (1909). — KYRIELEIS: Doppelrefraktion der anscheinend klaren Linse infolge rudimentärer Cataracta fusiformis. Z. Augenheilk. **58**, 202 (1922).

LANG: Right lenticonus posterior. Trans. ophtalm. Soc. U. Kingd. London **15**, 122 (1894). — LEBER: (a) Über Katarakt und sonstige Augenaffektionen durch Blitzschlag. Graefes Arch. **28**, 3, 241 (1882). (b) Die Zirkulations- und Ernährungsverhältnisse des Auges. GRAEFE-SAEMISCH Handbuch, 2. Aufl., 11. Kap., 1903, (c) Trans. internat. med. Congress London 1881. — LEBER, A.: Untersuchung über den Stoffwechsel der Krystalllinse. Graefes Arch. **62**, 85 (1906). — LEDERER: Einfluß strahlender Energie auf die Akkommodation. Klin. Mbl. Augenheilk. **78**, 97 (1927). — LEUCKART: Die menschlichen Parasiten. Monographie. Leipzig 1879. — LEZENIUS: Ein Fall von Naphthalinkatarakt beim Menschen. Klin. Mbl. Augenheilk. **40 I**, 129 (1902). — LIEBRECHT: Über isolierte Linsenkapselverletzungen. Ein geheilter Fall von isoliertem großen Linsenkapselriß ohne Kataraktbildung. Beitr. Augenheilk. **1895**, 521. — LIESKO: Drei Fälle von Cataracta electrica. Szemészet **56**, 17 (1922). Ref. Zbl. **9**, 235. — LINDBERG: Über die Initialstadien des Naphthalinstars im Kaninchenauge. Spielt die Iris eine Rolle bei der Ausbreitung des Stares im vorderen Linsencortex? Klin. Mbl. Augenheilk. **68**, 527 (1922). — VAN LINT: A propos de l'operation de la cataracte avec glissement de la conjonctive. Presse méd. belges **1913**, Nr 13. — LITTEN: Über plötzliche Erblindung bei Diabetes in der Jugend. Münch. med. Wschr. **1893**, 880. — LOER: Über embryonales Fehlen und Defektbildung der Linse. Diss. Rostock

1923 (ungedruckt). — LOGETSCHNIKOW: Zur Frage des Zusammenhangs des grauen Stars mit den Erkrankungen des Nervensystems. Klin. Mbl. Augenheilk. **10**, 351 (1872). — LÖHLEIN: (a) Frühkatarakt bei atrophischer Myotonie. Klin. Mbl. Augenheilk. **52**, 453 (1914). (b) Jodnachweis in der Linse nach subconjunctivalen Jodkaliumeinspritzungen. Wschr. Ther. u. Hyg. Aug. **1910**, 37. (c) Pharmakodynamische Gesetze im Stoffwechsel des Auges und seine Beziehungen zum Gesamtstoffwechsel. Arch. Augenheilk. **65**, 318 u. 417; Dtsch. med. Wschr. **1910**, 1347. — LÖWENSTEIN: Eine neue Anschauung über die Entstehung des Altersstars. Graefes Arch. **116**, 438 (1926). — LÜSSI: Eine weitere Beobachtung von Katarakt bei myotonischer Dystrophie. Schweiz. med. Wschr. **1922**, 796.

MAGNUS: (a) Zur klinischen Kenntnis der Linsenkontusionen. Dtsch. med. Wschr. **1888**, Nr 7. (b) Experimentelle Studien über die Ernährung der Krystallinse und über Kataraktbildung. Graefes Arch. **36**, 4, 150 (1890). — MANN: Congenital absence of the lens, with special reference to an aphakic human embryo. Brit. J. Ophthalm. **5**, 301 (1921); Ref. Klin. Mbl. **67**, 487. — MARQUEZ und PITTALUGA: Arch. Oftalm. hisp.-amer. Barcelona **1915**, 349. — MARUO: Statistische Untersuchung von Katarakt in bezug auf Geschlecht, Alter usw. Klin. Mbl. Augenheilk. **50** I, 267 (1912). — MAYWEG: Diskussionsbemerkung. Heidelberg. Ber. **1910**, 109. — MEESMANN: (a) Beitrag zur Röntgenradiumstrahlenschädigung der menschlichen Linse. Klin. Mbl. Augenheilk. **81**, 259 (1928). (b) Über das Bild der Subluxation und Ektopie der Linse usw. Arch. Augenheilk. **91**, 261 (1922). (c) Die Mikroskopie des lebenden Auges. Spaltlampenatlas. Urban u. Schwarzenberg 1927. (d) Zonulalamelle. Dtsch. med. Wschr. **1922**, 647. — MELLER: Über spontane Berstung der Linsenkapsel und Selbstentbindung des Linsenkernes aus dem Auge. DEUTSCHM. Beitr. **1901**, H. 47. — v. MELLIN: Thalliumkatarakt. Diss. Gießen **1923**. — METTENHEIMER: Korrespondenzblatt Ver. gem. Arbeiten zur Förderung wiss. Heilk. **1857**, Nr 24, **1858**, Nr 31. — MEYER, IGNAZ: Über die Entwicklung des grauen Stars infolge der Kriebelkrankheit (Raphania). Graefes Arch. **8**, 2, 120 (1861). — MEYER-STEINEG: (a) Über die nichtoperative Behandlung des beginnenden Altersstars. Fortschr. Ther. **1925**, Nr 14, 470. (b) Versuche und Ergebnisse einer nichtoperativen Behandlung des beginnenden Altersstars. Dtsch. med. Wschr. **1924**, Nr. 4. — MEYHÖFER: Zur Ätiologie des grauen Stars. Jugendliche Katarakte bei Glasmachern. Klin. Mbl. Augenheilk. **24**, 94 (1886). — MICHAIL und VANCEA: Experimentelle Beiträge zur Pathogenese der Naphthalinkatarakt (rumänisch). Ref. Klin. Mbl. Augenheilk. **78**, 285 (1927). — v. MICHEL: (a) Über den Einfluß der Kälte auf die brechenden Medien des Auges. Beiträge zur Physiologie. Festschrift für FICK 1899. (b) Das Verhalten des Auges bei Störungen im Zirkulationsgebiet der Carotis. Festschrift für HORNER. Wiesbaden 1881. — MICHEL und WAGNER: Physiologisch-chemische Untersuchungen des Auges. Graefes Arch. **32**, 2, 155 (1886). — MITVALSKI: Remarques sur la luxation du cristallin. Arch. d'Ophtalm. **7**. — MÖLLER: Über Hyperrefractio axialis lentis. Acta ophthalm. **5**, 258. — MÖRNER: Untersuchungen über die Proteinsubstanzen in den lichtbrechenden Medien des Auges. Z. physiol. Chem. **18**. — MÜLLER: Experimentelle Untersuchungen über Schädigungen des Auges durch Ultrarotstrahlen. Lokalisation und Morphologie der Linsentrübungen. Graefes Arch. **114**, 503 (1924). — MUTENDAM: Nederl. Tijdschr. Geneesk. **1906**, H. 1, 501.

NAEGELI: Über Myotonia atrophica. Münch. med. Wschr. **1917**, Nr 51. — ZUR NEDDEN: Mitteilungen über ein eigentümliches Verhalten von Kupferstückchen im menschlichen Auge. Klin. Mbl. Augenheilk. **41**, 1, 484 (1903). — NELSON: Kalkstoffwechsel bei der Tetaniekatarakt. Klin. Mbl. Augenheilk. **70**, 641 (1923). — NETTLESHIP: Sieben neue Stammbäume über hereditäre Katarakt. Arch. Augenheilk. **63**, 356 (1909). — NETTLESHIP und OGILVIE: Hereditäre angeborene Katarakt. Klin. Mbl. Augenheilk. **44** II, 159 (1906). — NEUBURGER: Über die Häufigkeit der Starbildung in den verschiedenen Lebensaltern. Zbl. prakt. Augenheilk. **17**, 263. — NORDENSON: Form der Linsenflächen im menschlichen Auge. Arch. d'Ophtalm. **1913**, 59. Ref. Cbl. pract. Augenheilk. **1914**, 21. — NORDMANN: Contribution à l'étude de la cataracte acquise. Paris 1926. — v. NORDMANN: Mikrographische Beiträge zur Naturgeschichte der wirbellosen Tiere. Berl. Heft 2 (1832). — NUSSBAUM: Entwicklungsgeschichte. GRAEFE-SAEMISCH Handbuch **2**, 1. Abtl., 8. Kap.

PAGENSTECHER, H. E.: (a) Die kausale Genese von Augenmißbildungen und angeborenen Staren. Heidelberg. Ber. **1912**, 46. (b) Angeborene Stare bei Tieren nach Naphthalinvergiftung. Klin. Mbl. Augenheilk. **1911**, 512. (c) Experimentelle Studien über die Entstehung von angeborenen Staren und Mißbildungen bei Säugetieren. Arch. vergl. Augenheilk. **2**, 424. — PAGENSTECHER, H.: Über die Anwendung von großen Dosen Jod in der Augenheilkunde. Klin. Mbl. Augenheilk. **35**, 401 (1897). — PAGENSTECHER, H. E.: Der Stand der modernen Starforschung, Genese und Therapie. Ther. Mh., Sept. **1913**, Nr 9. — PATON: A case of posterior cataract commencing subsequent to prolonged exposure to X-rays. Trans. ophthalm. Soc. U. Kingd. **29**, 37 (1909). — PELLATON: Die physiologischen Linsentrübungen im Kindesalter nach Spaltlampenuntersuchungen an 164 normalen Kinderaugen. Graefes Arch. **111**, 341 (1923). — PERGENS: Lenticonus posterior beim Menschen. Z. Augenheilk. **7**, 451 (1902). — PETERS: (a) Weitere Beiträge zur Pathologie der Linse. Klin. Mbl. Augenheilk.

42 II, 37 (1904). (b) Weitere Beiträge zur Frage der Kataraktbildung durch Tetanie. Z. Augenheilk. **4**, 337 (1900). (c) Über die Entstehung des Schichtstars usw. Graefes Arch. **39**, 221 (1893). (d) Die Erkrankungen des Auges im Kindesalter. Bonn: F. Cohen 1900. (e) Zur Pathogenese der Katarakt. Klin. Mbl. Augenheilk. **43**, 1, 621 (1905). (f) Pathologie der Linse (LUBARSCH-OSTERTAG). Kritischer Literaturbericht **1900—1906**, X. Jg.; **1906—1910**, XIV. Jg.; **1910—1913**, XVI. Jg.; **1914—1926**, XXI. Jg. (g) Tetanie und Starbildung. Bonn: F. Cohen 1898. (h) Über Veränderungen an den Ciliarepithelien bei Naphthalin- und Ergotinvergiftung. Heidelberg. Ber. **1902**. (i) Weiteres über Tetanie und Starbildung. Z. Augenheilk. **5**, 89 (1901). — v. PFLUGK: (a) Die Behandlung der Cat. sen. incip. mit Einspritzungen von Kaliumjod. Klin. Mbl. Augenheilk. **44**, 2, 400 (1906). (b) Der Einfluß des Jodkalium auf die Cat. incip. Graefes Arch. **67**, 272 u. 537 (1908). (c) Entgegnung an Herrn LÖHLEIN. Wschr. Ther. u. Hyg. Aug. **1909/10**, Nr 34. (d) Die Fixierung der Wirbeltierlinse usw. Klin. Mbl. Augenheilk. **47 II**, 1 (1909). — PITSCH: Knochenbildung in der Linse des Auges. Klin. Mbl. Augenheilk. **77**, 636 (1926). — PLENK: Lehre von den Augenkrankheiten. Wien 1778. — POOS: Über eine familiär aufgetretene bes. Schichtstarform „Cat. zonularis pulverulenta". Klin. Mbl. Augenheilk. **76**, 502 u. 569 (1926). — POSSEK: (a) Zur Ätiologie der Linsentrübung. Z. Augenheilk. **22**, 246. (b) Lassen sich Linsentrübungen organotherapeutisch beeinflussen? Wien. klin. Wschr. **1909**, Nr 12. (c) Schilddrüse und Auge. Klin. Mbl. Augenheilk. **45**, 2, 1 (1907). (d) Heidelberg. Ber. **1910**, 110. — PRISTLEY-SMITH: (a) Statistic of the weight, volume and spec. gravity of the cristalline lens at different times of life. Trans. ophthalm. Soc. U. Kingd. **1884**. (b) Stammbaum von Cat. discoides congenita. Klin. Mbl. Augenheilk. **48**, 369 (1910). — PUGLIATTI: Ann. Chir. franç. et étrangères **1845**. — PURTSCHER: (a) Bemerkungen zur Frage der Linsentrübung und Regenbogenfarben der Linsenbilder bei Anwesenheit von Kupfer im Auge. Zbl. prakt. Augenheilk. **42**, 172 (1918). (b) Ein interessantes Kennzeichen der Anwesenheit von Kupfer im Glaskörper. Zbl. prakt. Augenheilk. **42**, 33 (1918).

RABL: Über den Bau und die Entwicklung der Linse. Z. Zool. **63**, 65 (1898 u. 1899). — RADOS und SCHINZ: Tierexperiment. Untersuchungen über die Röntgenempfindlichkeit der einzelnen Teile des Auges. Graefes Arch. **110**, 354 (1922). — RAEDER: Untersuchungen über die Lage und Dicke der Linse im menschlichen Auge bei physiologischen und pathologischen Zuständen nach einer neuen Methode gemessen. Graefes Arch. **110**, 73 (1922). — RANDOLPH: The regeneration of the cristalline lens and experimentell study. Bull. Hopkins Rep. Hosp. **9** (1900). — RAU: Zit. nach SIEGRIST. Diskussionsbemerkungen. Heidelberg. Ber. **1910**, 110 (s. Walthers u. Ammons J. **1848**, Nr 3, 8). — REDSLOB: Formation de tissu conjonctif à l'intérieur du cristallin avec ou sans lésion de sa capsule. Ann. Anat. path. med.-chir. **3**, 823. — REIS: (a) Die Bestimmung der Reife des Altersstars auf Grund biochemischer Reaktion der Linse. Arch. Augenheilk. **72**, 156 (1912). (b) Über die Cysteinreaktion der normalen und pathologisch veränderten Linsen. Graefes Arch. **80**, 588 (1912). — RETZIUS: Über den Bau des Glaskörpers und der Zonula Zinnii. Biol. Untersuchungen **6** (1894). — RIEDL: Lenticonus posterior, Lenticonus anterior. Klin. Mbl. Augenheilk. **71**, 344 (1923). — RITTER: Kältetrübung. Zit. nach HENLE. — ROHRSCHNEIDER: Klinischer Beitrag zur Entstehung und Morphologie der Röntgenstrahlenkatarakt. Klin. Mbl. Augenheilk. **81**, 254 (1928). — ROLLET und BUSSY: La cataracte noire. Arch. d'Ophtalm. **38**, 65 (1921). — RÖMER: (a) Blutserum und Linsenweiß bei jugendlicher Cat. diabetica. Arch. Augenheilk. **66**, 139 (1914). (b) Die Pathogenese der Cat. senilis vom Standpunkt der Serumforschung. Die physiologischen Schwankungen des osmotischen Druckes der intraokularen Flüssigkeit in ihren Beziehungen zum osmotischen Druck des Blutserums. Arch. Augenheilk. **56**, Erg.-H., 150 (1907). (c) Der Altersstar als Cytotoxinwirkung und das Gesetz der Cytotoxinretention durch die sekretorischen Apparate des Auges. Graefes Arch. **60**, 175 (1905). (d) Die Ernährung der Linse nach der Receptorentheorie und der Nachweis des Receptorenaufbaues des Linsenprotoplasmas. Graefes Arch. **60**, 239 (1905). (e) Untersuchungen über das biologische Verhalten des Blutserums zum Linseneiweiß bei Katarakt. Der gegenwärtige Stand der Lehre von der Entstehung des subkapsulären Altersstars. Arch. Augenheilk. **76**, 120 (1914). (f) Spezifische Therapie des beginnenden Altersstars. Heidelberg. Ber. **1908**, 195 und Dtsch. med. Wschr. **1908**, 284. (g) Das Verhalten des Trypsins zur Linse, und der Antitrypsingehalt des Blutserums bei Altersstar. Arch. Augenheilk. **77**, 65 (1914). (h) Sollen die organotherapeutischen Versuche beim Altersstar fortgesetzt werden? Heidelberg. Ber. **1910**, 97. (i) Michels Jb. **1908**, 664. — RÖMER und GEBB: (a) Untersuchungen über das biologische Verhalten des Blutserums zum Linseneiweiß bei Katarakt. 4. Mitt.: Das Verhalten des Blutserums zum Linseneiweiß bei Altersstar nach den Methoden der passiven Anaphylaxie. Arch. Augenheilk. **77** (1914). (b) Das Verhalten des Blutserums zum Linseneiweiß nach dem ABDERHALDENSchen Dialysierverfahren. Arch. Augenheilk. **78**, 51 (1915). (c) Das Dialysierverfahren und die passive Linseneiweißanaphylaxie bei Naphthalinkatarakt. Arch. Augenheilk. **78**, 74 (1915). (d) Beiträge zur Frage der Anaphylaxie durch Linseneiweiß und Eiweiß aus anderen Geweben des Auges. Graefes Arch.

81, 367 (1912). (e) Weiterer Beitrag zur Anaphylaxie mittels Linseneiweißes. Graefes Arch. 82, 504 (1912). (f) Weiterer Beitrag zur Frage der Anaphylaxie durch Linseneiweiß. Graefes Arch. 84, 183 (1913). (g) Zur Anaphylaxiefrage. Sitzgsber. Heidelberg 1911, 317. — Rothmund: Über Katarakt in Verbindung mit einer eigentümlichen Hautdegeneration. Graefes Arch. 14, 159 (1868). — Ruch: Besteht ein Zusammenhang zwischen Struma und Katarakt? Inaug.-Diss. Bern 1905.

Saeger: Hochgradige Myopie durch angeborene kleine Kugellinse (Mikrophakie) ohne Dislokation. Klin. Mbl. Augenheilk. 80, 177 (1928). — Salffner: Zur Pathogenese des Naphthalinstars. Graefes Arch. 59, 520 (1904). — Salus: (a) Zur Frage nach der Entstehung des Altersstars. Z. Augenheilk. 40, 23 (1918). (b) Die medikamentöse Behandlung des beginnenden Altersstars. Med. Klin. 1926, Nr 47, 1787. (c) Untersuchungen über die Biologie der Linse. Graefes Arch. 72, 514 (1909). (d) Über die Römersche Theorie der Entstehung der senilen Katarakt durch Cytotoxine und über die Lentokalintherapie. Arch, Augenheilk. 65 I, 123 (1910). — Salzer: (a) Eine ungewöhnliche Form von Rindentrübung. Heidelberg. Ber. 1924, 278. (b) Über eine ungewöhnliche Form von Rindentrübung der menschlichen Linse. (Wurmstar?). Graefes Arch. 115, 515 (1925). (c) Über Augenkrankheiten bei Fischen. Vortr. Sitzg Ges. Morph. u. Physiol. München 2. Juli 1907. (d) Anatomische Untersuchungen über den Wurmstar der Fische. Arch. Augenheilk. 58, 19 (1907). — Salzmann: Anatomie und Histologie des Auges. Berlin-Wien 1912. — Sattler, H.: Operative Behandlung der Eisenkatarakt. Internat. ophthalm. Kongr. Utrecht 1899, 433. — Scalinci: (a) La cataracta corticale et le discrasie acide. Ann. Ottalm. 38, 178 (1910). (b) Patogenie de la cataract primaire. Arch. d'Ophtalm. 29, 560. — Schanz: (a) Auge und Belichtung. II. Die Schädigung der Netzhaut durch ultraviolettes Licht. Zbl. 6, 358 (1922). (b) Die Entstehung des Zuckerstars. Graefes Arch. 91, 238 (1916). — Schanz und Stockhausen: Zur Ätiologie des Glasmacherstars. Graefes Arch. 73, 553 (1910). — van der Scheer: Cataracta lentis bei mongoloider Idiotie. Klin. Mbl. Augenheilk. 62, 155 (1919). — Scheerer: Röntgenbestrahlung bei Iristuberkulose. Klin. Mbl. Augenheilk. 68, 186 (1922). — Scheffels: Ein Fall von sehr schnell reifendem, doppelseitigen Zuckerstar. Ophthalm. Klin. 2, 124 (1898). — Scheue: Über die Versuche und Erfolge der nichtoperativen Behandlung bei Cataracta senilis. Inaug.-Diss. Jena 1915. — Schiötz: Cataract og indre Sekretion. Norks Mag. Laegevidensk., Sept. 1913. Ref. Jber. 1913, 434 u. Z. Augenheilk. 33, 356. — Schirmer: (a) Zur pathologischen Anatomie und Pathogenese des Schichtstars. Graefes Arch. 35 III, 147 (1889). (b) Experimentelle Studien über die Förstersche Maturation der Katarakt. Graefes Arch. 34 I, 131 (1888). — Schlodtmann: Über einen Fall von Luxation der Linse in den Tenonschen Raum bei äquatorial gelegenem Scleralriß. Graefes Arch. 44, 127 (1897). — Schmidt: Ein Fall von Linsentrübung im Anschluß an Hornhautverätzung durch Salzsäure. Z. Augenheilk. 23, 241 (1910). — Schmitt: Klinisch-statistischer Beitrag zur Lehre der unkomplizierten Stare. Graefes Arch. 108, 401. — Schnyder: (a) Nachtrag zur Arbeit: Untersuchungen über Vorkommen und Morphologie der Cataracta diabetica. Klin. Mbl. Augenheilk. 73, 418 (1924). (b) Untersuchungen über die Morphologie der Strahlenkatarakt und Mitteilung über das Vorkommen von glasbläserstarartigen Linsentrübungen bei Eisenarbeitern. Graefes Arch. 116, 471 (1916). (c) Untersuchungen über Vorkommen und Morphologie der Cataracta diabetica. Klin. Mbl. Augenheilk. 70, 45 (1923). — Schön: Die Ursache des grauen Stars. Arch. Augenheilk. 19, 77 (1889). — Schoute: Hat die Starbehandlung mit Jod Existenzberechtigung? Zbl. Ophthalm. 13, 86 (1925). — Schürmann: Weitere Untersuchungen über die Linsenchagrinierung, sowie über Häufigkeit und anatomisches Verhalten der Chagrinkugeln und ihre Beziehungen zur Katarakt. Z. Augenheilk. 38, 42 (1917). — Siegrist: (a) Der graue Altersstar, seine Ursache und seine nichtoperative Behandlung. Berlin-Wien 1928. (b) Zur Pathogenese und medikamentösen Behandlung des grauen Altersstars. Heidelberg. Ber. 1927, 217. — Smith: The earliest stage of senile cataract (Das früheste Stadium des Altersstars). Zbl. Ophthalm. 7, 499 (1922). — Smith, Henry: After cataract. Trans. amer. ophthalm. Soc. U. Kingd. 50, 85 (1914). — Spir: Über einen Fall von Starkstromverletzung des Auges. Arch. Augenheilk. 90, 127 (1927). — Stein: Nachweis der Zonulalamelle bei spontaner Linsenluxation. Klin. Mbl. Augenheilk. 76, 75 (1926). — Steindorff: Experimentelles zur Iontophorese. Zugleich ein Beitrag zur medikamentösen Behandlung von Linsentrübungen. Graefes Arch. 120, 175 (1928). — Steiner: Ringförmige Trübung der vorderen Linsenfläche nach Schußverletzung der Orbita. Klin. Mbl. Augenheilk. 48 I, 60 (1910). — Steinert: Über das klinische und anatomische Bild des Muskelschwundes der Myotoniker. Dtsch. Z. Nervenheilk. 37, 58; 39, 168 (1909). — Stekker: Über die Beziehungen zwischen Katarakt und innersekretorischen Funktionen, nebst Mitteilung eines Falles von Katarakt und Sklerodermie verbunden mit Störungen der Stimme. Inaug.-Diss. Rostock 1920. — Stock: Röntgenbehandlung in der Augenheilkunde; Krauses Handbuch der Röntgenheilkunde. Bd. 3, S. 1. Leipzig 1928. — Stoewer: (a) Glasbläser- und Feuerstar als Gewerbekrankheit. Klin. Mbl. Augenheilk. 78, 96 (1927). (b) Glasbläserstar als Gewerbekrankheit. Klin. Mbl. Augenheilk. 79, 243 (1927). — Stöltzner: Über

Tetaniekatarakt. Z. Kinderheilk. 47, 3. — STREBEL: Über die Dauer der Latenzzeit und Reifung bei dem durch Starkstrom verursachten grauen Star. Zur Pathogenese der Katarakt. Schweiz. med. Wschr. 51, 689. — STREIFF: Beobachtungen und Gedanken zum Heterochromieproblem. Klin. Mbl. Augenheilk. 62, 353. — STRUPOFF: Lenticonus posterior. Russk. ophthalm. J. 1 III (1922). Ref. Zbl.Ophthalm. 10, 525. — v. SZILY, A. sen.: Die Linse mit zweifachem Brennpunkt. Klin. Mbl. Augenheilk. 41 II (1903). — v. SZILY, A.: (a) Über familiäre Rettungsgürtelkatarakt. Klin. Mbl. Augenheilk. 80, 550 (1928). (b) Störungen der inneren Sekretion und ihre Bedeutung für das Sehorgan. Zbl. Ophthalm. 5, 97 (1921). — v. SZILY, A. und ARISAWA: Über die spezifischen Eigenschaften der Augengewebe. Sitzgsber. Heidelberg 1912, 253.

TAKEISHI: Über die Ursache der Farbe der Cataracta nigra. Klin. Mbl. Augenheilk. 66, 943 (1921). — TEPLIACHIN: Über die Stare infolge chronischer Vergiftung mit Mutterkorn. Michels Jber. 20, 275 (1889). — TERTSCH: Schwefelsäureverbrennung des Gesichtes und der Augen. Klin. Mbl. Augenheilk. 46, 1, 552 (1908). — THIERFELDER: Über einen Fall von Phakocele bei Hornhauttuberkulose nebst anatomischem Befund. Beitr. Augenheilk. 8, 319 (1913). — TOUFESCOU: Sur le cristallin pathol. Annales d'Ocul. 136, 1 (1906). — TREACHER, COLLINS: Pathology of the eye. London 1896. — TREUTLER: Diskussionsbemerkung über Röntgenkatarakt. Heidelberg. Ber. 1905, 338. — TRIBONDEAUX und BELLAY: Arch. Électr. méd. 1908, 99. Zit. nach STOCK. — TRON: Die Bedeutung der Epithelkörperchen in der Pathogenese des Altersstar. Arch. Augenheilk. 97, 356 (1926).

v. UBISCH: Linsenregeneration bei Fröschen. Verh. zool. Ges. 1923. — UHLENHUT: Zur Lehre von der Unterscheidung verschiedener Eiweißarten. Festschrift zum 60. Geburtstag von ROB. KOCH 1903. — UHTHOFF: Diskussionsbemerkung. Berl. klin. Wschr. 1919, 117.

VERDEREAU: (a) Tratamento medico de las Cataractas seniles. Arch. Oftalm. hisp.-amer., Juli 1906. (b) Traitement de la cataracte comm. Clin. ophtalm. 1904, 358. — VIEUSSE: Rec. Ophtalm. 1879. — VOGT: (a) Der Altersstar, seine Heredität und seine Stellung zu exogener Krankheit und Senium. Z. Augenheilk. 40, 123 (1918). (b) Atlas der Spaltlampenmikroskopie des lebenden Auges. Berlin 1921. (c) Klinischer und anatomischer Beitrag zur Kenntnis der Cataracta senilis insbesondere zur Frage des subkapsulären Beginnes derselben. Graefes Arch. 88, 329 (1914). (d) Neue Beobachtungen über menschliche Krystallinsen mit doppeltem Brennpunkt. Z. Augenheilk. 50, 145 (1923). (e) Dislocatio lentis spontanea als erbliche Krankheit. Z. Augenheilk. 14, 153 (1905). (f) Die vordere axiale Embryonalkatarakt der menschlichen Linse. Z. Augenheilk. 41, 124 (1919). (g) Neue Beobachtungen über die Altersveränderungen der menschlichen Linse, insbesondere über die Entwicklung der Alterskatarakt. Klin. Mbl. Augenheilk. 58, 579 (1917). (h) Weitere Ergebnisse der Spaltlampenmikroskopie des vorderen Bulbusabschnittes. III. Abschnitt. Angeborene und früh aufgetretene Linsenveränderungen. Graefes Arch. 108, 182 (1922). (i) Weitere Ergebnisse der Spaltlampenmikroskopie des vorderen Bulbusabschnittes: Faltenartige Bildungen des (vorderen) Chagrinsubstrates. Graefes Arch. 019, 160 (1922). (k) Weitere Ergebnisse der Spaltlampenmikroskopie des vorderen Bulbusabschnittes. VI. Abschnitt: Cataracta traumatica und Cataracta complicata. Mit Rückschlüssen auf die Entwicklung und den Aufbau der menschlichen Linse. Weiterer Beitrag zur VOSSIUSschen Ringauflagerung. Graefes Arch. 109, 154 (1922). (l) Weitere Ergebnisse der Spaltlampenmikroskopie des vorderen Bulbusabschnittes. Angeborene und früh erworbene Linsenveränderungen. Graefes Arch. 107, 196; 108, 182 (1922). (m) Weitere Ergebnisse der Spaltlampenmikroskopie des vorderen Bulbusabschnittes. VI. Abschnitt: Messende Untersuchungen über die Tiefenlage der Alterskernoberfläche in verschiedenen Lebensaltern. Graefes Arch. 109, 180 (1922). (n) Weitere Ergebnisse der Spaltlampenmikroskopie des vorderen Bulbusabschnittes: Radiärpigmentierung der Linsenvorderkapsel bei Iritis. Die Bedeutung der Irisrückfläche für die Sonnenblumenform der Kupferkatarakt. Graefes Arch. 112, 122 (1923). (o) Experimentelle Erzeugung von Katarakt durch isoliertes, kurzwelliges Ultrarot, dem Rot beigemischt ist. Klin. Mbl. Augenheilk. 63, 230 (1919). (p) Katarakt bei myotonischer Dystrophie. Graefes Arch. 108, 212, Klin. Mbl. Augenheilk. 67, 330, 69, 120. (q) Zwei Fälle von Kupferkatarakt, der eine mit Chalkosis retinae. Klin. Mbl. Augenheilk. 69, 119 (1922). (r) Klinische und experimentelle Untersuchungen über die Genese der VOSSIUSschen Ringtrübung. Z. Augenheilk. 40, 204 (1918). (s) Die Katarakt bei myotonischer Dystrophie. Schweiz. med. Wschr. 1921, 669. (t) Zur Frage der Kataraktgenese insbesondere der C. v. HESSschen Hypothese und seiner Lehre vom subkapsulären Beginn des Rindenstars. Klin. Mbl. Augenheilk. 61, 102 (1918). (u) Kupferveränderung (Chalkosis) von Linse und Glaskörper. Klin. Mbl. Augenheilk. 66, 277 (1921). (v) Klinischer und anatomischer Beitrag zur Kenntnis der Cataracta senilis insbesondere zur Frage des subkapsulären Beginnes derselben. II. Vakuolenbildungen. Graefes Arch. 88, 362 (1924). (w) Der klinische Nachweis der Linse in Fällen von Pupillar- und Vorderkammerexsudat sowie von Linsenluxation. Klin. Mbl. Augenheilk. 57, 395 (1916). (x) Präsenile und senile Linsentrübungen. Graefes Arch. 108, 192 (1922). (y) Ein Fall von Siderosis bulbi am Spaltlampenmikroskop. Klin. Mbl. Augenheilk. 66, 269 (1921). (z) Weiterer Beitrag zur VOSSIUSschen Ringtrübung. Graefes Arch. **109**, 154 (1922). (aa) Vogt: zit. von Salzer in seiner Arbeit über eine ungewöhnliche Form von Rindentrübung der menschlichen Linse (Wurmstar?). Graefes Arch. **115**, 518 (1925). (bb) Genese des Sonnenblumenstars. Klin. Wschr. **1928**, 1886. — Vogt und Lüssi: Weitere Untersuchungen über das Relief der menschlichen Linsenkernoberfläche. Graefes Arch. **100**, 157 (1919). — Vossius: (a) Zur Diagnose und Begutachtung von veralteten Unfallverletzungen des Auges durch Stahlsplitter. Arztl. Sachverst.-ztg **1896**, Nr 7. (b) Ein Fall von Blitzaffektion des Auges. Beitr. Augenheilk. **1892**, H. 4, 1. (c) Zwei Fälle von Katarakt in Verbindung mit Sklerodermie. Z. Augenheilk. **43**, 640 (1920). (d) Struma und Katarakt. Heidelberg. Ber. **1902**, 26. (e) Über eine ringförmige Trübung an der vorderen Linsenfläche nach stumpfen Kontusionsverletzungen. Med. Ges. Gießen. 24. Nov. **1903**. (f) Über eine ringförmige Trübung an der Linsenoberfläche nach Kontusionsverletzungen des Auges. Internat. Kongr. Lissabon **1904**. Ref. Klin. Mbl. Augenheilk. **44** I, 544 (1906). Arch. Augenheilk. **55**, 202 (1906). (g) Über die eigentümliche grünliche Verfärbung der Cornea nach Traumen und ihre Beziehung zu Cornealblutungen. Graefes Arch. **35** II, 297 (1889).

Wagenmann: (a) Ulcus corneae perforatum mit beginnendem Linsenaustritt. Heidelberg. Ber. **1905**, 319. (b) Verletzungen des Auges. Graefe-Saemischs Handbuch der gesamten Augenheilkunde, 3. Aufl., Bd. 2, S. 1514. — Waller: Arch. internat. Chir. **6**, 255 (1913). — Walter: Zur Jodbehandlung des Altersstars. Wschr. Ther. u. Hyg., Aug. **1914**, 306. — de Wecker: Nouveaux essais pour guérir la cataract sans operation. Annales d'Ocul. **83**, 161 (1905). — Weil und Nordmann: La cataracte et ses rapports avec la pathologie générale. Annales d'Ocul. **1926**, 417; Bull. Soc. ophtalm. Paris **1927**. — Weill: Spontane Resorption eines Altersstars. Z. Augenheilk. **5** II, 11 (1901). — de Wenzel: Abhandlungen vom Star. Nürnberg 1788. — Werner: Über Katarakt in Verbindung mit Sklerodermie. Inaug.-Diss. Kiel 1904. — Wernicke: Beitrag zur Frage des Zusammenhanges zwischen Katarakt und Struma. Inaug.-Diss. Freiburg 1903. — Wessely: (a) Zwei kleine Beiträge zur Pathologie der Linse. Arch. Augenheilk. **91**, 158 (1922). (b) Experimentelles über subconjunctivale Injektionen. Dtsch. med. Wschr. **1903**, 136. (c) Über einen Fall von im Glaskörper flottierenden Soemeringschen Krystallwulst nebst Bemerkungen über die Bildung von Ringlinsen nach Extraktionen am neugeborenen Tier. Arch. Augenheilk. **66**, 277 (1910). (d) Über eine weitgehende Regenerationsfähigkeit der wachsenden Linse. Münch. med. Wschr. **1909**, 2249. (e) Über Versuche am wachsenden Auge. Münch. med. Wschr. **1910**, Nr 44. (f) Versuche am wachsenden Auge. Über experimentell erzeugte Linsenkolobome. Arch. Augenheilk. **65**, 295 (1910). — Westhues: Der Schichtstar des Hundes. Arch. Tierheilk. **54**, H. 1, 32. — Wetlendorfer: Ein Beitrag zur Ätiologie des juvenilen Totalstars. Wien. med. Wschr. **1897**, Nr 11, 12, 36. — Wiedow: Über einen tödlich verlaufenen Fall von Naphthalinvergiftung. Inaug.-Diss. Gießen 1912. — Wolff: Entwicklungsphysiologische Studien. Arch. Entw.mechan. **1** (1895). — Woods und Burky: J. amer. med. Assoc. **89**, 1021. — Würdemann: Linsentrübungen, die durch nichtoperative Behandlung geheilt resp. gebessert wurden. Ophthalm. Rec., Sept. **1902**.

Zentmeyer: The pathogenesis of Vossius Ringkatarakt. Amer. J. Ophthalm. **1924**, 676. — Zirm: Doppelseitiger Sternstar, Cataracta stellata bei mehreren Gliedern einer Familie in Verbindung mit vererbter Myopie. Klin. Mbl. Augenheilk. **1892**, 5.

Der Glaskörper und seine Erkrankungen.

Von

ADOLF JESS-Gießen.

Mit 27 Abbildungen.

A. Der normale Glaskörper.

1. Entwicklung des Glaskörpers.

Die *Entwicklung des Glaskörpers* ist bereits in den Abschnitten, die von der Anatomie und Entwicklungsgeschichte des Auges (Band I des Handbuchs) handeln, ausführlich geschildert worden (s. Bd. 1, S. 493 ff), so daß hier nur eine kurze Zusammenfassung gegeben werden soll.

Einige Autoren haben eine ektodermale (TORNATOLA, RABL), andere eine mesodermale (CIRINCIONE), wieder andere eine von beiden Keimblättern herzuleitende Abstammung angenommen. v. KÖLLIKER kam zu dem Schluß, daß der Glaskörper im wesentlichen eine *ektodermale* Bildung sei, daß er aber während seiner Entwicklung auch mesodermale Bestandteile enthalte, und er teilte den Glaskörper in zwei Abschnitte, den ektodermalen oder retinalen und den mesodermalen Teil. Der letztere wird von dem Gefäßsystem der Arteria hyaloidea und den begleitenden Bindegewebszellen gebildet. Da er aber nur im embryonalen Leben vorhanden ist, sich später fast vollkommen zurückbildet, so müsse man den Glaskörper des ausgebildeten Auges als *wesentlich ektodermale*, d. h. retinale Bildung ansehen. Alle Glaskörperfasern sind als Protoplasmaausläufer der Stützzellen oder MÜLLERschen Zellen der Netzhaut zu betrachten. v. KÖLLIKER bekämpfte die früher von v. LENHOSSÉK und VAN PÉE aufgestellte Lehre der Entstehung des Glaskörpers aus kegelförmigen Ansätzen des Linsensäckchens, die sich zu feinen Fäserchen auswachsen. v. SZILY, der allgemeine Untersuchungen über die Beziehungen der faserigen Ausläufer epithelialer Schichten zu einwandernden Mesenchymzellen und damit zur Frage der Bindegewebsentstehung angestellt hat, konnte aber doch feststellen, daß wenigstens für einige Zeit die Ausläufer der von v. LENHOSSÉK entdeckten Basalkegel der Linsenzellen sich am Glaskörperaufbau beteiligen. Er und ebenso WOLFRUM betonen den nur geringen Anteil mesodermalen Gewebes, den auch BACH und SEEFELDER hervorheben.

Diese fassen die Forschungsergebnisse der letzten Jahre dahin zusammen, daß die Glaskörperbildung zuerst in der ganzen Ausdehnung des inneren Blattes des Augenbechers erfolgt, indem sich kegelförmige Vorsprünge an der Innenfläche dieses Blattes zeigen, die zu radiär gestellten Fäserchen auswachsen und durch Queranastomosen das zierliche Flechtwerk des embryonalen Glaskörpers bilden (s. Abb. 1). Sie treten mit den von der Linse ausgehenden Protoplasmaausläufern in Verbindung, die sich schon sehr früh entwickeln, wenn das primäre Augenbläschen sich bis an das Ektoderm heranschiebt. Sobald die Linsenkapsel gebildet ist, beteiligt sich die Linse nicht mehr am Aufbau des Glaskörpers, so daß die weitere Füllung des sich vergrößernden Glaskörperraumes lediglich von der ganzen *Innenfläche der Netzhaut* ausgeht. Dieser *retinale* oder *primitive* Glaskörper scheint sich ganz oder teilweise zurückzubilden, wenn mit fortschreitender Differenzierung der Netzhaut das Vermögen, Glaskörper zu bilden, von der Papille bis zur Pars coeca retinae allmählich abnimmt. Der bleibende faserige Glaskörper wird dann von letzterem Netzhautgebiet allein gebildet. WOLFRUM beschreibt hier von den Enden der hohen Zylinderzellen ausgehende feinfaserige und büschelförmige, nach allen Richtungen sich verstreuende Fortsätze, die Glaskörperfibrillen darstellen und die Matrix für den größten Teil des Glaskörpers abgeben.

MAWAS und MAGITOT unterscheiden drei Phasen in der Entwicklung des Glaskörpers. Bevor sich Mesoderm und Blutgefäße in das Augeninnere einsenken, bildet sich ein fibrillärer ektodermaler, der sog. primitive Glaskörper. Nach der Einwanderung der Gefäße besteht für längere Zeit ein gemischter Glaskörper (s. Abb. 2), welcher als Übergangsstadium bald vom endgültigen oder ciliaren Glaskörper abgelöst wird, der rein ektodermal ist und dessen Fibrillen fest an der Retina, ihrem Mutterboden haften, hier besonders in der Nachbarschaft des Ciliarkörpers entspringen.

Die Glaskörperfibrillen bilden schon frühzeitig ein Netzwerk radiär und meridional verlaufender Fasern, im Zentrum dagegen zeigt die von der Papille zur hinteren Linsenfläche verlaufende Zone ein lockeres Geflecht meist longitudinal gerichteter Faserzüge, die schon früh größere, mit Flüssigkeit gefüllte Lakunen einfassen. Eine eigentliche Membrana hyaloidea besteht nach der Ansicht der meisten neueren Autoren weder im Embryonal- noch im späteren Leben; die *Limitans interna* der Netzhaut wird als gemeinschaftliche Trennungszone der Retina und des Glaskörpers bezeichnet. BACH und SEEFELDER pflichten WOLFRUM darin bei, daß eine besondere anatomische Bezeichnung der peripheren, zwar etwas dichter gelagerten, aber nicht scharf abgegrenzten Faserzüge unzweckmäßig sei.

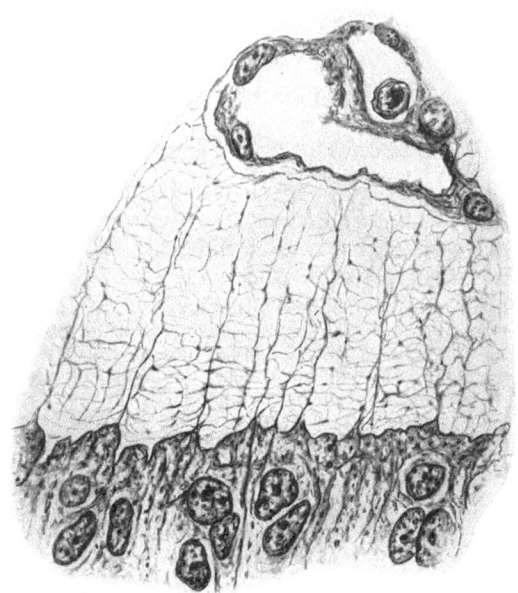

Abb. 1. Embryonales Glaskörpergewebe. (Nach M. WOLFRUM.)

Die Glaskörper*flüssigkeit* soll nach MAWAS und MAGITOT anfangs besonderen Zellen, wahrscheinlich retinalen Ursprungs entstammen, die in ihrem Protoplasma Vakuolen und Sekretionsbläschen zeigen. Nach dem Einwandern von Gefäßen halten sie eine Exsudation aus diesen für möglich, wie KESSLER sie vermutet hatte. Im fertigen Auge aber sehen sie die Quelle der Glaskörperflüssigkeit lediglich in den Ciliarepithelien.

Früher sprach sich schon CIRINCIONE, der die Fibrillen für mesodermaler Herkunft hielt, dahin aus, daß die *Glaskörperflüssigkeit retinalen* Ursprunges sei. Bei Wirbellosen ist übrigens nach CIRINCIONE kein eigentlicher Glaskörper vorhanden, sondern eine Gallerte, die als Sekretionsprodukt der Retinazellen aufgefaßt wird und in der sich Fortsätze der Retinazellen finden.

FRACASSI betont neuerdings auf Grund mikroskopischer Schnitte embryonaler Ochsenaugen in frühestem Stadium, daß eine bei der Invagination der Augenblase in diese eindringende „Lamina mesodermica" der ausschließliche Mutterboden des Glaskörpers sei. Gegen seine morphologischen Beobachtungen an offenbar mangelhaft behandelten und ausgesuchten Präparaten hat allerdings KALLIUS gewichtige Bedenken erhoben.

Die hier angeführten Arbeiten würden sämtlich einer Revision bedürfen, wenn die neuerdings von BAURMANN auf Grund physikalisch-chemischer Überlegungen ausgesprochene Ansicht zu Recht besteht, nach der es sich bei den so sorgfältig beschriebenen fädigen Gebilden, Basalkegeln der Linse, kurz der ganzen Architektonik der embryologischen Glaskörperpräparate gar nicht um ein echtes Gewebe, sondern um *Fällungsstrukturen* infolge der vorausgegangenen Fixierung der Präparate handeln soll. Wir werden unten auf diese Frage noch zurückkommen müssen.

Literatur.

Ein ausführliches Literaturverzeichnis bis 1920 über die *Erkrankungen des Glaskörpers* findet sich bei LAUBER, Graefe-Saemischs Handbuch 2. Aufl., Bd. 5, 3. Abt. Kap. VI 3, über die *Entwicklung des Glaskörpers* bei WOLFRUM: Graefes Arch. 65, 220, Über die pathologische Anatomie bei GREEFF: Die pathologische Anatomie des Auges. Berlin: August Hirschwald.

In *dieser* Zusammenstellung sind nur die im Text wörtlich zitierten Arbeiten angeführt.

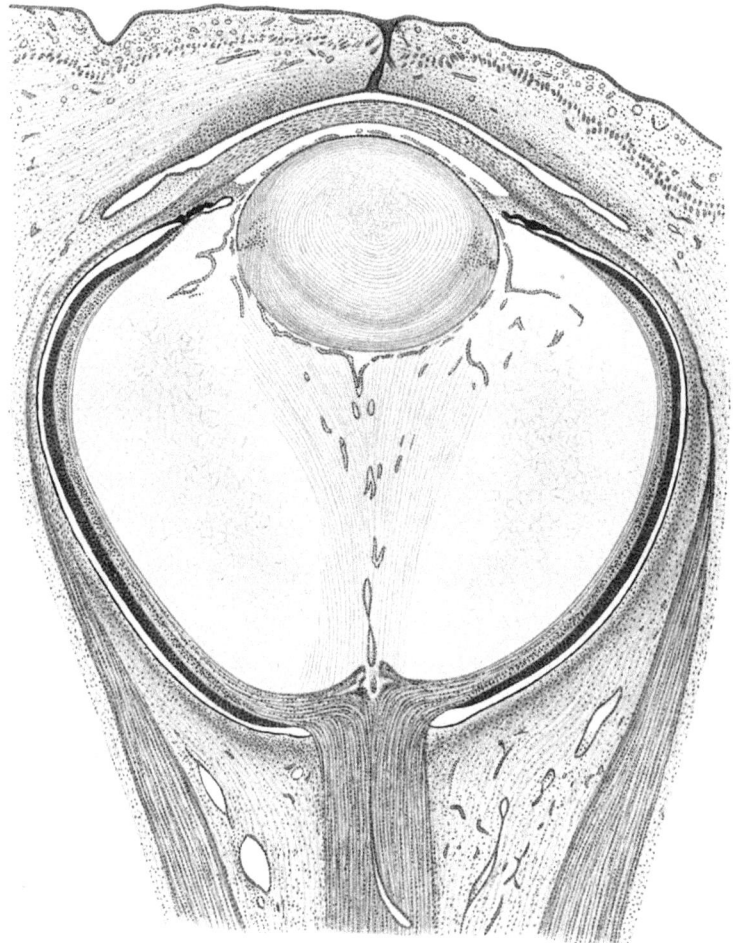

Abb. 2. Glaskörper eines 4 Monate alten Fetus. (Nach BACH-SEEFELDER.)

Entwicklungsgeschichte.

BACH-SEEFELDER: Atlas zur Entwicklungsgeschichte des menschlichen Auges, 2. Lief. Leipzig: Wilh. Engelmann.

CIRINCIONE: Über den gegenwärtigen Stand der Frage hinsichtlich der Genesis des Glaskörpers. Arch. Augenheilk. 50, 1904.

GREEFF: Die pathologische Anatomie des Auges Berlin: August Hirschwald 1901—1906.

KESSLER: Untersuchungen über die Entwicklung des Auges usw. Diss. Dorpat 1871. —

v. KÖLLIKER: Die Entwicklung und Bedeutung des Glaskörpers. Z. Zool. 76 (1903).

v. LENHOSSEK: Die Entwicklung des Glaskörpers. Vorgelegt der ungarischen Akademie der Wissenschaften am 20. Okt. 1902. Orv. Hetil. (ung.) 702.

MAWAS und MAGITOT: Über Bau und Entstehung des Glaskörpers beim Menschen. Bull. Soc. franç. Ophtalm. 8. Mai 1912. Ref. Klin. Mbl. Augenheilk. **50**, II, 121 (1912).
VAN PÉE: Recherches sur l'origine du corps vitré. Arch. de Biol. **19**, 317 (1902).
RABL: Zur Frage nach der Entstehung des Glaskörpers. Anat. Anz. **22**, 573 (1903).
v. SZILY: Zur Glaskörperfrage. Anat. Anz. **1904**, 24, 16—17.
TORNATOLA: Origine et nature du corps vitré. Rev. gén. Ophtalm. 510, 12. Dez. 1897.
VIRCHOW, H.: Erg. Anat. **10** (1900). Wiesbaden: J. F. Bergmann.
WOLFRUM: (a) Zur Entwicklung und normalen Struktur des Glaskörpers. (Literatur v. 1828—1906 über die Entwicklung des Glaskörpers.) Graefes Arch. **65**, 220 (1907). (b) Zur Frage nach der Existenz des Glaskörperkanals. Graefes Arch. **67**, H. 2, 370 (1908). (c) Ist das konstante Vorkommen des Glaskörperkanales Kunstprodukt? Graefes Arch. **73**, 213 (1910).

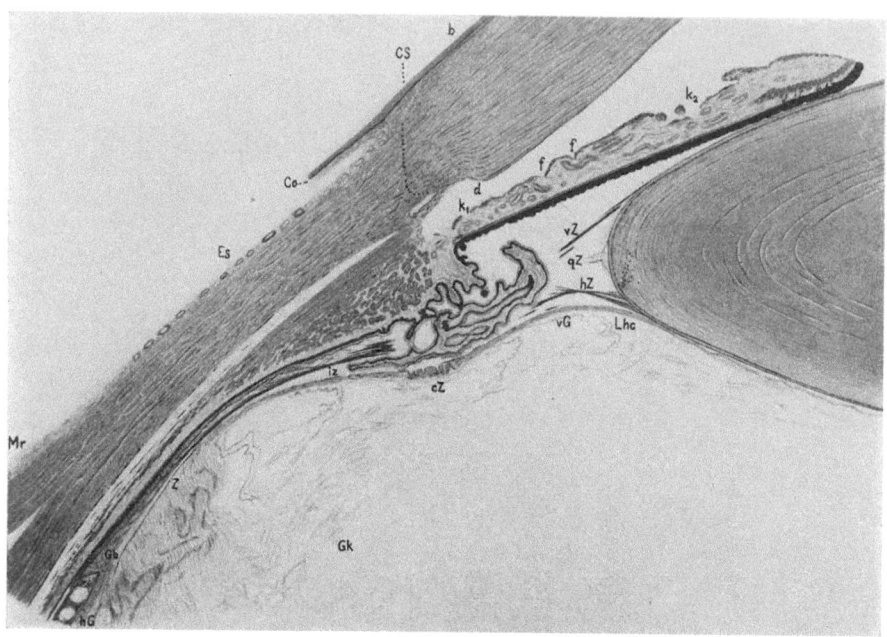

Abb. 3. Vordere Glaskörperbegrenzung. (Nach SALZMANN.)

2. Anatomie des Glaskörpers, Altersveränderungen, kongenitale Anomalien.

Bei makroskopischer Betrachtung des sagittal aufgeschnittenen Auges hat der Glaskörper die Gestalt des Durchschnittes einer vorn abgeplatteten und hier mit einer Delle versehenen Kugel, welche den Innenraum des Bulbus bis zur Linse ausfüllt. Letztere schmiegt sich mit ihrer Hinterfläche der „Fossa patellaris" an, von der aus der Glaskörper sich wallartig zum Ciliarkörper vorwölbt (s. Abb. 3 vG), dem er dicht anliegt und von dessen zahlreichen Fortsätzen er seichte Eindrücke empfängt (cZ). Während er im allgemeinen der Innenfläche der Netzhaut nur lose anhaftet, ist er an der Papille und besonders an der Ora serrata und am Ciliarepithel inniger befestigt. Diese letztere Zone in einer Breite von etwa 1,5 mm nennt SALZMANN die Glaskörperbasis, WOLFRUM den Glaskörperursprung (Z). Wo der Glaskörper frei die hintere Kammer begrenzt, tritt er durch feine Fortsätze mit den Zonulafasern in Verbindung, und wo er sich der Linse nähert, findet sich eine festere Anheftung konzentrisch zum Linsenrande, die von WIEGER Ligamentum hyaloideocapsulare (Lhc) genannt wurde. Innerhalb dieses ringförmigen Bandes besteht keine Verbindung mit der hinteren Linsenkapsel, vielmehr findet sich hier ein capillarer Spalt, der postlentikulare Raum.

Über die Existenz eines die Achse des Glaskörpers bildenden Canalis hyaloideus oder CLOQUETschen Kanals herrschten verschiedene Ansichten. STILLING, SCHAAF und BRIBACH sprachen sich ebenso wie früher SCHWALBE *für* das Vorhandensein eines Kanales aus, den man durch Injektion von Farblösungen darstellen kann, WOLFRUM hingegen hielt ihn für ein Kunstprodukt, das nach Abreißen des Glaskörpers von der Papille entstände. Offenbar finden sich hier individuelle Unterschiede, indem je nach der Ausdehnung zurückgebliebener Glaskörpergefäße auch eine Art von Kanal vorhanden sein *kann*, der sich bald mehr bald weniger weit von der Papille in die Glaskörpersubstanz hinein erstreckt; das ergibt sich auch aus neueren pathologisch-anatomischen Studien über die Gestaltung der Glaskörperblutungen von E. FUCHS. Auch SEEFELDER konnte in histologischen Schnitten fetaler und postfetaler Augen *keinen* eigentlichen *Canalis hyaloideus* feststellen.

Die *Glaskörpersubstanz* ist eine *durchsichtige* und *farblose* Masse, die einen gallertartigen Eindruck macht, ähnlich dem weißen Eiweiß eines rohen Hühnereies. Wie dieses besteht es aus einem feinen schwammartigen Gerüstwerk, das durch zahllose, miteinander verbundene Membranen und Fasern gebildet wird und das in unendlich vielen großen und kleinen Abteilungen die Glaskörperflüssigkeit umschließt.

Die Glaskörperfasern besitzen eine erhebliche Zugfestigkeit, wie man leicht feststellen kann, wenn man sie nach Auspressen der Glaskörperflüssigkeit als zähe, zusammenhängende Masse gewinnt, die erheblich belastet werden kann, ohne zu zerreißen. Der Brechungsindex des Glaskörpers beträgt im Durchschnitt 1,334, seine völlige Durchsichtigkeit behält er noch lange nach dem Tode.

Die *histologische* Untersuchung des Glaskörpers wird durch seine Konsistenz sehr erschwert. In allen Fixierungs- und Härtungsflüssigkeiten schrumpft er stark infolge hochgradiger Wasserabgabe, und weniger noch als es bei der Linse der Fall ist, entsprechen Lage, Gestalt und Verknüpfung der im Präparat darstellbaren Elemente dem natürlichen Bilde. Die beste Technik der mikroskopischen Untersuchung des Glaskörpers ist nach OGAWA die folgende, welche an der GREEFFschen Klinik in ähnlicher Weise wie früher von v. LENHOSSÉK angewendet wurde:

1. 8 Tage in MÜLLERscher Flüssigkeit mit Zusatz des halben Volumens 10% Formalinlösung;
2. 6 Wochen in reiner MÜLLERscher Flüssigkeit (ELSCHNIG);
3. 1 Tag abspülen in fließendem Wasser;
4. langsame, allmählich aufsteigende Alkoholnachhärtung (2—3 Wochen);
5. Öffnung des Bulbus durch Abtragung der Cornea oder durch Abtragung einer äquatorialen Kalotte, oben oder unten, im Exsiccator, mit scharfem Messer;
6. Einbettung in Celloidin, das man aus sehr dünner Konsistenz allmählich eindicken läßt (2—3 Wochen); das ist der wichtigste Punkt, da gerade im Celloidin sonst die größte Schrumpfung vor sich geht;
7. Aufkleben; den Block einlegen in 80% Alkohol, 24 Stunden;
8. Schneiden;
9. Färbung: 24—48 Stunden in DELAFIELDs Hämatoxylin für Gerüstuntersuchung; gewöhnliche Häm.-Eosinfärbung für Zellenuntersuchung.
10. Abspülen in Wasser;
11. Alkohol, Xylol, Balsam.

In 24—48 Stunden lang mit Hämatoxylin gefärbten Präparaten sind alle Gewebe mit Ausnahme der Glaskörperfibrillen natürlich stark überfärbt.

Bei der mikroskopischen Untersuchung beschrieb H. VIRCHOW das Gerüstwerk des fertigen Glaskörpers als ein Netzwerk, RETZIUS als ein Gewirr von Fasern, die außerordentlich fest miteinander verbunden sind. Die Fasern sind rund und glatt und gehen nicht von irgendwelchen Zellen aus. Ihre Anordnung ist verschieden. Während in der Peripherie dicht beieinanderliegende konzentrische Faserlamellen gefunden werden, verlaufen im Inneren des Glaskörpers die Fibrillen in vielfach wechselnder Anordnung durcheinander. Besonders in der Gegend der Ora serrata ziehen sie in langen Büscheln und nach allen Seiten divergierend in den Glaskörper hinein. Es entstehen durch dieses System von Fasern eine Unmenge einzelner abgeschlossener Räume, welche von der wasserklaren Glaskörperflüssigkeit ausgefüllt sind und diese so festhalten, daß sie aus dem unverletzt dem Auge entnommenen Glaskörper nicht herausfließt.

SALZMANN, der ebenfalls eine eigentliche Umhüllungshaut, eine *Hyaloidea*, nicht annimmt, sondern nur eine dichtere Grenzschicht finden konnte, die mit der Limitans interna retinae beginnt, beschreibt zwei Stellen, an denen diese dichtere Rinde fehlt. Die eine vor dem Sehnerv gelegene wurde als *Area Martegiani* bezeichnet, die andere, eine zirkuläre Partie zwischen der Glaskörperbasis und dem Rande der vorderen Grenzschicht, nannte er die *Zonularspalte*. Ob diese Stellen mit dem Flüssigkeitswechsel des Glaskörpers in Beziehung stehen, ist noch unaufgeklärt.

Zellen werden im Glaskörper nur äußerst spärlich gefunden. Außer einigen polymorphkernigen Leukocyten, die sich als Wanderzellen besonders in den äußeren Schichten finden, sind von vielen Autoren größere abgeplattete, meist sternförmige fixe Zellen beschrieben worden, die ebenfalls besonders in der Peripherie und der Grenzschicht anliegend vorkommen. Blutgefäße und Nervenfasern fehlen dem ausgebildeten Glaskörper völlig.

Wie bei der Linse, so hat auch beim Glaskörper die *Untersuchung des lebenden Auges mit der Spaltlampe und dem Hornhautmikroskop* unsere Kenntnis der normalen Struktur und der pathologischen Veränderungen gefördert. Wenn es früher allgemein hieß, daß der Glaskörper bei Erkrankungen des inneren Auges nur eine passive Rolle spiele, indem Entzündungsprodukte, Blutungen u. a. von den benachbarten Organen in ihn hineindrängen, wissen wir jetzt, daß das Glaskörpergerüst selbst auch ohne Miterkrankung der Umgebung hochgradigen Veränderungen unterworfen sein kann. Wir werden aber sehen, daß auch die Glaskörperflüssigkeit in ihrer chemischen Zusammensetzung offenbar von der Norm abweichen und durch den Ausfall anorganischer und organischer Substanzen ihre Klarheit einbüßen kann.

Schon früher sah man in aphakischen Augen, wenn die Linse *mit* der Kapsel entfernt worden war, aus dem Pupillargebiet den Glaskörper wie eine feine Wolke oder einen leicht grau reflektierenden Schleier in die vordere Kammer hineinragen und bei Augenbewegungen hin und her flottieren. Auch konnte man gelegentlich Strukturelemente der vordersten Schichten schon bei schwacher Vergrößerung und bei seitlicher Beleuchtung erkennen. GULLSTRAND sah zuerst das Glaskörpergerüst im *linsenhaltigen* Auge mit Hilfe seiner Spaltlampe und machte schon bei der ersten Demonstration derselben auf dem Heidelberger Kongreß im Jahre 1911 darauf aufmerksam, daß nicht nur der normale, sondern auch der krankhaft veränderte Glaskörper mit Hilfe dieser neuen Untersuchungsmethode zu studieren sei. Er beschrieb später die so sichtbaren Gebilde als ,,verschieden tiefliegende, wie aus einem Netzwerk bestehende Membranen, welche sich hauptsächlich in frontaler Richtung auszudehnen scheinen". ERGGELET, der sich dann zuerst eingehend mit dem Bild der Glaskörperstruktur an der Spaltlampe beschäftigte, äußert sich wie folgt: ,,Wenn man eine Anzahl Augen untersucht hat, so erhebt sich die Frage, was ist normal, resp. was ist nicht normal. Denn man sieht an vollkommen gesunden Augen eine große Mannigfaltigkeit von Einzelheiten, die man anfangs leicht geneigt sein könnte, als pathologisch aufzufassen, wenn man den klinischen Befund im übrigen nicht kennen würde. Die Membranen leuchten bei manchen Augen mehr, bei anderen weniger lebhaft auf, so daß man teils den Eindruck von sehr zarten, teils von mehr derben Gebilden hat. Dann und wann sind dieselben mehr oder weniger gefaltet, oft so wie ein Tuch, das an einem Nagel aufgehängt ist, oft in parallele Falten gelegt, wobei man mit dem Spaltbild den Faltungen folgen kann, manchmal sind sie auch glatt, so daß sie bei geeigneter Beleuchtungsrichtung ganz plötzlich flächenhaft aufleuchten. Neben den Membranen kann man auch mehr bandförmige und sehr häufig fädige Gebilde beobachten. Letztere sind teils äußerst zierlich, teils gröber, teils geradlinig, teils mehr oder weniger gewellt und gekräuselt wie Locken. Schließlich finden sich auch sehr feine punktförmige Elemente. Zwischen dem Netzwerk dehnen sich optisch leere Räume aus. Nicht selten wird eine solche leere Zone beobachtet, die wie ein Kugelsegment hinter der Linse liegt. Erst hinter dieser beginnen dann die Strukturelemente sichtbar zu werden, in einzelnen Augen mit einer der Linsenfläche fast parallelen Membran. Bei Augenbewegungen flottieren die Membranen besonders mehr in der Tiefe in nicht unbeträchtlichem Umfang hin und her."

Später hat KOEPPE bis ins einzelne gehende Studien des normalen Glaskörpers an der Spaltlampe veröffentlicht. Er hebt mit Recht hervor, daß die mit Hilfe der Spaltlampe und des Hornhautmikroskopes am *lebenden* Auge beobachteten Bilder der Wirklichkeit viel mehr entsprechen, als alle im histologischen Schnitt mit dem Mikroskop festgestellten Befunde, da gerade beim Glaskörper jede Konservierungsmethode reichliche Kunstprodukte verursachen muß. Auch erlaubt das plastische Bild des *lebenden* Glaskörpers eine bequemere und sicherere Orientierung über die Anordnung der einzelnen Elemente, als selbst lückenlose Serienschnitte es vermögen.

Allerdings bietet die Untersuchung des Glaskörpers bedeutendere Schwierigkeiten, als die der vor ihm gelegenen Linse. Die Lichtstärke der Bilder ist erheblich geringer und selbst leichte Trübungen der vor ihm gelegenen Organe erschweren die Betrachtung erheblich. Mehr wie sonst bei der Benutzung der GULLSTRANDschen Apparatur ist deshalb eine gute Dunkelanpassung des Beobachters und Ausschluß jedes abirrenden Lichtes durch entsprechende Abdeckung des eigenen Auges nötig. Um störende Reflexe an den Grenzflächen der beiden Medien zu vermeiden, soll die optische Achse des Beleuchtungssystems

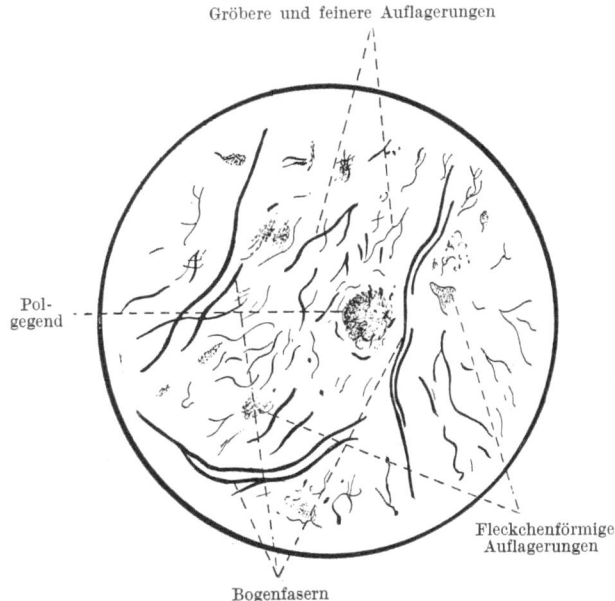

Abb. 4. Physiologische Auflagerungen auf der hinteren Linsenkapsel. (Nach KOEPPE.)

mit der des Beobachtungsinstrumentes einen möglichst spitzen Winkel bilden, am besten aber mit Hilfe des Silberspiegels das Lichtbüschel in der Beobachtungsrichtung in das zu untersuchende Auge hineindringen. Maximale Erweiterung der Pupille durch Atropin-Cocain ist erforderlich.

Auf der hinteren Kapsel der Linse, welche in die tellerförmige vordere Grube des Glaskörpers, die Fossa patellaris, eingelagert ist, finden sich regelmäßig gröbere und feinere, bald fleckchenförmige, bald faserartige Auflagerungen (s. Abb. 4), welche als Überreste der Tunica vasculosa lentis aufzufassen sind, ferner Zellelemente verschiedenster Art, Pigmentkörnchen und in seltenen Fällen vereinzelte Kryställchen, die teils rhombisch, teils polymorph, oft von grünlichem Farbton, von KOEPPE als Cholesterinplättchen oder auch als kalkhaltige Drusen angesprochen werden.

Unmittelbar hinter der Linse ist in allen normalen Augen der schon von ERGGELET beschriebene Grenzraum vorhanden, eine optisch vollkommen leere Zone von wechselnder Tiefe, die im Alter vielleicht etwas tiefer ist als in früheren Jahren, sich nach dem Linsenäquator zu immer mehr verjüngt.

COMBERG ist allerdings der Ansicht, daß diese optisch leere Zone dem Glaskörper selbst angehört und dessen zarte vordere Schicht in normalen Fällen der hinteren Linsenkapsel dicht anliegt.

KOEPPE hat versucht, aus dem Gewirr von mehr oder weniger hell aufleuchtenden Faserzeichnungen eine Anzahl von Haupt- und Nebentypen zu beschreiben. Sie lassen erkennen, welch außerordentliche individuelle Verschiedenheiten der Glaskörperstruktur das Spaltlicht uns am Hornhautmikroskop zeigt; doch ist es, wie eingehende Nachprüfungen mich gelehrt haben, schwer, hier ganz objektiv zu beschreiben, da sich das Bild bei jedem Einfallswinkel grundlegend ändern kann und sehr von der Intensität der Beleuchtung abhängig ist.

VOGT, der sich beim Studium des mikroskopischen Bildes des lebenden Glaskörpers vielfach des ganz besonders hellen Lichtes der *Mikrobogenlampe* bediente, spricht sich für eine vorwiegend *lamelläre* Struktur des Gerüstes aus, für

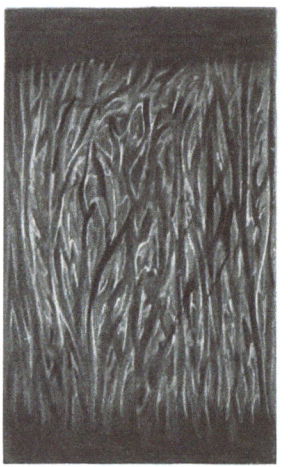

Abb. 5. Vordere Grenzschicht. (Nach A. VOGT.)

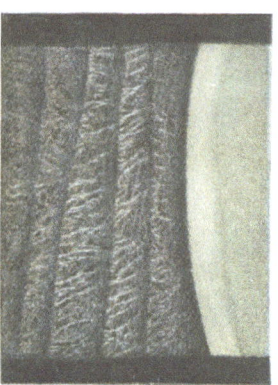

Abb. 6. Etagenförmige Faltenbildung. (Nach A. VOGT.)

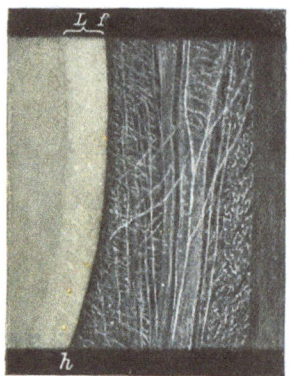

Abb. 7. Normales Glaskörpergerüst mit angeborenen Einlagerungen. (Nach A. VOGT.)

membranöse Gebilde, an denen aber eine fibrilläre Struktur oft unterscheidbar sei. Allerdings könne eine reine Faserbildung auch bei nicht genügend heller Spaltbeleuchtung vorgetäuscht werden, weshalb manche Befunde noch revisionsbedürftig seien. Auch er sah zwischen Linse und Glaskörper stets den optisch relativ leeren Grenzraum und nennt die vorderste, durch dichtere Aneinanderlagerung der Lamellen zustande kommende Schicht eine Pseudomembran (Abb. 5). Er spricht sich aber in bezug auf die Einteilung nach Fasertypen reserviert aus, da auch nach seiner Ansicht derartige Bilder sehr abhängig von der Beleuchtung sind. Seine Abbildungen lassen unter anderem eine etagenförmige Schichtung vertikal gefalteter Membranen mit dunklen Querstreifen (Abb. 6) und zarte lichtstärkere Fäden erkennen (Abb. 7). Auch punktförmige weiße Einlagerungen, ,,Glaskörperstaub", sind schon im normalen Glaskörper hier und da zu erkennen. Im retrolentalen Raum beschreibt auch VOGT fädige Gebilde, die den Eindruck von Gefäßresten machen und als Überbleibsel der sog. Vasa hyaloidea propria gedeutet werden, die im Embryonalleben von der Ursprungsstelle der Arteria hyaloidea in die peripheren Glaskörperpartien ziehen und vorn mit den peripheren Teilen der Tunica vasculosa lentis posterior anastomosieren.

VERAGUT bestätigte nach einer Serienuntersuchung von 82 gesunden kindlichen Augen die Angaben von VOGT.

Von **angeborenen Veränderungen** im Gebiet des Glaskörpers sind bereits die vielgestalteten großen und kleinen Auflagerungen auf die hintere Linsenkapsel erwähnt, die als Reste des embryonalen Gefäßnetzes aufzufassen sind und oft ein ziemlich dichtes grauweißes Fasergewirr darstellen. Eine breite kegelförmige Auflagerung auf der hinteren Linsenkapsel wird von KOEPPE als „physiologischer Lenticonus posterior" angeführt. Eine bandartige Quertrübung einzelner Fasern oder Faserbündel wird beschrieben, doch erscheint es auch hier noch unklar, inwieweit von der Beleuchtung abhängige Phänomene vorliegen. In der unteren Hälfte kommen zu Komplexen geballte Fädchen mit Körncheneinlagerungen vor, die von den normalen Gerüstteilen pseudomembranartig umfaßt werden und vielleicht Rudimente mesodermaler Herkunft darstellen. Strangartige Reste der Arteria hyaloidea sind keine Seltenheit und mit dem Lichtbüschel bis weit in die Glaskörpersubstanz hinein zu verfolgen. Eine „angeborene gleichmäßige Punkttrübung des Glaskörpers", bei der auf den etwas undurchsichtigen Fasern allerfeinste weißliche Trübungen zu erkennen sind, scheint dagegen nicht häufig vorzukommen. Sie wird in Parallele gesetzt mit gewissen angeborenen Linsentrübungen.

Als **senile Veränderungen** des Glaskörpers erwähnt KOEPPE Cholesterinkrystalle im Bereich der hinteren Kapsel, als welche er „grünlich schillernde polygonale Krystallplättchen" anspricht, die besonders in der Gegend des hinteren Pols sich finden, auch sollen die physiologischen Auflagerungen auf der Kapsel im Alter entschieden grauer, die zelligen Elemente vermehrt sein. Der Grenzraum zwischen Linse und Glaskörper gewinnt an Tiefe, die Partien der vorderen Grenzschicht erscheinen grauer, unregelmäßiger, gröber, die Lücken verbreitert. Im Protoplasma der einzelnen Membranen tritt schließlich eine Art körnigen Zerfalls auf, bei dem das ganze Gerüstwerk unregelmäßiger wird, die Hohlräume immer größeren Umfang annehmen, da das Gerüst gewissermaßen zusammensintert. Vielfach lösen sich die Teile aus ihren gegenseitigen Verbindungen und flottieren mit dem freien Ende in der Glaskörperflüssigkeit, bevor sie gänzlich zerfallen. Eine Zunahme von Pigmentzellen und das Auftreten von roten Blutkörperchen und Hämatoidinkrystallen begleiten nicht selten diese *Altersdestruktion* des Glaskörpers, was auf Rarefikation pigmenthaltiger Gewebe und auf arteriosklerotische Gefäßschädigungen zurückzuführen sein dürfte.

Wenn von einer *Verflüssigung* des Glaskörpers im Alter gesprochen wird, so haben wir darunter einen Zerfall des Glaskörpergerüstes, vielleicht infolge einer „kataraktiformen Degeneration" der einzelnen Membranen zu verstehen, durch welchen große Hohlräume gebildet werden, aus denen die defekten äußeren Lamellen die Glaskörperflüssigkeit austreten lassen können. VOGT bestätigt die von KOEPPE beschriebenen senilen Gerüstveränderungen und gibt Abbildungen des Glaskörpers einer 80jährigen Frau wieder, der eine feinste weißliche Körnelung oder Bereifung der Fäden und Streifen und feinste dichte Staubbildung der dazwischenliegenden Substanz erkennen ließ. STREIFF weist auf gewisse Ähnlichkeiten des senilen mit dem myopischen Glaskörperzerfall hin. Schon frühere Autoren haben wiederholt hervorgehoben, daß der Glaskörper im Alter bei Lupenspiegeluntersuchung häufig „senile" Trübungen aufweise (MICHEL, SCHWEIGGER). ROEMER betonte unter Berufung auf KNAPP, daß mit der Spaltlampe in jedem Fall eines beginnenden subkapsulären Altersstares Trübungen des Glaskörpers nachweisbar seien. Dieser Angabe hält aber ERGGELET entgegen, daß bei der großen Variabilität der Glaskörperstruktur im Spaltlampenbild man der Diagnose einer pathologischen Trübung gegenüber sehr vorsichtig sein müsse. Eine systematische Untersuchung auf senile Glaskörpertrübungen hat neuerdings z'BRUN durchgeführt. Bei maximaler

Pupillenerweiterung wurden 200 Augen gesunder Individuen verschiedensten Lebensalters mit der Spaltlampe und dem Lupenspiegel genau durchmustert. Es ergab sich, daß schon vom 40. Lebensjahre an leichte Trübungen nachweisbar waren, die jedoch mit dem Lupenspiegel nur mit Mühe erkannt werden konnten, weshalb irgendwelche Sehbehinderungen kaum durch sie verursacht sein dürften. Mit dem Spaltlampenmikroskop zeigte sich, ,,daß die Kontinuität der Gerüstmembran gelitten hatte und daß namentlich im Bereich des vordersten Glaskörperabschnittes fädige Gerüstformen in den Vordergrund traten". Im allgemeinen überwogen aber die staubförmigen Trübungen, die meist doppelseitig waren und im Alter in steigendem Maße beobachtet wurden. Frauen schienen etwas häufiger derartige Trübungen aufzuweisen, doch dürfte das Material noch nicht genügend groß sein, um darüber endgültig zu entscheiden. Mit der gewöhnlichen Spaltlampenuntersuchung gelingt es nur bei Hyperopen, noch einigermaßen über die mittleren Partien und den Beginn des hinteren Drittels sich ein Bild zu verschaffen.

Will man noch tiefer in den Glaskörper eindringen, so ermöglicht das nur die Anwendung des KOEPPEschen *Silberspiegels*, welcher das Lichtbüschel der Spaltlampe so ablenkt, daß es in der Beobachtungsrichtung in das Auge hineinfällt. Man kann dann noch die Struktur in der vorderen Hälfte des hinteren Glaskörperdrittels übersehen. Es bedarf allerdings längerer Dunkeladaptation, um die sehr lichtschwachen Bilder in der Tiefe erkennen zu können. Nach KOEPPE unterscheiden sie sich im allgemeinen nicht von der Struktur des vorderen Abschnittes. Besonders wird von KOEPPE hervorgehoben, daß bei dieser Untersuchungsmethode das Innere des Glaskörpers zwar zartere und durchsichtigere Fasern, aber keine Verbreiterung der Lücken oder das Vorherrschen optisch dunklerer Glaskörperflüssigkeit erkennen lasse. Demnach könne von einer stärkeren Verflüssigung des Glaskörpers im Zentrum, wie GREEFF und andere Autoren es annehmen, nicht die Rede sein. Die unmittelbar vor der Netzhaut, also in der hinteren Hälfte des hinteren Drittels gelegenen Schichten zu sehen, gelingt aber selbst bei Anwendung des Cornealkontaktglases nicht gut. Das sehr helle Spaltlicht auf der Retina übertönt hierbei die Konfiguration der *normalen* Glaskörperfasern, nur pathologische Trübungen können in dieser Tiefe noch erkannt werden. KOEPPE empfiehlt, hier im langwelligen Licht der durch Rotscheibe abgeblendeten Lichtquelle zu untersuchen.

Auf Grund seiner mikroskopischen Untersuchungen des durchbluteten Glaskörpergewebes kommt ferner E. FUCHS zu dem Ergebnis, daß die oft außerordentlich regelmäßige Anordnung der Erythrocyten nicht nur in den Randschichten, sondern auch im Inneren sich nicht durch die bloße Gegenwart von Fasern erklären lasse, sondern daß sie einen *Aufbau aus Membranen* erforderlich mache. E. FUCHS erklärt den Aufbau des Glaskörpergerüstes folgendermaßen: ,,An der Glaskörperbasis strahlen vom Orbiculus Lamellen fächerförmig nach vorne, nach hinten und nach der Mitte aus. Die vordersten und hintersten schließen sich zur vorderen und hinteren Grenzschicht zusammen. Die auf die vordersten folgenden Lamellen ziehen in nach vorne konvexem Bogen nach dem Glaskörperkern, die nach vorne von den hintersten liegenden Lamellen ebenso, nur mit nach hinten gerichteter Konvexität, während die mittleren Lamellen in ungefähr frontaler Richtung sich ausbreiten. So findet von den vordersten, am stärksten nach vorne konvexen Lamellen durch immer flachere ein allmählicher Übergang statt zu den mittleren Lamellen, auf welche dann wieder in umgekehrter Reihenfolge immer stärker nach hinten konvexe Lamellen bis zur hinteren Grenzschicht folgen. In den mittleren Teilen des Glaskörpers reihen sich die Lamellen weniger dicht aneinander als in den Randteilen. Die hier geschilderte Anordnung gilt mit der Einschränkung, daß im Glaskörperkern die

Lamellen wenig regelmäßig sind und oft ganz fehlen, besonders im Alter. Der Zentralkanal ist von sagittal gerichteten Lamellen, welche ihn konzentrisch umgeben, eingeschlossen. In histologischen Präparaten geben die peripheren Schichten ein Bild dicht beisammenliegender und gestreckt verlaufender Lamellen (s. Abb. 8), die darauffolgenden haben größere Abstände und sind etwas

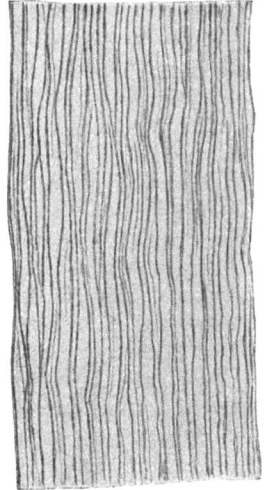

Abb. 8. Periphere Glaskörperlamellen.
(Nach E. Fuchs.)

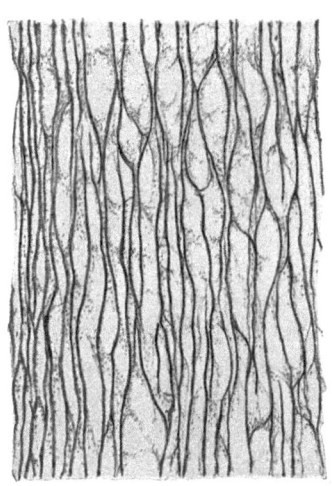

Abb. 9. Intermediäre Glaskörperlamellen.
(Nach E. Fuchs.)

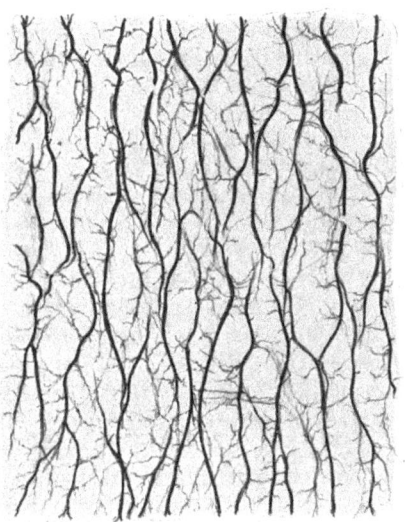

Abb. 10. Zentrale Glaskörperlamellen.
(Nach E. Fuchs.)

wellig (s. Abb. 9), nach dem Zentrum zu liegen die Lamellen noch weiter und lassen ein feines Faserwerk zwischen sich erkennen" (s. Abb. 10). Ob diese letzteren Lagerungen allerdings völlig der Konfiguration im *lebenden* Auge entsprechen, oder ob die Verzerrungen der *inneren* Schichten nicht durch den Härtungsprozeß verstärkt werden, läßt E. Fuchs offen.

BAURMANN vertritt auf Grund physikalisch-chemischer Überlegungen und ultramikroskopischer Untersuchungen die Auffassung, daß der Glaskörper, eine typische kolloidale Substanz, ein *Zellprodukt*, kein Zellgewebe im eigentlichen Sinne sei. Wenn BAURMANN darauf hinweist, daß die nach Fixierung des Glaskörpers mit den verschiedensten Fällungsmitteln von früheren Autoren mikroskopisch beschriebenen Membranen zum großen Teil künstliche Strukturen darstellen, die durch das Auftreten LIESEGANGscher Fällungszonen bedingt sind, so befindet er sich in Übereinstimmung mit MERKEL, KEIBEL u. a., welche schon vor ihm die so nachgewiesenen Faser- und Netzgerüste des Glaskörpers skeptisch betrachteten. BAURMANN sieht den Glaskörper an als eine Gallerte, in welcher die Glaskörperflüssigkeit durch molekulare Attraktion gebunden sei, er betont, daß die von ihm im Ultramikroskop gesehene Fadenstruktur mit ihrer großen Oberflächenentwicklung die Bindung einer verhältnismäßig sehr reichlichen Flüssigkeit an eine äußerst geringe Menge gelbildender Substanz (um $0,1\%$) sehr wohl gestatte, und er verwirft die Vorstellung, daß Glaskörpergerüst und Glaskörperflüssigkeit zwei selbständige, voneinander zu trennende Dinge seien. Er empfindet aber offenbar selbst die Schwierigkeit, angesichts der intravital so gut zu beobachtenden Spaltlampenbefunde alle Strukturen des Glaskörpers auf physikalisch-chemischem Wege zu erklären, wendet jedoch ein, daß das Spaltlampenverfahren vielleicht optische Beugungserscheinungen nicht vermeiden lasse, die von den Strukturen der Linse oder Hornhaut herrühren könnten.

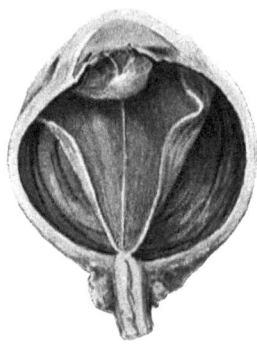

Abb. 11. Persistierende Glaskörperarterie. (Aus der v. MICHELschen Sammlung.)

Von kongenitalen Anomalien ist die häufigste ein *Persistieren der Arteria hyaloidea*, des Blutgefäßes des embryonalen Glaskörpers, welches von der Arteria centralis retinae in sagittaler Richtung zum hinteren Linsenpol zieht (s. Abb. 11) und hier an der Bildung der Tunica vasculosa sich beteiligt. Wie diese pflegt normalerweise im menschlichen Auge zur Zeit der Geburt die Arterie mitsamt sie begleitendem mesodermalen Gewebe verschwunden zu sein. Oftmals sieht man allerdings bei Neugeborenen und Kindern im ersten Lebensjahr einen kurzen, 1—1,5 mm langen Zapfen auf der Papille, der den Rest der Arteria hyaloidea enthält. Diese Angabe von TERRIEN wird von E. v. HIPPEL bestätigt. Selten finden sich dagegen im ausgewachsenen Auge mehr oder weniger deutliche Reste, die in verschiedenster Gestalt beschrieben wurden, hier und da auch zu Verwechslungen mit Entozoen Veranlassung gegeben haben (HIRSCHBERG). Wenn die Arterie in ihrer ganzen Ausdehnung, allerdings größtenteils obliteriert, erhalten ist, sehen wir einen im durchfallenden Licht schwarzen, im auffallenden Licht grauweißen Strang sehr wechselnden Kalibers von der Zentralarterie oder einem ihrer Äste nach vorn ziehen, wo er sich in mehrere Ausläufer spalten kann, die auf der hinteren Kapsel nasal oder etwas nasal unten vom Linsenpol inserieren. Der hintere Teil dieses bald schlaffen, bald straff gespannten Stranges kann noch eine feine rote Blutsäule zeigen. Meistens allerdings handelt es sich um Rudimente. Entweder ist nur der hintere Teil vorhanden und ragt zapfenartig sich verjüngend oder kolbenartig zunehmend nach vorn, oder ein feiner Rest des vorderen Teiles zieht vom hinteren Linsenpol in den Glaskörper, bei Bewegungen des Auges mehr oder weniger stark flottierend. Beide Teile können auch zusammen noch vorhanden sein, während das Mittelstück nicht mehr erhalten ist.

Eine besonders ausgedehnte Arteria hyaloidea nebst einer persistierenden Tunica vasculosa lentis demonstrierte 1912 REIS im anatomischen Präparat. Das Auge des zwei Monate alten Kindes war wegen „*Gliom*" enukleiert. Die Arterie war in ihrem ganzen Verlauf bluthaltig, bestand im hinteren Teil aus zwei parallelen Ästen und teilte sich vorn in eine Anzahl feinster Gefäßchen, welche die Tunica vasculosa bilden halfen, die infolge reicher Entwicklung gliösen und mesodermalen Gewebes einen derben membranösen Belag der hinteren Linsenkapsel darstellte. Bemerkenswert ist der Fall von UNTERHARNSCHEIDT, bei dem eine vorher intakte persistierende Arterie nach einigen Jahren infolge progressiver Myopie in der Mitte auseinandergerissen beobachtet wurde. In manchen Fällen ist es differentialdiagnostisch nicht leicht zu entscheiden, ob es sich um Reste der Glaskörperarterie handelt oder etwa um bindegewebige Neubildungen nach entzündlichen oder hämorrhagischen Affektionen. Gefäße, welche von der Zentralarterie oder Vene schlingenartig nach vorne eine Strecke in den Glaskörper hineinragen, haben mit einer Arteria hyaloidea persistens nichts zu tun. So beschrieb kürzlich MARQUEZ eine arterielle aus zwei spiralig sich umkreisenden Gefäßen bestehende Schlinge, die aus der oberen temporalen Netzhautarterie ziemlich senkrecht von der Papille in den Glaskörper vorsprang und auf Druck Pulsation zeigte.

Umfangreichere von der Papille in den Glaskörper ziehende Gebilde von Schlauch-, Blasen- oder Cystenform sind in der Literatur wiederholt als Persistenz des CLOQUETschen Kanals gedeutet worden. Die Annahme, daß hier entzündliche Prozesse mitbeteiligt gewesen sein könnten, wird in manchen Fällen durch gleichzeitige Netzhaut- und Aderhautveränderungen gestützt, doch scheinen auch Entwicklungsstörungen gelegentlich eine Rolle zu spielen. Eine persistierende Glaskörperarterie pflegt im allgemeinen kein nennenswertes optisches Hindernis zu bedeuten, wird auch kaum entoptisch wahrgenommen. Bei umfangreicheren sie begleitenden Gliawucherungen können allerdings Sehstörungen vorhanden sein.

Als ungleich seltenere Mißbildung des Glaskörpers ist noch eine *kolobomartige* Einschnürung an der Unterfläche zu erwähnen, die in höchstem Grade in wechselnder Tiefe von der Papille bis zur Linse reicht, sonst aber nur vorn oder hinten vorhanden ist. Sie wird meist durch bindegewebige, mitunter gefäßführende Stränge gebildet und steht im Zusammenhang mit Störungen beim Verschluß der fetalen Augenspalte. In einem Schweineauge fand v. HESS ein 5 mm langes und 1 mm breites Kolobom des Glaskörpers, das fast in seiner ganzen Ausdehnung von einer Duplikatur der hier entarteten *Netzhaut* ausgefüllt war.

Verschiedentlich wurden im Glaskörperraum eines angeborenen Mikrophthalmus einzelne Fettzellen, aber auch bedeutende Fettmassen gefunden, woraus verschiedene Autoren auf eine Umwandlung von Glaskörpergewebe in Fett schließen wollten. LEBER nahm ein direktes Einwuchern des orbitalen Fettgewebes durch die offen gebliebene Augenspalte an, C. v. HESS und BENDA fanden im bindegewebig degenerierten Glaskörper Knorpelgewebe.

Ähnliche, bald nach der Geburt bemerkte und unter ärztlicher Beobachtung sich vergrößernde Gewebsbildungen haben gelegentlich zur Diagnose Gliom und zur Enukleation des Auges Veranlassung gegeben.

Literatur.

Anatomie des Glaskörpers, Altersveränderungen, kongenitale Anomalien.

BENDA: Verh. dtsch. Kongreß Anatomie Heidelberg **1903** u. Arch. Augenheilk. **50**, 215. — BEHR: Besteht beim Menschen ein Abfluß aus dem Glaskörper in den Sehnerven? Graefes Arch. **83**, 519 (1912). — BRIBACH: Über den Zentralkanal des Glaskörpers. Graefes Arch.

76, 203 (1910). — z'Brun: Untersuchungen über das Vorkommen seniler Glaskörpertrübungen an 200 Augen gesunder Personen. Graefes Arch. **107**, 61 (1922).
Comberg: Zur Frage der vorderen Glaskörperbegrenzung, 43. Verslg dtsch. ophthalm. Ges. Jena **1922**, 259. — Compton: Pulsating retinal vessel extending forward through vitrous as a twisted loop. Ophthalm. Rec. **1911**, 195.
Erggelet: Klinische Befunde bei fokaler Beleuchtung mit der Gullstrand-Nernst-Spaltlampe. Klin. Mbl. Augenheilk. **53**, 449 (1914). u. Sept./Okt. **1915**, 229.
Fuchs, E.: Zur pathologischen Anatomie der Glaskörperblutungen. Graefes Arch. **99**, 202 (1919).
Gullstrand: (a) Die Nernstspaltlampe in der ophthalmologischen Praxis. 4. Jverslg schwed. augenärztl. Ver. Stockholm **1911**. Ref. Klin. Mbl. Augenheilk. **50**, 1, 483. (b) Demonstration der Nernstspaltlampe. Heidelberg. Ges. **1911**, 374. (c) Die reflexlose Ophthalmoskopie. Arch. Augenheilk. **68**, 101 (1911).
Hess, C.: (a) Zur Pathologie des Mikrophthalmus. Graefes Arch. **34**, 169 (1888). (b) Beiträge zur Kenntnis der pathologischen Anatomie der angeborenen Mißbildungen des Auges. Graefes Arch. **38**, 3, 93 (1892). — Hippel, E. v.: Die Mißbildungen und angeborenen Fehler des Auges. Handbuch Graefe-Saemisch, 2. Aufl. — Hirschberg: Über den sog. schlauchartigen eingekapselten Cysticercus. Zbl. prakt. Augenheilk. **17**, 135 (1893).
Koeppe: (a) Die normale Histologie des lebenden menschlichen Glaskörpers, seiner angeborenen und vom Alter abhängigen Veränderungen im Bilde der Gullstrandschen Nernstspaltlampe. 1. Mitteilung. Graefes Arch. **96**, 232 (1918). (b) Die patho-histologischen Veränderungen des Glaskörpers ohne eigentliche Veränderung seiner Fasern oder Destruktion, resp. Umwandlung seines Fasergerüstes. 14. Mitteilung, 1. Teil. Graefes Arch. **97**, 198 (1918). (c) Über Spaltlampenbeobachtungen in Spanien. Z. Augenheilk. **46**, 273 (1921). (d) Die Histologie des lebenden normalen Augenhintergrundes und einige seiner angeborenen Anomalien im Bilde der Nernstspaltlampe. Graefes Arch. **97**, 346 (1918).
Marquez: Präpapilläre, in den Glaskörper vordringende arterielle Gefäßschlinge. Arch. Oftalm. hisp.-amer. Jan. **1914**. — Michel: Lehrbuch der Augenheilkunde **1890**.
Ogawa: Experimentelle Untersuchungen über Wunden des Glaskörpers. Arch. Augenheilk. **55**, 91 (1903).
Reis: Persistenz der Membran. caps. lentis. Heidelberg. Ber. **1912**, 351. — Retzius: Über den Bau des Glaskörpers und der Zonula Zinnii in dem Auge des Menschen und einiger Tiere. Biol. Unters., N. F. **5**, 67 (1894). — Römer: (a) Lehrbuch der Augenheilkunde 1910. (b) Untersuchungen über das biologische Verhalten des Blutserums zum Linseneiweiß bei Katarakt. Arch. Augenheilk. **76**, 139 (1910).
Salzmann: Anatomie und Histologie des menschlichen Augapfels. Wien: Franz Deuticke 1912. — Schaaf: Der Zentralkanal des Glaskörpers. Graefes Arch. **67**, 58 (1908); **71**, 186 (1912) u. **75**, 200 (1910). — Schwalbe: Die Lymphbahnen der Netzhaut und des Glaskörpers. Ber. sächs. Akad. Wiss. Leipzig 1872. — Schweigger: Handbuch der Augenheilkunde 1895. — Seefelder: Weitere Demonstration embryonaler menschlicher Augen. Heidelberg. Ber. **35**, 312 (1908). — Stilling: Zur Theorie des Glaukoms. Graefes Arch. **14**, 3, 259 (1885).
Terrien: Constance chez l'homme d'un vestige de l'artére hyal. dans les prem. mois de l'existence. Arch. d'Ophtalm. **17**, 675 (1897).
Unterharnscheidt: Ein Fall von Zerreißung der Arteria hyaloidea infolge progressiver Myopie. Klin. Mbl. Augenheilk. **1882**, 449.
Virchow: Beiträge zur vergleichenden Anatomie des Auges. Berlin 1882. — Vogt: Atlas der Spaltlampenmikroskopie. Verlag von Springer 1922. — Vossius: Ein Fall von Mikrophthalmus congenitus. Heidelberg. Ber. **1896**, 294.
Wieger: Über den Canalis Petiti und ein Ligamentum hyaloideo-capsulare. Diss. Straßburg 1883. — Wolfrum: Über den Ursprung und Ansatz der Zonulafasern im menschlichen Auge. Graefes Arch. **69**, 145 (1908).

3. Physiologie und Chemie des Glaskörpers.

Die *Physiologie* des Glaskörpers ist trotz vieler und verschiedenartiger experimenteller Arbeiten und trotz mancher wertvollen klinischen Beobachtung noch nicht völlig aufgeklärt.

Der Flüssigkeitswechsel. Wesselys Untersuchungen über den Flüssigkeitswechsel des Corpus vitreum ließen vermuten, daß ein Flüssigkeitsstrom den Glaskörper von vorn nach hinten durchzieht. Sie ergaben ferner, daß bei künstlicher Hyperämie die Eiweiß- und Antikörper des Serums auch in den Glaskörper in vermehrter Menge eintreten, freilich in geringerem Grade und langsamer als in das Kammerwasser. Weitere Studien ließen ihm aber Zweifel darüber aufkommen, ob die Ciliarfortsätze wirklich als die *alleinigen* Absonderungsorgane der Glaskörperflüssigkeit anzusehen seien. Schon Versuche am Vogelauge schienen dafür zu sprechen, daß die Aderhaut neben dem Pekten sich an der Produktion beteilige.

WESSELY machte nun die Erfahrung, daß nach Injektion toxisch wirkender Substanzen (gallensaure Salze) in den hinteren Augenabschnitt von Kaninchen bei völliger Degeneration der Netz- und Aderhaut eine dauernde kompensatorische Hypertrophie der Ciliarfortsätze eintrat, die auch bei Kammerpunktion gut funktionierten. Trotzdem war der Glaskörper völlig degeneriert, die Glaskörperflüssigkeit versiegt, obwohl nicht etwa durch Schwartenbildung die Ciliarfortsätze vom hinteren Bulbusabschnitt getrennt waren. WESSELY glaubt demnach, daß ,,auch im Säugetierauge die Aderhaut in irgendeiner, und zwar wesentlichen Weise an der Produktion der Glaskörperflüssigkeit beteiligt ist". STRAUB, der bei seinen experimentellen Untersuchungen über die Hyalitis ähnliche anatomische Veränderungen sah, erklärte die Atrophia posterior nicht durch Aderhautschädigung, sondern durch Schädigung der Pars plana des Ciliarkörpers, des Muttergewebes der Glaskörpermembranen.

LEBER, der als Hauptquelle sowohl des Kammerwassers als auch der Glaskörperflüssigkeit stets den Ciliarkörper angenommen hat, nennt den Flüssigkeitswechsel des Glaskörpers außerordentlich gering, da die Glaskörperflüssigkeit keinen direkten Abfluß durch Retina, Chorioidea und Corpus ciliare nach außen und damit in den Suprachorioidealraum findet, da ferner am unversehrten Auge dem Abflusse nach vorn durch die Zonula der von den Ciliarfortsätzen ausgehende Sekretionsstrom entgegenwirkt und da auch die hinteren Abflüsse nur sehr unbedeutend sind. Als solche nahm er Kommunikationen des hypothetischen Zentralkanals mit den perivaskulären Räumen der Zentralgefäße und durch diese mit dem Intervaginalraum des Sehnerven an, die durch Injektionsversuche von SCHWALBE, STILLING, LEPLAT, besonders aber von ULRICH, GIFFORD, DEUTSCHMANN und von LEBER selbst beim Kaninchen erwiesen und für das menschliche Auge wahrscheinlich gemacht wurden.

Auch spätere Experimente von LEWINSOHN sprechen dafür, daß ein Flüssigkeitsstrom vom Glaskörperraum zentripetal im Sehnerven verläuft. Dieser Autor glaubt ja bekanntlich, daß eine Abflußbehinderung der aus dem Glaskörper stammenden Flüssigkeit im Axialstrang des Opticus das erste Moment der Entstehung der Stauungspapille bedeutet.

BEHRs Versuche, durch Injektion von Methylenblau und indischer Tusche in den Glaskörper *menschlicher* Augen, die zur Enukleation bestimmt waren, die Frage eines Abflußweges in den Sehnerven zu klären, hatten allerdings ein negatives Ergebnis. Er konnte 10 Minuten bis 1 Stunde nach der Injektion weder makro- noch mikroskopisch einen Übertritt der Substanzen in den Sehnerven oder seine Scheiden nachweisen, obwohl der Glaskörper selbst gleichmäßig gefärbt war. Dies steht im Gegensatz zu den oben erwähnten Tierversuchen und würde mit Angaben von NUEL und BENOIT übereinstimmen. Leider fehlen in der BEHRschen Arbeit genaue Angaben über die Erkrankung der zu den Versuchen benutzten Menschenaugen; nur in einem Falle ist erwähnt, daß das betreffende Auge nach Verletzung wegen drohender sympathischer Ophthalmie entfernt werden mußte. Ein sicherer Beweis *gegen* den Abfluß nach hinten ist demnach wohl kaum aus diesen Versuchen an krankhaft veränderten Augen zu entnehmen, zumal bei Kaninchen auch BEHR einen schnellen Übertritt von Tuschekörnern in den Sehnerven und seine Scheiden feststellen mußte. Wenn er gegen die Annahme eines Abflusses nach hinten auch die Tatsache anführt, daß bei Stauungspapille keine nachweisbare Druckerhöhung des Auges auftritt, so wäre dem entgegenzuhalten, daß die Aufhebung dieses offenbar nur sehr trägen hinteren Abflusses bei Erhaltensein der normalen sonstigen Abflußwege noch nicht unbedingt zu Drucksteigerung zu führen braucht.

Neuerdings berichtete GUILLERY über eigenartige kugelige Gebilde, die offenbar durch nekrotischen Gewebszerfall in einem an sympathisierender Entzündung erkrankten Bulbus aus Wucherungen des Pigmentepithels entstanden waren und zum Teil durch einen Netzhautriß in den Glaskörperraum gelangen konnten. Da einige dieser Gebilde sich auch im Zentralkanal befanden, glaubt GUILLERY darin einen Beweis für das Vorhandensein eines Flüssigkeitsabflusses nach hinten zu sehen. Er findet aber den Widerspruch BEHRs, der es für viel naheliegender hält, daß einzelne Pigmentepithelien durch *Eigen*bewegung in die perivaskulären Lymphräume des Sehnerven übergetreten sind, und der in dem Bilde der Ausbreitung einer neuerdings von ihm beobachteten Krebsmetastase des Opticus einen weiteren Beweis gegen das Bestehen eines physiologischen Abflusses aus dem Glaskörper in den Sehnerven erblicken möchte. NORDENSON stellte durch Injektion an menschlichen Leichenaugen fest, daß die Durchlässigkeit der *vorderen* Grenzschichten des Glaskörpers in verschiedenen Lebensaltern ziemlich konstant ist, daß sie in höheren Lebensaltern offenbar ein wenig abnimmt.

HAMBURGER, der Gegner der Filtrationstheorie und der Lehre eines Flüssigkeits*stromes* im Auge, ist in konsequenter Durchführung seiner Ansicht eines rein *cellulären* Stoffwechsels der Auffassung, daß eine wenn auch noch so langsame Saft*strömung* im Glaskörper *nicht* besteht. Wenn in dem bekannten Versuche DEUTSCHMANNs nach Ausreißen der Iris und des Ciliarkörpers aus dem Kaninchenauge eine völlige Schrumpfung unter Versiegen der intraokularen Flüssigkeit erfolgt, so sei der Eingriff, wie schon EHRLICH hervorhob, viel zu eingreifend, um irgendwelche Schlüsse zu erlauben. Auch die Experimente LEPLATs, der Jodkali nach subcutaner Injektion schrittweise auf dem Wege von vorn nach hinten im Glaskörper verfolgen konnte, beweisen nach HAMBURGER nur, daß bei der erzeugten hochgradigen Anisotonie der rein diffusible Austritt aus den Ciliargefäßschlingen denjenigen aus Netzhaut- und Aderhautgefäßen überwiegt. HAMBURGER beruft sich auf Versuche LEBOUCQs, der nach Einführung sterilen Öls in den Glaskörper nach einem Monat die Öltropfen kaum verkleinert fand, weshalb von einem Abfluß in die hintere oder gar in die vordere Kammer keine Rede sein könne. Auch Injektionen von Tusche hatten dasselbe Resultat und widersprachen den oben erwähnten Ergebnissen von NOEL und BENOIT, die mit zu großen Mengen ausgeführt und deshalb nicht beweisend seien. HAMBURGER begrüßte denn auch die angeführten WESSELYschen Mitteilungen über die mögliche Beteiligung der Aderhaut an der Produktion der Glaskörperflüssigkeit als eine Durchbrechung der LEBERschen Theorie von der vorherrschenden Sekretionstätigkeit der Ciliarfortsätze.

Die chemische Zusammensetzung des *Glaskörpers* beansprucht nicht nur im Hinblick auf wichtige Fragen des Flüssigkeitswechsels des Auges besonderes Interesse, sondern auch, weil nach neueren Arbeiten offenbar Änderungen des Chemismus allein zu Trübungen Veranlassung geben können. Das ektodermale Glaskörpergerüst scheint nach meinen Untersuchungen zum weitaus größten Teil aus Eiweiß zu bestehen, da die sorgfältig gewonnenen und durch vielfaches Waschen von Glaskörperflüssigkeit befreiten Fasern einen Stickstoffgehalt von 13—15% ergaben. Welche Art von Eiweiß hier vorhanden ist, konnte bisher bei der äußerst geringen Menge, welche auf präparativem Wege zu gewinnen war, noch nicht festgestellt werden, beträgt doch die Menge des Gerüstes nicht mehr als etwa 0,02% des ganzen Glaskörpers. Alle Eiweißreaktionen mit Ausnahme der für Cystein charakteristischen Rotfärbung mit Nitroprussidnatrium und Ammoniak waren positiv. Der Aschenbestandteil scheint etwa 3,5% zu betragen.

Glaskörper und Kammerwasser. Von jeher hat die Frage der Identität der Glaskörperflüssigkeit und des Kammerwassers das Interesse der Ophthalmologen und Physiologen erregt. Die Ansichten haben hier wiederholt gewechselt, was nicht verwundern kann, da es mit gewissen Schwierigkeiten verbunden ist, die Glaskörperflüssigkeit einwandfrei zu gewinnen. Abgesehen von unzureichenden Methoden haben die hochgradigen Veränderungen, denen die intraokularen Flüssigkeiten nach dem Tode infolge von Verdunstung und Gewebszerfall schnell ausgesetzt sind, als Fehlerquellen gedient, da sie im Kammerwasser und Glaskörper sehr verschiedene Grade betragen können. Auch waren bei der Gewinnung der Glaskörperflüssigkeit Beimengungen von Bestandteilen des Gerüstes und etwa vorhandenen Zellen schwer zu vermeiden. Das gilt insbesondere für den *Mucingehalt*. MÖRNER hat nachgewiesen, daß aus der durch die übliche Weise nach Zerschneiden des Glaskörpers gewonnenen Flüssigkeit die schon von VIRCHOW gefundene, nachher wiederholt bestrittene mucinartige Substanz leicht zu gewinnen ist, wenn man zur Verringerung des Salzgehaltes die 2—3fache Menge Wasser und Essigsäure bis zu 1% des Gesamtvolumens zusetzt. Es entsteht dann eine opake Trübung, und nach längerer Zeit läßt sich eine geringe Menge Mucin abzentrifugieren. Dieser Mucingehalt ist nun zweifellos im Kammerwasser geringer, denn hier erhält man bei gleicher Behandlung nur eine hauchartige Trübung. LEBER hat sich bereits eingehend mit dieser Frage beschäftigt und kam zu dem Schluß, daß es sich um eine Verunreinigung der Glaskörperflüssigkeit durch den Inhalt mucinhaltiger Zellen, die im Glaskörper vorhanden sind, handeln dürfte. Er stützt sich hierbei insbesondere auf Befunde von WESSELY, welche ergaben, daß nach Punktion des Glaskörpers des Kaninchenauges und nach vorsichtiger Aspiration der Mucingehalt ganz erheblich geringer war. Ich habe wiederholt an Rinderaugen die gleichen Erfahrungen machen können. Wenn es gelang, aus dem Glaskörper des intakten Auges etwas Flüssigkeit durch Aspiration zu erhalten, so war in ihr die Mucintrübung stets bedeutend geringer als in der nach Zerschneiden und Filtrieren gewonnenen, und sie war etwa der des Kammerwassers gleich. Es ist auch nicht ausgeschlossen, daß die Gerüstfasern selbst mit einer mucinreichen Flüssigkeit imbibiert sind, welche beim Zerschneiden und Ausquetschen des Glaskörpers die Glaskörperflüssigkeit verunreinigt, wie WESSELY es für möglich hält. Vergleichende Untersuchungen des Kammerwassers und der Glaskörperflüssigkeit, die ich an ganz frischen Rinderaugen ausgeführt habe, bestätigten mir, daß in der Tat eine sehr weitgehende Übereinstimmung beider Flüssigkeiten besteht, wenn sie mit den nötigen Vorsichtsmaßregeln gewonnen werden. Die Augen wurden unmittelbar nach dem Tode enukleiert, zunächst das Kammerwasser durch Punktion entfernt, sodann der Glaskörper nach äquatorialem Eröffnen des Bulbus herausgenommen und *unzerschnitten* in ein Faltenfilter gebracht. Die Feststellung des spezifischen Gewichtes, des Gefrierpunktes, der Trockensubstanz, des Stickstoff-, Kochsalz- und Zuckergehaltes ergab große Übereinstimmung, wie die beiden ersten Reihen nachstehender Tabelle es erkennen lassen. Offenbar ist bei dieser Art der Gewinnung die Mucinverunreinigung der Glaskörperflüssigkeit so gering, daß sie keine Störungen verursacht. Man ist also meines Erachtens wohl berechtigt, zum mindesten von einer sehr großen Ähnlichkeit beider Flüssigkeiten zu sprechen. Bemerkenswert ist ferner die fast völlige Übereinstimmung der für die intraokulare Flüssigkeit gefundenen Zahlen mit denen des Liquor cerebrospinalis, die in der dritten Reihe der Tabelle wiedergegeben sind.

Es ist ja wiederholt auf die Ähnlichkeit dieser Körperflüssigkeiten hingewiesen. Schon SCHWALBE brachte den Humor aqueus und den Liquor zueinander in Beziehung, LEBER wies darauf hin, daß Kammerwasser und Glaskörperflüssigkeit am meisten mit der Cerebrospinalflüssigkeit übereinstimmten,

	Kammerwasser	Glaskörper-flüssigkeit	Liquor
1. Spezifisches Gewicht	1,0077	1,0075	1,0076
2. Gefrierpunkt	— 0,575°	— 0,575°	— 0,576°
3. Trockensubstanz	1,12%	1,13%	1,09%
4. Stickstoff (Mikrokjeldahl)	0,023%	0,024%	0,023%
5. Kochsalz (VOLHARD)	0,73%	0,73%	0,73%
6. Zucker (MAQUENNE)	0,075%	0,062%	0,053%

WESSELY betonte, daß der geringe Eiweiß- und hohe Kochsalzgehalt die Augenflüssigkeiten in einen Gegensatz zur Lymphe und in dieselbe Reihe mit der Cerebrospinalflüssigkeit treten lasse, O. HALLAUER berichtete über vergleichende refraktometrische Untersuchungen. Neuerdings haben MAGITOT und MESTREZAT sich nochmals eingehend mit der Chemie des Kammerwassers und der Glaskörperflüssigkeit beschäftigt. Auch sie sprechen sich unbedingt für eine Identität beider Flüssigkeiten aus. Sie fassen den Humor aqueus, den Liquor und die Endolymphe des Ohres als *„Nervenschutzflüssigkeiten"* zusammen, indem sie betonen, daß die beiden sensorischen Empfangsorgane, das Auge und das Ohr, Ausstülpungen der primitiven Gehirnblase, eine dem Liquor cerebrospinalis sehr ähnliche Flüssigkeit enthalten. Ihre Vergleichszahlen der chemischen Analysen der intraokularen Flüssigkeit eines Pferdes und des normalen menschlichen Liquors zeigen jedenfalls auch überraschende Übereinstimmung. — Der Trockenrückstand der Glaskörperflüssigkeit, der etwa 1,13% der Gesamtmenge beträgt, setzt sich zum großen Teil, zu etwa 70%, aus anorganischen Substanzen zusammen, der Rest besteht aus wenig Eiweiß (0,018%) und etwas mehr Fetten und Lipoiden (etwa 0,2% der Totalflüssigkeit). Bemerkenswert ist, daß meine Bestimmungen des Gehaltes an Cholesterin nach der Methode von WINDAUS nur etwa 0,005% ergaben, eine gegenüber dem Cholesteringehalt des Blutes von 0,12—0,17% auffallend geringe Menge.

Von besonderem Interesse in Hinsicht auf diese Ergebnisse ist es jedenfalls, daß MAWAS den Gehalt des zweiten Kammerwassers an Cholesterin nach Punktion der vorderen Kammer um das Zehnfache höher fand als im normalen ersten Humor aqueus. Wie die Vermehrung des Eiweißgehaltes und die Abnahme des Kochsalzes im zweiten Kammerwasser scheint demnach auch die Zunahme an Cholesterin die qualitative Annäherung des zweiten Punktates an das Plasma zu dokumentieren.

Nach dieser Richtung dürften aber noch weitere Untersuchungen am Platze sein. Wenn wir so zu der Überzeugung kommen, daß zwischen Kammerwasser und Glaskörperflüssigkeit kein prinzipieller Unterschied besteht, und wenn wir mit LEBER annehmen, daß beide in der Hauptsache dem Sekretionsorgan des Auges, dem Ciliarkörper entstammen, so dürfen wir schließen, daß für das Kammerwasser gewonnene Erfahrungen im allgemeinen auch für die Glaskörperflüssigkeit gelten, allerdings mit der Einschränkung, daß infolge des hier vorhandenen dichten Gerüstes jede Änderung der Zusammensetzung infolge Absonderung eines anders gearteten Ciliarsekretes erst ganz allmählich in allen Teilen des Organs sich bemerkbar machen könnte. Nach Punktion aus der Mitte des Glaskörpers werden wir zunächst nur einen Ersatz aus den benachbarten Räumen zu erwarten haben und erst allmählich würde das eiweißreichere und kochsalzärmere (ASCHER) Sekret sich verbreiten, das um so schneller und reichlicher abgesondert wird, je mehr Flüssigkeit abgesaugt wurde, je stärker also der Reiz war, der auf den Ciliarkörper einwirkte.

Neuere Untersuchungen von IRMA GUGGENHEIM und FRANCESCHETTI stellten fest, daß durch subconjunctivale Kochsalzinjektionen höherer Konzentration (10%), durch Punktionen des Glaskörpers und durch mehrmaliges Ablassen der Vorderkammer eine merkliche Erhöhung des Glaskörperindex mit Hilfe des ABBÉschen Refraktometers nachweisbar war. Die Zunahme des Brechungsindex nach Glaskörperpunktion schien nach 2 Stunden ein Maximum zu erreichen, also etwas später als es nach RADOS im Kammerwasser nach Vorderkammerpunktion (schon nach einer Stunde) der Fall ist. Die Verfasser kommen aber nach ihren refraktometrischen Untersuchungen zu dem Schluß, daß eine wesentliche Übereinstimmung zwischen Glaskörper und Kammerwasser auch in bezug auf den Stoffwechsel besteht.

Eine ganz besondere Bedeutung kommt nach meinen Untersuchungen dem in der intraokularen Flüssigkeit befindlichen Calcium zu. Der *Calciumgehalt* des Glaskörpers scheint dem des Blutes ungefähr gleich zu sein. Mehrere Bestimmungen ergaben mir einen Durchschnittswert von 0,008%, während der Calciumspiegel im Blut 0,0092—0,0094% beträgt. Für die Durchsichtigkeit des Glaskörpers ist es nun von großer Wichtigkeit, daß dieses Calcium in völlig gelöster, möglichst in ionisierter Form vorhanden ist. Kommt es zu Ausfällungen des Calciums in Form des neutralen Calciumphosphates oder Calciumcarbonates, so müssen Trübungen, vielleicht sogar Abflußbehinderungen die Folge sein. LEBERMANN, der mit einer Mikromethode den Calciumgehalt der Glaskörperflüssigkeit bestimmte, konnte meine Angabe bestätigen. Auch er fand durchschnittlich 0,008% Calcium, gibt aber den Calciumgehalt des Kammerwassers mit 0,010% etwas höher an, wie er auch im Na und K beider Flüssigkeiten geringe Differenzen fand. Nach seinen Zahlen ergibt sich zwar eine leichte Erhöhung des Gehaltes an diesen 3 Kationen im Kammerwasser, es scheint mir aber doch zweifelhaft, ob hier nicht die Verschiedenheit der Gewinnung des Materials und die Fehlergrenzen der Methode eine Rolle spielen könnten.

Bei Besprechung der sog. Synchisis scintillans werden wir auf diese Verhältnisse zurückkommen.

Wie früher schon FISCHER hat neuerdings auch HAMBURGER darauf hingewiesen, daß die *Quellungsverhältnisse* des Glaskörpers Beachtung verdienen, da sie vielleicht für die Entstehung des Glaukoms eine Rolle spielen könnten. Er bezieht sich auf eine Arbeit von NONNENBRUCH über die Beziehung der Gewebe zur Diurese und über die Bedeutung der Gewebe als Depot, aus der ersichtlich ist, daß unter Umständen große Mengen von Wasser und gelösten Substanzen in den Geweben gespeichert werden können, welche die Quellungsverhältnisse entscheidend zu beeinflussen vermögen.

Literatur.

Physiologie und Chemie des Glaskörpers.

BEHR: Besteht beim Menschen ein Abfluß aus dem Glaskörper in den Sehnerven? Graefes Arch. **83**, 519 (1912).

DEUTSCHMANN: Ophthalmia migratoria. Hamburg und Leipzig 1889. S. 19.

GIFFORD: Über die Lymphströme des Auges. Arch. Augenheilk. **16**, 421 (1886). —
GUILLERY: Über einen seltenen Befund bei sympathisierender Entzündung nebst Bemerkungen über die hinteren Abflußwege des Auges. Arch. Augenheilk. **91**, 39 (1916).

HAMBURGER: (a) Über die Ernährung des Auges. Leipzig: Thieme 1914. (b) Zu den neuen Arbeiten über die Ernährung des Auges. Klin. Mbl. Augenheilk. **69**, 393 (1922). —
HALLAUER: Über refraktometrische Beziehungen zwischen Kammerwasser, Glaskörper und Cerebrospinalflüssigkeit. 39. Heidelberg. Ber. **1913**, 113.

JESS: Zur Chemie des normalen und des pathologisch veränderten Glaskörpers des Auges. Ber. dtsch. ophthalm. Ges. Jena **1922**.

LEBER: (a) Über die Ernährungsverhältnisse des Auges. 9. internat. ophthalm. Kongreß Utrecht 1899. Z. Augenheilk. **2**, Anhang 30. (b) Die Zirkulations- und Ernährungsverhältnisse des Auges. Graefe-Saemischs Handbuch Bd. 2, S. 2, 1903. — LEBOUCQ: Etudes sur les voies lymphatiques de l'oeil et de l'orbite. Arch. de Biol. **29** (1913). — LEWINSOHN: Experimenteller Beitrag zur Pathogenese der Stauungspapille. Graefes Arch. **64**, 510 (1906). — LEPLAT: Etudes sur la nutrition du corps vitré. Annales d'Ocul. **98**, 89.
MAGITOT und MESTREZAT: (a) L'humeur aqueuse normale. C. r. Soc. Biol. **84**, 185 (1921). (b) Qualité et quantité de l'humeur aqueuse normale. Annales d'Ocul. **158**, 1 (1921). — MAWAS: Quelques remarques sur le role de la cholésterine en pathologie oculaire. Annales d'Ocul. **147**, 303 (1922). Clin. ophtalm. **1912**, 215. — MÖRNER: Untersuchung der Proteinsubstanz in den lichtbrechenden Medien des Auges. Z. physik. Chem. **18**, 61.
NONNENBRUCH: Über die Beziehung der Gewebe zur Diurese und über die Bedeutung der Gewebe als Depot. Dtsch. med. Wschr. **1922**, Nr 6. — NORDENSON: Über die Durchlässigkeit der vorderen Grenzschicht des Glaskörpers beim Menschen in verschiedenen Lebensaltern. Skand. Arch. **37**, 216. Ref. Klin. Mbl. Augenheilk. **65**, 592 (1920). — NUEL und BENOIT: Des voies d'élimination des liquides intraocul. hors de la chambre antér. et au fond de l'oeil. Arch. d'Ophtalm. **20**, 161 (1899).
SCHWALBE: Über Lymphbahnen der Netzhaut und des Glaskörpers. Ber. sächs. Ges. Wiss. Leipzig 1872. — SCHIECK: Die Genese der Stauungspapille. Wiesbaden 1910. — STILLING: Über die Pathogenese des Glaukoms. Sitzgsber. ophthalm. Ges. **1885**, 37. Arch. Augenheilk. **14**, 296 (1885). — STRAUB: Diskussionsbemerkungen. 37. Heidelberg. Ber. **1911**, 104.
ULRICH: Neue Untersuchung über die Lymphströmung im Auge. Arch. Augenheilk. **20**, 270 (1889).
WESSELY: (a) Experimentelle Untersuchungen über den Augendruck. Arch. Augenheilk. **60**, 1 (1908). (b) Flüssigkeits- und Stoffwechsel im Auge. Erg. Physiol. **4**, 565 (1905). (c) Flüssigkeitswechsel des Glaskörpers und das Verhalten der Augenflüssigkeit bei Hämoglobinämie. Dtsch. med. Wschr. **1908**, 2002. (d) Über den Flüssigkeitswechsel des Auges. Klin. Mbl. Augenheilk. **48**, 2, 498 (1910). (e) Über experimentell erzeugte kompens. Hypertrophie der Ciliarfortsätze. 37. Heidelberg. Ber. **1911**, 98.

B. Der kranke Glaskörper.

1. Trübungen des Glaskörpers.

Glaskörpertrübungen sind entweder *angeboren* oder *erworben*. Im ersten Falle handelt es sich meistens um Reste mesodermalen Gewebes aus der Zeit, als die Arteria hyaloidea von der Papille zur Linse zog und mit ihren Abzweigungen mit der Tunica vasculosa lentis anastomosierte. *Erworbene* Trübungen können auf dreierlei Weise entstehen. Entweder sind sie bedingt durch krankhaft veränderte und oft zusammengebackene und aus dem regelmäßigen Gefüge herausgefallene Elemente des Gerüstes, oder sie entstehen durch Zustandsänderung anorganischer und organischer in der *normalen* Glaskörperflüssigkeit *gelöster* Substanzen (z. B. des Calciums, der Fette u. a.), oder sie sind hervorgerufen durch entzündliche Produkte oder Blut-, Pigment- und andere Zellen, welche von den inneren Augenhäuten geliefert werden.

a) Fliegende Mücken.

Die geringsten *Trübungen* des Glaskörpers, die ophthalmoskopisch völlig unsichtbar bleiben, verursachen das bekannte sog. *Mückensehen*, die Mouches volantes oder die Myodesopsie. In jedem Auge flottieren stets kleine Zellfragmente und Fäserchen im Glaskörper, wohl meistens mesodermale Reste aus der Fetalzeit, die leicht zur entoptischen Wahrnehmung zu bringen und ihrem Träger häufig an ihrer charakteristischen Gestalt wohlbekannt sind. Sie erscheinen teils als Perlschnüre, teils als vereinzelte oder zusammengruppierte Kreise mit hellem Zentrum, teils als unregelmäßige Gruppen sehr feiner Kügelchen, teils als Bänder und blasse Streifen, ähnlich den Falten einer sehr durchsichtigen Membran (HELMHOLTZ). Da sie meist dicht vor der Netzhaut liegen, sieht man sie oft ohne jedes Hilfsmittel, wenn man nach einer gleichmäßig beleuchteten Fläche, etwa auf eine weiße Wolke blickt, leichter noch mit Hilfe eines stenopäischen Loches. Bei Bewegungen des Auges wirbeln sie auf, um dann langsam wieder ihre ursprüngliche Lage einzunehmen.

Nicht selten kommen Patienten zum Augenarzt mit Klagen darüber, daß sie sich durch diese Erscheinungen belästigt und beunruhigt fühlen. Im allgemeinen sind wir geneigt, wenn wir selbst mit einem Planspiegel und Konvexglas objektiv keine Glaskörpertrübungen wahrzunehmen vermögen, an kongenitale Elemente zu denken, und wir trösten weniger den Patienten als uns mit der Erklärung, daß nur sein etwas neurasthenischer Zustand früher schon vorhandene kleine Trübungen besonders störend bemerkbar mache. SCHMIDT-RIMPLER wies an der Hand einer genauen Selbstbeobachtung darauf hin, daß die Unsichtbarkeit der Trübungen mit dem Augenspiegel durchaus kein Beweis gegen ihren pathologischen Charakter sei. Er bemerkte an seinem vor drei Wochen erfolgreich staroperierten Auge eines Morgens kleine rundliche, intensiv schwarze Trübungen, die durch das Gesichtsfeld flogen und am nächsten Tage sich noch vermehrten. Die genaue ophthalmoskopische Untersuchung hervorragender Ophthalmologen entdeckte keine Trübungen. Er schreibt: ,,Allmählich veränderten sich die schwarzen Punkte: sie wurden im Zentrum durchsichtig, so daß nur kleine Ringe blieben, die bei weiterer Abblassung des Randes ganz den angeborenen Glaskörperelementen glichen. Innerhalb dreier Wochen waren auch diese geschwunden. Nur eine schwarzbraune Trübung, bei welcher der schwarze Fleck noch einen Ausläufer hat (notenförmig), ist zurückgeblieben. Wenn ich in bekannter Art entoptisch meine Glaskörperelemente mir zur Wahrnehmung bringe, sehe ich außer der erwähnten notenartigen Trübung die Glaskörperelemente (helle Ringe, Perlenschnüre, kleine Fasern usw.), die ich von früher her kenne. Es folgt aus meiner Beobachtung, daß die ophthalmoskopische Untersuchung mit negativem Ergebnis bei dem Symptom des Mückensehens nicht die pathologische Ätiologie ausschließt. Es wird mehr als man bisher gewohnt ist, die Angabe des Patienten zu berücksichtigen sein. Für *pathologische* Glaskörpertrübungen sprechen besonders: 1. die von den normalen Glaskörperelementen abweichende Form, doch kann sie ihnen gleichen oder in sie übergehen; 2. schwarze oder schwärzliche Farbe, die normalen Elemente sind in der Regel durchsichtig; 3. vereinzelte größere Flocken, 4. das *plötzliche Auftreten*. Aber auch die entoptische Beobachtung der normalen Glaskörperelemente kann einmal zufällig von einem Patienten gemacht werden und dann zu dauernder Wahrnehmung führen."

b) Trübungen bei hoher Myopie.

Besonders häufig finden sich Glaskörpertrübungen *bei hoher Myopie*, die plötzlich auftreten oder allmählich sich entwickeln. Vielfach handelt es sich hier um Blutungen aus rupturierten Gefäßen, jedoch auch ausgedehnte Destruktionen des ganzen Gerüstes können die Ursache sein, wobei die membranösen Fasern sich zusammenlegen, vielfach zerfallen und sich bei Ruhigstellung des Auges zu Boden senken. Bei Bewegungen werden sie als dicke klumpige oder lange faserige schwarze Schatten vor dem roten Augenhintergrunde emporgewirbelt. Die Belästigung der Patienten und die Störung der Sehschärfe durch sie kann sehr hohe Grade erreichen. Nicht selten sind derartige Glaskörpertrübungen bei hoher Myopie die Vorboten einer Netzhautablösung, weshalb stets Vorsicht geboten ist. Im Spaltlampenbilde sieht man bei stärkerer Vergrößerung eine oft sehr weitgehende Destruktion des Gerüstes; die einzelnen Lamellen erscheinen aufgefasert, hier und da zu dicken unregelmäßigen Bündeln verklebt, die bisweilen als „*Riesenfasern*" (KÖPPE) den ganzen Glaskörper durchziehen. Infolge des teilweisen Schwundes des Gerüstes sieht man große optisch leere Räume, in denen bei Augenbewegungen Gerüstfragmente und Ballen zusammengebackener Fasern sehr lebhaft flottieren. Dazwischen erkennt man punktförmige, teils bräunlich-rötliche, teils weißlich-graue Einlagerungen, welche meistens den Gerüstresten aufsitzen und teils Pigmentkörnchen und Zellen, teils Überbleibsel kleiner Hämorrhagien darstellen dürften. Diese krankhaften Glaskörperveränderungen stehen aber durchaus nicht immer im Verhältnis zur Höhe der Myopie und der Ausdehnung krankhafter Fundusveränderungen. Geringere Grade von Kurzsichtigkeit können hochgradige Glaskörperdestruktion zeigen, während höchste Myopien wiederum hier und da fast normale Bilder des Glaskörpers erkennen lassen.

Die Glaskörpertrübungen bei hohen Myopien zeichnen sich durch ihre große Hartnäckigkeit aus. Sie können viele Jahre hindurch bestehen bleiben, ohne sich wesentlich zu verändern. Einwandfreie histologische Präparate myopischer Glaskörpertrübungen aus nicht entzündeten Augen sind noch nicht beschrieben worden, doch hat IWANOFF nachgewiesen, daß bei hoher Myopie sich das Glaskörpergerüst von dem hinteren Pole der myopischen Augen ablöst und als eine verdichtete Masse der Linse näher rückt. Diese Zustände spielen eine Rolle in den Theorien über die Entstehung der Netzhautablösung (s. diesen Band Beitrag SCHIECK.)

c) Synchisis scintillans.

Die *Synchisis scintillans,* die glitzernde Verflüssigung des Glaskörpers, hat von jeher besonderes Interesse erregt. Schon in der vorophthalmoskopischen Zeit sind Fälle beschrieben, in denen bei weiter Pupille und bei seitlicher Beleuchtung hellglänzende flottierende Partikelchen im vorderen Glaskörperabschnitt sichtbar wurden. Mit dem Augenspiegel erkennt man zahllose, das Licht sehr intensiv reflektierende, mehr oder weniger bewegliche Pünktchen, die vor dem roten Augenhintergrunde ein prächtiges Bild, einem Goldregen vergleichbar, darbieten. Die Sehschärfe pflegt im allgemeinen durch diese zarten Teilchen nicht nachweisbar gestört zu sein. Nur selten klagen solche Patienten über entoptische Wahrnehmung, insbesondere bei sehr zahlreichen Trübungen, die bei Bewegungen vom Boden des Glaskörpers aufwirbeln. Zweifellos hat man bisher viele in ihrer Ätiologie und Zusammensetzung durchaus verschiedene krankhafte Veränderungen unter dem Namen Synchisis scintillans zusammengefaßt, zumal auch ähnliche Bilder ohne eigentliche Verflüssigung hierher gezählt wurden. Genaue Beobachtungen an der Spaltlampe haben bereits wichtige Unterschiede aufgedeckt, sorgfältige mikrochemische Untersuchungen und die Berücksichtigung von Störungen insbesondere auch des Mineralstoffwechsels der Glaskörperflüssigkeit werden uns voraussichtlich noch wichtige Aufklärungen verschaffen. Das Bild der Synchisis scintillans ist nicht häufig, WESTPHAL fand es unter einem Krankenmaterial von 65000 Fällen nur 40mal, DOR bei 82732 Patienten nur 32mal verzeichnet, das sind 0,06 und 0,04%. Klinisch können wir zwei Hauptgruppen unterscheiden. Die eine umfaßt die Fälle, welche glitzernde Partikel im Glaskörper ohne jegliche sonstige nachweisbare krankhafte Veränderung des Auges aufweisen. Man könnte sie als „primäre Scintillatio" bezeichnen. Die andere Gruppe („sekundäre Scintillatio") betrifft Augen, in welchen nach entzündlichen, degenerativen und mit Blutungen einhergehenden Veränderungen stark reflektierende Körperchen auftreten und im Glaskörper flottieren. Die erste Gruppe ist die bei weitem größere, man sieht sehr häufig typische Synchisis scintillans, ohne daß selbst eine leichte Herabsetzung des

Sehvermögens oder eine geringe Gesichtsfeldstörung eine Erkrankung des inneren Auges nahelegen, ebensowenig wie sorgfältigste Untersuchung mit dem Augenspiegel eine solche nachzuweisen vermag. Diese Form tritt vorwiegend im *höheren* Lebensalter auf, ist meistens einseitig, nur selten in beiden Augen vorhanden. Die zweite Form kommt naturgemäß auch in jüngeren Jahren vor, sie steht in Analogie zu den in allen Exsudaten vielfach beobachteten Ablagerungen von Cholesterin und anderen krystallinischen Produkten.

Chemie. Als Grundlage der reflektierenden Partikel werden in den Lehrbüchern Cholesterin, Tyrosin, Leucin, Margarin, Kalksalze und Phosphate genannt. Von diesen wäre ein für allemal das Margarin auszuscheiden; denn es hat sich herausgestellt, daß diese 17 C-Atome enthaltende Substanz überhaupt nicht im Körper vorkommt, daß es sich vielmehr um Gemische des 16 C-Atome enthaltenden Palmitin und des 18 C-Atome enthaltenden Sterin handelte, wenn man Margarin nachgewiesen zu haben glaubte. Ebenso ist der einwandfreie Nachweis von Tyrosin und Leucin, dieser bekannten Bausteine des Eiweißmoleküls, bisher noch nicht gelungen. Ähnlichkeiten der Krystallform, selbst wenn sie noch so groß, genügen nicht allein zur strengen chemischen Identifizierung. Anders ist es mit dem Cholesterin. Dieses wurde schon früh und vielfach sowohl mikroskopisch als auch mikrochemisch nachgewiesen. Auch ich habe es verschiedentlich im Kammerwasser und der Glaskörperflüssigkeit chronisch entzündeter Menschen- und Tieraugen feststellen können. Die typischen tafelförmigen und rhombischen Krystalle mit den ausgebrochenen Ecken, die bei Zusatz von Schwefelsäure sich vom Rande her rot färben, sind unverkennbar. Gerade die im Licht des Augenspiegels goldgelb glitzernden, oft irisierenden Partikelchen bestehen zweifellos vielfach aus echten Cholesterinkrystallen. Außerdem aber dürften in sehr vielen Fällen Calciumseifen, Calciumcarbonat, Calciumphosphat und Calciumoxalat und ebenso auch Magnesiumsalze eine Rolle spielen. An der Spaltlampe sieht man mit Hilfe des Hornhautmikroskopes entweder wirkliche Krystallbildungen oder häufiger größere und kleinere runde hellweiße Partikelchen, welche, einzeln oder in Gruppen, bisweilen perlschnurartig (s. Abb. 12), den Lamellen aufsitzend, von KOEPPE mit Holundermarkkügelchen, von WIEGMANN mit Schneeflocken (Synchisis albescens oder nivea) verglichen wurden. Eine wirkliche Auflösung des Glaskörpergerüstes ist dabei gar nicht so häufig und jedenfalls nicht in ausgedehntem Maße zu finden, es handelt sich auch nicht um ein Aufwirbeln etwa am Boden des Glaskörpers liegender Teilchen, sondern nur um ein lebhaftes Durcheinanderstieben der an den Membranen hängenden reflektierenden Partikel, die bei Ruhigstellung des Auges wieder an ihren alten Platz zurückkehren.

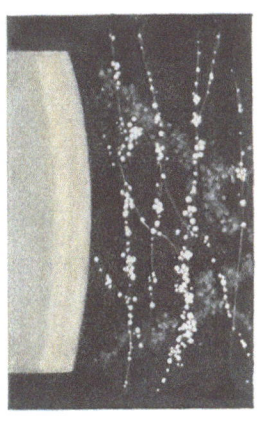

Abb. 12. Synchisis scintillans. (Nach A. VOGT.)

Über die Bildung von Cholesterin und Kalksalzen im Auge herrschen zum Teil etwas vage Vorstellungen. Man findet bei älteren Autoren die Ansicht vertreten, daß eine Fettbildung aus Eiweiß und Abbauprodukten des Eiweißes, den Aminosäuren, möglich, und daß das Auftreten von Fetten, also auch von Cholesterinestern auf diesem Wege zu erklären sei. Eine solche Fettbildung gilt aber heute unter den physiologischen Chemikern als durchaus nicht erwiesen, und es hat wenig Wahrscheinlichkeit für sich, daß Cholesterin mit irgendeiner Abbaustufe der Fette, Kohlehydrate und Eiweißstoffe in direktem Zusammenhange steht. Es hat höchstwahrscheinlich einen für sich abgeschlossenen Stoffwechsel, und sein Auftreten in jeder einzelnen Zelle spricht neben anderen Gründen dafür, daß ihm im Zellstoffwechsel eine hohe Bedeutung zukommt (ABDERHALDEN). In seiner Verbindung mit Fettsäuren ist es als Zellbaustein zu betrachten. Das Cholesterin, ein zyklischer, ungesättigter, einwertiger, sekundärer Alkohol ist in Wasser unlöslich. Freies Cholesterin würde demnach in der intraokularen Flüssigkeit schwer in Lösung gehalten werden können, und meine Untersuchungen des Glaskörperrückstandes nach der WINDAUSschen Digitoninmethode ergaben ja auch, wie erwähnt, daß im normalen Glaskörper des Rindes Cholesterin offenbar nur in ganz verschwindenden Mengen ($0,005^0/_0$) vorhanden ist. Mit Fettsäuren, die in allen Geweben weit verbreitet sind, geht das Cholesterin eine esterartige Verbindung ein, die als fettartig zu bezeichnen ist. Wenn auch dieses Fett in reinem Wasser nicht löslich ist, so bildet es doch in wäßriger Lösung bei Anwesenheit von wenig Eiweiß und von Fettsäuresalzen beständige feine Emulsionen. Diese Bedingungen erfüllt die intraokulare Flüssigkeit, welche bekanntlich $0,018^0/_0$ Eiweiß und nach meinen Untersuchungen $0,2^0/_0$ Fette und Lipoide enthält. Wieviel davon auf Cholesterinester zu beziehen ist, wäre noch festzustellen. Für das Auftreten von freiem Cholesterin im Augeninneren kämen nur zwei Möglichkeiten in Betracht. Entweder kommt es von außen, also auf dem Blutwege zunächst als Ester gelöst in den Glaskörper. Das haben frühere Autoren vermutet, wenn sie an eine Hypercholesterinämie als Ursache der Synchisis scintillans dachten. Hiergegen ist einzuwenden, daß diese meist nur einseitig und durchaus nicht häufiger bei denjenigen Allgemeinerkrankungen auftritt, welche erfahrungsgemäß mit einer Erhöhung des Blutcholesteringehaltes einhergehen können, wie der Diabetes und gewisse Formen von Nierenerkrankungen. Auch in der Gravidität pflegt der Cholesteringehalt des Blutes jedesmal zuzunehmen. Trotzdem tritt Synchisis scintillans bei Frauen nicht häufiger auf als bei Männern. Bei intraokularen Entzündungen und Blutungen kommt natürlich das normalerweise im Plasma und in den Blutkörperchen vorhandene, gebundene und freie Cholesterin in das Auge hinein. Dieses letztere könnte hier ausfallen und ebenso das im normalen Glaskörper vorhandene als Ester gebundene Cholesterin, wenn es unter bestimmten, noch nicht bekannten Bedingungen durch Wasseraufnahme in seine Komponenten Cholesterin und Fettsäure zerlegt wird. Diese Hydrolyse nennt man bekanntlich

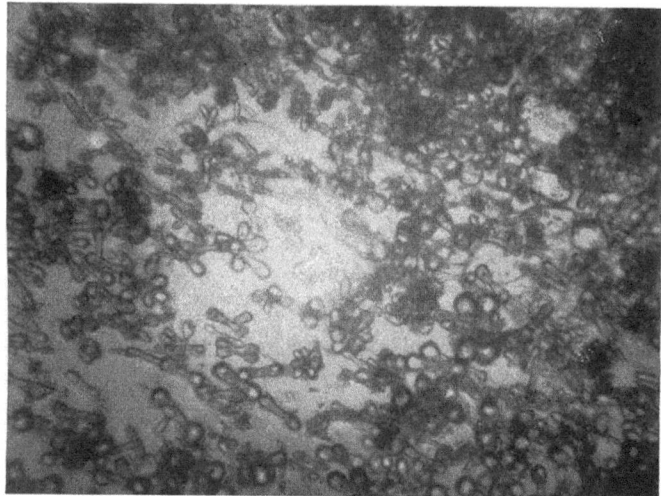

Abb. 13. Calciumcarbonatkrystalle im lebenden Kaninchenauge durch Alkalisierung des Glaskörpers ausgefallen. (Nach A. JESS.)

Verseifung. Das freie Cholesterin würde sofort in Krystallform sich niederschlagen und damit das Bild der Synchisis scintillans hervorrufen. Andererseits könnten aber auch freie Fettsäuren mit dem im Glaskörper vorhandenen Calcium sich zu fettsaurem Calcium verbinden. Diese salzartige Verbindung, die wir Seife nennen, ist nur sehr schwer wasserlöslich, ja fast unlöslich. Auch sie könnte ausfallen und reflektierende zarte Partikelchen bilden. Eine dritte Möglichkeit, die von mir experimentell bereits erwiesen werden konnte, besteht darin, daß Calcium als Carbonat oder Oxalat in Krystallform zur Abscheidung gelangt. Dies muß, genau wie es in einer anderen Körperflüssigkeit, dem Harn, geschieht, sofort erfolgen, wenn die Reaktion der intraokularen Flüssigkeit sich nach der alkalischen Seite zu verschiebt, wenn also die Wasserstoffionenkonzentration sich verringert. Das kann gerade bei krankhaften Prozessen des inneren Auges, insbesondere degenerativer Natur, sehr wohl eintreten, da die Kohlensäureproduktion absterbender Gewebe herabgesetzt ist, die Kohlensäure aber auf Calciumphosphat und Calciumcarbonat als Lösungsmittel wirkt. Auch erleichtert die im Verhältnis zum Blut geringe Menge von Schutzkolloiden (LICHTWITZ) den Ausfall von Krystallen und Konkrementen in der Glaskörperflüssigkeit. Durch künstliches Alkalisieren des Glaskörpers gelang es mir, nicht nur im Reagensglase, sondern auch im Kaninchenauge mit isotonischer Sodalösung massenhaft Calciumcarbonatkrystalle zur Ausfällung zu bringen (s. Abb. 13), die intravital durch ihr lebhaftes Glitzern ein der Synchisis scintillans sehr ähnliches Bild darboten. Weitere experimentelle Studien über den Mineralstoffwechsel der intraokularen Flüssigkeit und seiner Störungen werden ebenso wie sorgfältige mikrochemische Untersuchungen von Glaskörpertrübungen menschlicher Augen, die durch Glaskörperabsaugung oder nach Enukleation gewonnen werden, dazu beitragen müssen, unsere Kenntnisse über die Grundlagen der verschiedenen Formen der Synchisis scintillans zu erweitern und zu befestigen.

Um der Frage näher zu kommen, ob eine *Hypercholesterinämie* Veranlassung zur Entstehung einer Synchisis scintillans geben könne, ähnlich wie nach VERSÉ im Experiment auf diese Weise ein Arcus lipoides corneae erzeugt werden kann, fütterte ich Kaninchen bis zu 270 Tagen mit großen Mengen eines Cholesterinfettgemisches. Nach Auftreten des Arcus lipoides corneae, welcher starke Hypercholesterinämie anzeigt, wurde versucht, durch immer wiederkehrende Punktionen der Vorderkammer und des Glaskörpers Cholesterin aus dem Blute der intraokularen Flüssigkeit beizumischen. Mit Hilfe der SALKOWSKYschen Probe konnte in den Rückständen der Punktate zwar ein Übertritt von Cholesterin in das 2. und 3. Kammerwasser nachgewiesen werden, es gelang aber nicht, das Cholesterin zum Ausfallen zu bringen und ein der Synchisis scintillans ähnliches Bild zu erzeugen. Entweder kam also unter diesen Bedingungen das Cholesterin als Ester gelöst in den Glaskörper oder, wenn freies Cholesterin nach Punktion übertrat, so wurde es durch die zahlreichen anderen Kolloide in Lösung gehalten und verschwand mit ihnen nach einiger Zeit auf natürlichem Wege wieder aus dem Auge. Dies Verhalten spricht dafür, daß eine Cholesterinämie *allein* wohl nicht die Ursache einer Synchisis scintillans sein kann, was ja schon wegen der vorwiegenden Einseitigkeit der Erscheinung unwahrscheinlich ist. Es muß noch ein bisher uns unbekannter lokaler Grund hier eine Rolle spielen. In den meisten Fällen handelt es sich beim Auftreten von glitzernden Partikeln im Glaskörper wohl um Calciumverbindungen. BACHSTEZ hat als Grundlage einer im lebenden Auge beobachteten glitzernden Verflüssigung fettsauren Kalk nachgewiesen, und mir gelang es kürzlich,

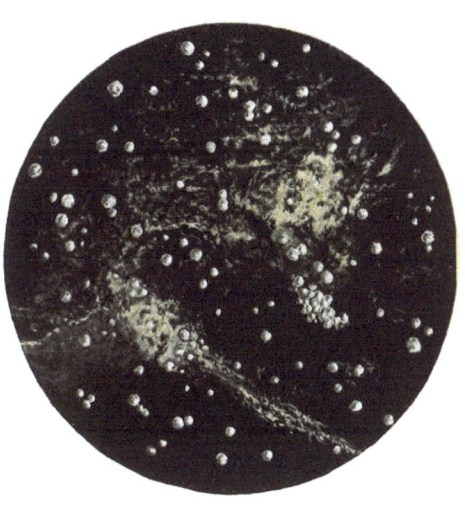

Abb. 14. Synchisis nivea. Glaskörperausstrich im Dunkelfeld. (Nach A. JESS.)

diesen Befund an einem Auge zu bestätigen, bei dem sich eine typische Synchisis nivea fand. Zahllose größere und kleinere Schneebällchen (s. Abb. 14) durchsetzten den ganzen Glaskörper und erwiesen sich mikrochemisch als vorwiegend aus fettsaurem Kalk bestehend.

Von besonderem Interesse ist auch ein Befund von VERHOEFF, der die weißen Trübungen einer sog. *asteroiden Hyalitis* (BENSON) mikroskopisch und chemisch untersuchen konnte. Das Auge, das nach hämorrhagischer Retinitis wegen akuten Glaukoms enukleiert wurde, zeigte im vorderen Teil des Glaskörpers, der frei von Blut und Exsudat war, zahlreiche in Haufen von 100—300 zusammenliegende, 0,009—0,09 mm große runde Gebilde. Sie erschienen im frischen Präparat dunkelbraun, im durchfallenden Licht grünlich, im auffallenden dagegen glänzend weiß. Sie lösten sich nicht in fettlösenden Substanzen und gaben auch keine Cholesterinreaktion, sondern bestanden aus *Calciumseifen* und *Calciumcarbonaten* in Verbindung mit geringen Lipoidmengen.

VALENTIN, der die im Auge älterer Pferde häufig unter dem Bilde einer Synchisis scintillans vorkommenden Trübungen mikrochemisch, insbesondere auch auf ihr Verhalten gegenüber Sudan 3, Neutralrot und Nilblausulfat nach KAWAMURAS Methode untersuchte, faßt seine Resultate wie folgt zusammen:

„In der normalen Glaskörperflüssigkeit sind Seifen enthalten, die verschiedene lipoide Substanzen in Lösung halten. Als solche konnten nachgewiesen werden: Glycerinester (Neutralfett), Cholesterinester, freies Cholesterin und cholinenthaltendes Phosphatid. Unter abnormen Verhältnissen gelangen diese Substanzen, die normalerweise in Lösung gehalten werden, in Form von Tropfen bzw. krystalloiden Gebilden als Niederschläge zur Ausscheidung. Außerdem kommen auch Ausscheidungen von Seifen als trübende Substanzen vor. Alle Trübungen sind lipoider Natur, Neutralfett, freies Cholesterin, Cholesterinester, Phosphatid. Niemals wurde Tyrosin gefunden". VALENTIN spricht die Vermutung aus, daß die Konkrementausscheidung im Glaskörper auf analoge Weise erfolge wie diejenige in der Gallenblase. Es ist dies durchaus nicht von der Hand zu weisen. Auch in der Galle haben wir wie im Glaskörper ein kompliziertes physikalisch-chemisches System von Eiweißkörpern, Lipoiden, Wasser und Elektrolyten, zwischen denen ein ganz bestimmtes Gleichgewicht herrschen muß. Wird dies auf irgendeine Weise gestört, so kommt es auch hier zu Ausfall von Cholesterin und von Calcium, welche Substanzen bekanntlich die hauptsächlichsten Komponenten der Gallensteine bilden.

Zum Schluß sei darauf hingewiesen, daß bei einer Aussaat kleinster Gliompartikel im Glaskörper, bei Bleispritzer- und Aluminiumsplitterverletzungen, wie auch nach Explosionsverletzungen mit Einheilung zahlreicher minimaler Steinchen gelegentlich ein der Synchisis scintillans ähnliches Bild entstehen kann.

d) Entzündliche und degenerative Glaskörpertrübungen.

Es ist längere Zeit mit Lebhaftigkeit darüber gestritten worden, ob der Begriff einer reinen *Glaskörperentzündung*, einer genuinen *Hyalitis*, Berechtigung habe. Vor allem hatte STRAUB diese ältere Streitfrage wieder aufgeworfen und in zahlreichen Arbeiten sich dahin ausgesprochen, daß der *Sitz* der Krankheits*erreger* und der *Ort* ihres *Kampfes* mit den Abwehrmitteln des Körpers die Krankheit bestimme, weswegen die Bezeichnung *Hyalitis* richtig sei. Experimentelle und klinische Erfahrungen lehren, daß in der Tat bei Infektion des Glaskörpers die Entzündungserscheinungen sich lediglich oder hauptsächlich auf diesen beschränken können. Allerdings muß dabei bemerkt werden, daß die auftretenden Zellelemente aus den umgebenden Membranen stammen, daß weder das Vorhandensein von Zellen im normalen Glaskörper, noch ihre Teilung und Vermehrung bei Auftreten eines Entzündungsreizes sicher bewiesen sind. Unter Berücksichtigung dieser Tatsachen kommt GREEFF, der frühere SCHMIDT-RIMPLERsche Versuche der Glaskörperinfektion aphakischer Kaninchenaugen wiederholte und beobachten konnte, wie die Rundzellen in langen Zügen, oft konzentrisch angeordnet, in ganz ähnlicher Weise wie bei gleichen Versuchen an der Hornhaut aus dem Randschlingennetz zu der Reizstelle wanderten, zu dem Schluß, daß man den Namen Hyalitis wohl gelten lassen könne. Es ist natürlich etwas anderes, wenn bei primärer Infektion des Glaskörpers die Zellelemente aus den umgebenden Organen in ihn hineinwandern, als wenn bei Entzündung der Netzhaut und Uvea ein Exsudat sekundär in ihn abgesetzt wird. Auch E. FUCHS hält den Namen *Hyalitis* nach Analogie der *Keratitis* für die erste Art nicht für bedenklich, erhebt aber Einspruch gegen seine zu allgemeine Anwendung auf ganz verschiedene Krankheitsprozesse. Bei erheblicher Mitbeteiligung der inneren Häute hat FUCHS bekanntlich entsprechend der Bezeichnung Endokarditis, Endometritis usw. den Ausdruck Endophthalmitis septica vorgeschlagen, der ziemlich allgemein angenommen wurde.

Die entzündlichen Glaskörpertrübungen, die sich dem Augenspiegel in wechselnder, jedoch bei keiner Erkrankung in diagnostisch verwertbarer *Gestalt* darbieten, können auf verschiedene Weise zustande kommen. Zunächst kann das eiweißreichere Ciliarkörpersekret, das bei jeder intraokularen Entzündung abgesondert wird, bei seiner Vermischung mit der Glaskörperflüssigkeit zu Trübungen Veranlassung geben. Ferner kann es zur Abscheidung von Fibrinnetzen kommen, wie LAUBER es bei albuminurischer Netzhautablösung beobachten und histologisch nachweisen konnte, endlich und in der Hauptsache verursachen die einwandernden Zellelemente, die den ganzen Glaskörper durchsetzen, vielgestaltige Trübungen. Mit dem Augenspiegel sieht man entweder diffuse, staubförmige oder mehr flockige, klumpige schwarze Massen vor dem roten Hintergrunde flottieren. An der Spaltlampe erkennt man zahlreiche kleine graue Punkteinlagerungen, welche meistens den Membranen anhaften, von wechselnder Größe und Gestalt sind und nicht selten ähnlich den Hornhautpräcipitaten auf der hinteren Linsenkapsel sich niederschlagen. KOEPPE beschrieb auch ein gleichmäßiges Trüberwerden der Glaskörperflüssigkeit in den Gerüstmaschen, wie es im Kammerwasser bei Iritis beobachtet wird. VOGT sah bei Iridocyclitis die Trübungen bisweilen in Sternchenform massenhaft den Gerüstlamellen aufsitzen, durch feine Fäserchen untereinander verbunden. In chronischen Fällen treten auch zahlreiche mehr bräunliche und rötliche Partikelchen verschiedenster Größe auf, die offenbar als Pigmentzellen oder Pigmentkörperchen anzusprechen sind, vielleicht auch hier und da als Zerfallsprodukte der roten Blutkörperchen. Daß man allerdings letztere einzeln an ihrer roten Farbe erkennen und mit Sicherheit von weißen Blutzellen unterscheiden könne, bestreitet VOGT gegenüber KOEPPE mit Recht. Auch E. FUCHS überzeugte sich davon, daß einzelne Erythrocyten im auffallenden Lichte nicht rot, sondern meist farblos, selten mit einer Andeutung von grün sichtbar werden. Da er in seinen Präparaten häufig Hämosiderin in Form amorpher Klümpchen fand, die im auffallenden Licht rot erschienen, hält er die von KOEPPE als rote Blutkörperchen gedeuteten Pünktchen für Hämosiderin. Neben diesen verschieden gefärbten und geformten Punkteinlagerungen kommt es schließlich auch zu Gerüstveränderungen, indem die Lamellen zusammenbacken, vielleicht auch hier und da etwas aufquellen, sich aus ihren normalen Verbindungen lösen, Streifungen und Trübungen erkennen lassen und in Fetzen oder zusammengeballt in größeren Hohlräumen des Gerüstes flottieren, ja schließlich größtenteils verschwinden. Prinzipielle Unterschiede sind jedenfalls in der Art der Einlagerungen und Gerüstveränderungen nicht mit Sicherheit festzustellen, mag es sich um eine tuberkulöse, syphilitische oder sympathische Uveitis handeln. Auch die bei Heterochromie der Iris vorkommenden akuten und chronischen Iridocycliditen zeigen keine anderen krankhaften Erscheinungen des Glaskörpers. Ob die bei diabetischen, nephritischen, arteriosklerotischen Netzhaut- und Aderhautveränderungen, bei Entzündungs- und Stauungserscheinungen des Sehnerven beschriebenen Einlagerungen wirklich differentialdiagnostische Besonderheiten darbieten, scheint trotz mannigfacher Deutungsversuche noch nicht spruchreif. Auch scheinen die Glaskörpereinlagerungen bei manchen Erkrankungen nicht regelmäßig aufzutreten, so sah z. B. KOEPPE bei Retinitis pigmentosa, ja sogar bei der ohne Pigmentierung der Netzhaut einhergehenden Form *regelmäßig* Pigmentzellen im Glaskörper, während VOGT sie in *allen seinen Fällen vermißte*.

Differentialdiagnostischen Wert können Glaskörpertrübungen haben, wenn es zweifelhaft ist, ob eine einfache Stauungspapille oder aber eine Papillitis vorliegt. Ihr frühes Vorhandensein spricht hier jedenfalls für einen entzündlichen Prozeß am Sehnervenkopf.

Pathologische Anatomie. Man findet bei den entzündlichen Trübungen anfangs polymorphkernige Leukocyten, später Lymphocyten, die sich durch ständige Teilung und neue Auswanderung aus den Gefäßen der umgebenden Membranen vermehren, oft Fortsätze und Pigmenteinschlüsse zeigen; auch Erythrocyten treten auf. Durchsetzt das Exsudat schließlich den ganzen Glaskörper, so kommt es zur teilweisen Auflösung des Gerüstes und schließlich zu hochgradiger Schrumpfung des ganzen Organs, das als dicht organisierter Rest nur noch hinter der Linse mit strangförmiger Verbindung zur Papille vorhanden sein kann, oft von der trichterartig abgelösten Netzhaut bedeckt. Dicke bindegewebige Schwarten von Granulationsgewebe aus Uvea und Netzhaut mit zahlreichen neugebildeten Gefäßen täuschen klinisch bei noch klarer Linse Geschwulstbildung im Auge vor und sind unter dem Namen *Pseudogliom* vielfach beschrieben (s. Beitrag SCHIECK, Netzhauterkrankungen in diesem Band). Wiederholt sind in solchen organisierten Exsudaten ausgedehnte *Verknöcherungen* angetroffen, die als Platten und Schalen Linse oder Glaskörper einmauern. Bei leichteren Entzündungszuständen können die Glaskörpertrübungen dagegen langsam wieder völlig oder großenteils resorbiert werden, das Gerüst ist aber auch dann mehr oder weniger verschwunden, und beim Aufschneiden eines solchen Auges entleert sich der nunmehr „verflüssigte" Glaskörper, d. h. die nicht mehr durch das feste Gerüst zusammengehaltene Glaskörperflüssigkeit schießt, oft gelblich verfärbt, heraus. Manchmal sieht man nach Aufhellung von Glaskörpertrübungen neugebildete Gefäße anscheinend frei, in Wirklichkeit von dünnen Bindegewebsmembranen begleitet, in den Glaskörperraum vorragen. Kommt es, insbesondere nach Verletzungen oder metastatischen Infektionen des Augeninnern, zu akuten, eitrigen Einschmelzungen des Glaskörpers, so haben wir das klinische Bild der Panophthalmie mit seinen bekannten bedrohlichen Erscheinungen vor uns. Nur in seltensten Fällen, meist bei Fremdkörpern im Auge, tritt einmal umschriebene Abszeßbildung im Glaskörperraum auf.

Ätiologie. Als Ursache der hier besprochenen Glaskörpertrübungen kommen außer ektogenen Infektionen sämtliche entzündlichen Erkrankungen der Uvea, der Netzhaut und des Sehnerven in Betracht. Ferner werden sie bei einer großen Anzahl von *Allgemeinleiden* infektiösen Charakters beobachtet, ohne daß klinisch immer eine Erkrankung der umgebenden Membranen festzustellen ist, was allerdings eine solche nicht ausschließt, so bei *Tuberkulose, Lues, Sepsis, Typhus, Flecktyphus, Diphtherie, Pneumonie, Influenza, Intermittens, Scharlach, Röteln, Malaria* und anderen fieberhaften *Tropenkrankheiten*. Verschiedentlich sind auch *Gicht* und *Rheumatismus* als ätiologische Momente genannt.

Therapie. Die Behandlung der entzündlichen Glaskörpertrübungen fällt mit der des Grundleidens zusammen. Zur Beschleunigung der Resorption werden subconjunctivale Kochsalzeinspritzungen, Einträufelung von Dionin, lokale Anwendung von Wärme, Schwitzprozeduren und interne Darreichung von Jod empfohlen.

Die *Glaskörperabsaugung*, welche FORD zuerst im Jahre 1890 angegeben und ELSCHNIG mit späterem Ersatz der abgesaugten Flüssigkeit durch physiologische Kochsalzlösung angewandt hatte, ist neuerdings von ZUR NEDDEN nach jahrelangen sorgfältigen Beobachtungen nicht nur zur mechanischen Entfernung von Glaskörpertrübungen und Blutungen empfohlen worden, sondern auch als eine Maßnahme, die durch stärkste Anregung des intraokularen Flüssigkeitswechsels bei Erkrankungen des inneren Auges heilend wirken kann. Nach bisherigen ophthalmologischen Anschauungen brachte ja jeder Glaskörperverlust die Gefahr der Netzhautablösung mit sich, und wir suchten ihn deshalb bei allen bulbuseröffnenden Operationen nach Möglichkeit zu vermeiden. Allerdings hatte wohl jeder Operateur schon die Beobachtung gemacht, daß in manchen Fällen selbst erhebliches Abfließen von Glaskörper, insbesondere bei Verflüssigung, nicht unbedingt eine Ablatio zur Folge hatte; immerhin galt doch das

Corpus vitreum als ein Noli me tangere. Wenn wir auch nach den ZUR NEDDENschen Erfahrungen, die inzwischen von verschiedenen Seiten bestätigt wurden, in unserer Vorsicht bei Operationen nicht nachlassen werden, so haben wir doch gelernt, daß nicht zu ausgiebige Punktionen des Glaskörpers, bei denen nur Flüssigkeit entfernt wird, das Glaskörpergerüst aber intakt bleibt, ohne Komplikationen vertragen werden können.

Die *Absaugung* ist indiziert bei Glaskörper*blutungen* und *Trübungen*. Bei den Trübungen, welche auf Entzündungen der Uvea und der Netzhaut zurückzuführen sind, *sollen alle Fälle mit noch frischem Reizzustand ausscheiden*, da solche Augen erfahrungsgemäß gegen jeden Eingriff sehr empfindlich sind. Erst wenn die Entzündung größtenteils abgeklungen ist oder chronischen Charakter bekommen hat, kann man die erste Absaugung vornehmen. Sie pflegt in solchen Fällen besonders leicht zu sein, da der Glaskörper meistens verflüssigt ist. Folgender Fall von ZUR NEDDEN sei als Beispiel angeführt:

Ein 30jähriger Mann mit einer offenbar schon länger bestehenden rechtsseitigen Chorioretinitis erfährt im Felde eine Verschlimmerung, die zur Erblindung des Auges führt. Nach etwa *3 Jahren* bestanden so dichte Glaskörpertrübungen, daß man vom Fundus nichts sehen konnte. Nur oben innen erhielt man einen schwach-roten Reflex. S: Handbewegungen dicht vor dem Auge. Projektion gut. Nach 4 Punktionen des Glaskörpers (0,5—0,9 ccm), die zweimal eine Reizung hervorriefen, wurde drei Monate später nochmals eine Absaugung (0,6 ccm) vorgenommen, nach der das Auge reizlos blieb. Die Glaskörpertrübungen waren jetzt größtenteils verschwunden, der Fundus zu übersehen. Wenn das Sehvermögen allerdings nur $4/60$ betrug, so lag das an ausgedehnten Hintergrundsveränderungen.

Im allgemeinen empfiehlt ZUR NEDDEN, die Absaugung mit dreiwöchentlichen Zwischenräumen auszuführen, nur bei ektogenen Infektionen, die sich an perforierende Verletzungen anschließen, soll von vornherein die Punktion in kurzen Abständen häufig vorgenommen werden, da es hier ja darauf ankommt, die eingedrungenen Bakterien und ihre Toxine möglichst schnell zu entfernen und andererseits die Heilkräfte des Plasmas dem Auge zuzuführen, welche nach jeder Punktion in immer steigender Menge in die Ersatzflüssigkeit übergehen. Der letzte Grund veranlaßte ZUR NEDDEN, auch bei chronischer Chorioretinitis und bei völlig *klarem* Glaskörper Absaugungen vorzunehmen, die in der Tat einen günstigen Einfluß zu haben schienen. Die Technik wird im Operationsbande geschildert.

Diese Behandlungsart hat sich ZUR NEDDEN als so gefahrlos bewährt, daß er sie sogar in der ambulanten Praxis ausführte und die Patienten nur einen Tag zu Hause der Ruhe pflegen ließ.

Die absaugbaren frei flottierenden Trübungen zeigten in den älteren Stadien bei verschiedensten Arten von Glaskörpertrübungen das gleiche Aussehen; es waren fadenförmige, in der Grundsubstanz homogen erscheinende und scharf geränderte Gebilde, oft zu einem Geflecht zusammengeballt. Krystalle in Oktaederform wurden gelegentlich auch beobachtet. Spontane Gerinnung trat auch bei den späteren Punktaten nicht ein.

Die günstigen Erfolge ZUR NEDDENs wurden von verschiedenen Seiten im allgemeinen bestätigt (ROSENSTEIN, BLIEDUNG, BLATT), geringe Modifikationen wurden vorgeschlagen, die Anlage eines kleinen Lederhautschnittes vor der Punktion, Absaugung geringerer Mengen u. a. empfohlen. Bisher sind jedoch noch keine *ernsthaften* Komplikationen, vor allem keine Beobachtungen über frühere oder spätere Netzhautablösungen veröffentlicht worden[1]. BLATT

---

[1] Wenn BLIEDUNG eine Ablatio- und eine Kataraktbildung nach Absaugung erlebte, so handelte es sich hier um zwei durch Schrotschuß resp. Fremdkörper schwer verletzte Augen, welche an sich schon ungünstige Verhältnisse darboten. Ebenso war eine Ablatio, die nach Absaugung und Aufhellung des Glaskörpers von BASTERRA SANTA CRUZ beobachtet wurde, zweifellos auf die vorhergegangene Hufschlagverletzung des Auges zurückzuführen.

konnte im Tierexperiment feststellen, daß aus dem Auge ausgewachsener Kaninchen das erste Mal 0,6 ccm, das zweite Mal nach 8 Tagen 0,4 ccm ohne jeden Schaden abgesaugt werden konnten. Stärkere Absaugungen verursachten allerdings Netzhaut- und Glaskörperblutungen und Hornhautfalten, ja bei Entfernung von 1,2 ccm trat neben anderen Schädigungen Netzhautablösung auf. Er schließt daraus, daß etwa 0,6—0,8 ccm in Abständen von 8 Tagen wohl unbedenklich auch aus dem menschlichen Auge entfernt werden könnten. Eine allgemeinere Anwendung des Verfahrens zur weiteren Prüfung seines Wertes ist jedenfalls zu empfehlen.

e) Glaskörperblutungen.

Symptome. *Blutungen in den Glaskörper* oder an seine Oberfläche treten häufig spontan auf. Nach schweren *Perforations-* oder *Kontusionsverletzungen* sehen wir

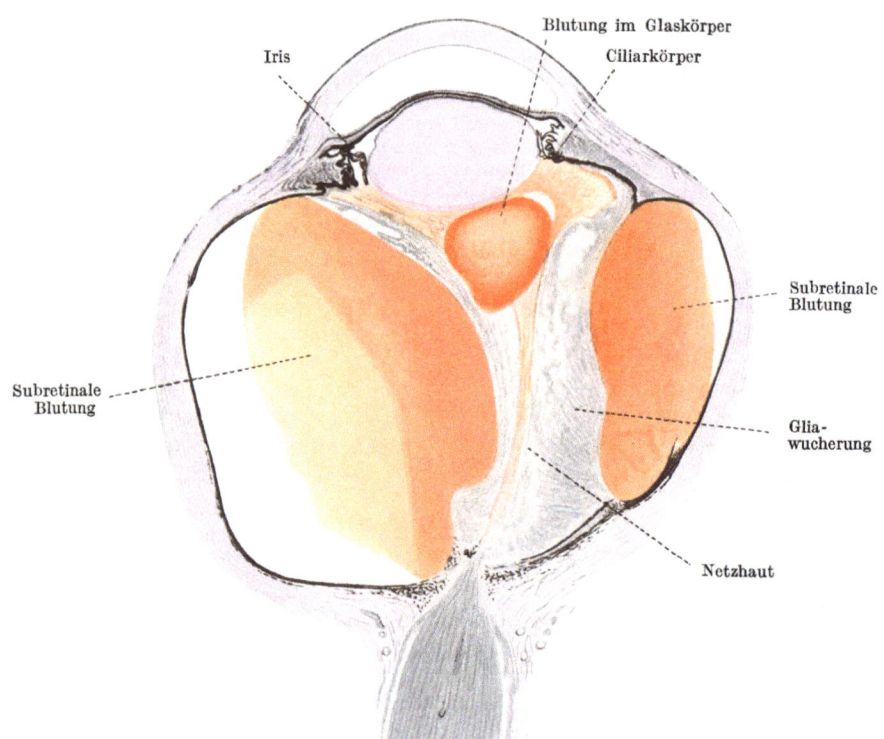

Abb. 15. Hämophthalmus. (Aus J. v. MICHELs Sammlung.)

sie in mannigfacher Form den Glaskörper durchziehen, ja der ganze Glaskörper kann derartig mit Blutelementen durchtränkt sein, daß man mit dem Augenspiegel nicht den geringsten roten Schein erhält (Hämophthalmus; s. Abb. 15). Schneidet man ein solches Auge nach der Enukleation auf, so kann man den ganzen Glaskörper in eine feste dunkelrote Gallerte umgewandelt sehen, die es verständlich macht, wie außerordentlich lange die Resorption und demgemäß die Aufhellung des Glaskörpers oft auf sich warten läßt, wenn sie nicht ganz ausbleibt. Bei derartigen totalen Durchblutungen des Glaskörpers kann die Lichtempfindung bei der gewöhnlichen Prüfung mit dem Augenspiegel völlig erloschen scheinen, wie auch die Pupillarbewegung fehlt; erst bei Anwendung sehr heller Lichtquellen wird eine Lichtempfindung ausgelöst. Dieser Umstand ist bei der Wahl des Vorgehens und der Stellung einer Prognose stets zu berücksichtigen. Bei derartigen hochgradigen Durchblutungen des inneren Auges, die merkwürdigerweise nur selten mit Drucksteigerungen einhergehen, sehen wir ab und zu eine eigenartige Verfärbung der Iris durch Blutfarbstoff auftreten, wodurch eine vorher blaue oder graue Regenbogenhaut grünlich, gelbbräunlich oder sogar braun erscheint, ein Phänomen, das nach Resorption des Blutes wieder verschwinden kann. E. FUCHS konnte eine solche Iris histologisch untersuchen. Er fand im normalen Gewebe das Pigment nicht wie sonst aus feinsten Körnchen, sondern aus groben gelbroten Klümpchen, welche keine Eisenreaktion gaben, zusammengesetzt.

Auch ist eine Gelbverfärbung der Sklera beobachtet worden. Eine eingehende neuere Studie der *pathologischen Anatomie der Glaskörperblutungen* verdanken wir ebenfalls E. FUCHS. Seine Untersuchungen betreffen den Ort des Blutergusses, die Veränderungen des ergossenen Blutes und die der angrenzenden Gewebe.

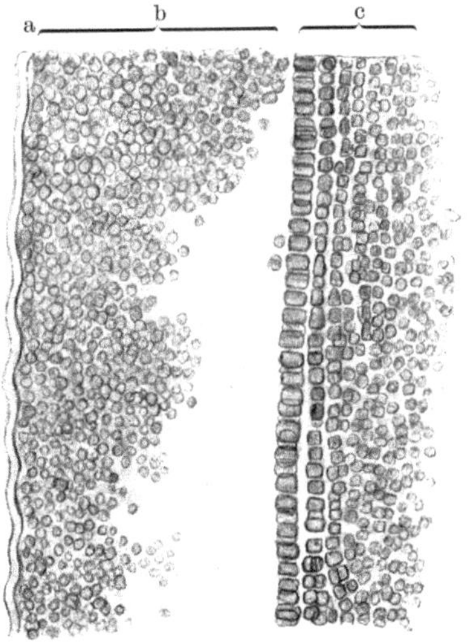

An der Außenfläche des Glaskörpers sammelt sich das Blut bei Verletzungen des Ciliarkörpers nicht selten in dem spaltförmigen, postlentikulären Raum, der zwischen der hinteren Linsenkapsel und der Fossa patellaris des Glaskörpers liegt, wie er bei den Spaltlampenbeobachtungen beschrieben wurde. ASCHER hat hier eine Blutung in Form eines geschlossenen Ringes klinisch beobachten können. In der hinteren Kammer sieht man die Erythrocyten den Zonulafasern anhaften; in ihrer Fortsetzung nach hinten, dem Orbikularraum (SALZMANN), können größere Blutungen den Glaskörper nach innen einbuckeln und vom Ciliarkörper abdrängen, was besonders bei spontanen Blutungen beobachtet wird, während bei traumatischen Blutergüssen meist ein Eindringen durch die verletzten Grenzschichten in das Innere des Glaskörpers stattfindet. Die zwischen Netzhaut und Glaskörper auftretenden Blutungen liegen meistens der Limitans interna, der gemeinsamen Trennungsschicht auf. Die Blutungen in den Glaskörper selbst beschränken sich entweder auf die äußeren dichteren Schichten, oder sie breiten sich *unter* ihnen aus, oder sie dringen in das Innere des Glaskörpers selbst ein.

Abb. 16. Glaskörperblutung.
a hintere Linsenkapsel; *b* postlentikulärer Raum; *c* reihenweise Anordnung der Erythrozyten in den vorderen Grenzschichten. (Nach E. FUCHS.)

In den lamellären Grenzschichten zeigen die Erythrocyten oft eine schichtweise Anordnung von großer Regelmäßigkeit (s. Abb. 16). An der Glaskörperbasis haben die Blutungen entsprechend der Anordnung der hier entspringenden Faserzüge oft eine fächerartige Gestalt. Unter der Grenzschicht findet man strahlenartige Blutergüsse parallel zu den äußersten Lamellen, die stellenweise, wohl durch Radiärfasern, unterbrochen sind und auch Fortsätze in das *Innere* des Glaskörpers entsenden. Hier ist das Gerüst zu zart, um dem Blute nennenswerten Widerstand entgegenzusetzen, weshalb eine regelmäßige Schichtung seltener ist. Durch die Blutung wird oft das Gerüst vielfach zertrümmert, wodurch große zusammenhängende Blutmassen entstehen, oder aber das Blut ergießt sich in schon bestehende Hohlräume. Als solche kommen Überreste des embryonalen Zentralkanals in Frage oder durch senile Degeneration im Glaskörperkern entstandene Lücken, wie sie auch nach intraokularen Erkrankungen und bei hoher Myopie oft beobachtet werden, ferner durch Zerreißung bei perforierender Verletzung oder durch Sprengung bei Kontusionen verursachte Höhlungen. Das eindringende Blut erweitert die Lücken unter dem Einfluß der Schwere zu großen runden und unregelmäßigen Räumen.

Das in den Glaskörper entleerte Blut kann gerinnen oder auch längere Zeit flüssig bleiben, wie es ja auch bei präretinalen Blutungen und Hyphaema klinisch nicht selten beobachtet wird. In gehärteten Präparaten erscheint das *Plasma* als eine homogene oder sehr feinkörnige, mit Eosin sich blaßrot färbende Masse. Die Erythrocyten zeigen oft ihre normale bikonkave Scheibchenform und Geldrollenbildung, oft aber sind sie vielfach deformiert durch Schrumpfung oder Quellung. Ihr Verhalten gegenüber verschiedenen Farbstoffen wechselt. Es scheint auch Hämolyse, Freiwerden des Hämoglobins, eintreten zu können, jedoch ist bei den entstehenden Bildern — Blutschatten und Körnchenauflagerungen — an das Vorkommen von Kunstprodukten zu denken, wie sie durch Einwirkung von Formalinalkohol beobachtet werden. Fuchs hebt das in einer Nachschrift zu seiner Arbeit ausdrücklich hervor. Für das gelegentliche Austreten des Hämoglobins aus den Erythrocyten spricht aber die klinische Beobachtung, daß in seltenen Fällen das Kammerwasser plötzlich eine rubinrote Färbung bei erhaltener Durchsichtigkeit annimmt, und daß bisweilen die Iris nach einiger Zeit, wie oben erwähnt, eine charakteristische Verfärbung durchmacht, die auf Durchtränkung mit Hämoglobin zurückzuführen ist.

Dimmer hat diffuse Rotfärbung des ganzen Glaskörpers, der sonst klar blieb, offenbar durch das bei der Hämolyse freigewordene Hämoglobin beobachtet. Beim Augenspiegeln sah man den Fundus wie durch ein rotes Glas, und auch der Patient sah mit dem betreffenden Auge eine Kerze deutlich rot.

Man trifft auch histologisch oft zahlreiche blutfarbstoffhaltige Körnchen weit von der Blutung entfernt im Glaskörper, ja in der Iris und Aderhaut an, was nur dadurch zu erklären ist, daß der Inhalt der roten Blutkörperchen in gelöster Form austritt und als Körnchen an anderen Stellen sich niederschlägt. Agglutination von Blutkörperchen ist sehr selten; nur einmal sah Fuchs bei Anwesenheit eines serösen Exsudates im Glaskörperraum ein Zusammenbacken der Erythrocyten. Die weißen Blutzellen sind nur in frischen Blutungen in der normalen Anzahl und Zusammensetzung vorhanden, aus älteren verschwinden sie. Schon unmittelbar nach dem Entstehen der Blutung sieht man die polymorphkernigen Leukocyten im benachbarten Glaskörper, während die Lymphocyten noch zwischen den roten Blutkörperchen liegen, in älteren Fällen verschwinden auch sie. Ob es sich hier um eine aktive Auswanderung der weißen Blutzellen oder um ein Zugrundegehen handelt, ist noch nicht zu entscheiden. Blutplättchen wurden nur ausnahmsweise, Fibrinausscheidungen in Form eines feinen Netzes oder größerer Membranen beobachtet.

Eine *Reaktion des Glaskörpers* selbst auf das Blut und seine Derivate ist *niemals* festgestellt, lediglich aus den inneren Augenhäuten werden pigmentierte Zellen des ciliaren Epithels mobilisiert und weiße Blutzellen zur Auswanderung gebracht. Die Aufsaugung des Blutes erfolgt außer durch die Hämolyse durch Phagocytose, wobei man noch unveränderte oder schattenhafte, geschrumpfte, zerfallene Erythrocyten im Protoplasma der Phagocyten erkennt. In späteren Stadien enthalten diese entweder Pigmentkörnchen, welche Eisenreaktion geben, oder sie haben die Lipoidstoffe der roten Blutkörperchen gespeichert und färben sich nach Weigert schwarz. Eine solche Anhäufung von Lipoiden in den Phagocyten könnte vielleicht eine Vorstufe zu dem so häufigen Auftreten von Cholesterinkrystallen nach Blutergüssen im Augeninneren bedeuten. Das erste Auftreten von Phagocyten wurde nach dreitägigem Bestehen der Blutung beobachtet, die Pigmententwicklung in ihrem Protoplasma erst nach sechs Tagen. Die Menge der auftretenden Phagocyten wechselt sehr; je näher die Blutung dem Ciliarkörper liegt, um so zahlreicher sind sie, was die schnellere Aufsaugung peripherer Hämorrhagien erklärt. Auf jeden Fall ist die Phagocytose im Glaskörper stets weniger lebhaft als in anderen Geweben; sie allein ist nicht imstande, große Blutungen zu beseitigen. Oft sieht man erst nach Durchwachsen des Blutergusses mit Bindegewebe die Erythrocyten allmählich blasser werden und verschwinden.

Die reaktive Gewebswucherung, welche bei längerem Verweilen des Blutes im Glaskörper allmählich einsetzen kann, insbesondere, wenn außerdem eine entzündliche Reizung besteht, nimmt ihren Ursprung von der Netzhaut oder dem Ciliarkörper. Sie beginnt frühestens nach 14 Tagen. Zuerst ziehen einzelne, dann immer zahlreichere Fibroblasten zu langen Zügen oder Membranen vereinigt in die Blutung hinein oder umhüllen sie, die eingeschlossenen Erythrocyten verschwinden mit und ohne Beteiligung der Phagocyten, und feine Blutgefäße tauchen von außen in das bindegewebig umgewandelte Gewebe hinein. Außerdem kommt es zu Gliawucherungen auf der Innenfläche der Netzhaut. Nach kleineren Blutungen können feine bindegewebige Fäden oder Membranen mit anhaftenden Pigmentbröckeln dauernd zurückbleiben und als flottierende Trübungen ophthalmoskopisch sichtbar sein, nach größeren und rezidivierenden Blutungen aber bilden sich die bekannten weißen Bindegewebsmembranen, durch die das Sehvermögen für immer hochgradig gestört wird. Bleibt die bindegewebige Umwandlung aus, so kann der Bluterguß dauernd an seiner roten Farbe kenntlich bleiben. Bei größeren Blutungen wird das zarte Glaskörpergerüst meist in ausgedehnter Weise zerstört, so daß nach Resorption des Blutes das Augeninnere fast nur von Glaskörper*flüssigkeit* angefüllt ist.

Spontane Blutungen treten bei manchen *Allgemeinleiden*, Chlorose, Anämie, Leukämie, Diabetes, Nephritis, Herz- und Gefäßleiden, Skorbut und Malaria, Grippe, Sepsis und Vergiftungen auf, ferner beobachtet man sie bei Hämophilie, bei Hämorrhoidalleiden und Menstruationsanomalien. *Lokalursachen* sind: entzündliche Erkrankungen der Netz- und Aderhaut, arteriosklerotische, luetische und tuberkulöse Veränderungen der Gefäße, Thrombosen der Zentralvene oder eines ihrer Äste, Gefäßzerreißungen bei hochgradiger Myopie, Glaukoma haemorrhagicum, Sarkom der Aderhaut. — Besondere Erwähnung verdienen die *rezidivierenden* Blutungen in anscheinend sonst ganz gesunden Augen. Sie kommen besonders bei jugendlichen Individuen, oft doppelseitig vor, mitunter gleichzeitig mit Blutungen aus der Nasenschleimhaut. Auch treten sie bei jungen Mädchen und Frauen vikariierend zur Zeit der Menstruation ebenso wie in späteren Jahren nach dem Zessieren der Menses auf. Wenn auch gerade *diese* Blutungen bisweilen auffallend schnell resorbiert werden, so stellen sie doch durch ihre Wiederholung eine große Gefahr für das Sehorgan dar, weil schließlich ausgedehnte bindegewebige Organisationen den Glaskörper durchziehen, vor der Netzhaut als weiße, oft vaskularisierte Schwarten liegen oder auch zur Netzhautablösung Veranlassung geben können; gelegentlich verursachen sie auch Glaukom. Ihre Ätiologie ist noch nicht völlig geklärt, in vielen Fällen scheint eine tuberkulöse Gefäßerkrankung die Ursache zu sein, die Periphlebitis tuberculosa von AXENFELD-STOCK. Man beobachtet dann hier und da weiße und gelblich-weiße Einscheidungen der Netzhautvenen, auch kleine graue Knötchen der Gefäßwand, die anatomisch als tuberkulöse Herde der Adventitia festgestellt werden konnten. Die genaueren Schilderungen dieser Veränderungen sind im Kapitel Netzhauterkrankungen (siehe diesen Band, S. 523) zu finden.

Alle diese Blutungen treten häufig ganz spontan auf. Die Patienten bemerken, daß ohne jeden äußeren Anlaß plötzlich eine Verdunkelung des Gesichtsfeldes von irgendeiner Stelle aus sich immer weiter verbreitet und das Augenlicht mehr oder weniger vernichtet, oder es bedarf bei vorhandener Disposition nur einer geringen Erschütterung, eines plötzlichen Blutandranges zum Kopf oder eines Hustenanfalles, um sofort eine schwere Blutung auszulösen.

Wenn retinale Blutungen auf der hinteren Oberfläche des Glaskörpers liegen bleiben, so treiben sie oft die Limitans interna vor sich her und erscheinen als runde, abgesackte Hämorrhagien mit einer horizontalen oberen Begrenzungslinie, die sich mit der Kopfhaltung ändern kann. Treten sie in der oberen Bulbushälfte auf, so senken sie sich allmählich nach abwärts. Besonders am hinteren Pol, aber auch vor der Papille und in der Netzhautperipherie treten sie auf, oft mit anderen Blutungen vergesellschaftet. Die Klinik und Pathologie der präretinalen Blutungen ist im Kapitel Netzhauterkrankungen S. 420 geschildert.

Traumatische Blutungen kommen nach perforierenden Verletzungen in jeder Form und Ausdehnung vor, um so umfangreicher, je größer die Verletzung insbesondere des Ciliarkörpers war, und je mehr Glaskörpersubstanz durch die Wunde ausgetreten ist. Erwähnung finde hier auch die sog. expulsive Blutung

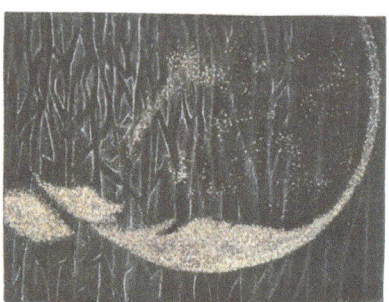

Abb. 17. Blutung in den Glaskörper und auf die hintere Linsenkapsel. (Nach A. Vogt.)

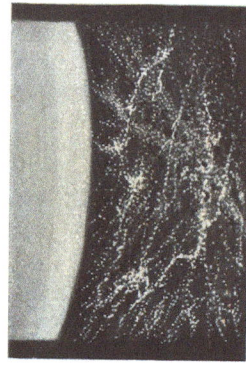

Abb. 18. Glaskörpergerüst $1/2$ Jahr nach traumatischer Blutung. (Nach A. Vogt.)

nach Staroperationen, die bei brüchigen Gefäßen und nach zu plötzlicher Linsenentbindung den ganzen Glaskörper vor sich her treiben und durch die Wunde aus dem Auge herauspressen kann. Auch nach Kontusionsverletzungen werden Glaskörperblutungen in jeglicher Gestalt beobachtet, ja der ganze Glaskörper kann mit Blut so dicht imbibiert sein, daß man mit dem Spiegel nicht mehr durchdringt und bei seitlicher Beleuchtung das Blut als gleichmäßige rote Masse hinter der klaren Linse liegen sieht.

Im Spaltlampenbilde sieht man mitunter die etagenförmig hintereinander angeordneten normalen Faltenzüge des Glaskörpers von feinen gelblich glänzenden Staubtrübungen besetzt, die eine ähnliche Anordnung der Blutelemente vermuten lassen, wie E. Fuchs sie im histologischen Schnitt gefunden hat. Strangförmige und streifige Blutungen kann man nicht selten in ihrem Verlauf zur Verletzungsstelle verfolgen. Kreisförmige Blutauflagerungen an der Hinterfläche der Linse erinnern an das Bild der Vossiusschen Ringtrübung auf der vorderen Kapsel (s. Abb. 17). Je älter die Blutungen werden, und je weniger dicht die einzelnen Blutelemente liegen, um so undeutlicher tritt die rote Farbe hervor, ja schließlich sieht man den hochgradig destruierten Glaskörper nur noch durchsetzt von grauen bis weißlichen Punkteinlagerungen (s. Abb. 18), die von denen nach entzündlichen Affektionen nicht sicher zu unterscheiden sind. Hier und da liegen dann einzelne bräunliche Elemente, wohl Pigment, dazwischen verstreut (Vogt).

Die Behandlung der Glaskörperblutungen erfordert vor allem Bettruhe und Ruhigstellung der Augen durch einen doppelseitigen Verband. Regelung der Diät unter Vermeidung aller, den Blutandrang zum Kopf steigernder Momente und Sorge für leichten Stuhlgang sind geboten. Im übrigen hat man die Ätiologie zu berücksichtigen und die *Grundkrankheit zu behandeln,* also bei Diabetes die Zuckerausscheidung zu beeinflussen, bei Nephritis diätetische Maßnahmen zu ergreifen, die Diurese anzuregen, alle gebotenen physikalischen Hilfsmittel anzuwenden, bei hohem Blutdruck wiederholt einen Aderlaß vorzunehmen. Bei luetischer Ätiologie ist energische Quecksilber- und Salvarsanbehandlung, bei Tuberkuloseverdacht der Versuch einer Tuberkulinkur zu empfehlen. In allen Fällen können Jodpräparate die Resorption erfahrungsgemäß beschleunigen, auch Dionineinträufelungen, subkonjunktivale 2—4%ige Kochsalzeinspritzungen, lokale Wärmeanwendung, Kopflichtbäder und bei guter Herztätigkeit eine vorsichtige Schwitzkur wirken in gleichem Sinne. Bei schweren rezidivierenden Glaskörperblutungen haben MAYWEG, AXENFELD und DERBY sogar mit Erfolg die Unterbindung der entsprechenden Carotis communis ausgeführt, nachdem z. B. im Falle AXENFELDs das andere Auge wegen fortgesetzt rezidivierender Glaskörperblutungen erblindet war und wegen Sekundärglaukoms hatte entfernt werden müssen. Neue Blutungen waren nach der Unterbindung nicht mehr aufgetreten. PICK berichtet über einen ebenfalls günstigen Erfolg der Carotisunterbindung bei einer schweren zunehmenden diabetischen Glaskörper- und Netzhautblutung. Der Glaskörper des entsprechenden Auges hellte sich vollkommen auf, der des anderen wurde von einer neuen Blutung befallen. — Ein Vorschlag, den RÖMER 1903 gemacht hat, nämlich Glaskörperblutungen durch Injektion von für Menschenblutkörperchen hämolytischem Serum zu beeinflussen, hat nicht zu praktischen Ergebnissen geführt. Spätere Untersuchungen C. H. SATTLERs ergaben, daß arteigenes Serum zwar vom Glaskörper vertragen wird, artfremdes aber schwere Reizzustände veranlaßt. — ELSCHNIG saugte als erster aus einem Auge, das seit 5 Monaten an einer jeder Therapie trotzenden Glaskörperblutung litt, im 6. Monat zweimal mit einer Pravazspritze flockig-seröse Flüssigkeit ab und injizierte dafür physiologische Kochsalzlösung. Der Glaskörper hellte sich danach bis auf zarteste Trübungen auf, und die Sehschärfe betrug ein halbes Jahr später 0,9. Das Resultat dreier weiterer Fälle war allerdings nicht so günstig, da Fundusveränderungen oder Katarakt den Visus beeinträchtigten, doch war auch hier Aufhellung des Glaskörpers eingetreten. GRÖNHOLM berichtete im augenärztlichen Verein Finnlands im Jahre 1913 über „Ausspülung von Glaskörpertrübung mittels physiologischer Kochsalzlösung in einem Fall von traumatischem Hämophthalmus". Einzelheiten sind mir leider nicht zugänglich. Auf breiterer Grundlage hat dann ZUR NEDDEN Glaskörperabsaugungen, die er zuerst nur bei infektiösen Prozessen anwandte, auch zur Entfernung von Glaskörperblutungen benutzt. Sein Verfahren ist bei Besprechung der Behandlung der Glaskörpertrübungen erwähnt worden. ZUR NEDDEN betont, daß gerade bei traumatischen Blutungen die Absaugung durchweg gut vertragen wurde, daß verschiedene Patienten, bei denen das Auge infolge totaler Durchblutung des Glaskörpers praktisch blind war, nach mehreren, in Zwischenräumen von drei Wochen vorgenommenen Absaugungen eine vorzügliche Sehschärfe wiedererlangten, während alle anderen der bisher gebräuchlichen Behandlungsmethoden versagt hatten. Bei spontan auftretenden Blutungen, die auf Gefäßerkrankungen beruhen, ist allerdings große Vorsicht am Platze, da durch plötzliche Herabsetzung des intraokularen Druckes neue Gefäßrupturen und damit frische Blutungen hervorgerufen werden können. Nur in alten verzweifelten Fällen darf man sich bei solcher Sachlage der Absaugung bedienen. Neben der mechanischen Entfernung des ergossenen Blutes und dem Ersatz durch frisch abgesonderte klare

Glaskörperflüssigkeit dürfte auch hier die Anregung der Resorption die Aufhellung begünstigen.

Ein ganz besonders eindrucksvoller Fall ist der folgende:

Ein 45jähriger Fabrikarbeiter erlitt durch Eindringen eines Eisensplitters in die rechte Orbita eine schwere Quetschung der lateralen Bulbuswand, an die sich eine starke *Durchblutung des Glaskörpers* anschloß. Alle übrigen Teile des Auges waren unverletzt geblieben. Da alle Mittel zur Aufhellung versagten, wurde jede weitere Behandlung für zwecklos gehalten, und da das Sehvermögen auf Fingerzählen in $^1/_2$ m herabgesetzt war, wurde das Auge als praktisch blind angesehen und eine Rente von $25^0/_0$ bewilligt. Nach *zwei Jahren* waren die Glaskörpertrübungen noch so dicht, daß man nur unten außen einen schwachroten Reflex erhielt. Es wurde nun von ZUR NEDDEN 6 mal in Zwischenräumen von 3 Wochen eine Absaugung vorgenommen mit dem Erfolg, daß die Trübungen bis auf einen kleinen unbedeutenden Rest verschwanden und das Auge ein Sehvermögen von $^6/_6$ und Nieden 1 wieder erhielt.

BRAUN, welcher neuerdings die mit Glaskörperersatz an der ELSCHNIGschen Klinik erzielten Resultate zusammenstellte, betont, daß bei spontanen und hier ganz besonders bei *juvenilen* Blutungen gute Erfolge erreicht werden. Nach Absaugung wechselnder Mengen (0,3—1,0 ccm und darüber hinaus bis 1,6 ccm) in verschiedenen Zeitabständen wurde $0,85^0/_0$ Kochsalz injiziert. Bei infizierten Augen, traumatischen Blutungen und zyklitischen Trübungen waren dagegen die Ergebnisse weniger befriedigend. ROCHAT aber berichtete über 3 Fälle, von denen einer erfolglos der Absaugung unterworfen wurde, einer eine Drucksteigerung, der dritte einen Glaskörperabsceß bekam.

Literatur.

Glaskörpertrübungen und Glaskörperblutungen.

ABDERHALDEN: Lehrbuch der physiologischen Chemie, 4. Aufl. — ASCHER: (a) Zur Chemie des menschlichen Kammerwassers. Graefes Arch. 107, 247 (1922). (b) Ringförmige Blutung in die hintere Kammer nach perforierender Lederhautverletzung. Klin. Mbl. Augenheilk. 65, 577 (1920). — AXENFELD: Carotisligatur bei rezidiv. Glaskörperblutung. Münch. med. Wschr. 1905, Nr 52, 2538. — AXENFELD und STOCK: (a) Über rezidiv. Glaskörperblutungen und Retinitis proliferans auf tuberkulöser Basis. Klin. Mbl. Augenheilk. 47, 1, 461 (1909). (b) Über die Bedeutung der Tuberkulose in der Ätiologie der intraokularen Hämorrhagien usw. Klin. Mbl. Augenheilk. 49, 1, 28 (1911).

BACHSTEZ: Fettsaurer Kalk als Grundlage einer Art von Synchisis scintillans. Münch. med. Wschr. 24, 1044 (1921). — BARGY: Zwei Fälle von Augenkomplikationen im Verlauf der Malaria. Ophthalm. Klin. 1906, Nr 22. Ref. Mich. Jber. 37, 362. — BENSON: Monocular asteroid Hyalitis. Trans. ophthalm. Soc. 14, 101 (1894). — BESSERER: Zur Frage der Krystallbildung im Auge. Diss. Freiburg 1899. — BEST: Der Glaskörper bei Augenbewegungen, zugleich ein Beitrag zur Ätiologie der Netzhautablösung. Klin. Mbl. Augenheilk. 42, 538 (1904). — BLATT: Über Punktionen des Glaskörpers, nebst Beitrag zum immunisatorischen und antibakt. Verhalten desselben. Klin. Mbl. Augenheilk. 66, 889 (1921). — BLIEDUNG: Über Glaskörperabsaugung. Klin. Mbl. Augenheilk. 68, 390 (1922).

DERBY: Ligation of the common carotid artery for malignant recurrent haemorrhage of the vitreous. Ophthalm. Rec. 333. — DIMMER: Über diffuse Rotfärbung des Glaskörpers bei Glaskörperblutung. Wien. med. Wschr. 1921, 1050. — DOR: La fréquence du synchisis étincelant. L'Ophtalm. Prov. 5, 101 (1909).

ELSCHNIG: (a) Glaskörperblutung. Münch. med. Wschr. 1910, 49 u. 792; Dtsch. med. Wschr. 1910, 1062. (b) Der Glaskörperersatz. Ber. ophthalm. Ges. 1911, 11.

FORD: Proposed surgical treatment of opaque vitreous. Lancet 68, 462 (1890). — FRÄNKEL: Über Augenerkrankungen bei Grippe. Dtsch. med. Wschr. 1920, Nr 25, 675. — FUCHS, E.: (a) Zur pathologischen Anatomie der Glaskörperblutungen. Graefes Arch. 99, 202 (1919). Nachschrift zu dieser Arbeit 397. (b) Anatomische Veränderungen bei Entzündungen der Aderhaut. Graefes Arch. 58, 391 (1904). — v. FÜRTH: Probleme der physiologischen und pathologischen Chemie. Leipzig: E. Vogel 1913.

GREEFF: Die pathologische Anatomie des Auges Berlin 1901—1906, 578. — GRÖNHOLM: Ausspülung von Glaskörpertrübungen mittels physiologischer Kochsalzlösung in einem Fall von traumatischem Hämophthalmus. Finska Läksällsk. Hdl. 55.

HELMHOLTZ: Handbuch der physiologischen Optik. 1, 179 (1909). — HERTEL: Über die Bestimmung der H-Ionenkonzentration im Kammerwasser. Graefes Arch. 105, 421 (1921). —

Holloway: Snowball vitreous opacities — Additional Cases. Amer. J. Ophthalm. **5**, Nr 2, 100 (1922).

Igersheimer: Tuberkulose als Ätiologie der Periphlebitis retinalis adolescentium. Graefes Arch. **82**, 215 (1912).

Jess: Zur Chemie des normalen und des pathologisch veränderten Glaskörpers. Ber. dtsch. ophthalm. Ges. Jena **1922**.

Kawamura: Die Cholesterinverfettung. Jena 1911.

Lauber: Die Erkrankungen des Glaskörpers. Graefe-Saemisch-Heß' Handbuch II 5, Kap. VI 3 (1922). — Lichtwitz: (a) Die Bildung von Harn- und Gallensteinen. Erg. inn. Med. **13**, 1 (1914). (b) Über die Bedeutung der Kolloide für die Konkrementbildung und Verkalkung. Dtsch. med. Wschr. **1910**, 704. — Liesegang: Über Kalkablagerungen der Haut. Arch. f. Dermat. **139**, 73 (1922).

Michaelis: Die Wasserstoffionenkonzentration. Berlin: Julius Springer 1922.

zur Nedden: (a) Über den Heilwert der Punktion des Glaskörpers. Graefes Arch. **101**, 145 (1920). (b) Demonstration des Instrumentariums zur Glaskörperabsaugung. Klin. Mbl. Augenheilk. **66**, 59 (1921). (c) Lanzenkanüle zur Glaskörperabsaugung. Klin. Mbl. Augenheilk. **69**, 514 (1922). (d) Über Glaskörperabsaugung. Ber. außerordentl. Sitzg Wien. ophthalm. Ges. Heidelberg **1921**. (e) Die Heilwirkung der Glaskörperabsaugung bei inneren Augenkrankheiten. Klin. Mbl. Augenheilk. **64**, 846 u. 593 Orig. (1920). (f) Die Heilung von Krankheiten des Glaskörpers. Med. Klin. **1919**, Nr 47.

Pick: Diabetische Glaskörper- und Netzhautblutungen. Dtsch. med. Wschr. **1910**, 1058.

Römer: Immunitätsvorgänge im lebenden Auge. c) Eine neue Therapie bei Hämophthalmus. Ber. ophthalm. Ges. Heidelberg **1903**, 50. — Rosenstein, Maria: Die Heilwirkung der Glaskörperabsaugung bei inneren Augenkrankheiten. Klin. Mbl. Augenheilk. **67**, 459 (1921).

Sattler, C. H.: Untersuchung über die Wirkung von Blutserum nach Einspritzung in das Auge. Arch. Augenheilk. **64**, 390 (1909). — Schirmer: Diskussionsbemerkung. Z. Augenheilk. **2**, Anhang, 27. — Schmidt-Rimpler: (a) Glaskörperentzündung. Ber. ophthalm. Ges. Heidelberg **1878**, 100. (b) Bemerkungen über das Mückensehen. Klin. Mbl. Augenheilk. **50**, 1, 113, **1912**. — Straub: (a) Über Hyalitis und Cyclitis. Graefes Arch. **86**, 1 (1913). (b) Über Hyalitis und genuine Uveitis. Heidelberg. ophthalm. Ges. **1896**, 108. (c) Zur Klinik der Hyalitis. 9. internat. Kongreß Utrecht **1899**. Z. Augenheilk. **2**, Anhang.

Valentin: Über die fettähnlichen Substanzen im Glaskörper des Pferdeauges. Z. physiol. Chem. **105**, 33 (1920). — Verhoeff: Mikroskopic findings in a case of asteroid hyalitis. Amer. J. Ophthalm. **4**, 155 (1921). — Vogt: Atlas der Spaltlampenmikroskopie. Berlin: Julius Springer 1922.

Weber: Virchows Arch. **16** u. **19**. — Webster: Synchisis scintillans. Arch. Augenheilk. **14**, 126 (1885). — Westphal: Zur Klinik der Synchisis scintillans. Arch. Augenheilk. **78**, 1 (1915). — Wiegmann: Ein Beitrag zur Genese und zum Bilde der Synchisis scintillans. Klin. Mbl. Augenheilk. **61**, 82 (1918).

2. Schwankungen des Flüssigkeitsgehaltes, Verletzung, Verflüssigung, Prolaps, Schrumpfung, Ablösung des Glaskörpers; sein Verhalten bei Tumoren.

Die **Menge der Glaskörperflüssigkeit** kann in weiten Grenzen schwanken, ohne daß die Durchsichtigkeit wesentlich leidet, wenn nicht gleichzeitig Entzündungsprodukte in sie abgesetzt werden. Vermindert sich z. B. bei einer chronischen Iridocyclitis die Absonderung der intraokularen Flüssigkeit, so kann eine hochgradige Hypotonie des Bulbus ohne klinisch nachweisbare Glaskörpertrübung zustande kommen. Ebenso kann bei Netzhautablösung und Aderhautabhebung trotz starker Volumsbeschränkung des Glaskörpers dieser vollkommen klar bleiben, obwohl das Glaskörpergerüst erheblich zusammengedrängt wird. Daß ein im Verhältnis zur Gerüstsubstanz vermehrter Gehalt an Flüssigkeit, wie es bei exzessiver Myopie und Hydrophthalmus angenommen werden muß, keine Trübungen veranlaßt, ist bekannt.

Verletzungen des Glaskörpers bedingen ein mehr oder weniger ausgedehntes Zerreißen der Gerüstlamellen, die einer Reparation nicht fähig sind. Durch Stich-, Schnitt- und Fremdkörperverletzungen, aber auch durch eine in den Glaskörper luxierte Linse, durch Teile der Linse, die nach durchbohrenden

Verletzungen derselben (VOGT) oder nach Kontusionen (SOEMMERINGscher Krystallwulst) im Glaskörper flottieren, kann das feine Maschenwerk immer mehr zerstört werden.

Irgendwelche Regenerationserscheinungen, Narbenbildung oder Gefäßentwicklung konnte z. B. OGAWA bei Untersuchungen experimenteller Wunden

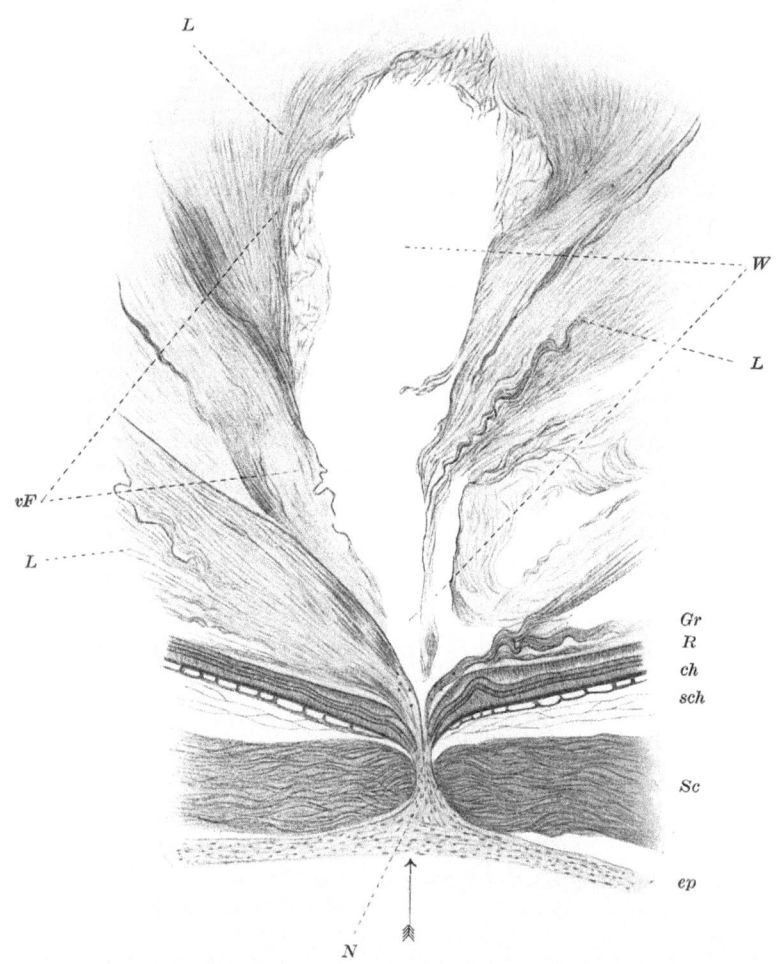

Abb. 19. Wunde des Glaskörpers. (Nach K. OGAWA.) (Wunde des Glaskörpers, äquatorial angelegt, 8 Tage nach der Verletzung. Vergr. 24:1.)
W Wunde des Glaskörpers. Der Pfeil bedeutet die Stichrichtung. N Narbe im Scleralkanal, von der Chorioidea ausgehend, die sich episcleral noch weit ausdehnt (ep) Sc Sclera. sch ausgezogene Lamellen der Suprachorioidea. ch Chorioidea. R Retina. Gr Grenzschicht des Glaskörpers. vF dichter aneinandergerückte Fibrillen. L Leukocyten.

des Glaskörpers niemals finden, nur spärliche Leukocyteneinwanderung. Sind die begleitenden Verletzungen der umgebenden Organe nicht bedeutend, tritt insbesondere keine stärkere Blutung ein, so können auch erhebliche Zerstörungen des Gerüstes ohne Folgen bleiben. Wir haben dann wie bei der Alters- oder Myopiedestruktion mit flottierenden Gerüstfetzen und größeren Hohlräumen (s. Abb. 19) zu rechnen, die aber im allgemeinen keine optischen Hindernisse abgeben. Die Gerüstfragmente können nach BARTOLETTA durch Wanderzellen allmählich phagocytiert werden. Kommt es bei bulbuseröffnenden Wunden zu Vorfällen des verletzten Glaskörpers nach außen, so entleert sich je nach dem Umfang der Gerüstzerstörung mehr oder weniger Glaskörperflüssigkeit, während Bestandteile des Gerüstes aus der Wunde heraushängen, und oft, vielleicht infolge ihres Mucingehaltes, einen fadenziehenden Eindruck machen. Der Bulbus kann nach derartigen Verletzungen ebenso wie nach operativen Eingriffen, die zu Glaskörperverletzungen und -verlust führen, hochgradig kollabieren, wodurch die Gefahr der Netzhautablösung gegeben ist. Abb. 20 zeigt einen

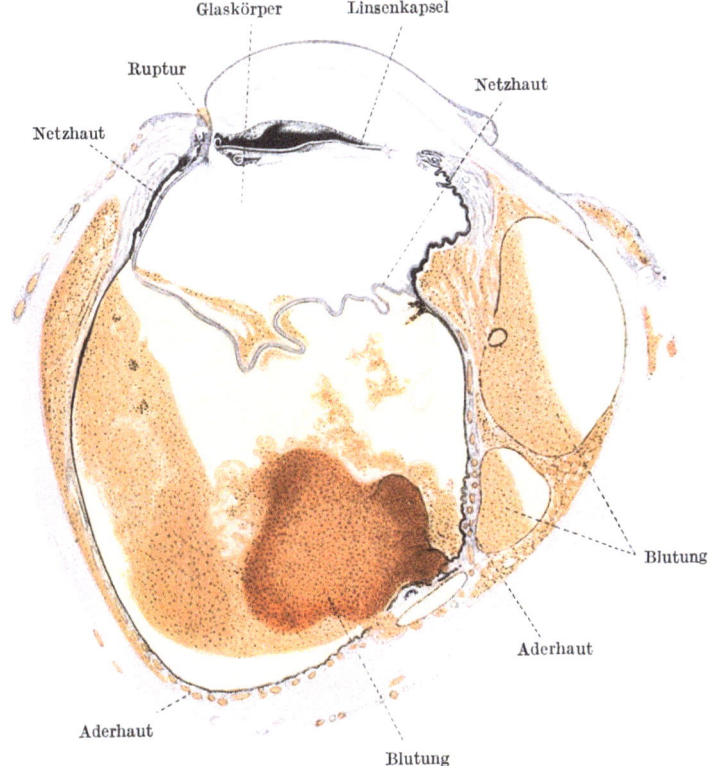

Abb. 20. Bulbusruptur nach stumpfer Verletzung. Schrumpfung des Glaskörpers, Netzhautablösung durch subretinale Blutung. (Sammlung J. v. MICHEL.)

nach perforierender Verletzung mit Glaskörperverlust zurückgebliebenen hochgradig geschrumpften Glaskörperrest, der von der total abgelösten Netzhaut umschlossen wird. Hier haben die enormen subretinalen und subchorioidalen Blutungen natürlich mit zur Netzhautablösung beigetragen und den Glaskörperraum eingeengt.

In manchen Fällen wird ein erstaunlich großer Glaskörperverlust sehr schnell ersetzt, wie jeder Operateur nach Staroperation mit Verlust insbesondere *verflüssigten* Glaskörpers gelegentlich bemerkt haben dürfte. KNAPP hat als erster versucht, den Verlust durch sofortige Injektion physiologischer Kochsalzlösung künstlich auszugleichen; er berichtete bereits 1899 über Erfolge nach völligem Kollaps des Bulbus. Seine Anregung fand aber wenig Beachtung, nur ANDREWS und KARR teilten drei günstig beeinflußte Fälle mit, bis durch

ELSCHNIG im Jahre 1911 das Interesse erneut dieser Frage zugewendet wurde. ELSCHNIG hatte durch LÖWENSTEIN und SAMUELS die Frage des Glaskörperverlustes und Ersatzes experimentell am Kaninchenauge studieren lassen. Dabei hatte sich in 10 Versuchen gezeigt, daß Verlust bis zu 0,3 ccm anstandslos vertragen und spontan ersetzt wurde, daß bei Verlust über 0,5 ccm Blutungen, Netzhautablösung und Schwartenbildung auftraten, die jedoch durch sofortige Injektion von 0,85% Kochsalzlösung vermieden werden konnten. ELSCHNIG verwertete diese Resultate klinisch, saugte, wie oben erwähnt, wiederholt 0,4 bis 0,7 ccm Glaskörperflüssigkeit bei Trübungen und Hämorrhagien des Glaskörpers ab und ersetzte sie mit gutem Erfolg durch Kochsalzlösung. Spätere experimentelle Untersuchungen von SCHREIBER haben allerdings im Gegensatz zu LÖWENSTEIN und SAMUELS ergeben, daß das Kaninchenauge ganz offenbar auch größere Mengen abgesaugten Glaskörpers spontan auffüllen kann, ohne daß Komplikationen auftreten. Von den 1,8 ccm Glaskörperinhalt eines ausgewachsenen Kaninchens konnte er wiederholt bis zu 1,4 ccm absaugen, ohne Ablatio retinae zu erhalten, und beobachtete in kurzer Zeit völlige Wiederherstellung der Augapfelform und des normalen Druckes. Er schloß daraus, daß der Spontanersatz der Glaskörperflüssigkeit annähernd ebenso prompt eintrete wie der des Kammerwassers. Wie wir bei Besprechung der ZUR NEDDENschen Glaskörperabsaugung gesehen haben, verzichtet auch dieser Autor auf jeden künstlichen Ersatz; immerhin wird man doch MAYWEG beipflichten, wenn er den Rat gibt, nach sehr ausgiebigem Glaskörperverlust bei Operationen und nach Verletzungen dem Auge durch die gefahrlose künstliche Auffüllung nach ELSCHNIG möglichst schnell Ersatz zu verschaffen, für welche Fälle übrigens auch ZUR NEDDEN ihre Berechtigung zugibt.

Wenn normaler Glaskörper mit intaktem Gerüst in die Operationswunde vorfällt, so begegnen Versuche, ihn sorgfältig abzutragen, oft großen Schwierigkeiten, da immer wieder neuer Glaskörpervorfall sich einstellt und die Wunde zum Klaffen bringt. Erfahrungsgemäß ist es besser, trotz der Infektionsgefahr zunächst auf eine saubere Abtragung zu verzichten und das Auge zu verbinden. Die Heilungsvorgänge an den Wundrändern schnüren allmählich den Prolaps ab, der sich durch Zelleinwanderung trübt. Nach einigen Tagen gelingt es dann leichter, das vorgefallene Gewebe zu entfernen. Strangförmige vordere Glaskörpersynechien sieht man später nicht selten durch die vordere Kammer zur Narbe ziehen.

Die „Verflüssigung des Glaskörpers" hat stets zur Voraussetzung, daß die Gerüstlamellen mehr oder weniger gelitten haben. Wir sind solchen Destruktionen bei den Alters- und Myopieveränderungen und bei den entzündlichen Trübungen bereits begegnet. Auch beim jugendlichen Glaukom, dem Hydrophthalmus, kommt es zu Dehnungserscheinungen, Zerreißen und Schwund des Glaskörpergerüstes. Ferner pflegen alle Schädigungen der Matrix der Glaskörperlamellen, des Corpus ciliare, sei es durch Verletzung oder entzündliche Prozesse, zu Ernährungsstörung und Zerfall des Gerüstes Anlaß zu geben. Dabei kann die Menge der abgesonderten Glaskörperflüssigkeit unverändert sein und genügen, den normalen Tonus des Auges aufrecht zu erhalten. Sie zeigt allerdings chemisch oft große Veränderungen, insbesondere kann ihr Eiweißgehalt stark vermehrt sein, so daß sie bei der Härtung des Auges zu einer festen Gallerte gerinnt.

Vorfälle der Glaskörpersubstanz in die vordere Kammer (Hernien) werden nach allgemeiner Einführung der Spaltlampe jetzt häufig beobachtet. Früher wurden die oft nur minimalen und durchsichtigen Bläschen am Pupillarrande meist übersehen. Ein solcher *innerer* Prolaps von Glaskörper hat zur Voraussetzung, daß der durch Linse und Zonulafasern gegebene vordere Abschluß entweder fehlt oder defekt geworden ist. Dies kann nach Trauma, spontan oder nach Operation eintreten. Aber auch die Konsistenz des Glaskörpers dürfte eine Rolle spielen. Fehlt die Linse nach Extraktion oder nach völliger Luxation nach hinten, so buckelt sich der vordere Teil des Glaskörpers immer mehr oder weniger nach vorne vor; sind Nachstarreste vorhanden, so sieht man nicht selten durch eine oder mehrere Lücken kleine Glaskörperprolapse wie durchsichtige Perlen in die vordere Kammer ragen und bei Bewegung hin und her pendeln. Sie können sich gelegentlich auch wieder zurückziehen und bei intraokularer Drucksteigerung von neuem erscheinen. Ist die Linse nur *subluxiert*, so drängt sich der Glaskörper dort, wo die Zonulafasern defekt geworden sind, nach vorne, zwängt sich zwischen Iris und Linse und tritt mehr oder weniger stark im Pupillargebiet hervor. Nach Kontusionsverletzungen oder Spontanluxationen sieht man entsprechend die schlotternde Iris etwas vorgetrieben und erkennt dort den Glaskörperprolaps, der wie eine durchsichtige Blase sich hernienartig vorwölbt. Je ausgiebiger der Zonuladefekt, um so stärker die Linsenluxation und um so größer der Glaskörpervorfall. Hier und da kann man auch mehrere größere und kleinere Glaskörperblasen beobachten, die bei Kontusionsverletzungen meistens von braunen Pigmentkörnchen oder auch von kleinen Blutungen besetzt sind. Abb. 21 zeigt einen sackartigen großen Glaskörpervorfall, der an seiner Spitze zwei größere Blutungen trägt, die von den intakten äußeren Lamellen festgehalten werden. In einigen Fällen ist auch beobachtet, daß sich Glaskörpersubstanz durch den Spalt einer Iridodialyse in den Kammerwinkel hineinzwängte. HESSE hat 1919 eine Anzahl an der Spaltlampe beobachteter Fälle zusammenfassend beschrieben, jedoch haben schon früher SIEGFRIED und HAAB die Glaskörperhernie erwähnt, auch wies WAGENMANN darauf hin, daß der Glaskörper die Neigung habe, sich durch einen Zonulariß vorzudrängen. Ferner wurden in Dissertationen der *Gießener* Augenklinik (LIEBMANN, BUSCHMANN, KAULEN, BERCOVICI, TOMFOHRDE und SCHMITGEN) eine große Anzahl posttraumatischer und postoperativer Glaskörperhernien angeführt. TOMFOHRDE schlug die Bezeichnung komplette und inkomplette Pupillenhernie und iridodialytische Spalthernie vor. Man sieht in Augen mit Glaskörperhernien auch Drucksteigerungen auftreten, die ja durch mehr oder weniger ausgedehnte Verlegung des Kammerwinkels ihre Erklärung finden könnten. Es ist aber schwer zu entscheiden, ob in solchen Fällen der Glaskörpervorfall oder die sonstigen, eine Linsenluxation begleitenden Veränderungen die Ursache des Glaukoms sind. Durch Iridektomie oder Cyclodialyse ist meistens der Druck dauernd herabzusetzen, auch wurde Rückgang der Hernie nach der Operation beobachtet.

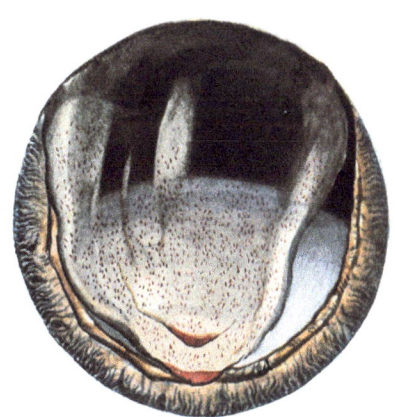

Abb. 21. Glaskörpervorfall in die vordere Kammer nach traumatischer Linsenluxation.

KÖLLNER veröffentlichte ein der Abb. 21 ganz ähnliches Bild. Hier bestanden zwei große Glaskörperprolapse, einer durch eine breite Iridodialyse, ein zweiter durch die Pupille. Beide trugen an ihrer Spitze Blutansammlungen, die sich mehrere Monate hielten. KÖLLNER hielt das Bild für einen Beweis der Existenz der Hyaloidea.

Nach Operationen mit Glaskörpervorfall sieht man, wie schon bei den Verletzungen des Glaskörpers erwähnt, nicht selten glasleistenartige Stränge an der Hinterfläche der Hornhautnarbe angeheftet, so daß man von vorderen Glaskörpersynechien analog den Irisanwachsungen an die Cornea sprechen kann.

Abhebungen des Glaskörpers von der Netzhaut sind sehr selten intravital beobachtet. Wo sie nach Sektion des Bulbus festgestellt wurden, handelte es sich meist, wie GREEFF und ELSCHNIG nachgewiesen haben, entweder um Kunstprodukte infolge der Härtung oder aber um Verflüssigung des Glaskörpers mit Untergang ausgedehnter Gerüstteile, bei dem aber die äußersten Lamellen noch in ihrem Zusammenhang mit der Netzhaut nachweisbar waren. Eigentliche Abhebungen können durch Blutungen hervorgerufen werden, die sich zwischen Netzhaut und Glaskörper ausbreiten, in seltenen Fällen aber auch bei abnormer Ausdehnung des Bulbus und bei gleichmäßiger Schrumpfung des ganzen Glaskörpers infolge entzündlicher Veränderungen und ihrer Organisation (s. Abb. 22). Es sind wenige solche Fälle bisher klinisch beobachtet, was nicht zu verwundern ist, da wohl meistens Trübungen den Einblick in das Auge erschweren. v. GRAEFE glaubte in einigen hochgradig kurzsichtigen Augen große, rasch sich entwickelnde und gleichmäßige Trübungen als Glaskörperabhebung deuten zu müssen. WEISS hielt sogar den nach ihm benannten Reflexring für eine solche. Später sind von DIMMER, ELSCHNIG und KRAUPA vielleicht hierher gehörige Fälle mitgeteilt. Neuerdings berichtete PILLAT in 2 Fällen über eigenartige Ringgebilde, die als graue Trübungen konzentrisch zur Papille vor der Netzhaut liegend und bei Bewegungen flottierend den Eindruck einer ringförmigen, abgerissenen hinteren Glaskörperabhebung erweckten. Er erwähnt auch drei einschlägige Fälle aus der neuesten amerikanischen Literatur.

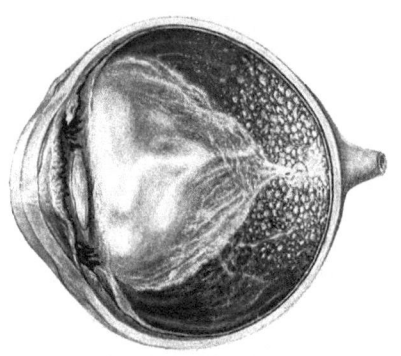

Abb. 22. Glaskörperabsceß und Glaskörperschrumpfung nach perforierender Verletzung. Die Retina liegt der Aderhaut noch an.

Sorgfältigste Fahndung nach derartigen seltenen Veränderungen mit allen Hilfsmitteln moderner Ophthalmoskopie ist jedenfalls geboten.

Als *vordere* Glaskörperabhebung wäre es zu bezeichnen, wenn der an sich capillare Zwischenraum zwischen Zonulafasern und vorderer Glaskörperbegrenzung durch Exsudat oder Blutung oder durch Schrumpfung des Glaskörpers sich vergrößert.

Gegenüber intraokularen Tumoren zeigt der Glaskörper ein verschiedenes Verhalten. Bei *Aderhautsarkomen* sehen wir, wie die wachsende Geschwulst ihn überall zurückgedrängt hat, die Glaskörperflüssigkeit wird resorbiert, das Gerüst schrumpft und kann ebenfalls größtenteils verschwinden. Anders beim Gliom der Netzhaut. Hier findet man nicht selten eine Aussaat von kleinen Geschwulstmetastasen im Glaskörperraum, die im Licht des Augenspiegels als kleine, helle Knötchen (siehe Abb. 162—163, S. 598) erscheinen. Doch handelt es sich nur um einen passiven Vorgang, indem größere und kleinere Geschwulstpartikel abbröckeln und in den mehr oder weniger verflüssigten Glaskörper hineingelangen.

Literatur.

Verletzungen, Verflüssigung, Prolaps, Schrumpfung, Verhalten bei Tumoren.

ANDREWS: On the injection of a weak sterile solution of sodium chloride into collapsed eye. Arch. of. Ophthalm. 29. 1. 1883.

BARTOLETTA: Das Verhalten des Glaskörpers nach Eindringen aseptischer Fremdkörper. Clin. ocul. **12**, 857, 902 u. 960. Ref. Jb. Augenheilk. **1912**, 201. — BERCOVICI: Statistisch-kasuistischer Beitrag zu den traumatischen Linsenluxationen. Diss. Gießen 1915. — BIRCH-HIRSCHFELD: Experimentelle histologische Untersuchung über Netzhautablösung und die Wirkung operativer Therapie. Graefes Arch. **79**, 241 (1911). — BIRCH-HIRSCHFELD und INOUYE: Experimentelle und histologische Untersuchung über Netzhautabhebung. Graefes Arch. **70**, 486 (1909). — BUSCHMANN: Diss. Gießen 1917.

DIMMER: Zur Diagnostik der Glaskörperablösung. Klin. Mbl. Augenheilk. **20**, 259 (1882).

ELSCHNIG: (a) Die Glaskörperablösung. Klin. Mbl. Augenheilk. **42**, 2, 529 (1904); Z. Augenheilk. **13**, 70 (1905). (b) Über Glaskörperersatz. 37. Heidelberg. Ber. **1911**, 11. (c) Über Glaskörperersatz, 2. Teil. Graefes Arch. **80**, 514 (1912). — ERGGELET: Klinische Befunde bei fokaler Beleuchtung mit der GULLSTRANDschen Nernstspaltlampe. Klin. Mbl. Augenheilk. **53**, 469 (1914).

GREEFF: Die pathologische Anatomie des Auges. Berlin 1901—06.

HAAB: Die traumatische Durchlöcherung der Macula lutea. Z. Augenheilk. **3**, 117 (1900). — HESSE: Vorfall von Glaskörper in die Vorderkammer. Z. Augenheilk. **42**, 191 (1919). — HUDSON: Läsionen des Glaskörpers als Ursache des Sekundärglaukoms. Roy. Lond. ophthal. Hosp. Rep. 18, 2 II, 203. Ref. Jber. Augenheilk. **1912**, 200. — HUNDT: Über die Verflüssigung des Glaskörpers und ihre Bedeutung für die Kataraktoperation. Diss. Rostock 1912.

KARR: Über die Injektion steriler Salzlösungen in kollabierte Augen. Arch. of. Ophthalm. **30**, 4 (1902). — KAULEN: Bericht über die Wirksamkeit der Univ.-Augenklinik in Gießen vom 1. April 1910 bis 31. März 1911. Diss. Gießen 1917. — KNAPP: Über die Injektion einer schwachen sterilen Kochsalzlösung in kollabierte Augen. Arch. Augenheilk. **40**, 174 (1900). — KRAUPA: Zur Kenntnis der ringförmigen hinteren Glaskörperabhebung. Zbl. prakt. Augenheilk. **38**, 129 (1914).

LIEBMANN: Diss. Gießen 1908. — LÖWENSTEIN und SAMUELS: Über Glaskörperersatz. 1. Teil. Graefes Arch. **80**, 500 (1912).

MAYWEG: Diskussionsbemerkung. Heidelberg. Ber. **1916**, 461.

ZUR NEDDEN: Über den Heilwert der Punktion des Glaskörpers. Graefes Arch. **101**, 145 (1920).

OGAWA: Experimentelle Untersuchungen über Wunden des Glaskörpers. Arch. Augenheilk. **55**, 91 (1906).

PILLAT: Zur Kenntnis der ringförmig abgerissenen hinteren Glaskörperabhebung im lebenden Auge. Klin. Mbl. Augenheilk. **69**, 429 (1922).

SCHMITGEN: Statistisch-kasuistischer Beitrag zum Glaskörpervorfall. Diss. Gießen 1919. — SCHREIBER: Über Glaskörperverlust und spontanen Glaskörperersatz. Heidelberg. Ber. **1916**, 456. — SIEGFRIED: Die traumatischen Erkrankungen der Macula lutea. Beitr. z. Augenheilk. **1896**, H. 20, 1. — SMITH-TEMPLE: Intraokulare Hernie des Glaskörpers. Ophthalmoscope **1914**, 269. Ref. Klin. Mbl. Augenheilk. **52**, 905 (1914).

TOMFORDE: Statistisch-kasuistischer Beitrag zum Glaskörpervorfall. Diss. Gießen 1919. — TRANTAS: Les lésions ophthalmoscopiques du corps vitré dans le gliom de la rétine. Klin. Mbl. Augenheilk. **51**, 840 (1913).

VOGT: (a) Weitere Ergebnisse der Spaltlampenmikroskopie des vorderen Bulbusabschnittes. 6. Abschnitt. Cataracta traumatica und complicata. Graefes Arch. **109**, 154 (1922). (b) Glaskörperprolaps in die Vorderkammer nach Kontusion. Klin. Mbl. Augenheilk. **65**, 102 (1920).

WAGENMANN: Verletzungen des Auges. Graefe-Saemischs Handb. **9**, 5, 1, 479 (1910). — WEILL: Du rôle de la hernie du corps vitré dans certains états glaucomateux. Arch. d'Ophtalm. **30**, 716 (1920). — WEISS: Über das Vorkommen von scharf begrenzten Ektasien im Augengrunde bei hochgradiger Myopie. Wiesbaden 1897. — WESSELY: Über einen Fall von im Glaskörper flottierendem SOEMMERINGschen Krystallwulst usw. Arch. Augenheilk. **66**, 177 (1910).

3. Fremdkörper im Glaskörper mit und ohne Infektion.

Das Verhalten von *Fremdkörpern im Glaskörper* soll hier nur kurz gestreift werden und nur unter Berücksichtigung besonders bemerkenswerter Veränderungen, welche das Organ selbst betreffen. Im übrigen muß auf das Kapitel „*Verletzungen des Auges*" (CRAMER, Band IV) hingewiesen werden.

Nach Perforation der äußeren Hüllen werden Fremdkörper mannigfaltigster Art und Gestalt im Glaskörper entweder klinisch beobachtet, oder nach der Enukleation des verletzten Bulbus im Inneren des Auges aufgefunden. Eisen-

und Stahlsplitter stehen an erster Stelle, es folgen Kupfer- und Messing-, Blei-, Aluminium-, Stein-, Glas-, Holz- und Strohsplitter, Knochenstückchen und Wimpern, Pulver- und Sandkörnchen. Ist auch meistens nur *ein* Fremdkörper vorhanden, so kommen doch nicht selten, insbesondere bei Explosionsverletzungen, Glaszertrümmerungen usw. auch *mehrere* oder sogar zahlreiche, mitunter auch verschiedenartige vor. Die Splitter gelangen entweder von vorn nach Perforation der Horn- und Lederhaut mit und ohne Linsenverletzung direkt in den Glaskörper oder von der Seite oder gar von hinten nach Durchschlagung der Knochen und Weichteile, wie es besonders im Kriege nicht selten beobachtet wurde. Sie liegen entweder frei im Glaskörper, wenn ihre Flugkraft nachließ oder sie von der gegenüberliegenden Bulbuswand abprallten, oder sie ragen mit einer Seite in ihn hinein, sofern sie in den benachbarten Häuten oder in der Linse steckengeblieben sind. Im ersteren Falle senken sie sich der Schwere folgend zu Boden, nur spezifisch leichtere Fremdkörper können sich freischwebend im Glaskörpergerüst halten und mit ihm bei Bewegungen des Auges hin und her flottieren. Der Wundkanal kann als getrübter grauer Streifen im Glaskörper sichtbar sein oder auch durch nachgedrungenes Blut markiert werden. Hier und da sieht man in ganz frischen Fällen kleine *Luftbläschen* wie schwarze runde Perlchen mit stark reflektierendem Zentrum. Sie verschwinden meist in wenigen Tagen. Der Fremdkörper kann völlig frei dem Auge sichtbar sein, oft aber ist er durch Blutungen oder ein sich schnell bildendes Exsudat verhüllt. Der Patient selbst sieht entsprechend einen kleineren oder größeren Dunkelfleck vor dem Auge sich bewegen, der das zentrale oder periphere Sehvermögen mehr oder weniger beeinträchtigt.

Der Verlauf und der Ausgang jeder Splitterverletzung des Glaskörpers richtet sich nach der Schwere der sonstigen Verletzung des Auges, nach der chemischen Zusammensetzung des Splitters und nach der Verunreinigung durch anhaftende Bakterien.

Auffallend gut werden oft bei *aseptischem Eindringen* in den Glaskörper *Glas-* und *Stein*splitter vertragen, wenn sie nicht zu umfangreich sind. Man hat sie viele Jahre lang völlig reizfrei im Glaskörper beobachtet, doch sind auch Fälle bekannt, in denen sie noch nach längerer Zeit zu chronischen Reizzuständen Anlaß gaben. Lageveränderungen und spontane Ausstoßungen sind beobachtet. Gut vertragen werden nach LEBERs Experimenten reine Edelmetalle, Gold und Silber. Dasselbe gilt auch von *Aluminiumstückchen* und *Bleispritzerchen,* wie letztere während des Krieges hier und da im Glaskörper beobachtet wurden, wenn bei Aufschlagen von Infanteriegeschossen der weiche Bleikern in unzählige feinste Partikelchen zerstäubte, die nach Durchschlagen von Hornhaut, Lederhaut und Linse sich freischwebend als hellglitzernder *Bleinebel* im Glaskörper hielten. Größere Bleistückchen, Schrotkugeln u. dgl., die am Boden des Glaskörpers liegen, geben allerdings meist eine schlechte Prognose, wenngleich auch gerade Schrotkörner durch völlige Abkapselung unschädlich gemacht werden können. Pulverkörner und Sandkörnchen, die bei Explosionsverletzungen oft in größeren Mengen in das Augeninnere gelangen, sind lange Zeit reizlos eingeheilt beobachtet worden. *Wimpern* im Glaskörper sind häufiger bei anatomischen Untersuchungen enukleierter verletzter Augen aufgefunden, oft von einer bindegewebigen Kapsel eingeschlossen oder von Riesenzellen umgeben. Ophthalmoskopisch wurden zwei Wimpern von QUINT nach Verletzung temporal von der Macula beobachtet; sie ragten aus der Wunde in den Glaskörper vor. Spontanausstoßung einer Cilie aus dem Glaskörper nach Stichverletzung der Sklera ist von LANG beschrieben worden. *Holz-* und *Stroh*stückchen, sowie *Knochen*splitter, die bisweilen von Metallsplittern mitgerissen werden, selten aber auch allein in den Glaskörper gelangen, werden nach mehr oder weniger heftigen Reizerscheinungen abgekapselt und können viele Jahre sich ruhig verhalten. Nach *Dorn*verletzungen kann man die mit der Basis noch in den äußeren Hüllen steckende Spitze, von weißlichem dichten Exsudat umgeben, in den Glaskörper hineinragen sehen.

Wenn alle bisher genannten Fremdkörper bei *aseptischem* Eindringen unter Umständen auffallend gut vertragen werden können, so gilt das nicht von den *Eisen- und Stahlsplittern,* von den *Kupfer-* und *Messingstückchen.* Diese wirken schädlich durch den chemischen Reiz, den sie bei ihrer langsamen Auflösung auf die Gewebe des Auges ausüben. Gerade im Glaskörper freiliegende Splitter sind in dieser Beziehung gefährlich, da sie schwerer, als es in den anderen inneren Organen des Auges geschieht, durch Abkapselung in ihrer Auflösung behindert werden. *Eisen* verbreitet sich unter der oxydierenden Einwirkung der Glaskörperflüssigkeit durch Diffusion schnell im ganzen Glaskörper. Ob es dabei als kohlensaures Eisenoxydul oder als ein leicht lösliches Eisen*albuminat* diffundiert, ist noch nicht entschieden. Der Glaskörper reagiert auf den Eisensplitter mit einem Zerfall des Gerüstes und Bildung von Trübungen, wobei dahingestellt bleibt, ob die mechanischen Insulte, die ihnen folgenden Blutungen oder der chemische Reiz des Metalls die Hauptursache dafür abgeben. Schließlich kommt es zu Verdichtung, Schrumpfung und Abhebung der äußeren Schichten von der Netzhaut, die nicht selten von einer Ablatio retinae begleitet sind. Die Glaskörperflüssigkeit nimmt eine gelblich-bräunliche Färbung an und fließt infolge der Gerüstdestruktion beim Aufschneiden des enukleierten Auges oder auch bei Entfernungsversuchen des Splitters heraus. An der Spaltlampe erkennt man mit dem Cornealmikroskop das Gerüst des Glaskörpers in Fetzen und Fasern zerfallen und besetzt mit zahllosen rötlichen Pigmenteinlagerungen von ungewöhnlicher Größe (s. Abb. 23). VOGT beschrieb auch große tafelförmige weiße Einlagerungen in der Nähe des Fremdkörpers. Bemerkenswert ist eine

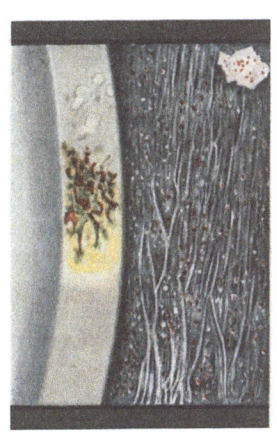

Abb. 23.
Siderosis des Glaskörpers.
(Nach A. VOGT, Klin. Mbl.
Augenheilk. 66, 1921.)

bei Verweilen von Eisensplittern im Glaskörper schon frühzeitig und isoliert auftretende fleckige Maculadegeneration, die zuerst von HAAB beschrieben wurde.

Splitter aus *reinem Kupfer* werden im Glaskörper auch bei aseptischem Eindringen ganz besonders schlecht vertragen. Am menschlichen Auge hat man in zahlreichen Fällen dieselben Beobachtungen gemacht, welche LEBER seinerzeit am Tierauge hatte erheben können. Es entsteht sehr schnell eine dichte eitrige Exsudation, welche den Kupfersplitter einhüllt und sich dem Augenspiegel als von Tag zu Tag wachsende weiße oder gelbliche Glaskörpertrübung darbietet. Bald kommt es zu hochgradiger Schrumpfung des Glaskörpers, die Netzhaut wird allseitig von ihrer Unterlage abgelöst und legt sich trichterförmig an den Glaskörperabsceß, worauf schnelle Phthisis bulbi einzutreten pflegt. Nur in seltenen Fällen können minimalste Kupferstückchen von einer festen Bindegewebsschale umgeben und dann jahrelang reizlos vertragen werden, immer aber ist mit einem Wiederaufflackern der Entzündung zu rechnen. Gelegentlich ist Spontanausstoßung solcher Splitter beobachtet worden. Viel weniger stürmisch verlaufen dagegen die Erscheinungen, wenn nicht reine Kupfersplitter, sondern Legierungen von Kupfer und Zinn oder Zink in den Glaskörper gelangen.

Gerade während des Krieges, als infolge des großen Mangels an Kupfer viele Geschoßteile und Zünder aus minderwertigen Legierungen angefertigt wurden, konnte man eine Anzahl von Fällen beobachten, welche derartige Splitterchen im Glaskörper besaßen und bei denen die Erscheinungen so gering waren und so verspätet auftraten, daß die Kranken erst nach Jahren in ärztliche Behandlung kamen. Sogar jetzt, längere Jahre nach dem Kriege, sehen wir noch Patienten, die bisweilen sich einer Verletzung ihres Auges kaum entsinnen können, bei denen aber die sehr typischen Anzeichen einer langsamen intraokularen Verkupferung beweisen, daß einmal ein kupferhaltiger Splitter die äußeren Hüllen des Auges durchschlug. Neben der bekannten Kupferkatarakt (PURTSCHER), jener grünlichen, zarten subkapsulären Sonnenblumentrübung, neben der von GOLDZIEHER beschriebenen Chalkosis retinae, der Irisverfärbung und der erst kürzlich von mir zuerst beobachteten Hornhautverkupferung ist es eine charakteristische *Glaskörperveränderung*, welche die Diagnose eines in langsamer Auflösung begriffenen Messingsplitters sichert. Wir sehen an der Spaltlampe eine mehr oder weniger ausgeprägte Destruktion des Glaskörpergerüstes mit einer eigenartigen graugrünen Verfärbung der Membranen und Fasern, die nach der ersten Beobachtung von VOGT bisweilen — offenbar durch Verklebung — an der hinteren Linsenkapsel inserieren und bei Bulbusrotation peitschenartige Bewegungen ausführen. Die Glaskörperflüssigkeit selbst sieht man in den Lücken dicht erfüllt von massenhaften glänzenden graugrünen Staubpartikelchen, welche von derselben Färbung sind wie die Linsen- und Hornhauttrübungen. Es handelt sich demnach zweifellos um Derivate des Kupfers, höchstwahrscheinlich um basisches Kupfercarbonat, wie es überall entsteht, wo eine langsame Einwirkung von Kohlensäure auf Kupfer stattfinden kann.

Ich habe mich bei verschiedenen Fällen von Kupferkatarakt wiederholt von dieser grünlichen *Chalkosis des Glaskörpers* überzeugen können; allerdings sieht man auch bisweilen mehr graue oder glänzend rötliche (VOGT) punktförmige Einlagerungen.

Zum **Nachweis der Fremdkörper** im Glaskörper können wir, sobald Trübungen der brechenden Medien den Einblick verwehren, das Röntgenverfahren nicht entbehren, am besten in Form stereoskopischer Aufnahmen, welche mit Hilfe einer enganliegenden Bleiglas- oder Drahtkreuzprothese und unter Benutzung eines in das Stereobild zu stellenden sog. Bulbusskeletes (ENGELBRECHT) eine genaue Lokalisation gestatten. Es ist dabei aber zu bemerken, daß manche Metallsplitter (Aluminium) und Steinchen einen sehr schwachen Schatten geben, Holz- und Glassplitter aber überhaupt keinen.

Über die **Entfernung von Fremdkörpern** aus dem Glaskörperraum sei nur soviel gesagt, daß bei genauer Lokalisation durch den Augenspiegel oder das Röntgenverfahren sie am besten durch einen die Sclera spaltenden Schnitt hervorgeholt werden. So leicht das bei magnetischen Splittern mit Hilfe des HIRSCHBERGschen Magneten oft gelingt, so schwierig wird das Unternehmen bei allen anderen, selbst wenn es unter Leitung des Augenspiegels vor sich gehen kann. Hier bedarf es vielfach großer persönlicher augenärztlicher Erfahrung, um die richtige Entscheidung zu treffen, ob ein Versuch der Entfernung oder das Zurücklassen des aseptisch eingeheilten Splitters die größere Gefahr für das Auge bedeutet. Gerade bei den erwähnten, anfangs lange Zeit so harmlos aussehenden Messingsplitterverletzungen ist die Entscheidung nicht leicht. Ich möchte raten, diese Fälle bei einiger Größe und günstiger Lage des Splitters frühzeitig *operativ* anzugehen, da die langsame Verkupferung schließlich doch noch manches Auge allmählich zu vernichten scheint, und wir an der Gießener Klinik zwei solcher Augen durch spätere schwere Iridocyclitis, ein anderes durch Glaukom verloren gehen sahen. Bei guter Technik und Beleuchtung (SACHSsche

Methode) und mit geeignetem Instrumentarium, vielleicht auch unter Ansaugung des Splitters (OHM), wenn er mit einem Greifinstrument nicht zu fassen ist, dürfte der Versuch erfolgversprechend sein, wie schon eine übersichtliche Zusammenstellung von E. VON HIPPEL aus dem Jahre 1912 es erkennen läßt. Andererseits kann nach totaler Auflösung eines minimalen Splitters die Verkupferung des Glaskörpers wie auch der anderen Teile des Auges wieder zurückgehen.

Infektion. Wenn *Fremdkörper nicht aseptisch*, sondern *mit Bakterien verunreinigt* in den Glaskörper gelangen, so pflegt meistens eine heftige, oft eine stürmische Entzündung aufzutreten. Bei der geringen Widerstandsfähigkeit des Organs, welches nach den Arbeiten von AXENFELD, KUFFLER, ZUR NEDDEN, POSSEK, RÖMER, WESSELY, SALUS der Schutzstoffe des Plasmas normalerweise fast völlig entbehrt, kann das nicht verwundern. Erst allmählich treten die Schutzstoffe auf den Bakterienreiz in den Glaskörper über, so daß hier längere Zeit vergeht, bis die eingedrungenen Keime den energischen Widerstand finden, auf den sie an anderen Stellen des Organismus sofort oder sehr bald stoßen.

Wenn anfangs nur eine umschriebene Eiterung im Gewebe des Glaskörpers vorhanden ist, könnte man, wie S. 350 gesagt, mit STRAUB allenfalls von einer „Hyalitis" reden, wobei wir aber daran festhalten, daß die Entzündungsprodukte sämtlich aus den gefäßführenden Nachbarorganen stammen, daß eine Proliferation der Glaskörperelemente selbst nicht erwiesen ist. Dichte Massen von Rundzellen hüllen den infizierten Splitter in kürzester Zeit ein, und wir haben das Bild des Glaskörperabscesses (s. Abb. 24) vor uns. Zerfall und Schrumpfung der Glaskörperstruktur, Ablösung der Netzhaut, schwere Uveitis mit Ausgang in Phthisis sind die Folgen, wenn es nicht zur heftigen akuten Entzündung, zur Panophthalmie kommt, bei der die Entzündungserreger ihre Schädigung auch über den Bulbus hinaus entfalten und ausgedehnte Chemosis der Bindehaut, hochgradige Lidschwellung, Zellgewebsentzündung der Orbita mit Protrusion des Augapfels verursachen. Als Infektionserreger kommen bei den *Verletzungs-panophthalmien* vor allem Streptokokken und Staphylokokken, seltener Pneumokokken in Betracht, wie sie bei den postoperativen Panophthalmien die Hauptrolle spielen. Besonderes Interesse verdienen der Bacillus subtilis und ihm verwandte Arten, die als verhältnismäßig harmlose Saprophyten fast überall in der Bodenflora vorkommend bei Hackensplitterverletzungen u. a. in das Auge geraten und schnell zu schweren Glaskörpereiterungen führen, während sie an anderen Stellen des Organismus keine oder nur geringe Schädigungen hervorrufen (KUFFLER). Ferner wurden im Glaskörpereiter gefunden: Bacillus pyocyaneus, Bacterium coli, Bacillus perfringens, und andere zum Teil nicht sicher zu klassifizierende Arten. Häufig handelt es sich um Mischinfektionen. Für Schimmelpilze verschiedenster Art bietet der Glaskörper einen ausgezeichneten Boden. DEUTSCHMANN hat zuerst bei seinen experimentellen Arbeiten über die sympathische Ophthalmie Sporen von Schimmelpilzen ins Augeninnere gebracht und schwere Entzündungserscheinungen der inneren Augenhäute mit eitriger Infiltration des Glaskörpers beobachtet. Besonders *Aspergillus fumigatus*, aber auch andere Arten verursachen vom Glaskörper aus schnell Iridocyclitis mit Einwuchern der Pilzfäden in die vordere Kammer und in die Cornea; auch in die Linse können sie eindringen. Wiederholt sind in histologischen Präparaten schwer verletzter menschlicher Augen Schimmelpilzfäden zufällig gefunden, zuerst von SCHIRMER, der in einem buphthalmischen Auge die Pilze von der Hornhaut durch einen alten Narbenstrang in die vordere Kammer eingewuchert sah, später von LEBER, RÖMER, KAMPFERSTEIN u. a. DIMMER wies darauf hin, daß neben der ektogenen Infektion auch eine „endogene" von anderen im Körper vorhandenen Schimmelpilzabscessen möglich ist. Auch durch Hefe wurden im Tierexperiment entzündliche Veränderungen in Glaskörper und Netzhaut hervorgerufen (STÖWER); ein klinisch beobachteter Fall ist von BUDEK veröffentlicht. Hier fanden sich Hefepilze in dem entstandenen Hypopyon, während sie in dem durch Exenteration des vereiterten Bulbus gewonnenen Glaskörper nicht nachgewiesen werden konnten. STOCK konnte auch von der Blutbahn aus Entzündungen des inneren Auges durch Hefepilze erzielen.

Die Therapie infizierter Fremdkörperverletzungen hat ebenfalls als erstes Ziel die Entfernung des Fremdkörpers, die natürlich von vornherein mit

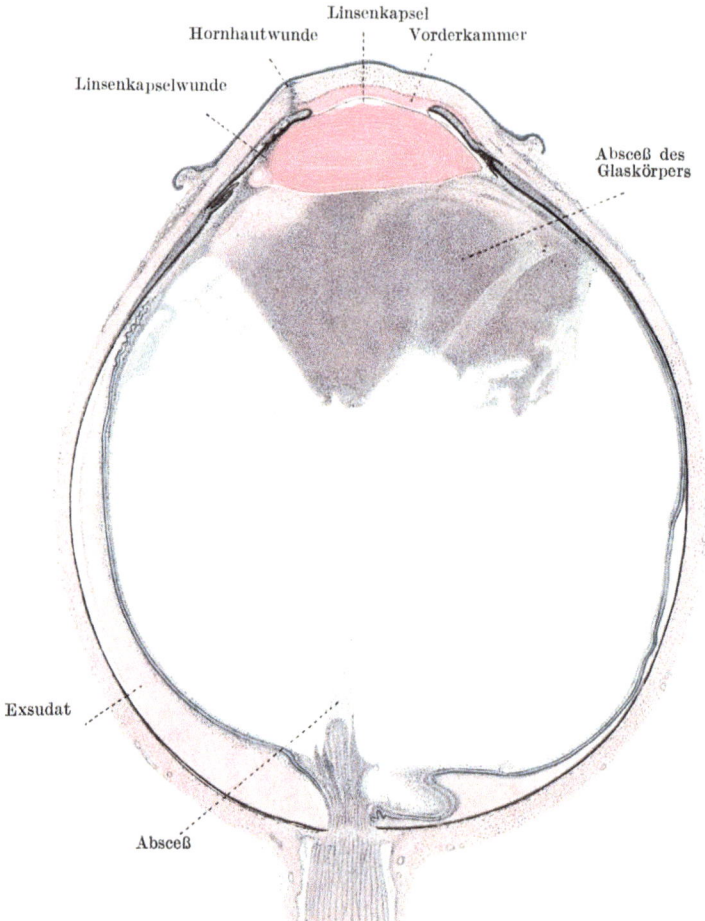

Abb. 24. Glaskörperabsceß. (Sammlung J. v. MICHEL.)

besonderen Schwierigkeiten verbunden ist. Ist ein Versuch bei Eisen- und Stahlsplittern mit Hilfe des Magneten noch einigermaßen aussichtsreich, so dürfte bei nicht magnetischen Fremdkörpern die Prognose meistens sehr schlecht sein, es sei denn, daß ein umschriebener Absceß den Sitz des Splitters an einer begrenzten Stelle vermuten läßt und die Entfernung desselben mitsamt dem Exsudat möglich wird. Die *klinische Diagnose* eines solchen Abscesses ist nicht leicht, wenn etwa gleichzeitige Linsentrübung jeden Einblick in das Augeninnere unmöglich macht. Heftige Ciliarinjektion und Druckempfindlichkeit des Ciliarkörpers, Bindehautchemosis, das Auftreten eines grauen Vorderkammerexsudates und Weicherwerden des Bulbus sichern die Diagnose. Mangelnde Lichtempfindung braucht noch nicht unbedingt für Absceß und Netzhautablösung zu sprechen, da offenbar durch Toxinwirkung die Netzhaut auch bei geringen intraokularen Infektionen Veränderungen der Ganglienzellen erfährt, welche vorübergehend die Funktion stören.

Die *lokale* Behandlung durch Galvanokaustik der Wundränder und des Wundkanals (*endokulare* Galvanokaustik), das Betupfen und Ausspülen mit stark desinfizierenden Lösungen soll zwar hier und da Erfolge gezeigt haben, führt aber in den meisten Fällen nicht zum Ziel, da neben den Bakterien auch die Gewebe des inneren Auges stark geschädigt werden. In dem Gedanken, nicht allein dem eingebrochenen Feind direkt zu Leibe zu gehen, sondern auch dem Auge den Kampf zu erleichtern, versuchte, wie S. 353 erwähnt, zur Nedden durch häufige Glaskörperpunktion heilend zu wirken, indem er die Abwehrkräfte des Serums zum Übertritt in das innere Auge brachte. Subconjunctivale Injektionen von 4% Kochsalzlösung oder schwachen Sublimatlösungen verfolgen dasselbe Ziel. Auch Daueranwendung von Wärme in Form von Heizkissen, Kataplasmen und warmen Umschlägen wirken günstig durch die starke Hyperämie, die sie hervorrufen. Daß außerdem durch reichlichen Atropingebrauch Verklebungen der gleichfalls entzündeten Iris mit der Linse vorgebeugt werden muß, ist selbstverständlich. Neben der lokalen ist die *Allgemeinbehandlung* nicht außer acht zu lassen. Immer noch erfreut sich die schon von A. v. Graefe empfohlene Quecksilberbehandlung weit verbreiteter Anwendung. Wenn wir uns auch über den Modus der Wirksamkeit des dem Körper einverleibten Metalles bei intraokularen Infektionen nicht im klaren sind, so folgen wir doch der Erfahrung zahlloser bedeutender Kliniker, wenn wir energische Quecksilberschmierkuren oder auch Kalomelgaben verordnen. Die Serumtherapie hat dagegen die anfangs in sie gesetzten Hoffnungen nicht zu erfüllen vermocht. Die Ansichten über den Nutzen spezifischer und unspezifischer Antisera sind noch geteilt, weniger gilt das aber von der Protoplasmaaktivierung durch Injektion von steriler Milch, Aolan, Casein und ähnlichen Mitteln. Stets werden wir im Verfolg unserer Therapie infizierter Splitterverletzungen des Glaskörpers nicht nur das Schicksal des betroffenen, sondern auch die Zukunft des zweiten Auges sorgfältig bedenken. Kommen wir auf Grund unserer klinischen Erfahrungen zu dem Wahrscheinlichkeitsschluß, daß ein brauchbares Sehvermögen für das verletzte Auge nicht mehr zu erhoffen ist, so werden wir durch rechtzeitige Entfernung desselben die Gefahr der sympathischen Erkrankung des anderen Auges abzuwenden suchen.

Literatur.

Fremdkörper im Glaskörper mit und ohne Infektion.

Axenfeld: Die Bakteriologie in der Augenheilkunde. Jena 1907.

Budek: Über zwei seltene Bulbusinfektionen. Prag. med. Wschr. **39**, 87.

Czermak-Elschnig: Die augenärztlichen Operationen. 2. Aufl. Wien: Urban u. Schwarzenberg 1908.

Deutschmann: Über experimentelle Erzeugung sympathischer Ophthalmie. Graefes Arch. **29**, 4, 261 (1883). — Dimmer: Ein Fall von Schimmelpilzerkrankung des Auges. Klin. Mbl. Augenheilk. **51**, 2, 194 (1913).

Elschnig: a) Die Resorption von Antigenen im Bulbusinneren. Michel Jber. 1910, 331. b) Studien zur sympathischen Ophthalmie. Graefes Arch. **75**, 459 u. **76**, 509 (1910). — Engelbrecht: Zur Entfernung von nicht magnetischen Fremdkörpern aus dem Inneren des Auges. Graefes Arch. **94**, 332 (1917).

Goldzieher: Über den Fall eines seit 10 Jahren vor der Netzhaut weilenden Kupfersplitters, nebst Bemerkungen über Imprägnation der Netzhaut mit Kupfer. (Chalcosis retinae.) Zbl. prakt. Augenheilk. **19**, 1 (1895).

Haab: Über die Erkrankungen der Macula lutea. 7. internat. ophthalm. Kongreß Heidelberg 1888, 429. — Hippel, E. v.: Über die Extraktion von Kupfersplittern aus dem Glaskörperraum. Klin. Mbl. Augenheilk. **50**, 2, 52 (1912).

Jess: (a) Linsentrübungen bei Kupfer- und Messingsplittern im Auge. Klin. Mbl. Augenheilk. **62**, 464 (1919). (b) Hornhautverkupferung in Form des Fleischerschen Ringes bei der Pseudosklerose. Klin. Mbl. Augenheilk. **69**, 218 (1922).
Kampherstein: Über die Schimmelpilzinfektion des Glaskörpers. Klin. Mbl. Augenheilk. **41**, 1, 151 (1903). — Kuffler: (a) Zur Frage der Glaskörperimmunität. **38**. Heidelberg. Ber. **1912**, 279. (b) Zur Frage der Glaskörperimmunität. Graefes Arch. **86**, 69 (1913). (c) Zur Frage der Glaskörperinfektion und des Ringabscesses. Graefes Arch. **78**, 227 (1911). (d) Über Glaskörperinfektion und Immunität. Berl. klin. Wschr. **1910**, 2373.
Lang: Über Cilien im Auge nebst Mitteilungen je eines Falles von Spontanausstoßung einer Cilie in die vordere Kammer. Diss. Rostock 1907. — Leber: (a) Entwicklung von Fadenpilzen im Glaskörper nach Stichverletzung durch ein Messer. Heidelberg. Ber. **1897**, 256. (b) Über die Wachstumsbedingungen der Schimmelpilze im menschlichen und tierischen Körper. Berl. klin. Wschr. **1882**, 1616. (c) Die Entstehung der Entzündung und die Wirkung der entzündungserregenden Schädlichkeiten. Leipzig 1891.
Zur Nedden: Experimentelle Untersuchungen über das Vorkommen baktericider Substanzen im Auge nicht immunisierter Individuen. Graefes Arch. **65**, 267 (1907).
Ohm: Diskussionsbemerkung zum Vortrag von zur Nedden über: „Die Heilwirkung der Glaskörperabsaugung bei inneren Augenkrankheiten. Ref. Klin. Mbl. Augenheilk. **64**, 846 (1920).
Possek: Über den Inhalt des Glaskörpers an normalen und immunisatorisch erzeugten Cytotoxinen. Klin. Mbl. Augenheilk. **44**, 2, 500 (1906). Berichtigung dazu: Klin. Mbl. Augenheilk. **45**, 1, 226 (1907). — Purtscher: Ein interessantes Kennzeichen der Anwesenheit von Kupfer im Glaskörper. Zbl. prakt. Augenheilk., März-April 1918.
Quint: Eine seltene Augenverletzung. Zbl. prakt. Augenheilk., Okt. **1901**.
Römer: (a) Immunitätsvorgänge im lebenden Auge. 31. Heidelberg. Ber. **1903**, 47. (b) Über die intraokulare Schimmelpilzinfektion. Klin. Mbl. Augenheilk. **40**, 1, 331 (1902).
Sachs, M.: Beiträge zur operativen Augenheilkunde. Z. Augenheilk. **7**, 37 (1902). — Salus: Über die Infektion und natürliche Immunität des Glaskörpers. **85**. Verslg dtsch. Naturforsch. Ref. Arch. Augenheilk. Ber. **1913**, 244 u. Klin. Mbl. Augenheilk. **53**, 597 (1914).
Schirmer: (a) Zur Prognose der traumatischen Glaskörperabscesse. 33. Heidelberg. Ges. **1906**, 131. (b) Ein Fall von Schimmelpilzkeratitis. Graefes Arch. **42**, 1, 131 (1896). —
Speyer, v.: Kupfersplitterverletzung des Glaskörpers. Klin. Mbl. Augenheilk. **53**, 194 (1914) u. **55**, 389. Nachtrag 1915. — Stoewer: Über die Wirkung pathogener Hefen am Kaninchenauge. Graefes Arch. **48**, 178 (1899). — Straub: Über Hyalitis und Cyclitis. Graefes Arch. **66**, 1, (1907).
Vogt: (a) Ein Fall von Siderosis bulbi am Spaltlampenmikroskop. Klin. Mbl. Augenheilk. **66**, 269 (1921). (b) Kupferveränderungen von Linse und Glaskörper. Klin. Mbl. Augenheilk. **66**, 277 (1921).
Wagenmann: Die Verletzungen des Auges. Graefe-Saemisch-Heß' Handbuch 3. Aufl. **2** (1910). — Wessely: Auge und Immunität. Berl. klin. Wschr. **1903**, 625.

4. Parasiten im Glaskörper.

Von Parasiten, die gelegentlich im Glaskörper beobachtet wurden, ist der häufigste der **Cysticercus cellulosae**. Nach Einführung der obligatorischen Fleischbeschau haben Cysticercusinfektionen, wie Hirschberg statistisch nachweist, ganz erheblich abgenommen, und es gehörte das Vorkommen dieser Finne von Taenia solium, vielleicht auch gelegentlich von Taenia saginata im Auge zu den größten Seltenheiten, die in unserem Lande nur wenigen der jetzt lebenden Ophthalmologen zu Gesicht kam, bis in den Jahren des großen Krieges sich die Fälle wieder häuften. Die Eier der Taenie gelangen entweder durch die beschmutzten Hände des Bandwurmträgers in den Mund und von da in den Magen, oder die im Darm losgelösten reifen Proglottiden werden durch antiperistaltische Bewegungen direkt in den Magen befördert. Hier wird durch die Einwirkung des Magensaftes die chitinhaltige Hülle aufgelöst und die jetzt freien, mit sechs Haken versehenen Embryonen bohren sich durch die Schleimhaut in die Gefäße ein. Sie können auf dem Blutwege in alle Teile des Sehorgans gelangen und sind nach ihrer Umwandlung aus dem Larven- in das Finnenstadium in der Orbita, unter der Bindehaut, in der vorderen Kammer und in den inneren Augenhäuten häufig beobachtet worden. Aus den Ciliarkörper- und Netzhautgefäßen oder aus dem subretinalen Raum nach Perforation der Netzhaut gelangen die Larven in den Glaskörper. Gelegentlich aber durchbricht erst der fertige Cysticercus die Retina und erscheint im Glaskörperraum, wo er sich bis zu zwei Jahren, vielleicht noch länger, lebend erhalten kann.

CIRINCIONE sah einen Fall, in dem der Cysticercus die Retina durchbohrt, aber die Grenzschicht des Glaskörpers vor sich hergeschoben hatte. Er lag also wie eine präretinale Blutung, und zwischen der Netzhaut und dem Corpus vitreum hatte sich eine citronengelbe Flüssigkeit angesammelt. Im Glaskörper erkennt man den Parasiten als der Netzhaut anliegendes oder auch frei flottierendes weißlich-gelbliches, rundes oder ovales Bläschen (s. Abb. 25), das gelegentlich, besonders bei jugendlichen Exemplaren peristaltische Bewegungen ausführt, die auch entoptisch wahrgenommen wurden. Stülpt sich der Kopf (Scolex) heraus, so sieht man mit dem Augenspiegel die vier rundlichen Saugnäpfe, dazwischen das Rostellum und den Hakenkranz, die durch ein kurzes Halsstück mit der Schwanzblase in Verbindung stehen. An dieser bemerkt man gelegentlich feine Runzeln und Kalkkörnchen, auch wurde schon von A. v. GRAEFE ein Farbenschillern am Rande beschrieben, das außerordentlich charakteristisch ist. Mit dem Wachsen des Parasiten, der bis zu 15 mm im Durchmesser erreicht, kommt es schnell zu Glaskörpertrübungen und -verflüssigung sowie zu Netzhautablösung, und schließlich entwickelt sich durch die Stoffwechselprodukte des Parasiten eine Iridocyclitis, die den Einblick in das Auge durch Pupillenverschluß und Kataraktbildung unmöglich macht.

Therapie. Mit einem schnellen Absterben des Cysticercus, mit einer spontanen Resorption oder Abkapselung ist nicht zu rechnen; medikamentöse Behandlungsversuche hatten bisher wenig Erfolge. Nach einer Angabe von DIANOUX ist es ihm allerdings in 5 Fällen gelungen, durch interne Darreichung großer Mengen von Extr. fil. mar. aether. einen Cysticercus abzutöten.

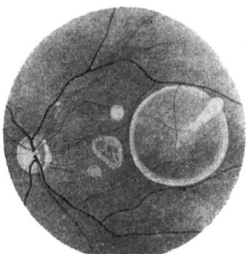

Abb. 25. Cysticercusblase. (Nach DIMMER.)

Ein Patient, der neben einer Tänie je einen Cysticercus des Auges, der Haut und des Gehirnes besaß, erhielt im Verlauf von 71 Tagen 102 g Farnkrautextrakt in Einzeldosen von 3—4 Kapseln zu 0,5 g. Die Blasen im Auge und auf der Haut fielen zusammen, die epileptiformen Anfälle hörten auf. Schädliche Nebenwirkungen sollen zwar nicht beobachtet sein, immerhin dürfte eine solche gewaltsame medikamentöse Therapie wohl nur in ähnlich verzweifelten Fällen anzuraten sein. Versuche, durch Elektrolyse den Cysticercus im Glaskörper zu vernichten, waren bisher ohne Erfolg (BOCHI, DOR, CERISE und MONTHUS). Es ist deshalb in möglichst frühem Stadium die operative Entfernung zu versuchen, weil sonst das Auge unter Schmerzen und starken Entzündungserscheinungen zugrunde geht. So leicht nun unter Umständen die operative Entfernung eines genau lokalisierten subretinalen Cysticercus sein kann, der mitunter schon nach Anlage eines meridionalen Scleralschnittes durch den intraokularen Druck herausbefördert wird, so schwierig gestaltet sich die Operation bei frei im Glaskörper befindlichem Parasiten. Man kann versuchen, unter Leitung des Augenspiegels mit einer passend geformten Pinzette die Blase zu fassen und durch den Scleralschnitt zu entfernen. Nur in glücklichen Fällen wird das ohne starken Glaskörperverlust gelingen, und es bedeutet schon einen Erfolg, wenn das Auge schließlich wenigstens in seiner Form erhalten bleibt, denn bei zurückbleibendem Cysticercus geht es mit Sicherheit verloren. ELSCHNIG hat über die Entfernung eines Cysticercus aus dem Glaskörper mit Hilfe eines dem BARRAQUERschen nachgebildeten Sauglöffels berichtet. Er empfiehlt, einen 10 mm langen und 3 mm breiten Sklerallappen zu umschneiden und nach hinten umzuklappen, um dann durch einen Meridionalschnitt Ader- und Netzhaut zu eröffnen. STÖLTING beobachtete, wie ein Cysticercus, dessen Blase, ohne daß die Entfernung gelang, angestochen war, zusammenfiel, schrumpfte und schließlich anscheinend resorbiert wurde. BARDELLI berichtete kürzlich, daß in 5 Fällen unter Leitung des Augenspiegels mit gutem Erfolg in die Blase 2 Tropfen einer Sublimatlösung 1 : 2000 eingespritzt wurden. Der Inhalt der Blase wurde sofort milchigweiß, die Bewegungen des Kopfes hörten auf, der weitere Verlauf ergab, daß der Parasit abgestorben war. *Doppelseitige Cysticerken* sind jedenfalls äußerst selten. KRAEMER erwähnt einen angeblich in Italien beobachteten Fall, zwei weitere sind von HALLERMANN und ZIEMINSKI beschrieben, wohl aber sind einwandfrei zwei, ja sogar drei Cysticerken im Glaskörper *desselben* Auges festgestellt, zum Teil auch zufällig im enukleierten Bulbus entdeckt worden. Das kann nicht verwundern, sind doch in einzelnen Fällen 60—100 Cysticercusblasen im Gehirn gefunden, neben anderen Blasen in Haut, Zunge und Auge (ERNST). Es ist aber daran zu denken, daß die Finnen, wenn sie bedeutende Größe erlangen, mehr als einen Scolex zu bilden vermögen, wodurch das Vorhandensein mehrerer Exemplare vorgetäuscht werden könnte.

Differentialdiagnostisch ist zu bemerken, daß gelegentlich eigenartige, schlauchförmige fetale Überreste der Glaskörpergefäße eine gewisse Ähnlichkeit mit einer Cysticercusblase haben können, ebenso Tumoren, organisierte Exsudate und umschriebene Netzhautablösungen. Längere Beobachtung und das Fehlen von Entzündungserscheinungen sichern die Diagnose.

Man kann auch, insbesondere bei trüben Medien, nach DE VINCENTIIS den galvanischen oder faradischen Strom durch den Kopf des Patienten leiten; es sollen dann Kontraktionen beim Cysticercus entstehen, die seine Erkennung als Entozoon erlauben. CIRINCIONE konnte durch längere intensive Beleuchtung träge Bewegungen des Halses hervorrufen.

Einen besonders schönen pathologisch-anatomischen Befund veröffentlichte neuerdings STOCK. Der Patient hatte sich anscheinend als Soldat in Rußland durch den Genuß finnigen Schweinefleisches den Bandwurm und von diesem den Cysticercus zugezogen. Er bemerkte zunächst vor seinem linken Auge einen schwarzen beweglichen Punkt, ließ sich aber erst untersuchen, als das Auge nach $^1/_2$ Jahr völlig erblindet war. Es wurde zuerst ein Fremdkörper mit „Eigenbewegung" festgestellt, bei der Aufnahme in die Jenenser Augenklinik aber waren solche in der vor der völlig abgelösten Netzhaut liegenden Blase nicht mehr festzustellen. Da ein Versuch, die Blase zu entfernen, mißlang, und da das Auge unter ständigen Schmerzen schrumpfte, wurde es schließlich enukleiert. Am Übergang des Ciliarkörpers zur Aderhaut war an einer Stelle offenbar der Durchbruch des Cysticercus durch die Netzhaut erfolgt. Die Blase lag von der total degenerierten Netzhaut umschlossen im Glaskörperraum, sie war von neugebildetem Bindegewebe mit Lymphocyten, Plasmazellen und zahlreichen Riesenzellen umgeben. Der Kopf des Parasiten mit Hakenkranz und Saugnäpfen hob sich gut ab (s. Abb. 26).

In älteren Fällen finden sich in der Umgebung des abgestorbenen Cysticercus neugebildete Zellmembranen und bindegewebig organisierte Exsudate, die ebenso wie der Inhalt der Blase manchmal Verkalkungen einschließen. Der Glaskörper kann bis auf ein Rudiment zusammengedrängt oder völlig verschwunden sein. Beschreibungen von experimentell in das Auge von Kaninchen übertragenen Cysticerken sind von DEMARIA veröffentlicht worden.

Der Echinokokkus, die cystische Finne des kleinen Hundebandwurmes, der bekanntlich nur etwa 5 mm lang wird und aus 3—4 Proglottiden nebst Scolex besteht, ist zwar häufig in der Orbita, aber nur außerordentlich selten im Inneren des Auges, speziell im Glaskörper beobachtet worden. Lange Zeit war man der Ansicht, daß er überhaupt nicht *im* Auge vorkomme, auch KRAEMER, der die tierischen Schmarotzer des Auges in der 2. Auflage des Handbuches von GRAEFE-

SAEMISCH abhandelte, sprach sich dahin aus, da die beiden, von GESCHEIDT und GRIFFITH veröffentlichten Fälle der Kritik nicht standhielten. Es ist jedoch von WERNER bei einem 28jährigen Landarbeiter, dessen linkes Auge wegen Tumorverdachtes entfernt wurde, eine den ganzen Glaskörperraum ausfüllende Echinokokkusblase festgestellt worden, deren Innenfläche von einer Anzahl kleiner Brutkapseln mit zahlreichen Scolices besetzt war. Bei mikroskopischer Untersuchung zeigte sich allerdings, daß die Cyste *subretinal* gewachsen war und die Netzhaut so verdrängt hatte, daß sie in der oberen Bulbushälfte in doppelter Lage zusammengepreßt lag. Der Glaskörper war vollkommen verschwunden. WERNER, der die Präparate von GRIFFITH nachträglich mit den seinen verglich, kam ferner im Gegensatz zu KRAEMER zu der Überzeugung, daß es sich

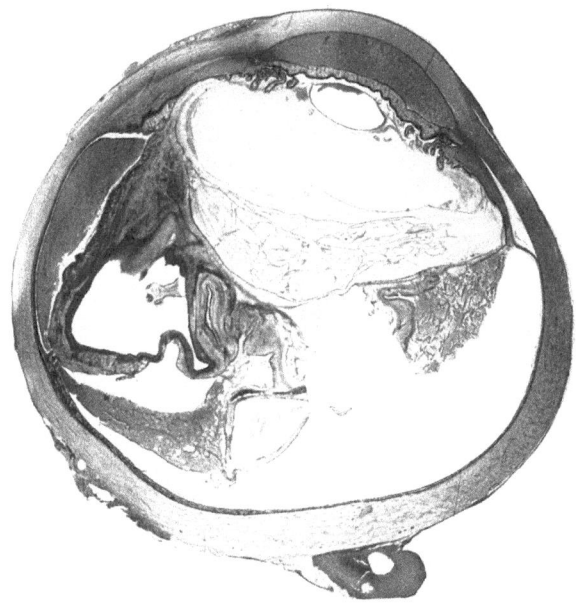

Abb. 26. Cysticercuskopf im Glaskörper. (Nach W. STOCK.)

auch in diesem Fall um einen echten Echinokokkus gehandelt habe. Dieser kleidete den Glaskörperraum fast völlig aus und hatte den Glaskörper selbst zu einem geschrumpften Rudiment hinter der Linse zusammengedrückt, während die Netzhaut überall der Aderhaut gut anlag. Es handelte sich hier um eine sog. *sterile* Echinokokkusblase, bei welcher der Endocyst und die Scolices fehlten, der Ektocyst aber in seinem typischen lamellösen Bau vorhanden war.

LEBER erkennt auch den von GESCHEIDT beschriebenen Fall als Echinokokkus an, ebenso einen von WOOD mitgeteilten, in denen die linsengroße Cyste mit geschichteter Membran subretinal saß. Eine weitere klinische Beobachtung, die einen charakteristischen ophthalmoskopischen Befund ergab, ist von SCHOLTZ mitgeteilt. Wenn auch keine pathologisch-anatomische Bestätigung vorlag, scheint die Diagnose Echinokokkus doch ziemlich sicher. Man sah im inneren oberen Quadranten des Fundus eine lichte, an eine Traube erinnernde Masse in den Glaskörper vorragen, welche aus 20—22 dicht beieinanderliegenden, cystenartigen Gebilden zusammengesetzt war (s. Abb. 27). Der mittlere Teil schien aus einem solideren Gewebe zu bestehen, zeigte einige Blutungen und saß auf der teilweise abgelösten Netzhaut. Eine aktive Bewegung war nie festzustellen, nur eine passive bei Bewegungen des Auges. Zunehmende Glaskörpertrübungen verhinderten schließlich die weitere Beobachtung.

Es sei darauf hingewiesen, daß zur spezifischen Diagnostik der menschlichen Echinokokkenerkrankungen die Komplementbindungsreaktion eingeführt ist, deren positiver Ausfall in Zweifelsfällen die Diagnose Echinokokkus im Auge stützen könnte. Allerdings würde ein negativer Ausfall nicht beweisend sein, da noch nicht bekannt ist, ob aus dem Auge das Antigen der Hydatidenflüssigkeit in den Gesamtorganismus eindringt. DEUTSCH empfiehlt die *Intracutanimpfung* mit Hydatidenflüssigkeit von BOTTERI als besonders zuverlässig. Die Überempfindlichkeit des Echinokokkenkranken gegen Hydatidenflüssigkeit verursacht deutliche Lokalreaktion. Sie würde bei Echinokokkus im Auge erst noch zu erproben sein.

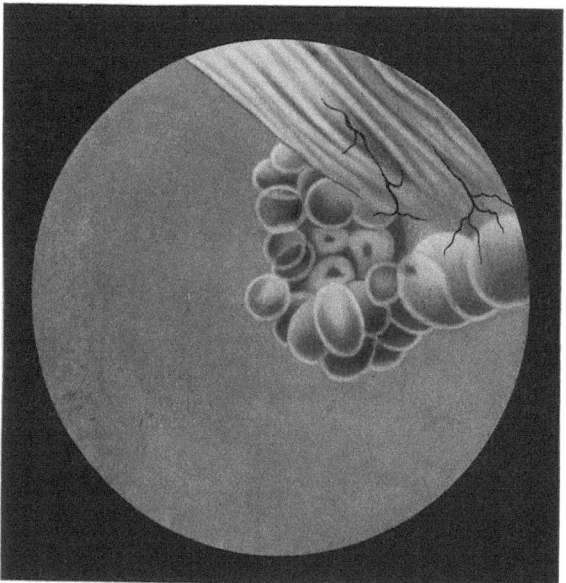

Abb. 27. Echinokokkus im Glaskörper. (Nach SCHOLTZ.)

Neuerdings ist es DEVÉ gelungen, durch Einführen von scoliceshaltigem Inhalt einer Echinokkokusblase in die Carotis eines Kaninchens einen intraokularen Echinokokkus zu erzeugen, der das ganze Augeninnere hinter der Linse ausfüllte, allerdings auch hier subretinal lag und wie in WERNERS Fall die Netzhaut vor sich her getrieben hatte. Es sei erwähnt, daß sowohl Cysticerken als auch Echinokokken anderer Körperteile in den letzten Jahren wiederholt durch intravenöse Injektion von Arsenobenzol zur Rückbildung gebracht worden sein sollen. Es würde sich wohl empfehlen, auch bei Lokalisation der Parasiten im Auge diese Versuche fortzusetzen, falls Anfangsfälle es gestatten, unter ständiger Beobachtung die Operation noch hinauszuschieben. W. UHTHOFF berichtet allerdings, daß in einem Fall von intraokularem Cysticercus nacheinander Jodkali, Neosalvarsan und Benzol in großen Dosen ohne jeden Erfolg gegeben wurden.

In seltenen Fällen wurden Fadenwürmer, **Filarien,** im Augeninneren, gelegentlich auch im Glaskörper beobachtet; hin und wieder hat aber auch hier eine Verwechslung mit flottierenden Resten der Arteria hyaloidea den Beschreibungen zugrunde gelegen, wie spätere Kontrolluntersuchungen ergaben, die nicht die geringste Veränderung, insbesondere kein Wachstum feststellen konnten, auch jegliche Reaktion des Gewebes vermissen ließen. Die erste einwandfreie Beobachtung eines Fadenwurmes im Glaskörper verdanken wir KUHNT, der im Jahre 1883 bei einem 31jährigen Mann das Auftreten des Entozoon in der Fovea centralis beobachtete und seine Entwicklung und die Reaktion der intraokularen Gewebe durch Monate hindurch verfolgen konnte, bis zunehmende Glaskörpertrübungen, Verfall des Sehvermögens und Schmerzen im Auge ihn veranlaßten, den Parasiten durch die Sclera zu extrahieren, was auch, allerdings mit Verlust des zentralen Sehvermögens, gelang. Es handelte sich um die 0,38 mm lange Larvenform eines zur Familie der Filariden oder auch Strongyliden gehörigen Nematoden. Einen weiteren Fall teilte NAKAIZUMI mit.

Nach A. LEBER sind auf den Inseln der Südsee filariotische Allgemeinerkrankungen außerordentlich häufig. Es handelt sich hier um die Filaria Bankrofti, deren 0,24—0,32 mm lange Larven den ganzen Körper auf dem Blutwege überschwemmen, ausgedehnte Thrombosen der Netzhaut und der Aderhaut verursachen und auch in den Glaskörper gelangen dürften.

SPAMER beobachtete neuerdings bei einem Kriegsgefangenen, der 4 Jahre in Sibirien war, in der vorderen Augenkammer eine Filaria, die nach 4 Tagen in den Glaskörper gewandert war, wo sie sich noch 12 Tage lebhaft bewegte, dann aber anscheinend abstarb. Jedenfalls wurde sie bewegungslos, senkte sich nach unten und war schließlich nicht mehr zu sehen. Das Auge zeigte keinerlei Reizerscheinungen. SCHNAUDIGEL äußerte die Ansicht, daß in diesem Falle vielleicht das ständige, zum Weithalten der Pupille eingeträufelte Atropin den Parasiten geschädigt haben könnte. Bei Leuten, die längere Zeit in den Tropen, insbesondere an der Westküste Afrikas gelebt haben, wird mitunter eine bestimmte Filaria, von den Eingeborenen „Loa" genannt, unter der Bindehaut, aber auch im Augeninneren beobachtet. Es handelt sich um einen Wurm von der Dicke eines mittleren Catgutfadens, der durchschnittlich 30—40 mm lang, an dem einen Ende rund, am anderen zugespitzt ist. Das Männchen ist etwas kürzer als das Weibchen, das bis zu 70 mm Länge erreicht. TERRIEN und PRÉLAT erwähnen einen im Jahre 1894 von belgischen Augenärzten beobachteten Fall intraokularer Filaria loa bei einer 6jährigen Kongonegerin. Der etwa 20 mm lange Wurm bewegte sich in der vorderen Augenkammer und drang schließlich in die Iris ein, wo er Knötchenbildung veranlaßte. Er wurde durch Operation entfernt. ELLIOT führt in seiner tropischen Ophthalmologie zwei von FERNANDEZ beschriebene Fälle an, in denen filariaähnliche Würmer sich im Glaskörper bewegten und Trübungen veranlaßten. In dem einen Fall soll der Wurm wieder verschwunden sein und der Glaskörper sich aufgehellt haben.

Das Einwandern von **Fliegenlarven** (Hypoderma bovis) in das lebende Auge gehört zu den allergrößten Seltenheiten. Es sind bisher drei Fälle von Eindringen in den hinteren Augenabschnitt beschrieben worden, die, wenn auch die Lage der Larven subretinal war, wegen der hochgradigen Glaskörperveränderungen erwähnt seien. Der erste wurde von C. v. HESS beobachtet. Es fand sich in dem Auge eines 4 Jahre alten Kindes, das an schwerer chronischer Iridocyclitis erblindet war, eine 15 mm lange Larve der Rinderdasselfliege, Hypoderma bovis, welche hinter der total abgelösten Netzhaut lag; der Glaskörper war hochgradig getrübt und entartet.

Den zweiten Fall teilt v. SCHMIDT ZU WELLENBURG aus der Klagenfurter Augenklinik mit. In dem an eitriger Chorioretinitis erkrankten Auge eines 5jährigen Knaben fand sich unter der abgelösten Netzhaut ebenfalls eine Dipterenlarve, der Glaskörper war stark geschrumpft und eitrig imbibiert.

Der dritte Fall ist von BEHR veröffentlicht; auch hier erblindete das Auge eines 7jährigen Knaben unter schweren iridocyclitischen Erscheinungen und wurde wegen Verdacht auf Tuberkulose enukleiert. Es fand sich bei der mikroskopischen Untersuchung eine subretinal gelegene Fliegenlarve, die neben schweren entzündlichen Veränderungen zu totaler Netzhautablösung und *völliger Entartung des Glaskörpers* geführt hatte.

Während diese Larven auf dem Blutwege in das Auge geraten, wird nach GOLDSCHMIDT eine andere Art gelegentlich direkt von außen in das Auge gebracht, indem eine in Rußland vorkommende Fliege (Sareophila Wohlfahrtii) bei der Berührung mit der menschlichen Hornhaut ihre Larven abstreift, die, mit kleinen Häkchen bewaffnet, bis in das Innere des Auges dringen und Panophthalmie verursachen sollen.

Literatur.

Parasiten.

BARDELLI: Nuove osservacioni e consideracioni sullo sviluppo dei cisticerchi endoculari. Nuovo metodo di cura. Boll. Ocul. **1**, 19 (1922). — BEHR: Über Ophthalmomyasis interna und externa. Klin. Mbl. Augenheilk. **64**, 161 (1915). — BOCCHI: Estrazione del cystizerco del ·vitreo. 2. Progresso Oftalm. 1907, 165.

CERISE und MONTHUS: Cysticerque oculaire. Rec. Ophtalm. **1907**, 36. — CIRINCIONE: Veränderungen bedingt durch Cysticercus im ersten Stadium seiner Einwanderung in das Auge. Arch. Augenheilk. **57**, 263 (1907).

DEMARIA: Cysticercus intraocularis beim Menschen und Experimente mit Cysticercus beim Kaninchen. Act. y. trab. del 1. congr. nac. de med. Buenos Aires 1919. Ref. Klin. Mbl. Augenheilk. **64**, 133 (1920). — DEVÉ: Kyste hydatique intra-oculaire expérimental obtenu par voie artérielle. Ann. d'Ocul. **158**, 721 (1921). — DIANOUX: Cysticerque et fougère mâle. Clin. Ophtalm. **1910**, 1. — DIMMER: Der Augenspiegel. Leipzig: Franz Deuticke. 3. Aufl. — DOR: Cysticerques sous-rétiniens. Arch. d'Ophtalm. **28**, 567 (1882).

GESCHEIDT: Die Entozoen des Auges. Z. Ophthalm. **3**, 437 (1833). — GREEFF: Die Echinokokkuskrankheit des Auges. Berl. klin. Wschr. **1905**, Nr 4. — GRIFFITH, HILL: Some cases of intraocular cystizercus and one case of intraocular hydatid. Ophthalm. Soc. Tr. **17**, 220.

HALLERMANN: Subretinaler Cysticercus. Ophthalm. Klin. **6**, 233. — HESS, v.: Über eine bisher nicht bekannte Ursache schwerer eitriger Chorioretinitis mit Netzhautablösung. Arch. Augenheilk. **74**, 227 (1913). — HIRSCHBERG: Die Verminderung der Finnenkrankheit. Zbl. prakt. Augenheilk. **28**, 241 (1904).

KRÄMER: Die tierischen Schmarotzer des Auges. Graefe-Saemisch 10, Kap. 17 (Literatur bis 1898). — KOLBÉ: Stérilisation du Cyste hydatique par l'arsénobenzol intraveineux. Méd. pract. **10**, 214 (1914). — KUHNT: Extraktion eines Fadenwurmes (Filaria) aus der Regio macularis des menschlichen Glaskörpers. Arch. Augenheilk. **24** (1892).

LEBER, A.: Filariotische Augenerkrankungen der Südsee. Graefes Arch. **87**, 544 (1914).

SCHMIDT, V. ZU WELLENBURG: Dipterenlarve als Ursache einer Chorioretinitis mit Netzhautablösung. Zbl. prakt. Augenheilk. **41**, 1 (1917). — SCHNAUDIGEL: Diskussionsbemerkung. Klin. Mbl. Augenheilk. **68**, 248 (1922). — SCHOLTZ: Ein Fall von Echinococcus intraocularis. Arch. Augenheilk. **54**, 170 (1906). — SPAMER: Über einen Fall von Filaria im Augeninneren. Klin. Mbl. Augenheilk. **68**, 248 (1922). — STOCK: Ein Cysticercus im Glaskörper (anatomischer Befund). Klin. Mbl. Augenheilk. **60**, 791 (1918). — STÖLTING: Kann ein abgetöteter Cysticercus im Auge ohne Schaden verweilen? Graefes Arch. **59**, 146 (1904).

TERRIEN und PRÉLAT: Un cas de filaria loa. Arch. d'Ophtalm. **34**, 294 (1914).

UHTHOFF: Vier Fälle von Cysticercus subretinalis bei Kriegsteilnehmern. Klin. Mbl. Augenheilk. **64**, 180 (1920).

DE VINCENTIIS: La elettria nella diagnosi di un cysticerco subretinico estratto della sclera. Ann. Ottalm. **28**, 191 (1899).

WERNER: A case of intraocular echinococcus cyst with brood capsules. Ophthalm. Soc. Tr. **23**, 193. — WOOD: Case of intraocular cyst. Hydatid. Ophthalm. Soc. Tr. **26**, 152.

ZIEMINSKI: Ein Fall von Cysticercus subretinalis und operative Entfernung desselben. Przegl. lek. Nr 2. Ref. Mich. Jber. **1899**, 331.

Die Erkrankungen der Netzhaut.

Von

F. SCHIECK-Würzburg.

Mit 175 Abbildungen.

Vorbemerkungen.

Bei der Beurteilung der anatomischen, physiologischen und krankhaften Zustände der Netzhaut muß vor allem die Tatsache berücksichtigt werden, daß wir einen in das Gesichtsskelet vorgeschobenen Gehirnteil vor uns haben und daß der Nervus opticus in Wirklichkeit eine Gehirnbahn bedeutet, die zwei Regionen des Zentralorgans miteinander verbindet. Die Gesamtanlage des menschlichen Auges ist darauf eingestellt, daß dieser Außenposten des Gehirns möglichst vollkommen der Schwingungen des Lichtäthers teilhaftig wird, daß die einfallenden Strahlen zu einem scharfen Bilde auf der Netzhautmitte vereinigt werden und daß schließlich die Anforderungen, welche der unermüdlich arbeitende nervöse Apparat an die Blutversorgung und den Stoffwechsel stellt, jederzeit erfüllt werden. Wir fassen demgemäß die knöcherne Orbita, die Lider, die Bindehaut und die Bulbuskapsel als die Schutzorgane der Netzhaut auf, während Hornhaut, Kammerwasser, Linse und Glaskörper der optisch richtigen Zuleitung der strahlenden Energie dienen, die innere und äußere Muskulatur des Auges die Einstellung des fixierten Objektes der Außenwelt auf dem wichtigsten Teile der Netzhaut, dem Maculabezirke, gewährleistet und die Gefäßhaut, wenigstens in ihrem rückwärtigen Abschnitte, die retinalen Sinneszellen ernährt. Daneben nimmt an der Blutzufuhr auch das eigene Gefäßnetz der Netzhaut, das Zentralgefäßsystem, Anteil.

Im wesentlichen steuert die Sinnesempfindung der Netzhautmitte (Maculabezirk) alle Bewegungen des Augenpaars; denn dadurch, daß die Macula der Fixation derjenigen Gegenstände im Außenraum dient, die die Aufmerksamkeit jeweils erregen, wirkt sie als Kontrollapparat für das richtige Ablaufen aller Innervationen der Muskulatur. Sobald die Macula ihre Aufgabe nicht mehr erfüllen kann, taucht die Neigung zu Schielstellungen auf, und die kongenitalen Mangelbildungen der Macula sind von einer Unruhe der Augenführung (Nystagmus) begleitet. Andererseits liegen in der Netzhaut die nervösen Bestandteile, deren Erregung auf dem Wege eines Reflexbogens das Pupillenspiel auslöst.

Anatomie. Die Einzelheiten des *mikroskopischen Baues der Retina* sind im 1. Band des Handbuches geschildert, und es sei hier nur das Hauptsächlichste hervorgehoben, soweit es zum Verständnis der krankhaften Vorgänge und ihrer klinisch-funktionellen Auswirkung unerläßlich ist.

Von großer Wichtigkeit ist *die Gliederung der Netzhaut in 3 Schichten und die verschiedene Anordnung der nervösen Elemente und ihrer Leitungsbahnen in der Fläche*. Die eigentlichen Empfänger des Lichtreizes sind die *Neuroepithelien*, die man als *Zapfen* und *Stäbchen* unterscheidet. Sie liegen in der äußersten Schicht noch jenseits der Limitans externa mit ihren Leibern, diesseits derselben mit den Zellkernen. Mit den Außengliedern tauchen sie in einen feinen Rasen von Protoplasmafortsätzen ein, die die Pigmentepithelien entsenden. Im belichteten Auge (Zustand der Helladaptation) schieben sich die Fuscinkörnchen in die Protoplasmafortsätze vor, soweit die Beobachtungen bei Tieren maßgebend sind. Zweifellos haben wir hier die Stelle zu suchen, an welcher die von der Choriocapillaris aus durch die Glaslamelle der Chorioidea und das Pigmentepithel hindurchtretende Ernährungsflüssigkeit das Sinnesepithel umspült. Das *Neuroepithel* (Stäbchen und Zapfen mit den zugehörigen Zellkernen, den „*äußeren Körnern*") bildet das *erste Neuron der Netzhaut*. (Anatomisch gilt diese Strecke der Leitung allerdings nicht als echtes Neuron, wie EISLER Bd. I, S. 110 des Handbuchs ausführt.)

Das *zweite Neuron* (auch *Ganglion retinae* genannt) stellen die *bipolaren Zellen* („*inneren Körner*") dar. Sie sind in ihrer Bauart dadurch ausgezeichnet, daß sie einen den Zellkern tragenden Leib besitzen, der einen Fortsatz nach der äußeren, einen zweiten nach der inneren Schicht entsendet. Die unentwirrbare Fasermasse, welche von den nach innen abgehenden Fortsätzen der äußeren Körner einesteils und den äußeren Fortsätzen der Bipolaren andererseits gebildet wird, erscheint auf dem Schnitt wie ein granuliertes Band (*äußere granulierte, retikuläre oder plexiforme Schicht*), das die äußeren von den inneren Körnern trennt. Mit dem nach der Innenfläche der Retina zustrebenden anderen Fortsatze bekommen die Bipolaren Anschluß an die Ganglienzellenschicht. Die Fasermasse dieser Leitungen wird *innere granulierte, retikuläre oder plexiforme Schicht* genannt. Die in der darauffolgenden Schicht liegenden *Ganglienzellen und ihre Achsenzylinderfortsätze, die Nervenfasern*, bilden das *dritte Neuron*, das auch die *Gehirnschicht der Netzhaut* heißt. Das Neuron selbst erstreckt sich allerdings weit über das Gebiet der Retina hinaus; denn die ganze Masse der im Nervus opticus und im Tractus opticus zusammengefaßten Nervenfasern gehört dazu. Erst in den primären Opticusganglien an der Basis des Gehirns endet das dritte Neuron.

Untersuchen wir, *wie die drei Neurone in bezug auf die Ernährung gestellt sind*, so sehen wir, daß die inneren Schichten, also die Ganglienzellen- und Nervenfaserschicht, die innere granulierte Schicht, sowie die inneren Körner (Bipolarenzellkerne) ausschließlich auf das Ausbreitungsgebiet der Zentralgefäße der Netzhaut angewiesen sind. Die am weitesten vorgeschobenen Capillaren dieses Systems enden in der äußeren granulierten Schicht, also ungefähr an der Grenze zwischen dem ersten und zweiten Neuron. Demgegenüber sind alle Teile des ersten Neurons, also die Sehzellen (Stäbchen und Zapfen) mit zugehörigen äußeren Körnern lediglich an den Säftestrom gebunden, der ihnen seitens der Aderhaut zuteil wird. Im Hinblick auf etwaige lokale Kreislaufbehinderungen werden somit diejenigen Ernährungsstörungen, die von dem Zentralgefäßsystem ausgehen, ihre Folgeerscheinungen vorzüglich in dem Bereiche des dritten und zweiten Neurons, diejenigen, welche an Ausfälle der Aderhautströmung gebunden sind, im ersten Neuron setzen.

Wir wissen, daß die Zellen der ersten fetalen Netzhautanlage noch nicht differenziert sind. Es sind sämtliche Abkömmlinge des Epithelbelags des ehemaligen Medullarrohres, die sich erst später in nervöse Zellen, Pigmentepithelien und Gliazellen sondern. Von diesen drei Zellarten haben wir diejenigen des gliösen Stützgerüstes noch nicht kennen gelernt. Die *Glia* tritt uns vornehmlich in Gestalt der *Müllerschen Stützfasern* entgegen, die — mit Ausnahme der Maculagegend — zur Netzhautoberfläche senkrecht gestellte Pfeiler bilden und die Membrana limitans externa mit der Limitans interna verbinden. Die innere Grenzhaut besteht eigentlich nur aus den miteinander fest verbundenen Fußplatten dieser Pfeiler und gehört daher auch dem Stützgerüst an. Ferner liegt um jedes Gefäß herum ein dichter Filz von Gliagewebe, der die nervöse Substanz von dem gewissermaßen etwas Fremdes darstellenden Bindegewebe des Gefäßrohrs abschließt. Zwischen dem Gliamantel und der Gefäßwandung ist der perivasculäre Lymphraum zu suchen. EISLER hält es allerdings vom anatomischen Standpunkte aus für nicht angängig, die perivasculären Spalten als Lymphräume zu bezeichnen, weil ihnen die Endothelauskleidung fehlt (siehe Bd. I, S. 157).

Wir wenden uns nunmehr den Lehren zu, die wir aus der *flächenhaften Anordnung der einzelnen Netzhautelemente* für die Pathologie der Membran zu ziehen haben. Wiederum sehen wir hier das Hauptgewicht auf die führende Rolle der Netzhautmitte gelegt; denn im Gegensatz zur Peripherie, in der immer größere Mengen von Neuroepithelien zu einer Nervenfaser gehören, haben wir in dem *Makulabezirk eine durchaus isolierte Leitung der einzelnen Sinneszelle* vor uns. Hier hat jeder Zapfen seine besondere bipolare Zelle und diese wieder *eine* nur ihre Erregung aufnehmende Ganglienzelle und Nervenfaser. Der Zweck einer solchen Differenzierung im Bau der zentralen und peripheren Gebiete der Netzhaut wird ohne weiteres klar, wenn wir die Funktion dieser Teile prüfen. Nur die Netzhautmitte wird von dem Bilde des fixierten Objektes des Außenraums bedeckt, während die Abbildung der seitlich davon befindlichen Sehdinge auf die Netzhautperipherie fällt. Projizieren wir die Erregungen der Netzhautsinneszellen in ihrer Gesamtheit auf ein *Gesichtsfeldschema*, so entspricht der Fixationspunkt der Maculaerregung, die Gesichtsfeldperipherie derjenigen der peripheren Netzhautelemente.

Die Macula vermittelt uns dank der isolierten Leitung ihrer Bahnen das scharfe zentrale Sehen, die Peripherie ordnet den jeweils fixierten Punkt in den Raum ein und dient lediglich zur Orientierung. Außerdem ist sie die besonders zur Wahrnehmung sich bewegender Gegenstände geschaffene Apparatur. Damit ist jedoch der Unterschied in der Leistung der zentralen und peripheren Netzhautbezirke noch nicht erschöpft, sondern wir müssen noch bedenken, daß der Farbensinn vorwiegend an die mehr zentral gelegenen Partien geknüpft ist, die Netzhautperipherie relativ farbenblind ist. Sie bedarf zur Vermittlung der Farbenempfindung eine Verstärkung des Reizes. Andererseits ist das Sinnesepithel der Macula im Zustande der Dunkelanpassung im Vergleich zu exzentrischen Netzhautteilen gegen Lichtreize minderempfindlich. Deshalb geht die Erregbarkeit der Maculaneuroepithelien mit hereinbrechender Dunkelheit zurück, und es tritt dafür der Dunkelapparat der Netzhaut in seine Tätigkeit, der vorwiegend in die exzentrischen Netzhautbezirke eingebaut ist. Wird die Netzhautperipherie atrophisch, so werden die Augen nachtblind, eine pathologische Erscheinung, die am deutlichsten bei der Pigmentartung der Netzhaut zur Auswirkung gelangt. Allerdings ist es noch nicht sichergestellt, ob die Anpassung an geringe Lichtstärken an die Stäbchen gebunden ist, die nach der Netzhautmitte zu rasch an Zahl abnehmen und dafür den Zapfen Platz machen. Ein Areal von 0,5 mm (nach WOLFRUM nur 0,25 bis 0,3 mm) Durchmesser in der Netzhautmitte besitzt ausschließlich Zapfen, die sich außerdem durch eine hervorragend schlanke und regelmäßige Form auszeichnen. Näheres ist im Kapitel über den Licht- und Farbensinn (Bd. II des Handbuchs) nachzulesen.

Die für die Pathologie der Macula besonders in Betracht kommenden Einzelheiten ihrer Struktur sind in den einleitenden Bemerkungen zu den Erkrankungen der Netzhautmitte (S. 551) geschildert.

Wir sehen also, daß die Retina über eine besonders feine Gliederung verfügt, die zum Teil einen Vergleich mit der Bauart der Hirnrinde erlaubt. Krankhafte Zustände des Zentralorgans unterliegen dank dieser Eigentümlichkeiten gewissen Abänderungen, sobald sie in der Netzhaut sitzen. Als Beispiel sei die amaurotische Idiotie (S. 499) angeführt, die eine Teilerscheinung der Erkrankung aller Ganglienzellen ist, und darauf hingewiesen, daß nach den neuesten Forschungen die Retinitis albuminurica sich als die Folge einer Arteriolosklerose darstellt, welche ebenso die kleinen Gehirngefäße in Abhängigkeit von der allgemeinen Blutdrucksteigerung befällt. Daß sich im Augenspiegelbilde die Veränderungen ganz anders darstellen, als wir es bei der Autopsie der Gehirnerkrankungen zu sehen gewohnt sind, ist selbstverständlich.

Allgemeine pathologische Anatomie. Die *krankhaften Vorgänge an der nervösen Substanz* äußern sich im *anatomischen Bilde* in verschiedener Weise. Nur ganz ausnahmsweise — abgesehen von den echten Geschwülsten der Netzhaut — kommt eine *Vermehrung der Nervenzellen* zustande; denn mit dem Abschluß des Fetallebens besitzt die Retina bereits alle diejenigen zelligen Bestandteile, die während des ganzen Lebens für die Sehfunktion benötigt werden. Nach den Untersuchungsergebnissen von L. SCHREIBER und F. WENGLER beantworten jedoch auch die Nervenzellen des ausgebildeten Auges bestimmte Reize (wie z. B. diejenigen bei einer durch Einbringen von Scharlachöl in die vordere Kammer hervorgerufenen intraokularen Drucksteigerung) damit, daß sie sich auf dem Wege der mitotischen Kernteilung vermehren. Eine weit größere Bedeutung als die proliferativen haben die *degenerativen Zustände des nervösen Gewebes*, die so eigentlich die Form des Krankheitsbildes sowohl in klinischer, als auch in pathologisch-anatomischer Beziehung bestimmen und bei den einzelnen Erkrankungen in ihren Besonderheiten zur Darstellung gelangen werden. Hier gilt es nur, in großen Zügen das wesentliche zusammenzufassen, damit möglichst Wiederholungen vermieden werden.

Die nervösen Netzhautbestandteile können durch *Ernährungsstörungen* Schaden leiden, die von einem Versagen in den Blutgefäßen herrühren oder darauf beruhen, daß der Austausch der Stoffwechselflüssigkeit erschwert oder unterbunden wird. Die eine Möglichkeit ist bei den *Erkrankungen der Blutgefäße* gegeben, die andere bei *Veränderungen der Netzhaut* selbst. Wie im Gehirn, so ist, wie schon oben angedeutet wurde, auch in der Retina das nervöse Gewebe durch einen *Gliamantel von dem Mesoderm der Gefäßwandung* getrennt, und nur die Unversehrtheit dieses abdichtenden Faserfilzes gewährleistet die regelrechte Ernährung des nervösen Apparates. Für die Neuroepithelien übernimmt die Rolle der Abfilterung der aus der Choriocapillaris stammenden Ernährungsflüssigkeit die Glaslamelle samt dem ihr aufsitzenden Pigmentepithel. Pathologische Zustände des perivasculären Gliafilzes werden daher ebenso ungünstig auf die nervösen Elemente der inneren und mittleren Netzhautschichten einwirken, wie die der Glaslamelle und des Pigmentepithels auf die Stäbchen- und Zapfenschicht. Auch die Zwischenlagerung eines Flüssigkeitsergusses, der die Nervenzelle von der ernährenden Quelle abdrängt, schließt große Gefahren in sich, die wir im Anschluß an ein *Netzhautödem* oder eine *Netzhautablösung* oft genug zu Gesicht bekommen. Ferner kennen wir *Giftschädigungen* der nervösen Substanz, teils durch direkten Kontakt mit dem toxischen Stoff, teils über den Umweg der Schädigung der Gefäßwandung. Ebenso werden die feinen Elemente der Reizaufnahme und -leitung leicht ein Opfer einer zu starken Einwirkung dieses adäquaten Reizes, und wir haben dann die Folgezustände der *Blendung* vor uns. Diese ist eine Abart der die Netzhaut treffenden *Verletzungen*, die wiederum in der Retina selbst lokalisiert sein können oder als eine fortgeleitete Schädigung eines den Sehnerven zunächst in Mitleidenschaft ziehenden Traumas zur Auswirkung gelangen.

Fassen wir alle diese an der Netzhaut ablaufenden pathologischen Zustände zusammen, so ergibt sich folgendes, mit mehr oder weniger Abweichungen immer wiederkehrendes Krankheitsbild. Im Vordergrund stehen vielfach *Blutungen* in das Netzhautgewebe, die in der Nervenfaserschicht eine strichförmige, in den tieferen Schichten eine mehr rundliche und unregelmäßig begrenzte Gestalt haben. Ebenso wichtig ist das Erscheinen von *Netzhauttrübungen*, die je nach dem Grade der Entwicklung eine schleierartige, weißgelbe oder weißgraue Verfärbung der Membran bedingen, die von dem Rot des übrigen Fundus sich sehr deutlich abhebt. Hier handelt es sich entweder um *ödematöse Zustände* oder um Einlagerung von *Fett* oder *Fibrinderivaten* zwischen oder in die Bestandteile der Netzhaut oder schließlich um *Wucherungen der Glia oder des Bindegewebes*. Die dritte ebenfalls sehr häufige Komponente des klinischen und mikroskopischen Bildes stellen die *Netzhautpigmentierungen* dar, die auf Einwanderung von gefärbten zelligen Elementen oder von aus Zellen freigewordenem Farbstoff beruhen.

Mit Ausnahme der zuletzt genannten, von der Nachbarschaft des Pigmentepithels und der Chromatophoren der Aderhaut abhängigen Erscheinung, zeigen diese Veränderungen der nervösen Netzhaut in weitgehendem Maße *engste Beziehungen zu den Erkrankungen des nervösen Zentralorgans, des Gehirns*, und je weiter wir in den Kenntnissen der feinsten Störungen des Baus der Retina vordringen, desto klarer stellt sich auch in ihren krankhaften Zuständen die Netzhaut als ein vorgeschobener Gehirnteil dar.

Treten nun *Zerstörungen in der nervösen Substanz* der Retina ein, so geht die *Ausfüllung des Defektes*, bzw. die *Narbenbildung* folgendermaßen vor sich. Lücken innerhalb der nervösen Substanz werden durch eine Wucherung der Glia geschlossen, wenn es sich um die inneren Schichten handelt und die Limitans externa erhalten bleibt, hingegen durch eine Proliferation der Glia und des Pigmentepithels, wenn die Stäbchen und die Zapfen betroffen sind. Sobald die Membrana limitans externa mitzerstört wird, steht den Abkömmlingen des

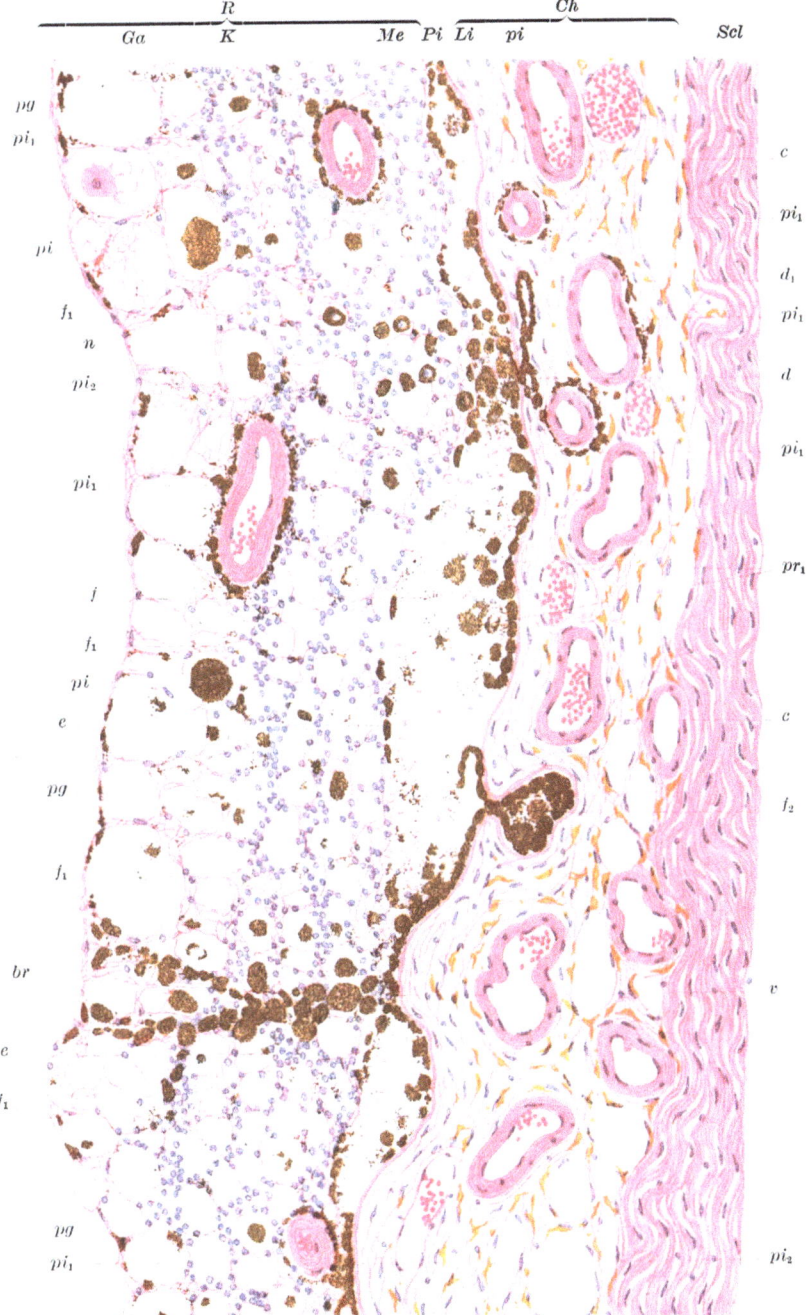

Abb. 1. Einwanderung von Pigmentepithelzellen in die atrophische Netzhaut und Aderhaut. (Kombinationsabbildung von E. KRÜCKMANN.) *Scl* Sclera. *Ch* Chorioidea. *Li* Limitans chorioideae. *Pi* Pigmentepithelzellen. *R* Retina. *Me* Membrana limitans externa retinae. *K* Körnerschichten. *Ga* Ganglienzellenschicht. *br* Brückenartig angeordnete Pigmentzellen. *c* Von den Epithelien entblößte Stellen der Lim. chor. *f* Freie Fuscinkörperchen im subretinalen Raum. f_1 Freie Fuscinkörperchen in der Retina. f_2 Vielgestaltigkeit der Fuscinkörperchen in den Epithelzellen. *d* Kontinuitätstrennung der Lim. chor. *e* Pigmentzellen, welche der rarefizierten Lim. ext. ret. aufliegen. *n* Neugebildete Epithelien. *pg* Pigmentkörnchen in degenerierenden Zellen innerhalb der Retinalücken. *pi* Stark pigmentierte und zum Teil vergrößerte Pigmentzellen. pi_1 Fuscinkörperchen in den perivasculären Räumen, sowie in den Endothelien der Netzhaut und Aderhautgefäße. pi_2 Durch Zellwucherung entstandene Verbindung zwischen Netzhaut und Aderhaut. pr_1 Vergrößerte, in der Gestalt veränderte und pigmentärmer gewordene präformierte Epithelzellen, zum Teil desquamiert. *v* Verwachsungsstelle der Aderhaut mit der Netzhaut. d_1 Pigmentepithelsäume um Gefäße.

Handbuch der Ophthalmologie. Bd. V.

Pigmentepithels ebenfalls der Weg zu den inneren Schichten offen, und wir können dann unter Umständen Herde und Schläuche des Pigmentepithels antreffen, die bis unmittelbar unter die innere Grenzhaut reichen (Abb. 1). Andererseits ist die Auffassung der Glia lediglich als Stützsubstanz nicht erschöpfend; denn höchstwahrscheinlich bilden zum wenigsten die MÜLLERschen Radiärfasern ein feines Kanalsystem zum Flüssigkeitstransport. Bei starkem Ödem, das von außen her in die Retina einbricht, können diese Fasern zu förmlichen Hohlräumen anschwellen, die mit Flüssigkeit gefüllt sind (Abb. 2). Daher kann auch die *Glia sekundär pigmentiert* werden, indem sie die Fuscinkörperchen zugrunde gegangener Pigmentepithelien und den Aderhautfarbstoff

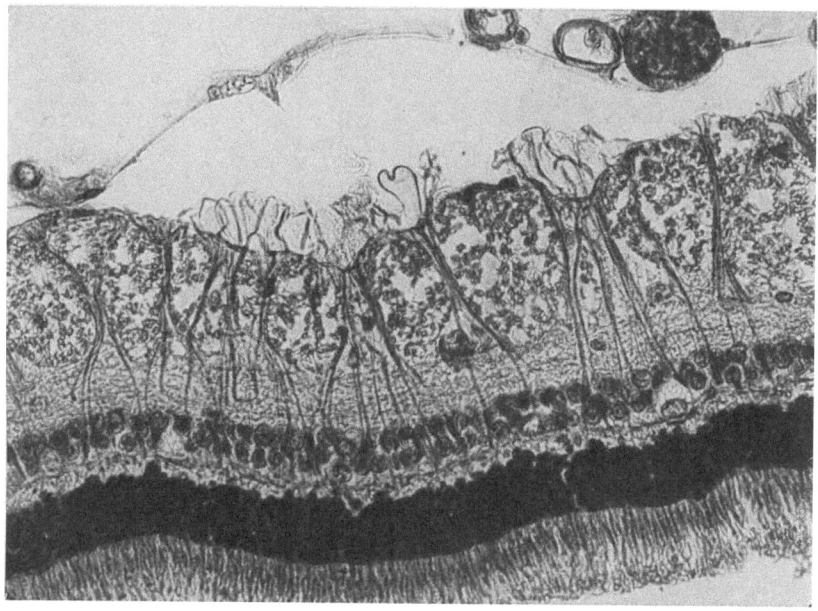

Abb. 2. Presojodwirkung auf die Netzhaut des Kaninchenauges. Dosis 1,0 auf 1 Kilo Körpergewicht intravenös einverleibt. Enukleation nach 48 Stunden. Das Neuroepithel ist zusammengeklumpt. Schweres Ödem der inneren Netzhautschichten. Die Limitans interna ist durch einen Erguß von der Retina getrennt. Die Fußplatten der MÜLLERschen Fasern sind kolbig und glasig aufgetrieben.
(Nach W. RIEHM.)

aufnimmt. Da in pathologischen Zuständen ebensowohl die Bestandteile der Glia als auch des Pigmentepithels die Fähigkeit bekommen, gleich Wanderzellen den Ort zu verändern, darf es uns nicht wundernehmen, daß Netzhautnarben zunächst die hellweiße Farbe der gewucherten Glia zeigen, später aber grau bis schwarz aussehen können. Ein Beispiel für solche Umwandelungen des Hintergrundbildes stellt die Entwicklung des sog. FUCHSschen Fleckes (siehe Abb. 123, S. 560) bei der Netzhautatrophie am hinteren Pole hochgradig kurzsichtiger Augen dar, der zuerst eine weißliche, später eine schwarze Färbung annimmt und dann wieder weißliche Konturen tragen kann. Auch das zu verschiedenen Zeiten veränderte Aussehen mancher Fälle von Degeneratio retinae centralis disciformis und der Angiomatosis retinae wird durch derartige pathologisch-anatomische Vorgänge erklärt. Umfangreiche Wucherungen der Glia nennen wir Gliosis (siehe Abb. 170, S. 609), während das stärkere Hervortreten der Proliferation der Pigmentepithelien vor allem den Typus der Retinitis pigmentosa bestimmt.

Wenn aber eine Lücke überbrückt werden muß, die zwischen mesodermalem Gewebe und nervösen Bestandteilen klafft, treffen wir fast ausschließlich die Glia als Vermittlerin an, selten auch das Pigmentepithel. Nie kann das nervöse Gewebe direkt mit dem Bindegewebe verwachsen (Abb. 3). Im besonderen für das vielgestaltige Krankheitsbild der Chorioretinitis und der Retinitis exsudativa externa (Coats) ist diese Regel von Wichtigkeit.

Die Netzhaut im Bilde des Augenspiegels. Zur Erkennung der Netzhautleiden brauchen wir in den meisten Fällen die Gewinnung des Augenhintergrundbildes, dessen Deutung die Diagnose sichert. Wir müssen uns daher noch

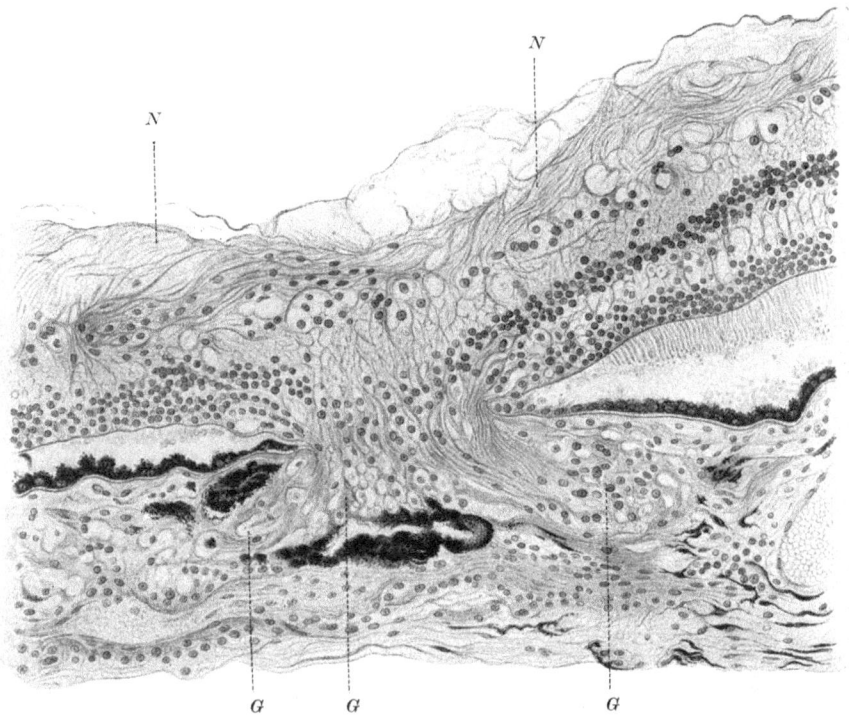

Abb. 3. Fall von Chorioiditis disseminata. An einer umschriebenen Stelle sind Pigmentepithel, Stäbchen-, Zapfen- und äußere Körnerschichte zugrunde gegangen; die Lamina elastica chorioideae zeigt daselbst eine umschriebene Lücke, durch welche Gliazellen (*G*) in deutlich verfolgbaren Zügen in die Chorioidea hineintreten und sich fächerartig nach allen Seiten verbreiten, um ein dichtes, wohl abgegrenztes Nest zu bilden. *N* atrophische Nervenfaserschicht mit hyperplastischem Gliagerüst. (Nach J. MURAKAMI.)

mit denjenigen *Eigentümlichkeiten des Fundusbildes* vertraut machen, *die sich auf die Netzhaut beziehen.*

Da die Netzhaut im gesunden Zustande abgesehen von den Gefäßen völlig durchsichtig ist, geben sich Änderungen in diesem Verhalten dadurch kund, daß der rote, von der Aderhaut herrührende Reflex eine entsprechende Abschwächung erfährt oder aufgehoben wird. Allerdings spielt in dieser Hinsicht auch die Dichtigkeit des Farbstoffgehaltes in den Pigmentepithelien eine gewichtige Rolle. So kommt es, daß der Augenhintergrund des Indianers (Abb. 4) einen bräunlichroten Farbton hat und der des Negers (Abb. 5) sogar braunschwarz aussieht. Dagegen reflektiert der Augenhintergrund des Europäers das Licht im allgemeinen leuchtendrot, während das albinotische Auge einen hellgelblichen Schein liefert, von dem die Verzweigungen der größeren Aderhautgefäße sich deutlich abheben. Je mehr Pigment im Pigmentepithel vorhanden ist, desto mehr wirkt dieses als Spiegelfolie, so daß dann der von der Membrana limitans interna zurückgeworfene Reflex an Helligkeit zunimmt. Auf der Abb. 5 kommt diese Eigentümlichkeit deutlich zum Ausdruck.

Es ist der Versuch unternommen worden, die rote Farbe des Augenhintergrundes nicht von dem in der Aderhaut zirkulierenden Blute, sondern von dem Pigmentepithel selbst

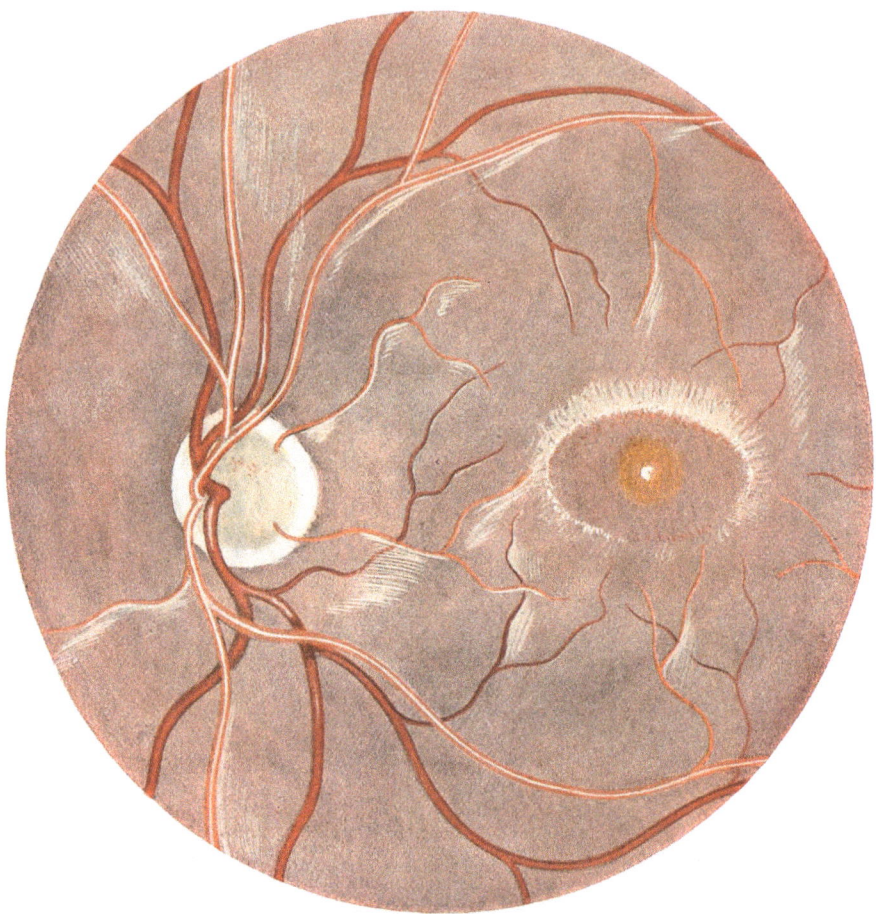

Abb. 4. Typus des Augenhintergrundes eines Asiaten (Inders und Mongolen). Das Pigment im Pigmentepithel ist so stark entwickelt, daß die rote Farbe des Fundus beinahe Bronzeton bekommt. Dieser Ton ist nicht den Mulatten der Negerrassen eigen, aber er ist kennzeichnend für die Voll- und Halbblutindianer Amerikas, sowie für die Japaner und Chinesen. Sehr ausgeprägt sind die Reflexe auf der Limitans interna retinae. Vor allem fällt die Macula lutea als ein wirklich gelber Fleck auf. (Originalabbildung und Text von HARRY VANDERBILT WÜRDEMANN. Seattle. Wash.)

herzuleiten. Zur Stütze einer derartigen Auffassung führt E. MARX an, daß ein roter Reflex aus der Pupille auch dann austritt, wenn ein normal pigmentiertes Kaninchen gänzlich entblutet und obendrein das Gefäßsystem noch mit physiologischer Kochsalzlösung ausgewaschen wird. Ja, selbst nachdem die Durchspülung mit Preußischblau vorgenommen wurde, sollte die diasclerale Durchleuchtung des Bulbus die Pupille im roten Lichte erscheinen lassen, wohingegen aus dem Auge eines ebenso behandelten albinotischen Kaninchens der Reflex bläulich zurückkehre. Weiterhin macht MARX geltend, daß bei der spektroskopischen Analyse der aus der Pupille kommenden Strahlen die Absorptionsstreifen des Oxyhämoglobins nicht festgestellt werden könnten. F. ED. KOBY gelangte jedoch bei der Nachprüfung der MARXschen Versuche zu anderen Ergebnissen; vor allem konnte er bei genügender Helligkeit der Lichtquelle die Absorptionsstreifen nachweisen. Lo Cascio hat mittels eines besonders konstruierten Apparates, der das Ophthalmoskop mit dem Spektroskop verbindet, dasselbe Ergebnis erzielt. Die Streifen waren beim albinotischen Kaninchenauge sehr deutlich, bei dunkelhaarigen Tieren weniger hervortretend, beim schwarzen Kaninchen allerdings nicht erhältlich. Leonhard Koeppe spektroskopierte den menschlichen Augenhintergrund im fokal beleuchteten Spaltlampenbilde und vermochte den

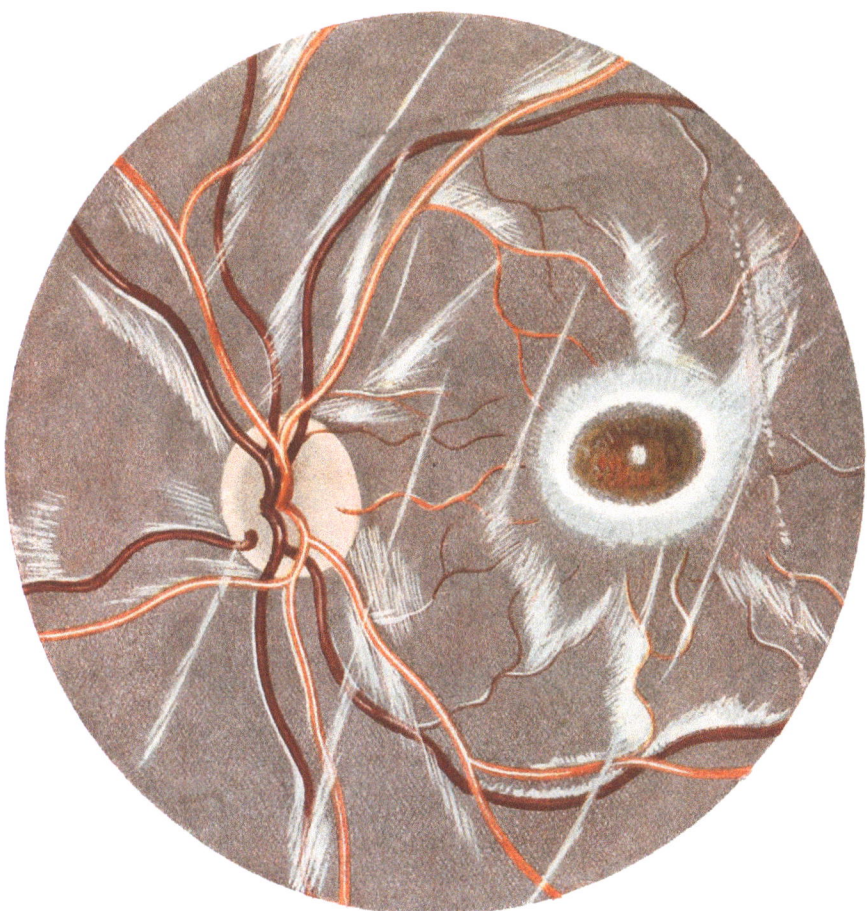

Abb. 5. Augenhintergrund eines Negers. Der sehr dunkle Fundus zeigt stark hervortretende Lichtreflexe, und es entsteht die sog. „seidenglänzende Retina". Die Macula ist von einem breiten Reflexbande umgeben, der kleine leuchtendweiße Fleck entspricht der Fovea centralis. Die ganze Maculapartie hat einen gelblichen Farbton. Die Gefäßwände tragen ebenfalls starke Reflexstreifen und die Zickzackreflexe wechseln mit der Bewegung des Auges. Dergleichen Reflexe sieht man häufig bei Brünetten und den dunkelhäutigen Rassen. Das Pigmentepithel ist so dunkel, daß die rote Farbe der Aderhaut kaum durchleuchtet.
(Originalabbildung und Text von Harry Vanderbilt Würdemann. Seattle Wash. U.S.A.)

Absorptionsstreifen des Oxyhämoglobins selbst bei Vorhandensein einer stärkeren Pigmentierung festzustellen. Zudem hat die Behauptung von Marx, daß noch die Pupille des entbluteten Tieres rotes Licht entsendet, den Nachuntersuchungen nicht standgehalten; denn Lo Cascio sah die Pupille eines völlig entbluteten Kaninchens den roten Reflex entweder völlig verlieren oder wenigstens einen unbestimmten Orangeton annehmen, den Fundus von Albinos aber weiß aufleuchten. Zu denselben Ergebnissen gelangte M. Marquez.

Wir dürfen somit an der althergebrachten Deutung festhalten, daß die rote Farbe, die die ungetrübte Netzhaut hindurchtreten läßt, von der Blutmasse stammt, die in der Aderhaut zirkuliert. Damit ist ohne weiteres verständlich, daß krankhafte Vorgänge in der Chorioidea den roten Reflex ebenso verändern können, wie Netzhautleiden durch Herabsetzung der Durchsichtigkeit der Retina ihn zu beeinflussen vermögen. Sobald die Netzhaut ihre Transparenz verliert, legt sich ein weißer Schleier auf das Fundusrot, der von der zartesten milchigen Trübung bis zum grellen leuchtenden Weiß alle Töne durchlaufen kann.

Die rote Blutfarbe der Aderhaut verschluckt indessen alle gelblichen Töne des Augenhintergrundes, und deswegen bedeutet die Einführung der *Ophthalmoskopie im rotfreien Lichte* durch ALFRED VOGT (1913) einen großen Fortschritt

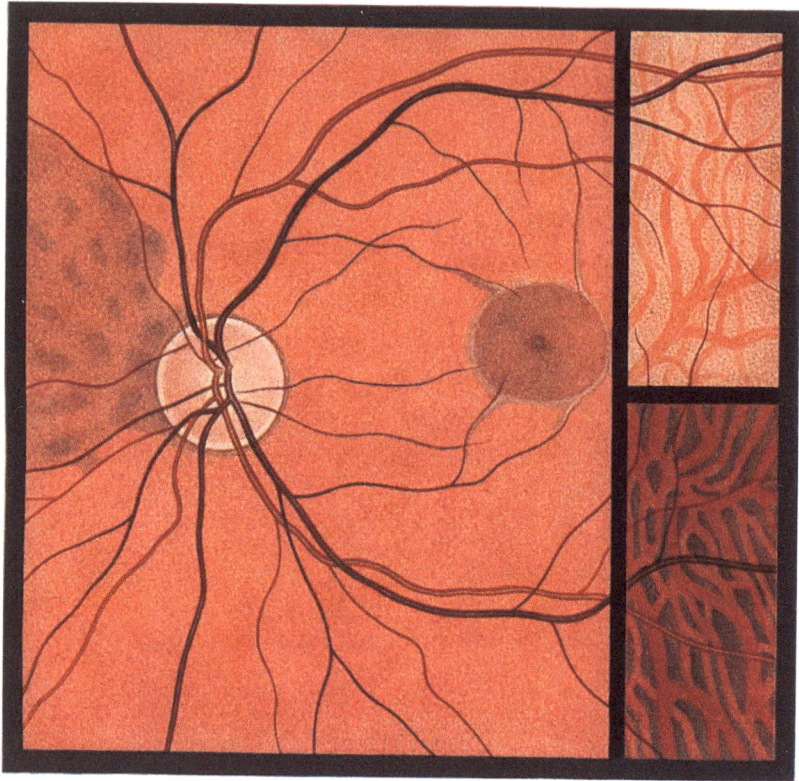

Abb. 6. Normaler gleichmäßig pigmentierter Hintergrund eines Europäers. Die kleine obere Tafel rechts stellt einen albinotischen, die untere einen pigmentreichen Fundus dar. Das Pigment sitzt hier in den intervasculären Räumen der Aderhaut, doch ist auch der rote Fundustone dunkler.
(Aus H. KÖLLNER: Der Augenhintergrund bei Allgemeinleiden.)

auf dem Gebiete der Diagnose der Netzhauterkrankungen, die allerdings in der Veröffentlichung von HELMBOLD (1910) einen Vorläufer hatte. Sie zeitigt die bedeutendsten Erfolge, wenn es gilt, die pathologischen Vorgänge im Maculabezirk in ihre Einzelheiten aufzulösen, und deswegen ist in der Einleitung zum Kapitel über die Erkrankungen der Netzhautmitte den Beobachtungen A. VOGTs eine ausführliche Darstellung gewidmet (S. 552). Aber auch für das Studium der Netzhaut im allgemeinen ergeben sich aus der neuen Methode so viel Vorteile, daß wir bereits hier näher darauf eingehen, um später Wiederholungen zu vermeiden.

Eine rotfreie Lichtquelle löscht alle roten Farbtöne des Augenhintergrundes aus (Abb. 7) und gewährt in Ergänzung der Befunde bei gewöhnlichem Lichte folgende Einblicke. Durch das Erhaltenbleiben der gelben Eigenfarbe der Macula wird die Orientierung in den zentralen Netzhautbezirken erleichtert und gleichzeitig treten *alle Reflexe der Netzhautinnenfläche auf dem blaugrünen Grunde viel deutlicher* hervor, als auf dem roten. Ebenso wird jede auch noch so geringe Trübung der Netzhaut, die sonst in dem durchstrahlenden roten Lichte ganz verloren geht, als eine feine Wolke sichtbar, die die ebenfalls an Deutlichkeit gewinnende Aderhautzeichnung überlagert. Ferner erkennen wir Einzelheiten der *Nervenfaserzeichnung* der Retina und können uns leichter über Unregelmäßigkeiten des Netzhautniveaus an der Hand der Spiegelreflexe unterrichten. In gleicher Weise heben sich die Netzhautgefäße als bläuliche oder

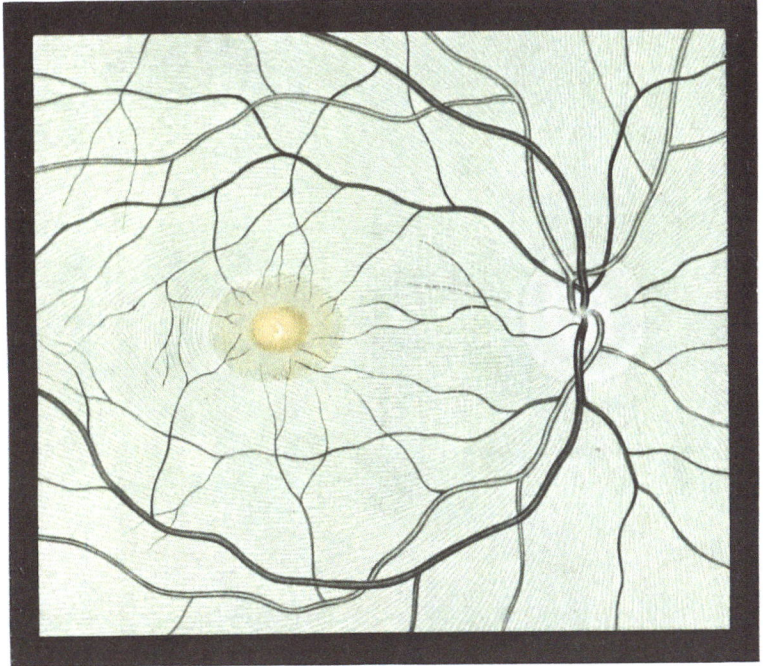

Abb. 7. Normaler Augenhintergrund im rotfreien Licht. (Nach Koby.)

dunkle Linien usw. schärfer von dem hellen Hintergrund ab, so daß wir Kaliberschwankungen, Anastomosen, Einscheidungen und Blutungen in äußerst kennzeichnender Form erblicken. Allerdings ist dabei die Voraussetzung, daß wir eine genügende Lichtintensität zur Verfügung haben und im aufrechten Bilde spiegeln. Steigert man die Helligkeit des rotfreien Lichtes noch mehr, so erscheint schließlich die Netzhaut selbst als weißliche Fläche, die das Licht sehr stark reflektiert und die Aderhautzeichnung nicht mehr zur Wahrnehmung gelangen läßt. Die Wiederspiegelung der Strahlen an der Limitans interna wird dann eine so intensive, daß die tieferen Netzhautschichten nicht deutlich erkennbar sind.

Wichtig ist aber, daß schon unter normalen Verhältnissen die *Nervenfaserzeichnung der Netzhaut* im rotfreien Lichte zutage tritt. Da die Ausnützung des kurzwelligen Anteils des Spektrums stark brechbare Strahlen zur Wirkung bringt und die langwellige Komponente fehlt, verliert die Netzhaut in diesem

Lichte gewissermaßen an Durchsichtigkeit und entfaltet dafür ihre eigene Struktur. Am deutlichsten ist der Nervenfaserverlauf bei Jugendlichen und in Augen mit dunklem Hintergrund zu verfolgen. Normalerweise stellt er eine feine Parallelstreifung dar, und nur temporal vom Maculaabschnitte laufen die Fasern streckenweise auseinander. Die Streifung beginnt am Rande des Gefäßtrichters, setzt sich über die Grenze der Papille in die Netzhaut fort und folgt dort im großen und ganzen der Richtung des Gefäßverlaufs. Allerdings schließt sie sich nicht den Gefäßbiegungen an, sondern sie zieht in sanftem Bogen, immer schwächer werdend, zur Netzhautperipherie. Die großen Gefäßstämme

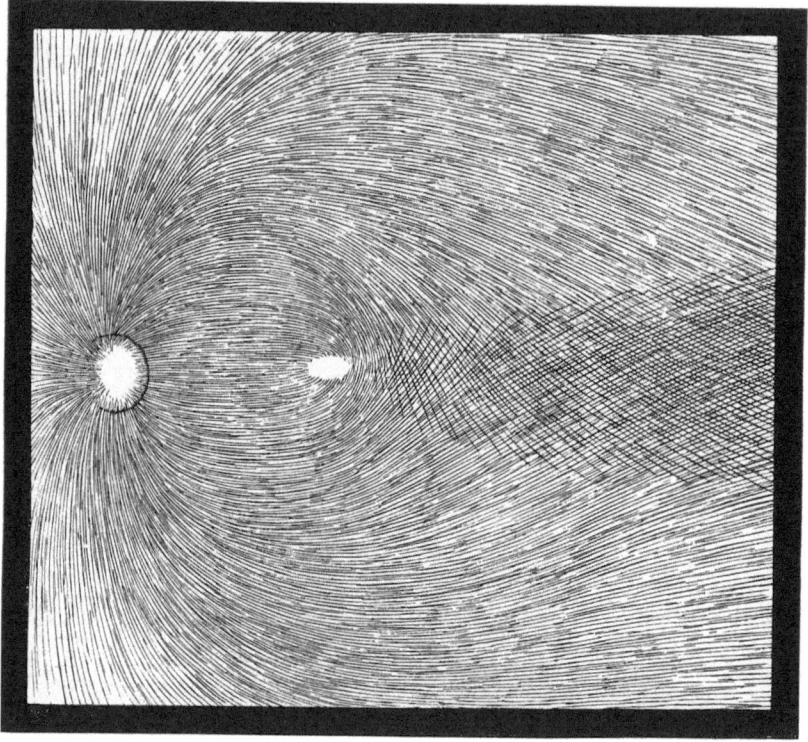

Abb. 8. Faserzeichnung der Netzhaut im rotfreien Lichte. (Schematisch nach ALFRED VOGT.)

liegen stets vor der Nervenfaserstreifung, während kleine Arterien und Venenzweige von der Faserung überdeckt werden. Im peripapillären Bezirke ist die Faserung grobstreifiger, auf der Papille selbst im nasalen Teile dichter als im temporalen, und zwar oft so dicht, daß der im gewöhnlichen Lichte scharf hervortretende nasale Papillenrand nicht mehr hindurchscheint. Temporal von der Sehnervenscheibe verläuft ein kleiner, aber wichtiger Teil der Fasern in gerader Linie zur Maculamitte. Unmittelbar unter- und oberhalb dieses schmalen Faserzuges schließen sich sanft gebogene Faserbündel an (Abb. 8), denen in zwiebelschalenartiger Anordnung allmählich immer stärker gebogene, gleichzeitig immer weiter temporal ausgreifende, ebenfalls der Macula zustrebende Faserbündel folgen. Diese biegen in einer charakteristischen Kurve sowohl von oben als auch von unten her zur Macula ein, und zwar im temporalen Maculabezirk so stark, daß die Fasern hier auf eine kurze Strecke eine annähernd vertikale Richtung annehmen. Anknüpfend an diese Darstellung weist VOGT darauf hin, daß eine Verletzung der Fasern, die nasal, oberhalb oder unterhalb der Macula verlaufen, infolgedessen eine unmittelbare Funktionsschädigung der Macula herbeiführen muß. An die letzten in die Macula einmündenden Fasern schließen sich dann solche an, welche von oben und unten herkommend einen Kreisbogen bilden und so die Macula temporal in charakteristischer Weise begrenzen. Manchmal hatte VOGT den Eindruck einer feinen, sehr steilen Kreuzung dieser von oben und unten her temporal der Macula endenden Fasern. Nach geschehener Kreuzung biegen sie in sanfter Kurve schläfenwärts ab.

Dieses normale Bild der *Faserzeichnung* der Netzhaut wird durch *pathologische Vorgänge* wesentlich beeinflußt, und zwar äußern sich die Veränderungen in folgender Weise. In erster Linie tauchen eine Anzahl weiterer Lichtreflexe auf, die davon Zeugnis ablegen, daß die Netzhautinnenfläche nicht

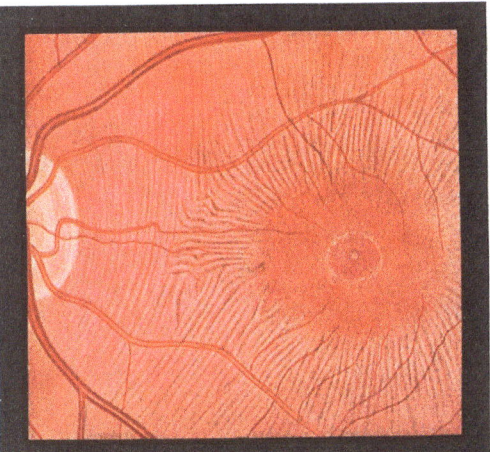 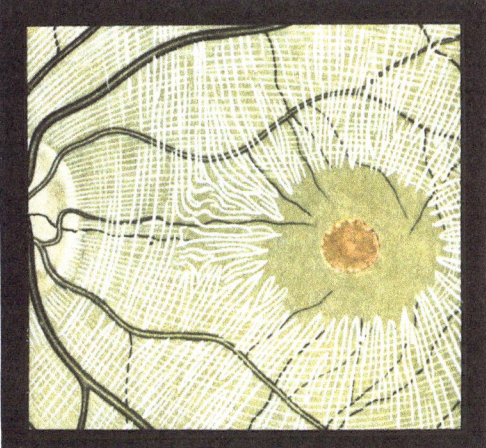

Abb. 9 und 10. (Gewöhnliches und rotfreies Licht.) Oberflächliche Netzhautfältelung und präretinale Reflexlinien nach Contusio bulbi. 3 Tage nach dem stumpfen Trauma bei einem 10jährigen Knaben. Zunächst waren die Reflexlinien unregelmäßig, ordneten sich aber in den folgenden Tagen mehr und mehr radiär zur Macula. Nach der Papille zu bestehen annähernd vertikale Falten, die sich zum Teil an die Radiärfalten anschmiegen. Die Radiärfalten teilen sich nach der Peripherie zu vielfach dichotomisch. (Nach A. VOGT.)

mehr einer glatten Kugelwölbung entspricht, sondern Erhebungen oder Einsenkungen darbietet. So kommt es im Anschluß an entzündliche Zustände (Retinitis acuta) vor allem bei jugendlichen Personen zu dem Auftauchen von *radiär zur Macula verlaufenden Reflexstreifen*, die feinsten Faltenbildungen entsprechen, deren Lage zwischen Netzhaut und Glaskörper anzunehmen ist; denn sie sind regelmäßig vor den Netzhautgefäßen und Netzhautfasern sichtbar. Sie kommen außerdem in sehr ausgeprägter Form bei stumpfen Verletzungen des Bulbus (Abb. 9 und 10), aber auch bei vielen akuten Erkrankungen des vorderen Bulbusabschnittes zur Entwicklung, wie die Untersuchung im rotfreien Lichte einwandfrei lehrt (A. VOGT). Neben diesen radiären Fältelungen stellen sich noch andere pathologische Reflexe ein, wenn eine Narbenbildung oder ein schrumpfendes Exsudat einen Zug an der mit der Narbe verlöteten äußeren Grenzschicht des Glaskörpers ausübt. A. VOGT nennt diese Form „Traktionsfältelungen". Sie beruhen wohl sicher auf einer auch anatomisch nachweisbaren Fältelung der Netzhautoberfläche und sind manchmal die Ursache von Klagen über Verzerrtsehen, für die auch die genaueste Untersuchung ohne Zuhilfenahme der rotfreien Lichtquelle wohl keine Anhaltspunkte aufzufinden vermag. Alle diese Folgezustände sind selbstverständlich in versicherungstechnischer Beziehung sehr wichtig, wie A. VOGT ausdrücklich betont. Einzelheiten über diese Zustände unter Würdigung der geschichtlichen Entwicklung unserer Kenntnisse schildert er im 3. Band der Untersuchungsmethoden S. 95[1].

Einige Worte sind noch über die *Grenzen* zu sagen, *die der Wahrnehmung pathologischer Zustände der Retina mit unseren heutigen Untersuchungsmethoden gezogen sind.* Gewiß rühmt man der Augenheilkunde mit Recht nach, daß sie die exakteste aller medizinischen Disziplinen deswegen ist, weil die gefundenen Werte der Funktion des Organs mit dem objektiv feststellbaren Befunde übereinstimmen müssen; wir vergessen aber zu leicht, daß auch die pathologisch-

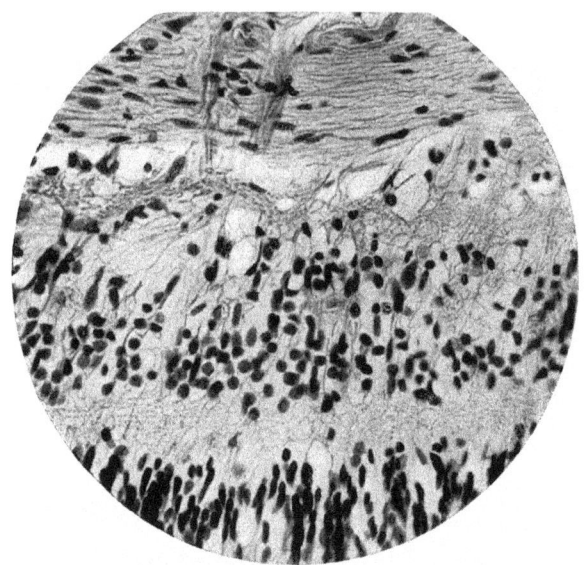

Abb. 11. Zusammenklumpung der Fasern der inneren granulierten Schichte bei tuberkulöser Entzündung der Retina.

anatomischen Veränderungen erst einen gewissen Grad erreicht haben müssen, bevor die Augenspiegeluntersuchung sie aufzudecken vermag. In dem Falle der Abb. 11 haben die periphersten Ausläufer einer tuberkulösen Erkrankung der Retina feinste Verklumpungen und Lückenbildungen in der inneren granulierten Schicht veranlaßt, die zweifellos eine Leitungsunterbrechung in dem Fasersystem herbeigeführt haben müssen und doch nur so minimale Ausdehnung gewonnen haben, daß selbst die stärkste Vergrößerung im ophthalmoskopischen Bilde die Membran hätte als intakt erscheinen lassen. Spielen sich derartige Veränderungen in der Netzhautmitte ab, so muß die zentrale Sehschärfe entsprechend heruntergehen. Deshalb sollte man es sich zur Regel machen, erst dann von Simulation zu sprechen, wenn die Kontrolluntersuchungen die Haltlosigkeit der Angaben des Patienten erwiesen haben.

Literatur.

Allgemeine Physiologie und Pathologie.

HELMBOLD: Die Verwendung von Spektrallicht zur Augenuntersuchung. Med. Klin. **1910**, Nr 42.

---

[1] Handbuch der gesamten Augenheilkunde. 3. Aufl. Berlin: Julius Springer 1925.

Koby, F. Ed.: Le rôle du sang dans la production de la couleur rouge du fond de l'oeil éclairé à l'ophtalmoscope. Annales d'Ocul. **160**, 638 (1923). Mit einer Entgegnung von E. Marx. — Koeppe, Leonhard: Die Mikroskopie des lebenden Auges. Bd. 2. Berlin: Julius Springer 1922.

Lo Cascio, G.: Sulle cause del colorito rosso del fondo oculare. Ann. Oftalm. **52**, 333 (1924).

Marquez, M.: De l'origine de la couleur rouge du fond de l'oeil éclairé à l'ophtalmoscope. Annales d'Ocul. **161**, 603 (1924). — Marx, E.: (a) Die Ursache der roten Farbe des normalen ophthalmoskopisch beobachteten Augenhintergrunds. Graefes Arch. **71**, 141 (1909). (b) De l'origine de la couleur de l'oeil normal éclairé à ophtalmoscope. Annales d'Ocul. **159**, 705 (1922).

Schreiber, L. und F. Wengler: Über Wirkungen des Scharlachöls auf das Auge, speziell auf die Netzhaut. Graefes Arch. **74**, 1 (1910).

Vogt, A.: Demonstration eines von Rot befreiten Ophthalmoskopierlichtes. Ber. ophthalm. Ges. Heidelberg 1913, 416.

Markhaltige Nervenfasern der Netzhaut (Fibrae medullares). Zur Zeit der Geburt ist die Umhüllung der Sehnervenfasern mit Markscheiden noch

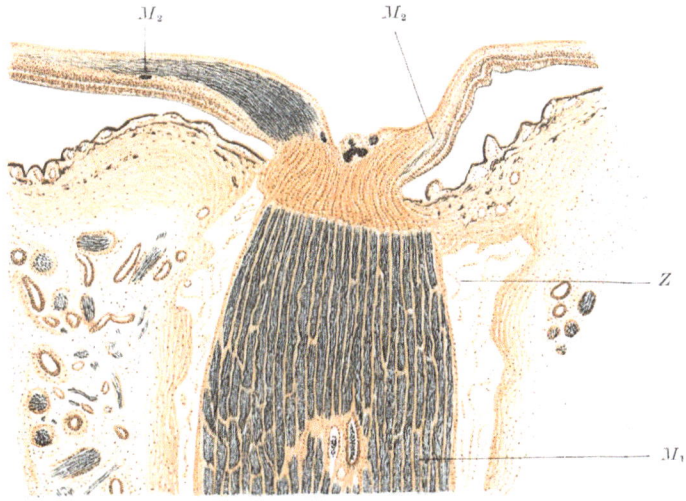

Abb. 12. Markhaltige Nervenfasern der Papille und angrenzenden Netzhaut. Das Mark schneidet mit der Lamina cribrosa scharf ab. M_1 Mark der Opticusfasern. M_2 Mark in dicker Anhäufung, M_3 in dünner Lage innerhalb der Netzhaut. Die Weigertsche Färbungsmethode schwärzt nicht allein die Markscheiden, sondern auch die roten Blutkörperchen in den Gefäßen. (Sammlung J. v. Michel.)

nicht voll ausgebildet; denn die Markmäntel schieben sich vom Gehirn aus nach dem Auge vorwärts und der Sehnerv erhält sie am spätesten von allen Hirnnerven. Deswegen ist am Ende des Fetallebens sein peripheres Ende am Eintritt in den Bulbus noch so gut wie markfrei. Auch die neugeborenen Kaninchen zeigen noch keine Spur der sog. Markflügel, jener nach beiden Seiten von der Papille aus entwickelten weißen strahligen Felder, die auf dem Augenhintergrund der erwachsenen Tiere stets angetroffen werden. Erst am 10. Tage erlangt der Kaninchensehnerv seine Markreife und zur selben Zeit tauchen in der Netzhaut die ersten Markstrahlen auf. E. v. Hippel hat deswegen darauf aufmerksam gemacht, daß auch die markhaltigen Nervenfasern, die auf der menschlichen Netzhaut in Ausnahmefällen zu finden sind, streng genommen keine „angeborene" Anomalie sein können. In der Tat ist eine solche Bildung beim Neugeborenen auch noch niemals beobachtet worden.

Ebenso ist die naheliegende Annahme, daß die Abnormität dadurch entsteht, daß die Markentwicklung über das durch die Lamina cribrosa gesetzte übliche Ziel hinaus in die Netzhaut fortschreitet, nicht stichhaltig. Wie die Abb. 12 zeigt, schneiden auch in einem mit markhaltigen Netzhautfasern behafteten Auge die Markscheiden an der proximalen Grenze der Lamina scharf ab, um erst in weitem Abstande von ihr in der Netzhaut wieder zutage zu treten, und die Verfolgung der Frage in der Tierreihe zeigt, daß das Vorhandensein einer Lamina cribrosa überhaupt ein unüberwindliches Hindernis für das Weiterwachsen der Markhüllen darstellt; denn diejenigen Tierarten, welche Markscheiden in der Netzhaut normalerweise aufweisen, entbehren der Siebplatte.

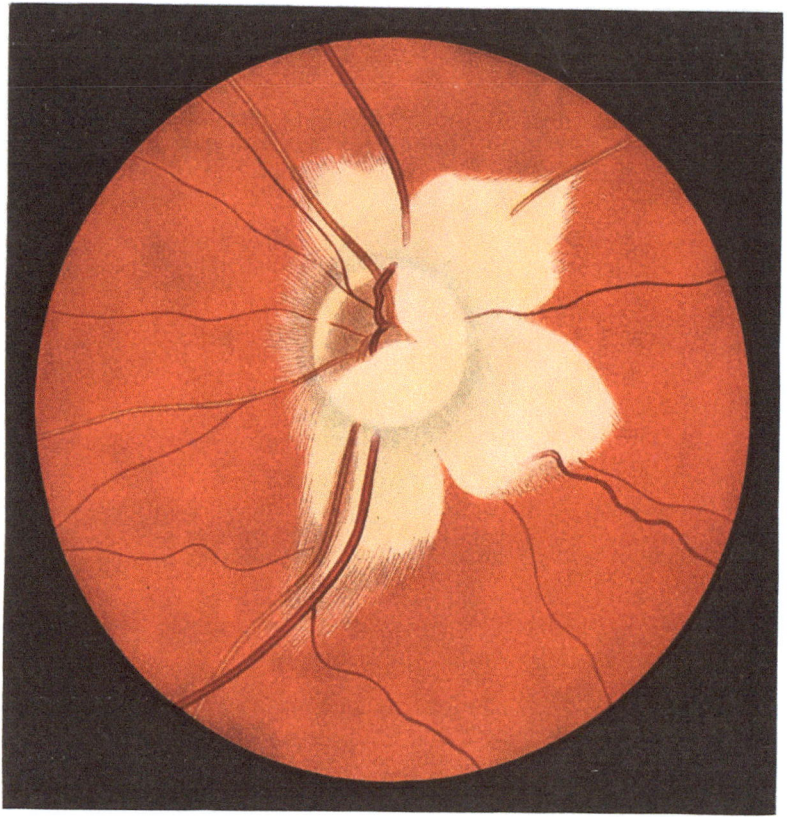

Abb. 13. Markhaltige Nervenfasern im Umkreise und auf der Papille.

Bei derartigen Augen setzen sich also in Wirklichkeit die Markscheiden ununterbrochen auf die Retina fort. Stoßen wir aber beim Menschen auf das Vorkommen von Mark in der Netzhaut, so kann es sich hier nur um eine *abnorme Anlage der Netzhautfasern* selbst handeln (PAOLO BORELLO).

Das *ophthalmoskopische Bild* ist ein verschiedenes, je nachdem die markhaltigen Nervenfasern unmittelbar auf oder an der Papille liegen oder erst weiter abseits (Abb. 13 und Abb. 14) zur Entwicklung gelangt sind. Man erkennt sie an ihrer durchaus charakteristischen Begrenzung gegenüber dem roten Augenhintergrund; denn sie brechen niemals mit scharfer, glatter Kontur ab und gehen ebenso niemals mit verwaschenen Ausläufern in die Nachbarschaft über, sondern ihr Aufhören geschieht stets so, daß sie sich in feinste Strahlen auflösen, die einzeln noch ein Stück weit in die Netzhaut vorwärts dringen und dann erlöschen. Bei den peripher gelegenen Markfasern hat der Anfang (von der Papille aus gesprochen) das gleiche fibrillär gestreifte Aussehen. Was die Ausdehnung der Fasergebiete anlangt, so hat SCHNAUDIGEL eine recht seltene Beobachtung beschrieben, in der rings um die Papille herum die Nervenfasern Mark führten. Auch das papillomakuläre Bündel hatte auf der Sehnervenscheibe selbst noch Markscheiden, die dann aber genau am temporalen Papillenrande aufhörten. So lag das Bündel als Aussparung mitten in den weißen Markmassen. In einem andern Falle war die Fovea mit Markfasern überdeckt.

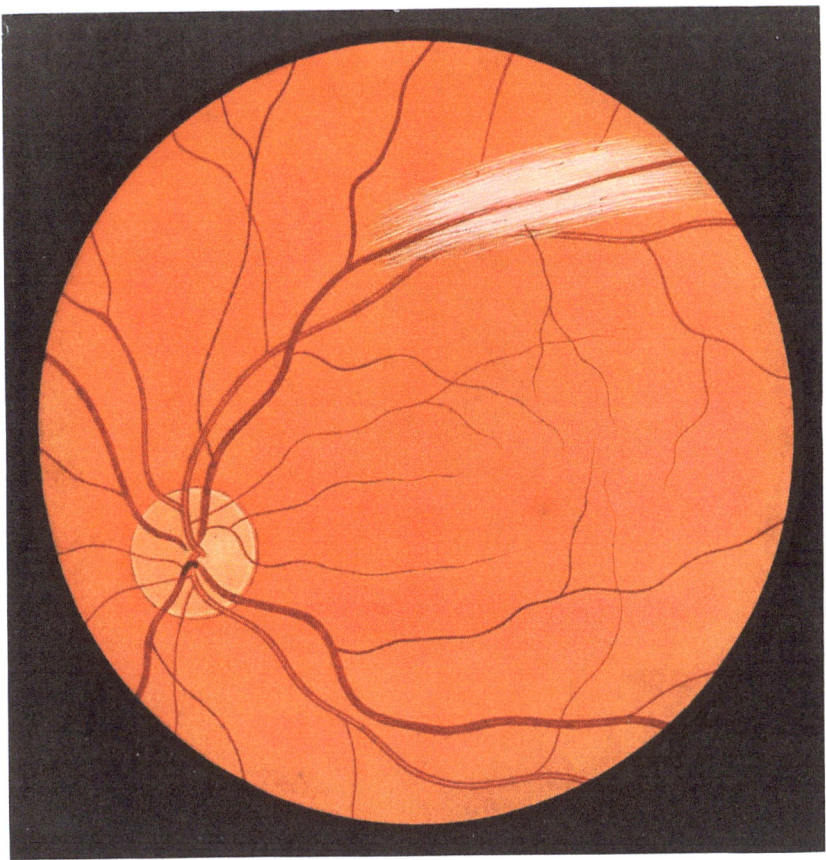

Abb. 14. Markhaltige Nervenfasern im oberen temporalen Quadranten des Fundus.

Die Netzhautgefäße liegen teils auf, teils unter den Fasern.

Die Markfasern stellen *keine Erkrankung* dar, sondern sind zumeist nur ein Kuriosum. Deshalb wissen die mit ihnen versehenen Personen auch nichts davon, daß sie eine Anomalie haben. Sehen sie doch meist ebensogut wie ihre Mitmenschen. Allerdings sind Augen mit sehr weit ausgedehnten markhaltigen Fasergebieten häufig amblyopisch und stark myopisch. Die Funktion der Netzhaut wird sonst lediglich dadurch beeinträchtigt, daß der blinde Fleck im Gesichtsfelde vergrößert erscheint. Selbst die in die Maculagegend abschweifenden Markfasern alterieren indessen die zentrale Sehschärfe nur verhältnismäßig wenig. Diese Tatsache mag darin begründet sein, daß das Mark nicht alle

Lichtstrahlen zurückwirft, sondern relativ durchsichtig ist. Wenigstens konnte F. LANGENHAN zeigen, daß man bei Erleuchtung des hinteren Augenabschnittes mittels des HERTZELLschen Diaphanoskop von der Mundhöhle aus an Stelle der markhaltigen Fasern den roten Schein des Fundus nicht erlöschen sieht. Die Fasern prägen sich im Durchleuchtungsbilde nur als eine rötlichbraune Streifung in der Nähe der Papille aus.

Im allgemeinen bleiben die markhaltigen Nervenfasern während des ganzen Lebens unverändert. Wenn es jedoch zu einer Atrophie der Nervenfasern kommt,

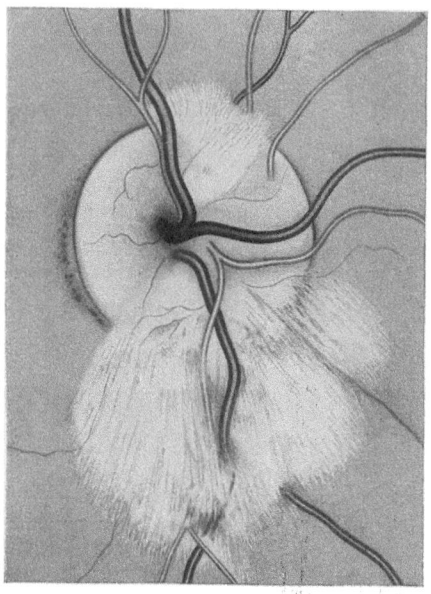

Abb. 15. Embolie der Zentralarterie in einem mit markhaltigen Nervenfasern behaftetenAuge. (Nach R. BACHMANN.)

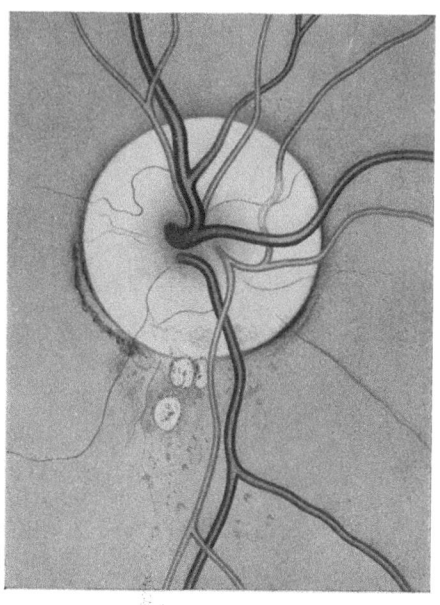

Abb. 16. Derselbe Augenhintergrund wie Abb. 15. Durch die einsetzende Atrophie der Nervenfasern infolge der Embolie der Zentralarterie sind die markhaltigen Nervenfasern restlos geschwunden. (Nach R. BACHMANN.)

so verschwinden sie mit. Solche Beobachtungen kennen wir z. B. nach tabischer Sehnervenatrophie (A. WAGENMANN), nach Sehnervenatrophie infolge Tumor cerebri (A. SACHSALBER) und nach Embolie der Zentralarterie (RUDOLF BACHMANN). Die Abb. 15 und Abb. 16 sind der letzten Veröffentlichung entnommen.

Literatur.

Markhaltige Nervenfasern der Netzhaut.

BACHMANN, RUDOLF: Schwund markhaltiger Nervenfasern in der Netzhaut nach Embolie der Art. centralis retinae. Graefes Arch. 107, 10 (1921). — BORRELLO, PAOLO: L'importanza della lamina cribrosa nel processo di delimitazione della parte mielinica ed amielinica nell' estremo distale del nervo ottico. Annal. Ottalm. 54, 925 (1926).

v. HIPPEL, E.: Sind die markhaltigen Nervenfasern der Retina eine angeborene Anomalie? Graefes Arch. 49, 591 (1900).

LANGENHAN, F.: Prüfung der Transparenz markhaltiger Nervenfasern der Netzhaut und Papille mittels der Durchleuchtung des Augenhintergrundes. Z. Augenheilk. 24, 512 (1910).

v. MICHEL: Anatomischer Befund bei ophthalmoskopisch sichtbaren markhaltigen Nervenfasern der Netzhaut. Z. Augenheilk. 13, 305 (1905).

SACHSALBER, A.: Schwund markhaltiger Nervenfasern in der Netzhaut bei entzündlicher Atrophie des Sehnerven infolge eines Tumor cerebri. Z. Augenheilk. **13**, 739 (1905). —
SCHNAUDIGEL: Demonstration eines Augenhintergrundes mit allseitigen markhaltigen Nervenfasern. Ber. 38. Verslg ophthalm. Ges. Heidelberg **1912**, 382.
WAGENMANN, A.: Schwund markhaltiger Nervenfasern in der Retina infolge von genuiner Sehnervenatrophie bei Tabes dorsalis. Graefes Arch. **40 IV**, 256 (1894).

A. Die Anomalien des Zentralgefäßsystems der Netzhaut.

Wenn wir als normal denjenigen Befund bezeichnen, den die Netzhaut mit ihrem Gefäßsystem in der Regel darbietet, gehören in das Gebiet der Anomalien alle jene angeborenen und erworbenen Zustände der Gefäßverteilung, der Blutbewegung in den Gefäßen und der Struktur der Gefäßwandung, die eine Besonderheit darstellen. Dabei ist die Grenze zwischen „anomal" und „pathologisch" eine recht unscharfe, und es kann uns zur Trennung beider Begriffe auch die Prüfung der Funktion nur geringe Dienste leisten. So erzeugt z. B. eine auf angeborener Anordnung beruhende anomale Versorgung des Maculabezirkes Funktionsausfälle und braucht andererseits eine mit dem Augenspiegel deutlich wahrnehmbare Sklerose der Wandung eines Gefäßes zur Zeit der Untersuchung nicht die geringste Schädigung der Sehschärfe, des Gesichtsfeldes usw. zu bedingen. Auch die Entscheidung, ob eine Gefäßanomalie kongenital oder erworben ist, kann in manchen Fällen schwer zu treffen sein.

1. Anomale Verzweigung und Gestaltung der Netzhautgefäße.

Im vorliegenden Bande des Handbuches hat HENNING RØNNE die angeborenen und erworbenen Gefäßanomalien, soweit sie das Gebiet der Papilla nervi optici betreffen, in einem besonderen Kapitel gewürdigt (S. 621). Wir finden dort die Beschreibung der cilioretinalen Arterien und Venen, der opticociliaren oder optico-chorioidealen Arterien und Venen, der choriovaginalen Gefäße, der Varicenbildungen auf der Papille, ebenso der dort vorkommenden venösen Anastomosen, Gefäßschlingen und arteriovenösen Aneurysmen und der Arteria hyaloidea persistens. Ein Teil dieser eine Unregelmäßigkeit bedeutenden Bildungen erstreckt sich auch auf das Gebiet der Netzhaut, soll aber deswegen nicht nochmals besprochen werden, sondern wir wollen uns auf diejenigen Abnormitäten beschränken, die lediglich die Retina angehen.

Das Bild, welches die Gefäße der Netzhaut aufprägen, ist ein außerordentlich vielgestaltiges, und es gleicht kein Augenhintergrund dem anderen. Manchmal fallen die Gefäße durch eine starke Schlängelung ihres Verlaufs auf, ohne daß wir eine Äußerung krankhafter Zustände darin zu sehen haben [*Tortuositas vasorum* (Abb. 17)]. In anderen Fällen wiederum ist diese Eigentümlichkeit die Folge einer Stauung im Gefäßsystem im Anschluß an einen Herzfehler und kombiniert sich dann mit einer Cyanose der Gesichtshaut (*Cyanosis retinae*). Meist handelt es sich um angeborene Herzfehler (Pulmonalstenose, Defekte der Ventrikelscheidewand usw.), die die sog. Blausucht (Morbus coeruleus) bedingen.

In dem z. B. von RICHARD KRAEMER beschriebenen Falle war infolge einer offenen Verbindung zwischen dem rechten und dem linken Herzen und hochgradiger Pulmonalstenose bei einem 19 jährigen Manne gleichzeitig eine dunkelblaue Verfärbung der Haut, namentlich der Nase, der Ohren und der Lippen, sowie eine Durchsetzung der tiefroten Conjunctiva tarsi mit schwarzen Flecken vorhanden, die sich bei Lupenvergrößerung als Knäuel erweiterter Gefäße darstellten. Die Venen des Augenhintergrundes waren auf das ungefähr Vierfache des Normalen verbreitert, grobwellig geschlängelt, tiefschwarz und von einem bläulichweißen, breiten, glänzenden Reflexstreifen begleitet. Die allgemeine Farbe des Augenhintergrundes war carminrot, die Maculagegend dunkler.

Auch bei *Polycythämie* (Erythrocytose) kommen starke Füllungen und Schlängelungen der Netzhautvenen zur Beobachtung (E. ENGELKING), unter Umständen in den späteren Stadien verbunden mit Stauungspapille (z. B. im Falle von CARL BEHR). Auch treten krisenhafte Spasmen der Gefäßwandung ein (K. MYLIUS).

Was die *anomale Anordnung und Verteilung* der Gefäßäste anlangt, so ist hervorzuheben, daß unter Umständen die Gegend der Macula recht eigentümliche Variationen darbietet. Während es der Regel entspricht, daß die Netzhautmitte von Gefäßen versorgt wird, die radiär von allen Seiten auf sie

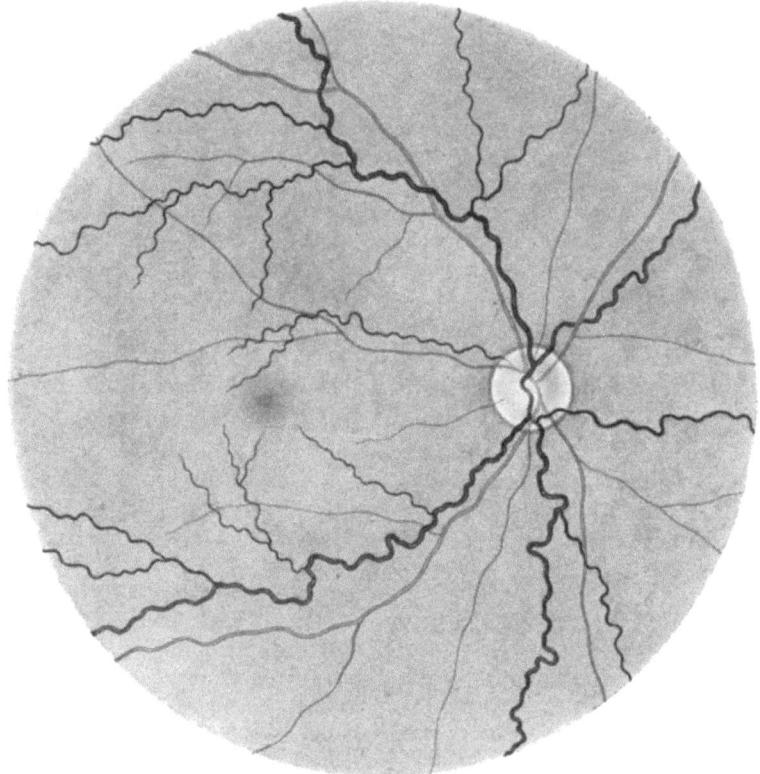

Abb. 17. Mäßig starke angeborene Schlängelung der Netzhautvenen (Tortuositas).
(Aus H. KÖLLNER: Der Augenhintergrund bei Allgemeinerkrankungen.)

zustreben und in einem gewissen Abstand von ihr endigen, kann der *gelbe Fleck auch mitten in der Gabelung größerer Gefäße* liegen und er ist dann nur im rotfreien Licht dank seiner Färbung auffindbar.

Rein kasuistisches Interesse bieten Befunde, die *abnorme Verbindungen des Zentralgefäßsystems mit der Aderhaut* betreffen. Außer den schon erwähnten cilioretinalen und opticochorioidealen Gefäßen im Papillengebiete kommt es gelegentlich auch vor, daß eine Vene aus einem peripheren Herd entspringt (Abb. 18), der wie die Narbenstelle einer lokalen Chorioiditis anmutet, aber wohl eine kongenitale Anlage sein dürfte (LAWSON). Eine retinale Vene, die nasal der Papille verschwindet, zeigt Abb. 19 (UHTHOFF).

Abgesehen von den erwähnten möglichen Anastomosen mit dem Ciliargefäßkreislauf trifft man ab und zu auch *Verbindungen unter einzelnen Netz-*

hautgefäßen an. Zum Teil handelt es sich dann nicht um angeborene Zustände, sondern um die Neubildung von Anastomosen nach vorausgegangener Unwegsamkeit eines Gefäßastes. Wir sehen derartige Erscheinungen nach Periphlebitis retinae tuberculosa, Embolie der Arterie, Thrombose der Vene usw. Bei besonderer Feinheit der Verbindungen und Bildung von Maschen nennt man

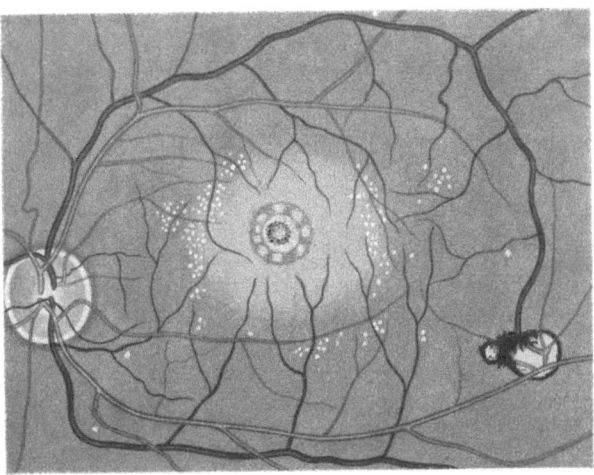

Abb. 18. Anastomose der Vena temp. inf. mit den Chorioidealgefäßen. (Fall von LAWSON.) (Umgekehrtes Bild.) (Aus TH. LEBER: Die Krankheiten der Netzhaut.)

sie „Wundernetze". Auch die Angiomatosis retinae wird durch derartige Anastomosen eingeleitet, die in diesem Falle zwischen Arterie und Vene zur Entwicklung gelangen. Aus der Kommunikation zwischen einem arteriellen und einem venösen Aste kann sich dann ein verästeltes Aneurysma entwickeln

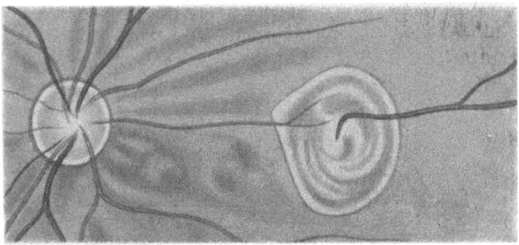

Abb. 19. Übertritt einer Netzhautvene zur Aderhaut nasal der Papille. (Fall von UHTHOFF.) (Aus TH. LEBER: Die Krankheiten der Netzhaut.)

(Aneurysma racemosum arteriovenosum retinae), wie es HOLGER EHLERS beschrieben hat (siehe auch diesen Band S. 623, Abb. 14). Andererseits sind miliare Aneurysmen in der Regel die Begleiterscheinungen der Retinitis exsudativa externa (COATS) und anderer proliferativer Netzhautleiden. Die Geltung als ein besonderes Krankheitsbild dürften sie wohl kaum zu beanspruchen haben.

Eine andere Gestaltsänderung der Netzhautgefäße ist die *Varicenbildung*, worunter man eine lokale Erweiterung und Schlängelung der Venen versteht. Sie können mit dem Auftreten von Blutungen verknüpft sein.

2. Anomalien des Füllungszustandes und Inhalts der Gefäße.

Der Blutdruck. Die Zirkulation des Blutes und die *Druckverhältnisse innerhalb des Zentralgefäßsystems* hat P. BAILLIART mit Hilfe eines Apparates studiert, der einen meßbaren Druck auf die Außenwandung auszuüben gestattet. Verstärkt man durch Kompression den intraokularen Druck, so erreicht man einen Moment, in dem die *Arterie* bei Beobachtung mit dem gewöhnlichen Augenspiegel[1] zu pulsieren beginnt, und man liest dann an dem Instrument den „Minimaldruck" (diastolischen Druck) ab. Mit der Zunahme der Kompression wird die Pulsation stärker, bis die Arterie völlig blutleer wird. Dann ist die Spannung im Augeninnern auf eine solche Höhe gebracht, daß sie dem systolischen Druck in der arteriellen Blutbahn die Wage hält und kein Blut mehr ins Zentralgefäßsystem einströmen kann (Maximaldruck oder systolischer Druck). Dieser Antagonismus zwischen Augendruck und Blutdruck zeigt sich unter pathologischen Verhältnissen durch eine Pulsation der Arterie, und zwar dann, wenn der auf der Außenseite der Arterie lastende Druck den Blutdruck in der Diastole erreicht oder eben überschreitet. Es ist dies der Fall beim Glaukom, in der Synkope, bei schweren Anämien und bei Aorteninsuffizienz. Besteht eine allgemeine Blutdrucksteigerung, so muß der durch das BAILLIARTsche „Dynamometer" ausgeübte Kompressionsdruck des Bulbus stärker sein, wenn eine Pulsation ausgelöst werden soll, als dies unter gewöhnlichen Bedingungen der Fall ist (siehe auch S. 426).

Will man die Höhe des in der Arterie herrschenden Druckes bestimmen, so braucht man also 2 Grundlagen: die Druckhöhe, die angewandt werden muß, um den Arterienpuls auf der Papille hervorzurufen und endlich die Blutzirkulation aufzuheben, einesteils und die Höhe des intraokularen Drucks im Momente des Eintritts dieser Phänomene anderenteils. Das geschieht so, daß man zunächst den Druck feststellt, der mittels des Dynamometers auf die Außenwand des Bulbus ausgeübt werden muß, um die Erscheinungen auszulösen, und dann denselben Druck mit dem Apparat nochmals einwirken läßt, indem man gleichzeitig mit dem SCHIÖTZschen Tonometer die Höhe der künstlich erzeugten Drucksteigerung bestimmt. Die hierdurch festgestellten Druckwerte entsprechen in Millimeter Quecksilberhöhe ausgedrückt dem diastolischen und systolischen Arteriendruck der Netzhaut. Für gewöhnlich genügt es, die Marke des Dynamometers allein abzulesen.

Der Apparat beruht auf der Konstruktion des Sphygmomanometers (BLOCH-VESELIN). Er wird mit einem kleinen konvexen Knopfe auf die Bindehaut des Bulbus in der Höhe des Ansatzes des Musc. rectus lateralis aufgesetzt, wobei der Apparat horizontal gehalten wird. Währenddem werden die Arterien auf der Papille im aufrechten oder umgekehrten Bilde mit dem Augenspiegel beobachtet.

Meist ist der Arteriendruck in beiden Augen gleich, beim Kinde ist er etwas geringer, beim Greise höher. Ein Unterschied zwischen aufrechter Haltung und Rückenlage ist nicht zu finden.

Im Gegensatz zum kurzen und schnellenden Arterienpuls läuft der schon physiologischerweise bestehende *Venenpuls* in langsamer Welle ab. BAILLIART fand in 42% der Augen keine Pulsation der Vene, in 21% eine intermittierende und in 37% eine spontane, regelmäßige Pulsation.

Wenn man durch Druck auf die Bulbuswandung stets eine arterielle Pulsation hervorrufen kann, so gilt dies für die Vene keinesfalls in gleicher Weise;

---
[1] R. KÜMMELL fand mit den starken Vergrößerungen des GULLSTRANDschen Ophthalmoskops auch unter normalen Verhältnissen fast regelmäßig ein eben sichtbares Pulsieren der Zentralarterie im Bereiche der Papille.

denn in einem Drittel der Fälle bleibt das Phänomen aus. Selbstverständlich ist der Druck in der Vene niedriger als in der Arterie, so daß in einem regulären Falle bei zunehmender Kompression des Bulbus zuerst die Vene sich in sich selbst zurückzuziehen scheint, darauf zu pulsieren beginnt, dann zu pulsieren aufhört. Erst hierauf führt die Verstärkung der Kompression zur Pulsation der Arterie und später zu deren Blutleere. Manchmal sieht man auch an normalen Augen, daß bei einer bestimmten Drucksteigerung die Vene und die Arterie zusammen pulsieren und zwar die Arterie in der Systole, die Vene in der Diastole (Pulsus alternans, doppelter Netzhautpuls).

Sowohl der spontane als auch der künstlich erzeugte Venenpuls geben kund, daß im Momente seines Auftretens der intravenöse und der intraokulare Druck sich die Wage halten, und zwar liegt beim normalen Auge der Druck in der Vene in der Nähe des intraokularen Druckes. Wird der intraokulare Druck über den systolischen arteriellen Druck in die Höhe getrieben, so wird nicht allein die Arterie blutleer, sondern es tritt in einigen Fällen auch ein Zerfall *der Blutsäule in der Vene* ein. Die Blutbewegung ist nicht mehr aktiv, sie wird passiv.

Nach BAILLIART sind die Äste der Netzhautzentralgefäße vom physiologischen Standpunkte aus bereits Capillaren; denn sie setzen durch ihr enges Lumen dem Blutlaufe in ihrem Innern schon einen großen Widerstand entgegen. Im allgemeinen kann man die Annahme gelten lassen, daß *der Druck im Capillarnetz der Netzhaut* dem diastolischen Arteriendruck etwas nachsteht.

An der Hand seiner Untersuchungsergebnisse kommt P. BAILLIART zu dem Schlusse, daß der intraokulare Druck im Durchschnitt gegen 24 mm Hg beträgt, der *Druck in den Hauptästen der Arterie auf der Papille 30—35 mm Hg in der Diastole, 65—77 mm Hg in der Systole ausmacht, der Capillardruck eine Höhe von 30 mm Hg und der Venendruck eine solche von 24 mm Hg aufweist.*

Von den eingeträufelten *Medikamenten* erzeugt *Atropin* eine ganz leichte Erhöhung des Venendrucks; denn nach $1/4$ Stunde tritt bei Personen, die vorher das Phänomen nicht erkennen ließen, Venenpuls ein. Auf den Arteriendruck hat Atropin keinen Einfluß. Von *Pilocarpin* sah BAILLIART in keiner Weise eine Veränderung. *Cocain* setzt jedoch die Werte des Arteriendrucks deutlich in die Höhe; es ist aber dabei zu bedenken, daß dieser Stoff die intraokulare Spannung in gleicher Weise erniedrigt. *Adrenalin* wirkt eingeträufelt nicht, in einer Menge von 0,3 ccm einer Lösung 1 : 1000,0 erzeugt es subconjunctival injiziert eine Abnahme des Arteriendrucks und Venendrucks, die mit dem andauernden Absinken des intraokularen Drucks einhergeht, in Konzentration von $1/2$ mg subcutan einverleibt erhöht es den Blutdruck in der Arterie, läßt aber den in der Vene, sowie den intraokularen Druck unbeeinflußt.

Die Gefäßwand und das Gefäßsystem können gesund sein und trotzdem dadurch den Ausgangsort pathologischer Erscheinungen im Gebiete der Netzhaut darstellen, daß sie zu stark oder zu wenig gefüllt sind. Hierdurch ergibt sich das Krankheitsbild der *Hyperämie* und der *Ischämie* der Netzhaut.

Hyperämische Zustände haben wir bereits bei der Cyanosis retinae kennen gelernt, die ein Gegenstück zur Tortuositas vasorum abgibt. Es liegt aber auf der Hand, daß auch Stauungen und Entzündungen im Opticus eine Blutüberfüllung der Netzhaut zeitigen, wenn der Hauptstamm der Vene durch irgendwelche Prozesse zugedrückt wird. Eine Neuritis nervi optici, eine Stauungspapille, ein Opticustumor werden sich durch eine sekundäre Hyperämie der Netzhautgefäße bemerkbar machen, und ebenso steht es, wenn ein entzündlicher Prozeß von der Aderhaut auf die Netzhaut übergreift. Das sind Selbstverständlichkeiten, die einer besonderen Erklärung nicht bedürfen. Ebenso ist es einleuchtend, daß eine gewisse Steigerung der Hyperämie der Netzhautgefäße jederzeit die Möglichkeit einschließt, daß die strotzend gefüllten

Gefäße Blut austreten lassen. Wir werden hierauf noch bei der Besprechung des Symptomenkomplexes der Netzhauthämorrhagien (S. 414) zurückkommen.

Ischämische Zustände. Eine größere Bedeutung wohnt den Zuständen inne, die wir als *Ischämie der Netzhaut* bezeichnen. Sie sind durch dreierlei Möglichkeiten veranlaßt und erfordern deshalb eine Schilderung nach drei verschiedenen Gesichtspunkten: 1. Die vis a tergo, der Blutdruck, ist nicht genügend stark, um die Zirkulation aufrecht zu erhalten. 2. Die in den Adern fließende Blutmenge ist zu gering oder das Blut hat zu wenig zellige Elemente. 3. Die Muskulatur der Wandung steht unter einem Spasmus, der das Lumen der Gefäße erheblich verengt. Eine vierte Möglichkeit ist die durch organische Veränderungen bedingte Ischämie, wie sie unter dem klinischen Bilde der ,,Embolie" auftritt und die gesondert besprochen werden wird (siehe S. 418). TH. LEBER nennt diese Form Ischämie durch Okklusion oder Obstruktion.

Betreffs der *Zirkulationsstörung infolge mangelhafter Herztätigkeit* ist der von ALFRED GRAEFE beschriebene Fall zu erwähnen, der dadurch ausgezeichnet ist, daß eine ohne Herzfehler bestehende Herzschwäche bei einem $5^1/_2$ jährigen Mädchen 10 Tage lang beiderseitige Erblindung hervorgerufen hatte und die Augenspiegeluntersuchung lediglich fadendünne Arterien und weite Venen aufdeckte, ein Bild, das allerdings auch bei akuter retrobulbärer Neuritis entstehen kann. Zur Anregung einer stärkeren Blutfülle der Netzhaut ,,ex vacuo" wurde eine beiderseitige Iridektomie ausgeführt, die den gewünschten Erfolg zeitigte. Daher erklärt GRAEFE den Zusammenhang so, daß ,,bei normalem intraokularem Druck der Seitendruck in der Arterie ein disproportioniert geringer war". A. MARIA ROSENSTEIN konnte bei einem 28 jährigen an Herzklappenfehler leidenden Mann, der über periodische doppelseitige Verdunkelungen des Sehvermögens zu klagen hatte, einen Anfall beobachten. Unter Schwindelgefühl, das sich bis zum Erbrechen steigerte, und Herzklopfen trat eine 21 Minuten anhaltende Störung des Sehens ein, während der die Pupillen weit geöffnet und starr waren. Die Herzaktion verlangsamte sich merklich, ein mit einer Mitralinsuffizienz zusammenhängendes systolisches Schwirren wurde deutlicher, der Radialpuls weicher, an Schlagzahl 64 pro Minute. Der Patient selbst hatte das Gefühl, als wenn das Herz zu schlagen aufhöre. Dabei enthüllte der Augenspiegel ein Bild, wie es beim Verschluß der Zentralarterie vorkommt, nur daß der kirschrote Fleck in der Macula fehlte. Alle Gefäße waren fast blutleer, die Zentralvene war stark verengt, die Papille beiderseits blaß. Gegen Ende des Anfalls füllten sich die Gefäße von der Papille beginnend, und damit fing der Patient wieder an zu sehen. A. MARIA ROSENSTEIN hält den Fall allerdings für ein Beispiel eines totalen Gefäßkrampfes, der eine zentrale Ursache hatte. Ein Zusammenhang mit dem Herzfehler ist aber möglich.

Fast bei allen in der Literatur auftauchenden Schilderungen ist die Erklärung des eigentümlichen Phänomens mehr oder minder subjektiv gehalten, wie es in der Natur der Erscheinung begründet ist.

Die Sehstörungen nach Blutverlust gehören zur 2. Kategorie. Wie A. TERSON mit Recht hervorhebt, ist bei diesen Ereignissen der Umstand unheimlich und verhängnisvoll, daß die Sehstörung nicht sofort nach dem Blutverluste in die Erscheinung zu treten braucht, sondern ein Zeitraum von 3—7 Tagen, ja bis zu 3 Wochen als ,,Krise der Erblindung" dazwischen liegen kann. Seiner umfassenden Studie dienen mehr als 250 Beobachtungen aus der Literatur als Grundlage, doch greift seine Einteilung der gesetzten Schädigungen über das uns hier interessierende Gebiet hinaus; denn neben den Zuständen der doppelseitigen oder einseitigen Erblindung, die wieder vorübergehend oder dauernd sein kann, schließt er die Fälle von Hemeralopie und die durch corticalen Sitz hervorgerufenen Hemianopien ein, bei denen der Augenhintergrundsbefund normal bleibt.

Nach TERSONs Zusammenstellung wurde der Eintritt der Sehstörung schon während der Blutung in $8,3°/_0$, unmittelbar danach in $11,6°/_0$, nach 12 Stunden in $14,2°/_0$, innerhalb 2 Tagen in $19,2°/_0$, zwischen 3 und 16 Tagen in $39,2°/_0$ und von dem 16. Tage bis zum 21. Tage (längstes Intervall) in $7,5°/_0$ der Fälle beobachtet. Das Durchschnittsalter der Patienten war annähernd 40 Jahre, die früheste Beobachtung betraf ein 6 jähriges Kind. Die an der Netzhaut eintretenden Störungen können sowohl einseitig als auch doppelseitig sein, und zwar in zweierlei Form. In der einen Reihe der Fälle ist trotz der schweren Sehstörung der Augenhintergrund normal oder fast normal, in einer anderen verändert. Allerdings ist es recht selten, daß der Augenspiegel nicht die geringsten Veränderungen in der Füllung der Blutgefäße aufdeckt, und man ist dann fast versucht, an Hysterie zu denken, zumal, wenn die Erblindung nach einiger Zeit wieder zurückgeht. So sind folgende Fälle TERSONs bemerkenswert.

Eine Patientin wurde 8 Tage nach einem durch Abort bedingten starken Blutverlust fast blind. Die Pupillen waren weit, träge reagierend. Trotzdem war der Augenhintergrundsbefund durchaus regelrecht. $2^{1}/_{2}$ Tage hielt die Erblindung an, dann erholte sich der Visus wieder, so daß nach 3 Wochen die ursprüngliche Sehschärfe zurückkehrte. In einem zweiten Falle erblindete eine Zweitgebärende einen Tag nach dem starken Blutverlust. Beide Pupillen waren weit, reagierten trotz der bestehenden Amaurose auf Licht. Der Augenhintergrund war normal. Nach 24 stündiger Blindheit erholten sich die Augen allmählich vollkommen. Die dritte Beobachtung betraf einen 43 jährigen Mann, der 7 Tage nach Bluterbrechen doppelseitig erblindete. Beide Pupillen waren weit, reagierten aber schwach auf Belichtung. Zunächst blieb der Augenhintergrundsbefund ganz normal; aber allmählich blaßten die Papillen ab und das Sehvermögen erholte sich nur auf $^{1}/_{16}$ und $^{2}/_{10}$.

In den anderen Fällen ist eine Verdünnung der Arterien und Venen mehr oder weniger ausgesprochen, die Papille blaß, manchmal auch unscharf begrenzt und bis zum Habitus der Stauungspapille geschwollen (FRIEDRICH PINCUS); aber niemals erscheinen die Arterien vollständig blutleer, so daß das Augenspiegelbild demjenigen ähnlich ist, das wir nach Chininvergiftung (hochgradiger Spasmus der Gefäßmuskulatur) sehen. Hin und wieder werden auch kleine Netzhautblutungen angetroffen. Ödeme der gesamten Retina mit Aussparung eines kirschroten Flecks in der Macula sind sehr selten.

Zweifellos handelt es sich dabei um einen *Folgezustand der starken Blutdruckerniedrigung*. Hierfür ist ein Bericht von MAGITOT beweisend, den TERSON anführt.

Ein 52 jähriger Mann bekam nach Bluterbrechen Ohnmacht. Nach Wiedererwachen schrieb er noch 2 Briefe, dann trat eine erneute Ohnmacht ein, die durch eine Darmblutung verursacht war. Beim Aufwachen war er nicht allein blind, sondern auch taub. 3 Tage später kehrte das Hörvermögen zurück, am 6. Tage stellte sich wieder etwas Lichtschein ein, doch wurde eine Abblassung der Papille deutlich. Der allgemeine Blutdruck war nach dem Beginne der Erblindung sehr niedrig. Der intraokulare Druck wurde nach SCHIÖTZ auf nur 10 mm Hg bestimmt. Mit dem BAILLIARTschen Dynamometer gemessen wurde bei Rückenlage des Patienten in der Zentralarterie ein Druck von 5/15 mm, bei aufrechter Haltung von 10 mm in der Diastole, 20 mm in der Systole gefunden. Lag der Patient auf dem Rücken, dann machte schon die leiseste Berührung der Bulbuswandung die Zentralvene blutleer, und bei aufrechter Körperhaltung genügte ein ganz schwacher Druck, um die Arterie zum Pulsieren zu bringen.

Was die *Lokalisation* der Störung anlangt, so ist es erwiesen, daß eine *Schädigung der Netzhaut als peripheres* Organ vorliegt, doch spielen auch Beteiligungen zentral gelegener Gebiete mit, ja sie können sogar im Vordergrunde der Symptome stehen. Hierfür spricht das häufige Vorkommen von heftigen Kopfschmerzen in der Stirn und der Schläfe, sowie in der Tiefe der Augenhöhle. Auch wurden Aphasie, Amnesie, Coma, Nystagmus, Lähmungen und intensive Polyneuritis beobachtet. Die nach Blutverlusten öfters eintretende Taubheit heilt leichter und schneller als die Sehstörung.

Was die Ursache der Schädigung anbelangt, so ist *kaum eine Parallele des Grades der Sehschwäche zur Menge des verlorenen Blutes* ausfindig zu machen. Allerdings ist ein starker Blutverlust gefährlicher als ein geringer, aber andererseits steht fest, daß die öftere Wiederholung von an sich geringen Blutungen viel mehr zu fürchten ist, als ein einmaliger heftiger Verlust. Zweifellos ist auch der jeweilige Zustand des Organismus mit ausschlaggebend, und hierfür spricht unter anderem die Beobachtung, daß ein ausgiebiger Aderlaß bei fieberhaften Erkrankungen, wie z. B. bei Cholera, Erblindung nach sich ziehen kann.

Hingegen wurden im Weltkriege trotz der schweren Blutverluste bei den sonst gesunden Mannschaften keine Sehstörungen gemeldet. Meist handelt es sich um Bluterbrechen, Darmblutung, Aborte bei schon vorher geschwächten Individuen. Auch exzessive Menstrualblutungen können das Krankheitsbild auslösen.

Aus den bislang vorliegenden Sektionsprotokollen ist hervorzuheben, daß die Zentralgefäße verschmälert und frei von Wanderkrankungen gefunden wurden. Die Veränderungen betrafen vor allem die Ganglien- und Nervenfaserschicht mit Auftreten fettiger Entartungen der Papille unter Bevorzugung des Niveaus der Lamina cribosa. Auch sind neuroretinitische Ödeme, beginnende Atrophie der Nervenfasern und Hämorrhagien beobachtet worden (MARTIN GOERLITZ, FRIEDRICH PINCUS).

Die *Pathogenese* der Veränderungen ist noch nicht genügend geklärt; denn es ist fraglich, ob die Ischämie allein genügt und nicht außerdem noch eine Toxämie oder Neurotoxämie mitspielt. Bei den schnell hereinbrechenden Erblindungen kann man vielleicht an eine Gleichgewichtskrise des Blutes, akute Hämolyse, shockartigen Eiweißzerfall, bei den später einsetzenden Sehstörungen an allgemeine (vielleicht auch durch die zugrunde liegende, die Blutung hervorrufende Krankheit bedingte) Intoxikationen oder an ähnliche Momente wie an die Serumkrankheit denken (TERSON). Namentlich die in das Körperinnere erfolgenden Blutungen eröffnen ja eine ganz andere Möglichkeit der Resorption als die offenen Blutverluste. Zweifellos ist aber die Netzhaut deswegen so sehr gefährdet, weil ihr Gefäßsystem das einer sehr engen Endarterie darstellt und außerdem der intraokulare Druck auf ihm lastet (FRIEDRICH PINCUS). Daß eine schon $1/4$ Stunde währende Einstellung der Zirkulation unwiederbringlichen Schaden an den nervösen Elementen der Retina setzt, wird im Kapitel der pathologischen Anatomie der Zirkulationsstörungen (S. 417) noch erörtert werden.

Therapeutisch kommen neben dem Versuche, die Blutung zu stillen, Tieflagerung des Kopfes, heiße Kompressen auf die Augen, evtl. Parazentese der Vorderkammer und Transfusion von Blut und Serum in Frage. TERSON empfiehlt hierzu ein Sérum sucré-salé (Kochsalz 7,0, Lactose 7,0 pro 1000,0).

Eng verwandt mit den Sehstörungen nach Blutverlusten sind diejenigen *bei chronischen Anämien und Kachexie,* die auf S. 506 ausführlich geschildert sind.

Es sei auch schon an dieser Stelle hervorgehoben, daß wir vielfachen Berührungspunkten mit diesen Befunden bei der Beschreibung der Retinitis leukaemica usw., sowie septica (ROTH) und anderen Erkrankungen begegnen werden.

3. Störungen der Blutversorgung durch Vorgänge an der Gefäßwandung und Verschluß der Gefäße. Spasmus. Sklerose. Embolie der Arterie. Thrombose der Vene.

Während wir im vorhergehenden nur die Gestaltsveränderungen und die pathologischen Zustände des Gefäßinhalts kennen gelernt haben, wenden wir uns nun dem wichtigen Kapitel der Gefäßerkrankungen zu, die sich in der Wandung abspielen und in dem völligen Verschluß des Gefäßrohres den stärksten Ausdruck finden.

Die Stäbchen und die Zapfen mit den zugehörigen äußeren Körnern werden von der Aderhaut aus ernährt, während das 2. und 3. Neuron, bestehend aus den Bipolaren und den Ganglienzellen samt Nervenfasern, auf den Stoffwechsel angewiesen sind, der ihnen seitens des Zentralgefäßsystems zuteil wird. Dieses ist nach dem Typus der Endgefäße gebaut; d. h., es entbehrt der Möglichkeit, auf der Bahn von vorhandenen Anastomosen einen Kollateralkreislauf auszubilden, wenn eine Behinderung der Durchströmung eines Gefäßastes eintritt. Die ganz spärlichen Verbindungen des Zentralgefäßsystems mit dem Kreislauf der Ciliargefäße im Umkreise der Papille (ZINNscher Gefäßkranz) sind klinisch bedeutungslos. So kommt es, daß eine Unwegsamkeit eines Gefäßastes im arteriellen, wie im venösen Stromgebiete von Ausfallserscheinungen begleitet ist, die sich auf den Bezirk des Augenhintergrundes erstrecken, der dem betreffenden Aste zugeteilt ist.

Im wesentlichen sind 5 große Versorgungsareale zu nennen. Entsprechend dem Ausstrahlen der Gefäße von der Papille nach oben und unten und von da nach rechts und links kommt ein rechter oberer und linker oberer, sowie ein rechter unterer und linker unterer Quadrant zur Geltung. Außerdem zieht ein Versorgungsbezirk vom temporalen Papillenrande in der Horizontalen hinüber zur Netzhautmitte. Daß die im Kapitel der Sehnervenleiden (S. 621) näher beschriebenen cilioretinalen und opticociliaren Gefäße diesen Durchschnittstypus wesentlich abändern können, ist klar.

Gehen wir auf die einzelnen Möglichkeiten ein, die den Blutkreislauf im Zentralgefäßsystem ungünstig beeinflussen können, so ergibt sich, daß funktionelle und organische Veränderungen in Frage kommen. Es vermag ein Krampf der Gefäßmuskulatur (Angiospasmus) das Kaliber bis zu schädlichen Folgen für die Ernährung der Nervensubstanz zu drosseln, organische Wandungserkrankungen im Sinne einer Sklerose und Atheromatose des Gefäßrohrs können den Stoffwechselaustausch mit dem Gewebe unmöglich machen und Wucherungen der Intima das Lumen ganz verlegen. Endlich ist auch eine Kompression der Gefäße von außen her (siehe die Versuche BAILLIARTs, S. 403), sowie eine Verlegung durch Hineingeraten eines Pfropfs (Embolus) oder Gerinnsels (Thrombus) denkbar.

Alle diese Zustände werden unter Umständen die Netzhaut vorübergehend oder dauernd in Mitleidenschaft ziehen können, und es fragt sich nur, welche Ansprüche die Retina an das Maß der Ernährung stellt. Aus den sehr umfangreichen und exakten Forschungen von GUSTAV GUIST wissen wir, daß wahrscheinlich schon ein ganz schwacher Blutstrom in den Netzhautgefäßen genügt, um die nervösen Elemente so lebensfähig zu erhalten, daß sie sich bei Rückkehr einer besseren Durchströmung wieder völlig erholen können, doch ist es unmöglich, die Grenze festzulegen, die nicht unterschritten werden darf, wenn die Funktion der Membran intakt bleiben soll. Aus dem zahlreichen von GUIST zusammengetragenen Material geht aber wohl die Tatsache hervor, daß die inneren Netzhautschichten auch dann noch leitungsfähig bleiben, wenn die Blutversorgung bereits recht stark gedrosselt ist. Andererseits kann man aus den an Ratten angestellten Versuchen den Schluß ableiten, daß *eine völlige Absperrung des Blutkreislaufs bereits nach ungefähr einer Viertelstunde eine Schädigung der Netzhaut setzt, die nicht mehr ausgeglichen werden kann.*

Der Angiospasmus spielt als vorübergehender und dauernder Zustand in der Pathologie der Netzhaut eine Rolle, und wir werden dieser Frage bei der Erörterung der Pathogenese der Retinitis albuminurica wieder begegnen. Im vorliegenden Abschnitte haben wir uns ausschließlich mit den vorübergehenden spastischen Zuständen in der Wandungsmuskulatur zu beschäftigen.

Wie wir das sog. Flimmerskotom als eine anfallsweise auftretende Störung in der Durchblutung der Sehsphäre des Gehirns auffassen, so lassen eine Reihe von Beobachtungen darauf schließen, daß auch die Blutversorgung der Netzhaut durch krisenhaft auftretende spastische Zustände der Zentralgefäße Not leidet und eine Zeitlang die Funktion der befallenen Netzhautbezirke ausgeschaltet wird. Man ist in letzter Zeit auf diese Möglichkeit mehr aufmerksam geworden, ohne daß wir uns der Ansicht CH. ABADIEs anschließen können, daß eigentlich alle Fälle von Embolie der Zentralarterie in Wirklichkeit nur auf einem Spasmus der Zentralarterie beruhen.

W. UHTHOFF ist der Meinung, daß den in der Literatur geschilderten Beobachtungen gegenüber eine gewisse Zurückhaltung zu empfehlen ist, da in einem großen Teil der Fälle keine reinen Spasmen, sondern wirkliche anatomische Veränderungen der Retinalgefäße zugrunde liegen; denn gar nicht selten sind dergleichen Anfälle von Verdunkelungen lediglich Vorläufer einer Embolie. Er gibt aber zu, daß echte Gefäßspasmen vorkommen, besonders bei jugendlichen Personen.

Auch J. KUBIK betont, daß das ganze Gebiet der periodisch auftretenden Ischämie der Netzhaut viele Unklarheiten enthält und nicht genügend abgegrenzt ist, und nimmt einen von ERNST KRAUPA und LEO HAHN veröffentlichten Fall zum Anlaß einer kritischen Beurteilung der Frage. Diese hatten bei einem 6 jährigen Mädchen eine doppelseitige Erblindung beobachtet, die unter dem Bilde einer silberweißen ödematösen Trübung der Netzhäute einhergegangen war, normales Kaliber der Arterien, aber sehr starke Verbreiterung der Venen gezeigt und auf Gaben von 0,02 Papaverin pro die sich langsam gebessert hatte.

Auf Grund dieses Befundes und Verlaufes hatten die beiden Ärzte angenommen, daß die Erblindung durch eine congenital luetische Angiopathie mit Gefäßkrise herbeigeführt worden sei. J. KUBIK bestreitet die Richtigkeit der Diagnose und weist darauf hin, daß ein Netzhautödem der echten angiospastischen Ischämie fremd sei. Nach seinen Zusammenstellungen kann man die bislang gesammelten Erfahrungen nach folgenden Gesichtspunkten gruppieren. In der einen Reihe der Fälle kommt es trotz oftmals wiederholter vorübergehender Erblindung in der Dauer von einigen Minuten niemals zu Veränderungen des Netzhautgewebes und die volle Sehschärfe bleibt erhalten. Während des Anfalls werden 1. Arterienverengerung oder 2. eine enorme Erweiterung der Netzhautgefäße oder 3. eine Arterienpulsation oder 4. normaler Spiegelbefund festgestellt. Demgegenüber werden in einer zweiten Reihe von Beobachtungen die vorübergehenden Anfälle schließlich von einer teilweisen oder völligen Erblindung abgelöst. Diese Fälle dürften also richtiger zu denjenigen gerechnet werden, in denen die flüchtige Sehstörung weniger auf einem Angiospasmus als auf einer Sklerose der Gefäßwandung beruht, die schon so weit das Lumen verengert hat, daß ab und zu der Blutkreislauf aufhört. Man kann auch daran denken, daß eine länger dauernde durch Muskelkontraktion veranlaßte Verengerung des Lumens eine Wucherung der Intima auslöst und damit das ehedem funktionelle Leiden in ein organisch bedingtes übergehen kann (A. WAGENMANN).

Demgegenüber kennen wir bei der RAYNAUDschen Krankheit und ähnlichen vasomotorischen Prozessen, ebenso bei der Migräne und der Bleivergiftung echte spastische Kontraktionszustände der Netzhautarterien, die periodisch und an wechselnder Stelle auftreten (K. MYLIUS).

Der Symptomenkomplex ist gemeinhin der, daß die Patienten von einem auf das eine Auge beschränkten unangenehmen Flimmern befallen werden und sich eine vorübergehende Verdunkelung des ganzen Gesichtsfeldes oder eines Gesichtsfeldteiles anschließt. Als Beispiel sei der von A. MARIA ROSENSTEIN beschriebene Fall angeführt, der noch dadurch ein besonderes Interesse erweckt, daß die Menses die Anfälle auslösten.

Ein 31jähriges Mädchen litt seit dem 14. Jahre an Verdunkelungen, die während der Menstruation mehrmals am Tage auftraten. Sie verschwanden nach Sekunden bis einigen Minuten wieder, hatten aber bereits einmal 26 Stunden lang das linke Auge heimgesucht. Jedesmal wurden die Zustände durch heftige Kopfschmerzen, Brechreiz und starkes Herzklopfen eingeleitet. Vor der Aufhellung stellte sich immer Erbrechen ein. Während des Anfalls, der ein- und doppelseitig ausbrach, erweiterte sich die Pupille schnell, ohne auf Licht zu reagieren, und das Auge wurde starr und unbeweglich. Der Augenhintergrund bekam eine blaßrosa Farbe, alle Papillen- und Netzhautgefäße waren wie bei einer kompletten Zirkulationsunterbrechung blutleer und verengt, bis sich mit der Rückkehr des Sehvermögens die Gefäße wieder füllten. Zuerst nahmen die Hauptvenen, dann die venösen Nebenäste, schließlich die Arterien die normale Farbe an, und zwar ging dies ruckweise vor sich und war in wenigen Sekunden beendet. Noch 15 Minuten später war eine beträchtliche Einschränkung des Gesichtsfeldes, am stärksten von der Nasenseite her, festzustellen.

Später kam es sogar zu einer 9 Tage lang anhaltenden Amaurose des rechten Auges. Eine Kur mit Ovarialtabletten war erfolgreich.

Differentialdiagnostisch ist die Abgrenzung gegenüber dem Flimmerskotom, der retrobulbären Neuritis, der Hysterie und verschiedenen Vergiftungen nötig. Wenn die Erscheinung einseitig auftritt, ist ein Flimmerskotom auszuschließen; denn dieses beruht auf einer zentral sitzenden Störung und äußert sich stets an beiden Augen. Die retrobulbäre Neuritis kann auf der Höhe der Erkrankung sehr ähnliche Symptome machen, entwickelt sich aber selbst in den akutest auftretenden Fällen bedeutend langsamer. Die Hysterie erzeugt meist länger dauernde einseitige Erblindung und zeigt keine Mitbeteiligung der Pupille. Endlich ist nachzuforschen, ob nicht eine Chininamblyopie oder ähnliche Ursachen vorliegen, doch ist das Krankheitsbild ein viel schwereres und zumeist von Besserung nicht gefolgt.

Die Sklerose der Netzhautgefäße ist zum Teil der Folgezustand von infektiösen Einwirkungen, zum Teil eine Alterserscheinung, wie sie auch sonst als Arteriosklerose die übrigen Körpergefäße befällt. Namentlich sind es luetische Prozesse, die verhältnismäßig häufig die Netzhautgefäße in Mitleidenschaft ziehen. Wir erkennen die Erkrankung an einer *starken Verbreiterung des Reflexstreifens*, der auf dem Gefäßrohr liegt, und an weißen Konturen, die die Gefäße seitlich einrahmen. Mit dem Fortschreiten der sklerosierenden Wucherung wird die Blutsäule im Innern des Gefäßes immer schmäler, die Einscheidung durch das weiße Bindegewebe immer breiter, bis zuletzt das ganze Gefäß zu einer weißen Linie geworden ist. Die Abb. 124, S. 561 zeigt uns die weißen Begleitstreifen längs der Gefäße und die Umwandlung der bluthaltenden Gefäße in weiße Stränge. Mit dieser Veränderung geht ein Brüchigwerden der Wandung Hand in Hand, so daß wir sehr oft in der Nähe solcher Gefäße größere und kleinere Blutungen sehen. Vor allem die auf *syphilitischer* Grundlage beruhende Gefäßsklerose der Netzhaut ist fast regelmäßig von Hämorrhagien begleitet. Auch der *Diabetes* erzeugt bei hinzutretender Hypertonie leicht den Symptomenkomplex der Angiosklerose und Netzhautblutungen. Neben diesen deutlichen Zeichen einer Gefäßsklerose hat man auch schon eine leichte Schlängelung der Arterien, geringe Schwankungen ihres Kalibers und eine mäßige Verbreiterung des Reflexstreifens als Anzeichen von Arteriosklerose auffassen wollen, doch geht die Meinung von UHTHOFF dahin, daß derartige Veränderungen oft auch bei gesunden Menschen vorkommen und rein physiologisch sein können (FRANZ GEIS).

Von großer Bedeutung ist die Frage, ob es erlaubt ist, aus dem Zustande der Netzhautgefäße einen Schluß auf das *Verhalten der Gehirngefäße* zu ziehen. FRANZ GEIS, der das große Material UHTHOFFs bearbeitet hat, weist darauf hin, daß nach den durch Sektionen gewonnenen Erfahrungen E. HERTELs der Augenhintergrund auch dann vollständig normal sein kann, wenn ausgesprochene sklerotische Veränderungen der Hirngefäße festzustellen sind. Alle 17 Fälle einwandfreier Arteriosklerose der Zentralarterie aber, die GEIS zur Verfügung standen, erlitten Schlaganfälle, und zwar trat in einem Zeitraum von längstens 4 Jahren der Tod an Apoplexie ein. *Wir werden daher die sklerosierenden Prozesse an den Netzhautgefäßen als ein sicheres Zeichen dafür anzusehen haben, daß die gleichen Erscheinungen an den Gehirngefäßen ablaufen.*

Wenden wir uns nun dem **Verschluß der Netzhautgefäße** zu, so ist es üblich, für die Störungen in der Arterie den Ausdruck „*Embolie*" und für die in der Vene

„*Thrombose*" zu gebrauchen, ohne daß wir dabei für alle Fälle die anatomische Ursache meinen. Vielmehr haben sich seit der Zeit, als ALBRECHT VON GRAEFE 1859 den ersten Fall von Verstopfung der Arterie Embolie genannt hat und JULIUS V. MICHEL 1878 die erste Beobachtung von Thrombose beschrieb, die Namen durchgesetzt, obgleich das Fortschreiten unserer Kenntnisse über die Pathogenese uns darüber aufgeklärt hat, daß *vielfach gar keine Pfröpfe das Lumen ausfüllen, sondern Wucherungsprozesse der Gefäßwandung es verlegen.* Auf diese Dinge werden wir im Rahmen der pathologischen Anatomie der Zirkulationsstörungen (S. 417) noch zu sprechen kommen.

Die Embolie der Zentralarterie.

Symptome. Was das *klinische Bild* der *Embolie* der Zentralarterie anlangt, so ist es dadurch charakterisiert, daß der versorgte Bezirk blutleer wird. Das ist nicht so aufzufassen, als ob die Arterien ganz farblos würden, sondern sie enthalten nur einen dünnen Faden Blut, und es hört in dem von der Verschlußstelle peripher gelegenen Stromgebiete jede Zirkulation auf. Ab und zu zerfällt auch die Blutsäule in einzelne Stücke, die man durch Druck auf das Auge hin- und herschieben kann. Der Eintritt der Embolie ist in typischen Fällen ein blitzartiger. Es legt sich ganz plötzlich eine Wolke vor das eine Auge oder es löscht ein Teil des Gesichtsfeldes mit einem Schlage aus. Manchmal geben die Patienten auch an, daß sie früh beim Erwachen die in der Nacht unbemerkt eingetretene Störung beobachtet haben. Vielfache Erfahrungen bekunden, daß dem endgültigen Versagen der Funktion Verdunkelungsanfälle vorausgehen können, die sich sogar wiederholen, bis eine Schädigung einsetzt, die dauernd bleibt. Im Gegensatz zu den auf S. 407 besprochenen Fällen von angiospastischen Krisen liegt diesen Anfällen höchstwahrscheinlich eine im Zunehmen begriffene Wucherung der Intima und hochgradige Verengerung des Lumens zugrunde. So schildert B. STÖLTING folgenden Fall.

Ein an Herzfehler und Arteriosklerose leidender älterer Mann erlitt eine leichte intrakranielle Embolie mit vorübergehender linksseitiger Lähmung und Sensibilitätsstörungen. Dann erkrankte das linke Auge vermutlich durch einen atheromatösen Prozeß im Nerven an partieller Opticusatrophie und 2 Jahre später traten anfallsweise Verdunkelungen am rechten Auge auf. Eine dieser Störungen blieb schließlich dauernd und verursachte einen Ausfall im Gesichtsfelde. Auch am linken Auge kamen Verdunkelungen hinzu, und es gelang STÖLTING, den Patienten in einem solchen Anfall zu spiegeln. Dabei stellte er fest, daß die nach unten außen abgehende Arterie in einen völlig blutleeren weißen Strang verwandelt war, der sich nach Überstehen der mehrere Minuten anhaltenden Krise unter Rückkehr der Funktion wieder füllte. Der Umstand, daß der befallene Arterienast nicht einfach auf dem roten Hintergrunde unsichtbar wurde, sondern eine weiße Kontur bildete, sprach mit Sicherheit dafür, daß hier eine Sklerose der Wandung vorlag, die bereits auf dem rechten Auge den dauernden Schaden gesetzt hatte.

In den ersten 24 Stunden nach eingetretenem Arterienverschluß bildet sich eine auf einem Ödem vorzüglich der Nervenfaserschicht beruhende *milchigweiße Färbung* des von der Ernährung ausgeschalteten Netzhautbezirks aus, die um so intensiver ist, je dicker diese Schicht an der betreffenden Stelle angetroffen wird (Abb. 20). Bei einer den Stamm der Arterie befallenden Lumenverlegung leuchten daher die Umgebung der Papille und der Netzhautmitte am stärksten weiß auf, während mehr nach der Peripherie zu bereits die rote Farbe der Aderhaut durchzuschimmern beginnt. Die äußerste Peripherie des sichtbaren Hintergrundes behält für gewöhnlich ihre ursprüngliche Färbung. Noch eine zweite Stelle nimmt an der milchigen Trübung keinen Anteil: die Macula. Hier ist ja überhaupt keine Nervenfaserschicht vorhanden und deswegen erscheint in der Gegend der Netzhautmitte der sog. „kirschrote Fleck", z. T. eine Kontrasterscheinung gegenüber dem schneeigen Weiß ihrer Umgebung

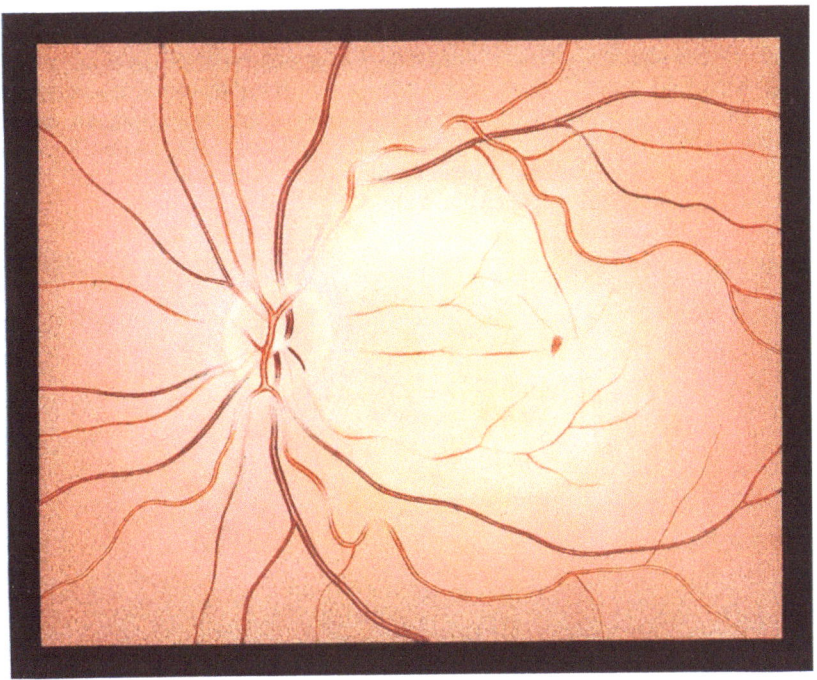

Abb. 20. Typisches Bild einer „Embolie" des Hauptstammes der Art. centralis retinae im Stadium der Netzhauttrübung. Die Netzhautmitte zeigt den charakteristischen roten Fleck inmitten der Trübung. (Aus H. KÖLLNER: Der Augenhintergrund bei Allgemeinkrankheiten.)

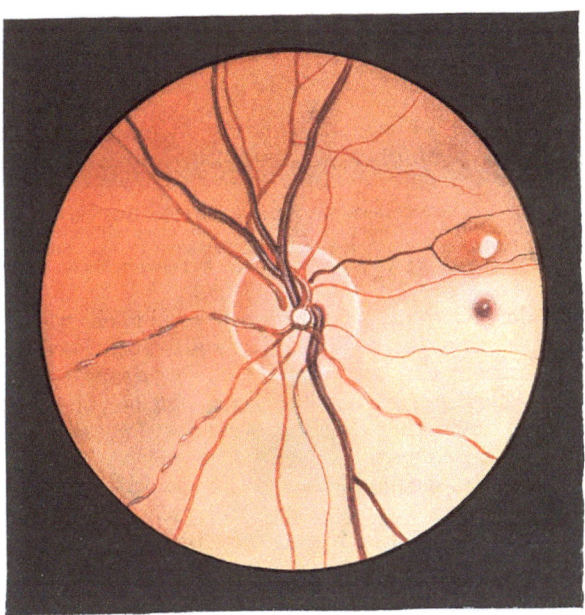

Abb. 21. Embolie der Art. retinae inferior. Der Embolus ist auf der Sehnervenscheibe sichtbar. Die weiße Netzhauttrübung entspricht dem Ausbreitungsgebiet der verstopften Arterie. An der Stelle der Fovea centralis der kirschrote Fleck. (Aus L. HEINE: Die Krankheiten des Auges.)

(Abb. 20). Ist nur ein Ast der Zentralarterie verstopft, dann wird nur ein Teil des Augenhintergrunds von der weißlichen Trübung ergriffen (Abb. 21). Hin und wieder bleibt ein Bezirk ausgespart, der von einer cilioretinalen Arterie versorgt wird und deshalb trotz Verstopfung des Hauptstamms transparent erscheint. Da aber die zur Macula ziehenden Fasern von allen Seiten an die Netzhautmitte herantreten, ist meist die Verbindung der Maculaneuroepithelien mit dem Sehnerven so stark alteriert, daß eine nennenswerte Funktion der Macula nicht ermöglicht wird (Abb. 22).

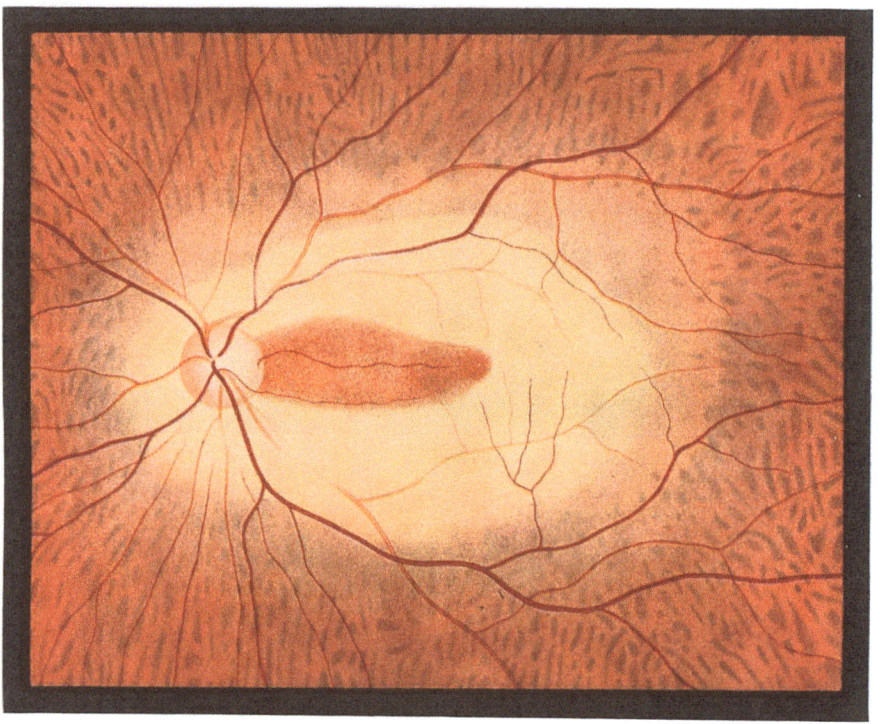

Abb. 22. Frische Embolie der Zentralarterie mit Aussparung eines Bezirks, der von dem temporalen Papillenrande zur Netzhautmitte hinüber reicht und von einer cilioretinalen Arterie versorgt wird. Es bestand nur ein ganz kleiner zwischen Fixationspunkt und blindem Fleck gelegener Gesichtsfeldrest. Sehschärfe: Lichtschein temporal. 33jähriger Mann. Mitralinsuffizienz.

Die Trübung der Netzhaut verschwindet allmählich wieder, so daß der Augenhintergrund in ungefähr 4 Wochen die alte rote Farbe zurückgewinnt. Doch prägt sich nunmehr eine aufsteigende Opticusatrophie aus. Die Arterien füllen sich durch rückläufigen Strom etwas besser, bleiben aber eng. Etwa vorher vorhanden gewesene markhaltige Nervenfasern der Netzhaut verschwinden mit dem Zugrundegehen der inneren Schicht (siehe S. 398, Abb. 15 und 16).

Die *Sehstörung* richtet sich nach dem Sitze des Stromhindernisses. Ist der Hauptstamm befallen, so ist die gesamte Netzhaut sofort blind, wenn nicht Inseln vorhanden sind, die anderen Gefäßgebieten angeschlossen sind. Je peripherer der Verschluß liegt, desto geringer ist der Schaden. Es kommt aber öfters vor, daß der Ausfall zunächst in einem peripheren Aste einsetzt und durch Hinzutreten von neuen Schüben die Behinderung der Zirkulation immer weiter zentralwärts wandert, so daß immer größere Gebiete der Netzhaut außer Funktion gesetzt werden.

Das den Verschluß abgebende Material, den „Embolus" kann man in einigen Fällen sehen (Abb. 21). Natürlich ist mit einer solchen Feststellung noch nicht der Beweis erbracht, daß die Absperrung des Blutkreislaufes bestimmt durch die Einschwemmung eines Gerinnsels hervorgerufen worden und damit der Fall als „echte Embolie" klargestellt ist; denn nach den noch zu schildernden anatomischen Untersuchungsergebnissen von CLEMENS HARMS ist die Möglichkeit jederzeit gegeben, daß diese Pfropfbildung erst die Folge einer arteriosklerotischen Wandungserkrankung war, und damit eine lokale Ursache für die Entstehung des Verschlusses vorliegt. Durch Massage und andere Eingriffe gelingt es manchmal, ein solches Gerinnsel zu zerteilen und aus dem größeren Gefäßaste in kleinere zu treiben. Alle *therapeutischen Maßnahmen* gelten diesem Ziele. Man kann den Versuch machen, durch eine Paracentese der Vorderkammer oder durch eine Iridektomie den Augenbinnendruck plötzlich herabzusetzen in der Hoffnung, daß dann der Blutdruck im Gebiete der Zentralarterie genügt, um den Pfropf weiter zu schieben. Ein anderes Verfahren hat E. H. OPPENHEIMER mit Erfolg ausgeübt, wofür der nachstehende Fall Zeugnis ablegt.

Eine 39 jährige Frau bemerkte seit 4 Tagen zeitweilig Verdunkelungen vor dem rechten Auge und hatte seit 2 Tagen einen bleibenden Rückgang des Sehvermögens auf die Wahrnehmung von Handbewegungen zu beklagen. Es fand sich das typische Augenspiegelbild der Embolie. Der Fundus war vor allem zwischen Macula und Papille weiß gefärbt, in der Fovea centralis fand sich der kirschrote Fleck. Die sehr schmalen Arterien enthielten einen dünnen, nicht unterbrochenen Blutfaden. OPPENHEIMER nahm sofort eine temporäre Resektion des Musc. rectus medialis vor, rotierte den Bulbus stark nach außen, so daß er an den Opticuseintritt herankommen konnte und massierte das distale Sehnervenende eine Minute lang zwischen zwei Schielhaken. Daraufhin stieg die Sehschärfe am folgenden Tag auf Fingerzählen in 2 m, am nächsten in 4 m Entfernung und nach 2 Wochen auf 6/10. Es blieb ein kleines parazentrales Skotom zurück, doch war die Trübung der Netzhaut noch drei Wochen lang sichtbar. Eine für diese Zwecke geeignete Massagepinzette, nach OPPENHEIMERS Angabe angefertigt, ist bei Wurach in Berlin zu haben.

Der eben geschilderte Fall ist noch in der Beziehung lehrreich, daß durch die „Embolie" keine vollständige Ausschaltung, sondern nur eine erhebliche Behinderung des Blutkreislaufs eingetreten war. Sonst hätte nicht ein Rest von Sehvermögen (Handbewegungen) bestehen bleiben und die unterernährte Netzhaut sich wieder erholen können.

Ätiologie. In der Literatur sind eine Anzahl Fälle bekannt, die *doppelseitig* erkrankt waren, und zwar können beide Augen gleichzeitig oder auch mit einem Zwischenraum nacheinander befallen werden. Die Erklärung für derartige seltene Vorkommnisse kann ebensowohl durch die Annahme eines embolischen Prozesses, als auch einer Erkrankung des Zentralgefäßsystems gegeben werden, und wir kommen damit zu den *klinischen Anhaltspunkten zur Feststellung der Ursache*. Wenn auch hierbei immer die Stellungnahme maßgebend sein wird, die man den anatomischen Befunden und ihrer Deutung gegenüber einnimmt, so sind doch manche körperlichen Befunde mit ausschlaggebend. Haben wir es mit einem Kranken zu tun, der nachweislich an Arteriosklerose leidet, und handelt es sich insonderheit um Patienten mit hohem Blutdrucke und vorgeschrittenem Alter, dann wird man von vornherein geneigt sein, in der Embolie den Folgezustand einer Sklerose der Netzhautgefäße zu sehen. Wenn man aber jüngere Personen vor sich hat, bei denen das Mitspielen einer Lues auszuschließen ist, aber ein Herzfehler besteht, wird die Wahrscheinlichkeit für eine echte Embolie sprechen (TH. LEBER, A. WAGENMANN). In manchen Fällen wird dies zur Gewißheit, so bei Unterbindung der Carotis (A. SIEGRIST), wenn man auch dann besser den Prozeß eine absteigende wahre Thrombose nennt. Über den etwaigen Zusammenhang mit einem Unfall soll nach der Schilderung der Venenthrombose das Für und Wider erörtert werden. Übrigens kann das Bild der

Embolie der Zentralarterie auch den Beschluß einer langsam fortschreitenden Obliteration der Arterien darstellen. ADOLF OSWALD schildert eine Beobachtung von doppelseitigem Verschluß der Zentralarterie infolge Kampfgasvergiftung, der ganz allmählich zustande kam. Das sonst gewöhnliche plötzliche Eintreten der Sehstörung fehlt dergleichen Erkrankungen. (Siehe auch Hemeralopie S. 503.)

Die Thrombose der Zentralvene.

Symptome. Der Verschluß der Vene und ihrer Äste zeitigt als Hauptsymptom Netzhautblutungen. Es ist das Verdienst JULIUS V. MICHELs gewesen, daß er

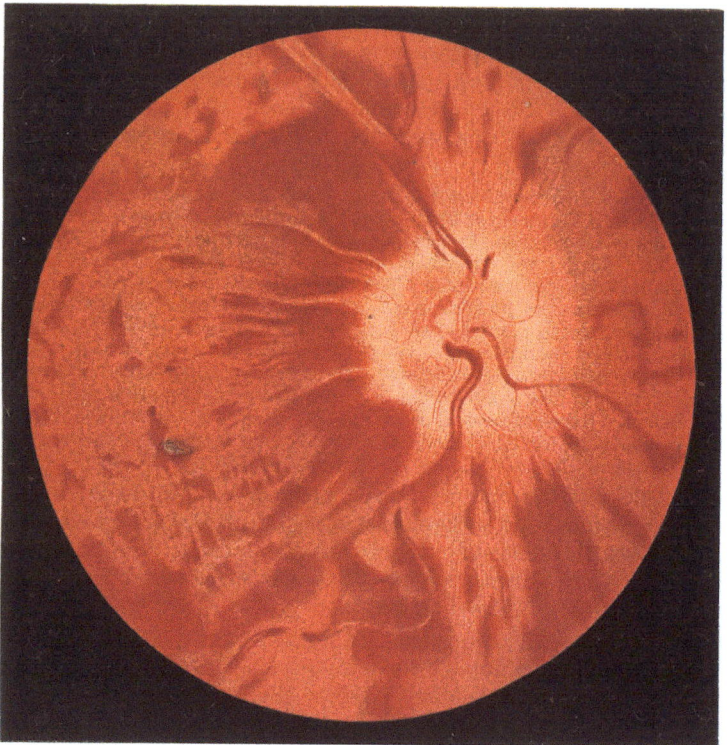

Abb. 23. Thrombose des Hauptstammes der Zentralvene. (Nach OELLER.)

das Krankheitsbild aus dem Symptomenkomplex der Retinitis haemorrhagica herausgehoben hat.

Netzhautblutungen können unter den verschiedensten Bedingungen zustande kommen, die im folgenden übersichtlich zusammengefaßt werden. Zunächst sind 3 Möglichkeiten gegeben:

1. Das Gefäß kann gesunde Wandungen haben, aber ein pathologischer Blutdruck den Blutaustritt herbeiführen. Im arteriellen Stromgebiet gilt dies von den Folgezuständen der allgemeinen Blutdrucksteigerung, die uns vornehmlich bei der Pathogenese der Retinitis albuminurica (S. 441) beschäftigt, während im venösen Anteile alle jene Erscheinungen maßgebend sind, die eine Stauung in dem Blutabflusse erzeugen. Hierher gehört in erster Linie die echte Venenthrombose, dann aber auch die Stauungspapille, die Retinitis albuminurica bei Ödem des Sehnervenkopfes, die Periphlebitis retinae tuberculosa und eine ganze Reihe lokaler Erkrankungen, die gelegentlich auf die Venen übergreifen und sie zusammendrücken.

2. Die Gefäßwandung ist, ohne Zeichen einer wirklichen Wanderkrankung aufzuweisen, nicht in der Lage, den Austritt von roten Blutkörperchen und Blutbestandteilen zu verhindern, die ohne das Bestehen eines Risses im Rohr durch die erweiterten Stomata der

Wandung hindurchschlüpfen. Dann kommt das ophthalmoskopische Bild zustande, welches uns die Überschüttung des Hintergrundes mit feinen Blutungen erkennen läßt (Abb. 75, S. 507). In diese Reihe von Netzhauthämorrhagien ist zunächst die Retinitis der Kachektischen (S. 506), aber auch die Retinitis septica [ROTH (S. 541)], die Retinitis bei Anämie (S. 509) und Chlorose, sowie eine Anzahl seltener Affektionen einzuordnen.

3. Das Gefäßrohr ist krank und gibt den Übertritt des Blutes zur Netzhaut frei. Dieses Moment gilt bei Arteriosklerose und Phlebosklerose und deswegen für die Mehrzahl der Fälle von Thrombose, aber auch für eine Reihe von Netzhautblutungen bei Retinitis diabetica, albuminurica, Periphlebitis tuberculosa, syphilitischen Erkrankungen, Retinitis exsudativa externa, Angiomatosis, Gliom usw.

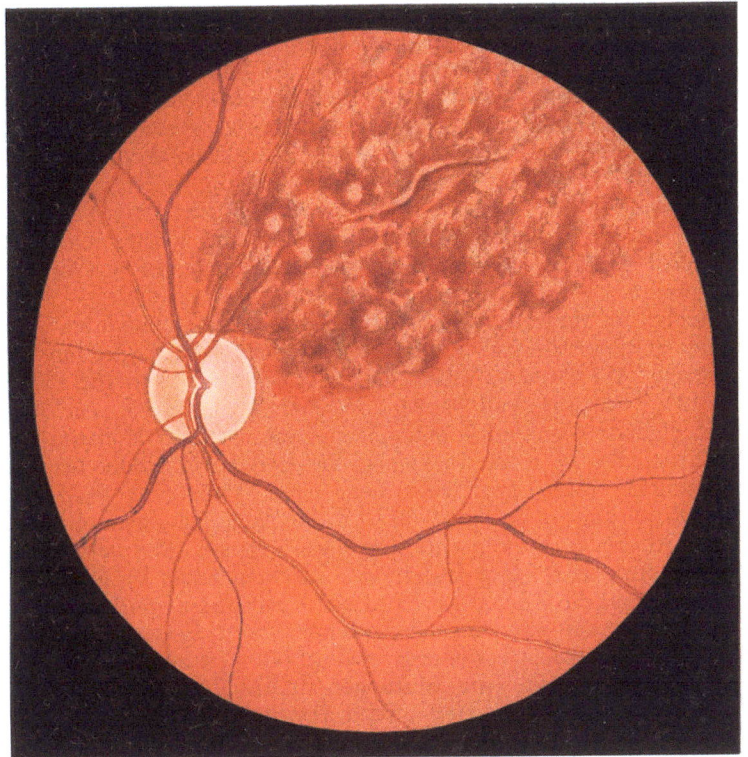

Abb. 24. Astthrombose der Zentralvene.
(Aus H. KÖLLNER: Der Augenhintergrund bei Allgemeinerkrankungen.)

Vielfach werden sich die drei geschilderten Möglichkeiten miteinander vereinen, wie z. B. die Hypertonie mit lokaler Gefäßsklerose, die venöse Stase mit Thrombenbildung durch Kachexie, und so lassen sich noch eine Reihe von Kombinationen denken, die von Fall zu Fall ihre Auswirkungen setzen.

Aus allen diesen Möglichkeiten läßt sich das Krankheitsbild der *Venenthrombose* an folgendem Symptomenkomplex erkennen. Zunächst teilt sie mit der Embolie die Plötzlichkeit ihres Eintritts, wenn sie auch wegen des meist festzustellenden Erhaltenbleibens eines Sehschärfenrestes nicht so eindringlich dem Patienten zum Bewußtsein kommt. Ferner liegen die Folgen (hier also die venösen Blutungen) stets im Versorgungsgebiete des befallenen Gefäßabschnittes. Wir werden also bei Verlegung des Hauptstammes den ganzen Fundus mit Blutungen überschüttet finden (Abb. 23), während bei Sitz in einem Aste nur ein Quadrant oder ein noch kleinerer Netzhautbezirk die Hämorrhagien beherbergt (Abb. 24). Die Blutungen selbst können radiär gestellt sein und sich im allgemeinen dem Verlaufe der Nervenfasern anschließen, oder es kommt zur Bildung größerer unregelmäßiger Blutlachen, die unter Umständen auch als ,,präretinale" Blutungen (siehe S. 420) vor den Gefäßen zwischen Netzhaut und Glaskörper zur Entwicklung gelangen. Sehr bald nach dem Eintritt thrombotischer Hämorrhagien gesellt sich die Bildung weißer Entartungsherde der Netzhaut hinzu.

Die *Sehstörung* richtet sich wie bei der Arterienembolie nach dem Sitze des Verschlusses und wird dann am empfindlichsten den Patienten treffen, wenn das Hindernis im Hauptstamme der Vene sitzt oder so liegt, daß die Maculaversorgung durch Stockung des Blutabflusses aus dem Gebiete der Netzhautmitte unterbunden ist. Im allgemeinen kommt es jedoch im Gegensatz zur Embolie nicht zu einem vollständigen Verlust des Sehvermögens des befallenen Netzhautgebietes, sondern es wird auch bei Thrombose des Hauptstammes ein Rest in Höhe von Fingerzählen in einigen Metern gerettet. Vielleicht aber neigt die Thrombose mehr wie die Embolie zum Eintritt von Nachschüben, eine Tatsache, die durch den Umstand ihre Erklärung findet, daß das Stromgebiet abwärts der verschlossenen Stelle zweifellos nicht unter dem normalen Druck steht, den sonst die Blutsäule auf die Wandung ausübt und demgemäß die Gelegenheit gegeben ist, daß die Gerinnselbildung sich weiter proximalwärts fortsetzt.

Im Anschluß an thrombotische Vorgänge im Retinagefäßsystem entwickeln sich in einer gewissen Anzahl der Fälle *glaukomatöse* Zustände, die zum Eingreifen zwingen. W. UHTHOFF errechnet für sein Material von 103 Fällen einen Satz von 13%; das Intervall betrug 2 Wochen bis 14 Jahre. Am häufigsten ist das nachfolgende Glaukom in einer Zeitspanne von 2—7 Monaten nach Eintritt der Thrombose zu erwarten, wobei die Gefahr drohender bei Verschluß des Hauptstamms (12%) gegenüber dem eines Astes (nur 1%) ist. Nach UHTHOFFs Erfahrungen bedeutet das Auftauchen glaukomatöser Erscheinungen eine erhebliche Verschlechterung der Prognose. Nur vereinzelt gelang es ihm durch Ausführen einer Iridektomie die Schmerzen zu beseitigen, doch konnte in der Regel die Enucleatio bulbi nicht vermieden werden. Ich habe in einer Reihe von Fällen von einer Iridektomie soweit Besserung gesehen, daß die Augen wenigstens keine weiteren Schmerzen verursachten, und möchte, wenn nicht Gegenanzeigen (wie Blutungen in die Vorderkammer) vorliegen, zu einem solchen Eingriffe raten, wenn Drucksteigerung hinzugetreten ist. Auch Cyclodialyse, Röntgenbestrahlung und Alkoholinjektion in den Glaskörper können versucht werden.

17 mal wurden gleichzeitig Anhaltspunkte für das Vorhandensein von sklerotischen Erkrankungen der Zentralvene festgestellt (siehe S. 418), doch bestreitet UHTHOFF, daß diese Mitbeteiligung die ausschlaggebende Bedeutung hat, die CLEMENS HARMS und GEORGE COATS ihr auf Grund der anatomischen Untersuchungen beigelegt haben. In 10% der Fälle war die Venenthrombose wohl eine Folge von syphilitischen Veränderungen; 23% zeigten vorangegangene oder nachfolgende Komplikationen seitens des Gehirns.

Auch die Venenthrombose kommt in seltenen Fällen (in UHTHOFFs Statistik 6%) *doppelseitig* vor.

Eine lokale Behandlung ist so gut wie aussichtslos. Man gibt Jodkalium oder bei positiver Wassermannscher Reaktion Salvarsan. Auch die Diathermie und subconjunctivale Kochsalzinjektionen können herangezogen werden in der Hoffnung, daß damit die Resorption der Blutungen erleichtert wird. Manchmal kommen spontan Besserungen zustande.

Spätstadien einer Thrombose zeigen mehr oder weniger deutliche Abblassung der Papille mit Blutresten in der Netzhaut. Auch die fettigen Entartungen der nervösen Substanz bleiben lange sichtbar. Die hin und wieder zur Entwicklung gelangenden Verbindungen des ausgeschalteten Venenabschnitts mit anderen Gefäßgebieten durch Schaffung von Anastomosen vermag an dem Endergebnis wenig zu ändern.

Was nun den möglichen **Zusammenhang der Embolien und Thrombosen mit Unfällen** anlangt, so ist nicht zu leugnen, daß eine starke körperliche Anstrengung, die das gewöhnliche Maß übersteigt, einen Gefäßverschluß zu vollenden vermag. Die an ein schon durch sklerotische Prozesse verengtes Lumen gestellten Anforderungen können durch den Blutandrang zum Kopfe wohl die schon lange drohend gewesene Gefahr zur Wirklichkeit werden lassen. Es ist aber dann der Nachweis zu fordern, daß die Sehstörung sofort nach der Kraftanwendung eintrat. Auch sind Fälle bekannt, in denen nach Orbitalphlegmonen, Zahnerkrankungen des Oberkiefers, Bienenstich ins Lid usw. die Erkrankungen ausgelöst worden sind, wobei die Entscheidung sehr schwer zu treffen ist, ob es sich nicht bloß um ein zufälliges Zusammentreffen handelt.

Die pathologische Anatomie der Zirkulationsstörungen der Netzhautgefäße bezieht sich im wesentlichen auf die Frage, ob die markantesten Veränderungen, das klinische Bild der Arterienembolie und Venenthrombose, auf einer primären lokalen Wandungserkrankung beruhen oder ob der Verschluß durch Einschwemmung eines Pfropfes (Embolie), bzw. durch Entstehung eines Gerinnsels in der Blutbahn (Thrombose) bei vorher intakter Wandung zustande kommt. Hauptsächlich spielt die Nachforschung nach der Sklerose der Gefäße als vorbereitendes Moment eine Rolle. Wir verstehen darunter eine auf chronisch interstitiell-entzündlichen Vorgängen beruhende Wucherung vorzüglich der Intima die das Gefäß mehr und mehr verengt und schließlich unwegsam macht. Als Ursache kommt neben der Syphilis vor allem die Abnutzung der Gefäße in Betracht, die in den bekannten Zuständen der präsenilen und senilen Arteriosklerose wie an den Gehirngefäßen, so auch den Netzhautarterien und -venen ihre Veränderungen setzt. E. HERTEL glaubte nachweisen zu können, daß innerhalb einer gewissen Gesetzmäßigkeit die Wandungen der Netzhautgefäße mit dem zunehmenden Lebensalter dicker und spröder werden, doch hat RICHARD SCHEERER durch Messungen an einem großen Material von Augen aller Altersklassen diese Annahme erschüttert. Es handelt sich daher stets um ein pathologisches Vorkommnis, um einen außergewöhnlichen Zustand. Wir treffen ihn an bei vielen Fällen von Retinitis albuminurica und diabetica, bei der präretinalen Blutung, bei den verschiedenen Maculaveränderungen, sekundär auch bei Retinitis pigmentosa und noch einer ganzen Anzahl anderer Augenaffektionen. Der anatomische Ausdruck ist die Hyalinisierung und Homogenisierung der Intima, das Wuchern der Intima, das Ineinanderfließen der unter normalen Verhältnissen scharf gegenseitig abgesetzten Wandungslagen und schließlich das Auftreten von Kalk und Fett in der Wandung. Auch gibt sich eine Abnahme der elastischen Elemente zugunsten einer vermehrten Anbildung von Bindegewebe kund.

Ursprünglich glaubte man der Deutung des klinischen Bildes der Embolie (ALBRECHT V. GRAEFE) und Thrombose (JULIUS V. MICHEL) angesichts der Plötzlichkeit seiner Entwicklung am besten gerecht werden zu können, wenn man die Verlegung der Arterie durch das Festsetzen eines Embolus und die der Vene durch eine Gerinnselbildung erklärte. Aber bald wurde man durch Untersuchung von Augen, die an Abschluß der Zirkulation in den Netzhautgefäßen erblindet waren und wegen hinzutretenden sekundären Glaukoms entfernt werden mußten, anderer Ansicht; denn es fanden sich deutliche Anzeichen einer lokalen Wandererkrankung, die zu einer völligen Obliteration des Lumens geführt hatten. MAX REIMAR sprach direkt von einer „sogenannten"

Embolie, die in Wirklichkeit eine Endarteriitis obliterans darstellte. Der eigentliche Begründer der Lehre von dem Zustandekommen der Embolie und Thrombose auf der Grundlage von lokalen Erkrankungen der Gefäßwand ist jedoch CLEMENS HARMS (1905), der zeigte, daß nur die Plattenrekonstruktion von Serienschnitten ein richtiges Bild der anatomischen Tatsachen zu geben vermag. Allerdings war er ebenso wie die anderen an das zu Gebote stehende Material insofern gebunden, als es außerordentlich selten gelingt, die Bulbi kurz nach dem Eintritt der Sehstörung zur Untersuchung zu bekommen, und man fast immer die Komplikationen mit in Kauf nehmen muß, die das sekundäre Glaukom mit sich bringt. Werden doch die Augen nicht wegen der Embolie und Thrombose, sondern wegen der Schmerzen im Gefolge der herbeigeführten Drucksteigerung herausgenommen. Zwischen beiden Ereignissen liegen aber Monate, oft Jahre, so daß das ursprüngliche Bild leicht verwischt wird. Zunächst geht aus den Präparaten von HARMS hervor, daß die Entstehung eines Gefäßverschlusses wahrscheinlich durch Widerstände begünstigt wird, die der Blutkreislauf an vereinzelten Stellen zu überwinden hat. Befanden sich doch unter den 12 Fällen des Materials allein 3, die einen stark unregelmäßigen Verlauf der Zentralgefäße aufwiesen. Zweimal wurde eine Schleifenbildung in den Opticusscheiden, einmal ein eigentümlich kurzer Verlauf der Vene im Opticusstamm angetroffen. In gleicher Weise hatte JULIUS V. MICHEL die Beobachtung gemacht, daß sich Venenthrombosen mit Vorliebe an den Umbiegungsstellen der Gefäße zeigen, und ebenso ist die Erfahrung von JACQUES ALLAIRE bemerkenswert, daß die Thrombosen mit einer gewissen Regelmäßigkeit bestimmte Äste der Zentralvene bevorzugen, insofern unter 16 Fällen 11mal die Vena temporalis superior befallen war.

Eine große Rolle spielt nach RICHARD SCHEERER die Lamina cribrosa. Hier kommen schon an und für sich die allerverschiedensten anatomischen Lagebeziehungen der Arterie und Vene zueinander vor, und er meint, daß der Siebplatte ernährende Eigenschaften innewohnen, die an ein feines Gefäßsystem ihrer Bindegewebszüge geknüpft sind. Komme es hier zu sklerosierenden Prozessen, so greife die Veränderung auch auf den zentralen Gefäßstrang der Arterie und Vene über.

Im wesentlichen unterscheidet HARMS 2 Formen des Zustandekommens der „Embolie", die beide nichts mit dem Hineinschwemmen eines in der Blutbahn treibenden Pfropfes zu tun haben. In der einen Reihe der Fälle erliegt das Arterienlumen einer immer weitere Fortschritte machenden Endarteriitis obliterans, in der anderen einer an Ort und Stelle entstehenden Gerinnselbildung (autochthonen Thrombose). Die letztere Möglichkeit ist durch drei Ursachen gegeben. Sie kann sich erstens ohne vorausgehende Wanderkrankung in dem frei durchgängigen Lumen entwickeln, zweitens durch eine Stromverlangsamung bedingt sein, die durch eine das Lumen verengende Wanderkrankung erzeugt wird, und drittens dadurch hervorgerufen werden, daß die Arterie durch einen auf ihre Wand von außen her ausgeübten Druck zusammengepreßt wird. Es können auch absteigende Thrombosen der Zentralarterie ausgelöst werden, wenn sich Gerinnungsvorgänge im Verlaufe der Carotis communis geltend machen. Diese wiederum sind teils Folge örtlicher Störung, wie z. B. einer Ligatur der Halsschlagader (A. SIEGRIST), oder marantischer Herkunft bei Blutdrucksenkung oder pathologischer Blutbeschaffenheit. Die Endarteriitis obliterans wiederum vermag ebensowohl allein das Gefäß zu verlegen, als auch vereint mit einer Gerinnselbildung an der am stärksten verengten Stelle die Blutzirkulation aufzuheben. Ganz ähnliche Schlüsse zieht HARMS für die *Venenthrombose*, insofern endophlebitische Wucherungen den Ausgangspunkt bilden oder an der Intima zustande gekommene Rauhigkeiten eine örtliche Gelegenheit zur Blutgerinnung abgeben oder Stauungszustände im abführenden Gefäßteil, sowie Kompressionen von außen her die Thrombosierung in die Wege leiten.

Für das Verständnis des klinischen Bildes ist jedoch besonders die Tatsache wertvoll, daß *innerhalb des fibrösen Ringes der Lamina eine Wandungserkrankung der Arterie, bzw. der Vene das andere Gefäß leicht in Mitleidenschaft zieht,* so daß es schließlich dem Zufall anheimgestellt ist, ob die Arterie oder die Vene zuerst unwegsam wird (CLEMENS HARMS, RICHARD SCHEERER).

Selbstverständlich ist man nicht so weit gegangen, eine echte Embolie und Thrombose für unmöglich zu erklären, aber die Tübinger Schule erklärt, daß bislang der Nachweis für ein solches Vorkommnis anatomisch noch nicht erbracht sei. TH. LEBER und A. WAGENMANN haben sich allerdings einer solchen einseitigen Auffassung gegenüber ablehnend ausgesprochen. Auch muß es zum mindesten auffallen, daß die wenigen Beobachtungen von ganz frisch zur pathologisch-anatomischen Auswertung gekommenen Fällen (W. FRÜCHTE, J. RUBERT, WALTER MEINSHAUSEN, MANFRED KARBE, WALTER ENGELBRECHT) keine Anhaltspunkte für das Bestehen einer Wandungserkrankung am Orte der Verstopfung ergeben haben, wennschon auch der strikte Nachweis des Vorliegens einer wirklichen Embolie nicht zu erbringen war. Für den Venenverschluß hat ferner GEORGE COATS ausdrücklich den Standpunkt eingenommen, daß beinahe alle Fälle durch eine echte Thrombose veranlaßt sind, die erst sekundär eine Proliferation des Intimaendothels und bindegewebige Wucherungen nach sich zieht. Er hat sich aber nicht der Einsicht verschlossen, daß endarteriitische und sklerotische Prozesse der Arterie für die Vene insofern bedrohlich werden können, als sie durch Verlangsamung des Blutkreislaufs im venösen Stromgebiete die Thrombenbildung begünstigen.

Die bei Embolie in der ersten Zeit sichtbare Netzhauttrübung beruht auf einem Ödem, an dem vor allem die inneren Schichten teilnehmen. Hierin ist eine gewisse Ähnlichkeit mit den Zuständen des Gehirns in der Nachbarschaft eines Gefäßverschlusses zu sehen.

Literatur.
Zirkulationsstörungen der Netzhaut.

ABADIE, CH.: Du spasme des artères centrales de la rétine. Presse méd. **33**, 1026 (1925). — ALLAIRE, JACQUES: Contribution à l'étude des hémorragiees de la rétine. Paris: Louis Arnette 1925.
BAILLIART, P.: La circulation rétinienne à l'état normale et pathologique. Paris: Octave Doin 1923. — BEHR, CARL: Über das Wesen der Augenveränderungen bei Polycythämie. Klin. Mbl. Augenheilk. **49 I**, 672 (1911).
COATS, GEORGE: Der Verschluß der Zentralvene der Retina. Graefes Arch. **86**, 341 (1913).
ENGELBRECHT, WALTER: Über die unvollständige Embolie der Zentralarterie ohne örtliche Erkrankung der Gefäßwandung. Z. Augenheilk. **52**, 85 (1924). — ENGELKING, E.: Über familiäre Polycythämie und die dabei beobachteten Augenveränderungen. Klin. Mbl. Augenheilk. **64**, 645 (1920).
FRÜCHTE, W.: Zur Frage der Embolia arteriae centralis retinae. Klin. Mbl. Augenheilk. **46 I**, 245 (1918).
GEIS, F.: Die Beziehungen der Gefäßerkrankungen der Netzhaut zu denen des Gehirns. Klin. Mbl. Augenheilk. **49 I**, 1 (1911). — GOERLITZ, M.: Histologische Untersuchung eines Falles von Erblindung nach schwerem Blutverlust. Klin. Mbl. Augenheilk. **64**, 763 (1920). — v. GRAEFE, ALBRECHT: Über Embolie der Arteria centralis retinae als Ursache plötzlicher Erblindung. Graefes Arch. **5 I**, 136 (1859). — GRAEFE, ALFRED: Ischaemia retinae. Graefes Arch. **8 I**, 143 (1861). — GUIST, GUSTAV: Die Erholungsfähigkeit der Netzhaut nach Unterbrechung der Blutzirkulation. Z. Augenheilk. **1926**, Beih. 1.
HARMS, CLEMENS: Anatomische Untersuchungen über Gefäßerkrankungen im Gebiete der Arteria und Vena centralis retinae. Graefes Arch. **61 I**, 245 (1905). — HERTEL, E.:

Beitrag zur Kenntnis der Angiosklerose der Zentralgefäße des Auges. Graefes Arch. **52**, 191 (1901).

KARBE, MANFRED: Ein histologisch untersuchter Fall von frischer Embolie der Arteria centralis im Kindesalter. Arch. Augenheilk. **94**, 190 (1924). — KRAEMER, RICHARD: Über den Augenhintergrund bei Morbus coeruleus. Z. Augenheilk. **23**, 27 (1910). — KRAUPA, ERNST und LEO HAHN: Krampfischämie der inneren Netzhautgefäße als Teilsymptom einer „hereditär luetischen Angiopathie". Klin. Mbl. Augenheilk. **66**, 829 (1921). — KUBIK, J.: Über Ischämie der Netzhaut. Klin. Mbl. Augenheilk. **68**, 361 (1922). — KÜMMELL, R.: Die Pulserscheinungen der Augengefäße. Arch. Augenheilk. **78**, 336 (1915).

LEBER, TH.: Die Krankheiten der Netzhaut. Handbuch von Graefe-Sämisch-Heß, 2. Aufl. 1915.

MEINSHAUSEN, WALTER: Der pathologisch-anatomische Befund bei frischer Embolie der Arteria centralis retinae. Klin. Mbl. Augenheilk. **65**, 199 (1920). — v. MICHEL, JULIUS: Die spontane Thrombose der Vena centralis des Opticus. Graefes Arch. **24 II**, 439 (1878). MYLIUS, K.: Funktionelle Veränderungen am Gefäßsystem der Netzhaut. 10. Beiheft. Z. Augenheilk. 1928.

NAKAIZUMI, Y.: Ein Beitrag zur pathologischen Anatomie der Retinitis cachecticorum ex carcinoma ventriculi. Klin. Mbl. Augenheilk. **50 I**, 290 (1912).

OPPENHEIMER, E. H.: Zur operativen Behandlung der Embolie der Zentralarterie. Klin. Mbl. Augenheilk. **77**, 193 (1926). — OSWALD, ADOLF: Ein Fall von doppelseitigem Verschluß der Zentralarterie infolge Kampfgasvergiftung. Klin. Mbl. Augenheilk. **64**, 381 (1920).

PICK, L.: Netzhautveränderungen bei chronischen Anämien. Klin. Mbl. Augenheilk. **39 I**, 177 (1901). — PINCUS, FRIEDRICH: Sehstörungen nach Blutverlust. Graefes Arch. **98**, 152 (1919).

REIMAR, MAX: Die sog. Embolie der Arteria centralis retinae und ihrer Äste. Arch. Augenheilk. **38**, 291 (1899). — ROSENSTEIN, A. MARIA: (a) Beitrag zu den beiderseitigen Verdunkelungen des Sehvermögens mit vorübergehendem ophthalmoskopischen Befund bei Herzklappenfehler. Klin. Mbl. Augenheilk. **75**, 357 (1925). (b) Weiterer Beitrag zu den beiderseitigen Verdunkelungen des Sehvermögens mit vorübergehendem ophthalmoskopischem Befund bei Herzklappenfehler während der Menses. Klin. Mbl. Augenheilk. **78**, 248 (1927). — RUBERT, J.: Über Embolie der Arteria centralis retinae. Klin. Mbl. Augenheilk. **49 II**, 721 (1911).

SCHEERER, RICHARD: (a) Zur pathologischen Histologie des Stammverschlusses der Zentralgefäße. Ber. 43. Verslg dtsch. ophthalm. Ges. Jena **1922**, 193. (b) Über Veränderungen der Zentralvene bei glaukomatösen und ödematösen Zuständen des Sehnervenkopfes usw. Graefes Arch. **110**, 292 (1922). (c) Die Entwicklung des Verschlusses der Zentralvene. Graefes Arch. **112**, 206 (1923). (d) Über Vorkommen und Bedeutung freier Blutpfröpfe im Stamme der Zentralgefäße. Graefes Arch. **115**, 370 (1925). — SIEGRIST, A.: Die Gefahren der Ligatur der großen Halsschlagadern für das Auge und das Leben des Menschen. Graefes Arch. **50**, 511 (1900). — STÖLTING, B.: Zirkulationsstörungen in der Netzhaut bei Arteriosklerose. Klin. Mbl. Augenheilk. **48 II**, 305 (1910).

TERSON, A.: Sur la pathogénie et le traitement des troubles visuels après les pertes de sang. Ann. d'Ocul. **159**, 23 (1922).

UHTHOFF, W.: (a) Zu den arteriellen und venösen Zirkulationsstörungen der Netzhaut. Ber. 45. Verslg dtsch. ophthalm. Ges. Heidelberg **1925**, 63. (b) Periodische Verdunkelungen des Auges. Klin. Mbl. Augenheilk. **75**, 469 (1925). (c) Bemerkenswerte Fälle aus dem Gebiete der arteriellen und venösen Netzhautzirkulationsstörungen. Klin. Mbl. Augenheilk. **76**, 15 (1926).

WAGENMANN, A.: Diskussionsbemerkung zum Vortrage von KRAUPA. Ber. 43. Verslg dtsch. ophthalm. Ges. Jena **1922**, 215.

4. Die präretinale Blutung.

(Blutung zwischen Netzhaut und Glaskörper; prävasculäre, subhyaloide Blutung.)

LIEBREICH hat als erster eine präretinale Blutung abgebildet (Atlas Tafel 8, Abb. 2), aber insofern falsch gedeutet, als er sie zwischen Netzhaut und Aderhaut verlegte. Nachdem bereits TH. LEBER in der ersten Auflage des großen Handbuchs (Bd. 5, S. 553) die Erkrankung als eine schalenartig zwischen Netzhaut und Glaskörper erfolgte Blutung beschrieben hatte, hat dann O. HAAB in einer ausführlichen Arbeit 6 eigene Beobachtungen geschildert und das Krankheitsbild genauer festgelegt. Aber schon in dieser ersten das Thema wirklich eingehend erfassenden Veröffentlichung stoßen wir auf die große Schwierigkeit, daß die Anatomie der Grenzgegend zwischen Netzhaut und Glaskörper nicht genügend feststeht. So spielt die Frage von Anbeginn eine große Rolle, ob der Glaskörper eine eigene Grenzmembran (Membrana hyaloidea) besitzt oder ob die Limitans interna gleichzeitig die Grenzhaut für Netzhaut und Glaskörper darstellt. Man kann auch bei Erörterung dieses Problems die entwicklungsgeschichtliche Kontroverse nicht ausschalten, die sich um die mesodermale oder (die Retina mitbetreffende) ektodermale Herkunft des Glaskörpergerüstes dreht und uns in gleicher Weise bei den Theorien über die vitrale Pathogenese der Netzhautablösung beschäftigt. Mit Recht macht HAAB geltend, daß im normalen Auge zwischen Retina und Glaskörperaußenfläche ein so inniger Kontakt vorhanden sein müsse, daß bei Blutungen an die Netzhautinnenfläche sich der Erguß nur eine Strecke weit ausbreiten kann und daß man den Eindruck gewinnt, als wenn sich das Blut nur mit Mühe hier einen Platz zu schaffen vermag. Andererseits ist wohl zu beachten, daß das einmal ergossene Blut auffallend lange flüssig bleibt und bei Kopfneigungen an seinen Grenzen Lageveränderungen eingeht, eine Erscheinung, die doch nur möglich ist, wenn es in einer Tasche liegt, die vorn und hinten durch einen membranartigen Abschluß sowohl von der Netzhaut als auch vom Glaskörper getrennt ist[1]. Lediglich diese Erwägungen haben HAAB dazu veranlaßt, anzunehmen, daß die Blutung zwischen die problematische Membrana hyaloidea und die Limitans interna retinae (SCHWALBES Margo limitans) ergossen wird. Das Blut selbst kann nur größeren Gefäßästen entstammen, da nur diese in der innersten Netzhautschichte verlaufen.

Die in der Folgezeit möglich gewordenen **pathologisch-anatomischen Untersuchungen** haben ebenfalls nicht zu einer einheitlichen Deutung geführt, wenn auch die Mehrzahl der Untersucher zu der Überzeugung gekommen ist, daß der Erguß gar nicht vor, sondern innerhalb der Netzhaut liegt. So fand JULIUS V. BENEDEK die Blutung nach dem Glaskörperraum zu von der Limitans interna begrenzt der Art, daß die MÜLLERschen Stützfasern abgerissen waren und ihre fußförmigen Endigungen nur noch in Resten an der Membran hingen. Zu denselben Feststellungen gelangte auf Grund der Untersuchung von 13 Fällen ERWIN KLAUBER, während auf der anderen Seite die Angaben von CL. HARMS gebührende Würdigung verdienen, der unter 9 anatomisch untersuchten Fällen der Tübinger Klinik 7mal die Blutmasse zwischen Limitans interna und der Außenfläche des zusammengedrückten Glaskörpers liegend antraf. In den übrigen 2 Fällen war allerdings die Blutung ebenfalls hinter der Limitans gelegen. HARMS nennt die Affektion in der anatomischen Lagerung hinter der Limitans „intraretinale Blutung präretinalen Charakters", ELSCHNIG kurz „marginale Blutung". Einen davon abweichenden Standpunkt nimmt ROBERT HESSE ein, der auf der anatomischen Darstellung von WOLFRUM fußt, daß zwischen Netzhaut und Glaskörper nur *eine* Membran, die Limitans interna, die Grenze bildet, die nach außen mit den MÜLLERschen Stützfasern der Retina, nach innen mit den Fasern des Glaskörpergerüstes in innigem Zusammenhange steht. Er meint, daß es angesichts dieser anatomischen Verhältnisse lediglich Ansichtssache sei, ob man die vordere Grenzmembran der Blutung zum Glaskörper oder zur Netzhaut rechne. Übrigens wird die Deutung der histologischen Einzelheiten nach längerem Bestehen der Blutung dadurch recht erschwert, daß sich bald vor ihr auf reaktivem Wege ein neugebildetes Gewebe einstellt, wie wir es z. B. bei der Periphlebitis retinae tuberculosa (siehe S. 523) oft genug als weißliche Membran sehen.

---

[1] Die Lageveränderung der horizontalen Oberfläche eines Blutergusses der Netzhaut beobachten wir auch bei Blutungen in die „Bienenwabenmacula" (siehe S. 567/568).

Die *Ursache der Blutung* ist eine mannigfache. Nach der Zusammenstellung von HAAB können ebensowohl Menstruationsstörungen als Anämien, Vergiftungen mit Kohlenoxyd und selbstverständlich vor allem die Arteriosklerose mit oder ohne Lues die Hämorrhagie auslösen, während er die von manchen Seiten angeschuldigte Überblendung der Netzhaut als nicht erwiesen ablehnt. Daneben kommen Fälle zur Beobachtung, die Blutdrucksteigerung, Nierenleiden oder eine Septikopyämie mit Beteiligung der Papille im Sinne einer Stauungspapille aufweisen. Nicht zu vergessen ist, daß auch Traumen, wie

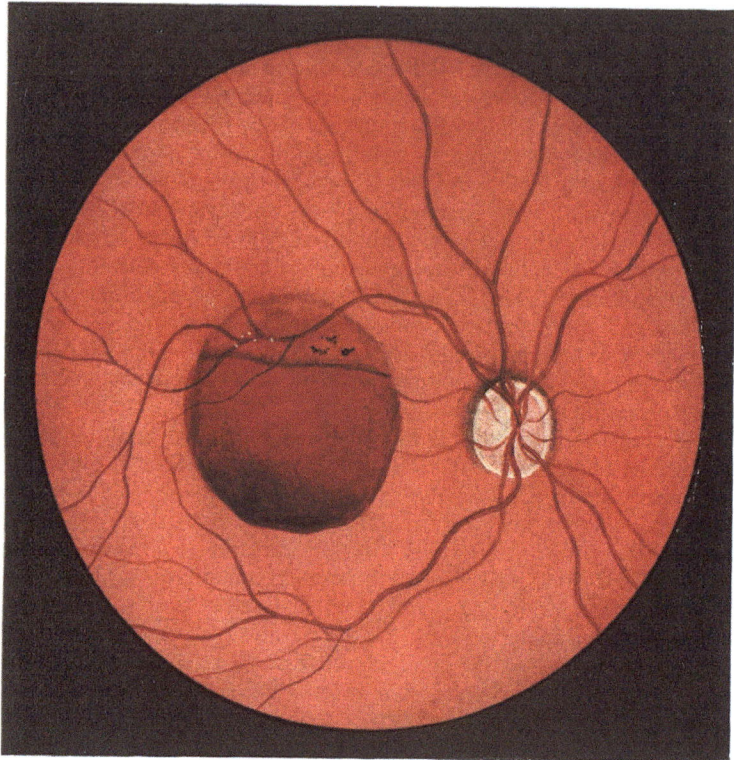

Abb. 25. Präretinale Hämorrhagie in der Gegend der Macula. Man sieht angedeutet die ehemalige Kreisform, doch schneidet zur Zeit die Blutung oben mit wagerechter Grenze ab.

z. B. Sturz auf den Hinterkopf (A. OBERMEIER, CL. HARMS) oder auch perforierende Verletzungen die unmittelbare Ursache sein können.

Symptome. Das typische *ophthalmoskopische Bild* zeigt eine Blutlache vor der Netzhaut und ihren Gefäßen, manchmal auch die Kennzeichen eines dünnen Blutsacks, der zwischen Netzhaut und Glaskörper eingezwängt ist. Zumeist hat das Extravasat in den abhängigen Teilen eine dunkelrote Färbung, deren Sättigung nach oben zu abnimmt, und besonders charakteristisch ist in vielen Fällen die horizontale gerade Linie, mit der das Blut oben begrenzt ist. Sie ändert oft bei Kopfneigung ihre Lage wie ein Wasserspiegel. Sieht man in solchen Fällen näher zu, dann findet man, daß die Blutung zunächst kreisförmige Außenkonturen hatte und daß die horizontale Beschaffenheit einer Senkung oder teilweisen Resorption ihr Dasein verdankt; denn über der Linie ist der Fundus leicht hämorrhagisch verfärbt (siehe Abb. 25). Die Linie kommt wohl auch erst im

Laufe mehrerer Tage zur Entwicklung und wird bei ganz frischen Fällen vermißt. Die übrigen Grenzen der Blutung sind fast ausnahmslos buchtig bis kreisförmig, vielfach gelappt. Am Rande taucht hier und da eine glänzende Reflexlinie auf, die mit der abgehobenen Grenzmembran in Zusammenhang stehen dürfte. CL. HARMS, der eine präretinale Blutung von einer intraretinalen präretinalen Charakters trennt, glaubte schon klinisch die beiden Formen daran erkennen zu können, daß die letztere eine etwas unscharfe Grenze hat. Ab und zu werden an der Vorderfläche der Blutung weißliche Flecken sichtbar,

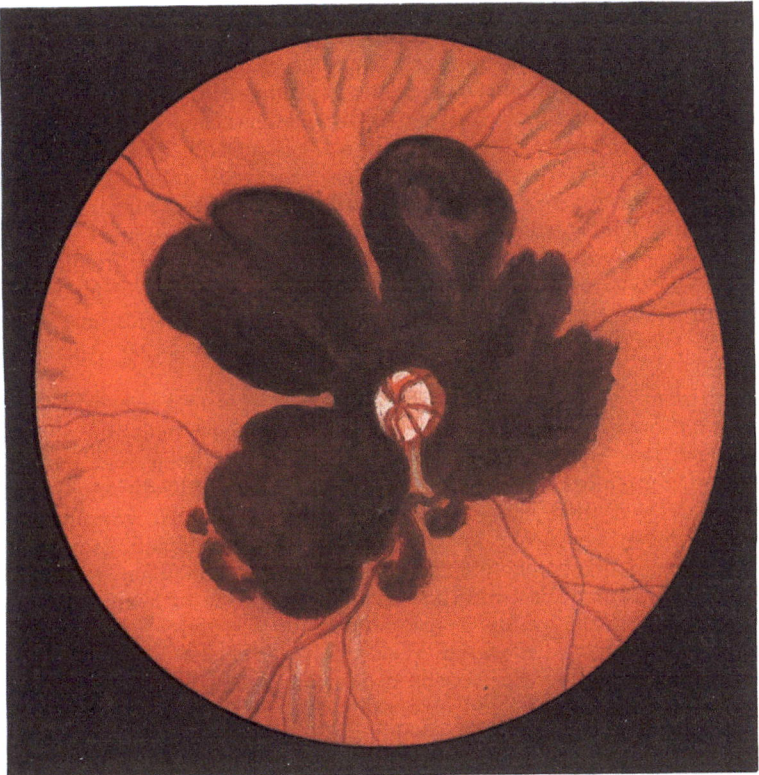

Abb. 26. Präretinale Blutung in gelappter Form die Papille umschließend.

die ebenso wie braune und gelbliche glänzende Punkte Derivate des in Zersetzung begriffenen Blutes sein dürften.

Weitaus die Mehrzahl der Blutungen kommt am hinteren Pole zustande, und v. BENEDEK hat die Vorliebe für diese Partie damit zu erklären versucht, daß die Limitans hier weniger fest an den MÜLLERschen Fasern haften soll. E. KLAUBER wiederum schuldigt die Gefäßlosigkeit der Macula an, weil hierdurch die an anderen Stellen vorhandene Verwachsung der Limitans mit den Gefäßwandungen fehlt. Im Gegensatz dazu schildert A. VOGT eine präretinale Blutung, die zwischen der Macula und der Papille zur Entwicklung gekommen und um die Sehnervenscheibe herumgelagert war, indem die Netzhautmitte wie ausgespart intakt gefunden wurde. Er knüpft hieran die Bemerkung, daß die Limitans in der Netzhautmitte besser als in der Peripherie fixiert sei. Hierfür schien ihm auch eine im rotfreien Lichte bemerkbare radiär zur Macula gestellte präretinale Fältelung zu sprechen.

Eine Reihe von Fällen zeigt aber auch die Blutung durchaus nicht zentral, sondern an anderen Stellen des Fundus gelegen. So schildert Abb. 26 eine die ganze Papille umgebende lappig begrenzte Hämorrhagie. Dabei kann die Papille mit überdeckt oder ganz oder teilweise ausgespart sein. Auch ist beobachtet worden, daß die anfänglich sichtbar gewesene Papille sich mit der Zeit unter das sich senkende Blut versteckte (DUFOUR und GONIN).

Überhaupt kommen die verschiedensten Varianten vor. Sie betreffen die Form, die Ausdehnung, das multiple Auftreten und den Sitz des Ergusses. Außerdem ist der weitere Verlauf recht vielgestaltig. Neue Blutungen können alte überlagern (was wohl nur möglich ist, wenn man eine Neubildung von präretinalen Membranen annimmt), einzelne Blutungen können zusammenfließen oder es liegen Blutungen als Spritzer in der Netzhaut selbst und gesellen sich lachenförmige präretinale Extravasate hinzu (siehe Abb. 25) oder es können Blutungen durch Resorption verschwinden, während andere neu entstehen. Eine nicht selten zu beobachtende Wandlung des Augenhintergrundsbildes ist durch den Einbruch einer zunächst präretinal gelegenen Blutung in den Glaskörper gegeben. Dann wird mit einem Male die Möglichkeit, ein klares Bild der Vorgänge zu gewinnen, zunichte, und man erblickt vor der betreffenden Stelle eine diffus dunkelrötliche Wolke im Glaskörper, ab und zu mit fetzigen Glaskörpertrübungen. CL. HARMS hat eine ganze Anzahl solcher „atypischer" Fälle veröffentlicht.

Je nach dem Sitze und der Ausdehnung der Hämorrhagie schwanken die Funktionsstörungen. Im Falle OBERMEIERS (doppelseitige Blutung in der Maculagegend nach Sturz auf den Hinterkopf) bestand beiderseits ein zentrales Skotom und Sehschärfe rechts $3/50$ links $1/60$. Ich greife dieses Beispiel deswegen heraus, weil hier reine, nicht durch andere Leiden komplizierte präretinale Blutungen vorlagen. In anderen Fällen ist vielfach das Bild durch Thrombosen der Zentralvene, Obliteration von Netzhautgefäßen, Degenerationsherde usw. verwischt. Die präretinale Hämorrhagie an sich gibt zumeist eine gute Prognose. HAAB konnte zusammenfassend berichten, daß, wenn auch langsam, so doch eine vollständige Wiederherstellung die Norm ist. In einem Falle war nach Jahresfrist am Augenhintergrunde nicht die geringste Spur eines Folgezustandes zu erkennen, und er betont, daß die sonst so vulnerable Foveagegend ihre völlig normale Beschaffenheit wieder gewinnen kann. Die übrigen Autoren bestätigen diese gute Prognose ebenfalls. Auch in dem oben angeführten Falle von OBERMEIER war die Sehschärfe nach $3/4$ Jahren wieder normal.

Allerdings gibt es eine, wenn auch wohl nur recht selten eintretende Gefahr, und diese liegt in dem Hinzutreten einer Netzhautablösung. Das Zustandekommen einer solchen wird begreiflich, wenn man bedenkt, daß sekundäre Schrumpfungsvorgänge im Glaskörper wohl einsetzen können. E. KLAUBER sah außerdem auch subretinale Blutungen und v. BENEDEK beobachtete histologisch zirkuläre Netzhautfalten an der Begrenzung des Blutungshohlraumes, die teilweise durch neugebildetes Gewebe fixiert waren.

Eine ganz seltene Beobachtung stellt der von v. BENEDEK zitierte Fall SIEGRISTS dar, insofern sich die Blutung wohl infolge schwartiger Narbenbildung allmählich in eine weiße Scheibe verwandelte.

Literatur.
Präretinale Blutung.

v. BENEDEK, JULIUS: Ein Beitrag zur Anatomie der präretinalen Hämorrhagie. Graefes Arch. **63**, 418 (1906) und **70**, 274 (1909).

DUFOUR et GONIN: Traité des Maladies de la rétine. Paris: O. Doin 1906, S. 93.
HAAB, O.: Die Blutung zwischen Netzhaut und Glaskörper. Beitr. Augenheilk. **37**, H. 5 (1893). — HARMS, CL.: Zur Klinik und Anatomie der prävasculären Flächenblutungen der Netzhaut usw. Ber. ophthalm. Ges. Heidelberg **1912**, 383. — HESSE, ROBERT: Zur Kenntnis der präretinalen Blutungen. Z. Augenheilk. **24**, 327 (1910).
KLAUBER, ERWIN: Einige histologische Besonderheiten der präretinalen Hämorrhagie. Graefes Arch. **70**, 299 (1909).
OBERMEIER, A.: Ein Fall von doppelseitiger subhyaloider Netzhautblutung durch Fall auf den Hinterkopf. Klin. Mbl. Augenheilk. **39 I**, 293 (1901).
VOGT, A.: Aussparung der Macula bei sog. präretinaler Blutung. Klin. Mbl. Augenheilk. **67**, 331 (1921).

B. Die Netzhauterkrankungen bei Nierenleiden und bei Blutdrucksteigerung.

Seit den Zeiten von TRAUBE spielen die Beziehungen zwischen pathologischen Zuständen der Nieren und des Gefäßsystems in den Erörterungen eine beherrschende Rolle. Wir wissen jetzt, daß die *„Retinitis albuminurica oder nephritica"* nur richtig eingeschätzt werden kann, wenn wir die am allgemeinen Blutkreislauf sich äußernden krankhaften Erscheinungen mit in Betracht ziehen. Es hat sich außerdem mit dem Fortschreiten unserer Kenntnisse gezeigt, daß schon die Blutdrucksteigerung, die mit einer großen Zahl von Nierenerkrankungen eng verknüpft ist, allein genügt, um im Gebiete der Netzhaut Störungen zu setzen, die im Krankheitsbilde der Retinitis albuminurica wiederkehren, und es ist deshalb nicht angängig, beide Netzhautveränderungen, die pathogenetisch zusammengehören, willkürlich zu trennen.

Daß bei Nierenkranken Herabsetzung der Sehkraft vorkommt, wußte schon BRIGHT (1836), der Schöpfer der Lehre von den Nierenleiden, und TÜRCK erkannte 1850 aus dem Nachweis fetthaltiger Herde, daß die Ursache in einer Retinitis zu suchen sei. Diese Vermutung wurde zur Gewißheit, als ALBRECHT v. GRAEFE 1855 das ophthalmoskopische Bild der Erkrankung festlegte und die *„Retinitis albuminurica"* von der *„urämischen Amaurose"* trennte. Später wies er noch der *„Retinitis albuminurica gravidarum"* und der *„eklamptischen Sehstörung"* eine Sonderstellung zu.

Mit der Zeit mehrten sich aber die Beobachtungen, daß die *„Spritzfigur in der Maculagegend"* auch ohne jedes klinische Zeichen eines Nierenleidens angetroffen werden kann, wodurch die diagnostische Beweiskraft dieses Augenhintergrundsbefundes schwer erschüttert wurde, den man bislang als den typischen Ausdruck einer Retinitis albuminurica angesprochen hatte. Nunmehr ergab sich die Notwendigkeit, den Begriff der *Retinitis pseudo-albuminurica* (*Retinitis stellata*, TH. LEBER) in den Sprachgebrauch der Augenheilkunde einzuführen, eine Bezeichnung, die wir solange beizubehalten haben, bis wir in die eigentliche Ursache der Affektion einen Einblick gewinnen können.

Wie die folgende Schilderung ergeben wird, ist *für die Entwicklung der Retinitis albuminurica der im Gefäßsystem herrschende Hochdruck die Grundbedingung*. Deshalb halte ich es für zweckmäßig, zunächst den Einfluß dieser krankhaften Erscheinung auf das Auge für sich allein zu betrachten.

1. Die Veränderungen der Netzhaut bei essentieller Hypertonie.

Der Blutdruck kann pathologische Höhen durch Reizzustände der Vasoconstrictoren erreichen, ohne daß im Ablauf der Nierenfunktion eine Anomalie klinisch nachweisbar ist (essentielle Hypertonie), und wahrscheinlich kommen für die Entstehung einer Netzhautschädigung nur diejenigen Formen der Hypertonie in Betracht, die zentralen Ursprungs sind, d. h. die durch die Erregung eines im Gehirn gelegenen Zentrums ausgelöst werden (H. KAHLER und L. SALLMANN). Man unterscheidet einen „roten" Hochdruck, der durch eine Rötung der Haut des Gesichts usw. ausgezeichnet ist, von einem „blassen", den die weiße oder weißgelbe Gesichtsfarbe begleitet, und wahrscheinlich vermag nur die letztere Art die Netzhaut zu schädigen (V. KOLLERT). Die Beteiligung der Netzhautarterien an der Hypertonie konnte P. BAILLIART mittels seines

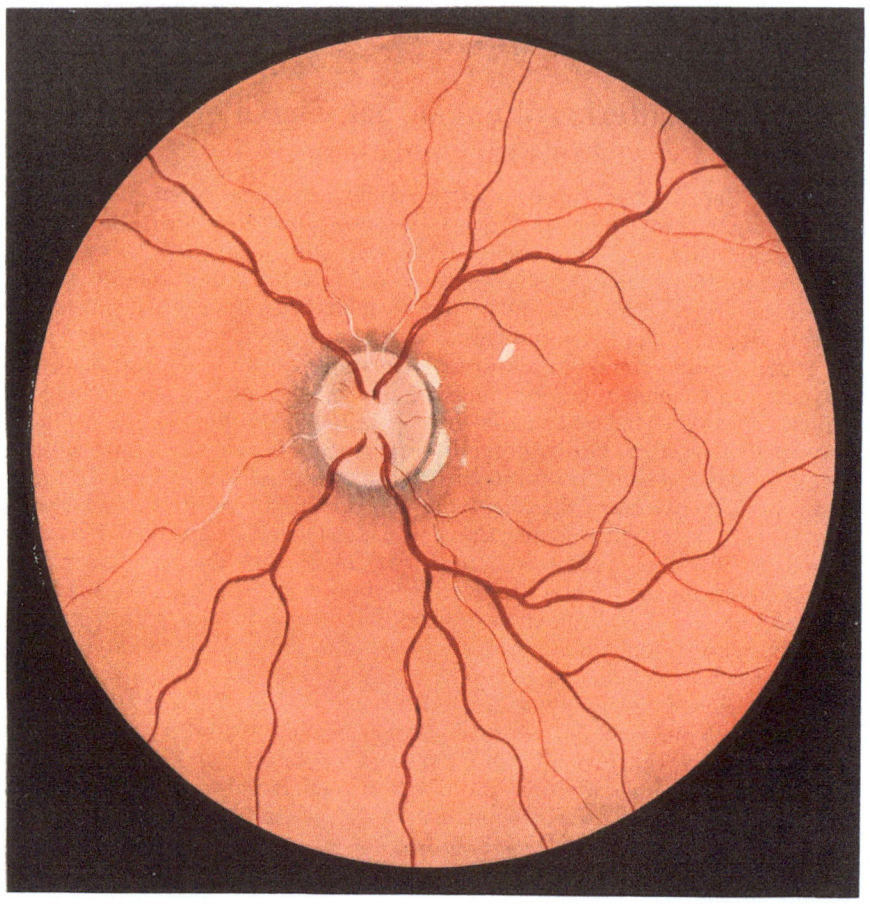

Abb. 27. Retinitis hypertonica. 33 jähriger Mann. Blutdruck 250/130. Herzhypertrophie. Kopfschmerzen und Mattigkeit. † ein halbes Jahr später an Schlaganfall, nachdem die Anzeichen einer malignen Nephrosklerose sich hinzugesellt hatten. Der Augenhintergrund zeigt die außerordentliche Kontraktion der Arterien, die teilweise zu „Silberdrahtarterien" geworden sind, und die verhältnismäßig starke Füllung der Vene. Nirgends sind Anzeichen eines Ödems vorhanden. In der Nähe der Papille temporalwärts liegen vereinzelte weiße Entartungsherde. (Beobachtung von F. VOLHARD.)

Dynamometers erweisen und er nimmt einen solchen Zustand an, wenn der diastolische Druck in der Zentralarterie 40 mm, der systolische 80 mm Hg überschreitet (siehe S. 402).

Untersucht man ein genügend großes Krankenmaterial von Hypertonikern systematisch hinsichtlich der möglichen Einwirkung des Leidens auf die Netzhaut und spiegelt man dabei im aufrechten Bilde unter Verwendung der rotfreien Lichtquelle (siehe S. 390), die besonders zum Studium der Netzhautgefäße, kleiner Blutungen usw. geeignet ist, so sieht man fast bei allen Patienten mit zentral bedingter essentieller Blutdrucksteigerung anomale Zustände. In der einen Reihe der Fälle handelt es sich lediglich um Gefäßveränderungen, die sich teils in ausgeprägten Kaliberschwankungen, teils in Drosselungen des Lumens auf größere Strecken des Verlaufs äußern. Extreme derartige, auf einem Spasmus der Gefäßmuskulatur beruhende Verengerungen führen zu einem eigentümlichen hellen Reflexstreifen auf der Mitte der Wandung [Silberdrahtarterien (GUNN, Abb. 27)]. Hin und wieder kann die funktionelle Veränderung wohl auch in eine organische übergehen, indem eine sekundäre Obliteration des Lumens nachfolgt. Dann erscheint ein solches Gefäß durch eine grellweiße Linie fortgesetzt, in deren Nachbarschaft nicht selten kleine Blutungen und weiße Herdchen auftauchen. Ganz ähnliche Bilder bringt die senile Sklerose der Zentralgefäße hervor (siehe Abb. 124, S. 561). Im Verlaufe einer über Jahre sich hinziehenden Hypertonie können derartige kleine Hämorrhagien kommen und gehen und Herdchen aufschießen und wieder verschwinden, ohne daß die meßbaren Schwankungen des Blutdrucks einen Hinweis abgäben, der diese Perioden erklären könnte (KAHLER und SALLMANN). Ebensowenig scheint es erlaubt zu sein, aus den Veränderungen eine Prognose in bezug auf eine drohende Apoplexia cerebri abzuleiten. In einer zweiten Reihe von Fällen treten im Gefolge einer reinen essentiellen Hypertonie größere Blutungen und förmliche Thrombosen auf, indem auch das venöse Stromgebiet in Mitleidenschaft gezogen wird und dadurch eine Stauung in den Ästen der Zentralvene zustande kommt. Mit solchen Zuständen verbinden sich leicht ödematöse Schwellungen des Netzhautgewebes, die sich durch eine mehr oder weniger ausgesprochene Unschärfe der Papillengrenzen und eine zarte streifige Trübung der Netzhaut in dem hinteren Abschnitte kundgeben. Die weißen Herde nehmen dabei unter Umständen eine größere Ausdehnung an. Es ist jedoch zu betonen, daß, wie die Blutungen und die Herde, so auch die weißen Flecke einen durchaus flüchtigen Charakter bewahren können.

Von größter Bedeutung für die Lehre vom Zustandekommen einer wirklichen Retinitis nephritica sind aber jene seltenen Beobachtungen, in denen trotz Fehlens irgendeines Symptomes seitens der Niere, also, soweit unsere heutigen Untersuchungsmethoden diesen Schluß zulassen, lediglich im Gefolge einer essentiellen Hypertonie eine typische ,,Neuroretinitis albuminurica'' im Augenspiegelbilde zur Entwicklung gelangt. KAHLER und SALLMANN berichten über 9 derartige Fälle, die lange genug kontrolliert werden konnten, um ein verkapptes Nierenleiden auszuschließen. Während der ganzen Behandlungsdauer waren weder Eiweißausscheidungen noch sonstige Kennzeichen einer Störung der Nierenfunktion auffindbar. Auch hier zeigte sich eine deutliche Heilbarkeit der auf dem Augenhintergrund sichtbar gewordenen Veränderungen, ohne daß Schwankungen im Allgemeinbefinden dazu in Beziehung gebracht werden konnten. Diese Erfahrungen legen jedenfalls die Vermutung nahe, daß so manche in der Literatur veröffentlichte Beobachtung von ,,Retinitis pseudoalbuminurica'' in Wirklichkeit eine ,,Retinitis hypertonica'' gewesen ist. Wir werden auf diese Möglichkeit noch gelegentlich der Besprechung der Pathogenese der nephritischen Netzhauterkrankung zurückkommen.

Selbstverständlich kann die essentielle Hypertonie der einleitende Symptomenkomplex für eine Schädigung des Gesamtorganismus sein, die in eine Nierenerkrankung ausklingt. Damit ist die Tatsache verknüpft, daß eine zunächst als hypertonische Retinitis diagnostizierte Netzhautveränderung mit der Zeit als nephritische angesprochen werden muß. Als Beispiel sei folgender Fall aus der von KAHLER und SALLMANN veröffentlichten Reihe angeführt.

Eine 32jährige Patientin litt 7 Jahre an Hypertonie mit leichtem Kopfschmerz und Schwindelgefühl. Dann kam es zu Sehstörungen, die auf der Entwicklung einer rasch fortschreitenden typischen Neuroretinitis mit Sternfigur in der Netzhautmitte und vielen Entartungsherden beruhten. Trotzdem blieb der Urinbefund völlig normal, und es ergab insonderheit der Konzentrationsversuch gute Werte. Erst ein halbes Jahr später tauchten die ersten nachweisbaren Eiweißspuren auf, und bald enthüllte sich mehr und mehr das Krankheitsbild der juvenilen Nierensklerose, an der die Patientin innerhalb weniger Wochen unter urämischen Symptomen starb.

Einem solchen Falle gegenüber ist wohl die Einstellung berechtigt, daß die Hypertonie die Grundlage ebensowohl der Netzhautaffektion, als auch der Nierenerkrankung gewesen ist, wenn man nicht annehmen will, daß die Retinitis als Frühsymptom einer mangelhaften Nierentätigkeit offenbar wurde, bevor es mit unseren heutigen Hilfsmitteln gelang, diese Funktionsstörung selbst klinisch zu erweisen.

Außer einer Retinitis hypertonica kann die Blutdrucksteigerung auch eine Neuritis nervi optici und Stauungspapille erzeugen.

2. Die Netzhautveränderungen bei Nierenleiden.

Art der Nierenleiden. Nicht alle Nierenerkrankungen führen zu Retinitis. Von dem im wesentlichen an den Harnkanälchen (Tubuli) sich abspielenden Veränderungen (Nephrosen) sind es nur ganz vereinzelte Fälle, in deren Verlauf wir eine Netzhautstörung zur Beobachtung bekommen, während die in den Gefäßknäueln sitzende Glomerulonephritis das eigentliche Feld für die Augenkomplikation darstellt. In dieser Gruppe lösen die herdförmigen, meist auf Infektionen beruhenden Glomerulonephritiden ebenfalls nur selten eine Retinitis aus. Sie veranlassen im allgemeinen keine Störung der Durchblutung des Ausscheidungsorgans, die jedoch vorhanden ist, wenn die Nieren mit ihrem Glomerulusapparat diffus erkranken. FRANZ VOLHARD rechnet zu dieser Form die eigentliche diffuse Glomerulonephritis und mit ihr die sog. Kriegsnephritis, sowie die Scharlach-, Angina-, Erkältungs- und Bleinephritis. Auch die Schwangerschaftsniere ist einzubeziehen. Diese Erkrankungen sind in der akuten Phase heilbar. Wenn sich aber eine sekundäre Nephrosklerose (Schrumpfniere) anschließt oder das Leiden von Anfang an den Symptomenkomplex dieser Form der Nephritis (primäre Nephrosklerose) aufweist, steigt die Gefahr der Retinitis.

Die Retinaerkrankung ist übrigens nicht die einzige Begleiterscheinung von Nierenleiden am Auge; denn man muß auch auf ödematöse Erscheinungen an den Lidern und an der Bindehaut achten. So hat W. GILBERT auf das Vorkommen einer nephrogenen Iritis aufmerksam gemacht, die er als Ausdruck einer im Uvealtraktus ablaufenden Vasosklerose (Iridosklerose) betrachtet. Vielleicht infolge agonaler Vorgänge findet sich ab und zu auch eine deutliche Auseinanderdrängung der Irisfasern und eine ringförmige Spaltbildung um die Irisgefäße, die an Präparaten von Augen mit schwerer Retinitis albuminurica anzutreffen ist (F. SCHIECK).

Symptome. Was das *Augenhintergrundsbild* anlangt, so haben wir mehrere Kennzeichen schon bei der Retinitis infolge Blutdrucksteigerung besprochen, und man kann im allgemeinen sagen, daß sich die Veränderungen im Gefolge einer Nephritis nur durch den Grad ihrer Entwicklung und vor allem durch das Hinzutreten von ausgesprochenen Ödemen[1] unterscheiden. Da wir uns auf den Standpunkt stellen müssen, daß bei einer Retinitis albuminurica stets der Einfluß der Hypertonie mitspielt, ist es gewissermaßen gleichgültig, welche Folgezustände in der Retina man auf die Nephritis und welche man auf die

---

[1] Man spricht von einer Neuroretinitis albuminurica, wenn man auch auf der Papille Veränderungen sieht. Diese sind jedoch lediglich Folgezustände der Blutungen, der Gefäßveränderungen, der Entartung der Nervenfasern und des Ödems, somit eine Parallele zur Retinitis.

Blutdrucksteigerung beziehen will. Die Grenze ist jedenfalls eine durchaus fließende, ausgenommen gewisse kreidigweiße Herde, die mit einer Hypercholesterinämie zusammenhängen (siehe S. 441).

Aus der Fülle der auf dem Augenhintergrunde Nierenkranker sichtbaren Veränderungen lassen sich drei verschiedene Bilder herausschälen, die sämtlich höchstwahrscheinlich auf spastischen Zuständen in der Gefäßmuskulatur und

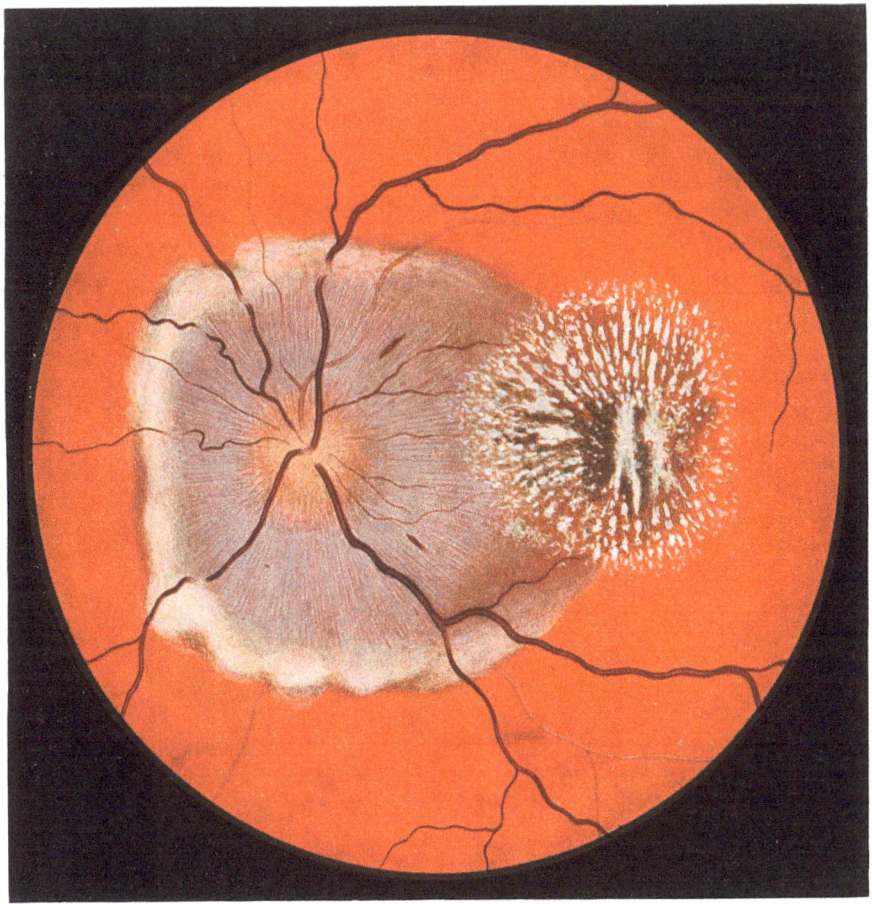

Abb. 28. Retinitis albuminurica. 16jähriges Mädchen. Rechtes Auge. In Nephrosklerose übergehende diffuse Glomerulonephritis. Blutdruck: 210 mm Hg. Die Retina ist in großer Ausdehnung um die Papille herum ödematös. Zwei feine strichförmige Blutungen in der ödematösen Zone. Spritzfigur in der Maculagegend.

einer pathologischen Durchlässigkeit der Wandungen der kleineren Arterien beruhen. Es sind dies: 1. Vorgänge an den Gefäßen ohne und mit Blutungen, 2. weiße Herde in der Netzhaut und 3. Ödeme der Netzhaut im Umkreise der Papille und am hinteren Pole (Abb. 28).

Vergebens habe ich mich auf Grund der Erfahrungen an einem größeren Material bemüht, in das vereinzelte oder gemischte Vorkommen dieser drei Komponenten ein System zu bringen, das irgendwie mit den verschiedenen Formen der Nierenleiden oder der Besonderheit einer Störung der Nierenfunktion in Einklang stände. Vielmehr bietet sich meiner Überzeugung nach im wesentlichen uns ein Zufallsbild dar, wobei in dem einen Falle Blutungen, im anderen weiße Herde, im dritten Ödeme das Aussehen des Fundus bestimmen. Eine jede dieser Veränderungen kann für sich allein oder mit anderen vergesellschaftet angetroffen werden. Wie wir bei der Schilderung der Pathogenese noch zu erörtern haben, spielen auch hier mehr oder weniger zufällige Abarten in dem Allgemeinstatus der Nephritiker mit; so kann z. B. eine Erhöhung des Cholesterinspiegels des Blutes zur Bildung kreidigweißer Herde Anlaß geben, eine starke Hypertonie Blutungen begünstigen und eine ausgesprochene Ödembereitschaft der Netzhaut ihren Stempel aufdrücken. Dies alles läuft aber ohne jede Gesetzmäßigkeit ab, wodurch ein Augenhintergrundsbild entsteht, das an Mannigfaltigkeit und Abwechselung reich ist und sich auch im einzelnen Falle mit der Zeit wesentlich ändern kann, ohne für bestimmte Formen der Nierenleiden differentialdiagnostische Merkmale an die Hand zu geben. Deswegen halte ich die Unterscheidung einer ,,hämorrhagischen Form" (Retinitis apoplectica albuminurica, H. MAGNUS) oder einer ,,leichten atypischen Retinitis", wie sie ELSCHNIG in Fällen mit wenigen Blutungen, spärlichen kleinen Entartungsherden ohne Spritzfigur, fehlender venöser Stase und geringem oder mangelndem Ödem in 7,5% seiner Beobachtungen von Nierenleiden fand, nicht für irgendwie grundsätzlich maßgebend, sondern nur für eine Kennzeichnung von Extremen, die auf die Natur des Allgemeinleidens und seines Stadiums keine Schlüsse zulassen. Ebensowenig ist die ,,einfach degenerative Form" mit Vorhandensein sehr zahlreicher kleiner, zum Teil in Sternform an der Macula angeordneter weißer Stippchen eine wirkliche Abart, noch haben diejenigen Veränderungen, die mit schwereren Ödemen einhergehen und zum Bilde der Papilloretinitis, Neuritis nervi optici und der Stauungspapille Anlaß geben, eine andere als mehr oder weniger zufällige Bedeutung. *Eine* Tatsache verdient aber besondere Beachtung. Entgegen der vielfach verbreiteten Meinung, daß zur Retinitis albuminurica die ,,Spritzfigur" in der Netzhautmitte gehört, müssen Fälle mit dieser allerdings sehr eigenartigen Anordnung der weißen Herde für eine relative Seltenheit erklärt werden. Vielleicht steigt die Häufigkeit der Figur, sowie die Vervollkommnung des ,,Sterns" mit der Dauer der Retinitis, doch wäre es grundfalsch, wenn man zur Diagnose einer nephritischen Netzhauterkrankung stets dieses Symptom verlangen wollte. Fast wäre man versucht zu sagen, daß man die am reinsten ausgeprägten Bilder der Sternfigur gar nicht bei der Retinitis albuminurica, sondern in seltenen Fällen von Periphlebitis retinae tuberculosa (siehe S. 449, Abb. 40) und anderen Netzhautleiden vorfindet.

Gehen wir die einzelnen Typen der Veränderungen des Augenhintergrundes durch, so sind seitens des Zentralgefäßsystems ganz analog dem Befunde bei Retinitis hypertonica *Kaliberschwankungen der Gefäße* (Arterien wie Venen), *Drosselungen des arteriellen Gefäßlumens,* Stauung in den Venen und das Auftreten kleiner strichförmiger oder punktförmiger *Blutungen* von hellroter oder dunkelvenöser Farbe beachtenswert (Abb. 29). Hin und wieder kommen wohl auch Embolien der Zentralarterie im Hauptstamm oder in einem Aste, sowie Thrombosen im venösen Gebiete, mehr flächenhafte Blutungen oder auch präretinale Hämorrhagien zur Beobachtung. Diese schweren Erscheinungen seitens der Blutzirkulation haben indessen mit der Retinitis albuminurica wohl nur indirekt etwas zu tun. Entweder sind sie sekundäre Ereignisse, indem die lange bestehende Verengerung des Gefäßrohrs schließlich zur organischen Unwegsamkeit durch Intimawucherungen führt, oder wir haben Teilerscheinungen einer Gefäßsklerose vor uns, auf deren Boden sich bekanntermaßen eine Nephritis, vorzüglich eine Nephrosklerose leicht entwickelt. TERRIEN hat die Meinung geäußert, daß die für die Retinitis albuminurica in Betracht kommenden Veränderungen nur an eine Zone des Hintergrundes gebunden sind, die einen Durchmesser von 5—8, selten von 15 mm hat. Die Ansicht stimmt, wenn man die Ödeme und die weißen Herde in Betracht zieht, muß aber hinsichtlich der Gefäßveränderungen und Blutungen dahin ergänzt werden, daß man manchmal den hinteren Netzhautabschnitt unversehrt antrifft und bei genauem Absuchen der Peripherie, vor allem im rotfreien Lichte, trotzdem feine Blutungen findet. Wie für die Retinitis hypertonica, die lediglich Ausdruck einer essentiellen Blutdrucksteigerung ohne Nephritis sein kann, so ist auch für die Netzhauterkrankung bei Nephritis die Kaliberschwankung oder die Verdünnung der

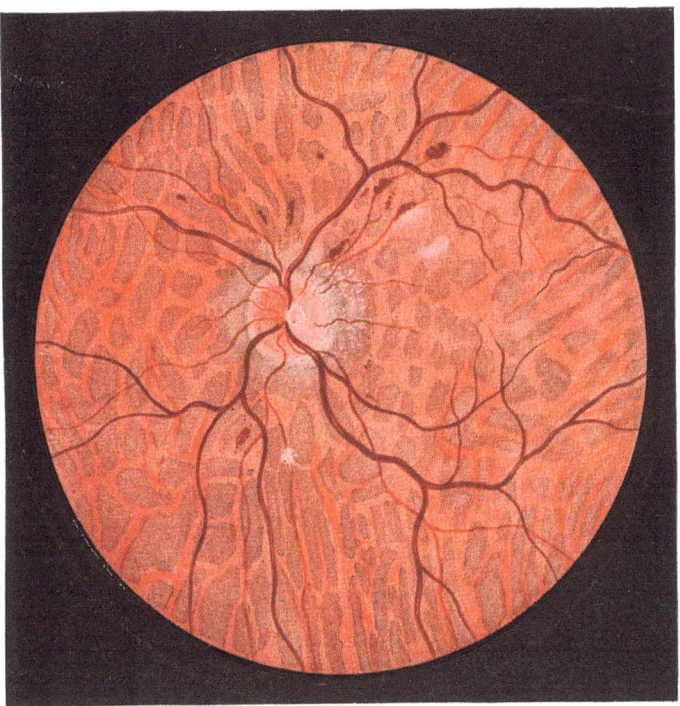

Abb. 29. Retinitis albuminurica. Arterien verengt. Venen gestaut. Kaliberschwankungen. Blutungen. Wenige weiße Herde. Leichte Unschärfe der Papillengrenzen (Ödem).

Arterien und Anschwellung der Venen manchmal das einzige Symptom (vielleicht dann auch nur auf die mitbestehende Hypertonie zu beziehen).

Die Verdünnung und Streckung, sowie das auffallende Glänzen der Arterien und dementsprechend die Erweiterung der Venen ist eine Begleiterscheinung der Retinitis albuminurica, die so häufig anzutreffen ist, daß FRANZ VOLHARD die Erkrankung als „Retinitis angiospastica" aufgefaßt hat. In jahrelanger Zusammenarbeit mit ihm habe ich seine Beobachtungen bestätigen können, wenn auch Fälle vorkommen, in denen man (wahrscheinlich zeitweise) dieses Symptom vergeblich sucht. Freilich hat Lo CASCIO genaue Messungen der Kaliberstärke an einem bestimmten von der Papille abgehenden arteriellen Gefäß bei Gesunden, Nierenkranken und Patienten mit Retinitis albuminurica ausgeführt und festgestellt, daß in der überwiegenden Mehrzahl der Retinitisfälle sich die gefundenen Werte nicht von dem errechneten Durchschnitt unterscheiden; aber diese Methode geht von der falschen Voraussetzung aus, daß der

Angiospasmus alle Äste der Zentralarterie gleichmäßig befällt. Ein und dieselbe Arterie braucht durchaus nicht bei allen Beobachtungen gedrosselt zu sein, abgesehen davon, daß die Gefäßverteilung auf dem Augenhintergrunde so viele Verschiedenheiten bei den einzelnen Individuen aufweist, daß es meines Ermessens überhaupt gewagt erscheint, von Durchschnittswerten des Kalibers zu sprechen. Außerdem ist der Angiospasmus seiner ganzen Entwicklung nach kein stets gleichbleibender Dauerzustand, sondern in seinem jeweiligen Ausmaße sehr schwankend und zum Teil auch von dem Stadium abhängig, in dem die Nephritis und Retinitis sich befindet. Ich stimme daher V. KOLLERT

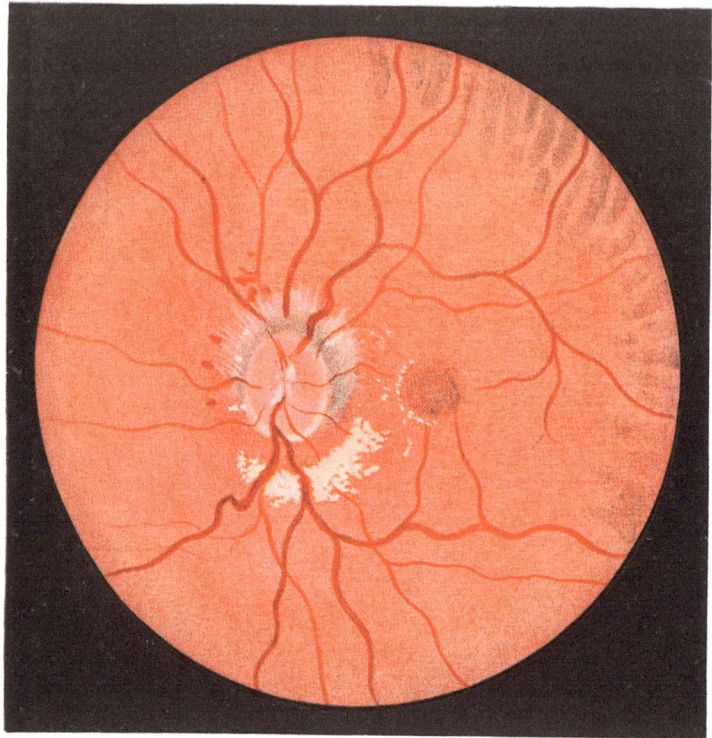

Abb. 30. Retinitis albuminurica. Weiße Herde in der Netzhaut. Einige Blutungen. Geringes Netzhautödem in der Umgebung der Papille.

vollkommen zu, der schreibt: ,,Mein Gesamteindruck geht dahin, daß bei entstehender oder fortschreitender Retinitis die Arterien verengt sind, während man bei stationären oder rückgängigen Prozessen eher normales Kaliber findet. Die Verengerung kann bald alle sichtbaren Arterien der Netzhaut betreffen, bald die Hauptstämme freilassen und nur die feinen Arterien ergreifen." Die maßgebende Rolle der Hypertonie ist auch durch die Dynamometermessungen P. BAILLIARTs erwiesen, der bei der Retinitis albuminurica die höchsten Druckwerte antraf, welche überhaupt vorkommen, und zwar war dieses Symptom in allen Phasen des Leidens festzustellen. Gegen den normalen systolischen Druck von 65—70 mm fand er einen solchen bis zu 120 mm Hg in der Zentralarterie. Bislang gab es jedoch im mikroskopischen Präparat kein sicheres Anzeichen dafür, daß der Hochdruck die Arterien geschädigt hat, weswegen die noch später zu schildernde Feststellung von B. C. DE LA FONTAINE VERWEY um so wichtiger ist, daß eine Arteriolosklerose der Netzhaut bei bestimmten Formen von Nierenleiden durch Einlagerung von Lipoid in die Wandung nachweisbar ist.

Die *weißen* Herde sind bei Retinitis albuminurica ungemein häufig und geben dem Augenhintergrundsbilde das eigentliche Gepräge. Teils treten sie in Gestalt feiner, weißer oder weißgelber Pünktchen auf, die vor allem die Nähe

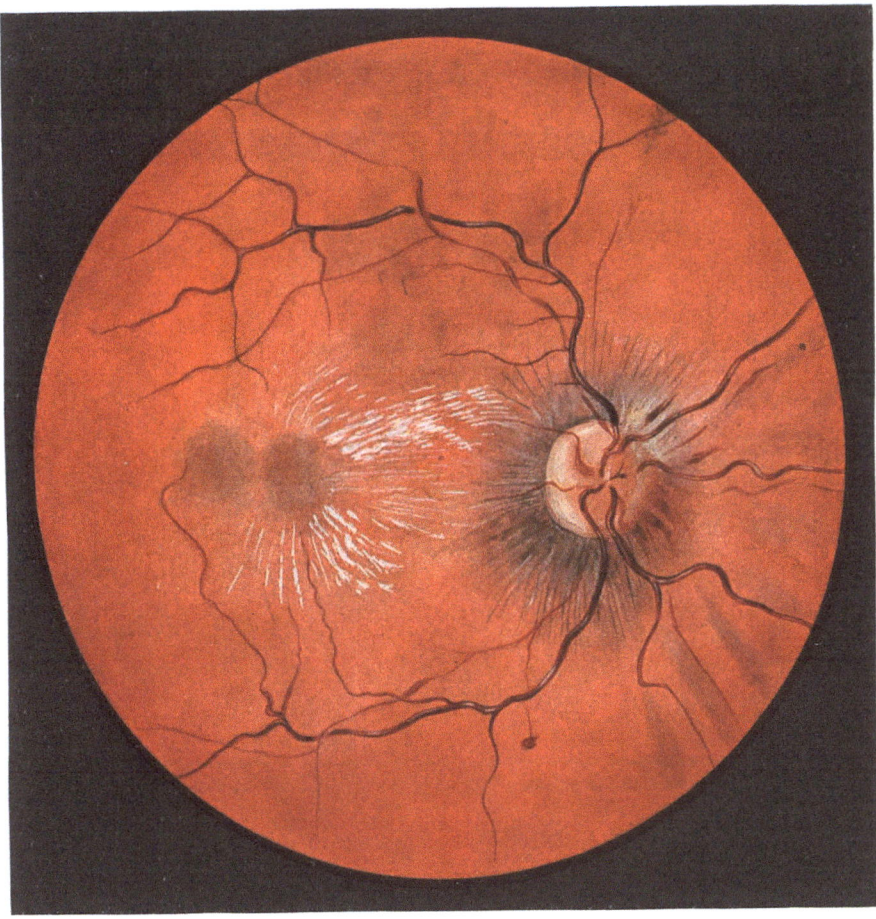

Abb. 31. Retinitis albuminurica bei maligner Nephrosklerose und hohem Blutdruck (250/130). 45jährige Frau. Im April 1925 plötzlich Sehstörung rechts. Kopfschmerzen. Erst durch das Augenleiden wurde das Nierenleiden entdeckt. † im Mai 1926. Der Augenhintergrund ist im Juli 1925 gemalt und zeigt eine außerordentliche Verdünnung der Arterien mit deutlichen Kaliberschwankungen (z. B. an der nach links oben ziehenden Arterie), während die Venen leicht erweitert sind. Über der ödematösen und geröteten Papille liegen Blutungen. Die im Entstehen begriffene Spritzfigur der Macula läßt den Verlauf der einzelnen Nervenfasern, die zur Netzhautmitte ziehen, hervortreten. (Beobachtung von Franz Volhard.)

von Blutungen bevorzugen, teils sehen wir grelle kreidigweiße Flecken von gröberer Beschaffenheit (Abb. 30). Die Netzhautgefäße liegen den Herden entweder auf oder sie sind von ihnen bedeckt, und zwar sind es zumeist kleinere Äste, die in sie untertauchen. Im Gegensatze zu den Blutungen und den Kaliberschwankungen der Gefäße treffen wir die weißen Flecke nur in der Gegend des Augenhintergrundes an, die der Papille benachbart ist und die weitere Umgebung der Macula einschließt (siehe S. 443). Während im übrigen Teil der hinteren

Netzhaut die Herdchen eine zufällige Anordnung als Aussaat zeigen, hat die Netzhautmitte die Eigentümlichkeit, ihnen eine radiäre Lagerung anzuweisen, so daß eine *Sternfigur (Spritzfigur)* entsteht, deren Zentrum die Macula ist. Oft finden wir nur Andeutungen davon, dann mit Vorliebe nasal der Macula, und nur selten den weißen Strahlenkranz in Vollendung. Bei Anwendung von stärkeren Vergrößerungen erkennt man, daß die einzelnen Speichen der Figur aus einer großen Zahl kleiner Fleckchen gebildet werden, die teilweise zusammenfließen. Nicht selten stellen wir an der Anordnung der weißen Spritzer den Verlauf der einzelnen Nervenfasern fest (Abb. 31).

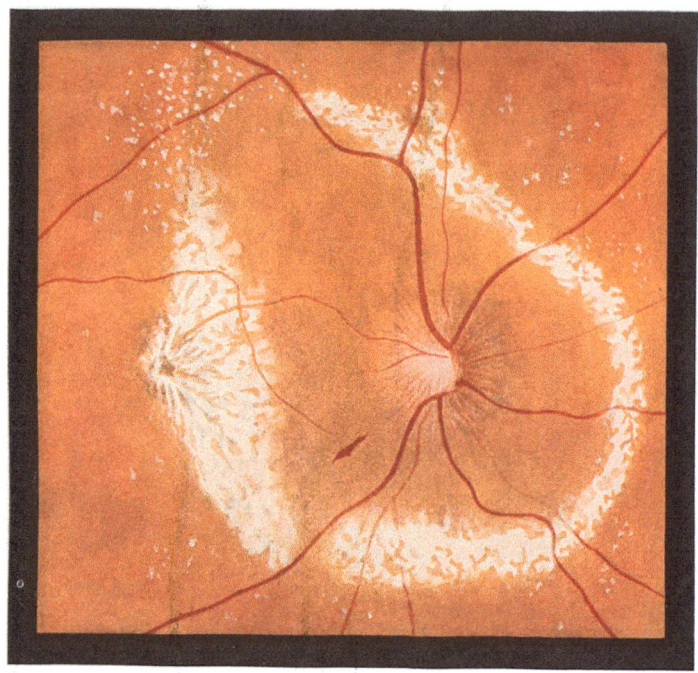

Abb. 32. Retinitis albuminurica. Arterien ganz dünn. Ödematöse Trübung und Rötung der Papille. Im Umkreis um die Papille herum Kranz weißer Herde. Die Herde ordnen sich nasal der Macula zu einem Stern. (Abbildung von RÖNNE.) (Vgl. die Abb. 146, 147 von Retinitis circinata S. 579, 580.)

Die Maculagegend zeigt nicht nur bei Retinitis albuminurica und der schon obenerwähnten Retinitis pseudoalbuminurica (stellata) die Neigung, radiär gestellte Linien in die Erscheinung treten zu lassen, sondern wir begegnen demselben Anblick, wenn auch in abgeänderter Form, in Gestalt von pathologischen Reflexen infolge von Contusio bulbi und gewissen Blutungen in die oberflächlichen Netzhautschichten (siehe Abb. 118 und Abb. 119 auf S. 558). Eine solche Übereinstimmung kann natürlich nur in der anatomischen Bauart der Netzhautmitte begründet sein, indem hier die Nervenfasern von allen Seiten her in die Fovea centralis einbiegen. Die tiefste Stelle der Grube bleibt gemeinhin von weißen Herden frei.

In einigen Fällen erscheinen die weißen Herde zu einer Guirlande angeordnet, die in einem größeren Abstande die Netzhautmitte umzieht, und die Veränderungen haben dann viel Ähnlichkeit mit Retinitis circinata (Abb. 32). Auch diese Abart dürfte rein zufälligen Umständen ihre Entstehung verdanken, wenn wir nicht eine Arteriosklerose der perimakulären Gefäße annehmen (W. GILBERT) oder in Gefäßkrämpfen die Ursache sehen (V. KOLLERT).

Bei der Dünnheit der Netzhaut ist es ohne Zuhilfenahme der stereoskopischen Untersuchung mit dem GULLSTRANDschen großen Augenspiegel sehr schwer zu sagen, ob die weißen Herde in den vordersten oder mittleren Schichten der Membran liegen. Anatomisch kommen die noch zu beschreibenden fetthaltigen Herde und varikösen Hypertrophien der Fasern in der innersten Schicht und die Fibrinabscheidungen und Faserkörbe in den mittleren Lagen in Betracht.

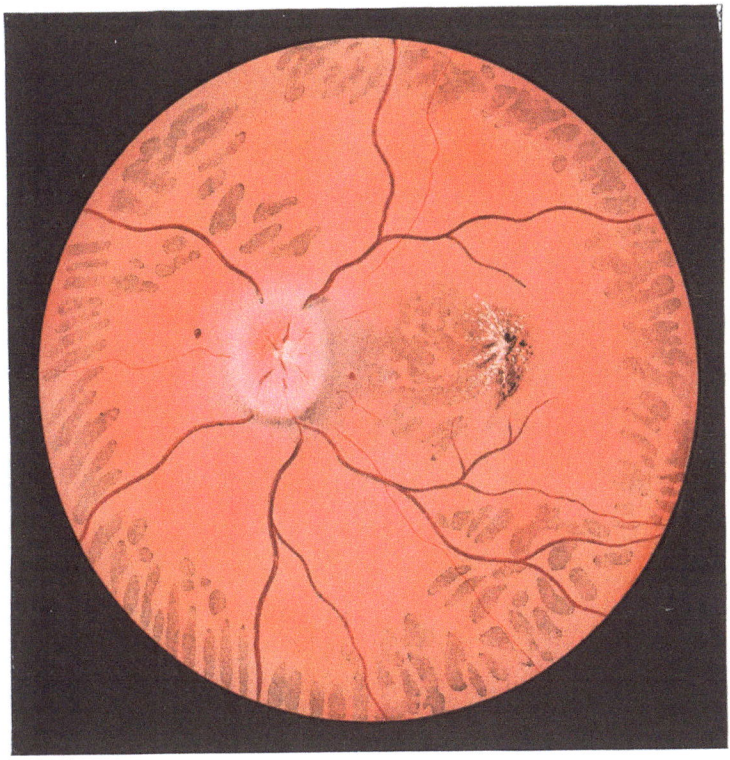

Abb. 33. Retinitis albuminurica. Arterien fadendünn, kaum sichtbar. Ödem der Papille und umgebenden Netzhaut. Beginn einer Sternfigur in der Macula; dort auch unregelmäßige Pigmentierung.

Hin und wieder dürften ausgebreitete flächenhafte Weißfärbungen auch durch ein eiweißreiches subretinales Exsudat bedingt sein.

Von großer Wichtigkeit ist die oft zu beobachtende Feststellung, daß *alle weißen Herde wieder verschwinden können* und daß die Funktion der Netzhaut trotz Vorhandenseins zahlreicher Flecke, selbst in der Maculagegend, oft auffallend gering geschädigt ist. Solche klinischen Befunde sprechen dafür, daß die anatomische Grundlage in einer reparationsfähigen Veränderung der Netzhaut zu suchen sein muß.

Die *Ödeme* endlich erhalten ihre früheste und stärkste Entwicklung im Umkreis der Papille und am hinteren Pole. Sie veranlassen eine Verwaschenheit der Papillengrenzen (Abb. 33) und eine feinstreifige Trübung der Netzhaut. In Abb. 28, S. 429 und Abb. 34 breitet sich ein Ödem von der Papille nach allen Seiten aus. Auch für das Erkennen dieser Veränderungen gewährt die Benutzung einer rotfreien Lichtquelle große Vorteile. Die Durchtränkung des Sehnervenkopfes mit Flüssigkeit kann solche Ausmaße annehmen, daß die Papille sowohl in den Glaskörper vorgetrieben als auch der Fläche nach verbreitert erscheint. Damit sind also die Kennzeichen der Stauungspapille gegeben. Sicherlich kommt in solchen Fällen eine Hirndrucksteigerung durch ödematöse Zustände im Zentralnervensystem mit in Frage. Die von mir als pathognomonisch für die Entwicklung der Stauungspapille angesprochene Erweiterung der perivasculären Lymphscheiden der Zentralgefäße im Axialstrange (siehe Beitrag RÖNNE in diesem Bande S. 652) habe ich jedenfalls in Präparaten von Retinitis albuminurica angetroffen.

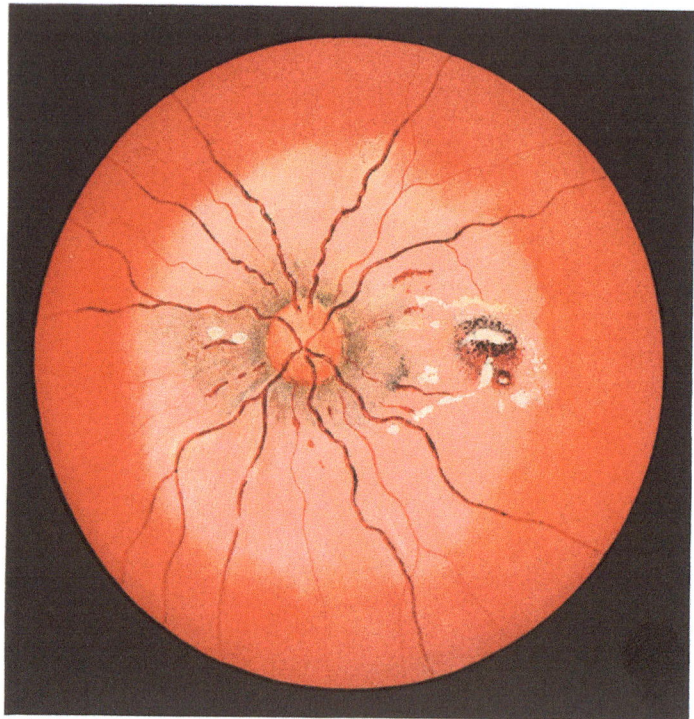

Abb. 34. Retinitis albuminurica. Schweres Ödem der Netzhaut in der Umgebung der Papille. Weiße Herde. Blutungen.

Für die ödematösen Auswirkungen im Gebiete der Macula sind kreisförmige Reflexe, vertikale Linien zwischen Papille und Fovea, sowie eine moiréeartige Zeichnung des Gewebes charakteristisch.

Die *subjektiven Symptome* der, bei ehedem normaler Funktion der Augen (siehe S. 443), ausnahmslos doppelseitig auftretenden Netzhauterkrankung bieten wenig Besonderheiten dar. Die Sehstörungen ergeben sich im allgemeinen aus der Lage und Ausdehnung der Blutungen und weißen Herde und stehen, wie schon erwähnt, nicht immer im Verhältnis zur Schwere der Hintergrundsveränderungen. Ebensowenig leidet das Gesichtsfeld in irgendwie typischer Form. Kommen plötzliche Verschlechterungen vor, so beruhen diese auf der Entwicklung größerer Hämorrhagien, von embolischen und thrombotischen Prozessen, hinzugetretener Netzhautablösung, Glaskörperblutungen usw. Wenn jedoch eine rasch um sich greifende doppelseitige Umnebelung des Gesichtsfeldes oder sogar Amaurose eintritt, ohne daß die Augenspiegeluntersuchung eine entsprechende Zunahme der Veränderungen aufzudecken vermag, ist an die Mitwirkung urämischer Störungen zu denken, die im Zentralorgan ihren Sitz haben. Die Weite und Reaktionslosigkeit der Pupillen ist dabei auffallend.

Als *Komplikationen,* die mit den Folgezuständen der Hypertonie zusammenhängen, haben wir bereits die Möglichkeit von embolischen und thrombotischen Vorgängen im Gebiete des Zentralgefäßsystems erwähnt, sowie das Vorkommen von präretinalen und Glaskörperblutungen gestreift. Bei weitem die wichtigste Komplikation ist jedoch die *Netzhautablösung,* die uns bei Retinitis albuminurica

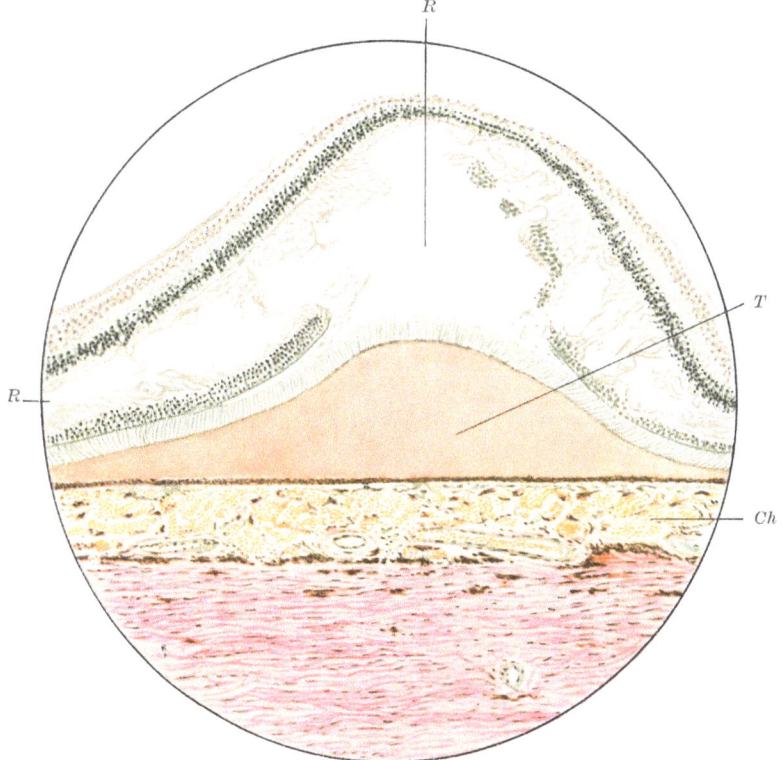

Abb. 35. Amotio retinae bei Retinitis albuminurica. Die von einem großen cystischen Hohlraum durchsetzte Retina (*R*) ist durch ein Transsudat (*T*) von der Chorioidea (*Ch*) abgehoben.

in Gestalt einer durch ein eiweißreiches Transsudat aus der Aderhaut bedingten Emporhebung entgegentritt (Abb. 35). TERRIEN errechnet aus seinem Material eine Häufigkeit von 7%, in denen sich diese Erkrankung anschließt. Wenn wir auch die Retinitis albuminurica gravidarum noch einer besonderen Besprechung würdigen werden, so sei doch schon hier darauf hingewiesen, daß vorzugsweise diese Art des nephritischen Netzhautleidens zum Eintritt einer Amotio retinae neigt. Gerade in so gelagerten Fällen sehen wir aber recht oft mit dem Aufhören der Gravidität die Netzhautablösung sich wieder anlegen und den Gesichtsfeldausfall sich wieder ausgleichen. Auch die Sehschärfe kann sich in erstaunlichem Maße selbst dann erholen, wenn sie vorher durch Mitbeteiligung der Netzhautmitte an der Ablösung stark gesunken war.

Die Tatsache, daß die Zwischenschaltung eines Flüssigkeitsergusses zwischen Netzhaut und Aderhaut (siehe Abb. 35) die Amotio retinae bedingt, macht es verständlich, daß hin und wieder unter Umständen *sekundäre Drucksteigerungen* unterlaufen können. Andererseits darf nicht übersehen werden, daß in vielen Fällen von Retinitis albuminurica das lokale Gefäßsystem sich im Zustande einer Arteriosklerose befindet. So hat J. v. MICHEL darauf aufmerksam gemacht, daß in einer Reihe von Fällen, die glaukomatöse Symptome gezeigt hatten, die mikroskopische Untersuchung hyaline Veränderungen der Gefäßwandungen in der Retina und Uvea, sowie profuse Blutergüsse aufdeckte.

Die *Vorgänge in der Aderhaut* bedürfen noch einiger Worte. Nicht selten bieten ihre Gefäße die Kennzeichen *sklerotischer Wanderkrankungen* dar, wodurch ELSCHNIG veranlaßt wurde, eine besondere Chorioretinitis albuminurica als Krankheitsbild aufzustellen. Nach seinen Erfahrungen gibt diese Abart

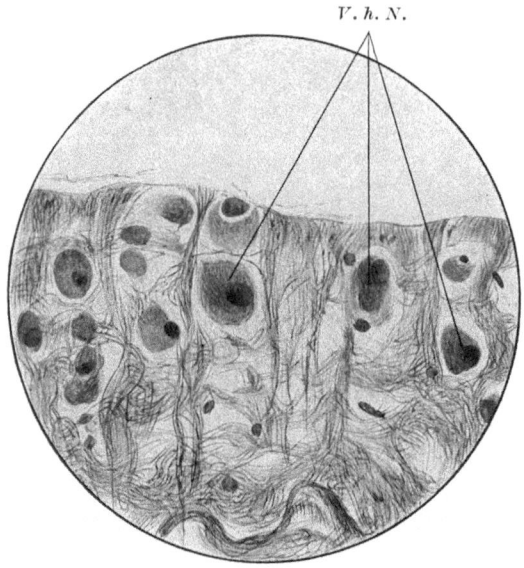

Abb. 36. Varikös hypertrophierte Nervenfasern (*V. h. N.*) bei Retinitis albuminurica. Ödem der Ganglienzellen- und Nervenfaserschichte.

eine auffallend schlechte Prognose, und es ist zuzugeben, daß wir ihr Vorkommen als ein Anzeichen einer allgemeinen Degeneration des Gefäßsystems anzusprechen haben, sowie daß eine Nephritis oder Nephrosklerose in einem derart schwer erkrankten Organismus eine das Leben bedrohende Komplikation darstellt. V. KOLLERT ist der Ansicht, daß es eine Chorioiditis nephritica gibt, d. h. daß unter denselben Bedingungen, die eine Retinitis erzeugen, auch eine Aderhauterkrankung vorkommt, die pathogenetisch mit einem Nierenleiden zusammenhängt. Die von ihm kurz geschilderten Fälle haben aber meines Ermessens wenig Beweiskraft für eine solche Annahme. Hingegen halte ich es für ganz abwegig, wollte man, wie Y. KOYANAGI es versucht hat, die Netzhauterkrankung im wesentlichen auf das Versagen der Aderhaut beziehen; denn die Komplikationen, welche eine Sklerose der Aderhautgefäße an der Netzhaut auslöst, sind klinisch und anatomisch wohl bekannt und haben mit der Retinitis nephritica keine Ähnlichkeit. Sie gleichen vielmehr der Pigmententartung (S. 483).

Pathologische Anatomie. Wir kommen damit zu der für das Verständnis der Entstehung des Leidens sehr wichtigen Frage der pathologischen Anatomie der Retinitis albuminurica, die lange Zeit ein sehr umstrittenes Gebiet darstellte, aber langsam einer befriedigenden Beantwortung entgegenreift. Man kann sagen, daß vor allem *zwei Richtungen* um die Anerkennung gerungen haben, von denen *die eine in der Retinitis den Folgezustand des Versagens des Gefäßsystems, die andere die Auswirkung einer toxischen Noxe mit entzündlichen Reaktionen des Gewebes sieht.*

Die ersten Bestrebungen, den Zusammenhang zwischen Allgemeinleiden und Retinitis aufzudecken, standen unter dem Eindrucke, daß der Augenspiegel und das Mikroskop relativ häufig degenerative Gefäßveränderungen aufdecken. Es lag daher nahe, alle Folgezustände im Gebiete der Retina auf eine durch die Gefäßerkrankung bedingte Ernährungsstörung zu beziehen (HERZOG CARL IN BAYERN, J. V. MICHEL). Mit der Zeit wurden aber Fälle schwerster Netzhautveränderungen bekannt, deren mikroskopische Überprüfung nicht die geringsten Anzeichen einer Gefäßsklerose im Gebiet der Netzhaut aufdeckte, soweit man mit den seinerzeit bekannten Verfahren die Untersuchung ausführen konnte (F. SCHIECK, TH. LEBER, OPIN und ROCHON-DUVIGNEAUD). Auch in klinischer Hinsicht konnte die Theorie von der primären Rolle sklerosierender und obliterierender Prozesse an den Zentralgefäßen nicht befriedigen, weil damit die Möglichkeit eines Rückgangs oder sogar einer Heilung der Retinitis nicht zu erklären war. In jüngster Zeit ist nun aber durch B. C. DE LA FONTAINE VERWEY gezeigt worden, daß die Gefäßwandung doch höchstwahrscheinlich die Trägerin der ersten pathologisch-anatomischen Veränderungen insofern ist, als *unter dem Einflusse des arteriellen Hochdrucks die Wandung der kleinsten Netzhautarteriolen (Arteriolen) in sehr charakteristischer Weise leidet.*

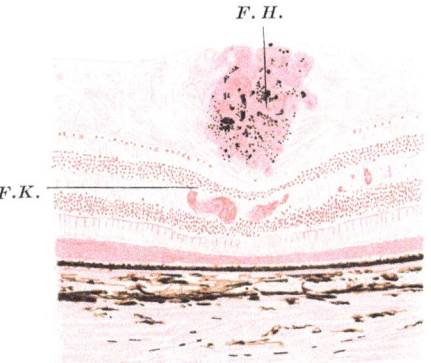

Abb. 37. Fettig degenerierter Herd (*F. H.*) in der Ganglienzellen- und Nervenfaserschichte bei Retinitis albuminurica. In der inneren granulierten Schichte Faserkörbe (*F. K.*). Osmiumpräparat. (Fett schwarz.) (Aus der Sammlung J. V. MICHEL.)

Behandelt man die Präparate nach dem Gelatine-Gefrierschnittverfahren und läßt die Färbung mit Hämatoxylin-Sudan nachfolgen, so tauchen in den leicht verdickten Wänden der Arteriolen kleine rötliche Pünktchen auf, die eine *diffuse feinkörnige Lipoideinlagerung* anzeigen, wie sie *in ausgesprochenen Fällen von Blutdrucksteigerung bei Schrumpfniere in der eigentlichen Hirnsubstanz angetroffen wird.* Wir müssen daher den Schluß ziehen, daß eine *pathologische Durchlässigkeit der Arteriolenwandung durch den arteriellen Hochdruck in die Wege geleitet wird.*

Die *Blutungen* stellen in pathologisch-anatomischer Hinsicht keine Besonderheit dar, wohl aber sind die *Grundlagen für die weißen Herde von einer Form*, die in gewissen Beziehungen nur die Retinitis albuminurica zeigt. Wahrscheinlich sind die Flecke durch zwei verschiedene Veränderungen hervorgerufen, von denen die Bildung von *varikös hypertrophierten Nervenfasern* in der innersten Schichte, diejenigen der *homogenen Einlagerungen und „Faserkörbe"* in der Höhe der Bipolaren und äußeren Körner zur Entwicklung gelangt.

Die varikös hypertrophierten (gangliformen) Nervenfasern sind in Abb. 36 und Abb. 37 dargestellt und gewähren den Eindruck, als wenn mitten in dem Faserverlauf Gruppen von Ganglienzellen eingestreut wären. Quergetroffen bilden die Fasern eine unregelmäßige Scheibe, die einen oder mehrere dunkler färbbare Flecken ähnlich Zellkernen in sich schließt, während auf den Längsschnitten ihre wirkliche Gestalt als eine spindelförmige Anschwellung der einzelnen Fasern zutage tritt. Sie sind nicht nur bei Retinitis albuminurica sichtbar, sondern kommen auch bei anderen, mit Ödem und Exsudation einhergehenden Netzhautleiden vor. Dabei spielen aber wohl auch degenerative Erscheinungen eine mitbestimmende Rolle; denn, wenn man sich zwar vorstellen kann, daß eine durch Flüssigkeitsaufnahme geblähte Faser wieder abschwillt, so ist doch die Tatsache beachtenswert, daß nach längerer Dauer sich in den hypertrophierten Gebilden Fetteinlagerungen (Abb. 37) kenntlich machen, die auf einen Abbau der nervösen Substanz hindeuten. Schließlich fließen die benachbarten Fasern zu homogenen Klumpen mit relativ hohem Fettgehalt zusammen, und es dürfte in diesem Stadium wohl ein völliger Rückgang der Veränderungen, ohne Schaden zu hinterlassen, unmöglich sein. In schweren

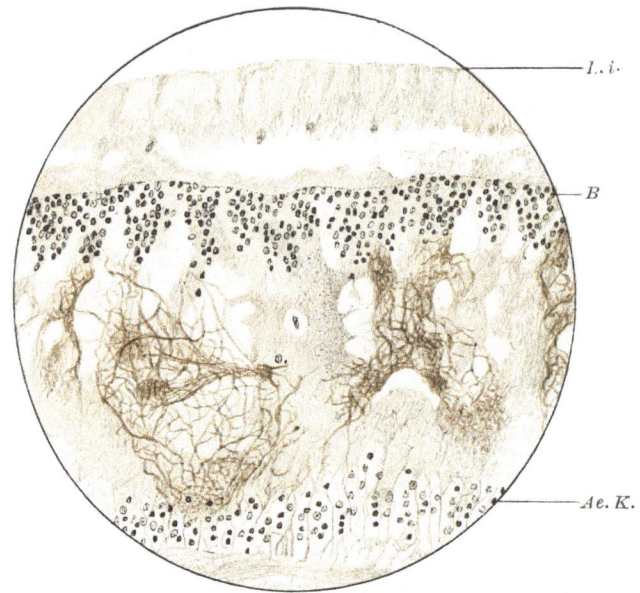

Abb. 38. Faserige Entartung der äußeren Zwischenkörnerschicht bei Retinitis albuminurica. Die Limitans interna ($L. i.$) ist mit dem inneren Teil der Nervenfaserschichte durch ein Ödem von den Bipolaren (B) getrennt. $Ae. K.$ äußere Körner.

Fällen stellen sich diese Fettinfiltrationen noch in anderen Netzhautschichten ein, so daß osmierte Schnitte durch die reiche Durchsetzung mit schwarzen Klumpen auffallen.

Die *homogenen Einlagerungen in die tieferen Schichten* in Gestalt von glasigen Schollen, von faserigen Gespinnsten (Faserkörben) und schließlich auch in Form von leeren cystoiden Räumen verleihen der Retinitis albuminurica das eigentliche Gepräge (Abb. 38). Dabei erwecken sie den Eindruck, als wenn eine fremde Masse sich zwischen die nervösen Bestandteile zwängt, bzw. als wenn sich im Gefüge der Fasern und Kerne des zweiten Neurons Spalten öffnen, in die eine später gerinnende Masse sich hinein ergießt. Am meisten ist die äußere plexiforme Schicht beteiligt. Zwischen den einzelnen Herden heben sich teilweise die MÜLLERschen Stützfasern ab. Deshalb glaubt man, daß die radiäre Anordnung des Gliagerüstes die Ergüsse in der Maculagegend zu einer anatomischen Lagerung veranlaßt, die im Augenhintergrundsbilde die „Sternfigur" hervorruft. Der Inhalt der Hohlräume nimmt zum Teil eine blasse Fibrinfärbung an und wird auch hin und wieder durch ergossenes Blut gebildet. Osmierte Schnitte zeigen die Anwesenheit von Lipoid in größeren Massen, und zwar entweder in Form freier Klumpen oder als Zelleinschluß. Nach LEBER und KOYANAGI sollen die „Fettkörnchenzellen" Abkömmlinge des Pigmentepithels sein, die als große glasige Gebilde in die Netzhaut einwandern, doch findet sich das Fett nach den Feststellungen von HANS LAUBER und VALENTIN ADAMÜCK, sowie von S. GINSBERG sicher auch innerhalb der nervösen und gliösen Elemente. S. GINSBERG sieht in der Anwesenheit der lipoiden Substanz eine Schädigung des Zellstoffwechsels, die wieder ausgeglichen werden kann, und LO CASCIO meint, daß die nervösen Bestandteile nur dann zugrunde gehen, wenn der zwischen sie erfolgte Erguß ihre Ernährung behindert. Viel Wahrscheinlichkeit hat jedoch die Erklärung, daß die lipoiden Elemente aus dem Erguß selbst stammen, sekundär von den gliösen Fasern und Zellen aufgenommen werden, und daß diese Gerüstzellen wie im Zentralnervensystem so auch in der Retina sich aus dem Verbande des Gliareticulums lösen und mit Fett beladen zu Gliawanderzellen werden (DE LA FONTAINE VERWEY).

Das *Ödem* der Netzhaut bietet bei Retinitis albuminurica keine Besonderheiten dar.

Pathogenese. Nachdem wir nunmehr die einzelnen Ergebnisse der pathologisch-anatomischen Forschung überblicken können, gewinnt die Erörterung über die Entstehung des nephritischen Netzhautleidens eine sichere Grundlage. Da die zunächst angenommene Erklärung, daß eine Nekrobiose der Netzhaut infolge von Ernährungsstörungen eintritt, die von obliterierenden Vorgängen an den Gefäßen abhängig sind, durch den Nachweis ausgeschaltet war, daß Intimawucherungen ganz fehlen können, schien nur noch die Auslegung möglich, daß man toxische Stoffe für die Zerstörung des Nervengewebes anschuldigte, zumal die chemische Analyse die Belastung des Blutes Nierenkranker mit Stoffwechselschlacken ergeben hatte. Indessen ist bislang jeder Versuch, die Anreicherung des Blutes mit irgendeiner giftigen Substanz in Beziehung zum Auftreten der Retinitis albuminurica zu bringen, an den klinischen Tatsachen gescheitert. Auf keinen Fall ist die Eiweißausscheidung selbst das auslösende Moment; denn sonst müßten die mit starker Albuminurie verbundenen Erkrankungen der Harnkanälchen, die Nephrosen, leicht zur Netzhautkomplikation führen, eine Voraussetzung, von der gerade das Gegenteil zutrifft. Nie sehen wir eine Parallele zwischen der Menge des Eiweißes und dem Verlaufe der Retinitis. Der Name Retinitis albuminurica ist daher seinem Sinne nach unbedingt falsch und nur im Hinblicke auf die geschichtliche Entwicklung unserer Kenntnisse beibehalten. Nicht anders steht es mit der von seiten französischer Forscher (WIDAL, MORAX und A. WEILL, ROCHON-DUVIGNEAUD u. a.) in den Vordergrund geschobenen Höhe des Reststickstoffspiegels im Blute. Da man nicht die geringste Regelmäßigkeit der Beziehungen zwischen dem RN-Wert des Blutes und der Retinitis festzustellen vermag, ist der in der französischen Literatur eingeführte Ausdruck „Retinitis azotaemica" abzulehnen (F. VOLHARD, H. KAHLER und L. SALLMANN u. a.). Auch die von CHAUFFARD angeschuldigte Hypercholesterinämie (Retinitis hypercholesterinaemica) kann auf das Zustandekommen der Netzhauterkrankung nicht von Einfluß sein, da ausgedehnte klinische Beobachtungen keine Übereinstimmung in dem Blut- und Netzhautbilde ergeben (F. VOLHARD, PIERRE GAUDISSART). Allerdings vermag sich wahrscheinlich ein Überschuß von Cholesterin an der ausgebrochenen Retinitis dadurch bemerkbar zu machen, daß die weißen Netzhautherde ein besonderes kreidiges Aussehen gewinnen (KAHLER und SALLMANN, V. KOLLERT). Der auf experimentellem Wege von M. ZUR NEDDEN geführte Nachweis, daß ein nephrotoxisches Immunserum, in die Vene des Kaninchens eingebracht, schwere Netzhautveränderungen hervorruft, brachte für die Erklärung des menschlichen Leidens keinen Aufschluß.

Man muß daher nach unseren heutigen Kenntnissen dazu übergehen, ein „unbekanntes" Gift in die Theorie einzustellen, wenn man an einer toxischen Ursache festhält, und es ist eine reine Auffassungssache, wenn R. HANSSEN und A. V. KNACK, sowie LO CASCIO aus hier und da in Präparaten deutlich werdenden entzündlichen Rundzellenanhäufungen eine Giftwirkung herauslesen. Mit demselben Rechte kann man behaupten, daß die in den späteren Stadien der Stauungspapille sichtbaren Entzündungsvorgänge auf der Anwesenheit einer bestimmten toxischen Substanz beruhen, während die Erklärung näher liegt, daß die abgesetzte Transsudation mit der Zeit das Gewebe reizt.

Eine ganz andere Seite bekommt die Frage, wenn wir dem Einflusse des *hohen Blutdrucks* nachgehen, den F. VOLHARD als die eigentliche treibende Kraft hinstellt. Schon die klinische Erfahrung, daß nur die mit Hypertonie regelmäßig oder gelegentlich geeinten Nierenleiden mit Retinitis verbunden sind, ist sehr beachtenswert; denn gegenüber der an Zahl erdrückenden Beweiskraft der hierfür sprechenden Fälle können die wenigen Ausnahmen kein entscheidendes Gewicht haben. Bleibt doch die Hypertonie in ihren Werten selten konstant, und es ist gut möglich, daß die Retinitis nur anzeigt, daß eine Zeit erhöhten Blutdrucks vorausgegangen ist. Ferner kann der Druck zur Zeit der Messung nur scheinbar ein normaler sein, da eine schwere kardiale Dekompensation hinzugetreten ist. Erst die weitere Beobachtung derartiger Fälle mit niederen Druckwerten kann Aufklärung bringen. So gibt es wohl zu denken, daß KOLLERT unter 11 (von 85) Retinitiskranken mit normalem Druckbefund 5 sah, deren Leiden ausheilte. Zusammenfassend sagt er: „Findet man bei einem Nierenkranken mit Retinitis nephritica entweder dauernd einen normalen Druck oder sinkt ein ursprünglich bestehender Hochdruck im Laufe der Beobachtung zu normalen Werten, so ist die Prognose dieses Falles nicht so ernst wie bei Fällen mit Retinitis und dauerndem Hochdruck; auch kann eine Heilung des Augenleidens erwartet werden. Dies gilt sowohl für akute, subakute als auch chronische Fälle; aus einem normalen Druck dürfen aber nur dann Anhaltspunkte für die Prognose abgeleitet werden, wenn keine Zeichen schwerer kardialer Dekompensation bestehen. Auch bei den schließlich ausheilenden Fällen dürfte zur Zeit der Entstehung des Augenleidens stets ein erhöhter Blutdruck vorhanden sein." Mit diesen klinischen Erfahrungen stimmen die neuerdings von B. C. DE LA FONTAINE VERWEY gefundenen Vorgänge an der Netzhautarteriolen gut überein, wenn sie allerdings vorerst nur für die Fälle von Schrumpfniere Geltung haben, da andere Retinitisbeobachtungen bislang daraufhin nicht geprüft werden konnten. Im Lichte dieser Forschungen ist die Verengerung der Retinalarterien, die F. VOLHARD zu der Annahme der „Retinitis angiospastica" führte, nicht an und für sich die Ursache der Retinitis, sondern nur ein klinisches Zeichen dafür, daß der Hochdruck die Netzhautgefäße in Mitleidenschaft gezogen hat. Die eigentlich wirksame Schädigung setzt die Hypertonie an den Arteriolen in Gestalt einer Lipoidinfiltration und Verbreiterung der Wandung (Retinitis arteriolosclerotica), wie dieselben Veränderungen unter den gleichen Bedingungen auch an den Arteriolen des Gehirns zustande kommen. Damit wird die *Retinitis nephritica zu einer Teilerscheinung der am gesamten Zentralnervensystem unter dem Einflusse der Hypertonie ablaufenden charakteristischen Schädigung der Arteriolen.* Wie im Gehirne kleine Erweichungsherde sich an diese Zustände anschließen, so preßt auch in der Netzhaut der hohe Blutdruck durch die durchlässig gewordene Wandung der kleinsten Arterien Blutbestandteile hindurch. Es bilden sich außerhalb der Gefäße teils Blutungen, teils mehr oder minder diffuse Ödeme, teils Hohlräume, die eine eiweißreiche, fibrinöse Masse einschließen. Das in ihnen auftauchende Fett stammt zum größten Teile aus dem Blutplasma. Wie Lo Cascio, so nimmt daher auch DE LA FONTAINE VERWEY an, daß die für die Retinitis albuminurica charakteristische Hauptveränderung, die Bildung der Hohlräume vorzüglich in der äußeren plexiformen Schicht, zunächst nur eine Kompression, aber keine Zerstörung der nervösen Elemente bedingt, und er erklärt damit die weitgehende Möglichkeit der Ausheilung. Die Ergebnisse von DE LA FONTAINE VERWEY bilden so den Schlußstein, der bislang der Annahme F. VOLHARDs und der anderen mangelte.

Allerdings bleibt noch die Beantwortung der Frage offen, warum die weißen Herde und die ödematösen Veränderungen *nur in der Umgebung der Macula und der Papille* angetroffen werden, trotzdem die Blutdrucksteigerung die Netzhautarteriolen in ihrer Gesamtheit, also auch diejenigen der peripheren Gebiete in Mitleidenschaft zieht. KOYANAGI hat auf diese Schwierigkeit in der Darstellung VERWEYs hingewiesen, und ich habe sie durch die folgende Überlegung aus dem Wege zu bringen versucht. Da die Netzhautmitte und die in Rede stehenden zentralen Netzhautabschnitte keine stärkere Verzweigung des Gefäßsystems zeigen als die Peripherie, aber trotzdem viel intensiver arbeiten müssen, darf angenommen werden, daß schon unter physiologischen Verhältnissen die Wandungen der dort liegenden Arteriolen darauf eingestellt sind, durch *vermehrte Durchlässigkeit* den gesteigerten Ansprüchen an den Stoffwechselaustausch gerecht zu werden. Sobald sich die Druckverhältnisse zwischen dem Inhalte des Gefäßrohres und der Umgebung im Sinne der Hypertonie verschieben, wird daher an diesen zumeist für das scharfe Sehen in Betracht kommenden Partien vor allem eine vermehrte Exsudation ins Gewebe Platz greifen. Diese gelegentlich der Hamburger Naturforscherversammlung (c) von mir geäußerte Möglichkeit hat dadurch sehr an Wahrscheinlichkeit gewonnen (d), daß mir Herr Kollege BARTELS zwei Fälle mitteilte, in denen eine nur einseitige Retinitis albuminurica, und zwar beide Male nur in dem wirklich zum Sehen gebrauchten Auge eingetreten war, während das andere durch eine Verletzung aphakisch gewordene keine Veränderungen der Netzhaut zeigte. Ebenso wertvoll war mir der Bericht des Herrn Kollegen E. GRAFE über eine Beobachtung, in der eine bereits ausgebrochene Retinitis albuminurica durch hinzugetretene glaukomatöse Drucksteigerung wieder verschwand. Man wird künftighin diesen besonders gelagerten Bedingungen eine erhöhte Aufmerksamkeit schenken müssen.

Therapie und Prognose. Haben wir aber die *Hypertonie als die eigentliche Ursache der Retinitis albuminurica* erkannt, so ergibt sich aus diesem Zusammenhang auch alles, was bezüglich der Behandlung zu sagen ist, soweit der Augenarzt ein Wort mitzureden hat. Kommt es doch darauf an, daß eine Senkung des Blutdrucks erreicht werden kann. In vielen Fällen, und hierzu gehört das ganze Kontingent der Schrumpfnierenkranken, ist die Lösung dieser Aufgabe mit unseren heutigen Hilfsmitteln unerreichbar, und deswegen bedeutet die Retinitis unter solchen Bedingungen eine durchaus ungünstige Wendung, die uns anzeigt, daß die Gehirnsubstanz durch den nicht zu senkenden Blutdruck in schwere Gefahr gekommen ist. Andererseits entkleidet die Lehre von der Pathogenese des Leidens in der oben vorgetragenen Form die Retinitis der in früheren Zeiten allgemein angenommenen durchaus schlechten Prognose und gibt uns den Mut, mit allen zur Verfügung stehenden Mitteln den Versuch zu machen, die Senkung des Blutdrucks und damit die Heilung des Netzhautleidens zu erzwingen. Dieses Ziel zu erreichen, ist die Domäne des inneren Mediziners, dem der Ophthalmologe nur durch die Kontrolle des Augenbefundes beratend zur Seite steht.

Die Retinitis albuminurica gravidarum.

Die Nierenstörung während der Schwangerschaft nimmt unter den pathologischen Prozessen des Stoffwechsels eine Sonderstellung ein, und ebenso gestaltet sich die Retinitis albuminurica gravidarum in ihrem Verlaufe und in ihrer prognostischen Bedeutung anders als die gewöhnliche Form des Leidens.

Zunächst bedarf es einer Verständigung über den zugrunde liegenden Krankheitsbegriff; denn nicht jede Nephritis während der Gravidität darf in den Symptomenkomplex der „Schwangerschaftsniere" einbezogen werden. Einmal kann eine schon früher an einer Nierenaffektion erkrankt gewesene Frau schwanger und die Nephritis durch den Gestationsprozeß verschlimmert werden, ohne daß wir deswegen von einer Schwangerschaftsniere sprechen dürfen, und zum anderen ist überhaupt gegen den Endtermin der Gravidität eine Eiweißausscheidung oft genug festzustellen, und diese wird erst bei Überschreitung von 1 pro Mille zu einem krankhaften Symptom.

F. VOLHARD stellt die Schwangerschaftsniere, d. h. die ohne jede andere nachweisbare Ursache in den späteren Schwangerschaftsmonaten ab und zu auftretende Nierenschädigung, auf eine Zwischenstufe der epithelialen Nephrose und der diffusen Glomerulonephritis, und weist darauf hin, daß sie leicht mit einer Erhöhung des Blutdrucks einhergeht. R. WISSMANN fand denn auch in allen Fällen von Neuroretinitis der Schwangeren einen Blutdruckwert über 180 mm Hg (in 60% über 200 mm Hg). Andere Autoren wiederum suchen die Schwangerschaftsniere durch die Besonderheiten des Stoffwechsels während der Gestationszeit zu erklären und nehmen eine toxische Einwirkung an. So glaubt J. H. FISCHER z. B., daß die Abbauprodukte der Placentasyncytien (Syncytotoxine) für Niere und Netzhaut giftig sind, und W. ZANGEMEISTER hat die Lehre begründet, daß die Schwangerschaftsniere mit den praeeklamptischen und eklamptischen Zuständen eine Einheit darstellt, indem eine abnorme Flüssigkeitsbindung in verschiedenen Organen (Gehirn, Netzhaut, Niere) statthat. Nach seinen Erfahrungen sind nicht weniger als 8% der Fälle von Nephritis gravidarum von Eklampsie gefolgt.

KARL FINK ist derselben Ansicht und nennt die Retinitis albuminurica ein Symptom des Hydrops gravidarum bzw. eine nephropathische Teilerscheinung am Augenhintergrunde. Er meint auch, daß die Retinitis gravidarum bei sicher schon nephritisch gewesenen Frauen nicht als ein Ausdruck der Verschlimmerung der Nephritis aufzufassen sei. Vielmehr spreche der Umstand, daß bei solchen Patientinnen zahlenmäßig und relativ häufig die Netzhauterkrankung bereits in den ersten Schwangerschaftsmonaten auftritt, während sie bei bisher gesunden Frauen sich erst gegen Ende der Gravidität einzustellen pflegt, dafür, daß hier dieselben Vorgänge vorliegen und daß das Krankheitsbild bei nephritischen und nichtnephritischen Schwangeren gleich zu bewerten sei.

Statistiken ergeben, daß in ungefähr 2% der Fälle von Gravidität eine Nierenkomplikation zu finden ist und daß die Mitbeteiligung der Netzhaut eine große Seltenheit darstellt. Die genaueste Statistik verdanken wir INGOLF SCHIÖTZ. Von 8400 Schwangeren der Frauenklinik in Oslo hatten 680 Schwangerschaftstoxikosen und pathologische Albuminurie. Unter diesen zeigten 35 Veränderungen des Augenhintergrundes und von diesen waren 2 mit doppelseitiger, 1 mit einseitiger Netzhautablösung kompliziert. Auch aus der Darstellung von SCHIÖTZ geht die nahe Beziehung der Retinitis albuminurica zur Eklampsie hervor; denn jede 6. Eklamptische hatte Retinitis.

Das *klinische Bild der Retinitis albuminurica gravidarum* steht unter dem Einflusse der *hohen Ödembereitschaft*, welche die Schwangerschaftsniere auszeichnet. Infolgedessen haben wir neben den sonstigen bei der gewöhnlichen

Retinitis albuminurica vorkommenden Veränderungen zumeist eine starke Schwellung des Sehnervenkopfes, eine deutliche Streifung und Trübung der umgebenden Netzhaut und vielfache Reflexe auf der Limitans interna vor uns. Eine Folge der ödematösen Gewebsdurchtränkung ist ferner die relative Häufigkeit der Netzhautablösung, die außerdem auch ohne Komplikation mit den Kennzeichen der Retinitis angetroffen werden kann. Die Natur der Veränderungen als Teilerscheinung einer Flüssigkeitsbindung des Gewebes macht es

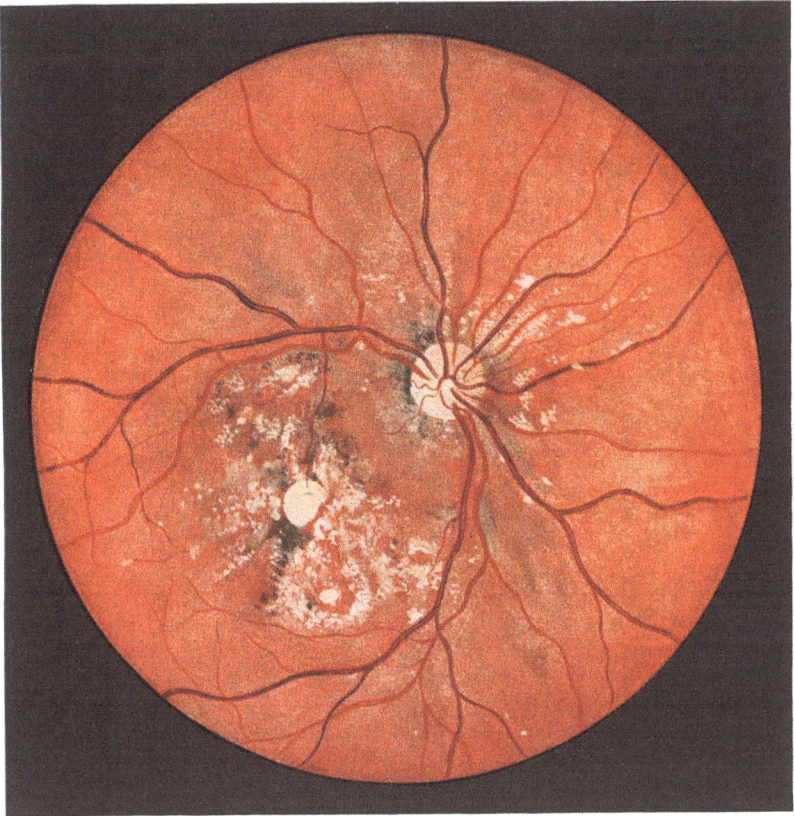

Abb. 39. Retinitis albuminurica gravidarum im Stadium der Rückbildung der Herde, die leichte Pigmentanomalien hinterlassen. (Aus ROCHON-DUVIGNEAUDS Rapport.)

verständlich, daß gerade die Retinitis albuminurica und die Amotio retinae gravidarum in hohem Maße rückbildungsfähig sind. Selbst ausgedehnte Ablösungen können durch Aufsaugung des Transsudates zwischen Retina und Chorioidea wieder verschwinden und ebenso die weißen Herde entweder vollständig zurückgehen oder in vereinzelte kleine gelbliche, scharf begrenzte Fleckchen umgewandelt werden (Abb. 39). Manchmal sieht man als letzten Rest der Veränderungen eine unregelmäßige Pigmentierung am hinteren Augenpol oder auch feinste, verzweigte, grauweißliche Strängchen (KARL FINK).

In Ansehung dieser, an das Aufhören der Schwangerschaft gebundenen günstigen Erfahrungen tritt an uns natürlich die Frage heran, ob es dann erlaubt ist, die Patientinnen mit Retinitis albuminurica gravidarum das spontane Ende der Gravidität abwarten zu lassen. SILEX rät, in jedem Falle einzugreifen, doch macht Th. Axenfeld seinen Entschluß davon abhängig, wie lange noch die Frist ist, bis ein lebendes Kind erwartet werden kann. Ingolf Schiötz tritt sogar dafür ein, bei Bestehen einer chronischen Nephritis und Retinitis gravidarum die Gravidität nicht allein zu unterbrechen, sondern auch eine Sterilisation nachfolgen zu lassen. Ähnlich hat sich C. Adam geäußert. Indessen befürwortet Karl Fink zwar bei einer Amotio gravidarum die sofortige Beendigung der Schwangerschaft und empfiehlt denselben Eingriff auch wohl bei Vorliegen einer wirklich erwiesenen spezifischen Retinitis nephritica, doch will er bei Vorhandensein einer reinen Retinitis gravidarum als Ausdruck der zur Gruppe des Hydrops gravidarum gehörigen Schwangerschaftsnieren (gute Wasserausscheidung der Nieren, geringer Reststickstoff!) das Handeln lediglich von dem Augenhintergrundsbefund abhängig machen. Gehen die Veränderungen hier nicht bald zurück und breiten sie sich sogar noch aus, so erachtet er die Sehschärfe für dauernd gefährdet und unterbricht die Schwangerschaft. Andernfalls wartet er ab. Eine Sterilisation hält er jedoch für nicht notwendig. Alles im allem sieht sich der beratende Augenarzt vor eine schwere Frage gestellt; denn er muß unter Umständen auch auf außerhalb der Wissenschaft liegende Gründe Rücksicht nehmen, wobei religiöse Momente, der Wunsch nach einem lebenden Kinde und andere Einflüsse mitspielen. Gibt er nach und entscheidet er sich für Abwarten, so nimmt er die große Verantwortung auf sich, daß die Mutter den Entschluß mit dem Verluste eines beträchtlichen Teils des Sehvermögens büßt, wobei außerdem in Anbetracht der Häufigkeit des spontanen Aborts bei nierenkranken Schwangeren gar keine Sicherheit besteht, daß das Opfer sich lohnt. Maßgebend für die Entscheidung muß auch stets die Frage sein, ob der Augenarzt das weitere Schicksal des Augenhintergrundes unter dauernder Aufsicht behalten kann oder nicht.

Die Retinitis eclamptica.

Wir haben schon gesehen, daß ein nicht geringer Prozentsatz der Patientinnen mit Retinitis albuminurica gravidarum am Ende der Schwangerschaft Eklampsie bekommen, und daß W. Zangemeister die Nephropathie der Schwangeren und die Eklampsie als zusammengehörige Erkrankungen ansieht. Tritt zu der Retinitis die Eklampsie hinzu, dann bleibt selbstverständlich die Augenhintergrundsveränderung die gleiche wie vordem, nur unterliegt der Allgemeinzustand den Folgeerscheinungen der Eklampsie. Gibt es aber auch eine lediglich von der Eklampsie abhängige Netzhauterkrankung?

Im allgemeinen neigte man früher der Ansicht zu, daß die eklamptischen Symptome ihren Sitz im Gehirn haben und daß die schweren Sehstörungen, wie die urämischen, durch zentrale Veränderungen bedingt seien. Auf Grund seiner Erfahrungen an dem Material der Frauenklinik in Aarhus widerspricht indessen E. Lindgren dieser üblichen Anschauung; denn er fand bei 134 Eklamptischen, die keine Zeichen einer chronischen Nephritis darboten, 14mal Augenhintergrundsveränderungen. Bevorzugt ist die Gegend der Papille, und hier kommen alle Übergänge von venöser Hyperämie bis zu schwerster Stauungspapille vor. Die Retina zeigt an einigen Stellen eine deutliche ödematöse Durchtränkung und Schwellung und in der Nachbarschaft der Sehnervenscheibe weißliche Herde, die zum Teil die Gefäße bedecken und überhaupt innige Beziehungen zu den Gefäßen haben. Mit Abklingen der Eklampsie gehen die Netzhaut- und Papillenveränderungen rasch zurück. Auch anfänglich noch sichtbar bleibende Pigmentanomalien verlieren sich mit der Zeit, und die Patienten erlangen sämtlich das frühere Sehvermögen wieder, während in der Periode der Eklampsie Flimmern und Nebelsehen sich bemerkbar machen. Nur eine einzige

Patientin, bei der die sonst bei Eklampsieausbruch eingeleitete Unterbrechung der Gravidität nicht vorgenommen worden war, zeigte später Atrophia nervi optici und nur halbe Sehschärfe.

Auf diese Beobachtungen hin stellt LINDGREN in Abrede, daß die eklamptischen Sehstörungen zentral bedingt seien, wenigstens bestehe nicht in allen Fällen ein solcher Zusammenhang; denn die zugrunde liegende Intoxikation führe in einem Teil der Fälle zu Neuroretinitis.

INGOLF SCHIÖTZ berichtet über 132 ausgebrochene und 26 drohende Eklampsien. Unter diesen fanden sich 10, unter jenen 11 Patientinnen mit Retinitis, bzw. Papilloretinitis. Eine Eklamptica hatte Netzhautblutungen. 7 mal wurde Netzhautablösung angetroffen (4 mal verbunden mit Retinitis, 3 mal ohne Retinitis, jedoch 1 mal mit schwerer Papillitis). Auch SCHIÖTZ fiel das Überwiegen der ödematösen Kennzeichen auf; denn die Gegend des hinteren Pols war verschleiert und bot viele Lichtreflexe dar.

Die vielgestaltigen Vorgänge an der Retina bei Eklampsie finden eine teilweise Erklärung, wenn man die Allgemeinerkrankung in verschiedene Gruppen gliedert, wie es K. MYLIUS im Rahmen seiner Untersuchungen über die funktionellen Veränderungen am Netzhautgefäßsystem getan hat; denn die Fälle liegen durchaus nicht gleich. In die erste Kategorie reiht er diejenigen Beobachtungen ein, in denen sich der Symptomenkomplex der Eklampsie plötzlich aus voller Gesundheit heraus entwickelt, und ferner jene, in denen sich das ganze Bild an eine bereits bestehende Schwangerschaftsnephritis anschließt. Beiden Erscheinungsweisen der Eklampsie ist das Merkmal gemeinsam, daß *vor* Eintritt der Schwangerschaft der Körper normal war und nach Beendigung der Gestation eine schnelle Heilung eintreten kann. Deshalb fehlen auf dem Augenhintergrunde bei Ausbruch der Eklampsie auch alle Anzeichen organischer Gefäßveränderungen, und es liegen lediglich funktionelle Störungen vor, die sich in Kontraktionszuständen an den Arterien äußern. Sie wechseln ständig ihren Sitz und laufen in Gestalt tonischer Krämpfe der Wandungsmuskulatur rasch ab. „Die Gefäßäste sind bald hier, bald dort, an umschriebener Stelle oder auf längere Strecken hin mehr oder weniger hochgradig verengt und lassen kurze Zeit darauf die soeben befallen gewesenen Gefäßabschnitte wieder gut gefüllt hervortreten." Unter der Einwirkung dieser Vorgänge bilden sich im Netzhautgewebe kleine glasig durchsichtige gelblichweiße Herde, die Papillen werden blaß und langsam kommt eine Fleckung des Fundus durch solche undeutliche Herde und partielle Ödeme zum Vorschein. Im Höhestadium der Eklampsie kann es zu einem leicht perlschnurartigen Aussehen einzelner Arterienzweige, ja sogar zu spindeligen Einkerbungen im Hauptstamm der Arterie kommen, während die Herdchen dem Fundus ein scheckiges Aussehen verleihen und eine ausgesprochene ödematöse Schwellung der Maculagegend hinzutritt. Entsprechend diesen schweren Veränderungen sinkt das Sehvermögen rasch ab bis zu Fingerzählen in kurzer Entfernung. Nach Beendigung der Gravidität ändert sich jedoch das Bild ziemlich rasch, obgleich die Spasmen der Gefäßwandungen noch einige Tage fortdauern, um allmählich abzuklingen und bald ganz zu verschwinden. Damit kehrt die volle Sehschärfe zurück, und es bleibt höchstens eine ausgesprochene Chagrinierung der Netzhautmitte zurück. Zur zweiten Gruppe rechnet MYLIUS diejenigen Eklampsien, die sich an ein schon vor der Schwangerschaft vorhandenes oder überstandenes Nierenleiden anschließen. Ein solcher Zusammenhang kann die Bedingungen schaffen, daß organische Veränderungen an den Gefäßen, die sich bereits vor der Konzeption entwickelt hatten, von funktionellen Störungen der Wandungsmuskulatur überlagert werden. Namentlich sind die in solchen Fällen feststellbaren Einscheidungen der Gefäße auf frühere Erkrankungen zu beziehen.

Mit dem Eintritt der Geburt bilden sich dann die Einschnürungen der Arterien zurück, während die Begleitstreifen bleiben. Schließlich muß noch eine dritte (seltene) Gruppe von Eklampsieformen erwähnt werden, bei der keinerlei Störungen der Nierenfunktion nachweisbar sind, aber die Leber schwer erkrankt. Ob bei dieser Kategorie überhaupt eine Beteiligung der Retina zustande kommt, ist nicht bekannt.

Die urämische Amaurose.

Die urämische (auch die echte eklamptische) Amaurose ist dadurch gekennzeichnet, daß bei dieser Art der Sehstörung der Augenhintergrund normal gefunden wird. Der Sitz der Affektion ist in das Zentralorgan zu verlegen, wofür schon die Beobachtung spricht, daß auch homonyme Hemianopsien unterlaufen. Selbstverständlich findet man in vielen Fällen von Urämie auch Netzhautveränderungen, doch sind diese Teilerscheinungen einer Retinitis albuminurica, die der Urämie vorausgegangen sind.

C. Die Retinitis pseudoalbuminurica. Retinitis stellata (TH. LEBER).

In der Einleitung des Abschnitts über die Netzhautveränderung bei Blutdrucksteigerung und Nierenleiden (S. 425) wurde betont, daß alle Symptome ebensowohl bei dem reinen zentralen Bluthochdruck als auch bei den mit Blutdrucksteigerung verbundenen Nierenerkrankungen vorkommen können. Ja man kann sagen, je vollkommener eine Sternfigur in der Macula ausgeprägt ist, desto vorsichtiger muß man sein, wenn man lediglich auf Grund eines solchen Bildes eine Retinitis albuminurica diagnostizieren will; denn gerade die am schönsten gezeichneten Sternfiguren treffen wir in Fällen, bei denen wir vergeblich nach dem Bestehen eines Nierenleidens forschen (Abb. 40).

Als Ursache dieser Retinitis pseudoalbuminurica sind in erster Linie *schwere Ernährungsstörungen des Allgemeinorganismus* angeschuldigt worden. So fand PICK das Bild der typischen Retinitis albuminurica mit Blutungen, weißen Herden und der Spritzfigur in der Netzhautmitte bei Anämie infolge von *Carcinomkachexie*. AUGSTEIN sah dieselbe Affektion bei einem an Chlorose leidenden jungen Mädchen, das während des Bestehens der Retinitis immer fast volle Sehschärfe hatte und bei dem nur ein Ringskotom als Funktionsstörung nachgewiesen werden konnte. Nach 2 Jahren war alles wieder in Ordnung. Bei einer Tuberkulose des Sehnervenstammes traf SIDLER-HUGUENIN die Erscheinung an, und die Abb. 68, S. 526 und 92, S. 530 entstammen eigenen Beobachtungen von Fällen, die eine teils einseitige, teils doppelseitige Angiopathia retinae aufwiesen. Desgleichen hält NEUBNER sie für den Folgezustand einer einfachen Zirkulationsstörung ohne Vorliegen entzündlicher Komplikationen. Im Falle von DANCO hatte sich die doppelseitige Sternfigur an eine abklingende Neuritis nervi optici nach Grippe-Meningitis angeschlossen, während F. SCHIECK eine einseitige Sternfigur (mit Stauungspapille) bei einem Patienten sah, der an KORSAKOFFscher Krankheit litt. Bei diesem Kranken war ein Jahr später der Hintergrund und die Sehschärfe normal.

In allen den oben angeführten Fällen ist auf den Blutdruck nicht geachtet worden, und es bleibt daher die Möglichkeit offen, daß es sich um eine Retinitis infolge essentieller zentraler Hypertension gehandelt hat. Auch der Blutbefund (Hypercholesterinämie) ist künftighin aufzunehmen.

Möglicherweise bringen die jüngst veröffentlichten Befunde von B. C. DE LA FONTAINE VERWEY aber auch in die Retinitis pseudoalbuminurica Licht, insofern für die nephritische Retinitis der Schluß abgeleitet werden konnte, daß infolge des Hochdrucks die Wandungen der Netzhautarteriolen durchlässig werden. Jedenfalls wäre es verständlich, wenn unter dem Einflusse einer Kachexie, Anämie oder Periphlebitis tuberculosa ebenfalls die Wandungen der kleinen Gefäße versagten und damit die Sternfigur in der Maculagegend entstünde.

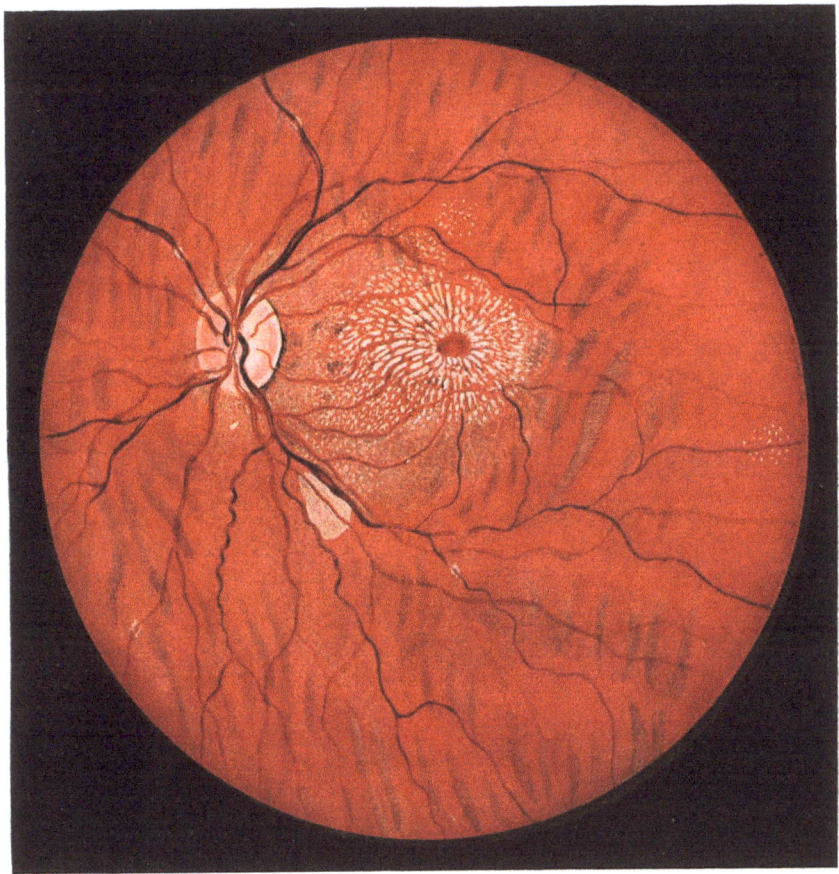

Abb. 40. Sehr zierliche Sternfigur in einem Falle von Periphlebitis retinae tuberculosa ohne Nierenleiden.

Literatur.

Netzhauterkrankungen bei Nierenleiden und bei Blutdrucksteigerung.

AUGSTEIN, C.: Einseitige Papilloretinitis mit außerordentlich großer Sternfigur und Ringskotom bei Chlorose. Klin. Mbl. Augenheilk. **63**, 174 (1919). — AXENFELD, TH.: Über Retinitis albuminurica gravidarum. Münch. med. Wschr. **1898**, 1361.

CARL, Herzog in Bayern: Ein Beitrag zur pathologischen Anatomie des Auges bei Nierenleiden. Wiesbaden: J. F. Bergmann 1887. — CHAUFFARD: Pathogénie des rétinites albuminuriques. Semaine méd. **1912**, 193.

DANCO, ADOLF: Über doppelseitige Neuroretinitis stellata centralis nach Grippe. Klin. Mbl. Augenheilk. **67**, 87 (1921). — DE LA FONTAINE VERWEY, B. C.: Über die Arteriosklerose der Netzhaut und ihre Bedeutung für die Genese der Retinitis albuminurica. Klin. Mbl. Augenheilk. **79**, 148 (1927).

ELSCHNIG, A.: (a) Die diagnostische und prognostische Bedeutung der Netzhauterkrankungen bei Nephritis. Wien. med. Wschr. **1904**, H. 11 u. 12. (b) Beitr. ärztl. Fortbild. **1927**.
FINK, KARL: Augenstörungen im Gestationsprozeß. Dtsch. med. Wschr. **1923**, Nr 47/48 u. 49. — FISCHER, J. H.: Retinitis of pregnancy. Roy. Soc. med., sect. ophthalm. Ophthalm. Rec., Nov. **1915**, 583.
GAUDISSART, PIERRE: Hypercholesterinaemia and albuminuric Retinitis. Amer. J. Ophthalm. **5**, 118 (1922). — GILBERT, W.: Über Augenerkrankungen bei Nieren-Gefäßleiden. Ber. außerord. Tag. ophthalm. Ges. Wien **1912**, 146 und Münch. med. Wschr. **1921**, 979. — GINSBERG, S.: Über das Vorkommen lipoider Substanzen im Bulbus. Graefes Arch. **82**, 1 (1912). — GUNN: Ophthalmic evidence of arterial changes associated with chronic retinal disease and of increased arterial tension. Trans. ophthalm. Soc. **12**, 24.
HANSSEN, R.: Zur Genese der Retinitis nephritica. Klin. Mbl. Augenheilk. **67**, 173 (1921). — HANSSEN, R. und A. V. KNACK: Zur Frage der Retinitis nephritica. Klin. Mbl. Augenheilk. **59** II, 263 (1917).
KAHLER, H. und L. SALLMANN: Über die Netzhautveränderungen bei Nieren- und Gefäßerkrankungen. Z. Augenheilk. **57**, 386 (1925). — KOLLERT, V.: Entstehungs- und Heilungsbedingungen der Retinitis nephritica. Klin. Wschr. **6**, 1995 (1927) u. Z. klin. Med. **106**, 449 (1927). — KOYANAGI, Y.: Über die Pathogenese der Retinitis nephritica. Klin. Mbl. Augenheilk. **80**, 436 (1928).
LAUBER, HANS und VALENTIN ADAMÜCK: Über das Vorkommen von doppelbrechendem Lipoid in der Netzhaut bei Retinitis albuminurica usw. Graefes Arch. **71**, 429 (1909). — LEBER, TH.: Über die Entstehungsweise der nephritischen Netzhauterkrankung. Graefes Arch. **70**, 200 (1909). — LINDGREN, E.: Neuroretinitis eclamptica. Graefes Arch. **105**, 286 (1921). — LO CASCIO G.: Ricerche cliniche, anatomo-patologiche e patogenetiche sulla neuroretinite nefritica. Ann. Ottalm. **54**, 3 u. 129 (1926).
MICHEL, J. v.: Über Erkrankungen des Gefäßsystems der Art. und Vena centralis usw. Z. Augenheilk. **2**, 1 (1899). — MYLIUS, K.: Funktionelle Veränderungen am Gefäßsystem der Netzhaut. 10. Beiheft zur Z. Augenheilk. 1928.
NEUBNER, H.: Zwei Fälle von pseudonephritischer Neuroretinitis bemerkenswerter Ätiologie. Klin. Mbl. Augenheilk. **62**, 780 (1919).
OPIN et ROCHON-DUVIGNEAUD: Recherches sur les lésions comparées de la rétine et des autres organs chez les malades atteintes de rétinite albuminurique. J. Physiol. et Path. gén. **1903**, 1081.
PICK, L.: Netzhautveränderungen bei chronischen Anämien. Klin. Mbl. Augenheilk. **39** I, 177 (1901).
ROCHON-DUVIGNEAUD: La rétinite albuminurique. Rapport. Soc. franç. ophthalm. Congr. **1912**.
SCHIECK, F.: (a) Über Retinitis albuminurica. Ber. 34. Verslg ophthalm. Ges. Heidelberg **1907**, 77. (b) Zur Genese der Retinitis albuminurica. Klin. Mbl. Augenheilk. **66**, 39 (1921). (c) Die Pathogenese der Retinitis albuminurica. Zbl. Ophthalm. **21**, 1 (1929). (d) Die besondere Gefährdung der Gegend des hinteren Augenpols bei Erkrankungen des Stoffwechsels und des Zirkulationsapparates. Arch. Augenheilk. **100/101**, 857 (1929). — SCHIECK, F. und FRANZ VOLHARD: Netzhautveränderungen und Nierenleiden. Zbl. Ges. Ophthalm. **5**. 465. (1921.) — SCHIÖTZ, INGOLF: Über Retinitis gravidarum et amaurosis eclamptica. Klin. Mbl. Augenheilk. **67**, Beil.-H. (1921). — SILEX: Über Retinitis albuminurica gravidarum. Berl. klin. Wschr. **1895**, Nr 18.
TERRIEN, F.: Les formes atténuées de la rétinite néphrétique. Presse méd. **29**, 68 u. 673 (1921).
VOLHARD, FRANZ: Über die Retinitis albuminurica. Verh. dtsch. Ges. inn. Med. 33. Kongreß Wiesbaden **1921**, 422.
WESSELY: Über Augenveränderungen bei Allgemeinerkrankungen im Felde. Ber. 40. Verslg ophthalm. Ges. Heidelberg **1916**, 172. — WIDAL, MORAX et A. WEILL: Rétinite albuminurique et azotémie. Ann. d'Ocul. **143**, 354 (1910). — WISSMANN, R.: Die Beurteilung der Augenveränderungen in der Schwangerschaft mit besonderer Berücksichtigung der Eklampsie. Ber. Verh. dtsch. ophthalm. Ges. **1922**, 263.
ZANGEMEISTER, W.: Die Lehre von der Eklampsie. Leipzig: S. Hirzel 1926. — ZUR NEDDEN, M.: Über spezifische Beziehungen zwischen Netzhaut und Nieren nebst Bemerkungen über die Genese der Retinitis albuminurica. Arch. Augenheilk. **63**, 217 (1909).

D. Die Retinitis diabetica.

Es ist bezweifelt worden, ob es eine Retinitis diabetica in dem Sinne gibt, daß der Diabetes allein eine Netzhauterkrankung hervorrufen könnte. Vielmehr präge er nur den im Anschlusse an Nephritis und Hypertonie vorkommenden Veränderungen eine besondere Note auf.

Unter 700 Fällen von Zuckerkrankheit sah EDUARD GRAFE 90 mal eine Retinitis, und diese Zahl entspricht ungefähr dem auch sonst in der Literatur wiederkehrenden Satz von 8%. Zweifellos ist dieses Vorkommen außerdem an das *reife und höhere Alter* gebunden, während im Gegensatz dazu die Cataracta diabetica eine Erkrankung gerade der jugendlichen Diabetiker ist. GRAFEs jüngster Patient war 39 Jahre alt, und im allgemeinen gilt die Regel, daß die Netzhautkomplikation erst dann eintritt, wenn die Zuckerkrankheit bereits mindestens 10 Jahre bestanden hat.

Mustert man die über die Retinitis diabetica veröffentlichten Arbeiten durch, so sind die zu dem Krankheitsbilde gezählten Veränderungen allerdings nicht einheitlich. So ist z. B. in der Zusammenstellung von DONATO LO RUSSO, die 26 Beobachtungen umfaßt, auch je ein Fall von Retinitis proliferans, Venenthrombose und Arterienembolie verzeichnet. Das weist schon darauf hin, daß der Diabetes auf dem Umwege über *Schädigungen des Gefäßsystems* die Netzhaut in Mitleidenschaft zieht. Wie bei der Retinitis albuminurica, so steht allerdings auch bei der Retinitis diabetica ein Allgemeinsymptom im Vordergrund: die *Blutdrucksteigerung*. Sie ist nach dem Urteil von GRAFE und F. VOLHARD die Grundbedingung für das Zustandekommen des Netzhautleidens. Tatsächlich sehen wir in einer Reihe der Fälle auch neben den Symptomen der Zuckerausscheidung diejenigen einer Nierenläsion. Im Materiale von LO RUSSO werden unter den 26 Fällen nicht weniger als 8 unter der Diagnose Retinitis diabetica et albuminurica geführt. BEAUVIEUX und PAUL PESME rechnen alle Beobachtungen, die bei Diabetes weiße Entartungsherde aufweisen, zur Retinitis nephritica und führen folgenden Fall als beweisend an:

Ein Diabetiker, der 300 g Zucker pro Tag ausschied, bot zunächst nur das Bild vereinzelter Netzhautblutungen dar. Dann traten eine Hypertonie und Anzeichen für ein Nierenleiden hinzu, und erst von diesem Zeitpunkte an wurden auch weiße Netzhautherde sichtbar. „Der Diabetiker wurde ein Nierenkranker, und das Auftauchen der Retinalexsudate war die Folge dieser hinzugekommenen Komplikation."

MARTIN COHN leugnet, daß der Diabetes an und für sich überhaupt imstande sei, die Netzhaut in Mitleidenschaft zu ziehen, und führt alle Veränderungen auf eine die Hauptrolle führende Gefäßerkrankung zurück, die von der Zuckerkrankheit beeinflußt sei. Auch R. HANSSEN und A. V. KNACK betrachten eine reine Retinitis diabetica als eine große Seltenheit.

Man könnte deshalb geneigt sein, das Krankheitsbild aus der Reihe der selbständigen Netzhautleiden zu streichen und in das Kapitel der Gefäßerkrankungen, der Retinitis hypertonica und albuminurica (evtl. auch circinata) zu verteilen, wenn einem solchen Beginnen nicht schwerwiegende Gründe entgegenständen. Sie haben ihre hauptsächliche Beweiskraft in der Beobachtung, daß der Retinitis diabetica, die rein auftritt, der *Symptomenkomplex der ödematösen Durchtränkung fehlt*, der vielen Fällen von nephritischer Retinitis eigen ist.

Bereits JULIUS HIRSCHBERG hat dies ausgesprochen und gegenüber der Retinitis albuminurica folgende differentialdiagnostischen Merkmale hervorgehoben: 1. Die Papille ist normal; Anzeichen von Hyperämie fehlen. 2. Die weißen Herde sind klein und scharf begrenzt, sie liegen mit Vorliebe in der Gegend des hinteren Poles. 3. An Stelle der Spritzfigur der Maculagegend kommen gezähnelte weiße Streifen vor. TH. LEBER hat sich dieser Stellungnahme angeschlossen, und auch EDUARD GRAFE weist auf die saubere Zeichnung der weißen Herdchen, die scharfe Kontur der Blutungen, die normale Beschaffenheit der Papille und das Fehlen exsudativer Prozesse hin. Als Ursache dieser Besonderheiten schuldigt er eine Erhöhung des Blutzuckerspiegels (im Durchschnitt $0{,}24\%$ gegen $0{,}12\%$ des physiologischen Wertes) und das Vorhandensein von Aceton und Zucker im Harn an. Wir müssen daher daran festhalten, daß trotz aller nahen Beziehungen zur Retinitis hypertonica und albuminurica die *Retinitis diabetica ein einheitliches Krankheitsbild* darstellt, bei dem eine *chemische* Ursache mitwirkt. Es ist jedoch fraglich, ob wir mit Donato lo Russo soweit gehen dürfen, daß wir annehmen, die Erkrankung sei von irgendwelcher Störung der Nieren- und Herz-Gefäßfunktion unabhängig. Lo Russo erkennt freilich

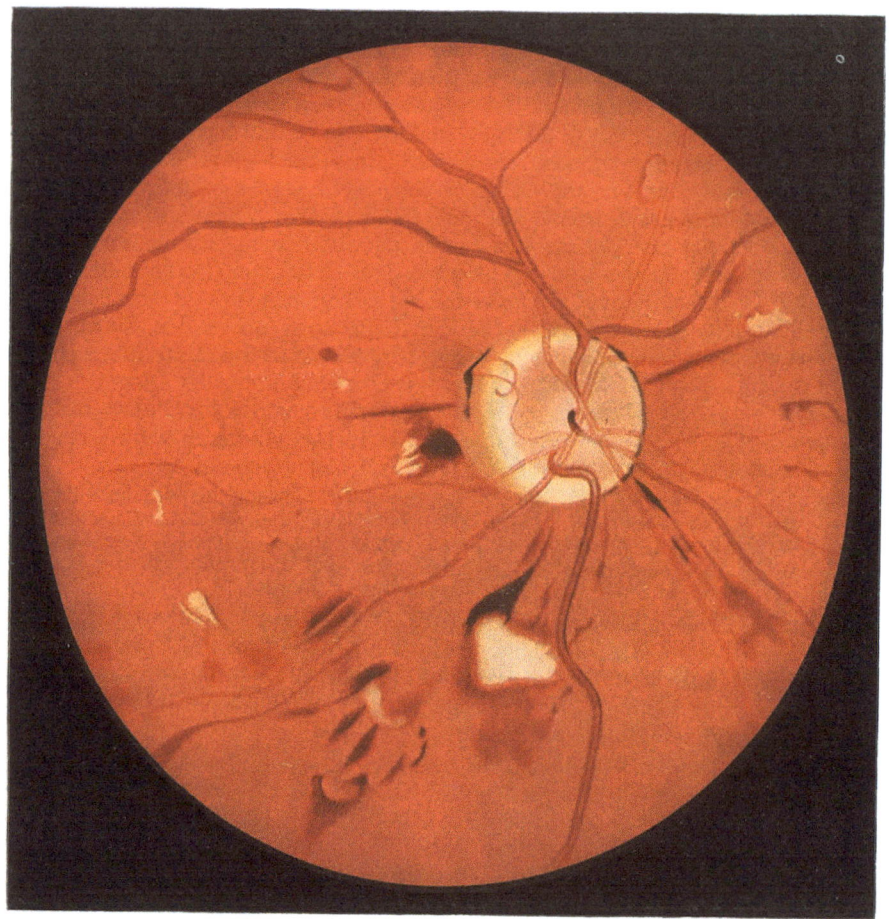

Abb. 41. Retinitis diabetica. (Aus Oellers Atlas der Ophthalmoskopie.)

an, daß die Zuckerausscheidung allein die Schwere der Erkrankung nicht bestimmt und andere Stoffe als auslösendes Moment in Frage kommen müssen.

Symptome. Im *Augenhintergrundsbilde* sind Blutungen das Hauptkennzeichen, die in allen möglichen Gestalten und Ausdehnungen angetroffen werden. Neben feinen punkt- und strichförmigen Hämorrhagien kommen lachenartige Extravasate, präretinale Blutungen und Glaskörperblutungen vor. Bevorzugt ist die Gegend des hinteren Poles, doch finden sich die Erscheinungen auch in der Peripherie (Abb. 41). Embolien und Thrombosen hängen mit den sklerotischen Gefäßveränderungen zusammen, die den Diabetes sehr oft begleiten. Die *weißen Herde*, die auch fehlen können, liegen hauptsächlich in dem Bezirke des Augenhintergrundes, der von den Bögen der Art. temporalis sup. und inf. begrenzt wird (LO RUSSO) und nur ganz selten in der Peripherie. Vielfach sind enge Beziehungen der Flecke zu den Blutungen deutlich. Jedoch sind die Herde genau so flüchtig, wie dies von denselben Befunden bei der Retinitis albuminurica gilt (S. 435). Bei der *echten* Retinitis diabetica ordnen sich die scharf umschriebenen weißen Herde aber *niemals zu einer Spritzfigur in der Macula* an. Wird eine solche kenntlich, dann ist sicher ein Nierenleiden mit im Spiele.

Die pathologische Anatomie des Leidens ist noch nicht einwandfrei klargestellt; denn bislang liegt meines Wissens noch kein Obduktionsbefund einer Retinitis diabetica vor, die nicht mit Hypertension oder Retinitis albuminurica kompliziert gewesen wäre. BEAUVIEUX und PAUL PESME konnten einen Fall im mikroskopischen Präparat studieren, der am rechten Auge weiße Herdchen in der Maculagegend ohne Sternfigurzeichnung erkennen ließ. Das linke mußte wegen Seclusio und Occlusio pupillae enukleiert werden. War das Augenhintergrundsbild auch auf dem anderen Auge „typisch" für Retinitis diabetica, so bestand doch zur Zeit der Operation bereits Hypertonie und Albuminurie. Die Autoren fanden scharf umgrenzte Blutungen in der Schicht der äußeren Körner und überall diffuse Ergüsse von Blut. Die Hämorrhagien waren dadurch ausgezeichnet, daß sie sich nur aus Anhäufungen von Erythrocyten zusammensetzten, Fibrin und Serum aber fehlte. Die Venen zeigten starke sklerotische Veränderung und Hyalinisierung der Wand. Eine große Anzahl von Capillaren war völlig obliteriert. Demgegenüber wurde als Grundlage der weißen Herdchen das Vorkommen von Fibrinablagerungen um die Gefäße, von Fettkörnchenzellenhaufen innerhalb der nervösen Substanz und von varikös hypertrophierten Nervenfasern angetroffen. Wie schon erwähnt wurde, sind BEAUVIEUX und PESME der Ansicht, daß die weißen Herde durch die gleichzeitig bestehende Nephritis verursacht waren. Lo RUSSO untersuchte 8 Bulbi von Diabetikern anatomisch. Von dem Materiale hatten 6 keine Anzeichen von Retinitis aufgewiesen, während 2 von einem Patienten stammten, der kein Albumen, 15% Zucker im Urin, aber eine Hypertension (185 mm Hg) gehabt hatte. Hier wurde ebenfalls schwerste Sklerose der Gefäße mit viel Blutungen, sowie eine Entartung der Ganglienzellen und Nervenfasern vorgefunden. In der Schicht der Neuroepithelien fanden sich cystische Lücken. Färbung auf Lipoid ist in dem Bericht nicht erwähnt.

Angesichts dieser Ergebnisse ist eine nicht zu leugnende Ähnlichkeit der mikroskopischen Bilder mit denen bei Retinitis albuminurica deutlich zu erweisen, wenn auch die Veränderung an den Blutgefäßen im Vordergrunde steht.

Die Prognose der Retinitis diabetica ist jedoch entschieden günstiger als diejenige bei der Retinitis albuminurica. Das Auftreten von Netzhautherden beim Diabetes bedeutet an sich noch kein Zeichen dafür, daß eine ernste Wendung bevorsteht. MARTIN COHN drückt sich dahin aus, daß die Prognose besser als bei Retinitis albuminurica, aber schlechter als bei rein arteriosklerotischen Fundusveränderungen zu beurteilen ist. RENÉ ONFRAY glaubt, daß die Prognose um so ungünstiger ist, je hämorrhagischer sich das Aussehen der Veränderungen gestaltet. H. P. WAGENER und R. M. WILDER, die der Ansicht sind, daß der Diabetes im unkomplizierten Zustande gar keine Augenhintergrundsveränderungen setzt, sehen in den Gefäßveränderungen ebenfalls das Primäre und beurteilen die Retinitis von diesem Gesichtspunkte aus. In ihrem Material, das fast ausschließlich eine Mitbeteiligung des Gefäßsystems und der Nieren offenbart, spielt daher der Diabetes selbst nicht die Hauptrolle.

Für die Stellung der Prognose sind jedenfalls die Nebenumstände mit zu beachten. So fanden R. HANSSEN und A. V. KNACK in allen Fällen von Retinitis diabetica Komplikationen vor, die eine besondere Beurteilung erfordern.

In einem Fall, in dem eine Netzhautblutung bestand, war der Diabetes mit Lungentuberkulose verbunden, in einem anderen, bei welchem eine Stauungspapille vorlag, fanden sich eine benigne Nierensklerose und Gehirnveränderungen, in fünf weiteren Fällen, in denen das Bild einer Retinitis albuminurica bei Diabetes beobachtet wurde, war einmal eine erhebliche Pyelonephritis, einmal eine eiterige Nephritis infolge von Staphylokokkensepsis, dreimal eine maligne Nierensklerose festzustellen.

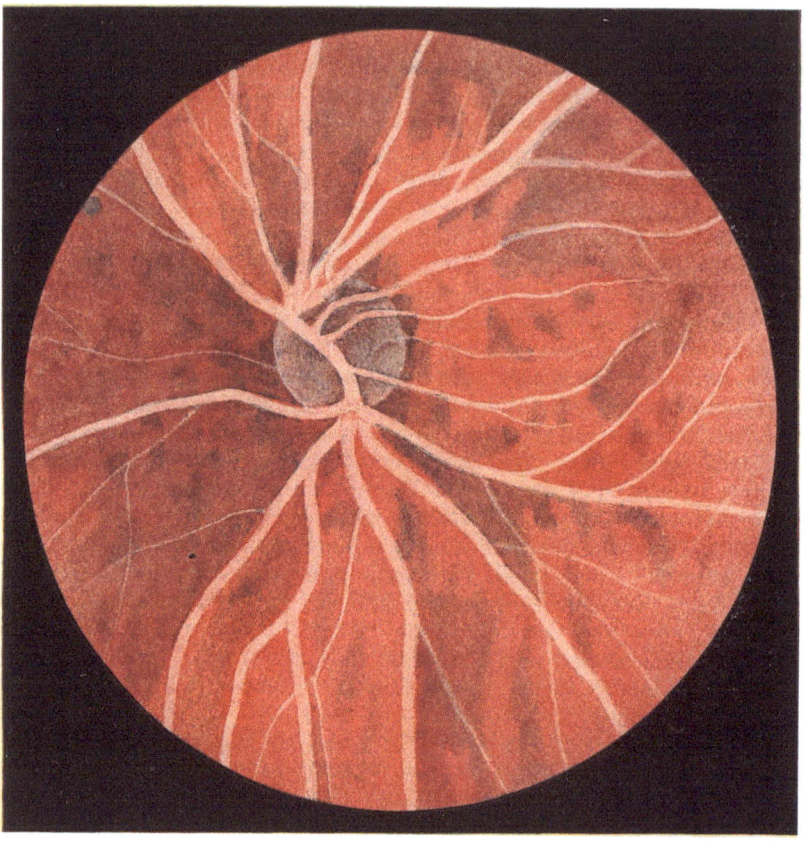

Abb. 42. Lipaemia retinalis. Die Netzhautgefäße sind in weiße Stränge verwandelt, der Unterschied zwischen Venen und Arterien ist nicht mehr zu erkennen. Im Gegensatz dazu ist die Papille bräunlich verfärbt und auch der übrige Hintergrund eher dunkler als heller. (Gehalt des Blutes an lipoiden Substanzen in diesem Falle 26%!)
(Aus H. KÖLLNER: Der Augenhintergrund bei Allgemeinerkrankungen.)

Ebenso ist auf die Höhe und die Nebenerscheinungen der Hypertonie Rücksicht zu nehmen; denn EDUARD GRAFE dürfte die Beziehungen zu ihr richtig dahin zusammengefaßt haben, daß sie „die gemeinsame Basis für die Retinitis hypertonica, diabetica und albuminurica schafft". Daran ändert die Tatsache nichts, daß die Retinitis diabetica, wie sich GRAFE ausdrückt, ihr „besonderes Kolorit" hat.

Die Therapie des Leidens muß natürlich in der Bekämpfung der Grundursache, des Diabetes, bestehen und vor allem in eine Regelung der Diät einlenken. Vom Insulin darf man für die Netzhauterkrankung nicht viel erwarten;

denn gegenüber den drei Komponenten der Retinitis, den Gefäßveränderungen dem arteriellen Hochdruck und den Nierenkomplikationen muß das Mittel versagen. Sein Wert liegt mehr in der Möglichkeit, den Diabetes gar nicht soweit in der Entwicklung voranschreiten zu lassen, daß eine Retinitis ausbrechen kann.

Hingegen leistet das Insulin vorzügliche Dienste, wenn es gilt, ein anderes durch den Diabetes ausgelöstes Augenhintergrundsbild, die **Lipaemia retinae,** zu beeinflussen. Diese Veränderung hat *mit der Retinitis diabetica nichts* gemein. Sie ist nicht der Ausdruck einer krankhaften Beschaffenheit der Kreislaufsorgane oder des nervösen Netzhautgewebes, sondern lediglich der *Blutzusammensetzung.* Das Bild ist insofern typisch, als eine Erweiterung und Angleichung des Aussehens der venösen und arteriellen Gefäße dadurch eintritt, daß die *Blutsäule* die charakteristische *milchigweiße* Farbe hat, ohne daß an der Papille oder der Retina Veränderungen erkennbar sind (Abb. 42). Es kann deshalb die Funktion der Netzhaut völlig normal bleiben. Der Zustand der Lipaemia retinae ist nur eine Teilerscheinung der allgemeinen Lipämie und Acidose. Er zeigt die Gefahr an, daß ein diabetisches Coma ausbrechen kann, und, da Insulin bei einer derartigen Indikation vorzügliche Hilfe bringt, kann der Zustand medikamentös günstig beeinflußt werden.

Literatur.

Retinitis diabetica.

BEAUVIEUX et PAUL PESME: La retinite diabétique. Arch. d'Ophtalm. **40**, 65 (1923).

COHEN, MARTIN: Pathogenesis and prognosis of eye complications in diabetes. Internat. Clin., IV. s. **33**, 246 (1923).

GRAFE, EDUARD: (a) Über Netzhautveränderungen bei Diabetes. Klin. Wschr. **2**, 1216 (1923). (b) Über Netzhautveränderungen bei Diabetikern. Klin. Mbl. Augenheilk. **69**, 841 (1923).

HANSSEN, R. und A. V. KNACK: Zur Frage der Retinitis nephritica. Klin. Mbl. Augenheilk. **59**, 263 (1917). — HIRSCHBERG, JULIUS: (a) Sehstörungen durch Zuckerharnruhr. Dtsch. med. Wschr. 1887, Nr 17/18. (b) Über diabetische Netzhautentzündung. Dtsch. med. Wschr. 1891, Nr 51/52.

RUSSO, DONATO LO: La retinite diabetica. Ann. Ottalm. **55**, 222 (1927).

ONFRAY, RENÉ: Le pronostic vital et le pronostic visuel des rétinites des diabétiques. Ann. d'Ocul. **159**, 599 (1922).

VOLHARD, F.: Kongreß inn. Med. Wiesbaden **1921**.

WAGENER, H. P. and R. M. WILDER: The retinites of diabetis mellitus. J. amer. med. Assoc. **76**, 515 (1921).

E. Die Netzhautablösung (Amotio, Solutio, Ablatio retinae).

Anatomisch-physiologische Vorbemerkungen. Die Möglichkeit, daß die Netzhaut aus ihrer normalen Lage auf der Schicht des Pigmentepithels gebracht werden kann, hängt mit den anatomischen Beziehungen zu ihren Nachbarorganen zusammen. Ist die Membran doch nur an der Stelle ihres Übergangs in die Sehnervenpapille und an der Ora serrata festgewachsen, während sie auf der ganzen Strecke ihres nervösen Abschnittes zwischen dem Corpus ciliare und Sehnerven nur lose mit dem Pigmentepithel in Berührung steht. Dieses ist mit der Glaslamelle und dadurch mit der Aderhaut in fester Verbindung und stellt sicher einen Apparat dar, welcher den Säftestrom aus der Choriocapillaris zu den Neuroepithelien überleitet. Wie dies geschieht, wissen wir nicht. Doch können wir ahnen, daß die Fortsätze der Pigmentepithelien, die zwischen die Außenglieder der Stäbchen und Zapfen sich einschieben, dabei beteiligt sind; denn die gegenseitige Stellung der ineinandergreifenden feinsten Organe der Neuroepithelien und der Pigmentzellen ändert sich mit der Belichtung. Nur wenn dieser Mechanismus normal arbeitet, werden die äußeren Netzhautschichten der ihnen von der Aderhaut dargebrachten ernährenden Flüssigkeit teilhaftig. Untersuchen wir, welche Kräfte diese notwendige Berührung (nicht Verwachsung!) der Netzhaut mit dem Pigmentepithel gewährleisten, so kommt in erster Hinsicht der Druck in Frage, den der Glaskörper auf die Innenfläche der Retina ausübt. Wir können uns wohl vorstellen, daß die Gallerte des Glaskörpers solange die Netzhaut an das Pigmentepithel und die Aderhaut anpreßt, als die intraokulare Spannung sich innerhalb der normalen Grenzen hält. Nach dem im Organismus vielfach durchgeführten Grundsatz der doppelten Sicherung spielt aber in zweiter Hinsicht auch die capillare Attraktion eine Rolle, welche die Außenfläche der Netzhaut an der Innenfläche des Pigmentepithels festhält; denn überall dort, wo capillare Spalten mit Flüssigkeit angefüllt sind, werden die Wandungen des Zwischenraums aneinander gehalten.

Wir haben es hier jedoch nicht mit rein physikalischen Fragestellungen unter dauernd gleichen Voraussetzungen zu tun, sondern müssen annehmen, daß der Gewebsdruck (die innerhalb der einzelnen Gewebe herrschende Flüssigkeitsspannung) nach Maßgabe biologischer Einwirkungen schwankt und daß damit in den physikalischen Bedingungen, die die Netzhaut in ihrer normalen Lage halten, ebenfalls kleine Änderungen eintreten können. Als solche Ursachen sind der Blutdruck, der Einfluß der Körperlage, die Gefäßinnervation und vielleicht auch die variable Viscosität des Blutes zu erwähnen. Daß grobe Änderungen in der Gewebsstruktur der angrenzenden Organe, wie solche z. B. durch Verletzungen, aber auch durch Infektionen usw. bedingt sind, einen großen Einfluß auf die Lage der Netzhaut ausüben müssen, braucht kaum erwähnt zu werden. Alles in allem stehen wir einem physikalisch-biologischen Problem gegenüber, das so kompliziert ist, daß eine ganze Reihe von gelegentlichen oder dauernden Störungen die Netzhaut aus ihrer natürlichen Lage bringen und in den Glaskörperraum vorwölben kann, womit der klinische Begriff der Netzhautablösung gegeben ist. Gleichgewichtsänderungen zwischen dem auf der Innen- und Außenfläche wirksamen Druck vermögen jedenfalls ein Druckgefälle (KÜMMELL) zu erzeugen, das auf das Haften der Netzhaut an dem Pigmentepithel von maßgebendem Einfluß sein dürfte.

Eine andere Quelle von Gefahren ist in dem Umstande begründet, daß die Netzhaut die Gestalt einer kugelrunden Blase hat, so daß Kräfte, die in ihr selbst frei werden, die Kugelfläche zu ändern vermögen. Hier ist insonderheit an die mit Vernarbungen verbundenen Schrumpfungsvorgänge zu denken, die bestrebt sind, die Wölbung der Membran abzuflachen und sie damit des Kontaktes mit den ihre Kugelform bewahrenden äußeren Augenhäuten zu berauben.

Eine weitere Frage darf ebenfalls nicht übergangen werden. Es ist die noch immer heiß umstrittene Kontroverse, ob die Netzhaut aus den Zeiten der embryonalen Entwicklung her mit dem Glaskörpergerüst zusammenhängt oder nicht, d. h. ob die Glaskörperfibrillen im vollentwickelten Bulbus als mesodermale oder ektodermale Gebilde zu gelten haben. Würde z. B. feststehen, daß das Glaskörpergerüst in einem entwicklungsgeschichtlich begründeten und auch später nachweisbaren festen Zusammenhang mit den MÜLLERschen Stützfasern der Retina stände, so wäre manches in der Pathologie der Amotio retinae leichter verständlich. Nach unseren heutigen Kenntnissen lassen sich aber nur in der Nähe der Ora serrata Glaskörperfibrillen nachweisen, die in die dort rudimentäre Netzhaut übergehen.

Wir begegnen hier nebenbei gesagt den gleichen Schwierigkeiten, die hinsichtlich der Möglichkeit einer „präretinalen Blutung" vorhanden sind und die im wesentlichen sich dort in der Stellung äußern, die wir der Existenz einer Membrana hyaloidea gegenüber einnehmen, soweit wir darunter eine eigene Grenzhaut des Glaskörpers verstehen, die der Membrana limitans interna retinae aufliegt. Die Pathogenese des Leidens wird noch weiter unten (S. 472) ausführlich geschildert werden.

Einteilung. Angesichts dieser anatomisch-physiologischen Probleme ist L. HEINE beizustimmen, der in der *Netzhautablösung keine einheitliche Erkrankung* sieht, sondern sie als ein Symptom auffaßt, das durch die verschiedensten krankmachenden Ursachen ausgelöst wird.

Gemeinhin unterscheidet man eine *primäre „idiopathische"* von einer *sekundären* Ablösung, womit ausgedrückt werden soll, daß sich die Netzhautabhebung in der einen Reihe an Augen einstellt, die ehedem keine besonderen Krankheitszeichen darboten, während in der anderen das Leiden die deutliche Folge von vorausgegangenen pathologischen Veränderungen ist.

1. Die primäre, idiopathische Netzhautablösung.

Die Benennung idiopathisch paßt eigentlich nur für diejenigen Fälle, in denen die Ursachen für die Ablösung in einer Erkrankung der Netzhaut selbst zu suchen sind, ohne daß seitens der Aderhaut oder des Glaskörpers Symptome vorliegen, die für den Eintritt des Leidens angeschuldigt werden könnten. Das ist wohl nur ganz selten der Fall, und es kann angenommen werden, daß mit der Verfeinerung der Untersuchungsmethoden das Gebiet dieser Erkrankungsform wesentliche Einschränkung zugunsten derjenigen der sekundären Amotio erfahren wird. (Siehe die Theorie von A. VOGT S. 474.)

Ätiologie. Schon die Tatsache, daß man zu den idiopathischen Ablösungen die *im Gefolge der höheren Kurzsichtigkeit* auftretenden rechnet, beweist, daß die Grenzen für die Namensgebung recht weit gesteckt sind. Wenn man auch vorsichtigerweise nur von einer Disposition der hohen Myopie zur Amotio retinae spricht, so müssen doch krankhafte anatomische Bedingungen vorliegen, die das Netzhautleiden nach sich ziehen, das dann im Grunde genommen nur ein Folgezustand ist. W. UHTHOFF errechnet 61% aller Fälle von Netzhautablösung als durch die höheren Grade der Kurzsichtigkeit veranlaßt, E. HERTEL gibt 69,6%, TH. LEBER 63% an. Auf der anderen Seite stellt HORSTMANN in 2,6% der myopischen Augen das Vorhandensein einer Ablösung fest und A. V. HIPPEL bei Berücksichtigung der Myopien ausschließlich über 10 Dioptrien 6,7%. Es ist auch eine nicht zu leugnende Tatsache, daß die Gefahr der Amotio mit der Höhe der Myopie steigt. Ein exzessiv myopes Auge ist aber sicher ein krankes, wennschon über die Pathogenese der Ablösung in diesen Fällen noch keine Einigung der Meinungen erzielt werden konnte.

Ähnlich steht es mit den Beziehungen zur *schleichenden Uveitis*, deren Erkennung die Einführung der Spaltlampenapparatur wesentlich gefördert hat. Viele Bulbi, die früher als durchaus normal angesehen worden wären, gelten jetzt als zweifellos von einer leichten Uveitis befallen, und es kann ebensowenig in Abrede gestellt werden, daß mit dem Nachweis feinster Beimengungen zum Kammerwasser, Abbau von Irisgewebe usw. immerhin doch recht grobe Veränderungen der Erkenntnis erschlossen werden, während wohl sicher so versteckte Formen von Iritis, Iridocyclitis und Chorioiditis vorkommen, daß wir vorläufig noch keine Möglichkeit haben, ihre Anwesenheit klinisch zu erweisen. Deswegen verstehen wir, daß L. DOR der *Tuberkulose* eine wichtige Rolle bei der Entstehung der Ablösung beilegt und L. HEINE in fast allen Fällen (auch im Zusammenhange mit Myopie) die KOCHsche Tuberkulinprobe positiv fand. Nicht weniger bemerkenswert sind die Erfahrungen L. SCHREIBERs, der bei seinen Nachforschungen auf deutliche Kennzeichen *rheumatischer Schädlichkeiten* stieß und das Krankheitsbild der „rheumatischen" Netzhautablösung aufstellte. Alle diese Einflüsse müssen doch auf dem Wege einer verkappten Uveitis zur Geltung kommen, die wir mehr ahnen, als festlegen können. Eine Reihe von Ablösungen bei *alten* Leuten hängt wohl auch mit *regressiven Veränderungen* zusammen, die sich in der Netzhautperipherie einstellen [ALFRED VOGT (siehe S. 474)].

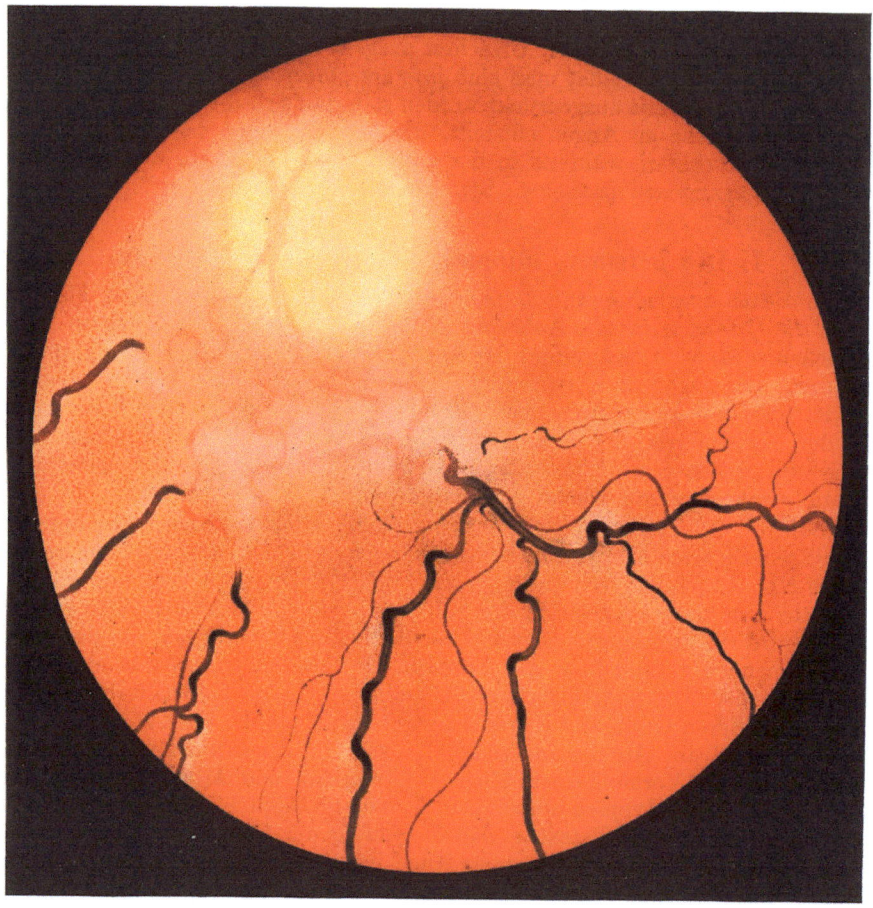

Abb. 43. Frische, durchscheinende Netzhautablösung. Die Papille ist nicht scharf eingestellt, weil Glaskörpertrübungen sie verdecken und sie in einer anderen Ebene liegt als die abgelöste Netzhautpartie. (Aus OELLERS Atlas.)

Nehmen wir noch die Möglichkeit seröser Exsudationen hinzu, wie sie in früheren Zeiten vor allem als Chorioiditis serosa eine gewisse Rolle spielten, so betreten wir ein Gebiet, das für das Zustandekommen einer Netzhautablösung von der größten Bedeutung sein kann, aber einer exakten klinischen Beobachtung ebensowenig zugänglich ist, wie es im mikroskopischen Präparate sicher erkannt werden kann. Bei der Besprechung der verschiedenen Theorien, die über die Pathogenese der Netzhautablösung aufgestellt worden sind, werden wir uns mit diesen Problemen noch ausführlicher beschäftigen (siehe S. 472).

Symptome. Das *klinische* Bild einer Amotio ist in vollentwickelter Form verhältnismäßig einfach zu deuten; denn wir sehen mit dem Augenspiegel die Netzhaut mit ihren Gefäßen von der Aderhaut abgehoben und in den Glaskörper vorspringend. Viel schwieriger ist die Diagnose der *ersten Anfänge*. Wie oft erlebt man es doch, daß höher kurzsichtige Personen, die in der ständigen Angst vor der Netzhautablösung leben, mit ganz bestimmten Angaben, wie Flimmern, Funkensehen im unteren Teile des Gesichtsfeldes oder an irgendeiner anderen Stelle zum Augenarzte kommen, ohne daß es einwandfrei gelingt, die Entscheidung zu treffen, ob eine Amotio in der Entwicklung begriffen ist oder nicht. Gerade die äußerste Netzhautperipherie, die mit dem Augenspiegel nicht erreicht werden

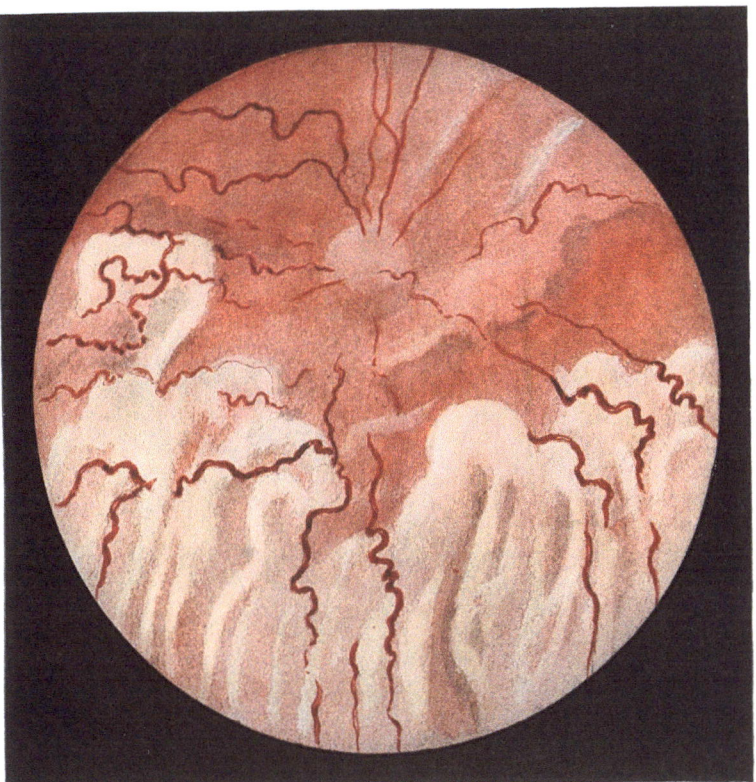

Abb. 44. Ältere Netzhautablösung. Einige Falten sind noch durchsichtig, andere schon weiß getrübt.

kann und in ihrer Funktion so außerordentlich schwer zu prüfen ist, gibt in der Mehrzahl der Fälle den Sitz für die Entstehung des Leidens ab. Namentlich ist dabei die obere Randpartie der nervösen Netzhaut beteiligt. Trotz aller Vorsichtsmaßregeln, wie Aufnahme des Gesichtsfeldes bei herabgesetzter Beleuchtung und Spiegeln bei erweiterter Pupille, kommen wir nicht an die Untersuchung dieser Netzhautbezirke heran und müssen zumeist die Diagnose in suspenso lassen, bis die Ablösung solche Fortschritte gemacht hat, daß die Veränderungen grob genug geworden sind, um aufgefunden zu werden. Dieser Moment ist erreicht, wenn die ersten Anfänge einer Einschränkung der Gesichtsfeldperipherie oder Ausfälle der zentralen Partien feststellbar werden und die Änderung in der Lage und im Verlaufe der Netzhautgefäße ankündigt, daß die Netzhaut von der Aderhaut abgerückt ist. Wir achten dabei auf feine Niveauunterschiede der Ebene, in der die Gefäße sichtbar sind gegenüber der

Aderhautzeichnung, auf das Auftreten kleiner Fältelungen und einer zarten Trübung der betroffenen Retinapartie. Die Zuhilfenahme der Ophthalmoskopie im rotfreien Lichte erleichtert uns diese Diagnose, weil sie die von der Netzhautoberfläche zurückgeworfenen Lichtreflexe verstärkt. In der Regel bewahrt die abgelöste Netzhautstrecke im Anfang noch ihre Transparenz, wenn sich auch eine eben wahrnehmbare Verschleierung auszubilden pflegt, die namentlich dann schwer festzustellen ist, wenn eine Wolke von Glaskörpertrübungen davor liegt, wie dies sehr oft der Fall ist. Wölbt sich die Netzhaut stärker vor, dann nehmen ihre Gefäße einen eigentümlich geschlängelten, oft leicht geknickten

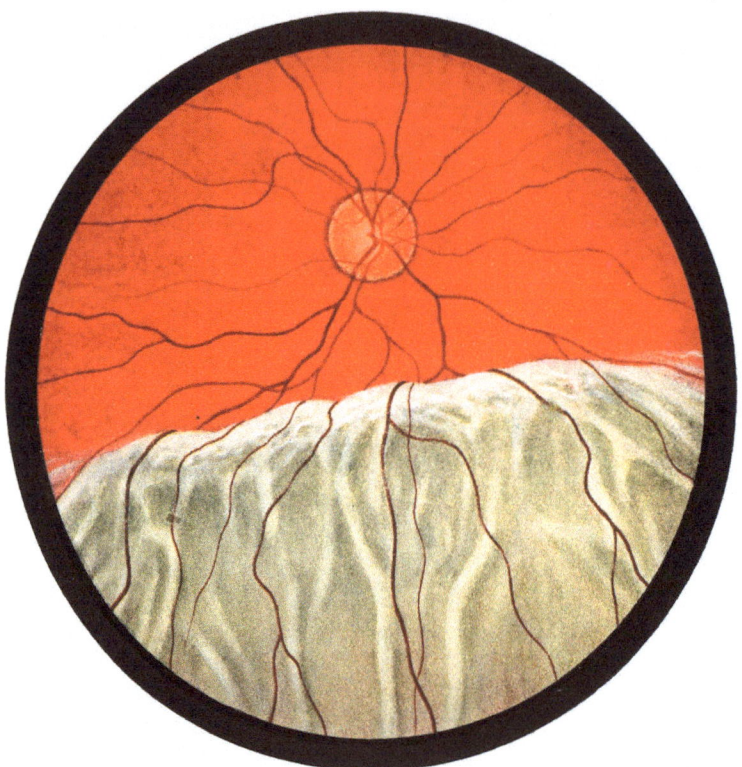

Abb. 45. Ältere Netzhautablösung, die das Licht grauweiß zurückwirft.
(Nach einer Beobachtung von K. Wessely.)

Verlauf an und gleichzeitig ändert sich ihre Färbung, indem sie nicht mehr hellrot, sondern dunkel, fast schwarz erscheinen. Das liegt daran, daß das von der Aderhaut zurückkehrende Spiegellicht die in einem Abstand von ihr befindlichen Gefäße von der Rückfläche beleuchtet, die sich dann als Schatten von dem Fundusrot abheben (Abb. 43). Mit der Zeit bekommt die abgelöste Partie mehr und mehr eine graue bis weißliche Farbe, da die nervösen Bestandteile zugrunde gehen und sich eine Wucherung der Stützsubstanz einstellt, die die Netzhaut in eine undurchsichtige Schicht verwandelt, die nun selbst das Licht zurückwirft. Sie erscheint dann als weißer faltiger Vorhang, der vor dem roten Augenhintergrunde liegt (Abb. 44 und Abb. 45, siehe auch S. 463).

Entsteht die Amotio am hinteren Augenpole, so ist die Diagnose in den ersten Stadien ebenfalls recht schwierig, weil in der Maculagegend die Gefäße fehlen, die uns durch ihr Verhalten über den Ort und die Lage der Netzhaut unterrichten. Das Absinken der zentralen Sehschärfe und das Auftauchen eines zentralen Skotoms vermag uns zur Feststellung wenig zu helfen; denn eine beginnende retrobulbäre Neuritis, eine in Entwicklung begriffene Chorioiditis centralis oder eine Maculaaffektion selbst geht mit denselben Symptomen einher. Hier leistet die Untersuchung im rotfreien Lichte die besten Dienste, weil sie uns leichte Fältelungen der Limitans interna enthüllt. Die Bedeutung dieser Veränderungen für die verschiedenen Erkrankungsformen der Maculagegend ist S. 556 eingehend gewürdigt.

Die Netzhautrisse bilden nicht nur zufällige Komplikationen, sondern gehören vielleicht zum Wesen der Erkrankung. Wenigstens stehen Th. Leber, J. Gonin, Alfred Vogt und R. Hanssen auf diesem Standpunkte, wie bei der Besprechung der Pathogenese des Leidens noch erörtert werden wird (S. 474).

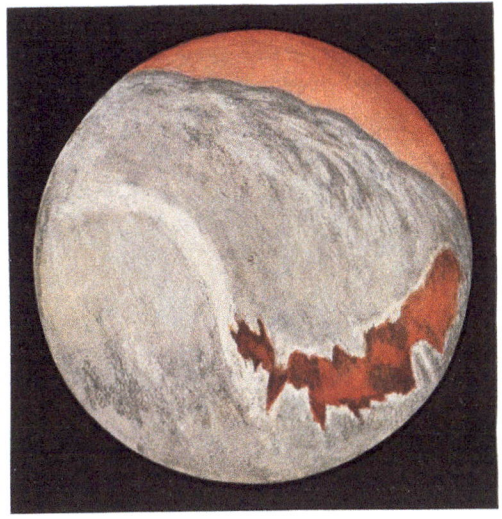

Abb. 46. Retinalriß bei Amotio retinae. (Aus A. Siegrist, Refraktion und Akkommodation.)

Leber hat in 73%, Gonin in 60% aller Fälle das Vorhandensein eines Risses feststellen können, und beide glauben, daß dieser Prozentsatz noch kein richtiges Bild von der Wirklichkeit gibt, weil eben viele Risse trotz Untersuchung bei atropinisierter Pupille wegen ihrer versteckten Lage nicht auffindbar sind. Freilich bestreiten K. Wessely und K. Kümmell, daß die von Leber und Gonin angeführten Zahlen verallgemeinert werden dürfen, und K. Uhthoff konnte auf Grund einer lückenlosen Reihe von Serienschnitten den anatomischen Beweis erbringen, daß es Netzhautablösungen ohne Rißbildung gibt.

Die Feststellung eines Netzhautrisses mit dem Augenspiegel ist in der Tat oft recht schwer. Namentlich, wenn der Defekt sich innerhalb eines Bezirks findet, in dem die Membran nur ganz flach abgelöst ist und ihre normale Durchsichtigkeit fast bewahrt hat, ist man oft im Zweifel, ob ein Riß vorliegt oder nicht. Das einzige Kennzeichen besteht dann darin, daß an einer umschriebenen Stelle das Rot des Augenhintergrundes intensiver aufleuchtet und die Aderhautzeichnung auffallend deutlich zutage tritt. Die Ränder des Risses selbst sind jedoch unter derartigen Bedingungen nicht zu sehen. Im Gegensatz dazu ist eine Defektbildung auf der Höhe einer weißgetrübten Falte ohne weiteres zu diagnostizieren; denn sie hebt sich dann als ein hellroter Fleck von dem weißen Grunde scharf ab, so daß man sich unschwer davon überzeugen kann, welche

Form und Ausdehnung das Loch hat (Abb. 46). GONIN unterscheidet drei Typen. Die ganz „peripher gelegenen" stellen eine einfache Lostrennung der nervösen Retina von der Ora serrata dar, die „klappenförmigen" sind Löcher, die nicht völlig offen stehen, sondern mit seinem zungenförmigen Deckel teilweise verschlossen sind, und die „locheisenförmigen" entstehen durch Abreißen dieser Klappe, die dann hin und wieder als abgetrennter Netzhautfetzen auf der Außenfläche des verdichteten Glaskörpers angeheftet ist und mit diesem sich zurückzieht.

Zumeist ist nur ein Riß vorhanden, doch sind sie auch in Mehrzahl beobachtet worden. Mit Vorliebe sitzen sie in der Netzhautperipherie und hier wieder gern in dem oberen Bezirke.

Komplikation mit Uveitis. Wenn eine Netzhautablösung längere Zeit besteht, so fängt die hinter den Falten befindliche Flüssigkeit an, giftige Eigenschaften an den Tag zu legen, weil sie sich zersetzt und die in ihr enthaltenen Zelltrümmer zerfallen und Abbauprodukte von Eiweißkörpern frei werden lassen. Deshalb beobachten wir *in späten Stadien einer Amotio retinae nicht selten eine sekundäre Reizung des Uvealtractus,* vor allem des Corpus ciliare und der Iris, die sich in zelligen Beimengungen zum Kammerwasser, Beschlägen an der Hornhauthinterfläche, sowie in Synechienbildungen äußert. Eine solche *schleichende Iridocyclitis* kann dann die Ursache für eine *sekundäre Drucksteigerung* abgeben [E. FUCHS (a)], und in der Tat sind es fast ausschließlich die Symptome dieses Glaukoms, welche die Enucleatio bulbi unvermeidlich machen.

Intraokularer Druck. Wir kommen damit zu der wichtigen Frage, wie sich der *Augenbinnendruck bei Amotio retinae* gestaltet. TH. LEBER ist der Ansicht, daß im Beginne des Leidens die ursprüngliche Augenspannung gleich bleibt, in kurzer Frist aber absinkt. Der Zeitpunkt in der Änderung des Drucks soll mit der schon oben besprochenen Entstehung eines Netzhautrisses zusammenfallen, der der Glaskörperflüssigkeit den Übertritt in den Spalt zwischen Retina und Chorioidea ermöglicht, wodurch die Aderhaut in die Lage versetzt wird, die Flüssigkeit rasch aufzusaugen. Damit soll dann die Druckerniedrigung zusammenhängen. KÜMMELL hat dagegen eingewandt, daß die Spannung um so niedriger ist, je frischer die Ablösung zur Behandlung kommt. Unter 52 erkrankten Augen war 45 mal der Druck niedriger als in den gesund gebliebenen, und in dem Materiale sind 16 Beobachtungen enthalten, in denen die Ablösung höchstens 14 Tage alt war. Bei 6 ganz frischen, nicht länger als 4 Tage bestehenden Erkrankungen war ausnahmslos eine Druckerniedrigung anzutreffen, und in einem Falle, der fast unmittelbar nach Eintritt der Ablösung mittels der Tonometrie untersucht wurde, war der Bulbus so weich, daß der Wert an der Skala nicht abgelesen werden konnte. Diese letztere Beobachtung gehört zu jener Gruppe, die ein so starkes Absinken der Augenspannung zeigt, daß eine auffallende Vertiefung der vorderen Kammer und eine stufenförmige Abknickung der Iris nach rückwärts die Folge bildet. Manchmal kommt es dabei zu einer ausgesprochenen spontanen Schmerzempfindung im Corpus ciliare. HANS LAUBER gibt für die Erniedrigung des Drucks eine andere Erklärung. Er setzt eine schleichende Iridocyclitis voraus, die zunächst eine Glaskörpertrübung schafft, indem eine Verdichtung des Glaskörpergerüstes eintritt. Hierdurch soll ein Verlust großer Mengen Glaskörperflüssigkeit bedingt sein, der wieder eine Hypotonie auslöst und die Netzhaut von der Aderhaut abzieht. Hinter die Netzhaut ergöße sich dann ein Transsudat der ebenfalls entzündlich gereizten Chorioidea. Im allgemeinen läßt sich also die Regel aufstellen, daß eine „idiopathische" Netzhautablösung anfänglich von einer Hypotonie begleitet ist.

Der weitere Verlauf ist, von seltenen Fällen abgesehen, der, daß die Ablösung allmählich nach abwärts wandert, auch wenn sie oben oder seitlich zuerst in die Erscheinung getreten war. Dieses Verhalten erklärt sich aus der Senkung der hinter der abgelösten Partie stehenden Flüssigkeit, die ihrer eigenen Schwere folgt, wenn sie ein spezifisch höheres Gewicht als die präretinal angesammelte Glaskörperflüssigkeit hat. Wir sehen daher in der Regel eine Netzhautpartie des oberen Umfanges, die zunächst eine Faltenbildung erkennen ließ, sich wieder anlegen und dafür eine weiter abwärts liegende vorgetrieben werden, bis endlich die subretinale Flüssigkeit unten angelangt ist (Abb. 47 u. 48). Daher hat man es zumeist in der Hand, eine Ablösung dahin zu dirigieren, wohin man sie haben will; d. h. man kann dadurch, daß man einen Patienten möglichst viel aufrecht sitzen läßt, die Wanderung der Amotio nach abwärts beschleunigen und je nach dem Wunsche durch eine Lagerung des Kopfes auf die Seite auch

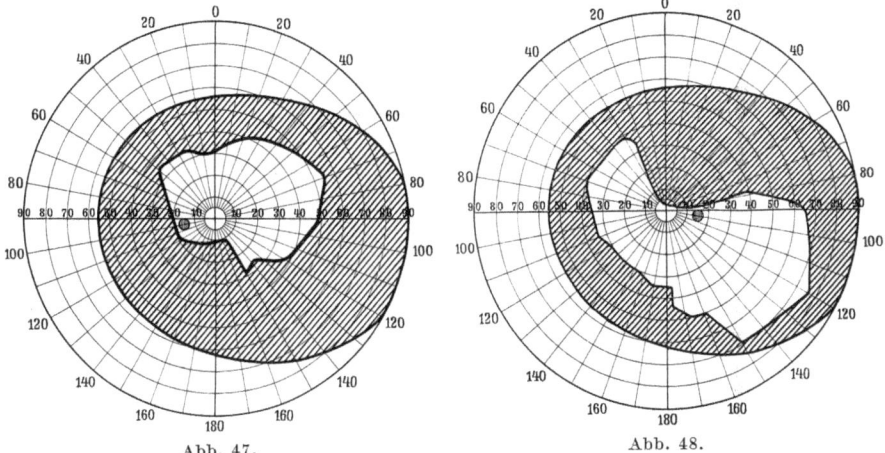

Abb. 47.   Abb. 48.

Abb. 47 und 48. Das Wandern einer Ablösung von oben nach unten. Abb. 47 ist am 29. Juli 1927 aufgenommen und zeigt einen Gesichtsfeldausfall mit Erhaltung eines Netzhautbezirks nach oben zu. Dem gegenüber zeigt die Abb. 48 (aufgenommen am 18. Nov. 1927) die Lage des sehtüchtigen Bezirks im wesentlichen nach unten. Somit ist jetzt die Ablösung der Netzhaut auf dem Fundus unten angelangt.

eine andere Richtung der Flüssigkeitssenkung erzwingen. Es sei schon hier darauf hingewiesen, daß diese immer wiederkehrende Beobachtung alle jenen Theorien über die Pathogenese des Leidens Schwierigkeiten bereitet, die eine Zugwirkung des Glaskörpergerüstes an der Innenfläche der Netzhaut annehmen; denn es ist dann die Wiederanlegung einer z. B. zuerst oben eingetretenen Falte schwer zu erklären.

Daß mit dem *längeren Bestehen* einer Ablösung die Durchsichtigkeit abnimmt und infolge der Wucherung der Stützsubstanz schließlich die Netzhautpartie eine weiße faltige Wand bildet, wurde schon oben bemerkt. Man darf sich aber auf diese Beobachtung nicht zu sehr verlassen; denn so manche bereits jahrelang vorhandene Ablösung bleibt transparent und in anderen Fällen kann schon eine frische weiß aussehen. Diese Tatsache ist in Hinsicht auf die Beurteilung des Zusammenhangs einer Amotio mit einer Verletzung nicht unwichtig.

Ebenso steht es mit dem *Fortschreiten des Prozesses*. Wenn es auch gemeinhin die Regel darstellt, daß eine Netzhautablösung die Neigung hat, mit der Zeit an Ausdehnung zuzunehmen, bis sie schließlich total geworden ist und im anatomischen Bilde die Retina einen zusammengefalteten Trichter darstellt, der mit der Spitze an der Papille, festsitzt so ist doch in einer ganz erheblichen Anzahl von Fällen das Leiden in bezug auf die Ausbreitung entschieden stationär, ohne daß wir einen ersichtlichen Grund dafür ausfindig machen können.

In einem leider nur recht kleinen Prozentsatz der Netzhautablösungen kommt es zu einer *spontanen Wiederanlegung*, und es ist dann sehr schwer zu

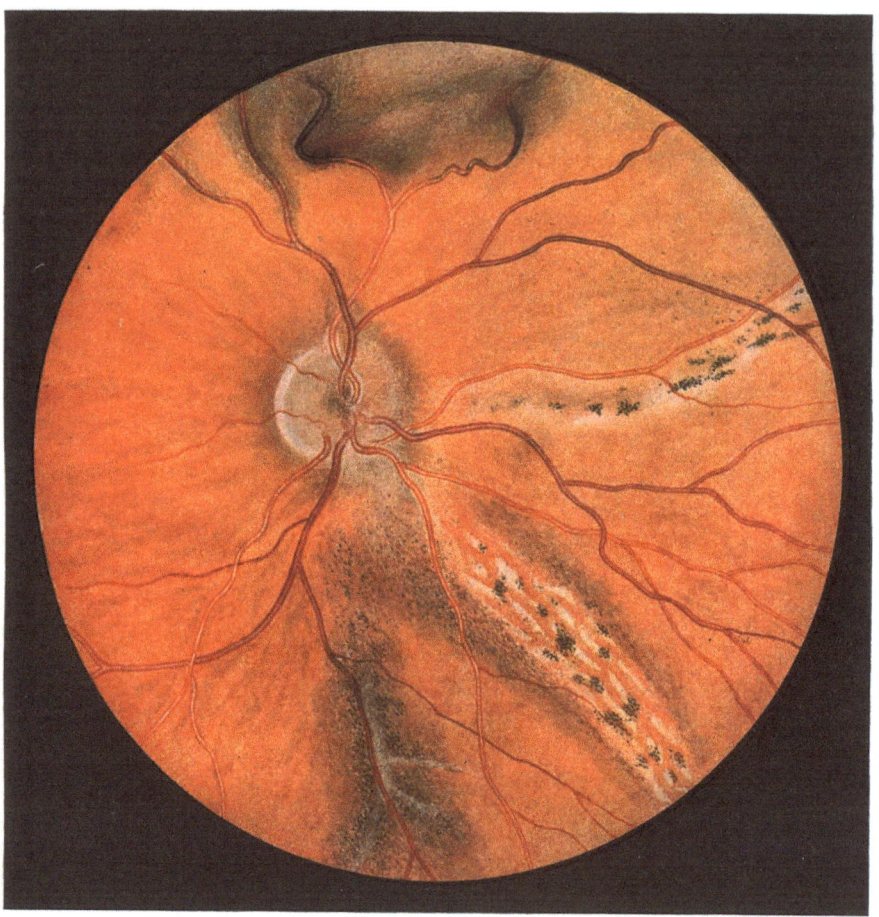

Abb. 49. Amotio retinae sanata. (Nach einer Beobachtung von L. HEINE.)

sagen, ob wirklich eine idiopathische oder eine sekundär bedingte Form des Leidens vorgelegen hat. Abgesehen davon, daß die Grenze zwischen den beiden Arten eine recht verwaschene ist, möchte ich der Ansicht zuneigen, daß in denjenigen Fällen, die eine solche Besserung oder Ausheilung erkennen lassen, wahrscheinlich chorioiditische Prozesse die führende Rolle spielen. Ein Beispiel für diese Möglichkeit bildet die Amotio bei Retinitis albuminurica, die sicher auf der Transsudation einer von der Aderhaut gelieferten eiweißreichen Flüssigkeit beruht und wieder aufgesaugt werden kann. Die Heilungsfähigkeit dieser Form der Ablösung ist, vor allem bei der Netzhauterkrankung der Schwangeren nach Beendigung des Gestationsprozesses, eine manchmal erstaunliche.

Selbst große, weit vorspringende Falten können binnen kurzem vollständig verschwinden. Allerdings ist damit noch nicht gesagt, daß die Funktion der Netzhaut zur ursprünglichen Höhe wiederkehrt; denn die zarten Sinnesepithelien gehen, wie wir aus pathologisch-anatomischen Untersuchungen wissen, nur zu leicht zugrunde. Außerdem bleibt es eine noch offene Frage, wie es

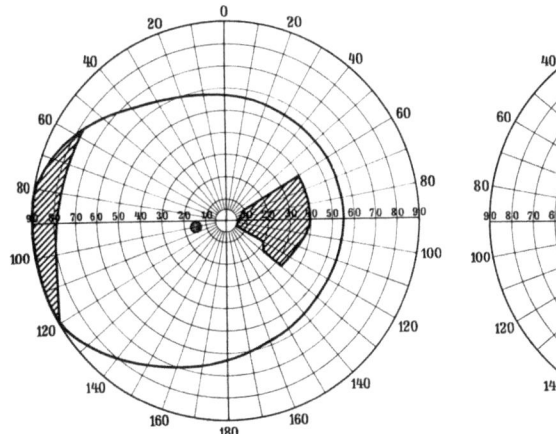

Abb. 50. Netzhautablösung des rechten Auges in der temporalen Peripherie. Der Gesichtsfelddefekt liegt nasal.

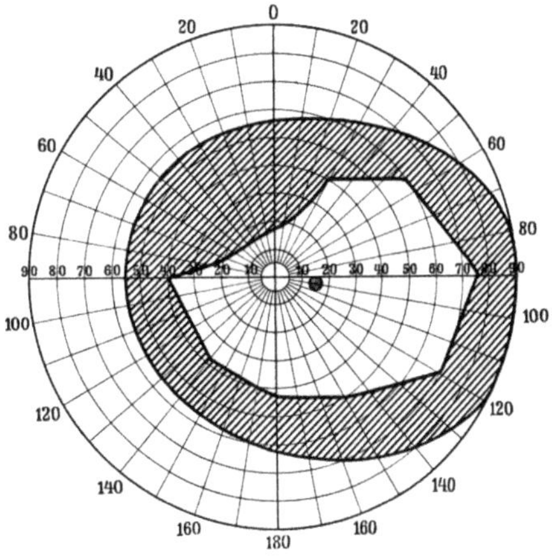

Abb. 51. Netzhautablösung des rechten Auges außen unten. Der Defekt liegt im Gesichtsfelde oben innen.

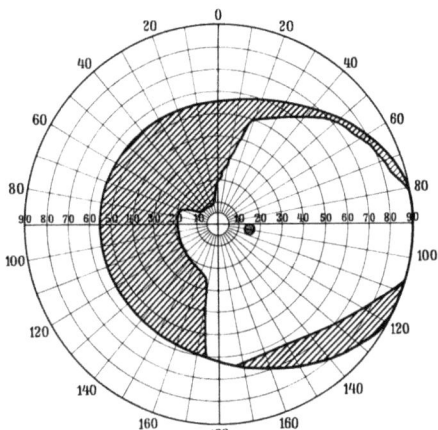

Abb. 52. Von der Maculagegend aus erstreckt sich eine flache Netzhautablösung temporal. Im Gesichtsfeld erscheint ein Ausfall nasal des Fixationspunktes.

möglich ist, daß die Außenglieder der Neuroepithelien wieder den notwendigen Anschluß an die Fortsätze des Pigmentepithels erlangen; denn hier findet sich ja normalerweise eine förmliche Verzahnung [E. FUCHS (b)]. Ob in den zur spontanen Wiederanlegung neigenden ,,idiopathischen" Ablösungen eine ähnliche Voraussetzung, vielleicht im Sinne einer ,,Chorioiditis serosa" sich findet, steht dahin. Vom Standpunkt GONINs könnte man auch annehmen, daß ein chorioretinitischer Prozeß den Verschluß des Netzhautrisses und damit die Wiederanlegung der Membran herbeiführen kann.

Die Stellen, die ehedem abgelöst waren, bleiben manchmal dadurch für immer gekennzeichnet, daß an der Grenze des Bezirks oder mitten durch ihn hindurch weiße, von Pigment unregelmäßig eingesäumte Striche und Linien sichtbar sind. Solche Veränderungen werden vielfach „Retinitis striata" genannt, obgleich eine Entzündung der Netzhaut kaum vorliegt. In anderen Fällen erkennt man die abgelöst gewesenen Partien an schwarzen diffusen Pigmentablagerungen, die teilweise von grauen Linien begleitet sind, und an strichweisen Aderhautatrophien (Abb. 49). Die Abb. 115 S. 555 zeigt die Veränderung im rotfreien Lichte.

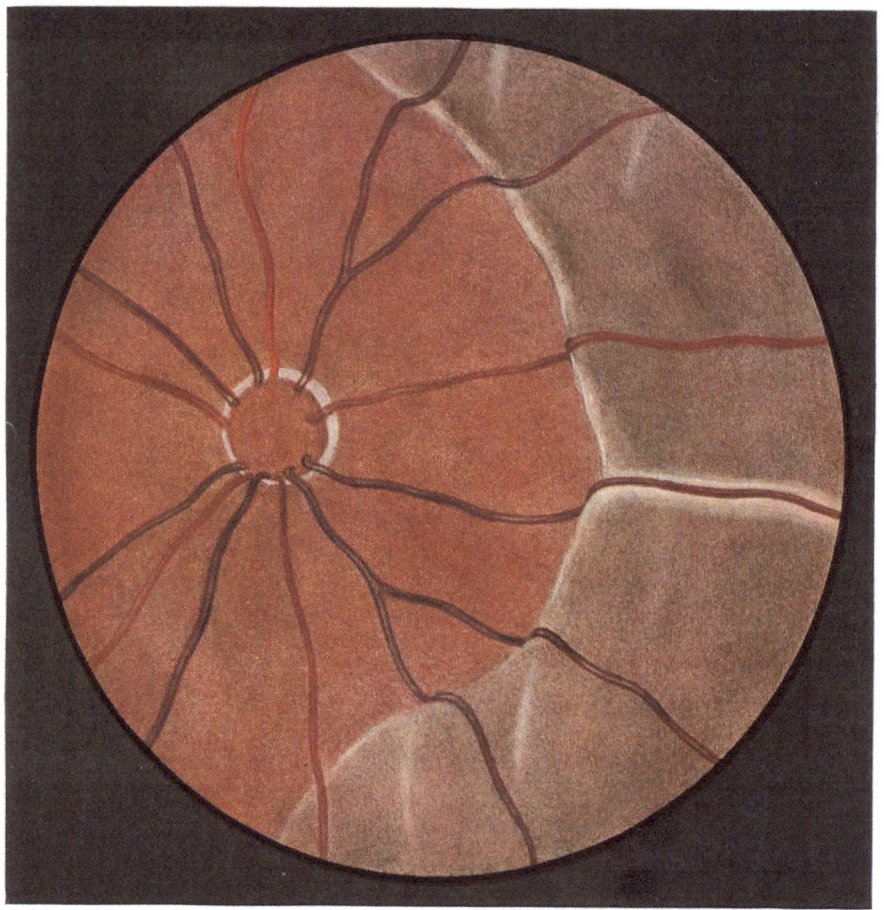

Abb. 53. Amotio chorioideae et retinae nach ELLIOTscher Trepanation bei Glaukom.

Die subjektiven Beschwerden äußern sich je nach dem Sitze und der Ausdehnung des abgelösten Areales. Sie sind um so störender je näher die Ablösung an die Netzhautmitte heranrückt und in den einzelnen Phasen des Prozesses verschieden. Ganz zu Anfang werden die Patienten lediglich durch das Auftauchen von hellen feurigen Linien und Punkten oder durch ein lästiges Flimmern beunruhigt. Dann wird eine dunkle Wolke gesehen, die von der einen Seite ins Gesichtsfeld hineinragt oder sich vor den Fixationspunkt legt, wenn die Ablösung in der Gegend des hinteren Poles einsetzt. Damit verbinden sich Wahrnehmungen über eine Verkrümmung gerader Linien und ebener Flächen, die wellenförmig gesehen werden (Metamorphopsien). Auch treten *subjektive Farbenempfindungen* auf. Die Patienten klagen über einen blauen oder grünen

Schein, der vor dem Auge schwebt, oder über feurige Zacken, die bei Bewegungen des Auges auftreten. Selbst bei geschlossenen Lidern halten diese sehr lästigen Reizerscheinungen der nervösen Bestandteile oft an.

Wenn sich die Netzhautmitte nur eine Wenigkeit von der Aderhaut entfernt, so kann sich dies anfänglich dadurch kundgeben, daß die *Refraktion sich im Sinne der Hypermetropie ändert*. Liegt doch die Netzhaut dann näher dem brechenden System.

Bei der *Aufnahme des Gesichtsfeldes* ist es empfehlenswert, neben der Prüfung im hellen Lichte die Untersuchung bei herabgesetzter Beleuchtung vorzunehmen; denn die abgelösten Bezirke werden oft noch durch hellbeleuchtete Objekte gereizt, während sie bei minder starker Lichtintensität bereits versagen (Abb. 50, 51 u. 52). Man macht in der Regel die Erfahrung, daß die Empfindung des Blau vor allem leidet, und zwar auffallenderweise selbst im Zentrum, trotzdem dieses frei ist (KÖLLNER, Farbensinn).

Als *Komplikation* haben wir schon die Möglichkeit einer sekundären Iridocyclitis und eines sekundären Glaukoms (S. 462) kennen gelernt. Es kann aber auch eine Linsentrübung (Cataracta complicata) hinzutreten, die sich aus der allgemeinen Ernährungsstörung erklärt, der mit der Zeit ein Auge anheimfällt, das mit Netzhautablösung behaftet ist.

In Fällen, die infolge Fistelns einer Operationswunde (nach Staroperationen, ELLIOTschen Trepanationen usw.) eine längere Zeit Hypotonie des Augapfels zeigen, beobachtet man nicht selten eine Ablösung der Netzhaut samt darunterliegender Aderhaut von der Sclera. Das Bild eines solchen Zustandes unterscheidet sich von dem einer Amotio der Netzhaut allein dadurch, daß die vorspringende Netzhautpartie bräunlichrot aussieht, weil sie ja der pigmentführenden Aderhaut nach wie vor aufliegt (Abb. 53).

2. Die sekundäre Netzhautablösung.

Bevor wir uns der Besprechung der Pathogenese und der mit dieser Frage aufs engste verknüpften Wahl der Behandlungsmethode zuwenden, müssen wir uns noch mit der sekundären Amotio beschäftigen; denn gerade grob wahrnehmbare Augenerkrankungen, die eine Netzhautablösung nach sich ziehen können, sind geeignet, uns den Einblick in den Mechanismus der Erscheinung zu erleichtern.

Ein jeder Fall von Amotio retinae schließt das Erfordernis in sich, daß der Augenarzt sorgsamst alle Möglichkeiten erwägt, die das Leiden verursacht haben könnten; denn nur die Erkenntnis der Ursache läßt einen folgerichtig aufgebauten Behandlungsplan zu. Wir wollen die einzelnen Formen der sekundären Ablösung systematisch durchgehen.

a) *Ein Aderhauttumor ist die Veranlassung*. Dieser Zusammenhang muß angesichts der Bösartigkeit der Melanosarkome bei jedem Fall erwogen und ausgeschlossen werden, wenn der Arzt sich nicht einer Fahrlässigkeit schuldig machen will. Im allgemeinen teilen wir die Entwicklung einer intraokularen Geschwulst in 4 Stadien ein, die dem klinischen Bilde das jeweilige Gepräge geben. Zuerst wächst die Neubildung, ohne andere Symptome als eine Sehstörung zu verursachen, die bei sehr peripherem Sitze auch fehlen kann. Hierauf kommt es zur Drucksteigerung (Stadium des sekundären Glaukoms). Nach einiger Zeit bricht der Tumor durch die Augenhüllen durch und erzeugt Tochterknoten in der Orbita oder entlang dem Sehnerven (Stadium der Perforation), oder es kommt zur Verschleppung von Keimen auf der Blutbahn in andere Organe (Stadium der Metastasierung). Uns interessiert vor allem das 1. Stadium;

denn in diesem vermag der Tumor eine einfache Netzhautablösung vorzutäuschen. Um eine Fehldiagnose auszuschließen, achtet man auf folgende Merkmale. Während eine lediglich von einem subretinalen Erguß getragene Ablösung bei Bewegungen des Auges leicht erzittert, ist eine auf einem Tumor liegende unbeweglich. Sie wird auch nicht, wie eine gewöhnliche Amotio, mit der Zeit wandern können. Durch eine idiopathische Ablösung hindurch erhält man, solange sie durchsichtig ist, einen leicht verminderten rötlichen Reflex

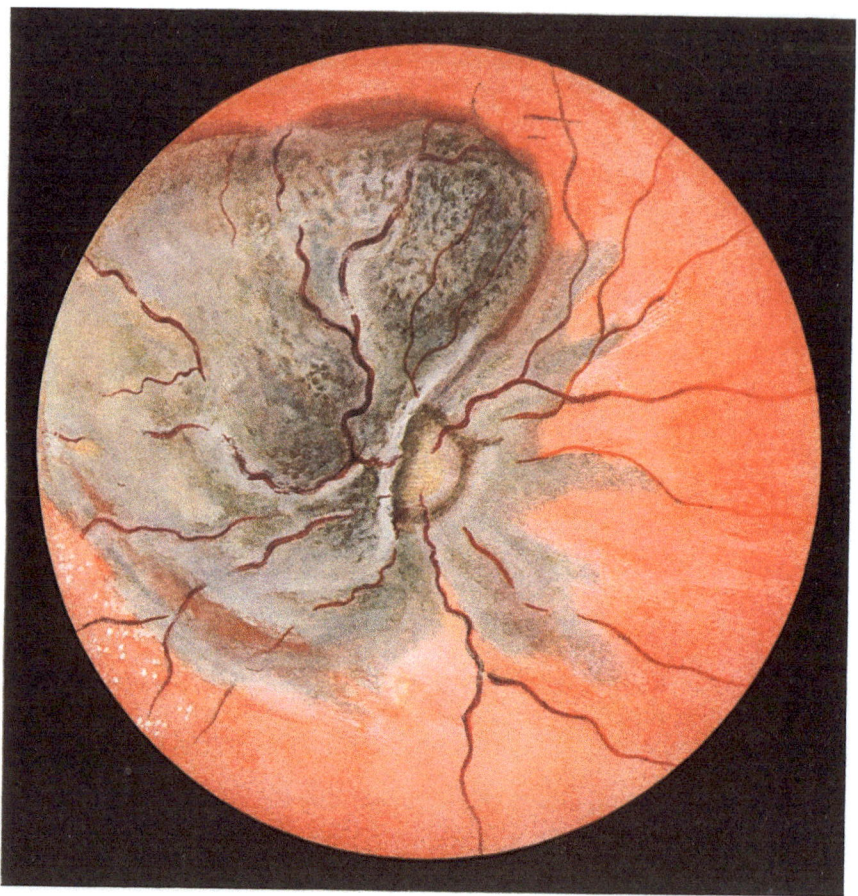

Abb. 54. Netzhautablösung durch ein Melanosarkom der Aderhaut.

von der Aderhaut, beim Tumor jedoch einen mehr weißgelblichen, ja grauen Schein (Abb. 54 und Abb. 40 S. 136 im Beitrage GILBERT).

Stellt man sich durch Vorsetzen von Konvexlinsen vor den Augenspiegel im aufrechten Bilde auf die suspekte Partie ein, so gewahrt man hinter der Netzhaut eine Masse, deren Oberfläche etwas höckerig ist, ein eigenes Gefäßsystem erkennen läßt und ab und zu eine deutliche schwarzgraue Felderung aufweist. Hervorragende Dienste leistet zur Enthüllung dieses Befundes die Betrachtung des Augenhintergrundes mit der binokularen Apparatur des großen GULLSTRANDschen Augenspiegels. Sein Bild ist reflexlos, in die Tiefe dringend und außerdem stereoskopisch, so daß auch minimale Tiefenunterschiede wahrnehmbar werden. Ferner ist eine durch einen Tumor hervorgerufene Amotio retinae meistens steiler. Sie erhebt sich mehr unvermittelt aus der normalen Fläche in die Höhe und macht den Eindruck einer prall gespannten Blase und nicht einer schlaffen in Falten liegenden Haut. Die Abb. 54 schildert eine Beobachtung, in der die Diagnose verhältnismäßig leicht war; denn hier erblicken wir ein Melanosarkom der Aderhaut, das die Netzhaut so vor sich her vorwärtstreibt, daß unmittelbar unter ihr die Tumoroberfläche liegt (Amotio bei Gliom siehe S. 591). Meist springt die Neubildung nicht so in die Augen, daß sie kaum übersehen werden kann. Sie ist oft hinter Netzhautfalten verborgen, die man erst durchleuchten und absuchen muß. Hin und wieder gewahrt man auch in der Tiefe hinter der abgelösten Netzhaut nur einen unbestimmten gelblichen Schein, den man trotz aller Bemühungen nicht scharf einstellen kann, weil entweder Glaskörpertrübungen vor ihm schweben oder die Flüssigkeit zwischen der abgelösten Netzhaut und dem Gebilde nicht genügend durchsichtig ist oder die fragliche Stelle so weit in der Peripherie liegt, daß sie nicht in ihren Einzelheiten erkannt werden kann. In derartigen Fällen verläßt man sich am besten auf das Ergebnis der diascleralen Durchleuchtung, die mit einem Kunstgriff selbst zur Diagnose von Tumoren Anwendung findet, die am hinteren Pole liegen. Das Prinzip, auf die Bulbuswand von außen her eine helle Lichtquelle aufzusetzen und zu beobachten, ob die Pupille rot aufleuchtet oder nicht, läßt sich nach den Erfahrungen von ERGGELET auch auf den hinteren Augenpol übertragen, sofern man den sehr schlanken gebogenen und auskochbaren Glaskegel als Ansatz der LANGEschen Lampe benutzt, den die Firma C. Zeiss neuerdings anfertigt. Seine Spitze wird an die hintere Bulbuswand, unter Umständen nach einem Einschnitte in die Conjunctiva fornicis, herangeschoben. HERTEL hat gelegentlich skeletfreie Röntgenaufnahmen nach VOGT mit Erfolg zur Diagnose von intraokularen Geschwülsten herangezogen. Auch

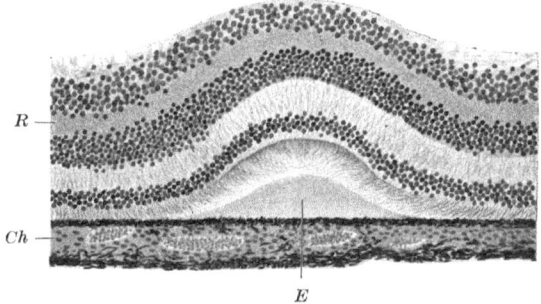

Abb. 55. Flache Abhebung der Netzhaut durch einen Erguß aus der Aderhaut. *R* Retina. *Ch* Chorioidea. *E* Erguß. (Aus der Sammlung J. v. MICHEL.)

kann der Versuch gemacht werden, mit Hilfe der KOEPPEschen Kontaktschale die Stelle im fokalen Büschel der Spaltlampe abzuleuchten. Schließlich bleibt noch die Möglichkeit, das in den Mund eingeführte HERTZELLsche Diaphanoskop zur Diagnose heranzuziehen. Dann heben sich Tumoren dunkel von dem rot aufleuchtenden Augenhintergrund ab.

Die Prüfung des Tonus mit dem Tonometer ist ebenfalls nicht zu unterlassen; denn jede Spannungszunahme eines an Amotio erkrankten Auges gegenüber dem am anderen Auge gefundenen Werte erregt den Argwohn, daß hinter der Netzhaut eine Neubildung verborgen ist.

b) *Eine Exsudation treibt die Netzhaut vor sich her, die als eiweißreiche Flüssigkeit aus der Uvea oder der Retina stammt.* GONIN (b) macht auf den Unterschied aufmerksam, der zwischen einer durch Exsudation aus der Aderhaut entstandenen und einer gewöhnlichen Amotio beobachtet werden kann. Hier hat die Ablösung den Charakter einer Blase, dort den von Faltenbildungen (Abb. 55). In Fällen von Retinitis exsudativa externa (COATS) breiten sich unter der abgelösten Netzhaut weiße „massive" Exsudationen aus, die wie ein heller Tumor wirken können. Zur Differentialdiagnose sind die Schilderungen zu beachten, die S. 600 nachzulesen sind.

c) Eine *Tuberkulose der Aderhaut* in Form eines Konglomerattuberkels wölbt die Retina vor, so daß man hinter der Ablösung eine gelbliche tumorartige Masse findet (Abb. 56). Die Tuberkulinreaktion und unter Umständen die günstige Wirkung der Tuberkulintherapie (Abb. 57) sichern die Diagnose.

d) *Ein subretinaler Cysticercus* (Abb. 58) hat sich als eine durchscheinende Blase entwickelt, die in ein schwieliges Gewebe der Aderhaut seitlich eingebettet

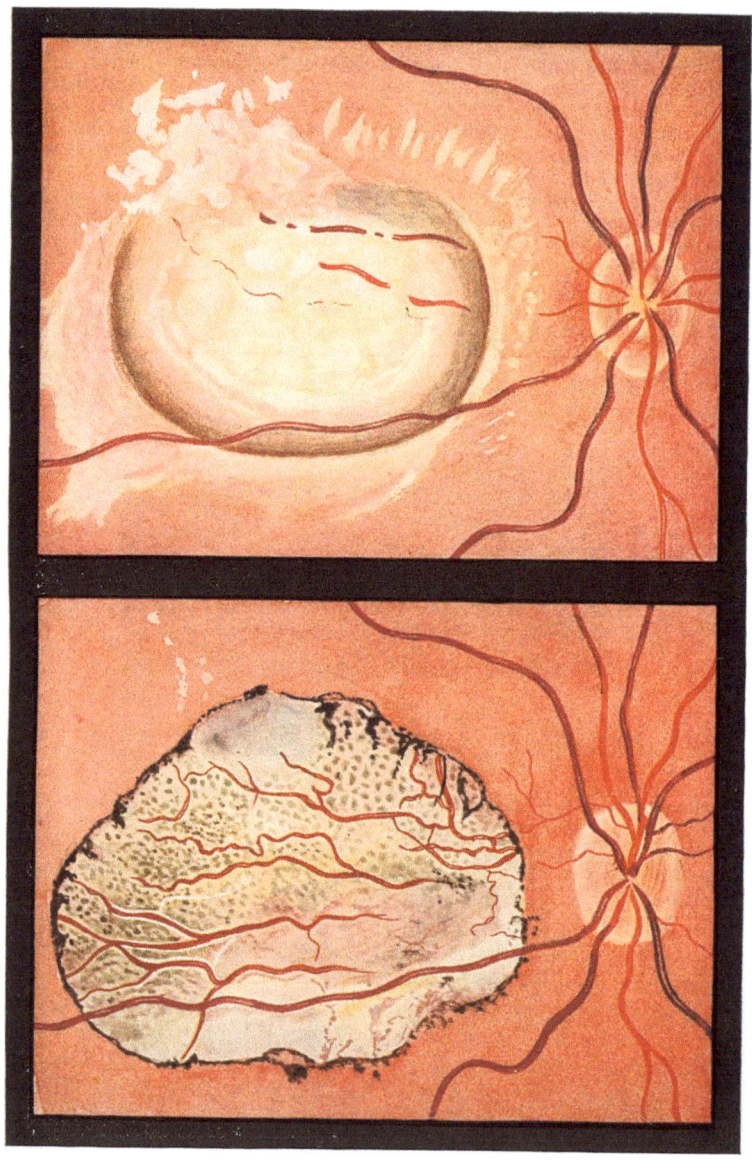

Abb. 56/57. Amotio retinae infolge eines Konglomerattuberkels der Aderhaut, vor und nach der Tuberkulinbehandlung. Der Tuberkel ist ausgeheilt, die Aderhaut trägt eine Narbe, die Netzhaut liegt wieder glatt an. (Nach CLARKE und WRIGHT: Trans. of the Ophth. Soc. 28.)

ist. Die Form des Gebildes, womöglich noch Bewegungen des Cysticercuskopfes sind hier ausschlaggebend. Durch einen scleralen Einschnitt, unter Umständen mit temporärer Ablösung eines geraden Augenmuskels, läßt sich die Blase entfernen.

e) Die *Periphlebitis retinae tuberculosa* gibt zu Amotio dadurch Anlaß, daß die Schwarten und Glaskörpertrübungen an der Netzhautinnenfläche (Retinitis proliferans interna) einen Zug auf die Retina ausüben. Einzelheiten sind auf S. 528 geschildert.

f) Jeder hinter der Amotio oder in ihrer Nähe feststellbare *chorioiditische Herd* legt uns den Gedanken nahe, daß die Aderhautentzündung eine seröse

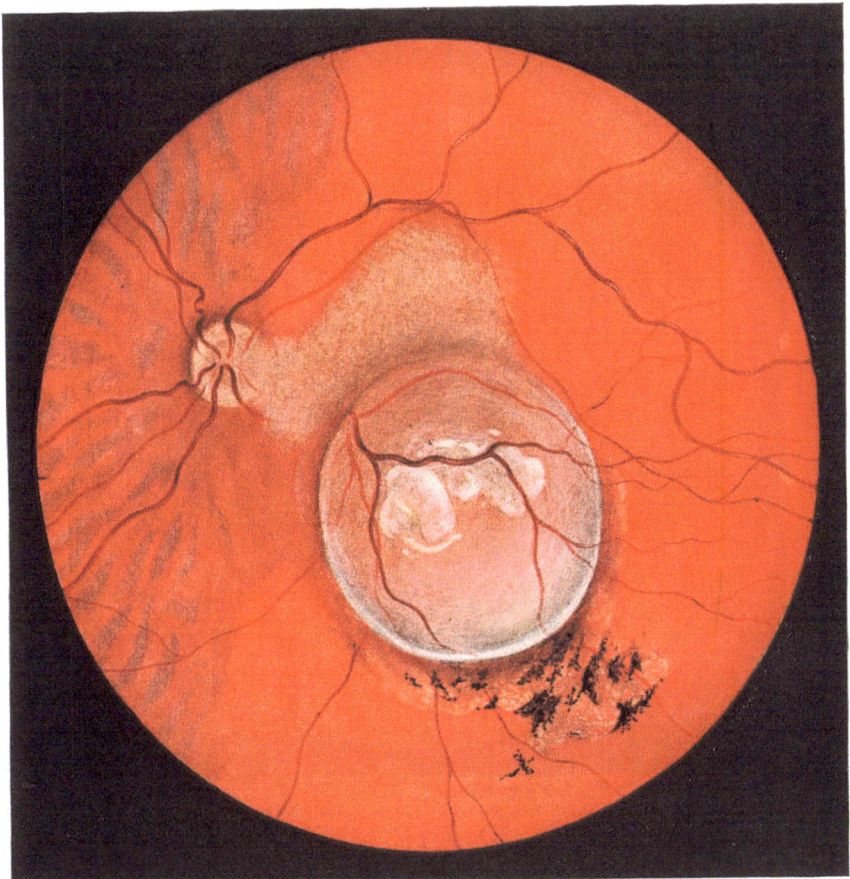

Abb. 58. Netzhautablösung durch eine subretinale Cysticercusblase.

Ausschwitzung bedingt hat. Tuberkulinprobe, Anstellung der Wassermannschen Reaktion usw., sowie der Erfolg einer spezifischen Therapie stützen in solchen Fällen die Diagnose.

g) Schließlich kann eine *Blutung aus der Aderhaut* die Retina abheben, und es entsteht dann ein Bild, wie es die Abb. 59 schildert. Derartige Fälle haben Anlaß zur falschen Diagnose auf einen Tumor der Aderhaut gegeben (z. B. im Falle RUDOLF STANKAS).

h) Eine wichtige Gruppe sind ferner die *traumatischen Netzhautablösungen*, die ebensowohl durch *perforierende* als auch durch *stumpfe* Traumen ausgelöst werden. Wenn eine schwere Erschütterung des Kopfes oder des Auges vorhergegangen ist, wird man die entstandene Amotio mit dem Unfall in Verbindung bringen müssen, sofern der Zeitpunkt der beiden Ereignisse eng zusammenfällt. Zwar wird man bei hoher Myopie, die erwiesenermaßen (S. 457) relativ oft von spontaner Amotio gefolgt wird, besondere Vorsicht in der Beurteilung des Zusammenhanges obwalten lassen müssen. Man wird aber nicht leugnen dürfen, daß auch stumpfe Traumen Netzhautablösungen zu erzeugen vermögen. Bei perforierenden Verletzungen ist die Unfallsfolge durch schrumpfende Glaskörperexsudate, Glaskörperverlust usw. klar ersichtlich. (Näheres siehe S. 475.)

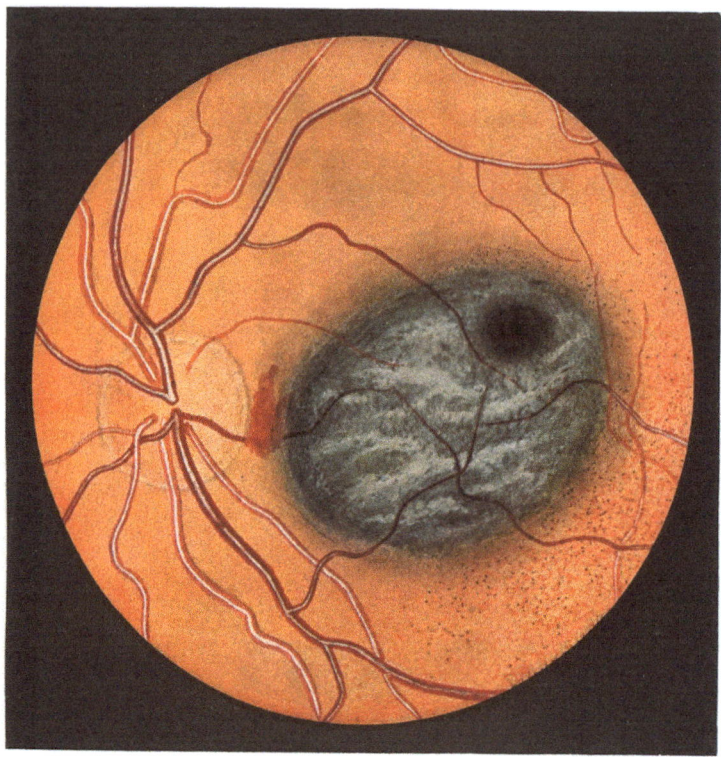

Abb. 59. Amotio retinae durch einen Bluterguß zwischen Aderhaut und Retina in der Augenhintergrundsmitte. 33jähriger Mann. S $^2/_{60}$. Zentrales Skotom; später auf $^6/_{12}$ gebessert. (Beobachtung von L. HEINE-Kiel.)

Die pathologische Anatomie und Pathogenese der Amotio sind trotz zahlreicher Untersuchungen von bewährtester Seite auch heute noch ein viel umstrittenes Gebiet. Der Grund für die immer noch bestehenden Kontroversen ist in dem schon eingangs erwähnten Umstand zu suchen, daß die Augen nicht im Stadium des Beginnes einer Netzhautablösung zur Obduktion kommen, sondern daß sekundäre Veränderungen, wie Iridocyclitis, Glaukom, Phthisis bulbi dolorosa ihre Entfernung benötigen. Durch diese hinzugetretenen Erkrankungen wird aber nicht nur das klinische, sondern auch das mikroskopische Bild beherrscht, so daß es unmöglich wird, die Entstehung der Ablösung selbst aus den Einzelheiten der Veränderungen zu rekonstruieren. Es dürfte meiner Ansicht nach überhaupt kaum gelingen, die feineren Zusammenhänge mit dem Mikroskope aufzudecken, die einer Amotio als vorbereitende Momente vorausgehen; denn, wenn Schwankungen in dem Gewebsdruck der Aderhaut und des Glaskörpers mit ausschlaggebend sind, wird uns das Präparat hierüber keinen Aufschluß geben können. *Alle die grobsinnlich wahrnehmbaren Veränderungen sind höchstwahrscheinlich die Folgen oder Begleiterscheinungen, aber nicht die Ursachen des Leidens.* Desgleichen schaffen die *experimentellen* Eingriffe in die Struktur des Auges, die auf eine Klärung der Frage abzielen, stets Bedingungen, die für die sekundäre Form der Ablösung maßgebend sind, aber auf die Entstehung der idiopathischen Amotio nur mit größter Vorsicht übertragen werden dürfen. Wenn durch Absaugung von Glaskörper (A. BIRCH-HIRSCHFELD), Einbringen von Fremdkörpern in den Glaskörper (TH. LEBER) oder Erzeugung eines chorioidealen Transsudates durch Anwendung von Glühhitze an der Scleraoberfläche (K. WESSELY, L. WEEKERS) eine Ablösung hervorgerufen wird, so können wir aus den Ergebnissen wohl wichtige Schlüsse auf das Verhältnis der Netzhaut zum Glaskörper und zur Aderhaut ziehen, weitergehende Folgerungen aber nicht ableiten.

Genau wie wir im Tierversuche eine Amotio retinae durch Zug von innen oder Druck von außen zu erzeugen vermögen, ist seinerzeit der hämorrhagische oder entzündliche Erguß aus der Aderhaut der Anlaß zur Aufstellung der „*Sekretionstheorie*", das schrumpfende Glaskörperexsudat zu derjenigen von der „*Retraktionstheorie*" geworden. Die *Sekretionslehre* ist 1854 von A. v. GRAEFE und von ARLT begründet worden, indem sie ein nicht auf entzündlicher Basis entstandenes Transsudat aus der Aderhaut als Ursache hinstellten. Ihre Auffassung suchte man allerdings durch den Einwand zu entkräften, daß dann der intraokulare Druck anstatt abzusinken in die Höhe gehen müßte, doch hat SCHMIDT-RIMPLER diese Bedenken dadurch zerstreut, daß „die regulierende Wirkung der elastischen Augenkapsel und ihr Einfluß auf die Abflußwege vollkommen hinreichend sei, um schnell wieder einen Ausgleich zu schaffen". Eine solche Möglichkeit ist durch die Experimente K. WESSELYS erwiesen worden; denn die im Anschluß an eine Hitzeeinwirkung auftretenden Ausschwitzungen zwischen der Aderhaut und Netzhaut setzen die Tonometerwerte nicht hinauf.

Die *Retraktionstheorie* geht auf HEINRICH MÜLLER (1858) zurück, dem Entdecker der radiären Stützfasern der Netzhaut. Angesichts der Fälle von Netzhautablösungen nach schrumpfenden Glaskörperexsudaten glaubte er, daß die Fibrillen der äußersten Begrenzung des Glaskörpergerüstes organisch mit der Limitans interna verbunden seien, so daß gewissermaßen die Glaskörperfasern die Fortsetzung der Netzhautstützfasern bedeuteten. Wir sehen daher, daß in der Theorie von der Pathogenese der Amotio retinae die anatomische Natur des Glaskörpergerüstes und seine Beziehung zur Retina eine bedeutsame Rolle gespielt hat. Man weiß aber jetzt, daß die rückwärtigen Abschnitte des Glaskörpers keine Verankerung an der inneren Grenzhaut der Retina haben und daß nur vorn in der Gegend der Pars plana des Corpus ciliare das dort verdichtete Netz der Glaskörperfasern mit Ausläufern in die Epithelzellen übergeht, die entwicklungsgeschichtlich zur Netzhaut gehören (Pars coeca retinae). In der ursprünglichen Form ist die Retraktionstheorie auch deswegen unmöglich, weil gerade bei den höher myopischen Augen, die vor allem zu dem Leiden disponiert sind, das Glaskörpergerüst sich nach der Linse zu zurückzieht und zwischen seinen Resten und der Netzhautinnenfläche eine dünne Flüssigkeit steht (IWANOFF). Dieser Tatsache haben TH. LEBER und seinen Mitarbeiter E. NORDENSON (1887) veranlaßt, die Theorie von HEINRICH MÜLLER ganz umzugestalten, doch hat sie auch in der neuen Auslegung später noch manche Wandlung erfahren. Sie erklärten zunächst die von IWANOFF gefundene Ablösung des Glaskörpers von der Netzhaut als den Folgezustand einer schleichenden Aderhautentzündung. Weiter nach vorwärts blieben die Glaskörperfibrillen mit der Netzhautinnenfläche im Zusammenhang und so komme in den vordersten Abschnitten der Retina daher eine Zugwirkung des schrumpfenden Glaskörpers zustande, indem die Fibrillen an der Netzhaut zerrten. Schließlich reiße die Membran hier ein, damit dringe die vordem „präretinal" angesammelte, aus dem Glaskörpergerüst ausgepreßte seröse Flüssigkeit hinter die Netzhaut und hebe fortan als „subretinaler" Erguß die Netzhaut von der Aderhaut ab. Schließlich hat aber TH. LEBER auf die aktive Rolle der Glaskörperschrumpfung überhaupt verzichtet und die anzutreffende Verdichtung seines Fasersystems als einen passiven Vorgang hingestellt. In der letzten veröffentlichten Fassung (2. Auflage des Handbuchs von GRAEFE-SAEMISCH-HESS) lautet die Theorie daher folgendermaßen: Ausgehend von den Epithelzellen des Corpus ciliare kommt es zu einer zelligen Wucherung an der Netzhautinnenfläche. Diese häutige Neubildung („Präretinitis") kriecht an der Limitans interna weiter nach rückwärts und überzieht, ähnlich der pathologischen Auskleidung der Wandungen der vorderen Kammer mit einer Glashaut, die Netzhaut an ihrer dem Glaskörper zugewandten Oberfläche. Obgleich sie zu derben Bildungen auswachsen kann, vermag sie auch die sorgfältigste Augenspiegeluntersuchung nicht aufzufinden, weil dergleichen „Cuticularbildungen" vollkommen durchsichtig sind. Sobald diese dann die Neigung an den Tag legen, zu schrumpfen, zieht sich die Netzhaut langsam in Falten zusammen, bis der dadurch bedingte Netzhautriß die eigentliche Abhebung bewirkt.

Wenn diese Auffassung richtig wäre, müßte man bei anatomischer Untersuchung von myopischen Augen gelegentlich auf Befunde stoßen, die eine derartige „Präretinitis" zeigen, obgleich noch keine Netzhautablösung eingetreten ist. A. Vogt hat sich in dieser Richtung bemüht, Material zu sammeln, ohne je etwas Ähnliches in den Präparaten gesehen zu haben, und er hält deswegen die von Leber abgebildeten, von Faltenkuppe zu Kuppe ziehenden Stränge für Bildungen, die erst nach zustande gekommener Ablösung eintreten und auf der entzündungserregenden Wirkung des subretinalen Transsudats genau so beruhen, wie die so häufige sekundäre Iridocyclitis.

Daß auch eine Uveitis der Amotio vorausgehen und in solchen Fällen die Schrumpfung einer Glaskörpertrübung wiederum eine Amotio nach sich ziehen kann, beweisen die Untersuchungsergebnisse von Gonin und E. v. Hippel; denn sie fanden einzelne Teile der Netzhaut so fest mit dem Pigmentepithel verwachsen, daß sie nach eingetretener Netzhautablösung auf der Aderhaut sitzen geblieben waren und die abgehobene Partie entsprechende Defekte zeigte. Genau derselbe Mechanismus ist natürlich denkbar, wenn man eine Exsudation aus der entzündlich gereizten Aderhaut annimmt. Für die Entscheidung der Frage, ob Zug- oder Druckwirkung vorliegt, besagen solche Befunde wenig.

Einer kurzen Erwähnung bedarf noch die von Raehlmann verteidigte „*Diffusionstheorie*", weil sie in gewisser Beziehung die Vorläuferin von Erklärungsversuchen ist, die neuerdings von R. Kümmell und anderen veröffentlicht wurden. Raehlmann legt seinen Betrachtungen die Hypothese zugrunde, daß ein physiologischer Flüssigkeitsaustausch von der Aderhaut zum Glaskörper durch die Netzhaut hindurch statthat, und stellt sich vor, daß jede auch noch so geringe Behinderung dieser Strömung eine Ansammlung angestauter Flüssigkeit zwischen Aderhaut und Netzhaut zur Folge haben muß, womit der erste Beginn einer Amotio verbunden ist. Auch R. Kümmell schuldigt eine Störung in der Ernährung des Glaskörpers an, sieht aber ihre Ursache in chronischen krankhaften Zuständen der ganzen Uvea. Als Folge dieser Vorgänge käme es einesteils zu einer Zerstörung des Glaskörpergerüstes und damit zur Spannungsabnahme im Glaskörperraume, andererseits zu einem Übergewicht im Gewebsdrucke der Aderhaut über denjenigen im Glaskörper. Damit entwickele sich aber ein „Druckgefälle" zwischen Aderhaut und Glaskörper, und die Uvea strebe durch Absonderung von Flüssigkeit einen Wiederausgleich zu schaffen. Die Folge sei eine Transsudation unter die Netzhaut und ihre Abdrängung vom Pigmentepithel. Eingangs haben wir schon besprochen, daß Hans Lauber ähnlichen Vorstellungen Ausdruck verliehen hat, und Arnold Löwensteins Ansichten bewegen sich in denselben Kreisen. Schon die Tatsache, daß das subretinale Transsudat hochprozentig eiweißhaltig, die Glaskörperflüssigkeit aber fast eiweißfrei ist, beweise, daß die Lebersche Annahme, daß die Glaskörperflüssigkeit durch einen Netzhautriß hinter die Netzhaut gedrungen sei, für unhaltbar erklärt werden müsse. Vielmehr sei die Flüssigkeit ein Produkt der Aderhaut, die durch alle möglichen Ursachen, nicht zuletzt durch tuberkulöse Einflüsse, gereizt werde.

Während sich die vorstehenden Erklärungsversuche im wesentlichen auf entzündliche Veränderungen beziehen, hat A. Vogt jüngst die Theorie aufgestellt, daß die Ursache in *Entartungserscheinungen des Netzhautgewebes selbst* zu suchen ist, wie sie an myopischen (Hanssen) und senilen Augen bei der mikroskopischen Untersuchung zutage treten. Die Hinfälligkeit und Zerreißlichkeit der Retina solcher Bulbi gehe aus der Tatsache hervor, daß sich in der Netzhautperipherie ausgedehnte Atrophien finden, die bis zu völligem Schwund und Lochbildung führen können, und andererseits eine cystoide Aufquellung und ein Zerfall des Gewebes einsetzte. Als „Blessigsche Hohlräume", „Iwanoffsches Ödem" sind solche Zustände schon früheren Autoren bekannt gewesen. Die ophthalmoskopisch sichtbaren Veränderungen der Fundusperipherie in myopen und senilen Augen hat Vogts Schüler Karl Rehsteiner geschildert. Sie stellen sich in bunter Abwechslung als hellgelbe atrophische, zum Teil auch pigmentierte Herde dar, die gruppenweise zusammenliegen, Aderhaut und Netzhaut in Mitleidenschaft ziehen und wohl mit hereditären Einflüssen zusammenhängen, jedenfalls nicht entzündlichen Ursprungs sind. Aus diesen anatomischen und klinischen Befunden ergibt sich ein Parallelismus zwischen achsenmyoper und seniler Netzhautdegeneration. Nach den Erfahrungen von Vogt ergreift aber nun die Amotio vorwiegend die Augen älterer achsenmyoper Personen, und es soll im höheren Alter nicht einmal die Achsenmyopie Bedingung für die spontane Ablösung sein, sondern es bekämen alte Leute auch bei normaler und hyperoper Refraktion derartige Erkrankungen. Vielleicht hat man früher hierauf nicht genügend geachtet; jedenfalls fordern die Beobachtungen Vogts zu einer Nachprüfung auf.

Unter Ablehnung der Präretinitis Lebers als einleitender Veränderung (sie findet sich nie an myopen Augen ohne Amotio!) erklärt Vogt die Genese der Netzhautablösung daraufhin folgendermaßen. Die präformierten Lückenbildungen in der Netzhautperipherie werden dann zum Verhängnis, wenn irgendein kleines, an sich bangloses Ereignis, wie eine leichte

Erschütterung des Kopfes durch Stoß oder Schlag, einen Sturz usw. den Anlaß bietet, daß die präretinal angesammelte Glaskörperflüssigkeit durch die Öffnung den Weg unter die Retina findet. Er sah mehrfach, daß eine *traumatische* Ablösung durch ein Loch verursacht wurde, welches auf der Kuppe einer Netzhautblase saß, und ist der Ansicht, daß auch die „spontanen" Ablösungen eine solche mechanische Ursache haben; denn ganz analog zeigen sie im frischen Zustande recht häufig einen Riß auf einer emporgehobenen Falte. Meist liegt ein solcher Riß peripher, wohl deswegen, weil dort die Netzhaut am dünnsten ist und die Nervenfaserschicht, die ihr sonst einen Halt gibt, in dieser Zone mehr oder weniger fehlt. Sobald die Glaskörperflüssigkeit durch einen derartigen Defekt hindurchsickert, wird die Netzhaut von ihrer Unterlage, dem Pigmentepithel, abgedrängt, und im Laufe von Tagen und Wochen bewirkt das weitere Nachfließen ein Umsichgreifen der Amotio, bis sie schließlich total werden kann.

Als Gelegenheitsursachen führt Vogt eine Anzahl Erfahrungen an, die er gesammelt hat. So trat die Amotio unmittelbar nach einem Ruck in aufrechter Stellung im Eisenbahnwagen auf, ebenso nach Wiederaufrichten des Körpers von gebückter Haltung, nach turnerischen Kopf- und Armübungen, nach einer von einem Naturarzt ausgeführten Augenmassagekur und nach längerer Fahrt in der Bahn oder im Auto auf holperigem Wege, indem sich die Wirkung multipler kleiner Erschütterungen des Kopfes summierte.

Eine wesentliche Stütze erfährt die Vogtsche Theorie durch die Erfolge der Ignipunktur des Netzhautrisses nach Gonins Methode (siehe S. 481).

Überschauen wir die im vorstehenden kurz geschilderten hauptsächlichsten Erklärungen zur Pathogenese des Leidens, so darf man, wie Heine es hervorgehoben hat, darüber nicht im Zweifel sein, daß die Amotio ein Symptom, kein einheitliches Krankheitsbild ist. Deswegen ist es ausgeschlossen, daß alle Netzhautablösungen auf dieselbe Ursache zurückgeführt werden können. Im allgemeinen muß jedoch zugegeben werden, daß die Theorien, welche einer Zugwirkung seitens des schrumpfenden Glaskörpers oder eine entzündliche Wucherung an der Innenfläche der Netzhaut (Präretinitis) anschuldigen, stark an Beweiskraft verloren haben. Sie mögen bei bestimmten Vorgängen, wie z. B. bei Exsudatbildung im Glaskörper, zu Recht bestehen, setzen aber dann voraus, daß zunächst eine entzündliche Verwachsung der Glaskörperperipherie, bzw. des Exsudats mit der Retina vorangeht; denn ohne eine solche kann der Glaskörper keinen Zug auf die Netzhaut ausüben (Gonin). Auf der anderen Seite wird man trotz der einleuchtenden Begründung der Vogtschen Rißtheorie nicht außer acht lassen dürfen, daß auch Schwankungen in dem Spannungsdruck der an die Netzhaut angrenzenden Gewebe und Flüssigkeiten, vor allem das von Kümmell in den Vordergrund geschobene „Druckgefälle" von großem Einfluß sein können; denn das Zustandekommen dieses Gefälles wird aus einer präexistenten Dehiscenz genau so einen Riß zu machen vermögen, wie eine Erschütterung des Kopfes. Die für die Heilung der Ablösung verhängnisvolle Rolle eines Risses soll deswegen nicht geleugnet werden.

Die Netzhautablösung als Unfallsfolge. So klar der Zusammenhang der Genese einer Amotio mit einem Trauma dann ist, wenn eine perforierende oder stumpfe Verletzung des Auges dem Eintritte der Sehstörung vorausgeht, so umstritten ist die Frage, ob wir auch dann das Leiden als Unfallsfolge auffassen müssen, wenn lediglich eine *übermäßige Kraftanstrengung des Gesamtkörpers* usw. als auslösende Ursache angeschuldigt wird. Versicherungstechnisch kann nämlich ein das gewöhnliche Maß übersteigender Aufwand an Kraft (Heben eines sehr schweren Gegenstandes usw.) dann als Unfall angesehen werden, wenn unmittelbar danach eine Körperschädigung zutage tritt, eine Behauptung, die recht oft in der Begründung der Rentenansprüche der Patienten wiederkehrt.

In den Entscheidungen der Gerichte spielt dabei ab und zu ein Obergutachten Th. Lebers die maßgebende Rolle, das im Sinne der Lehre von der Präretinitis jeden Zusammenhang leugnet. Auch Pfalz hat diese Anschauung vertreten. Hingegen vermag sich A. Birch-Hirschfeld einem solchen völlig ablehnenden

Urteil nicht anzuschließen, und SANDMANN hat für bestimmte Fälle eine Unfallsfolge anerkannt. Ferner erklärt R. KÜMMELL, daß man einer Theorie zuliebe nicht von vornherein in Abrede stellen dürfe, daß eine übermäßige Kraftanspannung mit dem Eintritt einer Netzhautablösung etwas zu tun haben könnte, und er betont ausdrücklich die Möglichkeit, daß infolge Bückens oder einer stärkeren Kraftleistung der Druck in der Aderhaut ansteigt, so daß das Druckgefälle zum Glaskörper größer wird und so die Ablösung eintritt. Wennschon nicht zu verkennen ist, daß eine höhere Myopie selbst bei ängstlicher Vermeidung aller körperlichen Anstrengungen spontan zum Ausbruch einer Netzhautablösung führen kann, deren Entstehung wahrscheinlich schon längere Zeit vorbereitet war, so darf dies doch meines Ermessens kein Grund sein, um ein für allemal den Eintritt der Erkrankung als ein unabwendbares Schicksal anzusehen. Andererseits muß man aber in Betracht ziehen, daß alle Patienten dazu neigen, für die Entstehung ihres Leidens eine Ursache ausfindig zu machen, noch dazu, wenn die Erlangung einer Rente damit zusammenhängt, und daß ein einfaches Bücken und das Heben einer Last kein Unfall im Sinne des Gesetzes ist. Erst wenn tatsächlich Leistungen verlangt werden, die erheblich über das gewohnte Maß hinausgehen, und unmittelbar im Anschluß an die Kraftaufwendung die Verschleierung des Gesichtsfeldes bemerkt wird, sind — bei Fehlen anderer klinisch nachweisbarer Ursachen — die Bedingungen gegeben, die den Gutachter dazu veranlassen können, die Gewährung einer Unfallentschädigung zu befürworten. Ein solcher Standpunkt entspricht auch der VOGTschen Theorie, insofern harmlose Ereignisse, auch wenn sie an einem disponierten Auge zur Amotio führen, keinesfalls in den Begriff des Unfalls einbezogen werden können.

Therapie. Die Wahl der *Behandlungsmethode* ist von der Erkenntnis abhängig, die wir uns von Fall zu Fall von der Ursache und den Zusammenhängen einer Amotio mit anderen Symptomen bilden. Viele auf den ersten Blick als „idiopathisch" anmutende Ablösungen sind bei näherem Zusehen sekundäre Vorgänge. In erster Linie ist danach zu forschen, ob Anhaltspunkte dafür gewonnen werden können, daß eine, wenn auch noch so leichte Chorioiditis die Flüssigkeit geliefert hat, die die Netzhaut abdrängt. Daß trotz dieser Transsudation der intraokulare Druck normal oder sogar niedriger sein kann, wurde schon erwähnt. Namentlich ist stets an eine schleichende *tuberkulöse Uveitis* zu denken, auch wenn eine vorliegende höhere Myopie das Zustandekommen der Netzhautabhebung genügend zu erklären scheint. L. DOR, L. HEINE, E. v. HIPPEL, ARNOLD LÖWENSTEIN und andere haben sich für einen solchen Zusammenhang ausgesprochen und die konsequente Durchführung einer Tuberkulinkur empfohlen. Ferner scheint es, als wenn auch *rheumatische* Einflüsse mit im Spiele sein können; denn L. SCHREIBER bucht unter 163 Fällen von Netzhautablösung 12 = 7,5% Dauerheilungen (6,3% bei Myopie) und rühmt den sichtlichen Erfolg der Darreichung von Salicylsäurepräparaten. Nimmt er alle Fälle zusammen, die einen Anhaltspunkt für eine zugrundeliegende Chorioiditis erkennen ließen, so steigt der Prozentsatz der Heilungen sogar auf 29,4%.

Wenden wir uns nun denjenigen Behandlungsmethoden zu, die weniger ätiologischen als symptomatischen Indikationen gerecht werden, so teilt man diese in „friedliche", d. h. ohne Operation vorgehende und „operative" Heilverfahren ein, obwohl die Grenze zwischen beiden fließend ist.

Zu den **friedlichen Methoden** gehört die *Liegekur*, die seinerzeit von L. DOR warm empfohlen worden ist. Sie fesselt den Kranken wochen- und monatelang in völliger Rückenlage ans Bett und stellt dadurch an die Geduld des Patienten, aber auch des Arztes die größten Ansprüche. VOGT führt einen Fall an, in dem ein 62 jähriger Herr die heroische Energie aufbrachte, mehr als ein Jahr lang fast völlig ruhig im Bett zu liegen, und es dadurch erreichte, daß die Ablösung nicht fortschritt und die Rißränder sich sogar nach Jahr und Tag wieder anlegten, so daß 5 Jahre später wieder volle Sehschärfe bestand. Im allgemeinen wird sich indessen eine solche Behandlung nicht durchführen lassen, zumal der Erfolg ein äußerst unsicherer ist.

Anders steht es mit den *subconjunctivalen Kochsalzeinspritzungen,* die in 2—3—4%iger Konzentration (zweckmäßig unter Acoinzusatz bei höheren Prozentsätzen) in der Dosierung von je 1 ccm täglich oder jeden zweiten Tag zur Anwendung gelangen. Vor allem bei Verdacht auf eine schleichende Chorioiditis beabsichtigen sie die Anregung zur Aufsaugung des entstandenen Aderhauttranssudates. Ähnliche Vorstellungen haben E. MARX bewogen, den Versuch mit einer *salzfreien Kost* zu empfehlen; denn bei mangelnder Salzzufuhr stellt der Gesamtorganismus durch Wasserabgabe das Chlorgleichgewicht wieder her. Bei Ascites und Pleuraexsudat sollen diese Voraussetzungen in der Tat eintreffen, doch ist über die Wirksamkeit bei Amotio nichts Näheres bekannt geworden.

Ausgehend von der Vorstellung, daß namentlich bei der Myopie ein Mißverhältnis zwischen Glaskörperdruck und Bulbusumfang besteht, hat man sich bemüht, durch Anwendung von *Druckverbänden* den Bulbus zu komprimieren und durch Verkleinerung der Augenhülle die Aderhaut der abgelösten Netzhaut gewissermaßen wieder näher zu bringen (O. FEHR). Indessen macht man oft die Beobachtung, daß gerade höher kurzsichtige Augen eine solche Einwirkung nicht vertragen und mit dem Auftreten von Erosionen des Hornhautepithels beantworten. ARNOLD LÖWENSTEIN wendet gegen die Maßnahme ein, daß sie geeignet ist, den intraokularen Druck zu erniedrigen, an Stelle ihn heraufzusetzen.

Wenden wir uns nun **den operativen Maßnahmen** zu, so ist zunächst der Vorschlag von LAGRANGE zu nennen, durch rings um den Limbus herum ausgeführte Incisionen *(Calfeutrage)* und Kauterisationen *(Colmatage)* der Bindehaut und Episclera die vorderen Abflußwege der Augenflüssigkeiten zu veröden und dadurch den Augenbinnendruck zu heben. Neuerdings wird der Erfolg dieser Methode gerühmt (J. A. VAN HEUVEN und andere).

Die übrigen Methoden bedingen eine *Eröffnung der Bulbuskapsel* und sind zum Teil von den Theorien beeinflußt, die über die Pathogenese der Netzhautablösung aufgestellt worden sind. Es fragt sich nur, ob man sich zu dem Eingriffe schon frühzeitig entschließen oder erst den Erfolg der friedlichen Behandlung abwarten soll.

Wie wir oben gesehen haben, liegt bei längerem Bestehen einer Ablösung die Gefahr vor, daß eine Häutchenbildung (Präretinitis) an der Innenfläche der Falten die Netzhautablösung festhält und die Wiederanlegung dann anatomisch unmöglich macht. Außerdem vertragen die Neuroepithelien auf die Dauer die räumliche Trennung von der Choriocapillaris nicht und werden wohl auch bald durch das toxisch wirkende subretinale Exsudat geschädigt. Deshalb empfiehlt es sich, wenn nicht ganz flache Ablösungen vorliegen, wenigstens das Ablassen des subretinalen Ergusses in die Wege zu leiten, wenn 1—2 Wochen friedlicher Therapie keinen Einfluß auf das Verhalten einer frisch zur Behandlung gekommenen Amotio erkennen lassen.

Die in Frage kommenden operativen Maßnahmen können wir nach 3 Gesichtspunkten ordnen; denn es handelt sich um Eingriffe, die 1. den Abfluß der zwischen Retina und Aderhaut stehenden Flüssigkeit bezwecken, 2. der in der Retraktionstheorie eine Rolle spielenden Zugwirkung an der Netzhautinnenfläche entgegenarbeiten sollen, 3. eine Verkleinerung des Umfangs der Bulbuskapsel anstreben und 4. den narbigen Verschluß der Netzhautrisse zum Ziel haben. Es ist einleuchtend, daß der Arzt demjenigen Verfahren vor allem den Vorzug geben wird, das seiner Stellungnahme zum Problem der Entstehung der Netzhautablösung entspricht. Außerdem werden ihn aber auch die näheren Umstände, die den einzelnen Fall begleiten, in seinem Entschlusse wesentlich beeinflussen.

I. **Methoden zur Entleerung der subretinalen Flüssigkeit.** A. v. GRAEFE führte 1857 als *Punctio retinae* die Durchstoßung der Netzhaut auf der höchsten Erhebung der Ablösung von der Glaskörperseite her aus, indem er eine Diszissionsnadel an der gegenüberliegenden Stelle durch die Sclera hindurchstach und die Amotio an der Innenseite eröffnete, so daß die subretinale Flüssigkeit in den Glaskörperraum übertreten konnte. Wir wissen jetzt unter anderem aus den Experimenten von A. BIRCH-HIRSCHFELD, daß die hinter der Ablösung stehende Flüssigkeit sehr eiweißreich und entzündungserregend sein kann, und der Erfolg war dementsprechend kein ermutigender, so daß SICHEL 1859 zur *Punctio sclerae* überging, die mit mannigfachen Abänderungen auch heute noch vielfach geübt wird.

Vor der Operation empfehlen manche, die Patienten eine Zeitlang im Lehnstuhl sitzen zu lassen, damit die subretinale Flüssigkeit Gelegenheit bekommt, sich nach abwärts zu senken, doch wird dies nur dann eintreten, wenn das Transsudat spezifisch schwerer als die Glaskörperflüssigkeit ist. Daraus ergibt sich, daß ein längeres Zuwarten manchmal den Erfolg nicht bringt und man sich entschließen muß, auch an Stellen zu punktieren, die unbequemer sind. Jedenfalls empfiehlt es sich, ein Linearmesser zu verwenden und dieses nach Abheben der Bindehaut so durchzustechen, daß Bindehaut- und Lederhautwunde sich nicht decken, damit nach vollendetem Eingriff die Bindehaut die Sclerawunde überzieht. Der Vorschrift nach wird meridional inzidiert (je nach Lage der Ablösung weiter vorn oder hinten, mit und ohne temporäre Resektion eines Augenmuskels) und durch Drehen des Messerblattes die Öffnung zum Klaffen gebracht, damit die Flüssigkeit ausfließen kann. Die Messerspitze soll nur die Sclera und Aderhaut, nicht auch die Netzhaut durchdringen. Ein leichter Druck mit der Fixierpinzette kann das Abfließen der Flüssigkeit unterstützen. Natürlich wird man in denjenigen Fällen, in denen die weit rückwärtige Lage der Ablösung die Tenotomie eines geraden Augenmuskels bedingt, ohne Bildung eines Conjunctivallappens nicht auskommen.

Ist die Wiederanlegung der Netzhautablösung erreicht, so gilt es, den Bestand des Erfolges zu sichern, wozu verschiedene Vorschläge gemacht worden sind. Man hat die *Bepinselung der Außenfläche der Sclera mit Jod* empfohlen, ja SCHOELER hat sogar, um feste Verwachsungen der Aderhaut mit der Netzhaut zu erzielen, *Jod zwischen Retina und Aderhaut* gespritzt, doch sind im Anschluß daran schwere Glaskörperexsudate und Entzündungen der Uvea zu verzeichnen gewesen, so daß dieser Weg verlassen werden mußte. Stichelung der Sclera und Nachschicken einer ausgiebigen Kauterisation an der Außenfläche sind unter anderen von W. UHTHOFF empfohlen worden, und ich operiere auch gern nach diesem Verfahren. STARGARDT sah nach mehrmaliger Vornahme des Eingriffs jeweils an der äußersten Grenze der frischen Ablösung in einem höher myopischen Auge vollen Erfolg. Die von einigen Seiten gepriesene direkte *Perforation der Sclera mit der Kauterspitze* ist meines Ermessens nicht so unschädlich. WERNICKE konnte zwar im Tierversuch zeigen, daß bereits eine nicht perforierende Verschorfung der Lederhaut zu festen Verwachsungen der Aderhaut mit der Netzhaut führt. Andererseits ist aber eine vorherige Eröffnung der Sclera mit dem Messer nötig; denn die Flüssigkeit muß Abfluß nach außen haben, weil die Experimente von WESSELY ergaben, daß Anwendung der Hitze an der Lederhaut förmliche Brandblasen an der Innenfläche setzt, so daß diese Methode benutzt worden ist, um künstlich Amotio zu erzeugen.

FEHR legt *nach geschehener Scleralpunktion* einen *energischen Druckverband* an, indem er den Orbitaleingang mit Watte dick auspolstert. Hierdurch soll eine Abplattung des punktierten Auges von vorn nach hinten erzwungen werden, die eine Verkleinerung des Bulbusinhalts bedingt und die Retina unter Glätten der Falten gleichmäßig und dauernd gegen die Lederhaut andrückt, sowie den Rest der subretinalen Flüssigkeit herauspreßt. Unter 33 Fällen von Ablösungen (darunter 20 exzessive Myopien) sah O. FEHR auf diese Weise 10 mal Heilung eintreten, von denen 5 noch nach 1 und mehreren Jahren bestehen blieben (darunter 2 exzessiv, 5 geringer myopische Augen). Die Bedenken gegen dieses Verfahren wurden schon oben (S. 477) erwähnt.

Andere Methoden gipfeln in dem Wunsche, daß an Stelle der sich rasch schließenden Punktionsnarbe in der Sclera *Dauerfisteln* geschaffen werden. Hier kommen vor allem die Verfahren in Betracht, welche eine *Trepanation der Lederhaut* ohne und mit Eröffnung der Aderhaut zum Ziele haben. L. SCHREIBER empfiehlt den Bulbus möglichst stark nach oben zu rollen und nach Bildung eines Bindehautlappens die Sclera samt Chorioidea soweit rückwärts mit dem ELLIOTschen Trepan zu durchbohren, als dies technisch angeht. Die Öffnung soll nicht unter die Bindehaut, sondern in das Orbitalgewebe münden. Die gleiche Absicht hat das Verfahren OHMs, welches sich nur dadurch von dem genannten unterscheidet, daß zum Schutze der Retina die Aderhaut nicht berührt wird. Auch, wenn sich die Ablösung nicht nach unten gesenkt hat, könne man die Operation unten ausführen und einen zufriedenstellenden Erfolg buchen. Die *Trepanatio sclerae praeaequatorialis* von HOLTH gestaltet sich ganz ähnlich. Bei extrem nach oben und innen gedrehter Hornhaut wird die Bindehaut zwischen dem Rectus lateralis und inferior meridional gespalten, die Sclera an der temporalen Begrenzung des letzteren Muskels trepaniert und zunächst die Aderhaut geschont. Nach geschehener Herauspräparierung des vom Trepan umschriebenen Lederhautscheibchens wird zum Schlusse die Aderhaut einfach punktiert. Mit dieser Methode sucht HOLTH gleichzeitig gegen das Fortschreiten der Myopie anzukämpfen, doch wird dieses Ziel nach den Erfahrungen GRÖNHOLMs nicht erreicht. Die von RÖMER empfohlene Modifikation der Methode verlegt die Trepanationsstelle unmittelbar unter den Muskelbauch des Rectus inferior, der temporär tenotomiert wird.

II. Methoden zur Behebung der vom Glaskörper ausgehenden Wirkungen.
Die hier in Frage kommenden Verfahren sind eng mit den Vorstellungen der Retraktionstheorie verknüpft und von LEBERs Schüler DEUTSCHMANN in erster Linie ausgearbeitet worden. Anfänglich (1895) empfahl er, mit einem doppelschneidigen Linearmesser durch die Bulbuswandungen und die Retina hindurchzustoßen, bis die Messerspitze die gegenüberliegende Wandung fast berührt, dann das Instrument zurückzuziehen und mit Hebelbewegungen im Glaskörperraum vorsichtig Schnitte auszuführen, wodurch die krankhaft veränderten Glaskörperfibrillen durchtrennt und ihre Zugwirkung an der Netzhautinnenfläche aufgehoben werden sollten (Glaskörperdurchschneidung). In einer späteren Veröffentlichung hat DEUTSCHMANN dann die Vorschrift insofern abgeändert, als er die gegenüberliegende Seite der Bulbuswandung kontrapunktiert, bis die Messerspitze unter der Bindehaut wieder sichtbar wird, und nun beim Zurückziehen lediglich eine fiedelbogenförmige Bewegung im Glaskörperraum anschließt. Auch dieser Rest einer Glaskörperdurchschneidung ist später aufgegeben worden. Die Stelle der Punktion und Kontrapunktion soll möglichst so gewählt werden, daß die Kuppe der Ablösung mehrmals durchstoßen wird und die subretinale Flüssigkeit somit an mehreren Stellen mit dem Glaskörper communiciert. Zur Erleichterung einer solchen tangentialen Schnittführung hat DEUTSCHMANN ein schmales doppelschneidiges Messer

mit bajonettförmig gestaltetem Heft angegeben. Es ist besonders zur Ausführung der Operation in der unteren Bulbushälfte geeignet, da DEUTSCHMANN gern so lange wartet, bis der Erguß sich gesenkt hat, was er durch Aufrechtsitzen und Umhergehen zu beschleunigen sucht. Natürlich kann dieses Durchschneiden der Netzhaut an mehreren Stellen von Blutungen aus Netzhautgefäßen begleitet sein, und ich habe gelegentlich recht unangenehme Zufälle der Art erlebt, daß unmittelbar nach der Operation der Glaskörperraum voll blutete und sich nicht wieder aufhellen wollte. In denjenigen Fällen, die eine starke Spannungsverminderung des Bulbus zeigen, sucht nun DEUTSCHMANN des weiteren die Wiederanlegung der Membran dadurch zu einer dauernden zu gestalten, daß er zur Hebung des Drucks *Glaskörperflüssigkeit vom Menschen oder Kaninchen*, die nach Absetzen der Gallerte durch Kochen sterilisiert wird, einspritzt, und er hat durch Konstruktion des „Kanülenmessers", eines als Spritzenansatz gearbeiteten kleinen zweischneidigen Messerchens, die Möglichkeit gegeben, beide Eingriffe in einem zu vollziehen. Der Glaskörper wird allerdings zunächst trübe, hellt sich dann aber wieder auf, womit ein Wiedersinken des Drucks einhergeht.

Die DEUTSCHMANNschen Versuche sind von den Fachgenossen mit dem Resultate nachgeprüft worden, daß ihnen keine sichere Wirkung innewohnt und die Methode anderen nicht überlegen ist.

Auch A. BIRCH-HIRSCHFELD geht von den in seinen Experimenten festgelegten Erfahrungen aus, daß diejenigen Netzhautablösungen, bei denen eine Verdichtung und Strangbildung des Glaskörpergerüstes, sowie Verklebung der Falten miteinander eintritt, sich von selbst nicht wieder anlegen. Er arbeitet deswegen der Wirkung dieser Hindernisse dadurch entgegen, daß er die Kanüle einer PRAVAZschen Spritze ganz tangential zwischen Aderhaut und abgelöster Netzhaut einschiebt und unter Leitung des von einem Assistenten bedienten Augenspiegels zunächst die unter der Amotio stehende Flüssigkeit absaugt. Hierauf wird die Spritzenkanüle senkrecht zur Bulbuswandung durch die Netzhaut hindurchgestoßen und der Glaskörperraum mit 0,8% iger Kochsalzlösung gefüllt. Die anfänglich verwendete subretinale Flüssigkeit selbst war zu stark entzündungserregend; sie kann höchstens verdünnt gebraucht werden. Ein Netzhautriß macht das Verfahren nach des Autors eigenen Angaben unwirksam. ELSCHNIG hält die Methode nach seinen Resultaten für brauchbar, wenn man auch nicht erwarten kann, daß völlige Heilungen erzielt werden (unter 22 Fällen 7 dauernde Besserungen, 5 mal Status idem, 10 mal Fortschreiten der Verschlechterung).

III. Methoden, die eine Verkleinerung des Bulbusumfanges anstreben. Schon die obenerwähnte Trepanatio sclerae praeaequatorialis von HOLTH schließt neben der Absicht, die subretinale Flüssigkeit durch eine Fistel zu entleeren, eine gewollte Einwirkung auf die Form des Bulbus zur Verhinderung der Progredienz des Längenwachstums ein. Sie ist allerdings durch die Erfolge nicht bestätigt worden. Mit diesem Plane folgte HOLTH gewissermaßen dem Gedankengange LEOPOLD MÜLLERs, der bereits 1903 ein Verfahren ausgearbeitet hatte, das durch eine *äquatoriale Scleralexcision* der übermäßigen Dehnung des höher myopischen Bulbus eine Grenze setzen und Netzhautablösungen günstig beeinflussen wollte. Die Methode ist ziemlich eingreifend und nur in tiefer Narkose möglich; sie bedingt die ausgiebige Spaltung der äußeren Lidcommissur, breite Durchschneidung der Bindehaut temporal bei maximal nach oben einwärts gerolltem Bulbus und temporäre Resektion des Rectus lateralis. Wenn die laterale Bulbusfläche auf diese Art nicht genügend freizulegen ist, muß unter Umständen auch der Rectus inferior und Rectus superior zeitweise tenotomiert werden. Der Hauptakt der Operation besteht dann in der Ausschneidung eines 15—20 mm langen, vertikal gestellten Sclerallappens, der von 2 bogenförmigen Schnitten begrenzt wird. Vor Vollendung der Schnitte durch die ganze Dicke der Lederhaut werden eine Anzahl Suturen durch die stehenbleibenden Wundränder der Sclera vor dem Operationsfeld durchgeführt und zunächst, um die Operation nicht zu hindern, schlingenförmig lose nach oben gezogen. Die Vollendung des Herauspräparierens des Lederhautlappens geschieht an der unteren Spitze der Wunde, und ein Assistent schließt dann die jeweils klaffende Strecke des entstehenden Spalts durch Zuziehen der Suturen. Etwa prolabierende Uvea wird inzidiert, damit eine Zwischenlagerung vermieden wird. Wiederannähen der Muskeln, Naht der Bindehaut und äußeren Haut beenden den Eingriff, der, wenn nicht unangenehme Zufälle, wie Bersten der Aderhaut, Glaskörperverlust und Glaskörpertrübung eintreten, trotz seiner Schwere relativ ungefährlich sein soll. ELSCHNIG sah unter 11 Fällen (10 mal exzessive Myopie) 7 Besserungen des Zustandes durch Wiederanlegung, davon 3 dauernd.

IV. Ignipunktur des Netzhautrisses. Gelegentlich der Schilderung der über die Pathogenese der Amotio aufgestellten Theorien wurde darauf hingewiesen, daß die Erfolge der *Ignipunktur* J. GONINs die bedeutsame Rolle der Netzhautrisse in den Vordergrund geschoben und A. VOGT veranlaßt haben, eine recht einleuchtende Erklärung der durch eine solche Lochbildung geschaffenen Bedingungen und damit des Zustandekommens der Ablösung zu geben (siehe S. 474). Freilich ist es noch eine strittige Frage, ob in allen Fällen von spontaner (und traumatischer) Amotio ein Netzhautriß vorhanden ist. Wie dem auch sei, so ist es das unbestrittene Verdienst J. GONINs, eine Methode als Erster angewandt zu haben, die folgerichtig den operativen Verschluß der Risse bezweckt. Sie besteht darin, daß man den Ort des Risses genau bestimmt, nach Bildung eines Bindehautlappens mit dem GRAEFEschen Messer an der entsprechenden Stelle die Sclera meridional spaltet und nach Ablassen der subretinalen Flüssigkeit einen Galvanokauter einführt und die Rißpartie der Netzhaut verschorft. Das Verfahren gipfelt in der Absicht, eine feste chorioretinitische Narbe herbeizuführen und damit den Riß aus der Welt zu schaffen. Die von GONIN gemeldeten günstigen Erfolge sind von A. VOGT jüngst bestätigt worden, und es muß nunmehr eine ausgiebige Nachprüfung der Methode anheben, um ihre Leistungen an einer großen Zahl von Fällen zu erproben [1]. In dem Schlußband des Handbuchs, der die Operationslehre bringt, wird voraussichtlich Gelegenheit gegeben sein, die bald zu erwartenden Veröffentlichungen über die Resultate kritisch zusammenzufassen.

Literatur.
Netzhautablösung.

ARLT: Die Krankheiten des Auges. Bd. 2, S. 158, 1853.
BIRCH-HIRSCHFELD, A.: (a) Zur Therapie der Netzhautablösung. Ber. 39. Verslg. ophthalm. Ges. Heidelberg 1913, 141. (b) Experimentelle histologische Studien über Netzhautablösung und die Wirkung operativer Therapie. Graefes Arch. **59**, 210 (1911). — BIRCH-HIRSCHFELD, A. und T. INOUYE: Experimentelle und histologische Untersuchungen über Netzhautablösung. Graefes Arch. **70**, 486 (1909).

---

[1] Bislang habe ich 2 frische Netzhautablösungen, die gut zugängliche Risse zeigten, mittels der Ignipunktur behandeln können. Es gelang beide Male innerhalb von 2 × 24 Stunden an der Stelle des Risses eine weiße chorioretinitische Adhäsionsstelle zu erzeugen. Schon am 2. Tage war die Ablösung vollständig verschwunden. Aber leider hat dieser frappante Erfolg nicht standgehalten; denn durch den Narbenzug bildete sich nach einigen Tagen ein neuer Riß neben der verschlossenen Stelle. Damit kehrte die Ablösung zurück. Hierin liegt ein Beweis, daß das Vorhandensein eines Risses in der Tat mit dem Zustandekommen einer Ablösung unmittelbar zusammenhängt (siehe meinen Vortrag in Innsbruck am 14. Juli 1929).

DEUTSCHMANN: (a) Zur Kenntnis der Netzhautablösung und ihrer Behandlung. Graefes Arch. **74**, 206 (1910). (b) Altes und Neues über die Netzhautablösung. Graefes Arch. **117**, 147 (1926). — DOR, L.: (a) Zur Behandlung der Netzhautablösung. 9. internat. ophthalm. Kongreß Utrecht **1898**. (b) Rélations du décollement de la rétine avec le rheumatisme tuberculeux. Rev. gén. Ophtalm. **1905**, 566.

ELSCHNIG: Über die operative Behandlung der Netzhautablösung. Arch. Augenheilk. **77**, 252 (1914). — ERGGELET: Zur Diagnose der Geschwülste des hinteren Augenabschnittes. Klin. Mbl. Augenheilk. **65**, 95 (1927).

FEHR, O.: Die Kombination von Punktion und Druckverband zur Behandlung der Netzhautablösung. Graefes Arch. **85**, 336 (1913). — FUCHS, E.: (a) Netzhautablösung und Drucksteigerung. Graefes Arch. **101**, 265 (1920). (b) Über Verschiebung der Netzhaut auf der Aderhaut. Graefes Arch. **121**, 339 (1928).

GONIN, J.: (a) La pathogénie du décollement spontane de la rétine. Ann. d'Ocul. **82**, 30 (1904). (b) Über anatomische Ursachen der Netzhautablösung. Ber. ophthalm. Ges. Heidelberg **1925**, 114 und 254. (c) Wie bringt man Netzhautrisse zum Verschluß? Ber. ophthalm. Ges. Heidelberg **1928**, 46. — v. GRAEFE, A.: Notiz über die Ablösung der Netzhaut von der Chorioidea. Graefes Arch. **1**, H. 1, 362 (1854). — GRÖNHOLM, V.: Über prääquatoriale Sklerektomie bei maligner Myopie. Graefes Arch. **107**, 489 (1922).

HANSSEN, R.: Zur Entstehung der Netzhautablösung. Klin. Mbl. Augenheilk. **75**, 344 (1925). — HEINE, L.: (a) Erfahrungen und Gedanken über Tuberkulose und Tuberkulin. Med. Klin. **1912**, 44/45. (b) Klinisches und Anatomisches zur Frage der Amotio retinae, besonders der Heilungsvorgänge. Klin. Mbl. Augenheilk. **72**, 305 (1924). — HERTEL, E.: (a) Über Myopie. Graefes Arch. **56**, 326 (1904). (b) Diskussion zum Vortrag von ERGGELET. Klin. Mbl. Augenheilk. **79**, 95 (1927). — v. HEUVEN, J. A.: Der Wert der Colmatage von LAGRANGE als Therapie der Ablatio retinae. Klin. Mbl. Augenheilk. **76**, 340 (1926). — v. HIPPEL, A.: Myopieoperation und Netzhautablösung. Dtsch. med. Wschr. **1905**, Nr 26. — v. HIPPEL, E.: Über Netzhautablösung. Graefes Arch. **68**, 38 (1908). — HOLTH: Neue operative Behandlung der Netzhautablösung und der hochgradigen Myopie. Ber. 37. Verslg. ophthalm. Ges. Heidelberg **1911**, 293.

IWANOFF: Beiträge zur Ablösung des Glaskörpers. Graefes Arch. **15**, H. 2, 1 (1869).

KÜMMELL, R.: (a) Zur Entstehung der Netzhautablösung. Klin. Mbl. Augenheilk. **68**, 180 (1921). (b) Zur Entwicklung der Netzhautabhebung. Arch. Augenheilk. **95**, 124 (1925).

LAGRANGE: Glaucome et hypotonie 1921. — LAUBER, HANS: Über Netzhautablösung. Z. Augenheilk. **20**, 118 (1908). — LEBER, TH.: Obergutachten über die Entstehung einer Netzhautablösung. Med. Klin. **1909**, Nr 35. — LÖWENSTEIN, ARNOLD: Zur Entstehung und Behandlung der Netzhautablösung. Graefes Arch. **117**, 130 (1926).

MARX, E.: Über Behandlung der Netzhautablösung mit salzloser Diät. Graefes Arch. **108**, 257 (1922). — MÜLLER, HEINRICH: Anatomische Beiträge zur Ophthalmologie. Graefes Arch. **4**, H. 1, 363 (1858). — MÜLLER, L.: Eine neue operative Behandlung der Netzhautablösung. Klin. Mbl. Augenheilk. **41**, 459 (1903).

NORDENSON: Die Netzhautablösung. Wiesbaden: J. F. Bergmann 1887.

OHM: Erfolgreiche Behandlung der Netzhautablösung mittels Lederhauttrepanation. Dtsch. med. Wschr. **1917**, 748.

PAGENSTECHER, H. E.: Über eine unter dem Bilde der Netzhautablösung verlaufende erbliche Erkrankung der Retina. Graefes Arch. **84**, 457 (1913). — PFALZ: Kann idiopathische Netzhautablösung durch körperliche Anstrengung entstehen? Klin. Mbl. Augenheilk. **51** II, 670 (1913).

RAEHLMANN, TH.: LEBERS Erklärung der Netzhautablösung und die Diffusionstheorie kritisch verglichen. Arch. Augenheilk. **27**, 1 (1893). — REBSTEINER, KARL: Ophthalmoskopische Untersuchungen über Veränderungen der Fundusperipherie in myopen und senilen Augen. Graefes Arch. **120**, 282 (1928).

SANDMANN: Zur Begutachtung der Netzhautablösung bei exzessiver Myopie. Klin. Mbl. Augenheilk. **48**, II. 389 (1910). — SCHALL, EMIL: Über Ablatio bei Tuberkulösen. Graefes Arch. **109**, 205 (1922). — SCHMIDT-RIMPLER: Zur Theorie und Behandlung der Netzhautablösungen. Dtsch. med. Wschr. **1897**, Nr 44. — SCHOELER: Zur operativen Behandlung der Netzhautablösung. Klin. Mbl. Augenheilk. **34**, 18 (1896). — SCHREIBER, L.: (a) Über Heilungen von Netzhautablösungen und die rheumatische Netzhautablösung. Graefes Arch. **103**, 75 (1920). (b) Die Behandlung der Netzhautablösung mit Sklerochorioidealtrepanation. Klin. Mbl. Augenheilk. **52**, 1 (1914). — STANKA, RUDOLF: Subretinaler Bluterguß bei Amotio retinae, einen Tumor vortäuschend. Klin. Mbl. Augenheilk. **70**, 707 (1923). — STARGARDT, K.: Zur Behandlung der Netzhautablösung. Ber. 34. Verslg. dtsch. ophthalm. Ges. Jena **1922**, 248.

UHTHOFF, W.: (a) Über die Behandlung der Netzhautablösung. Slg. Abh. Augenheilk. **6**, H. 8 (1907). (b) Zur Ätiologie und Behandlung der Netzhautablösung. Dtsch. med. Wschr. **1922**, 115.

VOGT, A.: (a) Toxische Iritis nach Netzhautablösung bei Hypotonia bulbi. Klin. Mbl. Augenheilk. **72**, 335 (1924). (b) Über Berührungspunkte der senilen und der myopischen Bulbusdegeneration. Klin. Mbl. Augenheilk. **72**, 212 (1924). (c) Zur Heilung der Netzhautablösung mittels Ignipunktur des Netzhautrisses. Klin. Mbl. Augenheilk. **82**, 619 (1929). — WEEKERS, L.: Décollement rétinien expérimentale. Arch. d'Ophtalm. **42**, 321 (1925). — WERNICKE: Klinische und experimentelle Beiträge zur operativen Behandlung der Netzhautablösung. Klin. Mbl. Augenheilk. **44**, I., 134 (1906). — WESSELY, K.: (a) Über Pathogenese und Therapie der Netzhautablösung. Dtsch. med. Wschr. **1922**, 405. (b) Über künstlich erzeugte Netzhautablösung. Ophthalm. Klin. **8**, 177 (1904).

F. Die progressive Netzhautatrophie.

Unter dem Sammelnamen „progressive Netzhautatrophie" fasse ich eine Gruppe von Erkrankungen zusammen, die wahrscheinlich infolge einer hereditären Anlage sich ohne erkennbare Ursache entwickeln, eine mehr oder weniger deutliche Neigung zum Fortschreiten zeigen und anatomisch durch eine nichtentzündliche Entartung des nervösen Gewebes ausgezeichnet sind. (Siehe Bd. I, Vererbung.) Unter diesen in der Regel doppelseitig vorkommenden Leiden ist die typischste Form die *Pigmentdegeneration der Netzhaut*. Neben ihr ist zu nennen die *Retinitis pigmentosa sine pigmento*, die *Retinitis punctata albescens*, die *Atrophia (gyrata) chorioideae et retinae*, sowie die *amaurotische Idiotie* in ihren verschiedenen Spielarten. Gewiß unterscheiden sich diese Erkrankungen recht sehr voneinander durch die Augenhintergrundsveränderungen, die sie setzen; aber trotz der außerordentlichen Verschiedenheit des Aussehens beruhen sie ausnahmslos auf einer primären Schädigung der nervösen Substanz. Einzig die Form, in der die entstandenen Lücken geschlossen werden, prägt den einzelnen Krankheitsbildern den besonderen Stempel auf. Haben wir doch schon im Eingange unseres Abschnittes kennen gelernt, daß Defekte in den verschiedenen Netzhautschichten ebensogut durch Wucherungen der Glia als auch des Pigmentepithels ausgeglichen werden können, so daß wir die entstehenden Narben alle Schattierungen vom Weiß zum Schwarz durchlaufen sehen. Damit erklärt sich die Vielheit der ophthalmoskopischen Veränderungen von selbst. Wir verstehen aber auch, daß ganz ähnliche Vorgänge sich sekundär entwickeln können, wenn wichtige Teile des Augapfels erkranken und ein Zugrundegehen der nervösen Bestandteile der Netzhaut nach sich ziehen. So deckt die mikroskopische Untersuchung nicht selten gleiche Zustände in Augen auf, die an Glaukom usw. erblindet sind. Ferner stoßen wir auf dieselben Folgen nach Einwirkung von infektiösen Schädlichkeiten auf die Netzhaut, z. B. bei Chorioretinitis syphilitica und bei Ernährungsstörungen im Anschluß an Unterbindung der hinteren Ciliargefäße, Vergiftungen (mit Arsenderivaten, Optochin, Septojod), sowie an experimentelle Hypercholesterinämie. Schon die bei den einzelnen Individuen in beträchtlichen Grenzen schwankende Menge des im Pigmentepithel (und in den Chromatophoren der Aderhaut) enthaltenen Farbstoffs muß dann eine verschiedene Anreicherung des Augenhintergrundes an braunschwarzen und schwarzen Herdchen bedingen und damit die Vielgestaltigkeit des Bildes erhöhen.

1. Die Pigmentdegeneration der Netzhaut.
Retinitis pigmentosa.

Die Pigmententartung ist in typischen Fällen durch folgende Merkmale ausgezeichnet: 1. Familiäres und hereditäres Auftreten. 2. Erbliche Veranlagung, bzw. Beginn in den Jugendjahren. 3. Doppelseitigkeit. 4. Langsames, aber unaufhörliches Fortschreiten. 5. Nachtblindheit. 6. Gesichtsfeldschädigung zunächst in Form eines peripher gelegenen Ringskotoms, dann in Form konzentrischer Einschränkung. 7. Allmähliches Sinken der zentralen Sehschärfe. 8. Pigmentierung der Netzhaut, die gürtelförmig von der Peripherie aus zur Mitte fortschreitet. 9. Wachsbleiche Verfärbung der Papille. 10. Auffallende Schmalheit der Äste der Zentralarterie und -vene. 11. Begleitende Sklerose der Aderhautgefäße in der Nachbarschaft der Papille.

Allerdings treffen wir dieses Vollbild der Erkrankung nicht immer an, sondern es können auch Symptome von maßgebender Bedeutung, wie z. B. die Hemeralopie, in einigen Fällen vermißt werden (siehe S. 492).

Ätiologie. Wenn auch die Frage nach den letzten Ursachen der Erkrankung in völliges Dunkel gehüllt ist, zeigt sich gerade bei der Pigmentdegeneration sehr deutlich der Einfluß *kongenitaler Anomalien*. Hierfür spricht schon die Tatsache, daß das Augenleiden häufig von Ausfallserscheinungen seitens anderer Sinnesorgane begleitet wird. So spielt vor allem eine Art Taubstummheit, die in einer mangelhaften Entwicklung des CORTIschen Organs, sowie in einer Entartung des Nervus cochlearis ihren Grund hat, bei den Patienten mit. LIEBREICH fand bei 241 Taubstummen in 5,8% gleichzeitig eine Pigmententartung der Netzhaut.

Zweifellos ist der *Blutverwandtschaft der Eltern* eine große Bedeutung beizumessen. (Über den Modus der Vererbung siehe Bd. I.) Nach TH. LEBER ist diese Ursache in 27,3% aller Fälle festzustellen und in weiteren 20,5% liegt eine erbliche Belastung vor. Etwa die Hälfte der Patienten tragen also das Leiden als eine von den Eltern übernommene fehlerhafte Anlage. Infektiöse Schädlichkeiten, insonderheit die Lues congenita sind ätiologisch bestimmt auszuschließen; denn die in der Literatur aufgetauchten Hinweise auf die letztgenannten Zusammenhänge beziehen sich entweder auf ein zufälliges Zusammentreffen oder nehmen darauf zu wenig Rücksicht, daß *die Chorioretinitis luetica congenita täuschend ähnliche, aber in ihrer Pathogenese ganz anders zu beurteilende Bilder schafft* (siehe Abb. 96, S. 536).

Der Streit der Ansichten über den *primären Sitz der Erkrankung* dürfte dahin entschieden sein, daß wir eine *echte in der Netzhaut beginnende Entartung* vor uns haben. Zwar hatte früher E. FUCHS die Ursache des Prozesses in dem Versagen der Ernährung seitens der Aderhaut gesucht und A. WAGENMANN, sowie BÜRSTENBINDER und GONIN, zum Teil auf den Ergebnissen der Durchschneidung der hinteren Ciliararterien fußend, eine primäre Degeneration der Choriocapillaris als Grundbedingung angesprochen; doch ist diese Annahme nach den pathologisch-anatomischen Feststellungen von W. STOCK, S. GINSBERG und SUGANUMA nicht mehr haltbar, weil das Vorkommen selbst schwerster Zerstörungen in der Netzhaut trotz normaler Beschaffenheit der Choriocapillaris nunmehr als erwiesen gelten muß. Höchstens kann man von einem Nebeneinander der Vorgänge in der Netzhaut und Aderhaut reden.

Symptome. Betrachten wir zunächst die *Veränderungen des Augenhintergrundes*, so finden wir fast ausnahmslos die Netzhaut *beider* Augen in demselben Grade ergriffen.

Das erste mit dem Spiegel wahrnehmbare Symptom ist die *Pigmentansammlung in der Peripherie*. Schon frühzeitig macht sich hier eine unregelmäßige Pigmentierung geltend, die man treffend mit dem Anblick eines Gemisches von Pfeffer und Salz verglichen hat. Sie ist jedoch, worauf schon hingewiesen wurde, keineswegs pathognomonisch für die ersten Stadien der Pigmententartung allein, sondern wird auch oft bei kongenitaler Lues (siehe S. 535) gesehen. Der Eintritt der wirklichen Netzhautpigmentierung ist zeitlich verschieden, wie überhaupt ihr Grad großen Schwankungen unterworfen ist. Manchmal entdeckt man schon bei Kindern am Ende des ersten Dezenniums bei erweiterter Pupille hie und da feine schwarze Pünktchen, die zarte Ecken und Ausläufer erkennen lassen, und zwar liegen diese nicht in der äußersten Peripherie, sondern in einer Zone, die noch einen Saum normalen Spiegelbefundes jenseits der Äquatorgegend freigibt. Allmählich gesellen sich immer mehr solche Fleckchen hinzu, und die ergriffene Partie dehnt sich nach der Augenhintergrundsmitte zu aus; aber auch die ehedem frei gewesene äußere Gürtelzone nimmt nun nach und nach Pigment auf (Abb. 60). Die Netzhautmitte selbst wird fast nie

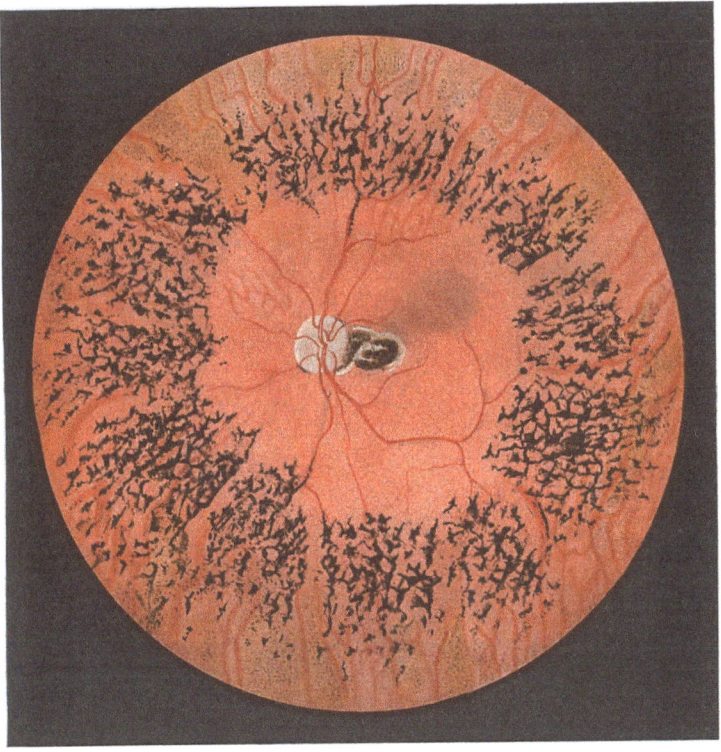

Abb. 60. Retinitis pigmentosa. Ein Gürtel von feinen, netzartig miteinander verbundenen schwarzen Flecken trennt die äußerste Peripherie des Augenhintergrundes von der Gegend der Macula und Papille. Die Papille ist wachsbleich; ihre Gefäße sind ganz eng. Temporal der Papille schließt sich eine unregelmäßige Pigmentierung der Aderhaut an.

in den Prozeß ophthalmoskopisch sichtbar einbezogen, sondern es macht die Pigmenteinlagerung ein Stück entfernt von ihr Halt. Ob die Maculagegend ihre Gefäßlosigkeit vor der Farbstoffdurchsetzung bewahrt, ist noch nicht erklärt. Freilich ist auch im Augenspiegelbilde eine gewisse Vorliebe der Farbstoffpartikelchen, sich entlang der Gefäße anzulagern, unverkennbar. Ebenso wie das Freibleiben der Netzhautmitte ist die Form der Farbstoffflecke typisch. Im Gegensatz zur chorioiditischen Pigmentierung, die größere, unregelmäßig gestaltete und zum Teil ringförmige schwarzbraune Herde zeitigt, bleibt auch in vorgeschrittenen Fällen die Netzhautpigmentierung an eine feine Zeichnung gebunden, die man mit den *Konturen der Knochenkörperchen* verglichen hat, insofern von einem intensiv schwarzen Zentrum aus kleine Vorsprünge und Ausläufer ausgehen, die sich gegenseitig näher kommen und teilweise miteinander verschmelzen

(Abb. 62). So hat man den Eindruck, als wenn ein feines Lückensystem in der Netzhaut mit Farbstoff ausgegossen wäre. Die Anzahl und Dichte dieser Pigmentierungen wechselt bei den einzelnen Patienten; auch an demselben Auge ist häufig die Verteilung des Farbstoffs in den verschiedenen Quadranten eine recht unregelmäßige, in der Hauptsache aber rechts und links durchschnittlich gleich. Es gibt Fälle, die eine so starke Durchsetzung der Retina mit Farbstoff aufweisen, daß die Diagnose sofort zu stellen ist, und andere, bei denen trotz schwerer subjektiver Symptome die Pigmentfleckchen kaum auffindbar sind, bis zu jenen Fällen, die man unter dem Namen Retinitis pigmentosa sine pigmento zusammengefaßt hat (siehe S. 492).

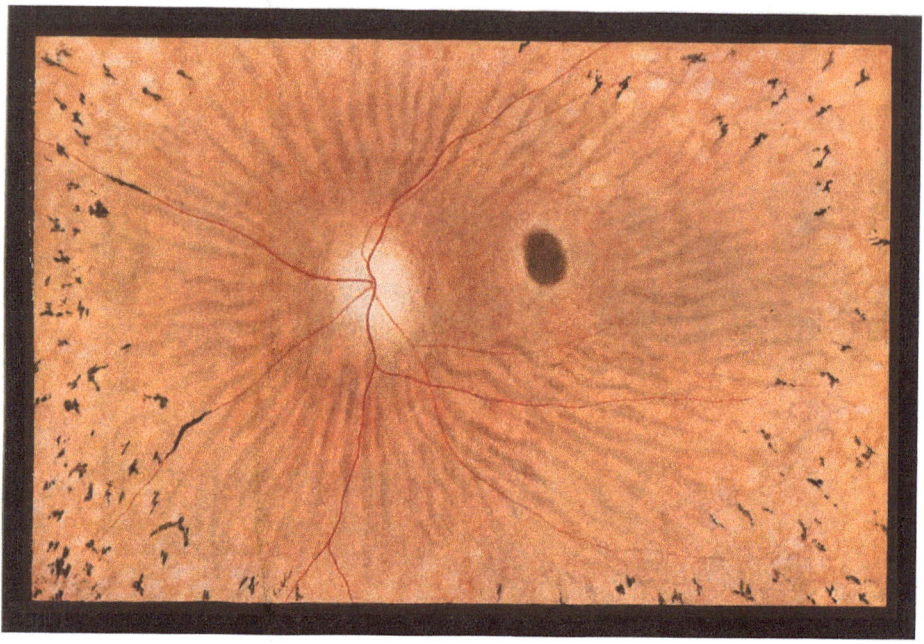

Abb. 61. Atypische Retinitis pigmentosa. Die Atrophie der Papille ist stark ausgeprägt, ebenso die Verdünnung der Gefäße. Die Pigmentierung ist jedoch in der Peripherie spärlich, mit helleren Fleckchen vermischt. Die Gegend der Netzhautmitte ist von einem dunklen Herd eingenommen (seltene Komplikation). (Nach einem Originale von H. RÖNNE.)

Wie andere Netzhautentartungen kann auch die Retinitis pigmentosa zu einer *sekundären* Lochbildung und anschließenden Gliose und Pigmentierung der Netzhautmitte führen. Dieser Vorgang ist indessen ganz anders als die typische Farbstoffeinlagerung bei der Erkrankung aufzufassen. So erklärt sich der braunschwarze zentrale Herd auf Abb. 61.

Zum typischen Bilde gehört ferner die *Verengerung aller Netzhautarterien und -venen*, ohne daß wirkliche Obliterationen oder Einscheidungen sichtbar wären. Die Gefäße verlaufen zumeist über den Pigmentfleckchen hinweg oder sind von ihnen ein Stück weit umgeben; nur selten gelangt die Farbstoffeinlagerung so weit nach vorn, daß die verengerten Gefäße unter ihnen liegen. Mit der Lumenverkleinerung der Gefäße geht die ebenfalls für die Pigmententartung charakteristische *wachsbleiche Verfärbung der Papille* Hand in Hand. Diese sieht nämlich nicht wie bei der gewöhnlichen Atrophie weiß, sondern gelblich aus und erweckt den Eindruck einer mäßigen Durchsichtigkeit. Die Grenzen sind leicht unscharf, die Siebplatte ist gemeinhin nicht sichtbar.

In manchen Fällen — aber durchaus nicht immer — ist die Papille umgeben von einer Zone *obliterierter Aderhautgefäße*, so daß sich an die Scheibe ein Feld gelblicher anastomosierender Linien anschließt (Abb. 62).

Oft gehört zu dem Bilde eine *punkt- oder schalenförmige Trübung am hinteren Linsenpole*, die ebenfalls dann doppelseitig entwickelt vorkommt. Zweifellos haben wir diese Veränderung als den Ausdruck der Tatsache zu werten,

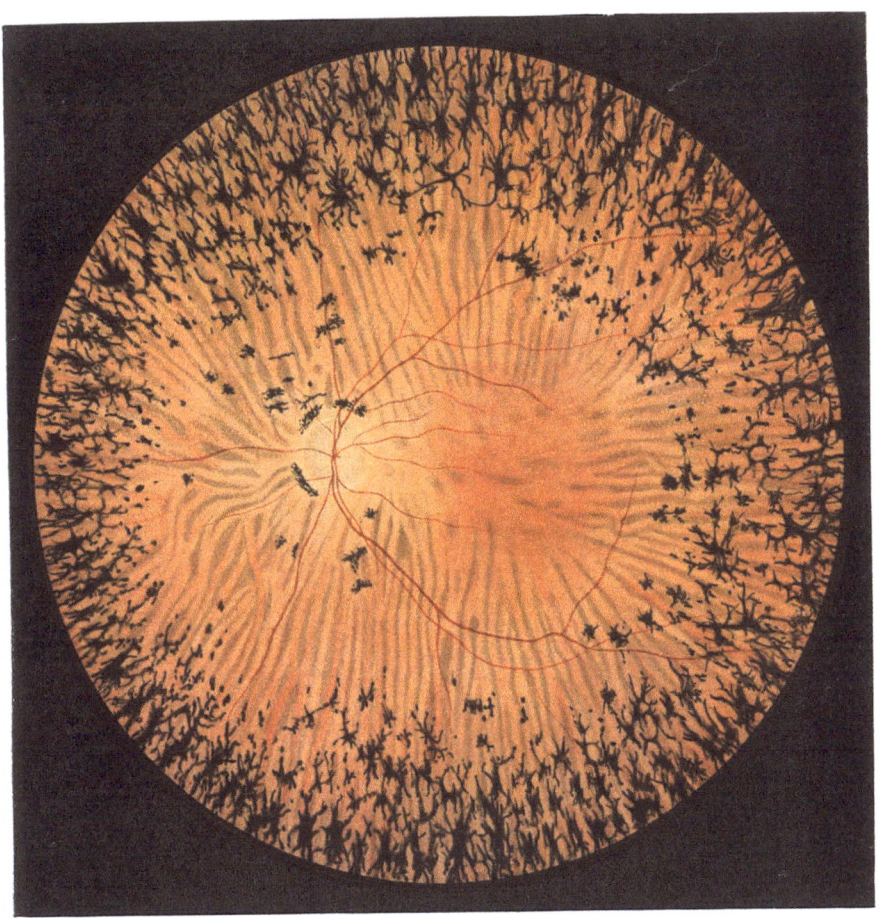

Abb. 62. Weit vorgeschrittene Pigmententartung der Netzhaut. 51jähriger Mann. Von der wachsbleichen Papille gehen sehr dünne Gefäße ab. In der Nachbarschaft der Papille sind einige Aderhautgefäße infolge Wandungssklerose gelblich gefärbt. Die Peripherie des Fundus ist von dicht aneinandergereihten Pigmentinselchen besetzt, die viele Ausläufer entsenden. Die Farbstoffeinlagerung erreicht teilweise schon die unmittelbare Umgebung der Sehnervenscheibe, doch ist die Netzhautmitte frei.

daß ein an Pigmentdegeneration leidendes Auge einer allgemeinen Störung im Bereiche des hinteren Bulbusabschnittes unterliegt. Jedoch greift die Veränderung im Pigmentepithel niemals auf das retinale Pigment an der Irisrückfläche über, so daß der vordere Augenteil ganz normal bleibt.

Die *subjektiven Symptome* äußern sich zuerst in der Abnahme des Sehvermögens bei eintretender Dunkelheit (Hemeralopie); wenigstens fällt die Nachtblindheit am ersten auf, da bei einbrechender Dämmerung die Patienten hilflos werden, weil die Peripherie und damit die Zone der Netzhaut degeneriert, welche in ausgebildetstem Maße die Fähigkeit der Dunkelanpassung besitzt (siehe S. 383).

Mit dieser Eigentümlichkeit der Erkrankung steht auch der *von der Peripherie her fortschreitende Verfall des Gesichtsfeldes* in Verbindung, der schließlich zu einer so starken konzentrischen Einengung führen kann, daß nur noch mit

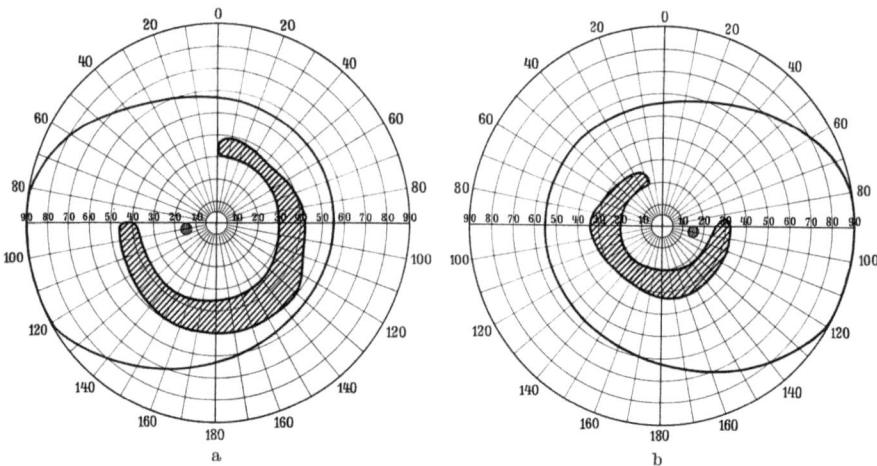

Abb. 63 a, b. Gesichtsfelder mit Ringskotom bei Retinitis pigmentosa. 30jähr. Patient. Aufgenommen bei heller Beleuchtung.

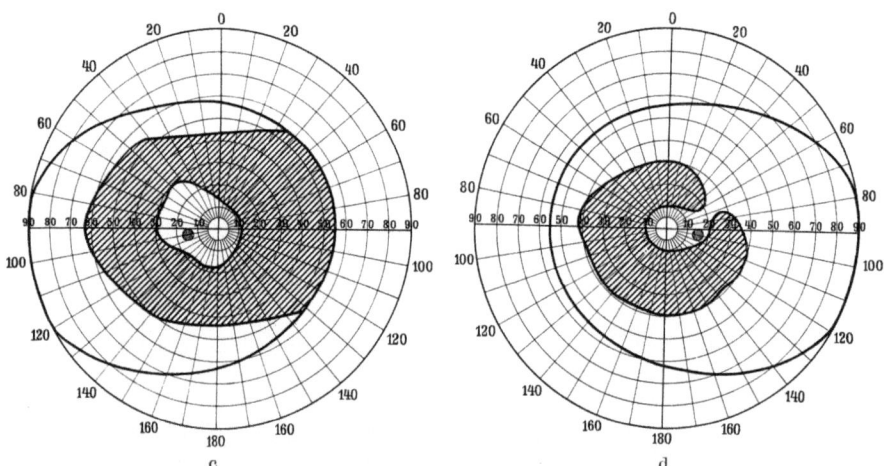

Abb. 63 c, d. Dieselben Gesichtsfelder, aufgenommen bei herabgesetzter Beleuchtung. Das bei hellem Lichte nur hufeisenförmige Skotom des linken Auges ist nun geschlossen. Außerdem sind die Skotome breiter geworden. [Nach GONIN: Annales d'Ocul. 128 (1902)].

der Netzhautmitte gesehen wird und ein ganz kleines Gesichtsfeld um den Fixationspunkt herum ausgespart bleibt. Einen solchen Zustand des Gesichtsfeldes hat man treffend mit dem Eindruck verglichen, den man erhält, wenn man die Außenwelt durch eine Röhre betrachtet, und es ist einleuchtend, daß die Patienten die größte Schwierigkeit haben, sich im Raume zurechtzufinden. Indessen kann in dem kleinen verbliebenen Gesichtsfeldrest manchmal noch lange Zeit die gute Sehschärfe und das Farbenempfindungsvermögen der Netzhautmitte zur Auswirkung gelangen. Meist beginnt aber in diesem Stadium bereits die Opticusatrophie sich geltend zu machen, indem die Farbenempfindung erlischt und auch die zentrale Sehschärfe sinkt.

GONIN hat nachgewiesen, *daß in den ersten Anfängen* der Gesichtsfeldausfall die Gestalt eines in der Peripherie liegenden *Ringskotoms* (Abb. 63/64) hat, das unter Umständen nicht vollentwickelt ist und nur Bruchteile eines Rings darstellt. Entsprechend der eingangs geschilderten Tatsache, daß die ersten Netzhautveränderungen in einer ringförmigen Zone zwischen äußerster Peripherie und den zentralen Netzhautteilen sich finden (siehe Abb. 60), kommt auch im Gesichtsfeld zunächst ein ringförmiger Ausfall zustande, der allmählich wie die fortschreitende Pigmentierung zentral und peripher an Ausdehnung gewinnt, bis die noch funktionierende äußerste Zone ebenfalls erlischt und lediglich die konzentrische Einschränkung übrig bleibt. Nach den Untersuchungsergebnissen von H. KOELLNER lassen sich auch bei hochgradig vorgeschrittenen Fällen Reste eines peripheren Gesichtsfeldes noch nachweisen (Abb. 64).

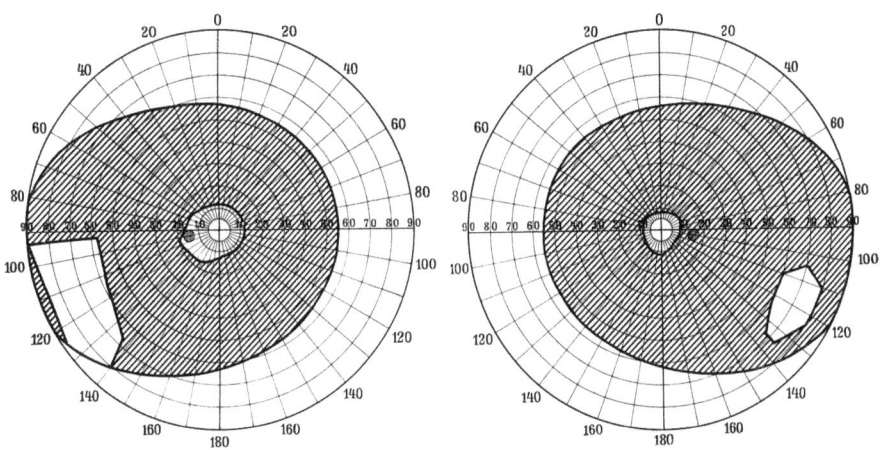

Abb. 64. Gesichtsfelder von Retinitis pigmentosa mit peripheren inselförmigen Resten. 41 Jahre alter Patient. (Nach H. KÖLLNER: Z. Augenheilk. 16, 128.)

Daß infolge der Nachtblindheit die Außengrenzen des Gesichtsfeldes auch mit von dem Grade der Helligkeit der Beleuchtung abhängen, ist selbstverständlich. Bei erschwerter Diagnose in den Anfangsstadien wird man daher das Gesichtsfeld im Dämmerlichte aufnehmen. (Siehe Abb. 63 a und b, sowie c und d.)

Mit dem weiteren Vorrücken des Leidens von der Peripherie nach der Augenhintergrundsmitte zu wird, wie schon erwähnt wurde, auch die *zentrale Sehschärfe* mehr und mehr *gefährdet*. Hierin variieren die Fälle. Manchmal leidet bereits die Funktion der Macula bei noch weitem Abstande der pigmentierten Zone und relativ großem Gesichtsfelde, und in anderen Fällen wieder erfreuen sich die Patienten trotz Kleinheit des Gesichtsfeldes noch einer brauchbaren zentralen Sehschärfe. Dieser Unterschied erklärt sich aus den anatomischen Variationen. Wie STOCK nachweisen konnte, bekommen auch die Zapfen in der Netzhautmitte mit der Zeit Lücken, und A. VOGT bildet eine bienenwabenähnliche Zerstörung der Macula bei Retinitis pigmentosa ab (siehe S. 567). GINSBERG beobachtete direkt eine Lochbildung in der Macula in seinen Präparaten, und die Abb. 61 zeigt als Besonderheit einen dunklen Fleck in der Maculagegend.

Der Verlauf des Leidens ergibt sich aus dem Gesagten von selbst. Wenn auch Perioden der Verlangsamung der Progredienz gewiß vorkommen und in besonders günstigen Fällen ein definitiver Stillstand sich auszubilden scheint, so gehört es doch zu den Kennzeichen der Erkrankung, daß gemeinhin der weitere Verfall der Funktion sowohl hinsichtlich der Sehschärfe als auch des Gesichtsfeldes nicht aufzuhalten ist.

Gelegentlich gestaltet sich der Verlauf so, daß ein Ringskotom bis ins hohe Alter bestehen bleibt. Einen derartigen Fall schildert W. KRAUSS.

Ein 67 jähriger Arbeiter litt seit über 40 Jahren an Hemeralopie. Mit 30 Jahren wurde ein beiderseitiges Ringskotom deutlich. Eine Untersuchung im Alter von 38 Jahren ergab Sehschärfe rechts $5/12$, links $5/18$ und für Pigmentenartung typischen ophthalmoskopischen Befund. Bei der letzten Untersuchung, die der Veröffentlichung zugrunde liegt, war die Sehschärfe rechts auf Fingerzählen in 1 m, links in 2 m gesunken. Die Gesichtsfelder wurden, wie in Abb. 65 angegeben, d. h. unter Verwendung einer Marke von 10 mm Durchmesser waren die peripheren Grenzen für Weiß, Blau, Rot normal und es bestand ein ringförmiges, konzentrisches absolutes Skotom. Bei Abschwächung der Beleuchtung nahm das zentrale Sehen rasch, das periphere langsamer ab. Mit dem Augenspiegel wurde die Peripherie völlig frei von Pigmentherden gefunden, während eine gürtelförmige Zone zwischen der Peripherie und dem Zentrum dicht mit Pigmentklümpchen vollgestopft war. Vereinzelt

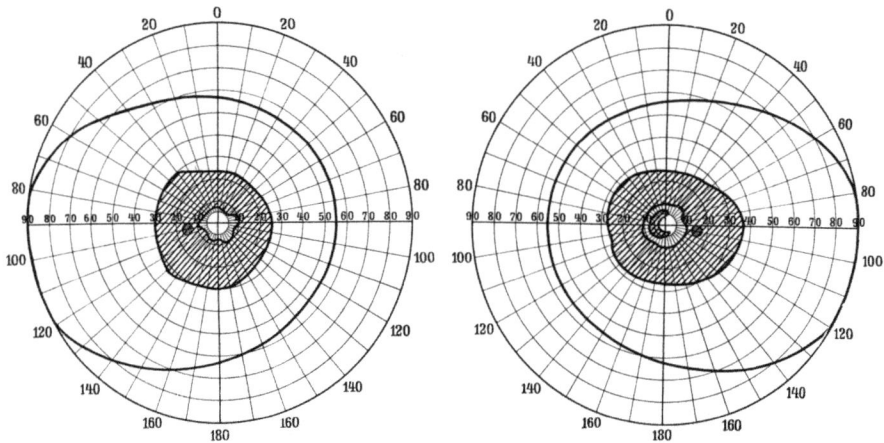

Abb. 65. Ringförmiges Skotom beider Augen in einem Falle von Retinitis pigmentosa bei einem 67jährigen Manne. (Beobachtung von W. KRAUSS.)

reichten die Herde bis zur Macula. Es bestand außerdem eine peripapilläre Atrophie der Aderhaut und ziemlich vorgeschrittene Sklerose der Aderhautgefäße, sowie wachsbleiche Atrophie der Papillen.

Das Tempo des Fortschreitens ist ein recht verschiedenes. Wie einige Patienten die ersten Symptome ihres Leidens schon in frühester Jugend, andere erst im vorgeschritteneren Alter zu spüren bekommen, so ist auch die Zunahme der Netzhautentartung individuell nicht gleichmäßig. Einige Patienten sind schon in dem 3. bis 4. Dezennium völlig blind, andere haben noch im hohen Alter so viel Sehvermögen, daß es zum Schreiben und Lesen notdürftig langt.

Prognose. Jedenfalls ist es unmöglich, über den Ausgang Genaueres auszusagen. Im allgemeinen, vor allem in Anbetracht des völligen Versagens jeder Behandlung, ist er ungünstig.

Den Beschreibungen *einseitiger* Fälle von Retinitis pigmentosa gegenüber ist eine gewisse Vorsicht geboten. GÜNTHER hat nachgewiesen, daß von 19 bis zum Jahre 1913 veröffentlichten Beobachtungen nur 5 der Kritik standhalten; denn in den anderen handelte es sich um eine Chorioretinitis mit starker Pigmentierung der Netzhaut. Er selbst schildert einen einwandsfreien Fall. Hier war auch die Hemeralopie einseitig vorhanden. Auch kommen täuschend ähnliche Bilder nach Verletzungen des Auges (DE LAPERSONNE und VASSAUX), sowie nach Läsion der hinteren Ciliararterien (A. WAGENMANN) zustande. Die

Literatur der einseitigen Retinitis pigmentosa findet sich in der Arbeit von
DOMENICO ROSSI.

Die pathologische Anatomie der Retinitis pigmentosa werden wir im Zusammenhange mit derjenigen der übrigen Leiden dieser Gruppe besprechen (siehe S. 498).

Die Therapie kann sich nur darauf erstrecken, durch hygienische Maßnahmen den ungünstigen Endausgang zu verzögern. Ausgehend von der

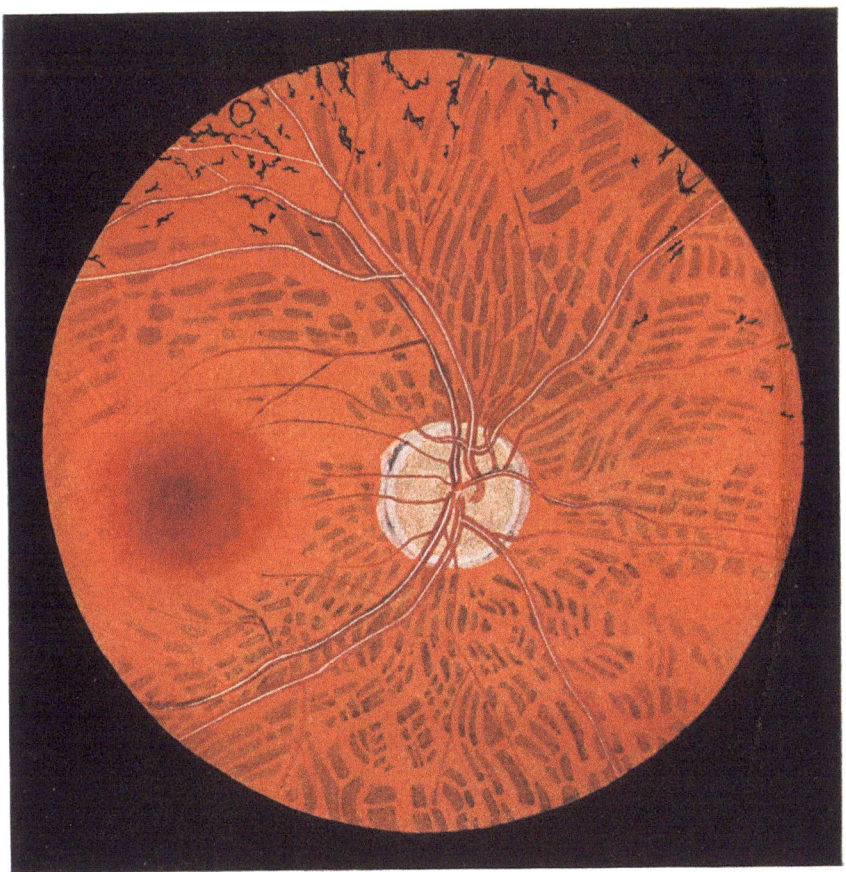

Abb. 66. Retinitis pigmentosa sine pigmento im gewöhnlichen Lichte. Es findet sich nur eine ganz spärliche Pigmenteinlagerung in der Peripherie oben. (Aus L. HEINE: Die Krankheiten des Auges.)

Überlegung, daß es sich vielleicht um eine Aufbrauchserkrankung bestimmter unvollkommen entwickelter Teile des Zentralnervensystems handelt, ist der Rat, die Augen möglichst zu schonen, verständlich. So schlagen AXENFELD und STOCK vor, durch geeignete Schutzgläser zu starke Lichtmengen und vor allem die kurzwelligen Strahlen fernzuhalten. Als Ultimum refugium hat man ferner Strychnineinspritzungen in die Haut der Schläfe angewandt (3 Teilstriche einer 1%igen Lösung); aber auch die hiermit ab und zu beobachteten Besserungen halten nicht an, so daß man das Strychnin mit einer Peitsche für das Nervensystem verglichen hat, die nach kurzer Wirkung nur um so mehr Erschlaffung herbeiführt. Neuerdings werden Versuche mit Ernährung durch Leberpräparate gemacht.

Ob eine **Retinitis pigmentosa sine pigmento** wirklich als besondere Abart des Leidens geführt werden darf, ist zweifelhaft; denn wir haben schon bei der Schilderung der typischen Fälle gesehen, daß in manchen Fällen die Schwere der subjektiv wahrnehmbaren Störungen in gar keinem Verhältnis zu der gering entwickelten Farbstoffdurchsetzung steht. Es ist zum mindesten auffallend, daß nach den Zusammenstellungen von GEBB die in der Literatur bekannt gewordenen Beobachtungen nur Kinder und jugendliche Personen betreffen.

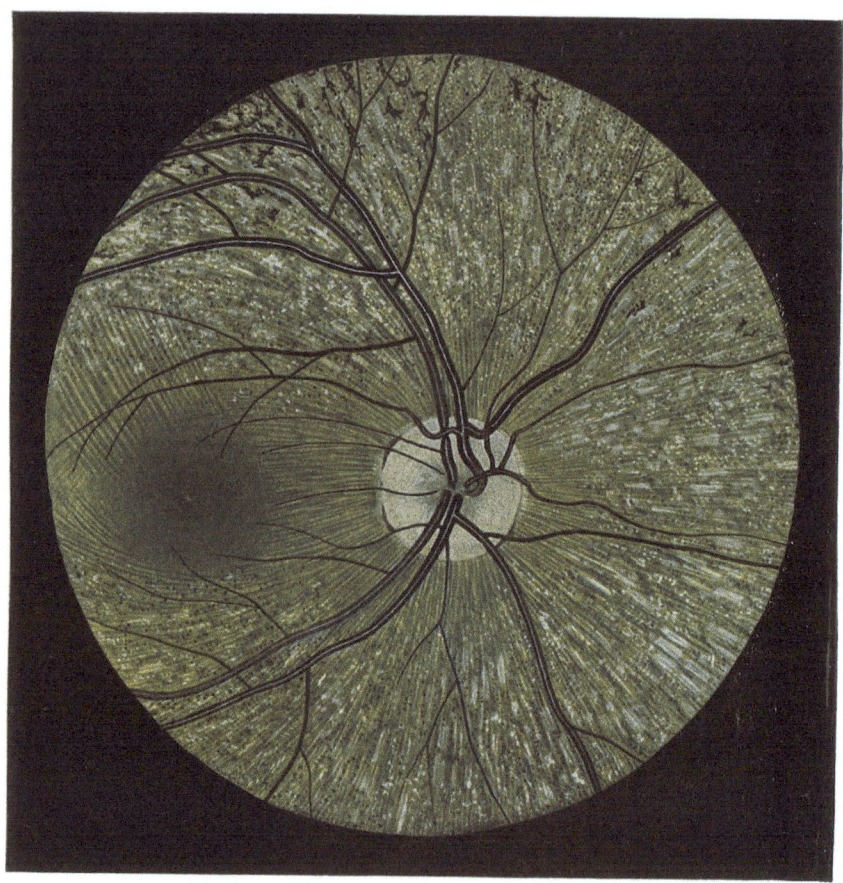

Abb. 67. Retinitis pigmentosa sine pigmento. Derselbe Fall wie Abb. 66 im grünen Lichte. Helle Fleckchen tauchen auf. (Aus L. HEINE: Die Krankheiten des Auges.)

Infolgedessen gewinnt PELTESOHNs Annahme an Wahrscheinlichkeit, daß die Retinitis pigmentosa sine pigmento nur ein frühes Stadium des gewöhnlichen Leidens ist. In einigen Fällen trat später doch die Pigmentierung in den Anfängen auf. Hinzukommt die schon eingangs erwähnte Tatsache, daß der Grad der Pigmentierung überhaupt von dem jeweiligen Pigmentreichtum des Fundus abhängig ist (Abb. 66 u. 67).

Pigmentdegeneration der Netzhaut ohne Hemeralopie.

AXENFELD hat zwei Beobachtungen beschrieben, die trotz sonst deutlich entwickelter objektiver und subjektiver Symptome das eigentlich als maßgebend geltende Merkmal der Hemeralopie vermissen ließen. In dem einen Falle handelte es sich um einen Offizier, der auch bei Nachtdienstübungen nie eine Störung seines Lichtsinns bemerkt hatte. Die gemessene Adaptationsbreite ergab normale Werte.

Derselbe Autor beobachtete sogar Fälle von typischer Pigmententartung, die eine *Überempfindlichkeit* der Augen gegen Licht aufwiesen, so daß die Patienten abends besser als am Tage sehen konnten. Hierauf basiert sein schon oben erwähnter Vorschlag, die Augen in Fällen von Pigmentatrophie vor greller Lichteinwirkung zu schützen. Mit dieser Erfahrung führt AXENFELD auch die sog. *Retinitis pigmentosa senilis* (NETTLESHIP) auf ihre wirkliche Bedeutung insofern zurück, als es sich hier um Personen handelt, die keine Störung der Lichtempfindung trotz langen Bestehens der sonstigen Symptome des Leidens bemerkt haben und bei denen deswegen die Erkrankung erst relativ spät entdeckt worden ist.

2. Die Retinitis punctata albescens.

Im Gegensatz zu den eben geschilderten Formen der chronischen progressiven Netzhautentartung, die unschwer als Abarten der Pigmentdegeneration aufgefaßt werden können, ist die *Retinitis punctata albescens* doch ein so eigentümliches Leiden, daß man sie nicht ohne weiteres zur Retinitis pigmentosa zuzählen darf.

Die recht seltene Erkrankung erhielt 1882 ihren Namen von MOOREN, welcher als Kennzeichen die Anwesenheit von *kleinen weißen Fleckchen* in der Netzhaut hervorhob, die stationär bleiben. Enger abgegrenzt wurde das Leiden aber erst durch E. FUCHS in einem Vortrage in Heidelberg 1893, und zwar in dem Sinne, daß er einesteils die Symptome heraushob, welche es mit der Pigmententartung gemeinsam hat, und dann diejenigen, die es von ihr unterscheiden. FUCHS gliedert auch die Retinitis punctata albescens in die große Gruppe der chronischen Netzhautdegenerationen ein; denn sie hat wie die Retinitis pigmentosa die Eigentümlichkeit, daß sie bei deutlichem Einfluß der Vererbung und der Blutsverwandtschaft der Eltern bereits in den Jugendjahren nachweisbar wird, gesetzmäßig doppelseitig auftritt, den Lichtsinn und die Sehschärfe herabsetzt und Störungen im Gesichtsfelde verursacht. Allerdings sind Ringskotome und konzentrische Einengung nicht mit der Regelmäßigkeit anzutreffen wie bei der Pigmententartung. So sind z. B. Einschränkungen der Außengrenzen nur von einer Seite her beobachtet (QURIN). Es ist ferner noch fraglich, ob der Erkrankung der progrediente Charakter innewohnt, der bei der R. pigmentosa unverkennbar ist. Bei der außerordentlichen Seltenheit des Leidens ist es eben schwer, den Verlauf genau zu verfolgen. Auch fehlen noch pathologisch-anatomische Untersuchungen.

Was die Erkrankung aber entschieden von der Pigmententartung trennt, ist der Augenhintergrundsbefund. An Stelle der schwarzen gezackten und verästelten Pigmentpunkte sehen wir nämlich hier *weiße runde Fleckchen*, die auch nicht wie bei der R. pigmentosa von einer gürtelförmigen Zone in der Peripherie aus allmählich nach der Netzhautmitte zu an Zahl abnehmen, sondern gerade im Gegenteil in dichtesten Schwärmen in der Nachbarschaft der Papille und in der Umgebung der Maculagegend sitzen. Diese enthält manchmal ebenfalls solche. Bei einzelnen Fällen ist allerdings außer diesen Fleckchen das Vorhandensein ganz spärlicher schwarzer Pigmenteinlagerungen in der Peripherie beschrieben worden, womit eine gewisse Analogie zur Pigmentdegeneration gegeben ist. Am meisten ähneln die weißen Fleckchen nach Form und Farbe den Drusen der Glaslamelle, doch sind sie in der Regel kleiner.

Vielleicht haben wir trotzdem etwas Ähnliches vor uns; denn die wenigen Autoren, welche derartige Veränderungen beobachten konnten, verlegen den Sitz der weißen Fleckchen in die tiefsten Netzhautschichten oder direkt in das Pigmentepithel. Die nahen Beziehungen der Drusen zu dem wuchernden Pigmentepithel sind klar genug erwiesen, um sagen zu können, daß die weißgelben Gebilde wohl nur einen anderen Ausdruck der Proliferation des Pigmentepithels darstellen.

Ferner fehlt der Retinitis punctata albescens die bei der Pigmententartung typische wachsbleiche Verfärbung der Sehnervenscheibe und die Verengerung

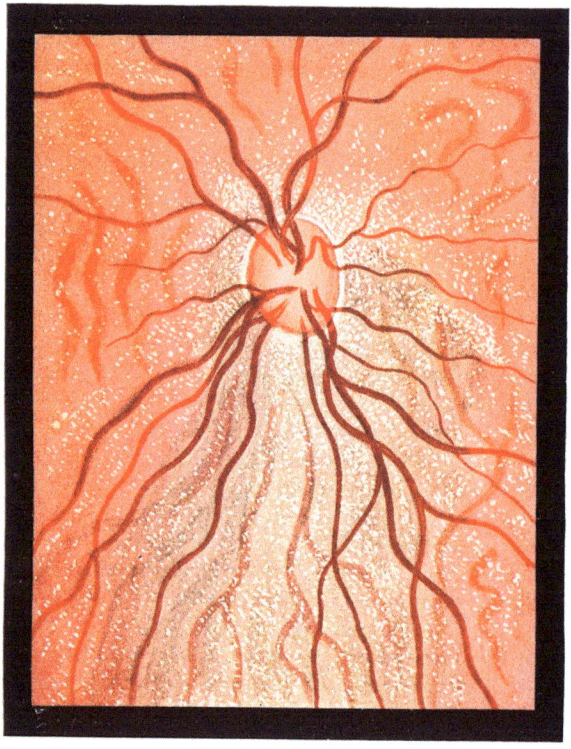

Abb. 68. Retinitis punctata albescens. (Nach einer Abbildung von van Duyse.)

aller Äste des Netzhautgefäßsystems. Hingegen ist wieder auffallend die von manchen Beobachtern hervorgehobene Durchsichtigkeit des Pigmentepithels, welche das Aderhautgefäßsystem in ungewohnter Deutlichkeit klarlegt (siehe Abb. 68). Die Chorioidea ist entweder ganz normal oder trägt Anzeichen sklerotischer Erkrankung.

3. Die Pigmententartung der Netzhaut mit ausgedehnter Aderhautatrophie.

Leber hat unter diesem Namen eine Reihe von Veränderungen vereinigt, die zum Teil angeboren, zum Teil erworben sind. In der einen Reihe der Fälle handelt es sich um eine Mißbildung, insofern die Aderhaut ganz oder teilweise fehlt (Chorioideremie), in den anderen um ein Leiden, das zwar ebenfalls in der frühesten Jugend schon diagnostiziert werden kann, aber im weiteren Verlaufe noch Fortschritte macht, bis der Zustand der Chorioideremie erreicht ist. Beide Formen stehen in engen Beziehungen zur eigentlichen Pigmententartung. Das geht schon daraus hervor, daß in einer und derselben Familie typische Retinitis pigmentosa, Retinitis punctata albescens und Retinitis mit Aderhautschwund

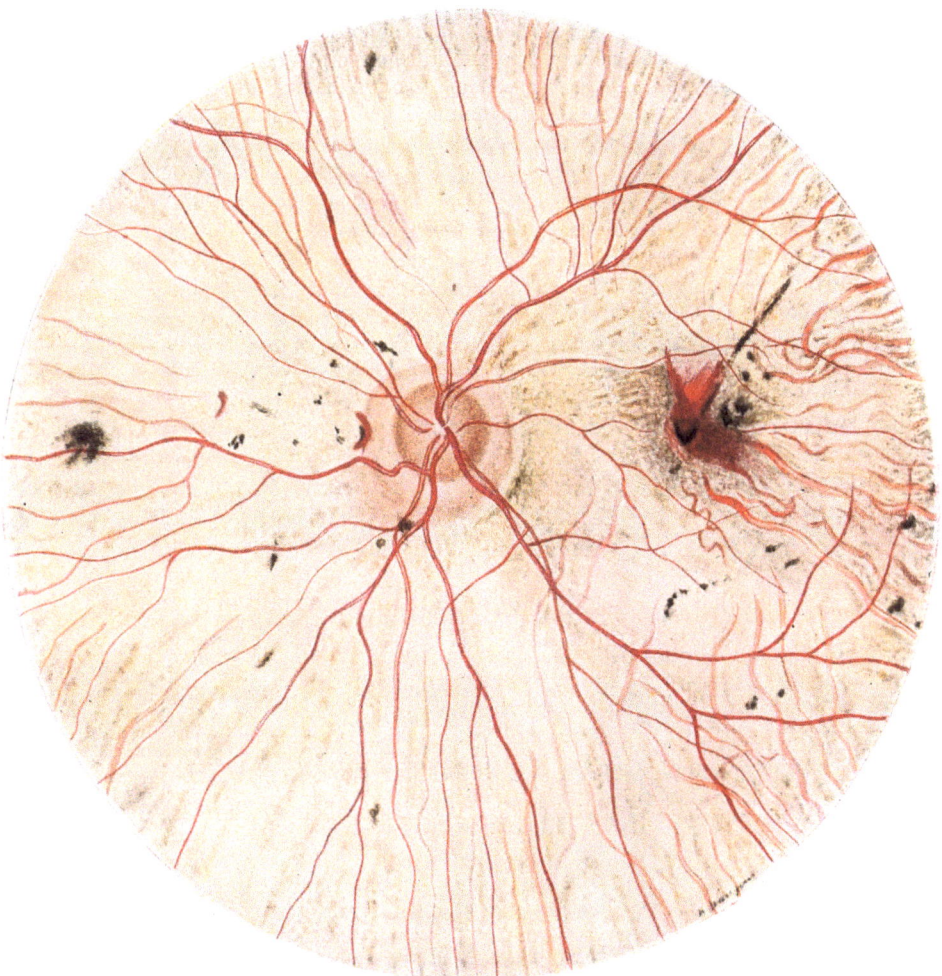

Abb. 69. Pigmententartung der Netzhaut mit Schwund der Aderhaut. (Nach BERNHARD ZORN.)

beobachtet wurde. Auch in den subjektiven Symptomen besteht insofern Übereinstimmung des Leidens mit der Pigmentdegeneration, als Nachtblindheit, Gesichtsfeldeinengungen und Herabsetzung der Sehschärfe, und zwar auf beiden Augen in ungefähr gleicher Weise zu verzeichnen sind. Nach der Beschreibung von E. FUCHS tritt in den Fällen, die nicht schon angeboren die Störung zeigen, bereits im frühen Kindesalter ein Schwund der Aderhaut auf, wodurch sich das Leiden wesentlich von der gewöhnlichen Art der Pigmententartung unterscheidet. Zuerst bilden sich in der Aderhaut runde, scharf umschriebene helle Flecken, die immer mehr an Größe zunehmen, so daß die Lederhaut bloßliegt. Die Lücken konfluieren miteinander, bleiben aber oft noch als vergrößerte Inseln dadurch kenntlich, daß die letzten Reste der Aderhaut durch Ausläufer miteinander in Verbindung stehen *(Atrophia gyrata retinae et chorioideae.* E. FUCHS). Schließlich gehen auch diese verloren und der ganze Fundus ist dann entfärbt mit Ausnahme einer kleinen zentralen Zone. In der Peripherie liegen an Größe und Zahl zunehmende schwarze Flecken, die größer und plumper sind als die bei Retinitis pigmentosa. FUCHS registriert seitens der Papille und der Netzhautgefäße im übrigen ein Verhalten, welches demjenigen bei der Pigmententartung gleicht, also wachsbleiche Atrophie mit ganz engen Netzhautgefäßen. Indessen scheinen hier Abweichungen vorzukommen, wie aus Abb. 69 hervorgeht, die einer Arbeit von BERNHARD ZORN entlehnt ist; denn in diesem Falle wie auch in anderen, die geschildert werden, waren die Papille und die Gefäße durchaus normal. Die Sehschärfe betrug fast $5/5$, doch stimmten deutliche Hemeralopie und starke Gesichtsfeldeinengung mit den Symptomen der Retinitis pigmentosa überein. In der Familie fand sich bei zwei Mitgliedern Hemeralopie mit normalem Fundus, bei einem Hemeralopie mit geringer Entwicklung des Pigmentepithels, bei einem desgleichen mit peripheren chorioiditischen Veränderungen und bei zwei Angehörigen totale Aderhautatrophie. Man sieht aus dieser Zusammenstellung, wie außerordentlich mannigfaltig sich der Augenhintergrundsbefund bei atypischer Retinitis pigmentosa gestalten kann. Trotz der auffallenden Unterschiede im ophthalmoskopischen Verhalten zählen FUCHS und LEBER diese Formen zur Gruppe der Retinitis pigmentosa; denn sie verhalten sich klinisch so vollkommen anders als primäre Leiden der Aderhaut, daß an dem Bestehen eines Netzhautleidens nicht zu zweifeln ist. Mikroskopische Befunde liegen nicht vor.

4. Die Netzhautdegeneration bei familiärer amaurotischer Idiotie.

Unter amaurotischer Idiotie verstehen wir ein Krankheitsbild, das zwar klinisch in einzelnen Formen eine Ähnlichkeit mit der Pigmententartung hat, aber im Verlauf und in der anatomischen Grundlage so verschiedene Züge erkennen läßt, daß wir eine besondere Netzhauterkrankung als Teilerscheinung eines pathologischen Zustandes des Zentralnervensystems überhaupt vor uns haben. Zwei Hauptgruppen werden beobachtet: der Typus nach TAY-SACHS und nach SPIELMEYER-STOCK, beide recessiv erblich (siehe Bd. I, Beitrag FRANCESCHETTI).

a) Die TAY-SACHSsche Form. (Infantile Form.)

Die neurologischen Äußerungen des Leidens, welches auch „infantile Form" genannt wird, wurden 1887 von SACHS, die ophthalmoskopischen Befunde 1881 von WAREN TAY beschrieben. Die Ursache ist völlig unbekannt. Lues scheidet aus. Schon 3—6 Monate nach der Geburt entwickelt sich die Erkrankung bei bis dahin ganz gesunden Kindern, an denen eine bis zur völligen Reaktionslosigkeit sich steigernde Teilnahmslosigkeit auffällt. Betroffen werden meist mehrere Kinder einer Familie, und es ist beobachtet, daß vor allem Juden heimgesucht werden (nach HARBITZ unter 86 zusammengestellten Fällen 61 jüdische Kinder). Die kleinen Patienten werden schlaff und hinfällig; oft werden klonische und tonische Krämpfe ausgelöst, und gleichzeitig sinkt das Sehvermögen rasch bis zur Erblindung.

Der Augenhintergrundsbefund ist dabei ganz eigenartig und typisch. Während die Papille beider Augen unter Beibehaltung ihrer normal scharfen Grenzen und des Gefäßkalibers atrophisch weiß wird, umzieht ein grauer oder weißglänzender Hof die Netzhautmitte, die selbst transparent bleibt, so daß die Aderhaut hier als kirschroter Fleck wie bei der Embolie der Zentralarterie (siehe S. 410) hindurchleuchtet. Indessen ist das Bild von der Embolie dadurch grundsätzlich verschieden, daß eben die Weißfärbung sich lediglich auf die nächste Umgebung der Fovea beschränkt (Abb. 70). Auch ändert sie sich

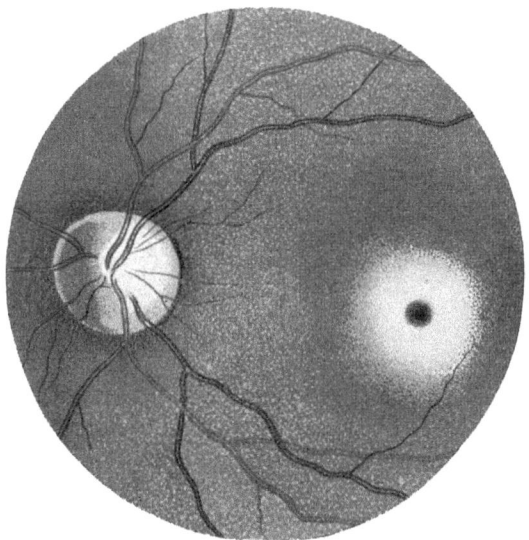

Abb. 70. Familiäre amaurotische Idiotie. Infantile Form (TAY-SACHS). Am hinteren Augenpol bläulich-weißer Fleck von über Papillengröße, aus dem sich die Fovea centralis mit lebhaft roter Farbe abhebt. (Aus H. KÖLLNER: Der Augenhintergrund bei Allgemeinerkrankungen.)

nicht, während sie bei der Embolie mit der Zeit wieder verschwindet. Unter Abmagerung und zunehmendem Verfall endigt die Erkrankung mit dem 2. bis 3. Lebensjahre tödlich.

b) Die SPIELMEYER-STOCKsche Form. (Juvenile Form.)

Die neurologischen Symptome der „juvenilen Form" wurden von SPIELMEYER und H. VOGT, ihre Äußerungen am Auge klinisch und pathologisch-anatomisch von W. STOCK zuerst beschrieben. Ebenfalls als ausgesprochen recessiv erbliches Familienleiden auftretend befällt die Erkrankung die Kinder mit dem 4. bis 15. Jahre. Sie setzt langsam ein und geht schleichend vorwärts, indem sie zunehmende motorische Schwächezustände bis zu völliger Lähmung (familiäre cerebrale Diplegie) hervorruft. Oft setzen epileptiforme Krämpfe ein, und unter Erblindung und Verblödung tritt spätestens am Ende des zweiten Dezenniums der Tod ein.

Im Gegensatze zur infantilen Form zeigt der Augenhintergrund ein Verhalten, welches demjenigen bei Pigmententartung der Netzhaut recht ähnlich ist. Die Papille wird beiderseits atrophisch, in der Peripherie entwickelt sich unregelmäßige Pigmentierung nach Art des „Pfeffer- und Salz-Typus" und es entstehen auch Bilder, die bezüglich der Farbstoffeinlagerung genau denjenigen bei Retinitis pigmentosa gleichen. Indessen verhalten sich die Äste der Zentralgefäße anders; denn sie sind in den Hauptstämmen vollständig normal und werden erst in der Peripherie pathologisch eng, zum Teil auch in Obliteration angetroffen. Wiederum mit der Pigmententartung nicht identisch ist die Funktionsstörung, insofern im Beginn keine Ringskotome oder konzentrische Einengungen, sondern zentrale und parazentrale Skotome festzustellen sind. Auch Hemeralopie wird demzufolge nicht beobachtet.

Die pathologische Anatomie der chronisch-progressiven Netzhautatrophie und der verwandten Zustände.

Zunächst müssen wir die Veränderungen der Netzhaut betrachten, welche sich *bei sekundärer Entartung* ihres Gewebes einstellen; d. h. diejenigen Veränderungen, die wir bei absolutem Glaukom und nach Verletzungen und ähnlichen Ereignissen vorfinden. An solchen Präparaten lernen wir, daß gemeinhin das zugrunde gehende Pigmentepithel in die Lücken der degenerierenden Retina eindringt, diese anfüllt und namentlich gern den Gefäßen entlang wandert. DE LAPERSONNE und VASSAUX haben an Flachschnitten eines Falles von traumatischer Retinitis pigmentosa den Beweis erbracht, daß unter diesen Umständen das aus den zerfallenden und ausbleichenden Pigmentepithelien freiwerdende Fuscin den in Obliteration befindlichen Netzhautgefäßen bis in die feinsten Ausläufer folgt und sogar in die Wandungen derselben eindringt. So kann es zu Ansammlungen großer scholliger Pigmentklumpen kommen. Deswegen darf die Pigmentierung als solche zweifellos nicht als etwas für die Pigmententartung allein Typisches angesehen werden; sie ist auch durchaus nicht das Primäre im ganzen Prozesse, sondern nur ein sekundärer Vorgang, genau wie die Gliawucherung bei Zugrundegehen von Nervensubstanz. Solange die Glaslamelle noch intakt und den absterbenden Pigmentepithelien der Übertritt in die Aderhaut verwehrt ist, können sie sich als Zellen oder Zellderivate nur in der Netzhaut zerstreuen und füllen dort präexistente Kanäle oder neu geschaffene Lücken aus. Ferner offenbart sich auch hier die Rolle der Gliazellen und -fasern als fortleitender Apparate dadurch, daß sie ebenfalls teilweise mit Farbstoff beladen werden (Abb. 71).

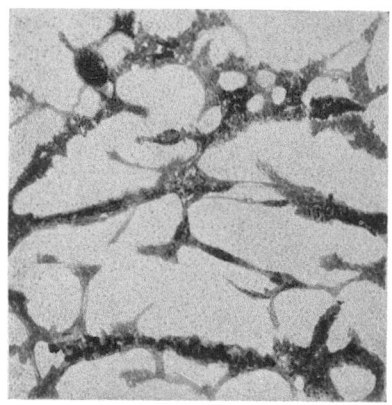

Abb. 71. Flachschnitt der Netzhaut bei Pigmentdegeneration. Man erkennt deutlich die netzförmige Anordnung der Farbstoffmassen im Gewebe. (Sammlung J. v. MICHEL.)

Was die nervösen Elemente der Netzhaut anlangt, so begegnen wir bei der sog. sekundären Retinitis pigmentosa einer fast gleichmäßigen oder nur an Zufälligkeiten gebundenen Atrophie aller Schichten, während *bei der typischen primären Pigmentdegeneration und der familiären amaurotischen Idiotie gewisse Gesetzmäßigkeiten unverkennbar sind.*

Nach den Untersuchungen von STOCK, die von SUGANUMA vollständig bestätigt worden sind, kann es nämlich nicht zweifelhaft sein, daß *bei der echten Pigmententartung die Neuroepithelien in den ergriffenen peripheren Gebieten zunächst zugrunde gehen*, und zwar scheinen es hier die Außenglieder zu sein, die durch ihr Absterben das Pigmentepithel in Unordnung und Auflösung bringen. Mit dem Schwinden des Sinnesepithels geht ein rascher Abbau auch der anderen Netzhautschichten Hand in Hand. Demgegenüber zeigt die Netzhautmitte selbst in vorgeschrittenen Fällen noch eine annähernd regelmäßige Anordnung der Zapfen, wenn auch hie und da Lücken vorhanden sind und die anderen Schichten teilweise cystische Degeneration (IWANOFFsches Ödem) aufweisen. Über die Bedeutung der Pigmenteinwanderung ist nichts Besonderes zu sagen; denn sie entspricht vollkommen derjenigen bei der oben geschilderten sog. sekundären Retinitis pigmentosa. Wohl aber ist der Befund an den Gefäßen bemerkenswert. Zunächst decken sich die Beobachtungen (STOCK, GINSBERG, SUGANUMA) auch in der Hinsicht vollkommen, daß selbst unter den Stellen der stärksten Pigmententartung die Glaslamelle und die Choriocapillaris ganz intakt gefunden werden können. Das spricht natürlich gegen die z. B. von E. FUCHS, A. WAGENMANN und anderen geäußerte Ansicht, daß die eigentliche Ursache des Leidens in einer Erkrankung der Aderhaut zu suchen sei. Die Netzhautgefäße sind jedoch nicht normal. Namentlich die peripheren Ästchen sind größtenteils obliteriert, während die größeren Gefäße zwar Blut führen, aber ebenfalls Verdickungen der Wandung aufweisen (Abb. 72). So ergibt sich

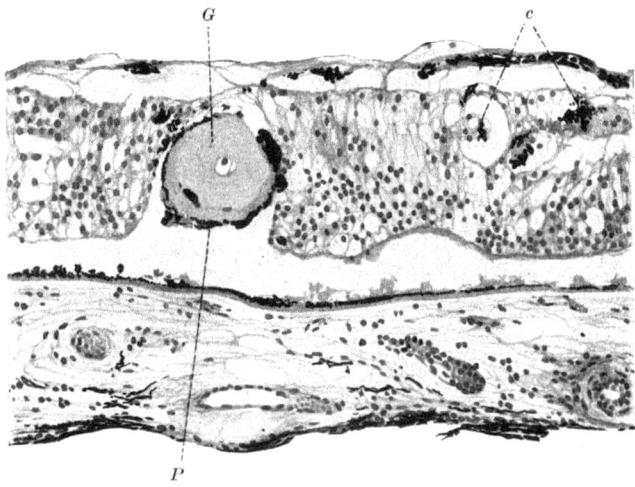

Abb. 72. Pigmentdegeneration der Netzhaut. Oben ist die vor allem in den äußeren Schichten ganz atrophische Netzhaut sichtbar. Sie führt bereits unter der Limitans interna Pigment. Im übrigen liegt freies Pigment in cystoiden Hohlräumen (c) und in Zellen (P) um Gefäße (G) herumgruppiert, die hochgradig verdickte Wandungen haben. (Sammlung J. v. MICHEL.)

eine Parallele der Entartung der Retina zum Verhalten ihrer Gefäße. Wiederum ist wie im klinischen Bilde, so auch im pathologisch-anatomischen die Frage noch ungeklärt, ob wir eine primäre Hypoplasie des Gefäßsystems oder eine mangelhafte Anlage der nervösen Netzhaut vor uns haben. STOCK und GINSBERG entscheiden sich für diese, SUGANUMA für jene Möglichkeit.

Die familiäre amaurotische Idiotie unterscheidet sich von diesen Befunden wesentlich, wenigstens soweit die infantile Form (TAY-SACHS) in Frage kommt. Hier sitzt die Erkrankung primär nicht im Sinnesepithel, sondern in den inneren Netzhautschichten, insonderheit in den Ganglienzellen. Diese sind es, die auch im Gehirn überall Zeichen des Zerfalls erkennen lassen, so daß wir einen generellen pathologischen Zustand vor uns haben. Eine weitgehende Atrophie des Opticus schließt sich an. Der helle Hof um die Macula, der den TAY-SACHSschen Typus auszeichnet, stellt sich als eine ödematöse Aufquellung der Retina heraus (PAUL SCHUSTER), indem die äußeren Körner hier unter scheinbarer Vermehrung übereinander geschichtet liegen und die Ganglienzellen aufgebläht sind. Die Nervenfaserschichte ist dabei aufs äußerste verschmälert. Dieselbe blasige Vergrößerung der Ganglienzellen findet sich auch bei der infantilen Form im Gehirn (FRANCIS HARBITZ), jedoch lautet der Bericht von STOCK über den Augenbefund bei der juvenilen Form anders, der Pigmententartung viel ähnlicher. Die Stäbchen- und Zapfenschichte ist vollständig zerstört, so daß die Retina mit der Limitans externa aufhört. Auch die äußere Körnerschichte ist durch gewucherte Glia ersetzt, dagegen die innere Körnerschichte gut erhalten. Die Ganglienzellen sind in spärlicherer Anzahl als normalerweise vorhanden und ihr Protoplasma ist zum Teil rarefiziert, vakuolenhaltig. Auch im Gehirn zeigte sich im STOCKschen Falle nur eine Schädigung, kein Zugrundegehen der Ganglienzellen. HENNING RÖNNE fand bei normaler Mächtigkeit der Ganglienzellenschichte in den Zellen selbst Chromatolyse, die schwersten Veränderungen aber in dem Neuroepithel und in den äußeren Körnern. Bemerkenswert sind bei der infantilen Form die pigmentierten Stellen, welche im ophthalmoskopischen Bilde die Erkrankung der Pigmentdegeneration nahe stellen. Da zeigt es sich, daß die zugrunde liegende anatomische Veränderung doch anders ist als bei dieser; denn hier finden sich förmliche pigmentführende Zapfen, die Verzweigungen in der Netzhaut zeigen. Wahrscheinlich handelt es sich dabei um von Pigment ausgegossene Capillaren, die in der inneren granulierten und Körnerschichte verlaufen.

Literatur.
Progressive Netzhautatrophie.

AXENFELD, TH.: Bemerkungen zur Retinitis pigmentosa, besonders solche ohne Hemeralopie. Klin. Mbl. Augenheilk. **47** II; Beil.-H. 53 (1909).

BÜRSTENBINDER, O.: Anatomische Untersuchung eines Falles von Retinitis pigmentosa. Graefes Arch. **41**, H. 4, 175 (1895).

VAN DUYSE: Trois cas de rétinite ponctuée albescente typique et familiale. Arch. d'Ophtalm. **27**, 497 (1907).

FUCHS, E.: Über zwei der Retinitis pigmentosa verwandte Krankheiten (Retinitis punctata albescens und Atrophia gyrata chorioideae). Arch. Augenheilk. **32**, 111 (1896).

GEBB, H.: Zur Kasuistik der Retinitis pigmentosa sine pigmento. Arch. Augenheilk. **64**, 204 (1904). — GINSBERG, S.: Über Retinitis pigmentosa. Klin. Mbl. Augenheilk. **46** II, 1 (1908). — GONIN: Le scotôme annulaire dans la dégénérescence pigmentaire de la rétine. Ann. d'Ocul. **125**, 101 (1901). — GÜNTHER: Einseitige Retinitis pigmentosa. Charité-Ann. **35** II.

HARBITZ, FRANCIS: Familiäre amaurotische Idiotie. Arch. Augenheilk. **73**, 140 (1913).

KOELLNER, H.: Über das Gesichtsfeld bei der typischen Pigmententartung der Netzhaut. Z. Augenheilk. **16**, 128 (1906). — KRAUSS, W.: Zur Kasuistik des Ringskotoms bei der Retinitis pigmentosa. Z. Augenheilk. **21**, 48 (1909).

DE LAPERSONNE et VASSAUX: Des altérations pigmentaires de la rétine consecutives à un traumatisme de l'oeil. Arch. d'Ophtalm. **3**, 86 (1884).

MOHR, MICHAEL: Die SACHSsche amaurotische familiäre Idiotie. Arch. Augenheilk. **41**, 285 (1900). — MOOREN: Fünf Lustren ophthalmologischer Wirksamkeit. 1882, S. 216.

PELTESOHN: Zur Frage der Retinitis pigmentosa sine pigmento. Zbl. prakt. Augenheilk. 1888, 206.

QURIN: Über Retinitis punctata albescens. Klin. Mbl. Augenheilk. **42** II, 19 (1904).

RÖNNE, HENNING: Zur pathologischen Anatomie der Augenleiden bei juveniler familiärer amaurotischer Idiotie (SPIELMEYER-STOCKsche Form). Klin. Mbl. Augenheilk. **56**, 497 (1916). — ROSSI, DOMENICO: Un caso di retinite pigmentosa unilaterale. Boll. Ocul. **5**, 363 (1926).

SACHS, B.: On arrested cerebral development with special reference to its cortical pathology. J. nerv. Dis. 1887, 541. — SCHUSTER, PAUL: Über die familiäre amaurotische Idiotie mit anatomischem Befund eines Falles von Typus TAY-SACHS. Arch. Augenheilk. **64**, 1 (1909). — SPIELMEYER: (a) Über familiäre amaurotische Idiotie. Baden-Badener Neur.-Kongreß 1905. Ber. im Neur. Zbl. **1905**. (b) Klinische und anatomische Untersuchungen über eine besondere Form der familiären amaurotischen Idiotie. NISSLs histologische Arbeiten. Bd. 2, 1906. — STOCK, W.: (a) Über eine besondere Form der familiären amaurotischen Idiotie. Ber. 33. Verslg. ophthalm. Ges. Heidelberg **1906**, 48. (b) Über eine bis jetzt noch nicht beschriebene Form der familiär auftretenden Netzhautdegeneration bei gleichzeitiger Verblödung und über typische Pigmentdegeneration der Netzhaut. Klin. Mbl. Augenheilk. **46** I, 225 (1908). — SUGANUMA, S.: Ein Beitrag zur Kenntnis der Pathologie der Pigmentdegeneration der Netzhaut. Klin. Mbl. Augenheilk. **50** I, 178 (1912).

TAY WAREN: Disease in region of yellow spot of both eyes in an infant. Brit. med. J. 1887, I, 647.
VOGT, H.: (a) Zur Pathologie und pathologischen Anatomie der verschiedenen Idiotieformen. Mschr. Psychiatr. 22, 403. (b) Über familiäre amaurotische Idiotie usw. Mschr. Psychiatr. 18, 161.
WAGENMANN, A.: Beitrag zur Kenntnis der pathologischen Anatomie der Retinitis pigmentosa. Graefes Arch. 37, H. 1, 230 (1891).
ZORN, BERNHARD: Über familiäre atypische Pigmentdegeneration der Netzhaut (totale Aderhautatrophie). Graefes Arch. 101, 1 (1920).

G. Die Hemeralopie (Nachtblindheit).

Als eines der auffallendsten Symptome der Pigmententartung und der mit ihr verwandten Erkrankungen haben wir die Hemeralopie kennen gelernt. Die ihr zugrunde liegende Störung der Dunkeladaptation kommt aber auch im Gefolge anderer Augen- und Allgemeinleiden und anscheinend auch als eine Krankheit sui generis vor. Namentlich sind in dieser Beziehung die Erfahrungen im Weltkriege der Anlaß geworden, sich mit den Leistungen der Netzhaut bei herabgesetzter Beleuchtung eingehender zu beschäftigen, und es hat sich außerdem gezeigt, daß es auch eine epidemisch auftretende Hemeralopie gibt. Über die funktionellen Störungen und das Wesen der Hemeralopie bringt das Kapitel Lichtsinn (Bd. II) nähere Angaben.

Die Ursachen des Leidens können in einer Ernährungsstörung des Gesamtorganismus, in nervösen Erschöpfungszuständen und in einer lokalen Erkrankung des Auges begründet sein.

1. Die Hemeralopie infolge allgemeiner Ernährungsstörungen.

Wie für die Hornhaut, so spielt auch für die Netzhaut der Mangel bestimmter Nahrungsbestandteile eine hervorragende Rolle, und wir sehen, daß sich *mit der Keratomalacie (Bd. IV) leicht die Hemeralopie vergesellschaftet*. Das Gesamtkrankheitsbild trägt den Namen *Xerophthalmie* oder *Xerosis hemeralopica* und ist durch das *Fehlen des Vitamins A* in der Nahrung bedingt. L. S. FRIDERICIA und EJLER HOLM haben die Frage im Tierversuche studiert und benutzten dazu albinotische Ratten, die mit A-vitaminfreiem Futter ernährt wurden. Es stellte sich heraus, daß bei normal beköstigten Tieren ein zweistündiger Dunkelaufenthalt genügt, um den durch grelle Belichtung vorher völlig ausgebleichten Sehpurpur wieder zu ersetzen, während die vitaminfrei gefütterten Tiere eine *langsamere Regeneration des Sehpurpurs* erkennen ließen. Ähnliche Ergebnisse erhielt S. YOSHINE an Hunden. Somit darf man den Schluß ziehen, daß die mangelhafte Anbildung des Sehpurpurs nach geschehenem Aufbrauch durch Belichtung die Ursache für die „idiopathische" Hemeralopie ist, und zwar ist die Nachtblindheit ein Frühsymptom für A-Vitaminmangel, dem die Xerose der Hornhaut nachfolgt.

CHR. MERZ-WEIGANDT sah während der Hungerjahre 1920, 1921 und 1922 im Egerlande die Xerosis hemeralopica epidemisch auftreten. Wie die Xerosis corneae im Frühjahre durch die Besonderheiten der menschlichen Nahrung sich häuft, indem dann die lange Stallfütterung des Milch- und Schlachtviehs zur Auswirkung kommt, so steigt auch die Anzahl der Hemeralopiefälle in derselben periodischen Regelmäßigkeit. Ähnliche Beobachtungen machte BEN ADAMANTIADIS bei 4—10 Jahre alten Kindern in einem Athener Waisenhause, bei denen zuerst die Hemeralopie und dann erst die Bindehaut- und Hornhautxerose deutlich wurde, und im Frühjahr 1912 kamen in Mitteldeutschland gehäufte Fälle von Hemeralopie mit Xerose vor, die E. v. HIPPEL zusammengestellt hat. Unter seinen 82 Beobachtungen war das männliche Geschlecht viel zahlreicher als das weibliche vertreten (68 : 14), eine Tatsache, die auch in anderen Statistiken wiederkehrt. Über die Hälfte entfiel auf das jugendliche Alter bis zu 20 Jahren, doch erstreckten sich die Fälle auch auf Personen im Greisenalter. Die Schuld lag an einer sehr schlecht ausgefallenen Rübenernte des Vorjahrs und damit an dem Futtermangel für das Vieh. E. v. HIPPEL glaubt, daß daneben auch die Blendung beim Beginn der Frühjahrsarbeit mitgespielt hat. Unter der Verordnung von Schutzbrillen, sowie besserer Ernährung, vor allem von Lebertran gingen die Erscheinungen schnell und restlos zurück.

Nach den Versuchsergebnissen Y. SUGITAS gelingt es auch durch Verfütterung einer einseitig fettreichen Nahrung und die damit herbeigeführte Ablagerung von Cholesterinester im Organismus (Cholesteatose) Hemeralopie bei Ratten hervorzurufen, als deren anatomische Grundlage eine völlige Ausfüllung der Pigmentepithelien mit lipoiden Substanzen festgestellt wird. Wahrscheinlich leidet durch diesen Zustand die Produktion des Sehpurpurs. Hiermit steht die Tatsache in Zusammenhang, daß auch andere aufreibende Allgemeinerkrankungen, wie vor allem *Leberleiden* und im besonderen die Lebercirrhose mit Hemeralopie einhergehen können; denn Y. KOYANAGI sah in einem Falle von Ernährungsstörung infolge Lebercirrhose bei einem 10jährigen Mädchen einen Pigmentschwund in den Pigmentepithelien und an Stelle des Farbstoffs eine Durchsetzung der Zellen mit Lipoidkörnern. Es muß sich aber dabei um einen komplizierten, nicht nur auf Ikterus beruhenden Prozeß handeln, wie BERNHARD GLÜH im Tierexperiment nachweisen konnte. Eine Verminderung des Pigments in den Epithelien, allerdings wahrscheinlich sekundär entstanden durch eine Aderhautatrophie, sah BAAS in einem Falle von Leberleiden, und es sei darauf hingewiesen, daß Y. SUGITA in den Präparaten von Retinitis pigmentosa sowohl in den auf der Glaslamelle festhaftenden, als auch in den in die Netzhaut eingewanderten Pigmentepithelien eine Übersättigung mit Lipoid nachweisen konnte. Somit erweckt es den Anschein, als wenn dem Pigmentepithel bei der Produktion des Sehpurpurs eine führende Rolle zukommt und pathologische Zustände in dieser Funktion die Hemeralopie auslösen.

2. Die Hemeralopie als Ausdruck nervöser Störungen.

Wie W. LÖHLEIN und K. WESSELY hervorgehoben haben, handelt es sich bei einem großen Teil der sog. Nachtblinden gar nicht um eine Adaptationsstörung, sondern es täuschen nur die verschiedensten Ursachen dieses Bild vor. Es können sich nämlich die Beschwerden auf dem Boden nervöser und psychischer Erschöpfungszustände entwickeln, bei denen Arteriosklerose, Migräne, Nicotinvergiftung, Alkoholabusus und neurasthenische Veranlagung, einzeln oder gepaart, die entscheidende Rolle spielen. Die Klagen bestehen dann in Ermüden bei längerem Nachtdienst, Flimmern vor den Augen, Funken- und Farbensehen, Verdunkelungen, Druckgefühl in den Augen, Schwindel, Kopfschmerzen usw., alles Erfahrungen, die an Soldaten im Felde gemacht wurden, die wegen „Nachtblindheit" zur Untersuchung kamen. Nach den Kriegsbeobachtungen von BRAUNSCHWEIG liegt in vielen Fällen ein Erschöpfungszustand vor, der sich bei unbekannter Disposition dann entwickelt, wenn von Augen mit unregelmäßigem Bau oder äußeren Erkrankungen hohe Leistungen beim Sehen in der Dunkelheit gefordert werden. A. JESS, der im allgemeinen die körperliche Erschöpfung nur bedingt gelten läßt und eine angeborene Minderwertigkeit der Augen annimmt, fand, daß im Gesichtsfelde derartiger Nachtblinder die Grenze für Gelb enger ist als diejenige für Rot. Zweifellos gibt es auch eine *erbliche Hemeralopie* (F. BEST), die ohne jedes Kennzeichen einer Retinitis pigmentosa sich weniger in einem völligen Versagen des Dämmerungssehens, als in einer Herabsetzung der Sehfähigkeit der Augen im Dunkeln äußert. A. BIRCH-HIRSCHFELD hält einschließlich der durch Hintergrundsveränderungen bedingten Fälle in 42,3% sämtlicher Beobachtungen hereditäre Einflüsse für gegeben[1].

3. Die Hemeralopie infolge lokaler Erkrankung des Auges.

Unter Hinweis auf die Nachtblindheit, die an die Pigmententartung der Netzhaut und deren verwandte Leiden gebunden ist und im Kapitel von der progressiven Netzhautatrophie ausführlich geschildert wurde, sei hier derjenigen Augenerkrankungen Erwähnung getan, die nicht regelmäßig, aber doch ab und zu eine Hemeralopie herbeizuführen vermögen.

Es scheint bestimmte *Giftstoffe* zu geben, die vorzüglich die äußeren Netzhautschichten schädigen und damit Nachtblindheit erzeugen. A. JESS hat 4 Fälle von *Hemeralopie nach Kampfgaserkrankung* beschrieben, die sich an eine durch die Intoxikation bedingte *Retinitis* angeschlossen hatte. In der Peripherie fanden sich grau bis schwarz pigmentierte Zonen, zum Teil auch auffallend chagriniert gezeichnete Gebiete, Einscheidungen der Netzhautgefäße, venöse Hyperämie und leichte Verschleierung des Gewebes. In einem Falle bemerkte ein Soldat 10 Tage nach der Gaseinwirkung eine Abnahme seines Sehvermögens, die auf einer Neuroretinitis beruhte und allmählich zunahm. Schließlich stellte sich eine retinitische Sehnervenatrophie ein. In den anderen Fällen war die Tagessehschärfe entweder gar nicht oder nur unbedeutend angegriffen. Unter Umständen sind diese Formen der Hemeralopie auf Schädigungen der Gefäßwände, Blutungen und Transsudationen der Choriocapillaris oder Gefäße der Retina zurückzuführen. (Siehe auch Embolie S. 414.)

Ferner befinden sich unter den Hemeralopen auffallend viel *Myope*. W. LOHMANN konnte feststellen, daß die Myopie an und für sich nicht eine Adaptationsstörung in sich schließt, sondern daß es lediglich die *bei Myopie sich findenden Augenhintergrunderkrankungen* sind, die die Hemeralopie erzeugen. Als solche kommen die mit einer Schädigung des Pigment- und Sinnesepithels einhergehenden Chorioidealatrophien, sowie die unregelmäßigen Pigmentierungen am hinteren Pole in Betracht. Es ergab sich ferner, daß die Nachtblindheit der Kurzsichtigen zum Teil mit Besserung der Augenhintergrundsveränderungen zurückgehen kann und wohl hauptsächlich auf einer Ernährungsstörung seitens der Aderhaut beruht. Nach den Feststellungen von HANS VARELMANN vererbt sich die Hemeralopie mit Myopie nach dem recessiv geschlechtsgebundenen Erbgang.

Wahrscheinlich hängen mit ähnlichen, ebenfalls wieder ausgleichbaren Zuständen die hemeralopischen Beschwerden bei *Nicotin-* und *Alkoholabusus,* sowie bei *Glaukom* zusammen. Bei der *Netzhautablösung* ist innerhalb des befallenen Gebietes die Adaptation nur ungemein verlangsamt, ohne ganz zu fehlen (LOHMANN). Daß wir bei Chorioiditis und vor allem bei der Chorioretinitis mit ihren der Pigmententartung ähnlichen Folgezuständen oft eine Hemeralopie antreffen, ist nach dem Gesagten selbstverständlich. In dieser Hinsicht sind die Feststellungen von C. AUGSTEIN bemerkenswert, daß bei Absuchen der Peripherie des Augenhintergrundes der Hemeralopen unter maximaler Pupillenerweiterung chorioiditische Veränderungen in bisher noch nicht bekanntem Umfange aufgedeckt werden.

Eine größere Zusammenstellung über die Nachtblindheit, an der Hand von vorzüglich im Kriegsdienst zutage getretenen Fällen, verdanken wir A. BIRCH-HIRSCHFELD (a). In 77,8% der Fälle waren die hemeralopischen Störungen schon

---

[1] Näheres im Kapitel FRANCESCHETTI, Vererbung, (Bd. I dieses Handbuches).

vor dem Eintritt ins Heer vorhanden gewesen, in 12,8% war das Leiden angeblich durch die Anstrengungen im Felde verschlimmert worden und in 22,2% war die Nachtblindheit im Laufe einiger Wochen durch besondere Schädlichkeiten (Verwundungen, Darmleiden, vereinzelt auch durch Blendungen) während des Krieges entstanden. In 52,1% war der Augenspiegelbefund ein normaler, in 10,3% fand sich eine stärkere Lichtung, bzw. Pigmentarmut besonders am hinteren Pole (siehe auch S. 551) und in 39,3% wurden abnorme Pigmentierungen nachgewiesen. Die große Mehrzahl der Betroffenen hatte blaue und grüne Iris (81,2%), nur 18,8% braune Augen. 46,3% hatten Myopie.

Es sei hier auch die Einteilung erwähnt, die BIRCH-HIRSCHFELD für die Hemeralopien hinsichtlich der Funktion des Lichtsinns, also unabhängig von der zugrunde liegenden Ursache vorgeschlagen hat.

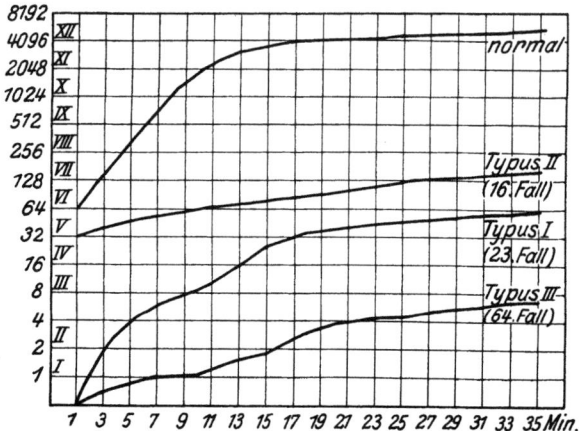

Abb. 73. Die 3 Typen der Hemeralopie nach BIRCH-HIRSCHFELD. Die Abszisse gibt die Zeitdauer der Anwesenheit im Dunkelraum in Minuten, die Ordinate der Skala des Verdunkelungsschiebers des BIRCH-HIRSCHFELDschen Photometers in photometrisch bestimmten Werten an.

Die Abb. 73 zeigt die Adaptationskurven der 3 Typen. Verglichen mit derjenigen des Normalen handelt es sich beim Typus I um eine starke Herabsetzung der Lichtempfindlichkeit der Netzhaut, d. h. es liegt sowohl der Anfangs- als auch der Endwert der Adaptation wesentlich niedriger. Beim Typus II wird der Charakter der Kurve durch eine sehr deutliche Verminderung der Empfindlichkeitszunahme bestimmt, obwohl der Anfangswert annähernd dem Durchschnitte entspricht, und beim Typus III ist ebensowohl die Reizschwelle erhöht, als auch die Empfindlichkeitszunahme verringert. K. WESSELY stellte nur 2 Typen auf, indem er fand, daß in der einen Reihe der Fälle Anfang und Ende der Kurve dem normalen Zustand gleichen und nur eine Differenz in der Schnelligkeit der Erreichung des Endwertes zu verzeichnen ist, während in der zweiten Reihe die prozentuale Differenz auf der ganzen Kurve gleich bleibt.

4. Die Hemeralopie mit diffuser, weißgrauer Verfärbung des Augenhintergrundes.
(OGUCHIsche Erkrankung.)

CH. OGUCHI hat eine eigentümliche Form der idiopathischen Hemeralopie beschrieben, die durch eine diffuse, weißgrauliche Verfärbung des Augenhintergrundes gekennzeichnet wird, während andere degenerative Veränderungen wie Pigmententwicklung, sklerotisch atrophische Veränderung der Chorioidea, Gefäßverdünnung usw. vollkommen fehlen. Abb. 74 zeigt das von OGUCHI veröffentlichte Augenhintergrundsbild. Nach längerem Dunkelaufenthalt verschwindet die weißgraue Verfärbung (MIZUOs Phänomen). Anscheinend handelt es sich um eine kongenitale Anlage; denn die Kranken waren familiär stark belastet (Blutsverwandtschaft der Eltern, Auftreten bei Brüdern). Die Hemeralopie ist bei diesem Leiden stark ausgeprägt, aber stationär bleibend, die zentrale Sehschärfe und das Gesichtsfeld bieten bei Tageslicht keine Besonderheiten dar. Bemerkenswert ist, daß in einem Falle xerotische Flecken neben dem Limbus an der Scleralbindehaut sichtbar waren. Als anatomische Grundlage nahm OGUCHI an, daß vielleicht eine dünne bindegewebige Schichte zwischen

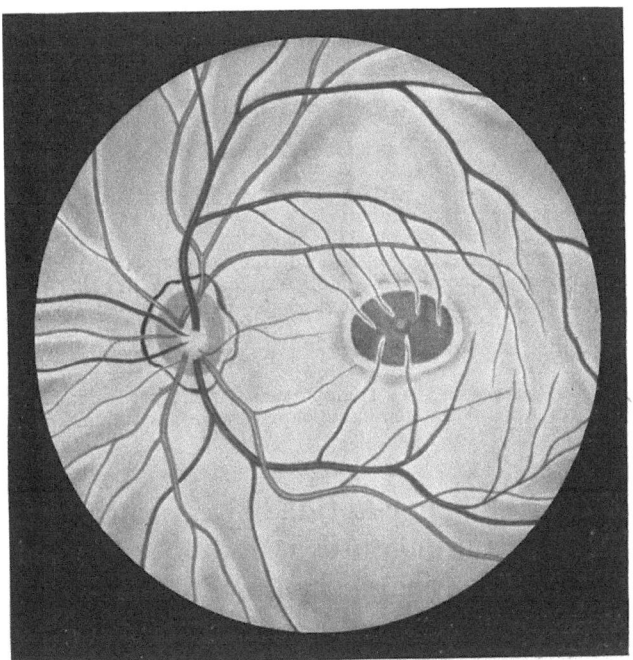

Abb. 74. Hemeralopie (OGUCHIsche Krankheit).
Nach einer Abbildung von OGUCHI.

Netzhaut und Aderhaut läge. In der Tat enthüllte die mikroskopische Untersuchung eines Falles neben einer kongenital abnormen Generationsform der Sehzellen und einer außergewöhnlich lebhaften Pigmentbewegung eine eigentümliche Schicht zwischen dem Pigmentepithel und den Außengliedern des Neuroepithels.

Die Erkrankung ist in Japan beobachtet worden, doch schildert C. AUGSTEIN unter seinen Fällen von Kriegshemeralopie ähnliche Bilder. Jüngst hat RICHARD SCHEERER einen 18jährigen, mit der Erkrankung behafteten Patienten in Deutschland gesehen.

Literatur.

Hemeralopie (Nachtblindheit).

AUGSTEIN, C.: Kriegserfahrungen über Hemeralopie und Augenhintergrund. Klin. Mbl. Augenheilk. **55**, 474 (1915).

BAAS: Über eine Ophthalmia hepatica usw. Graefes Arch. **40**, H. 5, 212 (1894). —
BEN ADAMANTIADIS: Héméralopie épidémique idiopathique et kératomalacia. Ann. d'Ocul.

162, 449 (1925). — BIRCH-HIRSCHFELD, A.: (a) Über Nachtblindheit im Kriege. Graefes Arch. 92, 273 (1916). (b) Weitere Untersuchungen über Nachtblindheit im Kriege. Z. Augenheilk. 38, 57 (1917). — BRAUNSCHWEIG: Kurze Mitteilung über die epidemische Hemeralopie im Felde. Münch. med. Wschr. 1915, 308.

FRIDERICIA, L. S. und EILER HOLM: Über das Auftreten von Nachtblindheit zusammen mit Xerophthalmie und den Einfluß des A-Vitaminmangels auf die Erneuerung des Sehpurpurs. Bibl. Laeg. (dän.) 115, 441 (1923). Ref. Zbl. Ophthalm. 12, 126 (1924).

GLÜH, BERNHARD: Experimentelle Untersuchungen über Sehpurpurbildung bei Ikterus am Kaninchen. Z. Augenheilk. 64, 69 (1928).

v. HIPPEL, E.: Kurzer Bericht über das Ergebnis einer Umfrage betreffend das gehäufte Vorkommen von Hemeralopie mit Xerose im Frühjahr 1912. Klin. Mbl. Augenheilk. 51, I, 603 (1913).

JESS, A.: (a) Die Untersuchung über Nachtblindheit an der Front. Ber. 40. Verslg. Ophthalm. Ges. Heidelberg 1916, 210. (b) Nachtblindheit nach Gaserkrankung. Klin. Mbl. Augenheilk. 62, 400 (1919).

KOYANAGI, Y.: Über die pathologisch-anatomische Veränderung des retinalen Pigmentepithels bei Cirrhosis hepatis mit Ikterus und Hemeralopie. Klin. Mbl. Augenheilk. 64, 836 (1920).

LÖHLEIN, W.: Beobachtungen über Nachtblindheit im Felde. Ber. ophthalm. Ges. Heidelberg 1916, 205. — LOHMANN, W.: Untersuchungen über Adaptation und ihre Bedeutung für Erkrankungen des Augenhintergrundes. Graefes Arch. 65, 365 (1907).

MERZ-WEIGANDT CHR.: Über epidemisches Auftreten der idiopathischen Hemeralopie. Klin. Mbl. Augenheilk. 71, 362 (1923).

OGUCHI, CH.: (a) Über die eigenartige Hemeralopie mit diffuser weißgraulicher Verfärbung des Augenhintergrundes. Graefes Arch. 81, 109 (1912). (b) Zur Anatomie der OGUCHIschen Krankheit. Graefes Arch. 115, 260 (1925).

SCHEERER, RICHARD: Der erste sichere Fall von OGUCHIscher Krankheit mit MIZUOschem Phänomen außerhalb Japan. Klin. Mbl. Augenheilk. 78, 811 (1927). — SUGITA, Y.: Studien über die physiologische und pathologische Verteilung der lipoiden Substanzen im Auge, speziell in der Netzhaut. Graefes Arch. 115, 260 (1925).

VARELMANN, HANS: Die Vererbung der Hemeralopie mit Myopie. Arch. Augenheilk. 96, 385 (1925).

WESSELY, K.: Über die Störungen der Adaptation. Arch. Augenheilk. 81, Erg.-H. (1916).

YOSHINE, S.: Über das Verhalten des Sehpurpurs bei avitaminösen Tieren. Arch. Augenheilk. 95, 140 (1925).

H. Die Mitbeteiligung der Retina bei allgemeiner Dyskrasie und bei Erkrankungen des Blutes sowie bei der hämorrhagischen Diathese.

In dem Abschnitte über die an das Zentralgefäßsystem gebundenen Störungen (S. 415) ist schon erwähnt worden, daß eine allgemeine körperliche Erschöpfung (Dyskrasie), wie sie im Laufe von längerdauernden und lebensbedrohenden Erkrankungen eintritt, auf dem Augenhintergrunde Netzhautblutungen und Entartungsherde hervorrufen kann. Diese **Retinitis cachecticorum** steht in einer gewissen Beziehung zur *Retinitis septica* (ROTH) (S. 541) wenigstens, wenn die zuerst aufgestellte, später aber angezweifelte Theorie richtig ist, daß die Ursache dieser Affektion in der Auswirkung einer *toxischen* Schädlichkeit unter dem Einflusse der Septicämie zu suchen ist. Man hat ja gerade einen Gegensatz zwischen den durch die metastatische Ansiedlung der Eitererreger in der Netzhaut bedingten und den nur durch eine allgemeine Vergiftung des Organismus mit Bakterientoxinen herbeigeführten Formen der Retinitis septica konstruiert.

Wenn wir daher z. B. von einer Retinitis cachectica e carcinoma ventriculi reden, so meinen wir damit nicht das Zustandekommen einer Metastase des Magenkrebses im Bereiche der Netzhaut, sondern diejenigen Veränderungen, welche die Membran im Zusammenhang mit der körperlichen Entkräftung befallen. Sie sind die Folgezustände *der Resorption der abgebauten und toxisch wirkenden Körpersubstanzen einerseits und der chronischen Anämie andererseits.*

L. PICK hat an dem Materiale der Königsberger Medizinischen Klinik durch systematische Untersuchung von Patienten, die an Tumoren usw. litten, über die Mitbeteiligung der Netzhaut Erfahrungen gesammelt und teilt die zugrundeliegenden Allgemeinleiden ein in chronische Anämien infolge von Tumoren, von Blutverlust, von Intestinalerkrankungen, Tuberkulose und einer Gruppe

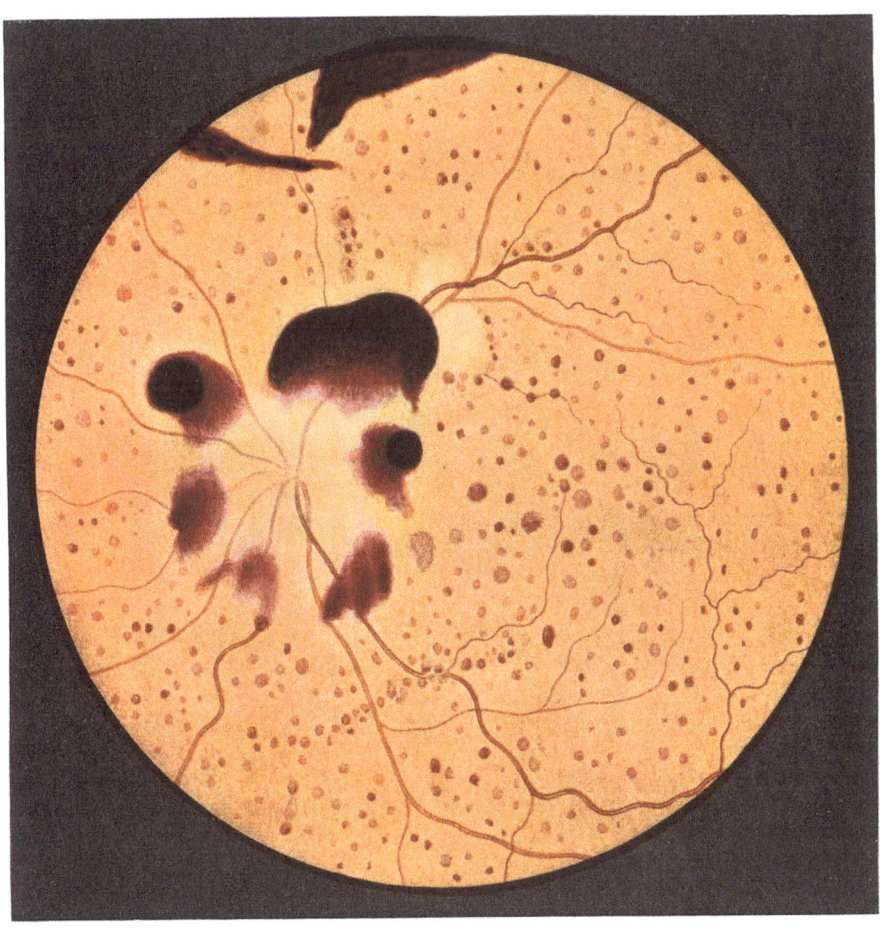

Abb. 75. Retinitis cachecticorum. 47jährige Frau. Rechtes Auge. Vor einem Jahre Hypernephromoperation. Dabei starker Blutverlust. Im Anschluß an die Operation langsam zunehmender Verfall der Kräfte und Abnahme des Sehvermögens. Zur Zeit rechts Amaurose, links unsicherer Lichtschein. Der Augenhintergrund ist gelblichblaß; die Papille ist weiß, die Gefäße sind dünn. Die Netzhaut zeigt im Umkreis der Papille und in der Peripherie oben klumpige Blutextravasate, sonst eine Unmenge kleiner rötlicher Blutflecken.

anderer seltener Affektionen. In allen Offenbarungen der Dyskrasie, soweit sie die Netzhaut angehen, kehren die beiden Symptome der *Hämorrhagien und retinitischen Entartungsherde* wieder. Entsprechend der Ursache finden wir die Kennzeichen sowohl am rechten als auch am linken Auge in gleicher Form.

Die *Blutungen* sind zumeist klein und strichförmig, teils rundlich und eckig. Vereinzelt werden auch solche mit einem kleinen weißen Zentrum sichtbar, die uns noch später (S. 511) beschäftigen werden. Sie können unter Umständen das Augenhintergrundsbild vollständig beherrschen, wie die Abb. 75

erweist, und fallen dann dadurch besonders auf, daß der von der Aderhaut zurückgeworfene Lichtschein nicht intensiv rot, sondern entsprechend der Anämie gelblich ist. L. PICK sah gelegentlich auch Glaskörperblutungen.

Die *weißen Herde* bieten keine besonderen Kennzeichen dar. Sie kommen regellos verstreut vor und haben teils deutliche Beziehungen zu den Ästen der Zentralgefäße, teils liegen sie frei im Gewebe. In einem von PICK kurz vor dem Tode gespiegelten Falle von Carcinoma ventriculi bestand ein Bild, wie es durch das Zustandekommen einer Sternfigur in der Netzhautmitte und schwere Ödeme der Papille und Netzhaut für Retinitis albuminurica typisch ist (siehe Ret. stellata, S. 448).

Hin und wieder handelt es sich nicht um eigentliche weiße Netzhautherde, sondern um einen diffusen Schleier, der die Retina, wohl durch eine ödematöse Durchtränkung des Gewebes bedingt, bedeckt. Diese hydropischen Erscheinungen können sich bis zur Bildung einer cystoiden Entartung steigern, wie die Autopsie lehrt.

NAKAIZUMI hatte Gelegenheit, in einem Falle anatomisch festzustellen, daß die im Anschluß an eine Kachexie infolge Magenkrebs aufgetauchten Netzhautherde ausschließlich in der Nervenfaserschicht lagen und varikös hypertrophierten Fasern ihr Dasein verdankten. Auffallend war die starke Durchsetzung des Gewebes mit lipoiden Substanzen (Cholesterinestern, Phosphatiden, Cholesteringemischen).

In die Gruppe der dyskrasischen Netzhautleiden gehören ferner die Schädigungen hinein, welche der Netzhaut seitens der *Leukämie, perniziösen Anämie* und der anderen *Bluterkrankungen* drohen. Auch sie äußern sich durch das Auftreten von *Blutungen* und *Entartungsherden*.

Die **leukämischen Netzhautveränderungen** *(Retinitis leucaemica)* kommen im Anschluß an die 4 verschiedenen Leukämieformen vor, die unter dem Krankheitsbegriffe der chronischen und akuten Leukämie, der Pseudoleukämie und des Lymphosarkoms klinisch voneinander getrennt werden. Die chronische und akute Leukämie hat wieder die *lymphoide* und die *myeloide* Spielart, je nachdem die Lymphocyten oder die Knochenmarkselemente im Blute vermehrt sind. Demgegenüber ist die *Lymphosarkomatose* durch die Überschwemmung des Blutes mit massenhaften unreifen Leukocyten gekennzeichnet. Bei der *akuten Leukämie* kennen wir außerdem einen oft mit starken Temperaturerhöhungen verbundenen Verlauf, der leicht zur Verwechslung mit einer kryptogenetischen Sepsis Anlaß geben kann. Die *Pseudoleukämie* hat denselben klinischen Habitus wie die Leukämie, nur bietet der Blutbefund selbst kaum eine Anomalie dar, wennschon kurz vor dem Tode ebenfalls ein typisches leukämisches Blutbild offenkundig wird, welches einige Autoren veranlaßt, die Pseudoleukämie grundsätzlich der chronischen Leukämie gleichzustellen. Die Krankheitssymptome des *Lymphosarkoms* wiederum sind von denjenigen der Pseudoleukämie dadurch unterschieden, daß sie nicht nur in der Bildung von scharf umschriebenen Knoten bestehen, sondern daß die Tumoren ein malignes, infiltratives Wachstum an den Tag legen. Klinisch ist die Trennung beider Krankheiten nicht leicht durchführbar.

Die erste Schilderung der Retinitis leucaemica stammt von R. LIEBREICH. Infolge der Leukocytose des Blutes und der durch die Klebrigkeit der Leukocyten bedingten Verlangsamung des Blutstroms (MURAKAMI) kommt eine übermäßige Ausdehnung und Schlängelung der Netzhautvenen zustande, die auch zum Auftauchen von Varicositäten führen kann. Die Anfüllung dieser Ausstülpungen der Gefäßbahnen mit Leukocyten gibt wiederum Anlaß zum Auftreten weißer Flecken. Möglicherweise wirkt hier auch eine lokale Vermehrung der weißen Blutzellen mit. Der Austritt von weißen und roten Blutkörperchen aus den strotzend gefüllten Venen vervollständigt das Bild.

Nach den Beobachtungen von W. STOCK muß jedoch die Angabe von LAZARUS

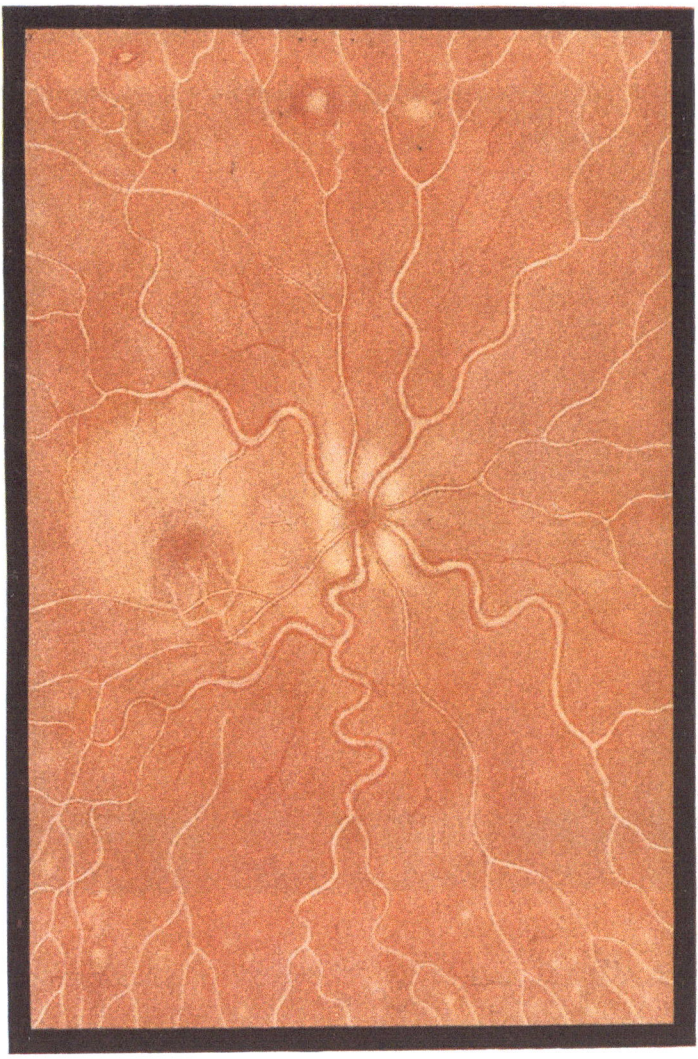

Abb. 76. Augenhintergrund bei lienaler Leukämie, Papillengrenzen hochgradig verwaschen, Venen stark geschlängelt und verbreitert. Augenhintergrund hell verfärbt. Einzelne Blutungen mit hellem Zentrum. (Nach HAAB. Aus H. KÖLLNER: Der Augenhintergrund bei Allgemeinerkrankungen.)

bezweifelt werden, daß die Augenspiegeluntersuchung die lymphoide und die myeloische Form voneinander trennen kann.

In manchen Fällen von Leukämie wird außerdem eine *eigentümliche Hellfärbung* des gesamten Augenhintergrunds (Abb. 76) angetroffen, die mit der Abnahme des Hämoglobingehalts des Blutes in Zusammenhang stehen soll (SCHMIDT-RIMPLER, J. MELLER). W. STOCK weist indessen darauf hin, daß eine

Parallele zwischen der Sättigung des Augenhintergrundsrots und dem Hämoglobintiter nicht ersichtlich ist. Vielmehr spricht das Ergebnis der mikroskopischen Untersuchungen dafür, daß eine diffuse Infiltration der Aderhaut mit weißen Blutzellen die wahrscheinlichste Ursache des Phänomens ist.

In allen Fällen von Abnahme des Hämoglobingehaltes des Blutes kann das sog. UTHOFFsche Phänomen auftreten, indem die Gefäße auf der Papille sich

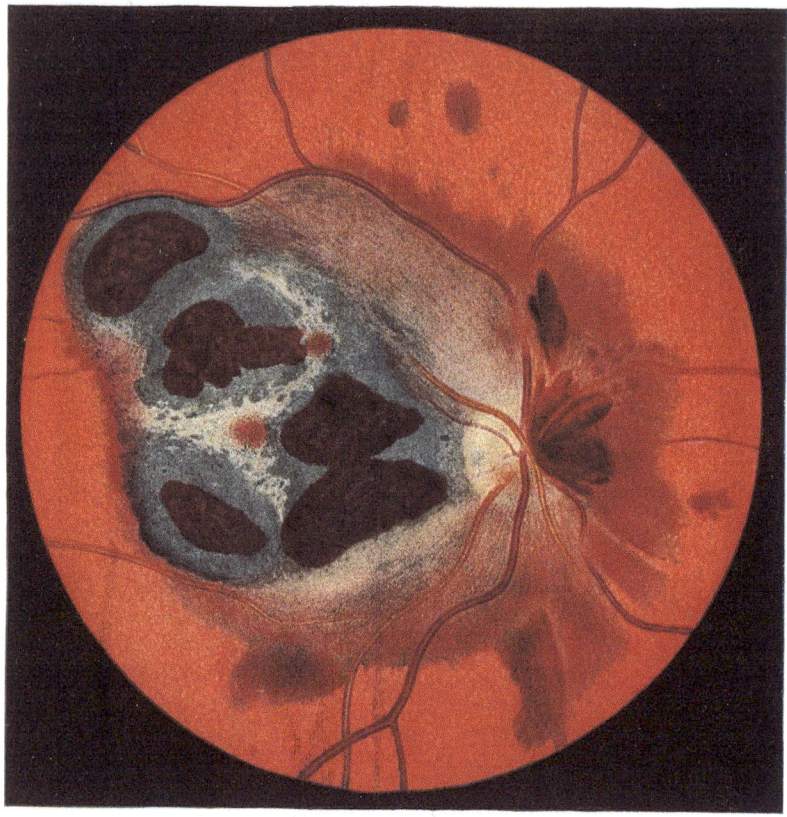

Abb. 77. Augenhintergrund bei WERLHOFscher Krankheit. Zahlreiche Netzhautblutungen, sowie große Aderhautblutungen, die durch das sie bedeckende Gewebe bläulich hindurchschimmern. An einigen Stellen sind die Blutungen nach innen durchgebrochen (dunkelrotes Zentrum). Ausgang in Heilung und Resorption der Blutungen. (Aus H. KÖLLNER: Der Augenhintergrund bei Allgemeinerkrankungen.)

von dem durchschimmernden weißgelben Gewebe kaum abheben und erst auf dem roten Fundusabschnitte erkennbar werden.

Die **akute Leukämie** (meist lymphoider Form) hat bislang nur selten Veränderungen des Hintergrundes zur Beobachtung gelangen lassen. ELSCHNIG sah eine sehr starke Schlängelung und Verbreiterung der Venen, Verdickung der Arterien, Blutungen und eine schleierartige Netzhauttrübung. Im Falle W. STOCKs fanden sich neben den gewöhnlichen Hämorrhagien große präretinale Blutlachen, die eigentümlich weißgelb umrandet waren, während die Autopsie eine schwere herdförmige Zerstörung der Netzhautelemente, subretinale eiweißreiche Exsudate und präretinale Blutansammlungen offenbarte, die von ebensolchen umrahmt waren. Gleichzeitig fiel auf, daß in den Extravasaten eine vollständige Scheidung der weißen und roten Blutzellen eingetreten war. Wenn ein Gefäß durch Wucherung des Endothels und Vollpfropfung mit Leukocyten verstopft wird, dann entwickelt sich das typische Bild eines tumorartigen Leukocytenherdes, in dem die ehemalige Blutgefäßwandung ganz verschwinden kann (J. MURAKAMI). Das *Chlorom*, eine biologische Abart der Leukämie mit grün gefärbten Wucherungen, verursacht in der Netzhaut Blutungen und graue Herde, die einen Stich ins Grünliche aufweisen (SIDLER-HUGUENIN).

Die **perniziöse Anämie** erzeugt neben einer auffallenden Blässe der Sehnervenscheibe eine hochgradige Füllung und Schlängelung der Venen bei annähernd normaler Beschaffenheit der Arterien. In dem Vordergrund der Symptome stehen ebenfalls die *Blutungen*, oft in sehr zahlreicher Entwicklung und in enger Beziehung zu den gestauten Venen (HORNER, MANZ). Wahrscheinlich treten die Hämorrhagien schubweise auf. *Anfänglich* sehen sie gleichmäßig rotbraun aus, während sie *später* einen *hellen graugelben Innenbezirk* bekommen. ANTONINO FILETI konnte nachweisen, daß diese für perniziöse Anämie typische Veränderung mit einer eigenartigen Degeneration der ergossenen roten Blutkörperchen zusammenhängt. Während die jungen Extravasate nur aus gut erhaltenen Erythrocyten bestehen, bildet sich mit der Zeit in den inneren Bezirken des Ergusses eine glasige Umwandlung der Blutkörperchen aus, so daß die rote Farbe verschwindet und die einzelnen Zellen ihre Abgrenzung einbüßen. Das Endergebnis ist eine hyaliniforme Masse im Innern der Blutung. Daneben macht sich ein *Ödem* der Netzhaut bemerkbar, das vor allem in der Nachbarschaft der Sehnervenscheibe entwickelt ist und manchmal mit einer Stauungspapille verbunden vorkommt, die anatomisch erweisbar ist.

Das Augenhintergrundsbild der *Polycythämie* ist S. 400 geschildert.

In die Gruppe der dyskrasischen Netzhautleiden gehört auch die Beteiligung der Netzhaut an dem Symptomenkomplex der sog. **hämorrhagischen Diathesen** hinein. Mit diesem Namen faßt man den *Skorbut*, die BARLOWsche Krankheit, die *Purpura rheumatica* und die WERLHOFsche Krankheit (Abb. 77) zusammen, die sicherlich ganz verschiedene Ursachen haben; aber das gemeinsame Bindeglied ist die Bereitschaft zu Hämorrhagien, die in allen möglichen Formen und Ausdehnungen dem Bilde das Gepräge geben. WERNER KYRIELEIS hat auf die Schwierigkeiten hingewiesen, die in bezug auf den Augenhintergrundbefund bestehen, wenn es gilt, aus ihm eine Diagnose zu stellen; denn es spielen in manchen Fällen auch Beziehungen zu septischen Prozessen und Avitaminosen mit hinein.

Literatur.

Die Mitbeteiligung der Retina bei allgemeiner Dyskrasie und bei Erkrankungen des Blutes sowie bei der hämorrhagischen Diathese.

ELSCHNIG: Augenspiegelbefund bei akuter Leukämie. Wien. med. Wschr. 1899, 1435.
FILETI, ANTONINO: Sulle alterazione oculari nell' anemia perniciosa. Ann. Ottalm. 55, 321 (1927).
HORNER: Sitzg. ophthalm. Ges. Stuttgart 1874.
KYRIELEIS, WERNER: Ein Beitrag zur Frage der Entstehung von Netzhautblutungen bei den Purpura- und septischen Erkrankungen. Arch. Augenheilk. 97, 514 (1926).
LAZARUS: Nothnagels Handbuch. Bd. 8, S. 130. — LIEBREICH, R.: Über Retinitis leucaemica usw. Dtsch. Klin. 1861, 50.
MANZ: Veränderungen in der Retina bei progressiver perniziöser Anämie. Zbl. med. Wiss. 1875. — MELLER, J.: Die lymphomatösen Geschwulstbildungen in der Orbita und im Auge. Graefes Arch. 62, 1 (1905). — MURAKAMI, J.: Ein Beitrag der Netzhautgefäßveränderungen bei Leukämie. Klin. Mbl. Augenheilk. 39, 136 (1901).
NAKAIZUMI: Ein Beitrag zur pathologischen Anatomie der Retinitis cachecticorum usw. Klin. Mbl. Augenheilk. 50, Nr 1, 290 (1912).
PICK, L.: Netzhautveränderungen bei chronischen Anämien. Klin. Mbl. Augenheilk. 39, I, 177 (1901).

SCHMIDT-RIMPLER: Die Erkrankungen des Auges im Zusammenhang mit anderen Krankheiten. 1. Aufl., S. 389, 1898. — SIDLER-HUGUENIN: Netzhautveränderungen in einem Chloromfall. Klin. Mbl. Augenheilk. 67, 55 (1921). — STOCK, W.: Augenveränderungen bei Leukämie und Pseudoleukämie. Klin. Mbl. Augenheilk. 44, I, 328 (1906).

J. Die Commotio retinae (BERLINsche Netzhauttrübung).

In früheren Zeiten pflegte man alle Sehstörungen im Gefolge von stumpfen Traumen des Augapfels und des Schädels als *Commotio retinae* zu bezeichnen, bis 1873 R. BERLIN den Nachweis erbrachte, daß unter dieser Benennung eine ganze Reihe von Fällen geschildert worden waren, die in Wirklichkeit auf eine Sehnervenschädigung im Anschluß an eine Schädelbasisfraktur usw. zurückgeführt werden mußten. Auch konnte er zeigen, daß es eine eigentliche Commotio retinae als Analogon zur Commotio cerebri gar nicht gibt, sondern wirkliche Netzhauttrübungen durch Kontusionen des Bulbus hervorgerufen werden.

Symptome. Diese „BERLIN*schen Trübungen*" tauchen ungefähr eine Stunde nach der geschehenen Verletzung auf und bilden anfänglich herdförmige wolkige Inseln von mattgrauer Farbe, die zunächst noch hie und da das Rot des Augenhintergrundes durchschimmern lassen. Später fließen sie zu einer größeren Fläche von gleichmäßig weißer Farbe zusammen, auf der die Netzhautgefäße unverschleiert und ohne Kaliberschwankungen hinweglaufen. Nur selten erblickt man vereinzelte kleine Blutungen, dann wohl immer im Zusammenhange mit einer schwereren Gewalteinwirkung. Die getrübten Netzhautpartien zeigen keine wesentliche Erhabenheit und sind vielfach an zwei gegenüberliegenden Stellen des Hintergrundes zu finden, an dem Ort, wo das Trauma die Bulbuswandung getroffen hat, und an der direkt entgegengesetzten Seite. War der Schlag auf das Auge in der Richtung von vorn her erfolgt, so liegt die Trübung in der Gegend des hinteren Poles (siehe Abb. 116, S. 556). Je nach der Kraft des Traumas entwickelt sich die Trübung langsamer oder rascher, und auch die Dauer ihres Bestehens ist davon abhängig. Im allgemeinen erreicht sie nach 24—36 Stunden ihren Höhepunkt und dann blaßt die Erscheinung allmählich ab, ohne bleibende Veränderungen zu setzen.

Die Sehstörung tritt unmittelbar nach der Verletzung ein und kann noch zunehmen, während die Netzhauttrübung bereits im Rückgang begriffen ist. Auch ist ein Unterschied nicht festzustellen, der von dem Orte der Trübung abhängig wäre; d. h. auch bei peripherem Sitze derselben ist die Sehstörung erheblich. Ebensowenig ist die Ausdehnung und die Dichtigkeit der Trübung maßgebend. Hand in Hand mit den Fundusveränderungen geht eine Neigung der Pupille, eng zu bleiben. Selbst Atropin vermag sie nicht besonders zu erweitern (Sphincterkrampf?). Alle diese Erscheinungen verschwinden jedoch in wenigen Tagen vollkommen, so daß die Commotio retinae ein flüchtiges und in der Regel zu ernsten Folgezuständen keinen Anlaß gebendes Leiden darstellt.

Selbstverständlich kann sich jedoch die Commotio mit allen möglichen schwereren Unfallsfolgen verbinden, z. B. mit Sphincterrissen, Iridodialyse, Linsenverschiebung, Aderhautruptur, Glaskörperblutung, Netzhautablösung (siehe S. 475) und vor allem bleibenden Veränderungen der Netzhautmitte (siehe S. 556), die sich aus dem Ödem entwickeln können.

Pathogenese. Die Entstehung der eigentümlichen Affektion hat man durch Tierexperimente zu ergründen versucht, weil keine Aussicht besteht, die Kasuistik für pathologisch-anatomische Zwecke auszunützen. BERLIN sah nach einem Schlage auf das Kaninchenauge eine sofort eintretende starke Verengerung der Zentralgefäße und dann das Auftauchen der Trübung. Da ausnahmslos unter dem getrübten Bezirke eine schalenförmige Hämorrhagie zwischen Aderhaut und

Lederhaut lag, und beim Albino unter der Trübung dieser Bluterguß deutlich durchschimmerte, sprach er die Erscheinung als ein akutes Netzhautödem an, das von dem Erguß fortgeleitet war. Indessen war diese Erklärung falsch; denn die Hämorrhagie tritt nur dann auf, wenn der Schlag zu stark ausgeübt wird. Rudolf Denig und später S. Bäck konnten zeigen, daß die Trübung in ausgesprochener Form erzeugt werden kann, ohne daß irgendwo eine Blutung aus der Aderhaut erfolgt. Doch waren die Erklärungsversuche beider Autoren verschieden. Denig fand buckelförmige Vorwölbungen der Membrana limitans interna und schollige Einlagerungen zwischen die Neuroepithelien und glaubte, daß Glaskörperflüssigkeit in die Netzhaut hineingepreßt werde, während S. Bäck und nach ihm W. Lohmann diese Erscheinungen für Kunstprodukte infolge der Härtung hielten und dafür als regelmäßiges Vorkommen ein ganz dünnes Transsudat zwischen Retina und Pigmentepithel feststellten. Wenn man will, kann man also von den ersten Anfängen einer Netzhautablösung reden, und deswegen bedürfen solche Fälle unbedingt aufmerksamer Pflege, damit sich nicht eine wirkliche Amotio daraus entwickelt.

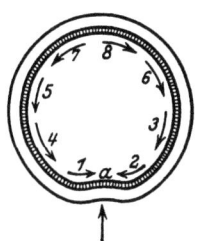

Abb. 78. Lohmanns Schema zur Erklärung des Zustandekommens einer Commotio retinae am gegenüberliegenden Netzhautabschnitte.

Die Tatsache, daß die Sehstörung ihrem Grade nach nicht mit der Lage und der Intensität der Berlinschen Trübung in Parallele gesetzt werden kann, ist verschieden gedeutet worden. Berlin nahm einen unregelmäßigen Astigmatismus an, der durch die Linse infolge von Blutungen zwischen Corpus ciliare und Sclera hervorgerufen sein sollte. Indessen konnte H. Schmidt-Rimpler mit Hilfe der objektiven Refraktionsbestimmung im umgekehrten Bilde sich von dem Vorhandensein eines solchen nicht überzeugen. Er schuldigte deswegen eine nicht deutlich erkennbare Schädigung der Macula an. Nagel und seine Schüler H. Schliephake und A. Heimann machten die durch das Trauma bedingte Hypotonie des Bulbus und die damit verbundenen angeblichen Lymphextravasate in der Vorderkammer verantwortlich. Seitdem aber O. Haab die Lehre von den Maculaschädigungen begründet hat, ist man mehr und mehr der Ansicht geworden, daß tatsächlich die Netzhautmitte bei den Traumen besonders in Mitleidenschaft gezogen wird, und daß dies auch in den Fällen zutreffend ist, die mit dem Augenspiegel keine Maculatrübung erkennen lassen. Einzelheiten hierüber bringt der Abschnitt von den Erkrankungen der Netzhautmitte (S. 556).

Einige Worte sind noch über das Zustandekommen der „indirekten", d. h. der dem Ort der Verletzung gegenüberliegenden Netzhauttrübung zu sagen. Berlin sucht diesen Effekt der Verletzung dadurch verständlich zu machen, daß der Bulbus im ganzen mit einer großen Heftigkeit nach rückwärts gepreßt würde, womit ein Anschlagen gegen den Orbitalinhalt verbunden sei, und zwar sollte die Kraft, mit der der Augapfel gegen die Widerstände angedrückt wird, nur um ein weniges geringer sein, als diejenige am Ort des Aufprallens des verletzenden Gegenstandes selbst. Denig stellt den Hergang so dar, daß der Glaskörper in seiner Gesamtmasse in der Richtung des Stoßes vorwärts geschleudert wird, an der gegenüberliegenden Bulbuswandung anschlägt und dann zum Orte der Läsion zurückgeworfen wird. Hingegen sieht W. Lohmann in der indirekten Netzhauttrübung die Wirkung einer meridionalen Zerrung der Netzhautelemente (Discessus retinae). Wie Abb. 78 zeigt, löst die in der Richtung des Pfeils auftreffende Gewalt eine Eindellung der Bulbushülle aus, wodurch die benachbarten Teile unter eine Zugwirkung geraten, die der Läsionsstelle zustrebt. Am entgegengesetzten Pole (zwischen 7 und 8) streben diese Kräfte aber auseinander und schädigen so die gegenüberliegende Stelle.

Differentialdiagnose. Es kommt vor allem die PURTSCHERsche Fernschädigung der Netzhaut (siehe unten) in Betracht. Bei dieser ist der Bulbus selbst nicht von der Gewalt getroffen, vielmehr greift diese am Schädel oder Rumpf an. Die entstehenden weißen Flecke sind im Gegensatz zur Commotio mehr oder weniger an den Verlauf der Gefäße gebunden und decken teilweise die Gefäßkontur zu.

Die **Therapie** ist eine rein abwartende. Wenn auch im allgemeinen die Commotio retinae dank ihres flüchtigen Charakters keinen bleibenden Schaden am Auge hinterläßt, so ist doch der Zustand sorgsam zu überwachen. Wir haben ja gesehen, daß die anatomische Grundlage der BERLINschen Trübung ein feiner Erguß zwischen Netzhaut und Pigmentepithel darstellt, und müssen durch Verordnung völliger Ruhe verhindern, daß dieses Transsudat die Ursache für eine Netzhautablösung wird. Auch im Hinblick auf die leichte Lädierbarkeit der Macula (siehe S. 556) ist es geboten, die Commotio retinae als das zu behandeln, was sie ist: eine Störung im Stoffwechselaustausch zwischen Aderhaut und Netzhaut, die leicht ernstere Folgezustände nach sich ziehen kann, wenn das Auge nicht völlig geschont wird.

Literatur.

Commotio retinae (BERLINsche *Netzhauttrübung*).

BÄCK, S.: Experimentell-histologische Untersuchungen über Contusio bulbi. Graefes Arch. 47, 82 (1898). — BERLIN, R.: Zur sog. Commotio retinae. Klin. Mbl. Augenheilk. 11, 42 (1873).

DENIG, RUDOLF: Ist die Weißfärbung der Netzhaut infolge stumpfer Gewalt in der Tat als ein akutes Ödem infolge Bluterguß zwischen Aderhaut und Lederhaut im Sinne BERLINS aufzufassen? Arch. Augenheilk. 34, 53 (1897).

HAAB: Über die Erkrankung der Macula lutea. Ber. 7. internat. Ophthalm.-Kongreß Heidelberg 1888, 429. — HEIMANN, A.: Weitere Beiträge zur Kenntnis der vasomotorischen und sekretorischen Neurosen des Auges. Arch. Augenheilk. 5, 303 (1876).

LOHMANN, W.: Über Commotio retinae und die Mechanik der indirekten Verletzungen nach Kontusion des Augapfels. Graefes Arch. 62, 227 (1906).

NAGEL: Referat über die Veröffentlichung BERLINS. Jber. Ophthalm. 4, 342 (1875).

SCHLIEPHAKE, H.: Zur Kenntnis der vasomotorischen und sekretorischen Neurosen des Auges. Arch. Augenheilk. 5, 286 (1876). — SCHMIDT-RIMPLER, H.: (a) Zur Kenntnis einiger Folgezustände der Contusio bulbi. Arch. Augenheilk. 12, 135 (1883). (b) Commotio retinae, Herabsetzung des Lichtsinns. Klin. Mbl. Augenheilk. 22, 212 (1884).

K. Schädigungen der Netzhaut durch Körpererschütterung.
Netzhautblutung als Fernschädigung.
Angiopathia retinae traumatica (PURTSCHER).

Symptome. Bei Thoraxkompressionen und schweren Körpererschütterungen werden Netzhautblutungen (A. WAGENMANN) und an die Gefäße angeschmiegte weiße milchige Netzhauttrübungen (Angiopathia retinae traumatica) beobachtet.

Die Blutungen bieten nichts Besonderes dar und sind meist nur Teilerscheinungen von auch auf andere Körperstellen verteilten multiplen Blutungen in die Haut (Bindehaut usw.). Hierher gehören auch die oft recht ausgeprägten *Netzhauthämorrhagien,* die *bei Neugeborenen* gefunden werden und mit den venösen Stauungen der Kopfgefäße während der Geburt zusammenhängen. Alle diese Erscheinungen bilden sich bald ohne Hinterlassung von Augenhintergrundsveränderungen und Sehstörungen wieder zurück, doch liegt die Möglichkeit vor, daß einseitige oder doppelseitige kongenitale Amblyopien ihren Grund in den Blutungen während der Geburt haben.

Einen besonderen Befund hat indessen 1910 PURTSCHER als *Angiopathia retinae traumatica* beschrieben, der dadurch charakterisiert ist, daß im unmittelbaren Anschluß an Kopf- und Rumpfverletzungen in der innersten Netzhautschichte hellweiß glänzende Flecken in der Nachbarschaft der Venen auftreten. Ihre Größe schwankt zwischen $1/5$ bis 1 Papillendurchmesser, ihre Zahl wechselt,

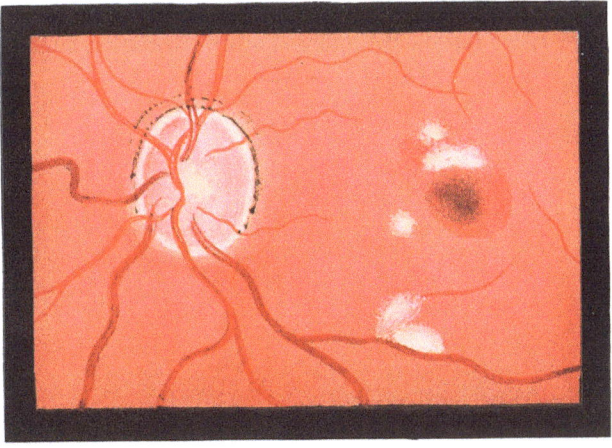

Abb. 79. Angiopathia retinae traumatica (PURTSCHER). 24 Stunden nach Kompression des Rumpfes durch Verschüttung im Bergwerk.

doch sind sie mit einer gewissen Regelmäßigkeit an die Gegend in der Nachbarschaft des Sehnerveneintritts gebunden. Ab und zu werden auch retinale und präretinale Blutungen in der Nähe der Flecken angetroffen, ohne daß diese zum Typus der Erkrankung gehören. Die Papille ist gewöhnlich ganz normal, jedenfalls sind Stauungssymptome an dieser Stelle selten. Die Flecken sind unscharf

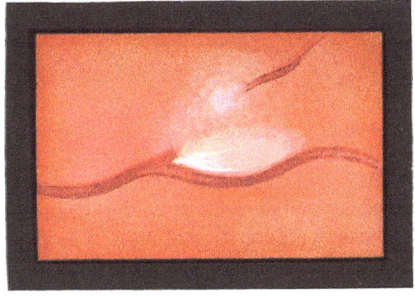

Abb. 80. Angiopathia retinae traumatica (PURTSCHER). Vergrößerung eines Teiles der Abb. 79.

begrenzt und liegen teilweise wie helle Reflexe auf den Netzhautgefäßen. So erinnern sie in gewisser Beziehung an das Bild markhaltiger Nervenfasern abseits der Papille. Eine irgendwie ernste Bedeutung scheint nach den bisherigen Erfahrungen ihnen ebensowenig wie den bereits geschilderten Netzhauthämorrhagien zuzukommen; denn sie verschwinden im Laufe einiger Wochen spurlos ohne Funktionsschädigung der Netzhaut.

Pathogenese. PURTSCHER erklärt die Entstehung der Flecken durch die im Momente des Unfalls (Sturz auf den Kopf, schwere Körpererschütterung,

Kompression des Leibes) zustande kommende intrakranielle Drucksteigerung, welche den Liquor in die Opticusscheide hineinpreßt und von den Gefäßscheiden der Netzhautvenen ausgehende Lymphextravasate herbeiführt, die zu einer leichten Netzhauttrübung Anlaß geben. Mit der Resorption dieser Lymphorrhagien verschwinden die Flecke wieder, ebenso die begleitenden Blutungen, die auf leichten Einrissen der Gefäßwandung beruhen.

In der Folgezeit hat sich herausgestellt, daß diese Vorgänge in der innersten Netzhautschichte recht häufig bei den genannten Unfällen angetroffen werden,

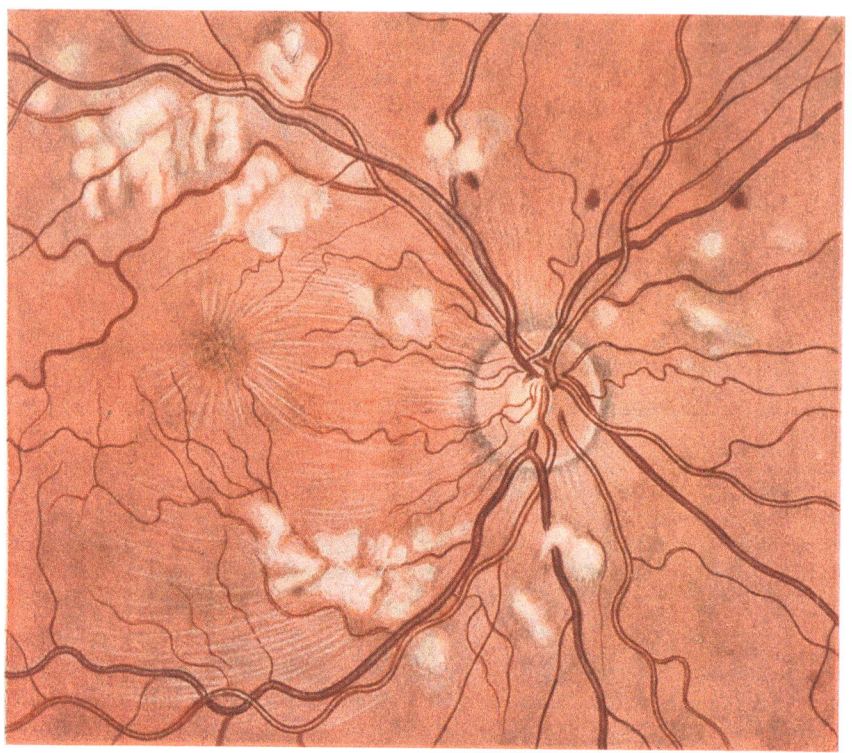

Abb. 81. Angiopathia retinae. (Beobachtung von A. VOGT.)

wenn man sich nur die Mühe nimmt, die Augen der Verletzten zu untersuchen. So hat mir der verstorbene Kollege BUNGE in Halle aus dem Schatze seiner großen Erfahrung über die Folgezustände von Verschüttungen und Körperquetschungen im Bergwerksbetrieb mitgeteilt, daß man die Netzhautflecken fast regelmäßig zu sehen bekommt. Die beigegebenen Abbildungen entstammen seinem Krankenmaterial (Abb. 79 und 80).

A. VOGT, O. KNÜSEL und R. SCHNEIDER haben ebenfalls eine Reihe von Beobachtungen veröffentlicht und weitere Erfahrungen aus der Literatur zusammengestellt (Abb. 81). In betreff der Pathogenese schließen sie sich der von PURTSCHER gegebenen Erklärung an. Es sind aber auch andere Ansichten laut geworden. So hat UHTHOFF im Anschlusse an einen Vortrag von A. TIETZE die Vermutung geäußert, daß bei Rumpfkompressionen vielleicht Blutungen in die Bauchhöhle durch eine allgemeine Anämie die Netzhaut schädigen und daß die Flecke leichte Entartungsprozesse ankündigen. Dem widerspricht aber das sofortige Auftreten nach geschehenem Unfalle. Eine andere Erklärung geben

J. Stähli, F. Best und O. Marchesani, die einen durchgreifenden Unterschied zwischen der Commotio retinae (siehe S. 512) und der Purtscherschen Trübung leugnen. Nach F. Best handelt es sich um den Austritt von Gewebsflüssigkeit und Serum in falsche Bahnen durch Vermittlung feiner Einrisse in der Netzhaut und in den Gefäßwänden. Somit liege eine Art Commotio durch Fernwirkung vor; denn es sei physikalisch unmöglich, daß bei plötzlichem Anstieg des Liquordrucks eine nennenswerte Menge Cerebrospinalflüssigkeit in den Zwischenscheidenraum und die capillaren perivasculären Lymphspalten hineingepreßt werden könnte. Außerdem müßten sich dann auch öfters Stauungserscheinungen an der Papille ausprägen. Der Umstand, daß das Verschwinden der Herde längere Zeit beanspruche, als dies seitens der Commotiotrübung der Fall sei, erkläre sich aus der Komplikation mit den schwer resorbierbaren Blutungen.

Die Tatsache, daß mehrfach die in Resorption begriffenen weißen Herde den Blick auf eine darunterliegende Blutung freigeben und daß Fälle bekannt geworden sind, in denen die weißen Flecken ähnlich einer Commotio retinae große Abschnitte des Augenhintergrundes einnehmen, spricht für die letztere Annahme.

Literatur.
Schädigungen der Netzhaut durch Körpererschütterung.

Best, F.: Die Entstehungsursache der Purtscherschen Fernschädigung der Netzhaut durch Schädelverletzung. Klin. Mbl. Augenheilk. 68, 725 (1922).

Marchesani, O.: Netzhautschädigung nach schwerem Körpertrauma. Arch. Augenheilk. 95, 238 (1925).

Purtscher: (a) Noch unbekannte Befunde nach Schädeltrauma. Ber. ophthalm. Ges. Heidelberg 1910, 294. (b) Angiopathia retinae traumatica. Lymphorrhagien des Augenhintergrundes. Graefes Arch. 82, 347 (1912).

Schneider, R.: Purtschersche Fernschädigung der Netzhaut nach Thoraxkompression. Klin. Mbl. Augenheilk. 72, 640 (1924). — Stähli, J.: Zur Kenntnis der Angiopathia retinae traumatica. Klin. Mbl. Augenheilk. 55, II, 300 (1915).

Tietze, A.: Verh. dtsch. Ges. Chir. 40. Kongreß. 2, 135 (1911).

Vogt, A.: Weitere Beobachtungen über Purtschersche Fernschädigung der Netzhaut. Schweiz. med. Wschr. 53 (1923). — Vogt, A. und O. Knüsel: Die Purtschersche Fernschädigung der Netzhaut durch Schädeltrauma. Klin. Mbl. Augenheilk. 67, 513 (1921).

Wagenmann, A.: Multiple Blutungen der äußeren Haut und Bindehaut kompliziert mit einer Netzhautblutung nach schwerer Verletzung. Graefes Arch. 51, 550 (1900).

L. Die Retinitis exsudativa (George Coats).
(Retinitis haemorrhagica externa.)

George Coats war durch die pathologisch-anatomische Untersuchung verschiedener Augen, die klinisch weiße, feste Massen hinter der Netzhaut aufgewiesen hatten, darauf aufmerksam geworden, daß hier die Bildung „massiver Exsudate" zwischen Netzhaut und Aderhaut eine Hauptrolle spielt, und war dadurch zur Aufstellung des Krankheitsbildes der Retinitis exsudativa gelangt. Da er annahm, daß eine Blutung an der Außenfläche der Netzhaut dies Leiden veranlasse, nannte er es auch Retinitis haemorrhagica externa. Später suchte er den Nachweis zu führen, daß eine Reihe von Beobachtungen, die als „atypische Retinitis circinata", „Tuberkulose der Retina", „exsudative Chorioiditis" beschrieben waren, in den Rahmen der exsudativen Retinitis hineingehörten. Indessen hat sich mehr und mehr gezeigt, daß die Bildung massiver subretinaler Exsudate nicht ausschließlich die Äußerung einer besonderen Erkrankung sein kann, sondern daß es auch gelegentlich bei anderen wohl bekannten und scharf umrissenen Netzhautleiden zu der Entstehung solcher Ausschwitzungen kommt. Vor allem die Forschungen der letzten Jahre haben diese Erkenntnis befestigt, insofern z. B. bei senilen Maculaprozessen (siehe S. 571) eine Retinitis exsudativa das klinische und pathologisch-anatomische Bild zu beherrschen vermag, wie TH. AXENFELD, H. COPPEZ und M. DANIS, M. FEINGOLD und E. WÖLFFLIN feststellten. Auch die angioide Streifenbildung kann in ausgesprochenen Fällen zur buckelförmigen Auftreibung der Netzhautmitte durch ein schwartig entartendes subretinales Exsudat führen (G. WILDI), und H. COPPEZ und M. DANIS, sowie M. FEINGOLD sprechen direkt von einer ,,angioiden Streifenbildung mit Retinitis exsudativa der Macula" (siehe S. 583). Nicht minder geht in einer Reihe von Fällen der ,,zentrale Fleck" bei der Retinitis circinata in eine exsudative Retinitis über, und dieser Umstand ist ja gerade die Ursache, warum PAUL JUNIUS und H. KUHNT die Retinitis circinata in die Gruppe der ,,scheibenförmigen Entartung der Netzhautmitte" einbezogen haben; denn auch diese wird durch ein subretinales Exsudat veranlaßt (siehe S. 571). In Gestalt der Periphlebitis retinae kann ferner die Tuberkulose subretinale massive Exsudate setzen, und wenn wir noch bedenken, daß die Abgrenzung der Retinitis exsudativa gegenüber der Angiomatosis retinae (E. v. HIPPEL) gewisse Schwierigkeiten bereitet (siehe S. 603), so erkennen wir, daß wahrscheinlich diese Exsudation nur ein Symptom ist, das die verschiedensten Netzhautleiden zu begleiten vermag. Andererseits läßt sich nicht in Abrede stellen, daß es eine Anzahl von Fällen gibt, die in keines der eben angeführten Krankheitsbilder eingegliedert werden können und bei denen die massiven Ausschwitzungen im Vordergrunde der Veränderungen stehen. Solange wir über die Ursache und Entwicklung dieser Zustände noch völlig im unklaren sind, wird daher die Retinitis exsudativa (COATS) ein nicht zu entbehrender Begriff bleiben, und es ist am besten, wenn wir den Symptomenkomplex in klinischer und pathologisch anatomischer Hinsicht so betrachten, wie COATS ihn ursprünglich festgelegt hat.

Symptome. In den Vordergrund der Gesamterscheinungen stellt COATS das massive subretinale Exsudat, das auf dem Augenhintergrunde in der einen Reihe der Fälle eine weiße Sprenkelung, in der anderen größere weiße mehr oder weniger erhabene Flecken erzeugt. In vorgeschrittenen Stadien werden so geschwulstähnliche weiße Gebilde geschaffen, die sich weit in den Glaskörperraum vorwölben und sogar die entartende Netzhaut bis zur Linsenrückfläche vorschieben können. Damit ist selbstverständlich die Möglichkeit gegeben, daß fälschlicherweise eine maligne Neubildung diagnostiziert wird, und in der Tat sind die sog. ,,Pseudogliome" (siehe S. 600) vielfach nichts anderes als der Folgezustand einer schweren Retinitis exsudativa. Das ophthalmoskopische Bild wird noch mannigfaltiger durch eine häufig erkennbare pathologische Beschaffenheit der Netzhautgefäße und durch das Hinzutreten von Hämorrhagien (Abb. 82). Wie bei der Retinitis circinata und der scheibenförmigen Entartung der Netzhautmitte ist es jedoch durchaus nicht notwendig, daß Erscheinungen seitens des Gefäßsystems nachweisbar sind, soweit das Augenspiegelbild maßgebend ist. COATS schildert die Erkrankungen der Gefäße folgendermaßen:

1. Es kommen Verengerungen des Lumens ohne wahrnehmbare Wandverdickungen vor. 2. Ein weißer Überzug läuft den Gefäßen entlang. 3. Die Gefäße zeigen spindelförmige und rundliche Auftreibungen, manchmal in Perlschnurform angeordnet. Oft sitzen an den Gefäßen kugelige beerenartige Ausstülpungen, die seitlich des Gefäßverlaufs vorspringen (multiple miliare Aneurysmen). 4. Die Gefäße sind in abnorme Windungen gelegt, und es können förmliche Schlingen- und Knotenbildungen entstehen, die zum Teil an die Aufteilung der Gefäße im Glomerulus der Niere erinnern. 5. Es bilden sich zwischen einzelnen Gefäßästen Anastomosen aus, die sich zu ,,Wundernetzen" entwickeln können. Die *Blutungen* liegen entweder auf den Exsudatmassen, bzw. der davor befindlichen Netzhaut oder sie sind in Augenhintergrundsgebiete erfolgt, die

von der Exsudation noch frei sind. Hie und da werden glitzernde Cholesterinkrystalle mit abgesetzt.

Die Anordnung der Herde auf dem Fundus ist eine ganz zufällige, obgleich die Gegend des hinteren Pols wohl nur recht selten völlig frei bleibt. In dieser Regellosigkeit der Gruppierung der Herde liegt ein wichtiger Unterschied gegenüber den anderen mit exsudativen Prozessen einhergehenden Netzhautleiden; denn bei der senilen Form und der scheibenförmigen Entartung der Netzhautmitte ist die Maculagegend fast ausschließlich befallen, und auch bei der Retinitis circinata ist die Veränderung mehr oder weniger zwangsläufig an diese Stelle gebunden. Andererseits hat die Angiomatosis retinae (siehe S. 603)

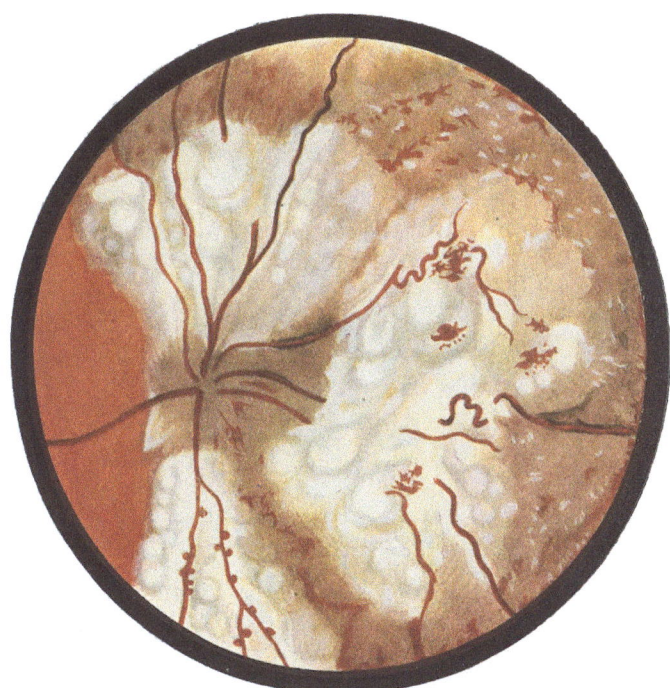

Abb. 82. Retinitis exsudativa. (Von F. SCHIECK als Chorioiditis exsudativa plastica beschrieben.) Auf dem Herde unten links Gefäße mit wandständigen Aneurysmen.

die Zufälligkeit des lokalen Auftretens mit der Retinitis exsudativa (COATS) gemeinsam. Die Farbe der Herde ist in der Regel rein weiß, manchmal gelblich, später grau. Am Rande der Ausschwitzungen macht sich leicht eine unregelmäßige Pigmentierung des Fundus geltend. Auch tritt im weiteren Verlaufe der Retinitis zu der Emporhebung der Netzhaut durch Exsudate oft noch eine sekundäre Amotio hinzu, die keinen unmittelbaren Zusammenhang mit den Herden erkennen läßt.

Andere Unterschiede gegenüber der Retinitis circinata usw. beziehen sich auf das Alter und Geschlecht der Patienten, sowie auf die Einseitigkeit bzw. Doppelseitigkeit des Leidens. Nach den Zusammenstellungen von TH. LEBER tritt die Erkrankung in 80% der Fälle bei Jugendlichen unter 25 Jahren auf. ANDREAS RADOS hat eine Beobachtung bei einem 1½jährigen, FREDERIK BERG bei einem 2jährigen Kinde beschrieben. Diesen stehen die Fälle seniler exsudativer Retinitis der Maculagegend gegenüber, wie sie von E. V. HIPPEL, TH. AXENFELD, E. WÖLFFLIN, sowie von H. COPPEZ und M. DANIS geschildert worden sind; sie haben jedoch nähere Beziehungen zur scheibenförmigen Entartung der Netzhautmitte und sind nach meinem Dafürhalten nicht zu denjenigen Formen zu rechnen, die COATS gemeint hat. Deswegen habe ich die senile Form der Retinitis exsudativa im Kapitel von den Erkrankungen der Netzhautmitte (S. 571) näher beschrieben. Sonderbarerweise überwiegt das männliche Geschlecht bedeutend (26 : 13), und in dieser Hinsicht ergibt sich eine Parallele zur Periphlebitis retinae tuberculosa. Hingegen ist die Retinitis exsudativa weitaus in der Mehrzahl der Fälle ein Leiden, das nur einseitig angetroffen wird, und hierin ist wieder ein wichtiger Unterschied gegenüber den anderen mit Exsudation einhergehender Netzhautleiden zu erblicken.

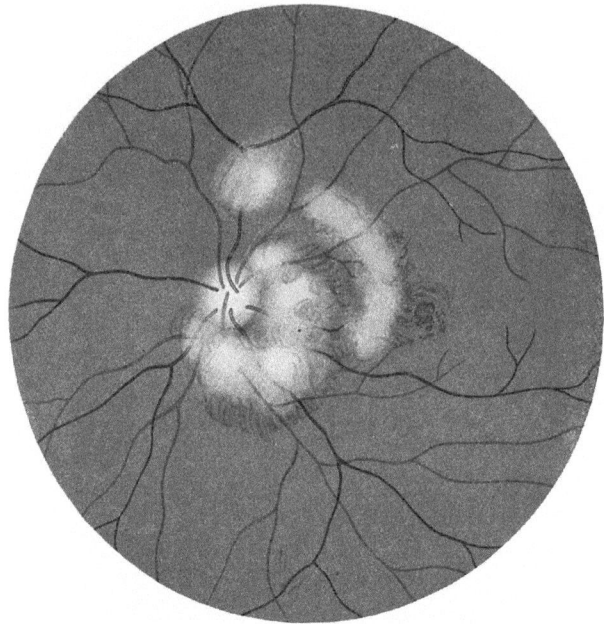

Abb. 83. Frühstadium der Retinitis exsudativa. (Nach ANDREAS RADOS.)

Der ganze *Verlauf* der Retinitis ist ungemein schleppend. Die frühesten Erscheinungen konnte ANDREAS RADOS klinisch beobachten und mikroskopisch untersuchen. Wie die Abb. 83 zeigt, waren 3 isolierte Herde in der Netzhaut vorhanden, die anfänglich eine markig-weiße, später eine bläulich-gelbe Farbe hatten und eine flachhöckerige Oberfläche besaßen. Allmählich vergrößerten sich die einzelnen Exsudatmassen und die Herde konfluierten miteinander, ohne daß eine Netzhautabhebung oder Blutungen hinzugetreten wären. Schließlich wurden die Wucherungen so groß und kompakt, daß der Bulbus wegen Gliomverdachts enukleiert wurde. Alle Beobachter melden, daß die einmal in Gang gekommene subretinale Exsudation die Neigung zum allmählichen Fortschreiten hat und in den Endstadien zu Komplikationen mit Iritis und Drucksteigerungen führt. So gelangen die befallenen Augen wohl sämtlich zur Enukleation, sei es, daß die falsche Diagnose auf Gliom oder Schmerzen und Reizzustände sie veranlassen. Infolgedessen liegt bereits ein ziemlich umfangreiches Material pathologisch-anatomischer Befunde vor.

Pathologische Anatomie. Wie ich schon eingangs betonte, stützt sich die Beweisführung von COATS, daß hier ein abgegrenztes Krankheitsbild vorliegt, vor allem auf die Übereinstimmung des *anatomischen Bildes*; denn selbstverständlich war es auch COATS nicht entgangen, daß die klinischen Verlaufsformen sehr variieren und wohl auch auf verschiedene ursächliche Momente zurückzuführen sind. Das Kennzeichen sieht er in einer *Masse von Bindegewebe zwischen Retina und Chorioidea, das im Frühstadium verhältnismäßig locker und zellreich, später aber dicht und arm an Gefäßen und Zellen ist* (siehe Abb. 84). Vielfach liegen innerhalb der bindegewebigen Schwarten Hohlräume, die zunächst mit roten und weißen Blutkörperchen, später mit pigmentierten Trümmern, Cholesterinkrystallen, Kalkeinlagerungen und dergl. angefüllt sind.

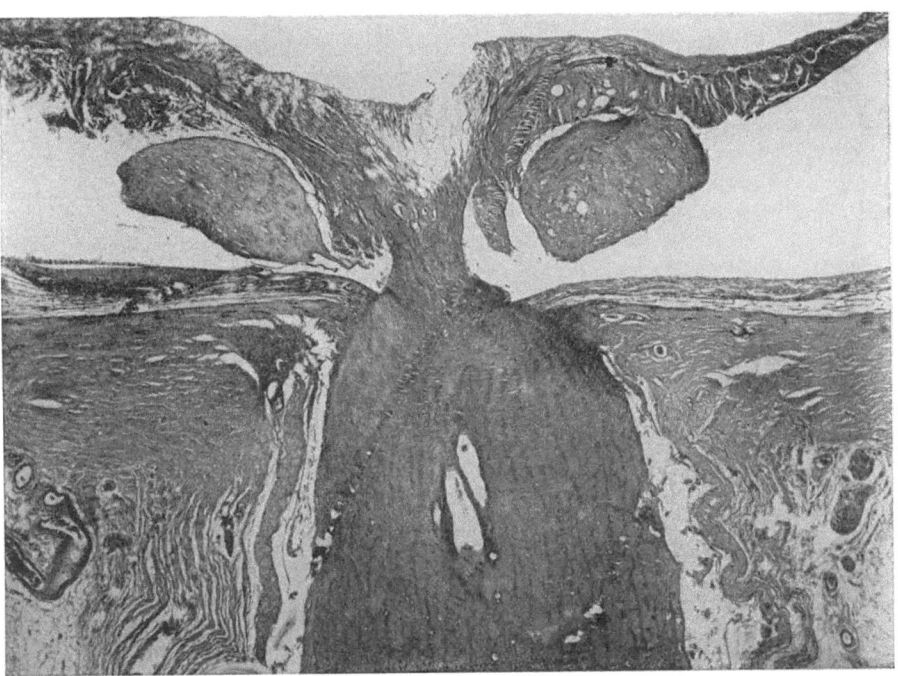

Abb. 84. Retinitis exsudativa externa. 8jähr. Knabe. Augenhintergrundsbefund des linken Auges: Ausgedehnte gelbweiße Massen hinter den Retinalgefäßen in der Ausdehnung einer Retinitis circinata. Viele kleine, weiße Flecken und Blutungen, eine größere Blase in der Maculagegend mit Hämorrhagien. Enukleation durch glaukomatöse Zustände bedingt. Mikroskopisches Bild: Ein Ring, der im wesentlichen aus Bindegewebe besteht, umkreist die Papille, indem er die Netzhaut von den Pigmentepithelien abdrängt. Die Masse ist arm an Blutgefäßen, schließt Detritusmassen ein, in denen Riesenzellen und Cholesterinkrystalle liegen. (Nach G. TEN DOESSCHAETE.)

Die Herkunft des Exsudates leitet COATS *nur aus der Retina ab* und begründet damit den Namen Retinitis exsudativa. Er stellt fest, daß „die Hauptverbindung des massigen Exsudates mit den äußeren Schichten der Netzhaut besteht, die manchmal seine Peripherie ganz einhüllt, während eine Verbindung mit der Aderhaut im Frühstadium nicht vorhanden ist". Auch geschieht im Anfang die Blutversorgung der Schwarten ausschließlich durch die Netzhautgefäße. Ebenso tauchen die ersten und hauptsächlichsten Veränderungen innerhalb der Netzhaut auf, und zwar sind es ihre äußeren Schichten, deren Elemente schwer entartet, von Cysten durchsetzt und von Wanderzellen infiltriert vorgefunden werden. Später kommt es allerdings auch zu sekundären leichten Infiltrationen der Aderhaut und zu Verwachsungen zwischen ihr und dem schwartig degenerierenden Exsudat; doch wird an den meisten Stellen noch lange die Aderhaut durch die Glaslamelle scharf von den Massen abgesetzt, während diese sich tief in den äußeren Netzhautschichten verankern.

Als Grundlage der Exsudationen sieht COATS „*zweifellos eine zerfallende Hämorrhagie* in den äußeren Schichten der Netzhaut und im subretinalen Raume" an und er ergänzt daher den Begriff der Retinitis exsudativa durch die nähere Bezeichnung „haemorrhagica externa". Allerdings vermag er die letzte Ursache der Blutungen nicht aufzudecken, setzt aber voraus, daß sie nicht in allen Fällen einheitlich sein dürfte. Vielleicht geben schon während der Geburt erfolgende Hämorrhagien die Grundlage ab (siehe S. 514); in anderen Fällen aber kann es sich um eine pathologische Beschaffenheit des Blutes oder um die Folgen lokaler Erkrankungen der Netzhautgefäße handeln. Da die Blutungen zuerst in die von den Capillaren gespeisten Netzhautschichten erfolgen, ist möglicherweise die Erkrankung vorzüglich an die Capillaren gebunden. In den Einzelheiten werden von COATS Parallelen zu den Blutergüssen im Gehirn gezogen, die ebenfalls nach erfolgter Abkapselung zu Fibrinausscheidungen und schwieligen Gewebsneubildungen führen. Wie die Gehirnblutungen, so üben auch die Netzhautblutungen Fernwirkungen auf die Nachbarschaft in Gestalt von Ödem und dergleichen aus.

Die Befunde von COATS sind durch spätere Untersucher im wesentlichen bestätigt worden. RADOS, der die Erkrankung in einem recht frühen Stadium mikroskopisch erforschen konnte, traf zwischen Netzhaut und Aderhaut eine eiweißreiche, in vivo wohl flüssig gewesene Masse an, die sich nach VAN GIESON rötlich färbte. Sie war völlig strukturlos in die äußeren Netzhautschichten eingelagert und füllte in gleicher Weise den Raum zwischen Netzhaut und Aderhaut an. Abgesehen von minimalen Hämorrhagien in der Ganglienzellenschicht konnten keine Blutergüsse festgestellt werden. Ebensowenig war von irgendwelchen entzündlichen Zuständen in der Netzhaut oder Aderhaut die Rede. Hingegen waren schwere Veränderungen an den kleineren Netzhautgefäßen vorhanden, die zum Teil hyalinisierte Wandungen und Obliterationen zeigten. In diesen Zuständen sieht RADOS das Primäre, in der Exsudation, der Gewebsnekrose und in den Blutungen das Sekundäre. Zu ähnlichen Feststellungen hinsichtlich der Gefäße gelangte FREDERIK BERG. In seinen Präparaten fielen vor allem miliare Aneurysmen auf. In einem anderen Falle (2jähriges Kind) fanden sich große, bluthaltige, nur von Endothel ausgekleidete Höhlen. Auf diese Aneurysmenbildungen hatte bereits TH. LEBER hingewiesen, der eine „besonders durch miliare Aneurysmen charakterisierte Retinaldegeneration" beschrieben hatte. Von ihr unterschied er 2 Formen: eine juvenile, die mit der Retinitis exsudativa (COATS) identisch sei, und eine senile als unmittelbare Folge von Altersveränderungen des Gefäßsystems. Wir dürfen wohl annehmen, daß es sich hierbei um die gleichen Affektionen handelt, wie sie E. v. HIPPEL, TH. AXENFELD, E. WÖLFFLIN sowie H. COPPEZ und M. DANIS beschrieben haben und die wir besser zur „scheibenförmigen Entartung der Netzhautmitte" rechnen.

Wenn die erwähnten groben Veränderungen auch den Gedanken an eine eigenartige Gefäßerkrankung nahelegen, so darf doch nicht übersehen werden, daß COATS ausdrücklich feststellen konnte, daß in einer Reihe der Fälle die anatomische Untersuchung an keiner Stelle eine Anomalie seitens des Gefäßsystems aufzudecken vermochte. BERG sucht diese Tatsache durch die Erklärung in ihrer Beweiskraft abzuschwächen, daß die primär erkrankt gewesenen Gefäße dann eben mitsamt der entartenden Netzhaut zugrunde gegangen seien; aber R. HANSSEN hält eine solche Möglichkeit für ausgeschlossen.

Einen grundsätzlich verschiedenen Standpunkt zur Erklärung der Pathogenese der Retinitis exsudativa nimmt TH. LEBER ein, indem er die von COATS geäußerte Ansicht, daß Folgezustände von Blutungen vorlägen, bestreitet. Diesen sei nur die Rolle von Komplikationen beizulegen, und das Wesen des Leidens sei in einem tiefgreifenden Entzündungs- und Nekrotisierungsprozeß zu erblicken. Damit schließt sich TH. LEBER der schon von E. v. HIPPEL verfochtenen Annahme an, daß eine echt entzündliche Erkrankung, und zwar eine Chorioretinitis exsudativa den Anlaß zu den Ablagerungen zwischen Retina und Chorioidea abgebe. Kämen doch Fälle zur Beobachtung, in denen die zellige Infiltration der Aderhaut so hervortrete, daß sich schwer entscheiden lasse, welche von beiden Membranen mehr beteiligt sei. R. HANSSEN hält ebenfalls eine infektiös-toxische Grundlage der Erkrankung für möglich.

Auch aus dieser Kontroverse ergibt sich der Schluß, daß massive Exsudate zwischen Netzhaut und Aderhaut wahrscheinlich den allerverschiedensten Entstehungsweisen ihr Dasein verdanken, und daß die Retinitis exsudativa, selbst nach der Definition von COATS, nicht so scharf abgegrenzt werden kann, wie es für ein besonders aufgestelltes Krankheitsbild wohl erwünscht wäre.

Literatur.

Retinitis exsudativa (haemorrhagica externa).

BERG, FREDERIK: Beitrag zur Kenntnis der Retinitis exsudativa. Graefes Arch. 98, 211 (1919).
COATS, GEORGE: (a) Forms of retinal disease with massive exsudation. Ophthal. Hosp. Rep. 17, 440 (1908). (b) Über Retinitis exsudativa (Retinitis haemorrhagica externa). Graefes Arch. 81, 275 (1912). — COPPEZ, H. et M. DANIS: Sur les stries angioides de la rétine. Bull. Soc. franç. Ophtalm. 38, 560 (1925).
TEN DOESSCHAETE, G.: Über Retinitis exsudativa externa. Klin. Mbl. Augenheilk. 79, 505 (1927).
FEINGOLD, M.: Senile exsudative macular retinitis with remarks on similar tumor in a case of angioid streakes. Trans. amer. ophthalm. Soc. 22, 268 (1924).
HANSSEN, R.: Drei Fälle von ,,Pseudotumor" des Auges, mit Beiträgen seltener Befunde myopischer Veränderungen und zur Frage der Retinitis exsudativa COATS. Klin. Mbl. Augenheilk. 65, 703 (1920). — v. HIPPEL, E.: Anatomischer Befund bei einem Falle von Retinitis exsudativa (COATS). Graefes Arch. 86, 443 (1913).
LEBER, TH.: (a) Über eine durch Vorkommen multipler Miliaraneurysmen charakterisierte Form von Retinadegeneration. Graefes Arch. 81, 1 (1912). (b) Handbuch der gesamten Augenheilkunde. 2. Aufl., Bd. 7 A, 1267 (1916).
RADOS, ANDREAS: Über die Veränderungen im Frühstadium der Retinitis exsudativa externa. Graefes Arch. 105, 973 (1921).
WÖLFFLIN, E.: Beitrag zur pathologischen Anatomie der Retinitis exsudativa externa. Graefes Arch. 117, 33 (1926).

M. Die Netzhautveränderungen infektiösen Ursprungs.

1. Periphlebitis retinae tuberculosa.
Juvenile Netzhaut- und Glaskörperblutung.

Ätiologie. Die klinischen Beobachtungen von TH. AXENFELD und W. STOCK haben den Beweis erbracht, daß die scheinbar spontan bei jugendlichen Personen vorkommenden Netzhaut- und Glaskörperblutungen zumeist auf einer in den Venenscheiden der Retina sitzenden Tuberkulose beruhen. BRUNO FLEISCHER konnte für diese Annahme die pathologisch-anatomische Begründung liefern; denn die anzutreffenden Veränderungen haben alle Kennzeichen einer schleichenden tuberkulösen Entzündung an sich, obgleich es nicht möglich war, Tuberkelbacillen in ihnen zu finden [1].

---

[1] In der Literatur finden sich Äußerungen, daß die Periphlebitis auch durch endokrine Störungen, Zahnwurzelaffektionen usw. hervorgerufen werden kann. Bislang liegen hierfür noch keine wirklich stichhaltigen Beweise vor. Ich unterlasse es daher, auf diese Vermutungen einzugehen, wenn ich auch nicht in Abrede stellen will, daß eine Periphlebitis unter Umständen auch auf anderen Ursachen als auf Tuberkulose beruht.

Wir begegnen also innerhalb der Netzhaut einem gleichen Vorgange, den wir durch die Obduktionsergebnisse RANKEs seitens der tuberkulösen Infektion der Lunge kennen, insofern die Lymphgefäße die von dem Orte der primären Ansiedlung des Prozesses in der Alveolenwandung (Primäraffekt) zur Hilusdrüse führende Straße bilden. Nach der RANKEschen Einteilung fällt die tuberkulöse Periphlebitis der Netzhaut in das zweite Stadium; d. h. es gelangen in einem bereits gegen Tuberkulose teilweise oder sogar in überempfindlicher Weise immunisierten Organismus Bacillen in die Blutbahn, die sich dann irgendwo im Körper ansiedeln und eine tuberkulöse Veränderung setzen können, die mehr als Entzündung und weniger als Knötchenbildung zutage tritt. Wir entnehmen dieser Darstellung, daß es sich keinesfalls um einen primär im Auge entstehenden, sondern stets um einen sekundär von irgendwelchem im Körper verborgenen Herd eingeschleppten Prozeß handelt.

J. MELLER hat der Ansicht Ausdruck verliehen, daß die Tuberkulose den Weg in die Lymphscheiden der Netzhautvenen von dem vorderen Abschnitt der Uvea aus findet. Zuerst soll eine tuberkulöse Iridocyclitis Platz greifen, die unter Umständen schon ausgeheilt sein kann, wenn der Prozeß sich anschickt, weiter nach rückwärts zu wandern und in die periphersten Netzhautbezirke einzubrechen. Mehrere pathologisch-anatomisch untersuchte Fälle, die einen Zusammenhang von Knötchen im Corpus ciliare und der vorderen Aderhaut mit tuberkulösen Infiltraten der Netzhaut aufwiesen, dienten ihm als Beweis für diese Auffassung. STEPHAN FRANK hat an der Hand seiner Präparate die Stellungnahme J. MELLERs bestätigt. Indessen konnte SADAO SUGANUMA sich nicht von der Stichhaltigkeit der Schlüsse, soweit sie eine Verallgemeinerung erfahren haben, überzeugen, und TH. AXENFELD erklärt neuerdings (b), daß in der Mehrzahl der Fälle von Periphlebitis juvenilis die Uvea anfangs frei ist. Gegen ein Übergreifen von dieser Seite aus spräche auch die Tatsache, daß die periphlebitischen Herde oft gleichzeitig in den verschiedensten Teilen der Retina auftreten. Da jeder Venenast des Endgefäßsystems der Netzhaut sein eigenes Quellgebiet hat, müßte geradezu eine zirkuläre primäre Uvealinfektion vorangehen, wenn eine solche den Prozeß einleiten sollte.

Außerdem ist es experimentell gelungen, durch Einbringen von Tuberkelbacillen in die Arteria carotis communis eine Periphlebitis retinae hervorzurufen (ITO, WILLIAM C. FINOFF). Selbstverständlich kommt dann gleichzeitig eine Uveitis tuberculosa zustande, doch beweisen die Versuchsergebnisse, daß in die Arteria ophthalmica gelangende Bacillen in den Venenscheiden zur Ansiedlung kommen können.

Symptome. Die Erkrankung tritt recht häufig doppelseitig auf und bevorzugt merkwürdigerweise junge Männer. Vielleicht entlastet die Periode die Blutbahn bei dem weiblichen Geschlecht so sehr, daß die Venen vor der Perivasculitis geschützt sind. Jedenfalls ist bemerkenswert, daß in einer der seltenen ein Mädchen betreffenden Beobachtungen, die ich erheben konnte, eine Hypoplasie des Uterus vorlag und eine nur ganz geringe Menstruation zustande kam.

Das Charakteristische der Periphlebitis tuberculosa ist die durch mikroskopische Befunde bestätigte Tatsache, daß es dabei nicht zu einer wirklichen Netzhauttuberkulose in Gestalt von tumorartigen Bildungen kommt, sondern daß nur die Kennzeichen einer schwelenden Entzündung sich auswirken, die zu Einscheidungen der Venen, Schwartenbildungen in, auf und unter der Netzhaut und Blutungen Anlaß gibt (Abb. 85). Entsprechend dem Orte der Periphlebitis ändert sich natürlich das ophthalmoskopische Bild; denn ein ganz peripher sitzender Herd muß andere Symptome zeigen als ein in der Umgebung des Hauptstammes gelegener, insofern in dem einen Falle nur ein peripherer Quellbezirk der Vene in Mitleidenschaft gezogen, d. h. vor allem gestaut wird, während in dem anderen die Retina in ihrer ganzen Ausdehnung eine venöse Hyperämie aufweist. R. CORDS hat die Beobachtung gemacht, daß eine im distalen Opticus lokalisierte Periphlebitis eine Papillenschwellung zu erzeugen vermag, die den Eindruck einer Stauungspapille erweckt (Abb. 86 und Abb. 87), und so mancher Fall, der zunächst wie eine unvollkommene Thrombose der

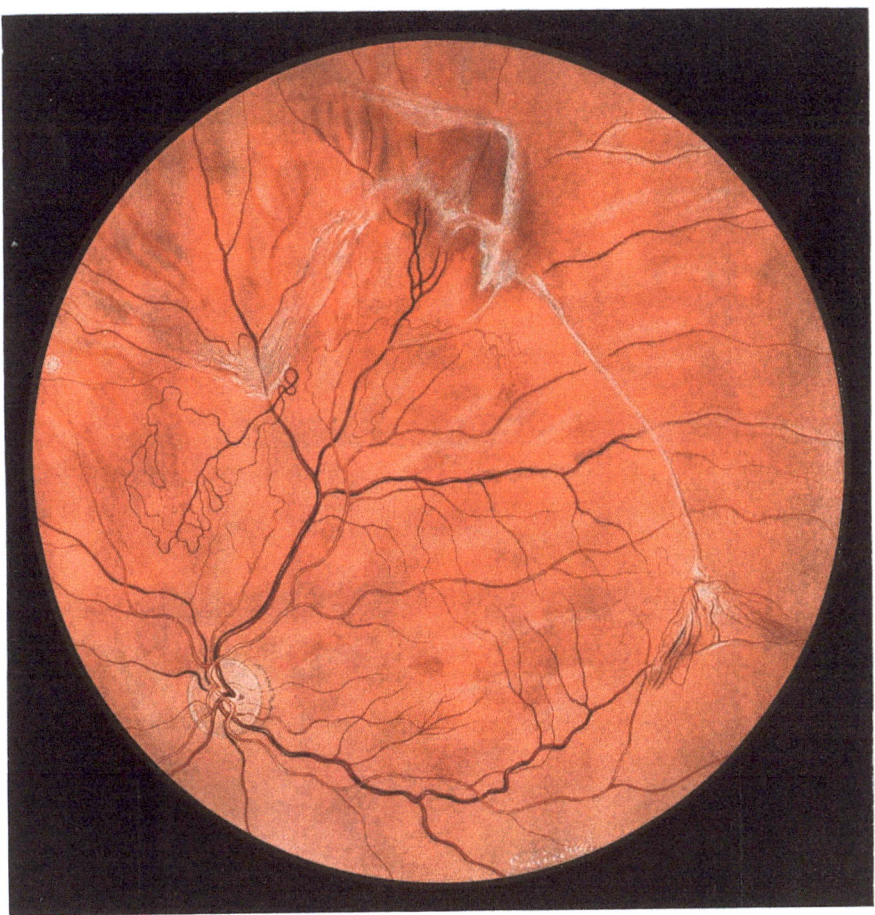

Abb. 85. Übersichtsbild einer Periphlebitis retinae tuberculosa. In der äußersten Fundusperipherie oben liegen weiße, schwartige Stränge auf der Netzhautinnenfläche. Sie decken die Gefäße größtenteils zu. Von dieser Stelle zieht ein Strang die Netzhautgefäße überkreuzend schräg nach rechts und unten. Dieser Bindegewebsstreifen enthält ein neugebildetes Gefäß, das sich auf dem Bilde temporal der Macula in ein Gefäßbüschel auflöst. Auch hier sind präretinale Stützsubstanzwucherungen sichtbar. Oberhalb der Papilla nervi optici hat eine Vene eigentümliche anastomosierende Äste gebildet (siehe Abb. 89). Der größere Venenast taucht in der Peripherie in eine schleierartige präretinale Trübung unten.

Zentralvene aussieht, offenbart sich bei genauerer Untersuchung als eine in oder hinter der Papille zur Entwicklung gelangte Periphlebitis.

Im einzelnen sind die Einscheidungen der Venen manchmal so zart, daß man sie nur mit Mühe auffindet, und in anderen Beobachtungen wieder so massiv entwickelt, daß die Differentialdiagnose gegenüber einer Retinitis exsudativa haemorrhagica externa (S. 517) ernstliche Schwierigkeiten bereiten kann. Es dürfte auch die Grenze zwischen den beiden Affektionen eine recht unscharfe sein. R. Cords rechnet die eine wie die andere Erkrankung zur „*Angiopathia retinae juvenilis*". Über den längs der Venen gebildeten Infiltrationen

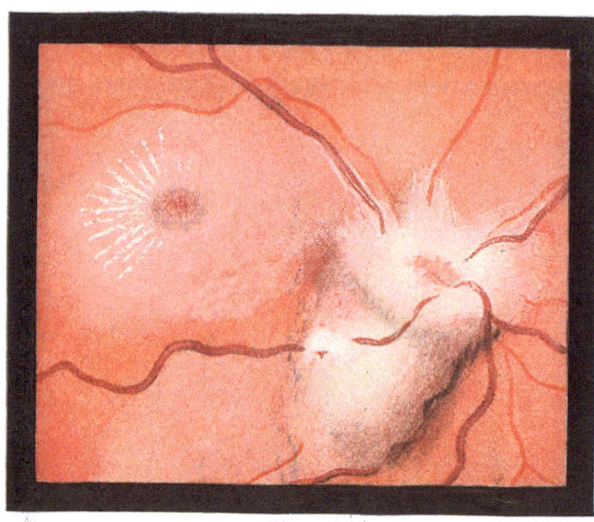

Abb. 86. Periphlebitis retinae tuberculosa. Der Herd sitzt an der Zentralvene innerhalb des peripheren Sehnerventeils. Die Papille ist nach Art der Stauungspapille geschwollen. Die nach unten und außen gehende Vene ist fast tumorartig eingescheidet. In der Netzhautmitte hat sich eine unvollständige Sternfigur (Retinitis stellata) gebildet. Kein Nierenleiden!

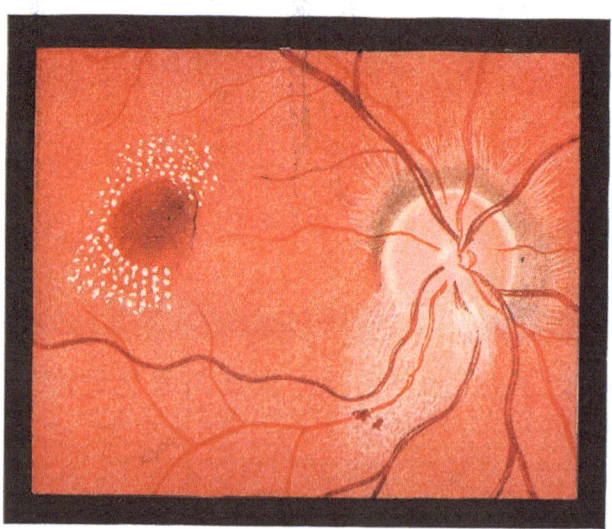

Abb. 87. Derselbe Fall wie Abb. 86; 2 Monate später. Eine Tuberkulinkur und Bestrahlung mit Koeppes Blaulichtlampe wurde durchgeführt. Die Papille bekommt ihre normale Kontur wieder. Die Einscheidung der Vene ist zurückgegangen. Die Sternfigur der Netzhautmitte zerfällt in Tüpfelchen.

liegt sehr oft eine feine wolkige Glaskörpertrübung. Die Venen erscheinen im Bereiche der Einscheidungen verschmälert, davon stromaufwärts meist gestaut und geschlängelt.

Vielfach gehen die im Bereiche der Venenscheide entwickelten Neubildungen von Bindegewebe in förmliche Stränge über, die auf der Netzhautinnen- oder -außenfläche entlang ziehen, und dann entsteht das Augenhintergrundsbild der *Retinitis proliferans (interna oder externa)* (Abb. 88). Dieser Befund ist in weitaus der Mehrzahl der Fälle auf eine Periphlebitis zurückzuführen, doch wäre es falsch, die Retinitis proliferans mit der Periphlebitis zu einem Begriff verschmelzen zu wollen; denn nach den Feststellungen von EZIO CERVELLATI

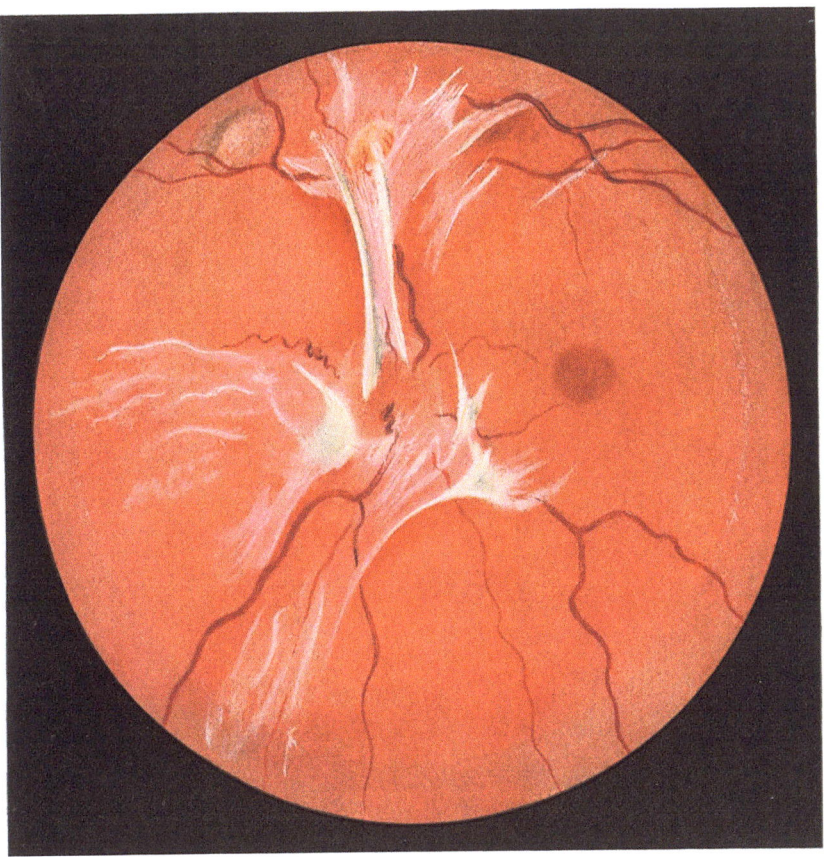

Abb. 88. Retinitis proliferans (MANZ) entstanden aus einer Periphlebitis retinae tuberculosa.

entbehrt die Retinitis proliferans der einheitlichen Ätiologie, insofern alle Erkrankungen, die zu endokularen Blutungen Anlaß geben können, pathogenetisch in Betracht kommen.

Die *Hämorrhagien* liegen teils in den weiß verfärbten Gebieten, teils sind sie die Folgen der venösen Stauung in dem rückwärtigen Stromgebiete. Bei der oberflächlichen Lage der bedrohten Gefäße ist es leicht verständlich, daß öfters auch *Blutungen in den Glaskörper* erfolgen können. In frischem Zustand vernichtet diese Komplikation zumeist die Möglichkeit, den Augenhintergrund mit dem Augenspiegel zu untersuchen, weil die diffuse Durchtränkung des Glaskörpers mit Blut nur einen undeutlichen dunkelroten, manchmal auch schwarzen Reflex liefert. Erst nach einiger Zeit ballen sich die Blutmassen zusammen, so daß sie bei Bewegungen des Auges in Klumpen durcheinander wirbeln, bis sie sich endlich zu Boden senken und den Einblick auf den Fundus wieder freigeben. Die Netzhautblutungen sind ganz unregelmäßig gestaltet. Teils erscheinen sie als feine Pünktchen und Spritzer, teils als Blutlachen. Sie haben eine große Neigung, rückfällig zu werden, doch saugen sie sich in der Regel unschwer auf.

Eine Eigentümlichkeit der Periphlebitis drückt sich in der Bildung von venösen Anastomosen und förmlichen Wundernetzen aus (Abb. 89). Auch

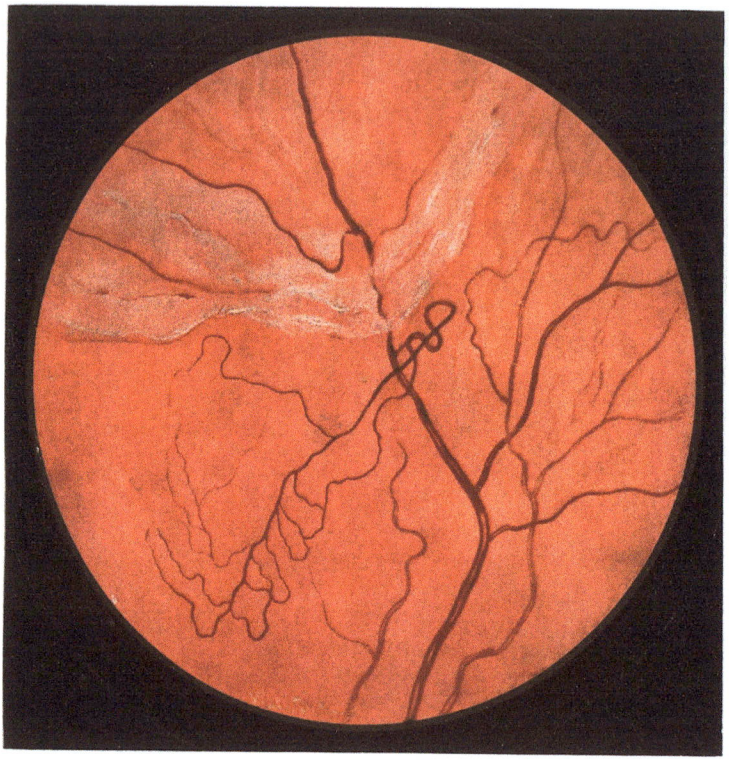

Abb. 89. Die oberhalb der Papille in Abb. 85 gelegene merkwürdige Neubildung eines venösen Gefäßes. Zahlreiche feine Gefäßchen bilden Schlingen und Anastomosen.

sieht man hin und wieder, daß ein dünnerer oder dickerer Glaskörperstrang einen Zug auf eine Vene derart ausübt, daß sie, ohne von einer Netzhautablösung begleitet zu sein, schleifenartig in den Glaskörperraum vorspringt (Abb. 90).

Die Gefahr, daß sich im Anschluß an eine Periphlebitis durch Schrumpfen der präretinalen Bindegewebszüge eine *Amotio retinae* entwickelt, ist stets drohend (STOEWER, E. SCHALL). E. v. HIPPEL konnte durch Entspannung der Zugwirkung einer derartigen bindegewebigen Bildung eine schon eingetreten gewesene Netzhautablösung wieder zur Anlegung bringen, indem er den Strang mit dem Schmalmesser unter Leitung des Augenspiegels durchtrennte. Meine eigene Erfahrung mit demselben Patienten hat jedoch ergeben, daß nach einigen Jahren erneut Ablösung eintrat, die zur Vernichtung des Restes des Sehvermögens führte. In recht seltenen Fällen erblinden die Augen an einem hinzutretenden Sekundärglaukom (KARL SAFAR).

Eine besondere Würdigung verdienen noch diejenigen Fälle, in denen die Periphlebitis am *Hauptstamme der Vene* zur Entwicklung gelangt; denn hierdurch kann auf der einen Seite der Symptomenkomplex der Stauungspapille (Abb. 86, S. 526 und Abb. 91), auf der anderen das Bild einer unvollständigen Venenthrombose vorgetäuscht werden, insofern der Fundus in der gesamten Ausdehnung mit venösen Blutungen durchsetzt wird, die zumeist radiär liegen. Der positive Ausfall der Tuberkulinprobe und die durch eine Tuberkulinkur herbeigeführte Besserung sichern die Diagnose.

Nicht weniger sonderbar ist der gerade bei Periphlebitis retinae tuberculosa relativ häufig wiederkehrende Befund, daß im Verlaufe der Erkrankung sich eine zierliche, mehr oder weniger vollständige Spritzfigur in der Maculagegend

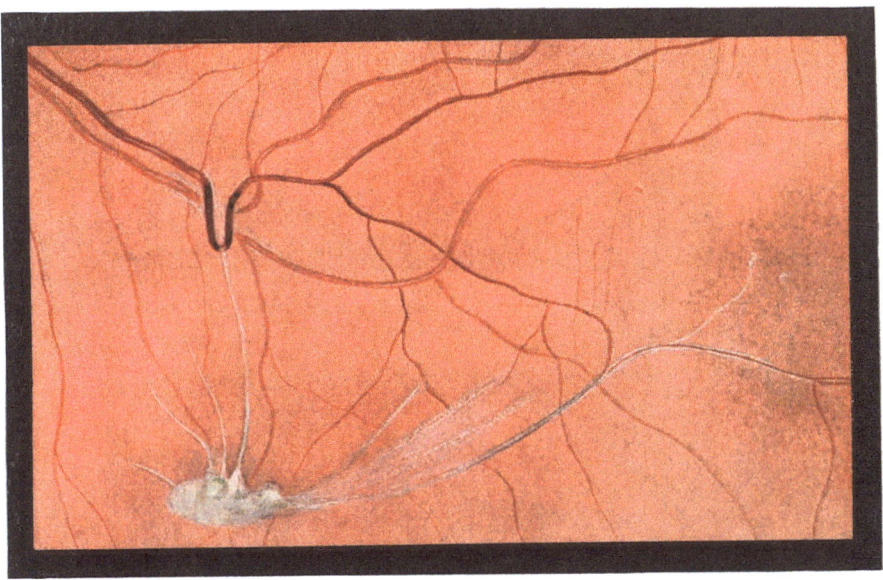

Abb. 90. Periphlebitis tuberculosa. Eine vor der Netzhaut liegende weiße strangförmige Glaskörpertrübung steht mit einem fadenförmigen Ausläufer mit einer Vene in Verbindung. Durch den Zug dieses Fortsatzes erhebt sich die Vene in scharfem Bogen aus der Netzhautebene ein Stück weit in das Gebiet des Glaskörpers hinein und kehrt dann wieder in die Netzhaut zurück.

einstellt, ohne daß eine Nierenschädigung zu erweisen ist. Die Abb. 92 und 93 zeigen die Entwicklung und das Verschwinden einer solchen „Retinitis stellata" (siehe S. 530). Vielleicht spielt hier die durch toxische Einflüsse veranlaßte Durchlässigkeit der Gefäßwände dieselbe Rolle wie die Arteriolosklerose bei der Retinitis albuminurica (S. 442).

Der *Verlauf* ist ein ungemein schleppender, da immer und immer wieder neue Herde an den Venen auftauchen und frische Blutungen hinzukommen. Vor allem ist es aber die Gefahr der sekundären Netzhautablösung, die ständig Sorge bereitet. Gelingt es, die Patienten durch das jugendliche Alter hindurchzubringen, ohne daß die Netzhaut zu schwer leidet, so steigt mit den Jahren die Hoffnung, daß die Rückfälle aufhören und ein brauchbares Sehvermögen gerettet wird.

Nie darf man unterlassen, bei weiter Pupille den Hintergrund des zweiten Auges genau abzusuchen, weil nur zu oft auch dieses die Anfänge der Erkrankung darbietet.

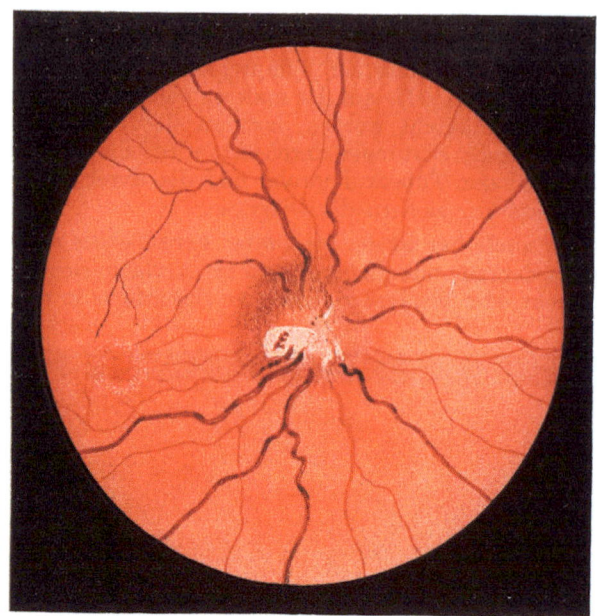

Abb. 91. Periphlebitis retinae tuberculosa in der Nähe der Papille.

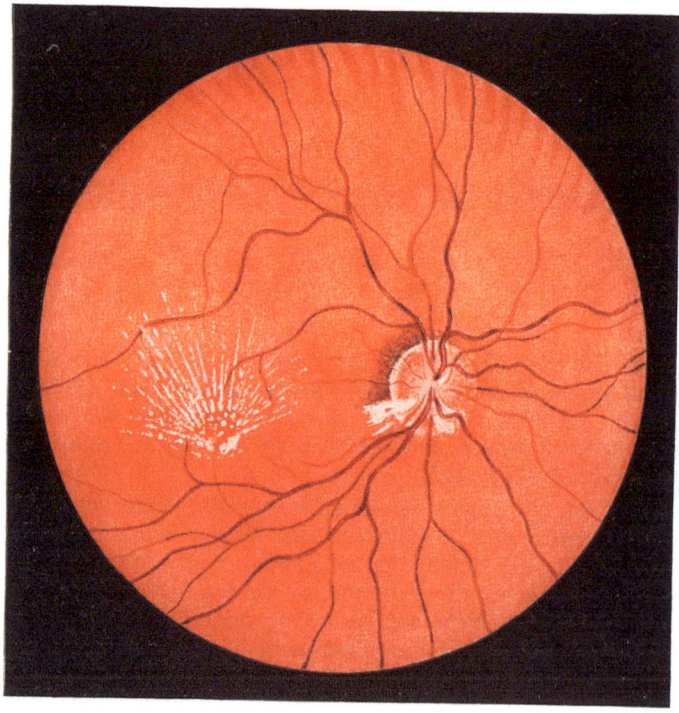

Abb. 92. Derselbe Fall wie Abb. 91. Unter Tuberkulintherapie und Bestrahlung heilt der periphlebitische Herd an der Papille aus; doch erscheint eine Sternfigur in der Maculagegend. (Kein Nierenleiden.)

Pathologische Anatomie.
Nach den übereinstimmenden Ergebnissen der Untersuchungen sind die Venenscheiden der Sitz einer schleichenden Entzündung, die die Kennzeichen der tuberkulösen Infektion an sich trägt (B. FLEISCHER, TH. AXENFELD, HANS WOLF, W. GILBERT, J. MELLER). Als erste Anfänge der ophthalmoskopisch sichtbaren Anastomosenbildungen traf HANS WOLF blutführende Spalten in der Netzhaut zwecks Ersatz der unwegsam gewordenen Venenstücke an, die nur von einem Endothelhäutchen ausgekleidet waren. Ganz analoge Vorgänge fand W. GILBERT an den Irisvenen in einem Falle von Periphlebitis, und wahrscheinlich spielen sich an den Gehirnvenen ähnliche

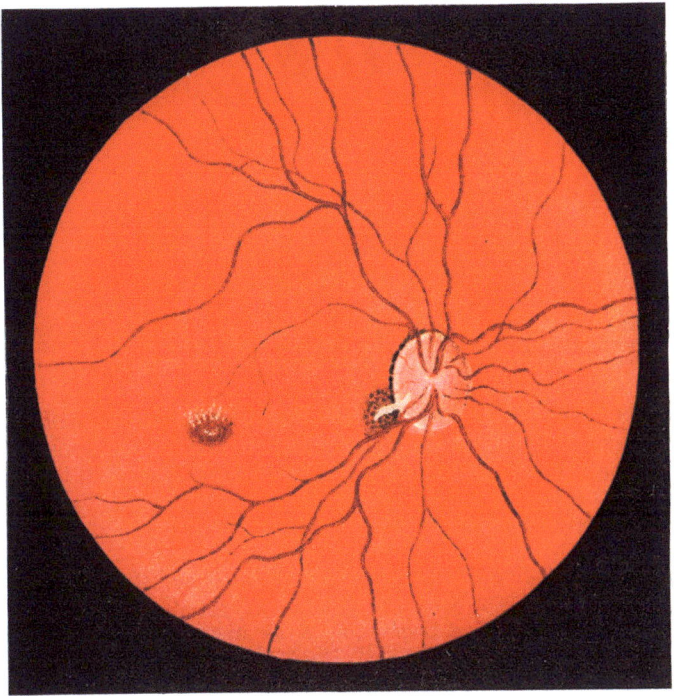

Abb. 93. Derselbe Fall wie Abb. 91 und Abb. 92. Die Periphlebitis ist bis auf einen kleinen weißen Bezirk an der Papillengrenze ausgeheilt. Die Sternfigur an der Macula ist im Erlöschen.

Prozesse ab, ohne hier Symptome hervorzurufen (TH. AXENFELD). Die präretinalen Häutchen erscheinen auf dem Durchschnitte als kompakte, von Zellen durchsetzte Bälkchen (Abb. 94) oder als zarte, eben färbbare Verdichtungen im Glaskörper.

Die **Therapie** muß der Grundursache gerecht werden. Vielfach deckt nur der positive Ausfall der KOCHschen Tuberkulinprobe die Zusammenhänge auf, während die Untersuchung der Lungen usw. nichts grob wahrnehmbar Krankhaftes zutage fördert. Von einer außerordentlich vorsichtig, mit ganz kleinen Dosen beginnenden und langsam steigenden Tuberkulinkur habe ich nie Schaden, wohl aber vielfach Nutzen gesehen. Rückfälle müssen allerdings mit in Kauf genommen werden; denn die Kur wird ja nie verhüten können, daß eine neue Bacilleneinschwemmung stattfindet, wohl aber die Vernarbung der einmal gesetzten Herde fördern. Ausdrücklich muß man aber davor warnen, durch eine zu hohe Dosierung lokale Reaktionen auf dem Augenhintergrunde herbeizuführen, die dann allerdings die Ursache für schwere Blutungen in die Netzhaut und den Glaskörper werden können. Recht empfehlenswert sind Höhenkuren.

Eine Glaskörperabsaugung oder eine Punktion des Glaskörpers mit dem Schmalmesser ist von manchen Seiten empfohlen worden, wenn sich eine Blutung in dem Glaskörper zu langsam aufsaugt. Auch eine Unterbindung der Carotis ist zu erwägen (siehe Beitrag JESS S. 359 dieses Bandes).

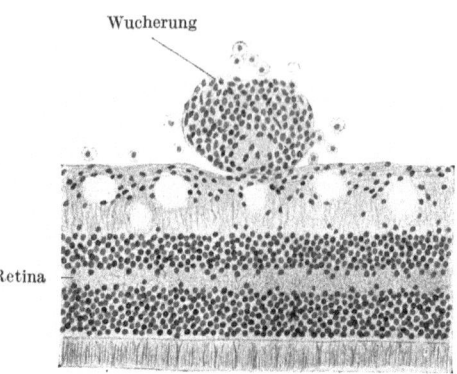

Abb. 94. Präretinale Wucherung bei Retinitis proliferans. Vor der Netzhaut liegt ein auf dem Durchschnitt rundlicher Strang, der sich aus einer Zellproliferation bildet. In der Nervenfaserschichte der Retina cystoide Räume. (Aus der Sammlung J. v. MICHEL.)

Mit Vorliebe wende ich außerdem die Bestrahlung des Augenhintergrundes mit dem gefilterten Blaulicht der KOEPPEschen Lampe an, indem ich davon ausgehe, daß bei der Tuberkulose die Einwirkung der strahlenden Energie auszunützen ist.

Literatur.
Periphlebitis retinae tuberculosa. Juvenile Netzhaut- und Glaskörperblutung.

AXENFELD, TH.: (a) Periphlebitis retinae tuberculosa. Ber. dtsch. ophthalm. Ges. Heidelberg **1920**, 298. (b) Infektion und Disposition in der Augenheilkunde. Klin. Mbl. Augenheilk. **79**, 66 (1927). — AXENFELD, TH. und W. STOCK: Über die Bedeutung der intraokularen Hämorrhagien und der proliferierenden Veränderungen in der Netzhaut, besonders über Periphlebitis retinalis bei Tuberkulösen. Klin. Mbl. Augenheilk. **49**, I, 28 (1911).
ČERVELLATI, EZIO: La retinite proliferante. Ann. Ottalm. **55**, 197 (1927). — CORDS, R.: Glaukom nach Papillitis. Ber. dtsch. ophthalm. Ges. Heidelberg **1920**, 109 u. Graefes Arch. **105**, 916 (1921).
FINOFF, WILLIAM C.: (a) Changes found in eyes of rabbits following injection of living tubercle bacilli into the common carotid artery. Amer. J. Ophthalm. **7**, 81 (1924). (b) Some impressions derived from the study of recurrent hemorrhages into the retina and vitreous of young persons. Trans. amer. ophthalm. Soc. **19**, 238 (1921). — FLEISCHER, BRUNO: Die juvenile Periphlebitis retinae mit ihren Folgeerscheinungen — eine echte Gefäßtuberkulose der Netzhaut. Klin. Mbl. Augenheilk. **52**, 769 (1914). — FRANK, STEPHAN: Zur Kenntnis der perivasculären Tuberkuloseverbreitung im Auge. Z. Augenheilk. **57**, 301 (1925).
GILBERT, W.: Über juvenile Gefäßerkrankung des Auges. Arch. Augenheilk. **75**, 1 (1913).
ITO: Jap. Z. Augenheilk. **29** (1925). (Zitiert nach SUGANUMA.)
MELLER, J.: (a) Chronische Iridocyclitis und Neuritis retrobulbaris. Graefes Arch. **105**, 299 (1921). (b) Über die Mitbeteiligung der Netzhaut an der Iridocyclitis. Z. Augenheilk. **47**, 247 (1922).
SAFAR, KARL: Über Drucksteigerung im Gefolge der juvenilen Netzhaut-Glaskörperblutungen usw. Graefes Arch. **119**, 624 (1928). — SCHALL, EMIL: Über Ablatio bei Tuberkulösen. Graefes Arch. **109**, 205 (1922). — SUGANUMA, SADAO: Über die Entstehungsweise der Gefäßtuberkulose der Netzhaut. Graefes Arch. **118**, 443 (1927).
WOLF, HANS: Zur Angiopathia juvenilis. Arch. Augenheilk. **89**, 54 (1921).

2. Die Tuberkulose der Netzhaut.

In dem Abschnitte über die Periphlebitis retinae tuberculosa (S. 523) sind die Folgezustände der Ansiedlung von Tuberkelbacillen in den Venenscheiden erörtert. Hier soll die Rede von der Entstehung *tuberkulöser Neubildungen* in der Retina sein.

Wir wissen, daß der Uvealtraktus eine große Neigung zu tuberkulösen Erkrankungen hat und daß ebensowohl von dem Corpus ciliare als auch von der Chorioidea aus derartige Prozesse unter Umständen auf die Retina übergehen können. Nur recht selten befällt die Tuberkulose aber das nervöse Gewebe der Netzhaut, ohne daß Anzeichen einer vorausgegangenen oder gleichzeitig bestehenden Infektion der Uvea vorliegen. Eine solche Beobachtung haben z. B. E. VELTER und JEAN BLUM veröffentlicht.

Ein an Pleuritis serofibrinosa und Lungenspitzenaffektion leidender 36 jähriger Mann bemerkte seit 2 Monaten einen zunehmenden Nebel vor dem linken Auge. Der vordere Bulbusabschnitt war normal, der Glaskörper klar. Zwischen dem temporalen Gefäßbogen der Netzhaut lagen ein von der Papille bis zur Macula reichender weißgrauer Herd und den temporalen Gefäßen folgend noch eine Gruppe verstreuter kleinerer Flecken. Nirgends war eine pathologische Pigmentierung sichtbar. S: Fingerzählen in 30 cm. Gesichtsfeld: Großer Einsprung von oben her, der den Fixationspunkt weit umgreift. Nach 3 Monaten trat eine schwere Entzündung des Auges hinzu mit starker Schwellung der Iris. Die Schmerzen in dem erblindeten Auge bedangen die Enukleation, und die mikroskopische Untersuchung zeigte, daß der hintere Bulbusabschnitt völlig in einen verkäsenden tuberkulösen Herd aufgegangen war, der bis zur Hinterfläche der Linse reichte. Die Netzhaut war bis zum Corpus ciliare zerstört, hingegen die gesamte Uvea frei von spezifischen Veränderungen. Es fand sich hier nur eine heftige entzündliche Reaktion. Bacillen waren nicht nachweisbar.

War es in diesem Falle zur Bildung eines ausgedehnten Konglomerattuberkels gekommen, so gibt es auch Äußerungen der tuberkulösen Infektion der Netzhaut, die mehr die exsudative Seite der toxischen Wirkung der Bacillen zeigen. Zweifellos können dergleichen Zustände ohne scharfe Grenze in die Retinitis exsudativa externa (COATS) übergehen (siehe S. 517), ohne daß damit gesagt werden soll, daß diese Form der Retinaerkrankung stets etwas mit Tuberkulose zu tun hat. Jedenfalls sind die Veränderungen auch rückbildungsfähig, wie die nachstehende Beobachtung von ARNOLD KNAPP erweist.

Eine 22 Jahre alte, sonst gesunde Patientin bemerkte seit einer Woche eine Sehstörung des rechten Auges. Als Ursache fand sich ein aus rundlichen Flecken bestehendes weißes Exsudat, welches eine Maculavene umgab und zwei kleine Blutungen trug. Auf 3 mg Tuberkulin, subcutan appliziert, trat eine fieberhafte Temperatursteigerung ein, und es wurde eine Tuberkulinkur angeordnet. Zunächst breitete sich das Exsudat beständig weiter aus, und zwar durch Bildung von rundlichen, über das Niveau der umgebenden Netzhaut hervorragenden Herden, mit Vorliebe entlang der Verästelung der Blutgefäße (Abb. 95). Von Tag zu Tag nahm der Prozeß im Gebiet der Vena temp. sup. und inf. weiter zu. Stets lagen die rundlichen Exsudate unter den Gefäßen. Die Netzhaut war in ihrer Umgebung so geschwollen, daß wohl eine Amotio mit im Spiele war. An den Venen selbst konnte nichts Besonderes festgestellt werden. Schließlich resorbierten sich die Exsudate unter Hinterlassung von bindegewebigen Veränderungen in der Netzhaut und einer Depigmentierung der Aderhaut. Es blieb eine starke Schädigung der zentralen Sehschärfe ($S = {}^{18}/_{200}$) und ein zentrales Skotom zurück.

Man könnte versucht sein, den ganzen Prozeß wegen seiner engen Beziehung zu den Venen in das Krankheitsbild der Periphlebitis tuberculosa einzuordnen, doch ist der ophthalmoskopische Befund ein so verschiedener, daß dies nicht angeht. Es soll aber keineswegs geleugnet werden, daß Übergänge von der Periphlebitis zur echten Netzhauttuberkulose wohl vorkommen können.

Im Falle von ARTHUR EPPENSTEIN war die Tuberkulose, die wohl zunächst in den Gefäßscheiden ihre Entwicklung genommen hatte, weiter aufwärts gekrochen und hatte eine Aussaat von Herden am blinden Ende des Zwischenscheidenraums des Sehnerven hervorgerufen. Wir ziehen daraus den Schluß, daß *eine zu wirklichen tuberkulösen Knoten Anlaß gebende Retinitis unter Umständen die Meningen bedroht.* Da die Lymphbahnen der Netzhaut in den Nervus opticus münden, wird der Sehnerv und seine Umgebung leicht zu einer Prädilektionsstelle für tuberkulöse Erkrankungen, wie SIDLER-HUGUENIN aus 5 mikroskopisch untersuchten einschlägigen Fällen schließt.

Die *Differentialdiagnose* ist gegenüber Netzhauttumoren, insonderheit der Angiomatosis, doch auch gegenüber der Retinitis exsudativa externa

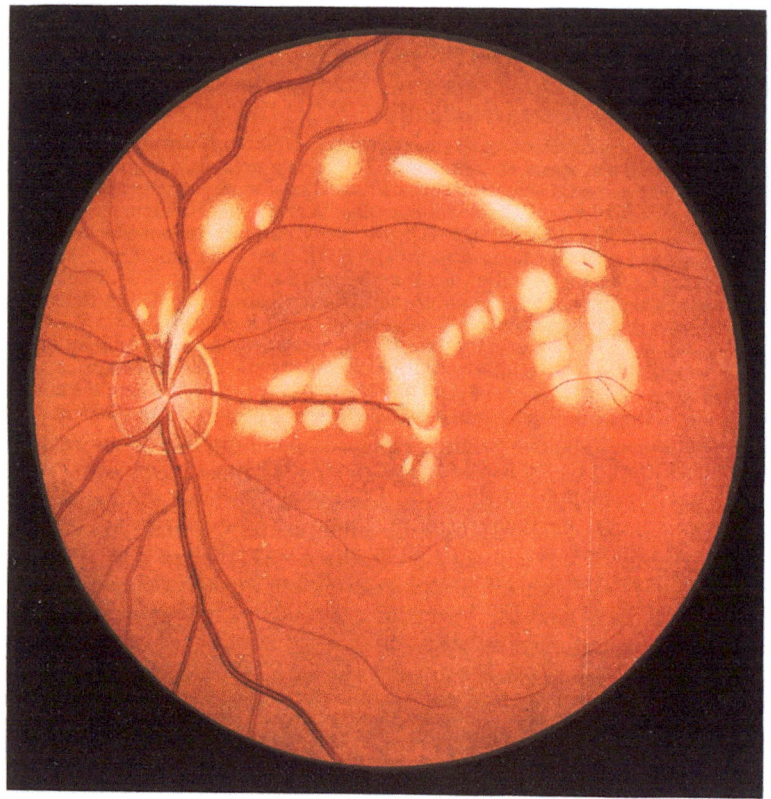

Abb. 95. Retinitis exsudativa tuberculosa. (Nach ARNOLD KNAPP.)

abzugrenzen. Maßgebend ist der positive Ausfall der Tuberkulinprobe bei Ausschluß anderer Ursachen.

Ebenso kommt als Behandlungsmethode vor allem die Tuberkulinkur in Betracht, die manchmal ganz hervorragende Ergebnisse zeitigt. So sei folgende Beobachtung WILHELM SCHEUERMANNs angeführt:

Eine 36 jährige, an Spitzenaffektion leidende Patientin bot eine Stichelung der Hornhaut bei leichter parenchymatöser Trübung, Präcipitaten und iritischer Reizung dar. S = $^5/_{18}$. Als die Trübung sich so weit aufhellte, daß der Hintergrund zu spiegeln war, zeigte es sich, daß die Zentralgefäße aus einer unscharf begrenzten Papille frei wurden und daß ein grauweißer prominenter Herd vorhanden war, der 2 PD von der oberen Papillengrenze entfernt lag. Vereinzelt auch Netzhautblutungen. Da die Tuberkulinreaktion positiv ausfiel, wurde eine Kur mit Tuberkulin Bacillen-Emulsion eingeleitet, und es gelang, den Prozeß zum Ausheilen zu bringen, indem die Sehschärfe wieder auf $^5/_5$ anstieg. Der Netzhautherd hinterließ eine weißliche Narbe.

Literatur.

Die Tuberkulose der Netzhaut.

EPPENSTEIN, ARTHUR, Über primäre Tuberkulose der Netzhaut. Graefes Arch. **103**, 154 (1920).
KNAPP, ARNOLD: Über einige Formen der Netzhauttuberkulose. Arch. Augenheilk. **75**, 259 (1913).
SCHEUERMANN, WILHELM: Über einen Fall von Solitärtuberkel der Netzhaut, Aderhaut und des Sehnervenkopfes, geheilt mit Neutuberkulin Bacillen-Emulsion. Z. Augenheilk. **22**, 37 (1909). — SIDLER-HUGUENIN: Fünf Fälle von Sehnerventuberkulose nebst einigen allgemeinen Bemerkungen über Tuberkulinbehandlung. Klin. Mbl. Augenheilk. **61**, 255 (1918).
VELTER, E. et JEAN BLUM: Sur un cas de tuberculose oculaire à point de départ rétinien. Arch. d'Ophtalm. **43**, 141 (1926).

3. Die syphilitischen Netzhauterkrankungen.

Die Syphilis kann direkte Gewebsschädigungen der Netzhaut setzen *(Retinitis syphilitica)* oder durch Herbeiführung einer Gefäßerkrankung indirekt Störungen verursachen *(Angiopathia retinae syphilitica)*. Beide Typen sind oft genug miteinander vereint, wie überhaupt eine rein auf die Retina beschränkt bleibende syphilitische Affektion recht selten ist. Haben wir es doch gewöhnlich mit einer Infektion von der Blutbahn aus zu tun, so daß die in die Arteria ophthalmica gelangten Spirochäten ebensogut den Weg in die Arteria centralis retinae als auch in die Arteriae ciliares finden, die die Aderhaut versorgen. Bei der engen nachbarlichen und physiologischen Beziehung des Pigmentepithels, resp. des Neuroepithels zur Choriocapillaris wird man auch kaum entscheiden können, in welcher Membran nun eigentlich die Schädigung primär Fuß gefaßt hat, und man spricht deshalb in der Regel von einer Chorioretinitis luetica, die man zweckmäßigerweise wieder in eine Chorioretinitis e lue congenita und acquisita einteilt.

a) Die Chorioretinitis infolge angeborener Lues (Lues congenita et tarda)[1].

Symptome. Wie J. HIRSCHBERG, SIDLER-HUGUENIN und JOSEF IGERSHEIMER beobachten konnten, kommen schon im frühen Kindesalter chorioretinitische Augenhintergrundsveränderungen vor, die allerdings zu ihrer Entwicklung eine gewisse Zeit beanspruchen. Bei Neugeborenen sind meines Wissens solche Prozesse bislang nicht gefunden worden. Charakteristisch sind folgende Krankengeschichten IGERSHEIMERs:

Ein congenital luetisches Mädchen wurde im Alter von 6 und 8 Monaten ophthalmoskopiert, und es erwies sich auch bei weiter Pupille der Fundus normal. Als das Kind $1^{1}/_{4}$ Jahr alt war, zeigten sich in der äußersten Peripherie herdweise zusammengelagerte weißgelbe Fleckchen. Mit 2 Jahren waren nun schon Herde, die Pigment enthielten, nicht nur in der Peripherie, sondern bereits in der Nähe der Papille festzustellen, die langsam an Größe und Menge zunahmen.

Im zweiten Falle bestand bei einem an Nystagmus leidenden 10 Monate alten Kinde beiderseits eine Abblassung der Papille, deren Ränder unscharf waren, und eine den ganzen Fundus überziehende Chorioretinitis mit massenhaften gelbweißen Herdchen. In der Gegend der Macula fand sich eine feine Netzhautblutung. Später entwickelte sich ein ausgesprochener „Pfeffer- und Salz"-Habitus der Fundusperipherie.

Die Mitbeteiligung der Papille kann mit der Zeit mehr hervortreten und dann eine der Retinitis pigmentosa ähnliche Atrophieform zeigen. So fand M. ITO bei einem $2^{1}/_{2}$ jährigen Kinde eine wachsgelbe Verfärbung der Sehnervenscheibe mit einer recht auffallenden Verengerung der Zentralgefäße und schwerer Chorioretinitis. Übrigens stellte sich bei der Sektion die Gefäßverengerung als

---

[1] Siehe auch Beitrag GILBERT S. 125 dieses Bandes.

die Folge einer Endarteriitis und Perivasculitis heraus, die augenscheinlich mit einer hochgradigen syphilitischen Erkrankung der Gefäße an der Hirnbasis zusammenhing. Diese letztere Veränderung ist aber durchaus nicht ein regelmäßiger Sektionsbefund bei den Kindern mit Chorioretinitis congenita.

Bei der außerordentlich mannigfachen Offenbarungsweise der Lues congenita im Gebiete der Retina-Chorioidea und der Tatsache, daß im vorgeschritteneren Alter ebenfalls die Auswirkungen der kongenitalen Infektion in Gestalt einer Chorioretinitis verschiedenster Form angetroffen werden, hat SIDLER-HUGUENIN vier Hauptgruppen aufgestellt. Zum 1. Typus zählt er die feinfleckige Sprenkelung mit zarter Pigmenteinstreuung, wie sie vor allem frühzeitig in

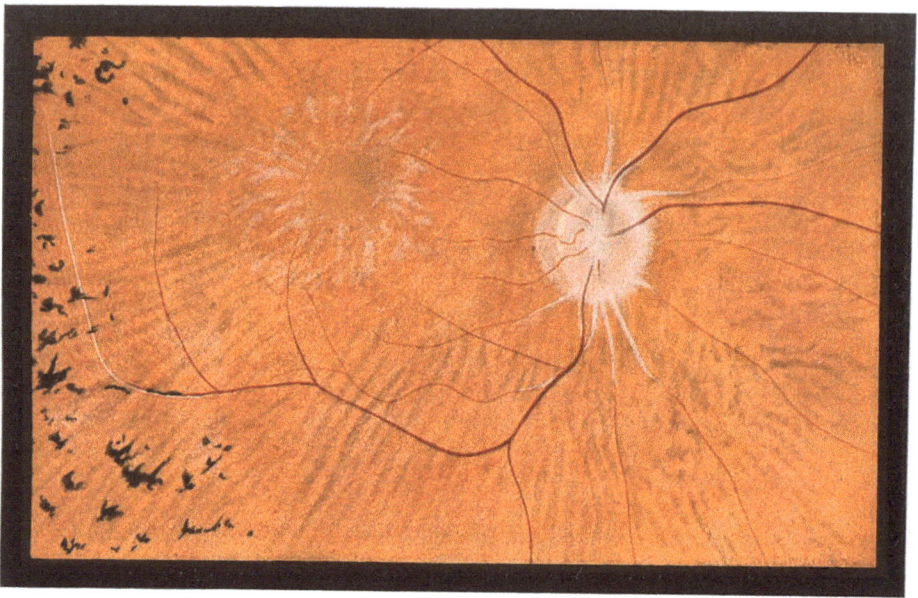

Abb. 96. Kongenital-syphilitische Netzhaut- und Papillenatrophie.
(Nach einem Original von H. RÖNNE.)

der Fundusperipherie auftaucht. Man kann dann von einem „*Pfeffer- und Salztypus*", auch wohl von einem marmorierten Fundus sprechen. L. HEINE nennt diese Form *Chorioretinitis peripherica atrophicans*. Als II. Typus bezeichnet SIDLER-HUGUENIN die *grobfleckige Funduserkrankung*, und zwar mit Überwiegen *großer pigmentierter Herde* über die wenigen vorhandenen helleren. Der III. Typus schließt im Gegensatz dazu diejenigen Fälle ein, bei denen die groben schwarzen Herde an Zahl gegenüber den *groben hellen* zurückstehen, und in die Kategorie des IV. Typus gehören diejenigen Veränderungen, welche *der Retinitis pigmentosa täuschend ähnlich* aussehen können (Abb. 96). Abgesehen davon konnte IGERSHEIMER nachweisen, daß eine echte Pigmentdegeneration der Netzhaut sich mit einer spezifisch luetischen Retinitis kombinieren kann, und außerdem die von manchen Seiten geäußerte Behauptung, daß das bei echter Retinitis pigmentosa vorkommende Ringskotom bei der luetischen Form fehlen soll, nicht zu Recht besteht. Auch L. HEINE hat bei der Chorioretinitis syphilitica Ringskotome in den Fällen beobachtet, die besonders in der Äquatorgegend eine gürtelförmige Pigmentierung aufwiesen.

Die beigegebenen Abb. 97, 98, 99 veranschaulichen die verschiedenen Fundusbilder.

Was die Funktion anbelangt, so kommt es natürlich ganz darauf an, an welcher Stelle des Augenhintergrundes die Veränderungen auftreten.

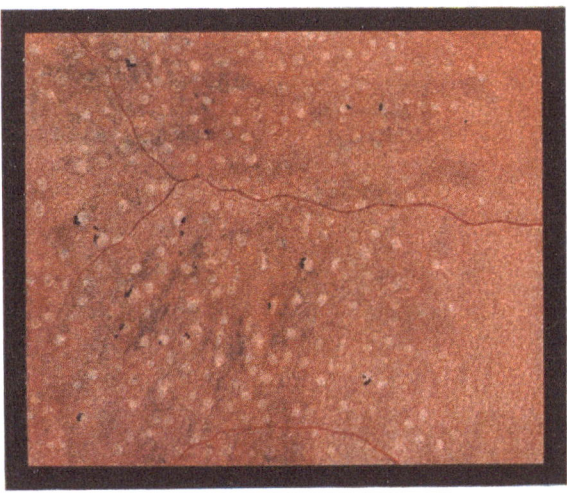

Abb. 97. Kongenital-luetische Chorioretinitis. In der Peripherie des Fundus sind kleine helle Aderhautherdchen mit feinen Pigmentanomalien sichtbar.
(Aus H. KÖLLNER, Der Augenhintergrund bei Allgemeinerkrankungen.)

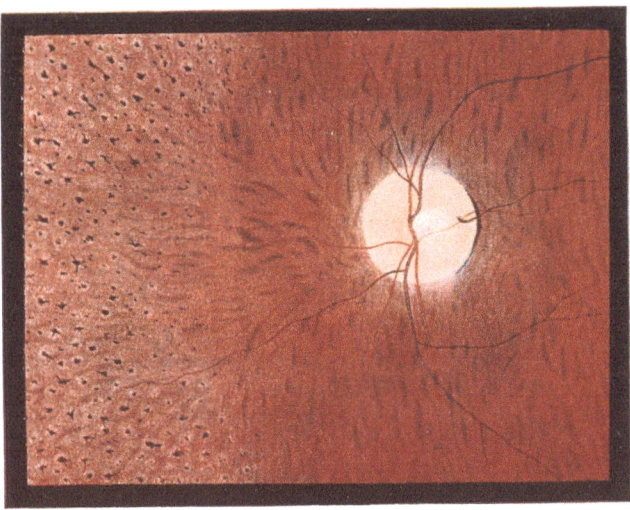

Abb. 98. Chorioretinitis luetica congenita. Feinfleckige pigmentierte Form (Typus I von SIDLER HUGUENIN). Gleichzeitig retinitische Sehnervenatrophie mit Sklerose der Netzhautgefäße.
(Aus H. KÖLLNER: Der Augenhintergrund bei Allgemeinerkrankungen.)

Verhältnismäßig oft leidet die zentrale Sehschärfe, indem sich ganz allmählich, manchmal erst im Zeitalter der Pubertät (Chorioretinitis syphilitica congenita tarda), ein Schleier vor die Augen legt. Je nach der Lage des Falles sind dann auch die sonst bei Pigmententartung zu findenden Symptome (Ringskotom, konzentrische Einengung des Gesichtsfeldes, Herabsetzung des Lichtsinns) mehr oder weniger vorhanden. Daß auch Pupillenstörungen, Nystagmus, Iritis, Muskellähmungen und Opticusleiden bei den Patienten mit kongenitaler Chorioretinitis luetica zur Beobachtung gelangen können, ist selbstverständlich.

Die pathologische Anatomie der Affektionen wird gemeinsam mit derjenigen der Veränderungen bei akquirierter Lues besprochen werden.

Hinsichtlich der **Therapie** sind vor allem die Erfolge IGERSHEIMERs ermunternd, der von einer unter genügenden Vorsichtsmaßregeln bereits im frühen Kindesalter durchgeführten Salvarsankur recht gute Besserungen sah.

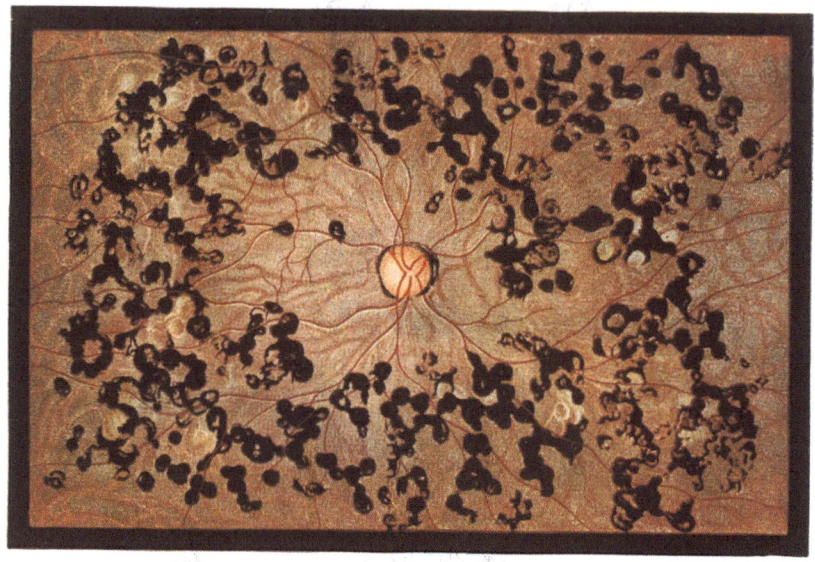

Abb. 99. Chorioretinitis luetica congenita. Typus II von SIDLER-HUGUENIN. Die Netzhaut ist bleigrau verfärbt, ihre Gefäße sind eng. Das eingewanderte Pigment deckt zum Teil die Gefäße zu. (Nach SIDLER-HUGUENIN.) (Aus H. KÖLLNER: Der Augenhintergrund bei Allgemeinerkrankungen.)

b) Die Retinitis (Chorioretinitis) e lue acquisita.

Die akquirierte Syphilis kann im sekundären Stadium die Retina in Mitleidenschaft ziehen, wennschon nicht so häufig wie die congenitale. Allerdings kamen in der Zeit der Einführung der Salvarsantherapie Häufungen von syphilitischen Papillen- und Netzhautleiden vor, die bald als Neurorezidive erkannt wurden und auf nicht genügender Dosierung des Mittels beruhten. Diese Neurorezidive sind an einer Netzhauttrübung unter Mitbeteiligung der Papille und an Blutungen kenntlich und gehören in das Gebiet der noch zu beschreibenden diffusen Retinitis und Angiopathia retinae hinein. Sie dürften jetzt nur noch ganz selten zur Beobachtung gelangen[1].

Gegenüber der angeborenen Syphilis hat die akquirierte Form des Leidens die Eigentümlichkeit, daß sie vor allem die Netzhautgebiete des hinteren Augenpols, also die unmittelbare Umgebung der Papille, sowie die Maculagegend heimsucht, während die Peripherie zumeist verschont wird.

Symptome. Man unterscheidet eine *diffuse Retinitis*, eine *Angiopathia retinae syphilitica* und eine *zentrale (rezidivierende) Retinitis*.

---

[1] Siehe auch RÖNNE, Erkrankungen des Opticus in diesem Bande S. 691.

Die diffuse luetische Netzhauterkrankung ist zuerst von JULIUS JACOBSON beschrieben und später als *Chorioretinitis* von R. FÖRSTER ausführlich studiert worden. Da sie zweifellos in der Ganglienzellen- und Nervenfaserschicht die schwersten Veränderungen setzt, nennt L. HEINE sie „*Retinitis der inneren Schichten*". Mit großer Wahrscheinlichkeit beruht diese Erkrankungsform auf einer Infektion, die durch die Zentralgefäße in die Netzhaut hineingetragen wird; denn man sieht recht häufig dabei die Anzeichen schwerer Veränderungen

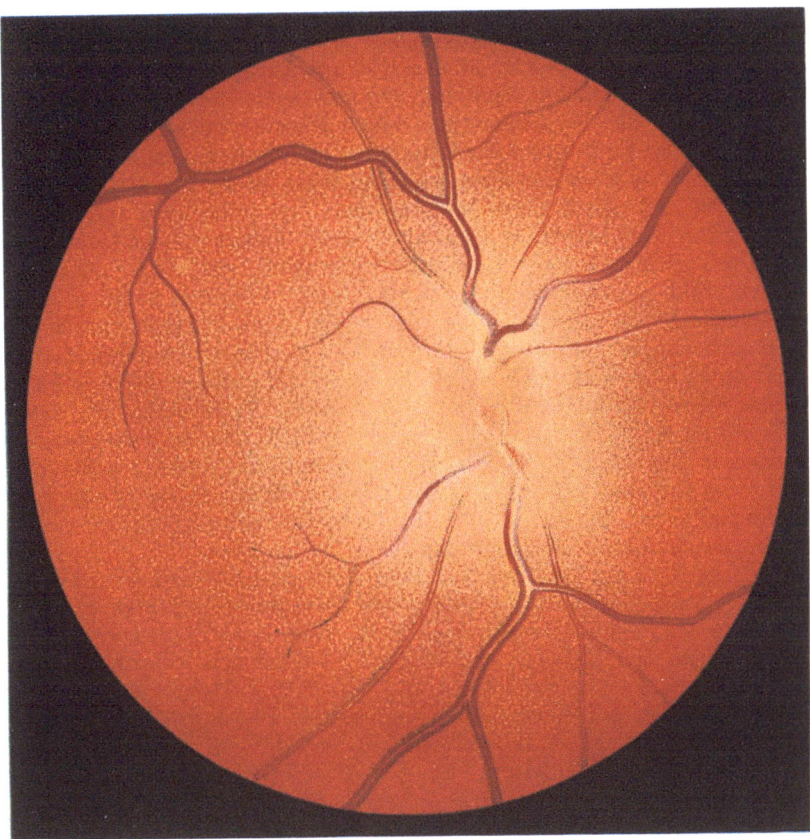

Abb. 100. Starke Beteiligung der inneren Netzhautschichten bei Papilloretinitis specifica. Ödematöse Netzhauttrübung. (Nach OELLER.)

der Gefäße, insofern Kaliberschwankungen, Einscheidungen, Obliterationen und Blutungen zutage treten. Schon hierin gibt sich kund, daß eine völlige Trennung der diffusen Retinitis von der Angiopathia syphilitica nicht durchführbar und daß es dem Zufall anheimgegeben ist, ob die Erkrankung des Netzhautgewebes oder der Gefäße mehr in dem Vordergrund steht.

Kennzeichnend für die *diffuse Retinitis* ist die weißliche Trübung der inneren Netzhautschichten, die am stärksten in der unmittelbaren Umgebung der Sehnervenscheibe ausgesprochen ist. Die letztere zeigt dabei immer verwaschene Grenzen und Rötung des Gewebes und kann bis zur voll entwickelten Stauungspapille anschwellen (Abb. 100). Andererseits kann aber die Trübung der inneren Schichten auch so sehr auf das Gebiet der Papille übergreifen, daß diese mit ihren Gefäßen völlig hinter der weißlichen Wand verschwindet. In besonders schweren Fällen erlischt der rote Augenhintergrundsreflex ganz, und man erblickt nur eine weiße Fläche, auf der sich Einzelheiten nicht mehr abheben (P. STOEWER). Die Beziehungen der Affektion zu den Gefäßen der Netzhaut sind ab und zu dadurch klar, daß beim Zurückgehen der Trübung die sichtbar werdenden Arterien und Venen deutliche Erkrankung ihrer Wandungen zeigen (L. HEINE) oder daß sich die Trübung überhaupt entlang den Gefäßen in die Netzhaut ausbreitet (A. v. GRAEFE).

Der Verlauf der diffusen Retinitis läßt zumeist ein Stadium der Entwicklung, des Höhepunkts und des Abklingens erkennen.

Wenn die Retinitis einsetzt, ist das Rot des Augenhintergrundes nicht nur durch die milchige Netzhauttrübung, sondern auch durch eine *staubförmige Glaskörpertrübung*, die den hintersten Glaskörperschichten angehört, gedämpft. In der Zeit vor der Einführung der Wassermannschen Reaktion hat man diesem Phänomen einen besonderen diagnostischen Wert beigelegt, und es läßt sich nicht leugnen, daß dieser zarte Schleier, dem man manchmal nur mit Mühe feststellen kann, eine besondere Eigenart besitzt. Manchmal setzt die Retinitis allerdings mit einer so starken Glaskörpertrübung ein, daß man zunächst überhaupt kein Bild des Augenhintergrundes erhält. Was das weitere Schicksal der befallenen Augen anlangt, so ist das völlige Verschwinden der Netzhauttrübung nach einiger Zeit die Regel; doch kommen auch Ausnahmen vor. So beobachtete P. STOEWER nach 4 Monaten eine Erblindung durch sekundäres hämorrhagisches Glaukom, und in einem anderen Falle hatte sich zwar die ehemals diffuse weiße Fläche größtenteils aufgelöst, aber es waren noch nach 6 Monaten in der Gegend der Papille unregelmäßige größere weiße Flecken sichtbar. Die Gefäße waren dünn und zeigten in einigen Ästen eine perlschnurartige Beschaffenheit der Blutsäule, während in der Peripherie zahlreiche feinste weiße Pünktchen in der Netzhaut lagen.

Die diffuse Retinitis ist öfters mit einer Iritis oder einer Chorioiditis luetica kombiniert. Auch sind leichte Formen von Keratitis beobachtet worden.

Von einer *Angiopathia retinae syphilitica* kann man dann sprechen, wenn man lediglich an den Gefäßen krankhafte Erscheinungen wahrnimmt. So beruht eine gewisse Anzahl der Fälle von Embolie und Thrombose des Zentralgefäßsystems sicher auf Lues. Auch präretinale Blutungen sind beobachtet worden. Im allgemeinen sind die reinen Angiopathien auf luetischer Grundlage in ihrem Krankheitsbilde kaum von den gewöhnlichen Formen der Gefäßerkrankungen verschieden.

Die *zentrale rezidivierende Retinitis* ist von den vorstehend geschilderten Äußerungen der akquirierten Syphilis grundverschieden. Allerdings scheint sie in der Form, wie A. v. GRAEFE sie 1866 geschildert hat, recht selten zu sein. Er fand in seinen Fällen die Maculagegend zumeist doppelseitig erkrankt, und zwar tritt die Störung, die durch das Auftauchen eines im Zentrum des Gesichtsfeldes gelegenen dunklen Flecks (positiven zentralen Skotoms) gekennzeichnet ist, plötzlich ein, hält wenige Tage an und verschwindet dann von selbst wieder, um nach einiger Zeit (2 Wochen bis 3 Monaten) wiederzukehren. v. GRAEFE hat bei einem Patienten 80 solcher Rezidive gezählt. Kurze Zeit nach Entstehung des Skotoms stellt sich eine feine grauweißliche Trübung im Bereiche der Macula lutea ein und gleichzeitig erscheint die Netzhaut am temporalen Papillenumfang zart weiß gestreift. In den anfallsfreien Zwischenräumen ist weder subjektiv noch objektiv etwas Krankhaftes festzustellen, doch kommt es nach Überstehen mehrfacher Rückfälle allmählich zu einer unregelmäßigen Pigmentierung der Augenhintergrundsmitte, womit eine bleibende Schädigung der zentralen Sehschärfe verbunden ist. Vielleicht liegt die heutige

Seltenheit dieser Affektion an der von A. v. GRAEFE hervorgehobenen Tatsache, daß sie zu den spätesten Offenbarungen der Lues gehört und eine konsequent durchgeführte Schmierkur schließlich Heilung bringt, während zur Zeit wohl die meisten Fälle von luetischer Infektion schon behandelt werden, solange sie noch frisch sind.

Selbstverständlich kann auch die diffuse Form der Chorioretinitis hin und wieder lediglich die Netzhautmitte heimsuchen, wodurch eine Art der Chorioretinitis centralis syphilitica entsteht.

Die **pathologische Anatomie** der Retinitis syphilitica (congenita und acquisita) zeigt in weitgehendem Maße Anklänge an die Befunde bei Retinitis pigmentosa, d. h. wir haben ein Zugrundegehen des Neuroepithels und eine Wucherung des Pigmentepithels vor uns, das in den Anfängen das Augenhintergrundsbild des „Pfeffer- und Salz"-Fundus, später der chorioretinitischen Pigmentierung hervorruft. Der Zusammenhang kann jedoch auch der Art sein, daß zunächst eine Chorioiditis luetica vorhanden ist, die sekundär zur Zerstörung der Pigmentepithelien und der Neuroepithelien führt. Die Folge ist dann die Einwanderung von Pigment in die Netzhaut.

Therapie. Sowohl für die angeborene als auch für die akquirierte Form der Retinitis luetica kommt eine Salvarsan- oder Schmierkur in Betracht. Für die Angiopathien, vor allem der jugendlichen Patienten, empfiehlt L. HEINE schnell gereichte große Joddosen, um der drohenden Gehirnapoplexie vorzubeugen.

Literatur.

Die syphilitischen Netzhauterkrankungen.

FOERSTER, R.: Zur klinischen Kenntnis der Chorioiditis syphilitica. Graefes Arch. **20**, 33 (1874).

v. GRAEFE, A.: Über zentrale rezidivierende Retinitis. Graefes Arch. **12**, 211 (1866).

HEINE, L.: Die Krankheiten des Auges im Zusammenhang mit der inneren Medizin S. 336. Berlin: Julius Springer 1921. — HIRSCHBERG, J.: Über Netzhautentzündung bei angeborener Lues. Dtsch. med. Wschr. **1895**, Nr 26/27.

IGERSHEIMER, JOSEF: Syphilis und Auge S. 311. Berlin: Julius Springer 1918. — ITO, M.: Ein Beitrag zur Kenntnis der pathologischen Anatomie der Retinitis syphilitica hereditaria. Arch. Augenheilk. **73**, 4 (1913).

JACOBSON, JULIUS: Königsberger Med. Jahrbücher. Bd. 1, H. 3, 283. 1859.

SIDLER-HUGUENIN: Über die heredität-syphilitischen Augenhintergrundsveränderungen usw. Beitr. Augenheilk. H. 51 (1901). — STOEWER, P.: Zwei seltenere Fälle luetischer Papillen- und Netzhauterkrankung. Z. Augenheilk. **52**, 76 (1924).

4. Die Netzhauterkrankungen infolge von eitrigen Prozessen im Gesamtorganismus.

Metastatische septische Ophthalmie und „einfache" Retinitis septica (ROTH.)

Es ist selbstverständlich, daß eine Eiterung an irgendeiner Körperstelle neben anderen Metastasen auch im Auge Folgezustände setzen kann. Man würde solchen Vorgängen keine weitere Bedeutung beilegen, sondern sie als zufällige Geschehnisse auffassen, wenn nicht gerade die Netzhaut besonders für das Vorkommen solcher Veränderungen disponiert wäre. Namentlich septische Prozesse, die sich an Puerperalfieber anschließen, neigen dazu, in der Netzhaut Komplikationen zu erzeugen. Auch in einer zweiten Hinsicht gewinnt die Mitbeteiligung der Netzhaut an Bedeutung; denn sie gibt durch die Verschiedenheit ihres Verlaufs Anhaltspunkte für die Prognose der zugrunde liegenden Erkrankung.

Wir unterscheiden eine *sog. metastatische (septische) Ophthalmie mit bevorzugter Beteiligung der Netzhaut und eine „einfache" Retinitis septica* (ROTH).

Wie Th. Axenfeld in einer größeren Statistik nachgewiesen hat, liegt ungefähr einem Drittel der Fälle der metastatischen eitrigen Retinitis (auch *embolische eitrige Retinitis* genannt) eine Endocarditis ulcerosa zugrunde, die natürlich Folgeerscheinung einer septischen Allgemeinerkrankung ist. Da diese Endocarditis besonders häufig bei Puerperalfieber auftritt, erklärt es sich, warum diese Erkrankung in einem relativ großen Prozentsatz die Ursache abgibt. Neben dieser Affektion kommt noch die kryptogene Sepsis in Betracht, sowie gelegentlich auch eine Eiterung, die sich an einen chirurgischen Eingriff usw. anschließt. Axenfeld begründet außerdem die an sich auffallende Tatsache, daß gerade die Netzhaut für die Embolisierung mit eitrigem Infektionsmaterial so bevorzugt ist, damit, daß es sich hier um eine *capillare Embolie* handelt. Während gröbere abgeschwemmte Partikel nicht so leicht in die engen Gefäße des Auges gelangen, sondern vorher stecken bleiben, bietet gerade das Zentralgefäßsystem der Netzhaut die Möglichkeit, daß sich hier ganz feinverteilte pathologische Blutbeimengungen fangen, wie sie beim Kreisen von Eitererregern im Blute durch die Mikroorganismen selbst gegeben sind. Es ist auch zu beachten, daß das Netzhautgefäßsystem ein Endgefäßsystem ist und infolgedessen hier eintretende Verstopfungen in den Capillaren nicht durch einen Kollateralkreislauf umgangen werden können. Daher kommt es, daß, trotzdem die eingeschwemmten Bakterien ebenso in der Carotis und in der Arteria ophthalmica kreisen, vor allem die Netzhaut erkrankt und die orbitofacialen Ausbreitungsgebiete derselben Gefäßstämme fast regelmäßig verschont bleiben.

Im allgemeinen führt die **metastatische eitrige Retinitis** so schnell zu einer Glaskörpertrübung und dann zu einer Mitbeteiligung des vorderen Bulbusabschnittes, daß die Panophthalmie da ist, bevor der Augenarzt Gelegenheit hat, die Vorgänge im Augeninneren mit dem Spiegel zu kontrollieren. Wir wissen jedoch, daß Blutungen in der Netzhaut und Unschärfe der Papillengrenzen den Prozeß einleiten. Als Beispiel möchte ich hier eine besonders kennzeichnende Beobachtung von J. Herrnheiser anführen:

Eine Frau bekam nach der Entbindung Schüttelfrost. Bereits am 6. Tage konnten Streptokokken im Blute nachgewiesen werden; doch blieb zunächst der Augenspiegelbefund beiderseits normal. Am 7. Tage wurde am rechten Auge eine entzündliche Rötung und Unschärfe der Papille bemerkbar, und es stellten sich flockige und membranöse Glaskörpertrübungen ein. Links war neben einer deutlichen Neuritis nervi optici in der Umgebung der Papille die Netzhaut[1] gelblich getrübt und in der Maculagegend ein weißlicher Herd sichtbar, der etwas gequollen war. In den getrübten Netzhautgebieten lagen zahlreiche punkt- und strichförmige Blutungen. Auch hier waren feine Glaskörpertrübungen vorhanden. Das Sehvermögen war rechts auf Fingerzählen in 2 m herabgesetzt, links nur noch Lichtschein vorhanden. Am 8. Tage verboten die zunehmenden Glaskörpertrübungen die weitere Kontrolle des rechten Augenhintergrundes, während man links eine starke Zunahme der weißgelben Herde und flächenförmige Blutaustritte feststellen konnte. Hornhauttrübungen und eitrige Ausschwitzung ins Kammerwasser verhinderten nunmehr die weitere Beobachtung der Vorgänge im hinteren Bulbusabschnitt. 16 Tage nach der Entbindung erlag die Patientin der septischen Allgemeininfektion. Aus dem Glaskörper des linken Auges wurde der Streptococcus pyogenes in Reinkultur gezüchtet und in Schnittpräparaten in der Maculagegend ein nekrotischer Herd gefunden, in dem große Mengen desselben Erregers enthalten waren.

Ähnliche Befunde sind in der Arbeit von Axenfeld niedergelegt. Selbstverständlich variiert die Länge der Zeit, innerhalb derer ein Einblick in das Augeninnere möglich ist, bei den einzelnen Fällen. Im allgemeinen aber ist es das Kennzeichen dieser Art der Mitbeteiligung des Sehorgans, daß die totale Vereiterung des Auges rasch Platz greift. Die in Frage kommenden Erreger sind nach den Untersuchungen von Axenfeld bei den puerperalen Erkrankungen vor allem die Streptokokken, bei den chirurgischen Fällen auch Staphylokokken. Ferner kommen Metastasen von Pneumokokken und von Erregern der epidemischen Cerebrospinalmeningitis in Betracht, doch sind die Erkrankungen durch die beiden letzteren Arten in bezug auf die Prognose günstiger gestellt und führen auch manchmal nicht zur Panophthalmie, sondern nur zur Phthisis bulbi.

Die *Bedeutung der metastatischen eitrigen Retinitis* für die Einschätzung der Schwere der zugrunde liegenden Erkrankung ist nach den Untersuchungen von AXENFELD wie folgt zu bemessen. Im allgemeinen stellen diese Augenkomplikationen mit Ausnahme derjenigen, die sich an eine Pneumonie oder epidemische Meningitis anschließen, eine ernste Mahnung dar, daß Lebensgefahr vorliegt. Dies gilt vor allem für die Fälle von Endocarditis ulcerosa und Puerperalfieber. Die doppelseitig zur Entwicklung gelangenden Ophthalmien bieten eine ganz trübe Prognose und bedeuten für das Puerperalfieber so gut wie stets die Einleitung tödlicher Komplikationen. Bei den einseitigen Fällen ist die Prognose etwas günstiger, und ganz besonders gilt dies für diejenigen Fälle, die auf kryptogene Sepsis zurückzuführen sind.

Der naheliegende Gedanke, daß eine metastatische eitrige Retinitis auch durch den Opticus und seine Scheiden auf das Auge vom Gehirn aus kontinuierlich fortgeleitet werden könnte, findet durch die klinischen Anhaltspunkte kaum Bestätigung. So weist AXENFELD darauf hin, daß z. B. bei der epidemischen Cerebrospinalmeningitis die Erreger die Scheidenräume des Sehnerven bis unmittelbar an die Lederhaut füllen können, ohne daß das Auge in Mitleidenschaft gezogen wird.

Es liegt auf der Hand, daß therapeutisch in den genannten Fällen nichts zu erreichen ist. Die schon oben erwähnte ungünstige Beschaffenheit des Netzhautgefäßsystems als Endgefäßsystem bringt es mit sich, daß der Prozeß nicht isoliert werden kann, sondern rasch nach allen Seiten sich ausbreitet. Der Augenarzt muß sich deshalb auf die Diagnose und prognostische Beurteilung des Falles beschränken.

Die „einfache" Retinitis septica (ROTH) stellt klinisch der geschilderten Netzhauterkrankung gegenüber eine wohl unterscheidbare Komplikation der allgemeinen Sepsis dar. Zwar kann sie wie jene auch ein- oder doppelseitig auftreten, aber sie verläuft lange nicht so stürmisch und erlaubt während der ganzen Dauer ihres Bestehens die Kontrolle des Augenhintergrundes. M. ROTH hat das Wesen der Retinitis septica dahin zusammengefaßt, daß die Erkrankung viel häufiger als die metastatische eitrige Ophthalmie bei septischen Prozessen vorkommt und daß sie durch eine relative Gutartigkeit ausgezeichnet ist. Kennzeichen sind kleine, weiße, scharfbegrenzte Netzhautherde, die nicht die Neigung haben, sich auf die Nachbarschaft auszubreiten, und Netzhautblutungen. Beide beruhen nach der Ansicht ROTHs nicht auf einer Embolie von Eitererregern in die Netzhaut, sondern auf einer durch Sepsis bedingten chemischen Veränderung des Blutes. In den von ROTH beobachteten Fällen wurden Verstopfungen der Gefäße nicht gefunden, und es zeigten sich innerhalb der weißen Flecken nur fettige Entartungen der Capillarwandungen, aber kein pathologischer Inhalt in den Gefäßen. Am schärfsten hat J. HERRNHEISER den Unterschied zwischen beiden Affektionen gefaßt, indem er sagt, daß die Retinitis septica auf dieselbe Stufe zu setzen sei, wie die Veränderung der Netzhaut bei Leukämie, Nephritis und perniziöser Anämie, bei denen eine Ernährungsstörung des Netzhautgewebes durch toxische Einflüsse anzunehmen sei. Bei ihr gäbe es keine Verbreitung des Prozesses durch die Schichten der Netzhaut hindurch, sondern sie bleibe vorwiegend auf die inneren Netzhautschichten beschränkt. Die Ernährungsstörung greife auch die Gefäßwände an, woraus das Auftreten der Blutungen ohne weiteres zu erklären sei. Die Gutartigkeit dieser septischen Retinitis geht nach HERRNHEISER auch daraus hervor, daß von 18 Patienten (unter 27 Fällen von Sepsis) nur 2 starben, 10 genasen, während

6 in ihrem weiteren Geschick nicht verfolgt werden konnten. HERRNHEISER betont ferner, daß die Retinitis septica ausheilen kann, ohne die geringsten Schädigungen an der Netzhaut zu hinterlassen.

Es hat jedoch nicht an Stimmen gefehlt, die einen grundsätzlichen Unterschied zwischen den beiden Formen geleugnet haben. TH. LEBER, M. LITTEN, sowie KAHLER haben schon bald nach dem Bekanntwerden der ersten Veröffentlichungen den Standpunkt vertreten, daß die Netzhautblutungen bei der Retinitis septica wie die weißen Flecken ebenfalls durch die Embolie von Mikroorganismen verursacht seien, und nach dem unter der Leitung von AXENFELD durch KENJUROH GOH bearbeiteten Fall, der in einem solchen Herd die Anwesenheit von Eitererregern darbot, hat die Auffassung von ROTH und HERRNHEISER in der Tat, wenigstens in ihrer strikten Auslegung, einen empfindlichen Stoß erlitten. Zum mindesten geht aus diesen Erfahrungen, denen sich eine Beobachtung von K. GRUNERT anschließt, die unleugbare Tatsache hervor, daß das klinische Bild des Augenhintergrundes an und für sich keinen Schluß darüber erlaubt, ob rein toxische Ursachen oder wirkliche Mikroorganismeninfektionen die Grundlage bilden. In seiner letzten Meinungsäußerung hat TH. LEBER sich auch von neuem zu dem Standpunkt bekannt, daß die *Retinitis septica nur eine Infektion mit abgeschwächten Erregern* bedeute und grundsätzlich nicht verschieden sei von der schweren metastatisch-eitrigen Form. Ähnlich lautet das Urteil von E. KRÜCKMANN, der die Retinitis septica auf minimale Bakterienhäufchen oder einzelne Kokken zurückführt, die während des Herumwirbelns in der Blutbahn zerflattern (Streptococcus viridans).

Wenn man die Ansichten, die von verschiedenen Seiten ausgesprochen worden sind, zusammenfassend beurteilt, so kann man doch nicht über die Tatsache hinwegkommen, daß es genau beobachtete Fälle gibt, in denen sich alle Veränderungen an der Netzhaut wieder völlig zurückbildeten, so daß man mit dem Augenspiegel später nichts Krankhaftes mehr zu Gesicht bekam. Zugegeben auch, daß es sich dann nur um ganz leichte Erkrankungen handelt, so bleibt doch der große klinische Unterschied bestehen, daß in der einen Reihe der Fälle das Auge sehr rasch der Vereiterung entgegengeht, während in einer anderen nicht nur der Augenhintergrund infolge Fehlens jeglicher Glaskörpertrübungen während der ganzen Dauer der Erkrankung klar sichtbar bleibt, sondern auch eine Rückbildung und Ausheilung möglich ist. Selbstverständlich werden wir zwischen diesen beiden Extremen genug der Übergangsformen begegnen, und es ist gut denkbar, daß die Erkrankung in den einzelnen Phasen ganz verschiedene Beurteilung erfahren muß. Im Grunde genommen ist es ja nur ein Streit um Worte, wenn man von Toxinen oder aufgelösten, nicht mehr lebensfähigen Bakterien spricht, und, wenn man bei der Sepsis einen Gehalt des Blutes an Keimen annehmen muß, so ist es durchaus möglich, daß in dem einen Falle nur toxische Produkte, in dem anderen lebensfähige Erreger in die Netzhautgefäße eingeschwemmt werden. So können auch Perioden, die nur toxisches Material in das Auge gelangen lassen, mit solchen abwechseln, bei denen eine wirkliche Bakteriämie im Vordergrunde steht. Schließlich spielen die jeweiligen Immunitätsverhältnisse des Gesamtkörpers und des Organs auch hier die Hauptrolle, und Schwankungen in diesen grundlegenden Bedingungen werden ein außerordentlich vielgestaltiges Krankheitsbild erzeugen müssen.

Im allgemeinen werden wir bei dem Ausbleiben von dichten Glaskörpertrübungen auch nach längerer Beobachtung wohl annehmen dürfen, daß die Virulenz der eingedrungenen Bakterien recht gering ist oder daß nur Toxine im Gefäßsystem kreisen. In der Literatur kommen aber eine Reihe von Beobachtungen vor, welche beweisen, daß wir auch bei längerem Bestand des

Bildes der einfachen Retinitis septica (ROTH) ans nicht in die Sicherheit wiegen dürfen, daß die Erkrankung günstig ausgeht; denn der Zustand kann jederzeit in die septisch-metastatische Form umschlagen. Hierfür ist die Beobachtung von K. GRUNERT recht kennzeichnend, insofern in diesem Falle von kryptogenetischer Sepsis die Erkrankung über drei Monate schleichend verlief, bis schließlich die Allgemeinerscheinungen bedrohlich zunahmen und der Tod eintrat. Im Endstadium war das rechte Auge durch eine schwere Iridocyclitis mit Ablösung der eitrig zerfallenen Netzhaut und durch ein Glaskörperexsudat erblindet, während sich am linken Auge erst 2 Tage vor dem Tode Kennzeichen einer Retinitis septica bei klarem Glaskörper einstellten. Auch diese beruhte ihrem ganzen Verhalten nach wohl auf der Anwesenheit von Erregern.

Sicher steht die Retinitis septica in vieler Hinsicht prognostisch günstiger da, als die metastatisch eitrige Form. Ein doppelseitiges Auftreten braucht noch nicht, wie bei der letztgenannten Art, das Schlimmste befürchten zu lassen; denn es sind auch doppelseitig aufgetretene Fälle völlig ausgeheilt.

Die **pathologische Anatomie** läßt uns entsprechend den eben auseinandergesetzten klinischen Befunden ganz verschiedene Bilder erkennen. In den schweren metastatisch eitrigen Ophthalmien ist das Vorkommen von Mikroorganismenkolonien in den Netzhautgefäßen nachgewiesen worden. Wenn auch die Möglichkeit, daß nach dem Tode noch eine Vermehrung der Bakterien stattgefunden hat, für viele Fälle zugegeben werden muß, so sind doch genug Befunde so eindeutig, daß man von einer förmlichen Verstopfung von Ästen oder des Hauptstammes der Zentralarterie durch Massen von Mikroorganismen sprechen darf. Von diesen angeschwemmten Erregern aus kann die ganze Netzhaut zu rascher Einschmelzung gebracht werden. Dann sieht man eine diffuse Infiltration mit Eiterkörperchen und in dem Gewebe liegende größere Blutergüsse. In den leichten Fällen der Retinitis septica (ROTH) sind Befunde erhoben worden, die nur eine ödematöse Aufquellung der Ganglienzellen und Nervenfasern der inneren Schicht und seitens des Gefäßsystems lediglich eine Verfettung der Endothelien der Capillaren bei normalem Inhalt der Gefäße aufweisen. Dann sind wieder, wie z. B. von GOH Übergangsformen beschrieben worden, bei denen eine knötchenförmige, entzündliche Rundzelleninfiltration der inneren Schicht vorliegt und in ihnen eingeschlossen kleine Mengen von Bakterien gefunden werden. Hier stehen wir also gegenüber dem ebengenannten Vorkommen rein toxisch-ödematöser Degeneration Übergängen zur Entzündung gegenüber, und man muß GRUNERT recht geben, wenn er sagt, daß die HERRNHEISERsche These, bei der Ophthalmie liege stets eine Entzündung, bei der Retinitis septica keine Entzündung vor, nicht mehr aufrecht erhalten werden kann. Zum mindesten erlaubt uns die rein klinische Beobachtung des Augenhintergrundbildes nicht Schlüsse zu ziehen, ob anatomisch nur eine Degeneration oder eine Entzündung Platz gegriffen hat.

Wie bei der metastatischen Ophthalmie liegt auch bei der Retinitis septica die Behandlung in der Hand des Chirurgen oder des Internen; denn es gilt die Grundursache zu treffen und die Widerstandskraft des Gesamtorganismus zu heben.

Literatur.

Metastatische septische Ophthalmie und „einfache" Retinitis septica (Roth).

AXENFELD, TH.: Über die eitrige metastatische Ophthalmie, besonders ihre Ätiologie und prognostische Bedeutung. Graefes Arch. 40, H. 3, 1 u. H. 4, 103 (1894).
GOH, KENJUROH: Beiträge zur Kenntnis der Augenveränderungen bei septischen Allgemeinerkrankungen. Graefes Arch. 43, 147 (1897). — GRUNERT, K.: Über Retinitis septica und metastatica. Ber. 30. Verslg ophthalm. Ges. Heidelberg **1902**, 338.

HERRNHEISER, J.: (a) Beiträge zur Kenntnis der metastatischen Entzündungen im Auge und der Retinitis septica (ROTH). Klin. Mbl. Augenheilk. **30**, 393 (1892). (b) Zur Kenntnis der Netzhautveränderungen bei septischen Allgemeinleiden. Klin. Mbl. Augenheilk. **32**, 137 (1894).
KAHLER: Über septische Netzhautaffektionen. Z. Heilk. **1** (1880). — KRÜCKMANN, E.: Ein Beitrag zur Kenntnis der sog. Retinitis septica (ROTH). Virchows Arch. **227**, 227 (1920).
LEBER, TH.: Die Erkrankungen der Retina. Handbuch von Graefe-Saemisch, 1. u. 2. Aufl. — LITTEN, M.: Über die bei der akuten malignen Endokarditis und anderen septischen Erkrankungen vorkommenden Retinalveränderungen. Ber. 10. Verslg ophthalm. Ges. Heidelberg 1877, 140.

5. Die Veränderungen der Retina bei Flecktyphus.

Beim Flecktyphus geht die Schädigung der Netzhaut von den Gefäßen aus, und es finden sich neben Gefäßverstopfungen deswegen vor allem Blutungen. Als Ursache können im wesentlichen folgende Momente in Frage kommen. In erster Hinsicht ist eine spezifische entzündliche Veränderung der Gefäßwandung erwiesen. Sie nimmt ihren Ausgangspunkt im Endothel und greift in Gestalt einer zelligen Infiltration auf die anderen Häute des Gefäßrohrs über (ADOLF GUTMANN). Hierdurch kann es selbstverständlich zu Verstopfungen des Gefäßlumens kommen (JENDRALSKI, E. P. BRAUNSTEIN). Aber es ist auch eine Thrombose im Gebiete der Zentralvene angetroffen worden, die auf die Bildung eines zellig-körnig-feinfädigen Materials mit zurückzuführen ist, ohne daß eine Wanderkrankung festzustellen war (NAUWERCK). Vielleicht hängen diese Zustände mit dem starken Absinken des Blutdrucks zusammen, das auf der Höhe des Leidens zu verzeichnen ist. Eine dritte Möglichkeit ist in der Wirkung toxischer Stoffe zu sehen, die dann eine gewisse Parallele zur Retinitis septica (ROTH) eröffnet.

Literatur.

Veränderungen der Netzhaut bei Flecktyphus.

BRAUNSTEIN, E. P.: Augenerkrankungen bei Flecktyphus. Graefes Arch. **113**, 359 (1924).
GUTMANN, ADOLF: Augenbefunde bei Fleckfieber. Dtsch. med. Wschr. **1916**, Nr 50.
JENDRALSKI: Verschluß der Art. centr. retinae nach Fleckfieber. Klin. Mbl. Augenheilk. **68**, 832 (1922).
NAUWERCK: Demonstration mikroskopischer Präparate über Flecktyphus. Münch. med. Wschr. **1916**, 1196.

6. Die Retinochorioiditis.
[Retinochorioiditis juxtapapillaris (EDMUND JENSEN).]

Die Abhängigkeit der Neuroepithelien der Netzhaut von der Chorioidea, vor allem der Choriocapillaris als der Ernährungsbasis, wirkt sich dann aus, wenn die Aderhaut erkrankt. Umgekehrt ziehen Störungen in den äußeren Netzhautschichten und dem Pigmentepithel leicht sekundäre Veränderungen in der Aderhaut nach sich, und es ist auch möglich, daß ein und dieselbe Schädlichkeit Netzhaut und Aderhaut gleichzeitig primär befällt. Die kongenital luetischen Erkrankungen des Augenhintergrundes (siehe S. 535) sind hierfür charakteristisch.

E. FUCHS hat diesen Zuständen eine besondere Untersuchung gewidmet und betont, daß die ophthalmoskopischen Befunde uns nur zu leicht zu falschen Schlüssen verleiten; denn wir können mit dem Augenspiegel zwar relativ unbedeutende Unregelmäßigkeiten im Pigmentepithel frühzeitig feststellen, aber bestimmte Formen schwerer Läsionen der Außenglieder der Neuroepithelien und der nervösen Netzhautsubstanz überhaupt erst dann erkennen, wenn sekundäre Prozesse, wie Einwanderung von Pigment oder Infiltration mit Fett eingesetzt haben. Oft genug verbirgt sich andererseits ein akuter Aderhautherd hinter einer sekundären ödematösen Trübung der davorliegenden

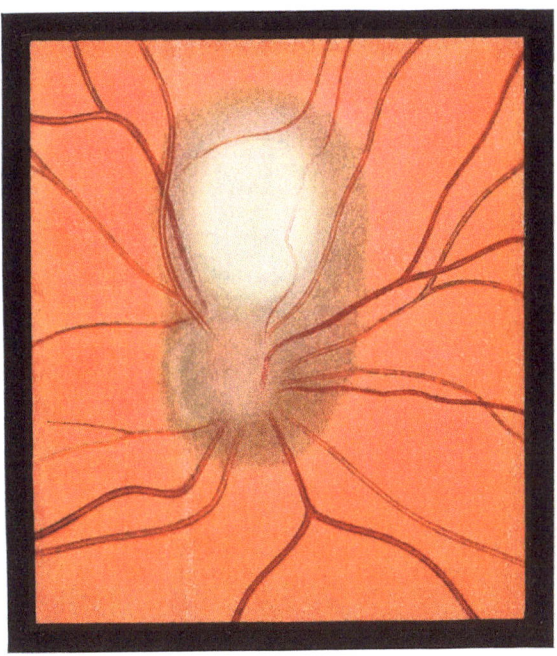

Abb. 101. Retinochorioiditis juxtapapillaris (EDMUND JENSEN). 20jähriger Mann. R. A. Seit 3 Tagen Schatten vor dem rechten Auge. Im Glaskörper eine schleierförmige Trübung. Papille leicht unscharf. An ihrem oberen Rande liegt ein weißes baumwollenartiges Infiltrat, das in der Mitte leicht erhaben ist. Der obere Rand der Papille geht ohne Grenze in das Infiltrat über. S = $^6/_9$. Zugehöriges Gesichtsfeld siehe Abb. 102. (Nach EDMUND JENSEN.)

Netzhautpartie und wird in seinen Ausmaßen erst sichtbar, wenn die an und für sich weniger beteiligte Netzhaut wieder durchsichtig geworden ist. Diese vorübergehenden, weißlichen, unscharf begrenzten und mehr oder weniger glasigen Netzhauttrübungen sind in der Literatur als „baumwollflockenartige Trübungen" bekannt und spielen vorzüglich bei derjenigen Form der Chorioretinitis eine erhebliche Rolle, die EDMUND JENSEN 1908 als *Retinochorioiditis juxtapapillaris* beschrieben hat. Er glaubte damit eine besondere Erkrankung des Augenhintergrunds aufgedeckt zu haben, doch sind wir durch die von JENSEN angeregte weitere Beschäftigung mit der Frage des von chorioretinitischen

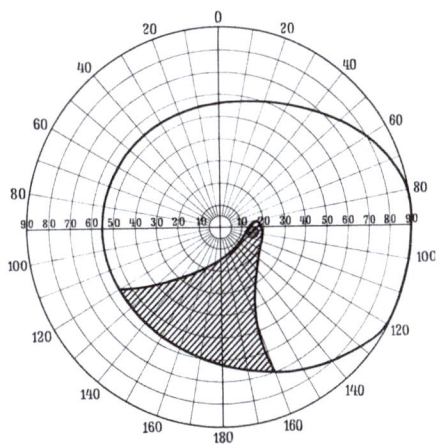

Abb. 102. Das zu Abb. 101 gehörende Gesichtsfeld. Ein sektorenförmiger Ausfall zieht vom blinden Fleck nach unten und nasal. (Nach EDMUND JENSEN.)

Prozessen verursachten Funktionsausfalls darüber aufgeklärt worden, daß die Lage der Herde in unmittelbarer Nähe der Papille [juxtapapillaris (Abb. 101

und 102]) zwar die Folgezustände für das Gesichtsfeld in hervorragend typischer Weise aufzeigt, aber grundsätzlich dieselben Erscheinungen auch

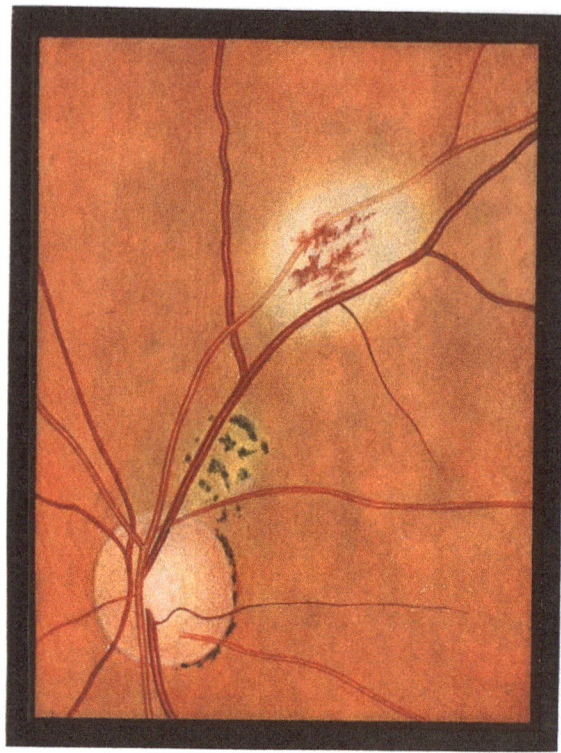

Abb. 103. Retinochorioiditis (JENSEN). 29jährige Patientin. Sonst gesund. L. A. Vor 9 Jahren Nebelsehen vor demselben Auge, die im Laufe einiger Monate wieder schwanden. Zur Zeit der der Abbildung zugrunde liegenden Erkrankung, die kurz zuvor wieder als Rückfall eingesetzt hatte, sah man am oberen und temporalen Rande der Papille eine alte retinochorioideale Veränderung (leichte Atrophie der Aderhaut und unregelmäßige Pigmentierung). Oberhalb und temporal von der früher ergriffen gewesenen Stelle lag der neue Herd in Gestalt eines verschleierten weißen Flecks, der leicht erhaben und von feinen retinalen Blutungen bedeckt war. Die hindurchgehende Arterie ist im Bereiche des Herdes verschleiert und verdünnt. $S = ^6/_9 - ^6/_6$. Gesichtsfeld siehe Abb. 104. (Nach GROES-PETERSEN.)

vorgefunden werden, wenn man bei peripherer Lokalisation des Prozesses die Gesichtsfeldperipherie mit genügender Sorgfalt untersucht.

Symptome. Es ist das Verdienst EDMUND JENSENs, als Erster nachgewiesen zu haben, daß ein bis zu der Lage der Nervenfaserschichte vordringender Netzhautherd die sämtlichen Sinneszellen ausschalten kann, deren Leitungen durch die Stelle hindurchlaufen. Da alle Bahnen der Netzhaut in den Sehnerven einmünden, müssen natürlich diejenigen Erkrankungen den größten Ausfall herbeiführen, die unmittelbar neben der Papille zur Entwicklung gelangen, während die nachgeschalteten Sinneselemente an Zahl und Bedeutung immer geringer werden, je weiter peripher die Leitungsunterbrechung erfolgt. Ent-

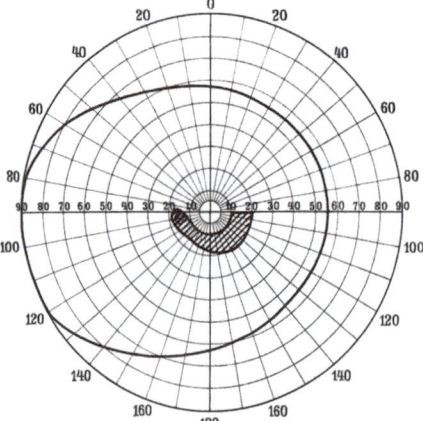

Abb. 104. Das zu der in Abb. 103 gezeigten Retinochorioiditis gehörende Gesichtsfeld. Da der Herd oben temporal sitzt, blockiert er ein Faserbündel, welches im Bogen um den oberen Rand des Fovealgebietes zieht und entsprechend fällt im Gesichtsfelde eine vom blinden Fleck bis zur Horizontalen temporal laufende halbringförmige Zone unten aus. (Nach GROES-PETERSEN.)

sprechend der anatomischen Anordnung der Nervenfasern in annähernd radiärem Verlauf zur Papille einesteils und Macula anderenteils (siehe Abb. 8, S. 392)

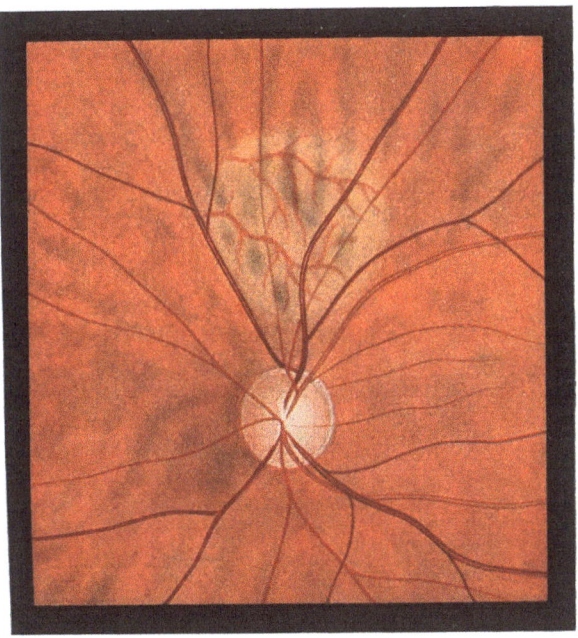

Abb. 105. Im Ablaufe begriffene Retinochorioiditis (JENSEN). 23jähr. Patientin. Nebelsehen und leichte Schmerzen links. Ganz leichte diffuse Hornhauttrübung. Geringe Tensionserhöhung. 7 Monate nach Beginn der seiner Zeit eine wolkige Netzhauttrübung darstellenden Affektion zeigt die befallene Stelle aufwärts von der Papille einen ziemlich großen, gegen die Peripherie ganz scharf begrenzten Bezirk einer Atrophie des Pigmentepithels, so daß die Aderhautstruktur deutlich wird. Die hindurchziehende Netzhautarterie ist etwas dünner und blasser als normal. $S = 5/9$. Gesichtsfeld siehe Abb. 106.
(Nach GROES-PETERSEN.)

müssen die Gesichtsfelddefekte sektorenförmige Anordnung zeigen, die in dem einen Falle von dem blinden Fleck ausgehen, in dem andern skotomartig dem Fixationspunkte zustreben. Die Skotome können anfänglich nur relativ sein, um in absolute überzugehen, doch ist innerhalb der ausgeschalteten Bahnen zumeist die Leitung ganz unterbunden.

In dem von EDMUND JENSEN beschriebenen Schulbilde des Leidens handelt es sich um das Auftreten eines baumwollflockenartigen weißen Flekkens neben der Papille innerhalb der innersten Netzhautlagen. (Abb. 101, S. 547.) Er hat unscharfe Grenzen, deckt gleich markhaltigen Nervenfasern hin und wieder die Netzhautgefäße zu und zeigt eine leichte Prominenz. Vor ihm liegt oft eine diffuse Glaskörpertrübung, die rasch wieder verschwindet, aber zum Symptomenkomplex nicht unbedingt gehört.

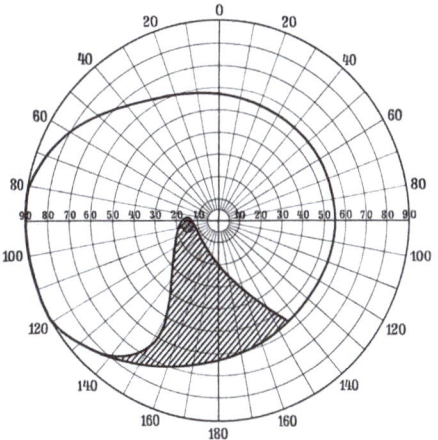

Abb. 106. Das zu der in Abb. 105 gezeigten Retinochorioiditis gehörende Gesichtsfeld. Entsprechend der Lage des Herdes oberhalb der Papille fehlt ein Sektor nach unten.
(Nach GROES-PETERSEN.)

Ein ganz nahe an die Papille geschmiegter Herd kann wohl auch das Bild der Neuritis nervi optici hervorrufen. Maßgebend für die Diagnose ist der Nachweis des sektorenförmigen vom blinden Fleck ausgehenden Gesichtsfeldausfalls, der eine irreparable Schädigung zu bedeuten pflegt. Der Netzhautherd pflegt rasch zu verschwinden, und dann wird der darunterliegende chorioiditische Herd sichtbar (Abb. 103 und zugehöriges Gesichtsfeld Abb. 104).

In der Folgezeit hat sich herausgestellt, daß auch mehrere solcher Herde gleichzeitig vorhanden sein können, sowie daß sie ebenso in der Peripherie (Abb. 105 und zugehöriges Gesichtsfeld Abb. 106) oder überhaupt an einer beliebigen Stelle des Augenhintergrundes anzutreffen sind, und man hat deshalb den Zusatz „juxtapapillaris" fallen lassen und spricht jetzt besser kurz von einer Retino-Chorioiditis JENSEN, womit man die mit sektorenförmigen Gesichtsfelddefekten einhergehenden retino-chorioiditischen Herde irgendeiner Stelle des Fundus meint.

Die Entwicklungsart auf dem Grunde einer primären Schädigung der Aderhaut, bzw. des Uvealtraktus macht es erklärlich, daß man ab und zu auch die Kennzeichen einer Uveitis findet. So ist eine leichte ciliare Injektion, sowie eine Iritis serosa mit Präcipitaten an der DESCEMETschen Haut und Neigung zu Drucksteigerung beobachtet worden. Ferner sind in einigen Fällen Beziehungen zum Verlaufe der Netzhautgefäße mehr oder weniger deutlich. Auch kann man in denjenigen Fällen, in denen die Trübung eine Arterie zudeckt, manchmal nachweisen, daß das Gefäß peripherwärts verschmälert zutage tritt. Blutungen kommen vor, doch sind direkt sklerotische Gefäßveränderungen nicht bekannt.

Die subjektiven Symptome sind dieselben wie beim Auftreten eines chorioiditischen Herdes, eben mit der Besonderheit, daß im Gesichtsfelde die an die Stelle des Herdes sich anschließenden peripheren (in der Maculagegend zentralen) Gebiete ausfallen. Die zentrale Sehschärfe kann bei peripherem Sitze der Herde normal sein, bei Blockade eines Teiles des papillomakulären Bündels aber auch entsprechend absinken.

Die **Pathogenese** des Leidens wurde von E. JENSEN zunächst so erklärt, daß er an die Kompression eines Netzhautgefäßes durch einen Entzündungsherd glaubte, ähnlich, wie die Zusperrung einer Netzhautarterie die von dem ganzen Stromgebiet versorgten Netzhautelemente ausschaltet. Da aber GROES-PETERSEN, J. VAN DER HOEVE und HENNING RÖNNE Fälle antrafen, in denen trotz bestehendem sektorenförmigen Ausfall der Herd gar keine Beziehung zu einem Netzhautgefäß aufwies, mußte diese Annahme hinfällig werden. Diese Autoren suchen daher den Grund in einer *Neurofibrillitis retinae*, in dem eine von dem Herde in der Aderhaut ausgehende zellige Infiltration mit Ödem die Nervenfasern schädigt. Allerdings hat B. FLEISCHER die ursprüngliche Ansicht von EDMUND JENSEN durch weitere Beobachtungen zu stützen versucht, doch wird die andere Erklärung viel mehr den klinischen Tatsachen gerecht.

Da eine primäre Erkrankung der Uvea wohl stets vorliegt, können alle ätiologischen Momente, die eine akute Chorioiditis hervorzurufen imstande sind, auch die Retino-Chorioiditis JENSEN erzeugen. Neben Lues wird Grippe (W. KÖHNE), Tuberkulose (G. SCHERTLIN, ARNOLD LÖWENSTEIN), ja sogar multiple Sklerose (FLEISCHER) als Ursache genannt. C. V. LODBERG sah in seinem Falle neben den Veränderungen der Retino-Chorioiditis JENSEN auch eine Spritzfigur in der Netzhautmitte, ohne daß ein Nierenleiden vorhanden war (siehe Retinitis stellata S. 448).

Für den weiteren Verlauf ist zu beachten, daß die Erkrankung gern an derselben Stelle rezidiviert, wie wir dies auch bezüglich der Chorioiditis kennen. Die Behandlung ist die einer Chorioiditis (siehe Beitrag GILBERT; dieser Band S. 110).

Literatur:

Die Retinochorioiditis.

BLESSIG, E.: Ein Fall von Retino-Chorioiditis juxtapapillaris. Graefes Arch. **74**, 284 (1910).
FLEISCHER: Zur Pathogenese der Chorioretinitis juxtapapillaris. Dtsch. ophthalm. Ges. Jena **1922**, 140. — FUCHS, E.: Über Chorioretinitis. Graefes Arch. **107**, 15 (1921).
GROES-PETERSEN: Retino-Chorioiditis (EDMUND JENSEN). Klin. Mbl. Augenheilk. **50** II, 159 (1912).
VAN DER HOEVE, J.: Nervenfaserdefekte bei Retinochorioiditis juxtapapillaris. Klin. Mbl. Augenheilk. **53** II, 487 (1914).
JENSEN, EDMUND: Retino-Chorioiditis juxtapapillaris. Graefes Arch. **69**, 41 (1908).
KOEHNE, W.: Chorioretinitis juxtapapillaris. Klin. Mbl. Augenheilk. **65**, 882 (1920).
LODBERG, C. V.: Ein Fall von Retino-Chorioiditis juxtapapillaris (EDM. JENSEN). Klin. Mbl. Augenheilk. **56**, 301 (1916). — LÖWENSTEIN, ARNOLD: Zur Klinik der Augentuberkulose. Klin. Mbl. Augenheilk. **76**, 812 (1926).
RÖNNE, HENNING: Über die Retino-Chorioiditis (EDM. JENSEN). Klin. Mbl. Augenheilk. **54** I, 455 (1915).
SCHERTLIN, G.: Beiträge zur Retino-Chorioiditis (EDM. JENSEN). Klin. Mbl. Augenheilk. **57**, 60 (1916).

N. Die Erkrankungsformen der Netzhautmitte.

Anatomische Vorbemerkungen. Die temporal von der Papilla nervi optici gelegene Mitte der Netzhaut ist anatomisch dadurch gekennzeichnet, daß hier die Membran eine grubenförmige Einsenkung (Fovea centralis) aufweist, in der ein Bezirk vorhanden ist, der durch seine Gelbfärbung auffällt (Macula lutea). Man darf also nicht, wie es so oft geschieht, die Bezeichnungen Fovea und Macula willkürlich miteinander vertauschen, sondern muß daran festhalten, daß unter Fovea die ganze Netzhautpartie zu verstehen ist, welche von dem ovalen, ungefähr papillengroßen „Wallreflex" umrahmt ist, während die Macula nur einen relativ kleinen Teil der Fovea einnimmt.

Wahrscheinlich hängt mit der besonders feingegliederten Bauart der Netzhaut in der Maculagegend die Erfahrungstatsache zusammen, daß keine Stelle des Augenhintergrundes so leicht verletzbar ist, wie diese, und wir werden die Erkrankungsbereitschaft des Bezirks um so mehr verstehen, wenn wir daran denken, daß nach der EDINGERschen Aufbrauchtheorie diejenigen Bahnen des Zentralnervensystems am ehesten versagen, welche am meisten beansprucht werden. Da die Macula und das mit ihr gekoppelte papillomakuläre Bündel des Sehnerven dem scharfen Sehen und der Fixation der Objekte dient, gilt diese Annahme sicher für die Netzhautmitte. Für die an die Netzhautmitte gebundenen exsudativen Vorgänge kommt außerdem möglicherweise eine besondere Ödembereitschaft des Gewebes in Frage, die von der gesteigerten Durchlässigkeit der hier liegenden Gefäßwandungen abhängt. Ich habe diesen Erklärungsversuch im Kapitel von der Pathogenese der Retinitis albuminurica (S. 443) eingehender geschildert.

Der *anatomische Bau* an und für sich ist wohl sicher geeignet, gerade an dieser wichtigsten Stelle des Augenhintergrundes Erkrankungen entstehen zu lassen, und zwar aus folgenden Gründen. Vielleicht ist die für das Zustandekommen unverschleierter Seheindrücke nötige Gefäßlosigkeit der Maculagegend die Hauptursache. Doch wirken auch andere Faktoren mit, insofern die Zapfen der Macula außerordentlich schlank sind und nicht, wie die Sinnesepithelien der peripheren Gebiete der Netzhaut, unmittelbaren Anschluß an die zugehörigen Zellkerne (die Zapfenkörner) gewinnen; denn trotz der ungeheuren Anzahl der in der Maculagegend dicht gedrängt liegenden Zapfen sehen wir nur wenige äußere Körner in dem Boden der Fovea centralis, während ihre Hauptmasse seitlich der Netzhautmitte angeordnet ist. Die inneren Körner

(Bipolaren) fehlen in der eigentlichen Macula lutea ganz und trotzdem muß jeder Zapfen mit seinem Korn wegen der hier isoliert durchgeführten Leitung (siehe S. 382) je eine eigene Bipolare versorgen. So kommt es, daß eine gewaltige Zahl sehr dünner Fasern Anschluß an die seitlich gelegenen Zellkerne sucht und daß diese Fasern nicht wie sonst in der Retina senkrecht zu der Oberfläche der Membran verlaufen, sondern mehr oder weniger schräg oder sogar parallel derselben aufeinander geschichtet sind. Damit hängt das Zustandekommen der „HENLEschen Faserschicht" an dieser Netzhautstelle zusammen. Auch die MÜLLERschen Stützfasern, die in der Peripherie die Membrana limitans interna auf dem kürzesten Wege mit der M. limitans externa verbinden, folgen diesem schrägen Verlaufe, und hierdurch wird zweifellos eine Lockerung in dem Gefüge der Netzhaut viel leichter als in anderen Gebieten möglich. Anatomisch sind entsprechend diesen besonderen Bedingungen daher nicht so sehr entzündliche Vorgänge als vielmehr ödematöse Zustände, Ergüsse, Nekrosen, sowie Cysten- und Lochbildungen nachweisbar.

Die Macula im Bilde des Augenspiegels. Die einleitenden Veränderungen zu diesen schweren Zuständen entziehen sich leicht der Beobachtung, und erst die von ALFRED VOGT in die Technik eingeführte Spiegeluntersuchung im *rotfreien Licht* hat hier Wandel geschaffen; denn sowohl die Lichtreflexe auf der Maculagegend, die uns ein Bild von deren Oberfläche vermitteln, als auch die Gelbfärbung der Partie lassen sich nur hinreichend deutlich erkennen, wenn man eine kurzwellige Lichtquelle anwendet und die Methode des Spiegelns im aufrechten Bilde wählt (siehe S. 390). In der nachstehenden Schilderung folge ich im wesentlichen dem Referate A. VOGTs über seine Erfahrungen, die er im besonderen betreffs der Netzhautmitte mit seiner Technik gesammelt hat.

Beschäftigen wir uns zunächst mit den *Reflexen*, die im Spiegelbilde in der Maculagegend unter gesunden und krankhaften Bedingungen zu sehen sind, so ist der die Fovea umziehende „*Wallreflex*" von dem kleinen in der Macula selbst zur Entwicklung gelangenden „*Macularreflex*" wohl zu trennen.

Der *Macularreflex* stammt von dem Lichte, das von der tiefsten Stelle der Fovea, der „Foveola" zurückgeworfen wird, und entsteht physikalisch durch die Spiegelung auf der Innenfläche der Membrana limitans interna. Da nach den Spiegelgesetzen der von einer konkaven Fläche reflektierte Strahl in entgegengesetzter Richtung wandert, wenn die Lichtquelle sich außerhalb der Brennweite des Konkavspiegels befindet und ihren Ort verändert, so bewegt sich der Reflex bei seitlicher Verschiebung (nicht Drehung) des Augenspiegels nach der gegenüberliegenden Seite. Wird also der Boden der Fovea durch eine in oder unter der Netzhaut liegende Masse gehoben, so muß sich dies dadurch kundgeben, daß der Macularreflex erlischt oder aus einem Konkav- zu einem Konvexreflex wird, so daß er dann mit der Spiegelbewegung gleichsinnig wandert. VOGT macht insofern noch einen weitergehenden Unterschied, als ihm die Feststellung gelang, daß außer dem an der Innenfläche der Limitans interna entstehenden „weißen Macularreflex" noch ein „gelber" ab und zu anzutreffen ist, der von einer tieferliegenden spiegelnden Fläche (vielleicht der Limitans externa) geliefert wird. So veranschaulicht die Abb. 107 einen gleichsinnig beweglichen weißen Reflex (Konvexspiegelreflex) der Macula infolge cystoider Entartung des Netzhautgewebes an dieser Stelle und die Abb. 108 neben einem gelben gleichsinnig beweglichen Reflex einen weißen, der durch das gegensätzliche Wandern als Konkavreflex gedeutet werden mußte, während die Abb. 109 lediglich einen gelben Konvexreflex bei vorübergehender Protrusio bulbi zeigt.

Auch kommen infolge unregelmäßiger Oberflächenveränderungen der Macula walzenförmige Reflexe zur Beobachtung. Wenn Narbenbildungen an dieser

Stelle vorliegen, so kann die Zugwirkung an der Limitans interna kleine (Traktions-)Fältchen erzeugen, die dann einen linear verzogenen, ja schlitzförmigen Reflex hervorrufen (Abb. 110).

Im Gegensatz zu dem Macularreflex ist der „*Wallreflex*" am Rande der Fovea besser im umgekehrten Bilde zu beobachten. Er kommt dort zustande,

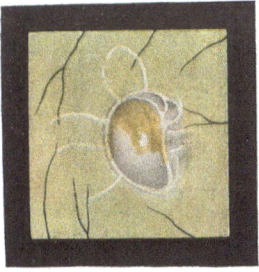

Abb. 107. Gelber Konvexspiegelreflex der Macula im rotfreien Lichte. (Nach A. VOGT.)

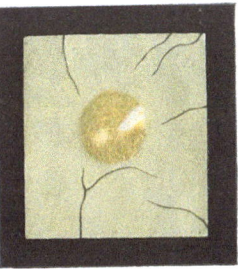

Abb. 108. Gelber Konvex- und weißer Konkavspiegelreflex in einem Falle von Iridocyclitis. (Nach A. VOGT.)

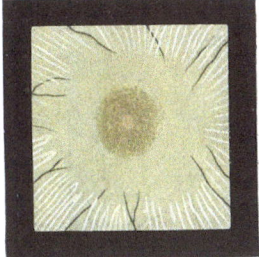

Abb. 109. Gelber Konvexreflex der Macula bei Protrusio bulbi (3½jähriges Kind). (Nach A. VOGT.)

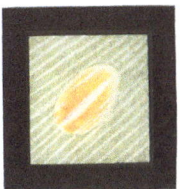

Abb. 110. Schlitzförmiger langgezogener Macularreflex bei Narbenbildung. Langgestreckte Fältelung der Limitans interna retinae. (Nach A. VOGT.)

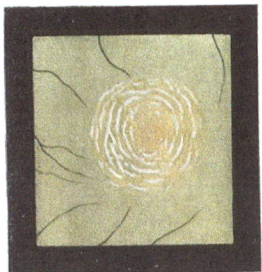

Abb. 111. Konzentrischer Lichtreflex an Stelle des Wallreflexes der Fovea als Zeichen einer Atrophie. (Nach A. VOGT.)

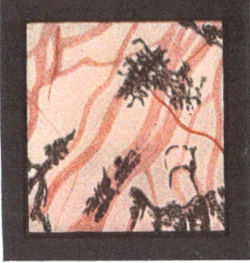

Abb. 112 u. 113. Veraltete Chorioretinitis specifica der Maculagegend bei Lues congenita. 40jährige Patientin. Die im gewöhnlichen Lichte (Abb. 112) ganz unsichtbare Macula tritt im rotfreien Licht (Abb. 113) als leuchtend gelber Fleck zutage. Die Macula ist reflexlos (Zeichen einer Atrophie des Gebietes.) (Nach A. VOGT.)

wo die Limitans interna umbiegt, um am Rande der Fovea sich in die Tiefe zu senken. Die ihn reflektierende Fläche ist also eine konvexe und deshalb wandert der Wallreflex gleichsinnig. Gerade hier ist oft die Nervenfaserzeichnung (siehe S. 391) der Netzhaut besonders deutlich ausgesprochen. Kommt es zu atrophischen Zuständen im Gebiete der Macula und des papillomakulären

Nervenfaserbündels, wie z. B. bei den Folgezuständen der retrobulbären Neuritis, oder auch zu einer allgemeinen Atrophie der Netzhaut, dann treten an Stelle des Wallreflexes unregelmäßige *konzentrische* Lichtreflexe am Rande der Fovea und seiner Umgebung auf, die VOGT als den Ausdruck einer nicht gleichmäßigen Niveauabflachung im Bereiche des fovealen Walles ansieht (Abb. 111).

Die Frage, ob die Macula auch im Leben den *gelben Farbton* aufweist, der im Leichenauge deutlich erkennbar ist, ist durch die Untersuchungen von A. VOGT, A. AFFOLTER und LEONHARD KOEPPE in dem Sinne gelöst worden, daß es sich nicht um eine kadaveröse Erscheinung handelt, und es ist gerade die Beobachtung der Gelbfärbung der Netzhautmitte im rotfreien Lichte ein wichtiges Hilfsmittel geworden, um Erkrankungen der Macula sicherzustellen (Abb. 112, 113).

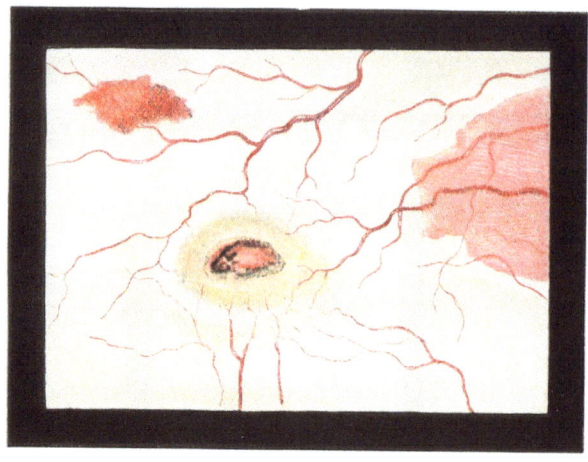

Abb. 114. Embolie der Zentralarterie. Fokal beleuchtetes Spaltlampenbild der Netzhautmitte. In der unmittelbaren Umgebung des „kirschroten Flecks" ist die Netzhaut goldgelb gefärbt. (Nach LEONHARD KOEPPE.)

A. AFFOLTER erklärt die Tatsache, daß man beim Spiegeln mit den gewöhnlichen Lichtquellen den gelben Farbton nicht sieht, damit, daß eine gelbe durchsichtige Lackfarbe auf roten Grund gelegt lediglich das Rot eine Nuance dunkler stimmt, aber als Gelb verschwindet. Auch im ungefilterten Lichte der Glühlampe kann man das Gelb der Macula dann gut beobachten, wenn die Trübung der Netzhaut bei frischer Embolie der Zentralarterie das Rot des Augenhintergrundes zudeckt (LEONHARD KOEPPE, siehe Abb. 114). Im rotfreien Lichte zeigt die Macula jedenfalls im gesunden Zustande eine zur Farbe des übrigen Fundus, besonders auch der Papille, im schroffen Gegensatze stehende Gelbfärbung. Bei nicht genügender Helligkeit der Lichtquelle sieht sie bräunlichgelb aus und wird bei starker Belichtung hellgelb bis citronengelb. Nach den Erfahrungen von A. VOGT ist die Ausdehnung der gelben Partie bei allen Menschen ungefähr gleichgroß. Die Farbe ist in unmittelbarer Nähe des zentralsten Reflexes am stärksten ausgesprochen und wird nach dem Wallreflex zu rasch schwächer. Am deutlichsten prägt sich die gelbe Farbe bei jugendlichen Personen aus. Sie ist nur im aufrechten Bilde wahrnehmbar. Wenn im Alter die Linse eine gelbliche Färbung annimmt, so wird die gelbe Maculafarbe ausgelöscht, kehrt aber nach der Linsenextraktion wieder, und im allgemeinen läßt sich sagen, daß die Macula um so leuchtender gelb erscheint, je dunkler der Fundus pigmentiert ist.

Unter pathologischen Bedingungen (z. B. Chorioiditis disseminata mit Maculabeteiligung, bei frischer Chorioiditis centralis, myopischen Veränderungen der Netzhautmitte) erscheint der gelbe Bezirk verzerrt oder eingeengt (manchmal auch verbreitert) und in einzelne Abschnitte zerteilt. Wenn dann im weiteren Verlaufe einer Chorioretinitis centralis das Pigmentepithel in Unordnung gerät und in die Netzhaut einwandert oder Exsudationen oder Zerreißungen innerhalb der Netzhaut hinzutreten, kann der gelbe Bezirk teilweise oder völlig verdeckt werden. Nicht minder bedeutungsvoll ist die Beobachtung, daß bei der Entwicklung eines Tumors oder bei Amotio retinae die ganze Maculapartie verschoben werden kann (siehe Abb. 115). In dem von A. Vogt beschriebenen Falle hatte diese Dislokation der Macula vertikal übereinander stehende Doppelbilder verursacht.

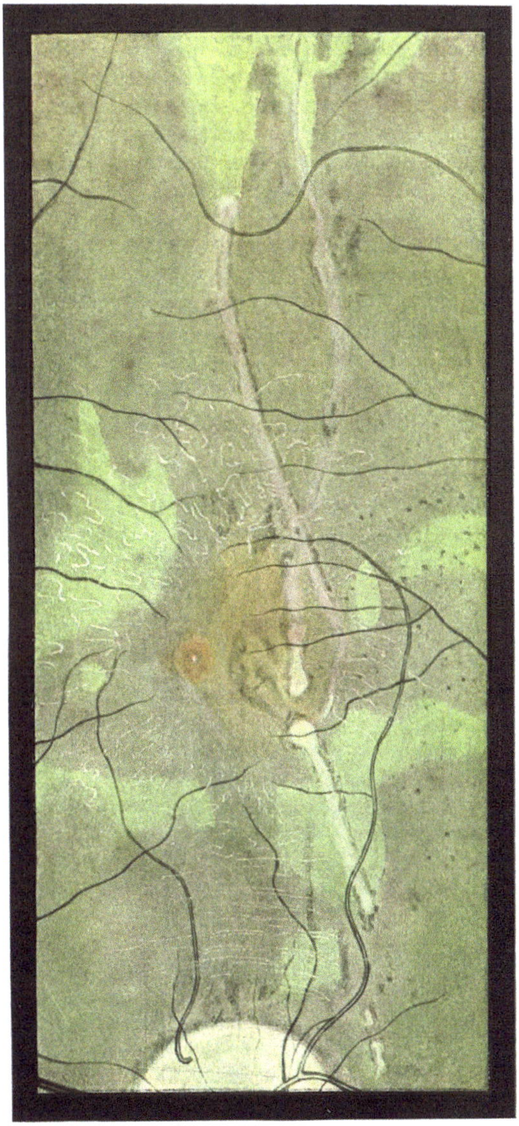

Anscheinend ist die Gelbfärbung der Macula nicht davon abhängig, daß die Netzhaut dem Pigmentepithel bzw. der Aderhaut aufliegt; denn auch bei länger bestehender Netzhautablösung bleibt die Färbung erhalten.

Alle anderen von Vogt beschriebenen pathologischen Zustände der Macula werden bei den betreffenden Erkrankungsformen berücksichtigt werden, und es sei hier nur besonders auf die S. 393 geschilderten Radiär- und Traktionsfalten der Maculagegend aufmerksam gemacht.

Abb. 115. Die gelbe Macula ist durch einen von einer geheilten Netzhautablösung ausgehenden Zug nach oben verlagert worden. In der weiteren Umgebung der Macula sind feinste Fältchenreflexe sichtbar. Unter der Netzhaut liegen sich überkreuzende weiße Stränge, wie sie nach Wiederanlegung einer Netzhautablösung vorkommen und als „Retinitis striata" in der Literatur bekannt sind. (Nach A. Vogt.) Siehe auch Abb. 49, S. 464.

Ätiologie. Als Ursachen für die Schädigung der Netzhautmitte kommen vielfach stumpfe Traumen des Auges (siehe Abb. 118 u. 119, S. 558), ferner die Einwirkung des elektrischen Stromes, sowie die Anwesenheit eines Fremdkörpers im vorderen oder hinteren Augenabschnitte in Betracht. Daneben sind dergleichen Veränderungen auch als mehr oder weniger zufällig festgestellte Nebenbefunde klinisch oder pathologisch-anatomisch angetroffen worden, wenn z. B. der Bulbus durch einen Tumor oder eine Orbitalphlegmone vorgedrängt wurde oder im ganzen (bei Staphyloma corneae) eine Entartung aufwies (siehe Abb. 121, S. 559). In allen diesen Fällen muß man die *Maculaerkrankung als eine indirekt verursachte* insofern ansehen, als die Netzhautmitte nicht unmittelbar durch einen Unfall usw. betroffen wird, sondern aller Wahrscheinlichkeit nach nur deswegen erkrankt, weil sie bei Schädigungen des Gesamtbulbus eben den empfindlichsten Netzhautbezirk darstellt. In einer zweiten Gruppe von Maculaaffektionen spielt vielleicht ihre *Abnutzung*, d. h. ihre Aufgabe als Trägerin des schärfsten Sehens eine Rolle. Diese wird zur Gewißheit bei den Maculaentartungen im Anschluß an Beobachtungen von Sonnenfinsternissen und an Blendungen, während wohl auch die sog. Heredodegenerationen der Macula, die Retinitis centralis disciformis und andere in der Netzhautmitte, vor allem im vorgeschrittenem Alter zur Entstehung gelangenden Veränderungen auf ein Versagen dieses äußerst angestrengt tätigen Netzhautbezirks zurückgeführt werden können. Hinzu kommt die schon erwähnte Möglichkeit einer gesteigerten Durchlässigkeit der zu ihr strebenden Gefäße (S. 443).

Wir teilen daher die Erkrankungen der Netzhautmitte zweckmäßig in „Maculaschäden bei Verletzungen und Entartungen des Bulbus" und „Isolierte Maculaerkrankungen" ein.

1. Die Maculaschäden bei Verletzungen und Entartungen des Bulbus.

Bei stumpfen Traumen sehen wir ab und zu die sonst über größere Netzhautgebiete sich ausdehnende *Commotio retinae* (BERLINsche Trübung) lediglich

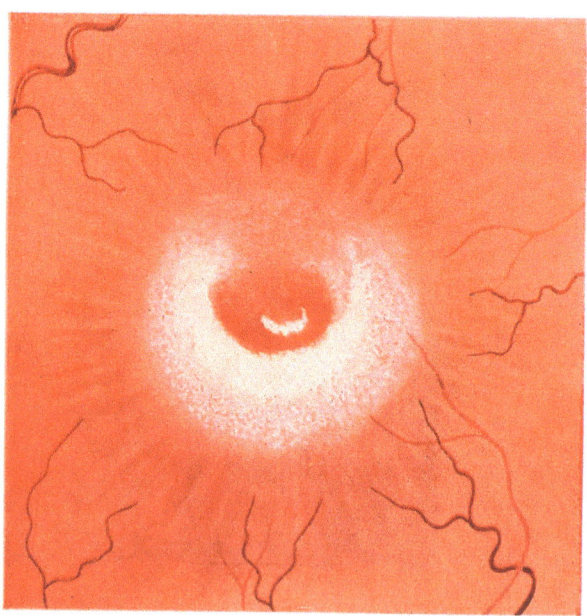

Abb. 116. Traumatisches Ödem der Macula. Schneeballverletzung. Im wesentlichen liegt eine auf die Macula beschränkte BERLINsche Trübung vor. Völlige Heilung. (Originalbild von HARRY VANDERBILT WÜRDEMANN.)

im Bereiche der Netzhautmitte zustande kommen. Mit dieser Schädigung ist nicht die S. 513 beschriebene fast regelmäßig bei Commotio retinae vorhandene funktionelle Störung der Macula gemeint, sondern der Zustand, daß man mit dem Augenspiegel einen ausschließlich um die rot durchscheinend bleibende Macula herumreichenden milchigweißen Hof erblickt. Wie Abb. 116[1] zeigt, kann es sich dabei um einen nicht vollständig geschlossenen weißen Ring handeln, dessen helle Farbe sich nach der Peripherie zu bald verliert und der aus einer Unzahl kleinster Stippchen zusammengesetzt ist. Abb. 117 läßt eine andere Variation erkennen. Hier sind deutliche Pigmentunregelmäßigkeiten am Boden der Fovea entstanden, die von der BERLINschen Trübung umgeben werden und auch nach deren Verschwinden bleiben. Mit der Commotio der Netzhautmitte können Blutungen verbunden sein, die hier mit Vorliebe radiär gestellt angetroffen werden. Sie kommen auch ohne die Kennzeichen einer Commotio im Anschlusse an ein stumpfes Trauma vor und können von sich aus

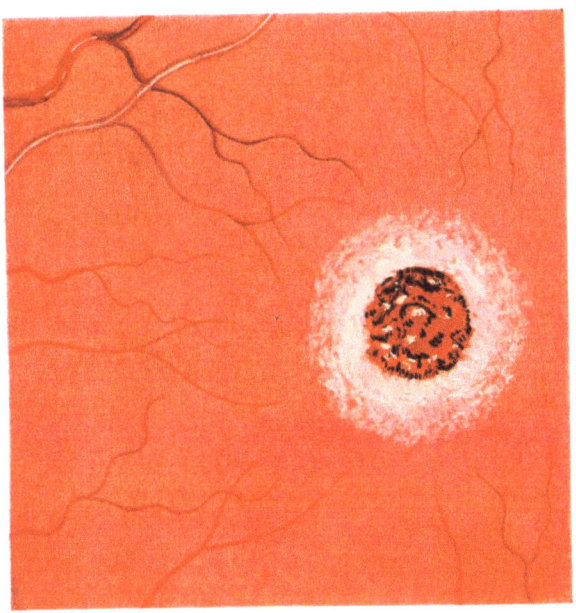

Abb. 117. Traumatisches Ödem der Macula, 3 Tage nach stumpfem Schlag auf das Auge. 3 Wochen später war die Veränderung gänzlich verschwunden. Völlige Heilung. Nur einige Pigmentfleckchen blieben zurück. (Originalbild von HARRY VANDERBILT WÜRDEMANN.)

während der Zeit der Resorption zur Bildung kleiner weißer Fleckchen innerhalb der Macula Anlaß geben (Abb. 118). Die radiär gestellten feinen Hämorrhagien, welche die Abb. 119 deutlich macht, sind Blutergüsse unter die S. 555 bereits erwähnten Falten der Limitans interna (Radiärfalten der Maculagegend). Schwerere Erschütterungen des Auges vermögen Zustände zu erzeugen, die zunächst nur als ein Kranz kleiner radiärer Blutungen erscheinen, bald aber einer irreparablen Veränderung Platz machen, die wir als *Lochbildung der Macula* bezeichnen (Abb. 120).

Ein Blick auf die anatomischen Grundlagen dieser Folgezustände lehrt uns ihre Entstehung leicht verstehen. Zunächst handelt es sich um eine ödematöse Durchtränkung der Netzhaut, dann kommen förmliche Cystenbildungen zustande, die von einer Flüssigkeit angefüllt sind (Abb. 121 und Abb. 122), und

---

[1] Herr Kollege HARRY VANDERBILT WÜRDEMANN in Washington hatte die große Liebenswürdigkeit, mir eine Serie seiner vorzüglichen Originalabbildungen zu überlassen, wofür ich ihm auch an dieser Stelle den herzlichsten Dank sage. F. SCHIECK.

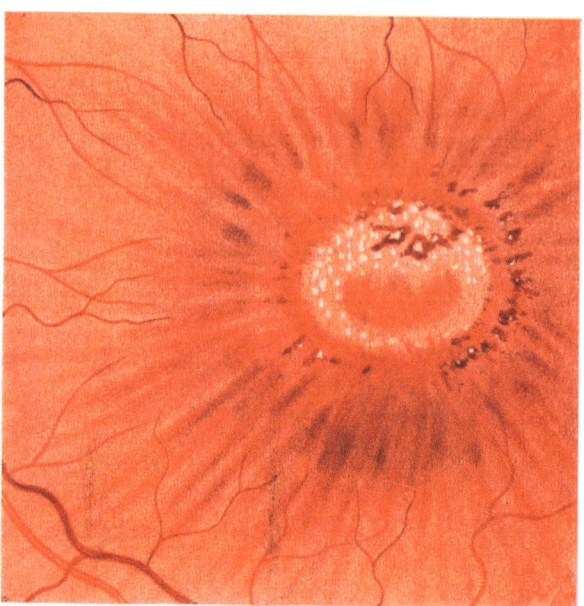

Abb. 118. 15 Tage alte Maculaveränderung, die durch einen Schlag auf das Auge entstanden ist. Die Netzhaut ist ödematös und trägt feine punktförmige Hämorrhagien. Die weißen Flecke hängen mit der Resorption des Blutes zusammen. Die Funktion der Macula kehrte zurück, doch blieb eine unregelmäßige Anordnung des Pigments in der Netzhautmitte.
(Originalbild von HARRY VANDERBILT WÜRDEMANN.)

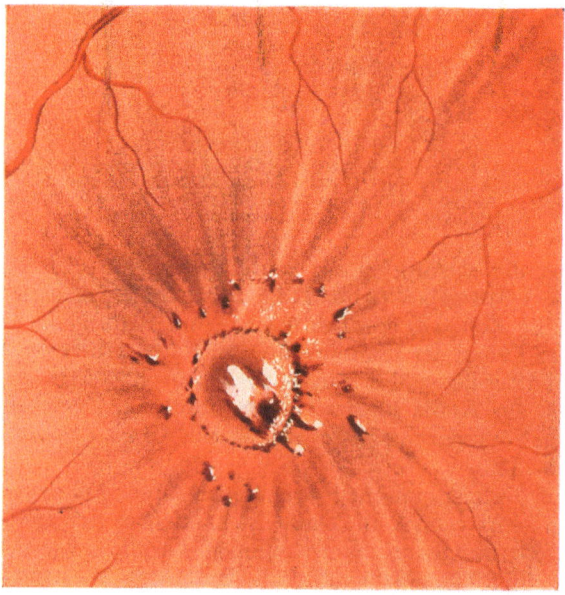

Abb. 119. Schwere Maculaveränderung durch stumpfe Verletzung (Schneeball). BERLINsche Trübung mit Blutungen. Einen Monat später war eine förmliche Lochbildung der Macula zu sehen, die ein zentrales Skotom veranlaßte. (Originalbild von HARRY VANDERBILT WÜRDEMANN.)

schließlich wird daraus eine Lücke in der Membran. Da die cystoide Maculadegeneration mit anschließender Lochbildung auch bei den spontan

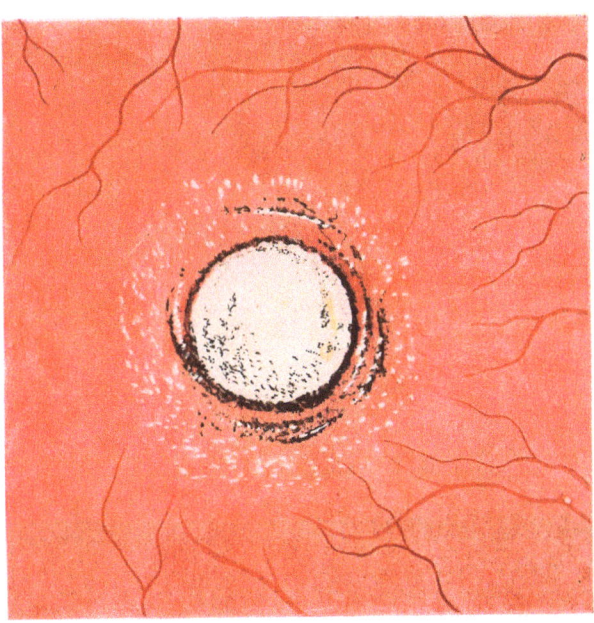

Abb. 120. 3 Jahre alte Maculaveränderung im Anschluß an ein stumpfes Trauma des Auges. Vollkommene Lochbildung der Netzhaut und Aderhaut. (Originalabbildung von HARRY VANDERBILT WÜRDEMANN.)

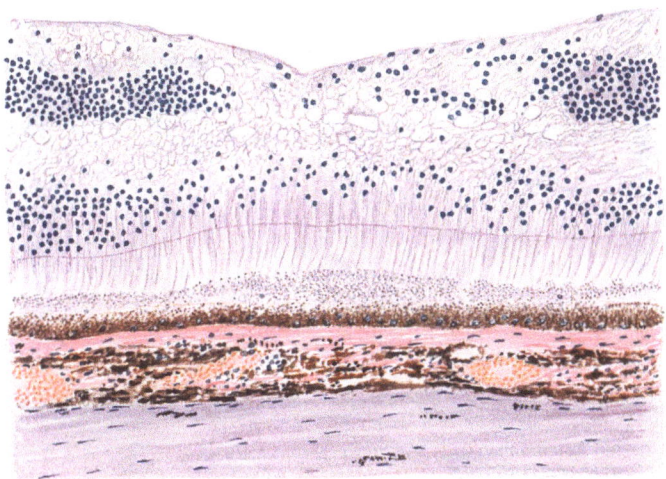

Abb. 121. Cystoide Entartung der Macula lutea als zufälliger Befund in einem Auge mit Staphyloma corneae. (Präparat von E. V. HIPPEL.)

auftretenden „isolierten Maculaerkrankungen" eine große Rolle spielt, verweise ich auf die weiter unten gegebene ausführliche Schilderung ihres klinischen Verhaltens.

Jedenfalls müssen wir aus der Tatsache, daß nach stumpfen Verletzungen die Macula außerordentlich leicht Schädigungen davonträgt, die Lehre ziehen, daß wir bei Begutachtung derartiger Fälle uns nicht damit begnügen dürfen, den Augenhintergrund im gewöhnlichen Lichte auf sichtbare Folgezustände

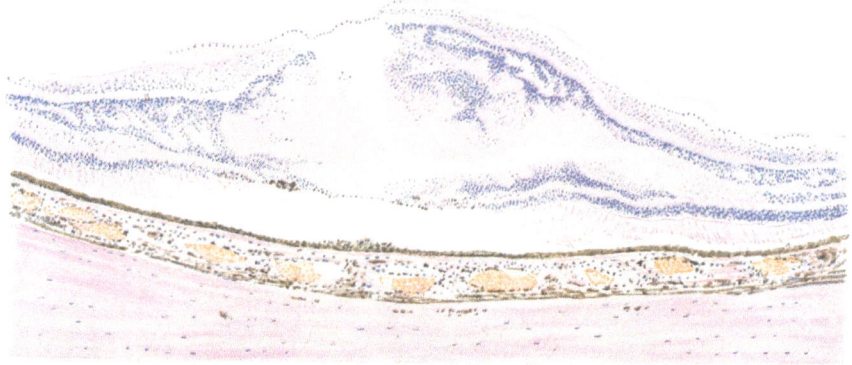

Abb. 122. Eine cystoide Schädigung der Macula, die eine Lochbildung vorbereitet. (Nach einem Präparat von E. v. HIPPEL.)

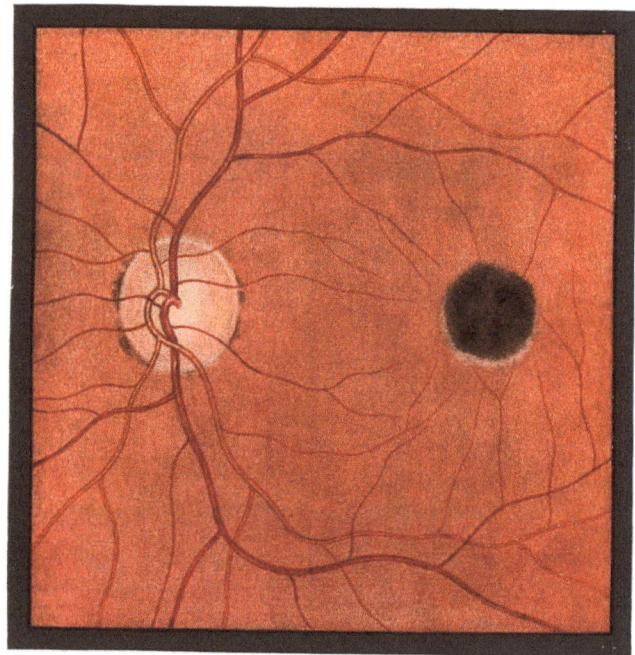

Abb. 123. Der sog. FUCHSsche Fleck bei hoher Myopie. (Pigmentierung der Maculagegend.) (Aus A. SIEGRIST: Refraktion und Akkommodation.)

abzusuchen, sondern vor allem die Netzhautmitte im aufrechten Bilde bei rotfreiem Lichte genau untersuchen müssen. Manchmal führt auch die Prüfung der Funktion der Macula mit Hilfe der HAITZschen Punktproben im Stereoskop die Aufklärung über das zugrunde liegende Leiden herbei. Ebenso wichtig sind die Angaben der Patienten, daß sie unbeschadet einer brauchbaren Sehschärfe gerade Linien verzerrt sehen.

Wie oben schon erwähnt wurde, finden wir Maculaentartungen in Gestalt von Cysten- und Lochbildungen gelegentlich in Augen, die wegen Staphyloma corneae, Iridocyclitis traumatica, Tumoren usw. zur Enukleation gelangen. Dann erfolgt die Feststellung zumeist nur im mikroskopischen Präparate und entbehrt des klinischen Interesses, weil die anderen Vorgänge im Vordergrunde des Krankheitsbildes stehen. Trotzdem sind diese Beobachtungen von

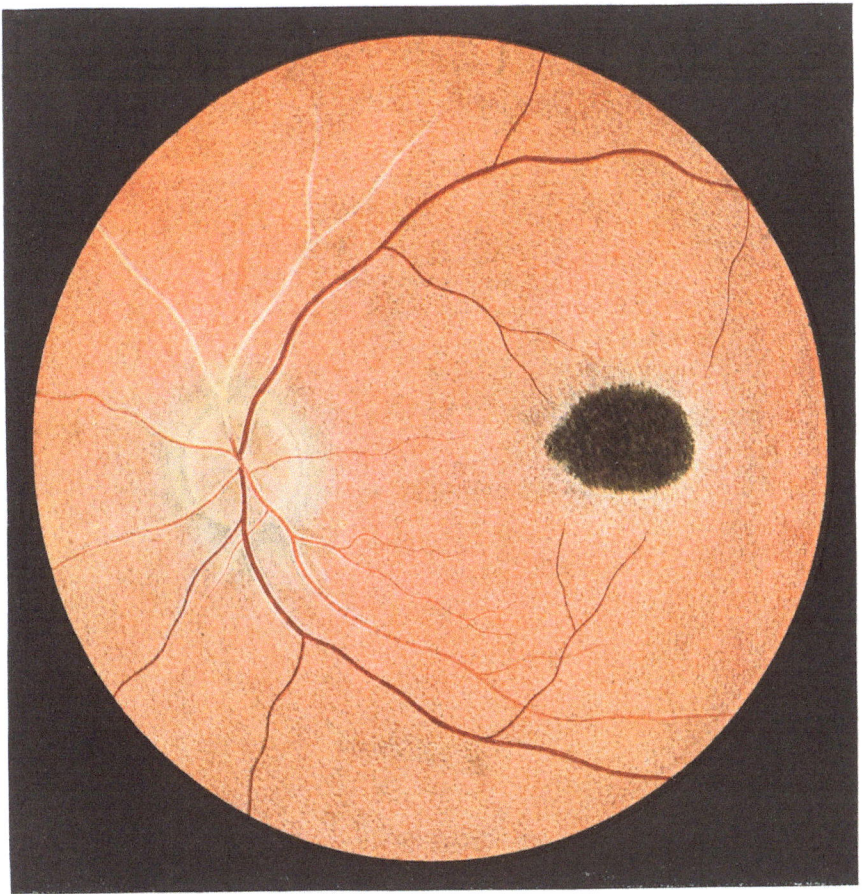

Abb. 124. Schwarzbraune sekundäre Pigmentierung der Maculagegend nach Opticusatrophie infolge von Endarteriitis obliterans retinae.

dem Gesichtspunkte aus wertvoll, als sie recht klar erweisen, wie anfällig und gegenüber den widerstandsfähigen peripheren Netzhautbezirken leicht verletzbar die Maculagegend ist. Wir verstehen dann, daß bei schweren Schädigungen der Gesamtnetzhaut allmählich die Macula eine andere Färbung annehmen kann, die der Ausdruck für den Schwund der nervösen Substanz ist, an deren Stelle Gliawucherungen treten, die später Pigment aus den zugrunde gehenden Pigmentepithelien aufnehmen. Auf diese Weise kommt der sog. FUCHSsche *Fleck bei hoher Myopie* (Abb. 123) zustande. Auch sehen wir z. B. in Abb. 124 eine ganz ähnliche Erscheinung im Anschluß an Netzhautatrophie infolge Sklerose der Zentralgefäße entwickelt.

Ebenfalls zu den traumatischen Einwirkungen auf die Netzhautmitte gehören die Folgen der *Blendung* durch zu intensives Licht. Sie kommen in den Verbrennungen der Netzhautmitte gelegentlich der Beobachtung einer Sonnenfinsternis am stärksten zum Ausdruck.

Aus den Untersuchungen von A. BIRCH-HIRSCHFELD wissen wir, daß eine übermäßige Einwirkung der strahlenden Energie den physiologischen Vorgang, der sich bei Belichtung der Netzhaut abspielt, ins Krankhafte steigert. Bekanntlich wird im Stadium der Ruhe (Dunkeladaptation) die chromatische Substanz in den Nervenzellen der Netzhaut aufgespeichert und während der

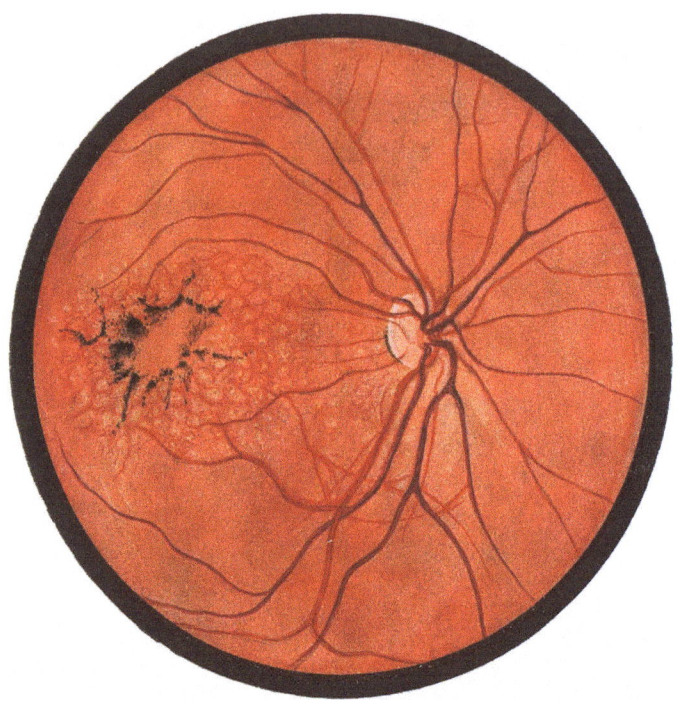

Abb. 125. Chorioretinitis centralis. In der Gegend des hinteren Poles liegt eine Gruppe von gelblichen chorioiditischen Herden, die eine Pigmentansammlung in der Netzhaut zur Folge gehabt hat. Diese hat ihren Mittelpunkt in der Maculagegend, die allerdings vom Farbstoff freigeblieben ist; doch ist eine radiäre Anordnung des Pigments deutlich.

Belichtung an Menge wieder verringert. Die NISSL-Substanz der Ganglienzellen ist in der ruhenden Netzhaut scharf begrenzt, während sie im helladaptierten Auge diffuser angeordnet ist und den Eindruck der Verflüssigung hervorruft. Diese Chromatinabnahme und Auflösung der NISSL-Substanz erreicht bei Blendungsversuchen ein solches Ausmaß, daß eine Rückbildung nicht mehr möglich ist und die Zelle entartet. Zunächst tritt eine Aufquellung der Zellen und ihrer Kerne ein, und auf diese folgt eine Schrumpfung der Bestandteile. Die zugrunde gehende Nervensubstanz wird schließlich durch eine Gliawucherung und Pigmenteinwanderung ersetzt.

Wir sehen daher im Anschluß an eine Blendung anfänglich eine Auftreibung des Maculabezirks, die dann später durch ganz ähnliche Vorgänge abgelöst wird, wie wir sie bei den Folgezuständen der stumpfen Traumen kennen gelernt haben, mit dem Unterschiede, daß es sich hier nicht um eine mechanische Erschütterung, sondern um die ins Schädliche getriebene Steigerung der

Einwirkung des adäquaten Reizes, des Lichtes, handelt. Diese Erscheinungen leiten zur 2. Gruppe der Maculaerkrankungen über, die in gewisser Hinsicht als *Aufbrauchsleiden* angesehen werden können.

2. Die isolierten spontanen Erkrankungen der Macula.

In diesem Rahmen möchte ich alle jene Veränderungen zusammenfassen, die ohne nachweisbare Ursache im Auge einzig und allein die empfindliche Stelle der Netzhaut, die Macula, treffen. Ist es doch gewiß kein Zufall, daß eine große Zahl von Augenleiden anderer Art, wie die Retinitis albuminurica und diabetica,

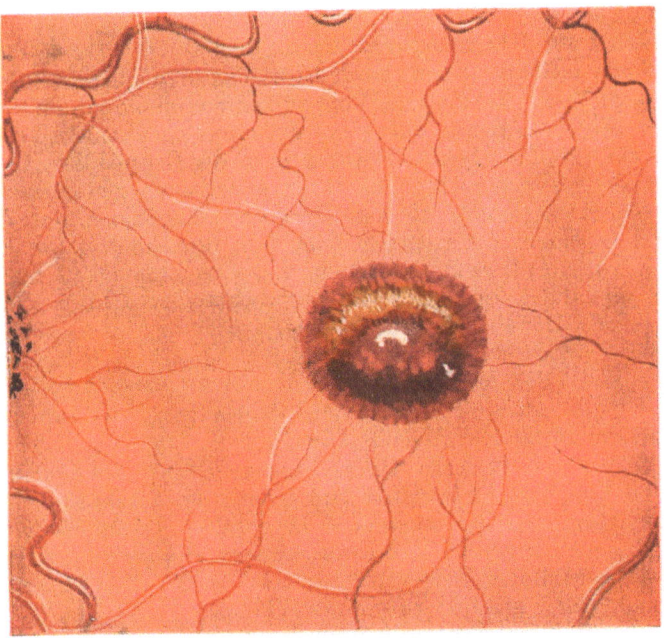

Abb. 126. Frische Blutung der Macula unter die Limitans interna. 60jährige Frau. Blutdruck 180/112. Ein Jahr vorher bestanden mehrfach Netzhautblutungen im anderen Auge. Die Blutung sieht wie ein Bluttropfen aus und bestand erst wenige Stunden. (Originalbild von HARRY VANDERBILT WÜRDEMANN.)

sowie die Chorioretinitis (Abb. 125) mit Vorliebe die Maculagegend in Mitleidenschaft zieht. Ebenso fördern arteriosklerotische Zustände bei älteren Personen gerade in der Netzhautmitte Blutungen zutage, wie sie Abb. 126 auf den Foveabezirk beschränkt veranschaulicht. In solchen Fällen bietet uns das Ergebnis der allgemeinen Körperuntersuchung den Anhaltspunkt zum Verstehen des klinischen Bildes, doch kommen im Gegensatz dazu genug Beobachtungen vor, die Veränderungen der Macula aufweisen, ohne daß sich eine Ursache dafür ausfindig machen läßt. In erster Linie gilt dies für das vielfältige Bild der

a) Heredodegeneration der Macula.

CARL BEHR hat den Beweis geführt, daß viele der spontan auftretenden, zumeist doppelseitigen Maculaveränderungen, die sich anatomisch als reine Degenerationszustände offenbaren, als vererbte Leiden zu betrachten sind und für diese Affektionen den Namen „Heredodegeneration der Macula" geprägt. Schon vor ihm hatten F. BEST, STARGARDT, EDWARD OATMANN und andere einschlägige Beobachtungen beschrieben; aber BEHR hat als Erster den Standpunkt vertreten, daß die bei Kindern, Erwachsenen und Greisen vorkommenden Maculaerkrankungen dieser Art zusammengehören. Für ihn ist die kongenitale, infantile, virile, präsenile und senile Form nur Äußerung einer und derselben krankhaften Veranlagung. *Maßgebend ist allein die minderwertige embryonale Entwicklung der nervösen Bestandteile der Netzhautmitte,* die die besonders fein gebauten Elemente dieser Gegend der starken Beanspruchung auf die Dauer nicht gewachsen erscheinen läßt. Wann dies Versagen sich geltend macht, ist mehr oder weniger ein zufälliges Ereignis.

Es läßt sich nicht leugnen, daß eine solche Zusammenfassung von großem Werte für die Lehre von der Pathologie der Macula ist, wenn auch die letzten Gründe dieser vererbten Minderwertigkeit noch völlig unbekannt sind. Andererseits darf man aber nicht zu schematisch an dem von CARL BEHR entworfenen Krankheitsbilde festhalten; denn noch ist es uns unmöglich, rein klinisch und wohl auch anatomisch die Entscheidung zu treffen, ob ein zu unserer Beobachtung kommender Fall, der in bezug auf die Familienanamnese keine Anhaltspunkte für ein vererbtes Leiden bietet, nun in die Gruppe der Heredodegeneration hineingehört oder nicht. Die Diagnose ist dann gewissermaßen in das Belieben des Arztes gestellt. Er kann ebensogut annehmen, daß die Heredodegeneration in einem vorliegenden Falle nur vereinzelt in die Erscheinung tritt, als auch die Auffassung gewinnen, daß eine Zufälligkeit im Spiele und ein Leiden entstanden ist, das zwar eine vollständige Übereinstimmung mit den Formen der Heredodegeneration zeigt, ohne ihr jedoch wirklich zuzugehören. Wissen wir ja auch für die Entstehung der anderen Maculaerkrankungen, wie z. B. der scheibenförmigen Entartung usw., keine Gründe aufzufinden. Es gibt eben von der „Heredodegeneration" zu tumorartigen Degenerationen der Netzhautmitte alle Übergänge.

Aus Gründen der besseren Übersichtlichkeit über diese außerordentlich komplizierten Vorgänge empfiehlt es sich jedoch, an der Einteilung von CARL BEHR festzuhalten und die nach dem Lebensalter unterschiedenen Abarten der Heredodegeneration gesondert zu besprechen. Dabei werden wir mit Vorteil einen Blick auf die feineren Veränderungen der entartenden Macula werfen, wie sie von A. VOGT geschildert worden sind.

Die angeborene Heredodegeneration. F. BEST konnte bei 8 Mitgliedern einer 59 Köpfe zählenden Familie neben zahlreichen sonstigen vererbten Augenfehlern (Strabismus, Pupillarmembran, Störungen des Farbensinns) eine angeborene Anomalie der Netzhautmitte nachweisen, die 6 mal doppelseitig, 2 mal einseitig angetroffen wurde. Er nannte sie kurz „hereditäre Maculaaffektion". Das Augenhintergrundsbild zeigte mannigfaltige Veränderungen und machte es wahrscheinlich, daß ein und dieselbe fehlerhafte Anlage durch zufällig mit zur Auswirkung kommende Nebenumstände ein durchaus verschiedenes Gepräge annehmen kann. Während es sich in der einen Reihe von Fälle um einen zentralen gelbrötlichen gegen den übrigen Fundus scharf abgesetzten Herd handelte, der teilweise am Rande oder in der Mitte eine feine Pigmentierung aufwies, waren bei anderen Patienten grellweiße, ausgezackte Flecke in der Maculagegend sichtbar, die durch eine eigentümliche, an die Grenzgebiete markhaltiger Nervenfasern erinnernde radiäre Streifung der umgebenden Netzhaut auffielen. Nie gelang es, eine Niveaudifferenz in Form einer grubenförmigen Einsenkung der Stellen nachzuweisen, womit die Differentialdiagnose gegenüber den sog. Maculakolobomen festgelegt werden konnte. Indessen kommen hier wohl Übergänge vor; denn KURT SCHOTT beschreibt eine ähnliche familiäre Entartung bei 3 Geschwistern, die in der Netzhautmitte große, scharf begrenzte gelbrötliche und mit Pigment beladene Herde darboten;

doch bestand dabei „eine geringe, nur an einer mäßigen parallaktischen Verschiebung erkennbare Ausbuchtung des Grundes".

In gewissem Sinne gehören in die Gruppe der angeborenen Maculaleiden auch diejenigen Fälle hinein, die durch ein **Fehlen der Macula** gekennzeichnet sind. Da diese Augen der Voraussetzung entbehren, die die Aufnahme des scharfen zentralen Teiles des entworfenen Netzhautbildes und damit die Fixation der Objekte im Außenraume gewährleistet (siehe S. 373), haben die Patienten eine unstete Bewegung der Augen (Nystagmus, zumeist horizontalis). Eingehende Untersuchungen über die Aplasie der Macula verdanken wir A. VOGT, der bei der systematischen Durchmusterung von normalen und pathologischen

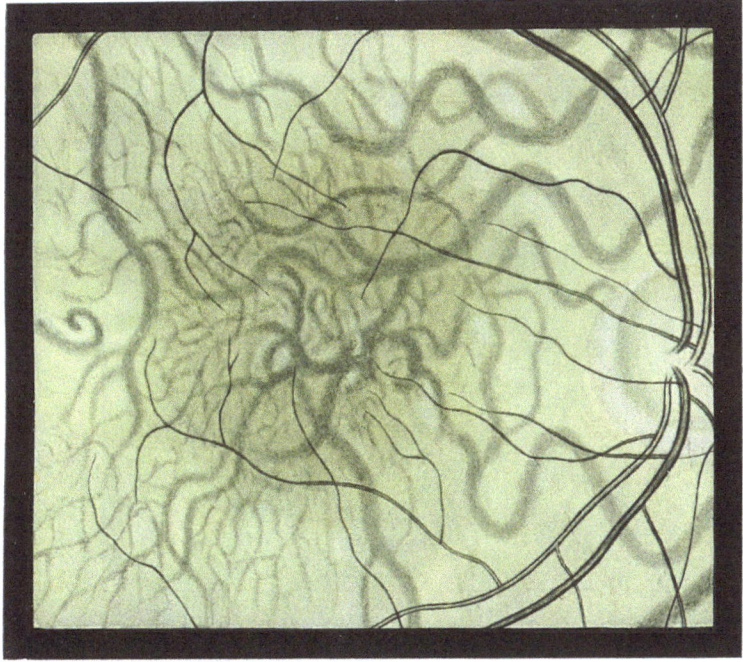

Abb. 127. Netzhautmitte einer Person mit komplettem Totalalbinismus. (Nach A. VOGT.)

Augen wichtige Zusammenhänge zwischen der Maculadifferenzierung und der Augenpigmententwicklung aufdeckte. Es stellte sich nämlich heraus, daß die *gelbe Maculafarbe und überhaupt die Maculadifferenzierung an die Anlage des retinalen Pigmentblattes erblich geknüpft sind,* und zwar kann die Differenzierung der Macula entweder ausbleiben oder aber mehr oder weniger beeinträchtigt sein. VOGT traf folgende Möglichkeiten an:

Die gelbe Maculafarbe ebenso wie der Macularreflex fehlt bei universellem Albinismus vollkommen, ja es kann sogar an die Stelle der Grube eine flache Prominenz treten. Geht man der Familienanamnese nach, so zeigt es sich häufig, daß auch andere Glieder der Familie denselben Mangel aufweisen und daß eine rezessive Heredität vorliegt, die vorzüglich durch eine Blutsverwandtenehe verursacht ist. Alle hierhergehörigen Patienten haben Nystagmus und eine verminderte zentrale Sehschärfe.

Bei *unvollständigem universellen Albinismus* kann trotz der Unmöglichkeit, die Gelbfärbung der Macula und den Macularreflex aufzufinden, der Nystagmus fehlen. Abb. 127 zeigt eine solche Netzhautmitte, und es ist darauf zu achten, daß der leicht gelbliche Ton der Foveagegend nicht von der Netzhaut, sondern von der Choriocapillaris herrührt; denn Blut erscheint in dünner Schicht im rotfreien Licht gelb, nur in dicker Schicht dunkel bis schwarz.

In denjenigen Fällen, in denen der *Albinismus auf den Augapfel beschränkt ist* (*Albinismus solum bulbi* nach A. VOGT) fehlt ebenfalls sowohl die gelbe Farbe, als auch die Maculagrube. Außerdem kommt noch eine vierte Art des Albinismus vor, die bei sonst normal entwickelter Pigmentierung des Körpers und des vorderen Uvealtraktus *lediglich durch einen Farbstoffmangel des Augenhintergrundes* (*Albinismus solum fundi* nach A. VOGT) gekennzeichnet ist (Abb. 128). Diese offenbar hereditär bedingte Anomalie läßt gleichfalls die gelbe Zone der Netzhautmitte vermissen, weist unter Umständen eine mäßige Pigmentierung der Maculagegend auf, während der übrige Fundus albinotisch ist, oder kann

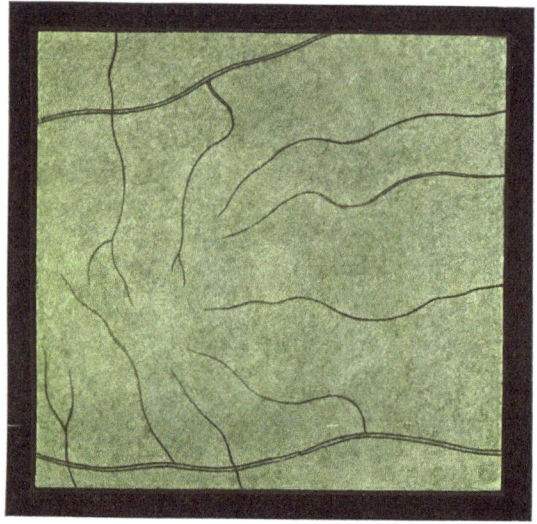

Abb. 128. Fehlen von Fovea und Macula bei isoliertem Albinismus solum fundi. Die Chorioidealgefäße sind weggelassen. (Nach A. VOGT.)

sogar eine leichte Täfelung des Augenhintergrundes zeigen. Je nach der Entwicklung des Pigmentes ist die zentrale Sehschärfe besser oder schlechter.

Bemerkenswert ist die Tatsache, daß diese Form des auf den Augenhintergrund beschränkten Albinismus mit Myopie höheren Grades gekoppelt vorkommt. Ferner sah A. VOGT bei verschiedenen Mitgliedern einer Familie mit Albinismus solum fundi einen Hornhaut-Astigmatismus nach der Regel, bei den Erwachsenen stets hypermetrop. Es stellte sich heraus, daß die Mangelbildung geschlechtsgebunden (nur bei Männern dieser Familie vertreten) war und daß die als Konduktoren in Betracht kommenden Frauen normale Augen hatten. Auch Männer können die Anomalie übertragen.

Ferner ist die kongenitale Aniridie regelmäßig von Maculalosigkeit begleitet. Bei angeborener totaler Farbenblindheit, die meist auch mit Nystagmus, leichter Lichtscheu und Herabsetzung der zentralen Sehschärfe einhergeht, konnte VOGT teils das Vorhandensein eines normalen Maculagelb und Macularreflexes, teils eine Verkleinerung oder nur Andeutung der gelben Zone feststellen.

Die infantile Heredodegeneration setzt die ersten Störungen zwischen dem 8. und dem 14. Lebensjahre, und zwar kommt es vor, daß die Abnahme der zentralen Sehschärfe beträchtliche Zeit den ophthalmoskopisch wahrnehmbaren Veränderungen vorausgeht (STARGARDT). Andererseits ist auch beobachtet worden, daß in der Maculagegend auftauchende Pigmentierungen usw. eine Zeitlang bestehen können, ohne daß vorerst die Sehschärfe leidet. Diese vor Einführung der Methode der Untersuchung im rotfreien Lichte gemachten

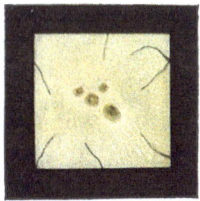

Abb. 129. Bienenwabenmacula von Halbmondform im rotfreien Lichte. 14jähriger Imbeziller. 10 Dioptrien Hypermetropie. Nystagmus horizontalis. Fundus mit weißen Flecken ähnlich denen bei Retinitis punctata albescens übersät. Die Affektion besteht auf beiden Augen. Dargestellt ist die rechte Netzhautmitte. Die gelbe Zone hat Halbmondform und ist in 4 ungleiche Wabenfächer eingeteilt. Nur in den Seitenwänden der Fächer ist die Gelbfärbung ausgesprochen. In den letzten 3 Jahren hat sich den ursprünglich vorhanden gewesenen 3 Waben eine 4. angeschlossen. (Nach A. VOGT.)

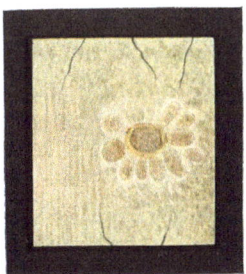

Abb. 130. Bienenwabenmacula bei Pigmententartung. 32jähriger Mann. Typische Erkrankung mit Pigmentherden in der Peripherie, Ringskotom und Hemeralopie. (Nach A. VOGT.)

Erfahrungen werden wohl sicher eine Korrektur erfahren, wenn erst genügend Fälle mit der neuen Technik studiert sind.

Deshalb sei zunächst das Ergebnis der Ophthalmoskopie im rotfreien Lichte vorweggenommen, wie es sich nach der Untersuchung VOGTs an einem großen, freilich nicht nur die hereditär degenerativen Zustände umfassenden Material darstellt.

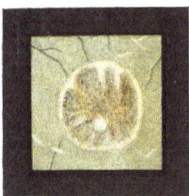

Abb. 131. Lochbildung der Macula als spätere Folge der Bienenwabenform bei Retinitis pigmentosa. (Nach A. VOGT.)

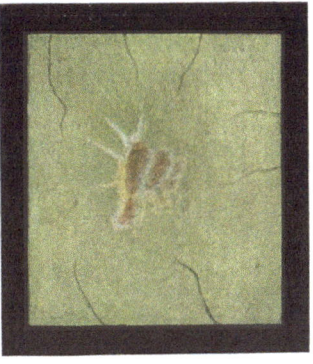

Abb. 132. Cystische Maculadegeneration bei Retinitis centralis diffusa. (Nach A. VOGT.)

Gemeinhin dürfte es sich wohl bei der spontan einsetzenden Degeneration der Netzhautmitte um cystoide Bildungen in dem nervösen Gewebe handeln, wie wir sie schon hinsichtlich der sekundären Maculaaffektionen (nach Traumen, Iridocyclitis usw.) kennen gelernt haben. Ein Vorläufer ist die sog. *Bienenwabenmacula*, bei der die gelbe Zone (manchmal auch die angrenzenden fovealen und perifovealen Bezirke) in rundliche bis polygonale, wabenähnliche Fächer eingeteilt erscheinen, deren Wände weißliche, im Bereiche der gelben Zone gelbliche, zierliche Linien darstellen (A. VOGT). Sie gelangt ebensowohl als isolierte krankhafte Erscheinung, als auch als Teilveränderung bei Retinitis punctata albescens (Abb. 129), Retinitis pigmentosa (Abb. 130), sowie bei anderen Augenleiden zur Beobachtung. Aus den Bienenwaben kann sich eine förmliche Lochbildung der Macula entwickeln (Abb. 131).

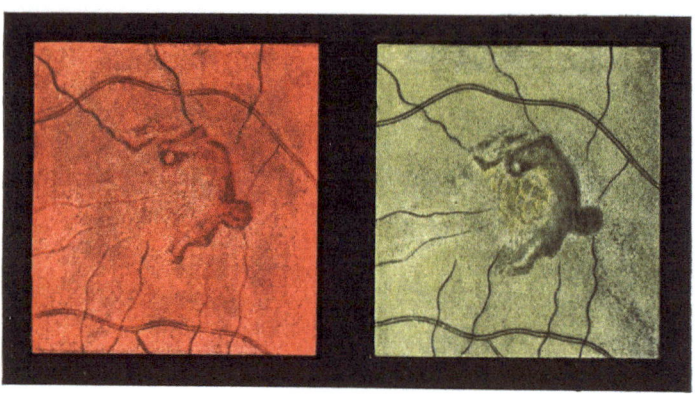

Abb. 133 (gewöhnliches Licht) und Abb. 134 (rotfreies Licht). Cystische Degeneration der Macula mit bogenförmiger, temporal und oben die Macula umfassender Blutung, die im rotfreien Lichte schwarz erscheint. Die cystische Entartung ist nur im rotfreien Lichte sichtbar, in dem die Wabenwände gelb hervortreten. 64jähriger Mann. (Nach A. Vogt.)

Werden die Waben größer, so spricht man von einer *cystischen Maculaentartung*. Eine solche kann ebenfalls ohne andere Netzhauterkrankungen oder im Anschluß an eine Retinitis der verschiedensten Form auftreten. So ist in Abb. 132 eine solche als objektives Symptom einer Retinitis diffusa centralis mit Glaskörpertrübungen dargestellt.

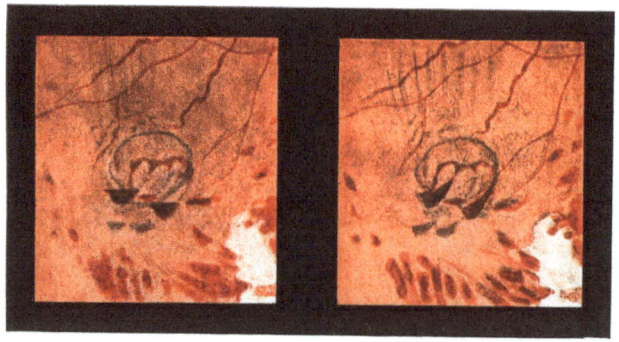

Abb. 135 und Abb. 136. 67jähriger Mann. Blutungen in die Umgebung der Macula und in die Cysten der Bienenwaben. Abb. 135 stellt die Lage der Blutungen bei aufrechter Körperhaltung, Abb. 136 einige Minuten nach Liegen auf der Seite dar. (Nach A. Vogt.)

Nicht minder wichtig ist die Verbindung der *cystischen Maculaentartung mit Blutungen,* die vor allem bei gleichzeitiger Arteriosklerose vorkommen und deshalb eigentlich erst bei den senilen Maculaerkrankungen beschrieben werden sollten (Abb. 133 und Abb. 134). Vogt konnte feststellen, daß das ergossene Blut auch in die cystischen Hohlräume der entartenden Macula gelangen kann und dort mit einem horizontalen Spiegel abschneidet, der ähnlich, wie wir es von der präretinalen Blutung kennen, bei Lageveränderungen des Körpers mitgeht (Abb. 135 und Abb. 136).

Bei der infantilen Heredodegeneration scheint nun insofern eine gewisse Gesetzmäßigkeit vorzuliegen, als die Affektion beide Augen gleichzeitig befällt und auch beiderseits in durchaus symmetrischer Weise verläuft. Dabei geschieht die Entwicklung ganz allmählich, aber unaufhaltsam, bis nach Jahren die völlige Zerstörung der Netzhautmitte und der Verlust des zentralen Sehens den Endausgang bildet. STARGARDT, der bei 2 Familien (mit 4 bzw. 5 Kindern) 7 mal die Erkrankung während der Entstehung untersuchen konnte, spricht daher von einer „familiären progressiven Degeneration der Maculagegend". Indessen gibt es

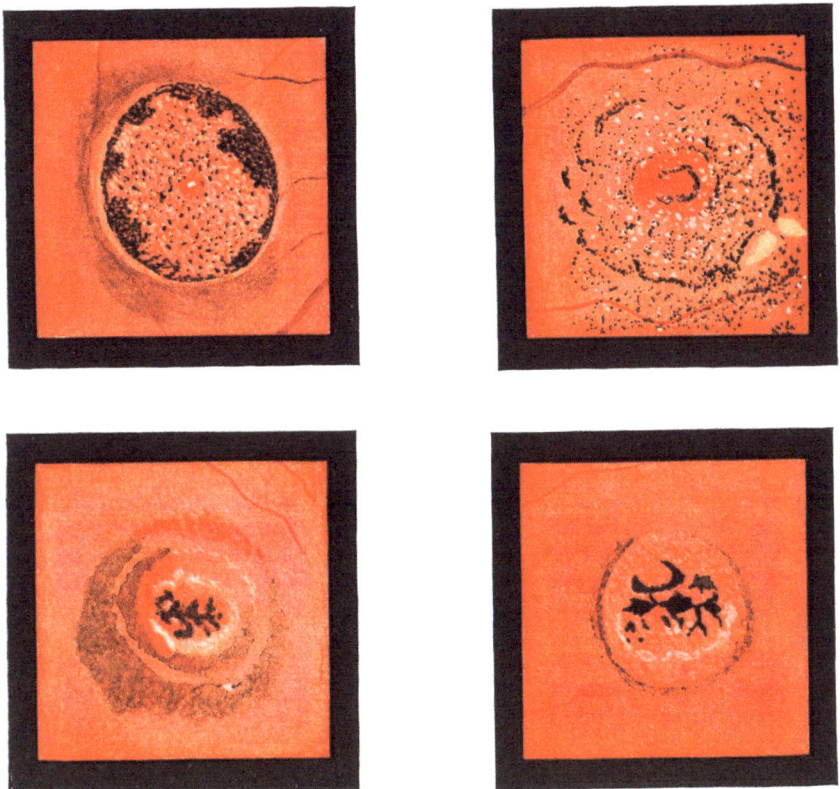

Abb. 137. Heredodegeneration der Macula. Verschiedene Typen. (Nach BEHR.)

auch Fälle, in denen die in der Jugend einsetzende Heredodegeneration mit ihren Folgeerscheinungen stationär wird, ohne das Endstadium zu erreichen (BEHR).

Die ophthalmoskopische Untersuchung deckt im Beginne nur eine geringe Unregelmäßigkeit in der Pigmentierung der Netzhautmitte auf. Dann bilden sich zarte lichtgraue Flecke, die langsam an Deutlichkeit zunehmen und mit der Zeit einen orange- oder schmutziggelben Farbton bekommen. Allmählich vergrößern sie sich, fließen ineinander, und schließlich entsteht als Endresultat ein scharf begrenzter großer schmutziggraugelber Herd, der die Netzhautmitte als ein liegendes Oval mit einer horizontalen Ausdehnung von ungefähr 2 Papillendurchmessern bedeckt. Die Farbe schwankt mit dem Grade der Pigmentierung, die mit den Jahren zuzunehmen pflegt (Abb. 137). Manchmal schimmern auf dem Grunde des Herdes einige gelbliche Aderhautgefäße durch und in weit vorgeschrittenen Fällen umgeben weißliche wolkige Flecken den großen Herd. Später kommt es auch entsprechend der Schädigung der papillomakulären Nervenfasern zu einer Abblassung der temporalen Papillenhälfte, selten zum Bilde der totalen Opticusatrophie. Dabei bleiben die Gefäße der Netzhaut und die peripheren Fundusgebiete durchaus normal. Der Funktionsausfall gestaltet sich verschieden. Neben Rückgang der zentralen Sehschärfe werden Störungen des Farbensinns, sowie der Adaptation beobachtet, und in einigen Fällen (LUTZ, STARGARDT) war in bezug auf den subjektiven Befund ein Symptomenkomplex vorhanden, der die Umkehrung desjenigen bei Retinitis pigmentosa darstellt. STARGARDT spricht direkt von einem Negativ zu gewissen Stadien und Formen der Retinitis pigmentosa und meint, daß es sich möglicherweise um denselben Prozeß handelt, der nur verschieden lokalisiert ist.

Ferner ist die juvenile Heredodegeneration der Macula ab und zu mit einer mehr oder weniger deutlichen Demenz verbunden. BATTEN benennt die von ihm geschilderten Fälle daher ,,cerebrale Degeneration mit symmetrischen Maculaveränderungen'' und EDWARD L. OATMAN ,,familiäre maculocerebrale Degeneration''. STARGARDT macht in dieser Hinsicht darauf aufmerksam, daß er in den einzelnen Familien entweder nur den Typus mit Demenz oder denjenigen ohne Demenz vorgefunden hat, glaubt jedoch, daß der Prozeß eine einheitliche Beurteilung erfahren muß. Hingegen bestehen keine Übergänge zur familiären amaurotischen Idiotie in ihren verschiedenen Erscheinungsformen (siehe S. 496).

Die virile Form der Heredodegeneration. Wie die gewaltige Umstimmung des Organismus in dem Zeitabschnitt zwischen der zweiten Dentition und der Pubertät eine erhöhte Bereitschaft der Macula zum Ausbruch der Heredodegeneration in sich schließt, so ist auch die Zeit nach Abschluß der Körperentwicklung von einer gewissen Bedeutung. BEHR unterscheidet daher auch eine *virile* Form der Erkrankung. Für diese führt er die Krankengeschichte eines Geschwisterpaares an, das ungefähr mit dem Beginne des dritten Dezenniums die ersten Sehstörungen, und zwar beiderseits, bemerkte. Ophthalmoskopisch wurde eine Chorioretinitis centralis festgestellt, die während drei Jahren der Beobachtung unverändert blieb.

Die präsenile und senile Heredodegeneration. BEHR teilt die Krankengeschichte von 2 Brüdern und deren Mutter mit, die Mitte der vierziger und Anfang der fünfziger Jahre das Leiden bekamen. Im allgemeinen besteht eine Übereinstimmung mit den schon geschilderten Vorgängen bei der juvenilen und virilen Erkrankung. Die *anatomische* Grundlage der Veränderungen wurde durch die Untersuchung des Auges eines 67 jährigen Patienten gewonnen, der den typischen ophthalmoskopischen Befund beiderseits dargeboten hatte und an Carcinoma vesicae starb. Die hereditäre Form des Leidens war hier besonders ausgeprägt; denn sein Vater und Großvater hatten denselben Symptomenkomplex dargeboten. Als Ursache der Maculaherde stellte sich eine reine, auf das Gebiet der Fovea centralis beschränkte Degeneration der nervösen Substanz heraus, die man am treffendsten als einfachen Gewebsschwund kennzeichnet. Infolgedessen war eine Lückenbildung in der Netzhaut entstanden, wie sie auch sonst als cystoide Entartung unter pathologischen Verhältnissen angetroffen wird. Das Neuroepithel hatte am schwersten gelitten. Seine Elemente wurden um so kürzer, je mehr man sich der Netzhautmitte näherte. Sehr auffällig ist, daß in diesem Falle nicht die geringste reaktive Wucherung der Stützsubstanz zu erkennen war.

Überschauen wir die bislang besprochenen Erkrankungen der Netzhautmitte, so werden wir inne, daß schon die einfache Atrophie der Macula auf dem Wege der Bienenwabenform oder der Cysten- oder Lochbildung je nach Hinzutritt von Blutungen, Wucherungen des Pigmentes usw. ein außerordentlich verschiedenes Aussehen entstehen läßt. Das Bild wird aber noch um Vieles merkwürdiger und vielgestaltiger, wenn eine Wucherung der Stützsubstanz, und Ausschwitzungen ins Gewebe hinzutreten. Dann können ophthalmoskopische Veränderungen hervorgerufen werden, die sogar einem Tumor gegenüber schwer abgrenzbar sind. Sie sind auch in ihrem Ausmaße nicht an die relativ kleine Maculapartie gebunden, sondern nehmen größere Gebiete ein. Zweifellos stehen diese Prozesse aber mit denjenigen in Beziehung, die wir bei dem Maculaleiden kennen gelernt haben, und ich schließe sie demzufolge hier an.

b) Die scheibenförmige Entartung der Netzhautmitte.
(Degeneratio disciformis maculae luteae.)

PAUL JUNIUS und HERMANN KUHNT haben aus der großen Zahl der Maculaveränderungen eine besondere Gruppe herausgehoben, die ebensowohl durch die Form des Verlaufs als auch durch das ophthalmoskopische Bild eine Sonderstellung einnimmt. Inwiefern unter dieser Erscheinungsform auch Heredodegenerationen der Macula verlaufen können, wird die Zukunft noch zeigen. Auf alle Fälle ist es jedoch das Verdienst der beiden Forscher, neben der Abgrenzung des Krankheitsbegriffs auf die Tatsache hingewiesen zu haben, daß wahrscheinlich *auch die Retinitis circinata* mit ihrem Maculafleck in diese Gruppe einbezogen werden muß. Neuerdings hat man noch durch die Veröffentlichung von WILDI erfahren, daß bei der sog. *angioiden Pigmentstreifenbildung* der Netzhaut die Hauptveränderung wahrscheinlich in einer Erkrankung der Netzhautmitte zu suchen ist, deren Wesen in vieler Hinsicht demjenigen der scheibenförmigen Degeneration des Typus JUNIUS-KUHNT gleicht. Wir würden so einem Krankheitsbilde gegenüberstehen, welches in der Entstehung schwerer degenerativer Prozesse der Macula ihren hauptsächlichsten Ausdruck findet, während das Hinzutreten von Girlanden weißer Herde in der Nachbarschaft (R. circinata) einesteils und das Auftauchen von angioiden Pigmentstreifen anderntils nur einen weiteren Folgezustand einer die Netzhaut befallenden Entartung bedeuten würde.

Die Kenntnis der „scheibenförmigen Entartung der Netzhautmitte" ist aber vor allem deswegen von großer Wichtigkeit, weil hier unter Umständen Veränderungen entstehen, die eine falsche Diagnose auf einen in der Maculagegend sich entwickelnden malignen Tumor nur zu leicht begünstigen und die Enukleation von Augen veranlaßt haben, die zwar durch Zerstörung der Netzhautmitte hochgradig amblyopisch geworden, aber den Patienten doch durch das periphere Sehen von Nutzen waren.

Aus der Literatur haben JUNIUS und KUHNT eine ganze Reihe von Beobachtungen zusammengestellt, die unter den verschiedensten Namen veröffentlicht worden sind und zusammengehören. Es sind dies die „Chorioretinitis centralis mit arteriovenöser Anastomose" (J. OELLER), die „Degeneratio maculae luteae disciformis" desselben Autors, eine Bezeichnung, die sie wegen der nichts vorwegnehmenden und doch zutreffenden Bedeutung adoptiert haben, das „von der Lamina elastica ausgehende Fibrom bzw. Fibrochondrom" (J. V. MICHEL), die „Retinitis exsudativa externa mit Knochenbildung in der Macula" (TH. AXENFELD, E. WÖLFFLIN), die „tumorähnliche Gewebswucherung in der Macula" (A. ELSCHNIG), die „senile Maculaveränderung bei Arteriosklerose" (POSSEK) und andere mehr.

Auch bei dieser Veränderung handelt es sich wohl sicher um eine reine Degeneration ohne das Mitspielen entzündlicher Einflüsse, doch unterscheidet sich die Form der Maculaerkrankung von der geschilderten Heredodegeneration dadurch sehr wesentlich, daß eine *reaktive Gewebsneubildung* nachfolgt. Erst durch diese wird der Anschein einer Tumorbildung hervorgerufen. Teilweise dürfte die zu beobachtende Prominenz der Netzhautmitte auch auf einer

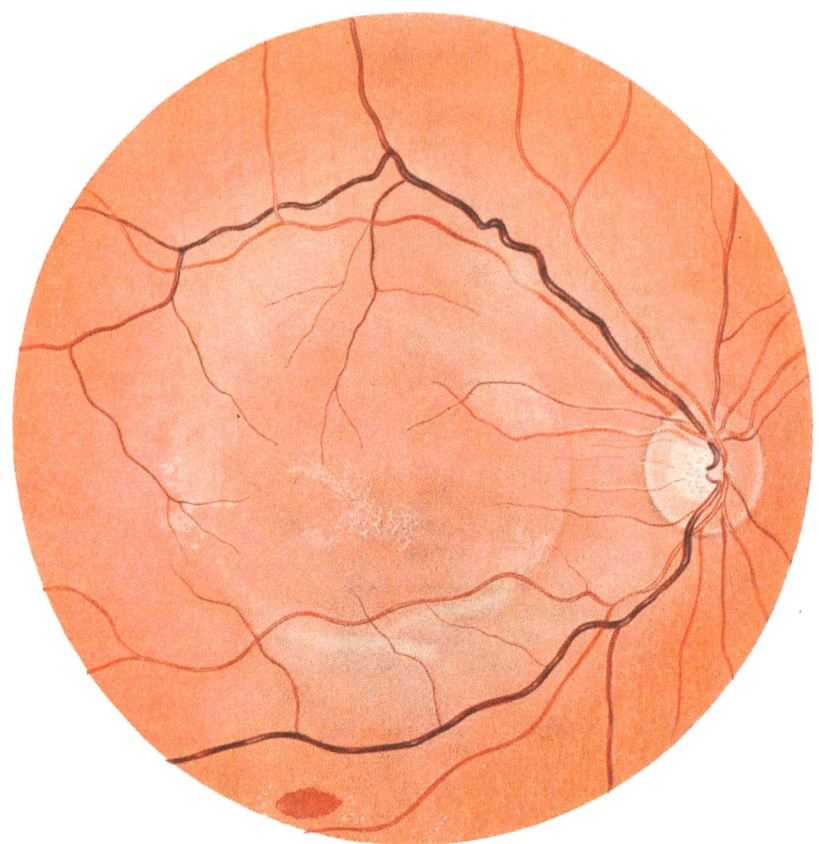

Abb. 138. Degeneratio disciformis maculae luteae. Zarter Schleier über der Augenhintergrundsmitte. (Nach PAUL JUNIUS und HERMANN KUHNT.)

durch einen subretinalen Flüssigkeitserguß bedingten flachen, aber den Eindruck einer kompakten Masse gewährenden Netzhautablösung beruhen.

Vorwiegend befällt das Leiden Patienten im höheren Alter, und genau, wie bei der Heredodegeneration, kann die Sehstörung in Gestalt eines relativen oder absoluten, manchmal auch von den Patienten spontan beobachteten (positiven) zentralen Skotoms den sichtbaren Veränderungen der Macula vorangehen oder nachfolgen. Als erste Phase des Prozesses ist ein zarter grauweißer Schleier anzusehen, der sich auf die Netzhautmitte legt (Abb. 138). Manchmal bilden in der Maculagegend auftretende gelbliche Punkte die Einleitung des Leidens. Zweifellos liegen diese Veränderungen in den innersten Netzhautschichten, und die Tatsache, daß es gelegentlich zu einer wirklichen Lochbildung der Macula kommen kann, spricht für die rein degenerative Art der pathologischen Vorgänge. Die nächste (oft schon im Beginne sichtbare)

Entwicklungsphase ist eine deutliche Verdickung der Netzhautmitte und zumeist das Auftreten von Blutungen (Abb. 139 und Abb. 140). JUNIUS und KUHNT fassen dieses Phänomen als eine Begleiterscheinung auf, die auf eine Erkrankung der die zentrale Netzhautpartie ernährenden Gefäße schließen läßt. Die verdickte Zone bietet eine grauweiße oder gelbliche scheibenförmige

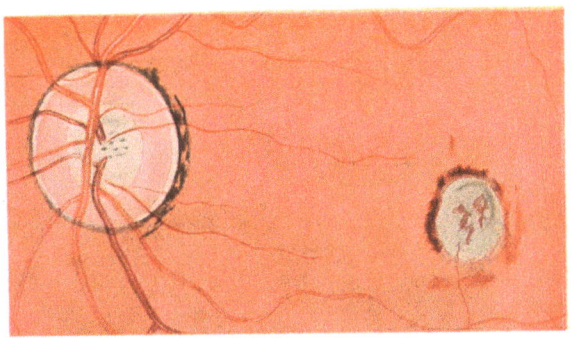

Abb. 139. Degeneratio disciformis maculae luteae. Verdickung der Netzhaut in der Maculagegend und Blutungen. (Nach PAUL JUNIUS und HERMANN KUHNT.)

Erhabenheit dar (Abb. 141, 142, 143 und 144). Manchmal ist die Begrenzung auch eine eckige oder gelappte. In einigen Fällen bildet sich die Scheibe wieder zurück oder sie verkleinert sich wenigstens, und dann kann man feststellen, daß die Aderhaut hinter dem Netzhautherde entweder intakt geblieben ist oder mit einer Sklerosierung ihrer Gefäße an dem Prozeß Anteil genommen hat. Wichtig

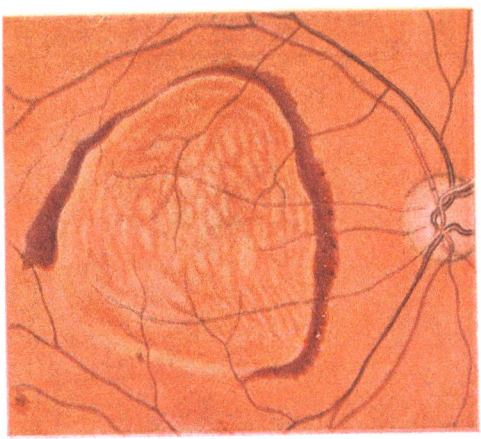

Abb. 140. Degeneratio disciformis maculae luteae. Verdickung der Netzhautmitte und Blutungen. (Nach PAUL JUNIUS und HERMANN KUHNT.)

ist die Tatsache, daß mit der Zeit eine direkte Anastomose des Netzhautgefäßsystems mit demjenigen der Aderhaut ophthalmoskopisch sichtbar wird. Allmählich kommt es dann zu Gefäßwandererkrankungen und Kaliberschwankungen der benachbarten größeren Netzhautgefäße, denen, wie schon oben angedeutet, eine Erkrankung der kleinsten, zur Macula abzweigenden Äste wohl vorausgehen dürfte. Als Ursache der eigentümlichen Affektion werden Arteriosklerose, Lues und Störungen im vasomotorischen Nervensystem angenommen.

Die zentralen Veränderungen (den Maculafleck) bei Retinitis circinata halten die Verfasser für einen identischen Vorgang, hingegen glauben sie, daß keine Beziehungen zum vesiculären Maculaödem des Typus NUEL bestehen.

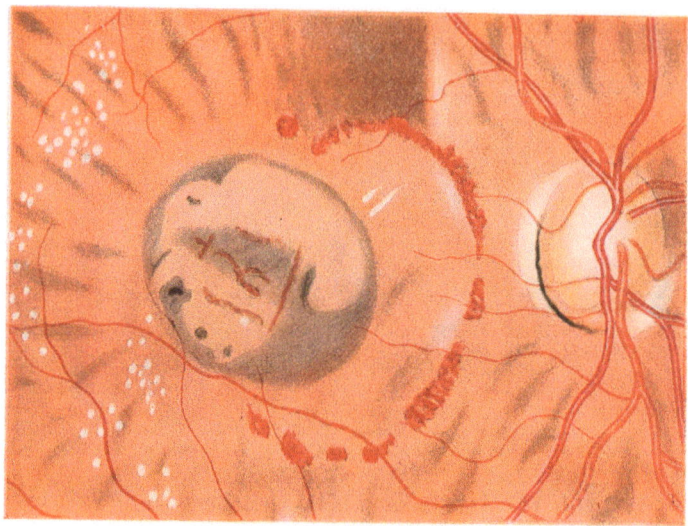

Abb. 141. Weitere Entwicklung der scheibenförmigen Erhabenheit. Im Umkreis liegt ein Gürtel von Blutungen und temporal eine Gruppe weißer Stippchen. (Nach PAUL JUNIUS und HERMANN KUHNT.)

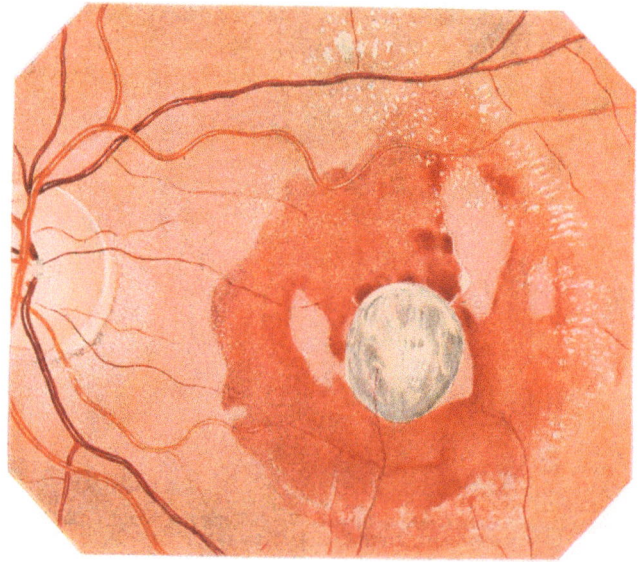

Abb. 142. Degeneratio disciformis maculae luteae. In der Netzhautmitte liegt eine weiße verdickte Partie. Im Umkreise sind einzelne weiße Herdchen sichtbar. (Nach PAUL JUNIUS und HERMANN KUHNT.)

Hingegen dürfte es keinem Zweifel unterliegen, daß die von H. COPPEZ und M. DANIS beschriebene Retinitis exsudativa macularis senilis mit der Retinitis disciformis identisch ist, zumal auch diese Beobachtungen die engsten Beziehungen zur Retinitis circinata zeigen.

Die Retinitis centralis atrophicans (KUHNT). Unter diesem Titel hat H. KUHNT 1900 4 Beobachtungen veröffentlicht, die teils Fälle mit vorangegangenem Trauma, teils solche ohne jede nachweisbare Ursache umfassen und durch die Entwicklung eines scharf begrenzten $^1/_2$—$^2/_3$ Größe der Papille

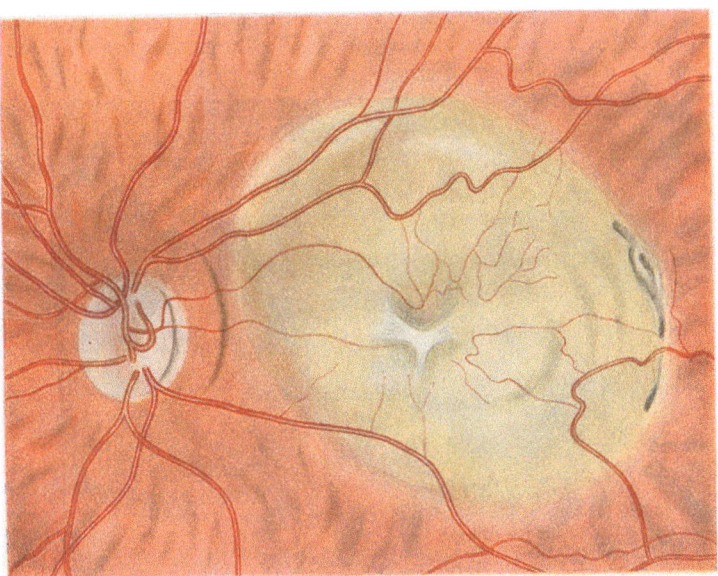

Abb. 143. Vollbild der Degeneratio disciformis maculae luteae. Die Netzhautmitte trägt eine scheibenförmige gelbe Auftreibung. (Nach PAUL JUNIUS und HERMANN KUHNT.)

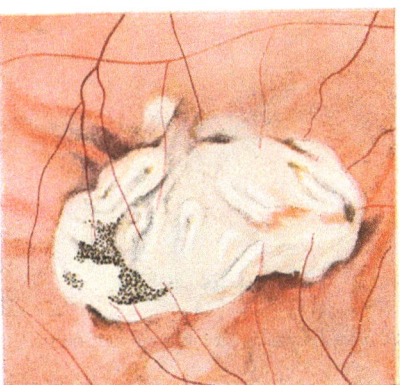

Abb. 144. Spätform der Degeneratio disciformis maculae luteae. Die scheibenförmig entartete Partie ist geschrumpft, faltig, zum Teil pigmentiert. Die Aderhaut dahinter ist intakt. (Nach PAUL JUNIUS und HERMANN KUHNT.)

einnehmenden, kreisförmigen roten Flecks in der Macula gekennzeichnet sind. Er sprach die Affektion als eine eigenartige Retinitis des hinteren Pols mit zentraler Gewebsatrophie an. WILHELM REIS sah die gleiche Affektion bei Neuroretinitis albuminurica und erklärte, daß die Retinitis centralis atrophicans (KUHNT), sowie die Lochbildung der Macula (HAAB) von einem lokalen Hydrops der Netzhautmitte abzuleiten sei, während KÜSEL, zu dessen Fall die

Abb. 145 gehört, für die Herkunft durch Sklerose der kleinen Maculagefäße im Zusammenhange mit einer Neuritis optica nach Diphtherie eintrat. Hier fanden sich außer der Lochbildung bindegewebige Streifen auf der Netzhaut des hinteren Poles. Neuerdings hat jedoch W. MEISNER den KÜSELschen Fall als eine abgelaufene Periphlebitis retinae tuberculosa hingestellt, und tatsächlich zeigt der Augenhintergrund auch die Merkmale einer Retinitis proliferans. Somit verbergen sich unter dem Symptomenkomplex der von KUHNT

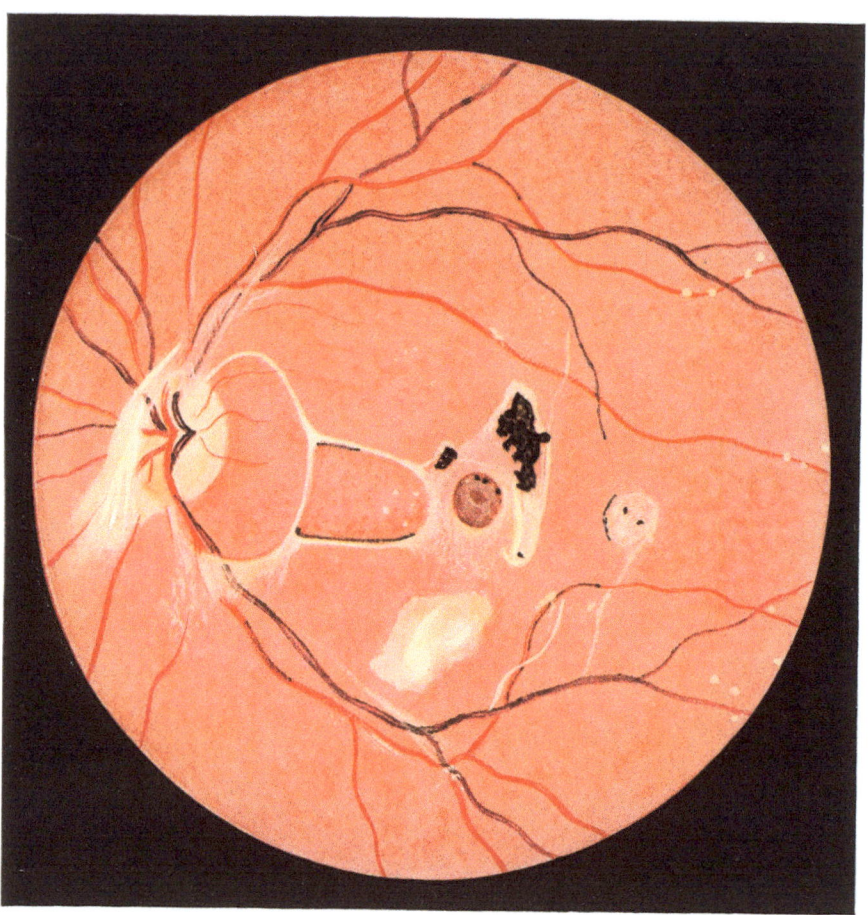

Abb. 145. Retinitis centralis atrophicans (KUHNT). (Nach KÜSEL.)

geschilderten Retinitis centralis atrophicans die allerverschiedensten Erkrankungen, und es kann sich nicht um ein in sich geschlossenes Krankheitsbild handeln.

Das vesiculäre Ödem der Macula (NUËL). Eine besondere Form der Maculaerkrankungen hat J. P. NUËL beschrieben, insofern es sich bei diesen Beobachtungen um das gruppenweise Auftauchen kleiner rundlicher Fleckchen verschiedener Größe in der Gegend der Netzhautmitte handelt, zwischen denen ab und zu kleine Blutungen sichtbar sind. Die Flecke haben verwaschene Grenzen, hellgelbe Farbe und sind lediglich in der Netzhaut lokalisiert; denn das Pigmentepithel und die Aderhaut sind stets normal. NUËL glaubt, daß hier eine kleincystische vesiculäre Entartung der innersten Netzhautschichten vorliegt, wie er sie gelegentlich in einem durch einen Fremdkörper verletzten Auge anatomisch antraf. Nur Patienten im vorgeschrittenen Alter zeigen die Veränderung, und NUËL spricht daher von einem Ödem der Netzhautmitte als Ausdruck einer einsetzenden Gefäßsklerose der Netzhaut. Trotzdem ist die Erkrankung rückbildungsfähig und die bereits stark gesunkene zentrale Sehschärfe kann bis zur früheren Höhe wieder ansteigen. Ganz die gleichen kleinen gelben Bläschen hat NUËL bei einer beginnenden Retinitis albuminurica beobachtet, doch verschwand das Phänomen nach 2 Tagen, um der typischen Retinitis mit Maculastern zu weichen.

Schlußbetrachtungen.

Übersehen wir die große Mannigfaltigkeit der ophthalmoskopischen Bilder und die Vielgestaltigkeit der Begleitumstände, unter denen die Maculaerkrankungen vorkommen, so können wir uns nur schwer des Eindrucks erwehren, daß man immer und immer wieder versucht hat, für die einzelnen Erscheinungsformen Namen und kennzeichnende Merkmale zu finden, obschon alle geschilderten Arten voneinander nicht scharf genug abgrenzbar sind, um die Aufstellung besonderer Krankheiten zu rechtfertigen. Wohl begegnen wir vereinzelten typischen Fällen, doch leiten Übergänge zu den anderen Formen über. Als einziges gemeinsames Merkmal bleibt die leichte Lädierbarkeit und Ödembereitschaft der Macula mit ihren für die Funktion verheerenden Folgezuständen bestehen, sei es, daß ein Trauma, eine sklerosierende Gefäßerkrankung, eine Retinitis albuminurica, Periphlebitis, eine schwere Gesamtschädigung des Bulbus (Staphyloma corneae mit Folgezuständen usw.) oder hereditäre Anlagen den Anstoß zum Zustandekommen der Affektion geben. Als besonders fein organisierter und physiologisch wertvollster Teil der Netzhaut ist eben die Macula auch mehr wie die anderen Netzhautgebiete der Gefahr zu erkranken ausgesetzt. In diesem Zusammenhange sei auf die Beobachtung von J. VAN DER HOEVE aufmerksam gemacht, der bei allen mit seniler Maculadegeneration behafteten Patienten nur ganz geringfügige Linsentrübungen antraf, während die Starpatienten niemals das Leiden aufwiesen. Nach seiner Ansicht schützt also die undurchsichtig werdende Linse die Netzhautmitte vor seniler Entartung. Indessen dürfte diese Meinung kaum allgemeine Geltung beanspruchen (siehe Beitrag JESS, Erkrankungen der Linse; S. 225 dieses Bandes).

Literatur.
Die Erkrankungsformen der Netzhautmitte.

AXENFELD, TH.: Retinitis externa exsudativa und Knochenbildung im sehfähigen Auge. Graefes Arch. **90**, 452 (1915).
BATTEN: Cerebral degeneration with symmetrical changes in the macula in two members of a family. Trans. ophthalm. Soc. U. Kingd. **23**, 386 (1903). — BEHR, CARL: Die Heredodegeneration der Macula. Klin. Mbl. Augenheilk. **65**, 465 (1920). — BEST, F.: Über eine hereditäre Maculaaffektion. Z. Augenheilk. **13**, 199 (1905).
COPPEZ, H. et M. DANIS: (a) Rétinite exsudative maculaire sénile. Arch. d'Ophtalm. **40**, 129 (1923). (b) Rétinite exsudative maculaire sénile et rétinite circinée. Arch. d'Ophtalm. **43**, 461 (1926).
ELSCHNIG, A.: Tumorähnliche Gewebswucherung in der Macula lutea. Klin. Mbl. Augenheilk. **62**, 145 (1919).
FEINGOLD, M.: Senile exsudative macular retinitis with remarks on similar tumor in case of angioid-streakes. Trans. amer. ophthalm. Soc. **22**, 268 (1924). — FUCHS, ERNST: Zur Veränderung der Macula lutea nach Kontusion. Z. Augenheilk. **6**, 181 (1901).
HAAB, O.: (a) Über die Erkrankung der Macula lutea. Ber. 7. internat. ophthalm. Kongreß Heidelberg **1888**, 429. (b) Traumatische Maculaerkrankung bewirkt durch den elektrischen Strom. Klin. Mbl. Augenheilk. **35**, 213 (1897). (c) Die traumatische Durchlöcherung der Macula lutea. Z. Augenheilk. **3**, 113 (1900). — HEGNER: Retinitis exsudativa

bei Lymphgranulomatosis. Klin. Mbl. Augenheilk. **57**, 27 (1916). — VAN DER HOEVE, J.: Senile Maculadegeneration und senile Linsentrübung. Graefes Arch. **98**, 1 (1918). — HOLM, EYLER: Retinitis exsudativa externa. Klin. Mbl. Augenheilk. **59**, 319 (1917).

JUNIUS, PAUL und HERMANN KUHNT: Die scheibenförmige Entartung der Netzhautmitte. Berlin: S. Karger 1926.

KÜSEL: Beitrag zur Genese der Retinitis atrophicans centralis (KUHNT). Klin. Mbl. Augenheilk. **44** II, 464 (1906). — KUHNT, H.: Über eine eigentümliche Veränderung der Netzhaut ad maculam (Retinitis atrophicans sive rareficans centralis). Z. Augenheilk. **3**, 105 (1900).

LUTZ, ANTON: (a) Über eine Familie mit hereditärer familiärer Chorioretinitis. Klin. Mbl. Augenheilk. **49** I, 699 (1911). (b) Über einige Stammbäume und die Anwendung der MENDELschen Regeln in der Ophthalmologie. Graefes Arch. **79**, 393 (1911).

MEISNER, W.: Ein Beitrag zur Kenntnis der Lochbildung der Netzhaut in der Macula lutea. Z. Augenheilk. **52**, 337 (1924). — v. MICHEL, J.: Über Geschwülste des Uvealtraktus. Graefes Arch. **24** I, 131 (1878).

NUEL, J. P.: Oedème vesiculaire de la macula lutea. Arch. d'Ophtalm. **28**, 737 (1908).

OATMAN, EDWARD L.: Maculocerebral degeneration (familial). Amer. J. med. Sci., Aug. 1911.

PÁLICH-SZÁNTO, OLGA: Beiträge zur Entstehung der traumatischen Maculaerkrankungen. Klin. Mbl. Augenheilk. **54**, 56 (1915).

REIS, WILHELM: Zur Ätiologie und Genese der Lochbildung in der Macula lutea [Retinitis atrophicans centralis (KUHNT)]. Z. Augenheilk. **15**, 37 (1906).

STARGARDT: Über familiäre, progressive Degeneration in der Maculagegend des Auges. Z. Augenheilk. **30**, 95 (1913).

WALKERS, C. H.: A case of new growth in the macular region. Trans. Ophthalm. Soc. U. Kingd. **17**, 4 (1897). — WILDI, G.: Zur Fundusentartung mit angioider Streifenbildung. Klin. Mbl. Augenheilk. **76**, 177 (1926). — WÖLFFLIN, E.: Beitrag zur pathologischen Anatomie der Retinitis exsudativa externa. Graefes Arch. **117**, 33 (1926). — WÜRDEMANN, HARRY VANDERBILT: Ophthalmoscopic studies of the macula lutea. Contribut. to ophth. science. JACKSON birthday-Vol. 264, (1926).

3. Die Retinitis circinata.
(Degeneratio retinae circinata.)

Die Dermatologie kennt eine Hauterkrankung, die den Namen „Herpes circinatus" trägt und dadurch gekennzeichnet ist, daß ein zentraler Herd von einem Fleckengürtel umkreist wird. Lediglich wegen dieser Übereinstimmung hat E. FUCHS 1893 eine Netzhauterkrankung „Retinitis circinata" genannt, und es bezieht sich somit die Bezeichnung in erster Linie auf das Aussehen der Veränderung, wenn FUCHS auch der Ansicht war, daß hier eine besondere Krankheit vorläge. In der Tat hat sofort L. DE WECKER eingeworfen, daß die bloße Anordnung der Veränderungen kein genügender Grund sei, eine Retinitis circinata aus dem Krankheitsbilde der mit Netzhautblutungen einhergehenden Leiden herauszuheben, und neuerdings begegnen wir abermals dem Bestreben, die Retinitis circinata ihres selbständigen Charakters zu entkleiden und sie in die größere Gruppe der scheibenförmigen Entartung der Netzhautmitte (Degeneratio maculae luteae disciformis nach JUNIUS-KUHNT) einzureihen oder sie der Retinitis macularis exsudativa senilis (H. COPPEZ und M. DANIS) zuzuzählen, was auf dasselbe hinausläuft. Auch sei darauf hingewiesen, daß G. WILDI bei der angioiden Streifenbildung der Netzhaut ebenfalls einen in der Netzhautmitte sitzenden Entartungsherd nachgewiesen hat, so daß die Retinitis circinata wahrscheinlich nicht als eine besondere Netzhauterkrankung, sondern als eine eigentümliche Fähigkeit und Art der Netzhaut des hinteren Poles, auf Blutungen und dergl. zu antworten, anzusehen sein dürfte.

Zweifellos ist die Affektion ungemein selten, und es ist deswegen erklärlich, daß E. FUCHS bei den wenigen Fällen, die er seiner Schilderung zugrunde legen konnte, auf die falsche Vermutung kam, daß die Erkrankung fast ausschließlich das weibliche Geschlecht und das höhere Alter befiele. Wir müssen demgegenüber heute feststellen, daß ebensogut Männer und Jugendliche von ihr heimgesucht werden, betraf doch unter anderen die Beobachtung von O. HEINRICY und CL. HARMS einen 24jährigen Mann. Mit der fortschreitenden Kenntnis der Veränderungen hat sich auch gezeigt, daß neben Schulbildern des Leidens eine Reihe von Abarten vorkommen, die dann teilweise die Abgrenzung gegenüber der Retinitis exsudativa (COATS) erschweren.

Wir wollen uns zunächst mit den *typischen Erscheinungsformen* des Leidens beschäftigen, die in *zwei Hauptmerkmalen* gipfeln: einer Veränderung der Macula (Maculafleck) und einer mehr oder weniger ringförmigen Zone von weißen Flecken, die den zentral sitzenden Herd in einiger Entfernung umkreisen (Fleckengürtel).

Der *zentrale Fleck* besteht aus einer bald zarteren, bald stärkeren Netzhauttrübung von grauer bis gelber Farbe, die in den tiefen Schichten zur Entwicklung

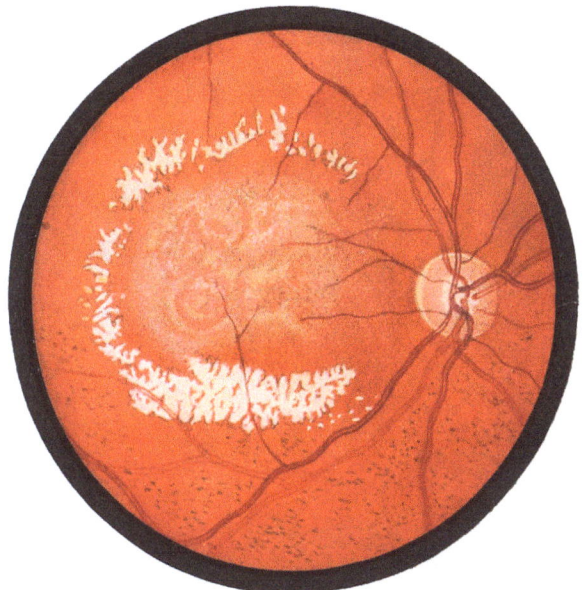

Abb. 146. Retinitis circinata. (Nach E. FUCHS.)

gelangt, da die Ausläufer der zur Macula strebenden Gefäße von ihr nicht überdeckt werden. Manchmal scheint die Retina im Bereiche der zentral gelegenen Affektion deutlich gedunsen, und je nach der Farbe des Gesamtfundus kontrastiert die befallene Stelle auf blondem Hintergrund grauweiß, auf brünetten graubraun (L. DE WECKER). Später pflegt sich der Maculafleck mit schwarzem Pigment zu bedecken, ohne daß seine Grenzen dabei die charakteristische Unschärfe aufgeben. Ob er dem Fleckengürtel in der Entwicklung zeitlich vorangeht, ist noch unentschieden.

Das eigentliche Kennzeichen der Affektion bildet indessen der *Fleckengürtel*. Anfangs erblickt man von ihm nur Bruchstücke, die sich allmählich zu einem mehr oder weniger geschlossenen Ringe vereinen. Dieser ist nicht kreisrund, sondern elliptisch und hat in dem größeren wagerechten Durchmesser 3—5 Papillendurchmesser lichte Weite. In weniger typischen Fällen zeigt sich der Gürtel auch in unregelmäßiger Girlandenform. Seine nasale Begrenzung kann entweder zwischen dem temporalen Papillenrande und der Macula hindurchgehen oder die Papille derart in sich aufnehmen, daß diese den Gürtel unterbricht. Niemals ist beobachtet worden, daß dann etwa die weißen Herde sich auf die Papille selbst fortsetzen, was wiederum dafür spricht, daß die Veränderungen den tiefsten Netzhautschichten angehören müssen. Manchmal ist eine innigere Beziehung zum Verlaufe der Netzhautzentralgefäße allerdings unverkennbar; denn, wenn diese zufällig in etwas flachem Bogen nach der Peripherie ziehen und dadurch den Fleckengürtel berühren, folgen die weißen Herde gern dem Gefäßverlaufe weiter. In anderen Fällen indessen, wenn die Gefäße die Macula in weiterer Entfernung umziehen, liegt der Fleckengürtel ganz isoliert in der Netzhaut, ohne irgendwelche Beziehungen zu den Gefäßen erkennen zu lassen.

Einzelheiten des Fleckengürtels studieren wir am besten an nicht vollentwickelten Ringen. Als erste Anfänge sehen wir dann Gruppen feinster Fleckchen

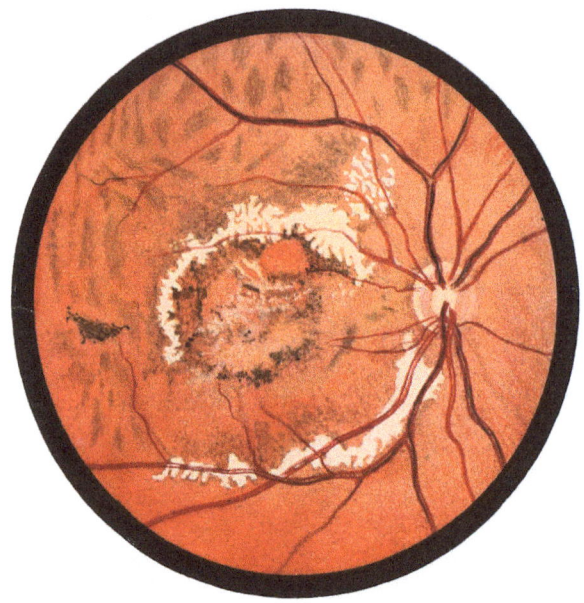

Abb. 147. Retinitis circinata. (Nach E. FUCHS.)

von milchweißer Farbe auftauchen, die matt glänzen und sich sehr scharf und zierlich von dem Rot des Fundus abheben. Allmählich fließen die Pünktchen zu fein gelappten Figuren zusammen (siehe Abb. 146 u. 147), die ihrer Begrenzung nach eine gewisse Ähnlichkeit mit den Schnittkonturen des Arbor vitae des Cerebellum aufweisen. So entstehen nach und nach Bruchstücke des späteren geschlossenen Gürtels, indem zunächst noch durch die Randpartien der weißen Bezirke der Fundus in roten Inselchen durchschimmert. Erst mit dem Verschwinden dieser Lücken wird der Fundus im Bereiche des Fleckengürtels gleichmäßig weiß, wenn auch immer noch der äußerste Rand ein zerrissenes Aussehen gewährt. Zumeist bleiben ihm einige losgelöste weiße Herdchen vorgelagert. Genau wie der zentrale Fleck liegen die Veränderungen tiefer als die Schichte, in der die Zentralgefäße sich verzweigen.

Zweifellos begegnet man recht häufig kleinen Blutaustritten in den befallenen Netzhautgebieten, entweder in unmittelbarer Nachbarschaft der Fleckchen und sogar auf den weißen Herden oder auch in größerer Entfernung von ihnen. Bei jugendlichen Personen und in frischen Fällen sind sie in der Regel punktförmig, bei älteren Patienten und in späteren Stadien können sie größere Ausdehnung gewinnen. Indessen ist nicht zu leugnen, daß selbst bei vollentwickeltem Krankheitsbilde Blutungen fehlen können, ein Befund, der selbstverständlich nicht den Schluß zuläßt, daß solche während der Entwicklungsphasen des Leidens nie vorhanden waren. Gewinnt man doch allgemein den Eindruck, daß eine primäre Erkrankung der Netzhautgefäße die Ursache bildet (G. COATS, O. HEINRICY und CL. HARMS). Für diejenigen Fälle von Retinitis circinata, die gleichzeitig die Kennzeichen einer Nierensklerose darbieten, hält W. GILBERT eine Sklerose der perimakulären Arteriolen für die auslösende Ursache und V. KOLLERT weist darauf hin, daß es sich vielleicht um Kranke handelt, die an Anfällen von Gefäßkrämpfen leiden. E. FUCHS selbst steht auf dem Standpunkte, daß wir ergossenes Fibrin vor uns haben, womit die Bildung scholliger Massen und eine fettige Entartung des nervösen Gewebes verbunden sei. Analog dem von IWANOFF seinerzeit beschriebenen Netzhautödem sollen die zwischen dem Flüssigkeitserguß stehenbleibenden MÜLLERschen Fasern das Exsudat in einzelnen Räumen einschnüren und dadurch das gelappte Aussehen erzeugen.

Allerdings sind dies lediglich Vermutungen, und auch heute liegt noch kein einwandfreier pathologisch-anatomischer Befund vor, da die von E. AMMANN gegebene Schilderung berechtigte Zweifel aufkommen läßt, ob es sich wirklich nur um eine Retinitis circinata gehandelt hat und die Mitteilung R. SEEFELDERs einen Fall betrifft, der Übergänge zur scheibenförmigen Entartung der Netzhautmitte zeigte. Hier wurde der Fleckengürtel im wesentlichen von Fettkörnchenzellen gebildet, während die Maculapartie eine cystoide Degeneration und zwischen dem Pigmentepithel und der Glaslamelle eine bindegewebige Schwarte zeigte.

Was nun die *atypisch gestalteten Fälle* anlangt, so wird deren Abgrenzung gegenüber der *Retinitis exsudativa* (COATS) schwierig. Zunächst kommen sicher Fälle vor, in denen die ganze Affektion nicht zentral liegt, sondern der zentrale Herd samt Fleckengürtel mehr in der Peripherie zur Entwicklung gelangt. Die Retinitis circinata ist also nicht gesetzmäßig an die Netzhautmitte gebunden, und hierin ist doch ein erhebliches differentialdiagnostisches Merkmal gegenüber der Retinitis disciformis zu erblicken. Ferner können sich an den einen Gürtel, der dann zumeist in der Maculagegend liegt, noch eine Reihe anderer anschließen, die sich gegenseitig berühren oder überschneiden. O. HEINRICY und CL. HARMS haben solche Beobachtungen geschildert. Abb. 148 entstammt ihrer Veröffentlichung.

So gewinnt es den Anschein, als wenn der zentrale Herd und der Fleckengürtel in einer bestimmten wechselseitigen Beziehung stehen und irgendwelche chemischen Ausscheidungen, die von dem zentral gelegenen Herde ausgehen, in einer gewissen Entfernung zu Ansammlung der weißen Massen führen. Es sei auch bemerkt, daß gewisse Formen der Retinitis albuminurica eine sehr auffallende Ähnlichkeit mit einer Retinitis circinata annehmen können (s. Abb. 32, S. 434).

Der *weitere Verlauf* ist nach den Erfahrungen L. DE WECKERs ausnahmslos durch eine Neigung zum Fortschreiten der Herde ausgezeichnet; denn er fand, wie seine Skizzen ergaben, nach Jahren stets eine Verbreiterung des Fleckengürtels oder eine Zunahme der Herdchen. Hiermit steht die Angabe von E. FUCHS im Gegensatz, daß es Fälle gibt, die nach längerer Zeit eine Rückbildung sowohl des zentralen Flecks als auch des Fleckengürtels erkennen lassen. Andererseits beobachtete er an Stelle der verschwundenen weißen Massen bedeutende Ansammlungen von Pigment aus dem Pigmentepithel und ein Zutagetreten der Aderhautzeichnung. Es sind dies Erscheinungen, die mit denen bei der scheibenförmigen Entartung der Netzhautmitte (siehe S. 571) übereinstimmen. Noch deutlicher wird der Zusammenhang, wenn die Fälle im späteren Verlaufe eine gewaltige Verdickung der Netzhaut und unregelmäßige grauweiße Massen in der Maculagegend erkennen lassen. Man hat deswegen von Übergängen zur Retinitis exsudativa gesprochen, doch dürfte nach dem Bekanntwerden des Krankheitsbildes der scheibenförmigen Entartung der Netzhautmitte dieser die führende Rolle beizulegen sein.

Die *Funktionsstörung* ist selbstverständlich von der Lage und Ausdehnung der degenerativen Prozesse in der Netzhaut abhängig. Zumeist buchen wir bei

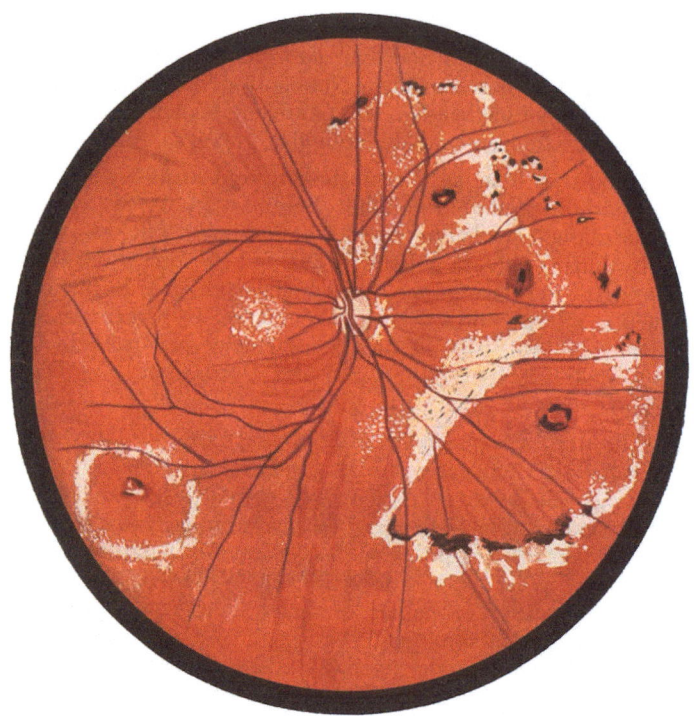

Abb. 148. Atypische Retinitis circinata. Es haben sich mehrere peripher gelegene Fleckengürtel gebildet, die sich überschneiden. (Nach HEINRICHY und HARMS.)

der Bevorzugung der Netzhautmitte eine empfindliche Herabsetzung der zentralen Sehschärfe mit und ohne Bestehen eines zentralen Skotoms. Andererseits kenne ich einen sicher hierhergehörigen Fall mit feinen Veränderungen der Macula, bei dem noch fast volle Sehschärfe besteht.

In einigen Fällen ist eine Komplikation mit Iritis, Glaukom und Katarakt beschrieben worden; indessen möchte ich diesen Befunden nur eine zufällige Bedeutung beilegen.

Da wir die Ursache und das Wesen der Retinitis circinata nicht kennen, ist eine kausale *Therapie* unmöglich. Gern gibt man Jod, weil der Gedanke nahe liegt, daß arteriosklerotische Zustände mit im Spiele sein können; doch bleibt die Prognose ernst, zum mindesten zweifelhaft, zumal das Leiden relativ häufig beiderseits zur Entwicklung gelangt. Nicht selten finden sich auch **cerebrale Komplikationen.**

Literatur.

Retinitis circinata.

AMMANN, E.: Ein Fall von Retinitis circinata mit anatomischer Untersuchung. Arch. Augenheilk. **35**, 123 (1897).
COATS, G.: Über Retinitis exsudativa. Graefes Arch. **81**, 275 (1921). — COPPEZ, H. et M. DANIS: Rétinite exsudative maculaire sénile et rétinite circinée. Arch. d'Ophtalm. **43**, 461 (1926).
FUCHS, E.: Retinitis circinata. Graefes Arch. **39 II**, 229 (1893).
GILBERT, W.: Über Augenerkrankungen bei Nieren- und Gefäßleiden. Münch. med. Wschr. **1921**, 979.
HEINRICY, O. und CL. HARMS, Klinischer Beitrag zur Degeneratio circinata retinae mit besonderer Berücksichtigung der atypischen Formen des Krankheitsbildes. Graefes Arch. **86**, 514 (1913).
JUNIUS, PAUL und HERMANN KUHNT: Die scheibenförmige Entartung der Netzhautmitte. Berlin: S. Karger 1926.
KOLLERT, V.: Entstehungs- und Heilungsbedingungen der Retinitis nephritica. Z. klin. Med. **106**, 461 (1927).
SEEFELDER, R.: Zur pathologischen Anatomie der Retinitis circinata. Ber. d. Ophth. Ges. Heidelberg **1928**, 40.
DE WECKER, L.: Faut-il differencier la rétinite circinée, ou dégénérescence blanchede la rétinite apoplectiforme? Arch. d'Ophtalm. **14**, 1 (1894). — WILDI, G.: Zur Fundus, entartung mit angioider Streifenbildung. Klin. Mbl. Augenheilk. **76**, 177 (1926).

4. Die angioiden Netzhautstreifen.

(Gefäßähnliche Netzhautstreifen. Pigmentstreifenbildung der Netzhaut. KNAPPs Angioid streaks.)

Dunkel gefärbte Streifen, die regellos über den Augenhintergrund hinweglaufen, kommen unter verschiedenen Bedingungen vor. So kann die Farbstoffeinwanderung in die Netzhaut bei der Pigmententartung auf größeren Strecken einem Netzhautgefäße folgen, die Wiederanlegung einer Amotio retinae mit schwarzen Streifenbildungen einhergehen (Retinitis striata) oder gelegentlich auch einmal eine Chorioiditis schwarze Linien erzeugen. Während in diesen Fällen die klinischen und pathologisch-anatomischen Verhältnisse klar liegen, ist man bislang noch nicht imstande, eine besondere Erkrankung des Augenhintergrundes hinreichend zu überschauen, die KNAPP 1892 unter dem Namen „*Angioid streaks*" beschrieben hat.

Das klinische Bild hat nach den Beobachtungen von G. WILDI wahrscheinlich 3 Stadien, deren erstes nur die Pigmentstreifenbildung zeigt und die zentrale Sehschärfe wenig angreift, deren zweites durch das Hinzutreten einer akuten, mit subretinaler Exsudation einhergehenden Erkrankung der Maculagegend gekennzeichnet ist und deren drittes an der Stelle der zerstörten Netzhautmitte einen weißen, vielleicht bindegewebigen Fleck bei schwer geschädigter Sehschärfe aufweist.

Das Leiden ist fast ausnahmslos doppelseitig, und die Berichte von einseitigem Bestehen sind mit Vorsicht aufzunehmen, da andere Erkrankungsformen leicht ähnliche Bilder liefern. G. WILDI und K. LINDNER sahen die Affektion bei 2 Brüdern, und man wird deshalb bei künftigen Beobachtungen auf die Erblichkeitsverhältnisse achten müssen. Die das ausgeprägte Krankheitsbild zeigenden Patienten sind zumeist Männer im vorgeschrittenen Alter.

Die Pigmentstreifen stellen sich als graue und bräunliche Linien dar, die mit Hilfe der binokularen Beobachtung am GULLSTRANDschen Ophthalmoskop ungefähr dorthin verlegt werden können, wo das Pigmentepithel an die Außenfläche der Netzhaut grenzt (G. WILDI). Sie entstehen also stets in einem tieferen Niveau als die Netzhautgefäße und kreuzen diese in einer anderen Schicht

(Abb. 149). Ihr Verlauf ist zum Teil konzentrisch mit dem Papillenumfang, zum Teil ausgesprochen radiär, und ihre Dicke pflegt dann nach der Peripherie zu allmählich abzunehmen, so daß ihre Breite von feinsten Linien bis zum 2—3fachen des Kalibers der großen Venen schwankt. Manchmal nehmen die Streifen ihren Ursprung von einem bräunlichen, weiß eingefaßten Ringe, der den Pigmentsaum der Papille umkreist. Vielfach vereinigen zahlreiche Anastomosen die Streifen zu einem förmlichen Netzwerke. Treffend hat man das

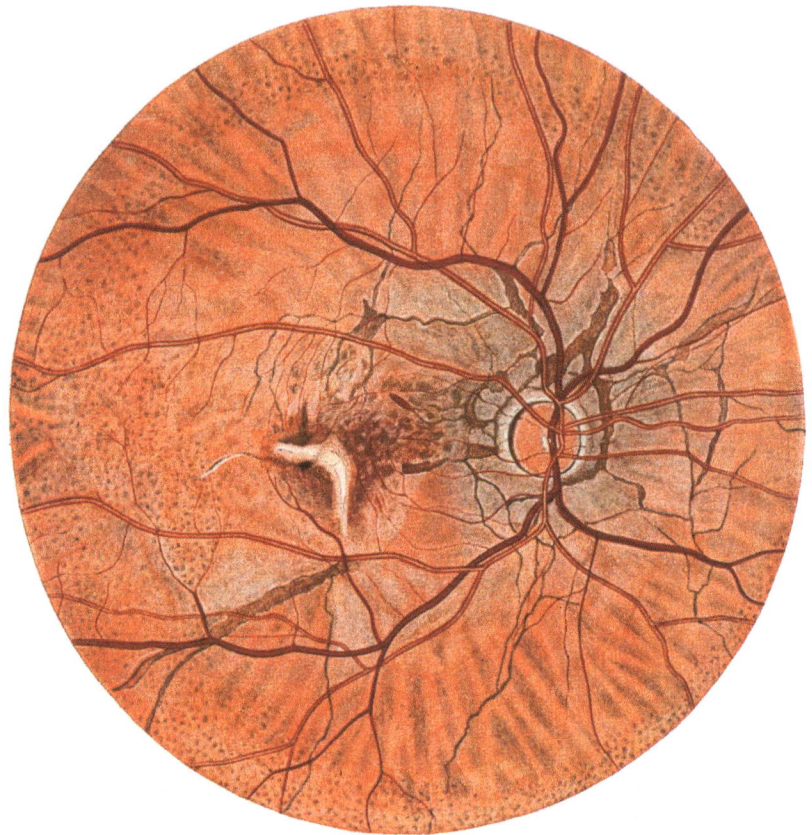

Abb. 149. Pigmentstreifen der Netzhaut mit Entartung der Maculagegend. (Nach G. WILDI.)

Gesamtbild der Liniensysteme in ihrer eigentümlich eckigen Erscheinungsform mit den Sprüngen in einer Eierschale oder im Eis (KOFLER) verglichen (Abb. 150). Einige der Streifen sind streckenweise von einer feinen weißen Kontur begleitet, hin und wieder zeigen sie auch an Stelle der grauen eine rötliche Farbe. Besonders deutlich heben sie sich im rotfreien Lichte ab, sie erscheinen dann homogen grau, ihre Begleitstreifen intensiv weiß. Neben diesen Streifen fällt auf dem Fundus eine mehr oder weniger große Anzahl von hellgelben Pünktchen auf, die an die Drusen der Glashaut erinnern. Schon frühzeitig verleiht eine flockenförmige Trübung der ganzen zentralen Funduspartie eine schiefrig graue Färbung (G. WILDI), doch bleibt in diesem Stadium die zentrale Sehschärfe unberührt.

Das ändert sich zumeist plötzlich, wenn die eigentliche Erkrankung der Macula einsetzt, die unter dem Symptomenkomplex einer subretinalen

Ausschwitzung mit Blutungen verläuft. OELLER sah in einem Falle, wohl als Einleitung der Mitbeteiligung der Macula eine zentrale Blutung, doch erscheint die Netzhautmitte zumeist durch einen weißlich durchschimmernden Erguß emporgehoben (Abb. 150), und es tritt allmählich eine völlige Zerstörung der Maculagegend ein, die schließlich von derben weißen Schwarten eingenommen wird. Natürlich ist damit die zentrale Sehschärfe unwiederbringlich verloren und ein großes zentrales Skotom die Folge. H. COPPEZ und M. DANIS sprechen

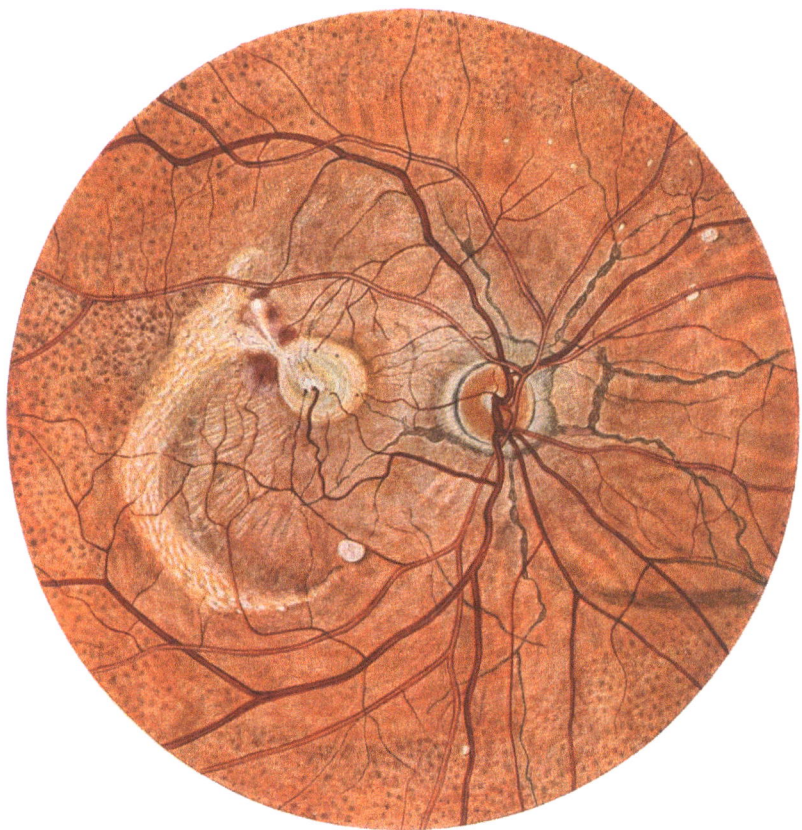

Abb. 150. Pigmentstreifenbildung der Netzhaut mit Entartung der Maculagegend und weißen Flecken in der Netzhaut. (Nach G. WILDI.)

von angioiden Streifen mit Retinitis exsudativa in der Maculagegend und halten die Netzhautmitte für den Ausgangspunkt der ganzen Affektion.

Der Verlauf ist ein chronischer. W. KÖHNE konnte einen Fall nochmals untersuchen, den HERMANN E. PAGENSTECHER bereits 22 Jahre früher gesehen hatte. Hier war zuerst nur die Streifenbildung vorhanden und die Macula lediglich unregelmäßig pigmentiert gewesen, dann waren die hellen Herdchen und Flächen hinzugetreten, die mit der Zeit heller und heller wurden, und schließlich zeigte die Maculagegend die Schwartenbildungen.

Über die anatomische Grundlage liegen nur Vermutungen vor; denn die mikroskopischen Untersuchungen von W. T. LISTER und A. MAGITOT sind wegen verschiedener Momente (Einwandern des Pigments in die vordersten Netzhautschichten, Komplikation mit Retinitis haemorrhagica und Erweichungszuständen im Gehirn) nicht einwandfrei. ROBERT W. DOYNE spricht die Streifen als den Folgezustand von Rissen im Pigmentepithel im Anschlusse an eine doppelseitige traumatische Aderhautblutung an, und auch O. PLANGE glaubt, daß die Linien durch das Aneinanderreihen von Blutungen zustandekommen. Da auch weiße Stränge wie bei Retinitis proliferans beobachtet wurden, entscheidet sich W. A. HOLDEN gleichfalls für eine Entstehung aus Hämorrhagien. HERMANN E. PAGENSTECHER wiederum möchte die Streifen von neugebildeten Gefäßen ableiten, die einer Entzündung der Netzhaut-Aderhaut ihr Dasein verdanken. Dem gegenüber behaupten H. COPPEZ und M. DANIS, daß ähnlich wie bei der pericornealen Injektion im Gefolge einer entzündlichen Erkrankung in den tiefen Netzhautschichten ein Gefäßsystem durch vermehrte Füllung sichtbar wird, das man sonst nicht nachweisen kann. In ähnlicher Weise erklärt OELLER die Linien für eine Pigmentierung der kleinen Netzhautvenen und erweiterten Capillaren durch Blutfarbstoff, während TH. LEBER eine Neubildung von Aderhautgefäßen für wahrscheinlich hält, die bei chronischer Chorioretinitis von außen her in die Netzhaut hineinwuchern sollen. Indessen zeigen die von K. LINDNER beigegebenen Skizzen des Streifenverlaufs solche Schwankungen in der Breite und so eckiges Verhalten, daß Gefäße wohl nicht gut in Frage kommen können. Mehr Wahrscheinlichkeit hätte vielleicht die Ansicht von B. FLEISCHER, daß unbekannte mit Pigment gefüllte Lymphbahnen der Netzhaut die Grundlage abgeben. K. LINDNER selbst hält die Bildungen für den Ausdruck capillärer Blutungen in den tiefen Netzhautlagen im Umkreis der Papille, die sich von hier aus der Gegend des geringsten Widerstandes zustrebend in radiärer Richtung zwischen Pigmentepithel und Retina vorwärts schieben.

Alle diese Erklärungen fußen aber auf zufälligen Vorkommnissen und werden der Tatsache zu wenig gerecht, daß das Leiden ein doppelseitiges ist. Daher sind TH. AXENFELD und HEINRICH BAYER geneigt, in den angioiden Streifen das Symptom einer besonderen Erkrankung der Netzhaut, vielleicht einer Art Retinitis exsudativa externa zu sehen. Ähnliche Meinungsäußerungen liegen von W. KÖHNE vor, der die Bezeichnung „Retinitis proliferans mit angioiden Pigmentstreifenbildung" vorschlägt.

Eine besondere Beachtung verdienen jedoch die Erklärungsversuche, die physikalische Momente voranstellen und die Ursache der Erscheinung auf *Einrisse in die Glaslamelle* zurückführen (B. WALSER, ALFONS KOFLER, G. WILDI). Nach dem letzten Autor würde die Pathogenese sich folgendermaßen gestalten. Vielleicht tritt infolge degenerativer Prozesse ein Elastizitätsschwund der Glasmembran ein und kommt es allmählich in dieser zu Rißbildungen. Besondere Spannungsverhältnisse machen hierfür die Umgegend der Papille zu einem Prädilektionsort. Nunmehr werden die Verbindungen der Netzhaut mit ihrer Unterlage mit der Zeit gelockert, wird die Maculagegend abgehoben und durch eine subretinale Exsudation vorgetrieben. Den Schluß bildet die Vernarbung und die Entstehung von Schwarten.

Literatur.
Die angioiden Netzhautstreifen.

AXENFELD, TH.: Retinitis externa exsudativa mit Knochenbildung im sehenden Auge. Graefes Arch. **90**, 452 (1915).

BAYER, HEINRICH: Zur Frage der angioiden Pigmentstreifenbildung der Netzhaut. Klin. Mbl. Augenheilk. **51**, 766 (1913).

COPPEZ, H. et M. DANIS: Sur les stries angioides de la rétine. Bull. Soc. franç. Ophtalm. **38**, 560 (1925).

DOYNE, ROBERT W.: Chorioideal and retinal changes the result of blows of the eyes. Trans. ophthalm. Soc. U. Kingd. **9**, 128 (1889).

FLEISCHER, B.: Über angioide Pigmentstreifen der Netzhaut. Klin. Mbl. Augenheilk. **53**, II, 430 (1914).

HOLDEN, W. A.: Über die streifenförmigen Erkrankungen der Retina (Retinitis striata) und ihren wahrscheinlichen Ursprung aus Blutungen. Arch. Augenheilk. **31**, 287 (1895).
KNAPP: Arch. of Ophth. **21** (1892) (Original nicht zugänglich). — KÖHNE, W.: Über angioide Pigmentstreifenbildungen der Netzhaut. Graefes Arch. **95**, 97 (1918). — KOFLER, ALFONS: Beiträge zur Kenntnis der Angioid streaks. Arch. Augenheilk. **82**, 134 (1917).
LINDNER, K.: Über Pigmentstreifenbildungen in der Retina. Graefes Arch. **88**, 230 (1914). — LISTER, W. T.: Angioid streaks of the Retina. Ophthalm. Rev. **22**, 151 (1903).
MAGITOT, A.: Pigmentation angioide de la rétine. Ann. d'Ocul. **146**, 12 (1911).
OELLER: Atlas seltener ophthalmoskopischer Befunde. 2. Lief., Taf. 6. 1903.
PAGENSTECHER, HERMANN E.: Über Pigmentstreifenbildung in der Netzhaut. Graefes Arch. **88**, 230 (1914). — PLANGE, O.: Über streifenförmige Pigmentbildung mit sekundären Veränderungen der Netzhaut infolge von Hämorrhagien. Arch. Augenheilk. **23**, 78 (1891).
WALSER, B.: Drei Fälle eigentümlicher streifiger Pigmentierung des Fundus. Arch. Augenheilk. **31**, 345 (1895). — WILDI, G.: Zur Fundusentartung mit angioider Streifenbildung. Klin. Mbl. Augenheilk. **76**, 177 (1926).

Die Retinitis striata.

Unter Retinitis striata werden ganz verschiedene Zustände in der Literatur gebucht. Wie aus der Zusammenstellung der Arbeiten über angioide Netzhautstreifen (siehe S. 583) ersichtlich ist, nennt z. B. W. A. HOLDEN diese Affektion ebenfalls Retinitis striata. Auch der Ausdruck selbst erscheint mir unglücklich gewählt, wenn er nur für diejenigen Fälle Geltung haben soll, in denen nach einer Netzhaut- oder Aderhautablösung der Heilungsprozeß unter dem Auftreten von Streifen unter der Netzhaut abläuft; denn unter Retinitis versteht man eigentlich einen in der Netzhaut sich abspielenden entzündlichen Vorgang.

Von einem solchen kann hier keine Rede sein, höchstens könnte man von den Folgezuständen einer abgelaufenen Entzündung reden, die wiederum zum größten Teil wohl ihren Sitz in der Aderhaut haben dürfte.

Eine scharfe Grenze zwischen den angioiden Netzhautstreifen und der Retinitis striata existiert nicht. E. FUCHS hat zwar als Richtlinien aufgestellt, daß die Streifenbildung nach Ablösungen durch ihre sichere Ätiologie, durch die Raschheit ihres Entstehens und insofern durch ihr von den Pigmentstreifen abweichendes Aussehen zu unterscheiden sei, als hier die den Sehnerveneintritt umkreisenden pigmentierten Linien fehlen, die Streifen nicht radiär, sondern unregelmäßig, ja sogar senkrecht zur meridionalen Richtung angeordnet angetroffen werden, und daß die angioiden Streifen im Gegensatz zu den bei der Retinitis striata streckenweise rot wie blutführende Gefäße aussähen und häufig von lichten Streifen eingefaßt seien. Doch kommen auch bei den wirklichen angioiden Streifen genug Fälle vor, die keine die Papille umkreisenden Linien aufweisen, die senkrecht zum Gefäßverlauf gerichtete schwarze Konturen erkennen lassen und die nirgends eine Unterbrechung der Linien durch eine blutrote Strecke zeigen. Es ist auch gar nicht ausgeschlossen, daß für die angioiden Streifen und die Retinitis striata anatomisch gleiche oder ähnliche Grundlagen gegeben sind.

Wie bei den angioiden Streifen, so sehen auch die bei der Retinitis striata teilweise braunschwarz, teilweise aber auch grauweiß aus. Oft sind die Streifen von weißer Farbe und von pigmentierten Säumen eingefaßt. Eine solche Form zeigt die Abb. 115 S. 555. Ihre anatomische Grundlage konnte HENNING ROENNE darlegen. Er fand eine bindegewebige Schwarte zwischen Netzhaut und Aderhaut, in welcher die Pigmentepithelien zu Nestern angehäuft waren.

Auch nach Aderhautablösungen, wie solche nach fistelnden Hornhautperforationen und nach der ELLIOTschen Glaukomoperation gelegentlich und vorübergehend vorkommen, sind pigmentierte Streifen in den tiefsten Schichten der Netzhaut beobachtet worden, und zwar geschieht ihre Entstehung zum Teil noch während des Stadiums der Ablösung, also in ganz kurzer Zeit, zum Teil werden sie erst nach geraumen Intervallen gefunden. Solche Fälle schildern E. Fuchs, Schur, K. Lindner und Richard Plocher.

Wir werden diese Bildungen als Falten im Pigmentepithel oder als schwartige Einlagerungen zwischen Netzhaut und Aderhaut aufzufassen haben.

Literatur:
Die Retinitis striata.

Fuchs, E.: Über Pigmentstreifen auf dem Augenhintergrunde. Klin. Mbl. Augenheilk. 60, 797 (1918).

Lindner, K.: Über Pigmentstreifenbildung in der Retina. Graefes Arch. 88, 230 (1914).

Plocher, Richard: Über Pigmentstreifenbildung nach operativer Aderhautablösung. Klin. Mbl. Augenheilk. 59, 610 (1917).

Rönne, Henning: Zur Anatomie der Streifenbildung nach Netzhautablösung. Graefes Arch. 75, 284 (1910).

Schur: Aderhautablösung nach Elliotscher Trepanation. Klin. Mbl. Augenheilk. 51 II, 372 (1913).

O. Die gruppierte Pigmentierung der Netzhaut.
(Nävoide Pigmentierung. Melanosis retinae.)

Eduard Jaeger hatte in seinem ophthalmoskopischen Atlas (Wien 1869) bereits von der Retinitis pigmentosa („2. Form der typischen Pigmentneubildung") eine „1. Form der typischen Pigmentneubildung" abgetrennt, die dadurch gekennzeichnet ist, daß *„auf einem begrenzten Teil des Augengrundes beschränkt kleine Pigmentflecke abgelagert sind"*. Nach ihm haben Adams Frost, Sydney Stephenson, Henry Juler und Segalowitz (letzterer unter dem Namen „Pigmentnävus der Chorioidea") ähnliche Beobachtungen beschrieben. Schließlich ging Niels Höeg dazu über, alle diese ophthalmoskopischen Seltenheiten unter dem Sammelbegriff der *„gruppierten Pigmentierung"* des Augenfundus" zu vereinigen. An eigenem Material standen ihm 4 Fälle zur Verfügung.

Zweifellos ist das Vorkommen dieser Anomalie recht selten. Sidney Stephenson sah unter 2400 daraufhin untersuchten Patienten die Affektion nur 3mal, Niels Höeg an der Klinik von J. Bjerrum in Kopenhagen in 6 Jahren nur 4 Fälle.

Wie schon oben kurz erwähnt ist, stellen Gruppen von kleinen Pigmentflecken das Kennzeichen dar, und zwar bedecken sie bald ein großes, bald ein kleines Gebiet der Netzhaut (Abb. 151). Stets aber bleibt der Eindruck, daß die Flecke zu einer Gruppe zusammengelagert sind. Manchmal ist diese Anordnung in einem mehr oder weniger schmalen Sektor des Fundus anzutreffen, und dann mag es wohl auf den ersten Blick so aussehen, als wenn der Gefäßverlauf für die Lage der Herde bestimmend wäre, was tatsächlich nicht der Fall ist. Weiter nach der Peripherie verwischt sich dieser Eindruck von selbst; denn hier finden sich Gruppen ganz abseits der Gefäßverzweigungen. Niemals wurde bislang eine Ansammlung solcher Herde in der Macula lutea und ihrer Nachbarschaft beobachtet.

Die Flecke selbst sind immer scharf begrenzt, vielgestaltig, grau, grauschwarz oder schwarz; ihre Größe schwankt von Kleinpunktform bis zur Papillengröße und darüber. Am häufigsten sind 4—10 zusammengelagerte Flecke zu finden, doch sind auch nur 2 und 30 gezählt worden. Da die Gefäße der Netzhaut ununterbrochen über sie hinwegziehen, muß ihre Lage in die tiefen, ja tiefsten Netzhautschichten, vielleicht in das Niveau des Pigmentepithels verlegt werden. Zwischen den einzelnen Herden erscheint der Fundus kaum verändert, manchmal etwas unregelmäßig gefärbt; aber Zeichen von Funduserkrankungen fehlen in den typischen Fällen.

Damit und mit dem Freibleiben des makularen Bezirkes hängt es auch zusammen, daß die Funktion der Augen normal gefunden wird, wenn nicht Refraktionsanomalien usw. dies hindern. In dem einen Fall von NIELS HÖEG bestand allerdings eine Einengung des Gesichtsfeldes.

Nach Ansicht von NIELS HÖEG handelt es sich um eine Anomalie, nicht um eine Erkrankung. Wahrscheinlich ist ihre Entstehung in die frühen Stadien der Entwicklung des Auges zu verlegen, und zwar scheint eine Unregelmäßigkeit der Bildung und Anordnung des Pigmentepithels vorzuliegen.

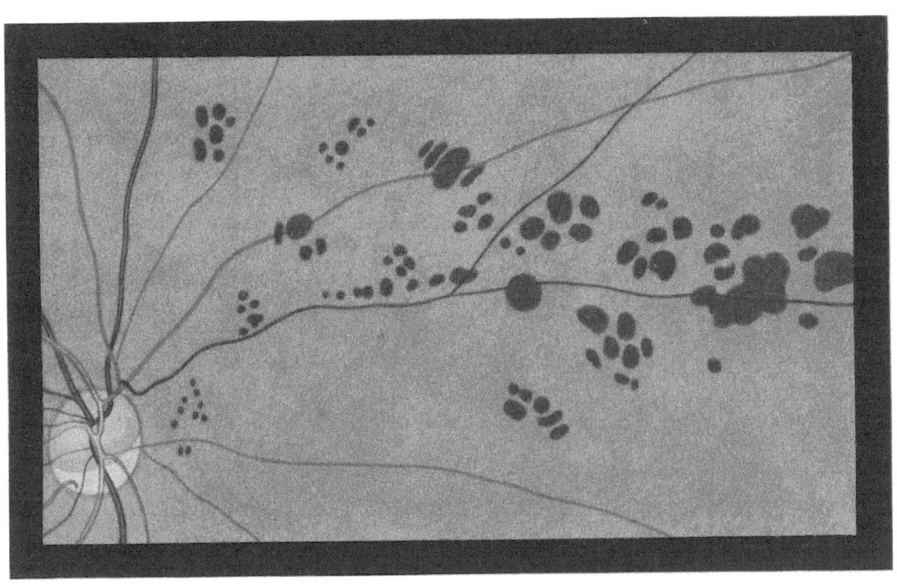

Abb. 151. Gruppierte Pigmentierung der Netzhaut. 9 Jahre alter Knabe. S = $^5/_9$. Gleichzeitig besteht Conus inferior. (Nach NIELS HÖEG.)

TH. LEBER hat für dieselbe Anomalie die Benennung ,,nävoide Pigmentierung der Netzhaut'', ERNST KRAUPA ,,Melanosis retinae,, vorgeschlagen. Da man aber unter einem Nävus und einer Melanosis Veränderungen versteht, die mit einem bestimmten pathologisch-anatomischen Begriffe verbunden sind, dürfte es sich empfehlen, die nichts vorwegnehmende Bezeichnung ,,gruppierte Pigmentierung'', wie sie NIELS HÖEG eingeführt hat, beizubehalten. Wenn erst einmal die anatomische Grundlage der Erscheinung feststeht, ist es immer noch Zeit den Namen zu ändern.

Literatur.
Die gruppierte Pigmentierung der Netzhaut.

CATTANEO, DONATO: Ricerche cliniche e perifotometriche nella melanosi (pigmentazzione a chiazze) della retina. Ann. Ottalm. **54**, 961 (1926).

FROST, ADAMS: Notes of a lecture on some forms of retinal pigmentation. Brit. med. J. 14. Dez. 1889.

HÖEG, NIELS: Die gruppierte Pigmentation des Augengrundes. Klin. Mbl. Augenheilk. **49** I, 49 (1911).

JULER, HENRY: Case of retinal pigmentation. Trans. ophthalm. Soc. U. Kingd. **11**, 77 (1891).

KRAUPA, ERNST: Studien über die Melanosis des Augapfels. Arch. Augenheilk. **82**, 67 (1917).
LEBER, TH.: Netzhauterkrankungen. Handbuch Graefe-Sämisch-Heß. 2. Aufl.
SEGALOWITZ: Pigmentnaevus der Chorioidea. Ophthalm. Klin. **10**, 225 (1906). —
STEPHENSON, SYDNEY: A peculiar form of retinal pigmentation. Trans. ophthalm. Soc. U. Kingd. **11**, 77 (1891).

P. Die Geschwülste der Netzhaut.

1. Das Glioma retinae.
(Markschwamm, Neuroepitheliom, Neuroblastom.)

Vorkommen. Das Gliom ist eine Geschwulst, die aus dem ektodermalen Gewebe der Netzhaut entsteht und wahrscheinlich auf einer Keimverlagerung oder einer in der Entwicklung der Membran begründeten Unregelmäßigkeit beruht. Hierfür spricht, daß die Neubildung schon bei der Geburt angetroffen werden kann und daß das Leiden an die frühe Kindheit gebunden ist. Nach der Zusammenstellung von HUGO WINTERSTEINER betreffen zwei Drittel aller Beobachtungen Kinder, die das dritte Lebensjahr noch nicht vollendet haben, und es sprechen viele Anzeichen dafür, daß nur der Zufall die kleinen Patienten früher oder später zum Arzte führt, weil eine verschieden lange Zeit verstreicht, bis für den Laien die Krankheit offenkundig wird. WINTERSTEINER scheut sich auf Grund seiner umfangreichen Statistik daher nicht zu erklären, daß *„das Gliom immer eine angeborene Krankheit ist, wenn auch die Anlage dafür zur Zeit der Geburt häufig noch so gering sein mag, daß sie selbst der Untersuchung mit dem Augenspiegel sich entzieht"*. Auf der anderen Seite muß als erwiesen gelten, daß in Ausnahmefällen auch erst im 2. Jahrzehnt die Geschwulstbildung bemerkt worden ist. So schildert z. B. ELFRIEDE SCHEEL ein durch die mikroskopische Untersuchung sicher gestelltes Gliom bei einem $12^1/_2$jährigen Mädchen. Man muß sich aber vor Augen halten, daß erst in der letzten Zeit die genaue Abgrenzung des Krankheitsbildes gegenüber der Angiomatosis retinae (v. HIPPELsche Krankheit; S. 603) möglich geworden ist und so mancher als Gliom des späteren Alters beschriebene Tumor in Wirklichkeit wohl zu dieser Geschwulstart gerechnet werden muß.

Von großer Bedeutung ist die Frage, wie hoch die Häufigkeit des *doppelseitigen Vorkommens* einzuschätzen ist, da wir natürlich der Aufgabe, ein einseitiges Gliom zu behandeln, mit einer ganz anderen Einstellung gegenübertreten, als wenn beide Augen die Kennzeichen der Geschwulstentwicklung darbieten. WINTERSTEINER errechnet einen Prozentsatz von 19,1%; doch dürfte diese Zahl zu hoch gegriffen sein, weil vor allen Dingen diejenigen Beobachtungen, die eine Besonderheit in sich schließen, in die Literatur gelangen, und die doppelseitigen Gliome schon im Hinblick auf die Versuche mit der Strahlentherapie zu diesen gehören.

Ein *familiäres Auftreten* ist, wenn auch selten, beschrieben worden (z. B. von O. PURTSCHER); aber gerade in solchen Fällen muß man sich wiederum vor einer Verwechslung mit der Angiomatosis hüten.

Symptome. Das *klinische* Bild ist ein ganz verschiedenes, je nachdem ein Anfangsstadium oder eine vorgeschrittene Geschwulstbildung in Betracht kommt, und wird außerdem noch durch den Umstand wesentlich beeinflußt, daß neben Wucherungsvorgängen oft sehr stark ausgeprägte Einschmelzungen des Tumors einhergehen. Eine Anzahl Fälle gewinnt durch die Beteiligung der Iris und der Vorderkammer ein besonderes Aussehen. Dabei ist es selbstverständlich, daß das Gliom dem Symptomenkomplex folgt, der den Verlauf der übrigen intraokularen Geschwülste kennzeichnet. Wir unterscheiden das Stadium des entzündungsfreien Wachstums, der sekundären Drucksteigerung, des extrabulbären Weiterwucherns innerhalb der Augenhöhle und schließlich der Bildung von Tochterknoten in anderen Körperorganen auf metastatischem Wege.

Die *ersten Anfänge* einer gliomatösen Netzhautentartung werden zumeist dann gefunden, wenn man bei einem Kinde, das an offenkundig gewordenem Gliom des einen Auges leidet, das andere spiegelt und dabei zufällig auf eine sich eben entwickelnde junge Geschwulst des gleichen Typus stößt. TH. AXENFELD rät mit Recht dazu, daß man grundsätzlich alle Patienten mit Netzhautgliom sorgfältigst auch in bezug auf das zweite Auge untersuchen soll, und zwar unter Pupillenerweiterung und in Narkose, weil sonst die Kinder nicht ruhig halten. Man sieht dann ab und zu auf dem Augenhintergrund einen oder mehrere hellweiße Flecke, die zum Teil die Netzhautgefäße verdecken oder unter ihnen liegen. Gemeinhin bezeichnet man einen Geschwulstknoten, der in den äußeren Netzhautschichten sitzt und daher vorwiegend die Netzhaut von der Aderhaut abdrängt, als *Glioma exophytum*, während man unter einem *Glioma endophytum* ein solches versteht, das nach dem Glaskörper zu von den inneren Schichten aus zur Entwicklung gelangt. Diese ersten Tumoranlagen können, wie erwähnt, schon in mehreren Herden zu Gesicht kommen, doch ist zu bedenken, daß dem Gliom wie wohl keiner anderen intraokularen Geschwulstart die Eigentümlichkeit inne wohnt, daß sie durch abgeschwemmte Partikelchen sich im Innern des Auges aussät (intraokulare Metastasierung). Es ist deswegen fraglich, ob wir eine echte primäre Multiplizität der Geschwulstentwicklung vor uns haben, wie sie z. B. bei der Angiomatosis erwiesen ist. Schon die jungen Herde lassen eine leichte Niveau-

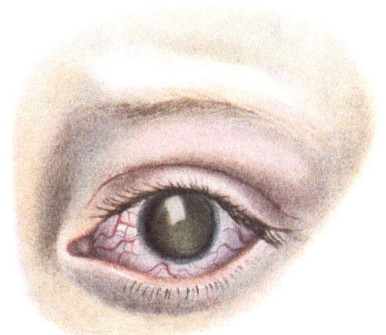

Abb. 152. „Amaurotisches Katzenauge", hervorgerufen durch ein Glioma retinae. Die vorderen Ciliargefäße sind infolge Sekundärglaukoms gestaut. Aus der Tiefe der Pupille schimmert bereits bei Tageslicht die Geschwulstmasse mit einem gelblichen Tone hervor.

differenz, manchmal auch bereits eine von kleinen Buckelchen besetzte Oberfläche erkennen, die die größeren Geschwülste in der Regel kennzeichnet. Diese Besonderheit des makroskopischen Gliombaus kommt dadurch zustande, daß immer ein Gefäß das Skelet für die Zellwucherung abgibt und der Typus der Entwicklung von „Zellmänteln" um Gefäßlumina herum vorherrscht. Hin und wieder wird dadurch der Eindruck hervorgerufen, als wenn die Geschwulstoberfläche von kleinen Träubchen besetzt sei. Doch ist es ebenso dem Zufall anheimgegeben, ob ein Gliom mehr in die Fläche als in die Dicke wächst oder ob es in den Glaskörper oder in den subretinalen Raum einwuchert. Wenn die grauweiße Oberfläche der Geschwulst weiter in den Glaskörperraum hinein vorspringt, entsteht das Bild des *„amaurotischen Katzenauges"* (Abb. 152). Die Pupille ist dann nicht mehr schwarz, sondern sie leuchtet bei gewissen Blickrichtungen hell auf, so daß die Angehörigen der Kinder zumeist erst durch dieses auffallende Verhalten darauf aufmerksam werden, daß ein krankhafter Zustand vorhanden ist. Optisch hat der helle Schein aus dem Augeninnern darin seinen Grund, daß das einfallende Tageslicht von einer Fläche zurückgeworfen wird, die weit vor der Hauptbrennebene des brechenden Systems liegt, wodurch die aus der Pupille in die Außenwelt zurückkehrenden Strahlen einen stark divergenten Verlauf nehmen. Je weiter nach vorn die Geschwulstoberfläche vorgeschoben wird, desto leichter wird sie erkennbar. Sie kann beim Erreichen des vorderen

Glaskörperabschnitts dann auch mittels fokaler Beleuchtung und am Hornhautmikroskop, bzw. an der Spaltlampe genauer untersucht werden (Abb. 153).

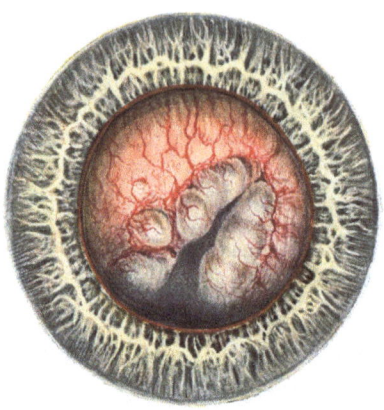

Abb. 153. Glioma retinae mit der gelappten Oberfläche so weit nach vorn gewuchert, daß sie unmittelbar hinter der Linse in der Pupille sichtbar ist. Zahlreiche neugebildete Gefäße sind auf der Geschwulstmasse zu erkennen. Auch die Träubchenbildungen sind von Gefäßen umsponnen.

Es kommen aber auch Beobachtungen vor, bei denen eine diffuse Glaskörpertrübung den Einblick auf den Tumor ganz verdeckt oder eine bald eintretende Linsentrübung, bezugsweise Occlusio pupillae jede Untersuchungsmöglichkeit des Augenhintergrundes ausschließt. In der Literatur sind Fälle bekannt, in denen man zunächst eine angeborene oder in der frühesten Lebenszeit erworbene Katarakt angenommen hat und erst nach vollzogener Staroperation inne wurde, daß ein Gliom die eigentliche Erkrankung war (z. B. beschrieben von T. W. SIJPKENS).

Eine andere Komplikation ist *die Aussaat der Geschwulstbestandteile im Bereiche der vorderen Kammer* in Gestalt des „Pseudohypopyons", der Präcipitate *an der Hornhautrückfläche* und der *Irisknötchen* (Abb. 154). Durch diese Veränderungen werden Bilder hervorgerufen, die einer eitrigen oder „serösen" Iritis, sowie einer Iristuberkulose täuschend ähnlich sind. Im allgemeinen wird die Mitbeteiligung des vorderen Bulbusabschnittes erst in dem Stadium zu erwarten sein, in dem die Wucherung im hinteren Augenteile zu dem Symptomenkomplex des sekundären Glaukoms geführt hat; denn nach der Zusammenstellung von K. VELHAGEN jr. war unter 29 Fällen mit Aussaat im vorderen Bulbusabschnitte 26mal eine Erhöhung des Augenbinnendrucks zu finden gewesen. Wir dürfen aber dieser Veränderung nur eine begünstigende Rolle zuerkennen, und in seltenen Fällen kann die Aussaat der Geschwulstkeime in der vorderen Uvea auch ohne Sekundärglaukom zustandekommen. Die Wege, die die Gliomteilchen zum Einbruch in die vordere Kammer benutzen, sind verschieden. In einer Reihe der Fälle kann es sich um eine Durchwanderung der Keime durch die Iriswurzel, bzw. das Corpus ciliare handeln. MARTIN HANDMANN hat beobachtet, daß als Frühsymptom einer Geschwulstbildung im hinteren Augenabschnitte partielle

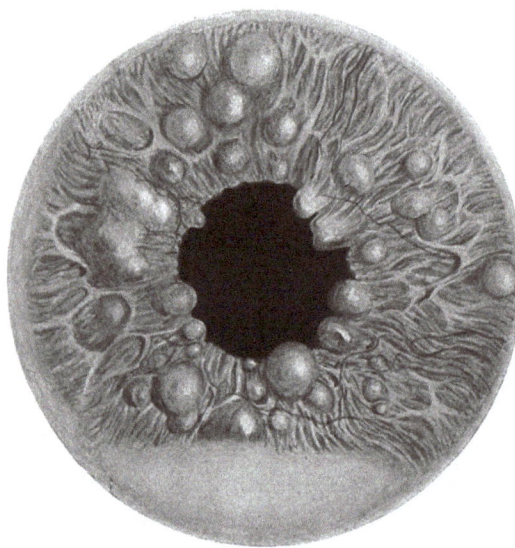

Abb. 154. Gliommetastasen in der Iris. Außer einigen erweiterten Gefäßen zeigt das Stroma der Iris keine Veränderungen, insonderheit fehlen Symptome einer entzündlichen Reaktion. Am Boden der Vorderkammer liegt als grauweiße krümelige Masse das „Pseudohypopyon". (Nach C. BEHR.)

Atrophien des Irisgewebes feststellbar sind, die man daran erkennt, daß bei diascleraler Durchleuchtung gewisse Stellen durchscheinend werden. Man kann sich also vorstellen, daß auf diese Art feine Öffnungen in dem Irisdiaphragma zustandekommen, die den in der Augenflüssigkeit suspendierten Geschwulstbestandteilen den Zutritt zur Vorderkammer gewähren. Eine zweite Möglichkeit ist dann gegeben, wenn ein Gliom mit seinen primären oder sekundären Knoten das Corpus ciliare durchsetzt und in die vordere Kammer durchbricht. Endlich ist der Weg durch die Pupille hindurch dann offen, wenn die Keime die Linsenzonula durchwandert haben und eine Ansiedlung in der hinteren Kammer stattgefunden hat.

Was das klinische Bild der in dem vorderen Bulbusabschnitt sich abspielenden Veränderungen anlangt, so ist fast regelmäßig das Fehlen entzündlicher Begleiterscheinungen auffallend. Das *Pseudohypopyon* bildet einen grauweißen (bei Blutbeimengung auch bräunlichen) Bodensatz in den abhängigen Teilen der Kammer, der sich von dem echten Hypopyon, der Eiteransammlung, dadurch unterscheidet, daß es leicht beweglich ist. Die Zellen sind eben nur aufeinander geschichtet und entbehren der gegenseitigen Verlötung durch gleichzeitig ausgeschwitztes Fibrin, wie dies bei den verschiedenen Formen der Iritis purulenta der Fall zu sein pflegt. Infolgedessen ähnelt das Pseudohypopyon einem feinstgeronnenen Niederschlag, der bei seitlicher Kopfneigung mit seiner horizontalen Oberfläche mitgeht. An der Spaltlampe leuchten eine Unmasse von grauweißen Körperchen im Kammerwasser auf, die bei den Bewegungen des Auges durcheinander wirbeln. Punktiert man die Vorderkammer, so entleert sich die Zellenansammlung restlos. Das gewonnene Untersuchungsmaterial ist jedoch nur selten zur Stellung der Diagnose brauchbar; denn es besteht zum größten Teile aus abgestorbenen schlecht färbbaren Zellen. Hin und wieder erinnern Ketten und Kreise solcher Gebilde an die ,,Gliomrosetten", die uns noch bei der Schilderung des histologischen Verhaltens beschäftigen werden. Die *Beschläge an der Hornhauthinterfläche* stimmen ebenfalls nicht ganz mit dem Verhalten überein, welches die Präcipitate an der DESCEMETschen Membran sonst darbieten. Sie haben schon bei schwacher Vergrößerung mehr das Aussehen von kleinen grauen Zellhäufchen als von homogenen Fleckchen und entbehren vielfach der glasigen Beschaffenheit. Eine besondere Würdigung verdient jedoch die Aussaat *der Gliomknoten auf und in der Iris*; denn sie verleitet recht leicht zu der falschen Diagnose einer Iristuberkulose. Abgesehen von der schon erwähnten auffallenden Reizlosigkeit des Bulbus, dem Fehlen einer intensiven ciliaren Injektion, dem Mangel der eine Iristuberkulose sonst fast regelmäßig begleitenden speckigen Beschläge an der Hornhautrückfläche verdient die zutreffende Bemerkung W. MEISNERs gebührende Beachtung, ,,daß bei Kindern im Gliomalter (unter 10—12 Jahren) die Uvealtuberkulose noch nicht in Knötchenform auftritt" und somit alle Fälle von ausgesprochener Knötcheniritis des frühen Kindesalter sofort den Verdacht wachrufen müssen, daß ein Glioma retinae dahinter steckt. Auch die Form der Knoten läßt sie bei näherem Zusehen von Tuberkeln wohl unterscheiden. Sie sind nicht von einem Kranze erweiterter Gefäße umsponnen, sondern liegen in einem ganz reaktionslosen Gewebe. Ferner ist ihre Farbe mehr grau als gelb. C. BEHR hebt hervor, daß man neben durchscheinenden Knötchen auch mehr kompakte antrifft. Das soll damit zusammenhängen, daß in der einen Reihe die Herde nur aus einer Auflagerung gliomatöser Wucherungen auf die Irisoberfläche bestehen, während die anderen in dem Gewebe selbst zur Entstehung gelangen. Außer in der Form ausgesäter Knötchen kommt die Gliomerkrankung der vorderen Uvea auch in Gestalt großer dicker Wülste vor. L. WEEKERS hat eine derartige Beobachtung als ,,Glioma iridis" beschrieben. Hier fand sich im Präparat ein in die Iris von hinten her eingewucherter

Geschwulstknoten, der unmittelbar bis zur Hornhauthinterfläche reichte und zum Teil Kalkeinlagerungen und sogar eine Knochenneubildung einschloß.

Das *Stadium der glaukomatösen Symptome* tritt nach einem recht verschieden langen Bestehen der Geschwulst ein und kann selbst bei umfangreichen, den größten Teil des Glaskörperraumes einnehmenden Gliomen überhaupt vermißt werden, weil manchmal die Zerfallserscheinungen und Erweichungen innerhalb der Tumormassen solche Ausmaße annehmen, daß sogar eine Druckerniedrigung die Folge ist. Da die Wandungen des kindlichen Auges noch nachgiebig sind, tritt das sekundäre Glaukom leicht unter dem Bilde der Vergrößerung des Bulbus auf und erzeugt so den Symptomenkomplex des Hydrophthalmus.

Mit Vorliebe suchen die *Gliome auf der Bahn des Sehnerven* den Weg ins Freie, und man stößt dann bei der Enukleation auf eine Auftreibung des Opticus oder auf eine grauweiße, inselförmige Verfärbung seines Durchschnitts. In

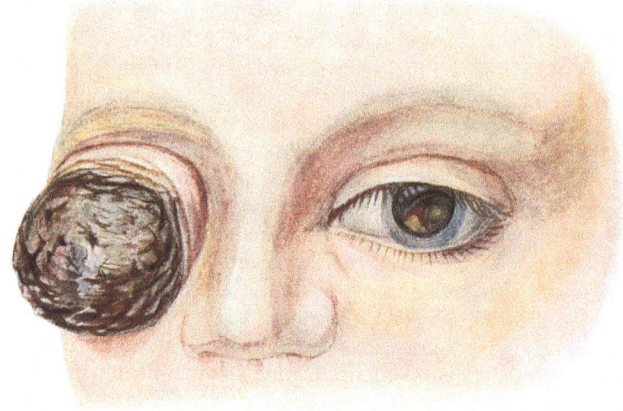

Abb. 155. Aus der Lidspalte vorwucherndes Glioma retinae, das die ganze r. Augenhöhle ausfüllt. Am linken Auge schimmern Gliommassen hinter der Pupille durch.

seltenen Fällen macht sich die Geschwulst auch an jeder anderen beliebigen Stelle der Bulbuswandung Luft. Man erkennt den vollzogenen Durchbruch an dem manchmal plötzlichen Absinken des vorher erhöht gewesenen intraokularen Druckes, das zum Kollaps des Bulbus führen kann. Schon bald nach dem Eintritt der Geschwulstmassen in die Orbita setzt eine Ausfüllung des Orbitalgewebes durch die nun unbeschränkt wuchernden Tumormassen ein. Das Auge wird vorgetrieben und schmilzt ein, weil die Lider es nicht mehr ordentlich zu schützen vermögen. Kommt es nicht zum Exitus an Erschöpfung oder an Metastasierung, so bildet das Gliom mit der Zeit eine aus der Lidspalte vorquellende weiche, leicht blutende Masse, die sich mit Geschwüren bedeckt und jauchig zerfällt (Abb. 155).

Über das Endstadium der Metastasierung in anderen Körperteilen ist kaum eine Schilderung nötig. Man hat in fast allen Organen gelegentlich Tochterknoten gefunden, doch sind diese vor allem im Gehirn und Rückenmark anzutreffen. Der Tod tritt, wenn nicht eine allgemeine Kachexie oder Vergiftung durch die resorbierten nekrotischen Massen die letzte Ursache ist, an den Folgen ein, die die Metastasen in lebenswichtigen Organen setzen.

Zweifellos müssen wir die Gliome zu den bösartigsten Geschwülsten rechnen, die wir kennen, und doch sind in der Literatur eine Anzahl von Beobachtungen enthalten, die die *Möglichkeit einer Spontanheilung* beweisen. Allerdings kann von einem Erhaltenbleiben oder Rückkehr der Funktion keine Rede sein, sondern es endet die Krankheit mit einer Phthisis bulbi unter Schonung des Lebens. Aus den Schilderungen sei die von CLARA KNIEPER herausgegriffen, die sich auf einen Knaben bezieht, welcher im Alter von 10 Wochen ein doppelseitiges, durch die Enukleation des einen Auges pathologisch-anatomisch sicher gestelltes Gliom aufgewiesen hatte und nach 11 Jahren als Insasse einer Blindenanstalt mit einem phthisischen Bulbus wieder aufgefunden wurde. Nach den

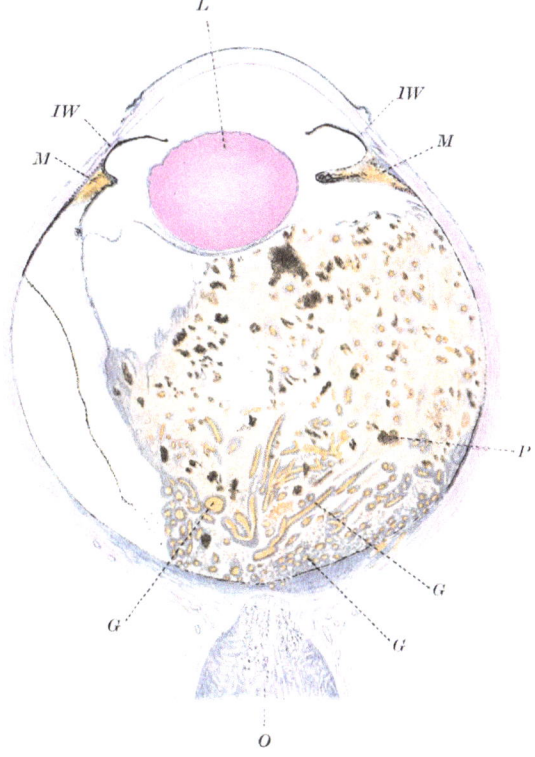

Abb. 156. Glioma retinae. *L* Linse. *IW* Die infolge glaukomatöser Zustände an die Hornhautrückfläche angepreßte Iriswurzel. Ringförmig angeordnete Metastasen (*M*) des Glioms rückwärts vom Corpus ciliare. Die Hauptmasse der Geschwulst, welche die Netzhaut zu einem Strange verwandelt abgelöst hat, gruppiert sich um Gefäße (*G*). In ihr liegen braune hämatogene Pigmentinseln. Der Opticus (*O*) ist durch eingewucherte Gliommassen aufgetrieben.
(Sammlung von J. VON MICHEL.)

Angaben der Eltern hatte das Kind eine Zeit lang sehr starke Schmerzen gehabt, dann war plötzlich das Auge geplatzt und nach Austritt einer eiterigen Masse in sich zusammen gesunken.

Die pathologische Anatomie des Glioms ist deswegen lange Zeit ein umstrittenes Feld gewesen, weil die Frage zur Beantwortung stand, ob die Geschwulstbestandteile der nervösen oder der gliösen Substanz der Netzhaut entstammen. RUDOLF VIRCHOW hat 1873 den Namen ,,Gliom" für die Neubildung geprägt, indem er einfach die Bezeichnung der im Zentralnervensystem vorkommenden Geschwulstart wegen ihrer großen Ähnlichkeit mit den Netzhauttumoren übernahm. Betreffs der mikroskopischen Beschaffenheit rechnete er sie jedoch zu den Sarkomen (Abb. 156). Als dann S. FLEXNER in den Präparaten eigentümliche Zellanordnungen antraf, die als ,,Gliomrosetten" eine gewisse Rolle in dem histologischen Bilde spielen, deutete HUGO WINTERSTEINER die Geschwülste als Abkömmlinge des Neuroepithels, indem er annahm, daß die Rosetten ein von den Resten der Membrana limitans externa begrenztes Lumen hätten und die

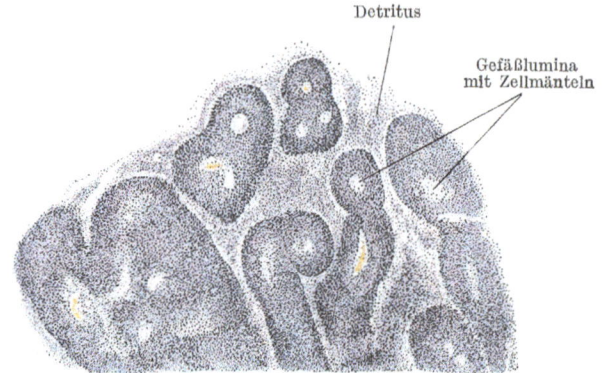

Abb. 157. Glioma retinae. Zellmäntel, die aus gut färbbaren Bestandteilen zusammengesetzt sind, umgeben Gefäßlumina, die teils längs, teils quergetroffen sind. Dazwischen liegt ein schlecht färbbarer Detritus zerfallener, unterernährter Geschwulstzellen. (Sammlung von J. VON MICHEL.)

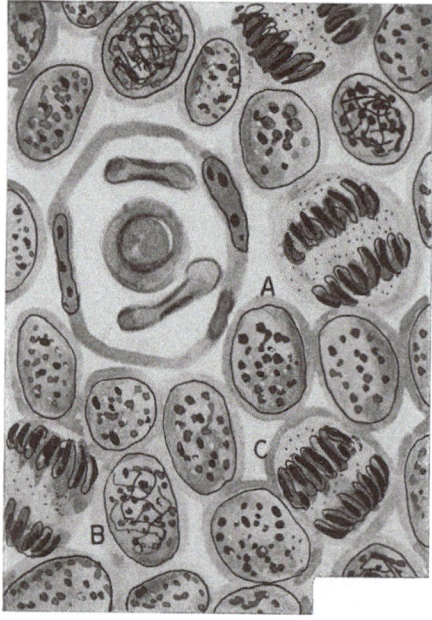 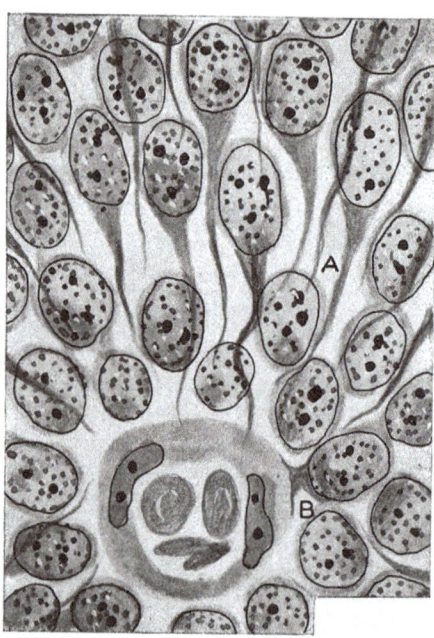

Abb. 158. Randzone eines Netzhautglioms dargestellt mit dem Silberimprägnierungsverfahren. Die Zellen wuchern noch frei. *A* Normale Kerne. *B* Kerne mit Chromatinfäden. *C* Mitosen. Vergrößerung 1000fach. (Nach MUÑOZ URRA.)

Abb. 159. Mittlere Zone eines Netzhautglioms. Silberimprägnierung. *A* Gliocyt mit langem Füßchen. *B* Gliocyt mit kurzem, einer Capillare anliegendem Füßchen. (Vergr. 1000fach.) (Nach MUÑOZ URRA.)

im Kranze darum herumgelagerten Zellen gewucherte Neuroepithelien seien. Mit dem WEIGERTschen Verfahren zur Gliafärbung hat jedoch RICHARD GREEFF innerhalb der Gliome Zellen mit weitreichenden Ausläufern festgestellt, die nur als Gliabestandteile gedeutet werden können, und er schlug deswegen den

Namen „Neurogliom" vor. Die neueren Untersuchungen von F. MUÑOZ URRA mit Hilfe der Tanninsilbermethode haben diese Annahme sehr wahrscheinlich gemacht, während B. FISCHER einer Grundlage aus den primitiven Zellen der Retina, die ebensowohl zu nervösen als auch zu gliösen Bestandteilen auswachsen können, das Wort redet (Neuroblastom).

Die typische Bauart des Glioms ist das Auftreten von einer in Schlauchform um ein Gefäß angeordneten Zellbrut, die nur in unmittelbarer Nachbarschaft dieser Ernährungsquelle gut erhalten und färbbar ist und die in etwas weiterem Abstande davon in einen nekrotischen Brei verwandelt wird (Abb. 157). Die

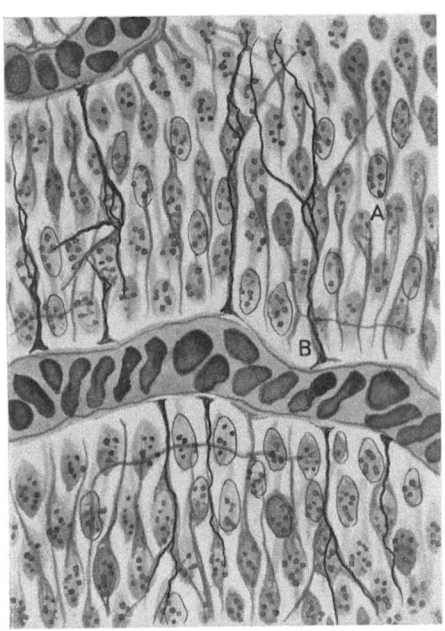
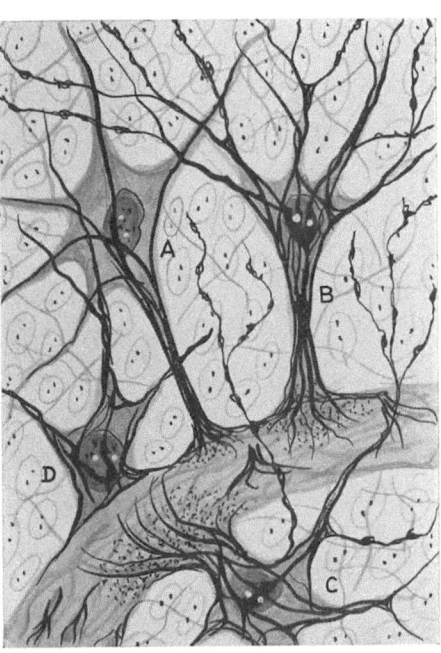

Abb. 160. Netzhautgliom. Mittlere Zone. Silberimprägnierung. *A* Gliocyt ohne Fibrillen. *B* Gliocyt mit WEIGERTschen Fibrillen. (Verg. 800fach.) (Nach MUÑOZ URRA.)

Abb. 161. Zentrale Zone eines Netzhautglioms (1000fache Vergrößerung). Silberimprägnierung. *A* Astrocyt mit langem Füßchen. *B* Astrocyt mit kräftigem Füßchen. *C* Astrocyt mit sehr dickem Füßchen und perivasculären Füßchen. *D* Perivasculärer Astrocyt. (Nach MUÑOZ URRA.)

Darstellung der Geschwulstentwicklung, wie sie F. MUÑOZ URRA gegeben hat, nimmt auf diesen Befund Bezug. Zunächst haben wir ein freiwucherndes nur aus Zellen bestehendes Gewebe vor uns, indem die Zellproliferation in Gruppen geschieht (Abb. 158). Die schon oben erwähnte Aussaat kleiner Kolonien in den Glaskörper und in die vordere Kammer erfolgt nach diesem Typus. Aber bald suchen die Zellen die Nähe der reichlich sprießenden Gefäße auf, bzw. sie vermögen nur im Anschluß an sie lebensfähig zu bleiben. Damit hängt wohl zusammen, daß die das Pseudohypopyon bildenden Geschwulstteilchen im allgemeinen schlecht färbbar sind. Jedenfalls vollzieht sich ausschließlich dort eine Weiterentwicklung der Zellbrut, wo die Neubildung von Gefäßen versorgt wird. Die jungen Tumorelemente verwandeln sich aus Zellen mit wenig Cytoplasma und großem Kern in solche von birnförmiger Gestalt, die eine granulierte Grundsubstanz besitzen. Sie entwickeln einen kräftigen Zellfortsatz, der in ein Füßchen endet und mit dem sie an der Außenfläche des Gefäßes sich verankern. Auf diese Weise kommt in die ehedem regellose Gruppierung der Zellbrut von embryonalem Typus eine regelmäßige Anordnung um die Gefäße

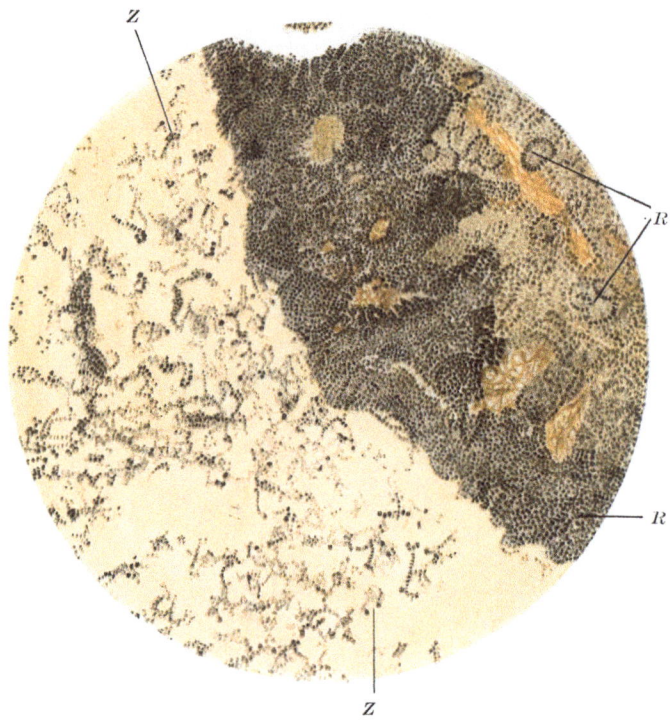

Abb. 162. Grenzpartie eines Glioms nach dem Glaskörper zu. In der soliden Geschwulstmasse sind zahlreiche Rosetten (*R*). Die freiwuchernde Zellaussaat im Glaskörper geschieht in Zellbändern (*Z*).

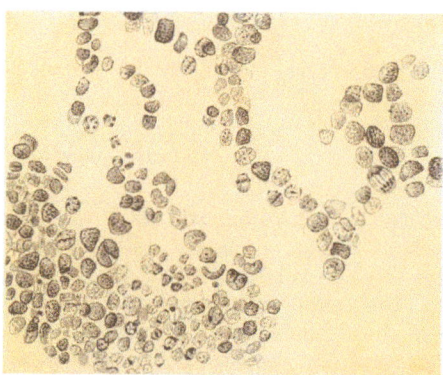

Abb. 163. Einige Ketten der jungen Zellbrut des Glioms bei stärkerer Vergrößerung. Man sieht, wie bereits unter den jüngeren Elementen zahlreiche Trümmer vorhanden sind Die Anordnung in Ketten (ähnlich einer Streptokokkenreinkultur) ist deutlich.

herum, indem sich zierliche Reihen bilden (Abb. 159). Von dem Blutstrom ernährt schreiten die Zellen in der Entwicklung dann weiter vorwärts, und nunmehr werden mit der Silberimprägnierung viele Sternzellen sichtbar, die mit einem Fuße an der Gefäßwandung haften und nach allen Seiten ihre Fortsätze ausstrecken (Abb. 160). Die übrigen Elemente, die den Anschluß an ein Gefäßbäumchen nicht gewinnen, gehen bald wieder zugrunde, so daß schon bei schwacher Vergrößerung auf dem Durchschnitte solide Geschwulstteile in einen weichen Brei eingebettet erscheinen. In dem Detritus kann sich später Kalk absetzen und Knochen bilden. Was die Entstehung der Gliomrosetten anlangt, so hat ERICH ZEISS nachgewiesen, daß diese Figuren ihren Ursprung von einer rapiden Zellteilung im Stadium des embryonalen Gepräges nehmen, die immer in einer Richtung erfolgt und die jungen Abkömmlinge in Ketten und Windungen anordnet. Schon auf der Abb. 162 wird diese Eigentümlichkeit namentlich an dem frei im Glaskörper ausgesäten Zellmaterial deutlich, und Abb. 163 zeigt einen Ausschnitt bei stärkerer Vergrößerung. Denkt man sich die Ketten in gedrehte Bänder verwandelt, so haben wir neben unvollständigen auch vollständige Kränze als Grundlage der „Gliomrosetten" vor uns (Abb. 164).

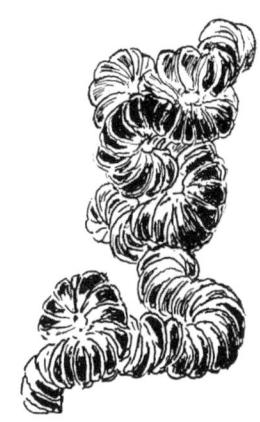

Abb. 164. Die Zellsäule eines freiwuchernden Geschwulstbezirks legt sich in Windungen. (Nach ERICH ZEISS.)

Die Therapie darf bei der anerkannten Bösartigkeit des Glioms nur darauf gerichtet sein, den das Leben bedrohenden Krankheitsherd möglichst rasch und vollkommen aus dem Körper zu entfernen. Deswegen ist die frühzeitige Enukleation das Sicherste, und zwar soll ein möglichst langes Stück des Nerven mit entfernt werden, dessen Querschnitt mikroskopisch kontrolliert werden muß. Bevor man sich dazu entschließt, von den Angehörigen die Einwilligung zu verlangen, daß das Auge des Kindes entfernt wird, vergewissere man sich aber durch genaues Absuchen des Hintergrundes des anderen Auges (in Narkose und unter Atropin) davon, daß das zweite auch wirklich gesund ist. Wenn eine Doppelseitigkeit des Leidens vorliegt, wird man sich kaum dazu verstehen können, beide Augäpfel herauszunehmen, und es ist — nur in einem solchen Falle — wohl erlaubt, den Versuch zu machen, ob man nicht durch Strahlentherapie einen Stillstand oder Rückgang der Geschwulstbildung erzwingen kann. R. KÜMMELL empfiehlt die Anwendung von harten Röntgenstrahlen, die imstande sind, ohne allzustarke Schädigung der Haut die in der Tiefe liegenden Nester der bösartigen Zellen zu zerstören. Nach dem Vorgehen von WINTZ benutzte er die für Uterussarkome ausgeprobte Dosierung, d. h. 60% der Hauteinheitsdosis (H.E.D.). Indessen darf man keine zu großen Hoffnungen auf den Erfolg setzen, und TH. AXENFELD weist darauf hin, daß offenbar sehr verschiedene Bösartigkeitsgrade des Glioms vorkommen, die eine hinreichend genaue Beurteilung des Einflusses der Strahlenbehandlung recht erschweren. So zweifellos eine rückbildende Wirkung auf die Gliommassen ausgeübt wird, so ist doch damit eine völlige Abtötung der Geschwulst noch lange nicht erreicht, und AXENFELD schildert einen Fall, der noch spät nach der Bestrahlung eine große perforierende, durch die Strahlen gesetzte Hornhautulceration mit Irisprolaps aufwies und trotzdem im Augeninnern ein Gliomrezidiv barg.

Es bleibt demnach bei einseitigem Gliom die Enukleation der einzig vertretbare Behandlungsgrundsatz, während bei festgestelltem Durchbruch durch die Bulbuswandung nur die Exenteratio orbitae das Schlimmste abzuwenden vermag. Auch dann ist aber ein lokales Rezidiv häufig.

Literatur.

Das Glioma retinae.

AXENFELD, TH.: Weitere Erfahrungen mit intraokularer Strahlentherapie. Ber. ophthalm. Ges. Heidelberg **1918**, 312.

BEHR: Über das unter dem klinischen Bilde der tuberkulösen Iritis verlaufende Glioma retinae. Klin. Mbl. Augenheilk. **63**, 177 (1919).

FISCHER, B.: Über Wesen und Benennung der Gliome (Neuroblastome) des Auges. Zbl. Path. **29**, 545 (1918). — FLEXNER, S.: A peculiar glioma (neuroepithelioma?) retinae. Hopkins Hosp. Bull., Aug. **1891**.

GREEFF, RICHARD: Bau und Wesen des Glioma retinae. Ber. ophthalm. Ges. Heidelberg **1895**, 245.

HANDMANN, MARTIN: Über krankhafte Veränderungen am vorderen Augenabschnitt als Hilfsmittel zur Erkennung von Geschwülsten an den hinteren Teilen des Auges. Klin. Mbl. Augenheilk. **69**, 35 (1922).

KNIEPER, CLARA: Ein Fall von doppelseitigem Glioma retinae. Graefes Arch. **78**, 310 (1911). — KÜMMELL, R.: Beitrag zur Strahlenbehandlung des Netzhautglioms. Ber. ophthalm. Ges. Heidelberg **1918**, 307.

MEISNER, W.: Zur Differentialdiagnose zwischen Glioma retinae und Iristuberkulose. Klin. Mbl. Augenheilk. **67**, 388 (1921). — MUÑOZ URRA, F.: Über die feine Gewebsstruktur des Glioms der Netzhaut. Graefes Arch. **112**, 133 (1923).

PURTSCHER, O.: Zur Kenntnis des Markschwamms der Netzhaut und seiner spontanen Rückbildung. Zbl. prakt. Augenheilk. **39**, 193 (1915).

SCHEEL, ELFRIEDE: Glioma (Neuroblastoma) retinae bei einem zwölfjährigen Mädchen. Klin. Mbl. Augenheilk. **75**, 670 (1925). — SIJPKENS, T. W.: Differentialdiagnose der tuberkulösen und gliomatösen Erkrankungen des Auges. Klin. Mbl. Augenheilk. **69**, 27 (1922).

VELHAGEN jr., K.: Gliom und Vorderkammer. Klin. Mbl. Augenheilk. **77**, Beil.-H. 76 (1926). — VIRCHOW, RUDOLF: Die krankhaften Geschwülste. Berlin 1868.

WEEKERS, L.: Glioma iridis. Klin. Mbl. Augenheilk. **46 I**, 26 (1908). — WINTERSTEINER, HUGO: Das Neuroepithelioma retinae. Berlin u. Wien 1897.

ZEISS, ERICH: Zur Entstehung der Gliomrosetten. Graefes Arch. **117**, 273 (1926).

Das Pseudogliom.

Unter dem Namen Pseudogliom faßt man alle diejenigen Erkrankungen des kindlichen Alters zusammen, die zu einer falschen Diagnose auf Glioma retinae Anlaß geben können. Die Verwechslung ist im allgemeinen wohl keine klinisch bedeutungsvolle; denn die wegen „Glioma retinae" herausgenommenen Augen, deren mikroskopische Untersuchung nachträglich ein anderes Leiden aufdeckt, sind fast ausnahmslos blind und dazu verurteilt, später der Phthisis bulbi anheimzufallen. Trotzdem schafft eine falsche Beurteilung des klinischen Bildes stets eine peinliche Lage für den Augenarzt. Nach der Zusammenstellung von A. HAMMA, die 87 Fälle von Gliom zur Grundlage hat, ergibt sich der immerhin große Prozentsatz von 21% Fehldiagnosen, und eine solche Tatsache erklärt wohl die Berechtigung, die „Pseudogliome" in einem besonderen Abschnitt zu besprechen.

J. JACOBY ordnet die einschlägigen Fälle nach dem Gesichtspunkte der anatomischen Grundlage und teilt sie ein in:

1. Folgezustände einer infantilen metastatischen Ophthalmie,
2. tuberkulöse und luetische Granulationsgeschwülste des Ciliarkörpers,
3. Retinitis exsudativa (Coats),
4. fetales Gewebe an der hinteren Linsenkapsel.

Die *metastatische Ophthalmie* des Kindesalters ist vor allem eine Teilerscheinung der epidemischen Cerebrospinalmeningitis, die eine eitrige Iridocyclitis mit Glaskörpertrübungen oder mit Glaskörperabsceß nach sich ziehen kann (siehe Retinitis septica S.541). Dieselben Erscheinungen sind nach Influenza, Angina, Keuchhusten und auch ohne bekannte Ursache beobachtet worden. Andererseits ist die Möglichkeit einer milde verlaufenden Retinitis septica zwar nicht auszuschließen, aber wegen ihrer Seltenheit, vorzüglich im Kindesalter unwahrscheinlich. Bei allen diesen Erkrankungen vermögen bis zur Hinterfläche der Linse vorgetriebene Netzhautablösungen, verbunden mit einer bindegewebigen Schrumpfung und Schwartenbildung, den täuschenden Eindruck eines Glioms hervorzurufen, der dann noch mehr verstärkt wird, wenn auch hinter der atrophischen und undurchsichtig gewordenen Netzhaut Schwarten aus alten subretinalen Exsudaten oder eingedickte Ausschwitzungen und Blutergüsse liegen. Auf diese Zwischenlagerungen antwortet die Netzhaut mit einer reaktiven entzündlichen Wucherung ihrer bindegewebigen und gliösen Bestandteile, so daß dann sogar pathologisch-anatomische Schwierigkeiten entstehen, ob eine reine Proliferation oder ein beginnendes Gliom vorhanden ist (A. HAMMA).

Um einer Verwechslung zu entgehen, empfiehlt es sich in so gelagerten Fällen, die Angehörigen darüber auszuforschen, ob das Kind eine Zeitlang gefiebert hat, ob Krämpfe vorhanden waren, ob eine Herabsetzung des Bewußtseins aus dem Verhalten des Kindes wahrscheinlich gewesen ist usw. War vorher eine Epidemie von Cerebrospinalmeningitis vorhanden, so ist doppelte Vorsicht geboten. Nicht weniger trügerisch sind die Veränderungen, die ein in den Glaskörper abgesetztes Exsudat dann hervorbringt, wenn über ihm eine von Bindegewebe gebildete Schwarte die Grenze nach dem erhalten gebliebenen Glaskörperraum darstellt, noch dazu, wenn in der Decke Gefäße vorhanden sind, die als Reste des Zentralgefäßsystems gedeutet werden können. Auch ein Gliom kann zufällig eine glatte Oberfläche haben, und der gelblich weiße Schein ist genau der gleiche. In allen Fällen, die neben dem Symptomenkomplex des amaurotischen Katzenauges eine ciliare Injektion zeigen oder Folgezustände einer vorangegangenen Iridocyclitis in Gestalt von hinteren Synechien, Exsudatresten auf der Linsenkapsel, starker Entfärbung der Iris usw. aufweisen, muß man an ein Pseudogliom auf Grund einer Iridocyclitis denken. Die Entwicklung eines wirklichen Glioms unter der Scheinbildung einer Iritis tuberculosa oder purulenta andererseits wurde schon oben (S. 592) ausführlich besprochen.

Eine *tuberkulöse oder luetische Granulationsgeschwulst* ist im frühen Kindesalter eine große Seltenheit. Sie wird deswegen viel weniger Anlaß zu Verwechslungen mit Gliom geben, weil die entzündlichen Begleitumstände, die bei dieser Art von Erkrankungen nie fehlen, darauf aufmerksam machen, daß eine chronische Infektion und kein Tumor die Ursache der Veränderungen ist. Es darf aber nicht verschwiegen werden, daß in einer Reihe von Fällen die Erkrankung der hinteren Uvea, die ein subretinales oder Glaskörperexsudat liefert, ohne jede Mitbeteiligung des vorderen Augenabschnitts verlaufen kann, und daß dann die Differentialdiagnose zwischen Gliom und Pseudogliom ungemein schwierig, ja unmöglich wird. Sind dazu Glaskörper- oder Linsentrübungen vorhanden, so wird die Aufgabe für den Augenarzt fast unlösbar. Hier läßt auch die Untersuchung mit der LANGEschen oder SACHSschen Lampe im Stich; denn erstens gelingt die diasclerale Durchleuchtung auch bei einem Gliom, das teilweise zerfallen ist, gar nicht selten, und zweitens sind oft genug die subretinalen Schwarten oder die Ergüsse so wenig lichtdurchlässig, daß der Reflex erlischt.

Ebensowenig ist die Prüfung des Augendruckes in allen Fällen maßgebend. Haben wir doch schon gehört (S. 594), daß bei einem Gliom die intraokulare Spannung sogar vermindert sein kann. Ebenso ist die *Retinitis exsudativa* [haemorrhagica externa (Coats)] wohl geeignet, auch dem sorgfältigsten Untersucher und erfahrensten Kliniker große Schwierigkeiten in der Abgrenzung gegenüber dem Gliom zu bereiten. Wie in dem Abschnitte, der von diesem Leiden handelt, (S. 517) betont wird, sind es ja gerade die weißen „massiven" Exsudate, welche die Netzhaut tumorartig emporheben. Hier begegnen wir neben weiten glatten Flächen auch Stellen, die Prominenzen ähnlich der Gliomoberfläche zeigen.

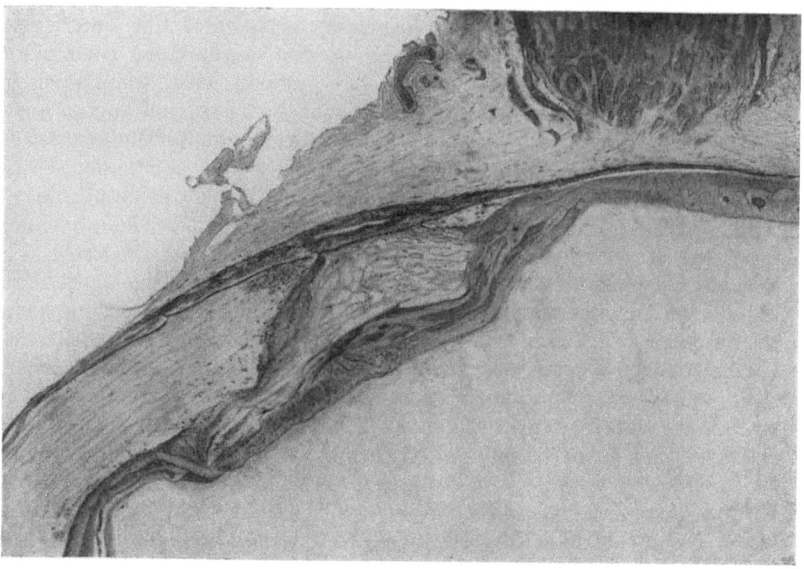

Abb. 165. 4jähriges Kind. Bulbus wegen eines angeblichen Glioma retinae enukleiert. In Wirklichkeit handelte es sich um eine Retinitis exsudativa Coats. Man sieht die Gegend des Opticuseintritts (der Opticus ist in der Abbildung oben außerhalb der Sclera sichtbar). Die Netzhaut ist stark verdickt und durch ein derbes, in Fasern organisiertes Exsudat abgehoben. (Nach R. Hanssen.)

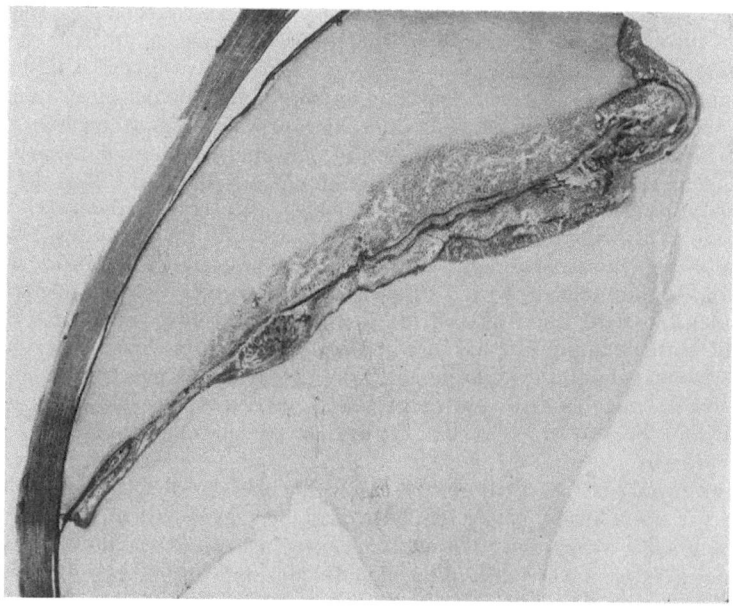

Abb. 166. Eine andere Stelle des Bulbus, dem Abb. 165 entliehen ist. Die Netzhaut ist hier in ihrem vorderen Abschnitte getroffen. Sie springt infolge Ablösung weit in den Glaskörperraum vor, ist höckerig, verdickt und liegt auf einem dichten Exsudat. (Nach R. Hanssen.)

Außerdem sind die Massen meist diascleral nicht zu durchleuchten und verursachen kaum Veränderungen im vorderen Bulbusabschnitte. Namentlich die mit einer Ringschwiele in der Höhe des Corpus ciliare komplizierten Fälle ahmen täuschend den Befund nach, welchen das Gliom im Stadium des amaurotischen Katzenauges liefert, und in dieser Beziehung ist vor allem die eine der von R. HANSSEN geschilderten Beobachtungen sehr beweisend. Das Auge des 4 Jahre alten Kindes wurde nicht nur deswegen enukleiert, weil eine höckerige Masse die Netzhaut weit vordrängte, sondern auch, weil die glaukomatösen Erscheinungen dazu zwangen. Hier hatte also jeglicher klinischer Anhaltspunkt zur Gewinnung der richtigen Diagnose versagt. Man versteht den Irrtum ohne weiteres, wenn man die Abb. 165 und 166 betrachtet; denn die dort sichtbaren Schwarten zwischen Retina und Chorioidea an der Ora serrata und die Verdickung der äußeren Netzhautschichten über der weit vorspringenden Ablösung machen sogar im anatomischen Bilde den Eindruck eines Tumors.

Die *fetalen Gewebsauflagerungen* an der Linsenhinterfläche schließlich dürften wegen ihrer außerordentlichen Seltenheit kaum die Gelegenheit zu Verwechslungen mit Gliom geben und auch dann bei aufmerksamer Untersuchung wohl die richtige Diagnose gestatten.

Auf die Möglichkeit, daß auch eine *Angiomatosis retinae* (siehe unten) bereits in den frühen Kinderjahren zu intraokularer Tumorbildung Anlaß geben kann, sei nur kurz hingewiesen.

Vielleicht kann in besonders gelagerten Fällen die von IRMA GUGGENHEIM und A. FRANCESCHETTI gefundene Tatsache die Differentialdiagnose erleichtern, daß mit der refraktometrischen Untersuchungsmethode der Brechungsindex des Glaskörpers bei Vorliegen eines Glioms sehr stark erhöht vorgefunden wird.

Literatur.

Das Pseudogliom der Retina.

GUGGENHEIM, IRMA und A. FRANCESCHETTI: Refraktometrische Untersuchungen des Glaskörpers von Kaninchen und Mensch usw. Arch. Augenheilk. **98**, 448 (1928).
HAMMA, A.: Beitrag zur Kenntnis der Pseudogliome. Arch. Augenheilk. **67**, 183 (1910). —
HANSSEN, R.: Drei Fälle von „Pseudotumor" des Auges usw. Klin. Mbl. Augenheilk. **65**, 703 (1920).
JACOBY, J.: Die pathologisch-anatomische Grundlage der Pseudogliome nebst Bemerkungen zur Differentialdiagnose von Gliom und Pseudogliom. Z. Augenheilk. **50**, 95 (1923).

2. Die Angiomatosis retinae (v. HIPPELsche Erkrankung).

Nach den Feststellungen ARVID LINDAUs ist die Angiomatosis retinae nicht eine auf das Auge allein beschränkte Erkrankung, sondern „eine systematische, mesenchymale Fehlbildung", die sich in einer Angiomatosis des Zentralnervensystems (und der Netzhaut) kundgibt und mit multiplen Tumoren und Mißbildungen auch in anderen Organen verbunden ist. Dabei handelt es sich nicht um eine Metastasierung, die von einem primären Tumor ausgeht, sondern wahrscheinlich um eine primäre Multiplizität, die damit zusammenhängt, daß während der embryonalen Entwicklung das mesodermale Gewebe gewissermaßen als fremdes Element in das Nervengewebe hineinwächst und dadurch zu pathologischen Wucherungsvorgängen neigen kann.

Diese von E. v. HIPPEL anerkannte Auffassung LINDAUs muß man vor Augen haben, wenn man das Krankheitsbild in klinischer und anatomischer Hinsicht, sowie die vielfachen daran geknüpften Erklärungsversuche richtig verstehen will.

Nachdem schon vorher hie und da Schilderungen in der Literatur aufgetaucht waren, die wohl sicher in den Rahmen der Erkrankung gehören, hat E. v. HIPPEL 1903 zuerst eine genauere Beschreibung gegeben und die Veränderung „*Angiomatosis retinae*" genannt, ein Name, der durch die späteren anatomischen Untersuchungen vollkommen gerechtfertigt worden ist.

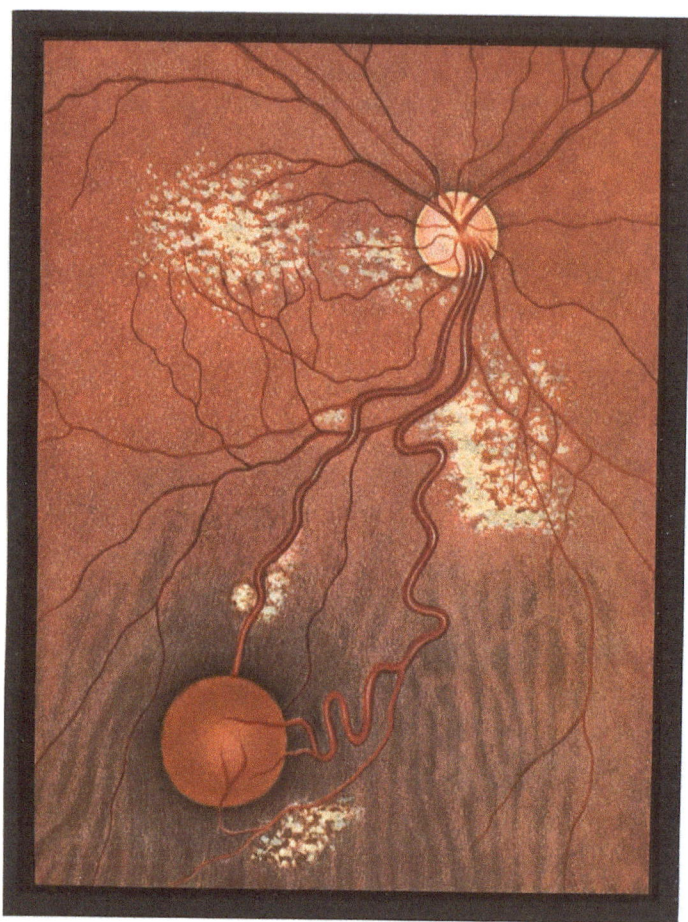

Abb. 167. Beobachtung von AUGUST FRANK. I. Stadium der Angiomatosis retinae.

Das Leiden wird ein- und doppelseitig beobachtet und äußert seine Bösartigkeit am Auge dadurch, daß in allen Fällen, über den Umweg einer Iridocyclitis oder durch die Tumoren selbst bedingt, Amotio retinae sowie Sekundärglaukom hinzutritt und Erblindung als Enderfolg in Aussicht steht. Nach der Zusammenstellung von RUDOLF BRANDT waren bis Ende 1920 40 Fälle bekannt geworden, darunter ungefähr in der Hälfte doppelseitige mit gleicher Verteilung auf das männliche und weibliche Geschlecht. Dem Alter nach handelt es sich um Patienten zwischen dem 6. bis 45. Lebensjahr unter Bevorzugung des zweiten und dritten Jahrzehnts.

Anfänglich dachte E. v. HIPPEL an die Auswirkung irgendeiner infektiösen Schädlichkeit und zwar in erster Hinsicht an eine chronisch verlaufende Netzhauttuberkulose, doch hat er diese Vermutung später zugunsten der Annahme einer wirklichen Tumorentwicklung aufgegeben. Zunächst verläuft die Erkrankung ohne jede äußerlich erkennbare Reizerscheinung, so daß sie sich lediglich durch die Sehstörung bemerkbar macht oder zufällig entdeckt wird. Soweit die *ersten Veränderungen* uns bekannt sind, dürfte eine *fächerförmige Anastomose*

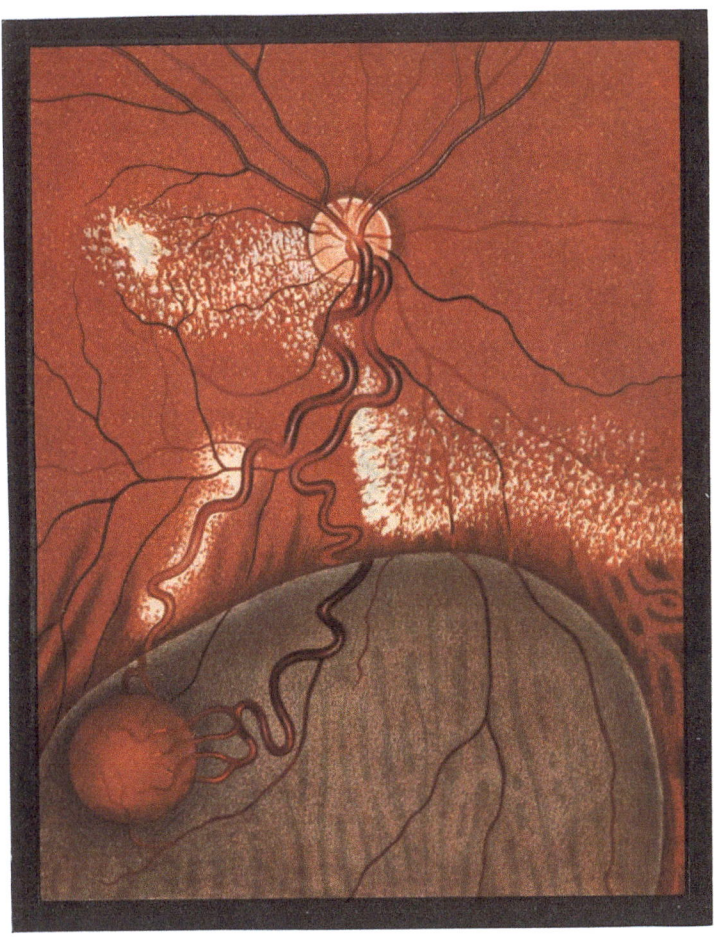

Abb. 168. Beobachtung von AUGUST FRANK. II. Stadium der Angiomatosis retinae.

zwischen einem Aste der Zentralarterie und der Zentralvene als Grundlage oder wenigstens als Beginn der Geschwulstbildung anzunehmen sein (G. DITROI). Aus diesem ,,Wundernetz" entsteht dann eine beerenartige rötliche Geschwulst, die sich scharf gegen die Umgebung absetzt und stets von einer zuführenden Arterie und einer abführenden Vene versorgt wird. In sehr charakteristischer Weise schwellen diese beiden Gefäße zu dicken wurmartigen Strängen an, die dunkles Blut führen, so daß man bald nicht mehr unterscheiden kann, welches die Arterie und welches die Vene ist. Das 1. Bild (Abb. 167) des von AUGUST FRANK veröffentlichten Falles, welches ich samt den beiden anderen Herrn Kollegen K. WESSELY verdanke, zeigt das Stadium sehr deutlich. Die Krankengeschichte enthält gekürzt folgende Angaben:

18. V. 1915. 20jähriger Mann. Familienanamnese belanglos.

Rechtes Auge: S: Finger in 1 m. Auge reizlos, äußerlich normal. O: (Umgekehrtes Bild). Papilla nervi optici normal. Von der Papille aus ziehen 2 auf das 3—4fache verdickte Gefäße in Windungen nach unten zu einer peripher gelegenen, erhabenen roten Kugel von etwa $2^1/_2$ P.D. Die Farbe beider Gefäße ist gleichmäßig dunkelrot, so daß eine Unterscheidung zwischen Vene und Arterie nicht möglich ist; jedoch sieht man an der Teilungsstelle am Hilus, daß das temporale die Vene ist. In der Kugel lassen sich die zwei Endäste

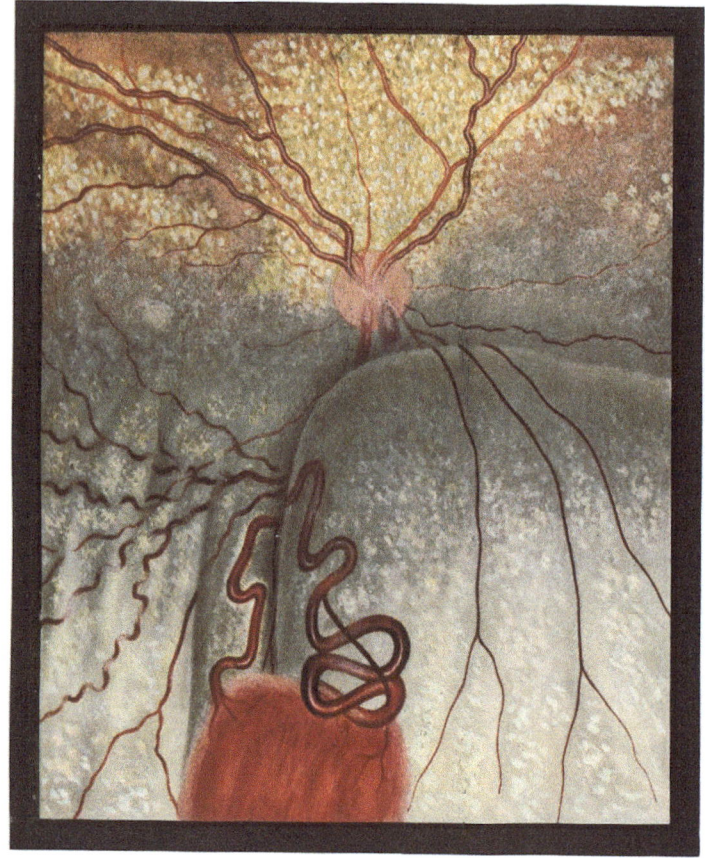

Abb. 169. Beobachtung von AUGUST FRANK. III. Stadium der Angiomatosis retinae.

eine Strecke weit verfolgen. Ein Nebenast, den die Arterie im peripheren Drittel abgibt und der ebenfalls in die Kugel einmündet, teilt sich deutlich in ihr. Die Vene tritt ohne Verästelung aus der Kugel aus. Arterie und Vene geben an der Grenze zwischen erstem und mittlerem Drittel je einen Ast ab, der normale Größe und Schlängelung zeigt; von dem arteriellen Gefäß läuft ein Nebenast in die Kugel. Auch die übrigen Gefäße haben normales Aussehen. Die Netzhaut ist rings um die Geschwulst etwas abgehoben und zeigt hier einen leicht getrübten Farbton. In der Gegend der Macula sieht man massenhaft kleinste kalkspritzerartige Fleckchen, die in der Mitte der Netzhaut konfluiert sind. Der ganze Herd sieht sternförmig aus. Ein kleiner, ähnlicher Herd findet sich an der temporalen Seite der Papille, ein größerer nasalwärts der geschlängelten Arterie. Kleinere Fleckchengruppen liegen im weiteren Verlauf der Arterie und der Vene. Die Gefäße ziehen über die Herde frei hinweg.

L.A.: normal.

Körperlicher Befund: o. B.

Nach 4 Monaten (30. IX. 1915) ist eine Netzhautablösung hinzugetreten, die halbkugelig in den Glaskörperraum vorspringt (Abb. 168). Die abgelöste Netzhautpartie ist prall gespannt und erscheint durchsichtig. Die rote Kugel liegt innerhalb der abgehobenen Fläche und ist etwas größer geworden. Die Gefäße verästeln sich noch mehr in der Geschwulst und sind weit in sie hinein zu verfolgen. Die weißen Herde sind größer und massiver geworden und haben ihre Farbe etwas ins Gelblichweiße geändert. Dadurch, daß die schon vorhanden gewesenen Flecke sich vergrößert haben, zieht nunmehr ein zusammenhängender breiter, aus Spritzern und konfluierten Partien gebildeter Streifen von der Maculagegend schräg nach unten nasalwärts bis zur Peripherie. Der Maculaherd selbst ist kleiner geworden. Entlang der Vene liegt in ihrer peripheren Verlaufshälfte ein ganz weißer konfluierter Herd. Die Gefäße werden durch die weißen Massen teilweise verdeckt. An der Papille macht sich bei Bewahrung der scharfen Begrenzung eine leicht atrophische Verfärbung geltend. S: Handbewegungen.

Befund am 24. V. 1917 ($1^1/_2$ Jahre später): Die Netzhautablösung ist ausgedehnt und erstreckt sich jetzt über die ganze untere Hälfte, indem sie weit in den Glaskörper vorspringt. Die rote kugelige Geschwulst hat auf das $1^1/_2$fache zugenommen und eine mehr eckige Gestalt gewonnen. Sie ist soweit nach vorn gerückt, daß sie schon bei fokaler Beleuchtung sichtbar wird. Unter Vorsetzen eines Konvexglases von 8,0 Dioptrien erkennt man im aufrechten Bilde ihre höckerige, graurötlich gefärbte Oberfläche. Das zu- und abführende Gefäß liegt in vielen Windungen. Innerhalb der nicht abgehobenen Netzhautpartie befinden sich überall glitzernde gelblichweiße Herdchen, die zum Teil zusammengeflossen sind (Abb. 169). Amaurose.

Über das weitere Schicksal des Patienten ließ sich nichts in Erfahrung bringen.

Das oben geschilderte Krankheitsbild kann in seinem Verlaufe als typisch gelten und bedarf nur noch einiger Ergänzungen. Zunächst ist beachtenswert, daß die Gefäßtumoren relativ oft entweder von Anfang an *multipel* auftreten oder nach und nach in der Mehrzahl sich entwickeln können, so daß man neben großen Knoten noch eine Anzahl kleinerer, in der Ausbildung begriffener vorfindet. Daß bei der strotzenden Blutfülle der in Mitleidenschaft gezogenen Gefäße größere oder kleinere *Blutungen* in die Netzhaut oder in den Glaskörper möglich sind, bedarf keiner Erklärung.

Die im FRANKschen Fall von vornherein vorhanden gewesene *Entartung der von der Neubildung selbst verschont gebliebenen Netzhautteile* gehört zum Symptomenkomplex des Leidens und stellt keine zufällige Komplikation dar. Manchmal drängen sich diese degenerativen Erscheinungen des Retinalgewebes dermaßen in den Vordergrund, daß die Gefäßgeschwülste als rote Gebilde auf einem weißen Untergrund liegen, von dem sie sich dann sehr deutlich abheben. Schließlich kann die Tumorbildung sogar gänzlich in dem weißgelben Gewebe untergehen. Diese (wohl im wesentlichen auf einer Gliawucherung beruhende) Entartung der Netzhaut kann flächenhaft oder kleinherdförmig zustande kommen, und es werden im letzteren Falle Augenhintergrundsveränderungen hervorgerufen, die an das Bild einer Retinitis circinata (S. 578), bei Entwicklung in der Netzhautmitte auch einer Retinitis albuminurica (S. 428) erinnern. Wahrscheinlich ist jedoch diese Ähnlichkeit nur eine äußerliche; denn zum Unterschiede von diesen Netzhautaffektionen stößt man bei Betrachtung der weißen Inseln und Flächen im aufrechten Bilde manchmal auf Stellen, die eine mehr oder weniger starke Prominenz zeigen. Es ist also mit dieser Art der Netzhautdegeneration leicht eine Verdickung und Emporhebung der Membran verbunden, die der Retinitis circinata und albuminurica fremd sind. Mehrfach sind die Herde von dunklem Farbstoff eingerahmt oder durchsetzt, was sich aus der Tatsache ableiten läßt, daß die wuchernde Glia zur Aufnahme von Farbstoff zugrundegegangener pigmentierter Elemente befähigt ist (siehe S. 386). Das schließt natürlich nicht aus, daß einige der weißen Herde einfachen fettigen Entartungen ihr Dasein verdanken und damit den pathologischen Veränderungen bei Retinitis albuminurica gleichen.

Auch die *Netzhautablösung* fehlt in vorgeschrittenen Fällen nie. Sie entwickelt sich zumeist von der Augenhintergrundsperipherie aus und kann in Form einer großen oder mehrerer kleinerer, von einander getrennter Vorwölbungen auftreten. Zum Unterschiede von den gewöhnlichen Bildern gewinnt man in Fällen von Angiomatosis den Eindruck, daß eine geronnene oder wenigstens dickflüssige Masse hinter der Netzhaut eingelagert ist, und es kann die Starrheit und Undurchsichtigkeit der Ablösung so weit gehen, daß sie den *Anschein einer soliden weißgelben Tumorbildung* erweckt. Die Netzhaut liegt dann in hügeligen starren Falten, als wenn Geschwulstknoten in sie eingelagert wären oder sie von rückwärts vortrieben.

So bildet sich allmählich ein außerordentlich vielgestaltiges Aussehen des Augenhintergrundes aus, insofern neben mehr oder weniger großen unversehrten Gebieten helle, scharf abgegrenzte oder kleininselförmige Felder sichtbar sind, die wiederum entweder im Niveau der Netzhaut liegen oder mit welligen Erhabenheiten oder knolligen Auftreibungen hervorragen. Dabei dienen die beiden regelmäßig vorhandenen dick angeschwollenen Gefäße zur Orientierung, um die Gefäßtumoren aufzusuchen, in die sie einmünden. Die Angiome selbst bewahren nur anfänglich ihre rote kugelige Gestalt und werden mit der Zeit zu Geschwülsten, die einzelne Buckel vorwärtstreiben oder flach weiter wuchern. Die Netzhautablösung, welche oft so aussieht, als wenn sie auf geronnener Milch läge oder von solcher durchsetzt wäre, vervollständigt in den späteren Stadien das Bild. Schließlich verhindert eine hinzutretende Iridocyclitis mit Sekundärglaukom, eventuell auch eine Linsentrübung die weitere Einsicht auf die Vorgänge im hinteren Bulbusabschnitte. TREACHER COLLINS hat den Durchbruch der Knoten durch die Hornhaut und E. v. HIPPEL einen solchen in die Aderhaut beobachtet.

Die wahre Natur des Leidens wird aber erst offenbar, wenn man aus der Zusammenstellung von RUDOLF BRANDT erfährt, daß die Patienten, welche an Angiomatosis retinae leiden, auffallend häufig, wenn auch spät, an den Erscheinungen von Hirntumor zugrunde gehen, und wir verdanken ARVID LINDAU die Erkenntnis, daß es gerade die als ,,Kleinhirncysten" auftretenden Hämangiome des Zentralnervensystems sind, welche hier in Frage kommen. Bei der großen Rolle, die die Tumoren des Cerebellums für die Genese der *Stauungspapille* spielen, ist es daher begreiflich, daß gleichzeitig mit dem Hämangiom der Netzhaut die genannte Schwellung des Sehnervenkopfs gefunden werden kann (TH. LEBER, O. AUST und andere). Da es sich nicht um eine Metastasierung, sondern um eine primäre Multiplizität handelt, fällt die Notwendigkeit, die Enucleatio bulbi als lebensrettende Operation auszuführen, weg. Es sind auch Beobachtungen bekannt geworden, daß in ein und derselben Familie Angiomatosis retinae und Kleinhirnangiom vorkommen können. So ist der Bericht von G. FR. ROCHAT bemerkenswert, der bei einem Patienten einseitige Angiomatosis retinae mit Erblindung dieses Auges, bei dessen Bruder Tumor cerebri mit doppelseitiger Erblindung an Stauungspapille, bei dem dritten Bruder Angiomatosis retinae des einen Auges mit Stauungspapille und zum Exitus führender großer Kleinhirncyste feststellen konnte, während ein Neffe dieser Patienten doppelseitige Angiomatosis retinae darbot.

Pathologische Anatomie. Bis zur grundlegenden Arbeit von ARVID LINDAU rangen im wesentlichen drei Auffassungen um die Anerkennung, indem die Veränderungen als Folgezustand einer blastomatösen Wucherung der Capillaren (Haemangioma retinae), der Gefäßzellen (Endothelioma retinae) und der Glia (Gliosis, Angiogliosis retinae) angesprochen wurden.

Die erste mikroskopische Untersuchung stammt von CZERMAK, der als Grundlage der tumorartigen Herde Angiomknoten mit üppiger Neubildung von Gefäßen und bedeutender Zunahme des adventitiellen Bindegewebes feststellte, die von einer sekundären Wucherung der Glia begleitet ist. Auch E. v. HIPPEL sieht in den Gefäßgeschwülsten die eigentlich maßgebende Veränderung, in der Gliaproliferation nur die reaktive Erscheinung. Abb. 170 zeigt einen Ausschnitt aus einem Präparat von E. v. HIPPEL, und zwar eine sekundäre Gliaproliferation mit Bildung von Hohlräumen, die von einer eigentümlichen, anscheinend zähen Masse angefüllt sind. Diese Wucherungen der nervösen Stützsubstanz können solche Auswirkungen annehmen, daß sie das ganze mikroskopische Bild beherrschen, und auf Grund derartiger Fälle hatten MELLER und E. GUZMANN die Erkrankung als eine Netzhautgliose angesprochen. Sehr interessant ist auch die Beobachtung von W. BERBLINGER und L. HEINE deswegen, weil sich hier die Kleinhirngeschwulst (Abb. 171) als Hämangiom und die Augenveränderung dermaßen unter Betonung der Gliaproliferation vollzogen hatte, daß die Autoren sich bewogen fühlten, beide Äußerungen einer pathologischen Proliferation mit dem Namen „Angiogliosis" zusammenzufassen. Nicht anders steht es mit der „massiven" Exsudation, die man oftmals hinter der abgelösten Netzhaut antrifft und die das klinische Bild der kompakten tumorartigen Amotio hervorruft. Man hat solche Beobachtungen benutzt, um eine Verwandtschaft zwischen der Angiomatosis retinae und der Retinitis exsudativa externa (Coats) (siehe S. 517) abzuleiten. Indessen handelt es sich hier um zwei grundverschiedene Affektionen, die nur in ihren Begleiterscheinungen sich berühren. Schon RUDOLF BRANDT, der die Tumoren

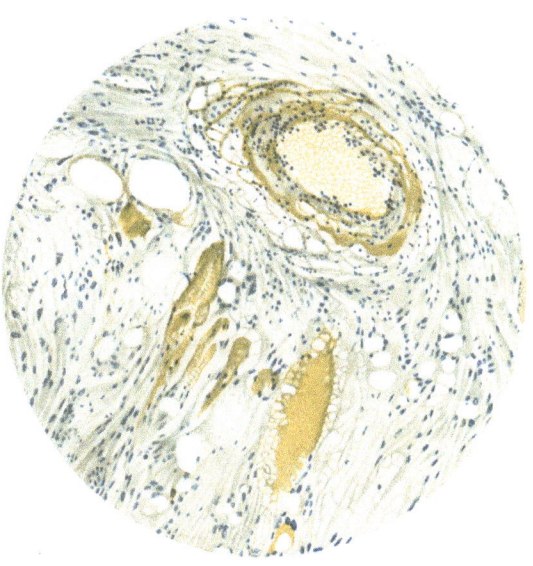

Abb. 170. Stellen von Gliosis retinae in einem Präparate von Angiomatosis retinae. In die aufgefaserte Wandung eines Gefäßes, sowie in unregelmäßige Hohlräume ist (gelbgefärbtes) Fibrin eingelagert. Andere Hohlräume sind leer. Das ganze Gewebe wird durch eine Gliawucherung gebildet. (Nach einem Präparat von E. v. HIPPEL.)

als Endotheliome, also als Abkömmlinge von Gefäßwandzellen auffaßte (Abb. 172), hatte diese Ausschwitzungen als Produkt des Tumors selbst hingestellt, und ARVID LINDAU hebt hervor, daß die Endothelien in den capillaren Angiomen oft zu großen gequollenen Zellen mit blasigem chromatinarmen Kern und wenig färbbarem Protoplasma umgewandelt werden, die dann das Lumen der Capillaren so völlig ausfüllen, daß der Tumor einer soliden Neubildung und besonders einem Hämangioendotheliom ähnlich wird. Auf diese Art und Weise bilden an manchen Stellen die zwischen den Capillaren liegenden Zellen einen großen Teil der Geschwulst und es entsteht, durch den Umstand begünstigt, daß diese Elemente ausnahmsweise deutliche Zellgrenzen haben, der Eindruck eines netzähnlichen Syncytiums (Abb. 173). Dabei ist den capillaren Hämangiomen die Besonderheit eigen, daß sie regelmäßig kleine cystöse Hohlräume einschließen, die mit konglutinierten roten Blutkörperchen oder Blutplasma angefüllt sind. Auch außerhalb der Gefäßlumina wird Transsudat frei im Tumorgewebe liegend angetroffen. Man kann sich daher recht gut vorstellen, daß die vom Tumor selbst gelieferte flüssige Ausschwitzung leicht den Weg unter die Netzhaut findet und diese dann als „massives" Exsudat emporhebt. Im Gehirn äußert sich die Flüssigkeit produzierende Eigenschaft der capillaren Hämangiome darin, daß große Cysten entstehen, in deren Wandung das Geschwulstgewebe nur mit einer gewissen Schwierigkeit festzustellen ist. Im Vergleiche zu der Lokalisation im Gehirn, die durch fortwährende Vergrößerung des Cystenraums in der Regel bald unter den Symptomen des Gehirntumors den Tod bringt, kann die Affektion im Auge lange bestehen und ganz allmählich wachsen.

Die Differentialdiagnose erfordert zunächst eine Abgrenzung der Angiomatosis gegenüber der *Retinitis exsudativa externa (Coats)*. Sie dürfte sich nur in den frühen Stadien leicht durchführen lassen, solange die rote kugelige Geschwulst mit ihren beiden erweiterten Gefäßen noch gut sichtbar ist. Später, wenn die

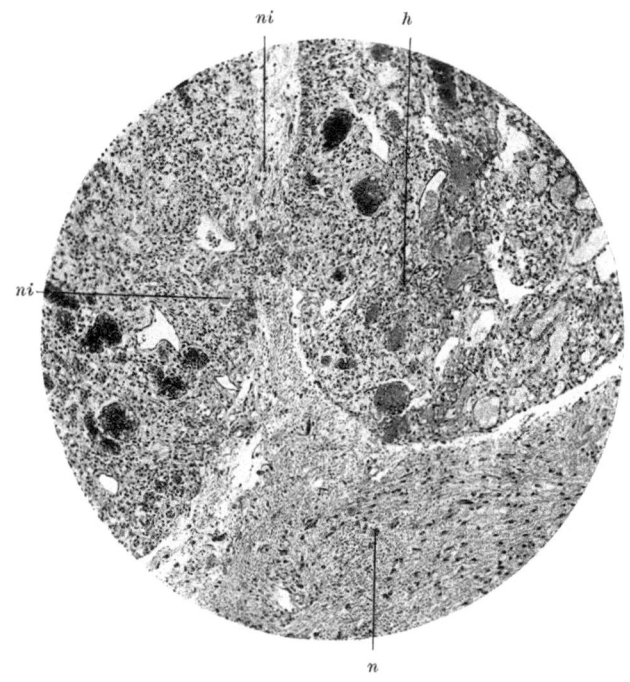

Abb. 171. Capilläres Hämangiom der Medulla oblongata.
Scharfe bogenförmige Begrenzung des Hämangioms (*h*) gegen die nervöse Substanz (*n*). Zwischen den beiden Fortsätzen des Hämangioms ein Streifen nervöser Substanz (*ni*). (Nach W. BERBLINGER.)

Netzhautablösung mit ihren weißen subretinalen Massen das Bild übertönt, wird die Trennung schwieriger. Oft steht ja die Größe des eigentlichen Tumors in gar keinem Verhältnis zu der Ausdehnung der geschaffenen Exsudation. In dieser Hinsicht ist die Beobachtung von Frau GOURFEIN-WELT bemerkenswert, die bei einem 18jährigen Manne rechts ein ganz kleines Angiom der Maculagegend, links aber einen großen weißen aufgetriebenen Herd in der Retina antraf, der ganz den Eindruck einer Retinitis exsudativa externa machte. Es handelte sich hier um das Spätstadium einer Angiomatosis; nur war der Tumor durch die Exsudatmassen und die Netzhautentartung so überlagert, daß er unsichtbar geworden war. Die anatomische Untersuchung des später an Iridocyclitis erblindeten Auges stellte den wahren Sachverhalt klar. Ebenso ist die Beobachtung von ERGGELET lehrreich. In diesem Falle war am linken Auge klinisch das Vollbild der Angiomatosis zu sehen, während rechts eine exsudative Retinitis vorlag.

Bei Kindern kann es wohl auch vorkommen, daß ein in exsudative Massen eingehülltes Angiom fälschlich für ein Gliom gehalten wird. So lautete in dem Falle von CARL EMANUEL die Diagnose bei einem zweijährigen Kinde auf Gliom,

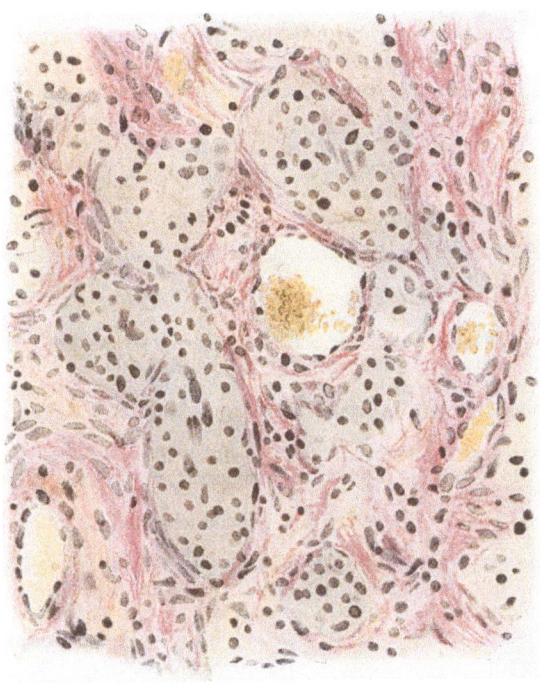

Abb. 172. Angiomatosis retinae. Neben einigen normalen Capillaren liegen solide Endothelröhrchen, die sich im Schnitt als kompakte Scheiben und Stränge darstellen. Zwischen ihnen Bindegewebe. (VAN GIESONsche Färbung.) (Nach R. BRANDT.)

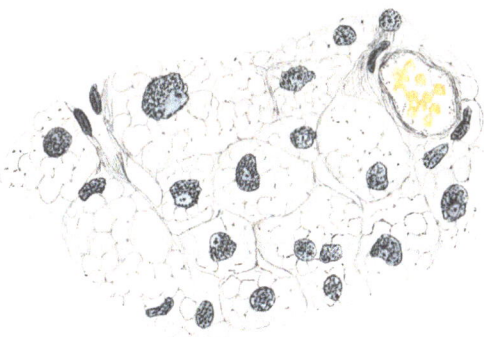

Abb. 173. Netzähnliches Syncytium gebildet aus gequollenen gewucherten Endothelien in einem Angiomatosisknoten. (Nach einem Präparat von E. VON HIPPEL.)

und doch ergab die mikroskopische Nachprüfung das Vorhandensein eines Angioms.

Da jedoch neben der Angiomatosis retinae nur Zustände differentialdiagnostisch in Frage kommen, die zur Erblindung führen oder schon geführt haben, ist eine irrtümliche Krankheitsbenennung in klinischer Hinsicht kein großer Schaden.

Die Therapie ist machtlos. Röntgenbestrahlung ist ohne Erfolg versucht worden (ERGGELET). Rein symptomatisch zwingt bei einem noch erhaltenen Rest von Sehvermögen die unter Umständen einsetzende Drucksteigerung zur Vornahme einer Iridektomie. Vor allem im Hinblick auf die primäre Multiplizität, die sich neben Angiomen des Kleinhirns (Kleinhirncysten) in Pankreascysten, Hautangiomen usw. äußert, ist die Prognose, nicht nur in bezug auf das Auge, ernst.

Literatur.
Die Angiomatosis retinae (v. HIPPELsche Erkrankung).

AUST, O.: v. HIPPELsche Erkrankung mit Stauungspapille und Hämangiom. Z. Augenheilk. **50**, 305 (1923).

BERBLINGER, W.: Zur Auffassung von der sog. v. HIPPELschen Krankheit der Netzhaut (capilläres Hämangiom im verlängerten Mark). Graefes Arch. **110**, 395 (1922). — BRANDT, RUDOLF: Zur Frage der Angiomatosis retinae. Graefes Arch. **106**, 127 (1921).

CZERMAK: Pathologisch-anatomischer Befund bei der von E. v. HIPPEL beschriebenen sehr seltenen Netzhauterkrankung. 32. Verslg ophthalm. Ges. Heidelberg **1905**, 184.

DITROI, G.: Über die Entwicklung der Angiomatosis retinae. Klin. Mbl. Augenheilk. **59**, 43 (1917).

EMANUEL, CARL: Anatomischer Befund bei einem Falle von Angiomatosis der Retina. Graefes Arch. **90**, 344 (1915). — ERGGELET: Angiomatosis retinae. Klin. Mbl. Augenheilk. **65**, 413 (1920).

FRANK, AUGUST: Über einen Fall von v. HIPPELscher Erkrankung. Inaug.-Diss. Würzburg 1919.

GAMPER, FRITZ: Ein klinischer und histologischer Beitrag zur Kenntnis der Angiomatosis retinae. Klin. Mbl. Augenheilk. **61**, 525 (1918). — GOURFEIN-WELT: In welcher Beziehung steht die Retinitis exsudativa zur Angiomatose der Netzhaut? Klin. Mbl. Augenheilk. **65**, 105 (1920). — GUZMANN, E.: Zur Histologie der Gliosis retinae diffusa. Graefes Arch. **89**, 323 (1915).

HEINE, L.: Über Angiogliosis retinae mit Hirntumor. Z. Augenheilk. **31**, 1 (1923). — v. HIPPEL, E.: (a) Über eine seltene Erkrankung der Netzhaut. 31. Verslg ophthalm. Ges. Heidelberg **1903**, 199. (b) Die anatomische Grundlage der von mir beschriebenen seltenen Erkrankung der Netzhaut. Graefes Arch. **79**, 350 (1911). (c) Über diffuse Gliose und ihre Beziehungen zur Angiomatosis retinae. Graefes Arch. **95**, 173 (1918). (d) Noch einmal zur Angiomatosis retinae. Graefes Arch. **118**, 348 (1927).

LINDAU, ARVID: (a) Studien über Kleinhirncysten. Bau, Pathogenese und Beziehungen zur Angiomatosis retinae. Acta path. scand. (Kobenh.) Suppl. **1**, 1 (1926). Ref. Zbl. Ophthalm. **17**, 470 (1926). (b) Zur Frage der Angiomatosis retinae und ihrer Hirnkomplikationen. Acta ophthalm. (Kobenh.) **4**, 193 (1927).

MELLER: Über das Wesen der sog. HIPPELschen Netzhauterkrankung. Graefes Arch. **85**, 255 (1913).

ROCHAT, G. F.: Angiomatosis retinae (VON HIPPEL) und Angiom des Kleinhirns. Niederl. Ges. f. Augenheilk. [Ref. Zbl. Ophthalm. **18**, 766 (1927)].

TREACHER, COLLINS: Some unusual forms of intraocular neoplasms. Trans. ophthalm. Soc. **14**, 141 (1893).

VAN DER HOEVE, J.: Augengeschwülste bei der tuberösen Hirnsklerose. Graefes Arch. **105**, 880 (1921) u. **111**, 1 (1923).

3. Augengeschwülste bei tuberöser Hirnsklerose.

Bei den Retinatumoren, die im Laufe der tuberösen Hirnsklerose vorkommen, handelt es sich um äußerst seltene Bildungen ektodermaler (nervöser) Abkunft. In dem einen Falle von J. VAN DER HOEVE bestand die klinische Eigentümlichkeit, daß man mit dem Augenspiegel beobachten konnte, wie Stücke der Geschwulst sich ablösten und in den Glaskörper fielen und daß cystisch entartete Tumorstellen ihre Flüssigkeit in den Glaskörper entleerten. Der Autor fand bei 6 an tuberöser Hirnsklerose leidenden Patienten in allen Augen flache Netzhautgeschwülste (Abb. 174), in 2 Augen Papillentumoren. Ein Bulbus kam zur Enukleation, und die Untersuchung ergab das Vorhandensein einer Papillen- und einer Netzhautgeschwulst. Die erstere bestand aus Fasern, die mit der Nervenfaserschichte zusammenhingen, und aus Zellen mit sehr umfangreichem Protoplasma, das stellenweise mit dem der benachbarten Zelle verschmolzen war. VAN DER HOEVE hält die Zellen für embryonale Retinaelemente, die sich noch nicht in Glia- oder Nervenzellen differenziert haben. Außerdem enthielt der Tumor Hohlräume ohne besondere Wandung, die mit Serum und Blutkörperchen angefüllt waren. Auch die umgebende Netzhaut zeigte eine cystische Entartung. Was die multipel anzutreffenden kleinen oder größeren Netzhauttumoren anlangt, so waren diese von der annähernd gleichen Struktur wie die Papillengeschwulst. In der Hauptsache wurzelten die Tumoren in der Nervenfaserschichte, nur einige Male zeigte sich ein Einbruch in die innere Körnerschichte. Auch die kleinsten Knoten enthielten Hohlräume, einige ziemlich große Blutgefäße.

Im Gefolge der *Neurofibromatosis*, die der tuberösen Hirnsklerose nahe steht, kommen ebenfalls Netzhauttumoren zur Entwicklung. J. VAN DER HOEVE hat einen derartigen Fall beobachtet, dem die Abb. 175 des Augenhintergrundes entstammt.

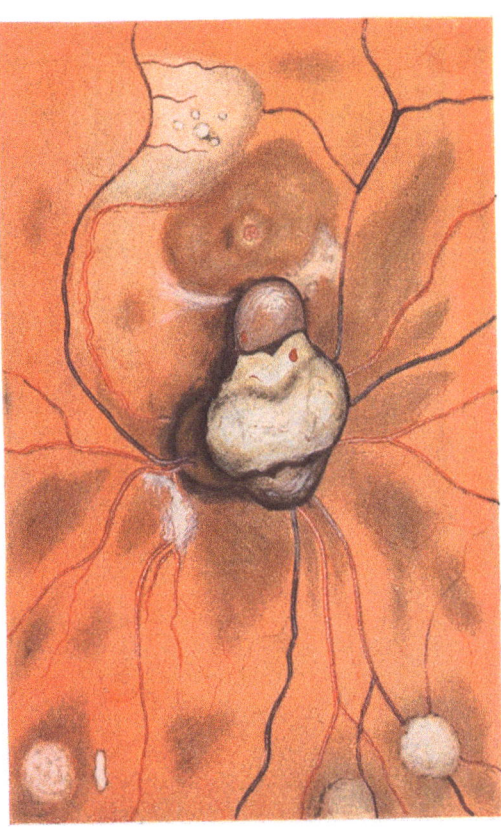

Abb. 174. Netzhautgeschwülste bei tuberöser Hirnsklerose. 17 J. alte Patientin. Seit einem Jahre Abnahme der Sehschärfe rechts. Die eine Geschwulst bedeckt die Papille. Temporal von der Macula liegt ein flacher Knoten, mehrere andere befinden sich in der Peripherie nasal. (Nach J. VAN DER HOEVE.)

4. Seltene primäre Netzhautgeschwülste.

Außer dem Glioma retinae und der Angiomatosis retinae mit den zugehörigen Geschwülsten bei tuberöser Hirnsklerose und wohl auch Neufibromatosis sind in der Literatur noch einige andere Arten von Netzhauttumoren beschrieben worden.

So hat F. SCHIECK eine von der Sehnervenpapille auf die Retina übergreifende zellreiche Geschwulst als „Peritheliom der Netzhautgefäße" geschildert, eine Diagnose, die von W. BERBLINGER bestritten worden ist. Vielleicht gehört die Bildung in das Gebiet der Angiomatosis mit hinein. Von ELSCHNIG rührt die Beschreibung eines Tumors der Maculagegend bei einer 22jährigen Patientin her, den er als *Sarkom* der Netzhaut, ausgehend von dem Bindegewebe der

Zentralgefäße anatomisch bestimmte, und die Untersuchung einer ringförmigen Geschwulst der Ora serrata eines 13jährigen Knaben, die er als *Neurocytom* oder *Neurinom* angesprochen hat.

Es ist ja auch durchaus möglich, daß die bindegewebigen und nervös-gliösen Bestandteile der Netzhaut zufällig der Ausgangspunkt von Geschwülsten werden.

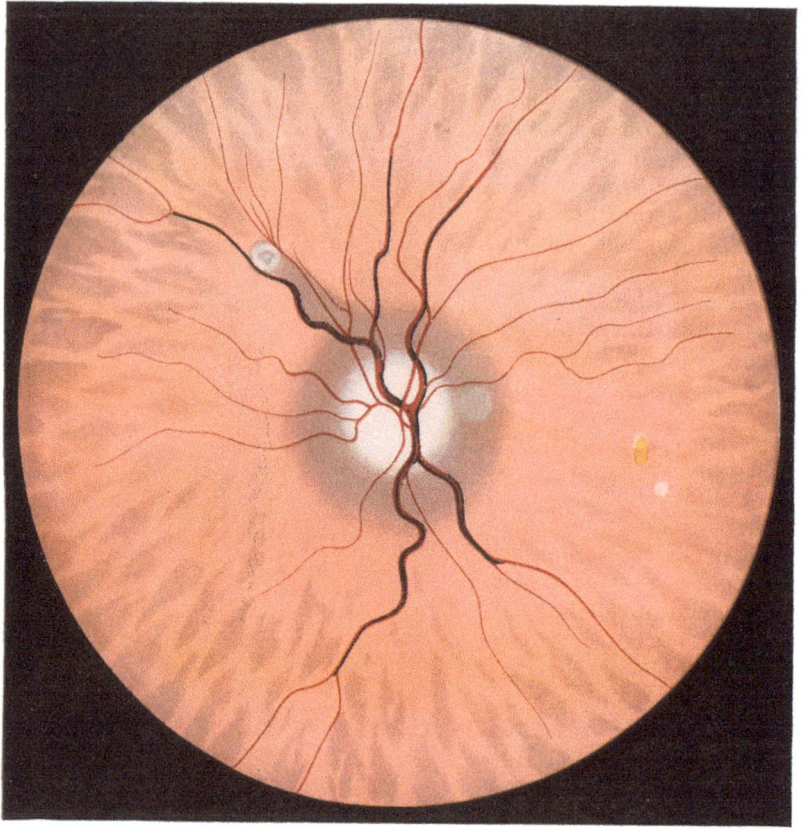

Abb. 175. Kleine Netzhauttumoren bei Neurofibromatosis. 33jähr. Mann, der an doppelseitigen Acusticustumoren und einigen Neurofibromen an dem Rücken und in der Ellbogenbeuge litt. Die Papille ist um 5,0 Dioptrien geschwollen. In der Macula liegt ein gelblicher und darunter ein grauweißer Herd (beginnender Tumor?). Temporal der Papille sieht man einen in das Ödem der Stauungspapille eingebetteten grauen Geschwulstknoten und nasal oben zwischen zwei Gefäßen einen anderen. $S = {}^2/_{10}$. (Nach J. VAN DER HOEVE.)

Hingegen dürften *primäre Carcinome* auszuschließen sein, da die Retina kein wirkliches Epithel hat. Jedenfalls litt der Patient, dessen eines Auge nach ARISAWA an einem „echten Carcinom" der Retina erkrankt gewesen sein soll, an einem malignen Abdominaltumor, so daß der Gedanke einer Metastase nahe liegt.

Literatur.

Seltene primäre Netzhautgeschwülste.

ARISAWA: Über echtes Carcinom der Retina. Klin. Mbl. Augenheilk. **52**, 386 (1914).
BERBLINGER, W.: Zur Auffassung der sog. v. HIPPELschen Krankheit der Netzhaut. Graefes Arch. **110**, 395 (1922).
ELSCHNIG: Zur Kenntnis der primären Netzhauttumoren. Graefes Arch. **87**, 370 (1914).
SCHIECK, F.: Das Peritheliom der Netzhautgefäße usw. Graefes Arch. **81**, 328 (1912).

Die Erkrankungen der Papille und des Opticus bis zum Chiasma.

Von

HENNING RÖNNE-Kopenhagen.

Mit 103 Abbildungen.

I. Die Erkrankungen der Papille.

A. Das ophthalmoskopische Bild der Papille.

1. Die Begrenzung des Sehnerveneintritts.

Für die nicht pathologischen ringförmigen und sichelförmigen Grenzlinien der Papille folgen wir der Nomenklatur ELSCHNIGs, dem wir die Hauptarbeiten über die Parallele zwischen dem ophthalmoskopischen und anatomischen Befunde verdanken.

Wie schon KUHNT hervorgehoben hat, ist die schwarze Linie, welche als „*Pigmentring*" die Sehnervenscheibe in der Regel sichelförmig umzieht, der Ausdruck einer Pigmentanhäufung in den Pigmentepithelzellen, vielleicht auch ihrer vielschichtigen Anlagerung, aber nicht einer Vermehrung des Aderhautpigmentes. Unter *Superposition* des Pigmentepithels verstehen wir dagegen eine schmale sichelförmige Zone am Papillenrande, die sich durch eine andere und zwar meist dunklere Farbe von dem übrigen Fundus abhebt. Ihr äußerer Rand kann im Halbschatten des Lichtkegels des Augenspiegels transparent erscheinen (ELSCHNIG).

Die *Ophthalmoskopie im Halbschatten* des Lichtkegels ist für die Untersuchung der Sehnervenscheibe recht empfehlenswert. Läßt man im aufrechten Bilde das Zentrum des Lichtkegels auf den einen Papillenrand fallen, so wird die entgegengesetzte Papillenhälfte von dem erhellten Abschnitte durch zerstreutes Licht beleuchtet. Sie liegt im Halbschatten, wodurch die tieferliegenden Gewebsteile verhältnismäßig stärker beleuchtet werden als die Oberfläche und so leichter sichtbar sind. Auf diese Weise gelingt es, Gefäßstämme usw. zu sehen, die sonst bei direkter Beleuchtung der Wahrnehmung entgehen.

Die anatomische Grundlage der Superposition ist nach ELSCHNIG dadurch gegeben, daß der Rand des Pigmentepithels samt Glaslamelle über die normal entwickelte Aderhaut hinausreicht. Das Pigmentepithel liegt dann nicht mehr der Aderhaut, sondern dem bindegewebigen „Grenzgewebe" auf, welches sich zwischen den Rand der Chorioidea und den Sehnerven schiebt.

Hingegen entsteht der *Bindegewebs- oder Scleralring*, wenn dieses Grenzgewebe bloß liegt, weil das Pigmentepithel durch entwicklungsgeschichtliche Eigentümlichkeit oder Atrophie über ihm fehlt. Im Augenspiegelbilde erscheint dann ein heller ganz geschlossener oder halbkreisförmiger Ring zwischen Papillengrenze und pigmentiertem Fundus (Abb. 1). Die sehr feine weiße Linie, welche die Papille vom roten Fundus trennt, wird von manchen Autoren (E. KRÜCKMANN) als *Gliaring* ausgesprochen.

Vom Bindegewebsring unterscheidet sich der *Konus* nur graduell, nicht prinzipiell, denn er stellt ebenfalls eine helle sichel- oder ringförmige Zone am Rande der Sehnervscheibe dar, die vom roten Augenhintergrund scharf abgesetzt und von ihm häufig noch durch einen Pigmentring getrennt ist. Der *Doppelkonus* ist aus einer inneren hellen Sichel und aus einer äußeren, mehr oder weniger dunkelgrauen gefleckten Sichel zusammengesetzt. Diese letztere Zone besteht aus Resten der Aderhaut.

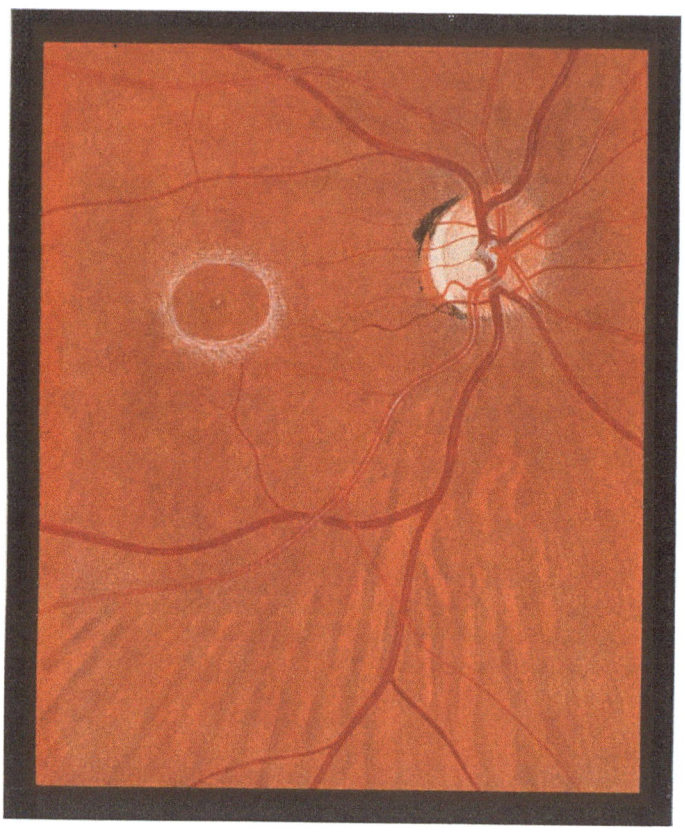

Abb. 1. Fundus normalis. Scleralring. Doppelkonus. (Original von N. HÖEG.)

Zwischen den *angeborenen* und *erworbenen temporalen Konusbildungen* ist ein grundsätzlicher Unterschied ebenfalls kaum anzunehmen; hingegen wohl zwischen dem *temporalen* und *dem abwärts gerichteten Konus*; denn der *„Konus nach unten"* steht in Beziehungen zu den Sehnervenkolobomen (E. FUCHS). Das Pathologische einer solchen Bildung ergibt sich aus der sogenannten *„verkehrten Gefäßanordnung"*, die sich allerdings auch allein ohne die Konusbildung nach unten vorfinden kann. Sie besteht darin, daß der Gefäßursprung und der Gefäßtrichter anstatt nach der temporalen Seite, nach der nasalen oder nach unten gerichtet ist, wodurch die ganze Papille ein charakteristisches Aussehen bekommt (Abb. 2).

Der *eigentliche Conus inferior* (Abb. 3) der am häufigsten gerade nach unten oder nach unten temporal liegt, seltener nach unten nasal, hat in der Regel eine Breite von $1/5$—$1/3$ der Papille, kann aber auch größer als die Papille selbst sein. Sein

Vorhandensein beeinflußt die Form der Sehnervenscheibe in charakteristischer Weise, indem der dem Konus zugekehrte Rand abgeflacht ist, wodurch die Papille horizontal oval wird. Bei einem breiteren Konus kann diese Abflachung so bedeutend werden, daß die Papille samt dem Konus eine kreisrunde Scheibe von der gewöhnlichen Papillengröße darstellt, die vom Anfänger für die Papille selbst gehalten wird, während diese nur den oberen Teil der Scheibe einnimmt.

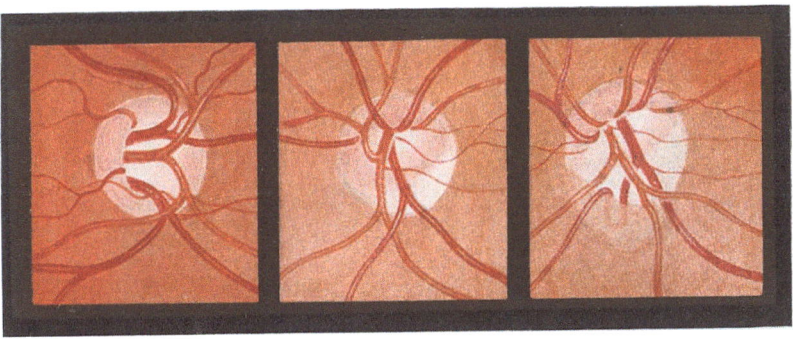

Abb. 2. Inversio papillae. (R. Auge, aufrechtes Bild.) (Original von N. Höeg.) Abb. 3. Conus inferior. (Original von N. Höeg.) Abb. 4. Conus inferior mit versenkter Venenschlinge. (Original von N. Höeg.)

Der *Conus inferior* ist eine sehr häufige Anomalie, die sich besonders in einem großen Prozentsatz *astigmatischer* Augen findet. Meist ist mit seiner Ausbildung eine geringe Herabsetzung der Sehschärfe verbunden ($^6/_9$—$^6/_{18}$). Wie v. Szily schreibt, verhalten sich die Patienten an den Leseproben genau so wie Astigmatiker, insofern auf den kleinen Buchstabenreihen noch einige Typen entziffert werden, während unter den größeren Proben bereits einige Fehler unterlaufen. Er erklärt dieses Phänomen damit, daß die Fovea in diesen Fällen schräg zur Gesichtslinie steht.

Besonders der nach unten und nach unten nasal gerichtete Konus ist häufig von einer Ausbuchtung des dem Konus vorgelagerten Teiles der Sclera begleitet (*ektopische Staphylombildung nach* v. Szily). In einem solchen Fall habe ich bei emmetropischer Lage der Fovea in dem nasal von der Papille gelegenen Staphylomabschnitt in Verbindung mit einem nasalen Konus eine Myopie von 10—11 dptr gefunden. Diese ektopischen Staphylome

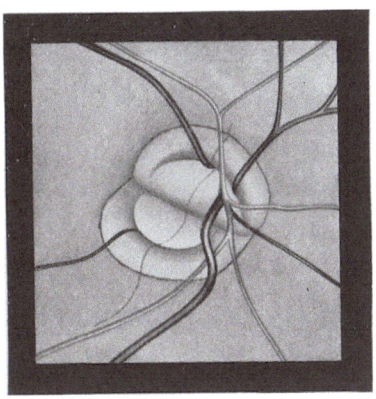

Abb. 5. Conus inferior mit Scleralektasie. (Original von Rönne.)

werden von v. Szily für progressiv gehalten, wie bei exzessiver Myopie. Dann und wann erscheint auch der vor einem Conus inferior liegende Sektor des Augenhintergrundes „albinotisch", pigmentarm mit sichtbaren Aderhautgefäßen in einer Ausdehnung, die einem gewöhnlichen Aderhautkolobom entspricht.

Als eine weitere Entwicklung des nach unten gerichteten Konus sind einige Fälle von *Schlingenbildung an den über den Konus verlaufenden Venen* aufzufassen (v. Szily, Coats, Höeg) (Abb. 4). Man sieht dann die Venen subretinal vorwärts verlaufen, nach dem Papillenrand zurückkehren und alsdann dem normalen

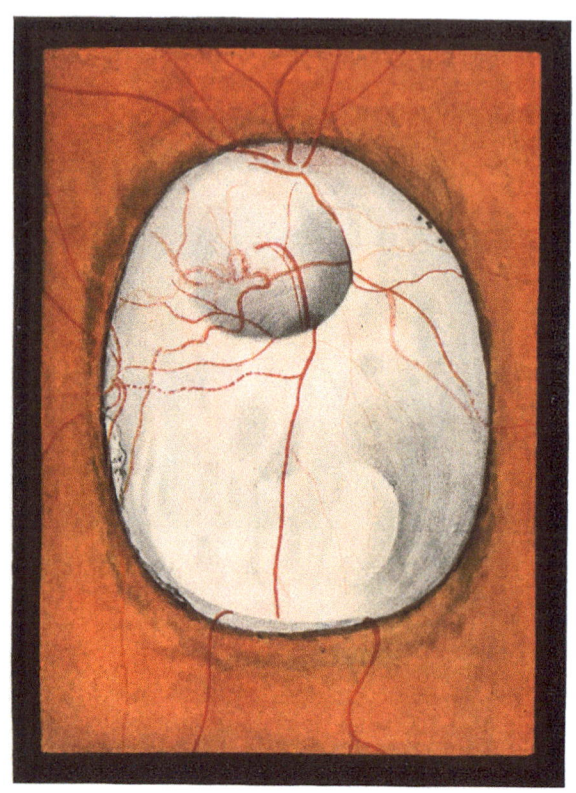

Abb. 6. Coloboma nervi optici. (Original von N. Höeg.)

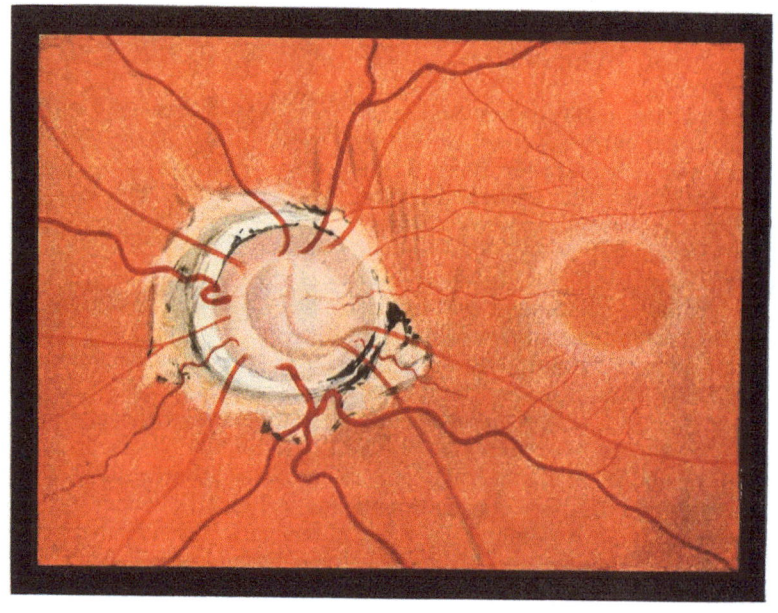

Abb. 7. Staphyloma verum peripapillare. (Original von N. Höeg.)

Verlaufe der Netzhautvenen folgen, also in einer Weise, als ob eine subretinale Netzhauttasche unter dem Konus läge. Die Existenz dieser *Konusbildung mit Retinaduplikatur* ist anatomisch von SALZMANN nachgewiesen worden.

Gewöhnlich liegt der Konus annähernd in der Ebene des sonstigen Augenhintergrundes; doch läßt sich bei sehr großen Koni ab und zu eine deutliche Gefäßknickung am Konusrande feststellen, was für eine Exkavation der Konuspartie spricht. Solche Formen sind als *Conus inferior mit Scleralektasie* bald zu den Konusbildungen (E. FUCHS), bald zu den Kolobomen gerechnet worden (ASK, A. ELSCHNIG) (Abb. 5). Diejenigen Koni, welche tiefe Gruben in der Sclera neben der Papille aufweisen, stehen wohl sicher den eigentlichen Kolobomen nahe. Denkt man sich den Aderhautfedekt und die Lederhautausbuchtung nach unten fortgesetzt, so geht der Typus direkt in das Aderhautkolobom über, an dessen oberer Grenze die Papille wie ein kleiner Halbmond sitzt, und, wenn man sich die Papille nach unten in die Scleralektasie einbezogen denkt, haben wir ein eigentliches Sehnervenkolobom vor uns.

Soweit die *Kolobombildungen am Sehnerveneintritt* klinisches Interesse und nicht nur entwicklungsgeschichtliche Bedeutung haben, sind 2 *verschiedene Formen* zu unterscheiden. Bei dem *gewöhnlichen Typus* findet sich an der Stelle der Papille eine bis zu 15 dptr tiefe Grube, deren Durchmesser den der normalen Papille um ein Mehrfaches übertrifft und deren größte Tiefe nach unten liegt, während sich die aufgespaltene Papille oft nur als ein fast unkennbarer Rest und Ursprungsort eines unregelmäßigen Gefäßnetzes an der meist schräg abfallenden oberen Wand der Grube

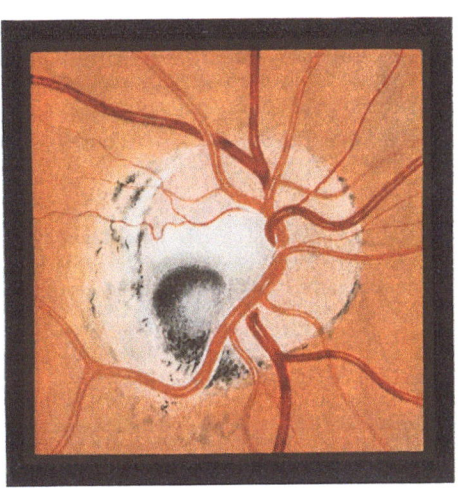

Abb. 8. Grubenbildung auf der Papille. (Original von N. HÖEG.)

vorfindet. Mitunter ist die in Größe und Tiefe sehr variable Scleralektasie durch Leisten am Boden der Grube in mehrere Buchten aufgeteilt (v. DUYSE, VAN DER HOEVE). Als Ursache der Mißbildung ist mit Wahrscheinlichkeit eine Störung im Schlusse der Augenblasenspalte anzunehmen (Abb. 6).

Der *zweite Typus* dürfte eine andere Erklärung beanspruchen. Er ist dadurch gekennzeichnet, daß in ausgeprägten Fällen eine normale Papille am Boden einer zylindrischen regelmäßigen und tiefen Grube liegt. W. STOCK und A. v. SZILY hegen Zweifel, ob diese Bildungen trotz der damit oft verbundenen Unregelmäßigkeit der Papillenform und des Gefäßverlaufes zu den Kolobomen gehören, und nennen sie *peripapilläres Staphyloma verum*. Hierhergehörige Beobachtungen haben CASPAR, MOHR, KAYSER, BLESSIG, ZADE, HANCOCK, VERDERAME, STADTFELDT, E. KRAUPA und YOUNG beschrieben. Abb. 7 gibt den Befund bei STADTFELDS Fall 1 wieder, bei dem sich am Boden einer 9 dptr tiefen Grube die Papille eben noch erkennen ließ. Der Gefäßursprung ist hier, wie zumeist, nicht ganz regelmäßig, die Wandung der Grube zeigt einen ringförmigen Terrassentypus. Die Sehschärfe war $1/2$.

Die *Funktion der Augen mit Sehnervenkolobom* ist sehr verschieden; schwankt sie doch von Amaurose bis zur normalen Sehschärfe. Das Gleiche gilt vom Gesichtsfelde, das ganz normal oder defekt sein kann (VAN DER HOEVE). Bei der

Beurteilung des Zusammenhanges mit einem eventuellen Unglücksfall ist es, wie van der Hoeve und Zade hervorheben, nicht ohne Wichtigkeit zu wissen, daß die Funktion eines solchen Auges trotz der schweren ophthalmoskopischen Veränderungen ganz normal sein kann.

Die *partielle Grubenbildung auf der Papille* (Abb. 8), von der Wilh. Reis 20 Fälle gesammelt hat, gewährt einen sehr charakteristischen Befund, insofern sich am unteren oder temporal unteren Papillenrande eine Lochbildung von $1/3$—$1/5$ Papillendurchmesser graulicher bis olivgrüner Färbung findet. Die parallaktische Verschiebung zeigt deutlich, daß es sich nicht um eine Pigmentierung handelt. Regelmäßig tritt ein Gefäßchen aus dem Loch heraus oder in das Loch hinein, in den Fällen von Wessely und Kraupa sogar ein ganz großer Venenstamm. Lauber konnte einen Fall mikroskopisch untersuchen und sah, daß das Loch 3,5 mm in die Tiefe führte und in die Piascheide hinein zu verfolgen war. Die Sehschärfe ist in diesen Fällen kaum alteriert, doch sind zentrale und parazentrale Skotome und periphere Gesichtsfelddefekte festgestellt worden. Nach Laubers und Seefelders Ansicht sind die Lochbildungen rudimentäre Kolobome.

Weitere Einzelheiten über den Konus nach unten und die kongenitalen Abnormitäten des Sehnerveneintritts sind im Kapitel über die Mißbildungen (Seefelder, Bd. I, S. 539) nachzulesen.

Literatur.
Die Begrenzung des Sehnerveneintritts.

Ask: Zwei Fälle von Coloboma nervi optici. Z. Augenheilk. 13, 432 (1905). — Carsten, P.: Über umschriebene Grubenbildung auf der Sehnervenpapille. Z. Augenheilk. 54, 19 (1924). — Caspar: Über das Kolobom des Sehnerven. Inaug.-Diss. Bonn 1887. — Coats, G.: Abnormal course of a retinal vein. Ophthalmoscope. Juli 1914.

D. van Duyse und A. van Lint: Les excavations atypiques colobomateuses de la papille. Arch. d'Ophtalm. 1920, 155.

Elschnig, A.: (a) Das Kolobom durch Sehnerveneintritt und der Konus nach unten. Graefes Arch. 51, 391 (1900). (b) Weitere Mitteilung über das Kolobom am Sehnerveneintritt und dem Konus nach unten. Graefes Arch. 56, 49 (1903). (c) Normale Anatomie des Sehnerveneintrittes. Augenärztliche Unterrichtstafeln von Prof. H. Magnus. Breslau 1899. (d) Der normale Sehnerveneintritt des menschlichen Auges. Wien 1900.

Frenkel, H.: Sur les cavités partielles de la papille du nerf optique. Ann. d'Ocul. 141, 101. — Fuchs, E.: Beitrag zu den angeborenen Anomalien der Sehnerven. Graefes Arch. 28, 1, 139 (1882).

Hancock: Peripapillary ectasia with inclusion of the optic nerve. Trans. roy. ophthalm. Soc. 27, 167 (1907). — v. Hippel, E.: Die Mißbildungen und angeborenen Fehler des Auges. Graefe-Saemisch, 2. Aufl. 1900. — Höeg, N.: Om rudimentaere Former af Coloboma nervi optici. Hosp.tid. (dän.) 1910. — van der Hoeve: Coloboma am Sehnerveneintritt mit normaler Sehschärfe. Arch. Augenheilk. 57, 13.

Kayser: Über einen Fall von tiefer Ektasie am Sehnervenengang. Klin. Mbl. Augenheilk. 45, I, 76 (1907). — Köhne, W.: Umschriebene Grubenbildung im Bereich eines Koloboms am Sehnerveneintritt. Z. Augenheilk. 1916, 212. — Koyanagi, Y.: Anomale Entwicklung des Sehnerven mit seltenem anatomischen Befund. Klin. Mbl. Augenheilk. 79, 591 (1927). — Kraupa, E.: (a) Beiträge zur Morphologie des Augenhintergrundes. Graefes Arch. 105, 865 (1921). (Festschrift Fuchs.) (b) Beiträge zur Morphologie des Augenhintergrundes IV. Klin. Mbl. Augenheilk. 72, 724 (1924). (c) Literatur und Genese der Staphyloma post. verum. Klin. Mbl. Augenheilk. 66, 735 (1921). — Kuhnt: Über einige Altersveränderungen des menschlichen Auges. Heidelberg. Ber. 1881, 38.

Lauber: Klinische und anatomische Untersuchungen über lochförmige partielle Kolobome des Sehnerven. Z. Augenheilk. 1909, 494.

Mohr: Kongreß ung. Ophthalm. 11. Juni 1905. Szemészet, Okt. 1905.

Reis: Eine wenig bekannte typische Mißbildung am Sehnerveneintritt. (Umschriebene Grubenbildung auf der Pap. n. opt.) Z. Augenheilk. 19, 505 (1908). — Rönne, Henning: Konusbildung und exzessive Myopie nasal zur Papille. Klin. Mbl. Augenheilk. 67, 512 (1916).

Salzmann: Zur Anatomie der angeborenen Sichel nach innen unten. Graefes Arch. 39, 4, 141 (1893). — Sames: Craterlike hole on the disc etc. Ophthalm. Rev. 1913, 38. — Seefelder, R.: Ein pathologisch-anatomischer Beitrag zur Frage der Kolobome und umschriebenen Grubenbildungen am Sehnerveneintritt. Graefes Arch. 90, 129 (1915). —

STADFELDT: To Tilfaelde af Coloboma nervi optici. Hosp.tid. (dän.) **1908**, 1435. — STOCK und v. SZILY: Eine noch nicht beschriebene kongenitale Anomalie des Augenhintergrundes. Klin. Mbl. Augenheilk. **44**, I, 48 (1906). — v. SZILY, A.: (a) Der Konus nach unten. Zbl. prakt. Augenheilk. Dez. **1883**. (b) Morphographie des Sehnerveneintrittes Wiesbaden 1901, Taf. XIX. (c) Über den Konus in heterotypischer Richtung usw. Graefes Arch. **110**, 183 (1922). — v. SZILY, A. (sen.): Über ektopische hinterseitige Staphylome. Heidelberg. Ber. **1913**.

TERTSCH: Der Konus in atypischer Richtung. Graefes Arch. **84**, 530 (1913).

VERDERAME: Über einen Fall von tiefer Ektasie in der Gegend des Sehnerveneintritts. Arch. Augenheilk. **58**, 1 (1907).

WESSELY: Stehen die angeborenen umschriebenen Grubenbildungen in der Papille usw.? Arch. Augenheilk. **65**, 98 (1910).

YOUNG, G.: Peri-papillary ectasia. Trans. ophthalm. Soc. U. Kingd. **45**, 267 (1925).

ZADE: Zwei eigenartige Fälle von kongenitaler Anomalie des Sehnerven. Klin. Mbl. Augenheilk. **2**, 435 (1907).

2. Angeborene und erworbene Gefäßanomalien auf der Papille.

Gerade in bezug auf die außerordentliche Mannigfaltigkeit der Gefäßanordnung auf der Sehnervenscheibe ist die Grenze zwischen normal und pathologisch, angeboren und erworben, schwer zu ziehen, wenn nicht Kennzeichen einer überstandenen Krankheit erkennbar sind. Es seien nur folgende Typen der Varietäten hervorgehoben.

Die *cilioretinalen Arterien* trifft man in etwa 10% aller normalen Augen, und sie dürften daher in ihren geringen Entwicklungsgraden nichts Besonderes bedeuten (Abb. 9). Sie gehen *fast immer vom temporalen Rande* der Papille aus und verlaufen in der Netzhaut als kleine makulare Arterien. Nur selten finden sich größere cilioretinale Arterien, die einen Quadranten oder sogar eine Hälfte der Retina versorgen, und noch bedeutend seltener wird die ganze Netzhaut von Ciliararterien ernährt. Nach den Feststellungen von ELSCHNIG und FUCHS entstammen sie am häufigsten dem Circulus arteriosus n. optici (ZINNscher Gefäßkranz) und verlaufen bald direkt zu

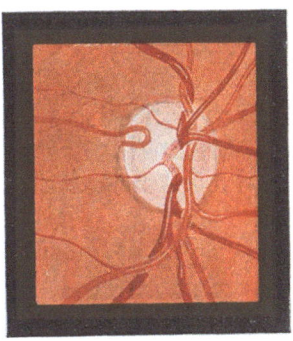

Abb. 9. Arteria cilioretinalis. (Original von N. HÖEG.)

dem Papillenrande, bald passieren sie erst die Chorioidea, der sie Zweige abgeben oder aus der sie Anastomosen erhalten können. Da uns der Einblick in die rückwärtige Strecke des Gefäßverlaufes unmöglich ist, können wir mit dem Augenspiegel nicht sicher entscheiden, ob wir wirklich eine cilioretinale Arterie oder einen abirrenden Ast der Zentralarterie vor uns haben. Nur wenn das Gefäß am Papillenrande eine Schlinge bildet, die sich über einen Konus hinweg in die Aderhaut verfolgen läßt oder die genau auf der Grenze zwischen der Papille und einem Konus in die Tiefe geht, handelt es sich mit großer Wahrscheinlichkeit um eine cilioretinale Arterie. Bei etwaiger Embolie der Zentralarterie spielen solche Gefäße dann infolge Verschontbleibens des von ihnen versorgten Netzhautgebietes eine klinisch wichtige Rolle (siehe Erkrankungen der Netzhaut S. 412).

Natürlich sind die cilioretinalen Arterien in der großen Mehrzahl der Fälle angeboren, können aber auch z. B. nach Astembolien als Träger eines Kollateralkreislaufes neu gebildet werden.

Da für das venöse System eine Analogie zum Circulus arteriosus n. optici fehlt (Leber), sind *cilioretinale Venen* große Seltenheiten. Bei der Diagnose kann eine Verwechslung mit venenartig aussehenden Arterien unterlaufen. So halte ich z. B. die Ansicht von JACKSON nicht für berechtigt, daß jedes Gefäß, welches außerhalb der Papille eine Arterie kreuzt, eine Vene sein muß (siehe z. B. LEVY). Die cilioretinalen Venen können so groß werden, daß sämtliches Retinalblut sich durch sie ergießt (Abb. 10). Sie können dann mit KRAUPA *Opticusrandvenen* genannt werden.

Optico-ciliare Venen (ELSCHNIG) oder *optico-chorioideale Venen* (KRAUPA) sind solche, welche Blut aus der Vena centralis nach der Chorioidea abführen.

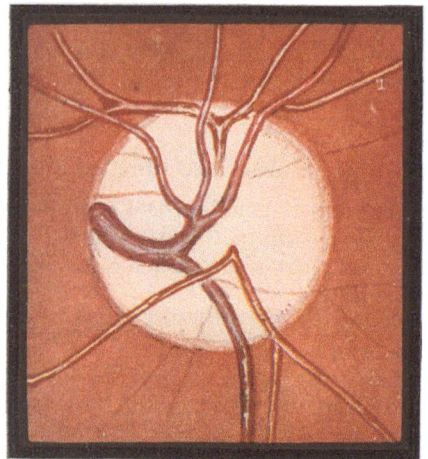

Abb. 10. Opticusrandvene. (Original von RÖNNE.)

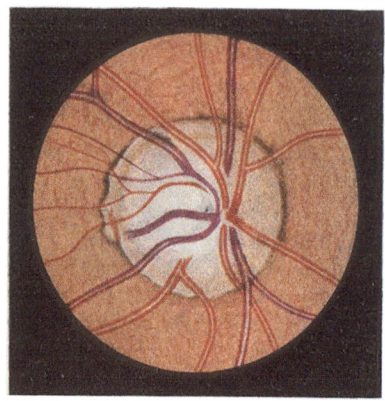

Abb. 11. OpticociliareVene. (Nach N. HÖEG.)

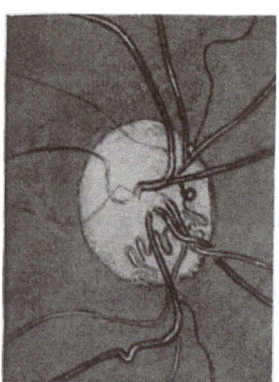

Abb. 12. Korkzieherartige Gefäßschleifen nach Venenthrombose. (Original von RÖNNE.)

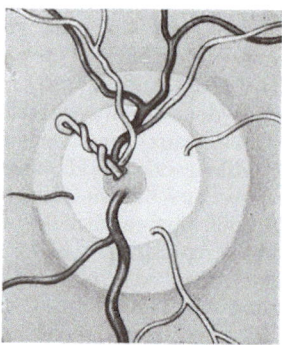

Abb. 13. Gefäßschlinge auf der Papille. (Nach LEBER.)

Auch diese gehören bei normalem Fundus zu den Seltenheiten (siehe Abb. 11 nach N. HÖEG). Erworben kommen solche Bildungen ab und zu nach Stauungspapille oder Glaukom zur Beobachtung. Eine optico-ciliare Arterie ist nur dreimal beschrieben worden (OELLER, KRAUPA).

Bei Mangel an Retinapigment, so z. B. bei exzessiver Myopie, werden manchmal Chorioidealgefäßstämme am Rande der Papille sichtbar, die hier plötzlich verschwinden. Sie tragen den Namen *chorio-vaginale Gefäße* und sind kaum zu den Abnormitäten der Papillengefäße zu rechnen. (Die Literatur hat ATTIAS zusammengestellt.)

Venöse Anastomosen sind auf der Papille kein seltener Befund (STEPHENSON, KRAUPA). Unter pathologischen Verhältnissen werden neben solchen auch arterielle und sogar arterio-venöse Anastomosen beobachtet (COATS). Sie erscheinen oft in der Form von korkzieherartig gewundenen Gefäßschleifen und sind aus erweiterten Capillaren hervorgegangen. Häufig entstehen sie im

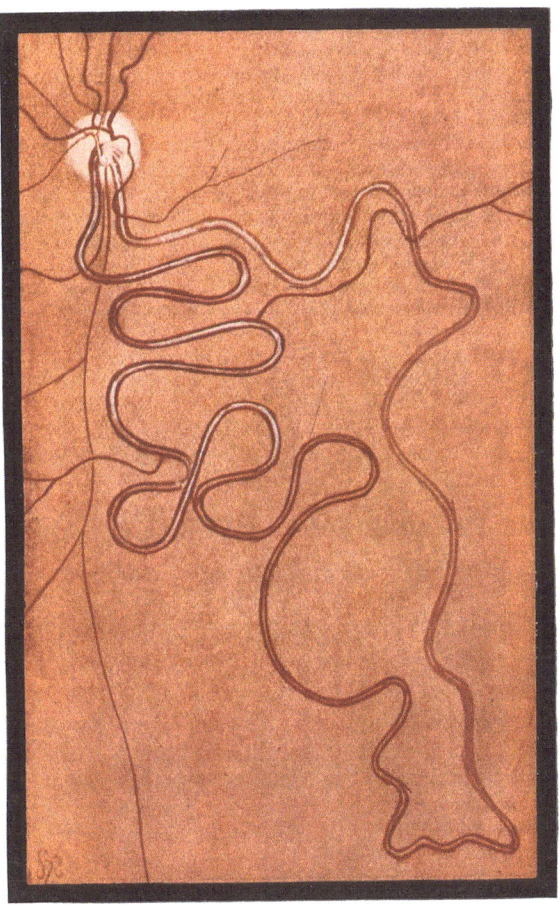

Abb. 14. Aneurysma arteriovenosum racemosum. (Original von RÖNNE.)

Anschluß an die Thrombosierung einer Vene und sind dann ein prognostisch günstiges Zeichen (AXENFELD). (Siehe Abb. 12 und das Kapitel über Venenthrombose S. 414). Aneurysmen- und Varizenbildungen auf der Sehnervenscheibe gehören zu den größten Seltenheiten. Ein recht typisches Bild geben die immer rechtsgedrehten (HÖEG) präpapillaren gewundenen Arterienschlingen (Abb. 13) (etwa 20 Fälle in der Literatur). Eine ganz charakteristische papilloretinale Gefäßanomalie ist das Aneurysma racemosum arteriovenosum, die H. EHLERS 8 mal beschrieben gefunden hat (Abb. 14). Im übrigen muß auf die Zusammenstellungen aller Abnormitäten im Gefäßgebiete der Papille verwiesen werden, die LEBER in der zweiten Auflage des Handbuches von GRAEFE-SAEMISCH-HESS ausführlich bearbeitet hat.

Literatur.

Angeborene und erworbene Gefäßanomalien auf der Papille.

ATTIAS: Hintere Venae vorticosae. Myopie. Amblyopie. Klin. Mbl. Augenheilk. 50. II. 744 (1912). — AXENFELD: Varizenbildung auf der Papille. Z. Augenheilk. 25, 362 (1911).
COATS: Visible anastomoses on the papilla after obstruction of the central artery. Roy. Hosp. Rep. Lond. 19 I, 78.
EHLERS: Aneurysma arteriovenosum retinae. Acta ophthalm. (Kobenh.) 1925, 374. — ELLIOT, R. H.: The retinal pulse. Brit. J. Ophthalm. 5, 481 (1921). — ELSCHNIG: Cilioretinale Gefäße. Graefes Arch. 44, 144 (1897).
FRANCIS, L. M.: Anomalous spiral looping of retinal vessels. Amer. J. Ophthalm. 4, 202 (1921). — FUCHS, E.: Über Anomalien der Blutgefäße im Sehnerveneintritt. Klin. Mbl. Augenheilk. 71, 583 (1923).
GLAUNING: Pseudoglaukomatöse Exkavation. Arch. Augenheilk. 45, 164 (1902).
HÖEG, N.: (a) Über optiko-ciliare Venen. Graefes Arch. 55, 256 (1902). (b) Über prominente arterielle Gefäßschlingen auf der Papille. Hosp.tid. (dän.) 1926, Nr 14.
JACKSON: Cilio-retinal and other anomalous retinal vessels. Ophthalm. Rev. 1911, 264.
KRÄMER, RICHARD: Beiderseitige symmetrisch gerichtete Optiko-Ciliarvenen mit Fortsetzung (Ursprung) in der Chorioidea. Klin. Mbl. Augenheilk. 65, 579 (1920). — KRAUPA: (a) Die Anastomosen an Papillen- und Netzhautvenen. Arch. Augenheilk. 78, 182 (1915). (b) Beiträge zur Morphologie des Augenhintergrundes IV. Klin. Mbl. Augenheilk. 72, 724 (1924).
LEBER, TH.: (a) Die Krankheiten der Netzhaut. Graefe-Saemisch, 2. Aufl., 78. (b) Die Zirkulations- und Ernährungsverhältnisse des Auges. Graefe-Saemisch, 2. Aufl., 7. — LEVY: Obstruction of a cilio-retinal artery. Trans. roy. ophthalm. Soc. 1909, 130.
OELLER: Atlas der Ophthalmoskopie. A. Taf. IV.
STEPHENSON: Congen. anomalies of the retinal vessels. Lancet 1, 249 (1892).

3. Die Pulsation der Gefäße auf der Papille.

Während der Venenpuls ein physiologischer Zustand ist, unterscheiden wir zwei verschiedene Formen des Arterienpulses, die beide pathologisch sind.

1. Der *Druckpuls* kommt bei glaukomatösen Zuständen vor und kann durch Druck auf das Auge leicht ausgelöst werden. Er ist ein intermittierender Kaliberpuls im Gegensatz zu dem

2. *Lokomotionspuls*, der andeutungsweise schon im normalen Auge sichtbar ist, und bei vielen Fällen von Aorteninsuffizienz pathologisch verstärkt wird. Er ist durch eine Formveränderung des Gefäßes charakterisiert, das sich während der Pulswelle zu verlängern strebt. Deswegen kann man ihn am deutlichsten an denjenigen Stellen beobachten, wo die Gefäße einen gekrümmten oder winkelförmigen Verlauf nehmen. Auch beim Aortenaneurysma und beim Morbus Basedowii sowie bei anämischen Zuständen treffen wir ihn an. [Ausführliche Abhandlungen über die Pulsverhältnisse bringen LEBER (a) und R. H. ELLIOT in seiner Monographie „The retinal pulse" 1921.]

4. Anomale Bildungen.

a) Pigmentflecke auf der Papille.

Einzelne Pigmentflecke stellen einen Befund ohne praktische Bedeutung dar. Dann und wann nehmen aber diese Pigmentierungen einen großen Umfang an, so daß die Papille teilweise oder ganz (HIRSCHBERG) schwarz pigmentiert sein kann. In der einen Reihe der Fälle handelt es sich um angeborene Abnormitäten, in einer anderen um Folgezustände von Blutungen. Dies ergeben die Krankengeschichten und die anatomischen Untersuchungen, die eisenhaltigen Farbstoff feststellten (OGAWA, WILBRAND und SAENGER, FEHR, LATTORF, BOURQUIN, KRAUPA).

b) Markhaltige Nervenfasern.

Im allgemeinen gehören die markhaltigen Nervenfasern zwar dem Gebiete der Retina an (siehe S. 395), doch sollen sie, da sie dem Aussehen der Papille ein sehr eigentümliches Gepräge geben, hier miterwähnt werden. Nicht selten erstrecken sich die markhaltigen Fasern auch auf die Papille selbst und treten hier in Flecken (PALICH SZANTO, KRAUPA) oder als eine die ganze Sehnervenscheibe gewissermaßen bedeckende Schichte auf (BLASCHEK, KRAUPA). Unter Umständen kann der ganze Gefäßhilus vollkommen unsichtbar sein (GILBERT).

Erreichen sie eine derartige Entwicklung, daß sie die Retina in weiter Ausdehnung um die Papille herum bedecken, so bekommt die Papille ein eigentümlich dunkles Aussehen, das man als eine Pigmentierung angesprochen hat (PICK, FEJER), aber doch wohl nur durch die Kontrastwirkung zu den umgebenden schneeweißen Flächen zustande kommt (KRAUPA). Einzelheiten und Abbildungen sind S. 396 zu finden.

Von der Bedeckung durch markhaltige Nervenfasern ist die **Membrana epipapillaris** scharf zu trennen; denn hier handelt es sich um eine mehr oder weniger ausgedehnte flache schleierförmige Bindegewebsneubildung, die häufig so dünn ist, daß die Papillengefäße unter ihr erkennbar bleiben. Die Ausdehnung schwankt von kleineren Bindegewebsflecken auf dem Gefäßhilus oder Strichen über den Gefäßstämmen bis zu Bildungen recht bedeutenden Umfangs (BOTTERI, MAYEDA, DOESSCHATE, KRAUPA). Abb. 15 stellt eine von mir erhobene Beobachtung dar.

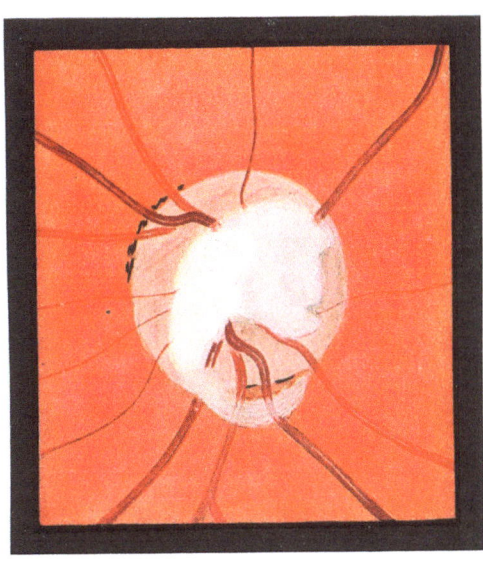

Abb. 15. Membrana epipapillaris. (Original von RÖNNE.)

c) Arteria hyaloidea persistens, Canalis Cloqueti persistens.

Die Arteria hyaloidea persistens ist bereits in der Abhandlung über die Mißbildungen des Auges von SEEFELDER (siehe Bd. I, S. 582) eingehend geschildert worden, und wir finden die umfangreiche Literatur in der Arbeit von OTTO. Hier sei nur das ophthalmoskopische Bild geschildert. Meist handelt es sich um mehr oder weniger regelmäßige Bindegewebsbildungen vor der Papille, die in den Glaskörper hineinragen und oft ganz nach vorn bis zur Linsenhinterfläche reichen. In einigen Fällen zeigt sich ein abgegrenzter Bindegewebsstrang, der hin und her pendelt, in anderen ein Bindegewebsstrich, der im allgemeinen dem Verlaufe des Canalis Cloqueti entspricht (Canalis Cloqueti persistens; EVERSBUSCH). In seltenen Fällen scheint sich die Insertion an der Papille zu einer cystenartigen, fast tumorähnlichen Bildung vor der Papille zu erweitern (RISLEY, KOLLER, PATON, DURST). Allerdings ist bei diesen Bildern, die in auffallend übereinstimmender Form geschildert werden, der Zusammenhang mit der Arteria hyaloidea persistens noch nicht sicher gestellt.

Literatur.

Pigmentflecke. Markhaltige Nervenfasern. Arteria hyaloidea persistens.

BLASCHECK: Vier Fälle bemerkenswerter Anordnung von markhaltigen Nervenfasern. Z. Augenheilk. **9**, 428 (1903). — BOTTERI: Beitrag zu dem seltenen angeborenen Augenhintergrundsbefunde. Klin. Mbl. Augenheilk. **2**, 11 (1910). — BOURQUIN: Die angeborene Melanose des Auges. Z. Augenheilk. **37**, 166 (1917).

DOESSCHATE: Beitrag zur Kenntnis der Bindegewebsbildung an der Sehnervenpapille. Z. Augenheilk. **38**, 197 (1917). — DURST: Über Geschwülste und geschwulstähnliche Gebilde der Papilla n. optici. Diss. Leipzig 1909. — DYCKMEESTER: Ein Fall von pigmentierter Sehnervenpapille. Arch. Augenheilk. **48**, 55 (1903).

EVERSBUSCH: Klinisch-anatomischer Beitrag zur Embryologie des Glaskörpers. Mitt. Univ.-Augenklin. München **1882**.

FEHR: Zur Pigmentation der Sehnerven. Zbl. prakt. Augenheilk. März **1909**. — FEJER: Über Pigmentation markhaltiger Nervenfasern des Sehnervenkopfes. Klin. Mbl. Augenheilk. **61**, 448 (1918).

GILBERT: Über markhaltige Nervenfasern der Papilla n. optic. Klin. Mbl. Augenheilk. **42**, 124 (1904).

HIRSCHBERG: Ein schwarzer Sehnerv. Zbl. prakt. Augenheilk. **1881**.

KOLLER, C.: Cyst of the vitreous. Trans. amer. ophthalm. Soc. **9**, 380. — KRAUPA: (a) Studien über die Melanose des Augapfels. Arch. Augenheilk. **82**, 67 (1917). (b) Beiträge zur Morphologie des Augenhintergrundes. I. Graefes Arch. **101**, 333 (1920). (c) Beiträge zur Morphologie des Augenhintergrundes. II. Graefes Arch. **105**, 865 (1921). (Festschrift FUCHS.)

LATTORFF: Über schwarzen Sehnerveneintritt. Zbl. prakt. Augenheilk. **1910**, 363.

MAYEDA: Über Bindegewebsbildung auf der Sehnervenpapille. Beitr. Augenheilk. **54**, 1 (1902). — MEYER-RIEMSLOH: Markhaltige Nervenfasern als erbliche Anomalie. Klin. Mbl. Augenheilk. **74**, 355 (1925).

OGAWA: Über Pigmentierung der Sehnerven. Arch. Augenheilk. **52**, 437 (1905). — OTTO, FRITZ: Zur Lehre von den Residuen embryonaler Glaskörperstränge. Beitr. Augenheilk. **5**, 11.

PALICH SZANTO: Zwei seltene Befunde am Sehnervenkopf. Klin. Mbl. Augenheilk. **55**, 149 (1915). — PATON: Connective tissue formation on the disk. Trans. roy. ophthalm. Soc. U. Kingd. **1910**, 150. — PICK, L.: Schwarze Sehnerven. Arch. Augenheilk. **41**, 96 1900). — PILLATI: Pulsierende Membrana epipapillaris. Z. Augenheilk. **55**, 267 (1925).

RISLEY: Cyst of the optic disc. Trans. amer. ophthalm. Soc. **7**, 606.

d) Drusen der Papille.

In ihrem ersten Beginne treten die Drusen als kleine helle, vereinzelt liegende Flecke im Papillengewebe auf und sind dann schwer zu diagnostizieren (KÖHLER). In der Mehrzahl der Fälle erscheinen sie aber als zu Gruppen und Konglomeraten aneinandergelagerte stark lichtbrechende weiße Kügelchen, die mit Vorliebe an den Randteilen der Sehnervenscheibe sitzen. Nimmt die Drusenbildung größere Dimensionen an, so kann die ganze Papille davon ausgefüllt sein, und es entsteht eine stauungspapillenartige Schwellung mit unregelmäßigen Prominenzen (PURTSCHER). Ja es kann zu einem Einbruch in den Glaskörperraum kommen, so daß traubenförmige Excrescenzen von der Papillenoberfläche in den Glaskörper hineinragen (Abb. 16). Solche Befunde sahen NIEDEN, HÖEG, VERRIJP u. a. Trotz der Verschiedenheit des ophthalmoskopischen Bildes bleibt das Aussehen der einzelnen Druse aber dasselbe, wenn auch nicht in bezug auf die Größe, die zwischen 1—2 Venenbreiten im Durchmesser schwankt. Sie erscheinen als stark lichtbrechende, halbdurchsichtige Gebilde, deren Farbe HÖEG mit der von bläulichem Milchglas vergleicht. Ihre Randzone leuchtet meist etwas stärker. Die tieferliegenden Drusen werden mit Hilfe von ELSCHNIGs indirekter Ophthalmoskopie im Halbschatten besser sichtbar (s. S. 615).

In der überwiegenden Mehrzahl der Fälle handelt es sich um einen doppelseitigen Befund bei jüngeren Individuen mit atrophischen Sehnerven. So sind sie wiederholt bei typischer Retinitis pigmentosa und verwandten Formen,

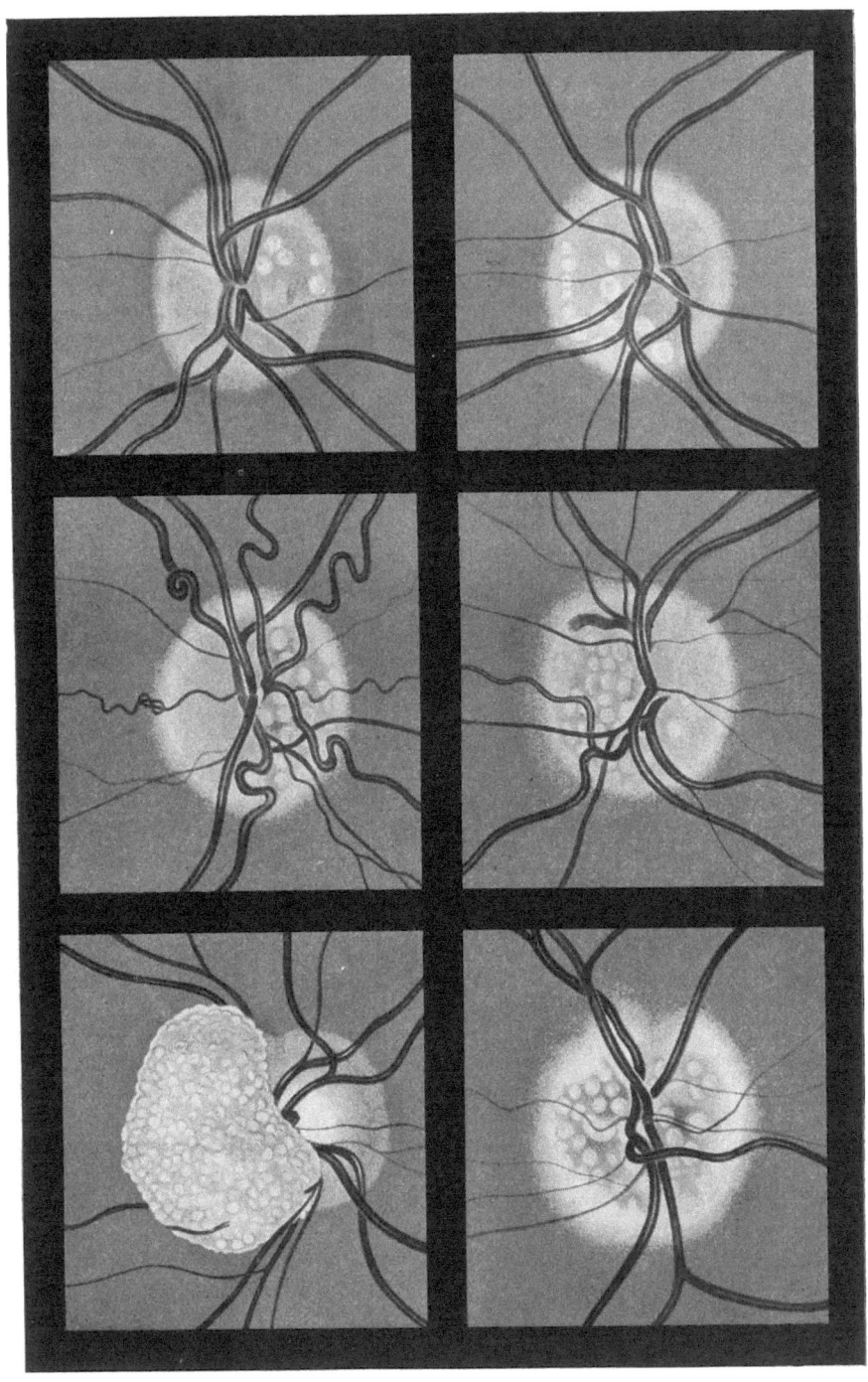

Abb. 16. Drusen der Papille. (Nach N. Höeg.)

sowie bei Stauungspapille, Neuritis nervi optici, Sehnervenatrophie, glaukomatöser Atrophie, Schädelbasisbrüchen und ähnlichen Zuständen angetroffen worden. Wenn sie in diesen Fällen unzweifelhaft mit den Degenerationserscheinungen im Sehnerven zusammenhängen, so fand HÖEG sie doch auch in einem Drittel der Fälle in scheinbar ganz gesunden Augen, vielleicht bei neuropathisch disponierten Patienten und manchmal mit deutlich familiärem Auftreten (ANCKE, LAUBER). Eine selbständige pathologische Bedeutung hat die Drusenbildung in den meisten Fällen nicht, und es stellen sich die Funktionsstörungen nicht als Folgezustände der Drusen sondern des Sehnervenleidens heraus. In den 17 Fällen von HÖEG, die anscheinend gesunde Augen betrafen, war die Sehschärfe 12 mal normal und nur in wenigen Fällen gering herabgesetzt, ohne daß man dies mit Sicherheit auf die Anwesenheit der Drusen beziehen konnte.

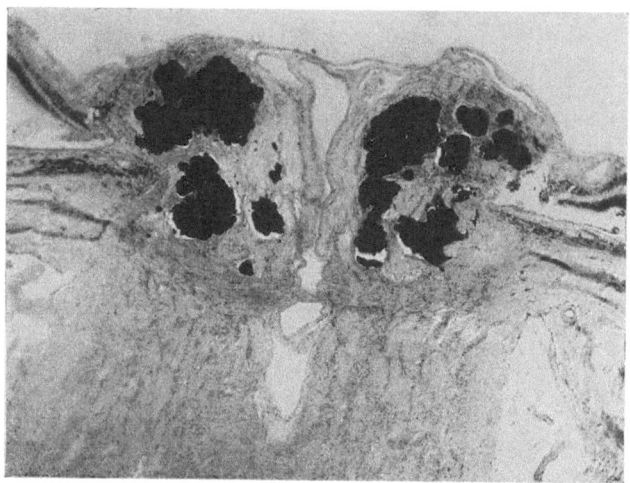

Abb. 17. Drusen im Sehnervenkopf. (Nach H. LAUBER.)

Nach den Feststellungen von LAUBER können aber die Bildungen bei Erreichen größerer Dimensionen rein mechanisch das Nervengewebe schädigen und einen schleichenden Verfall der Sehschärfe sowie unregelmäßige kleine Skotome bedingen. Mikroskopisch stellen sich die Drusen als regelmäßig runde hyaline oft geschichtete und im älteren Stadium auch verkalkte Körner im Papillengewebe dar, die die Amyloidreaktion nicht geben (Abb. 17 nach LAUBER). IWANOFF glaubte die Bildungen auf dieselben Vorgänge zurückführen zu können, die bei der Entstehung der Drusen der Glaslamelle eine Rolle spielen, doch haben HIRSCHBERG und CIRINCIONE, SACHSALBER und LAUBER die Unhaltbarkeit dieser Annahme erwiesen. COATS sieht die Drusen des Sehnervenkopfes als eine besondere Art an, die mit den ähnlichen Bildungen im Zentralnervensystem (hyalinen und amyloiden Körperchen) und den in den Sehnervenscheiden so häufig anzutreffenden Corpora amylacea nicht identisch sind.

Literatur.
Drusen der Papille.

ANCKE: Beiträge zur Kenntnis von der Retin. pigm. Zbl. prakt. Augenheilk. **1885**, 167.
COATS, G.: Concretions in the papilla etc. Trans. roy. ophthalm. Soc. **1912**, 119.
HIRSCHBERG und CIRINCIONE: Über Drusen im Sehnervenkopf. Zbl. Augenheilk. **1891**, 166. — HÖEG, NIELS: Über Drusen im Sehnervenkopf. Graefes Arch. **69**, 355 (1908).

KÖHLER: Zur Kasuistik der Drusen im Sehnervenkopf. Inaug.-Diss. Gießen 1913.
LAUBER: Drusen im Sehnervenkopf. Z. Augenheilk. **17**, 391 (1907). — LAUBER, H.: Klinische und anatomische Untersuchungen über Drusen im Sehnervenkopf. Graefes Arch. **105**, 567 (1921). (Festschrift FUCHS.)
NIEDEN: Über Drusenbildung im und um den Optikus. Arch. Augenheilk. **20**, 72 (1889).
PURTSCHER: Drusenbildung im Sehnervenkopfe. Zbl. prakt. Augenheilk. **1891**, 292.
SACHSALBER: Beitrag zur Drusenbildung im Sehnervenkopfe. Beitr. Augenheilk. **21**, 1.
VERRIJP, C. D.: Drusen auf der Papille. Nederl. Tijdschr. Geneesk. **70**, 1604 (1926).

5. Die Exkavation der Papille.

Die physiologische Exkavation.

Die physiologische Exkavation hat nach A. ELSCHNIG ihre Ursache in der Volumenverminderung der Nervenfasermasse, welche mit dem Durchtritt durch die Lamina cribrosa der Nerv durch das Abstreifen des Marks erleidet. In zweiter Hinsicht ist die Bildung der Exkavation abhängig von dem Größenverhältnis der Lamina vitrea chorioideae zu demjenigen der Lamina vitrea

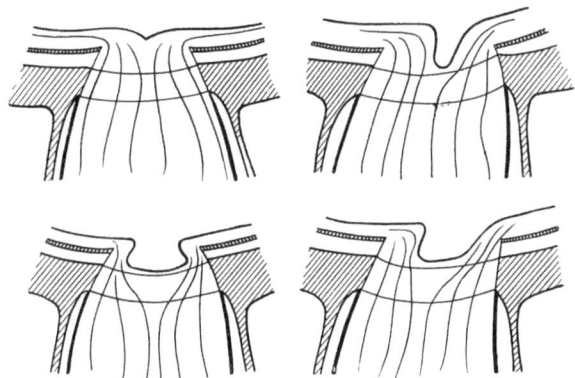

Abb. 18. Die Typen der physiologischen Exkavation nach A. ELSCHNIG.

sclerae; denn ist erstere kleiner, dann ist höchstens die Möglichkeit für die Bildung eines kleinen Gefäßtrichters gegeben, ist sie aber größer, so wird der zur Verfügung stehende Raum nicht von der Nervenfasermasse ausgefüllt und es entstehen verschieden große Exkavationen. Nach ELSCHNIG unterscheiden wir folgende Formen: 1. die *kleine trichterförmige* Exkavation, 2. die *lateral liegende,* ungefähr zylindrische Exkavation, 3. die *zentrale napf- und schüsselförmige* Exkavation mit Variationen bis zu der großen Vertiefung mit überhängenden Rändern, und 4. die *exzentrische, laterale* und *lateralwärts unscharf begrenzte* Exkavation (Abb. 18).

Pathologische Exkavationen.

Die atrophische Exkavation wird von A. ELSCHNIG geleugnet und als eine praexistierende physiologische Exkavation in einer atrophischen Papille hingestellt. Es handelt sich dabei um die bei parallaktischer Verschiebung mit dem Spiegel sichtbar werdende flache tellerförmige Grube, die seit Beginn der ophthalmoskopischen Ära bekannt ist und als eine Folge des Verlustes der atrophischen Papille an Volumen aufgefaßt wird. Bei solchen Vorgängen wird aber das zugrunde gehende nervöse Gewebe durch Stützsubstanz ersetzt, und die Untersuchung von atrophischen Papillen ergab für ELSCHNIG den

Beweis, daß die Form der Papille und das bereits bei der physiologischen Exkavation erwähnte Größenverhältnis der Lamina vitrea chorioideae zu demjenigen der Sclera eine präexistente Exkavation anzunehmen gestattet. Nie könne auf diese Art eine randständige oder am Rande steilwandige Exkavation hervorgerufen werden; denn eine solche sei immer glaukomatös. Es scheint mir jedoch dieser extreme Standpunkt nicht gerechtfertigt zu sein; denn gar nicht selten sieht man eine atrophische Exkavation des einen Auges, ohne daß das gesunde andere Auge eine physiologische Exkavation aufweist, wie denn auch von mir Fälle beschrieben worden sind, in denen eine sehr große physiologische Exkavation bei der eintretenden Atrophie eine randständige und steilwandige glaukomartige Exkavation zeigt. Anderseits muß ich ELSCHNIG darin recht geben, daß in vielen Fällen eine präexistente physiologische Exkavation bei der Entwicklung der atrophischen Exkavation eine große Rolle spielt.

Eine *besondere Art der pathologischen Exkavation* soll nach der Ansicht einiger Autoren durch *Retraktion des Nervengewebes* zustande kommen können. So gibt z. B. DE WECKER an, daß nach Hämatomen in der Sehnervenscheide, die unter dem Bilde einer Embolie der Zentralarterie verliefen, Papillen von normalem Profil das Aussehen einer glaukomatös exkavierten Papille angenommen hätten. Ähnliche Beobachtungen berichten GLAUNING nach Schädelbasisfraktur und CASPAR, und es sei in diesem Zusammenhange daran erinnert, daß SCHNABEL die glaukomatöse Exkavation durch die beim akuten Glaukom häufig entstehenden Kavernen im Sehnervengewebe zustande kommen läßt.

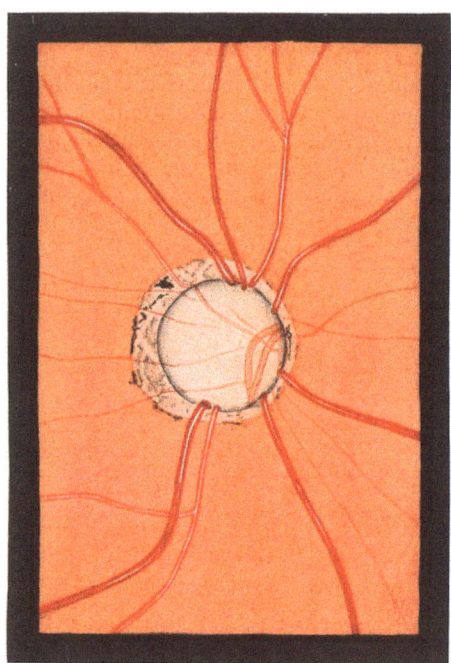

Abb. 19. Kongenitale Exkavation der Papille. (Original von RÖNNE.)

Die glaukomatöse Exkavation selbst wird im Kapitel Glaukom, Bd. IV, ausführlich besprochen, und ich will hier nur kurz die differentialdiagnostischen Merkmale berühren. Wie wir gesehen haben, kann auch eine einfach atrophische Exkavation nach einer präexistenten großen physiologischen Exkavation randständig und dadurch glaukomähnlich werden. Im allgemeinen handelt es sich jedoch beim Glaukom um ein *Zurückweichen der Lamina* in ihrer ganzen Ausdehnung, so daß nur diejenigen Fälle vielleicht Schwierigkeiten bereiten, in denen die glaukomatöse Aushöhlung ausnahmsweise an einem Rande der Papille beginnt. Ebenso können unter Umständen angeborene Aushöhlungen, die sich bereits dem Kolobomcharakter nähern, eine Druckexkavation vortäuschen. Diese *kolobomatösen (pseudoglaukomatösen) Exkavationen* können an sonst ganz gesunden Augen angetroffen werden und sehen manchmal wie sehr große randständige physiologische Exkavationen aus, indem sich nur eine schmale Randzone normalen Nervengewebes vorfindet, die um den ganzen Umfang herumläuft (WEILL) oder nur am nasalen (STOOD, HILLION) oder temporalen Rande (BJERRUM) festzustellen ist (Abb. 19). Andere Fälle haben ein durchaus glaukomatöses Gepräge (CHORZEW, ZADE, SCHMIDT-RIMPLER, RÖNNE), ohne daß eine Spur einer Nervenfaserkante zu entdecken wäre. Endlich sind auch Fälle bekannt, in denen die Exkavation eine außerordentliche Größe und Tiefe bekommt, die sie vom Glaukom trennt und den eigentlichen Kolobomen an die Seite stellt (TERRIEN und PETIT, CRAMPTON, STADFELDT). So wurde eine Aushöhlung bis zu 20 dptr Tiefe gemessen. Oft sind solche Abnormitäten mit anderen kongenitalen Besonderheiten kombiniert, wie z. B. mit Lochbildung im Papillengewebe (STOOD), Aderhautkolobom (SCHMIDT-RIMPLER) und kongenitaler Aniridie (SAMELSON).

Unter *traumatischer Exkavation* wird die Öffnung verstanden, die in der Sclera an Stelle der Papille nach Evulsio nervi optici entsteht (siehe S. 633).

Literatur.
Die Exkavation der Papille.

BJERRUM: Diskussion zu STADFELDT.
CASPAR: Zwei Fälle von Verletzung des Sehnerven. Arch. Augenheilk. 41, 188 (1900). — CHORZEW: Wojenus med. J. 73 (1895). Ref. Jahresbericht. — CRAMPTON: Binocular coloboma of optic nerve. Trans. amer. ophthalm. Soc. 1913, 451.
ELSCHNIG, A.: Die Topographie des Sehnerveneintrittes bei einfacher Sehnervenatrophie. Graefes Arch. 68, 126 (1908).
GLAUNING: Pseudoglaukomatöse Exkavation des Sehnerveneintritts. Arch. Augenheilk. 45, 164 (1902).
HECKSCHEN: Kasuistische Beiträge zu den Mißbildungen am Eintritt des Sehnerven. Diss. München 1913. — HILLION: Vaste excavation physiologique de la papille. Arch. d'Ophtalm. 1911, 247.
PETERS: Lymphzirkulation und Glaukom in AXENFELD: Lehrbuch der Augenheilkunde.
RÖNNE, H.: (a) Sehnervenatrophie nach Stauungsblutungen (Beiträge zur Genese der pathologischen Exkavationen). Kl. Mbl. Augenheilk. 48, I, 50 (1910). (b) Pseudoglaukomatöse kolobomatöse Exkavation der Papille. Graefes Arch. 105, 465 (1921). (Festschrift FUCHS.)
SAMELSON, A.: Angeborene Aniridie mit Sehnervenexkavation. Klin. Mbl. Augenheilk. 1877, 189. — SCHMIDT-RIMPLER: (a) Druckexkavation und Sehnervenatrophie. Arch. Augenheilk. 59, 1 (1908). (b) Chorioidealkolobom mit gleichzeitiger sog. Druckexkavation der Papilla optica. Münch. med. Wschr. 1906, 1325. — SCHNABEL: Das glaukomatöse Sehnervenleiden. Arch. Augenheilk. 24, 273 (1892). — SCHWEINITZ: Anomalous excavation of the optic disc. Ophthalm. Rec. 1911, 385. — STADFELDT: Zwei Fälle von Coloboma nervi optici. Hosp.tid. (dän.) 1908, 1436. — STOOD, W.: Zur Kasuistik der Mißbildungen der Papille. Klin. Mbl. Augenheilk. 22, 285 (1884).
TERRIEN et PETIT: Excavation enorme congenitale de la papille. Arch. d'Ophtalm. 1901, 405.
DE WECKER, L.: Glaukome. WECKER et LANDOLT. Traité complet d'ophtalmologie 2. Paris 1886. — WEILL, P.: Ein Fall von doppelseitiger tiefer Exkavation der Sehnervenpapille bei völlig erhaltener Sehschärfe. Arch. Augenheilk. 85, 164 (1919).
ZADE, M.: Zwei eigenartige Fälle von kongenitaler Anomalie des Sehnerveneintritts. Klin. Mbl. Augenheilk. 45 II, 435 (1907).

6. Die Pseudoneuritis (Schein-Neuritis).

In stark astigmatischen und hypermetropischen Augen begegnen wir öfters einer solchen Unschärfe der Papillengrenzen, daß ein Bild entsteht, welches ein ganz pathologisches Gepräge an den Tag legt und dem bei einer Neuritis nervi optici gleicht. Noch schwieriger gestalten sich die Verhältnisse, wenn sich eine Prominenz der Sehnervenscheibe hinzugesellt, die das Bild der Stauungspapille vortäuscht (UHTHOFF). So fand FAITH eine Schwellung von 4—5 dptr, und in der Tat kann man in einigen Fällen erst nach längerer Beobachtung die Entscheidung fällen, ob ein krankhafter Zustand oder eine stationär bleibende Anomalie vorliegt, die kongenital ist (nach UHTHOFF in 3% aller Fälle höherer Hypermetropie). Unter Umständen ist die Pseudoneuritis auch eine Teilerscheinung eines anomalen Allgemeinzustandes; denn NOTTBECK und GIESE stellten eine besondere Häufung des Befundes bei Geisteskranken fest.

Namentlich bei jungen Individuen, deren Fundus reichlicher an Reflexen ist als derjenige der Erwachsenen, stellen sich der Diagnose Schwierigkeiten entgegen. Unter den 15 Fällen von NOTTBECK waren z. B. 12 unter 20 Jahren, so daß vor allen Dingen *bei Jugendlichen größte Vorsicht geboten ist, wenn man zu der Diagnose Neuritis nervi optici auf Grund einer einmaligen Untersuchung gelangen will*. Mit Recht weist BARTELS darauf hin, daß in dieser Hinsicht

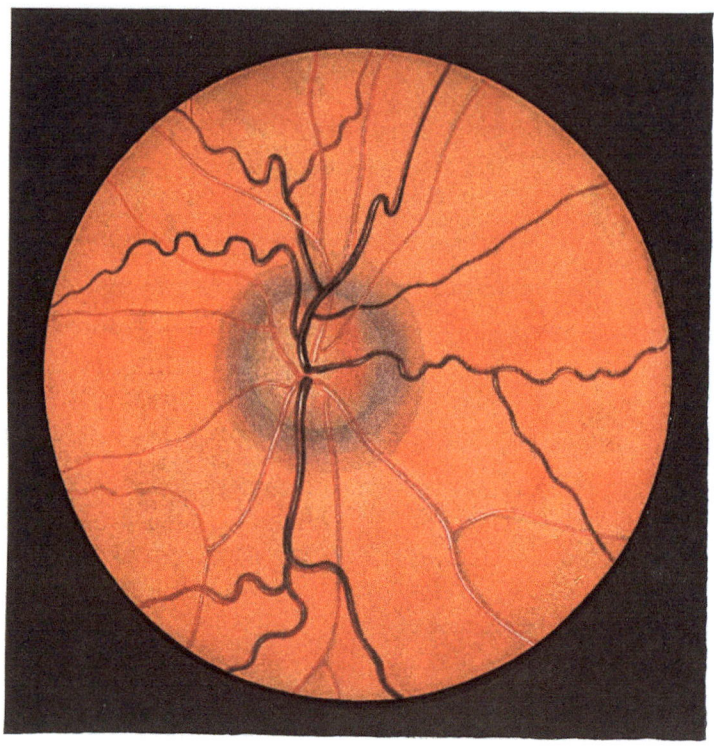

Abb. 20. Pseudoneuritis nervi optici. (Nach L. HEINE.)

gerade die Fälle von Gehirnkomplikationen bei Ohrenleiden besondere Aufmerksamkeit verdienen, weil der Otiater zumeist auf die sofortige Stellung der Diagnose drängt. Wenn Exsudate und Blutungen fehlen, darf man sich zur Feststellung einer Neuritis nur nach sorgsamster Untersuchung im aufrechten Bilde und auf Grund einer größeren Erfahrung berechtigt fühlen. Unter Umständen empfiehlt sich auch die Mikroskopie des Augenhintergrundes nach KOEPPE heranzuziehen; denn nach dessen Angaben soll man die weißen Einscheidungen der Gefäße als weiße Gliaanlagen unterscheiden können, während bei der echten Neuritis eine Flüssigkeit die Lymphscheiden aufbläht. Im rotfreien Lichte wird diese Unterscheidung leichter.

Literatur.

Die Pseudoneuritis (Schein-Neuritis)

BARTELS, M.: Augenhintergrundsbefunde bei Hirnsinusthrombose. Z. Augenheilk. **21**, 23 (1909).

FAITH: Pseudo-optic neuritis. Ophthalm. Rec. **1906**, 427.
GIESE: Über die Scheinentzündung des Sehnerven. Allg. Z. Psychiatr. **70**, 237 (1913).
KOEPPE: Die Mikroskopie des lebenden Augenhintergrundes bei der Thrombose der Zentralvene, sowie der Stauungspapille. Graefes Arch. **99**, 121 (1919).
NOTTBECK, B.: Ein Beitrag zur Kenntnis der kongenitalen Pseudoneuritis optica (Scheinneuritis). Graefes Arch. **44**, 31 (1897).
UHTHOFF: Zur Pseudoneuritis optica. Dtsch. Z. Nervenheilk. **50**, 258 (1913).

B. Die Verletzungsfolgen an der Papille. Evulsio nervi optici und Schläfenschußverletzungen[1].

SALZMANN nennt *Evulsio nervi optici* jene charakteristische Verletzung, bei welcher der Sehnerv mit der Lamina cribrosa zusammen aus dem Scleralloch

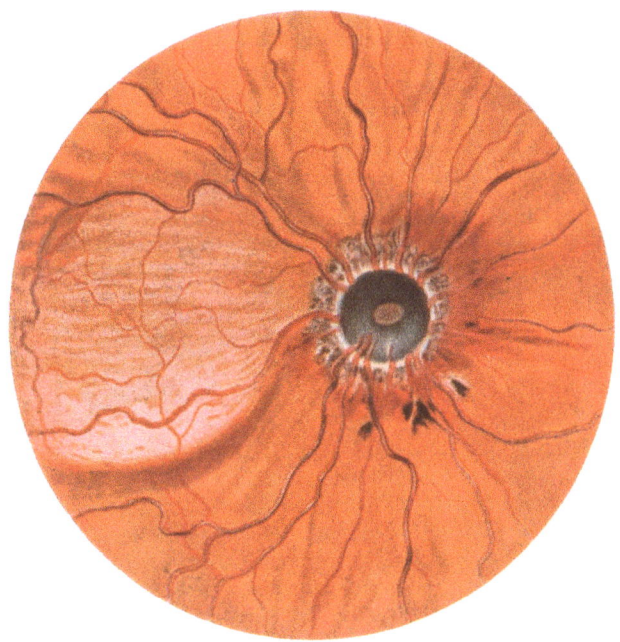

Abb. 21. Evulsio nervi optici. (Nach A. BIRCH-HIRSCHFELD.)

herausgerissen wird. Bislang sind 20—25 Fälle dieser Art beschrieben, doch ist die Annahme begründet, daß der Zustand häufig durch intraokulare Blutungen oder andere Umstände verdeckt wird.

Das ophthalmoskopische Bild (Abb. 21) wird durch das völlige Fehlen der Papille und ihrer Gefäße gekennzeichnet; denn an Stelle der Papille findet sich ein tiefes Loch oder eine entsprechende Exkavation, indem der Glaskörper den Platz der einstigen Papille einnimmt. Oft sieht man die Retina mit ihren Gefäßen am Rande der Stelle durchrissen, manchmal auch wie bei Embolie ischämisch verfärbt. Im späteren Stadium können die Gefäße spurlos verschwinden. Mitunter ist der Augenhintergrund unmittelbar nach der Läsion unsichtbar, so daß der Anblick des charakteristischen Loches erst allmählich sich durchsetzt (WEINSTEIN). Auch Doppelseitigkeit der Läsion ist beobachtet worden (WEINSTEIN, GAGARIN).

---

[1] Siehe auch CRAMER, Verletzungen des Auges, dieses Handbuch, Bd. IV.

Selbstverständlich kann die Ausreißung auch partiell sein, so in dem von Hesse anatomisch untersuchten und von Birkhäuser klinisch verfolgten Fall. Hier war ein sichelförmiges schwarzes Loch am unteren Papillenrande sichtbar, die Gefäße waren an der Stelle durchrissen und im Gegensatz dazu der obere Teil der Papille unverändert. Das Gesichtsfeld stimmte mit dem Befunde überein. In dem Falle von Pichler wiederum zeigte sich die Ausreißung in der Beziehung unvollständig, als einige Retinalgefäße noch den Zusammenhang mit dem Nerven bewahrt hatten. So war auch in den Beobachtungen von Schmidtmann und H. W. Simpson, sowie derjenigen von Birkhäuser noch etwas Sehvermögen gerettet worden.

Die Art der Läsion scheint für das klinische Bild recht kennzeichnend zu sein. Unter 21 Fällen war es 9 mal ein dünner stockförmiger Fremdkörper (Regenschirmspitze, Heugabelzinke), der in die Orbita neben dem Bulbus vorbei eingedrungen war, 7 mal erfolgte die Evulsion durch Schläfenschuß (in der Regel bei Selbstmordversuch) und nur 5 mal lagen schwere Kontusionen des Gesichts (wie z. B. durch Hufschlag) vor.

Wahrscheinlich liegt die Mechanik der Evulsion bei den einzelnen Ursachen verschieden. Beim Eindringen eines dünnen Gegenstandes neben dem Auge vorbei in die Orbita ist nach Birkhäuser anzunehmen, daß der Bulbus sehr stark rotiert wird, wobei der Sehnerv am Rande gezerrt wird, so daß die Fasern sukzessive bersten. Namentlich die partiellen Evulsionen dürften auf diese Art ihre Erklärung finden. Die Volumensvergrößerung des Orbitalinhaltes durch den eindringenden Fremdkörper spielt aber ebenfalls eine Rolle; denn sie treibt den Bulbus nach vorwärts und den Opticus nach rückwärts, wobei die Überdehnung des Sehnerven die Papille aus der Sclera herausreißt (Stoewer), während die momentane Erhöhung des intraokularen Drucks das Einreißen der Lamina cribrosa begünstigt (Dalén). Dabei haben die mikroskopischen Untersuchungen das Ergebnis zutage gefördert, daß die Duralscheide im allgemeinen merkwürdigerweise Widerstand leistet, so daß der Nerv innerhalb der Scheide also isoliert vom Bulbus abreißt (His, Hesse, Reis, Dalén, Stoewer, Bachstez). In den Fällen von Pagenstecher und v. Szily war dagegen die Scheide mit abgetrennt.

Diejenigen Evulsionen, welche einen Schläfenschuß zur Ursache haben, sind naturgemäß häufig von Veränderung des Augenhintergrundes begleitet, für die Goldzieher den Namen „*Chorioretinitis plastica sclopetaria*" geprägt hat. Wegen der Zusammengehörigkeit beider Prozesse soll dieses Krankheitsbild hier mit beschrieben werden. Goldzieher schildert den Augenhintergrundsbefund als „so charakteristisch, daß derjenige, welcher Gelegenheit hatte, ihn in geeigneten und nicht zu komplizierten Fällen zu studieren, das Bild später wieder erkennt und die Diagnose der Orbitalschußverletzung stellen kann". Wesentlich sind ausgedehnte membranartige, offenbar sehnig-bindegewebige weiße Schwarten, die einen großen Teil des Augenhintergrundes, in der Regel in dessen zentralem Teil bedecken, wobei noch gewöhnlich große unregelmäßig begrenzte Pigmenthaufen vorhanden sind. Außerdem zeigen sich auch meistens in den leichteren Fällen Flächen, die den Aderhautrupturen durch ihre bogenförmige Begrenzung und Farbstoffanhäufung nahestehen. Oft ist die Papille in diesen schweren Augenhintergrundsveränderungen ganz verschwunden; zeigt sie sich aber, so wird man in der Regel eine narbige Verzerrung der Sehnervenscheibe und ihrer Gefäße bemerken, wie die Abb. 21 erläutert. Auch sei auf die Abbildungen v. Szilys in seinem Atlas der Kriegsaugenheilkunde Tafel X—XII verwiesen.

Diese ophthalmoskopischen Veränderungen werden sicherlich indirekt und nicht direkt durch die Streifung des Bulbus durch das Projektil hervorgerufen. Goldzieher sieht ihre Ursache in einem Entzündungsprozeß der Aderhaut, der durch die Folgezustände der Zerreißung der Ciliararterien und -nerven verstärkt wird, während Berlin nur eine Organisation des Blutkoagula anschuldigt. Adam wiederum hat wohl mit Recht darauf hingewiesen, daß Netzhaut und Aderhaut durch die explosive Wirkung zerrissen werden, welche der Einschlag des Projektils in den größtenteils von starren Wänden umgebenen Orbitalinhalt hervorruft.

Schließlich kommen noch die *direkten Läsionen der Papille durch Fremdkörper* in Betracht. Lauber hat 23 Fälle zusammengestellt, in denen ein eindringender Fremdkörper die Papille getroffen hatte. Hiervon ließ sich 11 mal die Diagnose mittels des Augenspiegels stellen, unter ihnen der bekannte von OELLER in dem Atlas der Ophthalmoskopie abgebildete Fall. Selbstverständlich hängt der Grad der Funktionsschädigung des Auges einesteils von der Durchschlagskraft des Fremdkörpers und der Schwere der reaktiven Veränderungen ab, andernteils spielt die Natur desselben eine Rolle [z. B. Siderosis (DERKAC) nach Eisensplitterverletzung]. Ferner kann eine Verletzung der Zentralgefäße völlige Erblindung erzeugen, während in anderen Fällen wieder

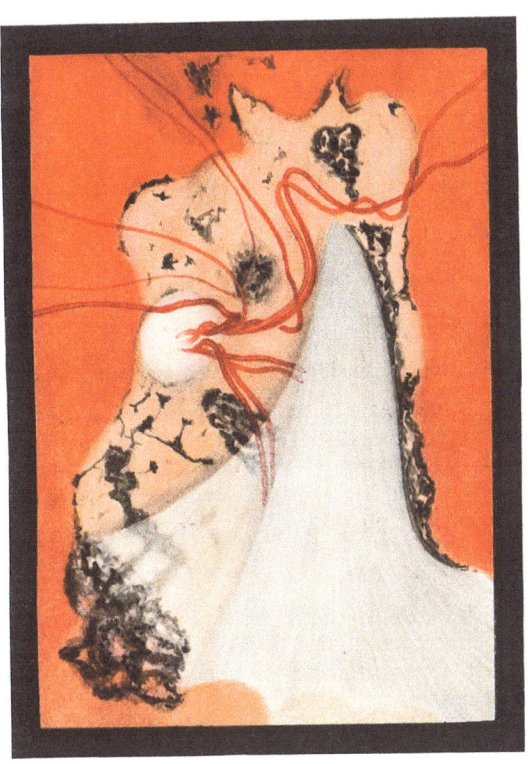

Abb. 22. Querschußläsion der Orbita. Opticusatrophie. Schwartenbildungen und Aderhautzerstörung am hinteren Pole.

die Splitter mit Erhaltung normaler Sehschärfe einheilen können. Gesichtsfelddefekte, unter Umständen in Form von Nervenfaserdefekten, die vom blinden Fleck ausgehen und von einer Durchtrennung der Bahnen am Papillenrande zeugen, kommen vor (LAUBER).

Verletzt der Splitter die Retina in der Nähe der Papille, so können im Laufe der nachfolgenden Vernarbung ähnliche Verzerrungen der Sehnervenscheibe entstehen wie nach Schußverletzungen. E. FUCHS hat solche Verunstaltungen mikroskopisch besonders untersucht. (Auch große spontane, nicht traumatische parapapilläre Chorioiditiden können zu ähnlichen ,,Supertraktionen der Papille" Veranlassung geben.)

Literatur.

Die Verletzungsfolgen an der Papille.

ADAM, CURT: (a) Mechanik und Wirkung der orbitalen Schußverletzungen. Z. Augenheilk. **26**, 1 (1911). (b) Über Wirkung und Mechanik orbitaler Schußverletzungen. Arch. Augenheilk. **81**, Erg.-H. 116 (1916).

Bachstez, E.: Über die Anatomie und Entstehung der sog. Ausreißung der Sehnerven. Klin. Mbl. Augenheilk. **65**, 327 (1920). — Berlin: Heidelberg. Ber. 167. Klin. Mbl. Augenheilk. 1881. — Birkhäuser, R.: Evulsio nervi optici partialis. Klin. Mbl. Augenheilk. **48**, I, 432 (1910).

Dalén, A.: Ein Fall von Evulsio nervi optici. Mitt. Augenklin. Stockholm **1910**, H. 11. — Derkač, V.: Eisensplitter auf der Papille. Z. Augenheilk. **54**, 68 (1924).

Fabricius-Jensen, H.: A case of evulsio nervi optici. Acta ophthalm. (Københ.) **3**, 285 (1926). — Fuchs, E.: Über Verziehung der Netzhaut und Papille. Graefes Arch. **104**, 230 (1921).

Gagarin: Ein Fall von Evulsio n. opt. utriusque. Klin. Mbl. Augenheilk. **42**, II, 258 (1904). — Goldzieher: Beiträge zur Pathologie der orbitalen Schußverletzungen. Z. Augenheilk. **6**, 277 (1901).

Hesse: Ein Fall von teilweiser Ausreißung der Sehnerven. Z. Augenheilk. **17**, 45 (1907).

Lauber, H.: Drei merkwürdige Fälle von Augenverletzungen. Z. Augenheilk. **32**, 360 (1914). — Liebrecht, K.: Ein Fall von Sehnervenausreißung aus dem Auge usw. Klin. Mbl. Augenheilk. **47**, II, 273 (1909). — Lister, William: Some concussion changes met with in military practice. Brit. Journ. Ophthalm. **8**, 305 (1924).

Pichler: Ein Fall von unvollständiger Sehnervenausreißung durch Hufschlag. Klin. Mbl. Augenheilk. **48**, II, 246 (1910).

Reis, W.: Ein anatomisch untersuchter Fall von Evulsio n. opt. Graefes Arch. **67**, 360 (1908).

Salzmann: Die Ausreißung des Sehnerven (Evulsio nervi optici). Z. Augenheilk. **9**, 489 (1903). — Schmidtmann, M.: Zur Kasuistik der direkten und indirekten Sehnervenverletzungen. Z. Augenheilk. **34**, 77 (1915). — Simpson, H. W.: Partial avulsion of the disk with ectasia. Proc. roy. Soc. Med., Febr. **1920**. — Stoewer, P.: Zwei Fälle von Evulsio nervi opt. Klin. Mbl. Augenheilk. **48**, I, 426 (1910). — v. Szily, A.: Atlas der Kriegsaugenheilkunde. **1918**, 213.

Weinstein: Zur Kasuistik der Schußverletzungen des Sehorgans. Klin. Mbl. Augenheilk. **46**, I, 531 (1908). — Würdemann, H.: Divulsion of the optic nerve due to projectiles passing through the orbit behind the globe. Amer. J. Ophthalm. **6**, 842 (1923).

C. Geschwülste und geschwulstartige Bildungen an der Papille.

Geschwulstbildungen im Gewebe der Papille gehören zu den *größten Seltenheiten*, zumal man damit rechnen kann, daß wohl jeder derartige Fall den Weg in die Literatur gefunden hat. Die einzelnen Beobachtungen sind in ihrem klinischen und mikroskopischen Verhalten recht verschieden. Schon die Farbe der Neubildungen kann vom Weiß (v. Michel) bis zum tiefen Schwarz (Vasquez-Barrière, Lauber) wechseln, und noch mehr ist ihre Form Zufälligkeiten unterworfen. Ihrer ganzen Erscheinung nach muß man in einer Anzahl von ihnen annehmen, daß sie *primär aus dem Gewebe der Papille* hervorgegangen sind, so knollige Tumoren, wie sie von Kurzezunge und Polack, Krauss und Schieck, Oloff und Sidler-Huguenin beschrieben und teilweise anatomisch untersucht worden sind (Abb. 23). In anderen Fällen ist es wahrscheinlicher, daß der *primäre Ausgangspunkt nicht in der Papille* selbst zu suchen ist, sondern nur zufälligerweise der Tumor seinen Sitz gerade auf der Papille gefunden hat. So lag in dem Falle von Vasquez-Barrière ein großes Melanosarkom auf der Papille vor, das mit einem Ausläufer in die Aderhaut reichte, im Falle von Wegner ein peripapilläres Chorioidealsarkom. Bei der Beobachtung Jacobsons waren außer dem Papillentumor noch eine Anzahl Geschwulstknoten in der Orbita vorhanden. Salzer und Bäumler fanden den größten Teil des auf der Papille sichtbaren Tumors im Sehnervenstamme, und es wurden Geschwulstmetastasen auf der Papille von Heine, Schiess-Gemuseus und Roth beschrieben, während nach den Untersuchungsergebnissen von van der Hoeve die Knotenbildungen in der Netzhaut und auf der Papille bei der *tuberösen Hirnsklerose* durch ihre primäre Multiplizität eine gewisse Gesetzmäßigkeit an den Tag legen (siehe S. 613).

Pathologische Anatomie. Was die *mikroskopische Bauart* der Geschwülste anlangt, so verlegen v. MICHEL in seinem Fall den Ausgangspunkt in das Bindegewebe des Hilus der Papille in der Nachbarschaft der Gefäße, SCHIECK in die Perithelzellen der Gefäße und andere wieder in andere Gewebsteile. Indessen handelt es sich wohl größtenteils um *maligne Geschwülste,* wennschon KURZE-ZUNGE und POLLACK, sowie J. F. CARRUTHERS mit dem Augenspiegel feststellen konnten, daß der Tumor längere Zeit stationär blieb.

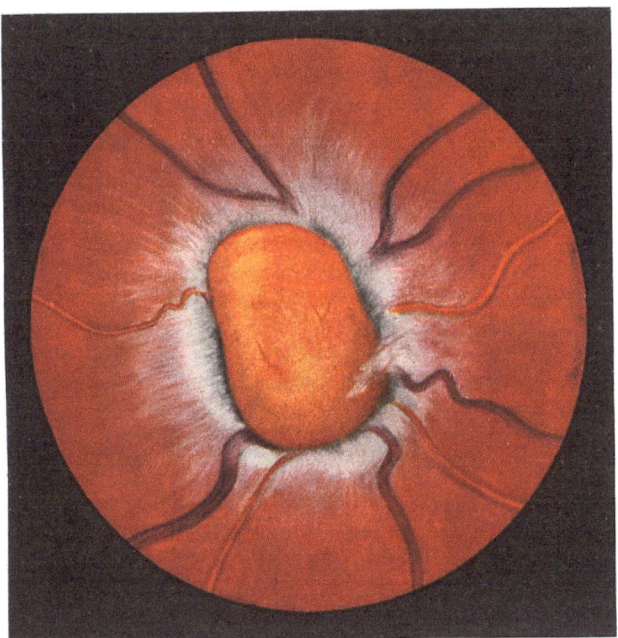

Abb. 23. Peritheliom der Papille. (Nach F. SCHIECK.)

Symptome. Wie nach der Lage der Neubildung zu erwarten ist, gehen die Papillengeschwülste mit einer schweren Abnahme des Sehvermögens einher. Tatsächlich besteht bei solchen Augen auch schon zur Zeit der ersten Untersuchung vielfach höchstgradige Schwachsichtigkeit oder Blindheit. Hingegen geben die Papillengeschwülste kaum Anlaß zu sekundärer Drucksteigerung und zu Blutungen, so daß die Funktionsstörung lediglich auf die Unterbrechung der Nervenfasern zu beziehen sein dürfte. Freilich sahen SCHIESS-GEMUSEUS und SIDLER-HUGUENIN in ihren Fällen nach Blutungen sekundäres Glaukom.

Die Differentialdiagnose ist im allgemeinen leicht. *Geschwulstartig entwickelte Drusen* auf dem Sehnervenkopfe sind an ihrem Aussehen kenntlich und geben wohl kaum zu Verwechslungen Anlaß (siehe S. 627). Noch weniger dürften *Cysticerkenblasen* zu einer falschen Diagnose führen. Auch die *peripapillären Aderhautsarkome* verursachen insofern ein ganz anderes Bild, als sie die Papille umwuchern (MÖHLMANN); doch kann es vorkommen, daß ein Aderhautsarkom die Netzhaut durchbricht, in den Glaskörperraum einwächst und sich vor die Papille legt (KNAPP, LEBER, LODBERG). Können solche Bildungen dann auch auf den ersten Blick wie Papillentumoren aussehen, so sind sie doch im allgemeinen größer und brauchen die Sehschärfe lange nicht in dem Maße zu beeinträchtigen, wie dies bei jedem echten Papillentumor der Fall sein muß.

Unter Umständen kann die Funktion sogar normal sein. Ein weiteres Unterscheidungsmerkmal dürfte die Tatsache abgeben, daß die die Netzhaut durchbrechenden Aderhautgeschwülste konstant zu feinen staubförmigen Blutungen in den Glaskörperraum führen, während bei den primären Papillengeschwülsten das Bild fast immer klar ist (KNAPP, LODBERG, LEBER, FR. BERG, RÖNNE).

Wie schon S. 625 erwähnt, kommen ferner an der Papille geschwulstartige Gebilde und Cysten vor, die möglichenfalls mit *Resten der Arteria hyaloidea* in Verbindung stehen (DURST); doch dürften diese kaum zu Verwechslungen mit den echten Tumoren führen. Schwieriger ist die Abtrennung gegenüber den gummösen und tuberkulösen geschwulstartigen Bildungen.

Die *gummösen Neugebilde* auf der Papille sind nur aus einer geringen Anzahl von Veröffentlichungen bekannt, die sich teils auf das klinische Verhalten (SCHEIDEMANN, GUTMANN, VERHOEFF, MYLIUS, KUMAGAI, IGERSHEIMER und STOEWER), teils auf den pathologisch-anatomischen Befund beziehen (JULER, WAGNER, STOCK, PARSONS, VERHOEFF). Mitunter ist das ophthalmoskopische Bild so, daß es an das Vorhandensein einer Geschwulst erinnert (SCHEIDEMANN, MYLIUS); im ganzen macht es doch aber mehr den Eindruck einer Stauungspapille, oft genug verschleiert durch davorliegende Glaskörpertrübungen. *Anatomisch* wurde ein raumbeanspruchender Entzündungsprozeß im Innern des Papillengewebes, zum Teil mit Nekrose (VERHOEFF) angetroffen, auch eine diffuse entzündliche Infiltration (JULER) oder ein Bild, das mehr dem sekundären als dem tertiären Habitus der Lues entsprach (WAGNER).

So lassen sich die gummösen Prozesse, vor allem unter Berücksichtigung des Ausfalls der Wa.R. verhältnismäßig leicht von den echten Tumoren trennen, während dies gegenüber den tuberkulösen Bildungen schwerer ist.

Die *Prognose* ist bei den syphilitischen Papillenentzündungen durchweg zweifelhaft. Bei kräftiger antiluetischer Behandlung gewinnen manche Augen ihre Funktion wieder (SCHEIDEMANN, IGERSHEIMER, MYLIUS), in anderen Fällen gehen sie trotz aller Bemühungen zugrunde.

Literatur.

Geschwülste und geschwulstartige Neubildungen an der Papille.

BÄUMLER: Ein Fall von Orbital- und Uvealsarkom. Klin. Mbl. Augenheilk. **24**, 5 (1886). — BERG, FR.: Präretinales Aderhautsarkom. Klin. Mbl. Augenheilk. **57**, 115 (1914).
CARRUTHERS, I. F.: Unusual Optic nerve Tumour. Proc. Roy. Soc. Med., Febr. **1920**. Sect. ophthalm. 2.
DURST: Über Geschwülste und geschwulstähnliche Gebilde der Papilla n. opt. Inaug.-Diss. Leipzig 1909.
GOLOWIN: Tumoren der Papille des Sehnerven. Ref. Zbl. Ophthalm. **16**, 623 (1925). —
GUTMANN: Gummöse Neubildung der Sehnervenpapille. Zbl. Augenheilk. **1907**, 208.
HEINE: Sarkommetastase auf der Sehnervenpapille. Klin. Mbl. Augenheilk. **37**, 326 (1899). — v. HIPPEL, E.: Über rezidivierende intraokulare Blutungen, bedingt durch einen Tumor. Graefes Arch. **40**, 4, 266 (1894). — VAN DER HOEVE, I.: Augengeschwülste bei der tuberösen Hirnsklerose (Bourneville). Graefes Arch. **105**, 880 (1921). (Festschrift FUCHS).
IGERSHEIMER: Syphilis und Auge. Berlin: Julius Springer 1918. S. 741. (2. Aufl. in Bd. XVII/2 des Handb. d. Haut- und Geschlechtskrkh. Berlin 1928.)
JACOBSON, P. I.: Tumorbildung in Nervus opticus usw. Graefes Arch. **10**, 2, 55 (1864). —
JULER: Un cas de neurorechute monoculaire syphilitique avec examen microscopique. Arch. d'Ophthalm. **1897**, 542.
KNAPP: Die intraokulären Geschwülste. Karlsruhe 1868. — KRAUSS: Über einen primären Tumor der Opticuspapille. Z. Augenheilk. **27**, 142 (1912). — KUMAGAI: Über gummöse Papillitis nach Salvarsaninjektion. Arch. Augenheilk. **75**, 103 (1913). — KURZEZUNGE und POLACK: Ein Fall von primärer Neubildung der Papille des Opticus. Z. Augenheilk. **10**, 302 (1903).
LAUBER, H.: Eine pigmentierte Geschwulst der linken Papille. Ophthalm. Ges. Wien, Aug. **1921**. — LODBERG: Un cas de sarcome mélanique de la choroide au bord papillaire

avec perforation de la rétine. Ann. d'Ocul., Juni **1913**. — LEBER: Graefe-Saemischs Handbuch, 1. Aufl., Bd. 5, S. 911.
v. MICHEL: Geschwulst der Sehnervenpapille. Z. Augenheilk. **13**, 68 (1905). — MÖHLMANN: Beitrag zur Kenntnis des peripapillären Chorioidealsarkoms. Inaug.-Diss. Freiburg 1901. — MYLIUS: Ein Fall von Gumma der Opticuspapille. Klin. Mbl. Augenheilk. **51**, I, 648 (1913).
OLOFF: Über primäre Tumoren der Papille. Klin. Mbl. Augenheilk. **55**, 313 (1915).
PARSONS: The pathology of the eye. **2**, 683 (1905). (Zitiert nach VERHOEFF.)
SALZER: Über ein primäres tubulöses Angiosarkom des Sehnerven. Graefes Arch. **38**, 3, 33 (1892). — SCHEIDEMANN: Ein Fall von gummöser Neubildung auf dem Sehnerveneintritt. Graefes Arch. **41**, 156 (1895). — SCHIECK, FR.: Das Peritheliom der Netzhautgefäße. Graefes Arch. **81**, 328 (1912). — SCHIESS-GEMUSEUS und M. ROTH: Metastatisches Sarkom der Papille und angrenzenden Retina. Graefes Arch. **25**, 2, 177 (1879). — SIDLER-HUGUENIN: Ein Endotheliom am Sehnervenkopf. Graefes Arch. **101**, 121 (1920). — STOCK: Über einen Fall von Gummigeschwulst des Opticus. Klin. Mbl. Augenheilk. **43**, I, 640 (1905). — STOEWER: Zwei seltene Fälle luetischer Papillen- und Netzhauterkrankung. Z. Augenheilk. **52**, 76 (1924).
VASQUES-BARRIÈRE: Fall von Melanosarkom der Papille. Klin. Mbl. Augenheilk. **48**, II, 43 (1911). — VERHOEFF: Fall von Syphilom des Opticus und der Papille. Klin. Mbl. Augenheilk. **49**, I, 315 (1910).
WAGNER: Anatomische Veränderungen bei sekundär-syphilitischer Opticuserkrankung. Klin. Mbl. Augenheilk. **41** II, 1 (1903). — WEGNER, W.: Kleines peripapilläres Melanosarkom. Z. Augenheilk. **52**, 91 (1924).

D. Tuberkulöse Erkrankungen mit Auswirkung an der Papille.

Der Sehnervenstamm wird verhältnismäßig häufig Sitz einer Tuberkulose. Die Infektion bietet dabei meistens das Aussehen einer *diffusen und interstitiellen Neuritis nervi optici* dar, führt aber auch zu *solitären Knoten* und zum Aufschießen von zahlreichen kleinen tuberkulösen Knötchen im Nerven (v. MICHEL). Diese Krankheitsform äußert sich im Augenhintergrundbilde als *Neuritis nervi optici* und wird auf S. 656 besprochen werden. Hier sollen uns nur die seltenen Fälle beschäftigen, in denen die Papille an sich der Sitz des tuberkulösen Leidens ist. Am bekanntesten ist der *Solitärtuberkel der Papille,* von dem ungefähr 10 Schilderungen in der Literatur vorliegen (BRAILEY, WEISS, O. SULLIVAN und STORY, KNAPP, V. MICHEL, COATS, VERDERAME, KOMOTO, JACOBS, BERGMEISTER, GONIN). Indessen war in den wenigsten Fällen eine ophthalmoskopische Beobachtung der Krankheit möglich, und diese

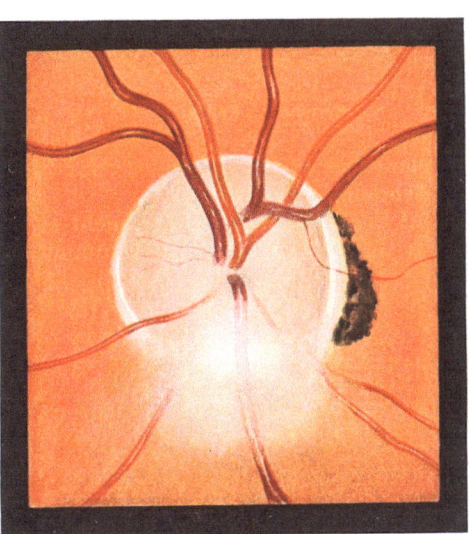

Abb. 24. Randentzündung der Papille. (Original von RÖNNE.)

ergab als auffallenden Befund, daß diese geschwulstartigen Bildungen eine weiße Farbe aufweisen und außerdem weniger scharf als die gewöhnlichen Tumoren begrenzt sind. Ihre Oberfläche trägt Buckel und ragt ziemlich weit in den Glaskörper hinein. Im allgemeinen könnte man vielleicht Anklänge an Netzhautgliome auffinden (MAUKSCH). Obgleich DURST den frühzeitigen Verlust der Funktion für ein Charakteristicum hält, kommt es doch vor, daß ein Teil des Sehvermögens und des Gesichtsfeldes längere Zeit erhalten bleibt. Zumeist geht das Auge indessen an tuberkulöser Keratoiritis, Sekundärglaukom usw. zugrunde, im Gegensatz zu den Solitärtuberkeln der Aderhaut, von denen AXENFELD das Ausbleiben von Drucksteigerungen hervorhebt. Wegen der Möglichkeit, daß sich der tuberkulöse Prozeß längs des Sehnerven weiter zentralwärts fortpflanzt, raten AXENFELD, VERDERAME und JACOBS dazu, sobald die Diagnose feststeht, mit der Enukleation nicht zu zögern. Es sei jedoch an dieser Stelle darauf hingewiesen, daß diejenigen tuberkulösen Prozesse, die sich in den *Gefäßscheiden der Zentralvene* entwickeln und zu schweren Schwellungen des Sehnervenkopfes, unter Umständen auch zu Glaukom Anlaß geben, auf Tuberkulinbehandlung günstig reagieren und ausheilen können (siehe den Beitrag SCHIECK, Netzhauterkrankungen, S. 526 in diesem Bande).

Eine andere Erkrankungsform, die nach der Auffassung einiger Autoren ebenfalls eine an der Papille sich abspielende Tuberkulose ist, erscheint unter dem Bilde der „*baumwollenartigen Infiltrate am Papillenrand*", die wieder enge Beziehungen zur *Retino-Chorioiditis juxtapapillaris* (EDM. JENSEN) an den Tag legen (siehe die Kapitel Aderhauterkrankungen, S. 118, Netzhauterkrankungen, S. 546 in diesem Bande). Solche Fälle finden wir in den Arbeiten von SCHOELER (Fall 2), A. KNAPP, FRIEDENWALD, BIETTI, RAU, VAN DER HOEVE, RÖNNE und ADAM verzeichnet. Vielleicht gehören auch die Fälle von E. CRAMER, GEORG HIRSCH und KÖHNE hierher. Scheinen solche Fälle auch manchmal durch eine Erkrankung der Papille selbst bedingt (Abb. 24 u. 25), so belehren uns doch die ab und zu nach der Abheilung auftauchenden Atrophien der Aderhaut neben der Papille, daß die Herde in Wirklichkeit dicht am Papillenrande saßen.

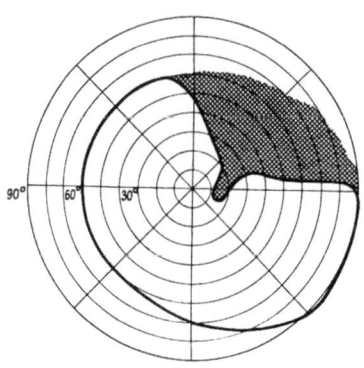

Abb. 25. Gesichtsfeld des in Abb. 24 wiedergegebenen Falles.

Auf Einzelheiten kann hier nicht eingegangen werden, da diese Affektionen in das Gebiet der Netzhauterkrankungen hinüberspielen.

Literatur.
Tuberkulöse Erkrankungen mit Auswirkung an der Papille.

ADAM: Neuer ophthalm. Atlas. 88. — AXENFELD: Über solitäre Tuberkulose der Aderhaut. Med. Klin. **1905**, Nr 16, 1.

BERGMEISTER: Über nekrotisierende intraokulare Tuberkulose usw. Z. Augenheilk. Aug. **1924**. — BIETTI: Ann. Ottalm. **36**, 531, Ed. 560. — BRAILEY: Case of tubercle of the eye etc. Med. Tim. a. Gaz. **1882**, 512.

COATS: A case of tubercle of the nerve shead. Roy. Hosp. Rep. Lond. **1906**, 381. — CRAMER, E.: Die klinischen Erscheinungsformen der tuberkulösen Netzhautentzündung. Klin. Mbl. Augenheilk. **60**, 566 (1918).

FRIEDENWALD: Circumscribed exsudative Chorioiditis. Trans. amer. ophthalm. Soc. **9**, 577 (1902).

GONIN: Multiples tuberculomes intraoculaires et souscutanés. Rev. Suisse Méd. **1912**, 641. (Ref. Jahresbericht.) — GROES-PETERSEN: Retino-chorioiditis (EDM. JENSEN). Klin. Mbl. Augenheilk. **50**, II, 159 (1912).

HAAB: Atlas der Ophthalmoskopie. — HIRSCH, G.: Ein Riesentuberkel der Sehnervenpapille. Arch. Augenheilk. **84**, 195 (1919). — VAN DER HOEVE: Nervenfaserdefekte bei Retinochorioiditis juxta-papillaris. Klin. Mbl. Augenheilk. **53**, 487 (1914).

JACOBS: Klinischer und anatomischer Beitrag zur Solitärtuberkulose der Pap. n. optic. Klin. Mbl. Augenheilk. **50**, II, 37 (1912).

KNAPP: A case of localized tuberculosis at the head of the optic nerve. Arch. of Ophthalm. **32**, 22 (1903). — KNAPP, A.: Über einige Formen der Netzhauttuberkulose. Arch. Augenheilk. **75**, 259 (1913). — KÖHNE, W.: Zur Ätiologie der Retinochorioiditis (E. JENSEN).

Klin. Monatsbl. Augenheilk. **65**, 882 (1920). — Komoto: Ein Beitrag zur Solitärtuberkulose des Sehnervenkopfs. Klin. Mbl. Augenheilk. **50** I, 82 (1912).

Mauksch, H.: Zur Differentialdiagnose zwischen Gliom und Tuberkulose usw. Z. Augenheilk. **54**, 49 (1924). — v. Michel: Die Tuberkulose des Sehnervenstammes. Münch. med. Wschr. **1903**, 7.

Rau: Ein Fall von einseitiger Neuritis optica im Gefolge chronischer Kieferhöhlenentzündung. Zbl. prakt. Augenheilk. **38**, 69 (1914). — Rönne, Henning: Über die Retinochorioiditis (Edm. Jensen). Klin. Mbl. Augenheilk. **56**, 455 (1916).

Schertlin, G.: Beiträge zur Retino-chorioiditis (Edm. Jensen). Klin. Mbl. Augenheilk. **57**, 60 (1916). — Schoeler, F.: Zur primären Tuberkulose der Sehnervenpapille. Klin. Mbl. Augenheilk. **45** II, 528 (1907). — O'Sullivan and Story: Tuberculosis of retina. Trans. roy. Acad. Ireland **1899**, 457.

Verderame: Anatomische Beiträge zur Solitärtuberkulose der Papilla n. opt. Klin. Mbl. Augenheilk. **46** I, 401 (1908).

Weiss, L.: Über die Tuberkulose des Auges. Graefes Arch. **23**, 4, 57 (1877).

II. Die Erkrankungen des Sehnervenstammes.

A. Der Begriff und das Wesen der Neuritis nervi optici und der Stauungspapille.

Allgemeine Vorbemerkungen.

Angesichts der Vielheit der für die Sehnervenveränderungen gebrauchten Namen und der gerade in den letzten Jahren erkennbar gewordenen Versuche, durch eine konsequent durchgeführte Nomenklatur der Verwirrung ein Ende zu bereiten, empfiehlt es sich, einige Worte über die *Benennungen* vorauszuschicken.

Die beiden Ausdrücke *Neuritis nervi optici* (richtiger als Neuritis optica) und *Stauungspapille* sind anfänglich als rein ophthalmoskopisch-morphologische Begriffe in die Augenheilkunde eingeführt worden, indem man Fälle mit schwacher und starker Schwellung des Papillengewebes unterscheiden wollte. Nach Uhthoffs Vorschlag kann man dabei im allgemeinen dem Grundsatz huldigen, als Grenze eine *Prominenz von 2 dptr* anzunehmen. Diese rein deskriptive Bezeichnungsart hat den Vorteil, daß man trotz der lediglich konventionell festgesetzten Grenze von 2 dptr klare Verständigungsmöglichkeiten geschaffen hat und ein Unterschied festgestellt ist, der weiter reicht als derjenige zwischen einzelnen Stadien derselben Krankheit. *Die Papillenveränderung bei Tumor cerebri und bei Retinitis albuminurica* ist nach unserer und der zumeist angenommenen Überzeugung derselbe Zustand, nämlich ein *reines Papillenödem*, und trotzdem prägt die verschiedene Ursache in beiden Fällen dem Bilde einen so ausgesprochenen Typus auf, daß wir vorziehen, für beide Affektionen nicht den gleichen Namen zu gebrauchen; geht doch bei der Retinitis albuminurica der Prozeß von den leichtesten Verschleierungen der Papillengrenzen aus, die nicht fortzuschreiten brauchen und in ihren Anfängen den Namen Stauungspapille nach dem Sprachgebrauch nicht verdienen.

So angenehm es daher auch ist, auf Grund der Grenze von 2 dptr von einer Neuritis oder von einer Stauungspapille zu reden, so versagt diese ophthalmoskopisch-morphologische Nomenklatur sofort, wenn man das Wesen der Prozesse hinsichtlich der dahinterstehenden Ursachen damit ausdrücken will. Kann doch ein Fall von Gehirnschwellung sehr wohl eine Papillenschwellung unter 2 dptr bewirken oder wenigstens eine Zeitlang hervorrufen, bis höhere Grade erreicht werden.

Diese Tatsache hat in neuerer Zeit zu dem Bestreben geführt, die pathologisch-anatomischen Daten einander gegenüberzustellen, also die *Entzündung* dem *Ödem,* und WILBRAND und SAENGER haben in ihrer Darstellung sich von diesen Grundsätzen folgerichtig leiten lassen. Auch der von LEBER geschaffene Ausdruck *Papillitis* und der von BEHR vorgeschlagene *Entzündungspapille* sind Niederschläge solcher Überlegungen. Aber auch eine derartige Einteilung schließt Schwierigkeiten ein; denn das mikroskopische Bild sagt noch nichts über den ophthalmoskopischen Befund aus. So kann z. B. eine tuberkulöse Meningitis zu einer recht bedeutenden Infiltration des Sehnerven führen, ohne daß die Papille im Spiegelbilde verändert erscheint, und andererseits kann eine gummöse Neuritis des Nerven Veränderungen schaffen, die durchaus der Stauungspapille bei Tumor cerebri gleichen. Zudem kann in vielen Fällen die Entscheidung schwierig werden, ob eine neurogene oder eine meningeale Stauungspapille vorliegt, und oft werden sowohl der erhöhte Hirndruck als auch die lokalen Veränderungen gemeinsam bei der Genese der Stauungspapille eine Rolle spielen. Das ist bei der Syphilis unter Umständen der Fall (IGERSHEIMER) und ebenso bei den Kopfschußverletzungen (A. FUCHS, E. KLAUBER). Endlich ist es mißlich, die pathologische Anatomie als maßgebend für die Nomenklatur heranzuziehen, wenn die Unmöglichkeit der pathologisch-anatomischen Untersuchung die Diagnose im einzelnen Falle offen bleiben läßt, und selbst die geschehene Sektion wird immer wieder dann und wann uns vor die schwierige Frage stellen, ob das mikroskopische Bild der Ausdruck einer Entzündung ist oder nicht.

Indessen hebt sich aus dem ganzen Fragenkomplex das klinisch wichtigste Problem von selbst heraus: *Liegt eine primäre Funktionsstörung des Sehnerven mit einem sekundären Papillenödem oder ein primäres Ödem mit einer sekundären Funktionsstörung vor?* Und gerade diese Frage schiebt von sich allein das Wesen des pathologisch-anatomischen Prozesses in den Vordergrund.

Die Erörterung des Verhältnisses zwischen dem ophthalmoskopischen und dem pathologisch-anatomischen Krankheitsbegriff dreht sich aber noch um einen anderen Punkt. Selbst, wenn bei einer ophthalmoskopisch diagnostizierten Stauungspapille die pathologisch-anatomische Untersuchung des Sehnervenstammes einen Entzündungsprozeß aufdeckt, ist damit noch lange nicht die Entscheidung gefallen, ob die Papillenveränderung im engeren Sinne nun auch entzündlicher Natur ist. Freilich gehen fast alle Verfasser davon aus, daß dies selbstverständlich sei (so SCHIECK und BEHR), und dennoch ist dem nicht so; denn im Verhältnisse zu der reichen Zahl von mikroskopischen Befunden bei Stauungspapille besitzen wir nur sehr wenige Untersuchungsresultate aus moderner Zeit von echter Neuritis. In der Tat ist die Frage aber wichtig, *ob das ophthalmoskopische Bild der Neuritis von wirklichen Entzündungsprozessen hervorgebracht wird oder ob es nur auf ein Papillenödem zurückzuführen ist,* das im Grunde genommen derselben Art ist wie das bei Stauungspapille. Meiner Ansicht ist das letztere weit häufiger der Fall. Mit dieser Ansicht stütze ich mich auf ein großes Material von Sehnerven, die von mir und HUGO THOMSEN ophthalmoskopisch und pathologisch-anatomisch untersucht worden sind mit dem Ergebnis, daß eigentlich *alle leichteren und schwereren Stauungspapillen und Neuritiden allein von einem ödematösen Zustand der Papille herrührten, gleichgültig, ob das Augenhintergrundsbild in Zusammenhang mit einem Tumor cerebri, einer Schrumpfniere, einer tuberkulösen Meningitis mit sekundärer interstitieller Neuritis oder einer gummösen Sehnervenentzündung stand. Immer war es das Ödem, welches dem ophthalmoskopischen Bilde entsprach,* ohne daß die pathologisch-anatomische Veränderung des Gewebes distal der Lamina cribrosa die Erscheinungen darbot, die sich unter Umständen proximal von dieser feststellen ließen. Zwar dringen bei schweren und weit nach vorn im Sehnerven gelegenen Entzündungsprozessen vereinzelte Rundzelleninfiltrationen in das

Gebiet des Sehnervenkopfes vor, aber dies geschieht in einem solch geringen Maße, daß das Hauptmerkmal der Veränderung, das reine Papillenödem davon nicht berührt wird. Allerdings kommen, wenn auch selten, wirkliche Entzündungsherde in der Papille selbst vor, entweder für sich allein oder in Kombination mit gleichen Veränderungen des Sehnervenstamms, wofür bei schweren neurogenen Stauungspapillen schon der klinische Befund einer vor der Papille liegenden Glaskörpertrübung spricht (z. B. in der Beobachtung von IGERSHEIMER beim Neurorezidiv). Aber, wie dem auch sei, wir gelangen durch alle diese Tatsachen zu der praktischen Konsequenz, daß die Augenspiegeluntersuchung allein sichere differentialdiagnostische Aufschlüsse nicht zu geben vermag, ob eine neurogene oder eine meningeale Stauungspapille vorliegt, wie BEHR es dartun wollte.

In Würdigung der anatomischen Befunde scheinen mir daher die Namen *Papillitis* (LEBER) und *Entzündungspapille* (BEHR) nicht ganz zutreffend gewählt zu sein; denn sie haben einen Beiklang, der der eigentlichen Papille den Sitz des Leidens zuteilt.

Hier mag auch der Ort sein, um die Bezeichnungen *intraokulare Neuritis* und *retrobulbäre Neuritis* kritisch zu besprechen. Zweifellos liegt in diesen Namen etwas absolut Gegensätzliches, und trotzdem besteht ein solcher prinzipieller Unterschied doch nicht in dem angenommenen Maße. Im wesentlichen ist nämlich die intraokulare Neuritis optica die Benennung einer ophthalmoskopisch-morphologischen Veränderung, während die retrobulbäre Neuritis im Laufe der Zeit zu einem klinisch-nosologischen Begriff geworden ist, der aus dem Fehlen ophthalmoskopischer Veränderungen auf der Papille hergeleitet wird, also eine negative Begründung hat. So besteht durchaus die Möglichkeit, daß eine Sehnervenerkrankung im Augenspiegelbilde vollständig unter den Merkmalen einer intraokularen Neuritis verläuft und trotzdem in den übrigen Symptomen sich als zur Gruppe der retrobulbären Neuritiden zugehörig erweist. Ja, sogar eine Stauungspapille kann unter diesen Umständen im Spiegelbilde zustande kommen (FLEISCHER, Fall 21, 32, 36; TARLE, RÖNNE, SCHIECK, Fall 8), und diese Möglichkeit hat gewiß eine große Bedeutung, wenn es sich darum handelt, die Indikation für eine Trepanation in jenen Fällen festzustellen, in denen unter dem Bilde einer Stauungspapille eine schnell eingetretene Amaurose anzutreffen ist. Liegt in der Tat eine retrobulbäre Neuritis zugrunde, so spricht deren weit bessere Prognose gegen einen chirurgischen Eingriff (E. v. HIPPEL).

Mit diesen Ausführungen glaube ich zur Genüge bewiesen zu haben, daß die konsequente Durchführung einer Nomenklatur auf unüberwindliche Schwierigkeiten stößt und daß ophthalmoskopisch-morphologische, pathologisch-anatomische und klinisch-nosologische Gesichtspunkte berücksichtigt werden müssen. Halten wir uns beständig die Doppeldeutigkeit der Benennungen vor Augen, so dürfte es am besten sein, die alt eingebürgerten Namen weiter zu benutzen.

Im nachstehenden werde ich dem Vorschlage E. v. HIPPELs folgend mit Stauungspapille das Papillen- und Sehnervenödem bezeichnen, das speziell bei erhöhtem Hirndruck zustande kommt und einen ophthalmoskopisch wohlbekannten Symptomenkomplex hervorbringt, hingegen die BEHRsche Bezeichnung Entzündungspapille als Gegensatz zur Stauungspapille nicht adoptieren, da diese, wie ich oben ausgeführt habe, zu falschen anatomischen Vorstellungen führt. Dafür wollen wir die alte Benennung Neuritis nervi optici, den Umständen nach mit dem Zusatz intraocularis oder interstitialis beibehalten, womit näher bezeichnet werden soll, ob der ophthalmoskopische oder klinische Begriff gemeint ist.

Literatur.

Der Begriff und das Wesen der Neuritis nervi optici und der Stauungspapille.

BEHR: Beitrag zur Differentialdiagnose der Stauungspapille und der Entzündungspapille usw. Klin. Mbl. Augenheilk. **58**, 465 (1917).

FLEISCHER, B.: Neuritis retrobulbaris acuta und multiple Sklerose. Klin. Mbl. Augenheilk. **46 I**, 113 (1908). — FUCHS, A.: Liquor und Sehnervenerkrankung bei Syphilis. Heidelberg. Ber. **1920**.

v. HIPPEL, E.: Weitere Erfahrungen über die Ergebnisse der druckentlastenden Operationen bei der Stauungspapille. Graefes Arch. **101**, 380 (1920).

IGERSHEIMER: Syphilis des Auges. S. 741. Berlin: Julius Springer, 1918. (2. Aufl. in Band XVII/2 des Handb. d. Haut- und Geschlechtskrkh. Berlin 1928.)

KLAUBER, EDWIN: Klinische und histologische Beobachtungen über das Ödem des Sehnerven bei Gehirnverletzten. Klin. Mbl. Augenheilk. **60**, 504 (1917).

RÖNNE: (a) Über Stauungspapille mit doppelseitiger plötzlicher Amaurose usw. Graefes Arch. **105**, 605 (1921). — (b) Über akute Retrobulbärneuritis im Chiasma lokalisiert. Klin. Mbl. Augenheilk. **55**, 68 (1915).

SCHIECK: (a) Beiträge zur Kenntnis der Stauungspapille. Graefes Arch. **78**, 11 (1911). (b) Bedeutung der für Retinitis albuminurica typischen Degenerationsherde. Klin. Mbl. Augenheilk. **48 II**, 150 (1910).

TARLE: Beitrag zur Beziehung zwischen Neuritis retrobulbaris acuta und der multiplen Sklerose. Klin. Mbl. Augenheilk. **54**, 412 (1915).

1. Die Stauungspapille.

Bei der Erörterung der klinischen Verhältnisse der eigentlichen Stauungspapille gehen wir von den Fällen aus, in denen ein primäres Leiden des Sehnerven nicht vorliegt und deswegen die Funktionsstörungen im Verhältnis zum Papillenleiden sekundäre sind, also von Zuständen, deren hauptsächlichster Vertreter die Stauungspapille bei Tumor cerebri ist.

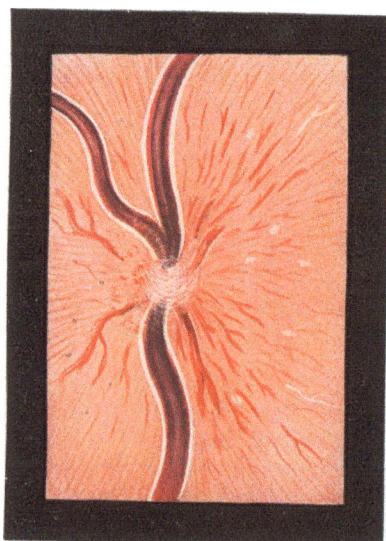

Abb. 26. Stauungspapille im fokalen Lichte der Spaltlampe. Die Limitans interna ist im Papillentrichter in die Höhe gehoben, die Gefäße zeigen erweiterte Lymphscheiden. (Nach L. KOEPPE.)

Augenhintergrundsbild. Es liegt in der Natur der Sache, daß man bei einem Leiden, das, wie die Stauungspapille, erst im späteren Verlaufe Funktionsstörungen verursacht, recht selten die Gelegenheit bekommt, das allererste Stadium des ophthalmoskopischen Bildes wahrzunehmen, und es herrschen deswegen über die *Anfangserscheinungen* noch erheblich abweichende Ansichten, wie die Zusammenstellung von SCHIECK (1911) erweist. Besonders stehen sich zwei Ansichten scharf gegenüber. SCHIECK und ihm zustimmend KOEPPE und A. MEESMANN, die mittels der Spaltlampenmikroskopie die Verhältnisse klarzustellen versuchten, beschreiben als erstes Symptom eine Verschleierung der Papillenmitte, die von einer Ablösung der Membrana limitans interna herrührt, und zugleich damit eine Füllung der perivasculären Lymphscheiden der Zentralgefäße (Abb. 26). Dieser Zustand wird durch das Auftreten eigentümlicher heller Streifen neben den Gefäßkonturen deutlich. Hierauf folge eine feingestreifte Verwaschenheit des Papillen- und Netzhautgewebes längs der Gefäße, die sich mehr und mehr ausbreitet und erst später diejenigen Teile der Papillengrenze in Mitleidenschaft zieht, an denen keine Gefäße übertreten (Abb. 27).

Nach PATON und HOLMES (S. 391), BEST und BEHR beginnt die Stauungspapille hingegen mit einer Schwellung der Nervenfaserschicht an einem begrenzten Teil der Sehnervenscheibe, am häufigsten nach aufwärts, niemals zuerst temporal. Die Zentralgefäße sollen von dem Papillenödem in die Höhe gehoben werden, das sich nach allen Seiten hin ausbreitet, während der Gefäßtrichter zunächst verschont bleibt und lange als eine spaltenförmige Vertiefung sichtbar ist. Wandveränderungen neben der Gefäßkontur, die auf eine Füllung der perivasculären Räume schließen ließe, werden von BEHR geleugnet. Auch E. v. HIPPEL stimmt im wesentlichen BEHR zu, indem er wie dieser die Anwendung der binokularen Ophthalmoskopie mit dem GULLSTRANDschen Spiegel für unerläßlich hält, wenn man eine beginnende Stauungspapille diagnostizieren will.

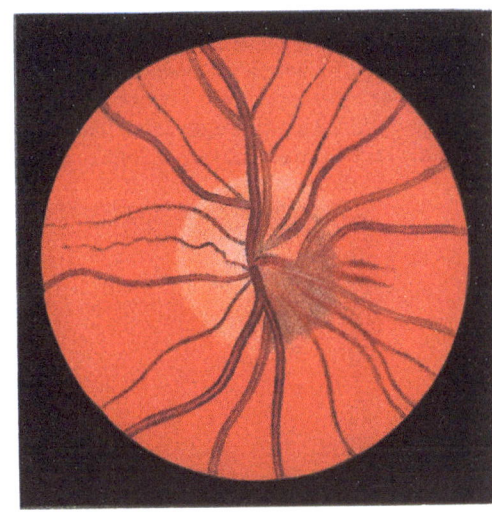

Abb. 27. Beginnende Stauungspapille. (Nach KÖLLNER.)

Die *späteren Stadien* sind nicht umstritten. Dadurch, daß die Papille sich rötet, wird ihr Kontrast zum übrigen Fundus geringer, und ihre Farbe hebt sich nicht mehr scharf von der der Gefäße ab (Abb. 28). Ihr Gewebe wird undurchsichtig und fein radiär gestreift, wodurch das ursprünglich sichtbare Scleralgewebe mehr und mehr verschwindet. Durch die Ausbreitung des Ödems auf die benachbarten Netzhautgebiete kommt dann die pilzförmige Schwellung des Sehnervenkopfes zustande, die sich durch die Abknickung der Gefäße am Rande der geschwollenen Partie und den mit dem Ophthalmoskop feststellbaren Refraktionsunterschied zwischen Papillenhöhe und dem übrigen Fundusniveau äußert. Die Papillenschwellung kann so hohe Grade erreichen, daß die Refraktionsdifferenz 6—7 dptr beträgt und die ödematöse

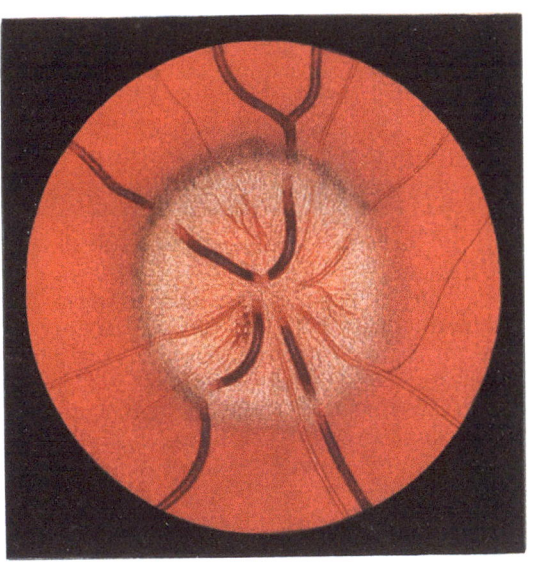

Abb. 28. Voll entwickelte Stauungspapille. (Nach KÖLLNER.)

Zone steil nach dem Niveau des übrigen Augenhintergrundes zu abfällt. Hierdurch bekommt die Papille eine neue Begrenzung, die nicht mehr mit der Ausdehnung der Lamina cribrosa zusammenfällt, sondern einen Raum einnimmt, der bis auf das Doppelte gegenüber dem normalen Papillendurchmesser verbreitert sein kann (Abb. 29). Manchmal wird die neue Grenze noch mehr durch schmale weißliche Streifen markiert, welche von einer circumpapillären Faltenbildung in den äußeren Netzhautschichten herrührt. Die Arterien sind in dem geröteten Gewebe schwer auffindbar, zum Teil auch verschleiert und von dem gedunsenen Gewebe überdeckt, während die Venen infolge der Stauung als strotzend mit dunklem Blute gefüllte und gewunden verlaufende Stränge auffallen. Häufig gesellen sich auf der Papille *kleine glänzende Exsudatpunkte* oder etwas größere graurötliche Exsudationen, sowie auch

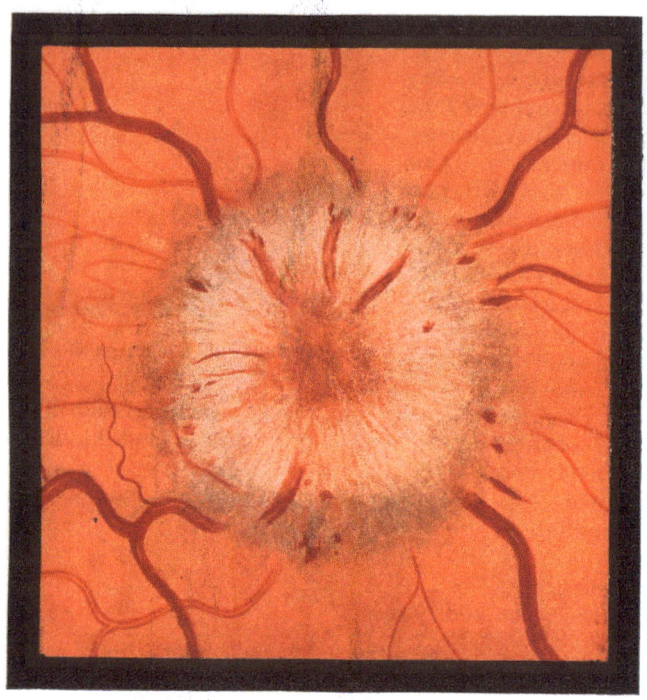

Abb. 29. Stauungspapille im frischen Stadium. (Original von N. Höeg.)

fettige Entartungen hinzu. Auch *kleine Hämorrhagien* sind im Gewebe gewöhnlich anzutreffen, die bei verstärktem Vorkommen an Ausdehnung und Zahl zu einem förmlichen Kranz von Blutungen werden. Sie liegen radiär gestellt am Rande der geschwollenen Papille oder in der angrenzenden Netzhaut (KAMPHERSTEIN) und werden vor allem bei rotfreiem Lichte deutlich. Ferner können *weiße Exsudate* in der Netzhaut auftreten, und zwar besonders in der Partie zwischen Papille und Macula, wo sich die Exsudate radiär zu einer *Sternfigur* ordnen, die derjenigen bei Retinitis albuminurica gleicht (A. v. GRAEFE, SCHMIDT und WEGNER, SCHIECK, PATON). Nur selten ist der Stern vollständig und meist nur in der zwischen temporalem Papillenrande und Macula gelegenen Gebiete entwickelt. LESLIE PATON fand bei 146 Fällen von Stauungspapille die Sternfigur 22 mal. (Siehe auch das Kapitel über Retinitis stellata, im vorhergehenden Beitrag SCHIECK S. 448.)

Zweifellos kann die vollentwickelte Stauungspapille zurückgehen, ohne eine Spur zu hinterlassen, sie kann auch abnehmen und wieder anschwellen, sowie rezidivieren. Hat sie eine bestimmte Zeit bestanden, so beginnen sich allerdings

Degenerationen im Nervengewebe zu entwickeln, die nicht mehr reparabel sind. Im Augenspiegelbilde macht sich der Eintritt dieses Ereignisses in dem *Übergange der Stauungspapille in die Opticusatrophie* geltend. Indem die Schwellung abnimmt, wird der Farbton der Papille graulicher, bis endlich die weiße Farbe zutage tritt, die für die Opticusatrophie charakteristisch ist. Noch später deutet die unregelmäßige Konturierung des Randes der weißen Papille, sowie die ungleichmäßige Pigmentierung und Depigmentierung ihrer Nachbarschaft auf den Ursprung aus einer Stauungspapille hin. Oft bleibt auch die Schlängelung der Venen und die Verengerung der Arterien, sowie das Vorhandensein von Bindegewebslinien längs der Gefäße dauernd sichtbar. In seltenen Fällen führt die Stauung im venösen Kreislauf zur Bildung einer Kollateralbahn mit den Chorioidealvenen, die dann als Vena optico-ciliaris (siehe S. 622) weiter besteht (ELSCHNIG, GEUNS). Manchmal stellt sich auch eine *Drusenbildung* auf der Papille im atrophischen Stadium ein (siehe S. 628).

Die *Stauungspapille ist bei Gehirntumor fast immer doppelseitig,* wenn auch vereinzelt einseitige Fälle beschrieben sind (GOWERS, HUGHLINGS, JACKSON, FIELD, Sir VICTOR HORSLEY, UTHHOFF). Im allgemeinen kommt es aber auch nicht darauf an, welches Auge befallen oder stärker affiziert ist, wenn es gilt, den Sitz des Gehirntumors zu lokalisieren (UHTHOFF); es sei denn, daß es sich um eine Ummauerung des Sehnerven in der Gegend des knöchernen Kanals handelt.

Die subjektiven Symptome sind bei Stauungspapille infolge Tumor cerebri zu Anfang des Leidens überraschend gering und stehen zunächst in gar keinem Verhältnis zur Schwere der ophthalmoskopischen Veränderungen. Eine der ersten Funktionsstörungen sind *Anfälle von Verdunkelungen und Erblindungen, die wieder vorübergehen.* Häufig sind sie nur von ganz kurzer Dauer und kommen den Patienten so wenig zum Bewußtsein, daß man über sie nur durch Ausfragen etwas erfährt. Doch gibt es auch Fälle, in denen die Anfälle sich häufig wiederholen und mehrere Minuten andauern, so in dem Falle KAMPHERSTEINs, in dem sie sogar die Prüfung der Sehschärfe behinderten. H. JACKSON faßt die Obskurationen als „epileptiforme Amaurosen" auf und verlegt ihren Ursprung *analog den motorischen Krampfzuständen in die Hirnrinde.* LEBER denkt an eine Drucksteigerung im III. Ventrikel mit *temporärer Kompression des Chiasma* und stellt das Vorhandensein ophthalmoskopischer Veränderungen an der Papille in Abrede, die die Funktionsstörungen erklären könnten. Dagegen hat HARMS während einer Obskuration eine plötzliche Blutleere der Arterien wahrgenommen und nach dem Aufhören des Anfalls mit Wiederkehr der Zirkulation eine Fragmentierung der Blutsäule festgestellt. Deswegen nimmt er wenigstens für einen Teil der Fälle einen *Gefäßkrampf* als Ursache an. Eine andere Erklärung gibt BEHR, der glaubt, daß durch eine plötzliche Steigerung des Gehirndrucks die *Sehnerven in der Gegend des knöchernen Kanals komprimiert* werden.

Hinsichtlich der *Gesichtsfelddefekte* müssen *die Störungen, die durch die Papillenschwellung selbst hervorgerufen werden, scharf von jenen getrennt werden, die insofern von dem Gehirnleiden abhängig sind, als irgendein Herd in der Sehbahn Ausfälle zeitigt.* Die häufigste Erscheinung der ersteren Folgezustände ist die *Vergrößerung des blinden Fleckes* (KNAPP), die man in mehr als der Hälfte der Fälle nachweisen kann und die seinen Durchmesser verdoppelt oder verdreifacht, ja ganz enorme Lücken im Gesichtsfelde verursacht (Abb. 30). Sie hängt wohl sicher mit der Verdrängung derjenigen Netzhautteile nach der Peripherie zusammen, die sonst die Papille unmittelbar einrahmen (siehe auch Abb. 32). Mit dem Übergang der Stauungspapille in das atrophische Stadium stellt sich eine unregelmäßig konzentrische Einengung des Gesichtsfeldes ein, die unaufhaltsam nach der Mitte zu fortschreitet (Abb. 31). Die Abbröckelung des

Gesichtsfeldes von einer Seite her ist im Verhältnis zu der konzentrischen Einengung seltener (nach KAMPHERSTEIN 16 : 30). Mitunter tritt ein ausgeprägter Nervenfaserdefekt in Gestalt eines Skotoms nach BJERRUM (siehe Beitrag THIEL: Glaukom, Band IV) auf (A. v. SZILY, LÖHLEIN) oder als nasaler Sprung (RÖNNE). Ich konnte jedenfalls in zwei Fällen durch die Autopsie feststellen, daß dieser Einsprung nicht durch das Gehirnleiden verursacht war. In 5—6% einer Serie von 300 Fällen fanden CUSHING und WALKER eine fast binasale hemianopische Form des peripheren Gesichtsfelddefektes, die ich ebenfalls in einigen Fällen angetroffen habe und die mit der echten binasalen Hemianopsie nichts gemein hat. BORDLEY und CUSHING heben hervor, daß der Farbensinn trotz normaler Außengrenzen für Weiß bei Tumor cerebri sehr früh leidet, und räumen diesem Befunde eine besondere diagnostische Bedeutung ein, von deren Wert ich mich allerdings auf Grund eigener Erfahrungen nicht überzeugen konnte. Auch UHTHOFF kann dieser Anschauung nicht beipflichten.

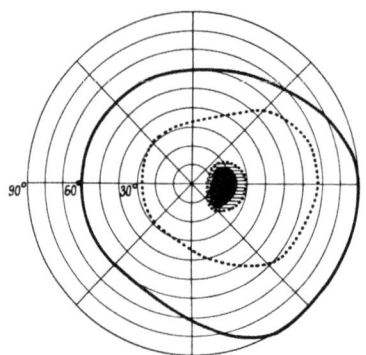 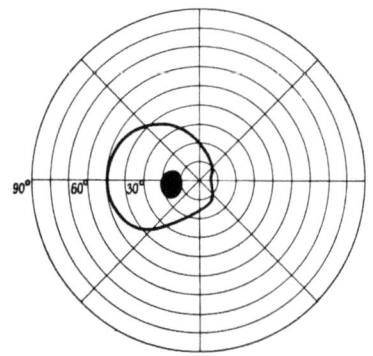

Abb. 30. Gesichtsfeld bei Stauungspapille. Vergrößerung des blinden Flecks.

Abb. 31. Gesichtsfeld bei Stauungspapille. Konzentrische Einengung und Vergrößerung des blinden Flecks.

Was die *von dem Gehirnleiden abhängigen Gesichtsfelddefekte* anbelangt, so ergibt die Statistik von KAMPHERSTEIN, daß unter 200 Fällen von Stauungspapille 5 mal Hemianopsie bestand, weil der Tumor die Sehbahn geschädigt hatte. Ähnliche Angaben macht UHTHOFF, und H. CUSHING betrachtet sogar die unvollständige Hemianopsie als eines der wichtigsten Symptome, vor allem bei Temporallappentumoren (hier unter 39 Fällen 33 mal beobachtet). Hat die Geschwulst ihren Sitz jedoch in der Chiasmagegend und wird die Stauungspapille durch Umwachsen des Opticus selbst und Verschluß der Öffnung des knöchernen Kanals hervorgerufen, so werden die Verhältnisse komplizierter und es wird schwieriger, die von der Neubildung als solcher und die von der Stauungspapille erzeugten Gesichtsfeldstörungen zu trennen; denn hier kommen Ausfallserscheinungen vor, die sich denjenigen nähern, die wir beim Sitz einer entzündlichen Affektion im Nerven selbst beobachten.

Die Sehschärfe bleibt in den meisten Fällen auf der normalen Höhe, bis sich die sekundäre Atrophie einstellt. Indessen ist die Annahme von BEHR, daß sich die zentrale Sehschärfe relativ besser hält als die Gesichtsfeldaußengrenze wohl nicht für die Allgemeinheit der Fälle gültig. Nach meinen Erfahrungen wenigstens geht der Verfall der Sehschärfe mit demjenigen des Gesichtsfeldes Hand in Hand. Daß man bei der Auslegung der Ergebnisse der Prüfung der Sehschärfe die jeweils vorhandenen selteneren Hintergrundsveränderungen, wie Sternfigur in der Macula, Blutungen usw. in Betracht ziehen muß, bevor man zu der Diagnose einer beginnenden Atrophie kommt, ist selbstverständlich.

Sowohl die Störung der Sehschärfe als auch die Schädigung des Gesichtsfeldes nehmen mitunter ungewöhnlich rasch zu, so daß bei Unterbleiben eines Eingriffs schnelle Erblindung droht. Hervorgehoben sei, daß auch nach jahrelangem Bestand von Amaurose die Lichtreaktion der Pupille noch vorhanden sein kann.

Literatur.

Die Stauungspapille: Symptomatologie.

BEHR: (a) Zur Entstehung der Sehnervenveränderungen beim Turmschädel. Ein Beitrag zur Theorie der Stauungspapille. Neur. Zbl. 1911, 66. (b) Zur Differentialdiagnose der Stauungspapille usw. Klin. Mbl. Augenheilk. 57, 465 (1916). (c) Zur Entstehung der Stauungspapille. Graefes Arch. 101, 165 (1920). — BEST: Augenspiegelbefunde bei Schädelschüssen. Heidelberg. Ber. 1916. — BORDLEY and CUSHING: Alterations in the color sense in cases of brain tumor. Arch. of Ophthalm. 66, 211 (1910).

CUSHING, H.: Distorsions of the visual fields in cases of brain tumor. Brain 44, 341 (1921). — CUSHING and WALKER: Distorsion of visual fields in cases of brain tumor. Arch. of Ophthalm. 41, Nr 6 (1912).

GEUNS, J.: Neugebildete Vena optico ciliaris. Arch. Augenheilk. 48, 247 (1903). — v. GRAEFE, A.: Über Neuroretinitis und gewisse Fälle fulminierender Erblindung. Graefes Arch. 12, 2, 120 (1866).

HARMS: Zur Ätiologie der momentanen Obskurationen bei Stauungspapille. Heidelberg. Ber. 1906. — v. HIPPEL, E.: Heidelberg. Ber. 1916 und GRAEFE-SAEMISCH-HESS, 2. Aufl., 16.

JACKSON, H.: Observations on defects of sight in diseases of nervous system. Ophthalm. Hosp. Rep. 7, 4, 513.

KAMPHERSTEIN: Beitrag zur Pathologie und Pathogenese der Stauungspapille. Klin. Mbl. Augenheilk. 42/43 (1904 u. 1905). — KNAPP: The channel by which in cases of neuroretinitis the exsudation proceeds from the brain into the eye. Trans. amer. ophthalm. Soc. 1870, 118. — KOEPPE, L.: (a) Das histologische Verhältnis des lebenden Augenhintergrundes bei der Thrombose der Zentralvene, sowie der Stauungspapille. Graefes Arch. 99, 121 (1919). (b) Die Frühdiagnose der Neuritis optica und Stauungspapille an der GULLSTRANDschen Spaltlampe. Graefes Arch. 109, 454 (1922).

LÖHLEIN, W.: Über Gesichtsfelduntersuchungen bei Glaukom. Arch. Augenheilk. 76, 165 (1914).

MEESMANN, A.: Klinische Beobachtungen von Augenhintergrundveränderungen im fokalen Lichte der Nitraspaltlampe. Klin. Mbl. Augenheilk. 66, 417 (1921).

PATON, LESLIE: A clinical study of optic neuritis in its relationship to intracranial tumours. Brain 32, 65 (1909). — PATON, L. and G. HOLMES: The Pathology of Papilloedema. Brain 32, 389 (1911).

RÖNNE, H.: Über das Vorkommen von Nervenfaserdefekten im Gesichtsfelde usw. Arch. Augenheilk. 74, 180 (1913).

SCHIECK: (a) Die Bedeutung der für Ret. alb. typischen Degenerationsherde usw. Klin. Mbl. Augenheilk. 48 II, 150 (1910). (b) Beiträge zur Kenntnis der Genese der Stauungspapille. Graefes Arch. 78, 1 (1911). — SCHMIDT, H. und WEGNER: Ähnlichkeit der Neuroretinitis bei Hirntumor und Mb. Brightii. Graefes Arch. 15 III, 253 (1869). — v. SZILY, A.: Von dem blinden Fleck ausgehendes Ringskotom bei cerebraler Stauungspapille. Klin. Mbl. Augenheilk., 51 I, 196 (1913).

UHTHOFF: Ophthalmic experiences and considerations on the surgery of cerebral tumors and tower scull. Bowman lecture. Trans. ophthalm. Soc. 1914, 69.

Die pathologische Anatomie der Stauungspapille stellt ein Problem dar, an dessen Klärung in den letzten Jahren außerordentlich fleißig gearbeitet worden ist, und es herrscht jetzt Einigkeit darüber, daß wir im wesentlichen ein Ödem der Papille und des Nerven vor uns haben, während den entzündlichen Veränderungen nur eine sekundäre Bedeutung innewohnt. Dieses Ödem zeigt sich häufig in den Randteilen der Papille, wo eine Flüssigkeitsinfiltration die einzelnen Nervenfasern weit auseinanderdrängen kann und unter Umständen die periphersten Nervenfaserbündel zwischen das Pigmentepithel und Neuroepithel der Netzhaut hineintreibt (Abb. 32). Man erblickt dann die Nervenfasern winkelförmig nach der Peripherie zu abgebogen. Nach PATON und HOLMES hängt hiermit sowohl die Verbreiterung der Papille als auch ihr steiler Abfall zum Netzhautniveau zusammen, wie das Spiegelbild lehrt. Auch der ophthalmoskopisch mitunter sichtbare peripapilläre, aus Falten bestehende Wall findet seine Erklärung dadurch, daß die ödematösen peripheren Nervenfasern die

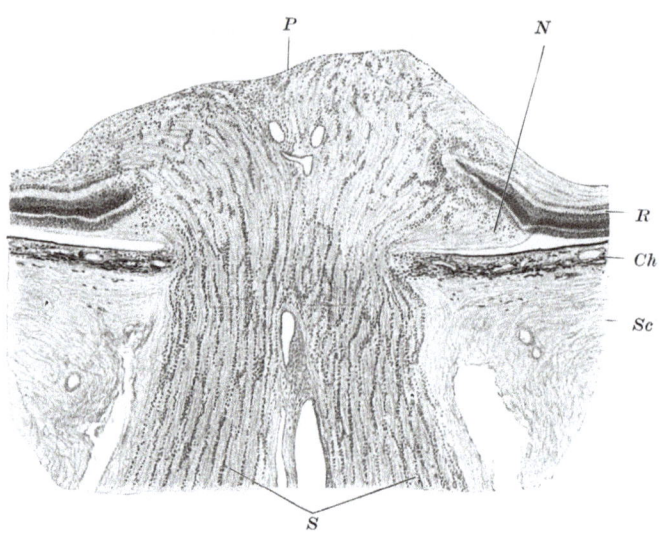

Abb. 32. Stauungspapille. *P* Papille, *N* Nervenfaserschwellung, die Retina abdrängend, *R* Retina, *Ch* Chorioides, *Sc* Sclera, *S* Sehnerv. (Nach einem Präparat von J. v. MICHEL.)

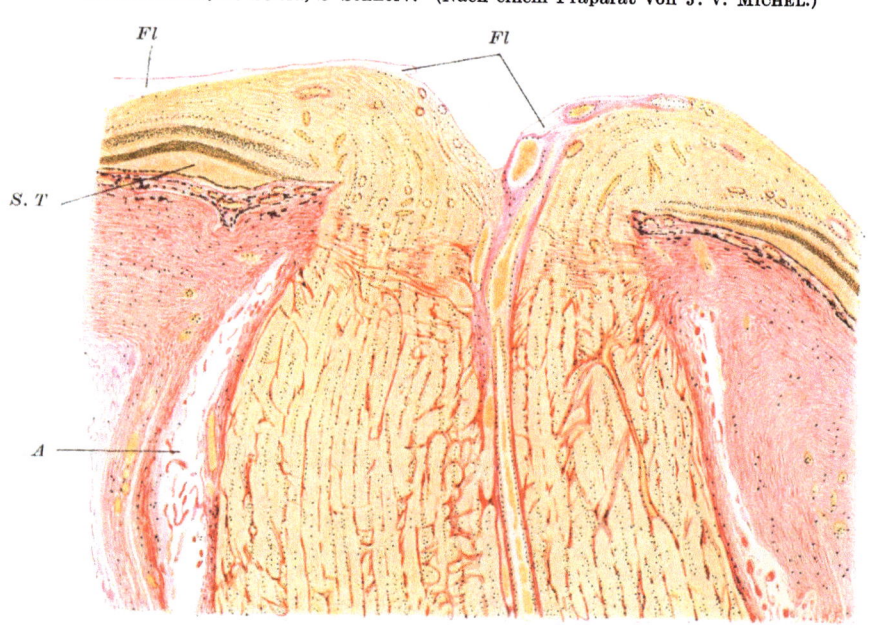

Abb. 33. Stauungspapille. Schnitt durch die Papille, Gefäße längs getroffen. *A* Ampullenförmige Auftreibung des Zwischenscheidenraumes, *S. T* subretinales Transsudat, *Fl* Flüssigkeitsansammlung unter der Limitans interna und um die Gefäße herum. (Nach einem Präparat der Würzburger Augenklinik.)

Netzhaut vom ehemaligen Papillenrande abdrängen. Die Flüssigkeit findet sich ferner im Papillenzentrum, teils als ein Ödem des die Zentralgefäße umhüllenden Bindegewebsstranges, teils als eine Ansammlung, die die Membrana limitans interna gerade über dem Gefäßhilus emporhebt (Abb. 33). Häufig drängt das

Ödem außerdem die Bälkchen der Lamina cribrosa in leichter Konvexität nach rückwärts. Auch kommt eine Trennung der chorioidealen und scleralen Anteile der Lamina ab und zu vor, indem die vorderen Bälkchen einen nach vorn konvexen, die hinteren einen nach hinten konvexen Verlauf zeigen. Die Flüssigkeitsdurchtränkung reicht auch in den Sehnerven hinein, vor allem in den gefäßführenden Teil und an Stärke nach hinten bis zum knöchernen Kanal abklingend. Nach SCHIECK soll der Axialstrang, d. h. das die Zentralgefäße umgebende Bindegewebe diejenige Stelle sein, wo sich das Ödem in ganz frischen Fällen zuerst vorfindet (Abb. 34); hierneben zeigt es sich aber besonders in dem subpialen peripheren Gliamantel, und das ödematöse Glianetz

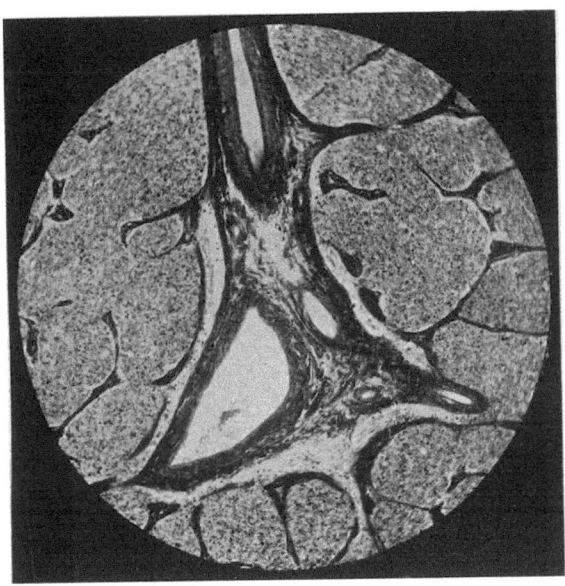

Abb. 34. Füllung der perivasculären Lymphscheiden im Axialstrang bei Stauungspapille. (Nach F. SCHIECK.)

kann längs der Bindegewebssepten ein zierliches Spitzenwerk um die Nervenfaserbündel bilden (Abb. 35). Um den Nerven herum ist in den meisten Fällen (nach KAMPHERSTEIN bei 65%) der bekannte von MANZ beschriebene Scheidenhydrops vorhanden, der dem Gesamtnerven eine eigentümliche Keulenform verleiht (Abb. 33 u. 36). Was die degenerativen Veränderungen anbelangt, so finden sich in der Papille selbst entweder vereinzelt oder zu Gruppen zusammengelagert sog. variköse Nervenfasern, die eine bedeutende Größe erreichen können und bei nichtspezifischer Färbung durchaus den Eindruck von Ganglienzellen erwecken (siehe Abb. 36, S. 438). Im Nerven erkennen wir die Entartung vor allem am Zerfall der Markscheiden, zuerst als MARCHI-, dann als WEIGERT-Degeneration, welche letztere immer sichelförmig oder zirkulär längs der Randpartie des Nerven zu beginnen scheint (PATON und HOLMES, BEHR). Nach LIEBRECHT sind die zuerst ergriffenen Stellen die Gegend des Canalis opticus und die Partie direkt hinter dem Bulbus. Mit dem Fortschreiten des Abbaus der nervösen Substanz macht sich eine substituierende Proliferation des Stützgewebes (Glia und Bindegewebe) geltend. Auch stellen sich in diesem Stadium leicht entzündliche Veränderungen ein, die jedoch nach Ansicht sämtlicher neuerer Verfasser von ganz sekundärer Bedeutung sind.

Die Pathogenese der Stauungspapille ist stark umstritten worden. Viele der besten Namen der Ophthalmologie haben an den Untersuchungen teilgenommen, und die Anzahl der Theorien und der Theoriekombinationen ist groß. Eine ausführliche Darstellung der einzelnen Anschauungen finden wir in der Monographie von F. SCHIECK. Nur die wichtigsten seien hier aufgeführt.

1. *Die Entzündungstheorie,* welche von GOWERS aufgestellt ist und dann von LEBER und DEUTSCHMANN, ELSCHNIG, LAWFORD und EDMUNDS, THORNER und anderen ausgebaut

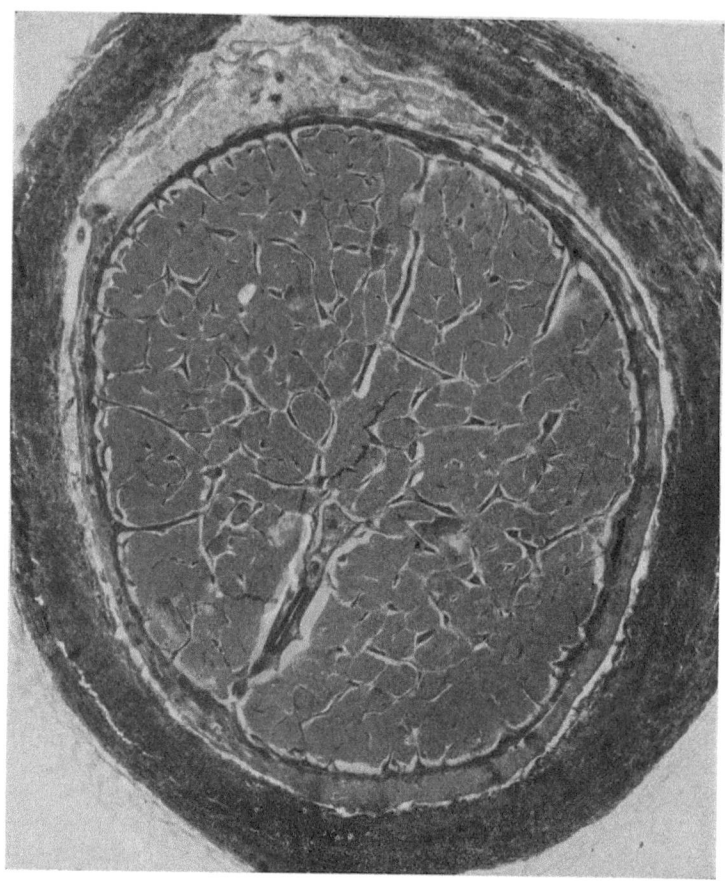

Abb. 35. Subpiales und subseptales Ödem des Sehnerven bei Stauungspapille. (Mikrophotogramm von RÖNNE.)

wurde, nimmt an, daß die Cerebrospinalflüssigkeit bei Gehirnschwellungen toxinhaltig ist und daß der erhöhte intrakranielle Druck die entzündungserregenden Stoffe durch den Zwischenscheidenraum nach der Papille zu dränge. Indessen haben die neuerlichen mikroskopischen Untersuchungen das Fehlen von entzündlichen Veränderungen bei frischen Stauungspapillen festgestellt, und die eklatante Wirkung der Palliativtrepanation hat das Ihrige getan, um dieser Theorie die Grundlagen zu entziehen. Sie wird daher wohl kaum noch einen Verteidiger haben.

2. Die *Stauungstheorie* rührt von A. v. GRAEFE her, der die Stauungspapille als den Ausdruck der *Blutstauung im Sinus cavernosus* betrachtete, die sich auf die Vena ophthalmica und die Vena centralis fortsetzen sollte. Da aber die Vena ophthalmica eine Anastomose mit der vorderen Gesichtsvene hat, bevor sie in den Sinus mündet, mußte diese Anschauung aufgegeben werden, und es verlegten die späteren Autoren daher den Ort der Behinderung in der venösen Bahn weiter nach vorn (DEYL, DUPUY-DUTEMPS, KNAPE). Vor allem achtete man auf die Stelle, wo die Vene den Nervenstamm verläßt und den Zwischenscheidenraum passiert. Von vornherein ist es auch nicht unwahrscheinlich, daß an

dieser Stelle die Vene eine Abknickung erfährt, die durch den Scheidenhydrops oder den Liquordruck zustande kommt; aber die Stauungstheorie scheitert im ganzen daran, daß die schwersten Zustände der Behinderung der Wegsamkeit der Vene, nämlich die thrombotischen Zustände ein von der Stauungspapille klinisch durchaus abweichendes Bild hervorrufen. Andererseits spielt die Stauung doch eine so große Rolle, daß eine Kompression der Gefäße von vielen Autoren als sekundäres Moment anerkannt wird. Nach SCHIECK wird die Vene durch das Ödem im Axialstrange zusammengepreßt und PATON und HOLMES führen die Stauung darauf zurück, daß die pathologische Drucksteigerung im Zwischenscheidenraume schon genügt, um den Ablauf des Venenblutes aufzuhalten.

3. PARINAUD, ULRICH, SOURDILLE, KAMPHERSTEIN, ROCHON-DUVIGNEAUD, KLAUBER und LIEBRECHT sind der Ansicht, daß das *Ödem im Sehnerven* ohne Mitwirkung des Scheidenhydrops direkt durch die Sehnervensubstanz vom Gehirn weitergeleitet werde, und der Gedankengang von C. BEHR ist mit dieser Auffassung verwandt. Nach BEHR besteht eine an das Gliagewebe gebundene Flüssigkeitsströmung, die vom Glaskörper durch die ganze Länge des Sehnerven zur Schädelkapsel führt. Die Störung dieser Strömung bringt die Stauungspapille hervor, indem eine Flüssigkeitsstauung, ein Ödem, eintritt, und zwar ist der Ort der Behinderung dort zu suchen, wo als Fortsetzung des oberen Randes der intrakraniellen Endigung des knöchernen Kanals die Dura in einer Duplikatur angeordnet ist, die ventilartig überhängt. Steigt der intrakranielle Druck, dann legt sich diese Duplikatur nach BEHR auf den Austritt des Opticus aus dem knöchernen Kanal und komprimiert ihn hier. Die schließlich zustandekommende Druckatrophie ergreife zuerst die peripher gelagerten Nervenbündel und verschone relativ lange die besser geschützten papillomakulären Bündel. Auch sei die Atrophie vom knöchernen Kanal ausgehend deszendierend, während man sonst geneigt ist, in ihr einen von der Papille aufsteigenden Vorgang zu sehen. Der Scheidenhydrops ist dagegen im Sinne der BEHRschen Theorie ohne Bedeutung für die Pathogenese der Stauungspapille.

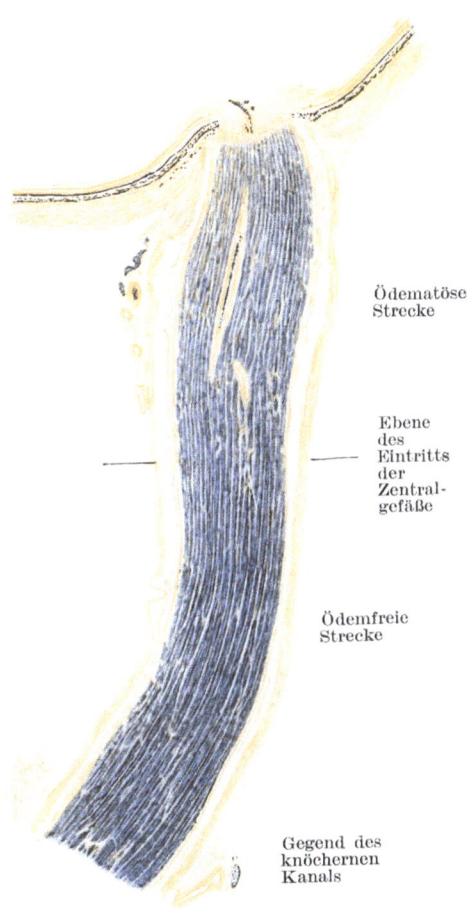

Abb. 36. Sehnervenkopf. Markscheidenfärbung. (Präparat der Würzburger Universitäts-Augenklinik.)

4. Die *Transporttheorie* ist in der Feststellung SCHWALBEs verankert, daß der Subarachnoidealraum des Gehirns in Kommunikation mit dem Zwischenscheidenraum des Sehnerven steht, und in zweiter Linie in dem von MANZ vorgefundenen Hydrops der Sehnervenscheide. SCHMIDT-RIMPLER und fast gleichzeitig mit ihm MANZ erklärten die Stauungspapille durch ein Eindringen von Liquor cerebrospinalis in die Sehnervenscheide und schufen auf diese Art die Theorie, der sich heute die meisten ganz oder teilweise anschließen. Der feinere Mechanismus, der die Füllung der Opticusscheide sich als Stauungspapille auswirken läßt, ist allerdings verschieden gedeutet worden. SCHMIDT-RIMPLER nahm ein Eindringen von Liquor direkt in die Lamina cribrosa an, in der er auf Grund von Injektionsversuchen in den Zwischenscheidenraum ein Kanalsystem gefunden zu haben glaubte, das mit dem Subarachnoidealraum in direkter Verbindung steht. Dem gegenüber brachte MANZ den auf die Außenfläche des Sehnerven ausgeübten Druck mit der Stauungspapille in Zusammenhang, indem er annahm, daß dieser den Opticus nahe der Papille einschnüre.

LEVINSOHN und später mit größerer Bestimmtheit SCHIECK haben behauptet, daß Flüssigkeit in präformierte Lymphbahnen, die sich im Axialstrange längs der Gefäße hinziehen und in den Zwischenscheidenraum ausmünden, eindringt, sich hier anstaut und die Gefäße komprimiert, und zwar soll nach LEVINSOHN es sich um eine Abflußbehinderung der durch den Papillenhilus nach dem Zwischenscheidenraum abfließenden Lymphe, nach SCHIECK um von dem Scheidenraum eindringenden Liquor cerebrospinalis handeln. In den Rahmen der Transporttheorie gehören auch die obenerwähnten Ansichten von DEYL, DUPUY-DUTEMPS und KNAPE, die den Liquor im Zwischenscheidenraum die Vene abknicken oder zudrücken lassen.

5. Einige Verfasser (HUGHLINGS-JACKSON, BENEDIKT, DOR, ADAMKIEWICZ und LORING) fassen das Nervenödem als die Folge eines *irritativen nervösen Einflusses* auf die Gefäße auf.

Schließlich sind Gedankengänge aus verschiedenen Theorien zur Erklärung der Vorgänge zusammengefaßt worden; so von BAAS, LEVINSOHN, GREEFF, GONIN.

Die Kritik der Theorien führt meines Ermessens dazu, anzunehmen, daß weder die Momente der Stauungstheorie, noch der Entzündungstheorie, noch der neurotrophischen Theorie als alleinige Ursache in Betracht kommen können. Erstere scheitert an der nicht vorhandenen Parallele mit den Folgezuständen der Venenthrombose, die zweite und die dritte aber vor allem an dem unleugbaren Erfolg der Druckentlastungsoperationen. Somit bleiben nur die beiden Erklärungen übrig, die rein mechanische Ursachen anschuldigen.

Die besonders von französischen Forschern vertretene Ansicht, daß die Stauungspapille nichts mit dem Hydrops der Nervenscheide zu tun habe, sondern ein fortgeleitetes Gehirnödem darstelle, kann insofern zu einer Gruppe mit der von BEHR aufgestellten und von WILBRAND und SAENGER unterstützten Theorie vereinigt werden, als auch BEHR ausschließlich den Lymphströmungen im Sehnervenstamm selbst die größte Bedeutung beilegt. Er zeigte in einer Reihe schöner Injektionsversuche des Sehnerven im Anschluß an die vorausgegangenen Experimente von KEY und RETZIUS, daß die injizierte Flüssigkeit in ein maschenförmiges System von Hohlräumen eindringt, das vor allem subpial im Sehnerven liegt, sich dann subseptal fortsetzt und mit einem feinen Netzwerk in Zusammenhang steht, das in den Sehnervenbündeln durch die Injektionsmasse gefüllt wird, während dagegen ebensowenig die Pia an sich wie die perivasculären Lymphräume im Nerven oder der Zwischenscheidenraum auf diesem Wege injiziert werden konnten. Gliafärbung ergab, daß das von der Injektionsmasse dargestellte System identisch mit dem Randgliamantel ist, der bekanntlich das Nervengewebe des Sehnerven von den Piaelementen abgrenzt, und er faßt das gliöse System des ganzen Sehnerven als ein in erster Linie nutritives Organ auf, das von einem besonderen Saftstrom gespeist wird, der sich vom Bulbus in proximaler Richtung bewegt. Es ist nun leicht festzustellen, daß das Sehnervenödem bei Stauungspapille sich wie im Axialstrang, so auch besonders an den gliareichen Stellen des Sehnerven, dem peripheren Gliamantel, dem subseptalen Gliagewebe, sowie am Papillenrande ansammelt und am Orte von KUHNTs „intermediärem Gewebe" sich vorfindet, welches nach JACOBYS Untersuchungen ein gliöses Gewebe ist. So bildet die Übereinstimmung zwischen den besonders gliareichen Stellen des Nerven, den injizierbaren Netzen und den Stellen, an denen man bei Stauungspapille das Ödem vorzugsweise antrifft, die Hauptstütze der BEHRschen Theorie. Auch stimmt mit der BEHRschen Annahme überein, daß das Ödem bis zum Canalis opticus zurückreicht und nicht mit dem Eintritt der Zentralgefäße aufhört.

Nach meiner Ansicht rührt das nicht ganz seltene Vorkommen der Stauungspapille bei gewissen Formen der retrobulbären Neuritis von der Bildung größerer Plaques im Sehnerven her, wobei wohl kaum von einer Steigerung des intrakraniellen Drucks oder einer wesentlichen Affektion des Zwischenscheidenraums die Rede sein kann, und es erklärt sich diese Art von Stauungspapille deswegen schwerlich als eine Folge des in den Zwischenscheidenraum getriebenen Liquordrucks, sondern natürlicher als eine Störung des von BEHR festgestellten Saftstroms im Nerven selbst. Der andere Hauptpunkt der BEHRschen Theorie, die Erklärung des Mechanismus, wie der erhöhte intrakranielle Druck nun die Stauung im Saftstrom herbeiführt, erscheint mir hingegen nicht so natürlich begründet. Wie schon erwähnt, nimmt BEHR an, daß der Flüssigkeitsdruck in der Schädelhöhle die ganz schmale Duraduplikatur, die wie eine Lippe am oberen Rande des intrakraniellen Endes des Foramen opticum sitzt, ventilförmig abwärts gegen den Sehnerven drücke und dadurch bei direkter Kompression des Nervengewebes die normale Saftströmung im Nerven hindere. Zugegeben, daß es schwierig ist, die Unmöglichkeit eines solchen Vorganges nachzuweisen, steht diese Annahme doch an Natürlichkeit der Überlegung weit nach, daß die Wirkung des erhöhten intrakraniellen Druckes durch den greifbar vorhandenen Hydrops der Sehnervenscheide das Bindeglied zur Stauungspapille bildet, und noch gezwungener scheint es mir zu sein, mit BEHR anzunehmen, daß die sekundäre Atrophie mit ihren Funktionsdefekten ihren Ursprung von der Stelle des Drucks der Duraduplikatur herleiten soll. Allerdings beginnt die mikroskopisch wahrnehmbare Degeneration der Markscheiden in den peripheren Nervenfaserbündeln; aber diese Tatsache läßt sich ebensogut mit PATON und HOLMES mit der besonders starken Erkrankung der am Rande der Papille liegenden

Nervenfasern oder mit der zirkulär auf dem Nerven im knöchernen Kanale lastenden Druck erklären. Weshalb soll übrigens ein einseitig auf den Nerven wirkender Druck gerade die peripheren und nicht auch die zentralen Fasern in Mitleidenschaft ziehen? Auch die konzentrische Gesichtsfeldeinengung läßt sich nicht als Beweis ins Feld führen; denn wir wissen nur, daß das papillomakuläre Bündel zentral liegt, während wir über den Ort der zur Gesichtsfeldperipherie führenden Fasern im Nervenquerschnitte nicht unterrichtet sind. Im Gegenteil könnten wir annehmen, daß in der Randzone des Querschnitts die peripapillären Bahnen liegen, weil sie voraussichtlich in der Papille am Rande scharf umbiegen und in der Nervenfaserschichte am untersten liegen (VAN DER HOEVE). Die von BEHR festgestellten Druckspuren im Nerven an der dem knöchernen Kanale entsprechenden Stelle werden aber nach meinen Erfahrungen auch bei anderen pathologischen Prozessen gefunden, und von anderer Seite ist bestätigt worden, daß auch Fälle, die nicht eine Stauungspapille aufweisen, eine auffallende Verengerung des Nerven in dieser Gegend erkennen lassen (LEBER, DALÉN, H. THOMSEN). Ferner bilden die Fälle von Stauungspapille nach Hämatom der Sehnervenscheide für die BEHRsche Erklärung doch eine Schwierigkeit.

Der *Vorteil der sog. Transporttheorie*, die den Hydrops der Sehnervenscheide als Zwischenglied zwischen intrakraniellem Druck und Papillenödem ansieht, liegt darin, daß sie eine natürliche Erklärung für das Abhängigkeitsverhältnis der Stauungspapille von dem gesteigerten intrakraniellen Druck abgibt; denn der Hydrops ist ein so hervortretendes und leicht wahrnehmbares Phänomen, daß es schwierig ist, an dieser Erscheinung in der Theorie ganz vorüberzugehen. Daß man nicht bei allen Stauungspapillen den Hydrops antrifft (nach KAMPHERSTEIN nur in 65%), dürfte kein stichhaltiger Einwand sein, da man, wie PATON und HOLMES bemerken, wohl kaum erwarten kann, daß die Ansammlung der Flüssigkeit im Zwischenscheidenraum bei der Obduktion auffindbar ist, wenn man nicht bei der Sektion die Optici vorher unterbindet. LEVINSOHNs und SCHIECKs Ansicht, daß der erhöhte Druck in der Nervenscheide durch die perivasculären Lymphräume der Zentralgefäße im Axialstrange auf die Papille übertragen wird, findet ihre Stütze in der Tatsache, daß der Axialstrang wirklich häufig ödematös durchtränkt erscheint, wie auch KAMPHERSTEIN festgestellt hat, und besonders durch den von SCHIECK geführten Nachweis, daß dieses Ödem bereits im ersten Beginn des Leidens hier vorhanden ist. SCHIECK hat auch jüngst zeigen können, daß in den Zwischenscheidenraum eingespritzte Injektionsmasse ihren Weg längs der perivasculären Räume in den Nerven und in die Papille findet. Gegen die Theorie kann man aber geltend machen, daß das Ödem nicht mit der Gegend des Gefäßaustritts aus dem Nervenstamm aufhört, sondern mitunter bis zum Foramen opticum reicht, und daß das Ödem mehr an die Glia als an das Bindegewebe des Nerven gebunden ist. Auch LIEBRECHTs Kritik der Theorien hebt diese Punkte heraus.

Es ist anzunehmen, daß auch der intrabulbäre Druck eine gewisse Bedeutung für die Entstehung der Stauungspapille hat. Sehen wir doch bei bulbären Hypotensionen nicht selten eine deutliche Neuritis optica oder sogar Stauungspapille, die wohl durch die gestörten Verhältnisse zwischen Bulbus- und Liquordruck zu erklären ist. WALTER R. PARKER hat auch experimentell nachgewiesen, daß bei intrakranieller Druckerhöhung und gleichzeitiger Hypotonie des Auges durch einseitige Scleraltrepanation die Schwellung der Papille zuerst auf dem weichen Auge eintritt. Auch im Experimente gelingt es, lediglich durch Herabsetzung des intraokularen Druckes eine Stauungspapille zu erzeugen (WERNER KYRIELEIS).

Literatur.
Pathologische Anatomie und Genese der Stauungspapille.

BAAS, K.: Die Entstehung der Stauungspapillitis. Z. Augenheilk. **2**, 170 (1899). — BEHR, C.: (a) Über die parenchymatöse Saftströmung im Sehnerven und in der Netzhaut. Graefes Arch. **89**, 265 (1915). (b) Zur Entstehung der Stauungspapille. Graefes Arch. **101**, 165 (1920). — BENEDIKT, M.: Über die Bedeutung der Stauungspapille bei Gehirnaffektionen. Allg. Wien. med. Ztg **13**, 21 (1868).

DEUTSCHMANN, R.: Über Neuritis optica, besonders über sog. Stauungspapille. Jena 1887. — DEYL: Über eine neue Erklärung der Stauungspapille. 13. Congrès internat. med. Sect. **9**. Moskau 1898. — DOR: Les nervi nervorum du chiasma et des nerves optiques. (Nouvelle Théorie de la stase papillaire.) Thèse de Nancy 1898. — DUPUY-DUTEMPS: Pathogénie de la stase papillaire. Thèse de Paris **1900**.

ELSCHNIG, A.: Über die pathologische Anatomie und Pathogenese der Stauungspapille. Graefes Arch. **41**, 2, 179 (1895). — ENROTH, E.: Ein Beitrag zur Genese der Stauungspapille. Klin. Mbl. Augenheilk. **78**, 98 (1927).

GONIN, I. et DUFOUR: Maladies du nerf optique. Encyclopédie franç. d'ophtalm. **1908**. — GOWERS: A manual and atlas of med. ophthalmoscopy. Sec. edit. London 1882. — GREEFF, R.: Die pathologische Anatomie des Auges. Berlin 1902—1906.

VAN DER HOEVE: Vergrößerung des blinden Fleckes, ein Frühsymptom für die Erkrankung der hinteren Nebenhöhlen der Nase. Arch. Augenheilk. **67**, 101 (1910). — HUGHLINGS-

JACKSON, I.: Discussion on the relation between optic neuritis and intracraniel disease. Trans. ophthalm. Soc. 1, 60 (1881).
JACOBY, E.: Über die Neuroglia des Sehnerven. Klin. Mbl. Augenheilk. 43, I, 129 (1905).
KIEWICZ, ADAM: Die sog. Stauungspapille und ihre Bedeutung usw. Z. klin. Med. 28, 28 (1895). — KLAUBER, E.: Klinische und histologische Beobachtungen über das Ödem des Sehnervenkopfes bei Gehirnverletzten. Klin. Mbl. Augenheilk. 57, 465 (1916). — KNAPE, E.: Studien über die Stauungspapille. Mitt. Augenklin. Carol. Inst. Stockholm 1909, H. 10. — KYRIELEIS, WERNER: Über Stauungspapille. Graefes Arch. 121, 560 (1929).
LAWFORD and EDMUNDS: Examination of the optic nerves in cases of intracranial diseases with remarks on the immediate causation of optic neuritis. Trans. ophthalm. Soc. 3, 138 (1883). — LEBER: (a) On the connection between optic neuritis and intracranial diseases. Internat. ophthalm. Kongreß London 1881. (b) Graefe-Saemischs Handbuch, 2. Aufl. — LEVINSOHN, G.: Experimenteller Beitrag zur Pathogenese der Stauungspapille. Graefes Arch. 74, 510 (1906). — LIEBRECHT: Kritische Betrachtungen zu den jüngsten Theorien über die Entstehungsweise der Stauungspapille. Arch. Augenheilk. 91, 84 (1922). — LORING: A new nervous connection between intracraniel disease and choked disc. N. Y. med. J., Juni 1882, 561.
MANZ: Experimentelle Untersuchungen über Erkrankungen der Sehnerven infolge von intrakraniellen Krankheiten. Graefes Arch. 16 I, 265 (1870).
PARINAUD, H.: De la neurite optique dans les affections cérébrales. Ann. d'Ocul. 82 (1879). — PARKER, WALTER R.: The mecanism of the papilloedema. Trans. amer. Acad. ophthalm. 1924, 77. — PATON L. and G. HOLMES: The pathology of papilloedema. Brain 32, 389 (1911).
ROCHON-DUVIGNAUD: Contribution à l'étude de la neurite oedémateuse d'origine intracranienne. Arch. d'ophtalm. 15, 401 (1895).
SCHWALBE: Untersuchungen über die Lymphbahnen des Auges und ihre Begrenzungen. Arch. mikrosk. Anat. 6 (1869). — SCHIECK, F.: (a) Die Genese der Stauungspapille. Wiesbaden 1910. (b) Über die Verbindung der perivasculären Räume im Axialstrange mit dem Zwischenscheidenraum des Opticus. Graefes Arch. 113, 157 (1924). — SCHMIDT: Zur Entstehung der Stauungspapille. Graefes Arch. 2, 193 (1869). — SOURDILLE, G.: Contribution à l'anat. path. et à la pathogénie des lésions du nerf optique dans les tumeurs cérébrales. Arch. d'ophtalm. 21, 378 (1891).
THORNER, W.: Untersuchungen über die Entstehung der Stauungspapille. Graefes Arch. 69, 391 (1909).
ULRICH, R.: Über Stauungspapille und Ödem des Sehnervenstammes. Arch. Augenheilk. 17, 30 (1887).

Bevor wir die näheren Umstände, unter denen eine Stauungspapille klinisch zur Beobachtung kommt, und die Behandlung der Erkrankung erörtern, sei noch die Neuritis nervi optici geschildert.

2. Die Neuritis nervi optici simplex (interstitialis).

Im vorhergehenden Kapitel haben wir schon kennen gelernt, daß die Benennungen ,,Stauungspapille" — ,,Neuritis" Schwierigkeiten in sich schließen, weil morphologisch-ophthalmoskopische, pathologisch-anatomische und klinische Krankheitsbegriffe Berücksichtigung verdienen. Wie sich aber der klinische Begriff Stauungspapille ganz gut mit dem anatomischen Begriff Papillenödem in Einklang bringen läßt, so herrscht andererseits kein Zweifel darüber, daß dem anatomischen Bilde ,,Neuritis nervi optici" ein recht gut charakterisiertes klinisches Bild entspricht. Freilich dürften auch andersartige anatomische Prozesse denselben klinischen Ausdruck gewinnen, wie z. B. eine Perineuritis, vasculäre Prozesse (Venenthrombosen) und vielleicht auch degenerative Zustände; aber die genaue Abgrenzung dieser Leiden von der Neuritis ist deswegen nicht leicht, weil die Krankheitsbilder einesteils zum Papillenödem, anderseits zur retrobulbären Neuritis Übergänge zeigen und weil die anatomische Grundlage einer ganzen Reihe dieser Zustände noch ganz unbekannt ist.

Die *Neuritis simplex* ist durch *zwei Symptome* charakterisiert, nämlich durch die *ophthalmoskopisch feststellbare Veränderung der Papille* und die nicht wie bei der Stauungspapille sekundäre, sondern *primäre und auf einer*

Leitungsunterbrechung im Sehnerven beruhende Funktionsstörung. Die Ursache liegt in der Entwicklung eines Herdes an irgendeiner Stelle des Nerven. Unbestreitbar verläuft in solchen Fällen der Prozeß ganz überwiegend häufig unter dem Bilde der Neuritis, entweder ohne oder doch nur mit geringer Papillenschwellung, und liegt eine *pathologisch-anatomische Grundlage in Gestalt einer Neuritis interstitialis* vor. Die Grenzen gegenüber der Stauungspapille sind aber keine scharfen. So sehen wir z. B. bei der Retinitis albuminurica zwar häufig ein Papillenödem ohne wesentliche Papillenschwellung, dafür aber Funktionsdefekte, die vom Papillenleiden unabhängig sind und mit dem Netzhautleiden in Beziehung stehen. Auch ist es nicht ungewöhnlich, daß man bei einer

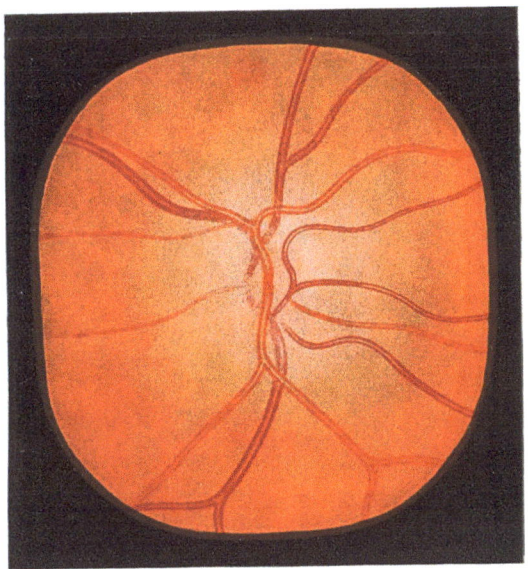

Abb. 37. Neuritis nervi optici simplex.

doppelseitigen Neuritis an dem einen Auge normale Funktion, am anderen Folgen einer primären Leitungsunterbrechung antrifft; aber in der Mehrzahl der Fälle wird trotz dieser Ausnahmen die Feststellung, ob ein Sehnervenherd oder allein ein Papillenödem vorliegt, wohl keine besonderen Schwierigkeiten machen.

Das Augenhintergrundsbild ist durch Einzelheiten charakterisiert, welche zumeist auch bei der Stauungspapille wahrzunehmen sind. So sehen wir die Erweiterung der Retinalvenen, die Verwaschenheit der Papillengrenzen (Abb. 37), sowie das Auftreten von Hämorrhagien und Exsudaten im Gewebe der Papille und in ihrer Umgebung. Der wesentliche Unterschied besteht aber darin, daß während des ganzen Krankheitsverlaufes eine bedeutende Schwellung des Sehnervenkopfes ausbleibt. Auch ist die Verschwommenheit des Gewebes häufiger an eine bestimmte Partie der Sehnervenscheibe gebunden als bei der Stauungspapille. Oft breitet sich die ödematöse Gewebsdurchtränkung und die Trübung der Nervenfaserschicht auf das umgebende Netzhautgewebe aus, so daß das Bild einer Neuroretinitis entsteht, die große Gebiete des Augenhintergrundes in Mitleidenschaft ziehen kann. So zeigt z. B. eine Thrombose der Zentralvene nicht selten neben einer schweren Veränderung der Papille eine ausgedehnte Retinitis, so daß das Bild der Neuroretinitis haemorrhagica hervorgerufen wird (Abb. 38).

Die Differentialdiagnose zwischen einer beginnenden Stauungspapille und einer Neuritis simplex ist nach meinem Dafürhalten nicht mit Sicherheit aus dem Verhalten des Fundus zu stellen. BEHR meint allerdings, daß die von ihm mit dem Namen „Entzündungspapille" belegte Neuritis im Gegensatz zur Stauungspapille ein unklareres Nervenfasergewebe, eine verwischte oder unsichtbar gewordene sklerochorioideale Papillenbegrenzung, eine unsichtbare Lamina cribrosa und einen verstrichenen Gefäßtrichter zum Kennzeichen habe. Auch sollen die Gefäße in das getrübte Gewebe stellenweise untertauchen und die perivasculären Räume als weiße Scheiden neben den Gefäßen hervortreten, was bei beginnender Stauungspapille nicht der Fall sei. Diese Angaben sind jedoch, wie bei der Schilderung der Stauungspapille

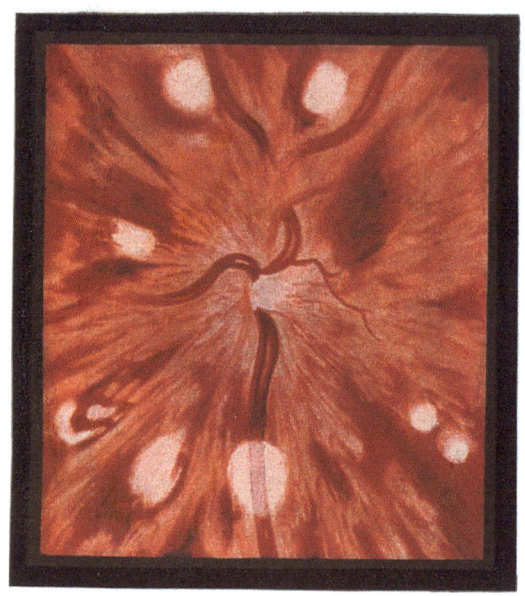

Abb. 38. Thrombosis venae centralis. (Original von N. HÖEG.)

bereits erwähnt wurde, von SCHIECK und KOEPPE widerlegt worden, und auch ich kann mich der BEHRschen Ansicht nicht anschließen, weil sich doch alle von ihm namhaft gemachten Veränderungen im Laufe der Zeit bei der echten Stauungspapille entwickeln und weil die Papillenveränderung bei der Neuritis der Hauptsache nach doch ein Ödem ist, das von demjenigen bei der Stauungspapille nur graduell verschieden ist. Zur Differentialdiagnose ließe sich höchstens das Vorhandensein einer *Glaskörpertrübung vor der Papille* heranziehen, die bei der Stauungspapille stets fehlt und vor allem bei syphilitischer Neuritis (IGERSHEIMER) nicht selten vorkommt. Nicht zu unterschätzen ist auch die differentialdiagnostisch wichtige Tatsache, daß die Neuritis meist einseitig, die Stauungspapille hingegen mit wenigen Ausnahmen doppelseitig auftritt.

Subjektive Symptome. Die bei der Stauungspapille häufig zu beobachtenden *Anfälle vorübergehender Verdunkelungen* scheinen bei der interstitiellen Neuritis nicht zustande zu kommen; vielmehr sind die auftretenden Funktionsstörungen gleich von Dauer. Gerade ihr frühzeitiges Erscheinen kennzeichnet sie als primäre Störungen, und ebenso geht ihr Verschwinden mit dem Ausheilen des Herdes im Nerven Hand in Hand. In Intensität und Ausdehnung sind sie sehr verschieden, ohne daß uns der Grad der ophthalmoskopischen Veränderungen einen Schluß auf die Schwere der Funktionsstörung zu ziehen erlaubte.

Die Aufnahme *des Gesichtsfeldes* ergibt in der einen Reihe der Fälle dieselbe konzentrische Einengung wie bei der Stauungspapille, in der anderen unregelmäßige Defekte oder die zuerst von BAAS festgestellten Einsprünge, die den Ausfall von Nervenfaserbündeln anzeigen. Es fehlt dann das Gesichtsfeld von dem blinden Flecke bis zur Peripherie in einem Sektor. Auch kann ein „nasaler Sprung" zutage treten, indem der Defekt entsprechend der Nervenfaserraphe im temporalen horizontalen Meridian im Gesichtsfeld mit dem nasalen Horizontalmeridian abschneidet (Abb. 39). Daneben kommen unregelmäßige zentrale und parazentrale Skotome und mitunter auch ganz

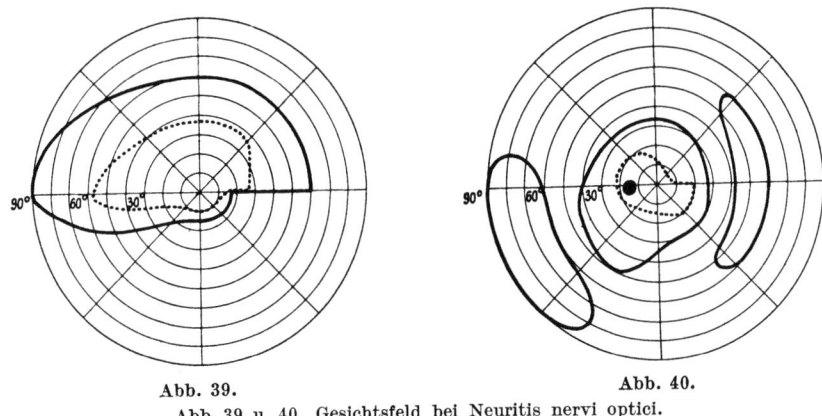

Abb. 39.   Abb. 40.
Abb. 39 u. 40. Gesichtsfeld bei Neuritis nervi optici.

unregelmäßige Gesichtsfelder vor, wie Abb. 40 zeigt, die einem Falle von syphilitischer Sehnervenentzündung entstammt. Oft werden die Gesichtsfeldaußengrenzen normal gefunden, und doch deckt die Untersuchung mit farbigen Objekten oder vor dem BJERRUM-Vorhang das Vorhandensein relativer Defekte auf.

Die *Sehschärfe* zeigt weniger oft eine Parallele zum Grade der Gesichtsfeldstörung als bei der Stauungspapille. Neuerdings hat sich auf Grund der Untersuchungen von BEHR die Aufmerksamkeit dem Verhalten der *Dunkeladaptation* zugewendet; denn es soll sich bei einem Entzündungszustand im Nerven eine Erhöhung der Reizschwelle feststellen lassen, während bei mehr mechanisch bedingten Läsionen (Traumen, Tumordruck, Stauungspapille bei Tumor cerebri) die Störung der Adaptation fehlte. Mit der Heilung des Zustandes, aber auch beim Übergang in die partielle Atrophie soll dieses Phänomen wieder verschwinden.

Schmerzen verursacht die einfache Neuritis nervi optici in der Regel *nicht*. Diese Tatsache verdient vor allen Dingen gegenüber der Neuritis retrobulbaris hervorgehoben zu werden, bei der Kopfschmerzen in den Schläfen, Schmerzen bei Augenbewegungen und beim Zurückdrängen des Bulbus so häufig sind.

Die pathologische Anatomie deckt zweifellos am häufigsten das Vorhandensein einer *interstitiellen Neuritis* auf, womit zum Ausdruck gebracht wird, daß der *primäre Sitz der Affektion in den bindegewebigen Septen* zu suchen ist und die Nervenfasern erst sekundär durch Übergreifen des entzündlichen Prozesses oder durch Kompression, toxische Einflüsse und Gefäßstörungen leiden. Am besten sind wir über diejenigen Fälle unterrichtet, in denen eine Basalmeningitis direkt auf den Sehnerven sich fortsetzt, entweder von seinem intrakraniellen

Abschnitte aus oder indirekt über den Weg einer von den Scheiden ausgehenden Perineuritis auf den orbitalen Abschnitt. Abb. 42 zeigt uns eine derartige interstitielle Neuritis, die von den Scheiden und der Pia aus in den Nerven eindringt und die in sehr typischer Weise ein Abklingen der Entzündungssymptome von der Peripherie nach der Nervenmitte zu veranschaulicht. Auf der anderen Seite muß man aber auch das Vorkommen selbständiger primärer Herde im Nerven annehmen, wenn klinisch sich keine Anhaltspunkte finden, daß der Prozeß von den Meningen fortgeleitet ist; doch ist in solchen Fällen aus

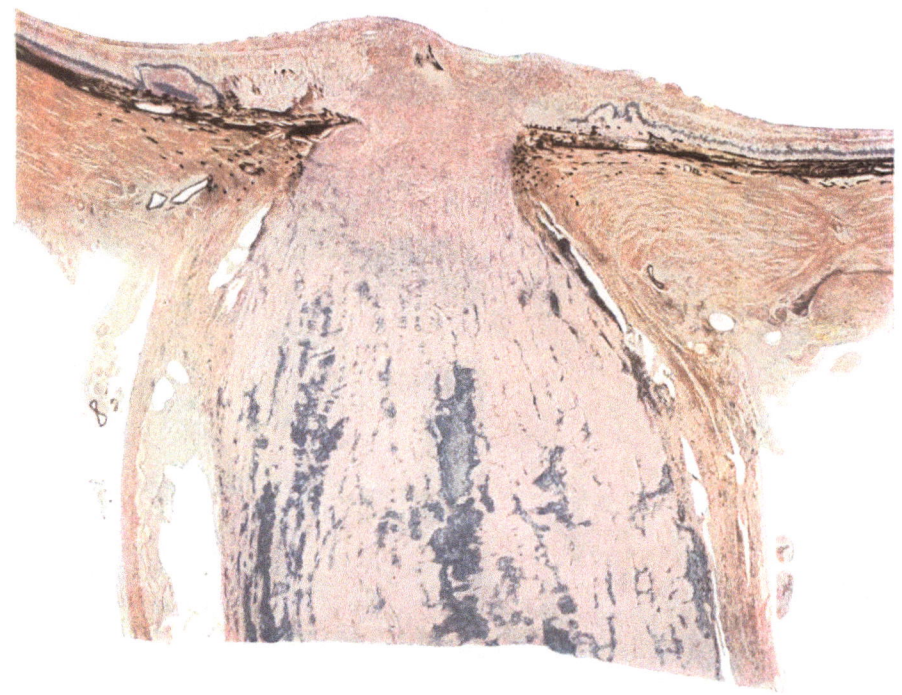

Abb. 41. Neuritis nervi optici interstitialis syphilitica mit „Stauungspapille". Farbenmikrophotographie. (Original von RÖNNE.)

naheliegenden Gründen die anatomische Bestätigung nur selten möglich. Ein Beispiel führt uns Abb. 41 in Gestalt einer gummösen interstitiellen Neuritis vor Augen, die einen axial gelegenen Herd bei normalem Befund an den Scheiden zeigt (eigene Beobachtung). Eine ähnliche Feststellung erhob UHTHOFF (Fall II).

Zur Begründung der anatomischen Diagnose interstitielle Neuritis gehört allerdings mehr als die bloße Feststellung einer Zellvermehrung in den bindegewebigen Septen des Nerven; denn es ist dabei zu beachten, daß Gliazellen sich längs der Septen anlagern können und daß bei Schwund der Nervenfasern die Septen sich verkleinern und die normalen Bindegewebszellen so aneinanderrücken können, daß eine Kernvermehrung vorgetäuscht wird. Ebenso vorsichtig muß man sein, wenn man eine Gefäßneubildung diagnostizieren will, weil auch die Gefäßquerschnitte im Gefolge einer Gewebeschrumpfung aneinanderrücken. Erst der sichere Nachweis, daß wir hämatogene oder vasogene Zellen vor uns haben, vor allem in Form der Lymphocyten und Plasmazellen, gestattet die Annahme einer interstitiellen Neuritis, zumal, wenn gleichzeitig eine Schwellung der Gefäßendothelien und Adventitialzellen erkennbar wird. Polynucleäre Leukocyten werden indessen mit Ausnahme des Vorhandenseins einer eitrigen Meningitis nur selten anzutreffen sein.

Die Überlegung, daß die Sehnervenentzündung am häufigsten und bei den der anatomischen Untersuchung zugänglichen Fällen ihren Ausgangspunkt intrakraniell nimmt, zwingt zu der Annahme, daß eine gewisse Zeit verstrichen sein muß, bevor die Affektion klinisch erkennbar wird, und noch mehr, bevor der Prozeß bis zur Papille so weit vorgedrungen ist, daß der Augenspiegel eine Neuritis aufdeckt. Schon deswegen kann der frühzeitig zu erhebende Befund einer Neuritis nervi optici nicht der Ausdruck dafür sein, daß in der Papille eine Zellinfiltration als wirkliche Entzündung eingesetzt hat, und die Untersuchungen

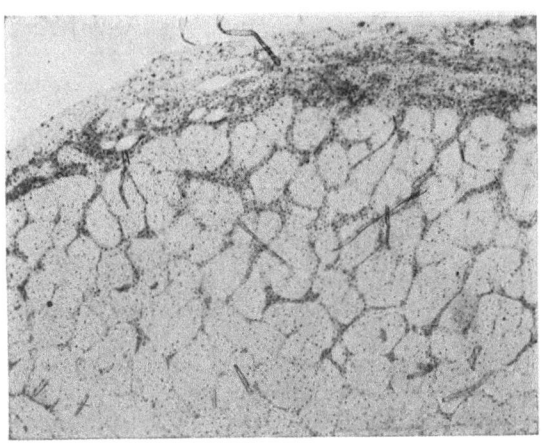

Abb. 42. Neuritis nervi optici interstitialis syphilitica. (Mikrophotogramm von RÖNNE.)

von ERWIN KLAUBER ebensowohl wie die unter meiner Leitung ausgeführten von HUGO THOMSEN haben denn auch bestätigt, daß die Unschärfe der Papillengrenzen und die Trübung der Papille fast immer auf einem Ödem beruht, das von weither fortgeleitet sein kann. Mag zwar gelegentlich die Papille auch der eigentliche Sitz einer Entzündung sein, in der Mehrzahl der Fälle wird es sich trotzdem um einen anatomischen Vorgang handeln, der sich nur graduell von dem Ödem unterscheidet, welches die Stauungspapille bei Hirntumor kennzeichnet.

Hingegen dürfte die Glaskörpertrübung, die bei der Neuritis vor der Papille hin und wieder sichtbar ist, ein Symptom einer wirklichen Papillenentzündung sein.

Vorkommen und Therapie der Neuritis simplex soll weiter unten im Zusammenhange mit den anderen Leiden besprochen werden (siehe S. 688 u. f.).

Literatur.
Neuritis nervi optici simplex (interstitialis).

BAAS: Das Gesichtsfeld. Stuttgart 1896. — BEHR: Zur Differentialdiagnose der Stauungspapille usw. Klin. Mbl. Augenheilk. **57**, 465 (1916).
IGERSHEIMER: Syphilis und Auge. Berlin: Julius Springer 1918. (2. Aufl. in Band XVII/2 des Handb. der Haut- und Geschlechtskrkh. Berlin 1928.)
KLAUBER, E.: Klinische und histologische Beobachtungen über das Ödem des Sehnervenkopfes bei Gehirnverletzten. Klin. Mbl. Augenheilk. **60**, 504 (1918). — KOEPPE: Das histologische Verhalten des lebenden Augenhintergrundes bei der Thrombose der Zentralvene, sowie der Stauungspapille. Graefes Arch. **99**, 121 (1919).

Schieck: Beiträge zur Kenntnis der Genese der Stauungspapille. Graefes Arch. 78, 1 (1911).
Thomsen, H.: Undersögelser over Degenerationen af nervus opticus. Aarhus 1921.
Uhthoff, W.: Über die bei der Syphilis des Zentralnervensystems vorkommenden Augenstörungen. Graefes Arch. 39 I u. III (1893).

3. Die Neuritis retrobulbaris.

Die retrobulbäre Neuritis bildet in ihren verschiedenen Erscheinungsformen trotz ihres unzweifelhaft klinisch verschiedenen Gepräges und ihrer verschiedenartigen Ursache ein in sich geschlossenes Krankheitsbild. Als gemeinsame Symptome sind zu nennen das zentrale Skotom, der anfänglich fast ganz normale Augenhintergrundsbefund mit der schließlich eintretenden und zumeist bleibenden temporalen Abblassung der Papille und die ungeachtet des Vorkommens schwerer Funktionsschädigung nur selten direkt ungünstige Prognose. Bei den mehr akuten Formen kommt noch der schnelle Verlauf der Erkrankung im Beginne und die Vergesellschaftung mit Schläfenschmerzen, sowie mit Schmerzen in der Orbita bei Bewegungen des Auges und bei Zurückdrängen des Bulbus mit den Fingern nach hinten dazu. Auch bei den chronischen Fällen fehlen diese Zeichen nicht immer ganz, und es zeigt sich die nahe Verwandtschaft der akuten mit den schleppend verlaufenden Formen schon in der Tatsache, daß z. B. die multiple Sklerose einmal eine akute, das andere Mal eine chronische retrobulbäre Neuritis auslöst.

Wir dürfen aber nicht voraussetzen, daß nun zur Sicherung der Diagnose das Vorhandensein jedes einzelnen der vorstehenden Symptome gehört; denn ein völlig typischer Fall von retrobulbärer Neuritis kann unter Umständen auf dem Fundus sogar das Bild der Stauungspapille hervorrufen und bei anderen Fällen können die orbitalen Schmerzen vermißt werden, während in einer dritten Reihe die Neigung zur Spontanheilung fehlt, wie z. B. bei Lebers hereditärer Neuritis. Auch die Ausdehnung der Läsion auf dem Nervenquerschnitt kann verschiedene Form annehmen; so kommt es oft zu einer Ausbreitung über das papillomakuläre Bündel hinaus bis zur totalen Amaurose oder einem Unversehrtbleiben des Bündels (Rönne). Daß andererseits ein Zentralskotom an und für sich noch kein Beweis für das Vorliegen einer retrobulbären Neuritis ist, sondern bei anderen Leiden mehr zufällig vorgefunden werden kann, sei ausdrücklich betont.

Ich habe deswegen, wie ich an anderer Stelle (S. 670) geschildert habe, die Schwierigkeiten bei der Definition des Wesens der Neuritis retrobulbaris dadurch zu beheben versucht, daß ich als Charakteristicum die *elektive* Beteiligung des papillomakulären Bündels hinstellte, wobei ich unter elektiv die Möglichkeit verstehe, daß erstens eine Neigung zur Lokalisierung des Prozesses im papillomakulären Bündel besteht und daß zweitens bei einer diffusen Ausbreitung der Erkrankung im Nerven die Maculafasern mehr leiden als die peripheren Fasern. Damit erledigen sich diejenigen Fälle, in denen ein Zentralskotom rein zufällig angetroffen wird, als nicht zugehörig von selbst.

Klinische Symptome. Die retrobulbäre Neuritis läßt sich in fünf verschiedene Verlaufsgruppen einteilen, die im großen und ganzen auch ätiologisch zu trennen sind, wennschon eine und dieselbe Ursache zwei oder mehr dieser Typen unter Umständen hervorzubringen vermag und Übergangsformen häufig genug sind.

I. Die *erste Verlaufsform* bildet in vieler Hinsicht *den Übergang zur einfachen Neuritis nervi optici*, und so mancher der von mir hierzu gerechneten Fälle dürfte von anderen unter jener Diagnose gebucht werden; denn die Entscheidung hängt von der Stellung ab, die man gegenüber dem Begriff der retrobulbären Neuritis überhaupt einnimmt. Beispiele für diese Gruppe sind schon in der berühmten Abhandlung enthalten, in der A. v. GRAEFE den Grund für die Lehre von der Neuritis retrobulbaris legte. Im Mittelpunkte steht das bei *akuter Myelitis* auftretende Sehnervenleiden, die *Neuro-Myelitis nervi optici*, und es umfaßt die Gruppe in ihrer Vielgestaltigkeit neben leichten die allerschwersten Äußerungen der akuten retrobulbären Neuritis. Der Ernst der Affektion zeigt sich schon durch die relative Häufigkeit, mit der das Leiden das Bild der Stauungspapille hervorruft (LANDAU, BRUNS und STÖLTING, ROSENFELD, TSCHIRKOWSKI, CHISOLM, KNAPP, DRESCHFELD), wennschon auch Fälle mit ganz normalem Fundus mit unterlaufen (ABELSDORFF, RÖNNE). Ebenso ist die mit großer Regelmäßigkeit festzustellende Doppelseitigkeit ein Ausdruck dafür, wie ausgedehnt der Prozeß ist, der auch in der überwiegenden Mehrzahl der Fälle das Chiasma mit heimsucht. Klinisch wird dies durch das Auftreten von hemianopischen Gesichtsfelddefekten, besonders temporalen, offenbar (NOYES, STEFFAN, SCHANZ, LEGUIN, HOLDEN, RÖNNE), die mit dem Zentralskotom kombiniert sein können (STEFFAN, RÖNNE). Der Grund, der mich veranlaßt, trotz dieser Differenzen die Neuromyelitis zur Gruppe der retrobulbären Neuritiden zu rechnen, liegt in der Übereinstimmung anderer klinischen Symptome, unter denen die Orbitalschmerzen in erster Linie zu nennen sind. Auch sind die Krankheitsäußerungen wie die der retrobulbären Neuritis oft die Vorläufer der Myelitis, und endlich ist auch der pathologisch-anatomische Befund maßgebend; denn er ist ganz derselbe beim „intraokularen" und „retrobulbären" Typus, bestehend in Plaquesbildung im Sehnerven und im Chiasma mit einer charakteristischen Anhäufung von Körnchenzellen (vgl. die Fälle Abb. 5 von SCHIECK und Abb. 2 von TSCHIRKOWSKY).

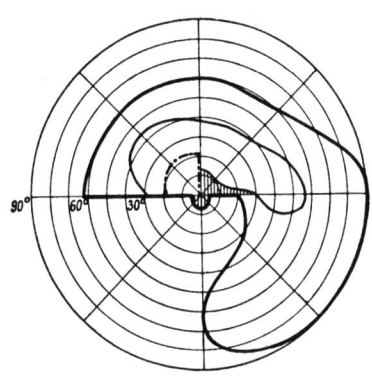

Abb. 43. Gesichtsfeld bei Neuritis nervi optici acuta bei Myelitis. (Original von RÖNNE.)

Diese auffällige Ähnlichkeit beweist, daß es sich um dasselbe Krankheitsbild handelt, ganz gleich, ob die Papille im Spiegelbilde normal oder so stark verändert ist, daß eine Stauungspapille entsteht. Anatomisch stellt sich der Befund jedenfalls als etwas ganz anderes dar als eine interstitielle Neuritis, und es kommt noch hinzu, daß die Neuromyelitis mit der akuten multiplen Sklerose innig verwandt ist, wie ich zuerst behauptet hatte (1912) und von MARBURG sowie von SIEMERLING und RAECKE, BOUCHUT et DECHAUME später anerkannt worden ist.

In einer zweiten Reihe der zur ersten Gruppe gehörenden Fälle fehlt zwar der Zusammenhang mit einem Medullarleiden, und es mag schwierig sein, den Charakter der Erkrankung als retrobulbärer Neuritis mit Sicherheit zu beweisen; aber wir werden trotzdem ihre Zugehörigkeit anerkennen, wenn wir hören, daß hier der Prozeß viel weiter hinten sitzt und infolgedessen seine Äußerungen anders geartet sein müssen. Dann deutet der klinische Befund darauf hin, daß ein *intrapialer Prozeß* im Chiasma abläuft, was sich aus der Tatsache ableiten läßt, daß Kombinationen von Hemianopie und Zentralskotomen vorkommen (TRAQUAIR, RÖNNE). Wir sehen temporale Hemianopie an einem Auge und ein Zentralskotom am anderen, hemianopische Zentralskotome an einem oder beiden Augen oder eine temporale Hemianopie, die im Abheilen ein Zentralskotom erscheinen läßt. Ferner zeigen homonyme hemianopische Zentralskotome an, daß das Leiden sogar hinter dem Chiasma im Traktus sitzt, wie wir es bei multipler Sklerose finden (WILBRAND und SAENGER, RÖNNE, GRÜTER, BERLING). Abheilen älterer Plaques und Hinzutreten von neuen Herden bedingen außerdem ein wechselndes Verhalten des Gesichtsfeldes. Die Defekte können direkt wandern, z. B. in der Peripherie beginnen und unter Wiederkehr des peripheren Gesichtsfeldes über das Zentrum wegziehen.

Auch die von BJERRUM, O. BULL (Abb. 169—172), LUNDSGAARD, SANDMANN, AUGSTEIN, E. v. HIPPEL (S. 268) und TRAQUAIR (Fall III) beschriebenen Krankheitsbilder möchte ich hierher rechnen, indem ich annehme, daß das Leiden eine im Chiasma lokalisierte retrobulbäre Neuritis war, wie ich auch für eine Anzahl von Stauungspapillen mit schnell eingetretener Amaurose den Nachweis zu führen versucht habe, daß die wahre Ursache eine Neuritis retrobulbaris ist (Festschrift für E. FUCHS). Da sie die Möglichkeit einer Spontanheilung in sich schließen, muß man bei der Indikationsstellung für die Trepanation recht vorsichtig sein; denn die Sehstörung ist dann nicht die Folge der

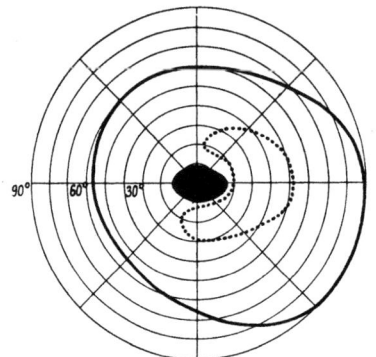

Abb. 44. Gesichtsfeld bei akuter retrobulbärer Neuritis. (Original von RÖNNE.)

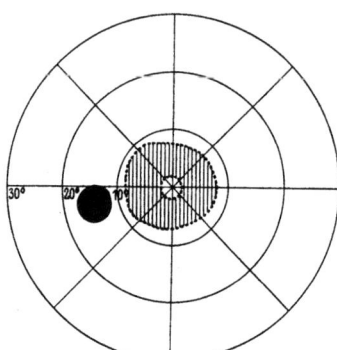

Abb. 45. Gesichtsfeld bei Neuritis retrobulbaris (Ringskotom).

Stauungspapille, sondern diese ist die Folge eines Herdes im Sehnerven oder im Chiasma. Auch REICHARD hat solche Fälle veröffentlicht.

II. Die *zweite Gruppe* wird von der gewöhnlichen akuten retrobulbären Neuritis gebildet. Die Sehstörung entwickelt sich in diesen Fällen im Laufe ganz kurzer Zeit, und die *Sehschärfe nimmt oft so schnell ab, daß der Patient angibt, er sei plötzlich blind geworden.* Fast immer wird der Anfang von charakteristischen *Schmerzen in der Orbita* begleitet. Sie strahlen in die Schläfe aus, werden bei Bewegungen der Augen heftiger und sind auch auszulösen, wenn man den Augapfel behutsam in die Orbita zurückdrängt. Mitunter treten die Schmerzen bereits einige Tage vor dem Beginn der Funktionsstörung auf, welche fast immer in der *Entwicklung eines Zentralskotoms* ihre Ursache hat, das in der Regel ein absolutes, ausnahmsweise nur ein Farbenskotom ist. Meist sind allerdings nicht nur die Fasern des papillomakulären Bündels, sondern auch die peripheren Bahnen in Mitleidenschaft gezogen. Hierdurch geht auch das periphere Farbengesichtsfeld verloren oder es entsteht ein das ganze Gesichtsfeld bedeckendes Skotom, also absolute Amaurose mit reaktionsloser Pupille. Tritt Heilung ein, so wird das Skotom nach und nach wieder kleiner, aus dem absoluten wird ein relatives für die Farben und schließlich kann auch dieses verschwinden. Häufig beobachtet man, daß das Skotom sich temporalwärts verschiebt und dadurch den Fixationspunkt freigibt. Seltener wandelt sich das Skotom in ein nieren- oder ringförmiges um, so daß das Zentrum wie eine Insel im Skotome liegt (LEBER, RÖNNE) (Abb. 45).

Ab und zu kann das Skotom ein hemianopisches Gepräge haben, und es kommt dies auch bei einseitigem Nervenleiden vor, obwohl dann die mehr oder weniger herabgesetzte Sehschärfe anzeigt, daß auch die Fasern der anderen Gesichtsfeldhälfte gelitten haben (RÖNNE). Unter dem Namen „junction scotoms" hat H. M. TRAQUAIR diese einseitigen hemianopischen zentralen Skotome besonders zusammengefaßt; sie sind in einer Lokalisation des Leidens im Vereinigungspunkt (junction) des Sehnerven mit dem Chiasma begründet. Nahe verwandt mit diesen einseitigen hemianopischen Zentralskotomen ist der Skotomtypus, den ich als Dreiquadrantenskotom bezeichnet habe und den auch TRAQUAIR untersucht hat. Das Skotom nimmt die zwei temporalen und den unteren nasalen Quadranten ein, während der obere nasale Quadrant unbeschädigt und gegen das Skotom durch eine gerade Linie vertikal wie horizontal begrenzt ist. Auch hier wird die relativ gute zentrale Sehschärfe die Verwechselung mit einem gewöhnlichen Skotom verhindern. Dieser Typus ist unzweifelhaft durch die Faseranatomie des Chiasma bedingt und wird nicht nur bei retrobulbärer Neuritis, sondern auch bei Hypophysentumoren beobachtet (TRAQUAIR).

Ophthalmoskopisch kann sich die Papille, besonders im Anfangsstadium, ganz normal zeigen. Oft stellt sich jedoch eine *leichte Verschleierung und Unklarheit des Papillengewebes* ein, die bis zu einer wirklichen Neuritis und sogar Stauungspapille anwachsen kann. Später kommt fast immer die bekannte *Abblassung der temporalen Papillenhälfte* zustande.

In der überwiegenden Mehrzahl der Fälle finden wir diese Form der retrobulbären Neuritis einseitig, nur hin und wieder doppelseitig.

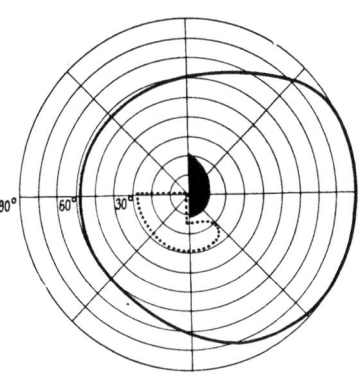

Abb. 46. Monokulares hemianopisches Zentralskotom.

Der Verlauf und die Prognose sind in dieser Gruppe durch die *ausgesprochene Tendenz zur Spontanheilung* beherrscht. Nicht selten kehrt das Sehvermögen bis zur normalen Höhe wieder, selbst wenn tage- und wochenlang Totalamaurose bestand. Fälle mit besonders lang andauernder und doch gut ausheilender schwerer Funktionsstörung haben HIGIER, LUNDSGAARD und AUGSTEIN beschrieben.

Trotz der unverkennbar möglichen Spontanheilung darf die *Therapie* indessen nicht vernachlässigt werden; denn oft wird man beobachten, daß mit dem Beginne der Behandlung auch die Wendung zum Besseren einsetzt. Allerdings spielt hier vielleicht die Bettruhe eine größere Rolle als die gemeinhin üblichen Mittel, wie Schwitzkur, Schmierkur, Strychnininjektionen usw.

Das funktionelle Endresultat nach abgelaufener Erkrankung ist durchweg gut; manchmal bleibt eine geringe Schwachsichtigkeit mit einem relativen parazentralen Skotom zurück, und auch dieses nur angedeutet insofern, als die Farben temporal vom Fixationspunkte etwas undeutlicher gesehen werden als nasal von demselben. Nur selten bleibt ein größerer Defekt, kaum je Totalamaurose zurück; doch ist dann ein Urteil schwer zu fällen, ob wirklich eine retrobulbäre Neuritis vorgelegen hat.

III. Als Typus der *dritten Gruppe* kann man LEBERs *hereditäre Neuritis* hinstellen, wenn auch anders verursachte Fälle — unter ihnen einseitige — einen entsprechenden klinischen Verlauf nehmen. Der Beginn ist ebenfalls akut, allerdings nicht so plötzlich wie bei der zweiten Gruppe; denn im allgemeinen dauert es mehrere Tage bis zu einigen Wochen, bevor der Höhepunkt des Leidens erreicht ist. Beim Ausbruch können sich Schmerzen in der Schläfe und andere Symptome seitens der Orbita finden, doch beginnt die Mehrzahl der Fälle ohne solche. Hat man Gelegenheit, das Gesichtsfeld im initialen Stadium zu untersuchen, so kann man ein *relatives Parazentralskotom* (Farbenskotom) typischer Form konstatieren, das jedoch bald in ein absolutes oder fast absolutes übergeht. Nur ganz ausnahmsweise bricht das Zentralskotom nach der Peripherie durch (LEBER, S. 257; UHTHOFF, RÖNNE). Ob die Fälle, in denen Totalamaurose festgestellt worden ist, auf richtiger Beobachtung beruhten, ist zweifelhaft. E. NETTLESHIP hat sich in der Bowman-Lecture hierüber wenigstens sehr skeptisch geäußert. Hingegen bleibt der Farbensinn in der Peripherie zumeist nicht intakt; denn man findet an das absolute Skotom im Zentrum anschließend eine relative Herabsetzung der Farbenempfindung in der Peripherie.

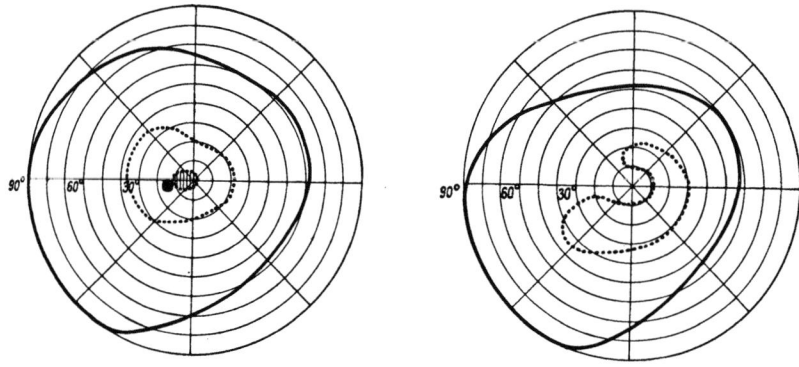

Abb. 47 u. 48. Gesichtsfeld bei Intoxikationsamblyopie.

Typisch für die Gruppe ist aber der Befund, daß die *Skotome stationär* werden. *Ebensowenig wie ihnen die Neigung zur Vergrößerung eignet, haben sie Tendenz zum Verschwinden.*

Die *ophthalmoskopischen Veränderungen* sind im Anfangsstadium unbedeutend, doch entwickelt sich nach und nach eine mäßige Neuritis nervi optici, die mit Erreichung des Höhepunktes der Krankheitsentfaltung in eine Atrophie übergeht. Dabei beobachten wir zumeist eine Abblassung der ganzen Papille, wenn auch die nasale Hälfte oft noch eine Spur rötlicher Färbung zeigt. Nach LEBER (S. 827) muß der ophthalmoskopische Befund als neuritische Atrophie bezeichnet werden, trotzdem die Kennzeichen der überstandenen Entzündung wenig zum Ausdruck kommen.

Schon oben ist gesagt worden, daß die Prognose hinsichtlich der Heilung schlecht ist; aber es kommen immerhin bei dem LEBERschen Typus wenigstens bedeutende Besserungen vor, mag dies auch eine seltene Tatsache sein. Zweifellos hängen solche günstigere Wendungen mit einer Spontanheilung zusammen; denn LEBER hat schon darauf aufmerksam gemacht, daß das Leiden bei einzelnen Familien leichter verläuft als bei anderen. Außer der eigentlichen LEBERschen Krankheit nehmen auch einzelne Fälle von disseminierter Sklerose diesen Verlauf. Ebenso dürften die diagnostisch sehr wichtigen Zentralskotome, die bei Geschwülsten des Stirnlappens auftreten (KENNEDY, LILLIE u. a., siehe S. 709), wahrscheinlich zu dieser Gruppe zu zählen sein.

IV. Zur *vierten* Gruppe gehören die Fälle von *Alkohol-Tabak-Amblyopie* und neben anders zustande kommenden Neuritiden diejenigen im Gefolge der *multiplen Sklerose*.

In der ersteren Reihe geht die *Entstehung* des Leidens so *allmählich* vor sich, daß der Zeitpunkt des Beginnes sich nur annähernd bestimmen läßt. Die Hauptsymptome sind die Beschränkung der Herabsetzung der zentralen Sehschärfe auf einen mäßigen Grad, der zumeist $6/_{60}$ nicht unterschreitet, und das bekannte negative Parazentralskotom in der typischen Form eines Ovals, welches vom blinden Fleck bis zu 5° nasal von dem Fixierpunkte hinüberreicht (Abb. 47).

In den leichteren Fällen lassen sich die Skotomgrenzen nur schwer feststellen, und die Entscheidung, ob überhaupt ein Skotom vorliegt, ist manchmal nur dadurch zu treffen, daß man die Farbmarken Rot und Grün, in schwereren

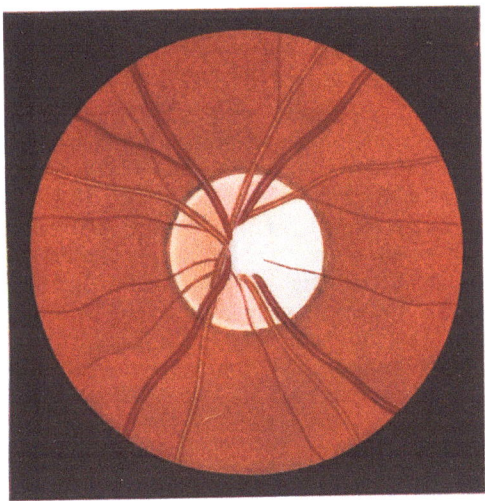

Abb. 49. Typische partielle Sehnervenatrophie bei multipler Sklerose. Temporale Abblassung der Papille. (Nach KÖLLNER.)

Fällen auch Blau, im Skotomzentrum (zwischen blindem Fleck und dem Fixationspunkte) und dann an 4 Stellen außerhalb desselben dem Patienten zur Beurteilung *vergleichsweise* vorlegt. Verwendet man ungefärbte Gesichtsfeldobjekte, die unter einem kleinen Gesichtswinkel betrachtet werden, so zeigt sich das Skotom nicht in seiner charakteristischen ovalen Form, sondern es finden sich nur, und noch dazu inkonstant, ganz kleine Skotome von wechselnder Lage innerhalb des Gebietes zwischen blindem Fleck und Gesichtsfeldzentrum (BJERRUM, GROENOUW, C. H. SATTLER). Erreicht das Leiden einen höheren Grad, so wächst das Farbenskotom in charakteristischer Weise nach oben und oben temporal (Abb. 48), und bei noch schwererer Form kann die Wahrnehmung der Farben Rot und Grün im ganzen Gesichtsfelde verloren gehen, und zwar gilt dies nicht nur für die Alkohol-Tabak-Amblyopie, sondern auch für die einschlägigen Fälle anderer Ursache. Immerhin erreicht die Störung im Zentrum des Gesichtsfeldes nicht die hohen Grade, die der vorhergehenden Gruppe eigen sind. Eine scharfe Grenze zwischen dem gewöhnlichen horizontal-ovalen Parazentralskotom und der von VAN DER HOEVE beschriebenen Skotomform, die als Folgezustand von Nebenhöhlenleiden eine mehr konzentrische Vergrößerung des blinden Flecks darstellt, läßt sich nicht ziehen. Meines Ermessens handelt es sich hierbei nur um Formen, die sich nahestehen.

Ophthalmoskopisch tritt das Leiden noch weniger hervor als bei den beiden vorhergehenden Gruppen, wenigstens bei Anwendung der gewöhnlichen Untersuchungsmethode; denn man sieht dann lediglich eine temporale Abblassung der Papille, die sich zumeist schon bei der ersten Konsultation feststellen läßt (Abb. 49). Spiegelt man aber im rotfreien Lichte, so nimmt man nach A. VOGT besonders in den Fällen der Intoxikationsamblyopie wahr, daß die normale Nervenfaserzeichnung zwischen Papille und Macula völlig verwischt und durch eine diffuse fein weißliche Marmorierung ersetzt ist. (Siehe Abb. 7, S. 391 im Abschnitt SCHIECK, Netzhauterkrankungen.)

Die *Prognose* bei dieser leichteren Verlaufsform wechselt natürlich nach der zugrunde liegenden Ursache. Während bei der multiplen Sklerose es im Wesen der ganzen Krankheit liegt, daß trotz temporärer Besserungen eine Neigung zur Progression besteht, ist die Aussicht auf Heilung bei der Intoxikationsamblyopie viel günstiger; denn hier prägt sich sogar trotz Fortsetzung des Alkohol-Tabak-Mißbrauchs eine Tendenz zur Spontanheilung aus, wie sie z. B. MARX durch Nachuntersuchung von solchen Patienten erweisen konnte.

V. In der *fünften* Gruppe vereinige ich die Fälle, in denen sich die temporale Abblassung der Papille ganz unbemerkt entwickelt und zur Zeit der Untersuchung noch keine Funktionsstörung oder doch nur eine ganz geringe feststellen läßt. Besonders schlagende Beispiele hierfür hat FLEISCHER mitgeteilt. In seinen Fällen handelte es sich um Patienten, die nach abgeheilter retrobulbärer Neuritis der einen Seite eine temporale Abblassung der Papille des betreffenden Auges darboten und bei denen die Nachuntersuchung ergab, daß auch die Papille des anderen Auges ganz latent eine temporale Abblassung bekommen hatte. So hatten beide Augen als Endresultat denselben Augenhintergrundsbefund aufgeprägt erhalten und das eine Auge hatte das dazwischenliegende wirkliche Leiden durchgemacht, ohne daß die Störung zum Bewußtsein gekommen war. Hiermit steht im Einklang, daß die isolierte temporale Abblassung bei multipler Sklerose kein ungewöhnlicher Befund ist; ich habe dieselbe Beobachtung bei Alkoholikern erhoben.

Daß bei einer ganzen Reihe ätiologisch verschiedenartiger Fälle von retrobulbärer Neuritis trotz deutlicher Abblassung der temporalen Papillenhälfte normale Sehschärfe als Endresultat angetroffen wird, könnte paradox erscheinen; findet aber seine Erklärung in folgendem. Um einen Buchstaben der Reihe $6/12$ zu erkennen, ist nicht die Hälfte, sondern nur ein Viertel der Anzahl Nervenelemente erforderlich, die zur Erkennung von $6/6$ nötig ist. Da sich aber die normale Sehschärfe $6/5$ nähert, können also $3/4$ der Perzeptionselemente verloren gehen, bevor die Sehschärfe wesentlich unter $6/6$ sinkt, obgleich der Verlust an Nervenfasern ophthalmoskopisch festzustellen ist.

Das *Symptom der temporalen Abblassung* ist an sich schwer zu erkennen, weil die temporale Papillenhälfte oft schon normalerweise blasser ist und der Kontrast zur nasalen Hälfte an Stärke wechselt. Den sichersten Aufschluß gibt die Untersuchung im aufrechten Bilde, wobei man sich zweckmäßig nach folgenden Gesichtspunkten richtet. Bei der temporalen Abblassung ist die krankhaft veränderte Partie rein sektorenförmig, während die helle Partie der normalen Papille am häufigsten einen kleinen Kreis bildet, der den temporalen Papillenrand berührt. Ferner zeigt sich auf der normalen Sehnervenscheibe eine Anzahl äußerst kleiner feiner Gefäße bis zur Grenze des gerade noch Sichtbaren, während diese in der atrophischen Partie fehlen oder nur ganz spärlich zu finden sind. Diese letztere ist endlich von einer kalten porzellanweißen opaken Farbe und zeigt eine äußerst feine Chagrinierung, das Gewebe der normalen Papille hat hingegen ein leicht „sammetartiges" Aussehen. Auch die Verwendung von Ophthalmoskopielampen mit „Tageslicht"-Filter ist empfehlenswert. Die nasale Hälfte erscheint dann deutlich gelb, die temporale weiß.

Die Einteilung der retrobulbären Neuritis **nach ätiologischen Gesichtspunkten** macht eine gewisse Schwierigkeit, insofern die ätiologisch zu trennenden Gruppen keineswegs immer mit den klinischen Verlaufsformen zusammenfallen. So kann z. B. die auf multipler Sklerose beruhende Neuritis nervi optici unter Umständen unter dem Bilde der Gruppe I—V verlaufen, LEBERs hereditäre Neuritis in leichteren Fällen den Symptomenkomplex der Intoxikationsamblyopie nachahmen, und es treten die Neuritisfälle als Folgezustand von Nebenhöhlenleiden klinisch ganz verschieden in die Erscheinung. Umgekehrt kann, wie SCHIECK hervorgehoben hat, ganz dasselbe klinische Bild die verschiedenste Ätiologie haben. Im allgemeinen kann man aber wohl sagen, daß sich *zwei Kausalitätsmomente* nachweisen lassen: *ein zugrunde liegendes und ein auslösendes*. Bekannt ist, daß die akute retrobulbäre Neuritis oft im Anschluß an eine Infektionskrankheit oder eine Erkältung auftritt, während sich die wirkliche Ursache erst später in Form des Ausbruchs der multiplen Sklerose zeigt, und es dürfte dann darüber kein Zweifel herrschen, daß auch die Neuritis retrobulbaris eine Lokalisation der Sklerose im Sehnerven und nicht der jeweils bei der Infektionskrankheit wirksamen Mikroben dargestellt hat (BLEGVAD und RÖNNE). Insofern hat auch MELLER, wenigstens theoretisch, recht, wenn er HAJEK gegenüber behauptet, daß eine ursprünglich auf Retrobulbär-Neuritis infolge von Nebenhöhlenleiden lautende Diagnose durch den späteren Ausbruch der multiplen Sklerose nicht als falsch widerlegt werden könnte und daß es nicht ausgeschlossen sei, daß beide Ursachen zusammen die Sehnervenerkrankung bewirkt haben; nur sinke dann die eine, ursprünglich in den Vordergrund getretene, zu einer Gelegenheitsursache herab. In ähnlicher Weise wirkt der Alkohol prädisponierend für den Ausbruch einer diabetischen Intoxikationsamblyopie oder einer hereditären Neuritis.

Eine weitere Schwierigkeit in der Erkennung der Ätiologie ist darin zu suchen, daß diese oft erst lange Zeit nach Eintritt des Sehnervenleidens aufgedeckt werden kann. So wird z. B. der erste Fall einer LEBERschen hereditären Neuritis in einer Familie leicht verkannt werden, der zweite Fall jedoch ohne weiteres klarliegen, und auf der anderen Seite werden wir bei dem langjährigen Vorauseilen des Sehnervensymptoms vor den sonstigen Kennzeichen einer multiplen Sklerose niemals sicher sein, daß sich nicht dennoch diese als Grundlage entpuppt. Ebensowenig ist der Erfolg einer Behandlung zur Sicherung der ätiologischen Diagnose heranzuziehen; denn alle Fälle von retrobulbärer Neuritis neigen mit wenigen Ausnahmen zur Spontanheilung. Viele von den ursächlich angeschuldigten Momenten sind außerdem so häufig, daß man auf das zeitliche Zusammenfallen kein entscheidendes Gewicht legen kann; es gilt dies für die Menstruationsstörungen ebenso wie für die Gravidität, Syphilis und Nebenhöhlenleiden. Höchstens könnten Rezidive bei nachfolgenden Schwangerschaften Beweiskraft haben. Für die Syphilis halte ich aber in Übereinstimmung mit IGERSHEIMER und E. v. HIPPEL die wenigen Fälle, die ein Zentralskotom zeigten, nicht für genügend in dem Sinne beweisend, daß eine Systemerkrankung des papillomakulären Bündels und nicht viel mehr ein zufällig innerhalb der Bahn lokalisierter syphilitischer Herd vorgelegen hat (BLEGVAD und RÖNNE, S. 229).

Nach diesen Erörterungen folge nunmehr eine Aufzählung derjenigen ätiologischen Faktoren, die in der Literatur als häufige oder auch gelegentliche Grundlagen für die retrobulbäre Neuritis aufgeführt sind. Ich fuße hierbei im wesentlichen auf den Angaben von UHTHOFF und WILBRAND-SAENGER.

Abgesehen von den mehr oder weniger selbständigen Krankheitsbildern, die im folgenden Abschnitt besonders behandelt werden, wie der Neuritis bei akuter Myelitis, multipler Sklerose, dem hereditären Sehnervenleiden LEBERs, der Alkohol-Tabak-Amblyopie, der Diabetes-Amblyopie und der retrobulbären Neuritis bei Gravidität, Lactation, sowie derjenigen bei Nebenhöhlenleiden, kommen noch gelegentlich Fälle bei anderen Infektionen und Intoxikationen zur Beobachtung, die mehr kasuistisches Interesse haben. So finden wir in der Literatur Berichte über das Vorkommen bei Syphilis, Tuberkulose, Typhus, Erysipel, Influenza, Mumps, Pneumonie, Angina, Meningitis, Intermittens, Beri-Beri, Varicellen, Encephalitis, Schutzpockenimpfung, Rubeolen, Pertussis, sowie bei Intoxikationszuständen infolge von Gravidität und Lactation, Menstruationsanomalien, Nierenkrankheiten, Carcinomatose, Hautverbrennung, Vergiftung mit Kohlenoxyd, Salicylsäure, Filix mas, Arsen, Schwefelkohlenstoff, Chlorkohlenstoff, Coffein, Datura stramonium, Canabis indica (Haschisch), Blei, Anchylostoma duodenale, Nitrobenzol, Thyreoidin, Anilin, Benzin und anderen.

Wenn wir an der von uns gegebenen Definition der retrobulbären Neuritis festhalten und zu der Gruppe nur diejenigen Sehnervenaffektionen rechnen, die das zentrale Skotom als wesentliches Moment im Sinne einer Systemerkrankung darbieten, und diejenigen Fälle ausschließen, bei denen durch eine rein zufällige Lokalisation eines Krankheitsherdes im papillomakulären Bündel ein Zentralskotom erzeugt wird, müssen wir uns trotzdem darüber im klaren sein, daß die differentialdiagnostische Abgrenzung Schwierigkeiten bereiten wird; denn schon die Unterscheidung, ob ein Skotom zufällig oder zwangsläufig ist, wird im einzelnen Falle sicher nicht leicht zu treffen sein. Auch sonst dürften gelegentliche Verwechselungen nicht ausgeschlossen sein. WILBRAND und SAENGER heben z. B. mit Recht hervor, daß eine retrobulbäre Neuritis und der Symptomenkomplex eines mit bitemporalen Skotomen einhergehenden Hypophysentumors zu Verwechselungen Anlaß geben können. Bekanntlich beginnt auch eine Tabes nicht ganz selten mit einem zentralen Farbenskotom, und es bedarf keiner Begründung, daß gerade in einem solchen Falle die richtige Erkenntnis der Sachlage außerordentlich wichtig ist. Endlich kann auch die Trennung einer akuten retrobulbären Neuritis von einer zentral bedingten Amaurose (urämische Amaurose oder zentrale Amaurose unbekannter Ätiologie, wie die Fälle von DEUTSCHMANN, TOJODA und RÖNNEs Fall VI) recht schwer sein; auch sei an die Möglichkeit einer hysterischen Erblindung erinnert.

Pathologische Anatomie. Die *Ergebnisse der mikroskopischen Untersuchungen* müssen nach den verschiedenen Gruppen beurteilt werden. Sie sind auf die einzelnen Formen indessen sehr ungleich verteilt; denn sie erstrecken sich hauptsächlich auf die Fälle von Neuromyelitis nervi optici und multipler Sklerose, sowie der Intoxikationsamblyopie, während wir über die idiopathische akute Retrobulbärneuritis und LEBERs Krankheit so gut wie gar nicht unterrichtet sind.

Bei der Schilderung der Veränderungen werden wir zweckmäßig von der Sehnervenaffektion bei der *Myelitis und multiplen Sklerose* ausgehen, welche beide Krankheiten unzweifelhaft zusammengehören. Hier wird das anatomische Bild in gleichartig typischer Form aus ganz scharf begrenzten *disseminierten Plaques* gebildet (Abb. 50), innerhalb welcher die Markscheiden fast total zugrunde gegangen sind. Mitunter kann das Leiden so ausgedehnt sein, daß man von einer Neuritis transversa totalis reden kann; aber BIELSCHOWSKY hat sicher recht, wenn er solche Zustände aus einer Konfluenz verschiedener Herde herleitet.

Diese Bildung von scharf begrenzten disseminierten Plaques ist überhaupt ein pathologisch-anatomisches Phänomen, welches ganz verschieden von der interstitiellen Neuritis und diesem Typus an die Seite zu stellen ist. Die Plaquesbildung im Sehnerv ist bisher sehr wenig untersucht, unzweifelhaft, weil sie nur bei wenigen letal verlaufenden Erkrankungen auftritt.

Meines Erachtens haben diese Herde ihre klinischen Korrelate in der Gruppe der Neuritis retrobulbaris.

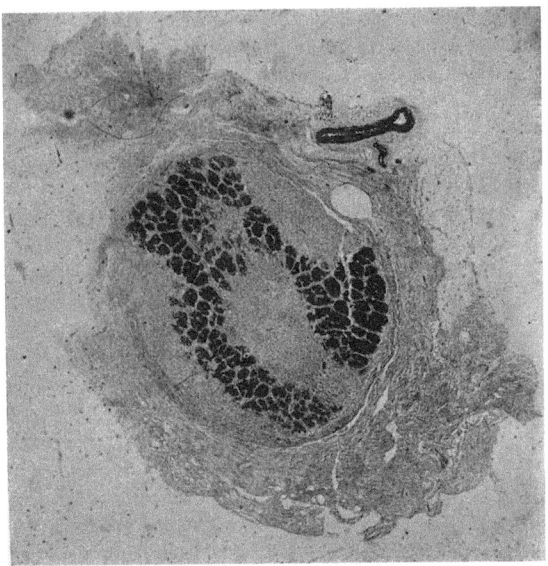

Abb. 50. Akute multiple Sklerose.

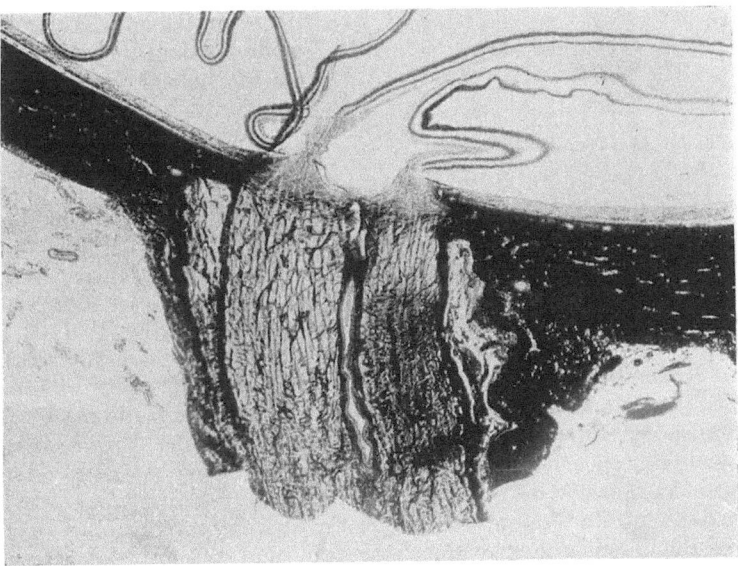

Abb. 51. Herdbildung im papillomakulären Bündel bei akuter multipler Sklerose.

Der Hauptsitz des Leidens wird am häufigsten vom Chiasma und dem intrakraniellen und canaliculären Nervenabschnitt gebildet (ACHARD und GUINON, M. BIELSCHOWSKY, DALÉN, ELSCHNIG, KALT, SHARKEY und LAWFORD, WIMMER und RÖNNE, TSCHIRKOWSKY), während in einer anderen Reihe von Fällen das

Chiasma weniger stark beteiligt angetroffen wurde (ABELSDORFF, M. BIELSCHOWSKY, RÖNNE). Doch liegt kaum ein Fall vor, in dem das Chiasma nicht Herde gezeigt hätte. In ELSCHNIGs Fall setzte sich die Degeneration sogar bis weit in den Traktus fort.

Die disseminierten Herde können überall im Opticusquerschnitt auftreten, haben aber doch vielleicht die Neigung das papillomakuläre Bündel besonders zu befallen (DALÉN, DOESCHFELD, SCHIECK, WIMMER und RÖNNE) (Abb. 51). Das hindert nicht, daß selbst bei ganz unregelmäßiger Verteilung der Herde auf den Querschnitt klinisch ein reines Zentralskotom vorliegen kann (ABELSDORFF).

Histologisch wird das Bild von dem *bedeutenden Markscheidenzerfall* beherrscht, von dem wir annehmen können, daß er plötzlich einsetzt, und der eine starke Anhäufung von Körnchenzellen in den Bindegewebssepten und im Nervengewebe nach sich zieht. An beiden Stellen können die Zellen pflasterdicht liegen. Sie sind Zeichen des im Gange befindlichen Abtransportes des degenerierten Materials, so daß man aus ihrer Menge und Lagerung auf das Alter des Prozesses schließen kann (Abb. 52). Im Gegensatz zu den stets stark affizierten Markscheiden scheinen die Achsenzylinder weniger zu leiden. Dementsprechend fehlen die sekundären Degenerationen und der funktionelle Zustand im klinischen Bilde ist in hohem Maße besserungsfähig.

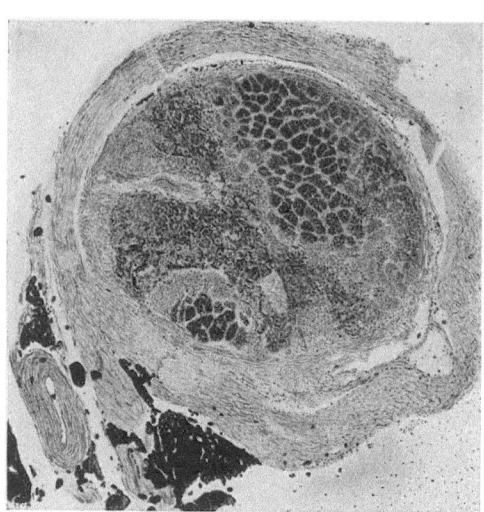

Abb. 52. Akute multiple Sklerose.

Neben den Zerfallserscheinungen finden sich immer wirkliche Entzündungszeichen in Gestalt von Lymphocyteninfiltraten um die Gefäße herum, jedoch nicht in dominierendem Umfange. Da das Leiden intrapial verläuft, sind die Dura und die anderen Scheiden nur sekundär in Mitleidenschaft gezogen, wenn man an ihnen überhaupt Veränderungen wahrnimmt. Außerdem ist hervorzuheben, daß das histologische Bild im Sehnerven demjenigen in der Medulla gleicht.

Ein *Vergleich des anatomischen Befundes mit dem klinischen Verhalten der Fälle von retrobulbärer Neuritis bei Myelitis und multipler Sklerose* ergibt folgendes: 1. Der plötzliche Beginn der Krankheit wird durch die rasche Bildung eines Herdes im Sehnerven verursacht und die späteren Veränderungen im Gesichtsfelde rühren von der Entstehung neuer Herde her, während die häufige Lokalisation im Chiasma die hemianopischen Gesichtsfeldformen erklärt. 2. Hingegen ist das zentrale Skotom durch eine Entwicklung von Plaques im papillomakulären Bündel nicht genügend sichergestellt, und man muß daher annehmen, daß die Funktion der Maculafasern stärker leidet als die der peripheren. 3. Die Heilungstendenz wird durch das relative Unversehrtbleiben der Achsenzylinder bewiesen.

Wenden wir uns nun denjenigen *Fällen retrobulbärer Neuritis zu, die ohne eine Spinalaffektion verlaufen,* so besitzen wir von dieser Art weit weniger anatomische Untersuchungen; es sind hier die Arbeiten von BIRCH-HIRSCHFELD, WILBRAND und SAENGER, RÖNNE und IGERSHEIMER zu nennen. Von diesen

Beobachtungen entspricht die von RÖNNE beschriebene ganz den Fällen mit Spinalaffektion, während die übrigen drei sämtlich eine abgegrenzte Herdbildung im Papillo-Makularbündel zeigen, und zwar handelt es sich bei dem Falle BIRCH-HIRSCHFELDs um eine Carcinomatose in den Nasennebenhöhlen, bei dem von WILBRAND und SAENGER um eine idiopathische retrobulbäre Neuritis und bei dem von IGERSHEIMER um eine zweifelhafte bereits monatealte Alkoholamblyopie. Allen ist die Herdbildung im papillomakulären Bündel gemeinsam, ohne daß dieses in seiner ganzen Länge erkrankt wäre. Nur in einem von RÖNNE untersuchten 4 Monate alten Falle von diabetischer Intoxikationsamblyopie fanden sich in dem Chiasma und im Traktus hintereinander 3 ausgesprochene Körnchenzellenherde innerhalb des Maculabündels in Perlschnurform, allerdings mit Anzeichen dafür, daß das Bündel in seiner ganzen Ausdehnung diffus gelitten hatte.

Außer IGERSHEIMERs älterem Fall liegt noch der mikroskopische Befund eines frischeren Falles von Intoxikationsamblyopie vor, den DALÉN erhoben hat. Hier ergab sich als einzige praktisch verwertbare Tatsache eine Marchi-Degeneration des ganzen Bündels vom Bulbus bis zum Corpus geniculatum ohne zellige oder vasculäre Veränderungen irgendwelcher Art und ohne eine „Herdbildung". Außer diesen beiden Beobachtungen sind in der Literatur noch eine Reihe von Untersuchungen älterer Fälle enthalten, beginnend mit der ersten Studie von SAMELSOHN. Eine Gesamtübersicht bis zum Jahre 1910 hat RÖNNE in seiner Arbeit zusammengestellt. Später sind noch die Fälle von

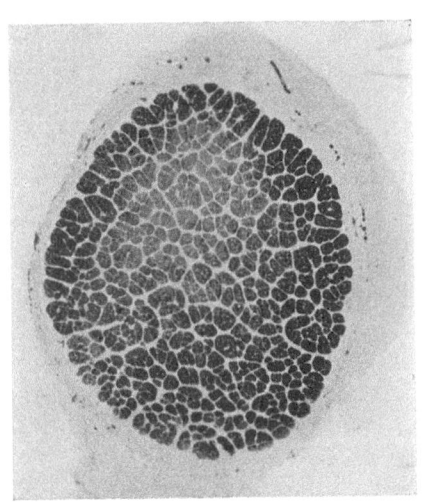

Abb. 53. Leichte Degeneration des papillomakulären Bündels.

HEGNER, THOMSEN und WILBRAND und SAENGER dazu gekommen. Die Bedeutung dieser Beobachtungen liegt vor allem darin, daß man aus der Lage des degenerierten Bezirks die Anordnung des papillomakulären Bündels im Sehnerven, Chiasma, Traktus und Corpus geniculatum festgestellt hat, doch ist ihr Wert in pathogenetischer Beziehung durch das Alter der Prozesse beschränkt. Im Anschluß an die Erklärungen UHTHOFFs in seiner großen Arbeit nehmen die meisten Verfasser die Entstehungsweise auf dem Boden einer interstitiellen Neuritis optica an, so SAMELSOHN, VOSSIUS, THOMSEN, STÖLTING, BODECKER, DE SCHWEINITZ, TOJODA, HEGNER. Eine andere Reihe von Autoren sieht in dem Leiden eine primäre Degeneration resp. eine Neuritis „parenchymatosa", weil sie in ihren Fällen keine entzündlichen Veränderungen feststellen konnten (NUEL, BIRCH-HIRSCHFELD, DALÉN, RÖNNE) (Abb. 53). SOURDILLE und in seiner ersten Abhandlung auch SCHIECK geben ein obliterierendes Gefäßleiden als Ursache an, während SACHS, SIEGRIST und WIDMARK einen vermittelnden Standpunkt einnehmen.

Literatur.

Neuritis retrobulbaris.

ABELSDORFF: Akute retrobulbäre Sehnervenentzündung bei Myelitis mit Sektionsbefund. Z. klin. Med. 85, H. 5/6. — ACHARD et GUINON: Sur un cas de myélite aigue diffuse avec double neurite optique. Arch. Méd. expér. **1899**, Nr 5, 686. — AUGSTEIN: Ein bemerkenswerter Fall von akuter doppelseitiger retrobulbärer Neuritis usw. Klin. Mbl. Augenheilk. **51**, 181 (1913).

BLEGVAD und RÖNNE: Über die Klinik und Systematik der Retrobulbärneuritiden. Klin. Mbl. Augenheilk. **65**, 206 (1920). — BIELSCHOWSKY, M.: Myelitis und Sehnervenentzündung. Berlin 1911. — BIRCH-HIRSCHFELD: Beitrag zur Kenntnis der Sehnervenerkrankungen bei Erkrankungen der hinteren Nebenhöhlen der Nase. Graefes Arch. **65**, 440 (1907). — BJERRUM: (a) Et Tilfaelde af Hemianopsia partialis. Helbredelse Localdiagnose mulig. Nord. ophthalm. Tidsskr. **3**, 71. (b) Über eine Zufügung zur gewöhnlichen Gesichtsfeldmessung usw. 10. internat. Kongreß Berlin **1890**, Abteil. X, 66. — BOUCHUT et DECHAUME: Étude histopathologique d'un cas de neuromyelite aigue. Ann. Anat. path. et Anat. norm. **4**, 357 (1927). — BULL, O.: Perimetrie. Bonn 1895.

DALÉN, A.: (a) Neuritis optica und Myelitis acuta. Graefes Arch. **48**, 672 (1899). (b) Über die anatomische Grundlage der Alkoholtabaksamblyopie. Mitt. Augenklin. Stockholm H. 8. Jena 1906. — DEUTSCHMANN: Über Amaurose durch Autointoxikation bei Carcinomatose. Beitr. Augenheilk. **1890**, H. 1, 34. — DRESCHFELD, I.: Acute disseminated myelitis. Brit. med. J. **1894**, 1174.

ELSCHNIG, A.: Klinischer und anatomischer Beitrag zur Kenntnis der akuten retrobulbären Neuritis. Arch. Augenheilk. **26**, 56 (1893).

v. GRAEFE, A.: Über Neuroretinitis und gewisse Fälle von fulminierender Erblindung. Graefes Arch. **12**, 2, 114 (1866). — GROENOUW: Über die Sehschärfe der Netzhautperipherie usw. Arch. Augenheilk. **26**, 85 (1893).

HAJEK: Kritik des rhinogenen Ursprungs der retrobulbären Neuritis. Wien. ophthalm. Ges. Z. Augenheilk. **44**, 194 (1920). — HEGNER: Über drei Fälle von Intoxikationen durch Spirarsyl, Alkohol und Sublimat mit Sektionsbefund. Klin. Mbl. Augenheilk. **48 II**, 211 (1910). — HIGIER: Ein Fall von Neuritis optica mit vierwöchentlicher doppelseitiger inkomplette Heilung ausgegangener Blindheit. Neur. Zbl. **17**, 389 (1898). — v. HIPPEL, E.: Die Krankheiten des Sehnerven. Graefe-Saemischs Handbuch 2. Aufl. 1922. S. 279 u. 285. — VAN DER HOEVE, I.: Vergrößerung des blinden Fleckes usw. Arch. Augenheilk. **67**, 101 (1910). — HOLDEN: A report of four cases of acute disseminated myelitis etc. Arch. of Ophthalm. **1911**, 569.

IGERSHEIMER: Zur Pathologie der Sehbahn. Graefes Arch. **96**, 1 (1918).

KALT: Double neurite optique avec myelite aigue diffuse. Soc. franç. d'ophtalm. 8. bis 12. Aug. 1889.

LANDAU: Ein Fall von doppelseitiger akuter peripherer Sehnervenentzündung. Zbl. Augenheilk. **1893**, 266. — LEBER, TH.: (a) Über hereditäre und kongenital angelegte Sehnervenleiden. Graefes Arch. **17**, 249 (1871). (b) Die Krankheiten der Netzhaut und des Sehnerven. Graefe-Saemischs Handbuch, 1. Aufl. 1877, S. 833. — LUNDSGAARD: Zwei Fälle von akuter retrobulbärer Neuritis. Ophthalm. Ges. Kopenhagen 21. März 1901. (Klin. Mbl. Augenheilk. **39**, 807.)

MARBURG: Retrobulbäre Neuritis optica und multiple Sklerose. Z. Augenheilk. **44**, 125 (1920). — MARX: Beitrag zur Prognose der Neuritis retrobulbaris und der Intoxikationsamblyopie. Arch. Augenheilk. **59** (1907). — MELLER: Verhältnis der Neuritis retrobulbaris zur Nasenhöhle in ätiologischer und therapeutischer Hinsicht. Ophthalm. Ges. Wien. Z. Augenheilk. **44**, 191 (1920).

NETTLESHIP, E.: On some hereditary diseases of the eye. Bowman lecture. Trans. ophthalm. Soc. **29** (1909). — NOYES, H.: Akute Myelitis mit doppelseitiger Neuritis optica. Arch. Augenheilk. **10**, 331 (1881).

REICHARD: Zwei Fälle von Stauungspapille mit Zurückgehen der Totalamaurose. Inaug.-Diss. Erlangen 1913. — RÖNNE, HENNING: (a) Pathologisch-anatomische Untersuchungen über alkoholische Intoxikationsamblyopie. Graefes Arch. **77**, 1 (1910). (b) Über das Gesichtsfeld bei hereditärer Opticusatrophie (LEBER). Klin. Mbl. Augenheilk., **48**, I, 328 (1910). (c) Über das Vorkommen eines zentralen Skotoms bei disseminierter Sklerose und retrobulbärer Neuritis. Klin. Mbl. Augenheilk. **50 II**, 446 (1912). (d) Zur pathologischen Anatomie der Sehnerven-Chiasmaleiden bei akuter disseminierter Sklerose. Graefes Arch. **83**, 506 (1912). (e) Zur pathologischen Anatomie der diabetischen Intoxikationsamblyopie. Graefes Arch. **85**, 489 (1913). (f) Über akute Retrobulbärneuritis im Chiasma lokalisiert. Klin. Mbl. Augenheilk. **55**, 68 (1915). (g) Atypische Fälle akuter Retrobulbarneuritis. Klin. Mbl. Augenheilk. **62**, 51 (1919). (h) Über Stauungspapille mit doppelseitiger plötzlicher Erblindung usw. Graefes Arch. **105**, 605 (1921). (Festschrift FUCHS.) — RÖNNE und WIMMER: Akute disseminierte Sklerose. Dtsch. Z. Nervenheilk. **46**, 56 (1912).

SAMELSOHN: Zur Anatomie und Nosologie der retrobulbären Neuritis. Graefes Arch. **28**, 1 (1882). — SANDMANN: Klin. Mbl. Augenheilk. **51**, I, 514 (1913). — SATTLER, C. H.: Beiträge zum klinischen Bild der Tabak-Alkoholamblyopie. Klin. Mbl. Augenheilk. **70**, 423 (1923). — SCHANZ: Über das Zusammenvorkommen von Neuritis optica und Myelitis acuta.

Dtsch. med. Wschr. 1893, Nr 26. — Schieck, F.: Die ätiologischen Momente der retrobulbären Neuritis. Graefes Arch. 71, 466 (1909). — Sequin: On the coincidence of optic neuritis und subacute transverse Myelitis. J. nerv. Dis. 1880, 177. — Sharkey and Lawford: Acute optic neuritis associated with acute Myelitis. Brit. med. J. 1884, 1151. — Siemerling, E. und J. Raecke: Beitrag zur Klinik und Pathologie der multiplen Sklerose usw. Arch. f. Psychiatr. 53, 385 (1914). — Steffan: Beitrag zur Lehre des Zusammenhangs der Erkrankungen der Sehnerven mit denen des Rückenmarks. Heidelberg. Ber. 1879, 90.

Tojoda, T.: Über 2 Fälle von chronischer Intoxikationsamblyopie mit vorbeigehender vollständiger Erblindung usw. Klin. Mbl. Augenheilk. 45 I, 178 (1907). — Traquair, H. M.: (a) Bitemporal Hemiopia. Brit. J. Ophthalm., April 1917. (b) Clinical Perimetry. Abb. 182. London 1927. (c) The Differential Characters of the Scotomata and their interpretion. Doyne lecture. Trans. ophthalm. 43 (1923). (d) Acute retrobulbar neuritis affecting the optic chiasma and tract. Brit. J. Ophthalm. 9, 433 (1925). — Tschirkowsky: Stauungspapille bei Sclerosis disseminata. Klin. Mbl. Augenheilk. 53, 527 (1914).

Uthoff, W.: (a) Beiträge zur Pathologie des Sehnerven und der Netzhaut. Berlin 1884. (b) Untersuchungen über den Einfluß des chronischen Alkoholismus auf das menschliche Sehorgan. Graefes Arch. 32—33 (1887). (c) Die Augenstörungen bei Vergiftungen usw. Graefe-Saemischs Handbuch, 2. Aufl., Bd. 11, S. 2a.

Vogt, Alfred: Die Nervenfaserzeichnung der menschlichen Netzhaut im rotfreien Licht. Klin. Mbl. Augenheilk. 66, 718 (1921).

Wilbrand und Saenger: Neurologie des Auges. Bd. 5, S. 99. 1913.

Nachdem wir im vorhergehenden uns mit der Stauungspapille, der Neuritis simplex und der Neuritis retrobulbaris in Gesamtübersichten beschäftigt und Einblick in die verschiedenen Formen genommen haben, unter denen der Sehnerv erkranken kann, gehen wir zur *Betrachtung der einzelnen Sehnervenleiden als klinische Erscheinungen* über. Wir beginnen dabei wieder mit der Stauungspapille.

B. Das Vorkommen der Stauungspapille und der Neuritis nervi optici.

1. Stauungspapille bei Tumor cerebri.

Statistisches. Die Gehirngeschwülste nehmen schon rein zahlenmäßig als Ursache der Stauungspapille den ersten Platz ein. Kampherstein bringt folgende Zusammenstellung auf Grund von 200 durch Uthoff beobachteten Fällen.

Hirntumor	134	Hydrocephalus	3	Anämie	2	Turmschädel	3
Lues cerebri	27	Meningitis	2	Cysticercus	2	Unsichere Diagnose	4
Tuberkulose	9	Nephritis	3	Sinusthrombose	2		
Hirnabsceß	7	Dsgl. mit Bleivergiftung	1	Knochennarbe	1		

Mithin machen in der vorstehenden Aufstellung die Gehirntumoren etwa 67% sämtlicher Fälle von Stauungspapille aus. Andererseits berechnet Leslie Paton die Frequenz der Stauungspapille und Neuritis bei den Fällen von Hirntumor auf 80%, J. M. Martin auf 76%.

Sitz des Tumors. Indessen ist das Auftreten der Stauungspapille auch an den Umstand gebunden, daß bestimmte Gehirnregionen als Sitz des Leidens die Sehnervenveränderung leichter, andere weniger häufig hervorrufen. Wir besitzen hierüber größere Zusammenstellungen von Edmunds und Lawford, Martin und Leslie Paton und vor allem von Uthoff in der Bearbeitung des Themas für die 2. Auflage des Handbuchs von Graefe-Saemisch. Wenn auch Wilbrand und Saenger mit Recht darauf hinweisen, daß eine Stauungspapille bei jedem Sitz des Tumors im Gehirn vorhanden sein oder fehlen kann, so läßt sich doch im allgemeinen folgende Schilderung geben.

Am bekanntesten ist wohl, daß *Tumoren der Hypophysengegend relativ selten zur Stauungspapille führen*; denn hier beträgt der Prozentsatz nur 30 bis 50% (MARTIN, LESLIE PATON, UHTHOFF). Noch geringer ist nach UHTHOFF die Häufigkeit bei den mit Akromegalie verlaufenden Fällen (unter 207 allerdings nicht durchgängig ophthalmoskopierten Fällen nur 22 Stauungspapillen), was er damit erklärt, daß bei Akromegalie die Diagnose in einem früheren Stadium gestellt wird; aber es ist eine Tatsache, daß bei Hypophysenaffektionen die einfache Sehnervenatrophie etwas öfter vorkommt als die Stauungspapille. Sie schließt sich der allgemeinen Wahrnehmung an, daß *bei Geschwülsten an der Gehirnbasis überhaupt die Stauungspapille relativ selten* ist. Nach UHTHOFF treffen wir die Stauungspapille nur in 60% der primären, in 25% der metastatischen Basistumoren an. Es scheint also, als ob die metastatischen Geschwülste im ganzen noch weniger häufig zum Papillenödem führen als die primären.

Auch bei den seltenen *Tumoren der Medulla oblongata* ist die Stauungspapille *keineswegs oft* zu beobachten (WILBRAND und SAENGER), ja nach den Erfahrungen UHTHOFFs soll sie sogar so gut wie niemals dabei vorkommen. Das Gleiche ist zu sagen von der Entwicklung der *Geschwülste in dem Pons*, wenigstens im Anfangsstadium. Im Endstadium setzt die Stauungspapille häufiger ein, was nach UHTHOFF damit zusammenhängt, daß die Geschwulst im weiteren Wachstum auf den vierten Ventrikel übergreift. Gehen wir mit unserer Betrachtung weiter nach vorn, so haben wir in der *Region der Vierhügel* plötzlich eine Stelle erreicht, die als Ort eines Tumors für die Entwicklung der Stauungspapille *größte Bedeutung* gewinnt; denn nach MARTIN ziehen hier zur Entwicklung gelangende Geschwülste in 100%, nach UHTHOFF in 85% eine Stauungspapille nach sich. Das Gleiche gilt vom *Cerebellum*, bei dessen Tumoren die Stauungspapille nicht nur eines der häufigsten (EDMUNDS und LAWFORD 87%, MARTIN 90%, PATON 100%, UHTHOFF 88%), sondern auch der am frühesten auftretenden Symptome ist. Diese hohe Frequenz ist am natürlichsten auf die innigen Beziehungen des Cerebellums zum Ventrikel zurückzuführen und speziell die Möglichkeit einer Absperrung des Aquaeductus Sylvii mit nachfolgendem Hydrocephalus im III. Ventrikel zu bedenken. Aus demselben Grunde geben auch die seltenen *Epiphysistumoren* einen Prozentsatz von fast 100% Stauungspapille. *Großhirntumoren* erzeugen dagegen nach UHTHOFF nur 80%. Was die einzelnen Bezirke der Hemisphären anbelangt, so sollen Tumoren der motorischen Region verhältnismäßig selten Stauungspapille hervorrufen (EDMUNDS und LAWFORD, MARTIN). Von PATON wird angegeben, daß die Augenerkrankung beim Sitz des Tumors in der Rinde häufig ist, dagegen seltener bei den subcorticalen Tumoren beobachtet wird, die von der weißen Hirnsubstanz ausgehen (14 Fälle mit normaler Papille unter 32 Tumoren). Auf der anderen Seite herrscht darüber Einigkeit, daß die von der Dura ausgehenden Geschwülste, die das Gehirngewebe nur komprimieren und nicht infiltrieren, weniger häufig zu ophthalmoskopischen Symptomen Anlaß geben. Über Stauungspapille und Zentralskotom bei Geschwülsten des Stirnlappens siehe S. 709.

Im Gegensatz zu der gewöhnlichen Anschauung, daß die Lokalisationen der Geschwulst im Gehirn das besonders frühzeitige Auftreten einer Stauungspapille bestimmt, erscheint es CHRISTIANSEN richtiger, anzunehmen, daß Stauungspapille hauptsächlich bei denjenigen Gehirngeschwülsten beobachtet wird, die nur wenig Ausfallserscheinungen hervorrufen und bereits eine bedeutende Größe erlangt haben müssen, wenn der Patient zur Untersuchung kommt und bei denen also der Hirndruck das klinische Hauptsymptom ist. So fehlte Stauungspapille in der Hälfte der Fälle von Tumoren in der motorischen Region, indem die Diagnose sich hier auf der Basis der fokalen Symptome stellen ließ, während der Gehirndruck fehlte. Die Kleinhirngeschwülste geben oft Stauungspapille, weil sie sehr große Dimensionen erreichen, ehe die Symptome alarmierend auf den Patienten einwirken. Die intrapontinen Tumoren erzeugen im Anfangsstadium relativ selten Stauungspapille, da die Kerne und intrapontinen Fasern ganz anders empfindlich gegenüber pathologischen Einwirkungen sind, als die peripheren motorischen Schädelnerven. Daß Stauungspapille bei den cerebello-pontinen Winkeltumoren relativ häufig ist, hat seinen Grund darin, daß die Trigeminusaffektion retroganglionär ist und daher nicht Neuralgien erzeugt, dagegen wird die Stauungspapille selten in den Fällen von Tumor im Ganglion Gasseri gefunden, wo frühzeitig Neuralgien auftreten.

Hier sei auch eine Übersicht von UHTHOFF wiedergegeben, die die prozentuale Häufigkeit der Stauungspapille und Neuritis nervi optici, sowie der anderen Augenveränderungen bei den einzelnen intrakraniellen Leiden zeigt.

	Stauungspapille	Neuritis optici	Neuritische Atrophie	Einfache Atrophie	Homonyme Hemianopsie	Doppelseitige Hemianopsie	Temporale Hemianopsie
Großhirntumor	52,9	18,4	7	1,1	17,2	0,2	1
Kleinhirntumor	53	24	11	1,1	0,4	0,2	1
Großhirnabsceß	23	21	0,3	1,1	9	0,3	1
Kleinhirnabsceß	23	22	0,3	1,1	9	0,3	1
Hirnerweichung	1,4	2,2	0,3	0,5	39,9	11,4	1
Hirnblutung	11	6,5	0,3	0,9	28,7	5,6	1
Hirnsyphilis	14	12		14	11	5,6	6
Nicht geplatzte Aneurysmen der basalen Hirnarterien	10	12		12	4	5,6	4
Hypophysistumoren	9	8,5	21		3	5,6	32
Meningitis tuberculosa	5	29	1	12	3	5,6	32
Meningitis serosa und Hydrocephalus internus	23	20		19	3	5,6	32

Aus der Tabelle ist ersichtlich, daß *die Stauungspapille ihre größte Frequenz beim Hirntumor, die Neuritis bei der Meningitis tuberculosa zeigt.*

Was nun die *Entwicklung der Stauungspapille bei Hirntumor in beiden Augen* anlangt, so ist die *Doppelseitigkeit* so gut wie immer anzutreffen und der Grad der Schwellung beiderseits fast gleich. SIR VICTOR HORSLEY hat allerdings auf Grund der Beobachtung von ungleichmäßiger Entwicklung des Leidens im rechten und im linken Auge den Schluß zu ziehen versucht, daß in solchen Fällen der Sitz des Tumors auch die Seite der vermehrten Schwellung bestimme, doch haben andere Untersucher (MOHR, WILBRAND und SAENGER, MARTIN, KRAUSS) zwar im großen und ganzen die Kontralateralität seltener gefunden als die Kollateralität, aber es wird auch das Umgekehrte gemeldet (PATON). Deswegen dürfen wir feststellbare Unterschiede nur mit größter Vorsicht zur Tumorlokalisierung verwenden. Höchstens läßt sich eine einseitige Stauungspapille, wenn die Umstände dafür sprechen, dahin deuten, daß vielleicht in der einen vorderen Schädelgrube ein basaler Hirntumor auf den einen Nervus opticus oder das Foramen opticum seine Wirkung entfaltet, doch begegnen wir dann in der Regel einer einfachen Opticusatrophie auf der Tumorseite und infolge der allgemeinen Drucksteigerung in der Schädelkapsel einer Stauungspapille am anderen Auge. Hierher gehören die Fälle von WILBRAND und SAENGER und UHTHOFF.

Seltener wohnt der Kombination von einseitiger Stauungspapille und temporaler Hemianopsie dieselbe Bedeutung inne, wie aus den Beobachtungen von BRUDENELL-CARTER und UHTHOFF hervorgeht. Auch ich sah einen Fall, in dem ein Basisgliom, das das Chiasma umwachsen hatte und vielleicht von diesem ausgegangen war, links schwere Stauungspapille mit Amaurose und rechts temporale Hemianopsie erzeugt hatte.

Die *einseitige Stauungspapille bei Orbitalaffektionen* werden wir in einem besonderen Kapitel behandeln (S. 698).

Die *histologische Natur des Hirntumors* ist für die Häufigkeit der Stauungspapille ohne Belang, doch ist die *Größe des Tumors* nicht bedeutungslos, wenn auch ein ganz kleiner Tumor eine erhebliche Stauungspapille auszulösen vermag. Unbestritten spielt aber die *Schnelligkeit des Wachstums* eine Rolle und nach der Meinung UHTHOFFs das Auftreten des *komplizierenden Hydrocephalus*, womit die Tatsache übereinstimmt, daß besonders die in der Nähe des III. und IV. Ventrikels liegenden Geschwülste gern Papillenödem verursachen. Mit Recht betonen ferner GONIN und DUFOUR den Parallelismus zwischen dem Vorkommen von Stauungspapille und den klinischen Hirndrucksymptomen, und LESLIE PATON, der die bei der Eröffnung der Schädelhöhle erkennbar werdende Spannung der Dura als Kriterium für die Drucksteigerung gelten läßt, weist diese Parallele zahlenmäßig nach. Die direkten Messungen des Liquordrucks durch die Lumbalpunktion oder Ventrikelpunktion zeigen auch ganz deutlich ihre hervorragende Bedeutung für die Entstehung der Stauungspapille. Gelegentlich finden wir aber niedrigen Lumbaldruck bei Abschluß des Lumbalsacks von dem Ventrikelsystem infolge eines Tumors der hinteren Schädelgrube (CORDS). Umgekehrt kommt es vor, daß in Fällen von erhöhtem Lumbaldruck keine Veränderungen an der Papille feststellbar sind (WILBRAND und SAENGER).

Der *weitere Verlauf und die Prognose* hängen natürlich wie beim Hirntumor im wesentlichen von der Ursache der Stauungspapille ab. Bleibt diese bestehen und wird die Stauungspapille sich selbst überlassen, so sehen wir immer wieder, daß die Papillenschwellung in Atrophie übergeht und die Funktion des Auges mehr und mehr leidet. Wann dieses Stadium erreicht wird, ist im allgemeinen schwer vorauszusagen, und wohl jeder Augenarzt hat schon die Erfahrung gemacht, daß dieser Zeitpunkt überraschend schnell nahen kann. Nach UHTHOFF kann man im großen und ganzen bei 75% die Erblindung nach 3 Monaten von dem Eintritt der ersten Sehstörung ab gerechnet erwarten. Andererseits behielten nach demselben Autor trotz richtig diagnostizierten Hirntumors und trotz Unterlassens einer Operation 15% eine gute Sehkraft in einem Zeitraum von 1—6 Jahren. Selbst bei später anatomisch festgestelltem Hirntumor ist spontaner Rückgang der Stauungspapille, manchmal unter Auftreten von Rezidiven vereinzelt, doch sicher beobachtet worden. Solche Fälle haben JACOBSOHN und JAMASIE, OPPENHEIM (Fall 16), V. HERTZ, F. ASK, REDLICH beschrieben. In dem Falle von V. HERTZ lagen sogar 15 Jahre zwischen dem ersten Anfall und dem Rezidiv. Die Erklärung für diesen außergewöhnlichen Vorgang gibt die Lokalisation des Tumors insofern, als ein langsam wachsendes Ponsgliom vorlag, das wegen seiner Lage in der Brücke zwar relativ wenig Neigung zur Erzeugung einer Stauungspapille hatte, aber durch die Nachbarschaft des Aquaeductus Sylvii eine temporäre Absperrung des III. Ventrikels veranlassen konnte.

Eine gewisse *Spontanheilung* ist dann gegeben, wenn der Liquor cerebrospinalis durch eine *Fistel nach der Nase* zu Ablauf gewinnt. E. V. HIPPEL hat eine Reihe solcher Fälle zusammengestellt. Mitunter steigt damit auch das Sehvermögen bedeutend, so im Falle von DAVIDS. Auch ASK beobachtete einen einschlägigen Fall, in dem der Liquor in die Orbita abfloß und Exophthalmus erzeugte.

In einer anderen Reihe von Fällen (Hirnsyphilis und Hirnabsceß, Pseudotumor, Meningitis serosa, Hydrocephalus internus) kommt das Rezidivieren einer Stauungspapille häufiger vor, so daß UHTHOFF (Bowman-Lecture) in 5% der mit tumorartigen Cerebralsymptomen einhergehenden Fälle einen spontanen Rückgang für möglich hält.

Gerade diese an sich zur Spontanheilung neigenden Fälle spielen bei der Beurteilung der Prognose und der Behandlungsmöglichkeit im einzelnen eine große praktische Rolle. Auf die Möglichkeit der falschen Diagnose bei angenommenem Tumor cerebri hat zuerst J. HUGHLINGS JACKSON 1876 aufmerksam gemacht, doch verdanken wir OPPENHEIM und NONNE vor allem eine schärfere Abgrenzung des Symptomenkomplexes. Nach LUTZ ist dabei gerade die Beobachtung der Spontanheilung einer Stauungspapille geeignet, an der Diagnose Tumor cerebri zu zweifeln. Daß andererseits eine wirklich vorhandene kleine Geschwulst eine Meningitis serosa auslösen kann, deren Symptome das Tumorbild verschleiern, ist ebenso möglich (CHRISTIANSEN).

Literatur.

Stauungspapille bei Tumor cerebri.

ASK, F.: Ein Fall von Iris- und Hirntuberkulose. Hosp.tid. (dän.) 1910, 649.
BORBERG, N. CHR.: Über Pseudotumor cerebri. Bibl. Laeg. (dän.) März 1916. — BRUDENELL-CARTER: Brit. med. J. 1, 679 (1887).
CHRISTIANSEN, V.: (a) Les tumeurs du cerveau. Paris: Masson 1921. (b) Die diagnostische Bedeutung der Stauungspapille. Hosp.tid. (dän.) 1924, Nr 41—42. — CORDS: Über den Liquordruck bei Stauungspapille. Klin. Mbl. Augenheilk. 69, 678 (1922).
DAVIDS, H.: (a) Hypophysenganggeschwulst (ERDMANN) bei Atrophie nach Stauungspapille und Spontanabfluß von Cerebrospinalflüssigkeit aus der Nase. Graefes Arch. 115, 1 (1924). (b) Zur Arbeit E. v. HIPPELS: Über weitere Erfahrungen usw. Graefes Arch. 108, 178 (1922).
EDMUNDS WALTER and I. B. LAWFORD: An analysis of cases of intracranial tumour with respect to the existence of optic neuritis. Trans. ophthalm. Soc. 4, 172 (1884). — WILBRAND und SAENGER: Neurologie des Auges. Bd. 4, Abt. 2, S. 534. 1912.
GOWERS, W.: A lecture on a case of unilateral optic neuritis from intracranial tumour. Lancet 10. Juni 1909.
HERTZ, V.: Glioma Aquaeductus sylvii. Hosp.tid. (dän.) 1906, 1018. — v. HIPPEL, E.: Die Krankheiten des Sehnerven. Graefe-Saemischs Handbuch 2. Aufl. 1921. — HORSLEY: (a) Oxford address. Juli 1908. Ophthalmoscope, Sept. 1908, 658. (b) Presidential address. Brit. med. Assos. 1906. — HUGHLINGS JACKSON, J.: Roy. Hosp. Rep. Lond. 1876.
JACOBSOHN und JAMASIE: Zur Pathologie der Tumoren der hinteren Schädelgrube. Arch. f. Psychiatr. 29 (1896).
KRAUSS, W. C.: Cerebral neoplasm. N. Y. med. J. 2, 154 (1898).
LUTZ, A.: The Eye Symptoms in Pseudotumor cerebri. Arch. of Neur., Nov. 1919, 539.
MARTIN, I. M.: The localising value of optic neuritis in intracranial tumours. Lancet 10. Juli 1897, 81. — MOHR, TH.: Zur Frage der diagnostischen Verwertbarkeit der einseitigen Stauungspapille und des einseitigen Exophthalmus bei Hirntumor. Klin. Mbl. Augenheilk. 50 II, 401 (1912).
NONNE: Über Fälle vom Symptomenkomplex Tumor cerebri mit Ausgang in Heilung (Pseudotumor cerebri) und über letal verlaufende Fälle von Pseudotumor cerebri mit Sektionsbefund. Dtsch. Z. Nervenheilk. 27, 169 (1904).
OPPENHEIM: Mschr. Psychiatr. 18, H. 2.
PATON, LESLIE: A clinical study of optic neuritis in its relationship to intracranial tumour. Brain 32, 65 (1909).
REDLICH: Demonstration eines Hirntumors mit regressiven Erscheinungen. Wien. klin. Wschr. 1913, 82.
SCHULTZ ZEHDEN: Ein Beitrag zur Kenntnis der Genese einseitiger Stauungspapille. Klin. Mbl. Augenheilk. 43 II, 153 (1905).
UHTHOFF, W.: (a) Graefe-Saemischs Handbuch 2. Aufl., Bd. XI, S. 1159. 1915. (b) Ophthalmic experiences and considerations on the surgery of cerebral tumours and Tower scull. Bowman Lecture, Trans. ophthalm. Soc. U. Kingd. 1914.

Die Behandlung der Stauungspapille bei Tumor cerebri.

Die ideale Therapie bei einer Stauungspapille infolge Hirngeschwulst ist natürlich die *radikale Entfernung des Tumors*. Da diese aber nur in einem relativ kleinen Prozentsatz möglich ist, bleibt der palliativen Behandlung ein weites Feld. Selbstverständlich kommen hier nur diejenigen Fälle in Betracht, bei denen die Stauungspapille direkt vom Hirndruck und nicht etwa durch die Lokalisation einer lokalen Erkrankung in dem Sehnerven oder Chiasma hervorgerufen ist. Wir haben indessen schon oben darauf hingewiesen, daß die genaue Feststellung gerade dieser Unterschiede recht schwierig sein kann. Namentlich die Fälle, in denen bei Kindern, seltener bei Erwachsenen die Stauungspapille rasche Erblindung zeitigt, erheischen große Vorsicht bei der Stellung der Indikation bezüglich eines operativen Eingriffs (E. v. HIPPEL, UHTHOFF). Nach meiner Ansicht ist die Mehrzahl derselben als retrobulbäre Neuritis aufzufassen, sei sie nun einseitig oder doppelseitig, und durch die Bildung von Herden im Chiasma bedingt (siehe auch S. 709). Deshalb sind die guten Resultate der Palliativtrepanation in diesen Fällen kaum auf die Behandlung als solche zurückzuführen, sondern Folgen der Spontanheilung. Man sei daher mit der Stellung der Indikation zur Operation unter solchen Umständen besonders vorsichtig.

Abgesehen von diesen sehr seltenen Vorkommnissen ist jedoch E. v. HIPPEL darin zuzustimmen, daß man sich durch die Heilungsmöglichkeit der Stauungspapille bei evtl. vorliegendem Pseudotumor nicht abhalten lassen soll, den operativen Eingriff rechtzeitig ausführen zu lassen; denn gerade, wenn ein progressives Hirnleiden nicht zugrunde liegt, muß unsere Fürsorge für die Erhaltung der Sehfunktion doppelt wachsam sein.

Nach unseren heutigen Kenntnissen ist der *heilsame Einfluß der druckentlastenden Operationen* auf die Stauungspapille, sowie auf die übrigen Hirndrucksymptome unbedingt anzuerkennen. E. v. HIPPEL hat aus der Literatur 221 einschlägige Fälle zusammengestellt. Von diesen starben im Anschluß an die Operation oder während der Operation 53. Bei den übrigen ging die Stauungspapille in 100 Fällen zurück, während 18mal kein Erfolg zu verzeichnen war und bei dem Rest die Angaben über das Resultat fehlen. Freilich sind die Erfolge nicht in allen Statistiken so glänzend. SENNELS sah unter seinen Fällen in 50% Besserung und B. SACHS bei 39 Dekompressionsoperationen nur 4mal einen deutlichen Rückgang der Stauungspapille.

Wenn also aus den genannten Zahlen auch der günstige Einfluß auf die Papillenschwellung klar ersichtlich ist, so bleibt doch die *relativ hohe Mortalität bei dem Eingriffe* und der in der Mehrzahl der Fälle trostlose weitere Verlauf des Gehirnleidens selbst Grund genug, um wenig ermutigend zu wirken. Andererseits kann die Operation in einigen Fällen ganz entschiedenen Nutzen stiften. Ich selbst habe einen Patienten, bei dem wegen Hirntumor eine Palliativtrepanation ausgeführt worden war, 9 Jahre lang völlig arbeitsfähig gesehen. Ähnliche günstige Resultate melden WILBRAND und SAENGER und E. v. HIPPEL. Beweisend ist der Fall von ASK. Hier wurde die Richtigkeit der Diagnose durch die Obduktion bestätigt, und trotzdem lag zwischen der Zeit des chirurgischen Eingriffs und dem Exitus eine Spanne von 5 Jahren völliger Arbeitsfähigkeit. In einem Fall von ANSCHÜTZ sind sogar 11 Jahre zwischen Operation und Sektion in voller Arbeitsfähigkeit verlaufen. Selbstverständlich liegen die Verhältnisse nur dann hoffnungerweckend, wenn die Operation zu einer Zeit vorgenommen wird, zu der Sehschärfe und Gesichtsfeld noch annähernd normal sind. In späteren Stadien operierte Fälle ergeben nach dem Inhalte aller Statistiken eine weit schlechtere Prognose.

Die *Palliativoperation* wird natürlich nur für diejenigen Fälle in Frage kommen, in denen der Sitz des Tumors nicht ausfindig zu machen ist oder eine Radikaloperation von vornherein verbietet. Seit Einführung der Serodiagnostik ist es auch nicht mehr erlaubt, die Zeit mit diagnostischen antiluetischen Kuren hinzubringen (Sir VICTOR HORSLEY), weil damit der Moment zum Eingreifen unnötig lange hinausgeschoben wird, und einige Beobachtungen beweisen, daß bei solchem Verhalten die Operation zu spät kam.

Immerhin mag es den einzelnen Ärzten überlassen bleiben, die Operation dann zu empfehlen, wenn das klinische Krankheitsbild die sichere Diagnose auf einen Hirntumor erlaubt (E. V. HIPPEL), oder den Augenblick abzupassen, in dem sich die ersten Zeichen einer beginnenden Funktionsstörung geltend machen (AXENFELD). UTHOFF macht die Entscheidung davon abhängig, ob es die Umstände gestatten, den Patienten fortgesetzt unter augenärztlicher Beobachtung zu halten oder nicht.

Was die *Ausführung der druckentlastenden Operationen* selbst anlangt, so ist zuerst die von DE WECKER und L. MÜLLER angegebene Eröffnung der *Sehnervenscheide* zu erwähnen, die auch von BRUDENELL CARTER mit Erfolg angewandt worden ist. Die Operation ist neuerdings wieder von PURTSCHER und KUBIK aufgenommen worden, aber wegen den *Gefahren der Sehnervenläsion* (MARBURG) nicht unbedenklich. *Wiederholte Lumbalpunktionen* bilden nach meinem Erachten den Eingriff der Wahl bei Stauungspapille mit plötzlicher Amaurose (auch E. v. HIPPEL). Dagegen erscheinen therapeutische Lumbalpunktionen recht gewagt bei gewöhnlichen Fällen von Gehirntumor; denn gerade bei Hirngeschwülsten, besonders denjenigen in der hinteren Schläfengrube, sind zahlreiche plötzliche Todesfälle gesehen worden (E. v. HIPPEL, TROCMÉ). Bedeutend ungefährlicher ist nach der Statistik E. v. HIPPELs der von ANTON und v. BRAMANN angegebene *Balkenstich*. Unter 22 Fällen ergaben 7 Operationen einen vollen Erfolg, 4 einen teilweisen, 10 waren ohne Wirkung und nur in 1 Falle trat nach 3 Tagen der Tod ein. Gute Wirkung vom Balkenstich wird auch von BLIEDUNG mitgeteilt, und versagt der Balkenstich, welches wohl durch spätere Verschließung der Balkenstichöffnung zu erklären ist (KÄSTNER), so kann immer noch nachträglich die *Palliativtrepanation* ausgeführt werden. Doch ziehen die meisten Operateure die letztere als sofortigen Eingriff vor. Dann empfiehlt es sich nach E. v. HIPPEL die einfache Trepanation vorzunehmen und die osteoplastische Kraniotomie zu vermeiden. Über die Aussichten einer Eröffnung der Dura während der Operation sind die Aussichten noch sehr geteilt.

Sache des Chirurgen wird es sein, die Stelle der Trepanation zu wählen. In Frage kommt der parietale, subtemporale (CUSHING) und occipitale Eingriff. Zweifellos wird man dabei durch den Hirnprolaps entstehende Lähmungen mit in Rechnung zu ziehen haben; so sah A. v. HIPPEL z. B. bei 9 linksseitigen parietalen Trepanationen 2 mal eine postoperative Aphasie.

Betreffs der Zeit, die die Stauungspapille bei gelungener Operation zum Verschwinden braucht, lauten die Angaben ganz verschieden. CUSHING sah eine Papillenschwellung von 7 dptr innerhalb von 3 Stunden sich wieder ausgleichen; doch kann man annehmen, daß in den meisten Fällen 1—3 Wochen dazu nötig sind.

Literatur.

Behandlung der Stauungspapille bei Tumor cerebri.

ANSCHÜTZ: Über Erfolge der palliativen Trepanation bei Hirndruck. Dtsch. med. Wschr. 48, 1406 (1922). — ANTON und v. BRAMANN: Balkenstich bei Hydrocephalien, Tumoren und bei Epilepsie. Münch. med. Wschr. 1908, Nr 32.

BLIEDUNG: Beitrag zur Behandlung der Stauungspapille durch Balkenstich. Z. Augenheilk. 53, 199 (1924).

CUSHING: Establishment of cerebral hernia as a decompressive measure for inaccessible brain tumours. Surg. etc. Okt. **1905**.

GRULLON, M. A.: Conduite à tenir dans les states papillaires au cours des syndromes intercranielles. Paris: Louis Arnette 1927.

HERZOG, H.: Zur Ätiologie der rhinogenen Neuritis optica. Arch. f. Laryng. **33**, H. 3, 604 (1920). — v. HIPPEL, A.: Meine bisherigen Erfahrungen über die Palliativtrepanation bei Papillitis. Klin. Mbl. Augenheilk. **49 II**, 47 (1911). — v. HIPPEL, E.: (a) Über die Palliativtrepanation bei Stauungspapille. Leipzig 1909. — (b) Die drucklastenden Methoden zur Bekämpfung der Stauungspapille, Rückblick und Ausblick. Dtsch. med. Wschr. **1925**, 1225. (c) Weitere Mitteilungen über die Palliativoperationen, speziell den Balkenstich bei der Stauungspapille. Graefes Arch. **84**, 170 (1913). (d) Weitere Erfahrungen über die Ergebnisse der druckentlastenden Operationen bei der Stauungspapille. Graefes Arch. **101**, 362 (1920). — HORSLEY: 4. Jverslg. Ges. dtsch. Nervenärzte Berlin **10**.

KÄSTNER, H.: Erfahrungen mit dem Balkenstich an der Leipziger chirurgischen Klinik usw. Arch. klin. Chir. **121**, 522 (1922). — KUBIK, J.: Zur Behandlung der Stauungspapille mit der Sehnervenscheidenexcision. Klin. Mbl. Augenheilk. **66**, 898 (1921).

MARBURG, O.: Einiges über Grundlagen, Komplikationen und Erfolge der Sehnervenscheidentrepanation nach MÜLLER. Graefes Arch. **105**, 590 (1921). (Festschrift FUCHS.) — MÜLLER, L.: *Demonstration.* Sitzgsber. 7. April 1916. Med. Klin. **1916**, 427.

PURTSCHER: Ein Beitrag zur MÜLLERschen Sehnerventrepanation. Klin. Mbl. Augenheilk. **62**, 140 (1919). (Ref.)

SACHS, B.: Shal we decompress for chohed disk. Arch. of Neur. 8, 515 (1922). — SENNELS: On effects of relaxing trepanning in cases of brain pressure. Acta ophthalm. (Kobenh.) 2, 97 (1924). — SIEGRIST: Ein Beitrag zur Heilwirkung der Lumbalpunktion bei Stauungspapille. Klin. Mbl. Augenheilk. **65**, 109 (1920).

TROCMÉ: De la thérapeutique palliative dans les tumeurs de l'encéphale. Thèse de Paris **1909**.

DE WECKER: Sur l'incision du nerf optique dans certains cas de nevroretinite. Congrès de Londres. C. r. **1873**, 11.

2. Symptomatische Stauungspapille und Neuritis bei anderen Gehirnleiden.

Bei einer ganzen Reihe von anderen Hirnleiden tritt die Stauungspapille bzw. die Neuritis optica unter solchen Verhältnissen auf, daß man mit einer gewissen Wahrscheinlichkeit die Steigerung des Hirndrucks als auslösendes Moment betrachten kann. Von den eigentlichen Neubildungen leiten die Tuberkulome und Gummata als Zwischenglied zu diesen Fällen über.

In erster Hinsicht spielt hier der *Hirnabsceß* eine Rolle. Nicht ganz so oft wie beim Hirntumor stellt sich beim unkomplizierten Hirnabsceß die Stauungspapille ein (UHTHOFF), und man kann annehmen, daß mit der Verfeinerung seiner Diagnose durch die otologischen Methoden der Prozentsatz ein noch kleinerer wird. Ungefähr die gleiche Frequenz weist beim Hirnabsceß die Neuritis optica auf. Hingegen spricht nach UHTHOFF eine neuritische Atrophie gegen die Wahrscheinlichkeit, daß ein Absceß vorliegt, weil dieser akuter verläuft. Wir werden auf diese Verhältnisse noch bei der Besprechung der entzündlichen, besonders der otogenen Hirnleiden zurückkommen.

Von anderen raumbeengenden intrakraniellen Krankheiten erzeugen die *Cysticerken* und *Echinokokken* in 30—40% Stauungspapille und Neuritis nervi optici, die *Aneurysmen* an den Gehirnarterien in 20% eine Sehnervenkomplikation. Gelegentlich können auch *Apoplexien* und *Erweichungsherde* Papillenödem hervorrufen.

Von recht großer Bedeutung und charakteristischem klinischen Habitus sind dagegen die *Sehnervenleiden bei Schädeldeformitäten*, die auch Exophthalmus und Strabismus divergens mit sich bringen. Namentlich unter den Zöglingen der Blindenanstalten trifft man solche Patienten an; so hatten in Sachsen 10% der Insassen *Turmschädel* (MELTZER), in Kopenhagen 14% (HARALD LARSEN), wobei das Überwiegen der Knaben gegenüber den Mädchen (85 zu 15%) auffällt.

Die Ursache dieser (auch im Abschnitt ,,Pathologische Anatomie der Hirnbasis, Bd. VI, von WOHLWILL geschilderten) Schädeldeformität ist die verfrühte Synostose einzelner Schädelnähte, vor allem der Sutura coronaria oder sagittalis (ENSLIN). Von der Lage der Sutur, die primäre Synostose eingeht, hängt es ab, welche Schädelform resultiert (Oxycephalus, Skaphocephalus, Klinocephalus) (Abb. 54 u. 55).

Außerdem findet sich noch eine weitere Eigentümlichkeit in Gestalt der kleinen buckelförmigen Hervorwölbung ungefähr in der Höhe der viereckigen Fontanelle, die schon in einem frühen Stadium die Diagnose des Turmschädels erlaubt [HARALD LARSEN (Abb. 56)].

Das Endstadium ist charakteristisch genug und wird vor allem auf der Röntgenplatte an dem Hervortreten der Juga cerebralia und der Impressiones

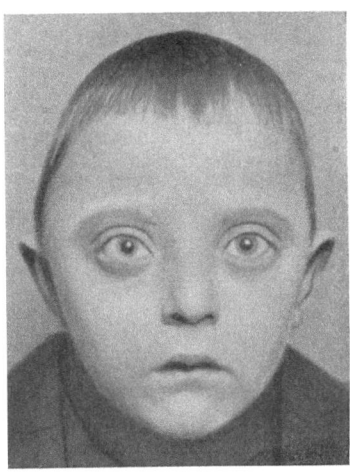
Abb. 54. Turmschädel. (Nach ENSLIN.)

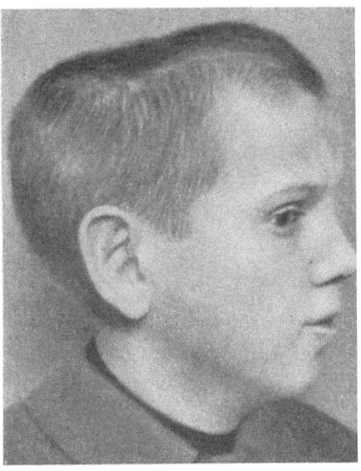
Abb. 55. Turmschädel. (Nach ENSLIN.)

digitatae deutlich. Die Entstehung der Stauungspapille ist in das frühe Stadium zu verlegen, in dem die Patienten nur selten dem Augenarzte zugeführt werden, so daß dieser zumeist erst in die Lage kommt, den Augenhintergrund zu spiegeln, wenn der Prozeß zur Atrophie geführt hat. Ihre Genese wird verschieden erklärt. Die einen sehen in dem Opticusleiden die Folge des Mißverhältnisses zwischen dem platzbeanspruchenden wachsenden Gehirn und der Kleinheit der Schädelkapsel, also des Hirndrucks, die anderen in der Verengerung des knöchernen Kanals (v. MICHEL, TAULICK, MANZ im Gegensatz zu BONNEVILLE, VARSCHUTZ und LARSEN), und BEHR bringt es mit der Verschiebung in Zusammenhang, die die anatomischen Verbindungen zwischen den den Kanal umgebenden Knochen erfahren, wodurch die Optici zwischen Carotis communis und der am oberen Rande des Foramen opticum befindlichen Duraduplikatur (siehe S. 654) eingeklemmt werden.

Als Regel kann gelten, daß *im Gegensatz zur Tumorpapille nicht völlige Erblindung* eintritt und die Patienten zwar der Blindenfürsorge anheimfallen, aber nicht ganz hilflos sind. Auch günstigere Endausgänge kommen vor, und es können trotz ausgesprochenen Turmschädels die Papillen normal bleiben. MEHNER mißt in dieser Hinsicht dem Alter eine Rolle bei, in dem die Synostose zustande kommt. Das Sehnervenleiden ist immer doppelseitig, doch kann der Grad der Sehstörung rechts und links verschieden sein.

Das Gesichtsfeld zeigt wie das bei Stauungspapille am häufigsten konzentrische Einengung, nicht selten auch Störungen der Mitte bei erhaltener Peripherie oder partielle Defekte.

Der Exophthalmus ist ein durch die Deformität der Orbita bedingtes Symptom, das unter Umständen ganz außergewöhnliche Grade annehmen kann (UHTHOFF, l. c. S. 1433, Abb. 135). Auch das Auswärtsschielen ist die Folge

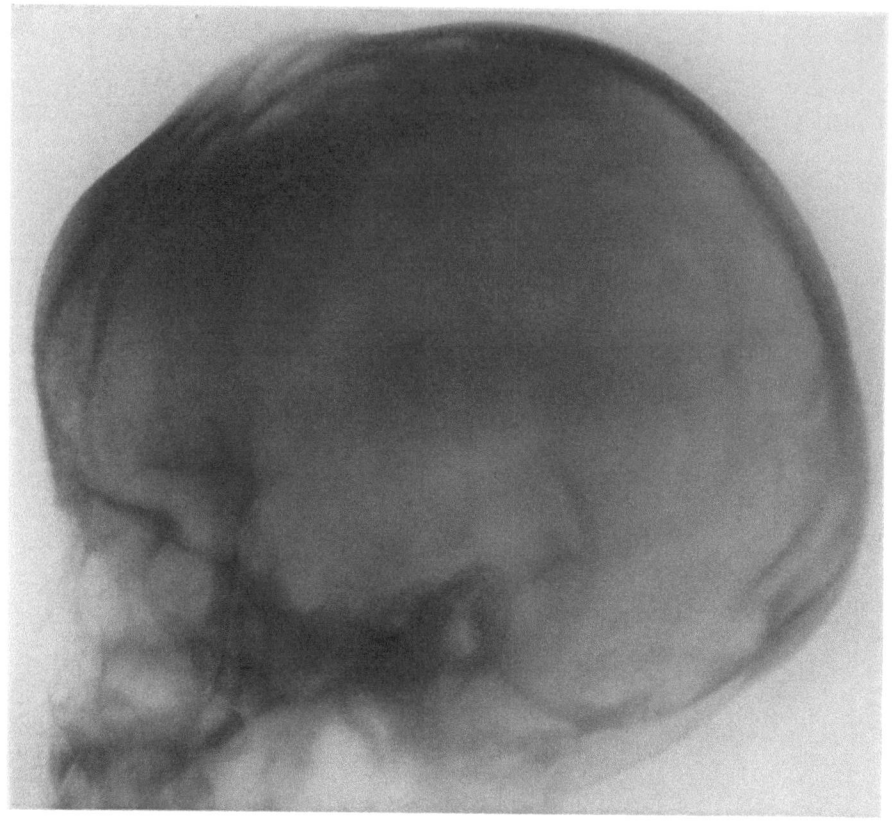

Abb. 56. Buckelförmige Hervorwölbung des Schädels eines 4jährigen Mädchens mit Stauungspapille. Nachuntersuchung 12 Jahre später: Typischer Turmschädel.

dieser abnormen Form der Augenhöhle. Weit seltener kommt konvergente Stellung der Augen vor.

Bei der fast immer normalen Intelligenz der Kinder käme im Frühstadium die druckentlastende Operation wohl in Frage, doch liegen genaue Mitteilungen über den Erfolg nicht vor bis auf diejenige von DORFMANN, die zum Teil ermutigend ist.

Von SCHLOFFER ist die intrakranielle Resektion des Canalis opticus durch Bildung eines mächtigen Hautperiostknochenlappens aus der Stirne 2 mal ausgeführt worden, und diese Operation ist weiter von ELSCHNIG empfohlen gegenüber einer von HILDEBRANDT vorgeschlagenen transorbitalen Resektion des Canalis opticus.

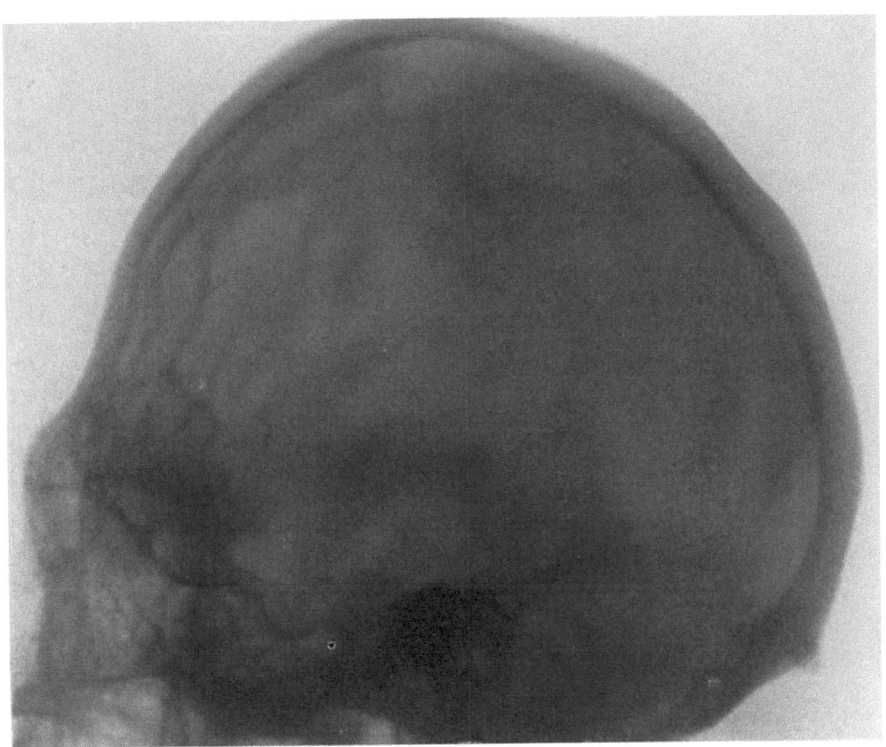

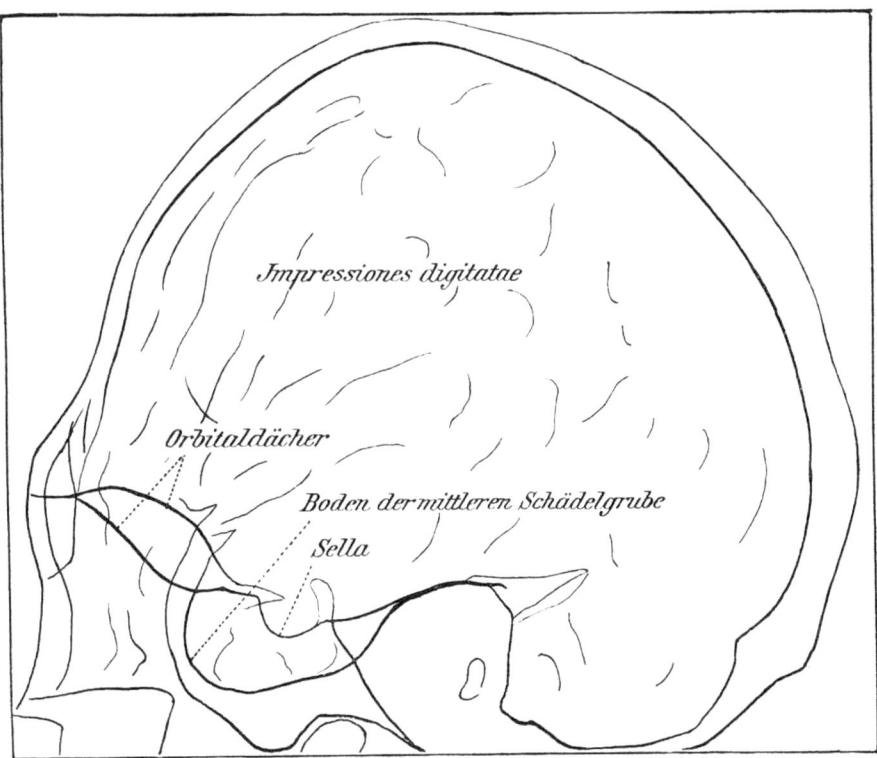

Abb. 57. Profilaufnahme eines Falles von hyperostotischem Turmschädel. (Nach A. SCHÜLLER in SCHITTENHELM: Lehrb. d. Röntgendiagnostik. Bd. I. Berlin 1924.)

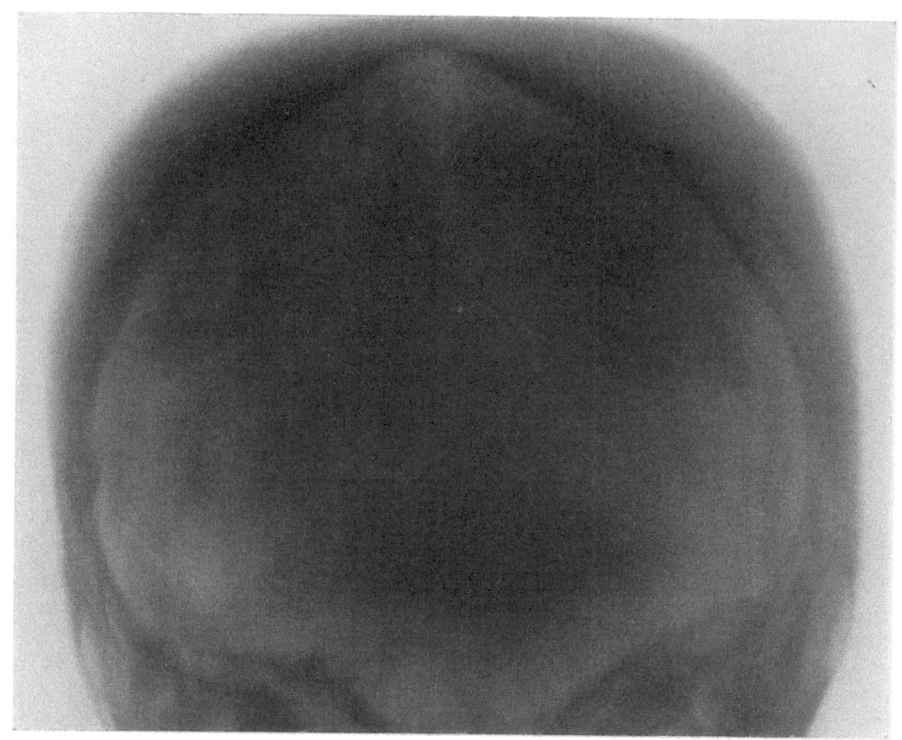
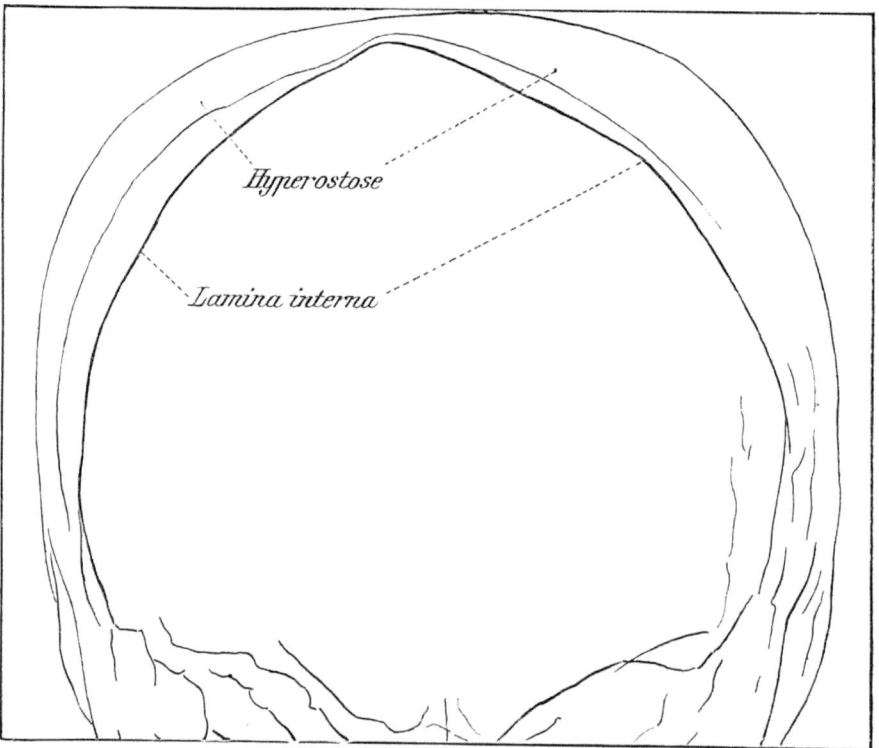

Abb. 58. Profilaufnahme des Turmschädels eines 45 jährigen Mannes. (Nach A. SCHÜLLER.)

3. Die Stauungspapille bei Nephritis.

Das Papillenödem ist ja oft genug eine Teilerscheinung der Retinitis albuminurica (siehe diesen Bd. S. 436). Mitunter kann aber die Stauungspapille hier so stark werden, daß sie im Mittelpunkte der Erscheinungen steht. Namentlich diejenigen Fälle von echter Stauungspapille bei Hirntumor, die zu einer Sternfigur in der Macula führen, machen gegenüber diesen Formen unter Umständen Schwierigkeiten hinsichtlich der Differentialdiagnose. Mitunter kommt es auch bei der Neuroretinitis albuminurica zu Gesichtsfelddefekten, die auf eine Komplikation seitens des Nervenstamms hindeuten. LEBER hat solche Beobachtungen in der Bearbeitung des Kapitels der Retinitis albuminurica im Handbuche von Graefe-Saemisch zusammengestellt, und ich habe auch zwei ähnliche Fälle gesehen und einen veröffentlicht. Nach meinem Dafürhalten handelt es sich hier um mehr zufällige Komplikationen, die mit den sekundären Opticusatrophien nach Stauungspapille nichts zu tun haben.

Andererseits kommt bei Nephritis vielleicht eine Stauungspapille infolge der Steigerung des Hirndrucks vor (CUSHING und BORDLEY), der man durch Palliativtrepanation und Lumbalpunktion entgegenarbeiten kann, wie ich überhaupt geneigt bin, mit LUTZ den Mechanismus der Pathogenese der Stauungspapille bei Hirntumor und Nephritis in nahe Beziehungen zu bringen, zumal auch bei der Retinitis albuminurica die Ektasie der Sehnervenscheide oft beobachtet wird.

4. Stauungspapille und Neuritis nervi optici bei Anämie, Chlorose und Leukämie.

Bei Chlorose und Anämie werden Papillenschwellungen beobachtet, die eine verhältnismäßig gute Prognose geben. In der Abhandlung von WILBRAND und SAENGER und derjenigen von E. v. HIPPEL sind die einschlägigen Fälle zusammengestellt; auch GOWERS und NEUMANN haben solche geschildert. Ihre Erklärung ist schwierig. MELLER ist geneigt, eine marantische Thrombose im Sinus cavernosus anzuschuldigen, doch vermag sich E. v. HIPPEL dieser Annahme nicht anzuschließen; denn die manchmal zu beobachtende schnell einsetzende atrophische Verfärbung der Papille spräche mehr für lokale Veränderungen im Sehnerven, obgleich auch Fälle vorkommen, die das Bild der Stauungspapille und gute Funktion aufweisen.

Ebenso müssen die bei Leukämie anzutreffenden ophthalmoskopischen Veränderungen, die als Stauungspapille und Neuritis beschrieben sind, nach E. v. HIPPEL anatomisch der echten Stauungspapille zugerechnet werden. Auch die Polycythämie zeitigt eine Papillenschwellung, die BEHR als den Folgezustand einer akuten Lymphexsudation im Papillengewebe anspricht. Für die Stauungspapille bei Chlorose gilt nach ihm dasselbe. MEESMANN und BÖTTERN vermuten dagegen eine Hirndrucksteigerung als Ursache des Sehnervenleidens.

5. Stauungspapille bei multipler Sklerose und bei akuten Infektionskrankheiten.

In diese Gruppe gehören diejenigen Fälle, welche wir bereits bei der Schilderung der akuten retrobulbären Neuritis (S. 664) kennen gelernt haben. Schon der akute Beginn, die schwere, schnell einsetzende Funktionsstörung, das oft festzustellende Zentralskotom und die relativ gute Prognose stellen diese ophthalmoskopisch von einer Stauungspapille nicht zu trennenden Veränderungen abseits der übrigen Fälle (E. v. HIPPEL, RÖNNE).

Literatur.

Stauungspapille bei verschiedenen Krankheiten.

ADLER, EDM.: Stauungspapille bei multipler Sklerose. Med. Klin. **20**, 1607 (1924).
BEHR, C.: (a) Zur Entstehung der Turmschädel. Heidelberg. Ber. **1910**, 152. (b) Wesen der Augenveränderungen bei Polycythämie usw. Klin. Mbl. Augenheilk. **49**, I, 672 (1911). —
BÖTTERN: Dtsch. Arch. klin. Med. **132**, H. 1/2 (1920). (Zitiert nach E. v. HIPPEL.)
CUSHING und BORDLEY: Subtemporal Decompression in a case of chronic nephritis etc. Amer. J. med. Sci. Okt. **1908**.
DORFMANN, R.: Über Pathogenese und Therapie der Turmschädel. Graefes Arch. **68**, 418 (1908).
ELSCHNIG, A.: Resection des Canalis opticus bei Turmschädel. Med. Klin. **20**, 1281 (1924). — ENSLIN: Die Augenveränderungen beim Turmschädel, besonders die Sehnervenerkrankung. Graefes Arch. **78**, 151 (1904).
GOWERS: Optic neuritis w. chlorosis. Med. ophthalm. 4 Edition.
HARALD LARSEN: Die Schädeldeformität mit Augensymptomen. Klin. Mbl. Augenheilk. **51 II**, 145 (1913). — HILDEBRANDT, O.: Eine neue Operationsmethode zur Behandlung der durch Turmschädel bedingten Sehnervenatrophie. Arch. klin. Chir. **124**, 199 (1923).
LUTZ, A.: Über eine seltene Form von Gesichtsfeldstörung. Klin. Mbl. Augenheilk. **66**, 654 (1921).
MEESMANN, A.: Augenhintergrundsveränderungen im fokalen Licht der Nitralampe. Klin. Mbl. Augenheilk. **66**, 417 (1921). — MEHNER, ARNDT: Beiträge zu den Augenveränderungen bei der Schädeldeformität des sog. Turmschädels. Klin. Mbl. Augenheilk. **67**, 204 (1921). — MELLER: Über Stauungspapille und Abducenslähmung bei Chlorose. Zbl. prakt. Augenheilk. **37**, 271 (1913). — MELTZER: Über Erblindung bei Hochschädelbildung. Münch. med. Wschr. **1908**, 2060.
NEUMANN: Papilloretinitis bei Chlorose. Inaug.-Diss. Berlin 1897.
PATRY: Sur une type clinique caractérisée par une névrite optique et une déformation cranienne. Ann. d'Ocul. **133**, 249 (1905).
RAUBITSCHEK: Über alternierende Papillitis bei Albuminurie. Klin. Mbl. Augenheilk. **52**, 457 (1914). — REYHER, P.: Über prämature synostotische Stenocephalie beim Kinde. Z. Kinderheilk. **37**, 283 (1924). — RÖNNE, HENNING: (a) Über Stauungspapille mit doppelseitiger plötzlicher Erblindung usw. Graefes Arch. **105**, 605 (1921). (Festschrift FUCHS.) (b) Über das Vorkommen von Nervenfaserndefekten im Gesichtsfelde usw. Arch. Augenheilk. **74**, 180 (1913).
SCHLOFFER: Zur operativen Behandlung der Sehstörungen bei Turmschädel. Klin. Mbl. Augenheilk. **51 II**, 1 (1913).
UHTHOFF: Graefe-Saemischs Handbuch, 2. Aufl.

6. Neuritis nervi optici und Stauungspapille bei Syphilis.

Hatten die im vorstehenden geschilderten Sehnervenleiden im wesentlichen dasselbe klinische Gepräge wie die Tumorstauungspapille, so wird das Bild ein anderes und komplizierteres, sobald die Sehnervenaffektionen bei Syphilis in Frage kommen; denn die Pathologie des Nervus opticus teilt die Mannigfaltigkeit der Pathologie der Syphilis des Zentralnervensystems.

Das reine Papillenödem infolge der tumorähnlichen syphilitischen Neubildungen haben wir schon besprochen. Es unterscheidet sich nicht von der echten Stauungspapille. Daneben kennt man aber leichtere und schwere Fälle von Papillitis, die gar keine oder doch nur geringe Funktionsstörungen bedingen und oft auch ohne Zeichen einer Gehirnkomplikation einhergehen. IGERSHEIMER hat hierfür die Bezeichnung *„Opticusprozeß ohne Leitungsstörung"* und A. FUCHS *„meningeale Papillitis"* vorgeschlagen. In zweiter Linie kommen selbständige „primäre" syphilitische Prozesse mit gummösen Veränderungen im Sehnervenstamm in Betracht und endlich Bahnunterbrechungen infolge direkten Übergreifens einer basalen gummösen Meningitis auf den intrakraniellen Teil der Sehbahn, unter Umständen mit Fortsetzung der Entzündung auf den orbitalen Abschnitt. Meist liegen indessen die Verhältnisse so kompliziert, daß es schwierig ist, zu entscheiden, ob der begleitende universelle Hirndruck oder ein direktes Übergreifen des Leidens auf die Sehbahn im Spiele ist.

Einige Autoren, wie O. BULL, WILBRAND und STÄHLIN behaupten, daß eine ganz leichte Neuritis und Hyperämie der Papille bei frischer Syphilis außerordentlich oft (20%) anzutreffen sei, doch sind die Urteile anderer damit nicht in Einklang zu bringen, und nach meinen persönlichen Erfahrungen, die ich an einem recht großen Material sammeln konnte, vermag ich dieser Behauptung ebenfalls nicht zuzustimmen. Andererseits ist es nicht zweifelhaft, daß in denjenigen Fällen, die in den ersten Jahren nach der Infektion leichte allgemeine cerebrale Symptome, wie Kopfschmerzen und Übelkeit usw., darbieten, wirkliche ophthalmoskopische Veränderungen nicht selten sind. KRÜCKMANN sah solche in 3%, UHTHOFF in 5%, FEHR in 3,2% und ich selbst ungefähr in demselben Prozentsatz.

Häufig ist es allein der ophthalmoskopische Befund, der die Anomalie kundtut, und es fehlt jede Funktionsstörung, in anderen Fällen wiederum können sogar erhebliche Abnahme der Sehschärfe und Gesichtsfelddefekte nachweisbar sein. Dann müssen wir einen primären spezifischen Entzündungsprozeß im Sehnerven annehmen, wie er durch HARTMANN klinisch und durch UHTHOFF pathologisch-anatomisch erwiesen worden ist. Abb. 59 zeigt das Gesichtsfeld eines von mir beobachteten Falles.

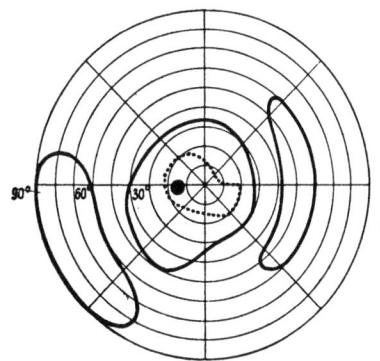

Abb. 59. Gesichtsfeld bei Neuritis nervi optici syphilitica.

Ausgeprägte Beispiele solcher Zustände sind auf S. 638 geschildert und als syphilitische Prozesse im Papillengewebe selbst aufgeführt; wir müssen aber dabei dessen eingedenk sein, daß die Bezeichnung „primäre syphilitische Neuritis nervi optici" nicht zu streng zu nehmen ist. IGERSHEIMER (Syphilis und Auge, S. 457) weist mit Recht darauf hin, wie oft Cerebralaffektionen eine Zeitlang symptomlos verlaufen können und dann erst durch meningitische Prozesse den Opticus in Mitleidenschaft ziehen. Untersucht man solche Fälle genau, so finde man wohl immer irgendein neurologisches Symptom, zum mindesten eine Liquorveränderung. Das ändert an der Tatsache nichts, daß die Sehnervenaffektionen bei Syphilis klinisch und pathologisch-anatomisch große Selbständigkeit erkennen lassen können. Zudem ist zu bedenken, daß die zur anatomischen Untersuchung gelangenden Fälle überwiegend schwere Gehirnkomplikationen und meningeale Prozesse als Todesursache aufweisen, während schon der Nachweis eines einzigen Falles mit einem Herde im Opticus selbst, wie ihn UHTHOFF erbracht hat und ich ihn laut Abb. 41 in Gestalt eines in den bindegewebigen Septen des Nerven zur Entwicklung gekommenen gummösen Prozesses auffinden konnte, genügt, um darzutun, daß selbständige Erkrankungen des Nerven ohne Beteiligung der Meningen möglich sind.

Worauf es aber ankommt, ist vor allem die Tatsache, daß die Entzündung im Nerven, sei sie nun primär oder von den Meningen fortgeleitet, eine interstitielle Neuritis ist und deswegen im Gegensatz zur Stauungspapille bei Tumor cerebri steht. Der ophthalmoskopische Befund zeigt daher auch eine durchschnittlich geringere Schwellung des Papillengewebes, ja das Ödem kann sogar ganz fehlen, trotzdem Exsudate und Hämorrhagien und starke Verwaschenheit der Papillengrenzen vorhanden sind (Abb. 69). Ab und zu sieht man auch leichte Glaskörpertrübungen vor der Papille, die die Grenzen unklar erscheinen lassen.

Das Augenhintergrundsbild wie die klinischen Symptome sind im allgemeinen so wenig charakteristisch, daß man aus dem Aussehen der Papille einen Schluß auf die zugrunde liegende Ursache nicht zu ziehen vermag, und diese außerordentliche Variabilität prägt sich auch in den späteren Stadien oder in den mehr chronischen Verlaufsformen aus. Recht oft begegnen wir dann einer Opticusatrophie, meist einer neuritischen, aber auch einer einfachen, wenn die Leitungsunterbrechung mehr zentral, z. B. an der Basis cranii liegt. In dem letzteren Falle kann sogar bei noch weiter aufwärts befindlicher Lokalisation des Herdes trotz der Funktionsstörung das Augenspiegelbild normal sein (siehe den Abschnitt von der Pathologie der Sehbahn, Bd. VI).

Hingegen hege ich *Zweifel daran, daß es eine syphilitische retrobulbäre Neuritis mit normalem Augenhintergrundsbefund gibt.* Das Häufigkeitsverhältnis der Papillenveränderungen bei schwerer Hirnsyphilis zeigt die UHTHOFFsche Tabelle (siehe S. 677). Vielleicht werden sich die Zahlen mit der Verfeinerung der Liquordiagnostik noch verschieben.

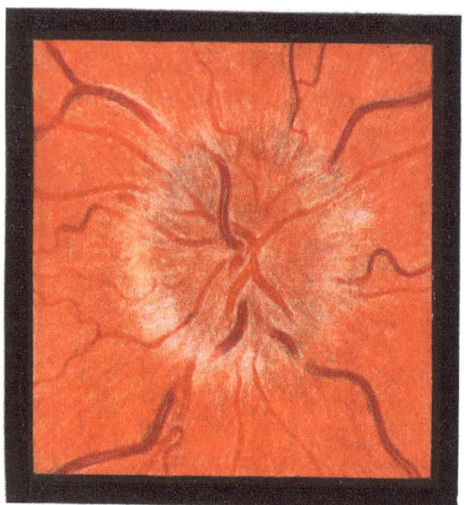

Abb. 60. Neuritis nervi optici syphilitica.

Was die *Funktionsstörung* anlangt, so sahen wir, daß bei der Tumorpapille im Anfange eine solche fast ausnahmslos fehlt, bei der syphilitischen Papillenerkrankung dagegen infolge der durch den syphilitischen Herd im Nerven gesetzten Leitungsunterbrechung oft auftreten kann. Die Sehstörung erreicht jedoch

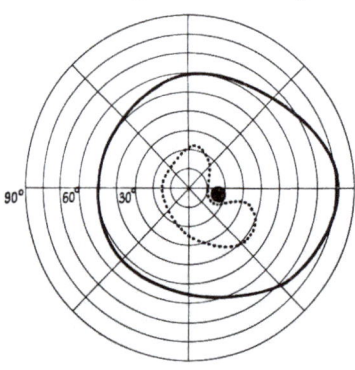

Abb. 61. Gesichtsfeld bei Neuritis nervi optici syphilitica.

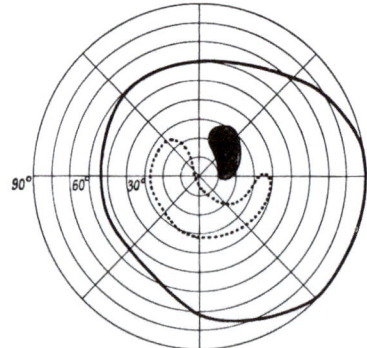

Abb. 62. Gesichtsfeld bei Neuritis nervi optici syphilitica.

nur ungemein selten eine solche Höhe, daß Erblindung eintritt (unter 100 klinisch untersuchten Fällen sah UHTHOFF sie nur einmal). Ich selbst beobachtete doppelseitige Erblindung unter dem Bilde der neuritischen Atrophie zweimal bei anatomisch bestätigter Hirnsyphilis.

Die von OPPENHEIMER auf die starke Gefäßhaltigkeit des an der Basis zur Entwicklung gelangenden syphilitischen Granulationsgewebes bezogenen bedeutenden Schwankungen in der Sehschärfe und im Gesichtsfelde finden sich wohl bei der meningealen Syphilis, aber nach meinen Beobachtungen nicht bei der Sehnervensyphilis im engeren Sinne. Am häufigsten sind unregelmäßige konzentrische Einengungen des Gesichtsfeldes, wie wir solche auch bei der gewöhnlichen Stauungspapille im Beginne der Atrophie vorfinden; doch kommen auch andere Formen von Gesichtsfelddefekten vor (siehe Abb. 59). Treten Zentralskotome auf, so kann man diese damit erklären, daß der syphilitische Prozeß das papillomakuläre Bündel befallen hat, was meiner Ansicht nach ein ganz zufälliges Ereignis ist und die Abtrennung einer besonderen Form der syphilitischen retrobulbären Neuritis nicht rechtfertigt. Temporale und homonyme Gesichtsfelddefekte lassen sich aus dem Vorhandensein einer basalen Hirnlues erklären, die die Neuritis nervi optici kompliziert.

Besondere Aufmerksamkeit verdient nach den Feststellungen von BEHR die Prüfung der *Dunkeladaptation*. Er hat gefunden, daß die mit entzündlichen Kennzeichen einhergehenden Affektionen der Sehleitung, so auch die tabische Atrophie Adaptationsstörungen hervorrufen, während die mehr auf mechanischem Wege zustande kommenden Veränderungen, wie nach Traumen, bei Druck eines Tumors oder Hirndrucksteigerung dieses Zeichen vermissen lassen. Die Entzündung im Nervenstamme soll zum Unterschied vom reinen Papillenödem zu einer Erhöhung der Reizschwelle führen, die mit dem Eintreten der Heilung, sei es auch unter dem Bilde einer Atrophie, wieder ihren normalen Wert zurückgewinnt.

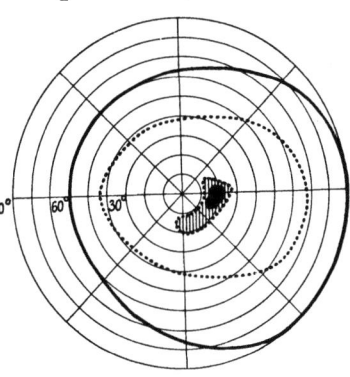

Abb. 63. Gesichtsfeld bei Neuritis nervi optici syphilitica (Neurorezidiv).

In dieser Hinsicht sind auch die Beobachtungen von IGERSHEIMER wichtig, der besonders bei Neurorezidiven eine Herabsetzung der Dunkeladaptation antraf, hingegen bei syphilitischer Stauungspapille diese nicht feststellen konnte, wenn die Sehschärfe intakt war.

Das sog. **Neurorezidiv** selbst *ist eine während und zweifellos infolge der Behandlung zustande kommende Neuritis*. Zwar hat man schon in der Ära der Quecksilbertherapie dann und wann eine Neuritis eines Hirnnerven gesehen, aber erst mit der Einführung des Salvarsans haben sich die Fälle gehäuft. Schon der Umstand, daß nachfolgende Salvarsan-Injektionen nicht verschlimmernd wirken, zeigen, daß wir hier keine Arsenintoxikation vor uns haben (WECHSELMANN, BENARIO, DREYFUS), und die günstige Wirkung der fortgesetzten Salvarsanbehandlung läßt im Gegenteil die Erklärung zu, daß das *Neurorezidiv als ein Sehnervenherd aufzufassen ist, in welchem die Spirochäten die Salvarsaninjektion überlebt haben und eine erhöhte Virulenz entfalten können*, weil der übrige Organismus sterilisiert ist und weniger Antistoffe produzieren kann. Die Richtigkeit dieser Anschauung ist auch dadurch bestätigt worden, daß seit Anwendung der kombinierten Quecksilber-Salvarsan-Behandlung, bei der eine Quecksilbergabe einige Tage vor der ersten Salvarsandosis einverleibt wird, praktisch genommen die Neurorezidive aufgehört haben. Das Sehnervenleiden selbst unterscheidet sich in klinisch-symptomatischer Hinsicht, abgesehen von dem plötzlichen Auftreten kaum irgendwie von einer gewöhnlichen syphilitischen Neuritis (Gesichtsfeld Abb. 63).

Differentialdiagnose. Überschauen wir noch einmal die zur Diagnose einer syphilitischen Sehnerventzündung dienenden Merkmale, so wird trotz der Tatsache, daß weder die ophthalmoskopischen noch die funktionellen Symptome einen sicheren Schluß auf die Ätiologie zulassen, die Erkennung des Leidens durch die Berücksichtigung der Begleitumstände meist möglich sein. Im Frühstadium hilft das Vorhandensein der primären und sekundären Hauteruptionen und die positive WASSERMANNsche Reaktion des Serums, unter Umständen auch schon des Liquors (A. FUCHS, H. J. SCHOU) die Diagnose sichern, während in den Spätstadien die bekannten Symptome der cerebrospinalen Syphilis, die häufigen, oft multiplen Lähmungen der Hirnnerven, zum Teil auch die schon erwähnten Schwankungen der Gesichtsfeldgrenzen den Gedanken an Syphilis nahelegen. Besonders wird uns aber die moderne Liquordiagnostik fördern; denn die *Neuritis nervi optici ist ja ihrem Wesen nach eine Teilerscheinung der eigentlichen cerebrospinalen Syphilis,* die in einem bestimmten Gegensatz zu den metaluetischen Hirnleiden steht, und es sei daher eine Statistik der ,,vier Reaktionen" nach NONNE angeführt.

Bei cerebrospinaler Syphilis sind 1. die Wa.R. im Blute positiv in 70—80% der Fälle, 2. die Lymphocytose fast in 100%, 3. die Globulinvermehrung (Phase 1) fast immer vorhanden und 4. die Wa.R. in der Spinalflüssigkeit bei Verwendung von 0,2 ccm Flüssigkeit in 20—30%, von höheren Mengen bis zu 1 ccm fast immer positiv. Dabei ist der Wert der einzelnen Methoden dahin zu beurteilen, daß die positive Wa.R. im Liquor für das Vorhandensein eines syphilitischen Leidens des Zentralnervensystems beweisend ist. Die beiden unspezifischen Reaktionen, Lymphocyten- und Globulinvermehrung hingegen, die nur im allgemeinen ein entzündliches Leiden des Zentralnervensystems anzeigen, haben einen differentialdiagnostischen Wert gegenüber der multiplen Sklerose, sowie Tumor cerebri und Tumor spinalis (NONNE, l. c. S. 117).

Bei Gehirnsyphilis findet sich sowohl eine Globulinvermehrung als auch eine Albuminvermehrung, aber die erstere ist relativ stärker (BISGAARD BOAS). Beim sog. ,,Compressionsyndrom" (z. B. bei Tumoren der Medulla spinalis) tritt dagegen die Vermehrung der Albumine mehr in den Vordergrund.

Kann auch die Liquordiagnose bei syphilitischer Neuritis nervi optici im Frühstadium noch normale Verhältnisse ergeben, so wird man selbst bei nachgewiesener luetischer Infektion das Vorliegen eines syphilitischen Hirn- resp. Opticusleidens ausschließen dürfen, wenn alle 4 Reaktionen negativ ausfallen. Etwas anders liegen die Bedingungen für die Folgezustände der Neuritis, die postneuritische Sehnervenatrophie. Diese kann unzweifelhaft im Einklang mit den verschiedenen anderen Gehirnsymptomen nur ein Ausdruck für die mit Defekt geheilte Erkrankung sein und deswegen wie andere ähnliche Symptome (z. B. Pupillensymptome), negative Liquorreaktionen zeigen (SCHÖNFELD).

Erhöhter Lumbaldruck als Fortleitung eines gesteigerten Drucks in der Schädelkapsel kann unter Umständen differentialdiagnostisch verwertet werden, wenn es gilt, ein syphilitisches Papillenödem von einer interstitiellen Neuritis zu trennen.

Die Therapie der syphilitischen Sehnervenleiden deckt sich im allgemeinen mit derjenigen der Gehirnsyphilis. *Zu vermeiden sind kleine Quecksilber-Jod-Dosen.* Zum mindesten ist dieselbe Dosis zu verabreichen wie bei frischer Syphilis. Auch muß die Dauer der Behandlung nicht nach den Augensymptomen, sondern im Hinblick auf den Ernst eines syphilitischen Gehirnleidens bemessen werden. Wenn Wismut, welches meist das Quecksilber verdrängt hat, vertragen wird, so soll auf alle Fälle die Behandlung damit eingeleitet werden; denn bei sofortiger Salvarsantherapie ist die Gefahr eines Neurorezidivs zu groß. Aus demselben Grund muß man mit der Salvarsaneinspritzung bis an die höchst zulässige Grenze gehen, zumal kleine Dosen direkt schädlich wirken können, indem der Verlauf der Gehirnsyphilis schwerer wird und metaluetische Erkrankungen provoziert werden können (NONNE, PELTE). Die Jodbehandlung hat nach unseren heutigen Kenntnissen auf die Spirochäten keinen direkten Einfluß, begünstigt aber die Resorption gummöser Infiltrate und wirkt also symptomatisch, nicht kausal.

Neben der spezifischen Therapie kann bei Vorliegen einer Stauungspapille auch eine druckentlastende Operation in Frage kommen. E. v. HIPPEL schildert 5 einschlägige Fälle, in denen sich die spezifische Behandlung zunächst erfolglos zeigte, bis eine Lumbalpunktion einen völligen Umschwung des Verlaufs brachte und zur Heilung führte. Bei Gumma cerebri, dem gegenüber die medikamentöse Behandlung zu spät kommt, um die Erblindung zu verhüten, ist auch eine Palliativtrepanation angezeigt (RUSSEL, E. v. HIPPEL), verhindert doch der fibröse Bau der entzündlichen Geschwulst leicht die Wirkung der spezifischen Medikamente.

Die Prognose ist bei den einzelnen Fällen von Sehnervensyphilis infolge der Mannigfaltigkeit ihrer Ausdehnung, Lokalisation, Struktur und Behandlungsmöglichkeit eine recht verschiedene. Die meisten primären Leiden heilen aus, wenn auch unter Hinterlassung eines Defektes, während die veralteten Sehnervenleiden manchmal jeder Therapie trotzen.

Literatur.

Neuritis nervi optici und Stauungspapille bei Syphilis.

BEHR: Das Verhalten und die diagnostische Bedeutung der Dunkeladaptation bei den verschiedenen Erkrankungen des Sehnervenstammes. Klin. Mbl. Augenheilk. 55, 193 u. 451 (1915). — BOAS: Die Wassermannsche Reaktion. III. Aufl. Berlin: S. Karger 1922. — BULL, OLE B.: The ophthalmoscope and Lues. Christiania 1884.

CORDS, RICHARD: Die bisherigen Erfolge mit Salvarsan in der Augenheilk. Z. Augenheilk. **25**, 88 (1911).

FEHR: Über syphilitische Rezidive am Auge nach Salvarsanbehandlung. Med. Klin. **1912**, 942. — FUCHS, A.: Liquor und Sehnervenentzündung bei Syphilis. Heidelberg. Ber. **1920**, 146.

v. HIPPEL, E.: Über die Palliativtrepanation bei Stauungspapille. Leipzig 1909. — HORSTMANN, C.: Über Neuritis optica specifica. Arch. Augenheilk. **19**, 554 (1899).

IGERSHEIMER: Syphilis und Auge. S. 415, 435 u. 457. Berlin: Julius Springer 1918 (2. Aufl. Handb. der Haut- und Geschlechtskrankh. Bd. XVII. 12. 1928).

KRÜCKMANN: Beitrag zur Kenntnis der Lues des Augenhintergrundes. Heidelberg. Ber. **1903**, 51.

NONNE: Syphilis und Nervensystem. Berlin: S. Karger 1915.

PELTE: Über den Einfluß der verschiedenen Formen antisyphilitischer Behandlung auf das Entstehen der metaluetischen Erkrankungen. Dtsch. Z. Nervenheilk. **67**, 151 (1920).

RUSSEL: Discussion on the indications for operation in cases of intracranial tumour. Brit. med. J. **2** (26. Okt. 1907). (Zitiert nach v. HIPPEL).

SCHOU, H. J.: Studien über die frühsyphilitische Meningitis. Diss. Kopenhagen 1922. — SCHÖNFELD: Die Untersuchung der Rückenmarksflüssigkeit mit besonderer Berücksichtigung der Syphilis. Arch. f. Dermat. **127**, H. 3, 415 (1919).

UHTHOFF, W.: Über die bei der Syphilis des Zentralnervensystems vorkommenden Augenstörungen. Graefes Arch. **39** I u. III (1893).

WILBRAND und STÄHLIN: Über die Augenerkrankungen in der Frühperiode der Syphilis. Hamburg u. Leipzig: L. Voß 1897.

7. Neuritis nervi optici bei intrakraniellen Entzündungszuständen.

Die *otogenen Sehnervenleiden* haben als selbständiges Krankheitsbild geringes Interesse, verdienen aber in diagnostischer und prognostischer Hinsicht um so größere Beachtung. Sie sind zum ersten Male von ALBUTT erwähnt worden, und ihre Bedeutung für die Erkennung intrakranieller Komplikationen bei Ohrenleiden wurde von C. J. KIPP, SCHWARTZE, BARNICK, E. HANSEN, EVERSBUSCH und S. SCHOU richtig gewürdigt.

Während Papillenveränderungen bei der unkomplizierten Otitis media kaum vorkommen, sind sie bei komplizierter Otitis recht häufig, und zwar nimmt die Frequenz zu, je tiefer die Lage der Komplikation ist (S. SCHOU). So ist ihr Auftreten *bei extraduralem Absceß selten oder zweifelhaft*, desgleichen bei unkomplizierter otogener Meningitis, und die Mitbeteiligung der Papille wird bereits *bei perisinuösem Absceß häufiger* und *beim otogenen Hirnabsceß noch häufiger*. In vielen Fällen sichert daher der Augenspiegelbefund die Diagnose auf eine intrakranielle Komplikation und bildet oft die Indikation für den operativen Eingriff.

Über die prognostische Bedeutung der otogenen Neuritis herrscht unter den Otologen eine geteilte Ansicht. Während Körner und E. Hansen den Augenveränderungen keinen maßgebenden Einfluß beilegen, glaubt Schou, daß Schwankungen in der Intensität der Papillenveränderung den Verlauf des intrakraniellen Prozesses widerspiegeln.

Unter den verschiedenen Hirnhautentzündungen ist die *tuberkulöse Meningitis* mit ihrem mehr chronischen Verlaufe diejenige, welche verhältnismäßig am häufigsten Sehnervenkomplikationen zeitigt. Uhthoff konnte an einem größeren Materiale in 25% der Fälle Neuritis ohne wesentliche Papillenprominenz und in 5% Stauungspapille nachweisen. *Die zur Stauungspapille führenden Prozesse betrafen sämtlich solche mit Solitärtuberkeln im Gehirn.* Außerdem waren in 4% der Beobachtungen Sehstörungen mit relativ geringen ophthalmoskopischen Veränderungen vorhanden. Hinzukommt, daß man bei der Obduktion nicht selten eine mehr oder weniger verbreitete tuberkulöse Perineuritis oder interstitielle Neuritis sieht, die im Leben noch nicht durch klinische Symptome erkennbar war. Somit nimmt die Häufigkeit der Augenkomplikationen mit der Dauer des Bestehens der Erkrankung zu. Daneben kommen natürlich auch mehr selbständig verlaufende tuberkulöse Sehnervenerkrankungen vor, von denen wir schon die in der Papille selbst lokalisierten (S. 639) erwähnt haben. In einer anderen Reihe von Fällen wurden klinisch Veränderungen auf Tuberkulose bezogen, ohne daß die Diagnose genügend begründet erscheint (Verderame), und schließlich sind in der Literatur einige wenige Fälle bekannt geworden, in denen die pathologisch-anatomische Untersuchung die tatsächliche Anwesenheit tuberkulöser Knoten im Sehnervenstamm selbst ergab (v. Michel, Cruveilhier, Sattler, Hansell, Cirincione, v. Herff, Mauksch). Auch Erkrankungen mit dem Symptomenkomplex der retrobulbären Neuritis sind auf Tuberkulose bezogen worden (Igersheimer).

Ferner gibt die *epidemische Cerebrospinalmeningitis* verhältnismäßig häufig den Anlaß zu Papillenveränderungen ab. In einer systematisch durchuntersuchten Reihe von 210 Fällen fanden Uhthoff und Heine 18mal Neuritis, während die eigentliche Stauungspapille selten zu sein scheint. Sehstörungen ohne ophthalmoskopischen Befund sind bei dieser Erkrankung öfters anzutreffen. Nach Uhthoff sind diese zumeist durch eine Leitungsunterbrechung an der Gehirnbasis, seltener durch eine corticale Veränderung veranlaßt.

Literatur.

Neuritis nervi optici bei intrakraniellen Entzündungszuständen.

Allbutt: On the news of the ophthalmoscope in disease of the nerves systems 1863.
Barnick, O.: Augenspiegelbefunde bei Otitis media purulenta. Halb. 1892.
Cirincione: Tuberculosi del nervo ottico e delle guaine. Giorn. Neuropath. 7 (1890).
Cruveilhier: Traité d'anatomie, pathol. générale. Tome 4, p. 799, 1862.
Eversbusch: Die Erkrankungen des Auges in ihren Beziehungen zu Erkrankungen der Nase usw. Graefe-Saemisch, 2. Aufl., Bd. 9, 1903.
Hansen, E.: Über das Verhalten des Augenhintergrundes bei den otitischen intrakraniellen Erkrankungen usw. Arch. Ohrenheilk. 53, 187 (1901). — Hansell, H.: A case of double choked disc etc. Trans. amer. ophthalm. Soc. 1896, 589. — v. Herff: Beitrag zur Kenntnis der Tuberkulose des Sehnerven und des Chiasma. Inaug.-Diss. Würzburg 1893.
Igersheimer: (a) Die ätiologische Bedeutung der Syphilis und Tuberkulose bei Erkrankungen des Auges. Graefes Arch. 74, 217 (1910). (b) Über die Beteiligung des Opticus bei der Meningitis tuberculosa. Graefes Arch. 114, 267 (1924).

KIPP, C. J.: Über die Bedeutung der Entwicklung von Neuritis optica in Fällen von eitriger Entzündung des Mittelohrs. Z. Ohrenheilk. 4, 250.
MAUKSCH, H.: Zur Differentialdiagnose zwischen Gliom und Tuberkulose und zur Kenntnis der ascendierenden Sehnerventuberkulose. Z. Augenheilk. 54, 49 (1924). — v. MICHEL: Die Tuberkulose des Sehnervenstammes. Münch. med. Wschr. 1903, 7.
SATTLER: Über eine tuberkulöse Erkrankung der Sehnerven usw. Graefes Arch. 24, 127 (1878). — SCHOU, S.: Über ophthalmoskopische Veränderungen bei intrakraniellen Leiden otogener Natur. Hosp.tid. (dän.) 1911, Nr 36. — SCHWARTZE: Chirurgische Krankheiten des Ohres 1885.
VERDERAME: Anatomische Beiträge zur Solitärtuberkulose der Papilla nervi optici. Klin. Mbl. Augenheilk. 46 I, 401 (1908).

Bei **Encephalitis lethargica** spielen die Sehnervenkomplikationen eine verhältnismäßig kleine Rolle, gar eine so kleine, daß man möglicherweise berechtigt ist, zu sagen, daß das Vorkommnis von Neuritis eher etwas gegen die Annahme dieser Diagnose spricht.

Eine exakte Bearbeitung dieser Frage auf Grund der vorliegenden Literatur ist übrigens äußerst schwierig, weil die Encephalitis lethargica, sowohl klinisch als pathologisch-anatomisch, ein so schwer abgrenzbares Krankheitsbild darbietet.

Ich selbst habe bei einem Material von etwa 100 akuten Encephalitisfällen 2 Fälle von Stauungspapille und 1 Fall von Neuritis retrobulbaris gefunden.

K. WINTHER, der eine vollständige Literaturzusammenstellung gibt und selbst eine bedeutende Anzahl von in Kopenhagen beobachteten Fällen gesammelt hat, hat mir mitgeteilt, daß unter etwa 1000 Encephalitisfällen 38 mal eine Sehnervenkomplikation anzutreffen war.

Er hat gefunden, daß das klinische Bild des Sehnervenleidens sowohl Stauungspapille als auch Neuritis nervi optici interstitialis (was mehrmals anatomisch bestätigt wurde) und Neuritis retrobulbaris sein kann. Gehirndruck ist eine nicht ganz seltene Komplikation bei Encephalitis und ist augenscheinlich die Ursache der Fälle von Stauungspapille, die gelegentlich beobachtet wurden. Hier macht sich aber, glaube ich, der intrakraniellen Hypertension bei Hirngeschwulst gegenüber ein Unterschied geltend, insofern man bei Encephalitis öfters einen hohen Gehirndruck, aber ohne ophthalmoskopisch sichtbare Veränderungen vorfindet. CORDS erwähnt jedenfalls, daß er 8 mal einen stark erhöhten Lumbaldruck bei Encephalitis gemessen habe, ohne daß irgendwelche ophthalmoskopische Veränderung bestanden habe.

Literatur.

Sehnervenkomplikationen bei Encephalitis lethargica.

CORDS: Über den Liquordruck bei Stauungspapille. Klin. Mbl. Augenheilk. 69, 678 (1922).
LENZ, G.: Zur pathologischen Anatomie der Encephalitis lethargica. Klin. Mbl. Augenheilk. 66, 928 (1921).
WINTHER, K.: (a) Encephalitis epidemica mit Opticusveränderungen. Kopenhagen: Levin u. Munksgaard 1927. (b) Les affections du nerf optique dans l'encephalite épidemique. Acta psychiatria et neurologica Vol. III, p. 167, 1928.

8. Neuritis nervi optici bei Schädelverletzungen.

Frakturen der Schädelbasis ziehen häufig ein Hämatom der Sehnervenscheide nach sich (UHTHOFF), das in den meisten Fällen ohne klinische Bedeutung ist. Nur hin und wieder kommt es zu einem Papillenödem, das nach UHTHOFF von dem Scheidenhämatom verursacht wird.

Wichtiger sind die *Schußverletzungen* und *penetrierenden Schädeltraumen*. Namentlich die Kriegserfahrungen haben gezeigt, daß die Stauungspapille hier ein sehr allgemeines Symptom darstellt (nach E. v. HIPPEL 75%) und für chirurgische Eingriffe die Indikation abgibt. Schon wenige Stunden nach der Läsion kann die Stauungspapille auftreten (UHTHOFF, WILBRAND und SAENGER), in anderen Fällen freilich auch später, wenn sich intrakranielle Komplikationen (Infektion, Meningitis purulenta, traumatische Erweichungsherde der Gehirnsubstanz) entwickeln. Ganz entsprechend den Erfahrungen beim Hirntumor beobachten wir das Papillenödem dann *am häufigsten, wenn die Verletzung in der hinteren Schädelgrube lokalisiert ist*. ERWIN KLAUBER, dem wir eine größere Untersuchung über diese Vorkommnisse verdanken, sah niemals eine Stauungspapille auftreten, wenn nur die Weichteile des Schädels ohne Knochenläsion verletzt waren, und die Papillenerkrankung nur in 3% derjenigen Fälle, die eine Verletzung der Schädelknochen ohne Eröffnung der Dura zeigten. Mit der Perforation der Dura steigt dagegen die Frequenz auf 31%. Indessen handelte es sich bei den Beobachtungen von KLAUBER um nicht ganz frische Läsionen. Legt man die Erfahrungen bei den letzteren zugrunde, so werden die Zahlen größer; denn W. KRAUSS sah in 13% der Fälle ohne Läsion der Schädelknochen in den ersten 24—28 Stunden Sehnervenveränderungen auftreten, bei Knochenverletzungen ohne Duraeröffnung in 33% und mit Duraeröffnung in 75%. Dabei kann die Stauungspapille sowohl der Folgezustand der mechanischen Wirkung der Läsion auf das Gehirn durch Hämatombildung, Depressionsfraktur, Knochensplitterung, Steckschuß usw. als auch das Kennzeichen einer Wundinfektion sein.

Aus diesem Grunde hat A. v. SZILY den Rat gegeben, bei der Heranziehung der Stauungspapille als Indikation für eine Operation stärker zu individualisieren, sobald eine Schädelverletzung vorliegt, und ihr Vorhandensein nicht als eine absolute Indikation zu betrachten, während ein erneutes Auftreten oder ein Zunehmen des Prozesses den Eingriff geboten erscheinen läßt. Mit Schluß des Krieges hatte man freilich die im Anfange geübte mehr konservative Therapie zugunsten eines aktiveren Vorgehens aufgegeben, indem man der Überzeugung zuneigte, daß man die meisten Schädelwunden als schon infiziert anzusehen habe. W. KRAUSS stellt deshalb die Forderung, daß alle derartigen Patienten unter regelmäßiger augenärztlicher Aufsicht zu stehen haben und daß sowohl ein frühzeitig als auch ein im späteren Verlaufe auftretendes Sehnervenleiden für den Ophthalmologen Grund genug sei, dem Chirurgen die Revision der Wunde zu empfehlen.

Kommt eine Stauungspapille erst Jahre nach geschehener Schädelverletzung zur Entwicklung, so ist sie in der Regel ein Ausdruck dafür, daß ein bisher latent verlaufener Hirnabsceß anfängt, klinische Symptome zu zeitigen.

Literatur.

Neuritis nervi optici bei Schädelverletzungen.

BEST: Augenspiegelbefunde bei Schädelschüssen. Heidelberg. Ber. **1916**, 95.

v. HIPPEL, E.: (a) Die Krankheiten des Sehnerven. Graefe-Saemischs Handbuch, 2. Aufl. 1921. (b) Über die Bedeutung der Stauungspapille bei Hirnschüssen. Ophthalm. Ges. Heidelberg **1916**, 74.

KLAUBER, ERWIN: Klinische und histologische Beobachtungen über das Ödem des Sehnervenkopfes bei Gehirnverletzungen. Klin. Mbl. Augenheilk. **60**, 504 (1918). — KRAUSS, W.: Ophthalmo-chirurgische Felderfahrungen bei Schädelschüssen mit besonderer Berücksichtigung der Erscheinungen an der Sehnervenpapille. Klin. Mbl. Augenheilk. **64**, 194 (1920).

v. SZILY, A.: Atlas der Kriegsaugenheilkunde. Stuttgart 1916.

9. Stauungspapille und Neuritis nervi optici bei intraokularen Krankheiten.

Daß nach perforierenden Verletzungen ein Papillenödem nicht selten vorkommt, sehen wir an Präparaten von enukleierten Augen. Eine klinische Bedeutung hat diese Form von Stauungspapille in der Regel nicht, doch kann man hin und wieder, wenn der Glaskörper klar bleibt, die Papillenschwellung wenige Tage nach dem Trauma mit dem Spiegel beobachten. In allen Fällen dieser letzteren Kategorie findet man dann den *Tonus stark herabgesetzt*. BEHR nimmt diese Tatsache zum Anlaß, um eine Erklärung der Stauungspapille unter solchen Verhältnissen durch die Stauung des Lymphstroms zu geben, der nach seiner Ansicht unter normalen Umständen vom Bulbus im Nerven zentripetal strömt. F. SCHIECK hingegen sieht in diesen Stauungspapillen den Ausdruck des im Axialstrange vom Zwischenscheidenraume her einquellenden Liquor cerebrospinalis, der unter höherem Druck steht als der Bulbusinhalt. TH. LEBER und E. v. HIPPEL wiederum betrachten das Leiden als ein kollaterales Ödem infolge bakterieller Infektion des Bulbus, doch kann diese Erklärung nur für diejenigen Fälle Geltung haben, bei denen wirklich eine infektiöse Entzündung vorliegt, während bei der ersten Reihe lediglich die Hypotonie des Bulbus eine Rolle spielt und mit Rückgewinnung des normalen Tonus die Stauungspapille wieder abschwillt. (Literatur siehe u. a. K. VELHAGEN.)

Auch nichttraumatische Entzündungszustände können eine Verwaschenheit der Papille herbeiführen, besonders schwere Iridocyclitis. Hier sind von verschiedener Seite Funktionsdefekte nachgewiesen worden, die direkt auf die Schädigung der perzipierenden und leitenden nervösen Elemente der Retina und des Opticus bezogen werden. Es handelt sich um Sehstörungen, die nicht durch etwa vorhandene geringfügige Glaskörpertrübungen erklärt werden können, und um zentrale und periphere Skotome (E. FUCHS, MELLER, ZEEMANN, CLEGG). Eine systematische Untersuchung von Iridocyclitisfällen, bei denen die zentrale Sehschärfe unerwartet schlecht ist, wird sehr häufig ein Zentralskotom für weiß oder Farben aufdecken, die durch die ophthalmoskopische Untersuchung ganz unerklärt ist.

Im Anschluß an diese Auseinandersetzungen sei an die *sympathische Papilloretinitis* SCHIRMERs erinnert, die auf einer sympathischen Reizung beruhen sollte, weil sie nach Entfernung des verletzten Auges wieder verschwindet. Zu den 17 Fällen von SCHIRMER konnte PETERS in der 3. Auflage des Handbuchs von Graefe-Saemisch noch 8 weitere hinzufügen. Die Krankheit verläuft klinisch mit einer geringen Sehstörung und mitunter mit einem zentralen Skotom; Netzhautblutungen sind ab und zu wahrgenommen worden. Indessen steht es nicht fest, ob wir ein selbständiges Krankheitsbild vor uns haben. ELSCHNIG und PETERS haben die Beweiskraft der von SCHIRMER gesammelten Kasuistik nicht anerkennen können, und auch GILBERT berichtet über einen Fall, bei dem der initialen Papilloretinitis eine echte sympathische Uveitis folgte. Wahrscheinlich ist die von SCHIRMER aufgestellte Papilloretinitis sympathica nichts anderes, als die Teilerscheinung einer milde verlaufenden sympathischen Uveitis.

Von anderen lokalen Leiden des Bulbus, die zu einer Neuritis und zu Papillenödem Anlaß geben können, sind die akuten am Rande der Papille auftretenden Formen der Chorioiditis zu nennen, sowie die in der Papille und im Sehnervenstamm sich abspielende Periphlebitis (CORDS). Diese ebenso wie die nach Venenthrombose auftretenden Papillenschwellungen sind im Abschnitte der Netzhauterkrankungen besprochen (siehe diesen Band, S. 526).

Literatur.

Stauungspapille und Neuritis nervi optici bei intraokularen Krankheiten.

BEHR, C.: Über die im Anschluß an perforierende Bulbusverletzungen auftretende Stauungspapille. Klin. Mbl. Augenheilk. 50 I, 56 (1912).
CLEGG, J. GRAY: Central Scotoma in anterior Uveitis. Trans. amer. ophthalm. Soc. 20, 99 (1922).
ELSCHNIG, A.: Studien zur sympathischen Ophthalmie. Graefes Arch. 81, 356 (1912).
GILBERT: Untersuchungen über die Ätiologie und pathologische Anatomie der schleichenden traumatischen intraokularen Entzündungen usw. Graefes Arch. 77, 199 (1910).
v. HORVATH, B.: Die Stauungspapille nach Quetschung des Augapfels. Klin. Mbl. Augenheilk. 71, 698 (1923).
MELLER, I.: Chronische Iridocyclitis und Neuritis retrobulbaris. Graefes Arch. 105, 299 (1921).
PETERS: Graefe-Saemischs Handbuch, 3. Aufl.
SCHIRMER: Graefe-Saemischs Handbuch, 2. Aufl. Bd. 6, 2, S. 86.
VELHAGEN, K.: Experimentelle Untersuchungen über Papillitis bei eitrigen Entzündungen des vorderen Bulbusabschnittes. Graefes Arch. 119, 255 (1927).
ZEEMANN, W.: Über Netzhaut- und Sehnervenleiden bei Iridocyclitis. Graefes Arch. 112, 152 (1923).

10. Sehnervenleiden bei Orbitalaffektionen.

Eine ganze Reihe von Orbitalaffektionen kann ödematöse, entzündliche oder degenerative Veränderungen des Gewebes des Sehnerven auslösen. Bald leidet der Nerv unter rein mechanischer Beeinflussung, bald werden seine Gefäße in Mitleidenschaft gezogen, indem es zu Thrombosierungen und Druckveränderungen in ihnen kommt, bald greifen Entzündungszustände auf den Nerven über und er unterliegt der Einwirkung von Toxinen.

Die ophthalmoskopische Veränderung kann unter dem Bilde einer Stauungspapille wie bei einem Tumor ablaufen, doch ist eine Neuritis ohne stärkere Schwellung häufiger. Mitunter steht die retinale Ischämie infolge von Verlegung der Zentralarterie im Vordergrund, mitunter ist die Papille trotz einer eine Nervenaffektion anzeigenden Funktionsstörung fast ganz normal.

Geschwulstbildungen im Sehnerven und in der Orbita müssen naturgemäß eine rein mechanische Wirkung auf den Nervenstamm ausüben, und die Papillenveränderungen sind öfters auf ein reines Ödem zurückzuführen. In 3 Fällen, die KAMPHERSTEIN untersuchen konnte und die als Grundleiden Geschwulstbildungen in der Augenhöhle zeigten, bestand pathologisch-anatomisch im wesentlichen ein Hydrops vaginae nervi optici und die Papillenschwellung war durch ein Ödem ohne Hervortreten entzündlicher Momente bedingt. Selbstverständlich kann die Tumorbildung in anderen Fällen wiederum zu Atrophie des Nerven führen, und die Papille scheint dann weiß verfärbt mit und ohne Kennzeichen einer vorangegangenen Reizung. So gestaltet sich das klinische Bild außerordentlich mannigfaltig, je nach Lage und Art des Tumors. WILBRAND und SAENGER haben in ihrer Neurologie des Auges Bd. 4, 2 die reiche Kasuistik zusammengestellt, auf die im besonderen einzugehen hier unmöglich ist. Gelegentlich werden auch zentrale Skotome beobachtet (TRAQUAIR).

Bei großen *Hämatomen in der Orbita* (KRUSIUS), bei *Thrombosen des Sinus cavernosus* (siehe Beitrag BIRCH-HIRSCHFELD in Band III) und der Orbitalvenen, sowie beim traumatischen *arteriovenösen Carotisaneurysma* wird wohl im allgemeinen ebenfalls das Papillenödem der hauptsächlichste Folgezustand sein. Die Ursachen einer Thrombophlebitis der Orbita sind in den Kapiteln über die pathologische Anatomie der Schädelbasis und über die Erkrankungen der Orbita eingehend behandelt. Am Auge wirkt sich der Zustand, soweit der Sehnerv in Frage kommt, als eine Neuritis nervi optici, manchmal auch als eine Ischämie der Retinalarterien mit Totalobliteration aller Gefäße aus.

Eine sehr große Rolle spielen die *von den Nebenhöhlen ausgehenden Orbitalaffektionen*, die in den leichteren Fällen gewissermaßen als ein kollaterales entzündliches Orbitalödem aufzufassen sind und deswegen trotz der schweren zu Exophthalmus führenden Symptome von selbst wieder zurückgehen können (SIDNEY STEPHENSON). Im Kindesalter sind diese Fälle von inflammatorischem Orbitalödem infolge akuter Ethmoiditis gar nicht selten, wenngleich sie wohl oft unter der Diagnose akute Tenonitis gehen. Gerade weil die Behandlung, besonders bei akuten Infektionskrankheiten, konservativ sein kann, spielt eine eventuelle Sehnervenkomplikation doch die Rolle, daß man sie als Indikation für einen chirurgischen Eingriff auffassen soll. In einer recht großen Reihe solcher akuter Ethmoiditiden habe ich zweimal eine Amblyopie zusammen mit dem Exophthalmus ohne chirurgisches Eingreifen schwinden sehen; in beiden Fällen war die Sehnervenscheibe normal.

Symptomatisch besteht wohl keine scharfe Grenze zwischen dem relativ benignen Orbitalödem und der eigentlichen Orbitalphlegmone, die häufig auf den Einbruch einer Eiterung der Nebenhöhlen oder eine Caries der Orbitalwand zurückzuführen ist. Man kann jedoch sagen, daß im allgemeinen die Mitbeteiligung des Sehnerven hier schwerer und häufiger ist und unter Umständen zu wirklich destruktiven Opticusleiden Anlaß gibt. Ein solcher Ausgang kann ebensowohl durch einen schweren Druck auf den Nervenstamm (BIRCH-HIRSCHFELD) als auch durch das direkte Übergreifen der Eiterung auf den Nerven zustande kommen. Mikroskopisch stellt sich diese als entzündliche Infiltration (HORNER) oder als herdweise Nekrose im Nerven (OELLER, BARTELS) oder als Absceßbildung dar (REISS).

Indessen muß man die rhinogenen Sehnervenleiden, bei denen die von den Nebenhöhlen hergeleitete Orbitalaffektion das Bindeglied abgibt, scharf von der rhinogenen retrobulbären Neuritis trennen, bei der die entzündlichen Symptome seitens der Orbita ganz fehlen. Sie sind S. 105 besonders behandelt.

Hier sei auch der Beobachtungen von J. v. MICHEL und NAKAIMURA gedacht, die metastatisch entstandene Absceßbildungen im Sehnerven beschrieben haben. Die tuberkulösen Leiden des Sehnervenstammes und die Folgezustände von Augenhöhlentraumen sind S. 694 und S. 634 geschildert.

Literatur.
Sehnervenleiden bei Orbitalaffektionen.

BARTELS, M.: Über die anatomische Grundlage der Erblindung bei Orbitalphlegmone. Arch. Augenheilk. **56**, 267 (1907).
HORNER: Fall von Periostitis orbitae und Periostitis nervi optici. Klin. Mbl. Augenheilk. **1**, 71 (1863).
v. MICHEL, J.: Über bakteritische Embolien des Sehnerven. Z. Augenheilk. **7**, 1 (1902).
NAKAIMURA, I.: Sehnervenabsceß und Stauungspapille infolge Meningitis. Klin. Mbl. Augenheilk. **48 I**, 17 (1910).
OELLER: Orbitalphlegmone und Sehnervenatrophie. Festschrift der Universität Erlangen 1901.
REISZ, W.: Ein Absceß in der Lamina cribrosa der Sehnerven als Komplikation im Verlaufe einer Orbitalphlegmone. Graefes Arch. **59**, 153 (1904).
STEPHENSON, SIDNEY: On cases of acute anterior ethmoiditis in young subjects. Brit. J. Ophthalm. 1918, 416.
TRAQUAIR: Clinical perimetry. London: Kimpton 1927.

11. Neuritis nervi optici bei Infektionskrankheiten und Autointoxikationen.

UHTHOFF hat 253 Fälle von isolierter Erkrankung des Nervus opticus auf infektiöser Basis zu der folgenden Statistik vereinigt, die nur diejenigen Fälle umfaßt, welche weder intrakranielle noch intraorbitale Komplikationen aufwiesen. Es wurden beobachtet bei:

	Fälle		Fälle		Fälle
Influenza	72	Diphtherie	6	Scharlach	3
Syphilis	61	Polyneuritis	7	Tuberkulose	3
Rheumatismus	36	Variola	6	Typhus exanth.	3
Malaria	17	Beri-Beri	5	Gonorrhöe	2
Typhus abdominalis	17	Erysipel	3	Typhus recurrens	2
Masern	9			Akuter Gelenkrheumatismus	1

Im wesentlichen werden die Verhältniszahlen von UHTHOFF durch die später erschienenen Zusammenstellungen von GROENOUW und WILBRAND und SAENGER bestätigt. Vielleicht bedürfen nur die Zahlen der unkomplizierten syphilitischen Neuritis eine Aufwertung gegenüber der Zahl bei Influenza; in UHTHOFFs eigenem Material standen tatsächlich auch 14 syphilitische Fälle der Gesamtzahl von 8 der übrigen Kategorien gegenüber, und unter diesen war nur 1 Fall auf Influenza zurückzuführen. Überhaupt ist der Begriff der Influenza in der Literatur ein zu vager, als daß man diese Angaben wörtlich nehmen könnte; die Diagnose ist wohl vielfach nicht genau begründet worden. Mit demselben Recht könnten die Beobachtungen auf Erkältungsschädlichkeiten oder Rheumatismus bezogen werden.

In den vorhergehenden Kapiteln haben wir schon kennen gelernt (S. 688), daß die Wirkung der syphilitischen Infektion sich entweder als herdförmige Erkrankung im Nerven durch die Anwesenheit von Spirochäten äußern kann oder, wie die Stauungspapille, die indirekte Folge der am Gehirn und seinen Häuten sich abspielenden Erscheinungen ist. Bei den meisten der anderen Infektionskrankheiten findet sich mit Ausnahme der bakteriellen Embolien bei Pyämie und Septikopyämie kein Anhaltspunkt dafür, daß Keime im Nerven selbst angesiedelt sind. Vielmehr ist das Sehnervenleiden nur als eine Komplikation aufzufassen, so z. B. im Gefolge eines Thrombosierungsprozesses in der Vena centralis, oder es kommt als Nachkrankheit zum Ausbruche, indem die Infektion nur seine zufällige und unspezifische Veranlassung abgibt. In der UHTHOFFschen Tabelle beruht aber die relativ hohe Frequenz der Neuritis bei Typhus abdominalis sicher nicht auf einer Zufälligkeit; denn die im Verhältnis zum Unterleibstyphus doch viel öfter zu beobachtende Pneumonie, die Cholera, der akute Gelenkrheumatismus oder der Milzbrand stellen ein viel geringeres Kontingent an Sehnervenkomplikationen. Wir werden deshalb UHTHOFF zustimmen, wenn er die allgemeine Schwäche des Organismus und verschieden starke „neurotrope" Wirkung der Toxine für diese auffallenden Differenzen verantwortlich macht.

Das Krankheitsvirus selbst bildet das pathogenetische Moment der Sehnervenentzündung sicher bei Syphilis und Tuberkulose, vielleicht auch bei der Polyneuritis und bei den seltenen Fällen der epidemischen Encephalitis (LENZ, W. A. HOLDEN, HOGUE, WAARDENBURG), bei den meisten anderen nur die Veranlassung im weiteren Sinne, wie z. B. der Diabetes bei der Furunculose. Für die letztere Möglichkeit hat die Infektion dann natürlich keine Bedeutung für die Systematik der Sehnervenentzündungen.

In klinischer Beziehung bieten die Fälle von infektiöser Neuritis nichts Typisches, sondern die Krankheitsäußerungen am Auge sind recht ungleichartig. Schon die Vermischung des Symptomenkomplexes der Neuritis simplex mit demjenigen der Neuritis retrobulbaris beweist dies; denn wir sahen in den vorhergehenden Kapiteln, daß die Syphilis und Tuberkulose z. B. gar keine Neigung haben, eine retrobulbäre Neuritis zu erzeugen, während hier dieselbe Ätiologie das eine Mal eine gewöhnliche, das andere Mal eine retrobulbäre Neuritis im Gefolge hat. Damit steht in Einklang, daß es bei den übrigen Infektionskrankheiten weder ein typisches pathologisch-anatomisches Bild, noch eine spezifische Therapie gibt.

Es ist daher besser, man baut die Klinik der Sehnervenleiden in solchen Fällen nicht auf der Grundlage der unsicheren ätiologischen Verhältnisse, sondern auf dem eigentlichen klinischen Symptomenkomplex auf und trennt scharf die Neuritis simplex von der N. retrobulbaris. Ich persönlich wenigstens bin geneigt, diesem Unterschiede eine größere Bedeutung beizumessen, als es gemeinhin üblich ist, wenn ich auch zugebe, daß es nicht immer leicht ist, die Trennungslinie richtig zu ziehen.

Ebenso kritisch müssen wir vorgehen, wenn es sich um die Anschuldigung von *Autointoxikationen als Ursache von Sehnervenleiden* handelt, und als Ursache besonders Pubertät, Menstruationsstörungen, Klimakterium, Ulcusleiden, Gravidität, Puerperium und Lactation, Hautverbrennungen usw. angegeben werden. Indessen läßt sich nicht leugnen, daß diese tief in den Stoffwechsel des Organismus eingreifenden Zustände sich am Opticus auswirken können; so hat TH. LEBER bei einer jungen Dame mit Stauungspapille vorübergehende Abnahme der Sehschärfe konstatiert, die mit dem Eintritt der normalen Menstruation fast immer zusammenfiel. Dann ist darauf hinzuweisen, daß der Einfluß der Gravidität daraus ersichtlich sein kann, daß ein Sehnervenleiden mit dem Eintritt der Schwangerschaft rezidiviert (BULL, KIPP, LAWFORD KNAGGS, WEIGELIN, LANGENBECK). Von Interesse ist auch das Zusammentreffen einer Neuritis nervi optici mit einer Schwangerschaftspolyneuritis (SCHANZ). Ich selbst sah eine typische retrobulbäre Neuritis als Teilerscheinung einer Schwangerschaftspolyneuritis mit Ausgang in Heilung nach Herbeiführung des künstlichen Abortes.

Damit berühren wir die Bedeutung der Schwangerschaft für die Entstehung von Sehnervenleiden, die vor allem in bezug auf die Frage der Schwangerschaftsunterbrechung eine wichtige Rolle spielt. In der Tat ist die Prognose dieser Formen von Sehnervenleiden nicht günstig, und WEIGELIN beobachtete sogar doppelseitige Erblindung, während man mit Einleitung der Geburt oder des Abortes fast immer Besserung oder sogar Rückkehr der vollen Funktion erwarten kann. Bei wirklicher Neuritis nervi optici wird die Unterbrechung angezeigt sein, falls die Sehstörung ernst und das Ende der Schwangerschaft nicht nahe ist. Retrobulbäre Neuritis hingegen macht die Entscheidung schwieriger; denn es kann vorkommen, daß trotz Abwartens der normalen Geburt noch völlige Heilung möglich ist (REICH). Außerdem ist die Differentialdiagnose hinsichtlich der Frage kaum zu stellen, ob die retrobulbäre Neuritis tatsächlich Folge der Gravidität und nicht viel mehr der Vorläufer einer multiplen Sklerose ist. Eine Verhinderung erneuter Konzeption kann in Betracht kommen. Wegen der bei Eklampsie vorkommenden, von INGOLF SCHIÖTZ beschriebenen isolierten Papillitis verweisen wir auf die Schilderung in diesem Band, S. 446.

Literatur.

Neuritis nervi optici bei Infektionskrankheiten und Autointoxikationen.

BULL, O.: Atrophie optique durant la grossesse. Ann. d'Ocul. 108, 286 (1892).

HOGUE, G. I.: Ocular manifestations in encephalitis lethargica. Amer. J. Ophthalm. 5, 592 (1921). — HOLDEN, W. A.: The ocular manifestations of epidemic encephalitis. Arch. of Ophthalm. 50, 101 (1921).

KIPP: Ophthalm. Rec. 1906, 320. — KNAGGS, LAWFORD: Reflexamblyopia due to pregnancy. Trans. ophthalm. Soc. U. Kingd. 1896.

LANGENBECK: Neuritis retrobulbaris und Allgemeinerkrankungen. Graefes Arch. 87, 226 (1914). — LEBER, TH.: Graefe-Saemisch, 1. Aufl. Bd. 5, S. 819. — LENZ, G.: Zur pathologischen Anatomie der Encephalitis lethargica. Klin. Mbl. Augenheilk. 66, 928 (1921).

REICH, M.: Verlust des Sehvermögens wegen Papillitis bei einer Schwangeren. Klin. Mbl. Augenheilk. **20**, 349 (1882).

SCHANZ, F.: Die Beteiligung des Opticus bei der puerperalen Polyneuritis. Dtsch. med. Wschr. **1896**, 443. — SCHIÖTZ, INGOLF: Über Retinitis gravidarum et amaurosis eclamptica. Klin. Mbl. Augenheilk. **67**, Beilageheft (1921).

THIES, O.: Neuritis retrobulbaris bei Hautverbrennungen. Klin. Mbl. Augenheilk. **75**, 384 (1925).

UHTHOFF, W.: Über Neuritis optica bei Infektionskrankheiten. Heidelberg. Ber. **1900**, 30.

WAARDENBURG, P. I.: Ocular disturbances in encephalitis lethargica. Amer. J. Ophthalm. **5**, 580 (1921). — WEIGELIN: Sehnervenerkrankung bei Schwangerschaft. Arch. Augenheilk. **61**, 1 (1908). (Hier ausführliches Literaturverzeichnis.)

12. Sehnervenleiden nach Blutverlust.

Sehstörungen nach schwerem Blutverlust stellen ein zwar seltenes, aber sehr charakteristisches Krankheitsbild dar. Sie haben zur Ischaemia retinae und zur Embolie der Zentralarterie Beziehungen und sind deshalb auch bei den Erkrankungen der Netzhaut geschildert (siehe Beitrag SCHIECK in diesem Bande, S. 404). Am häufigsten kommen sie im reifen Lebensalter vor, weil in diesem Magenblutungen und Uterusblutungen als die Hauptursachen der Sehnervenstörung besonders oft eintreten. Dabei kann es sich *nicht um die Menge des verlorenen Blutes allein* handeln; denn im Anschlusse an Traumen und Kriegsverletzungen tritt das Augenleiden sehr selten auf. Vielmehr scheinen *oft wiederholte Blutungen*, die an sich nicht profus sind, eine Rolle zu spielen, vielleicht auch auf der Basis einer den Körper schwächenden Erkrankung. Eigentümlich ist auch, daß *die Abnahme des Sehvermögens nicht sofort nach dem Blutverluste, sondern erst in einem Intervall von* $^1/_2$ *bis zu 10 Tagen sich geltend macht*. Kommt es dazu, dann entwickelt sich die Amblyopie oder Amaurose *meist innerhalb weniger Stunden*; sie tritt nach den Untersuchungen von FRIES und SINGER in $^1/_8$ der Fälle einseitig, in den übrigen doppelseitig auf. Die Schwere des Leidens geht daraus hervor, daß etwa *in der Hälfte der Fälle doppelseitige absolute Erblindung* entsteht und selbst in den leichteren Fällen oft sehr bedeutende Schwachsichtigkeit zurückbleibt. In den frischen Fällen kann der *Augenspiegelbefund* ganz oder doch fast ganz normal sein; häufig ist das Papillengewebe verschleiert bis zu den Formen schwerer Neuroretinitis, auch kann das Netzhautgewebe Blutungen und graue Herde zeigen, und oft gewährt die unmittelbar an die Papille grenzende Netzhautpartie das Aussehen einer ödematösen Durchtränkung, indem sie einen grauweißen Schimmer aufweist. Die Arterien sind verengt (UHTHOFF), die Venen geschlängelt und stark gefüllt, so daß mitunter das ophthalmoskopische Bild der Embolie der Zentralarterie entsteht. In den späteren Stadien geht dann die Papille die weiße Abblassung ein; es entwickelt sich also das Bild der Atrophie.

Erreicht die Sehstörung nicht zu hohe Grade, so läßt sich am Gesichtsfelde entweder das Vorhandensein peripherer sektorenförmiger Defekte oder nur peripher erhalten gebliebener Inseln, seltener eine konzentrische Einengung nachweisen. Ausnahmsweise tritt wohl auch ein zentrales Skotom auf. Nur LANGENBECK gibt an, es in der Hälfte seiner Fälle angetroffen zu haben, und er rechnet daher das Krankheitsbild zu der Gruppe der retrobulbären Neuritis. Die in einigen Fällen gemeldeten hemianopischen Gesichtsfelddefekte dürften jedoch vor der Kritik kaum bestehen.

Die *Prognose* ist *ungünstig*. In der Hälfte der Fälle tritt überhaupt keine Besserung ein, und nur ein geringer Prozentsatz verläuft unter Rückkehr der normalen Funktion, während die große Mehrzahl der Patienten praktisch blind bleibt. Nach SINGERs Zusammenstellung scheint die Aussicht auf Besserung etwas größer zu sein, je später nach eingetretener Blutung die Sehstörung einsetzt. Auch zeigen diejenigen Fälle, in denen es bald zu einer totalen Amaurose kommt, eine geringere Neigung zur Besserung als diejenigen, die von vornherein nur zur Amblyopie führen.

Differentialdiagnose. In den meisten Fällen wird die Diagnose leicht sein. In Frage käme noch die hysterische Amblyopie und Amaurose, die sich durch die Pupillenreaktion abgrenzen läßt, die gewöhnliche Retinalembolie mit ihrem typischen ophthalmoskopischen Befunde (S. 410) und die Erblindung während der Niederkunft (siehe eklamptische Amaurose S. 446). Auch die retrobulbäre Neuritis käme in Betracht, die ja, wie oben erwähnt, LANGENBECK als ein wesensgleiches Leiden auffaßt.

Pathologische Anatomie. Nur von einer kleinen Reihe von Fällen besitzen wir Untersuchungsergebnisse (RÄHLMANN, HIRSCHBERG, ZIEGLER, GOERLITZ). Eine starke fettige Degeneration der Ganglienzellen und Nervenfaserschichte der Retina, sowie der Faserbündel des Opticus mit Entwicklung von Herden hinter der Lamina cribrosa beherrscht das Bild. GOERLITZ vergleicht die Zustände mit denen bei multipler Sklerose und, wo die Markscheiden völlig degeneriert sind, mit den Lücken bei kavernöser Sehnervenatrophie im Symptomenkomplex des Glaukoms. Entzündungszeichen wurden vermißt, und die Zentralgefäße waren ganz normal.

Die **Pathogenese** der Erkrankung ist noch recht unklar. Jedenfalls kann eine primäre Folge der Anämie nicht vorliegen, da sie erst zur Entwicklung gelangt, wenn die von der Anämie selbst abhängigen lebensgefährlichen Symptome überwunden sind. Man muß daher annehmen, daß der *Blutverlust indirekt wirkt und eine Änderung der Blutbeschaffenheit eine Rolle* spielt. TERSON hält auch den Einfluß immunobiologischer Vorgänge für möglich. Auch der Versuch, das Leiden als eine retrobulbäre Neuritis zu deuten, macht an und für sich die Pathogenese nicht klarer, wennschon das Für und Wider des Interesses nicht entbehrt.

Die **Therapie** ist zumeist wenig erfolgreich. Man hat Strychnininjektionen, Quecksilber, Schwitzkuren, Secale, Amylnitrit, Roborantien, Chinin und Eisenpräparate, sowie zur Hebung des Blutdrucks Herztonica verordnet. Die von manchen Seiten vorgeschlagene Paracentese der Vorderkammer, sowie die Iridektomie haben der Natur der Sache nach keine Aussicht auf Erfolg. So bleibt uns nichts anderes übrig, als der Anämie entgegenzuwirken. PINCUS empfahl Tieflagerung des Kopfes, äußerte aber gegen die Vornahme von Kochsalzinfusionen wegen der ödemvermehrenden Wirkung Bedenken. Diese Gefahr schlägt GOERLITZ allerdings nicht hoch an, sieht aber in der Vornahme von Bluttransfusion von Vene zu Vene oder von der Einspritzung defibrinierten Blutes eine bessere Maßnahme, als es die Transfusionen von Kochsalzlösung sind.

Literatur.

Sehnervenleiden nach Blutverlust.

FRIES, S.: Sehstörungen nach Blutverlust. Klin. Mbl. Augenheilk. 14, 324 (1876).

GOERLITZ, M.: Histologische Untersuchung eines Falles von Erblindung nach schwerem Blutverlust. Klin. Mbl. Augenheilk. 64, 763 (1920).

HIRSCHBERG: Über Amaurose nach Blutverlust. Heidelberg. Ber. 1881, 69.

LANGENBECK: Neuritis retrobulbaris und Allgemeinerkrankungen. Graefes Arch. 87, 226 (1914).

PINCUS, F.: Über Sehstörungen nach Blutverlust. Graefes Arch. 98, 152 (1919).

RÄHLMANN: Über Sklerose der Netzhautarterien als Ursache plötzlicher beiderseitiger Erblindungen. Fortschr. Med. 1889, 928.

SINGER: Über Sehstörungen nach Blutverlust. Deutschmanns Beitr. Augenheilk. 6, 163 (1904).

TERSON, A.: Sur la pathogénie et le traitement des troubles visuels après les pertes de sang. Ann. d'Ocul. **159**, 23 (1922).
UHTHOFF, W.: Beiträge zu den Sehstörungen und Augenhintergrundsveränderungen bei Anämie. Heidelberg. Ber. **1922**, 204.
ZIEGLER, E.: Zur Kenntnis der Entstehung der Amaurose nach Blutverlust. Beitr. path. Anat. **2**, 59 (1888).

13. Neuritis nervi optici bei akuter Myelitis.

Wir haben schon im Eingange der Schilderung der Sehnervenleiden (S. 663) kennen gelernt, daß die Lokalisation der Myelitis im Sehnerven genau dasselbe pathologisch-anatomische Gepräge zeigt wie im Zentralnervensystem und daß ungeachtet des manchmal zu erhebenden ophthalmoskopischen Befundes einer Stauungspapille eine retrobulbäre Neuritis vorliegt. Auch wurde die nahe Verwandtschaft mit der multiplen Sklerose betont.

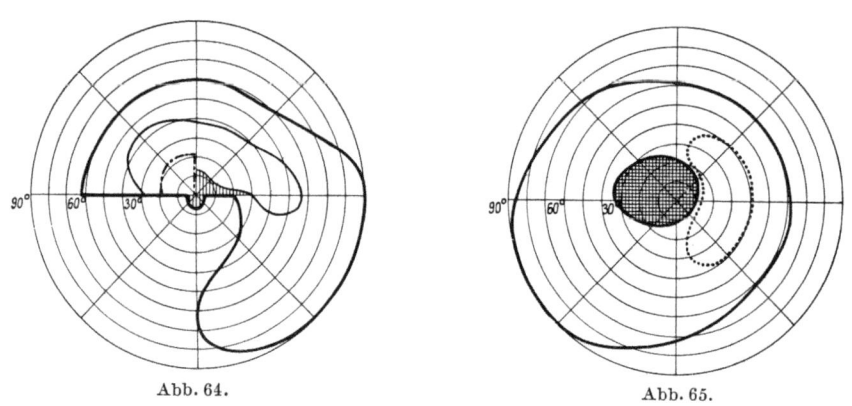

Abb. 64.   Abb. 65.
Abb. 64 u. 65. Gesichtsfeld bei Neuritis nervi optici acuta bei Myelitis.

Wir beschränken uns an dieser Stelle deshalb nur auf die Zusammenfassung der klinischen Hauptzüge. Die Schwachsichtigkeit beginnt häufig sehr akut, wird in ihrem Ausbruch von orbitalen Schmerzen begleitet, ist in der Regel doppelseitig und erreicht oft einen hohen Grad, in den meisten Fällen sogar Amaurose (UHTHOFF). In der Regel geht das Sehnervenleiden dem Ausbruche des Spinalleidens Tage und Monate voraus. Seltener treten beide Symptome zusammen auf, und nach UHTHOFF ist es nur ein einziges Mal beobachtet worden, daß das Sehnervenleiden zeitlich dem Spinalleiden nachfolgte (SEGUIN). Das klinische Bild ist mitunter das einer typischen retrobulbären Neuritis, doch ist eine sehr schwere intraokulare Neuritis mit dem Übergang in eine Stauungspapille häufiger. Wie schon oben erwähnt, bietet auch das Gesichtsfeld recht verschiedene Störungen dar, Zentralskotome, hemianopische Defekte bei Lokalisierung der Herde im Chiasma oder regellose Defekte, sowie Kombinationen einzelner Typen (Abb. 64). Auch kann das Gesichtsfeld zu verschiedenen Zeiten verschiedene Formen zeigen (S. 663). Ebenso wechselvoll ist der Verlauf, besonders in den Fällen, die unter der Form der retrobulbären Neuritis auftreten. Die vitale Prognose ist in Ansehung des Grundleidens häufig recht bedenklich, doch kann in Fällen, in denen die Sehnervenerkrankung bis zu ihrem Endausgang kommt, eine Neigung zur Besserung der Augenfunktion nicht bestritten werden. Sogar nach längerem Bestehen von Blindheit ist weitgehende Wiederherstellung noch möglich (im Falle HIGIERs nach 4 Wochen anhaltender Amaurose).

In ungefähr einem Drittel der Fälle ist nach UHTHOFF die mit Neuritis nervi optici vergesellschaftete Myelitis auf *Syphilis* zu beziehen. Indessen ist es meiner Ansicht nach besser, man trennt die auf Syphilis beruhenden Fälle von Neuritis von den hier in Rede stehenden Erkrankungen ab. In differentialdiagnostischer Hinsicht ist eine Verwechslung mit dem Anfangsstadium eines Tumor cerebri möglich, und auf der anderen Seite macht die Abgrenzung zur multiplen Sklerose Schwierigkeiten, zumal die Krankheitsbilder ineinander fließen (RÖNNE, SIEMERLING und RECKE, MARBURG, BOUCHUT et DECHAUME). Der pathologisch-anatomische Befund ist auf S. 670 geschildert.

Wenn eine Behandlung möglich ist, so muß diese sich natürlich auf die Bekämpfung des Grundleidens, der Myelitis, beziehen.

C. Das Vorkommen der Neuritis retrobulbaris.

1. Die akute retrobulbäre Neuritis unbekannter Ursache.

Die akute Retrobulbärneuritis ist eine klinische, aber *keine ätiologische Einheit*, deren Symptomatologie schon S. 664 abgehandelt wurde. Hier sei nur kurz wiederholt, daß sich als Merkmale festhalten lassen: Plötzlicher Beginn, häufig orbitale Schmerzen, starke Sehstörung infolge eines zentralen Skotoms bei normaler Gesichtsfeldperipherie, Neigung zur Besserung und Heilung, meist mit Ausgang in temporale Abblassung der Papille.

Die **ätiologischen Faktoren** sind mannigfach. Nach den Ergebnissen von FLEISCHER lehrt die Statistik, daß in ungefähr 60% der Fälle *multiple Sklerose* nachfolgt. Diese Zahl halte ich jedoch für zu hoch. In den 16 Fällen von MARX entwickelte sich nachträglich in 6 multiple Sklerose, und zwar war das Intervall durchschnittlich $7^1/_3$ Jahre. In einer anderen Reihe von Fällen ist, wie wir schon oben auseinandergesetzt haben, die akute retrobulbäre Neuritis ein Initialsymptom der Myelitis acuta, dann indirekter Folgezustand von Graviditätstoxikosen, Menstruationsstörungen, Lactation, sowie von Infektionskrankheiten. Die oft als Ursache angeführte Abkühlung und Erkältung wird noch im Rahmen der retrobulbären Neuritis nach Nebenhöhlenleiden und verschiedenen Intoxikationen uns beschäftigen.

Die **Behandlung** feiert gerade auf dem Gebiete der akuten retrobulbären Neuritis oft Triumphe; aber es ist fraglich, wieviel der Besserung lediglich der Ausdruck einer Spontanheilung ist, zu der das Leiden zweifellos neigt. Schon die Verordnung der Bettruhe genügt oft, um die Wendung zum Besseren herbeizuführen. Eine Schwitzkur, von Salicylpräparaten oder Jodkalium unterstützt, wird meist verordnet. Im übrigen wird man therapeutisch gern der Ätiologie Rechnung tragen, wenn sich diese feststellen läßt. Das gilt namentlich von den Nebenhöhlenleiden der Nase, die im nachfolgenden Abschnitt erörtert werden.

2. Die retrobulbäre Neuritis bei Nebenhöhlenleiden.

Es gibt wohl kaum ein anderes Gebiet der Pathologie des Opticus, auf dem die Meinungen so auseinandergehen, wie gerade auf dem der Abhängigkeit der retrobulbären Neuritis von den Erkrankungen der Nasennebenhöhlen; denn die Gesichtspunkte wechseln von der größten Skepsis bis zum begeisterten Bejahen des Zusammenhangs, wie die Übersichtsreferate von BRÜCKNER und v. EICKEN beweisen. Wir verstehen dies, wenn wir uns klarmachen, daß nach den anatomischen Untersuchungen von ONODI zwar die unmittelbare Nachbarschaft, ja das Bestehen präformierter Dehiszenzen in den trennenden dünnen

Knochenplatten Leiden der Nebenhöhlen in unmittelbare Berührung mit dem Sehnerven bringen, aber auf der anderen Seite das Bestehen einer Nebenhöhlenaffektion so verbreitet ist, daß es in 25% der Obduktionen angetroffen wird. Nehmen wir noch die notorische Neigung der retrobulbären Neuritis zu Spontanheilungen hinzu, so werden wir inne, daß ein Urteil über die Wirkung der Behandlung der Nasennebenhöhlen auf das Sehnervenleiden verschieden ausgelegt werden kann. So teilt KESTENBAUM mit, daß in einer größeren Reihe von Fällen von retrobulbärer Neuritis, die für rhinogen gehalten wurden, die nicht an den Nebenhöhlen behandelten sogar noch etwas höheren Prozentsatz von Heilung erkennen ließen als die operierten Fälle. Wenn H. DAVIDS eine Reihe glänzender Erfolge durch Nebenhöhlenausräumung mitteilen kann, wird die überzeugende Wirkung der Krankengeschichten dadurch etwas geschwächt, daß in einem Fall die Heilung schon eingetreten ist, nachdem die vorbereitende submuköse Septumresektion vorgenommen war, welcher doch wohl kaum eine heilende Wirkung auf das Sehnervenleiden beigemessen werden kann.

Bessere Beweise sind Exazerbationen der Neuritis synchron mit denjenigen des Nebenhöhlenleidens (TERTSCH), wogegen ein anderes, auf den ersten Blick glaubhaft erscheinendes Argument, die Tatsache, daß die Prognose für das Sehvermögen schlechter wird, je länger der operative Eingriff an den Nebenhöhlen hinausgezögert wird (WHITE), stark durch den Umstand an Überzeugungskraft verliert, daß auch die Aussicht auf Spontanheilung mit der Dauer der Erkrankung abnimmt. Ferner sei darauf hingewiesen, daß in einer Reihe von Fällen die ursprünglich auf rhinogene Neuritis gestellte Diagnose dadurch erschüttert wurde, daß sich später eine multiple Sklerose entwickelte (MÜLLER, HAJEK, RETHI, SCHLESINGER). Allerdings ist MELLER der Ansicht, daß man trotzdem den rhinogenen Ursprung nicht abzustreiten braucht.

Diesen sehr divergierenden Meinungen gegenüber würde es einen Fortschritt bedeuten, wenn es gelänge, unter den klinischen Erscheinungsformen der rhinogenen Neuritis retrobulbaris besondere Symptome aufzudecken. Hier spielt die von VAN DER HOEVE beschriebene *Vergrößerung des blinden Flecks im Gesichtsfelde* für Weiß oder für die Farben eine große Rolle. Ihre typischste Entwicklung ist die konzentrische Vergrößerung des blinden Fleckes mit noch normaler zentraler Sehschärfe. Später schließen sich parazentrale und zentrale Skotome an, womit ein Sinken der Sehschärfe verbunden ist. Allerdings hat VAN DER HOEVE selbst das Symptom nicht als für die retrobulbäre Neuritis bei Nebenhöhlenleiden allein spezifisch hingestellt, sondern es auch bei Fällen unbekannter oder toxischer Ätiologie angetroffen. Ich halte es für eine *Sonderform des parazentralen Skotoms bei der gewöhnlichen retrobulbären Neuritis,* und A. DE KLEIJN fand es z. B. bei traumatischer Opticusaffektion. Andererseits hat eine Reihe von Verfassern die Angaben von VAN DER HOEVE über die Häufigkeit des Symptoms bei rhinogenen Sehnervenkrankheiten bestätigt (so GJESSING, A. DE KLEIJN, VAN DER HOEVE selbst). MARKBREITER und DE KLEIJN haben es in jedem Falle von Erkrankungen der hinteren Nebenhöhlen gesehen, selbst wenn eigentliche Augensymptome fehlten. Meine eigenen Erfahrungen stehen hiermit in Widerspruch; denn ich habe es in ausgeprägtem und reinen Zustande im ganzen selten vorgefunden. Eine Gesichtsfeldabbildung bei Sinus maxillaris-Epitheliom mit Übergreifen auf die Orbita steuere ich bei (Abb. 67).

Im übrigen ist der klinische Verlauf bei den als rhinogen aufgefaßten Sehnervenleiden außerordentlich verschieden. Bald werden die akut verlaufenden Neuritiden als die häufigsten und charakteristischsten bezeichnet (PAUNZ), bald die mehr protrahierten Formen, letztere meines Ermessens mit mehr Recht. Von einigen Verfassern (z. B. STOCKER, H. DAVIDS u. a.) werden auch

Fälle von Neuroretinitis und Gefäßerkrankungen der Retina als rhinogen entstanden aufgefaßt. Als Beweis für die richtige Diagnose bei den akuten Leiden gelten außer der Gleichseitigkeit des Nasen- und Augenleidens überwiegend die überraschenden Besserungen im Anschluß an einen operativen Eingriff in die Nebenhöhlen, selbst wenn dabei nichts Abnormes vorgefunden wurde. Die mehr chronischen Fälle stimmen in ihrem Verhalten besser zu dem protrahierten Verlauf der Nebenhöhlenaffektionen, doch ist der Erfolg der endonasalen Behandlung zweifellos nicht so glänzend wie bei der ersteren Reihe.

Sicher rhinogen sind natürlich alle die Sehnervenleiden, bei denen ein Entzündungszustand im Orbitalgewebe die vermittelnde Rolle spielt (siehe S. 698); diese haben aber klinisch einen ganz anderen Charakter und bieten an sich dem Verständnis keine Schwierigkeiten. Ebensowenig Unklarheit herrscht, wenn die primär erkrankte Nebenhöhle durch Raumbeanspruchung den Opticus schädigt, sei es, daß eine maligne Neubildung, ein chronisches Empyem oder

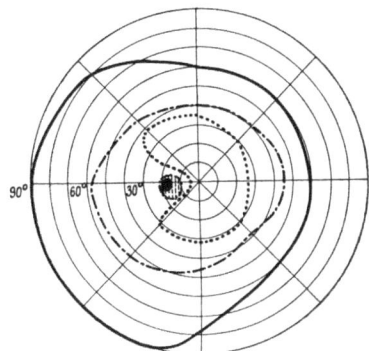

Abb. 66. Gesichtsfeld bei rhinogener Neuritis retrobulbaris.

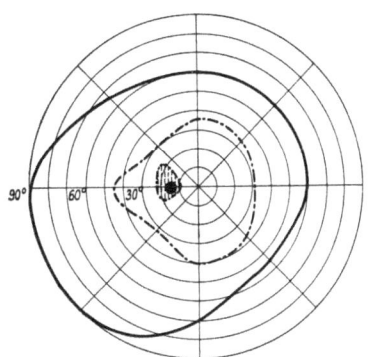

Abb. 67. Gesichtsfeld bei rhinogener Neuritis retrobulbaris. (Carcinom des Sinus maxillaris.) (Original von RÖNNE.)

eine Mukocele vorliegt (VAN DER HOEVE). In solchen Fällen kann das klinische Bild den Charakter einer retrobulbären Neuritis annehmen, wie bei dem von BIRCH-HIRSCHFELD pathologisch-anatomisch untersuchten Tumor. In anderen Fällen wiederum müssen wir den Grund der Störung in einer direkten mechanischen Wirkung auf den Nerven sehen, so z. B. dann, wenn heteronyme hemianopische Gesichtsfelddefekte bei Chiasmaläsionen infolge Keilbeinerkrankungen auftreten (HIRSCHMANN, GRÖNHOLM).

Die Schwierigkeit der Feststellung der Diagnose und Therapie tritt jedoch besonders stark hervor, wenn jedes greifbare Zwischenglied zwischen Nebenhöhlenerkrankung und Sehnervenleiden fehlt und wir mit F. SCHIECK zur Erklärung des Zusammenhangs gezwungen sind, ein *toxisches Ödem als Grundlage der Störung* in der Nervenleitung anzunehmen.

Therapie. Es wird wohl allerseits darüber Einigkeit herrschen, daß, wenn positive Zeichen für ein Nebenhöhlenleiden vorliegen und keine andere Ursache für die retrobulbäre Neuritis nachweisbar ist, die Indikation für einen operativen Eingriff an den Nebenhöhlen besteht. Zu größerem Zweifel geben nur diejenigen Fälle Anlaß, bei denen kein positives Anzeichen für das Vorhandensein eines Leidens der Nebenhöhlen festzustellen ist; denn man wird im allgemeinen dann gezwungen sein, seinen Entschluß lediglich von der Tatsache herzuleiten, daß in zahlreichen Fällen ein größerer oder kleinerer operativer Eingriff eine bedeutende Besserung des Sehvermögens zur Folge gehabt hat. Diesem Standpunkt gibt MELLER mit der Ansicht Ausdruck, daß der

Nasenarzt auf das Verlangen und die Verantwortung des Augenarztes operieren müsse. Ich persönlich schließe mich der weit mehr zurückhaltenden Stellungnahme HAJEKs und E. v. HIPPELs an und meine, daß die Indikation zur Operation bei negativem Nasenbefund äußerst selten gegeben sein wird und zunächst alle Möglichkeiten der konservativen Behandlungsmethode zu Rate zu ziehen sind. H. JANSEN nimmt einen vermittelnden Standpunkt ein. Jedenfalls ist Vorsicht geboten; denn die Eingriffe in die Nebenhöhlen sind nicht so ungefährlich, wie die von SIEGRIST, HALLE, STOCKER und DAVIDS bekannt gegebenen Opticusschädigungen und Todesfälle zur Genüge beweisen. Es ist deswegen sehr bemerkenswert, daß die endonasale Operation wenigstens im gewissen Umfange sich durch die *Daueranämisierung* der Nasenschleimhaut nach HERZOG-HERRENSCHWAND mittels eingelegter Cocain-Suprarenintampons ersetzen läßt. v. HERRENSCHWAND hat sehr gute Erfolge mit dieser Behandlung erreicht.

Literatur.

Die retrobulbäre Neuritis unbekannter Ursache und bei Nebenhöhlenleiden.

BECK und PILLAT: Gesichtsfelduntersuchungen bei Empyemen der Nebenhöhlen der Nase usw. Klin. Mbl. Augenheilk. 70, 78 (1923). — BIRCH-HIRSCHFELD: Beitrag zur Kenntnis der Sehnervenerkrankungen. Graefes Arch. 65, 440 (1907). — BRÜCKNER, A.: Nasennebenhöhlen- und Sehnervenerkrankungen. Zbl. Ophthalm. 3, 545 (1920).

DAVIDS, H.: Der endonasale Eingriff bei Erkrankungen der Sehnerven. Graefes Arch. 115, 66 (1924).

v. EICKEN: Nebenhöhlen- und Sehnervenerkrankungen. Zbl. Ophthalm. 4, 49 (1920).

GJESSING: Über v. D. HOEVEs Symptom und die Ringskotome rhinogenen Ursprungs. Graefes Arch. 80, 153 (1911). — GROENHOLM: Durch hintere Ethmoidalzellen und Keilbeinhöhlenempyem bedingte Chiasma-Affektion usw. Z. Augenheilk. 24, 311 (1910).

HAJEK, M.: Kritik des rhinogenen Ursprunges der retrobulbären Neuritis. Ophthalm. Ges. Wien 16. Feb. 1920. — HALLE: Opticusschädigung bei Eingriffen im Bereich von Nase und Orbita. Z. Augenheilk. 52, 179 (1924). — v. HERRENSCHWAND, F.: Über gehäuftes Auftreten von Neuritis retrobulbaris und deren Behandlung mit der Daueranämisierung. Z. Augenheilk. 57, 78 (1925). — HERZOG, H.: Differentialdiagnostische Überlegungen bei der Neuritis retrobulbaris. Wien. klin. Wschr. 37, 912 (1924). — v. HIPPEL, E.: Die Krankheiten des Sehnerven. Graefe-Saemisch, 2. Aufl. S. 331 (1922). (b) Über die „rhinogene" retrobulbäre Neuritis. Heidelberger Bericht 47, 98 (1928). — VAN DER HOEVE: (a) Mukocele der Keilbeinhöhle und hinteren Siebbeinzellen mit Atrophie der Sehnerven. Z. Augenheilk. 43, 223 (1920). (b) Vergrößerung des blinden Flecks, ein Frühsymptom für die Erkennung der Sehnervenerkrankung der hinteren Nebenhöhlen der Nase. Arch. Augenheilk. 67, 101 (1910).

JANSEN, H.: Ein Beitrag zur Klärung der klinischen Beziehungen zwischen Nasennebenhöhlen und Orbita, insbesondere dem Nervus opticus. Arch. Ohren- usw. Heilk. 109, 188 (1922).

DE KLEIJN, A.: (a) Beitrag zur Kenntnis der Sehnervenerkrankungen bei Erkrankungen der hinteren Nebenhöhlen der Nase. Graefes Arch. 75, 515 (1910). (b) Über Opticusverwundungen usw. Graefes Arch. 82, 150 (1912). — DE KLEIJN, A. und H. W. STENVERS: Weitere Beobachtungen über die genaue Lokalisation der Abweichungen im Bereiche des Foramen opticum und der Ethmoidalgegend mit Hilfe der Radiographie. Graefes Arch. 93, 216 (1917). — KESTENBAUM: Diskussion über die Frage der retrobulbären Neuritis rhinogenen Ursprungs. Ophthalm. Ges. Wien, 1. März 1920.

MARKBREITER, I.: (a) Weitere Untersuchungen über die bei Nasen- und Nasennebenhöhlenkrankheiten vorkommenden Gesichtsfeldveränderungen. Z. Augenheilk. 31, 316 (1914). (b) Über die bei Nasen- und Nebenhöhlen vorkommenden Gesichtsfeldveränderungen. Mschr. Ohrenheilk. 1912, 589. — MELLER: Über das Verhältnis der Neuritis retrobulbaris zur Nasenhöhle in ätiologischer und therapeutischer Hinsicht. Ophthalm. Ges. Wien 16. Feb. 1920. — MÜLLER: Diskussion zum Bericht über die Häufung von Fällen retrobulbärer Neuritis und toxischer Amblyopie. Ophthalm. Ges. Wien 15. Dez. 1919. [Klin. Mbl. Augenheilk. 64, 397 (1920).]

ONODI, A.: Die Sehstörungen und Erblindung nasalen Ursprungs, bedingt durch Erkrankungen der hinteren Nebenhöhlen. Z. Augenheilk. 12, 23 (1904).

PATERSON: On optic neuritis. Brit. med. Assoc. ann. Meet. ophth. sect. Edinbourgh 1927. — PAUNZ, M.: (a) Neue Beiträge zur rhinogenen Sehnervenentzündung. Arch.

Augenheilk. **75**, 76 (1913). (b) Über die rhinogene Sehnervenentzündung. Arch. Augenheilk. **61**, 369 (1908).

RETHI: Diskussion über die Frage der retrobulbären Neuritis rhinogenen Ursprunges. Ophthalm. Ges. Wien, 1. März 1920.

SCHIECK, F.: Die ätiologischen Momente der retrobulbären Neuritis. Graefes Arch. **71**, 466 (1909). — SCHLESINGER: Diskussion über die Frage der retrobulbären Neuritis rhinogenen Ursprungs. Ophthalm. Ges. Wien, 1. März 1920. — SIEGRIST, H.: Nase und Auge. Heidelberg. Ber. **1920**. — STOCKER: Über Augenerkrankungen als Folge pathologischer Zustände der Nase und deren Nebenhöhlen. Bern-Leipzig 1922.

TERTSCH: Diskussion über die Frage der retrobulbären Neuritis rhinogenen Ursprunges. Ophthalm. Ges. Wien, 1. März 1920. — THIES, O.: Nochmals die rhinogene Neuritis retrobulbaris. v. Graefes Arch. **122**, 75 (1929). — TRAQUAIR, H. M.: The value of the visual changes in the diagnosis of the optic nerve diseases due to latent morbid conditions of nasal accessory sinuses. J. Laryng. a. Otol. **39**, 384 (1924).

WHITE, LEON E.: Accessory sinus blindness. Differential diagnosis and operative technic. Boston med. J. **185**, 133 (1921).

3. Die retrobulbäre Neuritis bei Geschwülsten des Stirnlappens.

Man ist in den letzten Jahren auf eine kleine, diagnostisch aber sehr wichtige Gruppe von Opticusleiden mit einem Zentralskotom aufmerksam geworden, das durch die Wirkung von Hirngeschwülsten, besonders von solchen des Frontallappens auf den Nerven in seinen intrakraniellen Verlauf herbeigeführt wird. Der Gesichtsfeldbefund in Verbindung mit den allgemeinen Kennzeichen eines Tumor cerebri sichert die Diagnose. Die Bedeutung des Zentralskotoms für die Feststellung der Frontallappengeschwülste ist zuerst in Amerika, und zwar auf Grund der dort zu einer Spezialdisziplin ausgebildeten Hirnchirurgie, erkannt worden, indem KENNEDY im Jahre 1911 9 Fälle dieses Symptomenkomplexes veröffentlichte. Von größter Bedeutung für die Fortschritte unseres Wissens ist jedoch die kürzlich erschienene Abhandlung von LILLIE, die bereits die enorme Zahl von 85, durchweg durch die Sektion bestätigten Fälle überschaut; 13 dieser Beobachtungen zeigten ein ein- oder doppelseitiges Zentralskotom, vorzüglich, wenn der Tumor an der ventralen Fläche des Lappens lag. War der Gesichtsfeldausfall nur auf der einen Seite auffindbar, so entsprach diese regelmäßig derjenigen des Sitzes der Geschwulst. Die ophthalmoskopische Untersuchung deckt in der Regel den Befund einer Neuritis des Sehnerven auf, und zwar in allen ihren Stufen, von leichter Verschleierung der Papillengrenzen bis zu schwerer Stauungspapille. Auffallenderweise scheint aus den Untersuchungen KENNEDYs und auch LILLIEs hervorzugehen, daß die Papillenschwellung zumeist auf demjenigen Auge stärker entwickelt ist, das über eine noch brauchbare Sehschärfe verfügt, während das andere oft nur eine atrophische Verfärbung der Papille aufweist, ohne daß festzustellen wäre, ob der Nervenfaserschwund die Folge einer früher vorhanden gewesenen Stauungspapille ist oder nur eine deszendierende Atrophie zur Ursache hat. Jedenfalls ist für die Diagnostik der Lokalisation des Hirntumors das Zentralskotom wichtiger als der Grad der Papillenveränderung. Sowohl KENNEDY als LILLIE schreiben dem Symptom die größte diagnostische Bedeutung zu, und besonders die Abhandlung von LILLIE ist derartig überzeugend, daß wir zweifellos einem neuen Symptom gegenüberstehen, dessen Wert deswegen um so größer ist, weil der Frontallappen sonst zu den „stummen" Teilen des Gehirns gehört.

In größeren, europäischen Arbeiten über Frontallappengeschwülste habe ich dieses Symptom nur von dem Italiener D. PISARI als lokal bedingt erwähnt gefunden; er faßt es als ein Kompressionssymptom des Sehnerven auf. Indessen ist dies etwas zweifelhaft. Es handelt sich jedenfalls nicht um eine Usur der Nervenfasern in ähnlicher Weise, wie Hypophysengeschwülste, Temporallappengeschwülste und gelegentlich auch Frontallappengeschwülste eine solche in dem Chiasma hervorrufen, wo man gerade die Sehnervenkreuzung vom Druck deformiert findet. Dies geht aus einem von mir früher veröffentlichten Fall von Frontallappengeschwulst hervor, bei dem ein Zentralskotom allerdings nicht beobachtet wurde, dagegen eine plötzlich entstandene doppelseitige Blindheit. In der Pathologie der Retrobulbärneuritis ist es aber eine bekannte Erscheinung, daß das Zentralskotom und die plötzlich entstehende Blindheit

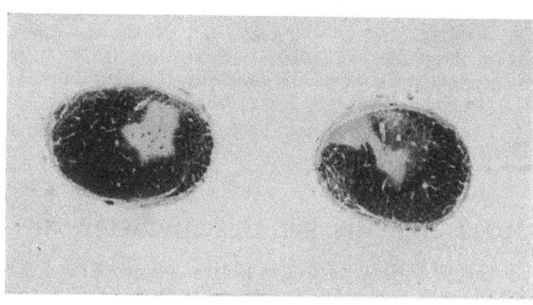

Abb. 68. Plaquesbildung im intrakraniellen Sehnerv bei Stirnlappengeschwulst.

nur graduell verschieden sind. In dem erwähnten Falle wurde keine Deformation der Optici oder des Chiasma vorgefunden, wohl aber an beiden Stellen eine herdförmige Entartung des Nervengewebes mit scharf abgegrenztem Verlust der Markscheiden und Ansammlung sehr zahlreicher Körnchenzellen; dabei fehlten Entzündungserscheinungen entweder ganz oder sie waren nur angedeutet

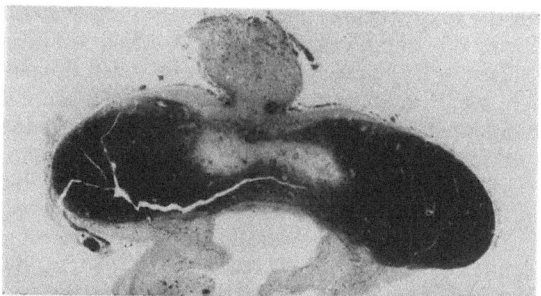

Abb. 69. Plaquesbildung im Chiasma bei Stirnlappengeschwulst.

(Abb. 68—69). In Übereinstimmung mit den Erfahrungen, die über die pathologische Anatomie der retrobulbären Neuritis gesammelt worden sind, können wir in diesen Herden die Grundlage der klinischen Ausfallssymptome sehen. Wahrscheinlich sind sie durch einen gewissen Druck verursacht, den die Stirnlappengeschwulst auf die Nervenleitung ausübt; aber vielleicht ist es richtiger, wenn man nur von einer Schädigung durch die Nachbarschaft und nicht direkt von einer Kompression spricht.

Das Symptom ist auch nicht nur spezifisch für Frontallappengeschwülste. KENNEDY hat es z. B. bei Carotisaneurysma, und LILLIE bei Frontallappenabsceß beobachtet. NETTLESHIP und KUBIK haben es in 3 bzw. 1 Fall bei basalen Hirngeschwülsten in derselben Region gefunden. Meines Erachtens muß diese Beobachtung den Retrobulbärneuritiden bei Nebenhöhlencarcinomen und -entzündungen, die ja ebenfalls Nachbarkrankheiten des Sehnerven sind, zugesellt werden, und gelegentlich kommt das Symptom sogar, bei umschriebenen Orbitalgeschwülsten in der Nachbarschaft des Opticus vor (TRAQUAIR).

Das in bezug auf die Pathogenese paradoxe Verhalten der Sehnervenfunktion ist wohl auch der Grund gewesen, warum das zentrale Skotom solange übersehen wurde, und es erst eines großen Untersuchungsmateriales bedurfte, um es aufzufinden. Wahrscheinlich hat andererseits die Feststellung des Skotoms die richtige Diagnose oft genug verhindert, indem es auf eine retrobulbäre Neuritis bezogen wurde, aus der wieder falsche Schlüsse abgeleitet worden sind. Wurde dann bei der Sektion eine Frontallappengeschwulst aufgedeckt, so stand man dem klinischen Befunde eines zentralen Skotoms nachträglich ratlos gegenüber, und nur zu leicht wurde es für eine Zufälligkeit gehalten.

Was die **Prognose** und die **Therapie** anbelangt, so konnte LILLIE in zwei Fällen im Gefolge einer Dekompressionsoperation das Zentralskotom zurückgehen sehen, indem auch gleichzeitig die Sehschärfe anstieg.

Literatur.

Die retrobulbäre Neuritis bei Geschwülsten des Stirnlappens.

KENNEDY, FOSTER: (a) Retrobulbar neuritis as an exact diagnostic sign of certain tumors and abscesses in the frontal lobe. J. Amer. med. Sci. **142**, 355 (1911). (b) A further note on the diagnostic value of retrobulbar Neuritis in expanding lesions of the frontal lobes. J. Amer. med. Assoc. **67**, 1360 (1916). — KUBIK, J.: Zentralskotom bei basalem Hirntumor. Klin. Mbl. Augenheilk. **71**, 353 (1923).

LILLIE, WALTER J.: Ocular phenomena produced by basal lesions of the frontal lobe. Trans. Sect. Ophthalm. amer. med. Assoc. **1927**.

NETTLESHIP: Central amblyopia as an early symptom in tumor at the Chiasma. Trans. ophthalm. Soc. U. Kingd., Brit. med. J. **24**, 1231 (1896).

PISARI, D.: I tumori del lobo frontale. Rev. otol etc. y. Chir. neur. **3**, 289 (1926).

RÖNNE, HENNING: Über akute Retrobulbärneuritis im Chiasma lokalisiert. Klin. Mbl. Augenheilk. **55**, 68 (1916).

TRAQUAIR, H. M.: Clinical perimetry. London 1927.

UHTHOFF: Handb. Graefe-Sämisch, 2. Aufl., Bd. 11, 2a, S. 325.

Die folgenden Abschnitte behandeln typische Formen der retrobulbären Neuritis, die jedoch besondere Eigentümlichkeiten aufweisen und daher eine Zusammenfassung zu einer bestimmten Krankheitsgruppe rechtfertigen.

Als solche Symptome sind zu nennen: 1. der durchweg protrahierte Verlauf, 2. die fast konstante Doppelseitigkeit, 3. das ganz überwiegende Vorkommen bei Männern.

4. Die Neuritis nervi optici hereditaria (TH. LEBER).

Das von TH. LEBER erschöpfend beschriebene Krankheitsbild ist durch die Bearbeitung seitens späterer Verfasser kaum ergänzt worden. In der Regel macht sich eine *recessive geschlechtsgebundene Anlage* nach den MENDELschen Grundsätzen geltend, insofern normal sehtüchtige Frauen als Konduktoren die Krankheitsbereitschaft auf einen Teil der Söhne überleiten, während die Töchter zum Teil wieder zu Konduktoren werden. Nur in einer geringen Anzahl von Fällen befällt das Leiden auch Frauen, deren Nachkommenschaft dann eine bedeutend höhere Krankheitsfrequenz aufweist — und zwar für beide Geschlechter — als diejenige der Frauen, die nur Konduktoren sind und nicht selbst erkranken. Hingegen scheint der männliche Kranke selten oder gar nicht (NETTLESHIP, FLEISCHER) das Leiden auf seine Nachkommen zu übertragen. (Siehe auch FRANCESCHETTI, Vererbungslehre, Bd. I dieses Handbuchs).

In der Zusammenstellung von NETTLESHIP befanden sich unter 360 Fällen nur ein Sechstel Frauen (ähnlich der Farbenblindheit, die nur ein Zehntel Frauen in der Gesamtfrequenz aufweist).

Die Zahl der Fälle in jeder Familie ist in der Regel nur gering, am häufigsten sind es nur zwei Mitglieder (BLEGVAD und RÖNNE); doch folgt daraus gerade, daß man wohl sicher hie und da auf Einzelfälle stoßen wird, bei denen die Heredität nicht nachgewiesen werden kann und die Diagnose lediglich aus den klinischen Symptomen gestellt werden muß. In einigen Fällen haben sich neuerdings Anhaltspunkte ergeben, die den Verdacht auf eine Störung im System endokriner Drüsen nahelegen (E. v. HIPPEL). ZENTMAYER und BORROUGH haben durch Röntgenaufnahmen Veränderungen in der Hypophysengegend nachgewiesen. Von anderen disponierenden Faktoren spielen unzweifelhaft körperliche Strapazen eine Rolle (EDM. JENSEN), und es sei auch darauf hingewiesen, daß während des Krieges 1914—1918 eine auffallend große Anzahl

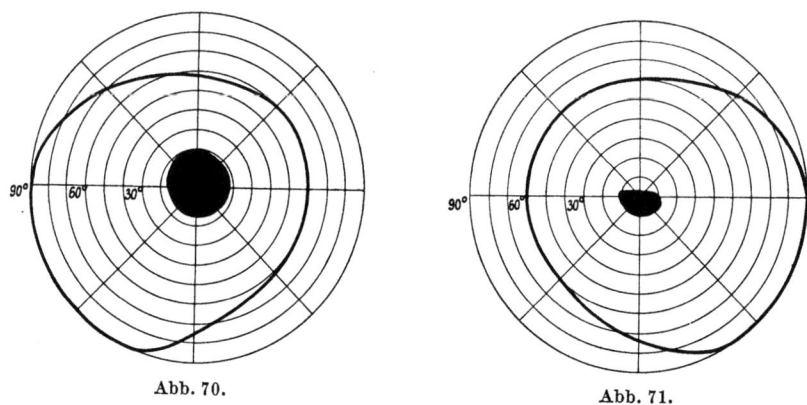

Abb. 70.   Abb. 71.
Abb. 70 u. 71. Gesichtsfeld bei hereditärer Sehnervenatrophie (TH. LEBER).

von Fällen retrobulbärer Neuritis beobachtet wurde, die klinisch ähnlich wie die hereditären verliefen (SZYMANOWSKY). Ferner kann Alkohol-Tabak-Mißbrauch den Ausbruch des Leidens begünstigen.

Symptome. Bei dem männlichen Geschlecht entwickelt sich die Erkrankung mit Vorliebe in den Jahren nach der Pubertät; denn $^2/_3$ sämtlicher Fälle beginnen zwischen dem 17. und 26. Jahre, bei Frauen dagegen ohne eine besondere Bevorzugung einer Altersklasse (HORMUTH, BLEGVAD und RÖNNE). Die Krankheit tritt so gut wie stets *doppelseitig* auf und befällt beide Augen entweder zu gleicher Zeit oder doch in kürzerem Zwischenraum. Dabei *erreicht die Schwachsichtigkeit im Laufe weniger Tage ihr Maximum*, und zwar geht die Sehschärfe in $^3/_4$ aller Fälle auf $^6/_{60}$ und darunter herab. Ein in der Regel absolutes oder fast absolutes zentrales Skotom erklärt die Schwere der Sehstörung. Mitunter handelt es sich nur um ein Farbenskotom, in allen Fällen unter Verlust der Rot- und Grünempfindung. Der Farbensinn kann auch in der Peripherie ganz oder teilweise fehlen, und ausnahmsweise kommt ein Durchbruch des Skotoms nach der Peripherie vor (UHTHOFF, RÖNNE), während für gewöhnlich die Außengrenzen normal bleiben. Recht häufig geht der Krankheitsbeginn mit leichteren oder heftigeren Kopfschmerzen in der Stirn und Schläfe einher, die auch der Entwicklung der eigentlichen Augenerkrankung vorauseilen können. Nicht selten klagen die Patienten über Schwindelgefühl, das sich manchmal bis zum Auslösen von Erbrechen steigern kann; doch werden schwerere cerebrale Symptome niemals beobachtet.

Der Augenhintergrund ist im Anfangsstadium normal. Höchstens macht sich eine mehr oder weniger ausgesprochene Verwaschenheit der Papillengrenzen geltend, ohne daß die Trübung des Gewebes sich auf die Retina fortsetzt oder Exsudate und Blutungen auftreten.

Die Erkrankung verläuft *ausgesprochen schleppend*, wennschon völlige Erblindung nicht zustande kommt. Im allgemeinen bleibt nämlich die Sehschärfe auf der geringen Stufe stehen, die sie bei der vollen Entwicklung des Leidens erreicht hat, und damit geht die Ausbildung einer ophthalmoskopisch feststellbaren Atrophie der Papille als Ausdruck einer irreparablen Läsion Hand in Hand. In leichteren Fällen beschränkt sie sich auf eine Abblassung der temporalen Hälfte, in schwereren jedoch ist die Verfärbung eine vollständige.

Aus der Schilderung des Verlaufs ergibt sich die *Prognose*. Indessen sieht man doch in einer Reihe von Fällen ansehnliche Besserungen, ja fast die Wiederkehr voller Funktion, und zwar sind es wieder gewisse Familien, bei denen man diese Neigung zur Heilung feststellen kann (LEBER). So ist sogar noch geraume Zeit nach Krankheitsbeginn mit dem Eintritt der Besserung zu rechnen, nach NETTLESHIPs Beobachtung bis zu 1—1$^1/_2$ Jahren.

Die **Therapie** ist wohl ohne Einfluß. Waren doch bei den zur Heilung gelangenden Affektionen nur die gewöhnlichen Mittel, wie Schmier- und Schwitzkuren, angewandt worden.

Die **Differentialdiagnose** bietet natürlich in den Fällen, die eine Heredität erkennen lassen, keine Schwierigkeiten, wird aber in den isolierten Fällen um so schwieriger. Man muß dann besonders auf das doppelseitige Auftreten der Erkrankung und das Vorkommen bei jungen Männern achten. Die Tabak-Alkohol-Amblyopie tritt im Gegensatz nur im vorgeschrittenen Alter auf, erreicht nicht so schnell und überhaupt nicht so hohe Grade und verläuft ohne absolutes zentrales Skotom. Meist ist die Papillenatrophie geringer oder sie fehlt ganz. Wie bei allen hereditären Leiden muß man aber darauf gefaßt sein, daß die Krankheitsäußerungen bei der LEBERschen retrobulbären Neuritis ebenfalls recht variabel sein können und daß, wenn auch selten, atypische Fälle vorkommen, die sich bezüglich des Geschlechts, des Alters, der Sehstörung, des Verhaltens des Gesichtsfeldes, des Augenhintergrundbildes und der Prognose abweichend gestalten und dadurch viel Ähnlichkeit mit anderen Formen der retrobulbären Neuritis und der Intoxikationsamblyopie gewinnen. Gerade die letztere kann ja, wie wir noch sehen werden (S. 717), bei Konsum von rohem Spiritus Ausmaße annehmen, die der Störung bei der LEBERschen Erkrankung nahekommen (BLEGVAD und RÖNNE, F. JENDRALSKI).

Wir haben schon im allgemeinen Abschnitt (S. 665) die LEBERsche Neuritis in die dritte Gruppe der Erscheinungsformen einer retrobulbären Neuritis eingereiht und darauf hingewiesen, daß auch ätiologisch anders geartete Fälle, wie besonders diejenigen im Gefolge der multiplen Sklerose einen ähnlichen klinischen Verlauf zeigen können; aber die für die LEBERsche Erkrankung charakteristische Doppelseitigkeit, das Geschlecht und das Alter werden in der Regel zusammengehalten mit dem Fehlen einer bestimmten Ursache die Diagnose sichern. Tritt allerdings in einer Familie der erste Fall auf, und noch dazu vielleicht bei einem weiblichen Mitgliede und unter atypischen Symptomen, so wird die richtige Diagnose so lange unmöglich sein, bis weitere Fälle in derselben Familie den Zusammenhang dartun.

Literatur.

Die Neuritis nervi optici hereditaria.

BORROUGH: Two cases of LEBERs disease of familial optic atrophy with enlargment of the pituary foss. Trans. ophthalm. Soc. U. Kingd. 44, 399 (1924). — BLEGVAD und RÖNNE:

Über die Klinik und Systematik der Retrobulbarneuritiden. Klin. Mbl. Augenheilk. **65**, 206 (1920).

FLEISCHER: Die Vererbung geschlechtsgebundener Krankheit. Heidelberg. Ber. **1920**, 4.

v. HIPPEL, E.: Das ABDERHALDEN-Dialysierverfahren beim Glaukom und einige Sehnervenkrankheiten. Graefes Arch. **90**, 198 (1915). — HORMUTH, PH.: Beiträge zur Lehre von hereditären Sehnervenleiden. Beitr. Augenheilk. H. 42 (1900).

JENDRALSKI, F.: Die Intoxikationsamblyopie vor, in und nach dem Kriege. Dtsch. med. Wschr. **48**, 1207 (1922). — JENSEN, EDM.: Über die mit Zentralskotom verbundenen Augensymptome (dänisch). Diss. Kopenhagen 1890.

LEBER, TH.: Über hereditäre und kongenital angelegte Sehnervenkrankheiten. Graefes Arch. **17**, 249 (1871).

MEYER RIEMSLOH, B.: Über hereditäre Sehnervenatrophie. Klin. Mbl. Augenheilk. **74**, 340 (1925).

NETTLESHIP, E.: On some hereditary diseases of the eye. Trans. ophthalm. Soc. **29** (1909).

RÖNNE, HENNING: Über das Gesichtsfeld bei hereditärer Opticusatrophie (LEBER). Klin. Mbl. Augenheilk., **48 I**, 331 (1910).

SZYMANOWSKY: Zur Frage der retrobulbären Neuritis bei Kriegsteilnehmern. Klin. Mbl. Augenheilk. **62**, 631 (1919).

UHTHOFF: Beiträge zur Pathologie des Sehnerven und der Netzhaut. Berlin 1884.

ZENTMAYER: Concerning the etiology of hereditary optic nerve atrophy. Trans. amer. ophthalm. Soc. **16**, 6 (1918).

5. Die Intoxikationsamblyopien.

Von den auf Giftwirkung beruhenden Sehnervenleiden ist die **Alkohol-Tabaksamblyopie** wohl die häufigste. Schon A. v. GRAEFE konnte die Hauptlinien der Erkrankung festlegen, doch war es TH. LEBER, der das charakteristische Farbenskotom aufdeckte, das dann von FÖRSTER als konstantes Vorkommnis hingestellt wurde. V. KRENCHEL und TH. LEBER gaben später ein zusammenhängendes Bild des Leidens.

Wie der Name sagt, beruht die Erkrankung auf dem chronischen Mißbrauch von Alkohol oder Tabak oder beiden Giften zusammen, wobei in den nördlichen Ländern mit dem stärkeren Branntweinkonsum dem Alkohol, in den südlichen mit dem vorwiegenden Weingenuß dem Tabak die größere Schuld beigemessen wird.

Wir finden sie bei Männern im reifen oder vorgeschrittenen Alter als eine *auf beiden Augen gleichzeitig zur Entwicklung gelangende Schwachsichtigkeit, die durch ein negatives zentrales und parazentrales Farbenskotom herbeigeführt wird.* Da die Sehstörung sich ganz allmählich einstellt, suchen die Patienten gewöhnlich den Arzt erst mehrere Monate nach dem Beginn des Leidens auf. Die Herabsetzung der Sehschärfe kann ganz gering sein, ja bei parazentralem Skotom ist sogar volle Sehschärfe möglich; doch finden wir zumeist den Visus auf $^6/_{18}$ bis $^6/_{60}$ herabgesetzt, in schweren Fällen unter $^6/_{60}$. In der Regel ist die Amblyopie auf beiden Augen annähernd gleich ausgebildet. Blindheit wird nie erreicht.

Im übrigen fehlen alle weiteren subjektiven Symptome; es sei denn, daß die Patienten manchmal angeben, daß sie in der Dämmerung besser sehen als am Tage (Nyctalopie). Entscheidend ist der Gesichtsfeldbefund; denn wir treffen konstant ein zentrales Farbenskotom für Rot und Grün an, dessen Maximum zwischen dem Fixationspunkte und dem blinden Fleck liegt und die charakteristische ovale Form aufweist. Sehr oft schließt es sowohl den Fixationspunkt als auch den blinden Fleck in sich und dehnt sich im allgemeinen von 5—10° nach oben, unten und nasal und etwa 15° nach der temporalen Seite aus (Abb. 72—73). In leichten Fällen ist die Farbenerkennung im Skotom nicht ganz verloren gegangen, sondern nur herabgesetzt, so daß man beim Perimetrieren den Patienten auffordern muß, anzugeben, ob er die farbige Marke in einem

Bezirke zwischen Fixationspunkt und blindem Fleck weniger leuchtend sieht als außerhalb (relatives Skotom für Farben). Dasselbe läßt sich mit der Dreiobjektprobe von HOLTH erreichen, bei der sich drei farbige Marken gleichzeitig zeigen.

In schweren Fällen kann das zentrale Skotom sich ausbreiten und nach der Peripherie zu durchbrechen, am häufigsten aufwärts oder aufwärts temporal, so daß das erhaltene Farbengesichtsfeld wie eine hufeisenförmige Figur um den

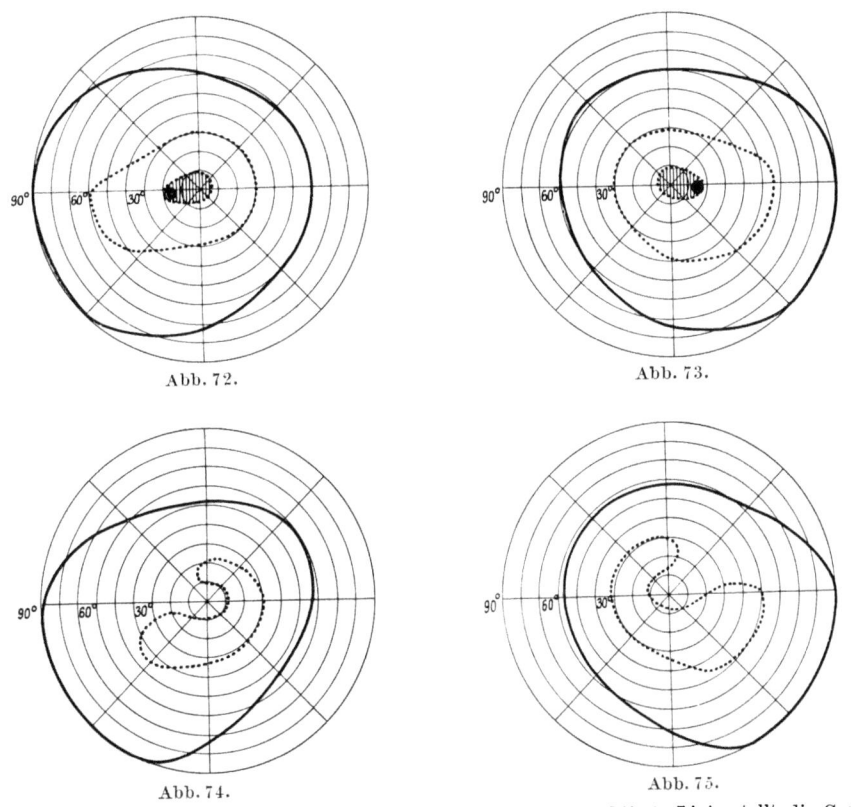

Abb. 72—75. Gesichtsfeld bei Alkohol-Tabak-Amblyopie. Die punktierte Linie stellt die Grenze des erhaltenen Farbengesichtsfeldes dar, der schraffierte Bezirk das Skotom.

Fixationspunkt und den blinden Fleck herumgelagert ist (Abb. 74 und 75), und in seltenen Fällen kann die Empfindung von Rot und Grün auch in der Peripherie ganz verloren gehen.

Im Gegensatz zur Farbenwahrnehmung leidet diejenige für weiße Objekte im Gesichtsfelde verhältnismäßig wenig. Oft lassen sich freilich winzig kleine Skotome für ungefärbte Objekte mit ganz kleinem Sehwinkel am BJERRUM-Vorhange nachweisen (BJERRUM, GROENOUW, C. H. SATTLER), die in der Nähe des Fixationspunktes ungefähr im Zentrum des ovalen Skotoms liegen, während die gewöhnlichen weißen Marken überall wie sonst wahrgenommen werden.

Eine Ausnahme hiervon bilden die *Amblyopien nach Genuß von Brennspiritus* (BLEGVAD und RÖNNE, JENDRALSKI, C. H. SATTLER); denn hier gesellt sich zur Alkoholwirkung diejenige von Fuselölen (Amylalkohol, Isobutylalkohol) und von Methylalkohol, die ein schwereres Krankheitsbild hervorrufen und deswegen auch zentrale Skotome für Weiß zeitigen.

Indessen gestattet die Gesichtsfelduntersuchung keinen Schluß darüber, ob Alkohol oder Tabak die Ursache abgibt. Allerdings hatte HIRSCHBERG geglaubt, bei Vorliegen eines gewöhnlichen ovalen Skotoms auf Tabakamblyopie und bei Vorhandensein eines rein perizentralen mit dem Fixationspunkte konzentrischen Skotoms auf Alkoholamblyopie schließen zu können, doch hat TREITEL die Unrichtigkeit einer solchen Diagnose nachgewiesen.

Der Hintergrundsbefund ist im Anfangsstadium ganz negativ und kann sich in leichteren Fällen während des ganzen Verlaufes so verhalten; im allgemeinen stellt sich aber allmählich eine *Abblassung der temporalen Papillenhälfte* ein, wie es bei so vielen retrobulbären Neuritiden überhaupt der Fall zu sein pflegt. Im Grade kann diese Entfärbung je nach der Schwere und der Dauer des Prozesses sehr schwanken, doch geht bei den echten Äthylalkohol- und Tabak-Amblyopien die Atrophie nie auf die nasale Papillenhälfte über, während wir dies bei dem Brennspiritusmißbrauch beobachten. A. VOGT hat auf ein neues ophthalmoskopisches Zeichen bei der Intoxikationsamblyopie hingewiesen, das sich bei Verwendung einer rotfreien Lichtquelle feststellen läßt, indem die sonst gut sichtbare Netzhautfaserzeichnung zwischen Papille und Macula völlig verloren geht und von einer diffusen feinen weißlichen Marmorierung ersetzt wird.

Die Entwicklung und der Verlauf des Leidens sind chronisch, ohne daß je Erblindung eintritt. Im Gegenteil stellt sich in ungefähr der Hälfte der Fälle eine bedeutende Besserung ein, so daß die Sehschärfe wieder annähernd normal wird. Dies geschieht in der Regel so, daß das zentrale Skotom an Intensität und Ausdehnung abnimmt und nach der temporalen Seite zu sich zusammenzieht, wodurch der Fixationspunkt freigegeben wird und der letzte Rest des Skotoms zwischen blindem Fleck und Fixationspunkt zu liegen kommt.

Die **Differentialdiagnose** ist im ganzen leicht; nur bei angeborener Farbenblindheit können Schwierigkeiten auftreten, weil der Nachweis des Skotoms mit blauen und gelben Marken nicht so sicher gelingt wie mit roten und grünen. Die Abgrenzung gegenüber der LEBERschen hereditären Sehnervenatrophie ist schon im vorhergehenden Abschnitte geschildert.

Die nachfolgenden Tabellen mögen im übrigen die Unterscheidungsmerkmale zwischen der Amblyopie nach Vergiftung mit Alkohol-Tabak und Brennspiritus und der LEBERschen Erkrankung nach dem Lebensalter und dem Grade der Sehstörung illustrieren.

Unentbehrlich ist eine Urinuntersuchung auf Zucker, weil der Diabetes ein ganz ähnliches Krankheitsbild hervorrufen kann (siehe S. 718). Auch die multiple Sklerose kann derartige Symptome erzeugen, wenngleich meist nicht auf beiden Augen so gleichmäßig (siehe S. 731). Im Anfangsstadium kann auch die tabische Sehnervenatrophie zentrale Farbenskotome hervorbringen, doch sind diese dann zumeist nur einseitig, und die Papille erscheint in der ganzen Ausdehnung und nicht nur temporal abgeblaßt. Die Prüfung der Pupillenreaktion und der Patellarreflexe wird die richtige Diagnose ermöglichen. Endlich sei darauf aufmerksam gemacht, daß auch bei Hypophysentumoren und Leiden des Chiasma im Beginne der Erkrankung zentrale Skotome auftreten können; ihr bitemporal-hemianopischer Charakter wird aber bei sorgfältiger Untersuchung des Gesichtsfeldes eine Verwechslung mit der Intoxikationsamblyopie ausschließen. Auch muß die meistens normale Sehschärfe stutzig machen.

Pathologische Anatomie. Die *Grundlage der Intoxikationsamblyopie* hat zu vielfachen Kontroversen Anlaß gegeben. Bald wurde das Leiden als eine interstitielle Neuritis (SAMELSOHN, UHTHOFF), bald als eine primäre Degeneration

Tabelle 1.

	6—10 Jahre	10—20 Jahre	20—30 Jahre	30—40 Jahre	40—50 Jahre	50—60 Jahre	60—70 Jahre	70—80 Jahre
Intoxikationsamblyopie nach dem Genuß von Branntwein			8	27	61	65	24	1
Intoxikationsamblyopie nach dem Genuß von Brennspiritus			1	15	14	1	1	
Lebers Krankheit (Männer)..	7	71	177	37	12	5	1	
„ „ (Frauen)..	4	10	8	8	8	2		

Tabelle 2.

	S. ≤ Fingerzählen auf 1m	S. ≤ Fingerzählen auf 3m	S. ≤ 6/60	S. ≤ 6/24	S. > 6/24
Intoxikationsamblyopie nach dem Genuß von Branntwein		3	20	34	32
Intoxikationsamblyopie nach dem Genuß von Brennspiritus	23	24	9	5	3
Lebers Krankheit	41	72	35	12	19

der nervösen Elemente aufgefaßt (NUEL, BIRCH-HIRSCHFELD, DALÉN, RÖNNE). Wir haben diese Frage schon im allgemeinen Abschnitt (S. 673) erörtert.

Die **Therapie** ist natürlich eine kausale. Die dem Abusus frönenden Patienten bedürfen einer moralischen Stütze, damit sie die völlige Enthaltung durchführen können, und strikte Abstinenz ist leichter zu erreichen als Mäßigkeit. Die auf Brennspiritusgenuß beruhende Erkrankung ist ein so schweres Leiden, daß eine Krankenhausbehandlung dringend zu empfehlen ist; denn hier summiert sich die Wirkung des Äthylalkohols mit derjenigen des Fuselöls. Darreichung von Jodpräparaten unterstützt die Heilung, die natürlich um so aussichtsreicher ist, je frischer der Fall in die Hände des Arztes kommt.

Andere Gifte. Bei einer großen Reihe anderer Gifte tritt ein ähnliches Krankheitsbild ein, das natürlich je nach der Art der Intoxikation hinsichtlich der Schwere, des Verlaufs, der Dauer und der Prognose variiert. Nach der Zusammenstellung von WILBRAND und SAENGER lassen sich hier anführen: Schwefelkohlenstoff, Methylalkohol, Jodoform, Jodüret, Thiuret, Arsenik, Datura Strammonium, Schwefelwasserstoff, Tee und Kaffee, Blei, Kohlenoxyd, Dinitrobenzol und die Autointoxikationen im Gefolge des Diabetes, der Carcinomkachexie, der Hautverbrennung, der Gravidität, Ankylostomiasis usw. Wir werden die häufigeren dieser Zustände weiter unten noch besprechen, und es sei hier nur zusammenfassend darauf hingewiesen, daß nach UHTHOFF alle diejenigen Intoxikationen usw., die zu Sehnervenleiden Anlaß geben, im wesentlichen auf Gifte zurückzuführen sind, die auch die Polyneuritis peripherica veranlassen können. Es gilt dies in erster Linie von den am häufigsten vorkommenden Ursachen, dem Alkohol, Methylalkohol, Arsenik, Blei, Kohlenoxyd, sowie für die Autointoxikationen bei Diabetes, Carcinom und Gravidität.

Hinzu kommt ferner die retrobulbäre Neuritis bei infektiöser Polyneuritis und bei Beriberi (siehe S. 700), und es erscheint daher folgerichtig, wenn UHTHOFF die Vergiftungen, welche den Sehnerven schädigen können, in zwei Gruppen teilt. Die eine neigt dazu, sowohl zentrale Skotome als auch polyneuritische Symptome hervorzubringen, während die andere, zu der die Intoxikation mit Chinin, Filix mas, Granatwurzelextrakt usw. gehören, in bezug auf die Form der Sehstörung, das Gesichtsfeld und das Augenhintergrundbild ein durchaus verschiedenes Gepräge zeigt. Blei scheint zwischen beiden Gruppen eine Mittelstellung einzunehmen.

Die **Intoxikationsamblyopie bei Diabetes** ist zweifellos nächst der Alkohol-Tabakamblyopie das häufigste Vorkommnis. Das geht schon aus den relativ großen Zahlen von Beobachtungen der einzelnen Verfasser hervor. Auch sie kommt eigentlich nur bei Männern vor, was man nicht damit erklären kann, daß der Diabetes vor allem Männer befällt, sondern der Ausdruck dafür ist, daß, wie zu Lebers hereditärer Sehnervenatrophie, so auch für diese Krankheit das männliche Geschlecht besonders disponiert ist. Die Zusammenstellung

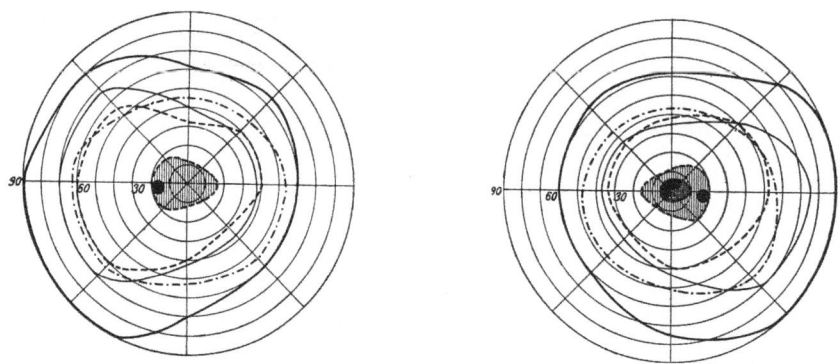

Abb. 76 u. 77. Gesichtsfeld bei diabetischer Intoxikationsamblyopie.
Die Farbengesichtsfelder sind eingetragen, das Skotom ist schraffiert.

des in den Arbeiten von Leber, Edm. Jensen, Momoji Kako, sowie von Blegvad und Rönne niedergelegten Materials ergibt unter 48 Fällen nur eine Erkrankung bei einer Frau.

Das Leiden tritt *fast immer doppelseitig* auf, zeigt aber nicht annähernd die gleichmäßige Entwicklung an beiden Augen wie die Intoxikationsamblyopie. Vereinzelt ist die Affektion auch einseitig beobachtet worden. Das Alter, in dem die Erkrankung die Patienten befällt, ist ungefähr das gleiche wie bei der Intoxikationsamblyopie, auch stimmen die Symptome im wesentlichen mit dieser überein. Auffällig oft besteht ein Zentralskotom für Blau, auch ist das Skotom wohl absolut, so daß die Sehstörung entsprechend größer ist. Hand in Hand damit geht eine mehr ausgesprochene temporale Abblassung der Papille. Die typische ovale Form des Skotoms überwiegt, doch scheint öfters auch die perizentrische Anordnung vorzukommen. Wie bei der Intoxikationsamblyopie bleibt die Außengrenze des Gesichtsfeldes indessen im allgemeinen normal; vielleicht begegnen wir aber etwas häufiger dem Versagen des Farbensinns auch in der Peripherie. Eine besondere Neigung zum Fortschreiten ist der diabetischen retrobulbären Neuritis nicht eigen.

Die Krankheit tritt in ihrer typischen Form bei Diabetesfällen *mit Acidose* auf (Francis u. Koenig). Wenn sich zu leichtem Diabetes eine Intoxikationsamblyopie hinzugesellt, ist es meines Erachtens nach meist möglich, die Alkohol-Tabakamblyopie bei dem Diabetiker zu diagnostizieren (siehe auch G. E. de Schweinitz u. Fewell).

Die Prognose und die Therapie sind natürlich von dem Grundleiden abhängig, obgleich man danach forschen muß, ob nicht ein Mißbrauch von Alkohol oder Tabak den Fall kompliziert. Die *Insulin*therapie ist auf diesem Gebiet von vorzüglicher Wirkung.

Pathologisch-anatomische Untersuchungen besitzen wir von NETTLESHIP und EDMUNDS, SCHMIDT-RIMPLER, v. GRÓSZ, FRAZER und BRUCE, WILBRAND und SAENGER, RÖNNE, THOMSEN u. a., ohne daß wesentliche Unterschiede gegenüber den Fällen von Intoxikationsamblyopie zutage gefördert wären. Bei Kombination mit sehr starker Arteriosklerose hat ABELSDORFF aber bedeutend ausgedehntere Degenerationen gefunden.

In theoretischer Hinsicht könnte es noch von Interesse sein, eine Parallele zwischen Alkohol und Aceton zu ziehen, zwei Stoffen, die in vielen Beziehungen chemisch verwandte Eigenschaften haben, wie z. B. die Zersetzung von Fett; denn die Acetonämie bei Diabetes könnte dann für die Genese der Amblyopie Bedeutung gewinnen, und nach meinen Beobachtungen an einem allerdings begrenzten Material war Acidose bei den Fällen diabetischer Retrobulbärneuritis nachweisbar. Auch GALLUS hat einen gleichen Befund erhoben. Angesichts der weiteren Parallele zwischen dem Alkoholrausch und dem Coma diabeticum ist jedenfalls auf diese Frage Rücksicht zu nehmen.

Sehr selten ist die primäre einfache Sehnervenatrophie durch Diabetes bedingt. HUMMELSHEIM und LEBER haben einen solchen Fall beschrieben, wo eine hochgradige Endarteriitis der Art. centr. anatomisch nachgewiesen wurde, ganz wie im obenerwähnten Fall ABELSDORFFs. Ich selbst habe auch einen Fall von totaler Sehnervenatrophie gesehen, bei dem keine andere Ursache als ein Diabetes nachzuweisen war.

Literatur.
Die Intoxikationsamblyopien.

ABELSDORFF: Sehnervenatrophie mit Arteriosklerose bei Diabetes mellitus. Arch. Augenheilk. **95**, 143 (1924).

BJERRUM, J.: Über eine Zufügung zur gewöhnlichen Gesichtsfeldmessung. 10. internat. Kongreß Berlin X, 1890, 66.

FOERSTER: Lichtsinn bei Krankheiten der Chorioidea und Retina. Klin. Mbl. Augenheilk. 1871, 337. — FRANCIS und KOENIG: Retrobulbar neuritis in diabetes. Trans. Sect. ophthalm. amer. med. Assoc. **1926**, 43. — FRAZER and BRUCE: A case of multiple diabetic neuritis with pathological specimen. Brit. med. J. 1, 1149 (1895).

GALLUS: Augenuntersuchung diabetischer Kriegsteilnehmer. Z. Augenheilk. **48**, 89 (1922). — v. GRAEFE, A.: Über Amblyopie und Amaurose. Klin. Mbl. Augenheilk. **1865**, 129. — GROENOUW: Über die Sehschärfe der Netzhautperipherie usw. Arch. Augenheilk. **26** (1893). — v. GRÓSZ: Beiträge zur Pathologie des Sehnerven. Ref. Zbl. Augenheilk. **1898**, 149.

HIRSCHBERG: Über Tabaksamblyopie und verwandte Zustände. Dtsch. Z. prakt. Med. 1878, Nr 17/18. — HOLTH, S.: (a) Meine Drei-Objektenprobe für zentrales Farbenskotom. Klin. Mbl. Augenheilk. **67**, 166 (1921). (b) Amblyopia centralis eines diabetischen Kettenrauchers geheilt unter Insulinbehandlung usw. Acta ophthalm. (København.) **5**, 195 (1927). HUMMELSHEIM und LEBER: Ein Fall von atrophischer Degeneration der Netzhaut und des Sehnerven bei Diabetes mellitus. Graefes Arch. **52**, 336 (1901).

JENDRALSKI: Die Intoxikationsamblyopie vor, in und nach dem Kriege. Dtsch. med. Wschr. **48**, 1207 (1922).

KRENCHEL, V.: Amblyopia centralis. Diss. Kopenhagen 1876.

LEBER: Diskussionsbemerkung zu SCHMIDT-RIMPLER. Heidelberg. Ber. 1896. — LEBER, TH.: (a) Über das Vorkommen von Anomalien des Farbensinnes usw. Graefes Arch. **15**, 3, 26 (1869). (b) Graefe-Sämischs Handbuch, 1. Aufl. 1877.

MOMOJI, KAKO: Beiträge zur Kenntnis der Augenaffektionen bei Diabetes mellitus. Klin. Mbl. Augenheilk. **41** I, 357 (1903).

NETTLESHIP and WALTER EDMUND: Two cases of symmetrical amblyopia of slow progress with central scotoma in patients suffering from diabetes. Trans. Ophthalm. Soc. U. Kingd. **1**, 124 (1881).

Rönne, Henning: Zur pathologischen Anatomie der diabetischen Intoxikationsamblyopie (Beitrag zur Pathogenese der neurogenen Zentralskotome). Graefes Arch. **85**, 489 (1913).

Sattler, C. H.: (a) Bromural- und Adalinvergiftung des Auges. Klin. Mbl. Augenheilk. **70**, 149 (1923). (b) Beiträge zum klinischen Bild der Tabak-Alkoholamblyopie. Klin. Mbl. Augenheilk. **70**, 433 (1923). (c) Über die Ursachen der Zunahme der Tabak-Alkoholamblyopien nach dem Kriege. Klin. Mbl. Augenheilk. **70**, 318 (1923). — Schmidt-Rimpler: Über makulare Sehnervenatrophie bei Diabetes. Heidelberg. Ber. **1896**, 99. — de Schweinitz, G. E. und Fewell: Diabetes and Tabaccoamblyopia. Ther. Gaz. **50**, 623 (1926).

Thomsen, H.: Untersuchungen über die Degeneration des Sehnerven (dänisch). Aarhus 1921. — Treitel, Th.: Über den Wert der Gesichtsfeldmessung mit Pigmenten usw. Graefes Arch. **25**, 2, 29 (1879).

Uhthoff, W.: Die toxische Neuritis optica. Klin. Mbl. Augenheilk. **38**, 533 (1900).

Vogt, A.: Die Nervenfaserzeichnung der menschlichen Netzhaut im rotfreien Licht. Klin. Mbl. Augenheilk. **66**, 718 (1921).

6. Die Methylalkoholamblyopie.

Bekanntlich ist der Methylalkohol eines der gefährlichsten Gifte für die Netzhaut und den Sehnerven, viel schädlicher als der Äthylalkohol, indem er eine bemerkenswerte Ausnahme von der Richardsonschen Regel darstellt, daß die Giftigkeit in der homologen Alkoholreihe mit der Wertigkeit der Glieder zunimmt. Dieses Phänomen erklären einige Verfasser damit, daß die Giftwirkung im wesentlichen an Verunreinigungen bei der Trockendestillation des Methylalkohols aus Holz gebunden sei (Igersheimer und Verzár, Blegvad und Rönne), eine Vermutung, die durch die Angabe von Hammersten und Lindberger gestützt wird, daß der durch Sulfitkochen mittels saurer Hydrolyse gewonnene Methylalkohol von den Arbeitern der Sulfitfabriken ohne Schaden genossen wird. Indessen haben C. H. Sattler und H. Brückner dem widersprochen. F. Schieck erörtert die Möglichkeit, daß das auf den Sehnerven wirkende Gift die Ameisensäure sein könnte, die im Organismus durch Oxydation des Methylalkohols entsteht, wodurch die verschiedene Widerstandsfähigkeit der einzelnen Individuen gegenüber dem einverleibten Methylalkohol insofern eine natürliche Erklärung fände, als die Schnelligkeit der Ausscheidung der Ameisensäure mit in Betracht kommt. Andere Verfasser nehmen besondere Eigentümlichkeiten des Holzgeistes an. So vermutet Schanz eine Sensibilisierung der Netzhaut gegenüber der strahlenden Energie des Sonnenlichtes, indem die ultravioletten Strahlen wirksam werden und die nervösen Elemente zum Zerfall bringen. Goldschmidt wiederum folgert aus der experimentell festgestellten Tatsache, daß die lebende Netzhaut Methylenblau verfärbt, die abgestorbene nicht, daß der Tod der Netzhaut bei Einwirkung von Methylalkohol bereits in einer viel geringeren Konzentration eintritt, als dies beim Äthylalkohol der Fall ist.

Die Vergiftung tritt *schon nach Genuß relativ kleiner Mengen* akut ein, wenngleich die schon obenerwähnte verschiedene Empfänglichkeit der Individuen eine gewichtige Rolle mitspielt. Haben doch nach den Erfahrungen Uhthoffs Massenvergiftungen häufig gezeigt, daß nur ein Viertel oder ein Drittel der Beteiligten krank werden, ohne daß das genossene Quantum beträchtlich differierte. Daß die einverleibte Menge mit in Betracht zu ziehen ist, ist selbstverständlich. Und zwar treten die Symptome nicht im unmittelbaren Anschlusse an den Genuß auf, sondern nach einem Zwischenraum, der von einem halben bis zu mehreren Tagen schwanken kann. Oft leiten schwere allgemeine Vergiftungssymptome wie Kopfschmerz, Schwindel und Erbrechen, Darmstörungen und Somnolenz den Ausbruch der Augenaffektion ein, die selbst wieder gradweise von Flimmern und Nebelsehen bis zu den schwersten Sehstörungen wechselt. Besonders *häufig tritt doppelseitige Blindheit ein*. Nach Verlauf von Tagen und

Wochen findet sich recht oft eine Besserung der Funktion. Diese kann sich weiter geltend machen und zu dauernder völliger oder teilweiser Heilung führen; aber nicht selten stehen wir vor der sehr merkwürdigen Tatsache, daß die einsetzende Besserung zum Stillstand kommt und von einer erneuten Verschlechterung abgelöst wird, die dann unaufhaltsam bis zu völliger Erblindung fortschreiten kann.

Im *Gesichtsfelde* ist das sehr häufig feststellbare zentrale Skotom charakteristisch, welches bei einer evtl. Besserung alle Grade vom absoluten zum typischen parazentralen Farbenskotom durchlaufen kann. In schweren Fällen setzt sich das Skotom bis zur Peripherie fort, so daß nur partielle periphere Gesichtsfeldreste stehen bleiben, während in anderen Fällen wiederum eine konzentrische Gesichtsfeldeinschränkung angetroffen wird.

Das *ophthalmoskopische Bild* läßt im allerersten Stadium nur eine leichte Verschleierung der Papillengrenzen und der benachbarten Netzhaut erkennen, sowie geringe Veränderungen im Kaliber der Gefäße. Später entwickelt sich eine sekundäre Atrophie der Papille, zuerst und am deutlichsten in der temporalen Hälfte.

In ihrem gesamten Verhalten ist die Methylalkoholvergiftung demnach eine höchst ernste Erkrankung, sowohl im Hinblick auf die vitale Prognose als auch auf das Schicksal der Augen.

Die **Diagnose** ist oft nicht leicht, zumal der Kranke meist gar nicht ahnt, daß er Methylalkohol genossen hat; denn die Beimengung des Holzgeistes zu alkoholischen Getränken geschieht ja in betrügerischer Absicht. Manchmal ist der Patient auch infolge des schweren Allgemeinzustandes und der Benommenheit überhaupt nicht imstande, irgendwelche Mitteilungen über die Ursache zu machen. Hält man sich aber in solchen Fällen immer vor Augen, daß Methylalkoholvergiftung mit in Frage kommen könnte, so wird man die wahren Zusammenhänge doch unschwer überschauen. Mitunter macht uns das massenhafte Auftreten der Vergiftung, wie bei dem bekannten Vorkommnis in Berlin 1911 und der von UHTHOFF 1914 beobachteten Massenerkrankung, auf die Wahrscheinlichkeit, daß Methylalkohol im Spiele ist, aufmerksam, und in gleicher Hinsicht ist auch schon der Umstand auszuwerten, daß der Zustand bei mehreren Teilnehmern eines gemeinsamen Trinkgelages eintritt. In zweiter Linie ist die Kombination schwerer Darmstörungen mit plötzlich entstandener doppelseitiger Sehschwäche ein Ereignis, das eigentlich nur bei Holzgeistvergiftung angetroffen wird (BIRCH-HIRSCHFELD); denn die nach Darmblutungen zustande kommende Opticusatrophie (siehe S. 702) schafft kein zentrales Skotom und verläuft auch anders. In Zweifelsfällen kann die Untersuchung des Urins auf den Gehalt an Ameisensäure Bedeutung gewinnen.

Pathologische Anatomie. Es findet sich eine degenerative Schädigung der Ganglienzellen der Netzhaut und der Sehnervenfasern ohne nachweisbare Entzündungserscheinungen (BIRCH-HIRSCHFELD).

Die **Therapie** erzielt nur zu oft ein wenig tröstliches Ergebnis, obgleich in den letzten Jahren Möglichkeiten gefunden worden sind, die vielleicht doch mehr Aussicht versprechen, wenn ihre Wirksamkeit auch noch nachgeprüft werden muß. Besonders kommt hier die von ZETHELIUS und WERSEN, später auch von PINCUS angewandte Behandlung mit *mehrfach wiederholten Lumbalpunktionen* in Betracht; denn es sind damit ermunternde Erfolge, manchmal sogar im unmittelbaren Anschluß Besserungen des Sehvermögens erzielt worden, so daß E. v. HIPPEL empfiehlt, sich durch anfängliche Mißerfolge in der Fortsetzung der Therapie nicht beirren zu lassen.

F. SCHIECK hat im Anschluß an die Theorie von SCHANZ von der Sensibilisierung der Netzhaut gegen ultraviolette Strahlen die Behandlung mit längerdauerndem Lichtabschluß versucht; doch war in seinem Falle schon zu viel Zeit seit der Vergiftung verstrichen, um ein Urteil über die Nützlichkeit dieser Maßnahme fällen zu können. Amerikanische Verfasser wiederum haben sehr häufig eine Acidosis während des Verlaufs der Vergiftung beobachtet und deshalb anscheinend mit gutem Erfolge die Behandlung mit Alkalicarbonaten durchgeführt, teils durch Gaben per os, teils durch intravenöse Injektionen von 400—500 g einer $5^0/_0$igen Lösung Natriumcarbonat (E. LEWIS ZIEGLER).

Diese neueren Verfahren dürfen natürlich nicht die Behandlung der ernsten Allgemeinintoxikation außer acht lassen, ebensowenig die eingebürgerte Diaphorese mit Packungen und Schwitzkuren.

Literatur.
Die Methylalkoholamblyopie.

BIRCH-HIRSCHFELD, A.: (a) Weiterer Beitrag zur Pathogenese der Alkoholamblyopie. Graefes Arch. 54, 68 (1902). (b) Zum Kapitel der Intoxikationsamblyopien. Z. Augenheilk. 35, 1 (1916). — BLEGVAD und RÖNNE: Über die Klinik und Systematik der Retrobulbärneuritiden. Klin. Mbl. Augenheilk. 65, 206 (1920). — BRÜCKNER, H.: Über den gegenwärtigen Stand der Methylalkoholvergiftung usw. Zbl. Gewerbehyg. 1, 17 (1924).

GOLDFLAM, L.: Zur Kenntnis der Erblindung nach Methylalkoholgenuß. Klin. Mbl. Augenheilk. 64, 684 (1920). — GOLDSCHMIDT, M.: Experimenteller Beitrag zur Methylalkoholvergiftung. Heidelberg. Ber. 1922, 129.

v. HIPPEL, E.: Die Krankheiten der Sehnerven. Graefe-Sämisch, 2. Aufl.

IGERSHEIMER und VERZAR: Zur Pathogenese der Methylalkohol- und Atoxylamblyopie. Arch. Augenheilk. 75, 27 (1913).

PINCUS, F.: Zur Behandlung der Methylalkoholerblindung mit Lumbalpunktion. Klin. Mbl. Augenheilk. 65, 95 (1920).

SCHANZ, T.: Versuche über die Wirkungen des Lichts bei den toxischen Amblyopien. Heidelberg. Ber. 1920, 303. — SCHIECK, F.: Zur Frage der Schädigung des Auges durch Methylalkohol. Z. Augenheilk. 48, 187 (1922).

UHTHOFF, W.: Beitrag zu den Sehstörungen durch Methylalkoholvergiftung. Klin. Mbl. Augenheilk. 54, 48 (1915).

ZETHELIUS M. und A. WERSEN: Behandlung der Methylalkoholvergiftung, insbesondere der Sehstörung mit Lumbalpunktion. Klin. Mbl. Augenheilk. 65, 51 (1920). — ZIEGLER, S. LEWIS: The ocular menace of wood alkohol poisoning. Brit. J. Ophthalm. 1921, 411.

D. Die Sehnervenatrophie.
I. Allgemeine Pathologie.

Bevor ich zur Schilderung der allgemeinen Symptome der Sehnervenatrophie übergehe, seien die **ophthalmoskopischen Formen** kurz zusammengefaßt, unter denen eine Atrophie auftreten kann.

1. Die *retinale (gelbe) Atrophie* zeichnet sich durch eine eigentümlich wachsbleiche Papillenfarbe und die sehr stark verengten Retinalgefäße aus; sie ist diejenige Atrophieform, welche sich sekundär dem retinalen Leiden anschließt, wie z. B. der Pigmentdegeneration der Netzhaut oder der diffusen Chorioretinitis (siehe Abb. 60—62, S. 485—487 dieses Bandes).

2. Die *neuritische Atrophie* wurde schon im Abschnitt über die Stauungspapille (S. 647) eingehender besprochen. Sie ist charakterisiert durch die mehr oder weniger erkennbare Verschleierung der Papillengrenzen mit wechselnd stark hervortretenden Pigmentveränderungen und leichteren Entartungserscheinungen im Gebiete der benachbarten Aderhaut. Diese Veränderungen sind die Folgezustände des auf die Umgebung übergreifenden Papillenödems. Dabei ist die Farbe der Sehnervenscheibe grell weiß ohne deutliche Zeichnung der Lamina cribrosa. Die Arterien sind in der Regel dünner als die Venen, manchmal auch von weißen Streifen eingescheidet.

3. Die *glaukomatöse Atrophie* bekommt ihr Gepräge durch die Exkavation (Bd. IV, Glaukom), ohne daß diese Aushöhlung für die Ursache der Atrophie in allen Fällen angesehen werden darf (siehe die Auseinandersetzungen über die atrophische Exkavation S. 629).

4. Die *einfache, genuine Atrophie* (Atrophia simplex) wird oft nach Leitungsunterbrechungen im Nerven hinter dem Auge und bei Tabes angetroffen. Sie ist durch eine mehr weißlichgraue, seltener durch eine rein weiße Verfärbung der Papille ausgezeichnet. Die Löcher der Lamina cribrosa sind deutlich sichtbar und die Gefäßverhältnisse sind normale.

5. Die *temporale Papillenatrophie* ist eine Abart der vorstehenden Form und ist das Charakteristicum der retrobulbären Neuritis (S. 668).

6. Die *vasculare Atrophie* schließt sich an den Verschluß der Zentralarterie der Netzhaut an und kommt nach Embolie der Zentralarterie sowie nach Chininvergiftungen vor. Sie hat das Aussehen der einfachen Atrophie mit verengerten Gefäßen (siehe diesen Band S. 410).

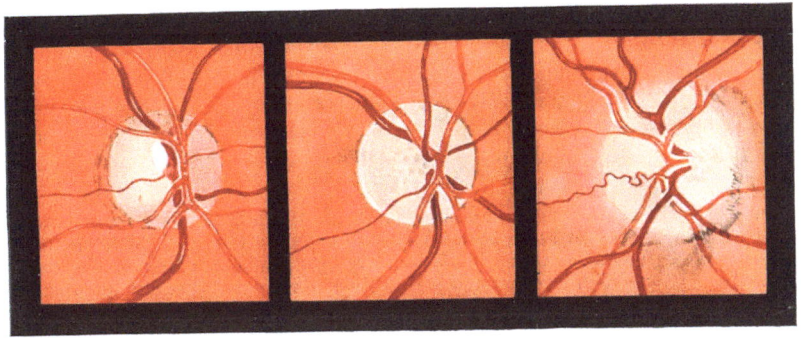

Abb. 78.   Abb. 79.   Abb. 80.
Atrophia temporalis papillae. Atrophia nervi optici tabetica. Atrophia papillae neuritica.

Symptome. Augenspiegelbild. Die Atrophie der Papille wird natürlich immer von einer Atrophie der Nervenfaserschichte und wohl in der Regel auch von der Ganglienzellenschichte der Netzhaut begleitet; doch ist aus begreiflichen Gründen diese Entartung in der Netzhaut ophthalmoskopisch unsichtbar, es sei denn, daß früher vorhanden gewesene markhaltige Nervenfasern geschwunden sind (siehe Abb. 15 u. 16, S. 398). Indessen ermöglicht die von A. VOGT eingeführte Untersuchung des Augenhintergrundes *mit rotfreiem Lichte* in einigen Fällen die Feststellung, daß die mit der Methode sonst sichtbaren Achsenzylinder fehlen). Mitunter können auch Veränderungen im ringförmigen Reflex der Macula einen Schluß auf die sonst unsichtbaren Vorgänge in der Nervenfaserschichte zulassen (siehe S. 553 dieses Bandes).

Das *Hauptsymptom* für die beginnende und vorgeschrittene Papillenatrophie ist natürlich die *Änderung ihrer Farbe*. Anstatt der sonst blaßroten, fast samtartigen Farbe der normalen Papille wird das Gewebe weißgrau oder weiß von einem eigentümlichen opaken bis porzellanartigen Aussehen. Diese Veränderung rührt von dem Verluste der durchsichtigen Nervenfaserschichte mit den feinen Capillaren her, die normalerweise sich auf der Papille finden. Da das an die Stelle tretende Gliagewebe weniger durchsichtig und ärmer an Gefäßen ist, tritt im ophthalmoskopischen Bilde das Erlöschen der eben an der Grenze der Sichtbarkeit befindlichen kleinen Blutgefäße auf der atrophischen Papille hervor. Gleichzeitig wird auch die Farbe der Scheibe weniger gleichmäßig, da sowohl die Lamina cribrosa hindurchschimmert, als

46*

auch die Struktur des ganzen Papillengewebes in Form einer feinen Granulierung sichtbar wird. Vordem war diese Zeichnung durch die darüber gelagerten Nervenfasern verschleiert.

Der Schwund der Nervenfasern zeigt sich auch in einer Veränderung im Profil der Papille, die in der Bildung der flachen tellerförmigen sog. atrophischen Exkavation (H. MÜLLER) sich kundgibt. Freilich hat ELSCHNIG die Ansicht vertreten, daß durch den Schwund der Sehnervenfasern das Volumen des Papillengewebes im wesentlichen nicht abnimmt, weil die Gliaproliferation das zugrunde gehende nervöse Gewebe ersetzt, und die atrophische Exkavation nichts anderes als der Rest einer schon früher dagewesenen physiologischen Exkavation sei. Doch ist diese Anschauung unter anderen von SCHREIBER bekämpft worden und hat keinen Eingang in die Lehre gefunden. In der obenerwähnten Abhandlung behauptete ELSCHNIG ferner, daß jede bis zum Rande reichende Exkavation mit Glaukom zusammenhinge; indessen haben SCHMIDT-RIMPLER, PETERS und RÖNNE (siehe S. 630) nachgewiesen, daß eine atrophische Exkavation gelegentlich sich bis zum Rande erstrecken und der glaukomatösen ähnlich werden kann.

Funktionsstörung. Der *Grad der Herabsetzung der Sehschärfe* entspricht durchaus nicht immer dem Grade der Abblassung der Papille. So ist z. B. bei der Tabesatrophie die Verfärbung der Sehnervenscheibe ein frühes und ausgeprägtes Symptom zu einer Zeit bereits, zu der das Sehvermögen noch gut ist, während bei den Affektionen des Chiasma sehr oft das Umgekehrte der Fall ist.

Dieses auf den ersten Blick paradox anmutende Verhältnis findet seine natürliche Erklärung in der Art unserer Sehprüfungen; denn die Sehschärfe wird durch den Gesichtswinkel ausgedrückt, gemessen durch die Seitenlänge des Probebuchstabens, also eine lineare Größe. Bei der Sehnervenatrophie muß aber die Sehschärfe mit der Zahl der erhalten gebliebenen Perzeptionselemente pro Arealeinheit verglichen werden. Nimmt die Sehschärfe um die Hälfte ab, so muß die Anzahl der funktionsfähig erhaltenen nervösen Einheiten auf $1/4$ reduziert sein entsprechend der Tatsache, daß das Areal eines Probebuchstabens von der Reihe $6/12$ das Vierfache des Areals des Probebuchstabens $6/6$ bedeckt. Da sich die normale Sehschärfe oft $6/3$ nähert, so können gegen $3/4$ aller Sehnervenfasern zugrunde gegangen sein, ohne daß die Sehschärfe unter $6/6$ zu sinken braucht. Deswegen haben wir nicht allein bei temporaler Atrophie, sondern auch bei totaler Atrophie der Papille unter Umständen normale oder fast normale Sehschärfe.

Das *Gesichtsfeld* weist bei Sehnervenatrophie oft Defekte auf, die von der Unterbrechung der Nervenfasern an irgendeiner Stelle des Sehnerven herrühren. Man würde deshalb gerade bei dieser Krankheit Ausfälle im Gesichtsfelde erwarten müssen, die den Verlauf der Nervenfaserbündel im Netzhautareale widerspiegeln, also z. B. vom blinden Fleck ausgehende Skotome oder den von mir mit dem Namen „nasaler Sprung" belegten Typus, welcher einen Einsprung im Gesichtsfelde entlang dem horizontalen Meridian von der nasalen Seite her darstellt. Das Phänomen kommt dadurch zustande, daß die von der Papille aus die Macula umkreisenden Nervenfasern von oben und unten her sich in einer temporal gelegenen horizontalen Linie begegnen, deren Projektion im Gesichtsfelde zur Geltung kommt (siehe Abb. 8, S. 392 in diesem Band).

Solche Gesichtsfeldtypen finden sich zwar auch bei der Sehnervenatrophie, aber nicht so häufig, wie man es erwarten könnte; denn *die meisten Sehnervenleiden sind im Opticus nicht umschrieben, sondern ziemlich diffus angeordnet, und deswegen wird auch der Gesichtsfeldausfall ein diffuser,* der sich mehr in einer Abnahme der peripheren Sehkraft als in begrenzten Defekten äußert. Ferner ist zu beachten, daß bei der Entwicklung von Gesichtsfelddefekten ihre Lage und Form mit dadurch bestimmt wird, daß an einigen Stellen die Gesichtsfeldfunktion schon physiologisch minderwertiger ist, wie z. B. an der Gesichtsfeldperipherie. Wenn der Sitz des Leidens im Opticus auf dem Querschnitte ungefähr gleichmäßig verteilt ist, wird sich daher die Gesichtsfeldeinschränkung als eine regelmäßige konzentrische Einengung der Außengrenzen kundgeben. Auf alle Fälle wird der Einsprung von der Peripherie her beginnen. Hingegen ist meiner Ansicht nach noch nicht genügend sichergestellt, ob ein Sehnervenleiden, das z. B. von der Pialscheide aus von außen her den Nervenstamm angreift und allmählich nach der Nervenmitte zu vordringt, eine analoge regelmäßige konzentrische Einengung des Gesichtsfeldes erzeugt. BEHR hat dies der Theorie JATZOWs folgend behauptet, der annimmt, daß die die Peripherie versorgenden Nervenfasern auch im Nervenstamm peripher liegen; VAN DER HOEVE hingegen hat auf der Theorie von BUNGE fußend in solchen Fällen eine Vergrößerung des blinden Fleckes gefordert, weil die peripher im Nervenstamm verlaufenden Fasern zu den peripapillären Netzhautbezirken gehören sollen.

Die Untersuchung des *Farbengesichtsfeldes* hat TH. LEBER für die Klinik der Nervenerkrankungen dienstbar gemacht, und sie behauptet seitdem gerade für die Opticusatrophie ihre hervorragende Bedeutung. Für die älteren Verfasser, wie für SCHÖN und TREITEL, hatte das Farbengesichtsfeld im wesentlichen nur einen indirekten Wert, indem sie in den anormal werdenden Grenzen des Farbengesichtsfeldes den meßbaren Ausdruck der Abnahme der peripheren Sehschärfe sehen wollten. Dies ist zwar insofern auch tatsächlich der Fall, als das Zurückgehen der Sehschärfe in der Peripherie von einer Schwäche des peripheren Farbensinnes begleitet sein muß; aber diese Beziehungen gehen keinesfalls so weit, daß ein bestimmtes Verhältnis zwischen dem Werte der Sehschärfe und des Farbensinns bestünde. Weder im Zentrum noch in der Peripherie des Gesichtsfeldes kann hiervon die Rede sein. Im Gegenteil finden wir oft genug, daß der Farbensinn schon erheblich gelitten hat, obgleich die Sehschärfe noch zufriedenstellend ist. Ja, man kann direkt von einer Disproportionalität zwischen den beiden Funktionen sprechen. Dies ist zuerst von O. BULL betreffs des zentralen Farbensinns nachgewiesen worden, der auf diese Weise ein differentialdiagnostisches Hilfsmittel zur Trennung der stationären von der progressiven Sehnervenatrophie gewonnen zu haben glaubte. Indessen ist folgendes zu bedenken:

Wohl mag es richtig sein, daß ein derartiges Mißverhältnis zwischen Farbensinn und Sehschärfe schwerlich auf eine andere Weise erklärt werden kann, als daß die einzelne Nervenfaser für beide Funktionen verschieden leitungsfähig wird, und daß eine einfache Dezimierung der Fasern bei Unversehrtsein der übrigen zu einer Sehstörung führt, bei welcher die Sehschärfe wie der Farbensinn in gleichem Verhältnis leidet. Allein, ich vermag, wie ich es ausführlich an anderer Stelle (siehe Literatur) dargelegt habe, darin O. BULL nicht Recht zu geben, daß nun jede progressive Sehnervenatrophie die Disproportionalität zwischen dem Wert des Farbensinns und der Sehschärfe als frisches Leiden erkennen lassen muß. Vielmehr wird dies nur dann der Fall sein, wenn die Anzahl der „leitungsgehemmten" Fasern im Verhältnis zu den normal leitenden groß ist. Dann ist aber eine größere Anzahl Fasern auf dem Sehnervenquerschnitte ergriffen, und man kann hieraus indirekt z. B bei tabischer Sehnervenatrophie den Wahrscheinlichkeitsschluß ziehen, daß die Krankheit sich in schnellem Fortschreiten befindet. Eine solche rein theoretische Anschauung zeigt allerdings nach meinen Erfahrungen eine gute Übereinstimmung mit dem klinischen Untersuchungsergebnis, wenn man eine Methode benutzt, die ich angewandt habe. Im Gegensatz zu BULL, der die Prüfung der zentralen Sehschärfe und des zentralen Farbensinns heranzieht, halte ich es für praktischer, die Grenzen des Farbengesichtsfeldes bei gewöhnlicher Aufnahme mit denen zu vergleichen, die man bei Verwendung von Objekten mit sehr kleinem Gesichtswinkel an der BJERRUM-Tafel erhält.

Die *Unterschiedsempfindlichkeit,* welche am meisten durch die Bestimmung des FECHNER-Bruches vermittels der MASSONschen Scheibe untersucht wird, ist in der Sehnervenpathologie nicht viel in Anwendung gekommen, und dies ist zu bedauern; denn bei den meisten Sehnervenleiden ist die Unterschiedsschwelle ganz bedeutend erhöht und sie gewinnt für einen besonderen Punkt auch praktische Bedeutung; nach BJERRUM besteht nämlich zwischen den in den perzipierenden und den in den leitenden nervösen Elementen lokalisierten Erkrankungen (Sehnervenleiden und kongenitalen Amblyopien) insofern ein Unterschied, als die in der Netzhaut sitzenden Erkrankungen zu einem im Verhältnis zur Sehschärfe bedeutend größeren Störung der Unterschiedsempfindlichkeit führen.

Natürlich leidet die *Dunkeladaptation* bei Sehnervenkrankheiten oft gleichzeitig mit den anderen Qualitäten der Perzeption. Sie wird durch die Bestimmung der Reizschwelle der Netzhaut(peripherie) nach genügend langem (etwa einhalbstündigen) Aufenthalt im Dunkeln untersucht.

FÖRSTERs Photometer ist wohl überall verlassen worden, weil er nicht genügend Rücksicht auf die beständig zunehmende Lichtempfindlichkeit des Auges während der Adaptation nimmt, und man ist zur klinischen Untersuchung mittels der Adaptometer (NAGEL, PIPER) oder mittels einfacherer Hilfsmittel wie der phosphorescierenden radioaktiven Leuchtfarben (BIRCH-HIRSCHFELD, BEST) übergegangen. Letzterer wendet Leuchtfarben von verschiedener Stärke an, die es ermöglichen, ebenso wie mit den Adaptometern die Adaptationskurve, die Reizschwelle als Funktion der Adaptationszeit, aufzunehmen. Ein einfaches und gutes Instrument stellen die in neuester Zeit herausgekommenen *photometrischen Gläser von* TSCHERNING dar, von denen das erste $1/10$ des Lichtes durchläßt (1 Photoptrie), das folgende $1:10^2$ (2 Photoptrien) und dann aufwärts bis zu $1:10^{10}$ (10 Photoptrien). Die Gläser werden vor dem Auge in einem lichtdichten Rahmen angebracht und lassen die Bestimmung der Reizschwelle und der Sehschärfe bei jedem beliebigen Adaptationszustande zu.

Die Adaptation wird dann in Photoptrien gemessen, indem sich die Gläser übereinander legen lassen, und ihr Wert wird einfach addiert. Ebenfalls leicht verwendbar sind diese Gläser für die von WESSELY empfohlenen vergleichenden Untersuchungen der Adaptation für Licht von verschiedener Farbe.

Alle klinischen Adaptationsuntersuchungen stoßen auf die bedeutende Schwierigkeit, daß Schwellenwerte gemessen werden, also Lichtmengen, dagegen nicht die Stärke der erzeugten Empfindungen, und es ist vorauszusetzen, daß diese beiden Größen nicht in einem mathematischen Verhältnis zueinander stehen. Sei es nun, daß man mit CHARPENTIER, WESSELY und IGERSHEIMER das Untersuchungsresultat in Schwellenwerten ausdrückt, sei es, daß man mit PIPER und BEHR den reziproken Wert der Schwellenwerte als Empfindungseinheiten anwendet, sei es, daß man wie BEST die Logarithmen der reziproken Zahlen der Schwellenwerte als Maß gebraucht, stets bekommt man einen Ausdruck, der der Stärke der Empfindung nicht gerecht wird. Mathematisch betrachtet sind alle Angaben gleich korrekt; aber es unterliegt doch keinem Zweifel, daß die Skala von BEST der wirklichen Empfindungsabstufung am nächsten kommt. Nach dem WEBER-FECHNERschen Gesetz ist die Empfindung nämlich proportional dem Logarithmus für die Reizstärke, und es wird die BESTsche Skala deswegen dort zu Recht bestehen, wo dieses Gesetz Gültigkeit hat, also z. B. bei der Untersuchung der Unterschiedsschwelle bei der Lichtadaptation. Und selbst, wenn man bestreiten wollte, daß das WEBER-FECHNERsche Gesetz für die Reizschwelle während der Dunkeladaptation gelte, so bildet es doch sicher auch hier die Grundlage für die Stärke der Empfindungen, wennschon in dieser Grundlage Verschiebungen stattfinden.

Man kann deswegen mit einer gewissen Annäherung davon ausgehen, daß Schwellenwerte von 10, 100, 1000 und 10000 denselben gemeinsamen Abstand voneinander haben wie die Stärke der Empfindungen. Jedenfalls ist es für die Beurteilung der Untersuchungsresultate nicht gleichgültig, welche der genannten Darstellungsarten man der Berechnung zugrunde legt. Setzt man z. B. die Reizschwelle des normalen dunkel adaptierten Auges gleich 1 und die des lichtadaptierten Auges gleich 5000 Schwellenwerte, so würde im Falle einer pathologischen Erhöhung der Reizschwelle auf 10 Schwellenwerte zahlenmäßig nur $1/5\%$ der Adaptation verloren gegangen sein. In den reziproken Werten ausgedrückt, die die BEHRschen Empfindungseinheiten bilden (Reizschwelle des helladaptierten Auges = 1, die des dunkeladaptierten = 5000 Empfindungseinheiten), ist derselbe Adaptationsverlust durch einen Rückgang von 5000 auf 500 Empfindungseinheiten gekennzeichnet; folglich sind nach diesem Maßstab 90% der Adaptation verloren, während nach der BESTschen Ausdrucksweise, bei der sich das Adaptationsgebiet von $\log 1 = 0$ bis zu $\log 5000 = 3{,}7$ erstreckt und der Schwellenwert 10 dem Empfindungswert $\log 500 = 2{,}7$ entspricht, hingegen 27% der Adaptation verloren gegangen sind. Wohl zweifellos gibt der letztere Ausdruck unbeschadet dessen, daß auch er nicht ganz exakt zu sein braucht, das beste Bild der geschehenen Veränderung, die sich als eine merkbare, aber nicht als eine gewaltige Änderung in der Adaptationsfähigkeit des Auges darstellt. (Weiteres ist in Bd. II des Handbuches nachzulesen.)

Klinische Untersuchungen über die Adaptation bei Sehnervenleiden sind von STARGARDT, BEHR und IGERSHEIMER ausgeführt worden, ohne daß sie zu sicheren Resultaten gekommen wären. Von Interesse sind besonders BEHRs systematische Untersuchungen auf diesem Gebiete. Nach diesem Verfasser kann *eine Adaptationsstörung die einzige nachweisbare Funktionsbehinderung bei einem Sehnervenleiden sein*; denn bei Tabikern konnten z. B. Störungen in Adaptation schon zu einer Zeit gefunden werden, in der andere Symptome noch nicht anzutreffen waren, und der weitere Verlauf hat dann gezeigt, daß tatsächlich ein Sehnervenleiden im Anzuge war. Indessen sind nach den Kontrolluntersuchungen von IGERSHEIMER Adaptationsstörungen bei Tabikern ohne

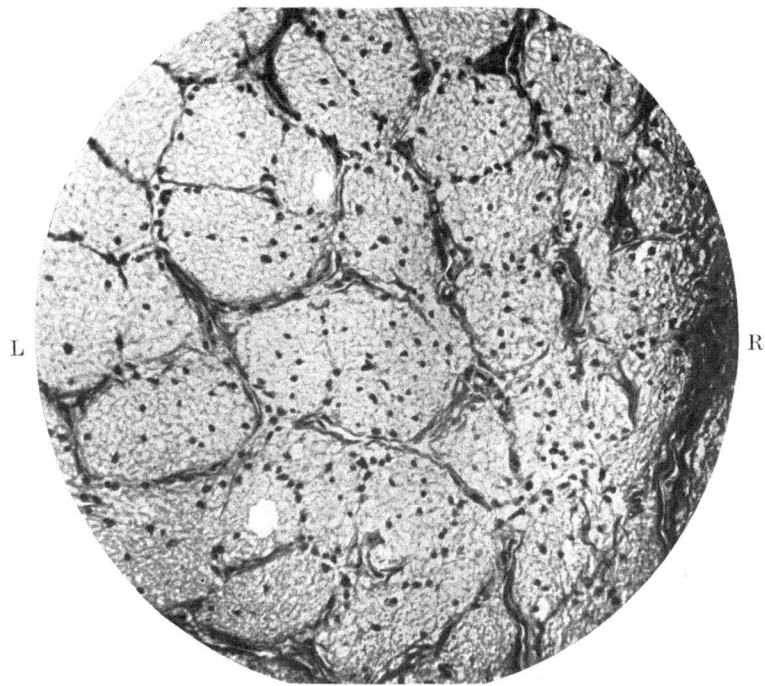

Abb. 81. Degenerationsgrenze im Sehnerv bei Intoxikationsamblyopie. R. degenerierter, L. normaler Teil. (Original von RÖNNE.)

Sehnervenleiden etwas so Häufiges, daß man die von BEHR gezogenen Schlüsse noch mit Vorbehalt hinnehmen muß. Wie wir schon bei der Schilderung der Stauungspapille (S. 650) erwähnt haben, hält BEHR überhaupt dafür, daß alle mechanisch auf den Opticus einwirkenden Prozesse (Traumen, Druck, Blutungen, Stauungspapille) die Dunkelanpassung des Auges in weit geringerem Grade beeinflussen als die entzündlichen Vorgänge, so daß der Untersuchung der Adaptation eine wichtige differentialdiagnostische Rolle zukäme. So würde z. B., wenn es gilt, eine Stauungspapille von einer Neuritis optica zu trennen, eine im Verhältnis zu den übrigen Funktionsqualitäten auffallend starke Störung der Adaptation für Neuritis sprechen (siehe auch das Kapitel Hemeralopie, S. 501 in diesem Bande).

Pathologische Anatomie. Der Verlauf der Sehnervenatrophie ist unter anderen experimentell nach Sehnervendurchschneidung von ROSOW, WAGENMANN,

v. MICHEL und SCHREIBER studiert worden. Das erste mikroskopisch nachweisbare Phänomen der Degeneration scheint die ungefähr am 3. Tage (v. MICHEL) auftretende Chromatolyse der NISSLschen Granula in den Ganglienzellen der Netzhaut zu sein, und bald darauf finden sich die Veränderungen im Sehnerven in Gestalt einer Marchi-Degeneration (ungefähr am 5. Tage). Rasch wird die Entartung immer mehr erkennbar, bis schließlich auch mit Hilfe der Markscheidenfärbung der Zerfall deutlich wird. Ihren Höhepunkt erreicht die Marchi-Degeneration nach Verlauf von etwa 3 Wochen, alsdann bekommen die Abräumprozesse die Oberhand, die mit Osmium schwarzfärbbaren Stoffe werden von Zellen aufgenommen, die die Abbauprodukte in die Gefäßwände leiten und

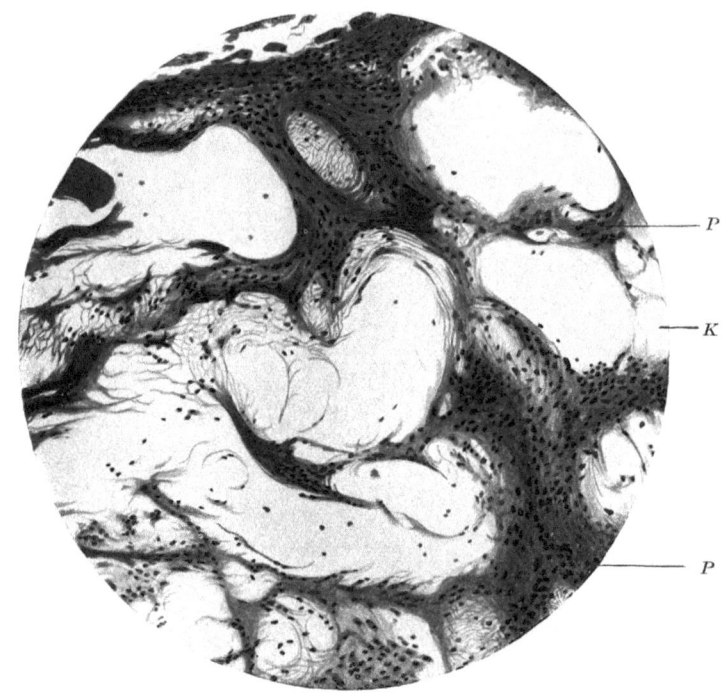

Abb. 82. Kavernöse Degeneration des Sehnerven. (Nach OGAWA.) *P* Pialscheiden. *K* Kavernen.

damit der Wegschaffung entgegenführen. Diese Abräumzellen können teils den Charakter der Körnchenzellen haben, welchen die Aufgabe anscheinend zuteil wird, die Zerfallsprodukte aufzusammeln und ihren Abtransport vorzubereiten, teils können sie auch im Opticus nach HUGO THOMSEN den Charakter der ALZHEIMERschen amöboiden Gliazellen haben, denen möglicherweise eine auflösend-verdauende Wirkung auf das degenerierte Gewebe zukommt. Jedenfalls war es auffallend, daß überall dort, wo diese Art von Zellen angetroffen wurde, geringere Mengen von mit Osmium geschwärzten Zellen vorhanden waren.

Die eigentliche Resorption und damit die Anwendbarkeit der Marchimethode scheint nach den Durchschneidungsversuchen im Verlauf einiger Monate abgeschlossen zu sein. Bei pathologischen Prozessen erstreckt sich das Stadium jedoch viel weiter. Schließlich wird aber auch hier mit der Vollendung der Resorption das Marchiverfahren keine Resultate mehr geben.

Nach Verlauf von 3 Wochen wird die Degeneration auch auf dem Augenhintergrund mit dem Spiegel erkennbar, wenigstens, wenn markhaltige Nervenfasern vorhanden sind (WAGENMANN). In der Regel degenerieren Achsenzylinder und Markscheiden zugleich; indessen können mitunter, so besonders bei der multiplen Sklerose, die Markscheiden isoliert degenerieren und die Achsenzylinder nackt zurückbleiben.

Bei gewissen krankhaften Zuständen, im ganzen immerhin selten, so z. B. bekanntlich beim Glaukom, bei experimenteller Filis mas-Atrophie (NUEL) oder anderen atrophischen Zuständen (AXENFELD, OGAWA) hinterläßt die Resorption leere Hohlräume zwischen den Bindegewebssepten des Sehnerven *(lakunäre Atrophie, Kavernenbildung)*; in der Regel aber folgt ihr eine reaktive Proliferation von Gliagewebe, welche teilweise das zugrunde gegangene Nervengewebe ersetzt, so daß als Endprodukt ein gliöses Narbengewebe entsteht. Auch das Bindegewebe erfährt im Laufe der einfachen Sehnervendegeneration charakteristische Veränderungen. Die feinen sekundären Bindegewebssepten des Sehnerven lösen sich auf, so daß die Räume zwischen den einzelnen netzförmigen Bindegewebsmaschen zusammenfließen. Gleichzeitig werden die Knotenpunkte des Netzwerkes dicker, so daß das frühere zierliche Septennetz von dreieckigen und kolbigen Inselchen von Bindegewebe im Nerven abgelöst wird (UHTHOFF, S. 409). (S. Abb. 81.)

Von der Sehbahn gilt im hohen Grade dasselbe, was v. MONAKOW über das Nervengewebe im allgemeinen sagt, daß nämlich die Schnelligkeit und der Verlauf des Degenerationsprozesses an den verschiedenen Stellen je nach den anatomischen Verhältnissen variieren können. Diese aber sind gerade im Gebiete des Opticus recht wechselnd. Besonders im Canalis opticus ist der Nerv solchen geänderten Verhältnissen unterworfen, und an dieser Stelle nimmt deshalb die Degeneration auch einen andersartigen Charakter an, indem sie an Schwere gewinnt und die Resorption des Nervengewebes vollständiger wird. Gleichzeitig gewinnt die Bindegewebsproliferation an Bedeutung, und es wird der Nervenquerschnitt hier schmäler als vor und hinter dem Kanal. Ein solcher Kollaps des Nerven im Kanalstück ist von LEBER, NUEL, MASIUS und MAHAINE, DALÉN und RÖNNE beschrieben worden; besonders aber hat HUGO THOMSEN diese Verhältnisse untersucht, der bei einer systematischen Durchmusterung von 73 pathologischen Sehnerven 18mal eine derartige plötzliche Verringerung des Nervenvolumens im Kanal vorfand.

Überhaupt gilt der Satz für die Sehbahn, daß *das Stadium, in dem sich die Degeneration befindet, an den verschiedenen Stellen verschieden sein kann;* so finden sich z. B. im Chiasma und im Traktus noch reichlich Körnchenzellen, während die Resorption im eigentlichen Sehnerven schon völlig abgeschlossen ist.

Literatur.
Die Sehnervenatrophie: Allgemeine Pathologie.

AXENFELD, TH.: Kavernöse (lakunäre) Sehnervenatrophie mit multiplen Dehiszenzen der Sclera bei hochgradiger Myopie. Ophthalm. Ges. Heidelberg **1905**, 303. — BEHR, C.: (a) Das Verhalten und die diagnostische Bedeutung der Dunkeladaptation bei den verschiedenen Erkrankungen des Sehnervenstammes. Klin. Mbl. Augenheilk. **55**, 193 u. 451 (1915). (b) Beiträge zur Anatomie und Pathogenese der Stauungspapille. Ophthalm. Ges. Heidelberg **1912**, 14. — BEST, F.: (a) Untersuchungen über die Dunkelanpassung des Auges mit Leuchtfarben. Z. Biol. **68**, 111 (1917). (b) Die Dunkeladaptation der Netzhaut. Graefes Arch. **76**, 146 (1910). — BJERRUM, J.: Untersuchungen über den Lichtsinn und den Raumsinn bei verschiedenen Augenkrankheiten. Graefes Arch. **30**, 201 (1884). — BULL, O.: Bemerkungen über den Farbensinn unter verschiedenen physiologischen und pathologischen Verhältnissen. Graefes Arch. **29**, 3. 71 (1883). — BUNGE, PAUL: Über Gesichtsfeld und Faserverlauf im optischen Leitungsapparat. Halle 1884. — DALÉN: Neuritis optica und Myelitis acuta. Graefes Arch. **48**, 672 (1899).

ELSCHNIG, A.: Die Topographie des Sehnerveneintritts bei einfacher Sehnervenatrophie. Graefes Arch. **68**, 126 (1908).

VAN DER HOEVE, J.: Vergrößerung des blinden Fleckes usw. Arch. Augenheilk. **67**, 101 (1910).

IGERSHEIMER: Syphilis und Auge. Berlin: Julius Springer 1918. 2. Aufl. in Handb. d. Haut- u. Geschlechtskrkh. Bd. XVII/2. Berlin 1928.

JATZOW, R.: Beitrag zur Kenntnis der retrobulbären Propagation des Chorioidealsarkoms und zur Frage des Faserverlaufs im Sehnervengebiete. Graefes Arch. **31**, 205 (1885).

KUSCHEL: Ein Fall von Halbringskotom nach Bluterguß in der Papille zur genaueren Bestimmung der Sehnervenstrahlung. Z. Augenheilk. **52**, 79 (1924).

LEBER, TH.: (a) Über das Vorkommen von Anomalien des Farbensinnes bei Krankheiten des Auges usw. Graefes Arch. **15**, 26 (1869). (b) Beiträge zur Kenntnis der Neuritis der Sehnerven. Graefes Arch. **14** II, 333 (1868).

MASIUS et MAHAINE: Recherches sur les altérations anatomiques de la rétine et du nerf optique dans l'intoxication félicique. Bull. Acad. Méd. **1898**, 325. — v. MICHEL, J.: Über pathologisch-anatomische Veränderungen der Netzhaut. 12. Congr. internat. Méd. Moscou **11**, 139 (1898). — MONAKOW, C. V.: Gehirnpathologie 1905. — MÜLLER, H.: Anatomischer Befund bei einem Fall von Amaurose mit Atrophie des Sehnerven. Graefes Arch. **3** I (1857).

NUEL: De la neuroglie dans les neurites optiques. Bull. Acad. Méd. belg. **1900**.

OGAWA, K.: Über die kavernöse Degeneration der Sehnerven. Arch. Augenheilk. **72** 10 (1912).

PIPER, H.: Zur messenden Untersuchung und zur Theorie der Helldunkeladaptation. Klin. Mbl. Augenheilk. **45**. I, 357 (1907).

RÖNNE, HENNING: (a) Über die Form der nasalen Gesichtsfelddefekte bei Glaukom. Graefes Arch. **71**, 52 (1909). (b) Gesichtsfeldstudien über das Verhältnis zwischen der peripheren Sehschärfe und dem Farbensinn, speziell die Bedeutung derselben für die Prognose der Sehnervenatrophie. Klin. Mbl. Augenheilk. **49** I, 154 (1911). (c) Pathologisch-anatomische Untersuchungen über alkoholische Intoxikationsamblyopie. Graefes Arch. **77**, 1 (1910).

SCHOEN: Über die Grenzen der Farbenempfindungen in pathologischen Fällen. Klin. Mbl. Augenheilk. **11**, 171 (1873). — SCHREIBER, L.: (a) Über die atrophische Sehnervenexkavation. Graefes Arch. **68**, 381 (1908). (b) Über Degeneration der Netzhaut und des Sehnerven. Graefes Arch. **64**, 237 (1906). — STARGARDT: Über Störung der Dunkeladaptation. Graefes Arch. **73**, 77 (1909).

THOMSEN, HUGO: Untersuchungen über die Degeneration des Nervus opticus. Diss. Aarhus 1921. — TREITEL: Über den Wert der Gesichtsfeldmessung mit Pigmenten für die Auffassung der Krankheiten des nervösen Sehapparates. Graefes Arch. **25**, 2, 29 (1879).

UHTHOFF, W.: Untersuchungen über den Einfluß des chronischen Alkoholismus auf das menschliche Sehorgan. Graefes Arch. **32**, 4, 95 (1886).

VOGT, A.: Die Nervenfaserzeichnung der menschlichen Netzhaut im rotfreien Licht. Klin. Mbl. Augenheilk. **66**, 718 (1921).

WAGENMANN, A.: Experimentelle Untersuchungen über den Einfluß der Zirkulation in den Netzhaut- und Aderhautgefäßen usw. Graefes Arch. **34**, 4, 1 (1890). — WESSELY: Über Störungen der Adaptation. Arch. Augenheilk. **81**, Erg.-H., 53 (1916).

II. Spezielle Pathologie.

1. Die Sehnervenatrophie bei multipler Sklerose.

Wir haben schon kennen gelernt, daß eine akute retrobulbäre Neuritis (S. 705) das Initialsymptom einer multiplen Sklerose sein kann, das bis zu 14 Jahren dem Ausbruch des spinalen Leidens vorauseilt. Genau das gleiche gilt auch für die Opticusatrophie. UHTHOFF, dem wir die Aufklärung der Augensymptome bei multipler Sklerose in erster Linie zu danken haben, erwähnt, daß er bei 5% der Fälle eine intraokulare Neuritis angetroffen hat, die in der Mehrzahl den Typus der retrobulbären Form bis zur Steigerung des ophthalmoskopischen Bildes auf die Höhe einer Stauungspapille zeigten.

Aber abgesehen von diesen mehr akuten Initialsymptomen ist *das für die multiple Sklerose charakteristische Zeichen eine Sehnervenatrophie* in Schüben und das häufige Befallenwerden beider Augen nach einem Intervall. Allerdings wird ihr Beginn sehr oft von einem Symptomenkomplex begleitet, der demjenigen der Neuritis retrobulbaris ähnelt, insofern sich die Funktion unter Hinterlassung einer mehr oder weniger ausgesprochenen Verfärbung der Papille wieder erholt; doch ebenso häufig ist die Entwicklung der Sehstörung

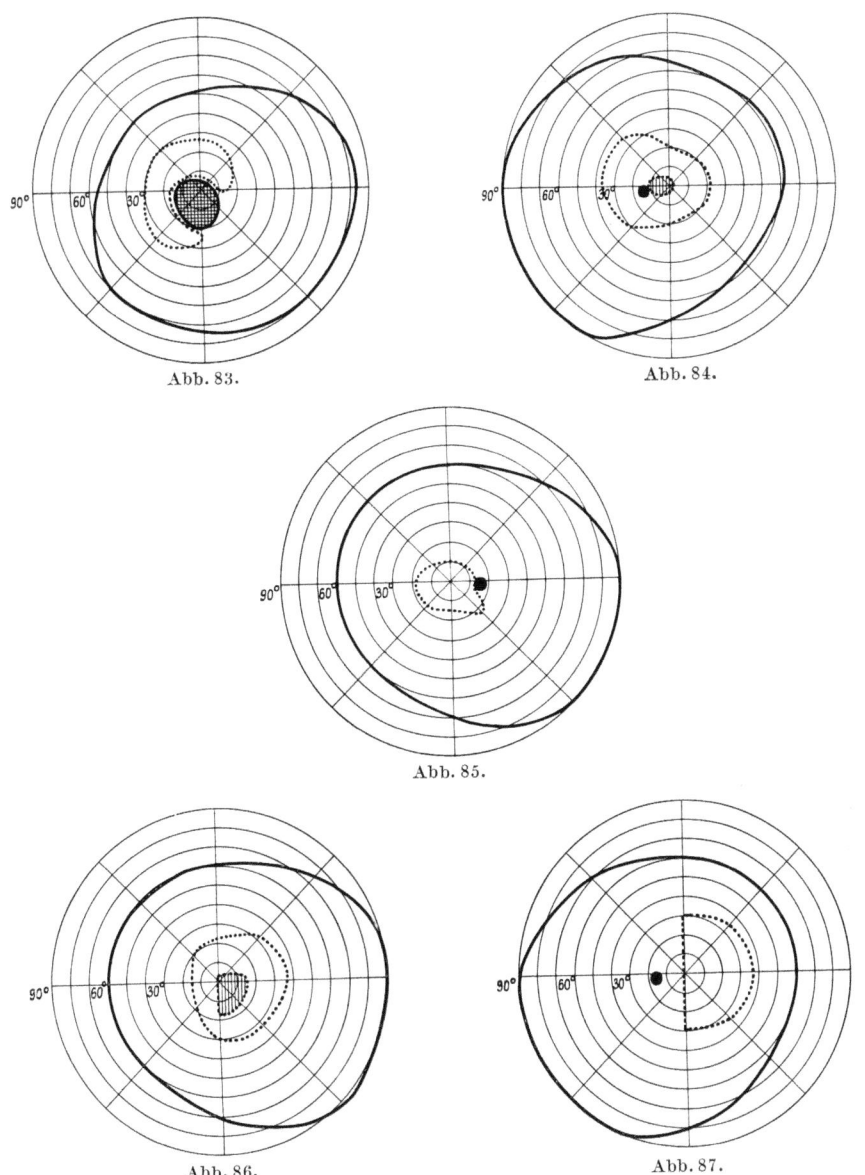

Abb. 83—87. Gesichtsfeld bei multipler Sklerose. Skotome schraffiert. ...... Grenzen für rot.

langsam und schrittweise. Auch in solchen Fällen sind Exazerbationen und Remissionen der Sehstörung im weiteren Verlaufe nichts Ungewöhnliches, wie auch der Verlauf selbst sich recht wechselvoll gestalten kann. Die Exazerbationen vermögen sich bis zur völligen Blindheit steigern, die längere Zeit (nach CHARCOTs Erfahrungen sogar 6 Monate) anhalten kann, um dann wieder einer allmählich einsetzenden Besserung Platz zu machen. Dabei ist es außerordentlich selten, daß das Leiden zu einer irreparablen Erblindung des einen oder beider Augen führt. Wenn auch das doppelseitige Befallensein die Regel ist, so kann doch der Grad der Erkrankung des rechten und linken Auges bedeutende Verschiedenheit aufweisen.

Körperliche Anstrengung und Ermattung beeinflussen die Sehschärfe und das Gesichtsfeld sichtlich (UHTHOFF), während sich umgekehrt Ruhe für die Funktion wohltuend äußert.

Symptome. Das für die multiple Sklerose am meisten charakteristische Merkmal ist, wie schon oben erwähnt, das *zentrale Skotom* (Abb. 83—87). Es ist zwar der Ausdruck für eine besondere Schädigung des papillo-makulären Bündels, beruht aber häufig auf einer mehr diffusen Erkrankung des Opticusquerschnitts. Deshalb findet man auch in einigen Fällen nur eine leichte konzentrische Einengung der Grenzen für die Farben, bei fortschreitenden Leiden jedoch auch eine konzentrische Einengung der Außengrenzen für Weiß oder vorzugsweise einen von der Peripherie vordringenden Defekt. Gelegentlich finden wir auch hemianopische Ausfälle und Skotome.

Bei der Aufnahme des Gesichtsfeldes muß man dessen eingedenk sein, daß gerade bei der multiplen Sklerose nicht ganz selten der wirkliche Gesichtsfeldbefund von funktionellen Defekten überdeckt wird, besonders in Form einer konzentrischen Einengung.

Der Augenhintergrund zeigt neben der schon besprochenen Neuritis nervi optici eine mehr oder weniger ausgesprochene atrophische Verfärbung der Papille; so fand UHTHOFF unter 100 Fällen in 3% eine Abblassung der ganzen Scheibe, in 19% ein Überwiegen der Verfärbung auf der temporalen Hälfte bei noch vorhandenem rötlichen Schimmer der nasalen Seite und in 18% die reine auf die temporale Hälfte beschränkte Atrophie. In 5% war die Papille trotz vorhandener Sehstörung ophthalmoskopisch normal.

Die Papillenatrophie ist von der größten diagnostischen Bedeutung für die zugrunde liegende Erkrankung des Zentralnervensystems selbst, indem sie in fast der Hälfte aller Fälle vorhanden ist und oft schon im Anfangsstadium des Leidens vorgefunden wird, zu einer Zeit, in der sich vielleicht außerdem nur ein einziges neurologisches Symptom, wie z. B. eine spastische Paraplegie zeigt. Da der Nachweis zweier oder mehrerer voneinander unabhängiger Herdsymptome für die Diagnose einer multiplen Sklerose von großer Wichtigkeit ist, so wird begreiflicherweise das Sehnervenleiden Anlaß zur richtigen Erkennung des Sachverhalts. Recht charakteristisch für die Sklerose ist das oft vorhandene Mißverhältnis der Schwere der einzelnen Symptome. Bei stark herabgesetzter Sehschärfe kann das Gesichtsfeld nur minimale und auf den Farbensinn beschränkte Einbußen aufweisen, mit erheblicher Funktionsstörung kann ein normaler Papillenbefund einhergehen, und umgekehrt entspricht die gute Erhaltung der Sehschärfe und des Gesichtsfeldes keineswegs der deutlich atrophischen Verfärbung der Papille. Nicht weniger schroff stehen die Ergebnisse der klinischen und der pathologisch-anatomischen Untersuchung nebeneinander (UHTHOFF, WILBRAND und SAENGER).

Die multiple Sklerose als Gesamtleiden ist zumeist von sehr chronischem Verlauf; aber die an den einzelnen Herd geknüpften klinischen Erscheinungen zeigen trotzdem akuten Typus. So bestimmen die Bildungshäufigkeit der Herde indirekt das Tempo des Fortschreitens des Grundleidens (MARBURG). Hierdurch finden die Eigentümlichkeiten der Klinik und pathologischen Anatomie der multiplen Sklerose und der zugehörigen Form der Opticusatrophie ihre einfache Erklärung; denn mit der Bildung größerer Herde flammen plötzliche und wiederholte Exazerbationen auf, denen Remissionen folgen.

Pathologische Anatomie. Betreffs der mikroskopischen Befunde sei auf das bei der retrobulbären Neuritis Gesagte verwiesen (S. 672). Hier sei nur erwähnt, daß das Zusammenfließen der einzelnen von Degeneration der Nervensubstanz gefolgten Plaques das Bild der mehr diffusen Atrophie mit einer starken Volumensverminderung des Nerven zeitigt. Im Vordergrunde steht jedenfalls auch in dieser Beziehung die Tatsache, daß *das Sehnervenleiden als eine Lokalisation der multiplen Sklerose im Opticus und nicht als eine sekundäre Komplikation aufzufassen ist.*

Diese Herdbildung findet sich regellos überall im Sehnerven, ebenso im Traktus und Chiasma. Trotz Bevorzugung des papillomakulären Bündels bleibt kein Teil des Querschnitts verschont, und die Natur des ganzen Leidens bringt es mit sich, daß im anatomischen Bilde frische Prozesse neben abgelaufenen liegen. Während die frischen Prozesse sich durch den Gehalt der Herde an Fettkörnchenzellen und anderen Zellen auszeichnen, die das zerfallene Myelin abtransportieren, erblicken wir auch ausgesprochene vasculäre Erkrankungen mit reichlicher Zellinfiltration um die Gefäße herum und dann wieder ältere Zustände, die sich bereits der einfachen Atrophie der Nervensubstanz mit sekundärer Gliaproliferation und Verdickung der bindegewebigen Septen nähern. Dabei bleiben in der Regel die Achsenzylinder relativ lange erhalten. Einzelheiten über die pathologische Anatomie der Sehnervenerkrankungen bei multipler Sklerose finden wir in den Abhandlungen von UHTHOFF, WILBRAND und SAENGER, RÖNNE, SIEMERLING und RAECKE, VELTER und anderen.

Die **Therapie** der jäh einsetzenden Sehstörung ist bereits im Kapitel von der akuten retrobulbären Neuritis (siehe S. 705) besprochen worden, und es wurde schon dort darauf hingewiesen, daß die häufig sich zeigende Besserung des einzelnen Anfalls dem Charakter der Erkrankung entspricht und die meisten der durch Schwitzkuren, Schmierkuren, Arsen-, Milch- und Neosalvarsaninjektionen gemeldeten Heilungen tatsächlich Spontanheilungen sind, wenn auch den üblichen Mitteln eine unterstützende Rolle innewohnen dürfte.

In neuerer Zeit macht sich die Neigung bemerkbar, in der multiplen Sklerose eine besondere Infektionskrankheit zu sehen, und man hat von diesem Gesichtspunkt aus sich bemüht, spezifisch wirksame Mittel zu finden. In der Tat hat auch die intravenöse Injektion von Elektrargol, Kollargol, Neosalvarsan und Silbersalvarsan ermutigende Erfolge ergeben.

Literatur.

Die Sehnervenatrophie bei multipler Sklerose.

BERLING, E.: Über die Ergebnisse der Gesichtsfelduntersuchung nach BJERRUM bei verschiedenen Erkrankungen der Sehnerven. Diss. Marburg 1914. — BRUNS und STÖLTING: Über Erkrankungen der Sehnerven im Frühstadium der multiplen Sklerose. Z. Augenheilk. 3, 1 (1900).

CHARCOT: Phénomène oculaire dans la sclérose en plaque et dans l'ataxie. Rec. Ophtalm. 1887, 644.

GRÜTER: Erfahrungen mit der BJERRUMschen Methode der Gesichtsfeldmessung Ver. hess. u. hess.-nass. Augenärzte. Klin. Mbl. Augenheilk. 52, 152 (1914).

HERMITTE und SALVA: Sclérose en plaque d'origine infectieuse. Dauphine med. Juni-Juli 1897.

MARBURG: Multiple Sklerose. LEWANDOWSKY: Handbuch der Neurologie. Bd. 2. Berlin 1911.

RÖNNE, HENNING: (a) Über das Vorkommen eines hemianopischen Zentralskotoms bei disseminierter Sklerose und Neuritis retrobulb. Klin. Mbl. Augenheilk. 50, 2, 446 (1912). (b) Zur pathologischen Anatomie der Sehnerven. — Chiasmaleiden bei akuter disseminierter Sklerose. Graefes Arch. 83, 506 (1912). — ROSENFELD: Stauungspapille bei multipler Sklerose. Neur. Zbl. 1903. 702.

SIEMERLING, E. und I. RAECKE: Beitrag zur Klinik und Pathologie der multiplen Sklerose usw. Arch. f. Psychiatr. 53, 385 (1914).

TSCHIRKOWSKY: Stauungspapille bei Sclerosis disseminata. Klin. Mbl. Augenheilk. **53**, 527 (1914).
UHTHOFF: Untersuchungen über die bei der multiplen Herdsklerose vorkommenden Augenstörungen. Arch. f. Psychiatr. **21** (1889).
VELTER, M.: Des lésions des vois optiques et de l'appareil oculomoteur dans la sclerose en plaque. Arch. Ophtalm. **1912**, 725.
WILBRAND und SAENGER: Neurologie des Auges. Bd. 5. 1913.

2. Die Sehnervenatrophie bei Tabes und Paralyse.

Das Sehnervenleiden ist ein so markantes Symptom bei Tabes, daß es schon in den allerfrühesten Beschreibungen der Krankheit eine Rolle spielt (DUCHENNE DE BOULOGNE), und die Existenz einer „spinalen" Form der progressiven Sehnervenatrophie war bald richtig erkannt. In der Folge trennte man die Sehnervenatrophie bei Tabes von derjenigen bei multipler Sklerose (CHARCOT, PARINAUD, UHTHOFF u. a.). Mit der Zeit setzte sich auch die Erkenntnis durch, daß fast alle im eigentlichen Sinne progressiven Sehnervenatrophien im Kausalitätsverhältnis zu Tabes und Paralyse stehen, und diese Einsicht nahm zu mit dem Ausbau der Lehre von der Tabes und den Rückenmarkskrankheiten und der Erfahrung, daß die Sehnervenatrophie das allererste Symptom, ja ein Vorläufer der eigentlichen spinalen Symptome der Tabes sein kann (CHARCOT), das den anderen Erscheinungen jahrelang vorauszugehen vermag. Mit der Ausarbeitung der WASSERMANNschen Reaktion wurde dann der lange Streit der Meinungen, ob die Tabes mit Syphilis zusammenhänge, im Sinne ERBs entschieden und zunächst das Leiden als ein metaluetisches aufgefaßt, bis in jüngster Zeit der positive Spirochätenbefund im Rückenmark und Gehirn die Diskussion darüber eröffnet hat, ob man nicht die Tabes zu den echt syphilitischen Affektionen zu rechnen habe. Über die Identität des Sehnervenleidens bei Tabes und Paralyse herrscht indessen keine Kontroverse mehr, zumal es vor allem bei denjenigen Fällen von Paralyse gefunden wird, die als „Taboparalysen" dem Symptomenkomplex der Tabes näherstehen.

Die Sehnervenatrophie bei Tabes hat eine Häufigkeit von ungefähr $1^0/_{00}$ aller Augenkrankheiten. Die prozentweise Häufigkeit derselben bei Tabes läßt sich jedoch weder nach dem Material der Augenkliniken noch nach den Nervenabteilungen errechnen, weil gerade die mit Opticusatrophie komplizierten Tabesfälle vor allem die Krankenhäuser aufsuchen. UHTHOFF sowie WILBRAND und SAENGER nehmen an, daß ungefähr $13-15\%$ aller Fälle von Tabes die Sehnervenatrophie aufweisen. Die Zahl wächst bei der juvenilen Tabes (50% und mehr nach WILBRAND und SAENGER), während bei Dementia paralytica der Prozentsatz kaum $8-10$ beträgt (UHTHOFF). Im allgemeinen gehört die Sehnervenatrophie zu den Frühsymptomen. BERGER fand sie 29mal im präataktischen Stadium, 12mal im ataktischen, nur 3mal im paralytischen. Auch J. GALEZOWSKI beobachtete 55 Atrophiefälle im präataktischen gegen nur 8 im ataktischen Stadium.

Nach dem Alter der syphilitischen Infektion berechnet tritt die Atrophie am häufigsten 10—15 Jahre später auf und hat mithin ihr Frequenzmaximum im 3. und 4. Dezennium. Dabei ist es eine Erfahrungstatsache, daß überwiegend die nicht oder ungenügend behandelten Syphilisfälle der Gefahr ausgesetzt sind, eine Tabes und Paralyse zu bekommen, und nach den Zusammenstellungen von NONNE und PELTE scheint auch eine zu gering dosierte reine Salvarsanbehandlung schlechtere Aussichten zu geben als eine reine Quecksilbertherapie.

Symptome. Das *ophthalmoskopische Bild* wird fast ausschließlich von der Veränderung der Papillenfarbe beherrscht; und zwar ist das erste Symptom die beginnende Entfärbung des Papillengewebes, nicht, wie BERGER annehmen zu können meinte, zunächst eine einleitende Hyperämie. Besonders in den Anfangsstadien mischt sich dem Farbton der Sehnervenscheibe ein graulicher oder sogar bläulicher Ton bei, der allmählich in die grauweiße oder weiße Farbe übergeht, die das vorgeschrittenere Leiden kennzeichnet. Indessen erreicht die Entfärbung wohl nicht immer den kreideweißen Ton, den wir bei der neuritischen Atrophie so oft antreffen, weil hier sich das Durchschimmern der Tüpfelung der Lamina cribrosa mit geltend macht. Die Gefäße bleiben im wesentlichen normal; ab und zu nur zeigt sich eine geringe Verengerung der Arterien. Hingegen ändert sich das Niveau der Papille durch die Ausbildung der atrophischen Exkavation (siehe S. 629).

Im Verhältnis zur Sehschärfe ist die atrophische Verfärbung der Papille oft auffallend. Findet sich in der Netzhaut zufällig ein Gebiet markhaltiger Nervenfasern, so kann man mit dem Spiegel den Fortschritt der Atrophie der Nervenfasern in der Retina direkt beobachten (WAGENMANN, v. GRÓSZ, J. GALEZOWSKI). In WAGENMANNs Fall war die Atrophie bereits vollendet, bevor sich schwere Gesichtsfelddefekte entwickelt hatten, so daß WAGENMANN zu der Vermutung kam, daß die Achsenzylinder funktionsfähig erhalten geblieben seien. In einem Falle, den ich verfolgen konnte, entsprach der Verfall des Gesichtsfeldes indessen dem Vorschreiten des Zerfalls der Markscheiden.

Mitunter beginnt die Erkrankung mit subjektiven Lichtphänomenen. Es werden Photopsien, Nebel- und Farbensehen angegeben, doch entwickelt sich in der bei weitem größeren Zahl die Erkrankung ganz schleichend, ohne andere Zeichen als die Schwachsichtigkeit hervorzurufen. Oft werden die Patienten erst auf ihr Leiden aufmerksam, wenn das andere Auge ebenfalls angegriffen wird. Dieses folgt in der Regel bald dem ersterkrankten. Das Intervall beträgt nur Monate, kann sich aber auch auf Jahre erstrecken. Zumeist sind schon beide Augen befallen, wenn die Patienten in ärztliche Behandlung treten.

Es ist nun die Regel, *daß die Abnahme des Sehvermögens gleichmäßig ohne Remissionen oder Exazerbationen zunimmt.* Indessen ist die Schnelligkeit des Fortschreitens recht verschieden entsprechend der von UHTHOFF gefundenen Gesamtdauer des Verlaufs von 2—3 Monaten bis zu 12 Jahren. Der Durchschnitt dürfte bei 2—3 Jahren liegen.

Nach BEHRs Untersuchungen, die teilweise von IGERSHEIMER und GASTEIGER bestätigt worden sind (siehe S. 727), spielen Störungen in der Dunkeladaptation eine erhebliche Rolle, nicht am wenigsten im Initialstadium der Erkrankung. Wir haben indessen schon oben (S. 726) die Schwierigkeiten auseinandergesetzt, die der klinischen Auswertung der Messungen entgegenstehen. Die reflektorische Pupillenstarre kann unter Umständen eine Adaptationsstörung vortäuschen (RUTGERS). Auch die Unterschiedsempfindlichkeit kann bei der Tabes früh und stark in Mitleidenschaft gezogen werden. Bekanntlich leidet oft der Farbensinn im Zentrum und in der Peripherie im Verhältnis mehr als die zentrale Sehschärfe. So habe ich z. B. bei zentraler Sehschärfe von knapp noch $6/9$ bereits völliges Erloschensein der Empfindung für Grün und Rot angetroffen und bei $6/60$ totale erworbene Farbenblindheit.

Das *Gesichtsfeld* zeigt gewöhnlich schon bei der ersten Untersuchung leicht nachweisbare Defekte, die sehr vielgestaltig sein können entsprechend der Zufälligkeit der Lokalisation der frühesten Schädigungen im Nerven und in der Sehbahn. Gewisse typische Züge lassen sich aber trotzdem erkennen.

Zunächst ist eine eigentümliche *Neigung zur Symmetrie der Defekte* in dem Gesichtsfeld beider Augen auffallend, beispielsweise beginnend in der temporalen Hälfte beiderseits. Hingegen gibt es keine Bevorzugung besonderer Teile des Gesichtsfeldes (LANGENBECK). Häufig zeigen sich die ersten Abbröckelungen in der Peripherie; aber der Beginn mit einem zentralen Skotom ist durchaus keine Seltenheit. UHTHOFF hat darauf hingewiesen, daß die von SCHOEN vorgeschlagene Einteilung in diffuse und partielle Atrophien sich natürlich auch auf die tabische Atrophie anwenden läßt, und es ergeben sich dann folgende

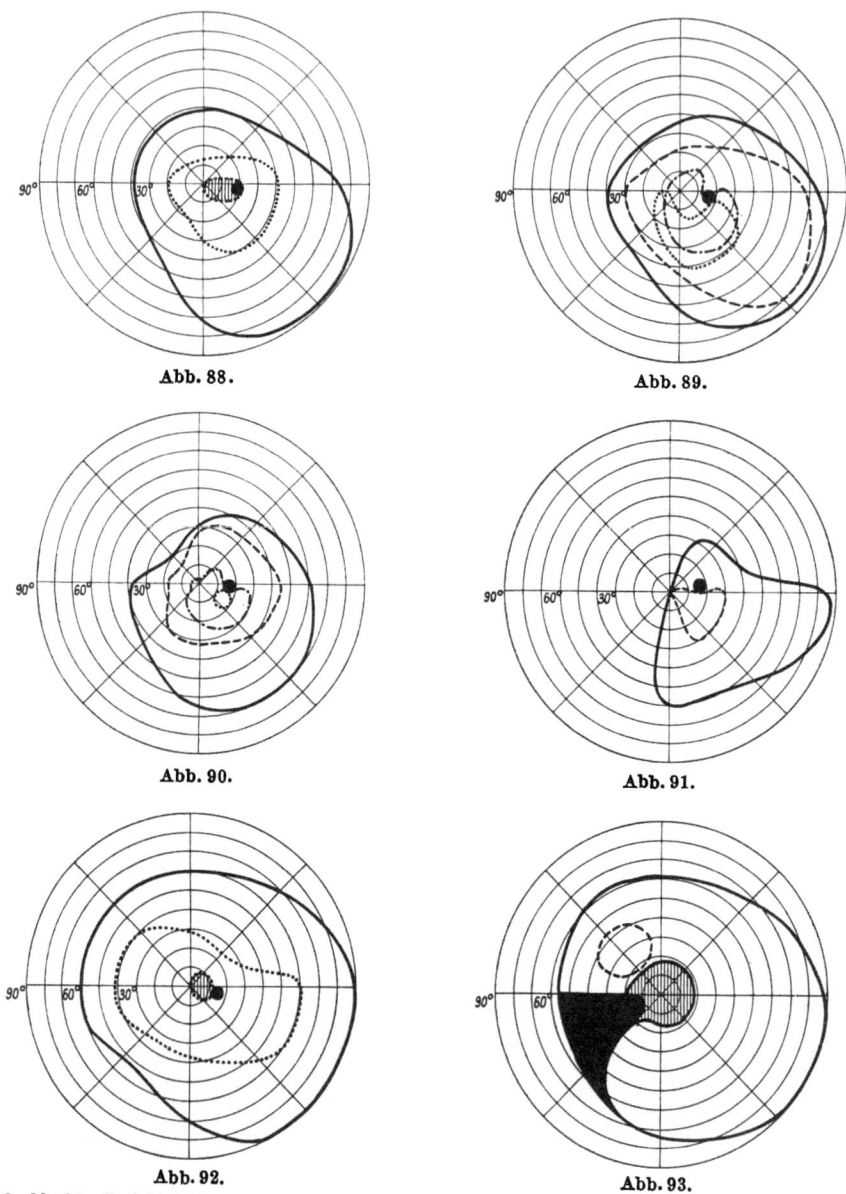

Abb. 88–93. Gesichtsfelder bei Atrophia nervi optici tabetica. ... rot $^{10}/_{200}$, – – – weiß $^{20}/_{2000}$, –.–.–. weiß $^{5}/_{2000}$. Abb. 88–90. Gesichtsfeldverfall eines Auges in 3 Stadien (diffuse Atrophie.) Abb. 91. Schlußstadium einer diffusen Atrophie (totale Farbenblindheit). Abb. 92–93. Entwicklung eines zentralen Skotoms.

Möglichkeiten. In den meisten Fällen beginnt das Leiden damit, daß ungefähr gleichmäßig im ganzen Gesichtsfelde eine Herabsetzung des peripheren Farbensinns, besonders für Grün und Rot, einsetzt und daß dann die absoluten Defekte von der Peripherie aus nachfolgen. In diesen Fällen muß man annehmen, daß die Krankheit fast gleichzeitig den Querschnitt des ganzen Sehnerven befällt. In anderen Fällen wieder zeigen sich im Gesichtsfelde zuerst umschriebene Defekte, in deren Grenzen jegliche Funktion erloschen ist, während die übrigen Teile des Gesichtsfeldes noch keinen Ausfall erkennen lassen. Dann dürfte der Ausgangspunkt des Prozesses in einzelnen Fasergruppen zu suchen sein, von denen die Affektion allmählich auf die benachbarten Gruppen übergreift. Auch kann es vorkommen, daß das papillomakuläre Bündel verschont

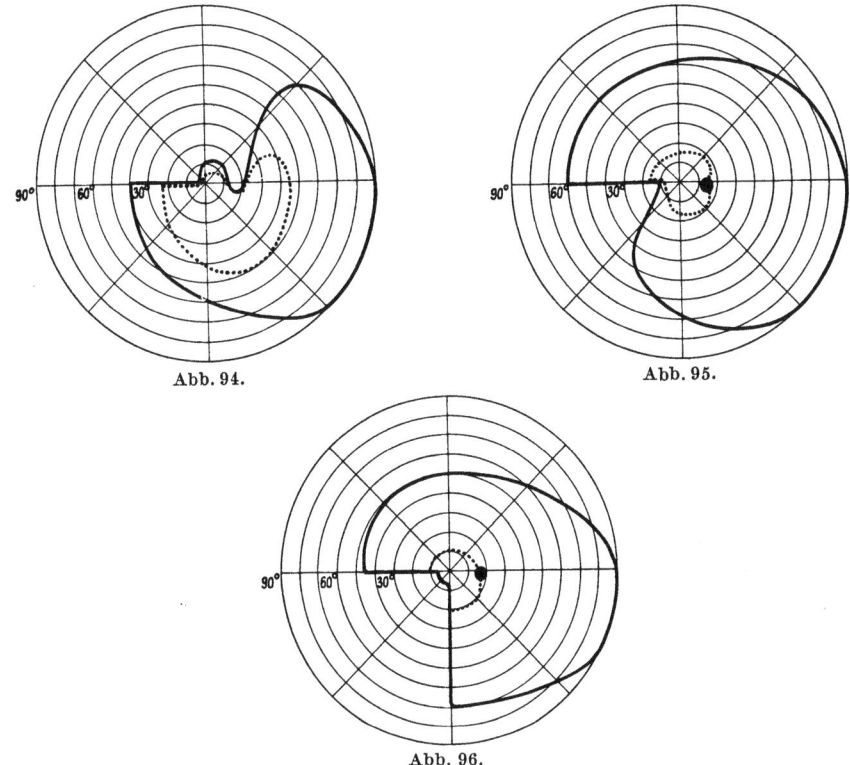

Abb. 94. Typische „Partialatrophie" bei Tabes mit Nervenfaserdefekt.
Abb. 95. Tabesgesichtsfeld mit „nasalem Sprung".
Abb. 96. Quadranten-Gesichtsfeldtypus bei Tabesatrophie.
Abb. 94—96. Gesichtsfelder bei Atrophia nervi optici tabetica. ..... rot $^{10}/_{300}$.

bleibt, so daß im Gesichtsfeld eine ganz kleine zentral gelegene Insel noch normalen Farbensinn und normale Sehschärfe bewahrt, oder daß begrenzte Defekte in einzelnen Quadranten auftauchen. Bei diesen oft *sektorenförmigen Ausfällen* hat man sich darüber gestritten, ob die Spitze des Sektors vom blinden Fleck (FÖRSTER) oder von dem Fixationspunkte (UHTHOFF) ausgeht. Meiner Ansicht nach handelt es sich immer nur um Nervenfaserbündeldefekte und deshalb *prinzipiell um einen Ursprung vom blinden Flecke* (Abb. 94). Allerdings scheinen die Defekte oft nach dem Fixationspunkt zuzustreben, indem sie sehr häufig die Form des „nasalen Sprungs" (RÖNNE) erkennen lassen und ihre Grenze mit dem nasalen Horizontalmeridian entsprechend der Nervenfaserrhaphe im temporalen Netzhautfelde zusammenfällt. Eine solche Begrenzung, die dem bogenförmigen Verlauf der Nervenfasern von der Papille aus um die Macula herum zur temporalen Peripherie Rechnung trägt, beweist zweifellos, daß es sich um Nervenfaserbündel-Defekte handelt (Abb. 95). Trotzdem gelingt der Nachweis, daß der Defekt mit dem blinden Flecke zusammenhängt, nicht immer leicht, weil die Funktionsstörung näher dem Gesichtsfeldzentrum nicht absolut bleibt, sondern relativ wird. Selbstverständlich finden sich alle Übergänge zwischen den ausgesprochenen partiellen und den diffusen Atrophien, und es ist um so schwieriger, einzelne Nervenfaserbündeldefekte nachzuweisen, je diffuser der Nervenquerschnitt befallen ist. Dann können auch unregelmäßige Einsprünge der Außengrenzen sich mit schweren Defekten der Empfindung für Grün und Rot kombinieren. Abb. 92—93 zeigt die Entwicklung eines solchen Falles von diffuser Atrophie, der mit zentralem Farbenskotom beginnt. Einzelheiten über die Störung des Farbensinns bei der Tabes hat KÖLLNER geschildert.

Wie schon erwähnt wurde, ist das *zentrale Farbenskotom kein seltener Befund*. UHTHOFF konstatierte ihn in 2% der Fälle; doch ist es nach meiner persönlichen Erfahrung häufiger, und ich stimme hierin mit E. FUCHS überein. Die Skotome sind oft, keineswegs aber immer, doppelseitig und unterscheiden sich dann von zufälligen Komplikationen mit Intoxikationsamblyopien dadurch, daß das periphere Gesichtsfeld in der Regel nicht mehr intakt ist, selbst nicht in einem frühen Stadium. Das Skotom ist zu Anfang ein Farbenskotom, das sich im weiteren Verlauf mit den peripheren Defekten verschmelzen oder in ein ganz oder fast ganz absolutes übergehen kann. Eine sehr umstrittene Frage ist der *hemianopische Gesichtsfeldtypus bei der Tabes,* der auf einen Ursprung des Augenleidens im Chiasma oder im Traktus schließen läßt. UHTHOFF mit seiner großen Erfahrung auf diesem Gebiete stellt ein solches Vorkommnis in Abrede, und es wird kaum möglich sein, auszuschließen, daß dann eine syphilitische Basalmeningitis das Bild kompliziert oder daß die vertikale durch den Fixationspunkt gehende Begrenzung des Defektes auf einer Zufälligkeit beruht. Andere Untersucher, wie z. B. E. FUCHS, haben, allerdings selten, hemianopische Gesichtsfelder bei Tabes erhalten, und ich selbst konnte den Befund in 4 Fällen erheben. Nur eine besonders sorgfältige Untersuchungstechnik (RÖNNE) vermag die hemianopische Grenzlinie sicher aufzudecken, und ich bin deshalb der Ansicht, daß in der Tat die Tabesatrophie gelegentlich hemianopische Gesichtsfeldtypen zeitigt, freilich oft nur auf einem Auge, und hier vielleicht nur in einem Quadranten, bald als temporale oder bitemporale, bald als nasale Hemianopsie. WILBRAND und SAENGER bringen eine ausführliche Zusammenstellung der Literatur über diese Frage (Bd. 5, S. 552—559 der von ihnen verfaßten Neurologie des Auges).

Differentialdiagnose. Jedenfalls ist eine genaue Gesichtsfelduntersuchung von der größten Bedeutung, sowohl hinsichtlich der Diagnose wie der Prognose. Insonderheit ist auf die *Trennung einer tabischen Atrophie, die mit Zentralskotom beginnt, von einer Intoxikationsamblyopie* oder einer anderen Art der retrobulbären Neuritis zu achten. Hierbei ist die Gefahr größer, daß man eine mit Zentralskotom einsetzende tabische Atrophie für eine Intoxikationsamblyopie hält, als daß man bei einem Tabiker eine auf Alkohol-Tabak-Mißbrauch beruhende Neuritis retrobulbaris für eine beginnende progressive Atrophie anspricht. Wird man auf die Möglichkeit, daß bei einem zentralen Skotom eine Tabes vorliegen könnte, aufmerksam, so ist die Diagnose allerdings nicht mehr schwer; denn weder die Sehstörung, noch das zentrale Skotom sind bei der Tabes in der Regel so gleichmäßig auf beiden Augen festzustellen wie bei der Intoxikationsamblyopie. Außerdem sind bei der Tabes die Gesichtsfeldaußengrenzen zumeist nicht in Ordnung und die Verfärbung der Papille ist ausgesprochener. Schwieriger wird die *Differentialdiagnose bei der syphilitischen Basalmeningitis,* wenn diese auf das Chiasma oder den Nerven übergreift; denn ebenso, wie bei der tabischen

Atrophie hemianopische Gesichtsfeldformen unterlaufen, können bei der das Chiasma und die Optici befallenden Lues solche Symptome fehlen. Natürlich werden in derartigen Fällen der Charakter etwaiger Paresen anderer Hirnnerven, die nur geringe atrophische Verfärbung der Papille oder die Neuritis nervi optici mit ihren Folgezuständen zusammengehalten mit einem etwaigen Kopfschmerz für eine syphilitische Meningitis zu verwerten sein. Nicht minder wichtig ist der Verlauf und das Resultat der Behandlung; denn eine basale Hirnsyphilis ist in ihrem Fortschreiten unregelmäßiger und von der spezifischen Therapie eher zu beeinflussen als die progressive tabische Sehnervenatrophie.

Die Prognose ist bei der tabischen Opticusatrophie, wie schon erwähnt wurde, *schlecht*. Eigentlich enden alle Fälle im Laufe kürzerer oder längerer

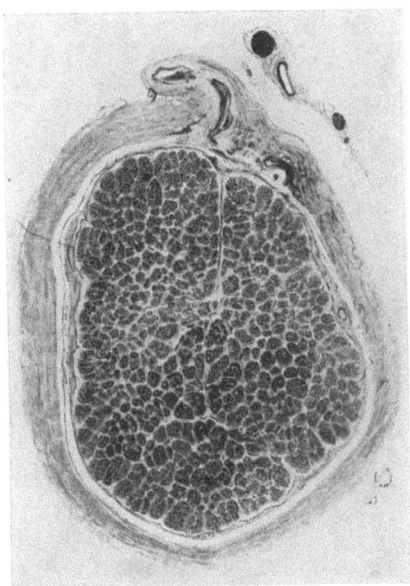
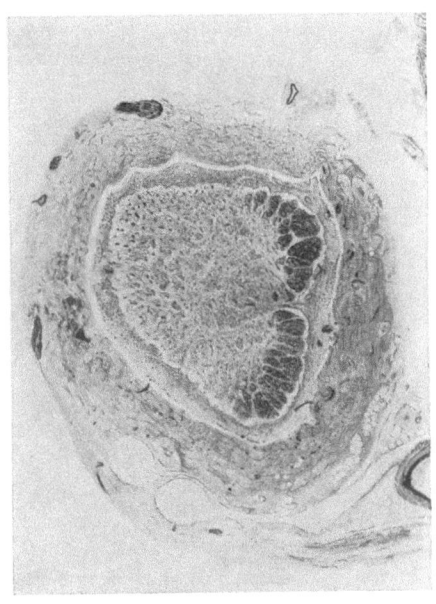

Abb. 97. Atrophia nervi optici tabetica. (Diffuse Atrophie.)

Abb. 98. Atrophia nervi optici tabetica. (Partielle Atrophie.)

Zeit mit Erblindung, und nur ganz ausnahmsweise gestaltet sich der Verlauf so langsam, daß man von einem ganz oder doch anscheinend stationär gewordenen Zustande sprechen kann. Dies gilt für den bekannten von UHTHOFF mitgeteilten Fall. Bei dem neuerdings von GREEFF beobachteten Patienten liegt die günstige Beeinflussung durch eine energisch durchgeführte spezifische Kur im Bereiche der Möglichkeit. Nach der Zusammenstellung von UHTHOFF ist die Zeitspanne vom Beginn der Opticuserkrankung bis zur Erblindung im Durchschnitte auf 2—3 Jahre zu bemessen.

Nach WILBRAND und SAENGER ist die Prognose hinsichtlich der Schnelligkeit des Verlaufs in den Fällen besonders schlecht, in denen der Farbensinn des Gesichtsfeldes diffus und stark leidet, und auch nach meinen Erfahrungen kann man den *Gesichtsfeldbefund bis zu einem gewissen Grade der Prognose dienstbar machen,* wenn man darauf achtet, ob der Farbensinn stärker angegriffen wird als die zentrale und periphere Sehschärfe, was bei den diffusen Atrophien fast immer der Fall sein dürfte. Bei den partiellen Atrophien ist die Prognose schwieriger; denn bei diesen kommen sowohl schnell als auch langsam verlaufende Fälle vor.

Pathologische Anatomie. Die Erkrankung hat der Hauptsache nach das Gepräge einer einfachen Degeneration; jedenfalls ist sie scharf von der gummösen interstitiellen Neuritis zu trennen, und man kennt keine Übergangsformen zwischen diesen beiden Typen von luetischen Sehnervenaffektionen. Die tabische Atrophie beginnt überwiegend in der Peripherie des Nervenquerschnitts, kann natürlich auch dem klinischen Anfangsstadium entsprechend innerhalb des Querschnitts bald mehr diffus, bald mehr circumscript auftreten (Abb. 91—99).

Trotz des Einklangs mit der einfachen chronischen Degeneration des Sehnerven (siehe S. 129) läßt sich jedoch nicht leugnen, daß im Chiasma und im

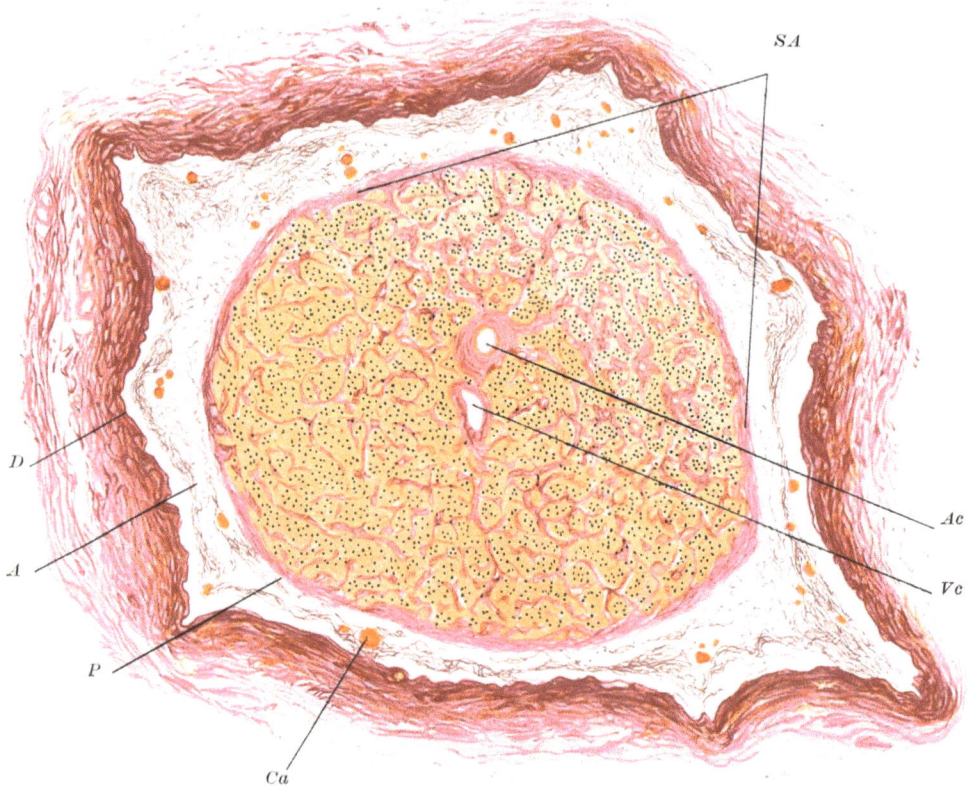

Abb. 99. Partielle Sehnervenatrophie bei Tabes nach ABELSDORFF (HENKE-LUBARSCH Bd. XI/1). *D* Dura gefaltet. *A* Arachnoidea. *Ca* Corpus amylaceum. *P* Pia. *Ac* Art. centralis. *Vc* Vena centralis. *SA* Atrophischer Bezirk.

intrakraniellen Abschnitte des Sehnerven deutliche exsudative Prozesse, besonders in Gestalt von perivasculären Plasmazelleninfiltrationen anzutreffen sind. STARGARDT hat von diesen Zuständen eine Beschreibung gegeben, die sich auf die Anwendung der modernsten Färbemethoden stützt, und ich kann seine Untersuchungsresultate bestätigen. Indessen scheint es sich dabei um entzündliche Veränderungen von so geringem Umfange zu handeln, daß diese in keinem Verhältnisse zur Schwere der Degeneration stehen. Abgesehen von diesen geringfügigen Plasmazelleninfiltraten gibt die anatomische Untersuchung jedenfalls keine Anhaltspunkte dafür, wo der Angriffspunkt der Affektion im Bereiche der ganzen Ausdehnung des Sehnervenstammes zu suchen ist.

Eine Zusammenstellung der bisherigen pathologisch-anatomischen Untersuchungen der Sehnervenatrophie durch Tabes ist von FUJIWARA gegeben.

Pathogenese. Noch gehen die *Anschauungen über die Entstehung des Leidens* recht auseinander. Es ist ja eine allgemein bekannte Tatsache, daß man geneigt ist, die tabische Atrophie als eine Systemerkrankung in weitgehender Analogie zu jener elektiven Art und Weise aufzufassen, in der die Hinterstränge des Rückenmarks bei derselben Erkrankung angegriffen werden. Auch hat sich die Erörterung darum gedreht, ob diese primäre Degeneration ihren Ausgangspunkt in den Ganglienzellen der Netzhaut (J. v. MICHEL) oder in den Achsenzylindern des Sehnerven habe (Literatur siehe bei PENTZOLD und STINTZING). Die erste Ansicht ist jetzt wohl allgemein verlassen worden, doch ist damit noch nicht eine Einheitlichkeit der Auffassung des Leidens erzielt; denn UHTHOFF, ELSCHNIG und WILBRAND und SAENGER suchen den Sitz der primären Veränderungen im orbitalen Teil des Opticus, und zwar speziell im vorderen Abschnitte, während STARGARDT auf Grund der von ihm gefundenen exsudativen Vorgänge in der Nachbarschaft der Gefäße des intrakraniellen Teils den Ursprung der degenerativen Vorgänge in die Schädelkapsel und zwar besonders in das Chiasma verlegt. Meiner Ansicht nach dürfte indessen IGERSHEIMER recht haben, wenn er in seiner Monographie „Syphilis und Auge", 2. Aufl. in Bd. XVII/2 des Handb. der Haut- und Geschlechtskrkh., herausg. von JADASSOHN, S. 365f. der Überzeugung Ausdruck gibt, daß der tabische Prozeß sowohl im orbitalen als auch im intrakraniellen Abschnitt des Opticus beginnen kann; ich halte aber den Beginn in der Retina für ausgeschlossen.

Der neuerdings gelungene Nachweis, daß bei den „metaluetischen" Krankheiten im Gehirn und Rückenmark *Spirochäten anzutreffen* sind, legt den Gedanken nahe, daß die Sehnervenatrophie direkt durch Toxine der Spirochäten veranlaßt wird, obgleich für den Opticus selbst die Anwesenheit der Erreger noch nicht feststeht. IGERSHEIMER hat in etwa 5000 Schnitten nie Spirochäten im Nervengewebe selbst gefunden, wohl aber im Bindegewebe des Nerven. Man kann auch weiter gehen und mit STARGARDT das Sehnervenleiden direkt als eine von den Spirochäten hervorgerufene Affektion hinstellen. Nur müßte man im Sinne unserer Vorstellungen vom Wesen der „Systemerkrankungen" dem III. Neuron der Sehbahn eine elektive Vulnerabilität gegenüber den Stoffwechselprodukten der Erreger beilegen. Hierbei ließe sich nach BEHR der auffallende Unterschied, der sich sowohl in klinischer Beziehung als auch im Erfolge der spezifischen Therapie zwischen Tabes und Paralyse einerseits und den interstitiellen gummösen Prozessen andererseits kundgibt, dadurch erklären, daß zwischen einer Spirochäteninfektion in der eigentlichen Gehirnsubstanz und in dem Bindegewebe des Gehirns prinzipielle Verschiedenheiten bestehen.

Die **Therapie** gliedert sich in die *Prophylaxe* und in die *Maßnahmen gegen die Atrophie*. Im allgemeinen wird die Fürsorge für die Vermeidung der Entwicklung des Leidens außerhalb des Bereichs des Augenarztes liegen; es sei denn, daß der zufällige Befund einer reflektorischen Pupillenstarre ihm die Notwendigkeit auferlegt, die nötige Behandlung der beginnenden Tabes in die Wege zu leiten. Auch dann wird der Nervenarzt die maßgebende Entscheidung zu fällen haben.

Jedenfalls ist die Behandlung der Opticusatrophie selbst eines der schwierigsten und undankbarsten Kapitel unseres Spezialgebietes. Die früher angewandten unspezifischen Mittel, wie Silbernitratpillen, Strychnininjektionen, Applikation von galvanischem oder faradischem Strom sind ja so gut wie verlassen worden, und es steht eigentlich nur noch die Frage auf der Tagesordnung, *ob eine systematisch durchgeführte spezifisch antisyphilitische Behandlung als nutzbringend durchgeführt oder als unter Umständen schädigend unterlassen werden soll.* Viele warnende Stimmen haben sich gegen die Quecksilberbehandlung der tabischen Atrophie erhoben, der man die Veranlassung für rapides Fortschreiten des Leidens aufbürden wollte, und wohl viele Augenärzte werden sich gescheut haben, zusehen zu müssen, daß während einer Inunktionskur der Zustand des Leidens sich von Tag zu Tag verschlimmert. Bei der geringen Aussicht auf einen Erfolg der Therapie liegt jedenfalls die Versuchung nahe, die Hände in den Schoß zu legen und die Verantwortung von sich abzuwälzen.

Allein schwerwiegende Bedenken erfordern eine andere Stellungnahme. Ist doch *die energische antisyphilitische Behandlung das einzige Moment, welches dem Patienten noch eine kleine Hoffnung auf ein Resultat gewährt*, solange noch ein Rest von Sehvermögen erhalten geblieben ist, und noch mehr, wenn die Sehstörung sich im Beginne befindet. Allerdings dürfen wir nicht vergessen, daß der um die Gefäße gelagerte Gliamantel eine Schranke darstellt, die die Medikamente zurückhält.

Kann nachgewiesen werden, daß die Krankheit sowohl mit wie ohne Behandlung ebenso schnell oder ebenso langsam fortschreitet, so fallen die Einwände gegen die spezifische Therapie in sich zusammen, und *für den Unparteiischen ist jedenfalls die Behauptung von der verschlimmernden Wirkung des Quecksilbers zum mindesten ebensowenig bewiesen wie widerlegt*. Obgleich uns ein schließlicher Erfolg selten oder nie vergönnt ist, so gibt es doch wenig Gebiete, bei denen die Behandlung theoretisch so wohl begründet ist wie hier, und es ist deshalb die anscheinende Wirkungslosigkeit der Behandlung ein Widerspruch, den hinzunehmen man sich trotz aller Erfahrungen immer wieder sträubt. Es läßt sich auch hoffen, daß die fast täglich zu verzeichnenden Fortschritte, die wir auf dem Gebiete der Syphilisbehandlung erleben, doch eine Aussicht auf Heilung oder Aufhalten des Leidens bringen werden. Das gilt vor allem für die langsam verlaufenden Fälle, die uns eher Zeit lassen, den Einfluß der Behandlung abzuwarten. Sollte sich immer mehr die Überzeugung festigen, daß Tabes und Paralyse nicht metaluetische, sondern direkte syphilitische Erkrankungen sind, so wird diese Erkenntnis eine solche Erwartung noch stärken; wir erfahren es ja auch auf dem Gebiete der Tabes und Paralyse neuerdings mehr und mehr, daß es doch dann und wann gelingt, die früher als unabwendbar betrachtete Progredienz zu brechen.

Hinzu kommt noch ein anderer, ebenso wichtiger Gesichtspunkt, der auf der Tatsache beruht, daß es im einzelnen Falle immer äußerst schwierig ist, die Möglichkeit der Komplikation einer Tabesatrophie mit einem anderen der Behandlung besser zugänglichen Sehnervenleiden auszuschließen. Wir denken hier vor allem an eine komplizierende Basalmeningitis mit Übergreifen auf den Sehnerven. Nur wenn man eine solche mit Sicherheit ausschließen kann, dürfte man sich berechtigt fühlen, eine spezifische Therapie zu unterlassen.

Hier ist zunächst auf die Fälle hinzuweisen, bei denen eine Sehnervensyphilis die Symptome einer tabischen Atrophie vortäuschte und durch zweckmäßige Behandlung geheilt werden konnte. Außerdem liegen Meldungen davon vor, daß während einer energischen Behandlung eine Tabesatrophie stationär blieb (siehe die Schilderung von GREEFF in der Sitzung der ophthalmologischen Gesellschaft zu Jena 1922 und die anschließende Debatte). Immerhin ist bei solchen Beobachtungen der Einwurf möglich, daß die Atrophie nicht zu den eigentlichen Tabesfolgen gehörte.

Außer der modernen, kunstgerechten kombinierten Behandlung mit Quecksilber oder Wismut in Form von Injektionen oder Inunktionen und einem Salvarsanpräparate kommen noch die verschiedenen Versuche in Betracht, die darauf abzielen, das Medikament an die Stelle des Herdes zu bringen.

Da ist zunächst die von GENNERICH empfohlene *endolumbale Salvarsananwendung* zu nennen.

Nach der Originalvorschrift wird nur eine Dosis von $1/3$—1 mg Salvarsannatrium gegeben, die mit dem bei der Lumbalpunktion ausfließenden Liquor in einer Bürette gemischt wird. Die im allgemeinen 50—60 ccm betragende Liquormenge wird dann wieder in den Spinalkanal zurück injiziert, und zwar wiederholt man den Vorgang des Ablassens und Injizierens des Liquor mehrmals, um eine ausgiebige Salvarsandurchspülung des ganzen Lumbalsackes zu erreichen.

Auch ZIMMERMANN teilt 2 ganz gute Resultate mit, die er durch intralumbale Injektionsbehandlung erreicht hat, daneben freilich mehrere schlechte. In Amerika hat GIFFORD die recht heroische Behandlung mit intraventrikulären Injektionen gegen die tabetische Atrophie angewendet. Er konnte die Behandlung durch recht viele Jahre fortsetzen und berichtet über ermunternde Erfolge.

Ein anderes Verfahren, welches bezweckt, die Quecksilber-Salvarsanwirkung auf das Zentralnervensystem zu erhöhen, ist die von WAGNER-JAUREGG *angegebene Fieberbehandlung,* indem der Temperaturanstieg im Anschlusse an die spezifische Behandlung durch Tuberkulin oder Milchinjektion oder sogar durch Infektion mit Malaria (ELSCHNIG, BEHRING, HESSBERG) erzwungen wird, um sie dann wieder mit Chinin zu beheben.

Die *Frage, welche Fälle auszuwählen sind, die man einer Quecksilber- oder Wismut-Salvarsan-Behandlung unterwerfen soll,* ist wie folgt zu beantworten. Vor allem ist es angezeigt, alle diejenigen Patienten zu behandeln, die hemianopische Gesichtsfelddefekte oder sonstige Symptome aufweisen und damit den Verdacht erwecken, daß eine syphilitische Basalmeningitis mit im Spiele sein kann. Andererseits wird man von der Behandlung Abstand nehmen oder sie einstellen, wenn das Sehvermögen rapide verfällt, weil man dann kaum erwarten kann, daß man mit dem Behandlungserfolg rechtzeitig zustande kommt. BEHR hat versucht, verschiedene Krankheitstypen herauszuheben, bei denen die Behandlung kontraindiziert ist, und zählt zu ihnen diejenigen, bei denen das Farbengesichtsfeld stark affiziert ist im Verhältnis zu dem Gesichtsfelde für Weiß; ferner solche Fälle, die noch einen kleinen zentralen Gesichtsfeldrest mit guter Sehschärfe haben, und endlich solche, bei denen die subjektiven Lichtempfindungen stark ausgeprägt sind. Zuletzt ist er aber zu einem ganz negativistischen Standpunkte gekommen, indem er jede aktive Therapie der Tabesatrophie ablehnt.

Überhaupt dürfte es sich empfehlen, die besondere Aufmerksamkeit betreffs der Behandlung denjenigen Fällen zuzuwenden, die eben beginnen und die dank ihres langsamen Fortschreitens die Hoffnung zulassen, daß die beständig an Zweckmäßigkeit gewinnende Behandlungstechnik die bekannte Resistenz der Erkrankung gegenüber der Behandlungsmöglichkeit doch noch überwinden wird.

Eine besondere Besprechung sei der Frage gewidmet, ob man dem Kranken gegenüber die Prognose andeuten darf. Unzweifelhaft kann es für viele der Patienten von der größten ökonomischen Bedeutung sein, die Gelegenheit zu bekommen, rechtzeitig ihre Verhältnisse noch ordnen zu können oder sich auf einen Blindenerwerb umzustellen; aber es ist gerade in diesem Punkte die größte Vorsicht geboten, und nur schwer wird sich wohl ein Arzt entschließen können, dem Patienten die tatsächliche Prognose zu entschleiern, wenn nicht besondere Gründe ihn dazu zwingen.

Literatur.
Die Sehnervenatrophie bei Tabes und Paralyse.

ABADIE, CH.: Traitement de l'atrophie tabétique des nerfs optiques. Clin. ophtalm. **15**, 313 (1926).

BEHR, CARL: (a) Über die anatomischen Grundlagen und über die Behandlung der tabischen Sehnervenatrophie. Münch. med. Wschr. **73**, 311 (1926). (b) Zur Behandlung der tabischen Sehnervenatrophie. Klin. Mbl. Augenheilk. **56**, 1 (1916). — BEHRING, F.: Die

Behandlung der Tabes mit Malaria. Dtsch. med. Wschr. **52**, 1611 (1926). — BERGER, E.: Die Sehstörungen bei Tabes dorsalis usw. Arch. Augenheilk. **19**, 305 (1889).

ELSCHNIG, A.: Therapie der tabischen Sehnervenatrophie. Klin. Mbl. Augenheilk. **75**, 773 (1925).

FÖRSTER: Allgemeinleiden und Veränderungen des Sehorgans. Graefe-Saemisch, 1. Aufl. Bd. 7, 1877. — FUCHS, E.: The field of vision in tabetic atrophy of the optic disc. Arch. of Ophthalm. **40**, 469 (1911). — FUJIWARA, K.: Beitrag zur Kenntnis der pathologischen Anatomie des Sehnervenschwundes bei Tabes dorsalis und progressiver Paralyse. Graefes Arch. **115**, 562 (1925).

GALEZOWSKI, J.: Le fond de l'oeil dans les affections du système nerveux. Thèse de Paris **1904**. — GASTEIGER, H.: Über Störungen der Dunkeladaptation bei Sehnervenerkrankungen und ihre diagnostische Verwendbarkeit. Klin. Mbl. Augenheilk. **78**, 827 (1927). — GENNERICH, W.: Zur Behandlung der tabischen Sehnervenatrophie. Klin. Mbl. Augenheilk. **56**, 512 (1916). — GIFFORD, SANFORD, R.: Intracisternal injections in the treatment of luetic atrophy. Brit. J. Ophthalm. **7**, 506 (1923). — GIFFORD and KEEGAN: Results with intracisternal injections in luetic optic atrophy. Amer. J. Ophthalm. **10**, 323 (1927). — GREEF: Zur Therapie der tabischen Sehnervenatrophie. Ber. 43. Verslg dtsch. ophthalm. Ges. Jena **1922**, 133. — v. GRÓSZ, E.: L'atrophie tabétique des nerfs optiques. 9. Congr. internat. Ophtalm. Utrecht **1899**, 220.

HESSBERG, R.: Über die Malariabehandlung der Tabes, besonders der tabischen Opticusatrophie. Z. Augenheilk. **62**, 155 (1927).

IGERSHEIMER: (a) Syphilis und Auge. Berlin: Julius Springer 1918. 2. Aufl. Bd. XVII/2 des Handb. der Haut- und Geschlechtskrkh. Berlin 1928. (b) Über den Opticusprozeß bei Tabes und Paralyse. Dtsch. med. Wschr. **52**, 943 (1926).

KÖLLNER, HANS: Die Störungen des Farbensinns. Berlin: J. Karger 1912.

LANGENBECK, K.: Die Gesichtsfeldformen bei tabischer Sehnervenatrophie. Klin. Mbl. Augenheilk., **50 II**, 148 (1912).

v. MICHEL, J.: Über pathologisch-anatomische Veränderungen der Netzhaut. 12. Kongr. internat. Med., Sekt. XI. Ophthalm. **1907**, 139.

PELTE: Über den Einfluß der verschiedenen Formen antisyphilitischer Behandlung auf das Entstehen der metaluetischen Erkrankungen. Dtsch. Z. Nervenheilk. **67**, 151 (1920). — PENTZOLD u. STINTZING: Handbuch der Therapie der inneren Krankheiten. 5. Aufl. S. 653.

RUTGERS, G. E.: Die Dunkeladaptation bei Atrophia nervi optici. Klin. Mbl. Augenheilk. **72**, 8 (1924). — RÖNNE, HENNING: (a) Rührt die Opticusatrophie durch Tabes von einem Leiden der Ganglienzellen oder der Nervenfasern her? Graefes Arch. **72**, 481 (1909). (b) Ein Fall von Sehnervenatrophie bei Tabes mit einseitiger nasaler Hemianopsie. Klin. Mbl. Augenheilk., **50 I**. 452 (1912).

SCHOEN, W.: Die Lehre vom Gesichtsfelde. Berlin: August Hirschwald 1874. — STARGARDT: Über die Ursachen des Sehnervenschwundes bei der Tabes und der progressiven Paralyse. Berlin: August Hirschwald 1913.

UHTHOFF, W.: Graefe-Saemischs Handbuch, 2. Aufl. Bd. XI. S. 2, 1911.

WAGENMANN: Schwund markhaltiger Nervenfasern in der Retina infolge genuiner Sehnervenatrophie bei Tabes dorsalis. Graefes Arch. **40**, 4, 256 (1894). — WILBRAND und SAENGER: Neurologie des Auges. Bd. 5. 532—542. Wiesbaden 1913.

ZIMMERMANN, E. L.: The treatment of tabetic optic atrophy. Arch. of Ophthalm. **54**, 545 (1925).

3. Die Sehnervenatrophie bei hereditären und auf Grund einer kongenitalen Anlage entstehenden Krankheiten des Zentralnervensystems[1].

Die Heredodegeneration des Zentralnervensystems betrifft eine Reihe teilweise verwandter Krankheiten, die auch klinisch ineinander übergehen. Bei mehreren gehört die Sehnervenatrophie zum Symptomenkomplex, obgleich das Sehnervenleiden nicht immer klinisch gleichartig verläuft und seinem Wesen nach noch nicht genügend ergründet ist.

Eine solche Erkrankung ist zunächst die PIERRE MARIEsche *Hérédoataxie cérébelleuse*, während wir bei der FRIEDREICHschen *Tabes* und bei der *spastischen spinalen Heredodegeneration* die Atrophie seltener antreffen. Mit diesen Erkrankungen ist die von BEHR beschriebene *komplizierte hereditär-familiäre Opticusatrophie im Kindesalter* verwandt, die durch das Vorhandensein eines

---

[1] Siehe auch FRANCESCHETTI, Vererbung, dieses Handbuch, Bd. I.

stationär bleibenden Zentralskotoms klinisch große Ähnlichkeit mit der LEBER-schen *hereditären retrobulbären Neuritis* (siehe S. 711) hat. Bei der kombinierten hereditären Hinter- und Seitenstrangsklerose verläuft das Sehnervenleiden nach UHTHOFF jedoch wie eine progressive Atrophie. In einer anderen Gruppe von hereditären Leiden, den hereditären Muskelatrophien und Dystrophien und bei der ebenfalls hereditären HUNTINGTONschen Chorea scheint die Sehnervenatrophie indessen kaum vorzukommen.

Die *familiäre amaurotische Idiotie* in ihren verschiedenen Offenbarungen bildet wiederum eine Kategorie für sich, doch treten hier die Veränderungen in der Retina in den Vordergrund, die viel Ähnlichkeit mit der Pigmententartung aufweisen und gleich dieser gesetzmäßig mit einer besonderen Art von Opticusatrophie einhergehen. Eine Schilderung findet sich in dem Abschnitte über die Erkrankungen der Netzhaut (s. diesen Band S. 496).

Erwähnt sei auch das Vorkommen der Atrophie bei der von KRABBE beschriebenen *diffusen Gehirnsklerose* (s. CROUZON, S. 358), während die tuberöse Hirnsklerose zwar gliöse Geschwulstbildungen in der Netzhaut und auf der Papille, nicht aber Sehnervenatrophie zeitigt (VAN DER HOEVE, siehe auch diesen Band S. 613).

Die sog. *angeborenen Amaurosen* (MOOREN, LEBER) sind eigentlich retinale Atrophien und haben Beziehungen zur Pigmententartung, obwohl die Papillenatrophie und die retinalen Pigmentierungen erst im Laufe einiger Jahre ophthalmoskopisch sichtbar werden (s. WILBRAND und SAENGER, Bd. IV. 1. S. 71 und 111).

4. Die senile und arteriosklerotische Sehnervenatrophie.

Die unter dieser Gruppe zusammengefaßten Sehnervenleiden gehören zwar sämtlich dem höheren Alter an, dürften aber in ihrem Ursprung recht verschiedenartig zu bewerten sein. Wie bei den Netzhautgefäßen, so müssen wir auch bei den Sehnervengefäßen organisch bedingte und funktionell-spastische Störungen trennen (siehe diesen Band S. 406).

Im Greisenalter kommt eine graulich Verfärbung der Papille vor, die mit einer mäßigen Herabsetzung des Sehvermögens verbunden ist, aber nur ausnahmsweise Skotome und Gesichtsfelddefekte erkennen läßt. So wohnt dem Zustand weder eine Neigung zum Fortschreiten, noch eine ernste Krankheitsbedeutung inne. E. FUCHS hat als ihre Ursache das häufige Vorkommen kleiner herdweiser Degenerationen im Sehnerven aufgedeckt, die der Ausdruck einer senilen Atrophie sind.

Ebenso wird sich *bei retinaler Arteriosklerose oft eine sekundäre Atrophie der Papille zeigen*. Diese Atrophie ist klinisch ganz gut charakterisiert; denn wir sehen Kaliberschwankungen in der Zentralarterie, eine Verdünnung der Blutsäule in ihren Ästen und zum Teil auch weiße Einscheidungen der Gefäße (siehe auch diesen Band S. 409). Die Sehstörungen treten gewöhnlich recht plötzlich auf und zeichnen sich durch Anfälle von Verschlechterungen aus, die von Zwischenräumen getrennt sind, in denen der Zustand relativ stationär bleibt. Unmittelbar nach einer solchen Verschlimmerung der Sehschärfe und des Gesichtsfeldes kann man unter Umständen eine *leichte Netzhautischämie* beobachten, die vorübergehend ist. Die im Gefolge feststellbaren Gesichtsfelddefekte sind nicht absolut wie die bei der Embolie und auch nicht so scharf abgegrenzt. Das Vorkommen von schnell vorübergehenden Verschleierungen der Papille wird von UHTHOFF beschrieben.

Auch die *Arteriosklerose der in der Nachbarschaft des Opticusstammes verlaufenden größeren Gefäße, insonderheit die der Carotiden*, kann durch die kalkhaltigen starren Wandungen und die dadurch bedingte Deformation des Gefäßverlaufes und des Gefäßrohres unmittelbar auf den Nervenstamm drücken und ihn komprimieren, wodurch dann eine absteigende Atrophie hervorgerufen wird. Solche Zustände sind von LIEBRECHT und BEHR beschrieben. Demgegenüber kann die *Arteriosklerose der Arteria ophthalmica* eine Gestaltveränderung des Nerven selbst hervorrufen und eine mehr oder weniger tiefe Furche in ihm erzeugen. Die Folge ist eine umschriebene Atrophie der Nervenfasern mit absteigender Entartung an der Stelle, wo die Arterie im Canalis opticus unmittelbar unter dem Nerven liegt (Abb. 100).

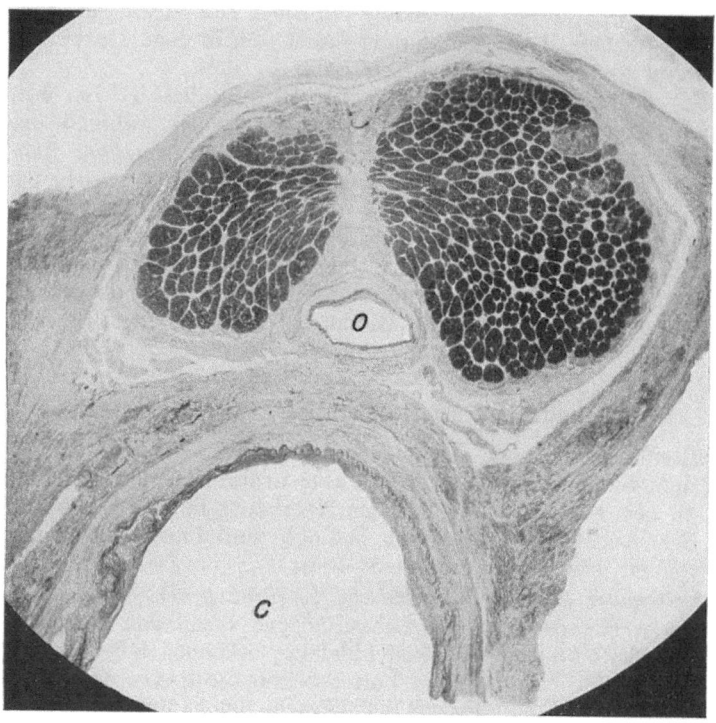

Abb. 100. Linker Sehnerv im Durchschnitt dicht hinter dem Foramen opticum über der Arteria ophthalmica (*O*). Tiefe Einbuchtung der mittleren Sehnervengegend und Abplattung sämtlicher über derselben liegenden Nervenbündel. *C* Carotis. (Nach OTTO.)

Literatur.
Die senile und arteriosklerotische Sehnervenatrophie.

ABELSDORFF: Sehnervenatrophie durch arteriosklerotischen Verschluß der Zentralarterie. Z. Augenheilk. **52**, 273 (1924).

BEHR, C.: (a) Die komplizierte hereditär familiäre Opticusatrophie im Kindesalter. Klin. Mbl. Augenheilk. **47 II.** 138 (1909). (b) Der Reflexcharakter der Adaptationsvorgänge usw. Graefes Arch. **75**, 203 (1910). — BESELIN, O.: Subakute Funktionsstörung des Sehnerven bzw. der Netzhaut durch Arteriosklerose. Klin. Mbl. Augenheilk. **75**, 363 (1925).

CROUZON: Maladies familiales du système nerveux. Traitè de pathologie médicale. Tome 2. Paris: Maloine 1921.

FUCHS, E.: Über senile Veränderungen des Sehnerven. Graefes Arch. **103**, 304 (1920).

VAN DER HOEVE, J.: Augengeschwülste bei der tuberösen Hirnsklerose (BOURNEVILLE). Graefes Arch. **105**, 880 (1921). Festschrift für FUCHS.

LEBER, TH.: Über das Vorkommen von Anomalien des Farbensinnes bei Krankheiten des Auges usw. Graefes Arch. **15**, 3, 26 (1869). — LIEBRECHT: Sehnerv und Arteriosklerose. Arch. Augenheilk. **44**, 193 (1902).

Otto, R.: Sehnervenveränderungen bei Arteriosklerose und Lues. Arch. Augenheilk. **43**, 104 (1901).
Raubitschek: Über alternierende Papillitis bei Albuminurie. Klin. Mbl. Augenheilk. **52**, 457 (1914). — Rönne, H.: The clinical symptoms of arteriosclerotic atrophy of the optic nerve. Acta ophthalm. (Københ.) **1925**, 160.
Uhthoff, W.: (a) Graefe-Saemisch, 2. Aufl., Bd. 11, Abt. 2a, 1911. (b) Zu den entzündlichen Sehnervenaffektionen bei Arteriosklerose. Ophthalm. Ges. Heidelberg **1924**.
Wilbrand und Saenger: Neurologie des Auges. Bd. 3, S. 66—69, 1904. — Wohlwill: Pathologische Anatomie der Hirnbasis. Dieses Handbuch, Bd. 6.

5. Die Sehnervenatrophie bei medikamentösen Vergiftungen.

Die **Chininamaurose** ist im Verhältnis zu der großen Verbreitung der Chinintherapie ein sehr seltenes Vorkommnis; sie tritt auch nur bei Dosen von über 4—5 g Chininsulphat auf, wie sie am häufigsten zum Hervorrufen krimineller Aborte, wenigstens in Skandinavien, angewandt werden.

Kurz nach dem Einnehmen des Mittels entwickelt sich die Schwachsichtigkeit plötzlich und fast ausnahmslos doppelseitig. Zumeist erreicht die Sehstörung den Grad völliger Blindheit, gepaart mit anderen Vergiftungserscheinungen, von denen besonders die Schwerhörigkeit zu nennen ist. Nach Verlauf kürzerer oder längerer Zeit beginnt die zentrale Sehschärfe zurückzukehren, um nicht selten schnell wieder normal zu werden. Allerdings ist damit nicht gesagt, daß nun die Restitutio ad integrum erreicht sei; denn zumeist ergibt die Untersuchung des *Gesichtsfeldes* eine so hochgradige Einengung der Außengrenzen, daß nur ein ganz kleines zentrales Gesichtsfeld als Träger der wiedergekehrten Funktion vorhanden ist. Nach und nach erweitert sich auch das Gesichtsfeld wieder, mitunter nach allen Seiten bis zur normalen Außengrenze (z. B. im Falle Manulescu), doch bleiben in der Regel bedeutende Gesichtsfelddefekte zurück.

Der *ophthalmoskopische Befund* kann selbst während der Dauer der Amaurose normal sein (Lundsgaard, Kjölby); bald aber prägt sich das für die Chininvergiftung typische Bild insofern aus, als man *eine Verengerung der Netzhautgefäße und oft auch ein ischämisches Ödem in der Umgebung der Papille* vorfindet. Nach und nach entwickelt sich eine *stark atrophische Verfärbung* der Papille, die auch weiterhin die auffallende Verengerung der Gefäße zeigt, obgleich die Funktion dabei wieder zufriedenstellend geworden ist. Hemeralopie begleitet diese Form der Atrophie häufig.

Weil die Chininamaurose ausgesprochene vasokonstriktorische Phänomene aufweist, scheint die therapeutische Atropininjektion in die Orbita (Abadie) ganz rationell, und Lacat hat auch gute Erfolge von dieser Behandlung gesehen.

Optochin (Äthylhydrocuprein) veranlaßt Sehnervenleiden von ganz ähnlichen Symptomen wie das ihm nahestehende Chinin; jedoch ist das Optochin noch giftiger als dieses. Schon nach Einverleibung von 1,5 g hat man die Intoxikationserscheinungen beobachtet, und zwar, da diese Menge therapeutisch angewendet wurde, in einer recht bedeutenden Anzahl von Fällen.

Die **Filix max-Amaurose** gehört zu den schon von alters her bekannten Vergiftungsfolgen, ist aber im Verhältnis zu der Anwendungshäufigkeit des Mittels außerordentlich selten; denn es kommen nach Stuelp ungefähr 4 Fälle auf 22000 Wurmkuren. Der *plötzliche Beginn*, die *Verengerung der Arterien* und das *ischämische Netzhautödem* zeigen, daß die Giftwirkung dem des Chinins sehr nahe steht. Die Prognose ist jedoch ernst. Sidler-Huguenin fand bei 78 Vergiftungsfällen 12mal tödlichen Ausgang und 18mal doppelseitige, 15mal einseitige dauernde Blindheit. Bei der ebenfalls als Bandwurmmittel angewandten *Cortex granati* ist vereinzelt genau das gleiche Krankheitsbild festgestellt worden.

Ein etwas anderes klinisches Gepräge haben *die bei* **arsenhaltigen Mitteln** *(Atoxyl, Arsacetin, Indarsol, Tryparsamid und Spirarsol) auftretenden Sehnervenleiden*. Von ihnen ist die Atoxylvergiftung die bekannteste. Nach IGERSHEIMER stellt sich die Sehstörung erst einige Zeit nach Einverleibung der Medikamente ein. Anfangs machen sich nur subjektive Störungen geltend, nach und nach sinkt die Sehschärfe und verengt sich von der Peripherie aus das Gesichtsfeld, während sich gleichzeitig eine einfache Sehnervenatrophie kundgibt. Fast in allen Fällen schreitet das Sehnervenleiden bis zur doppelseitigen totalen Blindheit fort. Nach YOUNG and LOEVENHART sollen die organischen Arsenpräparate nur bei Parastellung der Amino- oder substituierten Aminogruppe zum Arsen, nicht bei Ortho- oder Metastellung eine Sehnervendegeneration hervorrufen können.

Die experimentellen und pathologisch-anatomischen Untersuchungen haben gezeigt, daß es sich bei allen diesen Sehnervenleiden nicht um entzündliche, sondern *rein degenerative Prozesse* handelt, die an den Ganglienzellen und Nervenfasern der Netzhaut und den Opticusfasern ablaufen. Unter Umständen spielen Gefäßspasmen eine Rolle. Die pathologisch-anatomischen Untersuchungen stammen von UHTHOFF und von ABELSDORFF (Optochin), von BIRCH-HIRSCHFELD und KÖSTER (Atoxyl) und von SATTLER (Arsacetin), während von den Experimenten diejenigen von DRUAULT (Chinin), SCHANZ (Optochin), IGERSHEIMER (Atoxyl), NUEL, MASIUS und MAHAINE (Filix mas) und BIRCH-HIRSCHFELD und INOUYE (Indarsol) zu nennen sind.

6. Sehnervenleiden bei Bleivergiftung.

Die Bleiamblyopien bilden in klinischer Beziehung ein sehr mannigfaltiges Bild, das sich nicht einmal bei der charakteristischen Allgemeinintoxikation zu einer abgeschlossenen Einheit zusammenfassen läßt, weil man das Augenleiden, wie UHTHOFF ausführt, nicht immer als einen primären Schaden ansehen kann, sondern als eine sekundäre Auswirkung der in anderen Organen sich abspielenden Erkrankung auffassen muß. So sei an die Retinitis albuminurica bei der Bleinephritis, die Hemianopie bei der Encephalopathia saturnina und an die gelegentlichen vorübergehenden Anfälle von Erblindung ohne eigentliches Sehnervenleiden erinnert.

Die Bleineuritis im engeren Sinne entwickelt sich nach UHTHOFF in der Regel langsam, und nur bei 10% kommt es zur dauernden Erblindung. In nicht wenigen Fällen zeigt das Gesichtsfeld ein zentrales Skotom, das in der Regel absolut ist; häufiger aber sind die peripheren Gesichtsfeldeinsprünge. Vereinzelt wurden auch bitemporale Gesichtsfelddefekte angetroffen, die auf eine Affektion des Chiasma deuten (ELSCHNIG). Der Augenhintergrund kann im Anfange normal sein, später finden wir fast alle Veränderungen an der Papille, die überhaupt vorkommen können, so eine Neuritis, Neuroretinitis, Stauungspapille, neuritische Atrophie, temporale Abblassung, einfache Sehnervenatrophie und Perivasculitis sowie Endarteriitis der Netzhautgefäße.

Je mehr sich der klinische Symptomenkomplex dem der retrobulbären Neuritis nähert, desto günstiger ist die Prognose, doch führen auch die ernst verlaufenden Fälle, wie oben erwähnt, nur ausnahmsweise zur Erblindung. UHTHOFF weist der Bleineuritis eine Stellung zwischen denjenigen Sehnervenleiden an, die rein toxisches Gepräge haben und mit einem zentralen Skotom nach Art der retrobulbären Neuritis verlaufen, und jener anderen Gruppe von Opticusaffektionen, zu der die Chinin-, Filix mas- und Atoxylintoxikation zu rechnen ist. In dieser Beziehung ist das Resultat der Experimente von GOMBAULT interessant, dem es gelang, durch allmähliche Bleivergiftung bei Meerschweinchen eine „Neurite segmentaire periaxiale" zu erzeugen, bei der die Achsenzylinder erhalten blieben, aber in Analogie zur multiplen Sklerose die Markscheiden auf einer begrenzten Strecke zugrunde gegangen waren.

Die vorliegenden spärlichen pathologisch-anatomischen Untersuchungen sind von E. v. HIPPEL zusammengestellt worden; doch ist das Ergebnis der Befunde ein so unvollkommenes, daß v. HIPPEL daraus keine Schlüsse auf die Pathogenese des Leidens zu ziehen vermag. Auszuschließen sei jedenfalls eine interstitielle periphere Neuritis.

Literatur.

Sehnervenatrophie bei Vergiftungen.

ABELSDORFF: Über Optochinstörungen und ihre anatomische Grundlage. Klin. Mbl. Augenheilk. **62**, 34 (1918).

BIRCH-HIRSCHFELD und KÖSTER: Die Schädigung des Auges durch Atoxyl. Graefes Arch. **74**, 403 (1910). — BIRCH-HIRSCHFELD und INOUYE: Experimentelle Untersuchungen über die Wirkung des Indarsol auf Sehnerv und Netzhaut. Graefes Arch. **89**, 81 (1911).

DRUAULT: Pathogénie de l'amaurose chinique. C. r. 13. Congr. internat. Méd. Paris **1900**.

HEGNER: Über drei Fälle von Intoxikation durch Spirasyl usw. Klin. Mbl. Augenheilk. **48** II, 211 (1910). — HIPPEL, E. v.: Graefe-Saemisch, 2. Aufl. Bd. VII B, S. 398, 1923.

IGERSHEIMER: Über die Wirkung des Atoxyl auf das Auge. Graefes Arch. **71**, 379 (1909).

KJÖLBY: Ein Fall von Chininamblyopie mit eigentümlichem Gesichtsfelddefekt. Ophthalm. Ges. Kopenhagen 14. Dez. 1919.

LACAT: Amblyopie quininique et son traitement. Clin. ophth. Tome 14, p. 373 (1925).

MANULESCU: Über einen Fall von Chininamaurose. Klin. Mbl. Augenheilk. **49** II, 369 (1911). — MASIUS et MAHAIN: Recherches sur les altérations de la rétine et du nerf optique dans intoxication filicique. Bull. Acad. Méd. belg. 23. März 1898.

NUEL: De la neuroglie dans les neurites optiques. Bull. Acad. Méd. belg. **1900**.

SATTLER, C. H.: Pathologisch-anatomische Untersuchung eines Falles von Erblindung nach Arsacetininjektion. Graefes Arch. **81**, 546 (1912). — SIDLER-HUGUENIN: Sehnervenatrophie nach Gebrauch von Granatwurzelrinde nebst einigen Bemerkungen über die Gefahren des Extract. filicis maris. Korresp.bl. Schweiz. Ärzte 1898, Nr 17. — STÜLP: Über dauernde Filix mas-Amaurosen bei der Wurmkur im rhein.-westf. Kohlenrevier. Arch. Augenheilk. **51**, 190 (1905).

UHTHOFF: Beiträge zur Optichinamblyopie. Klin. Mbl. Augenheilk. **57**, 14 (1916).

WOODS and MOORE: Visual disturbances produced by tryparsamide. J. amer. med. Assoc. **82**, 2105 (1924).

YOUNG and LOEVENHART: The relation of the chemical constitution of certain organic arsenical compounds to their action on the optic tract. J. of Pharmacol. **23**, 107 (1924).

E. Die Verletzungen des Sehnerven[1].

Die Läsionen, welche vorwiegend die Papille betreffen, sind die orbitalen Querschußläsionen, die im Verein mit den schweren intraokularen Veränderungen nach Evulsio nervi optici (SALZMANN) bei der Besprechung der Pathologie der Papille abgehandelt wurden (siehe S. 633). Auch die bei der Basisfraktur so oft vorkommende Blutung in die Opticusscheide ist schon erwähnt worden (S. 695). Wir können uns daher auf die *Verletzungen* beschränken, *die den Opticusstamm selbst angehen*. Je nach der Lage der Verletzung *vor oder hinter dem Eintritt der Zentralgefäße* in den Nerven wird man hier ein verschiedenes Augenhintergrundsbild erwarten müssen; denn bei gleichzeitiger Durchtrennung der Arterie muß der Symptomenkomplex der Embolie der Zentralarterie, bzw. der Ischämie der Netzhaut resultieren (siehe diesen Band S. 410).

Die direkten Stichverletzungen, herrührend von dem Eindringen langer spitzer Körper jeder Art in die Orbita, werden in der Mehrzahl der Fälle den Nerven am Boden des Orbitaltrichters treffen, während der Bulbus zur Seite weicht. Wie schon erwähnt, kann dieser Hergang der Verletzung dazu führen, daß der Bulbus so stark verlagert wird, daß der Opticus in der Höhe der Lamina

[1] Siehe auch CRAMER, Verletzungen des Auges, dieses Handbuch, Bd. IV.

cribrosa abreißt und das Bild der Evulsio nervi optici entsteht (BIRKHÄUSER). Von dieser schwersten Form der Verletzung bis zu Quetschungen des Nerven verschiedenster Art existieren natürlich alle Übergänge.

Die *indirekten Sehnervenläsionen* entstehen fast immer durch eine im Bereiche des Foramen opticum liegende Knochenfraktur bei stumpfen Schädeltraumen, die namentlich dann häufig ist, wenn die Stirn- und Supercilienregion getroffen ist. Besonders BERLIN verdanken wir die richtige Einschätzung des Krankheitsbildes, dessen Wesen die plötzliche einseitige und unheilbare Erblindung in unmittelbarem Anschluß an das Schädeltrauma bestimmen. Liegt nur eine partielle Verletzung des Opticusquerschnittes vor, so kann ein Teil der Funktion erhalten bleiben, ebenso ist eine Besserung derselben dann möglich, wenn nur eine Quetschung des Nervenstamms zustande kam. Unmittelbar nach der Verletzung ist der Augenhintergrund normal, allein nach 2—3 Wochen machen sich die Anzeichen einer Atrophie der Papille geltend, die bei partieller Läsion auch auf einzelne Regionen der Sehnervenscheibe beschränkt sein kann. In solchen Fällen entsprechen auch Gesichtsfelddefekte dem verletzten Teile der Nervenbahn, unter denen eigentümlicherweise zentrale Skotome gar nicht selten sind.

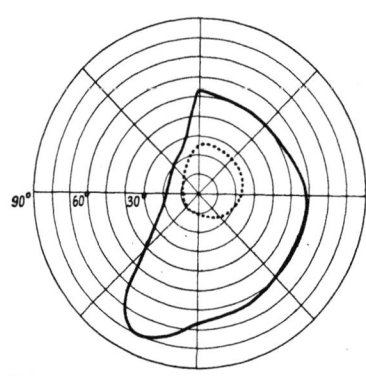

Abb. 101. Gesichtsfeld bei Atrophia nervi optici traumatica. .... Grenze für rot. (Nach Schädelbasisfraktur.)

BERLIN konnte seine Anschauung, daß die Ursache dieser Zustände in einer Fraktur der Gegend des Foramen opticum zu suchen sei, mit den häufig zu konstatierenden Blutungen aus der Nase und besonders auf Grund einer von HÖLDER sorgfältig geführten Sektionsstatistik verteidigen, die unter 88 Fällen von Basisfrakturen 54mal (60%) den Weg durch den Canalis opticus aufdeckte. Von BATTLE, GRAF, VAN NES und LIEBRECHT wurde bei einem Material von 440 Fällen von Schädelbruch 15mal einseitige Blindheit angetroffen, und in der Aufstellung von LIEBRECHT kommen noch 4 Fälle von partieller Sehnervenatrophie dazu. Die Blindheit entsteht fast immer auf der Seite, auf welcher das Trauma den Schädel getroffen hat, nur ausnahmsweise liegt die Nervenstammverletzung auf der gegenüberliegenden Seite oder es sind beide Nerven heimgesucht.

Der Zustand hat besonderes Interesse vom Standpunkte der *Unfallversicherung* aus. In denjenigen Fällen, in denen die Sehschwäche unmittelbar nach dem Trauma festzustellen ist, macht die Entscheidung wohl nie Schwierigkeiten. Hingegen liegt die Frage dann komplizierter, wenn zwischen der Verletzung und dem Einsetzen der Sehstörung ein Zwischenraum liegt und die Schädigung des Nerven daher als ein sekundärer Vorgang zu beurteilen ist. Dann läßt sich nicht ausschließen, daß Callusmassen um die Frakturstelle herum einen Druck auf den Nerven ausüben können, der allmählich zum Verluste des Sehvermögens führt; doch dürfte ein solches Ereignis im ganzen recht selten sein. Häufiger sieht man sekundär — wenige Tage nach der Läsion — eine Stauungspapille bzw. Neuritis optica, die auf intrakraniellen Komplikationen oder auf einer lockeren Hämatombildung um den Nerven herum beruht.

Will man derartige später in die Erscheinung tretende Sehnervenleiden mit dem Unfall in ursächliche Beziehungen bringen, so ist natürlich die Voraussetzung, daß man ein spontanes Zustandekommen der Nervenaffektion ausschließen kann; besteht doch bei dem Publikum und vor allem bei den Unfallversicherten die Neigung, alle möglichen Krankheiten auf Unfälle zu beziehen. GONIN und DUFOUR haben sogar auf Grund von Nachforschungen die Behauptung aufgestellt, daß die Anzahl der fälschlich mit Traumen in Zusammenhang gebrachten Sehnervenatrophien größer sei als diejenige der wirklich zustande gekommenen.

Unter den seltener beobachteten Sehnervenläsionen sind die Einwirkungen des *Blitzschlages und des elektrischen Starkstromes* zu nennen, die beide Opticusatrophie erzeugen können. Das muß man wissen, weil man sonst nach Extraktion einer Cataracta electrica Überraschungen erleben kann (LEBER, PAGENSTECHER).

Eine andere merkwürdige Läsion, die den Sehnerven in Mitleidenschaft ziehen kann, besteht in den *Stauungsblutungen nach Rumpfkompressionen,* bei denen das Gesicht und der Hals der Sitz ausgedehnter subcutaner Hämorrhagien werden kann. Nicht selten stellen sich dabei auch Sehstörungen ein, die bald vorübergehend sind, bald eine Sehnervenatrophie hinterlassen (RÖNNE, STOEWER, BERLING u. a.), mitunter auch unter dem Bilde der Retinalischämie verlaufen (BÉAL).

Literatur.
Die Verletzungen des Sehnerven.

BATTLE, W. H.: Lectures on some points relating to injuries to the head. Lancet 5. Juli 1890. — BERLIN: Über Sehstörungen nach Verletzung des Schädels durch stumpfe Gewalt. Heidelberg. Ber. 1879, 9. — BERLING, E.: Gesichtsfelduntersuchung nach BJERRUM bei verschiedenen Erkrankungen des Sehnerven. Diss. Marburg 1914. — BÉAL, RAYMOND: Hémorrhagie rétinienne, oedème rétinien et atrophie optique par compression du thorax et du cou. Ann. d'Ocul. 141, 89 (1909).

DUFOUR et GONIN: Traité des maladies du nerf optique. Encyclopédie française d'ophtalmologie 1908.

GRAF: Über die Prognose der Schädelbasisbrüche. Dtsch. Z. Chir. 68, 468 (1903).

LEBER, TH.: Über Katarakt und sonstige Augenaffektionen durch Blitzschlag. Graefes Arch. 28, 3, 255 (1882). — LIEBRECHT: Schädelbruch und Auge. Arch. Augenheilk. 55, 36 (1906).

PAGENSTECHER: Augenaffektion nach Blitzschlag. Arch. Augenheilk. 13, 146 (1884). — PRINGLE, J. HOGARTH: Atrophy of the optic nerve following diffused violence of the scull. Brit. med. J. 1922, 1156.

RÖNNE, H.: Sehnervenatrophie nach Stauungsblutungen. Klin. Mbl. Augenheilk. 48 I. 50 (1910).

STOEWER, P.: Sehnervenatrophie, Netzhautblutungen und Ödem infolge von Thoraxkompression. Klin. Mbl. Augenheilk. 48 I, 559 (1910).

F. Die Geschwülste des Sehnerven.
Die intraduralen Sehnervengeschwülste.

Die Sehnervengeschwülste im engeren Sinne gehen entweder intraneural, oder von den inneren Scheiden aus und haben großes klinisches Interesse, weil sich der Verlauf infolge des Ausgangspunktes in verschiedenen Beziehungen anders gestaltet, als dies bei den übrigen Orbitalgeschwülsten der Fall ist. Es ist dadurch bedingt, daß sie fast immer während ihres Wachstums innerhalb der Dura bleiben, ohne auf die Orbita überzugreifen. Sie haben nur eine geringe oder gar keine Neigung, auf den Bulbus überzugehen, und lassen fast immer einen deutlichen, wenn auch nicht sehr großen Zwischenraum zwischen sich und dem hinteren Pol des Auges. Dagegen wuchern sie oft nach hinten und dringen durch das Foramen opticum in die Schädelhöhle ein, ja die Neigung hierzu ist eine auffallende (BYERS, HUDSON, A. KNAPP).

Das begrenzte Wachstum nach den übrigen Richtungen im Verein mit der gezwungenen Einengung im Canalis opticus hat zur Folge, daß sie kugel- oder spindelförmige massive Orbitalgeschwülste bilden, seltener führen sie eine Verlängerung des Sehnerven mit sich, die unregelmäßige gewundene „posthornähnliche" (WILLEMER) Formen hervorruft.

Die Sehnervengeschwülste sind in ausgeprägter Weise ein Symptom des ganz jungen Alters. Nach JOCQS fallen $1/3$ sämtlicher Fälle in die erste Lebensdekade und $1/3$ in die zweite; nach HUDSONS neuerer Zusammenstellung stellten sich sogar 62% vor dem 10. Jahr und 90% vor dem 20. Jahr ein. Diese hohen Prozentzahlen gelten jedoch nur, wenn es sich um die eigentlichen intraduralen Geschwülste handelt, während die von der Dura ausgegangenen erst bei Erwachsenen auftreten.

Symptome. Wie auf so vielen anderen Gebieten hat A. v. GRAEFE als der erste die klinischen Hauptmerkmale dieser Krankheitsform festgestellt: starke Protrusion des Bulbus in Richtung der Sehnervenachse, geringe Beteiligung des bewegenden Apparats, aber bedeutende Schwachsichtigkeit.

Der Exophthalmus ist ein früh auftretendes Symptom, und er zeichnet sich, wie erwähnt, durch eine verhältnismäßig geringe Seitenverschiebung des Bulbus aus, obgleich Abweichungen von dieser Regel nicht ganz selten vorkommen. Die Protrusion ist besonders in ihrem Endstadium sehr bedeutend und aus diesem Grunde werden Chemosis, Corneanekrose mit Perforation und Panophthalmie recht häufige Komplikationen. Dagegen ist die Beweglichkeit des Auges in der Regel gut. Da sich die Geschwulst während ihres Wachsens innerhalb der Duralscheide hält, kann von keiner Infiltration der Muskeln oder Nerven in der Orbita gesprochen werden. Die Bewegungsschwierigkeiten rühren überwiegend von dem rein mechanischen Hindernis der Auftreibung des Nerven beim Drehen des Auges her, und da fast immer ein Zwischenraum zwischen der Tumormasse und dem Auge liegt, so hat in der Regel auch das mechanische Hindernis keinen großen Einfluß. Doppelsehen findet sich deswegen seltener, auch aus dem Grunde, weil das Sehvermögen bald leidet.

Das frühzeitige Auftreten der Schwachsichtigkeit ist ja eine *natürliche* Folge des Sitzes der Geschwulst. Sie erreicht in der Regel einen recht hohen Grad. BRAUNSCHWEIG gibt an, daß völlige Amaurose in 33 Fällen von 45 beobachtet wurde, soweit eine Sehprüfung vorlag. Andererseits kann das Sehvermögen ausnahmsweise erhalten, sogar völlig normal sein (z. B. AXENFELD u. BUSCH). In der Regel entwickelt sich die Abnahme des Sehvermögens ganz allmählich, ab und zu aber tritt sie auch ganz plötzlich auf, vermutlich infolge Blutungen.

Der Druck des Tumors auf den hinteren Pol gibt Veranlassung zu einer hypermetropischen Refraktionsveränderung, die sich jedoch häufig wegen des geschwächten Sehvermögens nur durch ophthalmoskopische Untersuchung nachweisen läßt; BRAUNSCHWEIG hat sogar eine Refraktionsabnahme von 11 dptr festgestellt.

Ophthalmoskopisch finden sich alle Stadien und Formen von Stauung und Papillenschwellung von den ersten Anfängen bis zur abgelaufenen neuritischen Atrophie. Seltener ist einfache Papillenatrophie beobachtet worden. Auch Netzhauthämorrhagien sind ein Ausnahmebefund, und in ganz vereinzelten Fällen wurde das Bild einer Thrombose der Zentralvene, oder weißer Exsudatflecke in der Macula gesehen, wie die Spritzfigur bei Retinitis albuminurica. Der Druck auf den hinteren Augenpol kann sich außer der Hypermetropie ophthalmoskopisch auch als feine, schwer sichtbare reflexartige Fältelung der Netzhaut äußern. (Siehe die Veränderungen des Macularreflexes S. 553.)

Palpatorisch fühlt man die Sehnervenanschwellung als einen Strang von verschiedener Härte und Größe, vorne anscheinend in Zusammenhang mit dem Auge. Von differentialdiagnostischer Bedeutung ist die Feststellung der

Beweglichkeit der Geschwulst nach den Orbitalwänden zu und ihr Mitgehen bei Bewegungen des Bulbus; mitunter ist für eine hinreichend genaue Palpation Narkose notwendig.

Die Weiterverbreitung der Geschwulst durch das Foramen opticum läßt sich nach neueren Untersuchungen (J. VAN DER HOEVE, A. KNAPP) durch den röntgenographischen Nachweis einer Vergrößerung des Sehnervenloches diagnostizieren.

Die Entwicklung der Neubildung ist durchweg langsam, von der Dauer vieler Jahre und in der Regel ohne Schmerzen, nur ganz ausnahmsweise von

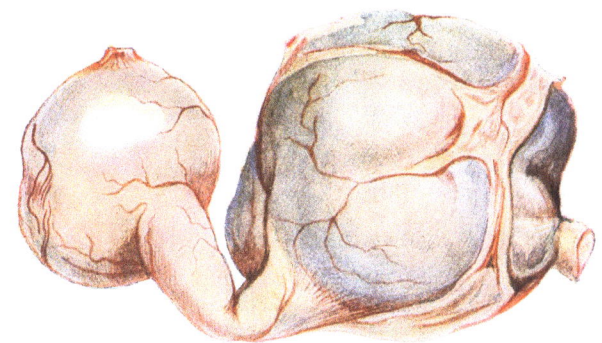

Abb. 102.

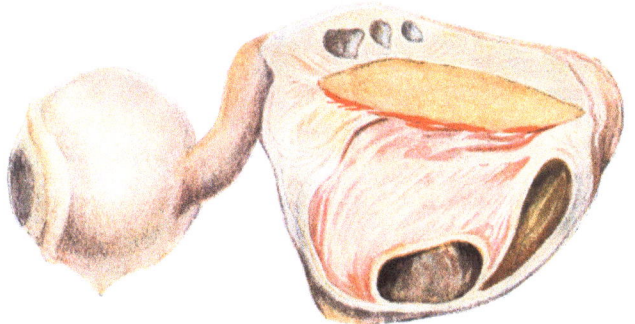

Abb. 103.

Abb. 102 u. 103. Sehnervengeschwulst eines 12jährigen Kindes. (Nach HILL GRIFFITH.)

Neuralgien begleitet. Im Endstadium der Krankheit können cerebrale Symptome auftreten infolge Einwachsens in die Schädelkapsel durch das Foramen opticum, häufig auch Keratitis e lagophthalmo. Dagegen hält sich der allgemeine Zustand gut, dem langsamen und recht benignen Verlauf entsprechend. Drüsenmetastasen sind nicht häufig.

Die **pathologische Anatomie** hat kürzlich eine sorgfältige Bearbeitung von modernen Gesichtspunkten aus durch E. v. HIPPEL erfahren, weist im übrigen aber noch verschiedene ungelöste Probleme auf. Es ist im einzelnen Fall nicht ganz leicht zu entscheiden, ob der ursprüngliche Ausgangspunkt der Neubildung intraneural gewesen, oder ob er von den inneren Scheiden des Sehnerven entsprungen ist, wie denn auch besonders nach SALZMANNs Untersuchungen die Arachnoidea in Betrachtung kommen soll. Im Untersuchungszeitpunkt sieht man in der Regel sowohl den Nerven, als auch die inneren Scheiden angegriffen, ohne daß es immer leicht ist, zu entscheiden, was primär und was sekundär ist. Wahrscheinlich kommen beide Möglichkeiten vor. Rein makroskopisch verhält sich der Sehnerv verschieden. Bald ist er sicher der Hauptsitz des Tumors wie in einem von J. v. MICHEL abgebildeten Fall, bald ist er gegen die Randpartie der Geschwulst verschoben, bald verläuft er wie ein atrophischer und komprimierter Strang mitten durch den Tumor, von Geschwulstgewebe in der Nervenscheide umgeben, bald liegt der Nerv aufgetrieben inmitten eines Ringes von Tumorelementen, die in der Scheide sitzen (Abb. 102 und 103).

Im Einklang mit diesen Verschiedenheiten herrscht darüber Zweifel, welche zelligen Elemente die ursprüngliche Grundlage der Geschwulst bilden. Sind es überwiegend ektodermale Zellformen, so daß die Tumoren der Hauptsache nach Gliomatosen sind, oder mesodermale Fibrosarkomatosen? Nach v. HIPPEL ist anzunehmen, daß es sich um ein sowohl — als auch handelt, jedoch in der Weise, daß die Proliferation des Gliagewebes bei weitem die größte Rolle spielt. Eigentümlich ist die Neigung der Sehnerventumoren zur myxomatösen Degeneration. Nach LAGRANGE fanden sich unter 131 Fällen Myxosarkom oder Myxom 56 mal.

In einem gewissen Gegensatz zu den jedenfalls teilweise gliomatös aufgebauten Neubildungen stehen nach HUDSON und v. HIPPEL die Endotheliome, die sich überwiegend im Zwischenscheidenraum finden und bei weitem größere Neigung haben, die Dura zu durchbrechen und auf die Orbita überzugreifen, ja sie können sogar gelegentlich die Lamina cribrosa überschreiten und ophthalmoskopisch sichtbar werden. Seltener als die intraduralen Tumoren findet man als Ausgangspunkt der Neubildung die Außenseite der Durascheide (LAGRANGE, VAN DUYSE), in welchem Falle sie natürlich in noch geringerem Grad als die Scheidenendotheliome dem für Sehnerventumoren sonst charakteristischen klinischen Bilde folgen.

Die **Therapie** der Sehnervengeschwülste muß operativ sein. Da man bei den eigentlichen intraduralen Sehnervengeschwülsten die Tumormasse stets vom Bulbus durch einen größeren oder kleineren Raum getrennt findet, muß die Behandlung darauf ausgehen, den Bulbus zu erhalten, so daß die Exenteration der Orbita und die Entfernung des Bulbus zugleich mit der Geschwulst auf die Fälle zu beschränken ist, wo der Bulbus schon infolge der Nekrose der Cornea verloren ist. Die zunächstliegende Methode ist dann KRÖNLEINs Operation mit temporärer Resektion der äußeren Orbitalwand. Indessen streben einige Operateure an, diesen Eingriff zu vermeiden, und begnügen sich mit dem Weichteilschnitt durch die Conjunctiva (KNAPP) oder durch die Conjunctiva und den Canthus ext. (LAGRANGE). Nach temporärer Lösung des Rectus lateralis und evtl. mehrerer Augenmuskeln wird dann der Tumor stumpf ausgeschält. Der Sehnerv wird erst an der Orbitalspitze durchschnitten, und zwar so weit wie möglich nach hinten, dann wälzt man die ganze Geschwulst aus der Orbita heraus, um zuletzt die Verbindung zwischen Bulbus und der Neubildung zu trennen. — Wird die Geschwulst zuerst vom Bulbus abgelöst, kann es geschehen, daß sie kollabiert und dann sehr schwer zu finden ist. Auf Grund der Läsion der Gefäße und Nerven hinter dem Bulbus bewahrt das Auge natürlich nicht immer seine Form, so daß infolge Phthisis die sekundäre Enukleation notwendig werden kann.

Auf Grund der relativ großen Benignität der Sehnerventumoren kann das Operationsresultat befriedigend sein, selbst wo eine völlig radikale Entfernung des Gewebes am Foramen opticum nicht gelingt. Es war sogar vorgeschlagen (von GOLOWIN), sich mit einer Incision der Neubildung zu begnügen und den intraduralen Inhalt derselben durch Curettage zu entfernen, wodurch das kosmetische Resultat wesentlich gebessert werden soll.

Sekundäre Sehnerventumoren bieten geringeres klinisches Interesse, kommen aber nicht selten vor, teils beim Durchbruch der Geschwülste der Chorioidea und Retina durch den Sehnerven, teils bei Propagation der Geschwülste von den subduralen Räumen des Gehirns und den Meningen aus in die Scheide des Sehnerven hinein (BORCHARDT und BRÜCKNER), teils bei der Metastasierung von Tumorelementen in den Sehnerven (z. B. CORDS). Sekundäre Sehnervengeschwülste sind eigentlich auch die von der Außenseite der Duralseite ausgehenden Tumoren, die erwähnt worden sind bei der Erörterung der pathologischen Anatomie. Überhaupt kann natürlich gelegentlich eine maligne Orbitalgeschwulst bei bestimmtem Sitz sekundär den Sehnerven angreifen. Ein gewisses selbständiges Interesse haben dagegen die erst in neuester Zeit entdeckten primären Chiasmatumoren, die von der Schädelhöhle aus auf dem Wege des Sehnerven in die Orbita wachsen können, besonders da diese nicht sehr selten zu sein scheinen. Zu dieser Gruppe gehört ein von DAUDY beobachteter Fall von Neubildung im intrakraniellen Sehnervenstück, am häufigsten aber scheint, wie erwähnt, das Chiasma der primäre Sitz der Tumoren zu sein. So z. B. haben MARTIN und CUSHING nicht weniger als 7 solche Fälle veröffentlicht, die dem großen Operationsmaterial CUSHINGs von suprasellaren Geschwülsten entnommen sind. Ich selbst hatte 3mal Gelegenheit, denselben Befund bei der Autopsie zu konstatieren; in dem einen Fall handelte es sich um eine sehr seltene Neubildung (Gangliogliom). — Das klinische Bild ist wohl noch kaum genügend bekannt. Stauungspapille kann sich finden, häufiger aber zeigt sich eine einfache Papillenatrophie. Die Sehstörung ist bedeutend. Die Gesichtsfelder sind nicht immer charakteristisch, jedenfalls ist Chiasmahemianopsie häufig nicht festzustellen. Die Neubildung reicht oft weit bis in den Sehnerven hinein. Im übrigen finden sich die für die Hypophysengegend charakteristischen Herdsymptome, allein weniger ausgesprochen als bei den eigentlichen Hypophysentumoren.

Literatur.
Die Geschwülste des Sehnerven.

ABELSDORFF, G.: Sehnerv. Handb. d. spez. patholog. Anatomie u. Histologie, herausg. von F. HENKE und O. LUBARSCH, Bd. XI/1, S. 695. Berlin 1928. — AXENFELD und BUSCH: Ein Beitrag zur klinischen Symptomatologie und zur Histologie des primären Myxosarkom des Sehnerven usw. Arch. Augenheilk. 39, 1 (1899).

BORCHARDT und BRÜCKNER: Geschwulstbildung an der Hirnbasis mit Einwucherung in die Sehnerven. Graefes Arch. 99, 105 (1899). — BRAUNSCHWEIG, P.: Die primären Geschwülste des Sehnerven. Graefes Arch. 39, H. 4, 1 (1893). — BYERS: The primary intradural tumours of the optic nerve, Fibromatous nervi optici. Studies from the Royal Victoria Hospital. Montreal Bd. 1, Nr. 1, 1901.

CORDS: Carcinose des Opticus. Ber. 43. Verslg ophthalm. Ges. Jena 1922.

DAUDY: Prechiasmal intraneural tumours (Gliomas) of the optic nerve etc. Arch. of Ophthalm. 51, 120 (1922). — VAN DUYSE: Sarcome péridural avec invasion de l'espace vaginal du nerf optique. Arch. d'Ophtalm. 40, 385 (1923).

GOALWIN: Clinical value of optic canal roentgenograms. Arch. of Ophthalm. 55, 1 (1926). GOLOWIN, S.: Tumeurs intradurales bénignes du nerf optique et leur traitement chirurgical. Arch. d'Ophtalm. 1918, 34. — GRAEFE, A. v.: Geschwülste des Sehnerven. Graefes Arch. 10, 193 (1864). — GRIFFITH, H.: Three case optic nerve tumor o. ophth. soc. u. k 31, 134 (1911).

v. HIPPEL, E.: Die Tumoren des Sehnerven. Graefe-Saemisch, 2. Aufl., Bd. VII. B. 1923. VAN DER HOEVE, J.: Roentgenography of optic foramen and diseases of optic nerve. Amer. J. Ophthalm. 1925, 102 u. Graefes Arch. 115, 355 (1925). — HUDSON: Primary tumours of the optic nerve. Roy. Lond. ophthalm. Hosp. Rep. 18 III, 317 (1912).

JOCQS: Des tumeurs du nerf optique. Thèse de Paris 1887. Steinheil.

KIEL, E.: Zur Histologie der Opticustumoren. Graefes Arch. 112, 67 (1923). — KNAPP, A.: On the intracranial extension of optic nerve tumors. Contributions to Ophthalmic science. Menasha, Wisconsin 68 (1926). — KNAPP, H.: Exstirpation einer Sehnerven-Geschwulst mit Erhaltung des Augapfels. Klin. Mbl. Augenheilk. 12, 439 (1874).

LAGRANGE, F.: Traité des tumeurs de l'oeil. Tome 2. Paris 1904.

MARTIN and CUSHING: Primary gliomas of the chiasm and optic nerve in their intracranial portions. Arch. of Ophthalm. **52**, Nr 3, 209 (1923).

RÖNNE: (a) Ein Fall von intrapialem Gangliogliom im Chiasma (Ophthalm. Ges. in Kopenhagen). Klin. Mbl. Augenheilk. **60**, 652 (1918). (b) On non hypophyseal affections of the chiasma. Acta ophthalm. **6**, 332 (1928).

SALZMANN, M.: Studien über das Myxosarkom des Sehnerven. Graefes Arch. **39**, H. 4, 94 (1893). — STRAUB, M.: Die Gliome des Sehorgans. Graefes Arch. **32**, H. 1, 205 (1886).

VERHOEFF, F. H.: Primary intraneural tumors of the optic nerve. Trans. Sect. OphShalm. amer. med. Assoc. **27**, 142. Boston 1921.

WHITE, L.: Treatment of the optic nerve in volvements as determined by optic canal radiographs. Trans. amer. Acad. Ophthalm. a. Otol. **1923**, 20. — WILLEMER, W.: Über eigentliche, d. h. sich innerhalb der äußeren Scheide entwickelnde Tumoren des Sehnerven. Graefes Arch. **25**, H. 1, 161 (1879).

Namenverzeichnis.

(Die schrägen Zahlen verweisen auf die Literaturverzeichnisse.)

ABADIE, CH. 407, *419*, *743*, 747.
ABDERHALDEN 241, 347, *360*.
ABELSDORFF 663, 672, *673*, 719, *719*, *746*, 748, *749*.
ACHARD und GUINON 671, *673*.
ACHERMANN 42, *59*, 217, *314*.
ADAM, C. 446, 634, *635*, 640, *640*.
ADAMKIEWICZ 654, *656*.
ADAMÜCK, VALENTIN und HANS LAUBER 441, *450*.
ADLER, EDM. *688*.
AFFOLTER, A. 554.
ALBRECHT 141.
ALEXANDER 208.
ALLAIRE, JACQUES 418, *419*.
ALLBUTT 693, *694*.
ALPHONSE 297.
D'AMICO 286.
AMMANN, E. 581, *583*.
ANARGYROS 94, *95*.
ANCKE 628, *628*.
ANDERSEN 72, *73*.
ANDOGSKY 265, *314*.
ANDRADE *314*.
ANDRASSY 189, *314*.
ANDREWS 362, *366*.
ANGELUCCI 83.
ANSCHÜTZ 680, *681*.
ANTON und v. BRAMANN 681, *681*.
ANTONELLI 128, *132*.
ARISAWA 614, *614*.
— v. SZILY und 184, *322*.
ARLT, F. 10, 213, 245, *314*, 473, *481*.
ARNOLD 232, *314*.
ARRUGA *314*.
ASCHER 355, *360*.
ASK 307, *314*, 619, *620*, 679, 680.
ATTIAS, G. 87, *88*, 208, *314*, *624*.
AUGSTEIN, C. 448, *449*, 503, *505*, *505*, 664, 665, *674*.
AUSIN 287, *314*.
AUST, O. 608, *612*.
AXENFELD, TH. 27, 28, 42, 75, *76*, 86, 87, *88*, 95, *95*, 98, *98*, 111, 112, *113*, *114*, 166, *166*, 207, 247, 298, *314*, 359, *360*, 371, *373*, 446, 449, 491, 492, 500, 518, 519, 524, 531, *532*, 542, 544, 545, 571,
577, 586, *586*, 591, 599, 600, 623, *624*, 640, *640*, 681, 729, *729*.
AXENFELD und BUSCH 752, *755*.
— und STOCK *360*, 523, *532*.

BAAS 18, *23*, 89, 502, *505*, 654, *655*, 659, *661*.
BACH, L. 44, *59*, 208, *314*.
BACH-SEEFELDER 171, *314*, 325, 326, *327*.
BACHMANN, RUD. 398, *398*.
BACHSTEZ 349, *360*, 634, *636*.
BACK 78, *79*.
BÄCK, S. 513, *514*.
BADAL 245, *314*.
— et LAFON *314*.
BAGY, DESBRIÈRES und *316*.
BAILLIART, P. 402, 403, *419*, 426.
BALLABAN 139, *150*.
BALLING 232, *314*.
BAMBECKE VAN 170, *314*.
BARDELLI 375, *380*.
BARGY 299, *360*.
BARNICK, O. 693, *694*.
BARRAQUER *314*.
BARTELS, M. 632, *632*, 699, *699*.
BARTOLETTA 363, *367*.
BATTEN 570, *577*.
— und GIBB 262, *314*.
BATTLE, W. H. 750, *751*.
BÄUMLER 636, *639*.
BAURMANN 326, 336.
BAYER, HEINRICH 586, *586*.
BÉAL, RAYMOND 751, *751*.
BEAUVIEUX und PAUL PESME 451, *453*, *455*.
BECK und PILLAT 708.
BECKER 186, 187, 196, 201, 203, 213, 219, 222, 229, 236, *314*.
— OTTO 227, 245, 300, *314*.
BECKERSHAUS 162, *163*.
BEDNARSKI 162, *163*.
BEER 294, *315*.
BEHMANN 276, *315*.
BEHR, C. 45, *59*, 211, 225, *315*, 337, 339, *343*, 380, *380*, *419*, 563, 570, 577, 593, 600, 642, 644, 645, 647, 648, 649, 651, 655, 658, 659, *661*, 683, *688*, 691, 693, 697, 698, 725, 726,
727, *729*, 735, 741, 743, *743*, 744, 746, *746*.
BEHR, WILBRAND und 77.
BEHRING, F. 743, *743*.
BEHSE 159, 161, *161*.
BELLAY, TRIBONDEAU und 297, *323*.
BELLWINKEL 76.
BEN ADAMANTIADIS 501, *505*.
BENARIO 691.
BENDA 337, *337*.
BENEDEK, JULIUS v. 421, 423, *424*.
BENEDIKT, M. 654, *655*.
BENOIT, NUËL et 339, *344*.
BENSON *360*.
BERANECK 58.
BERBLINGER, W. 609, *612*, 613, *614*.
BERCOVICI 365, *367*.
BERG 51, *59*, 519, 522, *523*, 638.
BERGER 171, 178, *315*, 734, *744*.
BERGMEISTER, R. 93, 94, *94*, 639, *640*.
BERLIN, R. 512, 513, *514*, 634, *636*, 750, *751*.
BERLING 664, *733*, *751*, *751*.
BERNEAUD, B. 20, *23*.
BERNHEIMER, ST. 78, *79*, 195, *315*.
BERTHOLD 229.
BESELIN 198, *315*, *746*.
BESSERER *360*.
BEST, F. 88, *89*, 296, *315*, *360*, 517, *517*, 563, 564, 577, 645, *649*, 696, 726, *729*.
BIEDL 261, *315*.
BIELSCHOWSKY, M. 670, 671, 672, *674*.
BIETTI 256, *315*, 640, *640*.
BIRCH-HIRSCHFELD 59, 84, *84*, 98, *98*, 150, *150*, 213, 225, 243, 297, *315*, *367*, 473, 475, 478, 480, *481*, *503*, *506*, *562*, 672, *673*, *674*, 699, *708*, 717, 721, 722.
— — und INOUYE *367*, *481*, 748, *749*.
— — und KÖSTER 748, *749*.
BIRKHÄUSER, R. 634, *636*, 750.
BIRNBACHER 309, *315*.
— HIRSCHBERG und 95, *95*.
BISTIS 82, *83*, 124, *125*.

BJERRUM, J. 588, 631, *631*, 664, 667, *674*, 715, *719*, 726, *729*.
BLASCHECK 625, *626*.
BLATT 353, *360*.
BLEGVAD und RÖNNE 669, *674*, 712, 713, *713*, 715, 718, 720, 722.
BLESSIG, E. *551*, 619.
BLIEDUNG, C. 96, *97*, 353, *360*, *681*.
BLUM, JEAN, VELTER, E. und 533, *535*.
BOAS *693*.
BOCCHI 375, *380*.
BOCK 209.
BODECKER 673.
BÖHM 162, *163*.
BOIT 165, *166*.
BONNEVILLE 683.
BORBERG, N. CHR. *679*.
BORCHARDT und BRÜCKNER 755, *755*.
BORDLEY und CUSHING 648, *649*, 687, *688*.
BORELLO, PAOLO 396, *398*.
BORROUGH 712, *713*.
BORTHEN, L. 61, *62*.
— und LIE *125*.
BOTTERI, A. 20, 23, 121, *123*, 625, *626*.
BÖTTERN 687, *688*.
BOUCARUT 238, *315*.
BOUCHARD 266, *315*.
— et CHARRIER *315*.
BOUCHUT et DECHAUME 663, *674*, 705.
BOURQUIN 624, *626*.
BRAILEY 369, *640*.
BRAMANN, ANTON v. und 681, *681*.
BRANDT, RUDOLF 604, 608, 609, *612*.
BRAUN 360.
— und HERRNHEISER 123, *123*.
BRAUNSCHWEIG 502, *506*, 752, *755*.
BRAUNSTEIN, E. 2, *23*, 546, *546*.
BRETAGNE, L. und MUTEL 270, *315*.
BRIBACH 328, *337*.
BRIGHT 425.
BROWN 23, 44.
— IRONS and 44, *60*.
BRUCE, FRAZER und 719, *719*.
BRÜCKNER, A. 110, 249, 306, *315*, 705, *708*, 720, 722.
— BORCHARDT und 755, *755*.
BRUDENELL-CARTER 678, *679*, *681*.
z'BRUN 333, *338*.
BRUNS 663.
— und STÖLTING *733*.
BRÜSSELMANNS 122, *123*.

BÜCKLERS 296, *315*.
BUDEK 371, *373*.
BUHL und ROTHMUND 97, *98*.
BULL, O. 664, *674*, 689, *963*, 701, *701*, 725, *729*.
BULSON 44, *59*.
BUNGE 286, *315*, *729*.
BURDON-COOPER 222, 237, 239, *315*.
BURGE 243, *315*.
BÜRGER und SCHLOMKA 183, *315*.
BURKY, WOODS and 244.
BÜRSTENBINDER, O. 484, *500*.
BUSACCA 223, 306, *315*.
BUSCH, AXENFELD und 752, *755*.
BUSCHKE, GINSBERG und *317*.
— und Peiser 270, *315*.
BUSCHMANN 365, *367*.
BUSSY, ROLLET und 222, 223, *321*.
BYERS 751, *755*.

CAHN 232, *315*.
CALLAN 265, *315*.
CARL, Herzog in Bayern 439, *449*.
CARLINI 173, *315*.
CARRUTHERS, J. F. 637, *638*.
CARSTEN, P. 620.
CASPAR 276, *315*, 619, *620*, 630, *631*.
CATTANEO, DONATO 589.
CAVAZZANI 255, *315*.
CERISE und MONTHUS 375, *380*.
CERVELLATI, EZIO 527, *532*.
CHALUPECKY 243, *315*.
CHARCOT 733, *734*.
CHARPENTIER 726.
CHARRIER, BOUCHARD et *315*.
CHAUFFARD 441, *449*.
CHEVALLEREAU 247, *315*.
CHISOLM 663.
CHORZEW 631, *631*.
CHRISTIANSEN, V. 676, 679, *679*.
CIRINCIONE 325, 326, *327*, 375, 376, *380*, 694, *694*.
— HIRSCHBERG und 628, *628*.
CLAUSEN 188, 191, 305, *314*, *315*.
CLEGG, J. G. 697, *698*.
COATS, G. 98, *99*, 419, *419*, 517, *518*, 520, 522, *523*, 581, *583*, 617, 620, *623*, 624, 628, *628*, 639, *640*.
COHN, MARTIN 451, 453, *455*.
COLLIN 179.
COLLINS, TREACHER 98, *99*, 185, 197, 201, *315*, 608, *612*.
COMBERG 332.

COMPTON *338*.
O'CONNOR *315*.
CONSTANTINESCU *315*.
COPPEZ, H. und M. DANIS 518, 519, 522, *523*, 574, *577*, *583*, 585, 586, *586*.
CORDIALE 207.
CORDS, R. 525, *532*, 678, *679*, *693*, 695, *695*, 755, *755*.
CRAMER, E. 20, 294, 295, *315*, 640, *640*.
CRAMPTON 631, *631*.
CROUZON *746*.
CRUVEILHIER 694, *694*.
CURSCHMANN 82, *83*, 262, 264, *315*.
CUSHING, H. 648, *649*, 681, *682*.
— BORDLEY and 648, *649*, 687, *688*.
— MARTIN und 755, *756*.
— and WALKER 648, *649*.
CZERMAK 608, *612*.
— -ELSCHNIG *373*.

DALÉN, A. 634, *636*, 655, 671, 672, 673, *674*, 717, *729*, *730*.
DANCO, ADOLF 448, *449*.
DANIS, M., H. COPPEZ und 518, 519, 522, *523*, 574, *577*, *583*, 585, 586, *586*.
DAUDY 755, *755*.
DAVIDS, H. *679*, 706, 708, *708*.
DAVIS 248, *315*.
DECHAUME, BOUCHUT et 663, *674*, 705.
DÉJEAN 93, *94*.
DE LA CAMP 42.
DELBANCO, E., E. FRANKE und 62, *62*, 124, *125*.
DEMARIA 122, *123*, 293, *315*, 376, *380*.
DEMICHERI 224, *316*.
DENIG, RUD. 513, *514*.
DERBY 94, *94*, 149, *150*, 359, *360*.
DERKAC *123*.
DESBRIÈRES 299.
— und BAGY *316*.
DEUTSCH *378*.
DEUTSCHMANN, R. 159, *161*, 179, 236, 238, *316*, 339, *343*, 371, *373*, 479, 480, *482*, 652, 655, *674*.
DEVÉ *378*, *380*.
DEYL 652, 654, *655*.
DIANOUX 375, *380*.
DIMMER 356, *360*, 366, *367*, 371, *373*, *380*.
DITROI, G. 605, *612*.
DIXON, M., G. HOPKINS und *317*.
TEN DOESSCHAETE, G. 523, 625, *626*.

DOLD, FLÖSSNER und KUT-SCHER 244, *316*.
DOR, L. 243, 247, 267, *316*, 346, *360*, 375, 380, 457, 476, *482*, 654, 655.
DORFMANN, R. 684, *688*.
DOYNE, ROBERT W. 585, *586*.
DRESCHFELD 663, 672, *674*.
DREYFUS 691.
DRUAULT 748, *749*.
DUB *316*.
DUCHENNE DE BOULOGNE 734.
DUFOUR 246, *316*.
— und GONIN 424, *425*, *678*, 751, *751*.
DUPUY-DUTEMPS 652, 654, 655.
DURST 625, *626*, 638, *638*.
DUTOIT 265, *316*.
DUYSE v. 91, *92*, 500, 619, *620*, 754, *755*.
DYCKMEESTER *626*.

EDMUNDS 260, *316*.
— LAWFORD and 652, *656*, 675, 676, *679*.
— WALTER, NETTLESHIP und 719, *719*.
EHLERS, HOLGER 401, *624*.
EHRLICH 140, 155, 340.
EICKEN v. 705, *708*.
EISENMENGER 255, *316*.
ELKES *316*.
ELLIOT, R. H. 379, *624*.
ELSCHNIG, A. 4, *23*, 78, *79*, 207, 208, 237, 249, 256, 282, 286, 295, *316*, 352, 359, *360*, 364. 366, *367*, *373*, 375, 421, 438, *450*, 480, 481, *482*, 510, *511*, 571, 577, *613*, 614, 615, 619, *620*, 621, 622, *624*, 629, *631*, 647, 652, *655*, 671, *674*, 684, *688*, 697, *698*, 724, *730*, 741, 743, *744*, 748.
— E. und v. ZAYNEK 222, *316*.
EMANUEL, C. 99, *100*, 120, *123*, 611, *612*.
ENGELBRECHT, WALTER 370, *373*, 419, *419*.
ENGELKING, E. 400, *419*.
ENROTH, E. 256, *655*.
ENSLIN 683, *688*.
EPPENSTEIN, ARTHUR 533, 535.
ERDHEIM 260, *316*.
ERGGELET, H. 9, 11, *23*, 330, 331, 333, *338*, *367*, 469, *482*, 610, 612, *612*.
ERNST 376.
ERTL 288, *316*.
EVERSBUSCH 625, *626*, 693, *694*.
EWALD 188, *316*.

EWETZKY 69, 72, *73*, 91, *92*, 128, *132*, 148, *150*, 238, *316*.

FABRICIUS-JENSEN, H. *636*.
FAITH 631, *633*.
FEHR, O. 135, *150*, 152, *153*, 281, 301, *316*, 477, 479, *482*, 624, *626*, 689, *693*.
FEINGOLD, M. 518, *523*, 577.
FEJÉR 120, 625, *626*.
FEULGEN 199.
FEWELL, G. E. DE SCHWEI-NITZ und 718, *720*.
FIELD 647.
FILETI, ANTONINO 511, *511*.
FINK, KARL 444, 445, 446, *450*.
FINOFF, WILLIAM C. 524, *532*.
FISCHEL 250, *316*.
FISCHER 283, *316*.
— B. 597, *600*.
— J. H. 444, *450*.
— JOH. und TRIEBENSTEIN 243, *316*.
— M. 96, *97*, 225.
FLEISCHER, B. 41, *59*, 62, 91, *92*, 105, *110*, 118, *123*, 165, *166*, 206, 262, 263, 264, *316*, 523, 531, *532*, 550, 551, 586, *586*, 643, *644*, 668, 711, *714*.
FLEXNER, S. 595, *600*.
FLÖSSNER, DOLD und KUT-SCHER 244, *316*.
FONTAINE VERWEY, B. C. DE LA 432, 439, 441, 442, 448, *449*.
FORD 352, *360*.
FÖRSTER 127, *132*, 539, *541*, 714, *719*, *744*.
FORSTER 107, *110*.
— -MOORE 142, *150*.
FRACASSI 326.
FRANCESCHETTI 343.
— A., IRMA GUGGENHEIM und 603, *603*.
FRANCIS, L. M. *624*.
— und KOENIG 718, *719*.
FRANK, A. 26, *28*, 605, *612*.
— STEPHAN 524, *532*.
FRANKE, E. 81, 82, 91, *92*.
— und E. DELBANCO 62, *62*, 124, *125*.
— -REINHARDT 83, *83*.
FRÄNKEL 113, *114*, *360*.
FRANZ *150*.
FRAZER und BRUCE 719, *719*.
FRENKEL, H. 238, *316*, 620.
FRESE 299, *316*.
FREUDENBERG und GYÖRGY 262, *316*.
FREYTAG 179.
FRIDERICIA, L. S. und EJLER HOLM 501, *505*.

FRIEDENWALD 640, *640*.
FRIES, S. 702, *703*.
FROMAGET *123*.
FROST, ADAMS 588, *589*.
FRÜCHTE, W. 98, *98*, 419, *419*.
FUCHS, A. 642, *644*, 688, 692, 693.
— E. 16, 18, 19, 20, 22, *23*, 28, 49, *50*, 71, 72, *73*, 81, 82, *83*, 86, 87, *88*, 89, 90, *92*, 94, *95*, 98, 99, *100*, 109, *110*, 128, 131, *132*, 137, 139, 140, 141, 145, 146, 147, 148, 150, *151*, 152, 159, *162*, 162, *163*, 164, 166, 245, 249, 278, *316*, 329, 334, *338*, 351, 355, 356, *360*, 462, 465, *482*, 484, 493, 495, 496, 499, 500, 546, 551, 577, 578, 581, *583*, 587, *588*, 616, 619, *620*, 621, *624*, 635, *636*, 697, 738, *744*, 745, *746*.
FUJIWARA, K. 740, *744*.
FÜRTH v. *360*.

GAGARIN 633, *636*.
GALEZOWSKI 82, 734, 735, *744*.
GALLATI 186, *316*.
GALLEMAERTS 96, *97*, 190, *316*.
GALLENGA 26, *28*.
GALLUS 253, 257, *316*, 719, *719*.
GAMIER, FRITZ *612*.
GASTEIGER 735, *744*.
GAUDISSART, PIERRE 441, *450*.
GEBB, H. 492, *500*.
— RÖMER und 184, 241, *321*.
GEIS, FRANZ 409, *419*.
GENNERICH, W. 742, *744*.
GERMANN 266, *316*.
GEROCK 213, 257, *316*.
GESCHEIDT 303, *316*, 377 *380*,
GEUNS 229, 293, *316*, 647, *649*.
GIBB, BATTEN und 262, *314*.
GIERKE v. 185, *316*.
GIESE 632, *633*.
GIFFORD 205, *316*, 339, 343, 743, *744*.
— and KEEGAN *744*.
GILBERT, W. 1, 3, 13, *23*, 25, *28*, 37, 51, 52, 53, 57, *59*, 75, 76, *76*, 80, *80*, 87, *88*, *92*, 94, *95*, 95, 96, *97*, 105, 109, *111*, 119, 121, *123*, *151*, 248, *316*, 428, 435, *450*, 531, *532*, 581, *583*, 625, *626*, 697, *698*.
GILLET DE GRANDMONT 36, 37.
GINELLA 296, *317*.
GINSBERG, S. 121, *123*, 270, 271, 441, *450*, 484, 489, 499, *500*.

GINSBERG und BUSCHKE 317.
GJESSING, H. 51, 59, 225, 265, 299, 317, 706, 708.
GLAUNING 624, 630, 631.
GLÜH, BERNHARD 502, 506.
GOALWIN 755.
GOERLITZ, MARTIN 406, 419, 703, 703.
GOH, K. 113, 113, 544, 545, 545.
GOLDFLAM, L. 722.
GOLDSCHMIDT 183, 187, 234, 235, 244, 317, 380, 720, 722.
GOLDZIEHER 370, 373, 634, 636.
GOLOWIN, S. 638, 755.
GOMBAULT 748.
GONDRET 245, 317.
GONIN, J. 461, 469, 474, 481, 482, 484, 489, 500, 639, 640, 654, 655.
— DUFOUR und 424, 425, 678, 751, 751.
GOURFEIN-WELT 208, 317, 610, 612.
GOWERS 647, 652, 655, 679, 687, 688.
GRAEFE, A. v. 148, 151, 166, 166, 286, 366, 373, 375, 417, 419, 425, 473, 478, 482, 540, 541, 646, 649, 652, 663, 674, 714, 719, 752, 755.
— ALFRED 404, 419.
GRAF 750, 751.
GRAFE, EDUARD 451, 454, 455.
GREEFF, RICHARD 198, 241, 302, 304, 317, 327, 334, 350, 360, 366, 367, 380, 596, 600, 654, 655, 739, 744.
GREEVES 100.
GRIFFITH, HILL 380, 755.
GRILLI 238, 317.
GROENOUW, A. 19, 23, 94, 123, 188, 314, 317, 667, 674, 700, 715, 719.
GROES-PETERSEN 550, 551, 640.
GRÖNHOLM 359, 360, 482, 707, 708.
GROSS 183, 239, 317.
GRÓSZ v. 719, 719, 735, 744.
GROYER 78, 79.
GRULLON, M. A. 682.
GRUNERT 23, 544, 545, 545.
GRUNMACH, HIRSCHBERG und 139, 151.
GRÜTER 664, 733.
GUÉPIN 245.
GUGGENHEIM, IRMA 343.
— und A. FRANCESCHETTI 603, 603.
GUILLERY 23, 104, 111, 281, 301, 317, 340, 343.

GUINON, ACHARD et 671, 673.
GUIST, GUSTAV 407, 419.
GULLSTRAND, A. 13, 23, 208, 272, 317, 330, 338.
GUNN 450.
GÜNTHER 490, 500.
GUTMANN 297, 317, 546, 546, 638, 638.
GUZMANN, E. 609, 612.
GYÖRGY, FREUDENBERG und 262, 316.

HAAB, O. 106, 111, 225, 365, 367, 369, 373, 420, 421, 422, 424, 425, 513, 514, 577, 640.
HACK 235.
HAGEN, S. 21, 23, 164, 165, 166, 256, 317.
HAHN, LEO, ERNST KRAUPA, und 408, 420.
HAJEK 669, 674, 706, 708.
HALBEN 27, 28, 224, 225, 317.
HALIECKI 301, 317.
HALLAUER, O. 342, 343.
HALLE 708, 708.
HALLERMANN 376, 380.
HAMBURG 23.
HAMBURGER, C. 21, 340, 343.
HAMMA, A. 600, 601, 603.
HAMMERSTEN 720.
HANCOCK 619, 620.
HANDMANN, M. 98, 98, 139, 214, 247, 317, 592, 600.
HANKE, V. 73, 73, 94, 94.
HANSELL, H. 694, 694.
HANSEN, E. 693, 694, 694.
HANSSEN 132, 164, 164, 442, 450, 461, 482, 522, 523, 603, 603.
— R. und A. V. KNACK 442, 450, 451, 453, 455.
HARBITZ, FRANCIS 496, 499, 500.
HARDY 206, 317.
HARMS, CL. 19, 23, 26, 28, 413, 418, 419, 421, 422, 423, 424, 425, 647, 649.
— O. HEINRICY und 579, 581, 583.
HARTMANN 151, 689.
HAUBACH 214, 317.
HAUPTMANN 264, 265.
HAYANO 260, 317.
HECKSCHEN 631.
HEERFORDT, C. 51, 59.
HEFFTER 232, 317.
HEGNER 577, 673, 674, 749.
HEIMANN, A. 513, 514.
HEINE, L. 13, 23, 29, 37, 37, 53, 59, 82, 83, 88, 90, 92, 119, 123, 123, 142, 151, 159, 162, 179, 256, 265, 280, 317, 457, 476, 482, 536, 539, 540, 541, 609, 612, 636, 638, 694.

HEINRICY, O. und CL. HARMS 579, 581, 583.
HEISTER 294, 317.
HEKTOEN und SCHULHOF 244, 317.
HELMBOLD 390, 394.
HELMHOLTZ 344, 360.
HENLE 187, 226, 227, 317.
HERFF v. 694, 694.
HERMITTE und SALVA 733.
HERRENSCHWAND, F. v. 81, 82, 83, 274, 275, 317, 708, 708.
HERRNHEIMER 293.
HERRNHEISER, J. 317, 542, 543, 544, 545.
— BRAUN und 123, 123.
HERSING 111, 113.
HERTEL, E. 2, 23, 44, 57, 58, 60, 286, 317, 360, 417, 419, 457, 469, 482.
HERTZ, V. 678, 679.
HERZFELD 222, 317.
HERZOG, H. 682, 708, 708.
HESCHELER 243, 317.
HESS, C. v. 26, 28, 60, 87, 88, 171, 173, 185, 186, 187, 188, 191, 194, 196, 197, 198, 200, 201, 202, 206, 208, 209, 210, 211, 212, 215, 219, 222, 224, 228, 229, 235, 237, 238, 239, 240, 241, 245, 254, 256, 266, 268, 276, 293, 298, 300, 314, 317, 337, 338, 379, 380.
HESSBERG, R. 58, 59, 60, 62, 743, 744.
HESSE, ROBERT 163, 164, 276, 317, 365, 367, 421, 425, 634, 636.
HESSE und PHLEPS 317.
HEUVEN, J. A. VAN 477, 482.
HEYDER, ST. 119, 123.
HIGIER 665, 674.
HIKIDA 226, 317.
HILDEBRANDT, O. 684, 688.
HILLEMANNS 292, 317.
HILLION 630, 631.
HIPPEL, A. v. 43, 50, 56, 57, 60, 317, 457, 482, 620.
— E. 10, 23, 34, 35, 37, 78, 79, 85, 86, 109, 110, 111, 114, 114, 119, 123, 150, 199, 200, 208, 209, 241, 281, 286, 287, 296, 318, 336, 338, 373, 395, 398, 474, 476, 501, 502, 506, 518, 519, 522, 523, 528, 603, 604, 608, 609, 612, 638, 643, 644, 645, 649, 664, 674, 678, 679, 680, 681, 682, 687, 693, 693, 696, 696, 697, 708, 708, 712, 714, 721, 722, 749, 749, 753, 754, 755.

HIROISHI 260, *318*.
HIRSCH, G. 154, *155*, 245, *318*, 640, *640*.
HIRSCHBERG, J. 90, *92*, 126, 128, 131, 139, 152, 211, 282, *318*, 336, *338*, 374, *380*, 451, *455*, 535, *541*, 624, *626*, 703, *703*, 716, *719*.
HIRSCHBERG u. BIRNBACHER 95, *95*.
— und CIRINCIONE 628, *628*.
— und GRUNMACH 139, *151*.
HIRSCHFELD 262, *318*.
HIRSCHMANN 707.
HIS 170, 634.
HÖEG, NIELS 588, 589, *589*, 617, *620*, 622, 623, 624, *626*, 628, *628*.
HOEVE, J. VAN DER 90, *92*, 225, 242, 270, *318*, 550, *551*, 577, *578*, *612*, 613, 619, *620*, 636, *638*, 640, *640*, 655, *655*, *674*, 706, *708*, 725, *730*, *746*, 753, *755*.
HOFER 301, *318*.
HOFFMANN, M. 62, *62*, 88, 89, *89*, 235, 262, 265, *318*.
HOGUE, G. J. 700, *701*.
HÖHMANN, 87, *88*.
HOLDEN, W. A. 586, 587, *587*, 663, *674*, 700, *701*.
HÖLDER 750.
HOLLOWAY 361.
HOLM, EJLER und L. S. FRIDERICIA 501, *505*.
HOLMES, G., L. PATON and 645, *649*, 649, 651, 653, 655, *656*.
HOLTH 139, *151*, 479, 480, *482*, 719.
HOPKINS 234, *318*.
— G. und M. DIXON *318*.
HORMUTH, PH. 712, *714*.
HORNER 3, *23*, 213, 256, *318*, 511, *511*, 699, *699*.
HORSLEY, Sir VICTOR 647, 677, *679*, *682*.
HORSTMANN, C. 457, *693*.
HORVATH, B. v. *698*.
HOSCH *318*.
HUDSON *367*, 751, 752, 754, 755.
HUGHLINGS 647.
— -JACKSON 654, *655*, 679, *679*.
HULANICKI *62*.
HUMMELSHEIM und LEBER 719, *719*.
HUNDT *367*.
HUSCHKE 170, *318*.
HUWALD 281, 301, *318*.

IGERSHEIMER, J. 19, 44, 57, *60*, 62, 65, 72, 73, 104, *111*, 125, 126, 128, 130, 131, *132*, 269, 535, 536, *541*, *638*, *638*, 642, *644*, *661*, 672, 673, *674*, 688, 689, 691, *693*, 694, *694*, 720, 726, 727, *730*, 735, 741, 744, 748, *749*.
— und RUBEN 269, *318*, *361*.
— und VERZAR 720, *722*.
INGLIS, POLLOCK 247, *318*.
INOUYE 137, *151*.
— BIRCH-HIRSCHFELD und *367*, *481*, 748, *749*.
IRONS and BROWN 44, *60*.
ISCHREYT, G. 93, *94*, 309, *318*.
ITO, M. 524, *532*, 535, *541*.
IVERSEN 260, *318*.
IWANOFF 346, 473, *482*, 628.

JACK, C. 43, *60*.
JACKSON, H. 621, 624, 647, *649*.
JACOBS 639, 640, *640*.
JACOBSOHN 162, *163*.
— und JAMASIE 678, *679*.
— JULIUS 539, *541*, 638.
JACOBY, E. *656*.
— J. 600, *603*.
JAEGER, ED. 588.
JAENSCH 203, *318*.
JÄGER, E. V. 179, *318*.
JAMASIE, JACOBSOHN und 678, *679*.
JANO, A. v. *318*.
JANSEN, H. 708, *708*.
JATZOW, R. *730*.
JAWORSKI 207, *318*.
JENDRALSKI, J. 59, *60*, 96, *97*, *546*, *546*, 713, *714*, 715, *719*.
JENSEN, E. 118, *124*, 546, 547, 548, 549, 550, *551*, 712, *714*, 718.
JESS, ADOLF 170, 243, 244, 269, 306, *318*, 325, *343*, *361*, *374*, 502, 503, *506*.
JESS und KOSCHELLA 243, *318*.
JOCQS 752, *755*.
JULER, HENRY 588, *589*, 636, *638*.
JUNG, J. 44, *60*.
JUNIUS, P. 8, *23*, 26, *28*, 518, 571, 573.
— PAUL und H. KUHNT 518, 571, 573, *578*, *583*.
JUSELIUS 96, *97*.

KADLETZ 88, *88*, 143, *151*.
KÄGI, A. 119, 122, *124*.
KAHLER 544, *546*.
— H. und L. SALLMANN 426, 427, 441, *450*.
KAKO *318*.
KALBFLEISCH 212, *318*.
KALLIUS 326.

KALT 671, *674*.
KAMOCKI, V. 88, *89*, 93, *94*.
KÄMPFFER 209, *318*.
KAMPHERSTEIN 371, *374*, 646, 648, *649*, 651, 653, 675, 698.
KANZEL 266, *318*.
KARBE, MANFRED 419, *420*.
KARNICKI 266, *318*.
KARR 363, *367*.
KAST 259, 260, *318*.
KÄSTNER, H. 681, *682*.
KATZ 247, *318*.
KAUFFMANN 82, *83*.
KAULEN 365, *367*.
KAWAMURA *361*.
KAYSER 619, *620*.
KEEGAN, GIFFORD and *744*.
KEIBEL 336.
KELLERMANN, M. 122, *124*.
KENNEDY, F. 666, 709, 710, 711.
KERSCHBAUMER 88, *88*, 93, *94*.
KESSLER 170, *319*, 327.
KESTENBAUM 706, *708*.
KEY 654.
KIEL, E. *755*.
KIPP, C. J. 693, *694*, 701, *701*.
KIRIBUCHI 300, *319*.
KISTLER *319*.
KITAMURA, S. 20, *23*.
KJÖLBY 747, *749*.
KLAUBER, ERWIN 421, 423, *425*, 642, *644*, 656, 661, *661*, 696, *696*.
KLEIJN, A. DE 706, *708*.
— und H. W. STENVERS *708*.
KLEINSASSER, E. 15, *23*.
KLINGMANN 268, *319*.
KLINGMÜLLER 21.
KNACK, A. V., HANSSEN, R. und 442, *450*, 451, 453, *455*.
KNAGGS, LAWFORD 701, *701*.
KNAPE, E. 652, 654, *656*.
KNAPP, ARNOLD 137, 207, 213, 221, *319*, 333, 362, *367*, 533, *535*, 583, 587, 637, *638*, *638*, 639, *640*, 647, *649*, 663, 751, 753, 754, 755.
— H. *755*.
KNIEPER, CLARA 595, *600*.
KNIES 18, *23*, 26, 183, 185, 196, 231, *319*.
KNIGHT 151, *153*.
KNÜSEL 260, 265, *319*.
— O., A. VOGT und 516, *517*.
KOBY, F. ED. 188, 191, 388, *395*.
KOELLIKER v. 170, *319*, 325, 327.
KOENIG, FRANCIS und 718, *719*.

KOEPPE, L. *37*, 59, *60*, 176, 254, 299, *319*, 330, 331, 332, 333, 334, *338*, 346, 347, 351, 389, *395*, 554, 632, *633*, 644, *649*, 658, *661*.
KOFLER, ALFONS 584, 586, *587*.
KÖHLER 626, *629*.
KÖHNE, W. 550, *551*, 585, 586, *587*, *620*, 640, *640*.
KOLBÉ 380.
KOLINSKI 268, 269, *319*.
KOLLER 625, *626*.
KOLLERT, V. 426, 432, 435, 438, 441, 442, *450*, 581, *583*.
KÖLLNER, HANS 365, 489, *500*, 738, *744*.
KOMOTO, J. 104, *111*, 162, *163*, 639, *641*.
KOMURA 270, *319*.
KOPETZKY v. RECHTPERG 93, *94*.
KÖRNER 694.
KORTNEW 266, *319*.
KOSCHELLA, JESS und 243, *318*.
KOSTER 293, *319*.
KÖSTER, BIRCH-HIRSCHFELD und 748, *749*.
KOYANAGI, J. 438, 441, *450*, 502, *506*, 620.
KRABBE 745.
KRAHNSTÖVER, TH. LEBER, und 148, *151*.
KRÄMER, R. 37, *37*, 304, 309, *319*, 376, *380*, 399, *420*, *624*.
— und LEO HAHN 408, *420*.
KRAUS und ZONDEK 262, *319*.
KRAUSS, W. 490, *500*, 636, *638*, 677, *679*, 696, *696*.
KRAUTHAUER *166*.
KRENCHEL, V. 714, *719*.
KREUTZFELD 37, *37*.
KRÜCKMANN, E. 2, *23*, 29, 32, 33, *37*, 38, 51, *60*, 63, 64, 68, 70, *73*, 77, 79, 126, *132*, 211, *319*, 544, *546*, 615, 689, *693*.
KRUSIUS 39, 40, 54, *60*, 184, *319*.
KUBIK, J. 44, *60*, 295, 408, *420*, 681, *682*, 710, *711*.
KUFFLER 371, *374*.
KUHNT, H. 88, *88*, 379, *380*, 518, 571, 573, 575, *578*, 615, *620*.
— JUNIUS, P. und 518, 571, 573, *578*, *583*.

KUMAGAI 638, *638*.
KÜMMELL, K. 155, *156*, *420*, 461, 462, 474, 476, *482*, 599, *600*.
KURZEZUNGE und POLLACK 636, 637, *638*.
KUSCHEL 248, *319*, *730*.
KÜSEL 575, 576, *578*.
KUTSCHER, DOLD, FLÖSSNER und 244, *316*.
KUWABARA 238, *319*.
KYRIELEIS, WERNER 225, *319*, 511, *511*.

LACAT 747, *749*.
LAFON 246.
— BADAL et *314*.
LAGRANGE 98, *100*, *124*, 154, *155*, 477, *482*, 754, *756*.
LAMB, R. 35, *38*.
LANDAU 663, *674*.
LANG 208, *319*, *374*.
LANGE, O. 150, *151*, 155, *155*.
LANGENBECK 701, *701*, 702, *703*, 735, *744*.
LANGENHAN, F. 398, *398*.
LAPERSONNE DE und VASSAUX 490, 498, *500*.
LARSEN, H. 21, *23*, *38*, 682, *683*, *688*.
LATTORFF 624, *626*.
LAUBER, H. 20, *23*, 83, *83*, 350, *361*, 441, 462, 474, *482*, 620, *620*, 628, *629*, 634, *636*, 636, *638*.
— HANS und VALENTIN ADAMÜCK 441, *450*.
LAVEN, L. 90, 91, *92*.
LAWFORD and EDMUNDS 652, *656*, 675, 676, *679*.
— SHARKEY und 671, *675*.
LAWSON 400.
LAZARUS 511.
LEBER, A. 57, 63, 239, *319*, 379, 380.
— TH. 2, *23*, 40, 42, *60*, 80, 132, 148, 179, 186, 210, 286, 293, 298, *319*, 337, 339, 341, 342, *344*, 368, 369, 371, *374*, 377, 404, 413, 419, *420*, 420, 439, 441, 451, 457, 461, 462, 473, *482*, 484, 494, 519, 522, 523, 544, *546*, 586, 589, *590*, 608, *624*, 637, 638, *639*, 642, 647, 652, 655, *656*, 664, 665, 666, *674*, 687, 697, 701, *701*, 711, 713, 714, 714, 719, 719, 725, 729, *730*, 745, *746*, 751, *751*.
— HUMMELSHEIN und 719, *719*.
— und KRAHNSTÖVER 148, *151*.

LEBERMANN 343.
LEBOUCQ *344*.
LEDERER 294, *319*.
LEGUIN 663.
LEHMANN, K. 51, *60*.
LEHMUS 159, *162*.
LENHOSSÉK v. 325, *327*.
LENZ, G. 695, *695*, 700, *701*.
LEPLAT 339, *344*.
LEVINSOHN, G. 339, *344*, 654, *656*.
LEUCKART 303, *319*.
LEVY *624*.
LEZENIUS 270, *319*.
LICHTWITZ *361*.
LIE 62, *62*, 73, *73*.
— BORTHEN und *125*.
LIEBMANN 365, *367*.
LIEBRECHT 114, *124*, 277, *319*, *636*, 651, 653, *656*, 746, *746*, 750, *751*.
LIEBREICH 420, 484, 508, *511*.
LIENHART 270.
LIESEGANG *361*.
LIESKO 300, *319*.
LIETO VOLLARO DE 73, *73*, 122, *124*.
LILLIE, WALTER 666, 709, 710, *711*.
LINDAU, ARVID 603, 608, 609, *612*, 612.
LINDBERG 268, *319*.
LINDBERGER 720.
LINDGREN, E. 446, *450*.
LINDNER, K. 583, 586, *587*, *588*.
LINT VAN *319*.
LIPPMANN, W. 15, *23*.
LISTER, W. T. 585, *587*, *636*.
LITTEN, M. 254, *319*, 544, *546*.
LO CASCIO, G. 389, *395*, 431, 441, 442, *450*.
LODBERG, C. V. 550, *551*, 637, 638, *638*.
LÖER 206, *319*.
LOEVENHART, YOUNG and 748, *749*.
LOGETSCHNIKOW 258, *319*.
LÖHLEIN, W. 246, 262, *319*, 502, *506*, 648, *649*.
LOHMANN, W. 26, *28*, 169, *169*, 503, *506*, 513, *514*.
LOPEZ 61, *62*.
LORING 654, *656*.
LÖWENSTEIN, A. 3, *23*, 36, *38*, 75, 76, *76*, 105, *111*, 244, *319*, 364, 474, 476, 477, *482*, 550, *551*.
— und SAMUELS 364, *367*.
LUNDSGAARD 664, 665, *674*, 747.
LÜSSI 175, 264, *319*.
— VOGT und 175, 264, *323*.
LÜTTJE 122, *124*.
LUTZ 81, 82, *83*, 570, *578*, 679, *679*, 687, *688*.

Namenverzeichnis.

MACHEK 75, 77.
MAGITOT 405, 585, 587.
— MAWAS und 325, 326, *328*.
— und MESTREZAT 342, *344*.
MAGNUS 203, 237, 245, *320*.
MAHAINE, MASIUS et 729, *730*, 748, *749*.
MAIER 113, *114*.
MANN 206, *320*.
MANULESCU 749.
MANZ 511, *511*, 651, 653, *656*, 683.
MARBURG, O. 663, *674*, 681, *682*, 705, *733*.
MARCHESANI, O. 517, *517*.
MARKBREITER, S. 706, *708*.
MARQUEZ, M. 337, *338*, 389, *395*.
— und PITTALUGA 304, *320*.
MARTENSTEIN 59.
MARTIN, J. M. 675, 676, *679*.
— und CUSHING 755, *756*.
MARUO 89, *89*, 214, *320*.
MARX, E. 388, *395*, 477, *482*, 668, *674*.
MASCHLER 20, *23*.
MASIUS et MAHAINE 729, *730*, 748, *749*.
MAUKSCH 639, *641*, 694, *695*.
MAWAS 237, 325, 342, *344*.
— und MAGITOT 325, 326, *328*.
MAYEDA 625, *626*.
MAYOU 82.
MAYWEG 246, *320*, 359, 364, *367*.
MEESMANN, A. 166, *166*, 173, 177, 178, 298, 306, *314*, *320*, 644, *649*, 687, *688*.
MEHNER, AHRNT 683, *688*.
MEINSHAUSEN, WALTER 419, *420*.
MEISNER, W. 45, *60*, 139, 140, *151*, 165, *166*, 576, *578*, 593, *600*.
MELLER, J. 14, 15, *23*, *60*, 74, 75, 76, 77, *86*, *88*, *124*, 142, 149, *151*, *153*, 156, *156*, 164, 165, *166*, 281, *320*, 509, 511, 524, 531, *532*, 609, *612*, 669, *674*, 687, *688*, 697, 698, 706, 707, *708*.
MELLIN v. 271, *320*.
MELTZER 682, *688*.
MERKEL 336.
MERZ, WEIGANDT CHR. 501, *505*.
MESTREZAT, MAGITOT und 342, *344*.
METTENHEIMER 235, *320*.
METZGER 88, *89*.
METZNER und WOELFFLIN 83, *84*.
MEYER, H. 26, *28*.
— IGNAZ 266, *320*.

MEYER-RIEMSLOH 626, *714*.
— -STEINEG 247, *320*.
MEYERHOF, M. 91, *92*, 147, 148, *151*.
MEYHÖFER 294, *320*.
MICHAELIS 361.
MICHAIL und VANCEA 270, *320*.
MICHEL, J. v. 2, 3, 16, *23*, 38, 39, 44, 46, 51, 54, *60*, 62, 71, 72, 73, 79, *80*, 89, 187, 232, 238, 308, *320*, 333, *338*, 398, 417, 418, *420*, 438, 439, *450*, 571, 578, 636, 637, *639*, *639*, *641*, 683, 694, *695*, 699, *699*, 728, *730*, 744, 754.
— und WAGNER *320*.
MIKAMI 111, *113*.
MILLS, L. 23, 79, *79*.
MITVALSKY 147, *151*, 312, *320*.
MÖHLMANN 637, *639*.
MOHR, MICHAEL 500, 619, 620.
— TH. 677, *679*.
MÖLLER 208, *320*.
MOMOJI, KAKO 718, *719*.
MONAKOW, C. V. *730*.
MONTHUS, CERISE und 375, *380*.
MOOREN 493, *500*, 745.
MÖRNER 181, 237, 244, *320*, 341, *344*.
MORAX 61, *62*, 441.
— WIDAL et A. WEILL 441, *450*.
MÜLLER 296, *320*, 706, *708*.
— HEINRICH 473, *482*, *730*.
— L. 36, *38*, *482*, 681, *682*.
MULOCK HOUWER 144, *151*, 152, *153*, 155, *155*.
MÜNCH 84.
MUÑOZ URRA, F. 597, *600*.
MURAKAMI J. 511, *511*.
MUTEL, L. BRETAGNE, und 270, *315*.
MUTENDAM 207, *320*.
MYLIUS, K. 16, *23*, 29, 37, *38*, 400, 408, *420*, 447, *450*, 638, *639*.

NAAR 62, *62*.
NAEGELI 262, *320*.
NAGEL 221, 513, *514*.
NAKAIMURA 699, *699*.
NAKAIZUMI 379, *420*, 508, *511*.
NAKAYAMA 38.
NAUWERCK 546, *546*.
ZUR NEDDEN, M. 23, 36, *38*, 63, *73*, *111*, 112, *113*, 293, *320*, 352, 353, 359, *361*, 367, 371, 373, *374*, 441.
NELSON 261, *320*.
NES VAN 750.
NETTLESHIP 131, *132*, 188, *320*, 666, *674*, 710, *711*, 711, 713, *714*.

NETTLESHIP und WALTER EDMUNDS 719, *719*.
— und OGILVIE 188, *320*.
NEUBNER, H. 448, *450*.
NEUBURGER *320*.
NEUMANN 687, *688*.
NIEDEN 626, *629*.
NITSCH, M. 107, *111*, 163, *164*.
NOEL 261.
NONNE 679, *679*, 692, *693*, 734.
NONNENBRUCH 343, *344*.
NORDENSON 153, 184, *320*, 340, *344*, 473, *482*.
NORDMANN 213, 243, 244, 303, *320*.
— WEIL und *324*.
NOTTBECK, B. 632, *633*.
NOYES 663, *674*.
NUËL, J. P. 576, *578*, 673, 717, 729, *730*, 748, *749*.
— et BENOIT 339, *344*.
NUSSBAUM 171, *320*.

OATMANN, EDWARD 563, 570, *578*.
OBERMEIER, A. 422, *425*.
O'CONNOR 245.
OELLER, J. 571, 585, 586, *587*, 622, *624*, 635, 699, *699*.
OGAWA 329, *338*, 362, *367*, *624*, *626*, 729, *730*.
OGILVIE, NETTLESHIP und 188, *320*.
OGUCHI, CH. 504, *506*.
OHM 374, *482*.
OLOFF 636, *639*.
ONFRAY, RENÉ 453, *455*.
ONODI, A. 705, *708*.
OPIN 151, *153*, 439.
— et ROCHON-DUVIGNEAUD 439, *450*.
OPPENHEIM 678, 679, *679*.
OPPENHEIMER, E. H. 413, *420*, 690.
OSWALD, ADOLF 414, *420*.
OTSUKA *60*.
OTTO, FRITZ 625, *626*, 747.

PAGENSTECHER 270, 296, *320*, 634, 751, *751*.
— A. 96, *97*, 213.
— H. 245, *320*.
— H. E. 246, *320*, *482*, 585, 586, *587*.
PALICH-SZANTO, OLGA 151, *578*, 625, *626*.
Panas 153.
PARINAUD, H. 653, *656*, 734.
PARKER, W. R. 655, *656*.
PARSONS 638, *639*.
PASCHEFF, C. 45, *60*, 95, *95*.
PATERSON *708*.

Paton, L. 261, 297, *320*, 625, *626*, 646, *649*, 675, 676, 677, 678, *679*.
— and G. Holmes 645, *649*, 649, 651, 653, 655, *656*.
Patry 688.
Paunz 706, *708*.
Pée van 325, *328*.
Peiser, Buschke und 270, *315*.
Pellaton 189, *320*.
Pelte 693, *734*, *744*.
Peltesohn *500*.
Pentzold und Stintzing *744*.
Pergens 208, *320*.
Pesme, Paul, Beauvieux und 451, 453, *455*.
Peters, A. 113, *114*, 186, 198, 199, 200, 202, 206, 208, 226, 237, 238, 260, 264, 266, 268, 293, *314*, *320*, *631*, 697, *698*, *724*.
Petit, Terrien et 631, *631*.
Petrovic, J. 123, *124*.
Pfalz 475, *482*.
Pflugk v. 246, 247, *320*.
Phleps, Hesse und 317.
Pichler 634, *636*.
Pick, L. 359, *361*, *420*, 448, 450, 507, 508, *511*, 625, *626*.
Pillat 366, 367.
— Beck und *708*.
Pillati 626.
Pincus, Friedrich 405, 406, *420*, 703, *703*, 721, *722*.
Piper, H. 726, *730*.
Pisari, D. 709, *711*.
Pitsch 280, *321*.
Pittaluga, Marquez und 304, *320*.
Plange, O. 586, *587*.
Plenk 294, *321*.
Plocher, Richard 588.
Pokrowsky 74.
Pollack, Kurzezunge und 636, 637, *638*.
Poos 188, *321*.
Possek 239, 246, 247, 257, 260, *321*, 371, *374*, 571.
Prélat, Terrien und 379, *380*.
Pressburger 106, *111*.
Priestley-Smith 179, 185, 188, 221, *321*.
Pringle, J. Hogarth 751.
Proctor und Verhoeff 96.
Prümm 113, *114*.
Pugliatti 245, *321*.
Purtscher, A. 20, 135, *151*, 288, *321*, 370, *374*, 515, *517*, 590, *600*, 626, *629*, 681, *682*.
Pusey, Wood and 90, 92, *92*.
Puscarin *321*.

Quincke 36, *38*.
Quint 368, *374*.
Quirin 493, *500*.

Rabl 171, *321*, 325, *328*.
Rados, Andreas 519, 520, 522, *523*.
— und Schinz 297, *321*.
Raecke, J., E. Siemerling und 663, 705, *733*, *733*.
Raeder 184, *321*.
Raehlmann, Th. 474, *482*, 703, *703*.
Randolph 251, *321*.
Ranke, E. 40, 41, 42, 54, *60*.
Rau 245, *321*, 640, *641*.
Raubitschek 688, 747.
Redlich 679.
Redslob 280, *321*.
Rehsteiner, Karl 474, *482*.
Reich, M. 701, *702*.
Reichard 664, *674*.
Reimar, Max 417, *420*.
Reis, V. 232, *321*.
— W. 12, *23*, 37, *38*, 71, *74*, 79, 88, *89*, 93, *94*, 139, 140, 149, 150, *151*, 152, *153*, 337, *338*, 575, *578*, 620, *620*, 634, *636*, 699, *699*.
Remky, E. 96, *97*.
Rethi 706, *709*.
Retzius 171, *321*, 329, *338*, 654.
Reyher, P. 688.
Ribbert 140, 141, *151*.
Richter 59, *60*.
Riedl 207, *321*.
Rieth 23.
Risley 625, *626*.
Ritter 187, *321*.
Rochat, G. Fr. 360, 608, *612*.
Rochon-Duvigneaud 439, 441, *450*, 653, *656*.
— Opin et 439, *450*.
Roelofs, C. 75, 76, 77.
Rohrschneider, W. 298, *321*.
Rollet und Bussy 222, 223, *321*.
Römer, P. 22, 179, 184, 237, 238, 240, 241, 246, 255, *321*, 333, *338*, 359, *361*, 371, *374*.
Römer und Gebb 184, 241, *321*.
Rönne, Henning 399, 500, *500*, 550, *551*, 587, *588*, 615, *620*, 631, *631*, 638, 640, *641*, 643, *644*, 649, 663, 664, 665, 666, 669, 672, 673, *674*, 687, *688*, 705, *711*, 712, *714*, 717, 719, *720*, 724, 729, 730, 733, *733*, 738, *744*, 747, 751, *751*, 756.

Rönne, H. Blegvad und 669, *674*, 712, 713, *713*, 715, 718, 720, *722*.
— und Wimmer 671, 672, *674*.
Rosenfeld 663, *733*.
Rosenstein Maria 353, *361*, 404, *420*.
Rosow 727.
Rossi, Domenico *500*.
Rössle 146.
Roth, M. 636, *639*.
Rothmund *321*.
— Buhl und 97, *98*.
Rötth 23.
Ruben, J. 140, 141, *151*, 269.
— Igersheimer und 269, *318*.
Rubert, J. 18, 20, *23*, 124, *125*, 419, *420*.
Ruch 257, *321*.
Rumbaur 71, *73*.
Russel 693, *693*.
Russo, Donato Lo 451, 452, 453, *455*.
Rutgers, G. E. 735, *744*.

Sachs, R. 496, *500*, 680, *682*.
— M. 139, *374*, 673.
Sachsalber, A. 398, *399*, 628, *629*.
Saeger 206, *321*.
Saemisch, Th. 22, 85, 168, *169*.
Saenger, Wilbrand und 624, 654, 664, 669, 672, *675*, 675, 676, 677, 678, *679*, 680, 687, 696, *698*, 700, 719, 732, 733, *734*, 734, 738, 739, 741, *744*, 747.
Safar, Karl 528, *532*.
Sahli 58.
Saint, Ives *321*.
Salffner 268, 269, 293, *321*.
Sallmann, L., H. Kahler und 426, 427, 441, *450*.
Salus, R. 97, *98*, 152, *154*, 237, 240, 241, 248, *321*, 371, *374*.
Salva, Hermitte und *733*.
Salzer 150, *151*, 194, 302, 304, *322*, 636, *639*.
Salzmann, M. 159, 160, 161, *162*, 171, 172, *322*, 328, 329, *338*, 619, *620*, 633, *636*, 749, *756*.
Samelsohn 631, *631*, 673, *674*, 716.
Sames 620.
Samuels, Löwenstein und 364, *367*.
Sandmann 476, *482*, 664, *674*.
Sattler C. H. 359, *361*, 667, *674*, 715, *720*. 748. *749*.
— H. 76, 77, 286, *322*, 694, *695*.

SCALINCI 81, 239, *322*.
SCHAAF 328, *338*.
SCHALL, EMIL *482*, 528, *532*.
SCHANZ, FR. 37, *38*, 59, *60*, 242, 255, 294, *322*, 663, *674*, 701, *702*, 720, *722*, 748.
SCHANZ und STOCKHAUSEN *322*.
SCHEEL, ELFRIEDE 590, *600*.
SCHEER VAN DER 265, *322*.
SCHEERER, R. 59, *60*, 123, *124*, 295, *322*, 417, 418, 419, *420*, 505, *506*.
SCHEFFELS 254, *322*.
SCHEIDEMANN 638, *639*.
SCHERTLIN, G. 550, *551*, *641*.
SCHEUBE 247, *322*.
SCHEUERMANN, WALTER 534, 535.
SCHIECK, FR. 9, 10, *24*, 28, *28*, 29, 36, *38*, 39, 40, 48, 49, 57, *60*, 92, 96, 141, 144, 146, *151*, *344*, 381, *428*, 439, 448, *450*, 613, *614*, 636, 637, *639*, 643, *644*, 644, *649*, 651, 652, 653, 654, *656*, 658, *662*, 672, 673, *675*, 697, 707, *709*, 720, 721, *722*.
— und F. VOLHARD *428*, *450*.
SCHIESS-GEMUSEUS 153, 636, 637, *639*.
SCHINZ, RADOS und 297, *321*.
SCHÖTZ, INGOLF 257, 260, *322*, 444, 446, 447, *450*, 701, *702*.
SCHIRMER 197, 293, *322*, *361*, 371, *374*, 697, *698*.
SCHLEICH, G. 5, *24*.
SCHLESINGER 706, *709*.
SCHLIEPHAKE, H. 513, *514*.
SCHLIPPE 82, *84*, 99, *100*.
SCHLODTMANN 312, *322*.
SCHLOFFER 684, *688*.
SCHLOMKA, BÜRGER und 183, 315.
SCHMIDT 281, 301, *322*, 646, *656*.
SCHMIDT, H. und WEGNER 646, *649*.
SCHMIDT. R. *24*.
— -RIMPLER, A. 96, *97*, *139*, *151*, 345, *361*, 473, *482*, 509, *512*, 719, *720*, 724.
— — H. 513, *514*, 631, *631*, 653.
SCHMIDT ZU WELLENBERG V. 379, *380*.
SCHMIDTMANN, M. 634, *636*.
SCHMINCKE 55.
SCHMITGEN 365, *367*.
SCHMITT 213, *322*.
SCHNABEL, J. 14, 15, *24*, 126, *132*, 630, *631*.

SCHNAUDIGEL 58, *60*, 125, *125*, 379, *380*, 397, *399*.
SCHNEIDER, R. 516, *517*.
SCHNYDER 253, 294, 295, 296, *322*.
SCHOELER 478, *482*, 640, *641*.
SCHOLTZ 377, *380*.
SCHÖN *60*, 214, 236, *322*, 725, 730, 736, *744*.
SCHÖNFELD 692, *693*.
SCHÖPPE, H 75, 76, 77.
SCHOTT, KURT 564.
SCHOU, H. J. 692, *693*, 693, 695.
SCHOUTE *322*.
SCHOV *60*.
SCHREIBER, L. 32, *38*, 132, *134*, 164, *164*, 364, 367, 383, 457, 476, 479, *482*, 724, 728, *730*.
— und F. WENGLER 383, *395*.
SCHUH, S. 51.
SCHULHOF, HEKTOEN und 244, *317*.
SCHULTZ-ZEHDEN 679.
SCHUMACHER 63, *74*.
SCHUR 588.
SCHÜRMANN 174, 216, *322*.
SCHÜSSELE, W. 37, *38*.
SCHUSTER, PAUL 499, *500*.
SCHWALBE 328, *338*, 339, 341, *344*, *656*.
SCHWARTZE 693, *695*.
SCHWEINITZ DE *631*, *673*.
— DE, G. E. und FEWELL 718, *720*.
SCHWEIDNITZ 44.
SCHWEIGGER 333, *338*.
SEEFELDER, R. 59, *60*, 71, *74*, 87, *88*, 95, *95*, 132, *134*, 139, *151*, 177, 329, *338*, 581, *583*, 620, *620*, 625.
— BACH und 171, 325, 326, 327.
SEGALOWITZ 588, *590*.
SEGUIN 704.
SEIDEL, E. 59, *60*.
SELIGSOHN 3, *24*.
SENNELS 680, *682*.
SEQUIN 675.
SHARKEY und LAWFORD 671, *675*.
SICHEL 478.
SIDLER-HUGUENIN 33, 35, 37, *38*, 126, 128, 129, 130, *132*, 448, 511, *512*, 534, *535*, 535, 536, *541*, 636, 637, *639*, 747, *749*.
SIEGFRIED 365, *367*.
SIEGRIST, A. 26, *28*, 243, 244, 247, 261, *314*, *322*, 413, *420*, 673, *682*, 708, *709*.
SIEMERLING, E. u. J. RAECKE 663, *675*, 705, 733, *733*.
SILEX 445, *450*.
SILVA *164*.

SIMPSON, H. W. 634, *636*.
SINGER 702, *703*.
SLIPKENS, T. W. 45, *60*, 592, *600*.
SMITH 214, *322*.
— HENRY *322*.
— -TEMPLE 367.
SOURDILLE, G. 653, *656*, *673*.
SPAMER 379, *380*.
SPECIALE-CIRINCIONE 222.
SPEYER V. *374*.
SPIELMEYER 497, *500*.
SPIR *322*.
STADTFELDT 619, *621*, 631, *631*.
STÄHLI, J. 19, *24*, 48, *132*, 517, *517*.
STÄHLIN, WILBRAND und 689, *693*.
STANKA, RUDOLF *482*.
STARGARDT, K. 85, 86, *86*, 107, *111*, 159, *162*, 478, *482*, *563*, 567, 569, 570, *578*, 727, *730*, 740, 741, *744*.
STEFFAN 213, 663, *675*.
STEFFENS 153.
STEIN 198, 306, *322*.
STEINDORFF 248, *314*, *322*.
STEINER 276, *322*.
STEINERT 262, *322*.
STEKKER, V. 265, *322*.
STENVERS, H. W., A. DE KLEIJN und *708*.
STEPHENSON, SYDNEY 588, 590, 623, *624*, 699, *699*.
STERN 26, *28*.
STERNBERG, V. SZILY und *24*.
STILLING 328, *338*, 339.
STINTZING, PENTZOLD und *744*.
STOCK, W. 22, *24*, 39, 40, *45*, 46, 59, *60*, 94, *95*, 114, *114*, 119, 122, 123, *124*, 155, *155*, 297, *322*, 376, *380*, 484, 489, 491, 497, *498*, 499, *500*, 509, *512*, 638, *639*.
— AXENFELD und *360*, 523, *532*.
— und A. v. SZILY 619, *621*.
STOCKER 706, 708, *709*.
STOCKHAUSEN, SCHANZ und *322*.
STOEWER, P. 153, 294, *322*, 371, *374*, 528, 540, *541*, 634, *636*, 638, *639*, 751, *751*.
STÖLTING, B. 97, *98*, 376, *380*, *420*, 663, *673*.
— BRUNS und *733*.
STÖLTZNER 261, *322*.
STOOD, W. 630, *631*.
STORY, SULLIVAN, O. und *639*, *641*.
STRAUB 5, *24*, 52, *60*, *111*, 339, *344*, 350, *361*, 371, *374*, *756*.

STREBEL 300, *322.*
STREIFF, J. 81, 83, *84,* 274, *322,* 333.
STRUPOFF 208, *322.*
STÜLP 747, *749.*
— O. 78, *79.*
— V. 62.
STUMPF 150.
SUGANUMA 484, 498, 499, *500,* 524, *532.*
SUGITA, Y. 502, *506.*
SULLIVAN, O. und STORY 639, *641.*
SWATIKOWA, A. 64, *74.*
SZILY, A. v. 142, *151,* 174, 184, 206, 241, 264, 265, *314, 322,* 325, *328,* 617, 619, *621,* 634, *636,* 648, *649,* 696, *696.*
— und ARISAWA 184, *322.*
— W. STOCK und 619, *621.*
— sen. 224, *322, 621.*
— und STERNBERG 24.
SZYMANOWSKY 712, *714.*

TAKEISHI 222, *322.*
TARLE 642, *644.*
TAULICK 683.
TAY, WAREN 496, *500.*
TEPLIASCHIN 266, *322.*
TERRIEN *314,* 336, *338,* 430, 437, *450.*
— et PETIT 631, *631.*
— und PRÉLAT 379, *380.*
TERSON, A. 404, 406, *420,* 703, *704.*
TERTSCH 301, *323, 621,* 706, *709.*
TEUTSCHLÄNDER 86, *86.*
THIERFELDER 309, *323.*
THIES, O. 37, *38, 702, 709.*
THOMSEN, HUGO 642, 655, 661, *662,* 673, 719, *720,* 728, *729, 730.*
THORNER, W. 652, *656.*
TIETZE, A. 516, *517.*
TOJODA, T. 673, *675.*
TOMFOHRDE 365, *367.*
TOOKE 69, *74.*
TORNATOLA 325, *328.*
TOUFESCO 232, 235, *323.*
TRANTAS 124, *125, 367.*
TRAQUAIR, H. M. 663, 664, 665, *675,* 698, *699, 709,* 711, *711.*
TREITEL, TH. 720, 725, *730.*
TREUTLER 297, *323.*
TRIEBENSTEIN, FISCHER und 243, *316.*
TRIBONDEAU und BELLAY 297, *323.*
TROCMÉ 681, *682.*
TRON 243, *323.*
TSCHIRKOWSKY 265, 663, 671, *675, 734.*

TÜRCK 425.
TÜRK, S. 11, *24.*

UBISCH, v. 250, *323.*
UHLENHUTH 184, 244, *323.*
UHTHOFF, K. 461.
— W. 2, *24,* 69, *74, 96,* 128, *132,* 150, *151,* 155, *155,* 288, *323,* 378, *380,* 400, 408 409, 416, *420,* 457, 478, *482,* 516, 631, *633,* 647, 648, *649,* 660, *662,* 666, 669, 673, *675,* 675, 676, 678. *679,* 680, 681, *682, 688, 689, 693,* 694, *695,* 696, *699, 702, 704, 704, 711, 712, 714,* 716, *717,* 720, 721, *722, 730,* 730, 732, 733, *734, 734,* 735, 736, 737, 738, 741, *744,* 745, *747,* 748, *749.*
ULLMANN 154, *155.*
ULRICH, R. 339, *344,* 653, *656.*
UNTERHARNSCHEIDT 337, *338.*
URMETZER 97, *98.*

VALENTIN 349, 350, *361.*
VALETTAS, A. 61, *62.*
VANCEA, MICHAIL und 270, *320.*
VARELMANN, HANS 503, *506.*
VARSCHUTZ 683.
VASQUEZ-BARRIÈRE 636, *639.*
VASSAUX, DE LAPERSONNE und 490, 498, *500.*
VAYDA, G. 29, *38.*
VEGA DE LA 28.
VELHAGEN, K. JR. 45, *60,* 592, 600, *698.*
VELTER, M. 733, *734.*
— E. und JEAN BLUM 533, *535.*
VERAGUT 332.
VERDERAME 619, *621,* 639, 640, *641,* 694, *695.*
VERDEREAU 246, 247, *323.*
VERHOEFF 90, 99, *100,* 349, *361,* 638, *639, 756.*
— PROCTOR und *96.*
VERRIJP, C. D. 626, *629.*
VERZÁR, IGERSHEIMER und 720, *722.*
VIEUSSE 311, *323.*
VINCENTIIS DE 376, *380.*
VIRCHOW, H. *328,* 329, *338.*
— RUDOLF 595, *600.*
VOGT, A. 171, 173, 174, 175, 176, 186, 189, 190, 191, 206, 207, 208, 215, 216, 221, 222, 223, 224, 237, 242, 253, 262, 264, 265, 272, 276, 277, 282, 283, 286, 296, 299, 306, *314, 323,* 332, 333, *338,* 351, 358, *361,* 362, *367,* 370, 390, *392,* 393, *395,* 423, 425, 458, 461, 474, 481, *483,* 489, 516, *517,* 552, 554, 565, 566, 568, 668, *675,* 716, *720, 730.*
VOGT und O. KNÜSEL 516, *517.*
— H. 497, *501.*
— und LÜSSI 175, 264, *323.*
VOLHARD, FRANZ 428, 431 441, 442, 444, *450,* 45·, *455.*
— F. SCHIECK und 428, *450.*
VOSSIUS, A. 3, *24,* 24, *28,* 46, *60,* 201, 257, 265, 276, 286, 287, 298, *323, 338,* 673.

WAARDENBURG, P. 700, *702.*
WAGNER 636, *639.*
WAGENER, H. P. und R. M. WILDER 453, *455.*
WAGENMANN, A. 27, *28,* 85, 101, *103,* 105, *111,* 119, 121, *124,* 133, *134,* 153, *154,* 166, 167, 168, *169,* 286, 293, 309, 310, *314, 324,* 365, *367,* 374, 398, *399,* 408, 413, 419, *420,* 484, 490, 499, *501,* 514, *517,* 727, 729, *730,* 735, *744.*
WAGNER-JAUREGG 743.
WAGNER, MICHEL und *320.*
WALKER, CUSHING and 648, *649.*
WALKERS, C. H. 578.
WALLER 260, *324.*
WALSER, B. 586, *587.*
WALTER 247, *324.*
WÄTZOLD 150, *151.*
WEBER *361.*
WEBSTER *361.*
WECHSELMANN 691.
WECKER, L. v. 213, 246, *324,* 578, 579, 581, *583,* 630, *631,* 681, *682.*
WEEKERS, L. 95, *95,* 473, *483,* 593, *600.*
WEGENER, W. 636, *639.*
— SCHMIDT, H. und 646, *649.*
WEIGELIN, S. 20, *24,* 701, *702.*
WEIL und NORDMANN *324.*
WEILL, A., WIDAL, MORAX et 441, *450.*
— G. 80, 81, *84,* 222, *324, 367.*
— P. 630, *631.*
WEINSTEIN 633, *636.*
WEISS *367,* 639, *641.*
WENDT 42, *61.*
WENGLER, F., L. SCHREIBER und 383, *395.*
WENZEL, D. J. 294, *324.*
WERDENBERG ED. 40, 42, 57, *61,* 115, 119, *124.*
WERNCKE, TH. 27, *28.*
WERNER 265, *324,* 376, *380.*
WERNICKE 162, *163,* 257, *324,* 478, *483.*

WERSEN, A., M. ZETHELIUS und 721, *722.*
WESSELY, C. 22, *38,* 79, *79, 111,* 198, 201, 210, 240, 250, 251, 285, *324,* 338, 339, 341, 342, *344, 367,* 371, *374, 450,* 461, 473, 478, *483,* 502, 504, *506,* 605, 620, *621,* 726, *730.*
WESTHUES 198, *324.*
WESTPHAL 346, *361.*
WETTENDORFER 260, *324.*
WETTERSTRAND 123, *124.*
WEVE, H. 37, *38,* 51, *61.*
WHITE, LEON E. 706, *709, 756.*
WIDAL, MORAX et A. WEILL 441, *450.*
WIDDER, J. 65, 69, *74.*
WIDMARK 673.
WIEDOW 270, *324.*
WIEGER 328, *338.*
WIEGMANN *111,* 347, *361.*
WILBRAND 74.
— und BEHR 77.
— und SAENGER 624, 642, 654, 664, 669, 672, *675, 675,* 676, 677, 678, *679,* 680, 687, 696, 698, 700, 719, 732, 733, *734,* 734, 738, 739, 741, *744, 747.*

WILBRAND und STÄHLIN 689, *693.*
WILDER, R. M., H. P. WAGENER und 453, *455.*
WILDI, G. 90, *92,* 518, 571, *578,* 578, *583, 583, 587.*
WILLEMER, W. 752, *756.*
WILLS 2.
WIMMER und RÖNNE 671, 672, *674.*
WINTERSTEINER, H. 28, *28,* 90, 91, 92, *92,* 96, 101, *103,* 134, 138, 142, *151,* 208, 229, 590, 596, *600.*
WINTHER, K. 695, *965.*
WINTZ 599.
WIRTZ 79.
WISSMANN, R. 444, *450.*
WOHLWILL 747.
WÖLFFLIN, E. 518, 519, 522, *523,* 571, *578.*
WOELFFLIN, METZNER und 83, *84.*
WOLF, HANS 531, *532.*
WOLFF 250, *324.*
WOLFRUM, M. 95, *95,* 96, 97, 97, 142, 144, 146, *151,* 154, 155, *155,* 325, 326, *328,* 328, *338.*

WOOD 377, *380.*
— and PUSEY 90, 92, *92.*
WOODS und BURKY 244, *324.*
WÜRDEMANN, H. V. 246, *324, 578.*

YOSHINE, S. 501, *506.*
YOUNG, G. 619, *621.*
— and LOEVENHART 748, *749.*
YVES, ST. 298.

ZADE, M. 619, 620, *621,* 631, *631.*
ZANGEMEISTER, W. 444, 446, *450.*
ZAYNEK, E. v. ELSCHNIG und 222, *316.*
ZEEMAN, W. 15, *24,* 697, *698.*
ZEISS, ERICH 599, *600.*
ZENTMAYER 276, *324,* 712, *714.*
ZETHELIUS, M. und A. WERSEN 721, *722.*
ZIEGLER, E. 703, *704,* 722, *722.*
ZIEMINSKI 376, *380.*
ZIMMERMANN, E. L. 742, *744.*
ZIRM 188, *324.*
ZONDEK, KRAUS und 262, *319.*
ZORN, BERNHARD 496, *501.*

Sachverzeichnis.

Ablatio retinae siehe Netzhautablösung.
Aderhaut siehe Chorioidea.
Aderhautablösung 164.
Alkoholamblyopie 714.
Amaurose, urämische 448.
Amaurotisches Katzenauge 591.
Amotio chorioideae 164.
— retinae siehe Netzhautablösung.
Aneurysma racemosum arterio-venosum retinae 401.
Angioid streaks 583.
— Maculabeteiligung 583.
— pathologische Anatomie 585.
Angiomatosis retinae 603.
— Ablatio 607.
— Amotio und Sekundärglaukom 604.
— Anastomose der Zentralgefäße 605.
— Blutungen 607.
— Differentialdiagnose 610.
— und Hirntumor 608.
— pathologische Anatomie 608.
— Stauungspapille 608.
— Therapie 612.
Angiopathia retinae syphilitica 540.
— traumatica 514.
— — Pathogenese 515.
Aniridie, traumatische 101.
Arteria hyaloidea persistens 625.
Atrophia nervi optici siehe Sehnervenatrophie.

BERLINsche Netzhauttrübung 512.
Bienenwabenmacula 567.

Cataracta und Katarakt siehe unter Linse.
Chalcosis lentis 288.
Chininamaurose 747.
Cholesterin in der Linse bei myotonischer Dystrophie 264.
Chorioidalgefäße, Embolie 132.
— Erkrankungen 132.
— pathologische Anatomie der Erkrankung 134.
— Sklerose 132.

Chorioidalgefäße, Symptome der Erkrankung 133.
Chorioidea, Angiom 152.
— Atrophia gyrata 162.
— Drusen der Glaslamelle 163.
— Fibrom 151.
— Flächensarkom 147.
— Geschwülste 134.
— gutartige Geschwülste 151.
— Geschwülste, pathologische Anatomie der gutartigen 153.
— — metastatische 154.
— Gumma 128.
— leukämische Erkrankung 155.
— Melanome 142.
— und Myopie 156.
— Neurofibrom 151.
— Sarkom 134.
— — circumpapilläres 148.
— — und Cysticercus 139.
— — und Glaukom 139.
— — glaukomatöses Stadium 137.
— — Nachweis auf der Röntgenplatte 139.
— — Nekrose 147.
— — Netzhautablösung 139.
— — pathologische Anatomie 140.
— — Pigmentbeschläge der Vorderkammer 135.
— — Pigmentbildung 145.
— — Prognose 149.
— — Stadien 137.
— — sympathische Ophthalmie 149.
— — Symptome 135.
— — Theorien 141.
— — Therapie 150.
— — Ursprungsort 142.
— — Verlaufsformen 147.
— — Wachstum 143.
— — Zellformen 145.
— Tuberkulom 119.
— — Differentialdiagnostisches gegenüber echten Geschwülsten 119.
— Veränderungen bei Myopie, pathologische Anatomie 159.
Chorioidea, Verletzungen 166.
— pathologische Anatomie 168.
Chorioidearuptur 167.

Chorioiditis, Allgemeines 103.
— Ätiologie 104, 109.
— Drusenbildung des Pigmentepithels 109.
— Glaskörpertrübung 106.
— Nachtblindheit 107.
— Netzhautbeteiligung 105.
— pathologische Anatomie 107.
— subjektive Erscheinungen 106.
— Symptome 105.
— Therapie 110.
— Bedeutung der Tuberkulose 104.
— diffuse metastatische 111.
— Symptome der diffusen 111.
— herdförmige bei Infektionskrankheiten 113.
— — metastatische 113.
— juxtapapillaris 105, 118.
— pathologische Anatomie der diffusen metastatischen 112.
— Streptokokken bei diffuser metastatischer 112.
— Therapie der diffusen metastatischen 112.
— lepröse 124.
— bei angeborener Lues 128.
— peripherica 127.
— disseminata syphilitica 127.
— syphilitische 125.
— Netzhautbeteiligung bei syphilitischer 126.
— pathologische Anatomie der syphilitischen 130.
— syphilitische, mit Sehnervenerkrankung 130.
— Therapie der syphilitischen 131.
— tuberkulöse 114.
— — disseminierte 115.
— Allgemeinzustand bei tuberkulöser 119.
— Cataracta complicata bei tuberkulöser 119.
— konglobierte, tuberkulöse, pathologische Anatomie 121.
— Lederhautentzündung bei tuberkulöser 119.
— Netzhautbeteiligung bei tuberkulöser 117.
— pathologische Anatomie der tuberkulösen 120.

Sachverzeichnis.

Chorioiditis, Röntgenbehandlung der tuberkulösen 123.
— Symptome der tuberkulösen 115.
— Therapie der tuberkulösen 122.
Chorioretinitis 105.
— grobfleckige 129.
— juxtapapillaris 105, 118.
— luetica, Formen 536.
— bei angeborener Lues, Symptome 535.
— peripherica atrophicans 536.
Chorioretinitischer Herd, pathologische Anatomie 109.
Ciliarkörper, Altersveränderungen 86.
— Cysten 89.
— Geschwülste 89.
— epitheliale Geschwülste 98.
— gummöse Erkrankung 69.
— metastatisches Carcinom 95.
— Ringsarkom 93.
Ciliarkörpersarkom 92.
— Iridodialyse 93.
— pathologische Anatomie 94.
— Symptome 92.
Ciliarkörpertuberkulose 54.
Commotio retinae 512.
— Differentialdiagnostisches 514.
— Maculaschädigungen 513.
— Pathogenese 512.
Corpus ciliare, Sarkom 92.
— vitreum siehe Glaskörper.
Cyanosis retinae bei Allgemeinleiden 399.
Cyclitis und Heterochromie 80.
Cystein der Linse 232.

Ectopia lentis 304.
Ergotinkatarakt 266.
Evulsio nervi optici 633.

Filix mas-Amaurose 747.
Flächensarkom der Chorioidea 147.
Familiäre amaurotische Idiotie, pathologische Anatomie 499.
— Spielmeyer-Stocksche Form 497.
— Tay-Sachssche Form 496.
Fuchsscher Fleck 561.

Gefäßhaut s. Uvea.
Glasbläserstar 294.
— Abblätterung der vorderen Linsenkapsel 295.

Glasbläserstar als Berufskrankheit 295.
Glaskörper 325.
— Abhebung 366.
— Ablösung 361.
— Altersveränderungen 328.
— Anatomie 328.
— kongenitale Anomalien 328.
— Area Martegiani 329.
— Aufbau 334.
— Blutungen 354.
— — bei Allgemeinleiden 357.
— expulsive Blutungen 358.
— -Blutung, juvenile 523.
— — Ätiologie 523.
— — pathologische Anatomie 531.
— — Symptome 524.
— — Therapie 531.
— — und Tuberkulose 524.
— rezidivierende Blutungen 357.
— traumatische Blutungen 358.
— Therapie der Blutungen 359.
— Brechungsindex 329.
— Calciumgehalt 343.
— Chemie 338, 340.
— der Synchysis scintillans 347.
— Cysticercus 374.
— physikalisch-chemische Auffassung vom Bau 336.
— physiko-chemische Eigenschaften der Glaskörperflüssigkeit 342.
— Echinococcus 376.
— Entwicklung 325.
— Fadenwurm 379.
— Fliegenlarven 379.
— Flüssigkeitsgehalt 361.
— Flüssigkeitswechsel 338.
— Fremdkörper 367.
— Fremdkörpernachweis 370.
— -Fremdkörper und Maculadegeneration 369.
— metallische Fremdkörper 369.
— Therapie infizierter Fremdkörperverletzungen 372.
— und Kammerwasser 341.
— Kolobom 337.
— Mucingehalt 341.
— fliegende Mücken 344.
— Parasiten 374.
— Persistieren der Arteria hyaloidea 336.
— Physiologie 338.
— Prolaps 361.
— Schrumpfung 361.
— Spaltlampenuntersuchung 330f.
— Steinsplitter 368.
— Synchysis scintillans 346.

Glaskörper, Therapie der Synchysis scintillans und Hypercholesterinämie 349.
— Technik der Untersuchung 329.
— Trübungen 344.
— — bei Allgemeinleiden 352.
— — bei Myopie 345.
— — und Pseudogliom 352.
— Ätiologie der Trübungen 352.
— degenerative Trübungen 350.
— entzündliche Trübungen 350.
— pathologische Anatomie der Trübungen 351.
— Therapie der Trübungen 352.
— und Tumoren 361.
— angeborene Veränderungen 333.
— senile Veränderungen 333.
— Verflüssigung 333, 361, 364.
— Verletzung 361.
— Wimpern 368.
— Zonularspalte 329.
Glaskörperhernie 364.
Glaskörperinfektion 371.
Gliom und Iris 593.
— und Iristuberkulose 593.
Glioma endophytum 591.
— exophytum 591.
— iridis 95.
— retinae 590.
— pathologische Anatomie 595.
— — Pseudohypopyon 592.
— — Sehnervenbeteiligung 594.
— — Spontanheilung 595.
— — Symptome 590.
— — Therapie 599.
— — Vorkommen 590.

Hämophthalmus 354.
Hemeralopie bei Alkoholabusus 503.
— mit Augenhintergrundsveränderungen 504.
— bei lokalen Augenleiden 503.
— erbliche 502.
— bei Ernährungsstörungen 501.
— Experimentelles 501.
— bei Glaukom 503.
— nach Kampfgaserkrankung 503.
— Leberleiden und 502.
— bei Myopie 503.
— bei nervösen Störungen 502.
— bei Nicotinabusus 503.
— Therapie 502.
Herpes iridis, pathologische Anatomie 76.

Herpes iridis, Symptome 74.
— Therapie 76.
— Vorderkammerblutungen 74.
Heterochromie und Cyclitis 80.
— pathologische Anatomie 82.
— Sympathicus 82.
Heterochromiecyclitis, Symptome 81.
Heterochromiekatarakt 274.
v. HIPPELsche Erkrankung 603.
Hyalitis 350.

Intoxikationsamblyopien 714.
— Augenhintergrund 716.
— und Diabetes 716, 718.
— (Tabak, Alkohol), pathologische Anatomie 716.
— durch verschiedene Gifte 717.
— Skotome 714.
Iridocyclitis, ätiologische Bedeutung der Lues 62.
— chronica traumatica 20.
— ektogene 85.
— sekundäre endogene 84.
— bei Erkrankungen des kardiovasorenalen Systems 79.
— Folgezustände 24.
— bei gastrointestinalen Autointoxikationen 78.
— lepröse 61.
— pathologisch-anatomische Befunde bei lepröser 61.
— Symptome der leprösen 61.
— Therapie der leprösen 62.
— syphilitische 62f.
— Gefäßwanderkrankungen bei syphilitischer 72.
— Roseola syphilitica 63.
— fibrinöse 65.
— pathologische Anatomie der syphilitischen 71.
— Symptome der syphilitischen 63.
— Therapie der syphilitischen 73.
— tuberkulöse 38.
— — Geschichte 38.
— Beteiligung des Kammerwinkels bei tuberkulöser 48.
— — des Strahlenkörpers bei tuberkulöser 49.
— Diagnose der tuberkulösen 42.
— Entzündungserscheinungen der tuberkulösen 47.
— Formen der tuberkulösen 51.
— granulierende Form der tuberkulösen 54.

Iridocyclitis, Jod bei tuberkulösen 58.
— pathologische Anatomie der tuberkulösen 51.
— Präcipitate bei tuberkulöser 50, 54.
— örtliche Reaktion, Tuberkulin 43.
— Therapie der tuberkulösen 56.
— Tuberkulinbehandlung bei tuberkulöser 57.
— Quecksilber bei tuberkulöser 58.
— Zone der perifokalen Entzündung bei tuberkulöser 55.
Iridodialyse 100.
Iridosklerose 80.
Iris, Altersveränderungen 86.
— metastatisches Carcinom 95.
— Cysten 89.
— — epitheliale 96.
— Implantationscysten 97.
— Perlcysten 97.
— Epithelerkrankung, diabetische 88.
— Geschwülste 89.
— — pathologische Anatomie 91.
— — primäre, epitheliale 94.
— — Symptome 90.
— — Therapie 92.
— Myosarkom 91.
— Naevus vasculosus 90.
— Sarkom 90.
— Sphincterrisse 102.
— Verletzungen 100.
Irisendotheliom 91.
Irisgumma 70.
Irishinterblatt, Pigmentatrophie 87.
Iristuberkel 44.
Iristuberkulose und Allgemeinleiden 40.
— experimentelle 39f.
— und Lebensalter 42.
— Strahlenbehandlung 59.
— Symptome 44.
Iritis, Ätiologie 2f.
— bakteriologische Befunde 36.
— diffuse metastatische 28.
— parenterale Eiweißbehandlung 20.
— gichtische, Symptome 75.
— Glykogenvorkommen bei diabetischer 88.
— Therapie der gichtischen 78.
— Glashautbildung im Kammerwinkel 27.
— Glaskörpertrübungen 13.
— gonorrhoische 33f.
— — Symptome 34.

Iritis, gonorrhoische, Therapie 35.
— gummosa 69.
— herdförmige metastatische 38.
— Hyphaema 12.
— Hypopyon 11.
— bei Infektionskrankheiten 35.
— intraokulare Spannung 12.
— Iridektomie 22.
— Irisatrophie 18.
— Komplikationen 14.
— örtliche Lichtbehandlung 20.
— bei kongenitaler Lues 69.
— metastatische 37.
— obturans 48.
— operative Behandlung 21.
— pathologische Anatomie 15.
— Pigmentblattbeteiligung 26.
— Pigmentblattverklebung 8.
— plastica tuberculosa 50.
— Präcipitate 9, 19.
— Pseudopräcipitate 19.
— rheumatische 29f.
— — Ciliarkörperbeteiligung 32.
— — Exsudation 30.
— — pathologisch-anatomische Befunde 33.
— — Symptome 29.
— — Therapie 33.
— septische 36.
— Statistisches 2f.
— Symptome der 5f.
— bei Raupenhaarerkrankung 85.
— subjektive Symptome 13.
— syphilitica papulosa 64.
— Leukopathie bei syphilitischer 69.
— Papelbildung bei syphilitischer 65.
— Therapie 20.
— Verlauf 15.
IWANOFFsches Ödem 499.

Kapselkatarakt 228.
Kapselstar 189.
Katarakt s. Linse.
Kontusionskatarakt 276.

Lens cristallina siehe Linse.
Lenticonus anterior 207.
— posterior 207.
— — physiologischer 333.
Linse, abnorme Kleinheit 206.
— Alterstar Statistisches 213.
— Altersstare, Symptome 214.
— Einteilung der typischen Altersstare 212.

Sachverzeichnis.

Linse, Anatomie 171 f.
— angeborene, Totalkatarakt 202.
— angeborene Trübungen 188f.
— innere Atmung 235.
— Bedeutung des Cysteins 232.
— Blitzstar 298.
— Cataracta, brunescens 222.
— — complicata 271.
— — — Spektralfarbenerscheinungen am hinteren Pol, 272.
— — — Therapie 273.
— — congenita totalis 202.
— — coronaria 216.
— — diabetica 253.
— — electrica 299.
— — fusiformis 205.
— — membranacea 203.
— — nigra 222.
— — ossea 280.
— — polaris anterior 193.
— — — posterior 193.
— — punctata 191.
— — secundaria 248.
— — senilis und Maculadegeneration 225.
— — traumatica 276.
— — zentralis 200.
— — zonularis 195.
— — — Genese 197.
— — — pathologische Anatomie 197.
— — — Therapie 200.
— Chemie 181 f.
— Cysticercus 304.
— Diskontinuitätsflächen 174.
— mit doppeltem Brennpunkt 224.
— Eisenstar 286.
— Elektrizitätsstar 299.
— Entwicklung 170f.
— — der Altersstare 215.
— Ergotinkatarakt 266.
— Ernährung 186.
— erworbener Kernstar 218.
— experimentelle Stare 293.
— Farbe 185.
— — des Altersstars 220.
— Fehlen 206.
— Fremdkörper 284.
— Gewicht 179.
— Glasbläserstar 294.
— — Ätiologie 294.
— Gluthation 234.
— Heterochromiekatarakt 274.
— hinterer Polstar 193.
— Kältetrübungen 187.
— Kapselkatarakt 228.
— Kapselstar 189.
— Katarakt bei Allgemeinleiden 275.
— Kataraktpathogenese und innere Sekretion 243.

Linse, Kataraktheorien 236f.
— Kernteilungsfiguren 227.
— Kolobom 208.
— Kugelgestalt 206.
— Kupferkatarakt 288.
— — Histochemisches 290.
— — Pathogenese 292.
— — pathologische Anatomie 290.
— — Symptome 289.
— — Verlauf 292.
— — Lageveränderungen 304.
— — Therapie 313.
— lamelläre Zerklüftung 216.
— Lenticonus 207.
— Luxation 305.
— traumatische Luxation 307.
— entzündungserregende Wirkung der luxierten 307.
— histologische Veränderungen der luxierten 308.
— Massagestar 293.
— Myeline 235.
— Nachstar 248.
— Nahtsystem 175.
— Naphthalinkatarakt 266.
— Chemie 269.
— Naphthalinkatarakt und Netzhautherde 267.
— pathologische Anatomie 268.
— Operation des Nachstars 251.
— Parasiten 301.
— der menschlichen 303.
— pathologische Chemie 232.
— Pigmentnachstar 249.
— Pseudoepithel der kataraktösen 229.
— Pyramidalstar 194.
— Regenerationserscheinungen 250.
— Röntgenstrahlendosierung, unschädliche 297.
— Salztrübungen 187.
— Schichtstar 195.
— Sklerosierung 185.
— SOEMMERINGscher Kryatallwulst 250.
— Spaltlampenbild 173.
— Spindelstar 205.
— Struma und Katarakt 257.
— Tetaniestar 257.
— Thalliumkatarakt 270.
— Therapie angeborener Stare 210.
— medikamentöse Therapie der Katarakt 245.
— operative Therapie der Katarakt, Indikationsstellung 244.
— Punktstar 191.
— Ultrarotstar 296.
— vordere axiale Embryonalkatarakt 190.

Linse, vorderer Polstar 193.
— Wachstum 184.
— Wasserspaltenbildung 216.
— WEDLsche Blasenzellen 229.
— Wundstar 276.
— — pathologische Anatomie 279.
— — Spaltlampenbeobachtung 282.
— — Verlauf 278.
— Zentralstar 200.
— Zuckerstar 253.
— — Pathogenese 254.
— — Refraktionsänderungen 255.
— — Therapie 256.
— — und die Veränderungen des Pigmentepithels der Iris 255.
Linseneiweiß, Bausteine 182.
— Biologie 184.
Linseneiweiße der normalen u. der kataraktösen Linse 233.
Linsenektopie, monokulares Doppelsehen 305.
Linsenfasern, Veränderungen bei Katarakt 229.
Linsenkapsel, Epithel 228.
Linsenschädigungen durch Bienenstich 301.
— durch Röntgen- und Radiumstrahlen 296.
— durch Säureverätzung 301.
Linsentrübungen, erworbene 211.
— — pathologische Anatomie 226f.
— — Geschichtliches 211.
— bei Fischen 301.
— Formen bei Tetanie 259.
— infolge innersekretorischer Störungen 256, 265.
— bei myotonischer Dystrophie 262.

Macula bei Albinismus 565.
— Degeneration und Linsentrübungen 577.
— Differenzierung und Pigmentblatt 565.
— cystische Entartung 568.
— Fehlen 565.
— Heredodegeneration 563.
— angeborene Heredodegeneration 564.
— infantile Heredodegeneration 566.
— juvenile Heredodegeneration und Demenz 570.
— senile Heredodegeneration 570.
— virile Heredodegeneration 570.

49*

Macula, Lochbildung 557.
— vesiculäres Ödem 576.
Maculaschäden bei Entartungen des Bulbus 556.
— bei Verletzungen des Bulbus 556.
Markhaltige Nervenfasern 625.
Melanosis retinae 588.
Membrana epipapillaris 625.
Methylalkoholamblyopie 720.
— Augenhintergrund 721.
— pathologische Anatomie 721.
— Therapie 721.
Myopie, Chorioidea 156.
— diffuse Atrophie des Augenhintergrundes 156.
— herdförmige Atrophie des Augenhintergrundes 156.
— pathologische Anatomie d Chorioideaveränderungen. 159.
— schwarzer Fleck 159.
Myotonische Dystrophie, Cholesterin in der Linse 264.
— — Form der Katarakt 264.
— — Linsentrübungen 262.

Nachstar 248.
Napfkucheniris 9.
Naphthalinkatarakt 266.
Nervus opticus siehe Sehnerv.
— — Erkrankungen 615 f.
Netzhaut, Anatomie 381.
— Anomalien des Zentralgefäßsystems 399.
— anomale Füllungszustände der Gefäße 402.
— Augenspiegelbild 387.
— -Atrophie, Beteiligung der Netzhautgefäße 499.
— — — der Neuroepithelien 498.
— — pathologische Anatomie der chronisch-progressiven 498.
— der markhaltigen Nervenfasern 398.
— allgemeine pathologische Anatomie 383 f.
— Angiospasmus der Zentralgefäße 407.
— — progressive 483.
— Bild im rotfreien Licht 390.
— — der Hypertoniker im rotfreien Licht 426.
— Blutdruckverhältnisse im Zentralgefäßsystem 402.
— medikamentöse Beeinflussung der Blutdruckverhältnisse im Zentralgefäßsystem 403.
— -Blutung als Fernschädigung 514.

Netzhaut-Blutung, juvenile 523.
— und präretinale Blutung 420.
— -Degeneration bei familiärer amaurotischer Idiotie 496.
— Embolie der Zentralarterie 406, 410.
— — Ätiologisches 413.
— kirschroter Fleck bei Embolie der Zentralarterie 410.
— Ödem bei Embolie der Zentralarterie 410.
— Therapie der Embolie der Zentralarterie 413.
— Embolien und Thrombosen nach Unfällen 417.
— Erkrankungen 381.
— — bei Blutdrucksteigerung 425.
— — bei Nierenleiden 425.
— Gefäße und Gehirngefäße 409.
— Geschwülste 590.
— Hyperämie 403.
— Ischämie 403 f.
— — Pathologisch-Anatomisches 406.
— -Leiden siehe auch Retinitis.
— -Mitte, siehe Macula.
— — Anatomisches 551.
— — im Augenspiegelbild 552.
— — Erkrankungen 551.
— — Ätiologisches 555.
— markhaltige Nervenfasern 395.
— Nervenfaserzeichnung im rotfreien Licht 391.
— pathologische Anatomie der Zirkulationsstörungen 417.
— Pigmentdegeneration 483.
— — ohne Hemeralopie 492.
— Pigmententartung mit Aderhautatrophie 494.
— gruppierte Pigmentierung 588.
— -Puls, doppelter 403.
— Reflexstreifen im Augenspiegelbild 393.
— Sarkom 613.
— Sklerose der Zentralgefäße 406, 409.
— Spasmus der Zentralgefäße 406.
— syphilitische Erkrankungen 535.
— -Streifen, angioide 583.
— Thrombose der Zentralvene 406, 414, 416.
— Tuberkulose 533.
— Varizenbildung der Gefäße 401.

Netzhaut, Veränderungen be essentieller Hypertonie 425.
— — bei Nierenleiden 428.
— Verbindungen der Gefäße untereinander 401.
— — der Zentralgefäße mit der Aderhaut 400.
— anomale Verzweigung und Gestaltung der Gefäße 399.
— Zentralarterienschädigung durch Kampfgas 414.
Netzhautablösung 455.
— bei Aderhauttuberkulose 469.
— durch Aderhauttumor 467.
— Ätiologie 457.
— nach Blutungen aus der Aderhaut 471.
— bei Chorioidealsarkom 139.
— durch Cysticercus 470.
— Diffusionstheorie 474.
— Entartungserscheinungen des Netzhautgewebes 474.
— durch Exsudatbildungen 469.
— Gesichtsfeldprüfung 467.
— idiopathische 457.
— intraokularer Druck 462.
— Komplikationen 467.
— und Netzhautriß 461.
— Pathologisch-Anatomisches 455, 472.
— und Periphlebitis retinae tuberculosa 471.
— Punctio retinae 478.
— — sclerae 478.
— Retraktionstheorie 473.
— rheumatische 458.
— Sekretionstheorie 473.
— sekundäre 467.
— subjektive Beschwerden 466.
— Symptome 458.
— Therapie 476.
— traumatische 471.
— als Unfallfolge 475.
— Uveitis 462.
— Verlauf 463.
Neuritis nervi optici, Allgemeines 641 f.
— simplex 656.
— — Augenhintergrundsbild 657.
— — Differentialdiagnose 658.
— — Gesichtsfeld 659.
— — pathologische Anatomie 659.
— — Sehschärfe und Adaptation 659.
— — subjektive Symptome 658.
— — bei Autointoxikationen 699.
— — bei Blutkrankheiten 687.
— — nach Blutverlust 702.

Sachverzeichnis.

Neuritis nervi optici, Pathogenese und pathologische Anatomie 703.
— und Encephalitis lethargica 695.
— hereditaria (LEBER) 711.
— — Symptome 712.
— bei Infektionskrankheiten 699.
— bei interkraniellen Entzündungen 693.
— bei intraokularen Erkrankungen 697.
— bei akuter Myelitis 704.
— bei Myelitis und Syphilis 705.
— bei Nebenhöhlenerkrankungen 699.
— bei Orbitalaffektionen 698.
— bei Schädelverletzungen 695.
— und Schwangerschaft 701.
— bei Syphilis 688.
— syphilitica, Differentialdiagnose 691.
— — Dunkeladaptation 691.
— — Gesichtsfelddefekte 691.
— — Therapie 692.
— bei tuberkulöser Meningitis 694.
— retrobulbaris und Allgemeinleiden 670.
— — Ätiologisches 669.
— — intrapialer Prozeß 663.
— — und LEBERs hereditäre Neuritis 665.
— — Markscheidenzerfall 672.
— — und multiple Sklerose 667.
— — bei Nebenhöhlenleiden 705.
— — Orbitalschmerzen 664.
— — pathologische Anatomie 670.
— — — — bei multipler Sklerose 670.
— — Gesichtsfeld bei rhinogener 706.
— — rhinogene, Therapie 707.
— — Spontanheilung 665.
— — bei Stirnlappengeschwülsten 709.
— — Symptome 662.
— — und Tabak-Alkoholamblyopie 667.
— — temporale Abblassung der Papille 668.
— — Zentralskotom 664.
Neuromyelitis optica 663.

Occlusio pupillae 17.
OGUCHIsche Erkrankung 504.
Ophthalmia nodosa 85.
Ophthalmie, metastatische 111.

Ophthalmie, Ätiologie 542.
— pathologische Anatomie 545.
— septische 541.

Panophthalmie, tuberkulöse 122.
Papille, cilioretinale Arterien 621.
— Conus 616.
— — inferior 617.
— Conusbildung mit Retinaduplikatur 619.
— Druckpuls 624.
— Drusen 626.
— Erkrankungen 615f.
— Formen der pathologischen Exkavation 629.
— — physiologischen Exkavation 629.
— Gefäßanomalien 621.
— Gefäßpulsation 624.
— Geschwülste 636.
— Diagnose der Geschwülste 637.
— mikroskopischer Bau der Geschwülste 637.
— glaukomatöse Exkavation 630.
— Grubenbildung 620.
— Gummen 638.
— Lokomotionspuls 624.
— ophthalmoskopisches Bild 615.
— Pigmentflecke 624.
— Pigmentring 615.
— und Schläfenschußverletzungen 633.
— Scleralring 615.
— Solitärtuberkel 639.
— Superposition des Pigmentepithels 615.
— und tuberkulöse Erkrankungen 639.
— venöse Anastomosen 623.
— opticociliare Venen 622.
— opticochorioideale Venen 622.
— Verletzungsfolgen 633.
Papillenrand, baumwollartige Infiltrate 640.
Papilloretinitis, sympathische 697.
Periphlebitis retinae und Amotio retinae 528.
— Experimentelles 524.
— pathologische Anatomie 531.
— tuberculosa 523.
— — und Spritzfigur in der Maculagegend 529.
— Verlauf 529.
Peritheliom der Netzhautgefäße 613.

Pfeffer- und Salzfundus 128, 536.
Phakocele 309.
Präretinale Blutung 420.
— Ätiologisches 422.
— ophthalmoskopisches Bild 422.
— Prognose 424.
Pseudogliom, anatomische Grundlage 600.
— der Retina 600.
Pseudoneuritis 631.
Pupillarrand, hyaline Entartung 86.

Retina siehe auch Netzhaut.
— Pseudogliom 600.
— Veränderungen bei Flecktyphus 546.
Retinaveränderungen bei hämorrhagischen Diathesen 511.
Retinitis albuminurica 425, 428.
— — und Aderhaut 438.
— — Augenhintergrundsbild 428.
— — und Blutdruck 442.
— — Höhe des Blutdrucks in den Netzhautgefäßen 432.
— — Blutgefäßveränderungen 439.
— — Gefäße 430.
— — Netzhautablösung 437.
— — Ödem der Netzhaut 435.
— — Pathogenese 441.
— — Pathologisch-Anatomisches der weißen Herde 439.
— — pathologische Anatomie und Pathogenese 438.
— — Spritzfigur 430, 434.
— — weiße Herde 433.
— — Verschwinden der weißen Herde 435.
— — gravidarum 444.
— — — Augenhintergrundsbild 444.
— — — und Niere 444.
— — — Therapie 445.
— cachecticorum 506.
— centralis atrophicans 575.
— circinata 578.
— — Blutaustritte 580.
— — und Retinitis exsudativa 581.
— — Symptome 579.
— — Verlauf 581.
— diabetica 450.
— — Augenhintergrundsbild 452.
— — und Blutdrucksteigerung 451.
— — und Lipaemia retinae 455.

Retinitis diabetica, pathologische Anatomie 453.
— — Prognose 453.
— — Therapie 454.
— eclamptica 446.
— e lue acquisita 538.
— exsudativa 517.
— — Gefäßveränderungen 518, 522.
— — Herkunft des Exsudates 521.
— — pathologische Anatomie 520.
— — Symptome 518.
— haemorrhagica externa 517, 522.
— leucaemica 508.
— luetica, Gefäßbeteiligung 539.
— — staubförmige Glaskörpertrübung 540.
— — Symptome 538.
— bei perniciöser Anämie 511.
— pigmentosa, Ätiologie 484.
— — Gesichtsfeld 488.
— — Merkmale 483.
— — sine pigmento 492.
— — Symptome 484.
— — Therapie 491.
— — Verengerung der Netzhautgefäße 486.
— — wachsbleiche Papille 486.
— proliferans 527.
— pseudoalbuminurica 425, 448.
— — bei Allgemeinleiden 448.
— punctata albescens 493.
— septica 541, 543.
— — und metastatische Ophthalmie 544.
— stellata 448.
— striata 466, 587.
— syphilitica 535.
— — pathologische Anatomie 541.
— — Therapie 541.
Retinochorioiditis juxtapapillaris 546.
— — Gesichtsfeld 550.
— Pathogenese 550.
— — Symptome 548.
— — Uveabeteiligung 550.
Retrobulbäre Neuritis 643.

Scheibenförmige Entartung der Netzhautmitte 571.
— — — Blutungen 573.
Schichtstar s. Cataracta zonularis.
Seclusio pupillae 18.
Sehnerv, Erkrankungen 615 f.

Sehnerv, Geschwülste 751.
— Tumoren 751.
— Verletzungen 749.
Sehnervenatrophie, Adaptation 726.
— allgemeine Pathologie 722.
— arteriosklerotische 745.
— Augenhintergrund 723.
— Formen 722.
— Funktion 724.
— Gesichtsfeld 724.
— bei hereditären Krankheiten des Zentralnervensystems 744.
— bei medikamentösen Vergiftungen 747.
— bei multipler Sklerose 730.
— — pathologische Anatomie 733.
— — Symptome 732.
— — Therapie 733.
— pathologische Anatomie 727.
— senile 745.
— tabische 734.
— — Adaptation 735.
— — Differentialdiagnose 738.
— — endolumbale Behandlung 742.
— — Fieberbehandlung 743.
— — Gesichtsfeld 735.
— — Pathogenese 741.
— — pathologische Anatomie 740.
— — Prognose 739.
— — Therapie 741.
Sehnerveneintritt, Kolobombildung 619.
Sehnervengeschwülste, sekundäre 755.
— Therapie 754.
Sehnervenkolobom und Funktion 619.
Sehnervenleiden bei Bleivergiftung 748.
— nach Gebrauch von Arsen 748.
Siderosis lentis 286.
— — Eisennachweis 287.
Spaltlampenuntersuchung, Technik 173.
Stauungspapille, allgemeines 641 f.
— Augenhintergrundsbild 644.
— Behandlung bei Tumor cerebri 680.
— bei Blutkrankheiten 687.
— Doppelseitigkeit bei Hirntumor 677.
— Entzündungstheorie 652.
— Exsudationen 646.

Stauungspapille bei Gehirntumor 647.
— Gesichtsfelddefekte 647.
— Hämorrhagien 646.
— bei Hirnabsceß 682.
— bei intraokularen Erkrankungen 697.
— bei multipler Sklerose 687.
— bei Nephritis 687.
— Übergang in Opticusatrophie 647.
— Pathogenese 652.
— pathologische Anatomie 649.
— bei Schädeldeformitäten 682.
— Sehnervenödem 653.
— Sehschärfe 648.
— Spontanheilung 678.
— Stauungstheorie 652.
— Sternfigur 646.
— subjektive Symptome 647.
— bei Syphilis 688.
— Transporttheorie 653.
— und Sitz des Tumor cerebri 675.
— bei Tumor cerebri, Statistisches 675.
Synchisis scintillans 346.
— nach Verletzungen 350.

Tabakamblyopie 714.
Tetanie, Formen der Linsentrübungen 259.
— sagittale Verdünnung der Linse 260.
Tetaniekatarakt 257.
— Experimentelles 260.
— Pathogenese 260.
Thalliumkatarakt 270.
Tortuositas vasorum 399.
Tuberkulindiagnostik, Bedeutung bei der tuberkulösen Iridocyclitis 43.
Tuberöse Hirnsklerose, Augengeschwülste 612.

Uvea, Erkrankungen, Allgemeines 1 f.
Ultrarotstar, Koagulationsnekrose des Linseneiweißes 296.
Ultraviolettes Licht, Rolle für die Kataraktpathogenese 242.

WEDLsche Blasenzellen 229.
Wurmstar der Fische 302.

Xerophthalmie 501.

Kurzes Handbuch der Ophthalmologie.

Herausgegeben von
F. Schieck-Würzburg und A. Brückner-Basel.

Inhaltsübersicht über das Gesamtwerk.

Erster Band.
(Erschienen: Februar 1930.)
Mit 422 zum Teil farbigen Abbildungen.
RM. 134.—, gebunden RM. 138.60.

Die Anatomie des menschlichen Auges.
  Von Professor Dr. P. Eisler-Halle a. S.
Die nervösen Verbindungen des Auges mit dem Zentralorgan.
  Von Professor Dr. R. A. Pfeifer-Leipzig.
Die Entwicklung des menschlichen Auges.
  Von Professor Dr. R. Seefelder-Innsbruck.
Die Mißbildungen des menschlichen Auges.
  Von Professor Dr. R. Seefelder-Innsbruck.
Die Vererbung von Augenleiden.
  Von Dr. A. Franceschetti-Basel.

Zweiter Band.

Ernährungs- und Zirkulationsverhältnisse des Sehorgans.
  Von Professor Dr. O. Weiß-Königsberg i. Pr.
Raumsinn.
  Von Professor Dr. R. Dittler-Marburg a. L.
Lichtsinn.
  Von Professor Dr. W. Comberg-Berlin.
Farbensinn.
  Von Generaloberarzt a. D. Dr. med. R. Helmbold-Danzig.
Veränderungen der Netzhaut bei Belichtung.
  Von Professor Dr. A. Kohlrausch-Tübingen und Privatdozent Dr. K. vom Hofe-Leipzig.
Physikalische Optik (Brillenlehre).
  Von Professor Dr. H. Erggelet-Jena.
Untersuchungsmethoden.
  Von Professor Dr. A. Brückner-Basel.
Medikamente.
  Von Professor Dr. E. Frey-Göttingen.
Chemotherapie.
  Von Privatdozent Dr. H. Steidle-Würzburg.
Physikalische Therapie.
  Von Professor Dr. W. Comberg-Berlin.
Hygiene. Blindenwesen.
  (Blindenwesen unter Benutzung einer Abhandlung von Blindenlehrer Otto-Halle.)
  Von Professor Dr. G. Lenz-Breslau.

Dritter Band.

Die Erkrankungen der Orbita.
  Von Professor Dr. A. Birch-Hirschfeld-Königsberg i. Pr.
Die Erkrankungen der Nasennebenhöhlen.
  Von Professor Dr. A. Linck-Greifswald.
Die Erkrankungen der Lider.
  Von Professor Dr. W. Löhlein-Jena.
Die Erkrankungen der Tränenorgane.
  Von Professor Dr. W. Meisner-Greifswald.
Die Augenbewegungen.
  Von Professor Dr. R. Cords-Köln.
Die Erkrankungen der Augenmuskeln.
  Von Professor Dr. R. Cords-Köln.
Auge und Ohr.
  Von Professor Dr. M. Bartels-Dortmund.

Vierter Band.

Die Erkrankungen der Bindehaut.
  Von Geheimrat Professor Dr. F. Schieck-Würzburg.
Die Erkrankungen der Hornhaut und Lederhaut.
  Von Geheimrat Professor Dr. F. Schieck-Würzburg.
Bakteriologie.
  Von Professor Dr. M. zur Nedden-Düsseldorf.
Verletzungen.
  Von Geheimer Sanitätsrat Dr. E. Cramer †-Kottbus. Ergänzt von Geheimrat Professor Dr. F. Schieck-Würzburg.
Sympathische Ophthalmie.
  Von Professor Dr. W. Reis-Bonn.
Glaukom, Flüssigkeitswechsel und Druck.
  Von Professor Dr. H. Köllner †-Würzburg und Professor Dr. R. Thiel-Berlin.

Verlag von Julius Springer/Berlin

Kurzes Handbuch der Ophthalmologie.

Herausgegeben von

F. Schieck-Würzburg und **A. Brückner**-Basel.

Fünfter Band.

(Erschienen: Februar 1930.)

Mit 466 meist farbigen Abbildungen. XIV, 774 Seiten.

RM. 134.—, gebunden RM. 138.60.

Die Erkrankungen der Uvea (Gefäßhaut).
Von Professor Dr. W. Gilbert-Hamburg.
Die Linse und ihre Erkrankungen.
Von Professor Dr. A. Jeß-Gießen.
Der Glaskörper und seine Erkrankungen.
Von Professor Dr. A. Jeß-Gießen.

Die Erkrankungen der Netzhaut.
Von Geheimrat Professor Dr. F. Schieck-Würzburg.
Die Erkrankungen der Papille und des Opticus bis zum Chiasma.
Von Privatdozent Dr. H. Rönne-Kopenhagen.

Sechster Band.

Pathologische Anatomie der Hirnbasis.
Von Professor Dr. Fr. Wohlwill-Hamburg.
Physiologie und Pathologie der Pupille.
Von Professor Dr. R. Bing-Basel und Dr. A. Franceschetti-Basel.
Sehbahn.
Von Professor Dr. C. Behr-Hamburg.
Höhere Zentren.
Von Professor Dr. C. Behr-Hamburg.

Gehirn.
Von Professor Dr. F. Quensel-Leipzig.
Nervenkrankheiten.
Von Professor Dr. F. Best-Dresden.
Entzündliche Nervenkrankheiten.
Von Professor Dr. H. Erggelet-Jena.
Neurosen.
Von Professor Dr. L. W. Weber †-Chemnitz und Stadtobermedizinalrat Professor Dr. W. Runge-Chemnitz.

Siebenter Band.

Stoffwechselkrankheiten. Nephritis.
Von Professor Dr. L. Lichtwitz-Altona.
Erkrankungen der Gefäße.
Von Professor Dr. R. Kümmell-Hamburg.
Tuberkulose und Syphilis.
Von Professor Dr. J. Igersheimer-Frankfurt a. M.
Infektionskrankheiten.
Von Professor Dr. M. Zade-Heidelberg.
Vergiftungen.
Von Professor Dr. C. H. Sattler-Königsberg i. Pr.

Die auf das Auge übergreifenden Hautkrankheiten.
Von Professor Dr. C. Grouven-Halle a. S.
Basedowsche Krankheit.
Von Professor Dr. H. Zondek-Berlin.
Immunität.
Von Medizinalrat Professor Dr. H. Dold-Kiel und Geheimrat Professor Dr. F. Schieck-Würzburg.
Tropenkrankheiten.
Von Dr. C. Bakker-Batavia (Java).

Verlag von Julius Springer/Berlin

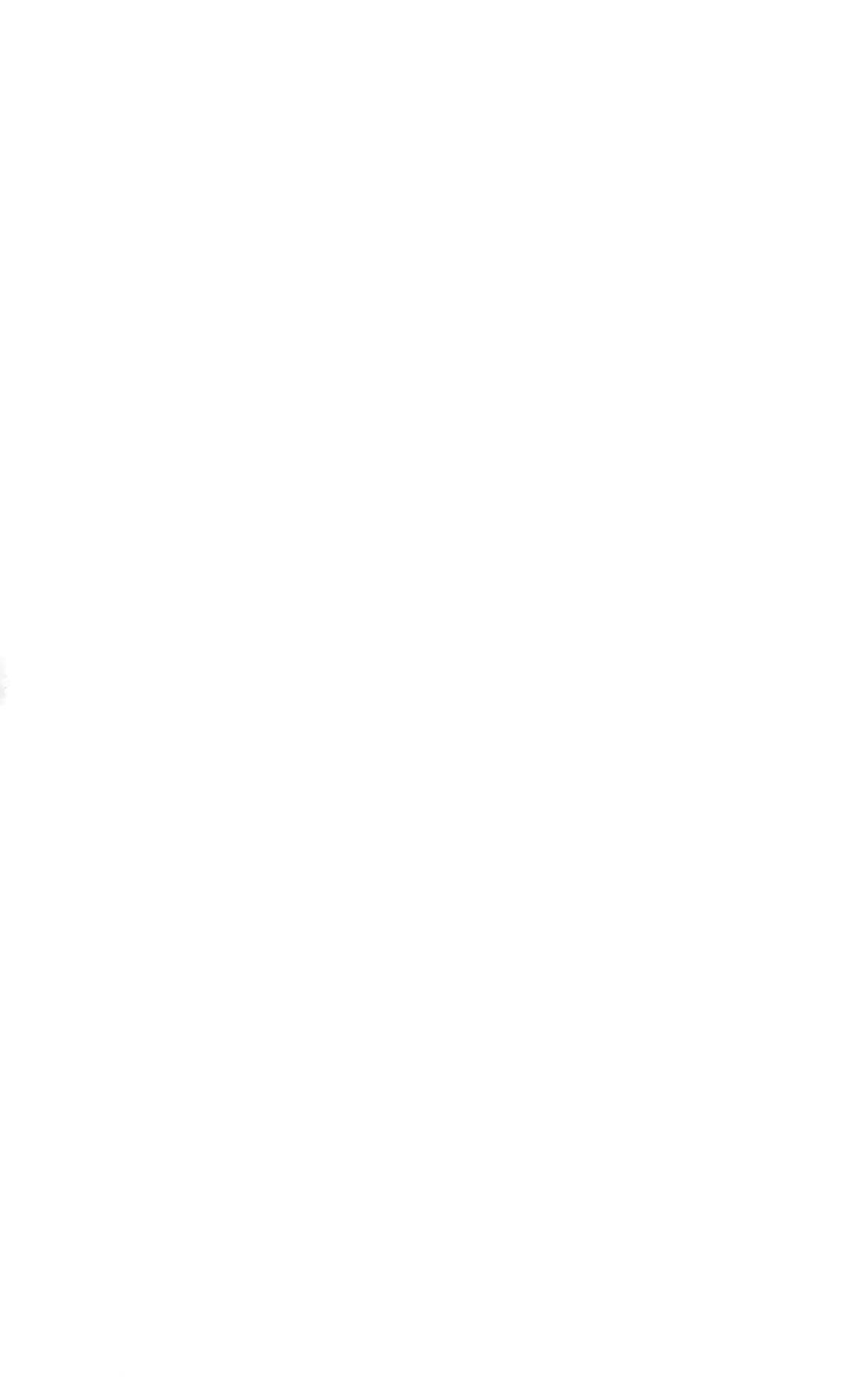

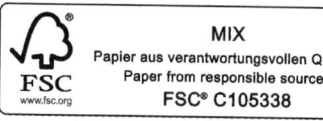

If you have any concerns about our products,
you can contact us on
ProductSafety@springernature.com

In case Publisher is established outside the EU,
the EU authorized representative is:
**Springer Nature Customer Service Center GmbH
Europaplatz 3, 69115 Heidelberg, Germany**

Printed by Libri Plureos GmbH
in Hamburg, Germany